기본간호학 II 8판

Fundamentals of NURSING Human Health and Function

FUNDAMENTALS OF NURSING : HUMAN HEALTH AND FUNCTION
8TH EDITION

Ruth F. Craven EdD, RN, BC, FAAN
Constance J. Hirnle, MN, RN-BC
Christine M. Henshaw, EdD, RN-BC

This is a translation of Fundamentals of Nursing: Human Health and Function 8E
Published by arrangement with Wolters Kluwer Health, Inc., USA.

기본간호학 II 8판

Fundamentals of Nursing 8th Edition

2020년 11월 15일 1판 1쇄 인쇄
2020년 11월 30일 1판 1쇄 발행

지은이 | Ruth Craven, Constance Hirnle, Christine M. Heshaw
옮긴이 | 고일선 외
펴낸이 | 김진환
펴낸곳 | 학지사메디컬
04031 서울특별시 마포구 양화로 15길 20 마인드월드빌딩
대표전화_ 02-330-5188 팩스_ 02-326-0338
등 록 | 2010년 2월 8일 제313-2010-36호
메 일 | hakjisamd@hakjisamd.co.kr
홈페이지 | http://www.hakjisamd.co.kr

ISBN 978-89-6069-834-5 94510(세트)
978-89-6069-835-2 94510(1권)
978-89-6069-836-9 94510(2권)

가 격 | 76,000원(세트) / 38,000원(1권) / 38,000(2권)

기본간호학 II

8판

Ruth Craven · Constance Hirnle · Christine M. Henshaw 저

고일선 외 편역

Fundamentals of NURSING Human Health and Function

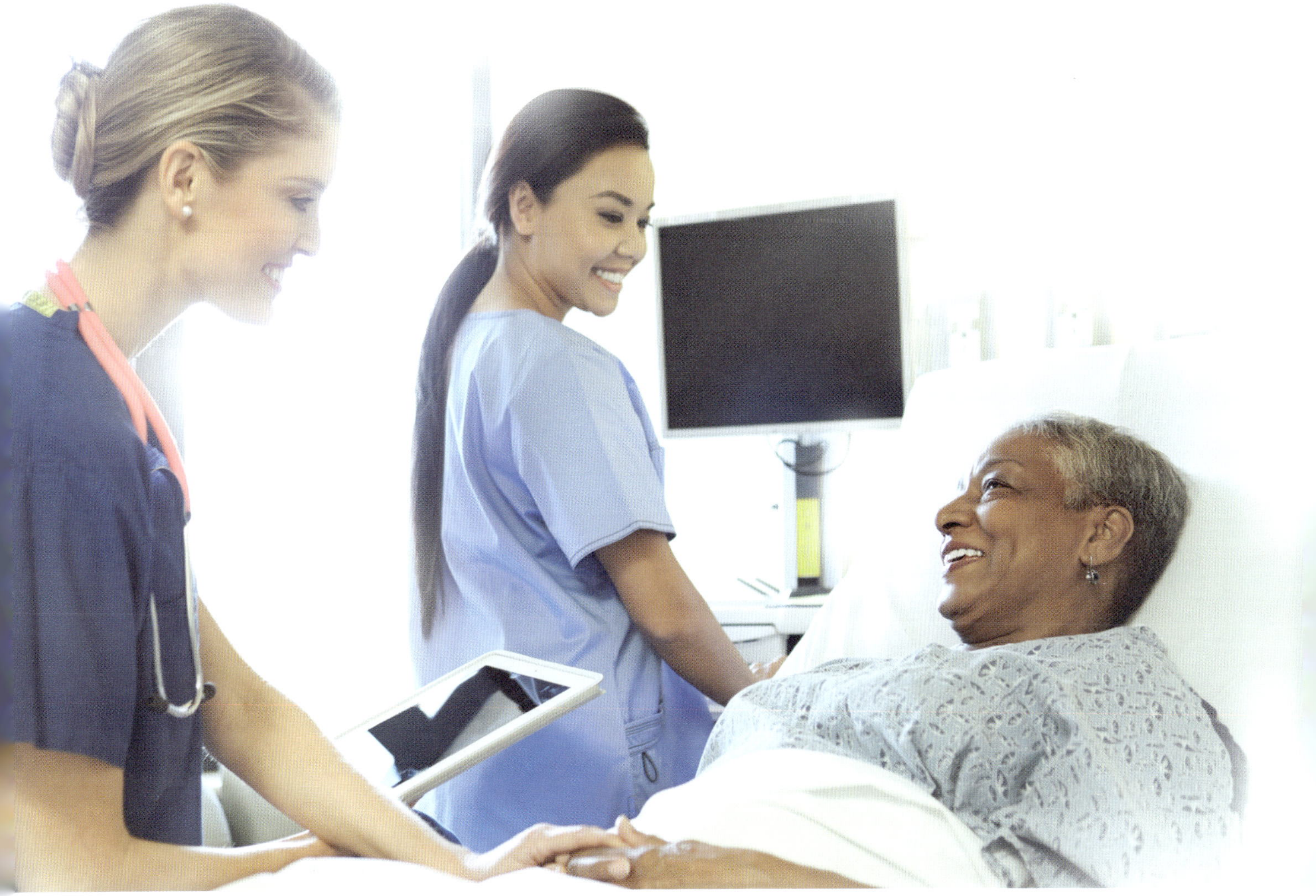

Wolters Kluwer

Philadelphia • Baltimore • New York • London
Buenos Aires • Hong Kong • Sydney • Tokyo

학지사메디컬 HAKJISA MEDICAL

역자 소개

대표역자

고일선 前) 연세대학교

편집위원

강명숙 국군간호사관학교
김진숙 우송대학교
김수연 국군간호사관학교
이희정 가톨릭상지대학교
정수경 우송대학교

집필진

강 숙 조선간호대학교
권용선 초당대학교
김기숙 중앙대학교
김명수 부경대학교
김향동 계명문화대학교
김혜원 서정대학교
박주영 건양대학교
박진희 아주대학교
이은하 혜전대학교
정창숙 영진전문대학교
정혜윤 전남과학대학교
조은영 동서대학교
최동원 인천가톨릭대학교
최윤하 호남대학교
함미영 경민대학교
홍주영 경운대학교

역자 서문

이 책은 Cravan, R. Hirnle, C.Jensen, S. 의『Fundamentals of nursing: Human health and function 8th Edition(International Edition)』을 한국어로 번역한 것이다.

처음 이 교과서의 6판을 번역하게 되면서 개정판이 출간될 때마다 지속적으로 번역하고 있다. 이 교과서의 6판을 처음 번역하게 된 계기는 다음과 같다. 새로운 세기인 21세기에도 대상자의 질병예방, 질병치료, 고통경감, 건강유지, 건강증진이라는 간호의 목표는 변화하지 않지만, 간호의 대상인 인간을 어떻게 바라보며 접근할 것인지가 쟁점으로 대두되어서 총체론적 입장에서 벗어나 인간의 신체적 · 정신적 · 사회적 · 영적 측면이 통합되어 반응하는 전인으로서의 대상자를 강조하기 시작하였다. 이에 따라 간호교육과정도 총체론적 견해의 대상자 접근방법으로 학생을 교육하던 것에서 벗어나 전인적 견해를 가지고 대상자를 간호할 수 있는 학생을 교육할 수 있도록 간호학 교과목을 통합하여 운영하는 방안을 모색하고 있다. 이를 위해 기존의 교과서가 아닌 새로운 형태의 교과서가 필요하다고 생각하고 있던 차에 인간의 건강기능 양상에 따라 집필된『Fundamentals of nursing: Human health and Function』을 발견하게 되었다. 또한 이 책이 전인적 견해를 가지고 인간의 건강기능에 초점을 맞추어 대상자 건강관리에 기여할 수 있는 간호교육과정을 구성하고, 이에 따라 학생교육에 필요한 다른 간호학교과서들의 집필에 안내서 역할을 할 수 있으리라고 판단되어 번역하게 되었다.

8판에서 새롭게 개정된 부분은 번역된 원저자들의 서문을 참고하기 바란다. 그리고 기본간호술기와 관련된 절차들은 따로 뽑아『기본간호학 실습지침서』로 제작하였다. 그래서 교과서 본문에 '실습지침서 참조'로 되어 있는 부분은 기본간호술기와 관련된 절차들이 따로 뽑혀진 것이기 때문에『기본간호학 실습지침서』를 참고하기 바란다. 번역과정에서 학생들이 우리나라 상황을 이해하는 것이 필요하다고 생각되는 부분에는 우리나라 상황에 대해 최대한 기술하고자 노력하였으나, 부분적으로만 반영하였다는 아쉬움이 있다.

많은 기본간호학 교과서가 있음에도 불구하고, 이 교과서의 인간건강기능중심 접근 간호에 동의하여 번역에 동참하여 주신 여러 교수님들께 감사의 말씀을 드린다.

특히 바쁜 와중에도 많은 시간과 노력을 투자하여 이 책이 잘 꾸며지고 다듬어질 수 있도록 교과서의 틀 구성과 내용을 함께 고민하고 번역된 책의 전체 내용을 나누어서 검토하고 수정하며 최선을 다해주신 5분의 편집위원인 강명숙, 김수연, 김진숙, 이희정, 정수경 교수님께 깊은 감사의 마음을 전한다.

끝으로 이 교과서가 출간될 수 있도록 물심양면으로 수고해 주신 학지사메디컬 김진환 사장님과 임직원 여러분께 심심한 감사를 드린다.

2020년 10월

대표 역자 고일선

저자 서문

왜 이 책이 중요한가?

우리는 간호계에서 일어나는 엄청난 변화를 직면하고 있다. 이 새로운 환경에서, 간호사의 역할은 확장되고 있으며, 새로운 요구와 도전이 주어지고 있다. 간호실무의 초점이 변화하고 있으며, 대상자 안전, 의사소통, 비판적 사고가 무엇보다 중요시되고 있다. 이 책은 이런 변화를 직면하면서 변화에 보조를 맞추는 데 필수적이다.

간호전문직의 첫 번째 임무는 대상자가 다양한 환경에서 독립적이며 안전하게 기능을 하도록 대상자를 지지하거나 회복시키는 것이다. 대상자의 병원 입원기간이 점점 짧아지고 있기 때문에, 대상자는 많은 부담을 가지게 되고 간호사는 그때그때 대상자를 만나는 상황에서 판단을 해야 하는 압력을 받고 있다. 간호사는 (a) 대상자 건강상태를 정확하게 사정해야 하고, (b) 각 사례에서 문제나 과제를 진단하고, (c) 기대할 수 있는 성과가 무엇인지 대상자가 이해하도록 도와야 하며, (d) 적절한 중재를 계획하고 결정해야 한다. 그리고 이외에도 간호사는 각 대상자의 경과를 관찰하고 평가해야 한다.

간호학생의 경우, 최신의 간호지식과 임상 기술의 기초를 수립하는 것은 필수적이고 이것만으로는 충분하지 않다. 또한 간호학생은 비판적 사고 기술을 개발해야 하며 임상현장에서 비판적 사고 기술을 적용하는 방법을 배워야 한다. 이것을 명심한다면 이 책은 간호학생이 도전적이고 역동적인 간호실무에 대비할 수 있는 큰 그림을 그릴 수 있도록 해 줄 것이다.

간호학생의 지식 확립

건강관리체계가 더 복잡해지는 것과 마찬가지로, 간호학생들도 다양해지고 있다. 간호학생들은 서로 다른 기술을 가지고 있으며 배경도 아주 다양하다. 간호학생들을 잘 교육하기 위해서, 간호 대학은 교육과정에 다양한 과정을 확충하고 새로운 교수법을 추가하며 서로 다른 학습양상의 차이를 조정하기 위해 미디어를 활용하고 있다.

그러나 모든 간호학생에게는 한 가지 공통점이 있다. 간호학생에게는 지식 습득과 이를 활용할 체계인 기틀이 필요하다. 올바른 기틀은 임상적 사고의 전체 과정이 쉽게 이루어질 수 있게 해준다. 간호학생이 당황하지 않도록 정보의 우선순위를 결정하게 해준다. 간호학생이 논리적 과정으로 업무를 수행하고 자료를 침착하고 효율적으로 처리하도록 해준다. 각각의 사례에 대해 의미 있고 체계적인 방법으로 생각하도록 해준다. 직관을 개발하여, 처리해야 하는 문제를 즉각적으로 파악할 수 있도록 한다. 무엇보다도 중요한 것은, 증명된 기틀을 가지고 업무를 하는 것은 간호학생이 대상자 안전을 보호하고 최고의 가능한 성과를 달성할 수 있도록 해주는 것이다.

그래서 이 책에서 개정하려고 하는 체계가 중요하다. 우리는 지금까지 건강을 증진하는 방법, 정상 기능과 기능 부전의 차이를 구별하는 방법, 과학적이고 합리적인 근거를 사용하는 방법, 증명된 간호과정을 따르는 방법에서의 기본을 가르치고 있다. 하지만 각 장은 임상 환경에 맞게 개발된 것으로 현재 다양한 상황에서 근무하고 있는 간호사의 의견을 반영하고 있다. 우리 목표는 간호학생이 학교에서 첫 근무지인 간호 현장으로의 전이를 용이하도록 돕는 것이다. 이 책은 간호학생이 가치 있는 것, 즉 성공한 간호사가 어떻게 사고와 행동을 하는지에 대한 이해뿐만 아니라 임상 건강관리 지식을 갖추도록 도울 것이다.

개정판만의 장점은 무엇인가?

이 책은 우리의 야심 찬 개정판으로 건강관리 지식을 제공하는 것 이상이다. 이론적인 원칙에 생명을 불어넣는다. 성공한 간호사의 사고방식에 간호학생 자신을 대입시킬 수 있으며 임상에서 직면하는 생생한 과제에 대한 틀을 간호학생에게 제공한다. 간호실무의 서로 다른 요소가 모두 함께 느껴질 수 있도록 그리고 이 요소들이 역동적인 전체로 보여질 수 있는 혁신적인 방법으로 조직되었다.

대상자는 건강문제에 다르게 반응한다. 이런 차이는 간호사를 매우 중요하게 만들며 도전하도록 한다. 이 책은 간호학생이 실무에 자신감을 갖도록 철저히 설계되었으며, 간호학생이 대상자 간호를 시작하는 순간부터 대상자에게 가장 좋은 간호를 제공할 수 있게 해준다.

이 책은 어떻게 구성되었는가?

이 책의 내용은 4 부분으로 이루어졌으며, 중요한 정보는 분명하게 강조하였다.

UNIT 1 간호의 기반

이 유닛은 이 책의 모든 장에 걸쳐서 포함되는 부분인 필수적 개념을 소개하고 있다. 생애주기, 문화, 근거기반간호, 의사소통, 대상자 교육, 간호의 영역이 모두 언급되었다. 이것들이 모두 함께 간호 전문직 실무의 기초를 형성하는 요소들이다.

UNIT 2 간호과정

이 유닛에서는 간호실무의 기초를 제공하는 사고하는 방법을 배우게 될 것인데, 이 사고하는 방법은 정보를 습득하고 처리하는 기틀이다. 이 기틀은 각 대상자에게 맞는 간호를 제공하는 것에 초점을 두도록 한다. 간호학생은 정상 기능을 확인하고, 기능 부전의 위험 요인을 사정하며, 잠재적 성과를 마음에 그리고, 중재를 계획하고 제공하며, 치료가 효과적인지를 평가하는 것을 배우게 된다.

UNIT 3 임상 간호요법

이 유닛에서 간호학생은 간호의 많은 영역에 필요한 폭넓은 기술을 배우게 된다. 건강사정, 활력징후, 무균술과 감염관리, 투약, 정맥요법, 수술주기 간호 등이 포함된다. 이 유닛에서 간호학생은 간호사로서 가져야 하는 필수적인 도구를 사용하는 것을 배우게 되며, 다양한 임상 현장에서 안전하고 개별화된 간호를 어떻게 제공하는지를 배우게 된다.

UNIT 4 임상 간호관리

이 유닛은 인간의 기능에 따라 조직되었으며, 신체적인 것에서부터 정신적 영역까지 포함하고 있고 이것들이 어떻게 상호 연관이 되는지도 보여주고 있다. 기동성, 호흡과 심장건강, 영양, 피부, 배설 등을 포함한다. 수면, 통증, 감각과 인지과정, 자아개념, 대처, 성, 영적 건강에 대해서도 배우게 된다.

8판에서 새로운 것과 개정된 부분

- **시기적절하게 첨가된 새로운 장** 4장 의료의 질과 대상자 안전에 있어 간호사의 역할은 오늘날 건강관리가 초점을 맞추는 질과 안전이라는 복합적인 필수적인 요소를 반영한 것이다. 이 장은 간호학생이 복잡한 환경에서 극히 예외적인 간호를 제공하는 체계를 이해할 수 있게 한다. 각 대상자에게 적용해야 하는 안전에 대한 주제는 23장에서 더 탐구할 수 있다.
- **새롭게 그리고 더 풍부하게 제시된 개념지도** 시각적 학습을 위한 최상의 것으로 각 장의 처음에 제시한 사례에 대한 간호과정과 비판적 사고를 적용한다.
- PICO(patient/problem, intervention, comparison, outcome; **대상자/문제, 중재, 비교, 성과**)가 단원의 처음에 제시한 시나리오와 관련된 임상적 질문에 대한 대답을 얻을 수 있도록 잘 구조화된 근거기반 방법으로 사례를 보여준다.
- **기억해야 하는 개념** 미국의 간호학생들이 공통적으로 오해하고 있는 혼돈된 주제에 대한 이해를 증진시키기 위해 기본적인 간호개념을 명료화한 것이다. 미국의 간호학생들이 공통적으로 오해하고 있는 혼돈된 주제는 Lippincott's Adaptive Learning Powered by preU. Data의 Misconception Alert에서 확인한 것으로 이 자료는 이 프로그램을 사용하고 있는 수천 명의 실제 간호학생으로부터 얻어진 것이다.
- **사진** 일부 술기 절차에 대한 사진이 최신의 것으로 변경되었고 새로운 술기 절차(예: 호기말이산화탄소분압측정, 객담 검체물 수집)를 제시하고 있다.
- **비판적 사고 적용하기** 거의 각 장마다 간호학생들이 개념과 상황을 좀 더 심도 있게 탐구할 수 있게 하는 것을 포함하고 있다.

차례

VOLUME I

UNIT 1
간호의 기반

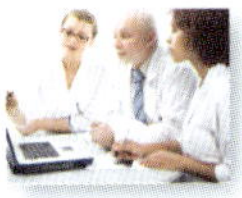

CHAPTER **1**
간호전문직

1. 간호전문직의 역사적 발전 2
2. 간호전문직의 사회화 5
3. 간호 역할의 확대 8
4. 간호전문직 실무 9
5. 간호 책임 10
6. 간호 역량 12
7. 간호이론 12
8. 간호에서 사용되는 타 학문의 이론 12
9. 간호 틀로서 기능적 건강양상 15
10. 간호의 쟁점과 동향 17
11. 미래의 간호실무 방향 18

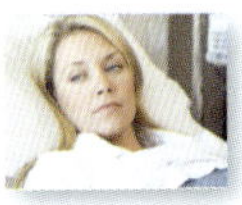

CHAPTER **2**
건강, 안녕, 보완대체의학

1. 건강과 안녕 22
2. 건강모델 22
3. 임상모델 22
4. 건강신념모델 22
5. 안녕 건강관리 24
6. 안녕과 간호 25
7. 전인적 건강관리와 간호 27
8. 보완대체의학과 통합적 건강관리 28

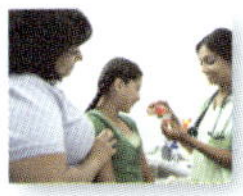

CHAPTER **3**
지역사회와 가정에서의 건강관리

1. 건강관리 수준 42
2. 가정간호 45
3. 지역사회기반 건강관리의 쟁점 48
4. 호스피스 59

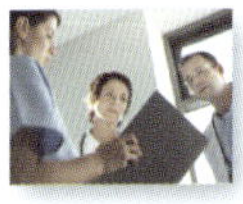

CHAPTER **4**
의료의 질과 대상자 안전에 있어 간호사의 역할

1. 의료 안전 위기 62
2. 안전문화 조성 62
3. 의료 안전 규정 및 지침 64
4. 간호사를 위한 질 향상 및 안전교육 65
5. 의료 안전 문제 67
6. 질 향상과 안전 개선 도구 69

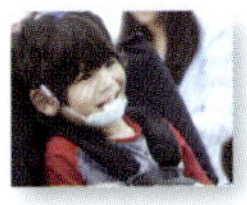

CHAPTER **5**
문화와 다양성

1. 문화의 정의 74
2. 간호에서의 문화개념 82

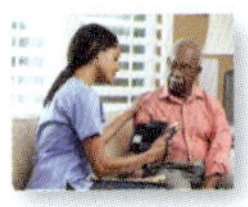

CHAPTER **6**
간호사-대상자 관계에서의 의사소통

1. 의사소통의 과정 92
2. 간호사-대상자 관계: 돕는 관계 96
3. 치료적 의사소통의 요소 99
4. 의사소통과 간호과정 104

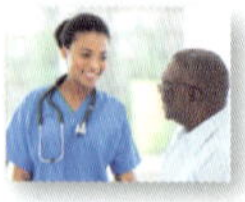

CHAPTER **7**

가치 · 윤리적 · 법적 문제

1. 가치 118
2. 학습과 의사소통의 가치 118
3. 가치 명료화 120
4. 가치 탐구 120
5. 가치 갈등 121
6. 윤리 122
7. 간호와 법 130

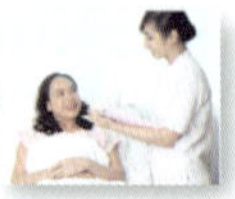

CHAPTER **8**

간호연구와 근거기반간호

1. 간호와 연구 142
2. 연구 과정 147
3. 윤리적 · 법적 쟁점 152
4. 연구와 전문직 간호사 154

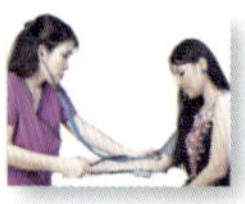

CHAPTER **9**

대상자 교육과 건강증진

1. 대상자 교육의 목적 161
2. 교수-학습 과정 164
3. 학습을 위한 사정 166
4. 간호진단 171
5. 간호성과 확인과 간호계획 171
6. 대상자 교육의 수행 177
7. 학습평가 180
8. 생애주기에 따른 고려사항 182

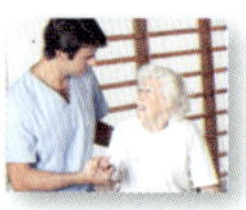

CHAPTER **10**

노인 간호

1. 인구사회학적 특성 188
2. 인지와 의사소통, 정서, 자기돌봄 191
3. 기동성, 배설, 피부통합성 195
4. 영양과 건강유지 200
5. 만성질환, 감염, 면역 201
6. 수면과 휴식 202
7. 통증관리 202
8. 상실과 슬픔, 외로움, 스트레스와 대처 203
9. 성, 역할과 관계, 자기지각 204
10. 가치, 신념, 영성 205

UNIT 2
간호과정

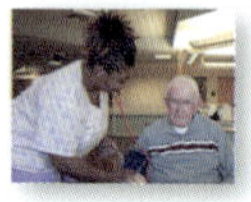

CHAPTER **11**

비판적 사고와 간호과정: 실무를 위한 기초

1. 간호과정의 구성요소 210
2. 간호실무와 간호과정 214
3. 비판적 사고의 중요성 215
4. 비판적 사고에 영향을 미치는 학습유형 216
5. 간호기술 216
6. 학습을 위한 기술 217
7. 학습활동에서 비판적 사고의 적용 220

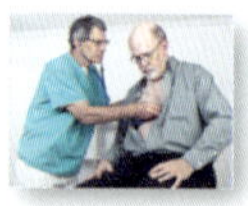

CHAPTER **12**

간호사정

1. 간호사정을 위한 준비 224
2. 간호사정 기술 226
3. 간호사정 활동 230

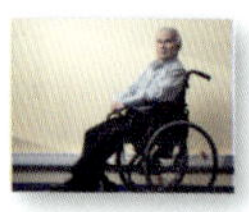

CHAPTER **13**

간호진단

1. 간호진단의 분류체계 238
2. 간호진단과 다른 건강관리 문제 239
3. 간호진단의 구성요소 240
4. 간호진단 내리기 241
5. 간호실무와 간호진단 246

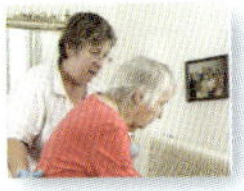

CHAPTER **14**
간호성과 확인과 간호계획

1. 간호성과 확인 252
2. 간호성과 확인 방법 252
3. 간호계획 255

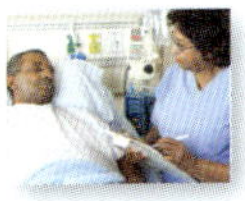

CHAPTER **15**
간호수행과 간호평가

1. 간호수행 264
2. 간호평가 270
3. 질 향상 프로그램 274

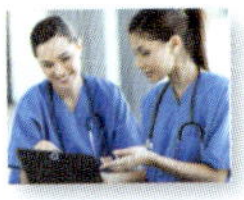

CHAPTER **16**
기록과 건강관리팀의 의사소통

1. 대상자 의무기록 278
2. 구두 의사소통 293

UNIT 3
임상 간호요법

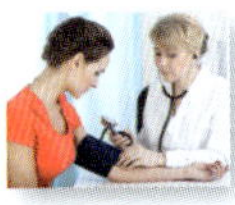

CHAPTER **17**
건강사정

1. 개요 300
2. 건강사정의 목적 300
3. 건강사정을 위한 체계 300
4. 건강사정의 수행 302
5. 주관적 자료수집: 면담 304
6. 객관적 자료수집: 신체검진 313
7. Head-to-toe 신체 사정 316
8. 사정종료 336
9. 생애주기 고려 336

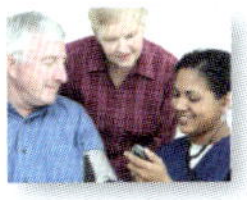

CHAPTER **18**
활력징후

1. 체온 357
2. 방법 362
3. 맥박 362
4. 호흡 366
5. 혈압 368
6. 활력징후의 기록 375
7. 생애주기에 따른 고려사항 375

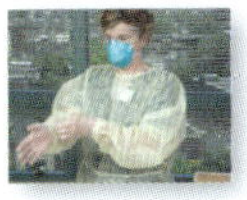

CHAPTER **19**
무균술과 감염관리

1. 감염과 미생물 380
2. 감염관리 386
3. 무균술 391
4. 생애주기에 따른 고려사항 401

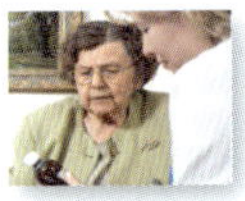

CHAPTER **20**
투약

1. 약물의 종류와 형태 406
2. 약물표준 406
3. 투약에 관한 정보의 출처 406
4. 약물 전달체계 408
5. 비처방약물과 처방약물 410
6. 투약 처방 410
7. 투약의 법적 측면 412
8. 약물작용의 원리 414
9. 투약사정 416
10. 안전한 투약 420
11. 약물의 투여경로 428

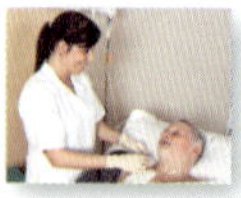

CHAPTER **21**
정맥요법

1. 정맥요법의 원칙 450
2. 정맥요법 시 간호사의 역할 461
3. 주사제 투여 468
4. 생애주기에 따른 고려사항 469
5. 총비경구영양과 말초비경구영양 471
6. 수혈 473
7. 지역사회기반 간호 477

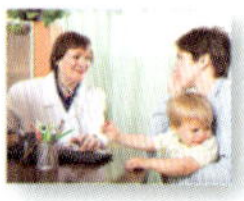

CHAPTER **22**
수술주기 간호

1. 외과적 중재 482
2. 수술 전 간호 490
3. 수술 중 간호 496
4. 수술 후 간호 503

UNIT 4
임상 간호관리

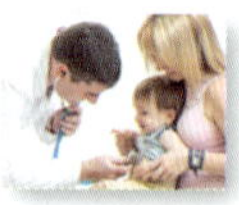

CHAPTER **23**
안전

1. 안전의 의미와 고려사항 514
2. 안전에 영향을 미치는 요인 518
3. 안전의 변화 520
4. 간호사정 523
5. 간호진단 527
6. 간호성과 확인과 간호계획 527
7. 간호수행 528
8. 간호평가 540

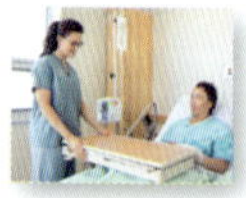

CHAPTER **24**
개인위생과 자기돌봄

1. 일상적인 자기돌봄 544
2. 자기돌봄에 영향을 미치는 요인 548
3. 자기돌봄능력의 변화 550
4. 간호사정 551
5. 간호진단 553
6. 간호성과 확인과 간호계획 553
7. 간호수행 555
8. 간호평가 576

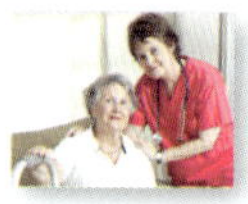

CHAPTER **25**
기동성

1. 정상 기동성 582
2. 기동성에 영향을 미치는 요인 591
3. 기동성의 변화 592
4. 간호사정 602
5. 간호진단 605
6. 간호성과 확인과 간호계획 605
7. 간호수행 606
8. 간호평가 620

VOLUME II

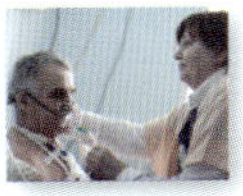

CHAPTER 26
호흡기능

1. 정상 호흡기능 624
2. 호흡기능에 영향을 미치는 요인 628
3. 호흡기능의 변화 630
4. 간호사정 632
5. 간호진단 640
6. 간호성과 확인과 간호계획 640
7. 간호수행 640
8. 간호평가 662

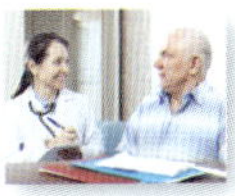

CHAPTER 27
심장기능

1. 정상 심혈관 기능 666
2. 심혈관기능에 영향을 미치는 요인 672
3. 심혈관기능의 변화 675
4. 간호사정 679
5. 간호진단 686
6. 간호성과 확인과 간호계획 686
7. 간호수행 687
8. 간호평가 700

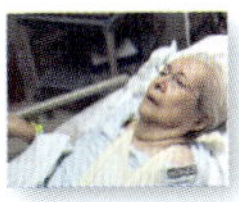

CHAPTER 28
체액과 전해질, 산-염기 균형

1. 정상 체액과 전해질 균형 704
2. 산-염기 균형 711
3. 체액과 전해질, 산-염기 균형에 영향을 미치는 요인 713
4. 체액과 전해질, 산-염기 균형의 변화 716
5. 간호사정 722
6. 간호진단 728
7. 간호성과 확인과 간호계획 728
8. 간호수행 729
9. 간호평가 732

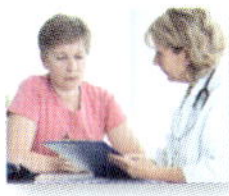

CHAPTER 29
영양

1. 영양에 대한 개요 736
2. 영양소 736
3. 영양지침 741
4. 소화기계 744
5. 영양에 영향을 미치는 요인 751
6. 영양의 변화 753
7. 간호사정 755
8. 간호진단 758
9. 간호성과와 계획 758
10. 간호수행 759
11. 간호평가 765

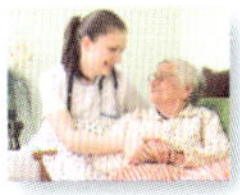

CHAPTER 30
피부 통합성과 상처치유

1. 피부의 기능 772
2. 피부 기능에 영향을 미치는 요인 775
3. 피부기능의 변화 779
4. 간호사정 788
5. 간호진단 791
6. 간호성과 확인과 간호계획 792
7. 간호수행 792
8. 간호평가 807

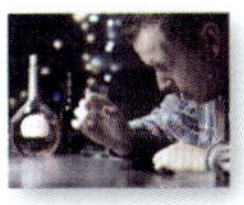

CHAPTER 31
감염예방과 관리

1. 감염에 대한 방어기전 812
2. 감염에 대한 방어기전에 영향을 미치는 요인 817
3. 감염에 대한 저항성의 변화 820
4. 간호사정 825
5. 간호진단 832
6. 간호성과 확인과 간호계획 832
7. 간호수행 833
8. 간호평가 840

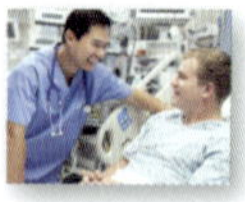

CHAPTER 32 배뇨

1. 정상 배뇨기전 846
2. 배뇨기능의 변화 854
3. 간호사정 858
4. 간호진단 863
5. 간호성과 확인과 간호계획 864
6. 간호수행 864
7. 간호평가 876

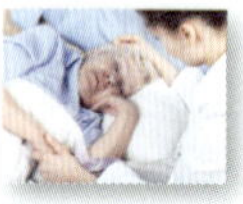

CHAPTER 33 배변

1. 장의 구조와 기능 882
2. 배변양상에 영향을 미치는 요인 885
3. 배변기능의 변화 889
4. 간호사정 892
5. 간호진단 899
6. 간호성과 확인과 간호계획 899
7. 간호수행 900
8. 간호평가 912

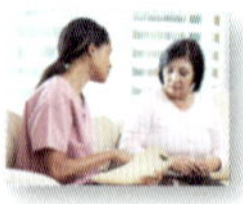

CHAPTER 34 수면과 휴식

1. 정상 수면과 휴식 918
2. 수면과 휴식에 영향을 미치는 요인 926
3. 수면과 휴식의 변화 931
4. 간호사정 937
5. 간호진단 939
6. 간호성과 확인과 간호계획 939
7. 간호수행 941
8. 간호평가 943

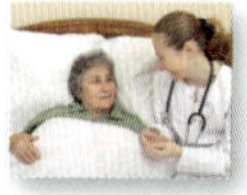

CHAPTER 35 통증관리

1. 통증인식 950
2. 통증인지와 통증반응에 영향을 미치는 요인 955
3. 간호사정 958
4. 간호성과 확인과 간호계획 965
5. 간호진단 965
6. 간호수행 966
7. 간호평가 978

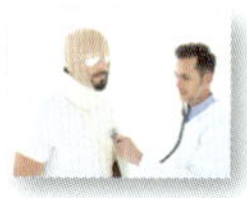

CHAPTER 36 감각지각

1. 정상 감각지각 982
2. 감각지각에 영향을 미치는 요인 984
3. 감각지각의 기능 변화 986
4. 간호사정 988
5. 간호진단 992
6. 간호성과 확인과 간호계획 993
7. 간호수행 993
8. 간호평가 997

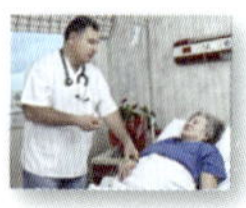

CHAPTER 37 인지과정

1. 정상 인지과정 1004
2. 정상 인지양상 1006
3. 인지기능에 영향을 미치는 요인 1010
4. 인지기능의 변화 1013
5. 간호사정 1018
6. 간호진단 1025
7. 간호성과 확인과 간호계획 1025
8. 간호수행 1026
9. 간호평가 1036

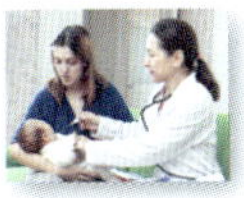

CHAPTER 38
자아개념

1. 자아기능 1040
2. 자아개념에 영향을 미치는 요인 1047
3. 자아개념의 변화 1052
4. 간호사정 1054
5. 간호진단 1056
6. 간호성과 확인과 간호계획 1056
7. 간호수행 1056
8. 간호평가 1060

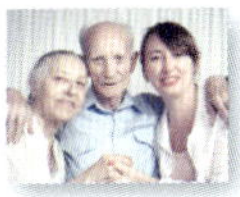

CHAPTER 39
가족관계

1. 가족관계의 구성 1066
2. 가족의 기능 1068
3. 기능적 가족양상 1069
4. 가족기능에 영향을 미치는 요인 1072
5. 간호사정 1080
6. 간호진단 1082
7. 간호성과 확인과 간호계획 1083
8. 간호수행 1083
9. 간호평가 1086

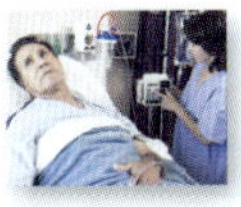

CHAPTER 40
상실과 슬픔

1. 정상 슬픔 1094
2. 슬픔에 영향을 미치는 요인 1100
3. 슬픔의 변화 1101
4. 간호사정 1101
5. 간호진단 1105
6. 간호성과 확인과 간호계획 1105
7. 간호수행 1105
8. 간호평가 1108
9. 임종환자를 위한 돌봄 1109

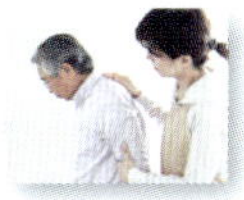

CHAPTER 41
스트레스, 대처와 적응

1. 정상 스트레스, 대처와 적응 1120
2. 대처양상에 영향을 미치는 요인 1130
3. 대처양상의 변화 1132
4. 간호사정 1134
5. 간호진단 1138
6. 간호성과 확인과 간호계획 1138
7. 간호수행 1139
8. 간호평가 1146

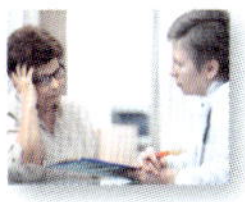

CHAPTER 42
성

1. 성의 구조와 기능 1150
2. 성에 영향을 미치는 요인 1159
3. 질병과 장애 1161
4. 성의 변화 1161
5. 간호사정 1163
6. 간호진단 1170
7. 간호성과 확인과 간호계획 1170
8. 간호수행 1170
9. 간호평가 1178

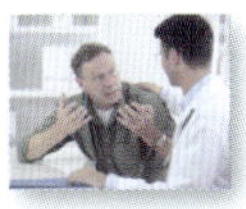

CHAPTER 43
영적 건강

1. 정상 영적 기능 1184
2. 영적 건강에 영향을 미치는 요인 1190
3. 영적 기능의 변화 1193
4. 간호사정 1195
5. 간호진단 1198
6. 간호성과 확인과 간호계획 1199
7. 간호수행 1199
8. 간호평가 1206

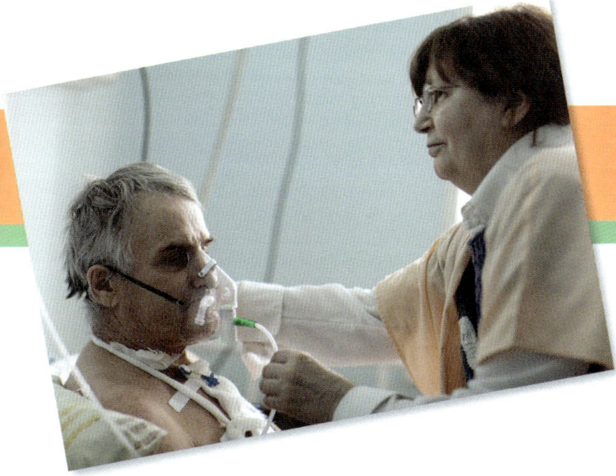

CHAPTER 26

호흡기능

Respiratory Function

Vanessa A. Makareiwicz

비판적 사고를 위한 사례

55세의 장 씨는 폐렴진단을 받고 입원했다. 객담을 동반하는 기침을 하고 폐음이 감소된 증상을 보이고, 비강캐뉼라로 2L의 산소를 제공받는 상태에서 산소포화도가 93%였다. 지난 35년간 하루 한 갑의 흡연력이 있으며, 영양섭취를 골고루 하려고 했지만, 기초생활수급자여서 주로 탄수화물을 섭취하고 단백질과 채소의 섭취는 많지 않은 편이었다. 장 씨는 수용시설에서 50명의 다른 거주자와 함께 실지만 아직 독감예방접종을 받지 못한 상태이다.

이 장을 학습한 후, 위의 사례를 읽고 다음의 내용에 대하여 비판적 사고를 적용하여 복습한다.

1. 폐렴진단을 받은 장 씨에게는 어떤 위험요소가 있는가?
2. 산소요법과 관련하여 간호사는 장 씨를 어떻게 간호할 것인가?
3. 폐렴진단에는 어떤 간호중재가 제공되는가?
4. 퇴원을 준비하는 장 씨에게 어떤 교육을 제공할 것인가?

주요용어

객혈 hemoptysis
과대환기 hyperventilation
과소환기 hypoventilation
과탄산혈증 hypercapnia
기관절개술 tracheostomy
기관지연축 bronchospasm
동맥혈가스 arterial blood gas, ABG
맥박산소포화측정기 pulse oximetry
무기폐 atelectasis
무호흡 apnea
부목고정 splinting
산소포화도 arterial oxygen saturation, SpO_2
세기관지 bronchioles
저산소증 hypoxia
저산소혈증 hypoxemia
청색증 cyanosis
폐포 alveoli
호기말 이산화탄소 분압 end-tidal CO_2, $ETCO_2$
호흡곤란 dyspnea
확산 diffusion
환기 ventilation
흡입산소농도 fraction of inspired oxygen concentration, FiO_2

학습목표

1. 신체조직의 효과적인 산소화를 방해하는 요인을 구별한다.
2. 호흡기능 변화로 인해 나타나는 흔한 증상을 기술한다.
3. 생애주기별 호흡기계 문제로 인한 변화를 열거한다.
4. 호흡기계 사정 시 중요한 요소를 기술한다.
5. 호흡기능 변화를 경험하는 대상자에게 적용할 수 있는 적절한 간호진단 3가지와 기대되는 결과를 열거한다.
6. 기도개방을 위한 간호를 기술한다.
7. 다양한 유형의 산소전달체계 방법을 학습하여 대상자에게 가장 안전한 방법으로 산소를 제공한다.
8. 호흡기계 대상자의 가정간호 시 고려할 사항을 설명한다.

호흡기계는 신체 각 조직에 산소를 공급하고 혈액의 이산화탄소를 배출한다. 호흡기계를 사정하는 동안, 간호사는 대상자로부터 정보를 수집하고, 청진기로 호흡음을 들으며, 임상검사결과들을 해석하고, 효율적인 호흡양상을 확인하기 위해 지속적으로 관찰해야 한다. 또한 간호사는 호흡기계 사정을 통해 호흡의 기능부전을 일으키는 위험요인들을 확인해야 한다.

간호사는 현재 근무하고 있는 부서와 상관없이 정상 호흡기능을 증진시키기 위한 활동을 해야 할 책임이 있다. 학교보건 간호사는 흡연의 위험성에 대해 교육해야 하고, 외과병동에 근무하는 간호사는 심호흡방법을 대상자에게 가르치고, 지역사회 간호사는 결핵 환자를 조기에 감별하고, 예방교육에 힘써야 한다.

이상과 같이 간호사는 정상적인 호흡기능에 문제를 가진 대상자의 호흡을 증진시키도록 도와야 한다. 즉, 대상자의 호흡 시 적절한 체위유지부터 생명을 유지하는 인공호흡기를 다루는 것까지 호흡기계 질환을 가진 대상자를 돕는 데 있어 간호사는 중요한 역할을 하고 있다.

1. 정상 호흡기능

1) 호흡기계의 구조

호흡은 공기를 가스교환이 일어나는 폐(lung)로 전달하게 되는데 폐에 도달하기 전, 공기는 기도라고 불리는 구조와 관들을 통과한다(그림 26-1). 상기도의 주요기관은 입, 코, 인두이며, 입과 코를 통해 인두의 하부로 들어오는 공기를 걸러내는 비인두(nasopharynx)로 연결된다.

하부기도의 주요기관은 기관, 엽기관지, 분절기관지, 폐이다. 기관지는 나뭇가지처럼 갈라져 전도성 기도를 폐실질에 연결하는 세기관지로 연결되는데, 이때 가스교환은 수백만 개의 미세한 공기주머니로 되어 있는 폐포(alveoli)에서 일어난다. 이러한 얇은 벽의 막구조는 모세혈관의 망과 접촉되어 있다. 폐포에 도달하는 공기는 심장, 신체조직으로 이동하기 위해 막을 통과하여 혈액으로 전달된다.

기관 및 기관지와 폐는 흉강(thoracic cavity) 내에 위치하고 있으며, 폐의 확장 및 수축은 복잡하고 조직적인 신경근육 활동에 의존하게 된다. 폐는 수동적으로 움직이며, 근육의 움직임에 따라 확장되고 수축된다. 흉강과 복강의 경계인 횡격막(diaphragm)과 늑골(costa) 사이에 있는 늑간근(intercostal m.)이 호흡에 필요한 주요 근육이다.

2) 호흡기계의 기능

(1) 환기

호흡 또는 환기(ventilation)는 가스교환이 이루어지는 폐와 대기 간 공기이동의 물리적인 과정으로 환기의 이러한 기계적 과정은 흉곽 용량과 압력 변화의 결과이다.

흡기 동안, 횡격막과 외늑간근(external intercostal m.)은 수축하게 되는데, 이때 흉곽 내 용적이 증가하여 흉곽내압이 감소한다. 이는 팽창된 흉곽벽이 폐를 바깥으로 당기고 폐가 확장되면서 기도 내에서 압력이 떨어지기 때문이다. 따라서 기도 내 압력이 대기압보다 낮아지면 공기는 폐 안으로 밀려 들어간다.

호기 과정은 흡기와는 반대로, 횡격막과 늑간근이 이완되어 흉곽을 더 작은 크기의 안정 시 상태로 돌려놓게 되고, 흉곽 내 압력이 증가되어 공기는 폐에서 빠져나가게 된다.

일반적으로 전도성 기도를 통해 공기를 끌어당기는 데는 힘이 들지 않으며, 연골은 공기가 자유롭게 더 큰 기도로 흐를 수 있도록 개방성을 유지한다. 하부기도의 작은 전도성 기도관인 모세기관지는 평활근으로 되어 있으며, 평활근의 긴장도는 호흡에 저항을 거의 주지 않고 개방을 유지한다. 수백만 개의 세기관지로 인해서 전체 지름이 크므로 공기가 이 좁은 관을 이동하기는 수월하다. 흡기된 공기는 폐실질 내 폐포에 도착하며, 폐포는 가스교환을 위한 넓은 표면을 제공한다.

(2) 가스 확산

산소와 이산화탄소는 확산(diffusion)에 의해 폐포와 혈액 사이를 이동하는데, 즉 입자들이 압력이나 농도가 높은 곳에서 낮은 곳으로 이동하는 것이다.

호흡은 계속적으로 폐에 산소를 공급하므로, 폐포 내 산소의 분압(PO_2)은 상대적으로 높고, 동시에 호흡은 폐에서 이산화탄소를 제거하므로, 폐포 내 이산화탄소 분압(PCO_2)은 낮다. 폐순환을 통해 폐로 들어오는 혈액은 산소가 낮고, 이산화탄소는 풍부하다. 폐포가 모세혈관보다 산소분압이 높기 때문에 산소는 폐포에서 혈액으로 확산되고, 비슷한 이유로 이산화탄소는 혈액에서 폐포강으로 확산된다. 그림 26-2는 가스교환이 폐포-모세혈관막을 통해 이루어지는 것을 보여준다. 폐모세혈관을 통과하는 혈액은 산화된 동맥혈로서 체순환으로 들어간다. 산화된 혈액이 조직에 도착하면, 가스교환의 과정이 반대방향으

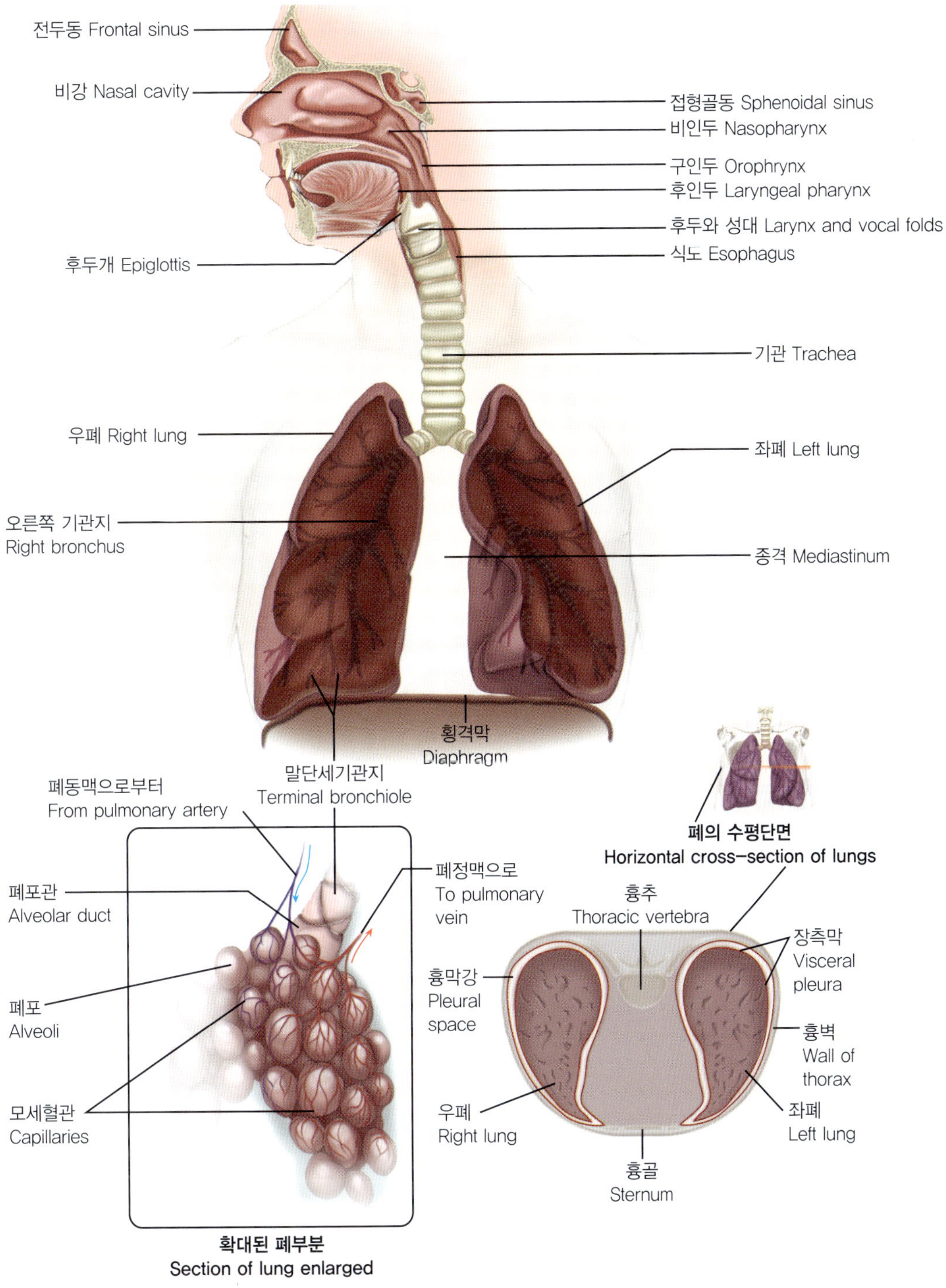

그림 26-1 호흡기계

로 다시 일어난다.

(3) 가스운반

산소가 폐포–모세혈관막을 통과하여 혈액으로 들어가면, 혈액은 산소를 2가지 형태로 조직으로 운반한다. 혈액이 조직으로 이동시키는 산소 중 소량(3%)은 물리적으로 혈장에 녹지만, 대부분의 산소(97%)는 적혈구의 헤모글로

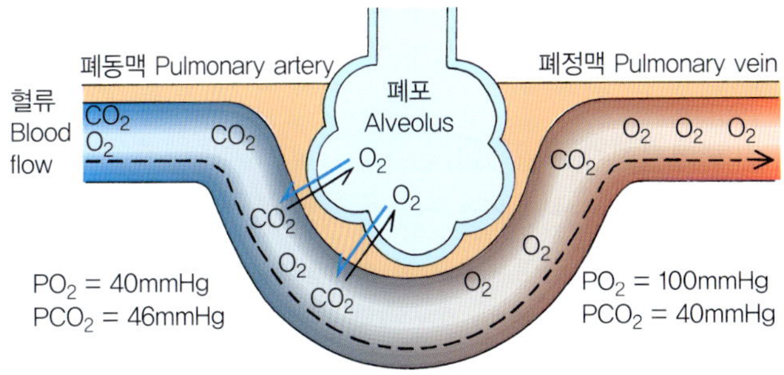

그림 26-2 폐모세혈관의 가스교환

빈 입자에 부착되는데, 헤모글로빈은 산소를 이온이 아닌 입자 형태 그대로 이동시킬 수 있는 독특한 능력을 가졌다. 이러한 차이는 조직에서 대사를 위한 입자형태의 산소가 필요하기 때문에 중요하다.

혈액은 이산화탄소를 여러 형태로 수송하는데, 이산화탄소를 용해된 상태로 수송하기도 하지만 이산화탄소는 아미노산과 결합하여 carbamino 복합체를 형성할 수 있다. 이산화탄소를 위해 가장 중요한 운반기전은 해리된 형태로서, 물과 화학적으로 결합할 때 이산화탄소는 탄산이온으로 용해된다.

$$H^{+} + HCO_3^{-} \rightleftarrows H_2CO_3 \rightleftarrows H_2O + CO_2$$

이러한 이온은 중탄산 완충체계의 기초요인을 형성하며, 완충체계는 신체의 산-염기 균형을 유지하는 중요한 역할을 한다.

(4) 환기 조절

환기 과정은 신경경로에 의해 조절되는데, 호흡중추라고 불리는 뇌간의 특이 신경세포들은 규칙적인 자극을 생성한다. 이러한 자극은 호흡근에 전달되고 리듬 있게 수축되고 이완되도록 한다. 대동맥궁과 경동맥에 있는 말초화학수용체와 연수에 있는 중추 화학수용체는 혈중 이산화탄소와 수소이온의 수준에 민감하며, 동맥 내 산소분압과 pH의 감소는 말초수용체를 자극한다.

이산화탄소는 환기의 빈도와 깊이를 결정하는 중요한 역할을 한다. 혈액 내 이산화탄소 수치가 증가하면 화학수용체는 자극되어 호흡을 더 깊고 빠르게 한다. 반대로 이산화탄소 수준이 감소하면 호흡은 감소된다. 정상호흡은 이산화탄소 수준이 일정한 수준으로 유지되기 때문에 규칙적이고 부드럽다.

혈중 pH와 산소 분압(PaO_2)이 낮아져도 화학수용체는 호흡을 증가시키는데, 일반적으로 이러한 영향의 정도는 환기의 주요인인 동맥 이산화탄소 분압($PaCO_2$)의 변화가 미치는 영향보다 약하다(Widmaier, Raff, & Strang, 2013).

(5) 호흡기계의 방어기전

상부 호흡기도의 주요 기능은 하부기도 점막의 액체특성을 유지시키는 데 필수적인 흡입된 공기의 가온과 가습이다. 상부기도는 흡입된 공기를 청결하게 하는데, 코는 이물질을 걸러내는 매우 효과적인 필터로서 비강 내 털과 점막은 외부 먼지와 자극물질을 걸러낸다. 또한 상부기도는 흡인으로 인한 감염과 손상으로부터 하부기도를 보호한다. 후두개는 음식이나 이물질의 흡인을 방지하는 역할을 한다.

하부기도는 흡입된 공기를 여과하고 청결히 하는데, 이러한 기도의 상피층에 수백만 개의 섬모세포와 점액분비선이 있다. 점막은 세균과 미세 이물질을 효율적으로 잡아내는 '점액막층'을 생성한다. 섬모세포는 '점액막층'에 운동성을 주어 이물질을 위쪽으로 이동시켜 폐 밖으로 보낸다. 이 'mucociliary elevator'는 기도로부터 해로운 물질을 폐 밖으로 쓸어냄으로써 기도를 보호한다. 폐포 수준에서는 대식세포라고 불리는 거식세포들이 점액막층을 통과한 세균과 미세한 입자들을 잡아먹음으로써 감염의 위험성을 감소시킨다.

재채기와 기침반사 역시 폐와 기도를 보호한다. 즉, 코에 걸린 자극물질은 재채기를 유발하고 이 반응은 이물질을 코 밖으로 배출시켜, 자극을 감소시키고 감염을 예방한다.

기침은 코를 청소하는 재채기처럼 하부기도를 청소하는데, 폐로부터 공기를 강력하게 배출시킴으로써 끈적거리는 세균에 감염된 다량의 점액을 제거할 수 있다. 이는 폐를 감염으로부터 보호하는 데에 중요하다. 기침은 점액덩어리를 형성하지 못하도록 하거나 형성된 덩어리를 제거해 주며, 이러한 방법으로 인해 기도는 모든 영역이 개방되어 가스교환이 가능해진다.

(6) 정상적인 호흡 양상

호흡은 연령에 따라 차이가 있지만, 일반적으로 부드럽고, 고르며, 규칙적이다. 학령기 아동이나 성인은 분당 12~20회가 정상이다(표 26-1). 호흡수는 사람의 활동수준이 변화하지 않으면 매 분마다 유의하게 달라지지 않는다. 정상

표 26-1 생애주기에 따른 호흡수

연령별	호흡수(회/분)
신생아와 영아	30~60
1~5세	20~30
6~10세	18~26
10~성인	12~20
노인(60세 이상)	16~25

적인 호기는 흡기의 2배 정도로 길며, 보통 깨어 있는 사람이 잠자는 사람보다 빨리 호흡한다.

정상적으로 각 호흡은 같은 크기로서, 한숨이나 하품을 제외하고, 조용히 호흡하는 사람의 흉곽은 호흡마다 같은 양으로 부풀려졌다가 내려온다. 횡격막을 이용하여 효과적으로 호흡하는 사람은 복부가 오르락 내리락 하는데, 성인은 평균적으로 매 호흡당 0.5L의 공기를 움직인다.

정상호흡을 할 때는 노력이 거의 들지 않는다. 즉, 공기를 폐로 이동시키기 위해 근육의 노력이 거의 필요하지 않기 때문에 안정된 호흡은 의식되지 않고, 소리가 나지 않는다. 운동을 하는 동안에는 조직으로 더 많은 산소를 공급하고 초과되는 이산화탄소를 제거해야 하기 때문에 환기의 횟수와 깊이가 증가한다. 이러한 이유로 운동선수들은 운동을 하지 않는 사람보다 휴식 시 더 느리고 깊게 호흡한다.

3) 생애주기에 따른 고려사항

심장처럼 폐도 일생 동안 지속적인 운동을 하지만, 호흡기계의 구소와 기능은 일생에 걸쳐 서서히 변화한다(표 26-1).

(1) 신생아와 영아

자궁에서 태아의 폐는 폐포가 임신기간에 걸쳐 발달함에 따라 빨리 성장한다. 임신 24주나 25주가 될 때까지 태아의 폐는 호흡하기에 적당히 기능하는 폐포를 갖지 못한다. 이를 위해서는 10주나 그 이상의 시간이 더 필요하다. 표면장력을 감소시키고 폐포가 팽창되도록 할 수 있는 계면활성제는 임신 말기까지 적절한 양을 생성하지 못하기 때문에 미숙아는 호흡보조가 필요하다. 미숙아에게 적용되는 계면활성제 대치요법은 호흡부전증후군의 심각도를 줄였다는 보고가 있다.

신생아는 분당 30~60회 정도로 빨리 호흡하는데, 아기가 크면 클수록 작은 아이보다 호흡을 천천히 한다. 신생아의 호흡양상은 호흡 사이에 몇 초간의 정지가 있는 것이 특징이다. 이러한 주기성 호흡은 생후 첫 3개월간은 정상이지만, 무호흡(20초 이상의 호흡정지)이 자주 있거나 장기간 지속되는 것은 비정상이다.

(2) 유아와 학령전기 아동

영아기가 끝나면 아동의 호흡은 눈에 띄게 안정적이 되며, 어린 아동의 경우, 호흡수는 계속 감소된다. 즉, 3세 아동까지 호흡은 분당 20~30회로 감소되고, 리듬은 부드럽고 규칙적이 된다.

이 연령대의 아동은 입에 물건을 넣는 경우가 많으므로 아동을 돌보는 사람은 아동이 기도를 폐쇄시킬 수 있는 작은 이물질을 삼키는 것을 막아야 한다. 따라서 안전한 장난감을 제공하고, 딱딱한 사탕이나 작은 음식조각은 피하는 것이 정상적 호흡기능을 유지시키는 방법이다.

(3) 학령기 아동과 청소년

학령기 아동으로 성장하면, 호흡수는 성인처럼 분당 12~20회로 안정적으로 느려진다. 이 시기는 호흡기계의 건강을 유지하는 것이 중요하다.

청소년기 동안, 매일 담배를 피우기 시작하면, 대부분 20세가 되기 전에 중독되는데(CDC, 2014c), 이러한 결과는 청소년들이 흡연을 시작할 때, 대부분 자신은 담배에 중독될 것이라고 생각하지 않기 때문이다. 따라서 청소년기의 흡연은 성인기 이후 폐암이나 심혈관질환의 발병률을 증가시키므로 이들에 대한 교육에 신경을 써야 한다.

특히 무연 담배의 사용은 16~19세 사이의 남성에서(CDC, 2014a) 지난 10년간 눈에 띄게 증가되었다. 연구에 따르면, 지난 30일 이내 일반담배를 피운 중·고등학생 중에 76%가 전자담배를 사용했다고 보고하였다. 현재, 연구자들은 전자담배가 인체에 어떤 영향을 주는지 정확히 알지 못한다. 그러나 전자담배는 일반담배 사용자(tabacco user)가 될 수 있도록 촉진하는 관문이 될 수 있다고 제시하였다. 게다가 전자담배 중독 관련 신고의 51% 가량이 5세 이하의 아동들이며, 반면에 20대 이상 성인은 42%였다. 전자담배에 의한 중독은 액체에 포함된 니코틴과 관련되어 있으며, 니코틴이 피부와 눈을 통해 흡입 또는 흡수되어 발생한다. 따라서 간호사가 해야 할 중요한 일 중의 하나는 청소년들에게 각종 담배제품 및 흡연으로 인한 건강 위험에 대해 교육하는 것이다.

(4) 성인과 노인

성인기에 접어들면 호흡기계의 구조 및 기능의 변화가 점진적으로 일어난다. 즉, 흉벽은 더 굳어지고, 폐확장은 감소된다. 총 폐용량에서의 유의한 감소는 없으나 가스교환이 이루어지지 않는 사강의 환기가 증가된다. 폐의 보호기능이 손상되는데, 섬모활동이 감소되고 흉부근육의 약화로 흉벽이 굳어지며 비효과적인 기침이 일어난다. 결국 가스교환에 영향을 받게 되며, 정상 산소분압(PaO_2)이 감소하고, 탄산 과잉에 대한 반응이 약화된다(Tabloski, 2013). 이런 호흡의 변화는 노인층의 활동지속성 장애와 호흡기계 감염의 증가를 일으키게 된다.

4) 문화적 고려사항

건강문해력, 건강관리신념, 건강관리에 대한 접근성, 건강관리체계에 대한 신뢰가 다문화 대상자에게 건강관리를 제공할 때 고려해야 하는 요인들이다(Davidon, Lui, & Sheikh, 2010). 그뿐만 아니라 다문화 대상자와 비효과적으로 의사소통을 하는 것은 천식과 같이 흔한 호흡기계 질병을 진단하기 위한 증상을 결정하는 것을 방해할 수 있다. 어떤 언어의 경우에는 천식 유병률에 대한 정보를 수집하기 위해 시행되는 다문화 설문조사에서 흔히 열거되는 '기침', '쌕쌕거리는 소리', '휘파람 같은 소리', '쉿쉿하는 소리' 등의 잡음과 같은 증상을 기술하는 직접적인 용어가 없다(Netuveli, Hurwitz, & Sheikh, 2007). 다문화 대상자에게서 얻은 사정 결과를 정확하게 해석하기 위해서 문화적 민감성과 빈틈 없는 사정이 필요하다.

2. 호흡기능에 영향을 미치는 요인

호흡은 다양한 요인들이 연관되어 있는 매우 복잡한 과정이다. 체위, 환경, 일반적인 건강상태의 수준, 생활양식이나 습관이 이러한 과정에 영향을 미친다.

1) 체위

똑바로 서거나 앉은 자세는 폐 팽창을 가장 쉽게 한다. 복부장기들이 횡격막을 누르지 않기 때문에 횡격막은 위아래로 움직이기가 쉬워진다. 바로 누웠을 때에는 복강 내용물이 횡격막을 밀어내므로 호흡하는 데 더 많은 노력이 필요한데, 이는 호흡기능에 문제가 있는 사람들에게 더욱 분명하게 나타난다. 임신 말기 여성의 경우, 태아가 횡격막을 위로 밀기 때문에 앙와위에서 호흡은 더욱 어려워진다.

2) 환경

FiO_2(fraction of inspired oxygen concentration)라고 하는 사람이 숨쉬는 산소의 비율은 '방 공기(추가적인 산소가 없는 경우)'를 호흡할 때 21% 정도가 안정적이다. 산소농도는 변화하지 않지만, 산소분압은 고도가 높아질수록 점차 감소된다. 높은 고도에서의 낮은 산소분압은 폐에서 가스확산에 쓰이는 산소가 적어진다는 의미이다. 즉, 건강한 사람의 경우도 높은 고도에서는 숨이 차거나 활동지속성 장애를 경험할 수 있다.

기온의 변화에 대한 인간의 반응은 지극히 개인적인데, 어떤 사람들은 열과 습도에 잘 견디는 반면, 다른 사람들은 이러한 상황에서 호흡곤란을 호소한다. 다른 기후로 이동하는 사람들은 새로운 환경에 적응하기 전까지 호흡양상에서 작은 변화를 경험하게 된다. 또한 만성 호흡질환을 가진 사람들은 습도가 공기의 점성에 영향을 미치므로 기후가 덥고 습하면 호흡하기가 더 어려워진다. 천식을 가진 몇몇 사람들은 따뜻하고 건조한 기후에서 더 쉽게 호흡하지만, 어떤 사람들은 습한 기후를 더 편안하게 느끼기도 한다.

(1) 공기 오염

산업화된 도시지역은 공기오염도가 심한데, 자동차나 공장에서 배출하는 탄화수소, 산화제와 같은 물질들은 폐에 직접 손상을 일으킴으로써 체내의 산소화를 방해하며, 특히 일산화탄소는 산소가 헤모글로빈에 결합하는 것을 막는다. 이러한 호흡 자극물질은 오염물질로 점액생성을 증가시키고 기관지염과 천식을 유발한다. 공장이나 특정 직업의 근로자들은 유해한 오염물질에 높은 농도로 노출되어 있어 각종 호흡문제를 유발하는 경향이 있다. 다른 사람이 피우는 담배 연기를 흡입하는 간접흡연 또한 호흡기계 건강에 대해 부정적인 영향을 미치므로 주의해야 한다. 전자담배가 일반담배와 동일한 담배 연소부산물을 생성한다는 정확한 보고는 아직 없지만 전자담배에서 배출되는 니코틴에 노출되고 있다(Czogala et a., 2014). 전자담배로 인한 간접흡연의 임상적 중요성을 확인하기 위한 지속적인 연구가 필요하다.

(2) 꽃가루나 알레르기원

알레르기 반응을 일으키는 특이물질들은 때로는 심각하게 호흡에 영향을 미친다. 이때, 신체는 염증반응을 유발하는 화학매개체를 분비하여 해롭다고 인식된 물질을 제거하려는 시도를 한다. 염증반응을 유발하는 물질을 알레르기원(allergen)이라고 하는데, 어떠한 물질도 알레르기원이 될 수 있다. 꽃가루, 먼지, 음식들은 흔한 알레르기 유발물질이며, 알레르기 반응은 조직손상을 유발하는 일련의 과정을 촉발한다.

건초열은 코와 상기도에 국한된 알레르기의 결과이며, 증상으로 콧물, 눈의 소양감, 점막 부종 등이 나타난다. 이러한 증상은 불편하고 귀찮지만 생명을 위협하지는 않는다. 그러나 알레르기 반응이 폐에서 일어나면 호흡곤란이 훨씬 더 심각해진다. 작은 기도는 붓고, 점액 생성이 증가하며, 염증성 화학매개체는 기관지연축(bronchospasm)을 유발한다. 이러한 증상은 알레르기성 천식의 흔한 증상들로서, 심각하고 조절되지 않는 알레르기성 천식은 치명적일 수도 있다.

3) 생활양식과 습관

(1) 흡연

흡연은 호흡에 영향을 미치는 가장 중요한 생활습관 중 하나로서, 흡연가는 비흡연가에 비해 폐기종, 만성기관지염, 폐암, 구강암, 심혈관질환을 경험할 가능성이 훨씬 크다. 이는 흡연으로 인해 더 많은 점액이 생성되고, 점액-섬모체계가 느려지면서, 점액제거를 방해하고 기도폐쇄, 세균증식과 감염을 촉진시키기 때문인 것으로 보인다. 임상적으로 규명된 폐질환 여부와 관계없이 흡연가는 비흡연가보다 호흡이 빠르다고 알려져 있다.

(2) 약물과 알코올

합법적 · 불법적 수면제, 마취제, 안정제는 중추신경계를 억제하여 호흡감소를 초래할 수 있으며, 다량의 알코올도 같은 효과를 나타낸다. 중독된 사람은 구토로 인해 위 내용물이 폐로 흡인될 위험이 있다. 알코올은 기도를 보호하는 각종 반사를 억제하기 때문에 구토를 하면 위 내용물이 쉽게 기관으로 흘러 들어갈 수 있으며, 이는 질식과 흡인을 유발한다. 이런 경우, 대상자가 회복되더라도 흡인은 폐렴을 유발할 수 있다.

(3) 영양

적절한 영양섭취가 이루어지지 않으면 신체는 효과적으로 혈장 단백질과 헤모글로빈을 생산할 수 없다. 또한 충분한 열량과 단백질 섭취는 호흡근육 강화에 필수적이다. 근육의 힘이 약화된 사람들은 가벼운 활동에도 호흡을 위해 더 힘들게 노력해야 한다. 적당한 영양섭취는 건강한 면역체계를 유지하는 데 필수적이다. 알코올 중독자나 영양이 결핍된 사람들(가난, 섭식장애 등)은 영양섭취가 양호한 사람보다 폐렴이나 다른 호흡감염에 더 취약하다.

특히 비만인 사람은 앙와위에서 흉곽운동이 제한되고, 이는 얕은 호흡과 호흡수 증가를 초래한다. 왜냐하면 체중이 늘어난 만큼 산소요구 증가를 충족하기 위한 부가적인 노력이 요구되기 때문이다.

4) 호흡을 위한 노력 증가

근육운동이 필요한 모든 신체기능은 일정한 양의 노력을 필요로 하는데 건강한 사람들에게 호흡을 위한 노력은 극히 최소한이다. 즉, 정상 폐조직이 확장되고, 공기가 드나들도록 기도가 개방되어 있기 때문에 심한 운동을 할 때만 호흡이 인지된다.

호흡기능이 변화하면, 호흡근육의 산소요구량이 증가하기 때문에 호흡에 필요한 노력의 양도 증가하게 된다. 일반적으로 이런 근육들은 혈액에서 사용할 수 있는 산소의 5% 이하를 사용하지만, 호흡을 위한 노력이 매우 증가된 상태에서는 신체조직에 필요한 모든 산소의 50%까지 사용하게 된다(Suleman, Riaz, & Heffner, 2013). 혈액 내 산소공급이 제한되면 호흡을 증가시키고, 이는 산소가 필요한 다른 조직의 산소를 결핍시키게 된다. 따라서 호흡에 노력이 필요한 대상자는 산소결핍과 피로의 위험에 처해진다. 호흡에 드는 노력 증가의 일반적인 2가지 원인으로는 억제된 폐 운동과 기도폐쇄를 들 수 있다.

(1) 폐 운동의 억제

특정 상황 및 각종 질환들은 폐를 딱딱하게 하거나 흉곽 확장을 억제시킬 수 있다. 딱딱한 폐(완전히 확장시키지 못하는 폐)는 폐포가 쪼그라들기 쉬운데 이러한 상황을 무기폐(atelectasis)라고 하며, 폐 안에서 가스교환이 이루어지는 공간이 줄어들게 된다. 어떤 질병은 폐조직이 붓거나 두꺼워지도록 하며, 산소는 두꺼워진 폐포벽을 통과하는 데 어려움을 겪게 된다. 딱딱한 폐는 팽창하는 데 더 많은 노력이 필요하기 때문에 호흡근은 부적절하게 많은 산소를 소비하도록 만들며, 이런 상황에서는 산소를 덜 소비하게 되며, 조직이 사용할 수 있는 산소량이 줄어들게 된다.

폐조직의 실질적인 경화는 급성과 만성 폐손상으로부터 유발되는데, 폐조직을 붓고 딱딱하게 만드는 질병의 예로는 연기흡입, 폐 섬유화, 성인이나 신생아의 호흡부전증후군, 폐렴과 같은 감염 등을 들 수 있다. 이러한 유형은 억제성 폐장애로 분류된다.

모든 억제성 문제가 폐손상이나 폐질환에 의해 유발되지는 않는다. 대상자는 완벽하게 건강한 폐를 가지고 있으나, 다른 요인들이 폐가 완전히 확장하는 것을 방해할 수도 있다. 폐를 억제시키는 원인은 다양하지만 수술절개로 인한 통증이 대표적인 예이다. 심한 복부절개를 받은 대상자는 심호흡할 때 발생하는 불편감으로 인해 얕은 호흡을 하게 되고, 이는 수술 후 대상자에게 흔하게 생기는 무기폐 발생의 원인이 된다. 호흡을 억제시킬 수 있는 다른 요인으로는 비만, 흉곽이나 복대, 가스나 체액에 의한 복부팽만, 투약이나 마취제, 늑골손상, 흉곽기형, 심한 허약감이나 신경근육 장애 등을 들 수 있다.

(2) 기도폐쇄

기도의 직경을 감소시키는 모든 과정은 기도저항을 증가시킨다. 따라서 공기가 좁아진 기도를 통해 이동해야 하기 때문에 호흡은 더 많은 노력이 필요해진다.

기도폐쇄의 원인에는 여러 가지가 있는데, 먼저 기도는 이물질, 점액, 비정상적인 비후로 인해 막힐 수 있다. 작은 물체를 흡인한 어린이는 기도폐색을 경험한다. 만성 기관지염, 낭포성 섬유증, 천식 대상자는 과다한 점액생성으로 기도폐색이 발생할 수 있으며, 폐암 대상자는 종양으로 인해 큰 기관지가 폐쇄될 때 호흡곤란이 발생할 수 있다.

화학적 · 물리적 자극에 의한 염증 또한 기도저항을 증가시키게 되는데, 즉 염증은 기도에 부종을 발생시키며, 기도벽이 두꺼워지면 내관의 크기가 줄어든다. 천식, 기관지염, 세기관지염은 작은 기도에 염증이 생기고 좁아지는 장애의 예이다. 어린아이에게 흔한 급성 폐쇄성 후두염(croup)과 후두개염은 인후조직의 부종으로 인한 상부기도의 폐쇄이다.

세기관지 평활근의 긴장도 변화 또한 기도폐색을 초래한다. 정상적인 평활근 긴장도는 가장 작은 기도인 세기관지의 개방성을 유지한다. 그러나 알레르기나 손상은 평활근이 자극에 과민반응하도록 하고, 이로 인해 평활근의 긴장도가 증가하여 기도내관을 좁게 만들고 호흡을 어렵게 한다. 천식 대상자의 일반적인 문제는 기도 과민성과 기관지 경련인 반면, 폐기종 대상자는 비정상적으로 세기관지의 평활근 긴장도가 감소되어 호흡 문제를 겪게 된다. 세기관지벽에 다년간의 손상이 지속되면 느슨해지고, 호기 동안에 열린 상태로 있을 수가 없다. 공기는 폐포에 갇히고, 새로 흡입된 공기가 들어올 공간이 작아져 완전한 흡기가 어려워진다.

3. 호흡기능의 변화

1) 기침

기침(cough)은 기도자극에 대한 반사적인 반응으로서, 연기는 자극제이고 기침은 연기에 대한 자연적인 반응이다. 기침은 많은 화학적 · 물리적 물질과 뜨겁거나 건조한 공기와 같은 물리적 상태에 의해 유발되는데, 그 어떠한 기침도 '정상적'인 것은 없다. 모든 기침은 원인에 관계없이, 폐와 기도가 자극에 노출되었다는 것을 의미한다. 기침의 일차적인 기능은 기도를 위협적인 물질로부터 보호하는 것으로, 유해자극이 기도를 해칠 수 있다는 것과 더 이상의 자극으로부터 기도를 보호해야 한다는 경고로서의 역할을 한다. 질병에 동반되는 기침은 염증이 일어난 조직으로부터 분비되는 매개체로 인해 발생할 수도 있다. 히스타민과 같은 매개체들은 기도를 자극하고 기침을 유발한다.

모든 기침이 폐 문제로부터 기인되는 것은 아니다. 즉, 심부전의 경계에 있는 대상자 또한 만성적으로 기침을 하고 있으며, 어떤 사람들은 신경의 습관 형태로서 특정한 원인 없이 기침을 할 수도 있다. 기침이 흔하기 때문에 진단적 징후로서의 가치는 극히 제한된다. 많은 사람들이 기침을 하고 있으며, 그 심각성이나 횟수가 변할 때만 걱정하는데, 어떤 경우에는 심각한 폐질환이 있어도 기침은 적을 수 있으므로 주의해서 관찰해야 한다.

2) 객담 생성

기침과 함께 객담 생성(sputum production)은 어떠한 자극에 대한 자연스러운 결과이지만 정상적인 것은 아니다. 호흡기계의 점액, 즉 객담은 기도의 또 다른 방어수단으로서 점액은 정상적으로 소량 생산되기 때문에 건강한 사람에서 나타나는 기침은 보통 객담이 없는 마른기침이다. 깊은 기침으로 점액을 끌어올리는 것은 폐가 자극물질을 제거하려고 시도하고 있다는 것을 나타낸다. 폐가 객담배출의 분명한 근원이 되지만, 때로는 기침으로 나오는 분비물은 코나 목구멍에서 나온 것일 수도 있다. 그러므로 대상자가 깊은 기침과 함께 객담을 뱉어내는지 혹은 비강이나 입으로부터 객담을 뱉어내는지 면밀히 구분할 필요가 있다. 객담이 있는 기침을 한다면, 객담의 원인을 찾고 색깔, 양, 지속성, 다른 특이할 만한 특성을 사정하는 것이 중요하다.

특히 혈액 섞인 객담이나 객혈(hemoptysis)은 주위 사람들을 놀라게 할 수 있다. 폐에서 기인되는 피가 섞인 분비물은 폐암이나 결핵과 같은 심각한 장애를 나타내지만, 혈액성 분비물은 코에서 기인한 경우도 있다. 코나 입에서 나오는 배액은 목구멍 뒤로 넘어가서 하부기도의 점액과 섞이기도 한다. 따라서 출혈의 근원지를 무엇보다 빨리 찾아야만 한다.

3) 숨이 참

신체의 산소요구나 대사요구에 맞는 충분한 호흡을 할 수 없는 사람은 호흡 시 숨이 참(shortness of breath)을 경험한다. 이러한 힘든 호흡과 숨이 차는 것 같은 주관적인 느낌을 호흡곤란(dyspnea)이라고 한다. Box 26-1에서 호흡곤란의 다양한 수준을 설명하고 있다.

가장 흔한 호흡곤란의 원인은 폐질환에서 나타나는 호흡노력의 증가이다. 호흡노력의 증가와 함께 호흡곤란의 다른 원인들이 사정되어야 하는데, 폐용량 감소, 산소와 이산화탄소 수준 변화, 횡격막과 늑간근에 대한 수용체 자극이 무호흡을 초래할 수 있다. 만성 심부전이 있는 사람은 폐 내에 체액과다와 혈중산소 저하로 인해 숨이 찰 수 있다. 반면, 불안이나 발작으로 인해 호흡곤란이 발생하는 사람들은 심장이나 폐질환이 없을 수 있다.

숨이 찬 것은 폐질환의 주관적인 증상으로 심한 폐질환을 가진 일부 대상자는 호흡하는 데 심한 어려움을 느끼지만 호흡이 괜찮다고 이야기하기도 하며, 어떤 대상자는 동맥가스 분석이나 폐기능검사에서와 같이 객관적인 자료상 아무런 문제가 없는데도 심한 호흡곤란을 호소하기도 한다.

Box 26-1 호흡곤란의 단계

1단계	대상자는 숨이 차는 증상 없이 자신의 평소 걸음걸이로 1.6km를 걸을 수 있음
2단계	대상자는 평지를 약 100m를 걸은 후 혹은 층계를 오른 후에 숨이 참
3단계	대상자는 말을 하거나 일상생활을 영위하는 데 있어 숨이 참
4단계	대상자는 특별한 활동이 없는 때에도 숨이 참
기좌호흡	대상자는 누워 있을 때 더 숨이 참

4) 흉통

흉통(chest pain)은 다양한 질환과 광범위한 관련이 있으며, 일부의 경우, 호흡기계 장애에서 비롯되기도 한다. 염증과 감염을 특징으로 하는 질환은 통증을 유발하게 되는데, 히스타민과 같은 염증성 매개체는 질병 과정에 의해 과민반응을 하게 된 신경말단부를 자극한다. 이러한 현상은 기침할 때마다 작열감을 호소하는 기관지염 대상자의 기도 내에서 일어난다. 급성 기관지염은 차가운 공기가 예민한 신경을 지날 때 신경이 격렬하게 반응하도록 하여, 호흡의 단순한 작용을 고통스럽게 한다. 매개체는 부종형성을 일으키고, 부은 조직은 신경을 압박하여 통증을 일으킨다. 폐렴이 있는 대상자는 매 호흡이 붓고 염증이 생긴 폐조직에 의해 압박 및 자극을 받은 통각수용체에 대해 부담을 증가시켜 심호흡할 때마다 통증을 경험한다.

호흡문제에는 다양한 감정이 동반된다. 급성 호흡곤란 발작은 불안과 공포를 초래하고(그림 26-3), 공황도 심한 호흡곤란을 동반한다. 만성 호흡장애를 가진 대상자는 자기의식과 당황스러움을 느끼게 되며, 호흡곤란은 의사소통능력을 방해하기 때문에 만성 호흡문제를 가진 대상자는 고립되고 고독해 한다. 또한 이는 지속적인 질환과 독립심 상실로 인한 절망감, 불안정, 우울을 유발할 수 있다.

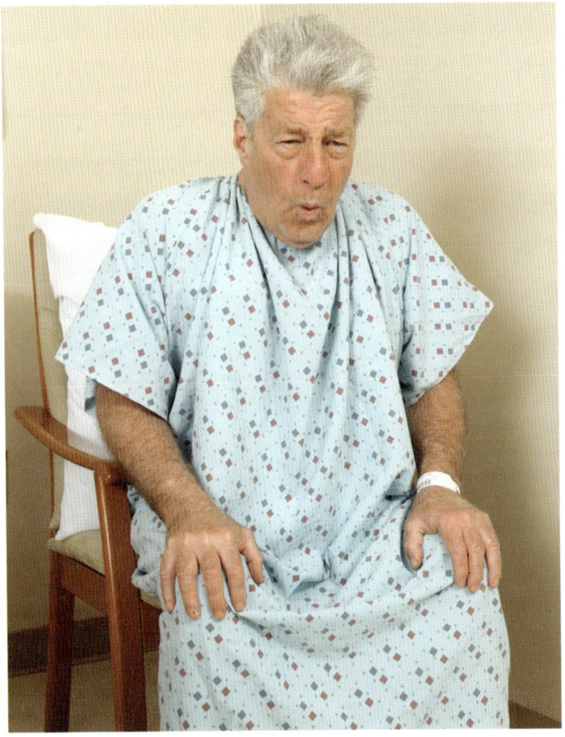

그림 26-3 급성 호흡기곤란이 있는 대상자

초기 장 씨의 상태를 생각해 볼 때 폐렴을 진단받았고 35년간 만성적 흡연가였다. 대상자 간호를 돕기 위해 그림 26-4의 개념지도를 이용한다.

4. 간호사정

대상자의 건강력을 수집하고 신체검진을 수행하는 것이 필수적이지만, 간호사는 호흡곤란이 심한 대상자가 질문에 완전히 반응할 수 없거나 저산소증이 있는 대상자가 혼돈된 답변으로 반응할 수 있다는 사실을 알게 된다. 호흡곤란이 있는 대상자에게 말하도록 강요하는 것은 오히려 호흡곤란을 악화시킬 수도 있다. 대상자가 질문에 답할 수 있는 충분한 시간적 여유가 더 필요하다면 몇 가지 질문은 다음으로 미루어야 한다.

1) 평소 양상 확인

식사, 수면, 배설 양상과 달리 정상적 호흡은 그 양상이 모호하다. 과거에 호흡장애를 경험하지 않았다면, 정상 호흡양상에 대해 관심을 갖지 않을 것이다. 자신이 얼마나 깊게 자주 호흡을 하는지 정확한 정보를 줄 수 있는 사람은 거의 없으므로 폐질환의 과거력이 없는 대상자라면 간호사는 대상자가 정상적으로 호흡을 한다고 추측할 것이다.

만성 호흡문제가 있는 사람의 정상 호흡 양상은 건강한 사람의 호흡양상과는 다르다. 예를 들어, 만성 천식이 있는 대상자는 천명음이 있는 호흡을 할 것이다. 이와 비슷하게 만성폐쇄성폐질환(COPD)자는 정상적으로 두 정거장 정도 걸으면 호흡곤란이 나타나는데, "대상자는 운동내성이 이 기준에 못 미치게 되면 무언가 잘못되었다고 생각하기 시작한다." 이러한 예들은 간호사가 정상 호흡양상에 대해 철저한 정보를 이끌어내는 데 주의를 기울이도록 만든다. 그들의 호흡이 보통 괜찮거나 주목할 만한 것이 없다고 말하는 대상자들은 대부분의 사람에게는 비정상적인 기초 호흡양상을 기준으로 대답했을 것이다.

2) 위험요인 확인

대상자의 호흡문제는 장기간의 습관, 직업적 노출, 과거 질병 등에서 기인한다. 또한 대상자의 예방접종 상태를 사정해야 하는데(CDC, 2010), 인플루엔자 면역은 매년 필요하고 폐렴구균 예방접종은 65세 이상의 노인이나 만성 호흡기계 문제를 가진 사람들에게 권장된다(CDC, 2014d). 흡연습관에 대한 정보는 대상자의 건강상태에 대한 통찰을 제공하는 데 가장 중요하다. 흡연의 기간과 범위는 갑-년(pack-years)의 용어로 표현한다. 1pack-year는 1년간 매일 담배 한 갑씩을 피운 것과 똑같다. 40년 동안 매일 하루 2갑을 피운 사람은 1년간 80갑(80pack-year)을 피운 것과 같다. 만성 기관지염, 폐기종, 폐암 등은 흡연과 직접적으로 관련이 있으며, 담배를 오래 피운 대상자에게 더 잘 발생한다.

다음과 같은 생활요인 또한 폐 건강에 악영향을 미친다. 가난하고 영양결핍된 대상자는 결핵의 감염 위험성이 있고, 결핵이나 다른 호흡감염은 알코올 중독자에게 있어서 더욱 흔하다. 또한 약물중독이 있는 사람들은 자기비관이나 낮은 면역체계로 인해 감염에 취약하다.

직업에 관한 정보 또한 호흡기계와 관련된 많은 정보를 제시하는데, 몇몇 직업들의 경우 연기나 폐조직에 독성이 있는 실리콘이나 석면과 같은 먼지에 노출되며, 농업에 종사하는 사람들의 경우, 감염이나 천식과 유사한 증상을 일으킬 수 있는 곰팡이 같은 유기먼지에 흔히 노출된다.

가족이나 개인력 또한 필수적인데, 알파 항트립신 결핍이 그러하듯 낭포성 섬유증은 유전으로 발생하고, 성인기 초기에 폐기종을 유발한다. 천식이 있는 대상자의 경우, 어린 시절에 알레르기와 습진을 앓았던 경험이 있을 수 있고, 치과 검진에 관한 병력 조사에서는 기관지확장증이나 폐농양을 앓았던 내용을 대상자로부터 확인할 수도 있다.

낮동안 과도한 졸림, 아침의 두통, 인후통, 성격 변화, 배우자를 통해 코골이나 빈번한 수면 중 무호흡에 대한 정보 등의 수면력 또한 조사해야 한다. 이러한 증상은 수면무호흡에서 나타나며, 비만한 사람이나 중년 성인에서도 흔한데, 수면무호흡은 수면 중 다발적 무호흡으로 조직의 저산소화를 초래하게 된다.

3) 기능이상 확인

최근의 호흡기계 문제 발병과 기간에 대한 정보를 수집할 때, 호흡기계 문제가 지속적인지 간헐적인지를 알아내야 한다. 문제가 지속적이라면, 최근에 카펫을 새로 깔았거나 새로운 반려동물을 들인 것과 같이 새로운 노출에 기인해서 알레르기 반응이 유발되었을 수 있다. 대상자는 진행적이고 아급성인 감염에 걸릴 수 있는데, 문제가 간헐적으로 나타나면 악화되는 요인과 관련된 상황을 알아낼 수 있도록 세심하게

호흡기능

문제 결정

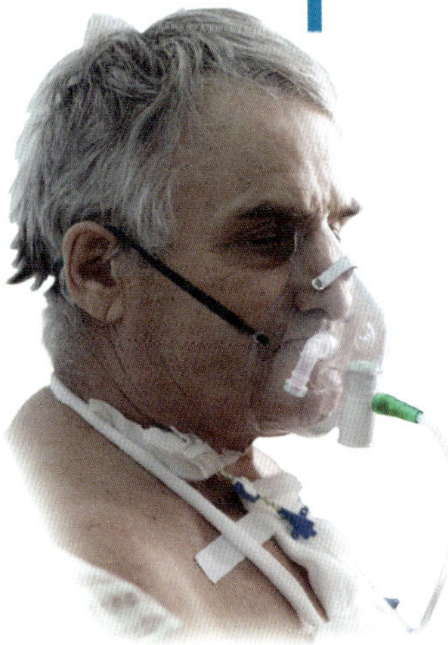

장 씨(55세 남성)

장 씨는 폐렴을 진단받았다. 객담, 폐기저부 폐음이 저하되어 있다.

사정 결과

- 신체적 외모 → 호흡수와 양상, 호흡노력, 흉곽의 형태, 산소농도, 흉곽의 팽창, 호흡음
- 진단 검사와 절차 → 객담배양, 동맥혈가스, 흉부 방사선, 폐기능검사, 기관지경, 피부검사
- 평소 양상 확인 → "평상시 호흡은 어떠하신가요?"
- 위험요인 확인 → 오래된 습관, 직업적 노출, 과거력, 면역상태, 사회경제적 상태
- 기능이상 확인 → "호흡문제가 계속 또는 간헐적으로 있나요?"
- 환경 사정 → 생활 · 사회적 상황

사정 결과

- 폐렴진단
- 지난 35년 동안의 흡연 과거력
- 변화된 호흡음
- 객담
- 산소공급 요구
- 영양상태 저하
- 낮은 사회경제적 상태
- 독감 예방접종 안 함
- 비좁은 공간에 50명의 다른 거주자와 살고 있음

기능이상 확인

사정 결과 다음을 나타낸다.

간호진단 우선순위

1. 비효과적 호흡 양상, 비효과적 기도 청결, 가스교환 장애
2. 관련요인: 질병과정(폐렴), 흡연의 과거력, 생활상황
3. 근거: 생산적인 기침, 변화된 호흡음, 산소공급 요구

다음 단계

계획/기대되는 결과

- 대상자는 호흡부전의 예방과 관련된 지식을 설명할 수 있다.
- 적절한 조직관류를 가질 것이다.
- 폐 분비물을 배출시킬 것이다.
- 자아개념과 생활양식 변화에 효과적으로 대처할 것이다.

다음과 같은 간호중재를 수행한다.

중재

- 건강증진/금연에 대한 대상자교육, 호흡기계 감염의 예방 방법, 위생, 영양을 교육한다.
- 호흡기기계 위생에 대한 관리방법을 교육한다.
- 독감, 폐렴구균 예방접종을 실시한다.
- 세심하게 의사소통하며 긍정적으로 격려를 한다.
- 산소포화도를 모니터링한다.
- 수분이 적절히 유지될 수 있게 한다.
- 체위와 움직임을 도와준다.
- 심호흡과 기침에 대해 교육한다.
- 강화폐활량계 사용을 교육한다.
- 폐물리요법을 실시한다.
- 산소공급을 유지한다.
- 생활환경을 사정한다.
- 자원-사회서비스 등을 이용한다.

중재가 성공적인지 확인하고 필요에 따라 수정한다.

평가

- 대상자는 호흡부전과 관련된 지식에 대해 설명할 수 있다.
- 호흡문제의 최적의 관리와 관련된 지식을 설명할 수 있다.
- 폐 분비물을 배출시킬 수 있다.
- 자아개념과 생활양식의 변화에 대해 효과적으로 대처할 수 있다.
- 중재의 이해와 근거에 대한 이해를 설명할 수 있다.

성공적으로 문제를 해결한다.

그림 26-4 호흡기능 개념지도

치료적 대화: 호흡관리

사례

이 씨는 60세 남자로 폐렴을 치료하기 위해 병원에 입원했다. 현재 산소비강캐뉼라를 하고 침대에 앉아 있으며, 호흡이 다소 가쁘지만 병실로 간호사가 들어올 때에는 미소를 짓곤 한다.

비효율적 대화

이 씨 안녕하세요, 미애 씨! 오늘 다시 보게되어 반가워요! 일주일 동안 보지 못했네요. (크게 미소 지으며, 숨은 빨리)

명 간호사 안녕하세요. (천천히 명료하게 말한다.) 저는 명 간호사예요. 사실 이번이 두 번째 만남이에요. 미애 씨가 누구지요?

이 씨 (당황하여 쳐다보고 다소 깜짝 놀라며) 당신이 미애가 아닌가요? 내 제수씨 말이요!

명 간호사 (친절하게 산소비강캐뉼라를 고쳐주며) 저는 담당 간호사에요. 대상자분께 산소는 정말 중요해요. 만약 충분한 산소가 공급되지 않으면, 의식상태가 명료하지 못할 거예요. 즉, 지금처럼 저를 다른 사람으로 혼동하실 수 있어요. (웃으며 부드러운 목소리로 말한다.)

이 씨 난 당신을 제수씨로 알고 있는데, 왜 자꾸 아니라고 말합니까? (대상자는 흥분하고 놀라워한다.)

명 간호사 진정하세요. 산소는 곧 다시 흡입될 거예요. 그리고 나면 저를 제대로 알아볼 거예요. (그의 어깨에 손을 얹고 여전히 조용히 말한다.)

이 씨 아니요. 저는 제수씨를 찾아요. 도대체 제수씨를 어떻게 한 겁니까? (더욱 흥분하며, 마침내 간호사가 산소를 공급하고, 진정제를 투여한 후 대상자는 차분해진다.)

효율적 대화

이 씨 안녕하세요, 미애 씨! 오늘 다시 보게 되어 반가워요! 일주일 동안 보지 못했네요. (크게 미소 지으며, 숨은 빨리)

한 간호사 안녕하세요. (천천히 명료하게 말한다). 저는 한 간호사예요. 사실 이번이 두 번째 만남이에요. 미애 씨가 누구지요?

이 씨 (당황하여 쳐다보고 다소 깜짝 놀래며) 당신이 미애가 아닌가요? 내 제수씨 말이요!

한 간호사 (그의 팔을 잡고 침대 옆에 조용히 선다. 친절하게 산소비강캐뉼라를 고쳐주며) 저는 담당 간호사예요. 미애라는 분에 대해 조금만 이야기해주세요.

이 씨 (여전히 숨을 다소 빨리 쉬지만, 주제에 대해 열중하기 시작했다.) 오~ 미애는 사랑스럽고, 30년 전 제 동생과 결혼을 했고, 저는 미애를 우리 가족의 한 사람으로 생각합니다. 크리스마스였던 일요일 저녁, 모든 아이들과 집에서 즐거운 시간을 보냈죠. 저는 미애가 그리워요. 요즘은 잘 볼 수가 없거든요. (걱정스러운 모습으로)

한 간호사 미애 씨를 진정으로 좋아하는군요, 그렇죠? (여전히 침대 옆에 서서)

이 씨 (갑작스럽게 뭔가를 인지한 듯) 오~ 이제야 당신이 기억납니다. 미안해요. 때때로 제 정신이 온전치 않아요. 제가 자주 사용했던 물건조차도 기억이 잘 나지 않아요. (당황하는 모습으로)

한 간호사 사과하지 않으셔도 돼요. 때때로 폐렴으로 인한 산소 부족은 기억을 혼돈스럽게 할 수 있어요. 따라서 산소를 유지하는 것은 치료를 위해서 중요하지요.

이 씨 알겠습니다. 명심하도록 노력하겠습니다.

비판적 사고를 위한 과제

- 산소 결핍과 의식의 혼돈 및 불안 간의 관계를 설명한다.
- 명 간호사와 한 간호사의 대화가 어떻게 다른지 비교한다.
- 위의 두 간호사와 대상자의 대화에서 대상자의 불안을 더욱 증가시키거나 감소시킨 부분은 어느 대화 부분인지 확인한다.

질문해야 한다. 즉, 대상자의 호흡이 하루의 특정 시간이나 특정 활동을 할 때만 악화되는지 등을 조사한다. 기침, 호흡곤란, 객담 생성, 불편감이나 통증 등을 사정해야 한다.

4) 신체검진

신체검진에 사용되는 기본적인 기술은 시진, 촉진, 타진, 청진이다. 객담은 시진에 의해 검진된다.

(1) 시진

호흡의 횟수와 양상을 관찰하며 지나치게 느린 호흡은 저산소혈증(hypoxemia, 낮은 혈중 산소농도)과 과탄산혈증(hypercapnia, 비정상적으로 높은 혈중 이산화탄소)을 유발한다. 반대로 호흡이 너무 빠르면, 이산화탄소가 과다배출되어 현기증 및 호흡성 알칼리증을 유발한다. 심하게 허약한 대상자에게 빠른 호흡은 피로를 초래하기도 한다.

정상호흡은 부드럽고 규칙적이다. 신생아를 제외하고 고르지 않고 불규칙적인 호흡을 하는 대상자는 기도폐색과 신경학적 또는 근육문제를 가지고 있음을 의미할 수 있다. 호흡수와 양상에 대한 사정은 18장을 참조한다.

호흡을 할 때 어깨 혹은 목 부위 근육을 어떻게 사용하는지를 관찰한다. 만성폐쇄성폐질환을 가진 대상자는 앉아서 앞으로 기울인 자세를 취하는데, 이는 흉곽을 확장하여 더 많은 공기를 들이마시기 위한 것으로, 숨이 차다는 것을 의미한다. 이러한 현상은 다른 호흡기계 문제나 심장 문제가 있는 만성폐쇄성폐질환이 없는 대상자에서도 보인다. 가쁜 호흡, 천명음, 숨을 헐떡거리는 등 호흡곤란의 다른 명확한 징후가 있는지 확인한다. 영아에서 흡기 시 코를 벌름거리거나 늑골의 견축은 공기 부족과 호흡의 비정상적인 노력을 관찰할 수 있는 징후이다.

호흡양상을 서술하는 것과 더불어, 대상자의 피부색을 사정해야 하는데, 입술이나 혀 밑의 청색증은 심각한 저산소혈증을 나타낸다. 청색증은 파란색으로의 피부 변색으로 혈중 헤모글로빈의 산소가 불포화되어 발생한다. 혈액에서 산소를 운반하는 주요 역할을 하는 헤모글로빈은 산소로 포화되었을 때 밝은 빨강색을 띈다. 반면, 산소를 운반하지 않으면 피부는 진한 파란색이 된다. 이러한 푸른색 상태는 추운 날 손끝이 파래지는 말초 청색증과 구별되어야만 한다. 말초 청색증의 문제는 상대적으로 무해하고, 오직 국소적인 혈관수축을 나타낸다. 반면에, 중심 청색증은 산소 고갈의 후기 증상이며, 생명을 위협할 수 있다. 피부가 어두운 사람들의 경우, 중심청색증 사정은 구강점막과 안구점막이 가장 적절한 부위가 될 수 있다(그림 26-5).

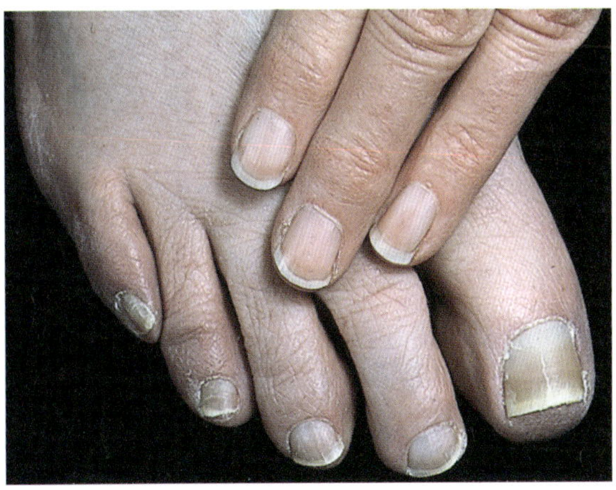

그림 26-5 청색증

출처: Stedman's Medical Terminology Flash Cards, 2nd Edition. Philadelphia, PA: Lippincott Williams & Wilkins, 2010.

SAFETY ALERT

눈과 구강의 점막에서 보이는 중심청색증은 절대로 무시되어서는 안 된다. 왜냐하면 이는 심각한 산소화 문제를 나타내기 때문이다.

손끝과 발을 검사해 본다. 곤봉지는 호흡기계나 심장계 질환을 가진 많은 대상자에게서 볼 수 있는 비정상적인 현상이다. 이유는 분명하지 않지만, 손끝과 발끝이 둥글고 커지게 된다(17장 참조). 곤봉지는 폐암, 낭포성 섬유증, 폐농양, 만성폐쇄성폐질환과 같은 폐질환에서 발생한다.

흉곽기형, 상처, 덩어리가 있는지 확인하기 위해 가슴을 시진한다. 흉곽의 전반적인 모양은 중요하지만 명확성이 부족할 수 있으며, 만성폐쇄성폐질환에서 대상자의 가슴은 시간이 경과함에 따라 완전히 내쉴 수 있는 능력이 없어 과팽창된다. 이로 인해 흉곽의 전후 직경이 증가하여 술통형 모양(barrel-shaped)이 된다(그림 26-6).

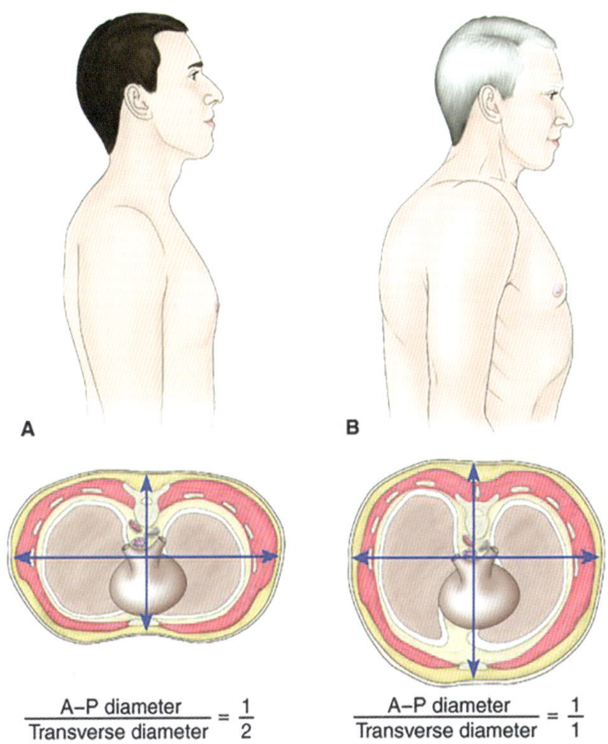

그림 26-6 A: 정상, B: 술통형 흉곽

출처: Hinkle, J. L., & Cheever, K. H. (2014). *Brunner & Suddarth's textbook of medical-surgical nursing* (13th ed.). Philadelphia, PA: Lippincott Williams & Wilkins.

(2) 촉진

간호사의 손은 부종 및 압통과 같은 비정상 소견을 사정하는 데 사용된다. 촉진은 흉곽팽창 범위와 양상을 확인하고 기관의 위치를 확인하는 데 이용되는 검진방법으로, 염증이 있고 체액이 찬 폐조직을 통해 전달되는 비정상적인 흉벽 진동을 통해 확인한다. 진탕음(흉벽을 통한 공기 이동의 진동)은 대상자로 하여금 "하나 하나"라고 말하도록 하면서 대상자의 등에 검진자의 손바닥 부위를 대고 느끼도록 한다. 견갑골 사이의 공간은 진탕음을 느낄 수 있는 가장 좋은 위치로서, 증가된 촉각 진탕음은 폐 안에 경화가 있다는 것이고, 감소된 진탕음은 늑막액, 폐부종, 폐기종, 기관지 폐색을 의미한다.

(3) 타진

타진은 폐에 체액이 차 있거나 경화된 부분을 구별하는 데 사용되며, 폐사정의 축적된 경험은 타진음과 강도, 기간, 질의 다양한 변화를 정확하게 해석하는 데 필요하다.

(4) 청진

청진기로 호흡음을 듣는 것은 대상자의 호흡 수준을 평가하는 데 중요한 정보를 제공한다. 17장은 기관지음, 기관지 폐포음, 폐포음과 같은 정상 호흡음을 기술하고 있다.

흉부를 청진하는 가장 중요한 이유는 공기가 폐의 전역으로 드나드는지를 확인하는 것이다. 청진 시, 폐 전역으로 공기가 움직이는 소리를 들을 수 있어야 하며 호흡음의 크기는 흉곽의 양쪽에서 동등하게 들려야 한다(그림 26-7).

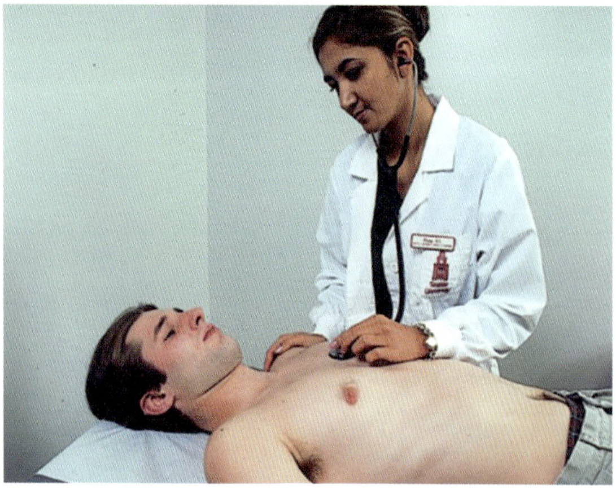

그림 26-7 흉부 청진

출처: Rosdahl, C. B., & Kowalski, M. T. (2012). *Textbook of basic nursing* (10th ed.) Philadelphia, PA: Lippincott Williams & Wilkins.

폐의 어느 부분에서 호흡음이 결핍되거나 잘 안 들리는 것은 기도폐색을 의미하거나 공기나 체액이 늑막강에 축적되어 있음을 의미한다. 심한 호흡곤란을 경험하고 있는 천식 증상이 있는 대상자에서 '흉부의 움직임이 거의 없음'은 부적절한 환기와 심각한 호흡부전의 중대한 징후이다(Lewis, Dirksen, Heitkemper, & Bucher, 2014).

호흡음의 질은 청진으로 사정하는데, 정상 호흡은 나무에 가볍게 미풍이 불듯이 부드럽고 경쾌한 소리로서, 흡기의 음만 들을 수 있고, 호기는 잘 들리지 않는다. 간호사는 비정상적 호흡음에 익숙해져야 한다(표 26-2).

① 비정상적 호흡음

불연속음. 수포음이라고 불리기도 하는 악설음은 흡기 시에 들리는 불연속적인 소리로서, 무기폐에서의 폐쇄된 기도의 개방이 있거나 기도에 분비물이 있음을 나타낼 수 있다. 이러한 소리는 만성기관지염, 천식, 폐기종과 같은 질환을 가진 대상자에게서 들을 수 있다. 폐렴, 폐부종, 울혈성 심부전, 무기폐를 가진 대상자는 흡기 시에 늦은 악설음을 나타낸다. 악설음은 부드럽고 미세한 소리에서부터 거칠고 덜컹거리는 소리까지 다양하게 나타난다. 소리가 거칠고 크며 심한 호흡곤란과 함께 나타나면, 폐섬유증, 울혈성 심부전, 폐부종의 징후를 의심해야 한다.

거친 악설음(거친 수포음이라고도 함)은 저음이고, 기도 내에 객담이 있는 으르렁거리는 소리이다. 이러한 소리는 폐렴, 폐부종, 폐섬유증과 같은 질병을 암시한다.

연속음. 나음이라고 불리는 저음의 이 소리는 만성 기관지염, 낭포성 섬유증 및 과다한 점액 분비물을 생산하는 질환에서 흔히 나타나는데, 나음은 큰 기침과 함께 사라질 수 있다.

천명음은 좁은 기도를 공기가 통과할 때 나는 지속적인 소리로서, 소리의 음조와 음질에 의해 구별된다. 고음이며 리듬이 있는 소리는 기관지경련과 부종이 있는 기도를 지나가는 공기에 의해 유발된다.

흡기성 천명음은 상기도에 부종이 있거나 부었을 때 들리는 것으로, 흡기성 천명음의 가장 심각한 형태는 협착음이며, 이것은 아동의 가막성 후두염(croup)과 후두개염을 앓는 아동에서 가장 흔하게 들린다. 상기도의 폐색이 너무 심하면, 기관내삽관이나 기관절개와 같은 인공기도가 호흡을 위한 통로를 확보하기 위해 필요하다.

늑막 마찰음은 흉벽에 마찰이 있는 늑막 표면의 염증

표 26-2 비정상적 호흡음

비정상음	특성	위치	자극원	상태
불연속음				
미세한 악설음(Crackles: fine) 미세한 수포음(fine rales)이라고도 한다. 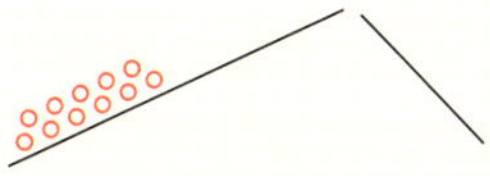	고음의 짧고 펑 하는(popping) 소리가 흡기 시에 들린다. 기침으로 사라지지 않는다. 소리가 비지속적이며 이 음은 귀 가까이에서 손가락 사이의 머리카락을 비비면 비슷한 소리를 느낄 수 있다.	폐포	흡인된 공기가 삼출물로 끈끈해지고 덮여진 작은 납작해진 공기통로를 갑자기 개방시킨다.	흡기 후반에 일어나는 악설음은 폐렴 울혈성 심부전과 같은 억제성(res-trictive) 질환과 연관된다. 흡기 초반에 일어나는 악설음은 기관지염, 천식 또는 폐기종과 같은 폐쇄성 질환과 관련된다.
거친 악설음(Crackles: coarse) 거친 수포음(coarse rales)이라고도 한다. 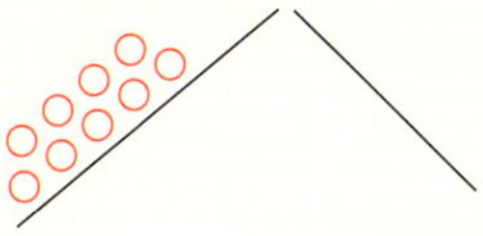	낮은 음조의 거품이 끓고, 습기가 찬 소리가 흡기 초반에서 호기 초반까지 지속된다.	말초기도	흡인된 공기는 대기관지와 기관의 분비물과 접촉하게 된다.	폐렴, 폐부종, 폐섬유화 같은 질병에서 들린다.
연속음				
울려 퍼지는 천명음(Wheeze: Sonorous). 나음(rhonchi), 꼬르륵거리는 소리(gugles)고도 한다. 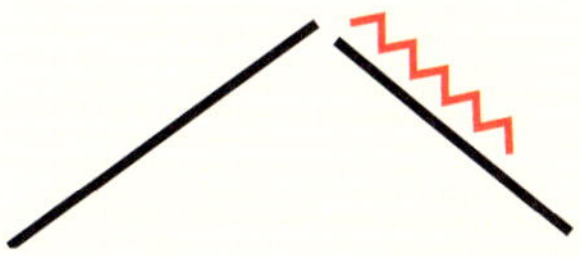	저음의 코골기 또는 신음 소리가 호기 동안에 일차적으로 들리지만 호흡기 전반에서 들린다. 이러한 천명음은 기침으로 사라질 수 있다.	큰 기도	천명음의 음조는 공기통로의 크기와 연관되어 있지 않다.	낮게 울리는 천명음은 종종 기관지염 또는 단일 기관지 폐쇄 시에 들린다.
고조성 천명음(Wheeze: sibilant) 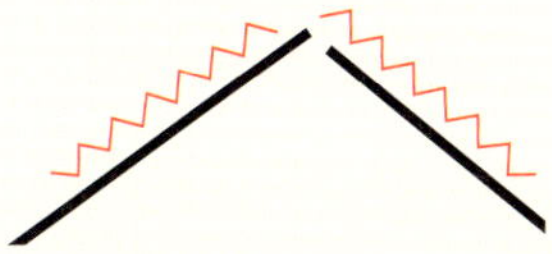	고음의 음악 같은 소리가 일차로 호기 동안에 들리나, 흡기 시에도 들린다.	대기도, 소기도	공기의 흐름이 부종, 분비물, 종양에 의해 협착된 공기통로를 통과한다.	피리소리 같은 천명음은 종종 급성 천식 또는 만성 폐기종의 경우에 들린다.
늑막마찰음(pleural friction rub) 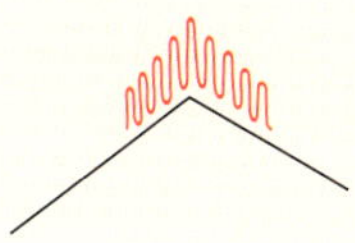	낮은 음의 건조하게 비벼지는 소리로 악설음과 비슷하나 좀 더 표재성이고 흡기 시와 호기 시 모두에서 발생한다.	늑막표면	소리가 2개의 염증성 늑막표면의 마찰로 인해 생긴다.	늑막염

출처: Weber, J., & Kelly, J. (2014). *Health assessment in nursing.* (5rd ed.) Philadelphia, PA: Lippincott Williams & Wilkins.

에 의해 유발되는 마찰과 삐걱거리는 소리로서, 흡기 시 가장 잘 들리고 호기 동안에도 존재하며, 기침에 의해 사라지지 않는다. 비정상적인 호흡음은 폐의 하부, 측부 전방에서 가장 크게 들리며, 심낭 마찰음과 달리 호흡이 멈추면 사라진다.

5) 진단 검사와 과정

(1) 맥박산소포화측정기

맥박산소포화측정기(pulse oximetry)는 산소화의 정도를 대략적으로 보여주는 비침습적 도구인 반면, 동맥혈액가스분석은 혈액 내 가스의 정확한 정보를 나타낸다. 맥박산소포화측정기는 산소와 결합된 헤모글로빈의 비율을 결정하는 데 적외선 불빛을 사용한다. 대상자의 손가락이나 귓불에 부착된 센서로 간헐적 · 계속적으로 심장박동수와 산소포화도를 사정할 수 있다. 측정기는 바늘 천자에 비해 편리하고 통증이 없는 대체방법으로 사용하는데, 간편하고 즉각적인 정보를 제공한다. 이러한 장점은 맥박산소포화측정이 산소요법에 대한 대상자 요구와 산소요법의 효과를 사정하는 가치 있는 도구가 된다. 측정기는 산소포화도(arterial oxygen saturation, SpO_2)를 나타내며, 95% 이상인 산소포화도는 정상으로 간주되는 반면, 93% 이하는 산소요법이나 사정을 더 해야 함을 나타낸다.

산소포화측정기의 정확성과 적절한 해석에 영향을 미치는 요인이 있다. 측정기가 대상자의 맥박을 감지할 수 있도록 적절한 말초혈액 흐름이 있어야 한다. 방 안의 조명, 대상자 움직임, 흡연, 손톱의 어두운 색깔의 매니큐어 등이 정확한 측정에 영향을 줄 수 있다. 이마에 부착하는 산소포화측정기는 적은 조직관류에 덜 민감하여, 적은 관류의 대상자들의 산소포화도를 더 정확히 기록할 수 있다. 일산화탄소 중독의 경우 실제와 다르게 산소포화도가 높게 나타난다.

반면, 부종이 있는 부위에 센서가 부착될 경우에 실제와 다르게 낮게 측정된다. 또한 빈혈이 있는 대상자의 경우에는 대부분의 헤모글로빈이 산소와 결합되어 있기 때문에 산소포화도가 높게 나타날 것이다. 하지만 혈액 속의 헤모글로빈 분자수는 정상의 사람보다 더 적기 때문에 빈혈이 있는 대상자는 저산소증 상태일 수 있다. 산소포화도의 해석은 헤모글로빈의 독특한 특성에 대한 이해를 토대로 분석되어야 한다. 헤모글로빈이 산소와 결합하는 양상 때문에 산소포화도의 변화는 작을지라도 실제로 혈중의 산소화는 큰 변화를 의미한다(실습지침서 9장 참조).

SAFETY ALERT

맥박산소포화측정기는 환기의 적절성을 측정할 수 없으며, 호흡억제 또는 환기장애의 초기 지표로 활용될 수 없다. 대상자의 산소화와 환기상태에 대한 정확한 정보를 제공하기 위해서는 다른 사정도구로 측정된 자료가 함께 고려되어야 한다.

(2) 임상병리검사

대상자가 배출하는 모든 객담을 검사해야 하는데, 정상적 호흡분비물은 맑고, 하얗고, 냄새가 없고, 점성은 중간 정도이다. 반면, 진한 객담은 배출하기 어렵고, 대상자의 수분공급이 부족함을 나타낸다. 천식이 있는 대상자에서 볼 수 있는 객담은 달걀흰자처럼 진하며, 생명을 위협하는 폐부종은 거품이 있는 분홍색 분비물을 생성한다.

노랗거나 녹색이거나 부패한 쾌쾌한 냄새가 나는 객담은 감염을 나타내는데, 감염이 의심되면 무균 용기에 객담 검체를 수집하고 검사를 위해 검사실로 보낸다.

혈액이 섞인 점액은 기도 부위의 염증을 나타내고 위험을 알리는 신호이지만 심각하지는 않으며, 기관지염 대상자에서 심한 기침을 하는 동안 나타날 수도 있다. 붉고 혈액성의 점액(객혈)은 철저한 검사가 필요하고, 기도 내의 어느 곳에 지속적인 출혈이 있다는 징후이기도 하다.

① 객담배양

객담이 있는 기침과 열이나 다른 감염증상이 있는 대상자는 객담검체를 검사실로 보내 검사를 실시해야 한다. 그람염색검사는 감염의 유무를 결정하거나 그람 양성이나 음성으로 미생물을 분류하기 위해 시행한다. 객담은 감염을 유발하는 특이항원을 구별하기 위해 배양되며, 동시에 이루어지는 감수성(sensitivity) 검사는 원인균에 대해 최선의 항생제를 알려주지만, 배양과 감수성 검사의 결과가 나올 때까지 2~3일 동안의 일반적인 항생제 치료가 필요하다(실습지침서 9장 참조).

② 동맥혈가스분석

동맥혈 내의 산소, 이산화탄소, 산도(pH)의 수치는 가스교환에 대한 가장 믿을 만한 척도이다. 동맥내산소분압은 산소가 조직에서 얼마나 쓰일 수 있는지를 가장 잘 나타내주는 척도 중 하나이다. 산소분압이 정상 이하이면 조직은 저산소증에 처하는데, 조직의 저산소증은 모든 조직과 장기에 위험하지만, 특히 심장과 뇌에 손상을 입힐 수 있다. 동맥혈산소분압은 정상적으로 나이가 증가함에 따라 감소되나, 비정상적으로 낮은 산소분압은 가스교환장애를 나타낸다. 동맥혈산소분압은 폐손상의 중증도에 대해 정비례로 감소된다(Box 26-2).

산소화와 더불어 동맥혈가스분석은 폐가 이산화탄소를 얼마나 효과적으로 제거하는지를 나타낸다. 폐의 대사산물 조절은 혈액의 정상 산-염기균형에 필수적이며, 이산화탄소 수치는 호흡, 헤모글로빈의 산소 친화성, 심장 기능 등에 많은 기능에 영향을 미친다. 동맥내 이산화탄소분압($PaCO_2$)이 35mmHg 이하이면 과호흡이나 대사요구를 초과하여 호흡하는 것을 의미한다. 건강한 사람은 수

Box 26-2 저산소증 수준

경증	60~80mmHg의 PaO_2 91~95mmHg의 SpO_2
중등도	40~60mmHg PaO_2 74~91mmHg SpO_2
중증	40mmHg 이하의 PaO_2 74mmHg 미만의 SpO_2

주: PaO_2는 나이가 들어감에 따라 자연적으로 감소된다. 60세 이후 매년 정상범위로부터 1mmHg 떨어진다. 예를 들면, 70세의 남성은 70~90mmHg의 PaO_2를 나타낼 것이다. 또한 신생아는 태어난지 12~24시간 동안에는 정상적으로 저산소혈증 소견을 나타내며, 그 이후에는 80~100mmHg의 PaO_2를 나타낸다.

의적으로 과대환기(hyperventilation)를 할 수 있으나, 주로 천식발작에서 흔하게 나타나고 두부손상 대상자에서도 나타날 수 있으며, 과도한 불안이 있을 때는 불수의적으로 나타난다.

동맥내 이산화탄소 분압이 45mmHg 이상이면, 호흡수나 깊이가 이산화탄소를 혈액으로부터 제거하기에 불충분한 과소환기(hypoventilation)를 의미한다. 심한 기도폐색은 과소환기를 나타내며, 이는 진행된 만성폐쇄성폐질환을 가진 대상자에게는 심각한 문제이다. 호흡부전은 마취제, 진정수면제, 손상에 의해 호흡기능이 감소되는 대상자에게서 과소환기의 또 다른 원인이 된다.

동맥혈가스분석은 혈액의 산과 염기를 반영하는데, pH는 혈액 산-염기균형의 척도이다. 모든 세포주기에 필수적인 생화학 과정은 산과 염기의 균형을 요구한다. 정상적으로 동맥혈 pH는 7.35~7.45 사이이다. 7.35 이하인 동맥 pH는 산증을 나타내고, pH가 7.45 이상이면 알칼리증을 나타낸다(표 26-3). 28장에서 산-염기균형을 보다 구체적으로 제시한다.

표 26-3 정상 동맥혈가스 수치

PaO_2	80~100mmHg
$PaCO_2$	35~45mmHg
pH	7.35~7.45
HCO_3^-	22~26mEq/L
염기과잉	±2

③ 호기말 이산화탄소 분압 관찰

호기말 이산화탄소 분압(end-tidal CO_2, $ETCO_2$)은 환기 적절성을 평가하는 민감한 지표가 된다. 맥박산소포화계측기는 혈중 헤모글로빈의 산소포화도 변화를 표시하는 데 수분이 걸릴 수 있지만, 호기말 이산화탄소 분압은 대상자의 호흡 변화에 반응하여 빠르게 변화한다. 호기말 이산화탄소 분압을 관찰하기 위해, 대상자는 비강캐뉼라와 유사하게 생긴 비강 샘플링 기구(nasal sampling device)를 착용해야 한다. 비강 샘플링 기구는 모니터에 연결되어 측정결과를 그래프(capnography) 또는 숫자(capnometry) 형태로 표시한다. 호기말 이산화탄소 분압의 정상치는 35~45mmHg이다. 호기말 이산화탄소 분압은 여러 상황에서 측정될 수 있다. 기관내관이 삽관된 대상자의 경우, 기관내로 튜브가 제대로 위치했는지 확인하기 위해 튜브의 끝에 일회성 호기말 이산화탄소 분압 측정기구를 부착한다. 튜브가 기관 내로 위치되었을 때, 호기말 이산화탄소 분압은 최소 5mmHg로 측정된다. 하지만 튜브가 식도에 위치했을 경우 5mmHg 이하로 측정된다. 심폐소생술 동안, 호기말 이산화탄소 분압은 흉부압박 효과성의 지표로 활용된다. 분압이 10~20mmHg로 측정된다면 흉부압박이 잘 되고 있다는 것을 의미한다. 하지만 분압이 10mmHg 이하로 판독된다면, 부적절한 순환상태를 제시하므로 압박이 적절하지 않다는 것을 의미한다.

연속적인 호기말 이산화탄소 분압은 자가통증조절장치(patient controlled analgesia, PCA)를 적용하고 있는 대상자에게도 시행된다. PCA에 사용되는 약물로 인해 호흡억제의 잠재적 문제가 유발될 수 있으므로, 호흡기능의 관찰이 중요하기 때문이다. 맥박산소포화측정기가 산소포화도의 정보를 제공하지만, 5분 또는 그 이상의 지연된 정보를 주는 반면, 대상자의 호흡이 감소할 때, 호기말 이산화탄소 분압은 빠르게 감소하기 때문에 잠재적으로 발생할 수 있는 심각한 호흡감소의 조기 경고에 대한 정보를 제공한다(실습지침서 9장 참조).

(3) 진단 검사와 절차

호흡기계 상태를 사정하기 위해 가장 일반적으로 이루어지는 검사로는 흉부 X-선, 폐기능검사, 객담배양 검사 등이 있다. 맥박산소포화측정기는 산소포화를 비침습적으로 모니터할 수 있고, 임상관리의 지침을 제시해 준다.

더욱 정밀한 검사로는 폐 스캔과 폐혈관조영술, 기관지경 검사, 알레르기에 대한 피부검사, 결핵에 대한 피부검사 등이 있다.

① 흉부 X-선

흉부 X-선은 대상자의 호흡기계 문제를 확인할 수 있는 폐와 흉부의 병리적 변화를 파악하기 위해 광범위하게 사용된다. 흉부 X-선검사 결과로부터 방사선과 의사는 늑막강에서 비정상적인 공기나 체액과 폐의 손상(기흉)을 확인할 수 있다. X-선은 폐렴의 경우 폐의 일부가 경화되었는지, 무기폐의 경우에는 과소 팽창되었는지 등을 보여주며, 때로는 일반적인 X-선이 종양을 나타낼 수도 있다. 또한 흉부 X-선은 카테터와 관의 위치와 치료에 대한 대상자의 반응을 확인하기 위해 실시된다. 폐 스캔과 혈관조영술은 폐에서 혈액의 흐름과 환기를 검사하는 방사선 검사이다.

② 폐기능검사

특별한 호흡검사는 폐의 용적과 기도개방성을 측정한다. 폐활량계는 폐용적과 흐름을 그래프 결과로 보여주는데, 이 그래프는 대상자의 억제성 또는 폐쇄성폐질환의 중증도를 결정하는 데 필수적이다. 일반적인 검사결과는 1회 호흡량, 폐활량, 1초 내의 노력호기 용량(FEV-1)이 포함되어 있다. 더 전문화된 폐기능검사를 통해 폐 특징에 대한 추가적인 정보를 얻을 수 있다.

③ 기관지경 검사

기관지경 검사는 기도를 직접 볼 수 있는 검진법으로, 화면에 연결된 부드러운 굴곡성 튜브를 대상자의 코로 삽입한다. 내시경이 기관과 기관지로 들어가도록 손잡이로 조절하고, 기관지경은 병리검사를 위한 무균의 객담검체나 조직검체를 채취하는 데 사용하거나 객담의 덩어리나 기도를 폐쇄하는 흡인된 물체를 제거하는 데 사용한다.

기관지경 검사 시 필요한 간호중재로는 우선 승낙서를 받고, 절차에 대한 교육, 검사 후 구토반사가 돌아올 때까지 금식상태 유지 등이 있으며, 또한 검사 후 호흡곤란, 객혈, 심부정맥 등을 모니터링해야 한다.

④ 피부검사

피부검사는 대상자의 특정 물질에 대한 알레르기를 확인하기 위해 시행되는 것으로, 천식이 있는 대상자에게 기도 과민반응의 원인을 확인함으로써 알레르기 전문의는 천식이 있는 대상자가 위협이 되는 물질을 피하도록 도울 수 있다. 이 검사는 알레르기 전문의가 대상자의 민감성을 없애기 위해 혈청제를 고안하도록 도울 수도 있다. 피부검사의 다른 형태는 대상자가 결핵에 노출되었는지 유무를 확인하기 위해 사용되는데, 즉 결핵반응검사(PPD)를 피부에 실시하는데 결핵에 노출된 적이 있는 사람을 확인할 수 있는 중요한 감별검사이다.

5. 간호진단

호흡기계 관련 간호진단은 비효율적 호흡 양상, 비효율적 기도 청결, 가스교환 장애가 있다(Herdman & Kamitsuru, 2014)(표 26-4).

6. 간호성과 확인과 간호계획

간호진단 및 관련 요인을 수립한 후, 간호사와 대상자는 기대되는 결과를 확인한다. 다음의 일반적 영역은 대상자의 목표 및 기대되는 결과를 수립하는데 포함되어야 한다.

- 대상자는 호흡기능부전을 예방하기 위한 지식을 갖고 있음을 보여준다.
- 대상자의 조직은 적절한 산소화가 이루어진다.
- 대상자는 스스로 폐 분비물을 제거한다.
- 대상자는 자아개념과 생활양식 변화에 효과적으로 대처한다.

대상자에 대한 기대되는 결과는 실제 예후에 따라 다를 수 있다. 급성 호흡기계 문제를 가진 대상자에게 간호목표는 호흡기 합병증을 남기지 않고 회복하는 것이다. 만성 호흡문제를 가진 대상자의 목표는 질환이 갖는 한계 내에서 살면서 생활양식이나 자아개념 변화를 수용하는 능력에 초점을 둔다. 호흡기계문제를 가진 생의 말기 대상자에게 목표는 충분한 안위를 유지하고 죽음을 수용하는 것이다.

호흡기 건강의 회복, 유지, 증진을 위한 중재를 목표로 해야 한다.

7. 간호수행

1) 건강증진

호흡기능부전을 예방하기 위한 건강증진 행위는 점점 중요한 간호사의 역할이 되고 있다. 간호사와 다른 건강관리전문

NANDA **표 26-4 호흡기능과 관련된 NANDA-I 간호진단**

간호진단	관련요인	진단진술	NOC*	NIC†
비효과적 호흡 양상: 흡기와 호기양상이 적절한 환기를 제공하지 못함	과대환기, 과소환기, 비만, 척수 손상, 신경근육기능부전, 통증, 근골격계 질환, 인지기능장애, 불안, 에너지 감소, 피로, 호흡근 피로, 신경학적 미성숙	비효율적 호흡 양상 관련요인: 피로, 빈호흡, 호흡보조근사용, 영양부족	호흡상태: 기도 개방성, 환기, 활력징후	기침, 격려, 산소요법, 호흡기계 모니터링, 영양요법
비효과적 기도 청결: 청결한 기도를 유지하기 위해 호흡기로부터 삼출물이나 장애물을 제거할 수 없는 상태	흡연, 기도경련, 객담정체, 기도이물질, 기관지 분비물 과다, 신경근육기능부전, 만성폐쇄성폐질환, 천식, 감염, 폐쇄, 알레르기	비효율적 기도 청결 관련요인: 폐렴으로 발생한 끈적한 분비물, 호흡첨가음, 실내온도에서 90% 산소포화도	흡인예방 호흡상태: 기도 개방성, 환기, 가스교환	기침격려, 산소요법, 수분관리
가스교환 장애: 폐포모세혈관에서 산소화와 이산화탄소의 제거가 부적절하게 결핍되거나 증가한 상태	환기와 관류 불균형, 폐포-모세혈관막 변화는 가스교환 장애 유발	가스교환 장비 관련요인: 천식으로 인한 환기와 관류 불균형 저산소증, 안절부절못함, 빈호흡	환기, 호흡상태: 가스교환	산 · 염기관리, 산소요법, 환기지지

Dx, diagnosis; R/T, related to; AEB, as evidenced by.
*출처: Moorhead, S., Johnson, M., Maas, M., & Swanson, E. (2013). *Nursing outcomes classification (NOC): Measurement of health outcomes* (5th ed.). St. Louis, MO: Elsevier.
†출처: Bulecheck, G., Butcher, H., Dochterman, J., Wagner, C. (2013). *Nursing interventions classification (NIC)* (6th ed.). St. Louis, MO: Elsevier.
출처: Herdman, T. H., & Kamitsuru, S. (Eds.). (2014). *Nursing diagnoses: Definitions and classification, 2015–2017*. West Sussex, England: Wiley-Blackwell.

가는 흡연과 오염을 줄이고 폐질환에 영향을 미치는 근로환경을 개선시키기 위해 다양한 노력을 기울여야 한다. 간호사는 다양한 실무(외래, 학교, 산업체, 보건소)에서 호흡기계 건강에 대해 교육하고 증진시키기 위해 여러 사람들과 함께 일한다.

(1) 호흡기 감염 예방

건강교육은 인플루엔자나 폐렴과 같은 급성 호흡기계 감염의 노출이나 발병을 예방할 수 있으며, 좋은 영양을 격려함으로써 면역기능을 적절히 유지 · 증진시킬 수 있다. 독감이 유행할 때는 대상자가 감염된 사람이나 군중과 접촉하지 않아야 하고, 양호한 위생, 특히 손씻기, 기침이나 재채기할 때 입이나 코를 막고, 사용한 휴지를 적절히 처리함으로써 전염성 있는 호흡기 감염의 전파를 방지해야 한다.

고위험군(노인, 천식이나 만성폐쇄성폐질환과 같은 호흡기장애를 진단받은 사람, 당뇨병, AIDS 대상자, 항암요법치료를 받는 대상자, 장기이식 수혜자, 건강관리 종사자)은 매년 인플루엔자 접종을 해야 한다. 인플루엔자 접종은 매년 새로운 종류에 기초하여 만들어지고, 효과적인 면역을 형성하기 위해 독감이 유행하기 전 매년 가을마다 접종이 필요하다. 폐렴구균 예방접종은 고위험군에게 권장되며, 재접종은 65세 이상이나 면역이 억제된 사람들에게만 필요하다(CDC, 2014d).

(2) 금연 격려

금연은 흡연한 기간에 상관없이 건강을 향한 긍정적인 단계이다. 중독된 습관을 변화시키는 과정에 대한 이해를 돕기 위한 기초로 변화상태이론(state of change theory)을 설명한다. 금연을 하기 위한 변화상태이론의 5단계는 다음과 같다.

1. 결심 전 단계(끊을 생각이 없음)
2. 결심 단계(다음 6개월 내 끊을 생각을 함)
3. 준비 단계(다음 1개월 내에 끊을 생각이 있음)
4. 행동 단계(끊는 과정에 있음)
5. 유지 단계(6개월 이상 담배를 끊음)

재발은 금연 시도 동안에 흔하게 일어나므로 긍정적으로 격려하고(Agency for Healthcare Research and Quality, 2008), 담배를 성공적으로 끊는 데 1회 이상의 시도가 필요하다는 것을 설명해야 한다. 흡연가는 개인적 변화를 선택하고 수행할 책임이 있다. 흔히 폐암 진단은 대상자에게 금연의 동기를 부여해주는 계기가 된다(Tam-

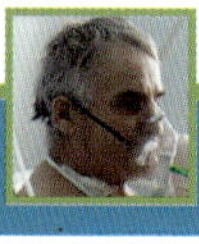

호흡기능 PICO

김 씨는 퇴원을 준비하고 있다. 김 씨의 담당의사는 김 씨의 퇴원약에 니코틴 패치를 추가하였고, 김 씨는 금연에 대한 정보를 갖기를 원했다. 김 씨를 간호하고 있는 박 간호사는 신규 간호사로, 금연에 사용되는 약물에 대한 지식은 부족하였다. 박 간호사는 김 씨에게 금연 교육을 하기 전에 금연의 효율성에 대한 근거를 찾기 위해 Cochrane Library를 활용하여 PICO 질문법으로 검색을 하였다. 니코틴 패치 적용은 패치를 적용하지 않았을 때와 비교하여 금연에 효과적인가?

P (Population, 대상) = 흡연자
I (Intervention, 간호중재) = 니코틴 패치 적용
C (Comparison, 비교) = 니코틴 패치 적용 안함
O (Outcome, 성과) = 금연

박 간호사는 메타분석 연구에서 가장 강력한 근거를 제시한다는 것을 안다. 박 간호사는 금연약물[nicotine replacement therapy(NRT), bupropion (Wellbutrin), varenicline(Chantix)]과 위약을 각각 비교한 한 편의 연구를 찾았다. 이 연구는 101,804명의 대상자를 대상으로 한 267편의 연구 결과가 분석되었다. 연구 결과, 흡연가에게 치료를 제공하지 않은 것보다 이들 중 어떠한 약물을 적용했을 때 효과가 있다고 제시되었다. 이는 NRT를 단독으로 사용해도 효과적이지만 대상자의 금연기회를 증진시키기 위해 부프로피온(bupropion)을 함께 사용할 수 있음을 제시하였다. 박 간호사는 연구를 통해 어떤 흡연자에게는 바레니클린(varenicline) 같은 치료방법이 니코틴 패치, 껌, 비강 스프레이보다 더 성공적일 수 있다는 근거도 알게 되었다. 또한 박 간호사는 연구논문을 검토한 후 금연치료와 금연성공률에 대한 더 좋은 아이디어를 갖게 되었다. 그래서 박 간호사는 김 씨에게 교육을 제공하는 데 더 자신감을 가지고 병실로 들어간다.

출처: Cahill, K., Stevens, S., Perera, R., & Lancaster T. (2013). Pharmacological interventions for smoking cessation: an overview and network meta-analysis. *Cochrane Database of Systematic Reviews,* (5), Art. No.: CD009329. doi: 10.1002/14651858.CD009329.pub2.

memagi, Berg, Riley, Cunningham, & Taylor, 2014).

(3) 알레르기원 감소

기관지수축과 염증을 자극할 수 있는 알레르기의 원인 물질에 대한 노출을 줄이는 것이 중요한 예방적 중재이다. 지난 20년 동안 천식으로 인한 사망률은 감소하였으나, 천식의 유병률은 계속 증가하고 있다. 400개 이상의 직업적 천식의 원인이 밝혀졌는데, 가장 흔한 원인은 종이나 직물공장, 화학공장, 인쇄공장, 미용실과 같은 일터에서 발생되는 화학적 증기이다. 대부분의 직장에서 흡연을 금지하고 있는데, 이는 괄목할만 하게 간접흡연의 노출을 감소시켰다. 아스피린 과민성, 찬 공기, 운동이 알레르기성 발작을 일으킬 수 있다. 봄이나 늦은 여름에 나타나는 나무, 잔디, 꽃에서 발생하는 계절적 꽃가루는 천식을 악화시킨다. 실내 알레르기원으로는 먼지진드기, 반려동물의 비듬, 바퀴벌레 알, 곰팡이 등이 있다. 간호사는 대상자와 개인의 천식 유발인자를 확인하기 위해 대상자와 가족으로부터 자료를 수집해야 한다. 또한 대상자가 알레르기원에 노출되지 않도록 가족이 환경을 재조직할 수 있도록 동기를 부여해야 한다. 알레르기원은 피부검사를 통해 밝혀질 수 있는데, 종종 탈감작 프로그램이 이용된다.

(4) 최고 유량 관찰

최고 유량계는 최고 호기 동안 최고 유량(peak flow)을 측정하는 간편한 도구이며, 유량계는 대상자가 얼마나 빨리 공기를 뱉어낼 수 있는지를 나타낸다. 최고 유량의 변화는 기도 직경에서의 변화를 반영하며, 이들은 호흡곤란, 천명음, 증가된 기침과 같은 호흡부전 증상 전에 나타난다. 최고 유량은 대상자에 맞는 개별화된 치료를 제공하는데 사용할 수 있으며, 급성 천식발작의 발병을 예방할 수 있다. 대상자로 하여금 하루 2회, 아침에 한 번, 저녁에 한 번 최고 유량을 측정하고 기록하는 것을 교육한다.

대상자는 기관지확장제를 사용하기 전에 최고 유량을 측정해야 한다. 처음에 대상자에게서 천식이 잘 조절되는 2주 동안 얻어진 최고 유량으로 개인적인 최고 수치를 결정할 수 있다. 이러한 개인적 최고 수치가 얻어지면, 다음 영역이 결정된다.

- 녹색 영역(green zone): 개인적 최고 수치의 80~100%(천식은 잘 조절되며, 정기적 치료계획에 따라 진행된다)

성과기반 교육계획

홍 간호사는 알레르기 전문의와 함께 일하는 외래 간호사이다. 8살의 은주와 어머니는 추후관리를 위해 지속적으로 알레르기 내과를 방문하고 있으며, 은주는 급성 천식발작으로 2주 전 병원에 입원했었다. 병원에서 천식이 진단되었고, 천식관리에 대한 교육이 시작되었다. 홍 간호사는 이 교육을 계속할 책임이 있다.

간호성과

은주와 어머니는 다음 방문 때까지 알레르기원에 대한 노출을 감소시킬 예방법을 말로 표현한다.

전략

- 천식발작의 가능한 유발요인에 대한 대상자와 가족의 지식을 사정한다.
- 동물의 비듬을 감소시킬 방법을 고찰한다(집에서 털 있는 동물을 키우지 않거나 최소한 침실에는 동물을 데려가지 않는다. HEPA 필터 공기청정기 사용).
- 먼지, 진드기 알레르기원의 감소방법을 고찰한다(베개와 매트리스를 알레르기원이 없는 커버로 씌운다. 침구류와 털 인형을 매주 세탁한다).
- 환경적 오염원을 감소시킬 수 있는 방법을 고찰한다(집 안에서 금연, 나무를 태우는 것 피하기, 찬 공기, 향수, 화학물질, 자동차 배기연기 노출 금지).
- 알레르기원에 대한 집 안 평가를 실시한다.
- 생활양식과 적합한 예방법에 대해 가족과 의논한다.

간호평가

엄마는 다음 예방법을 포함하여 진술한다.
- 동물의 비듬을 감소시키는 방법 사용
- 환경 오염물질을 감소시키는 방법

간호성과

은주와 엄마는 호흡상태의 악화를 인식하고 교육이 끝날 때까지 건강관리전문가의 도움이 필요할 때 말로 표현한다.

전략

- 은주와 엄마가 천식발작을 조절하는 데 관한 우려와 불안을 표현하도록 한다.
- 최고 유량기록을 검토한 후 모니터를 측정하여 은주가 개별적인 녹색, 황색, 적색 영역을 수행하고 구두로 표현하도록 한다.
- 은주의 상태를 사정하기 위해 최고 유량기록을 검토하고 은주와 부모에게 긍정적인 피드백을 제공한다.
- 의학적 관심이 필요한 호흡부전의 증상을 고찰한다(적색영역의 최고 유량, 속효성 기관지 확장제의 MDI 사용으로 완화되지 않는 호흡곤란, 호흡기도 감염의 증상).
- 에피펜(Epipen)으로 에피네프린을 투여하는 방법을 시범해 보이고, 해결되지 않으면, 119에 전화하도록 교육한다.
- 천식발작 시 할 일에 대해 알려야 하는 적절한 사람(예: 선생님, 보건교사, 보육교사 포함)을 가족에게 다시 알려준다.

간호평가

- 은주와 엄마에 의해 언급된 천식발작을 조절하는 것과 관련되는 불안과 우려
- 은주는 최고 유속모니터의 적절한 사용법을 시범 보이고 정확하게 '녹색', '황색', '적색' 영역을 구별한다.
- 은주와 엄마는 의학적 주의가 필요한 호흡부전 증상을 정확히 말한다.
- 엄마는 에피펜으로 에피네프린의 적절한 사용을 시범 보인다.

- 황색 영역(yellow zone): 개인적 최고 수치의 50~80%(천식은 잘 조절되지 않고, 치료계획을 개선시킬 필요가 있다)
- 적색 영역(red zone): 개인적 최고 수치의 50% 이하(속효성 β2 효능약을 주고, 건강관리제공자와 즉시 접촉해야 한다)

최고 유량계를 사용하는 방법을 설명하는 구체적인 교육에 대한 내용은 실습지침서 9장을 참조한다.

(5) 충분한 수분제공

기도 내의 불충분한 습기는 호흡기 점액을 진하게 하며, 기침하여 뱉어내기 어렵게 한다. 호흡기도에 묻은 끈적거리고 떨어지지 않는 객담은 모든 대상자에게 호흡하는 노력을 증가시켜 만성폐질환을 앓고 있는 대상자의 숨쉬기를 힘들게 한다. 배출하기 어려운 점액은 세균이 증식할 시간을 주기 때문에 감염을 증가시킨다. 건조하고 끈끈한 점액은 과도한 기침을 유발하고, 이것은 수술 후 또는 외상 대상자의 통증을 악화시키게 되고, 결국 기도 내에 점액은 무기폐를 유발하고 산소화를 감소시킨다.

간호사는 건조한 분비물의 위험이 있는 대상자에게 수분섭취를 하게 하여 점액의 이동성을 유지하도록 돕는다. 수분섭취는 매일 6~8컵의 물이 이상적이다. 카페인이 들어 있는 음료수(커피, 차, 콜라)와 알코올은 이뇨효과가 있어 대상자를 탈수시킨다. 유제품은 몇몇 대상자에게서

근거기반간호-대상자의 안전: 인공호흡기와 관련된 폐렴

배경

인공호흡기 관련 폐렴은 기관삽관 48시간 후 발생한 기도감염으로 정의된다. 폐렴 예방은 항상 급성기 간호의 중요한 목표가 된다. 하지만 인공호흡기 적용 대상자의 약 10~20%가 인공호흡기 관련 폐렴에 이환된다. 인공호흡기 관련 폐렴에 걸린 대상자는 인공호흡기 적용기간, 중환자실 체류 기간, 병동 전실 후 입원기간과 사망률이 증가한다(Klompas et al., 2014).

주요 구성

1. 침상머리 올리기

침상머리는 30~45° 정도 높인다. 위장관 내용물 또는 구비강인두 내용물의 흡인 여부가 명확하지 않다. 또한 침상머리를 올려주는 것이 대상자의 환기 노력을 개선하고 무기폐 발생률을 줄일 수 있다.

간호중재

- 침상머리 높이의 순응도를 확인하기 위해 추적 메커니즘(tracking mechanism)을 사용한다.
- 다학제 간 협력 시 침상머리 높이에 대한 순응도를 토론한다.
- 최소한 39° 상승이 되도록 침상의 기저 수준을 고려한다.
- 침상머리가 최소 30° 정도도 못 올라갈 때, 간호사에게 알리고 호흡치료를 격려할 수 있는 환경을 조성한다. 호흡치료사들이 일상적 치료 후 30° 정도의 머리상승을 강화시킬 수 있도록 한다.
- 침상머리 상승의 중요성을 인식시키고 침상이 최소 30° 올라가지 않았을 때 간호사에게 알리도록 가족을 교육한다.

2. 인공호흡기 제거를 위한 준비상태 사정 시 매일 진정제의 일시적 투여 중지

대부분의 인공호흡기 적용 대상자는 깊은 진정상태에 있다. 진정상태를 얕게 조절하여 인공호흡기를 계속 적용할지에 대해 사정한다. 인공호흡기가 더 이상 필요하지 않다면, 인공호흡기를 제거하는 것이 인공호흡기 관련 폐렴을 감소시킬 수 있는 방법이다. 만약 대상자의 진정상태가 얕은 수준이라면, 대상자는 더욱 많은 자발 환기를 하고, 인공호흡기 제거에 더 잘 적응할 수 있을 것이다.

간호중재

- 인공호흡기 제거를 위한 신경학적 상태를 사정하기 위해 매일 얕은 진정상태를 유지시키는 프로토콜을 수행한다.
- 인공호흡기를 제거하려고 시도하는 동안 일시적으로 진정제 투여를 중지하는 것을 고려한다.
- 대상자가 인공호흡기를 제거하는 것을 예방하기 위해 진정제 투여를 일시적으로 중지한 기간 동안 주의 깊게 모니터링한다.
- 다학제 간 치료 동안 매일 진정제의 일시적 투여 중지에 대한 결과와 함께 대상자의 순응도를 사정한다.

3. 위궤양 예방

다른 대상자보다 중환자들은 위궤양의 위험이 높다. 게다가 위 내용물의 pH를 감소시키는 것은 위 내용물 흡인으로 인한 폐렴을 예방하는 것이다. 흡인은 폐렴을 유발하고, 만약 위 내용물이 산성이면 더욱 심화될 것이다.

간호중재

- 중환자실에 입원한 위궤양 예방에 관심을 가진다.
- 다학제 간 협력 시 위궤양 예방에 대해 논의한다.
- 위궤양 예방 약물처방을 위한 프로토콜을 수립한다.

4. 심부정맥혈전증 예방

스트레스성 궤양과 함께 심부정맥혈전증은 중환자에서 더욱 잘 발생한다. 심부정맥혈전증 예방약의 투여는 심부정맥혈전증 발생 위험을 감소시킨다.

간호중재

- 중환자실에 입원한 대상자의 심부정맥혈전증 예방에 관심을 가진다.
- 다학제 간 협력 시 심부정맥혈전증 예방에 대해 논의한다.
- 만약 심부정맥혈전증 예방 약물 투여가 불가한 경우, sequential compression devices를 고려한다.
- 심부정맥혈전증 예방 약물처방을 위한 프로토콜을 수립한다.

5. 클로르헥시딘 구강간호

인공호흡기 적용 대상자는 치태(dental plaque)의 발생 위험성이 증가한다. 플라그(plaque)는 미생물의 저장소로써 인공호흡기 관련 폐렴을 야기시킬 수 있다. 0.12% 클로르헥시딘으로 가글하는 것을 포함한 구강간호는 인공호흡기 관련 폐렴을 감소시킨다.

간호중재

- 간호사와 호흡치료 담당자에게 인공호흡기 관련 폐렴 감소에 있어 구강간호의 유익성에 대해 교육한다.
- 0.12% 클로르헥시딘으로 가글하는 것을 포함하여 매일 구강간호를 수행한다.
- 다학제 간 협력 시 구강간호를 고려한다.
- 구강간호를 수행하기 위해 투약 기록지에 클로르헥시딘을 추가한다.

출처: Institute for Healthcare Improvement. (2014). Implement the IHI ventilator bundle. Retrieved from http://www.ihi.org/resources/Pages/Changes/ImplementtheVentilatorBundle.aspx

비판적 사고 적용하기

홍 간호사는 복부 수술 후 하루가 지난 김 씨를 간호하고 있다. 아침에 활력징후를 측정한 결과, 혈압 142/80mmHg, 맥박 84회/분, 호흡 14회/분, 체온 38.2℃를 나타내었다. 현재 통증은 PCA morphine에 의해 조절되고, 호흡음은 약간의 악설음이 있으며, 폐저부에서 감소되고 산소포화도는 94%이다. 이러한 정보를 기초로 김 씨를 위한 간호계획을 세워본다.

정답은 부록 B를 참고하세요.

분비물을 끈적하게 하므로 섭취를 삼가해야 한다. 또한 구강섭취가 제한된 대상자는 분비물의 이동성을 확보하기 위해 분무요법이 필요하다.

(6) 체위변경과 조기이상

일반적으로 체위변경과 조기이상은 기침을 유발하는 기도 위치까지 호흡기 점액을 이동시켜 배출을 용이하게 한다. 체위변경과 조기이상은 점액이 정체되는 것을 방지하고, 이는 세균의 번식과 감염의 위험을 감소시킨다. 점액은 기동성이 제한된 사람의 기도에서는 정체되기 쉽다. 침상에 누워있는 대상자나 통증이 있는 대상자, 심장이나 폐질환으로 인해 운동내성이 제한된 대상자는 분비물이 정체된다.

체위변경을 자주하도록 격려해 준다. 한쪽 폐의 문제를 가진 대상자의 경우 가능하면 최적의 환기와 관류의 비율을 증진시키기 위해 건강한 폐를 아래로 하여 자세를 취하도록 해준다. 대상자를 한쪽에서 다른 쪽으로 돌아눕히는 것과 가능한 한 걷도록 돕는 것은 폐의 자연적 분비물 배출기전을 돕는 것이다. 똑바로 누운 자세는 인공호흡기와 관련된 폐렴 발생을 증가시킬 가능성이 있으며, 특히 위관 영양을 하는 대상자의 경우 흡인의 위험이 높다.

조기이상은 움직임으로 인해 호흡곤란이 나타날 수 있기 때문에 어떤 호흡기 대상자에게는 시행하기 어렵다. 가능하면 항상, 점진적인 조기이상을 격려하여 운동내성을 증가시켜야 한다. 증가된 운동내성의 장점은 산소소비 감소와 효과적인 기침을 위한 힘을 비축하도록 하는 것이지만, 어떤 대상자는 걷는 동안 이동용 산소가 필요할 수도 있다.

(7) 심호흡

얕은 호흡이나 비효과적인 기침은 점액, 무기폐, 저산소혈증, 폐렴 등을 유발할 수 있다. 심호흡을 하는 것은 폐포가 확장되도록 하고, 효과적인 기침을 증진시키며, 효과적인 기침은 무기폐의 위험을 감소시킨다.

위험군의 대상자에서 심호흡은 폐합병증의 예방에 필수적인데 통증, 폐질환, 근육허약, 신경손상은 대상자가 심호흡하는 것을 방해한다. 주요 간호업무활동은 대상자가 심호흡법을 익히도록 지도하고 격려하는 것이다. 실습지침서 9장에 이 방법을 설명하였다.

심호흡은 모든 대상자에게 유용한데, 특히 수술 후 대상자에게 이로우며, 심호흡은 금기증이 없고, 모든 사람들이 언제나 할 수 있다. 심호흡은 복부절개와 늑골골절이 있는 대상자에게 불편감을 유발할 수 있지만, 상처부위나 골절부위에 부목처럼 베개를 대고 심호흡을 하면 불편감을 감소시킬 수 있다. 허탈된 폐포를 개방시킴으로써 무기폐의 위험을 감소시킨다. 또한 심호흡은 기침을 강하게 할 수 있게 하고 기도 내에서 점액이 이동할 수 있도록 한다.

(8) 강화폐활량계

강화폐활량계(incentive spirometry)는 얼마나 깊게 호흡하는지를 측정하는 과정에서 자극을 줌으로써 대상자가 깊게 호흡하도록 동기를 부여한다. 강화폐활량계에는 여러 가지 모양이 있는데, 어떤 모양은 대상자가 들이마실 때 공기가 빠져나가는 풀무형 도구(bellows-like device)를 사용하고, 다른 것은 탁구공이 떠 있는 형상을 사용한다. 기구에 상관없이 대상자를 점점 더 심호흡하도록 시각적으로 자극한다. 대상자와 간호사는 매 호흡마다 현실적인 목표를 설정하고, 대상자는 각 목표를 달성하기 위해 독립적으로 노력한다. 강화폐활량계는 대상자가 심호흡 치료의 과정에 책임을 지도록 동기를 부여하는데, 적당한 치료일정은 깨어 있는 동안 매시간 8~10회 심호흡하는 것이다. 과환기를 피하기 위해 대상자가 천천히 운동하도록 한다. 실습지침서 9장에서 이 방법의 세부사항을 설명하였다.

2) 간호중재

무기폐, 분비물 과다, 기관지수축이 있을 때 간호사는 대상자를 지지하고 체내 산소농도를 증진시킬 수 있는 간호중재를 제공해야 한다. 이러한 중재들 가운데 기침이 가장 간단한 방법이며, 이 밖에 인공호흡기나 기관절개관 간호의 경우는 질환이 복잡하고 호흡부전이 심한 대상자들에게 적용된다.

(1) 기침

정체된 분비물은 호흡을 위한 노력을 증가시키고 무기폐와 저산소혈증을 일으킬 수 있다. 분비물을 위로 밀어 올리는 강한 기침보다 더 효과적으로 분비물을 조절할 수 있는 방법은 없다. 효과적으로 기침하기 위해 대상자는 심호흡을 하여 빠른 공기흐름을 만들어낼 수 있어야 한다(실습지침서 9장 참조).

많은 대상자는 강한 기침을 하는 것이 어렵거나 불가능하다. 수술 후 또는 외상과 관련된 통증이 있는 대상자는 기침에 필요한 심호흡을 할 수 없거나 하지 않으려 한다. 만성폐쇄성폐질환 대상자는 효과적인 기침을 유발할 수 있을 만큼 빨리 숨을 내쉬기는 어렵다. 몇몇 대상자는 너무 약해서 기침을 할 수 없고, 어떤 사람들은 효과적인 기침을 하는 방법을 모른다. 기관절개나 기관내삽관을 한 대상자는 후두개를 닫을 수 없어서 효과적으로 기침을 할 수 없다.

① 깊은 기침

폐질환이 없는 수술 후 대상자가 심호흡을 할 수 있도록 격려해야 하는데, 심호흡은 분비물이 이동하도록 하고 허탈된 폐포가 열리도록 한다. 대상자는 가능한 한 깊게 숨을 들이쉬고, 1초간 숨을 참고 후두개를 닫은 후 갑자기 후두개를 개방하면서 공기를 내보낸다.

깊은 기침은 복부나 흉부수술을 한 대상자의 절개 부위에 통증을 유발하므로, 통증을 조절하기 위해 상처를 고정하는 부목의 역할처럼 베개로 절개 부위를 지지한다. 절개 부위 통증이 심한 대상자는 진통제를 투여한 후 기침을 하도록 계획을 수립하는 것이 도움이 된다.

② 여러 번의 기침

어떤 대상자는 진통제를 투여받은 후에도 기침을 고통스러워한다. 이들에게는 여러 번의(stacked) 기침이 통증을 덜 유발하고 더 효과적이다. 여러 번의 기침은 한 번의 깊은 기침 대신 여러 번의 짧은 기침을 하는 것이다. 이런 유형의 기침은 절개 부위가 과도하게 당기는 것을 예방하고 깊은 기침으로 인해 동반되는 기도허탈을 최소화한다.

③ 저유량 기침

저유량 기침(low-flow)은 빠른 호기로 기도가 허탈되는 경향이 있는 만성폐쇄성폐질환 대상자에게 가장 효과적이다. 공기의 흐름을 느리게 하면 사실 분비물 배출에는 더 도움이 된다. 대상자가 깊게 들이쉬도록 하고 후두개를 닫아 높은 압력을 만드는 대신, 호기 동안 세차게 부는 듯한 '허'하는 소리를 3~4번 낸다.

④ 쿼드(quad) 기침

신경근육질환이나 사지마비 대상자는 효과적인 기침을 만들어내는 데 직접적인 도움이 필요하다. 대상자가 심호흡을 하거나 간호사가 수동적 심폐소생술 백으로 심호흡을 제공한다. 대상자는 한순간 심호흡을 참아야 하며 간호사의 손을 대상자의 흉곽 아래에 위치시키고, 하임리히(Heimlich)법을 하듯이 빨리 안쪽 위로 밀어준다. 결과로 생기는 공기의 유입은 기도로부터 점액을 떨어뜨림으로써 기침과 같은 역할을 한다.

(2) 입술 오므리기 호흡

입술 오므리기 호흡(pursed lip breathing)은 기도 내에 역압력을 제공하여 호기를 쉽게 하고 공기가 갇히는 것을 예방함으로써 만성폐쇄성폐질환이나 천식을 가진 대상자를 돕는 것이다.

입술 오므리기 호흡을 하기 위해 대상자는 심호흡을 하고 잠깐 숨을 참았다가 거의 닫힌 입술을 통해 천천히 내쉬도록 하며, 입술의 작은 구멍으로 공기를 밀어내면서 기도에 역방향의 압력을 만든다. 이러한 역압력은 호기 동안 기도가 열려 있도록 하고, 기도허탈을 방지한다. 그래서 더 많은 공기가 호기 동안에 나가므로 공기가 빠져나가지 못하고 갇히는 것을 예방하는 데 도움이 된다.

(3) 흉부물리요법

흉부물리요법은 기도로부터 과도한 기관지 분비물을 배출하기 위해 처방되며, 점액이 기도벽에서 떨어지고 폐에서 배출되도록 돕는다는 가정을 기반으로 한다. 흉부물리요법은 낭포성 섬유증, 만성폐쇄성폐질환, 폐엽허탈, 기관지확장증 그리고 점액전색(mucous plugging)에 유용하다. 하지만 흉부물리요법은 폐렴, 객혈, 기흉이 있는 대상자의 경우 금기가 된다. 분비물 이동의 일차적 방법은 타진법, 진동, 체위배액으로서, 이러한 흉부물리요법의 모든 방법은 각각 단독으로 사용될 수도 있으나 병용될 때 효과가 더 크다. 이런 방법을 견디는 대상자의 능력은 적용되는 강도에 따라 다르므로 체위나 두드리는 방법을 변형할 필요가 있다. 호흡치료사나 물리치료사가 중환자실 환경에서 흉부물리요법을 제공하는 경우도 많다.

① 타진법

타진법은 에너지의 기계적 파동을 생성하여 흉벽을 통해 점액이 쌓인 기관지로 전달한다. 분비물이 있는 영역의 위를 컵 모양으로 만든 손으로 흉부를 리듬 있게 두드린다.

척추, 신장, 여성의 유방, 절개 부위나 골절된 늑골 부위를 두드리지 않도록 주의해야 한다. 손으로 타진하는 것을 효과적으로 대체할 수 있는 것이 공기 또는 전기적 흉부 타진기구이다.

② 진동

진동은 타진법과 같은 방법으로 작용하는데, 이 방법은 손을 진동 망치처럼 사용하며, 대상자의 흉부에 손을 얹고,

대상자가 숨을 내쉬는 동안 빠르고 강하게 진동을 만든다. 이 방법은 분비물이 떨어져 나오게 하고 기침을 자극한다.

③ 진동 호기양압 요법

진동 호기양압 요법(oscillatory positive expiratory pressure therapy, PEP therapy)은 진동을 만들어 내는 진동기구와 호기양압 시 발생하는 저항력의 특성을 결합한 것이다. 저항에 대항하여 숨을 내쉬는 것은 숨을 내쉬는 시간을 연장시키고 양압을 발생시켜 말초기도(폐포)의 개방을 돕는다. PEP 치료는 대상자가 독립적으로 수행할 수 있으며, 호흡치료사나 간호사에 의해 제공되는 흉부물리요법과 비슷한 효과가 있다. PEP 치료 금기증은 흉부물리요법과 같다.

④ 체위배액

체위배액은 분비물 이동을 돕기 위해 중력을 이용하는데, 대상자는 폐의 다른 분절로부터 점액의 흐름을 촉진하기 위해 다양한 체위를 취한다(그림 26-8). 점액으로 채워진 폐분절을 폐의 나머지 부분보다 높게 하는 것은 그 분절에 있는 점액이 더 큰 기도 방향으로 잘 흘러 내려가도록 한다. 이러한 방법은 기침과 흡인으로 점액을 더 잘 제거할 수 있도록 한다.

모든 대상자가 여러 체위배액의 자세를 잘 견딜 수 있는 것은 아니다. 트렌델렌버그 체위는 복부장기가 횡격막 운동을 제한하여 만성폐쇄성폐질환 대상자에게 호흡곤란을 증가시킨다. 또한 머리를 낮추고 눕는 것은 뇌내압을 상승시키므로 뇌손상 대상자에게는 금기이며, 심장 문제

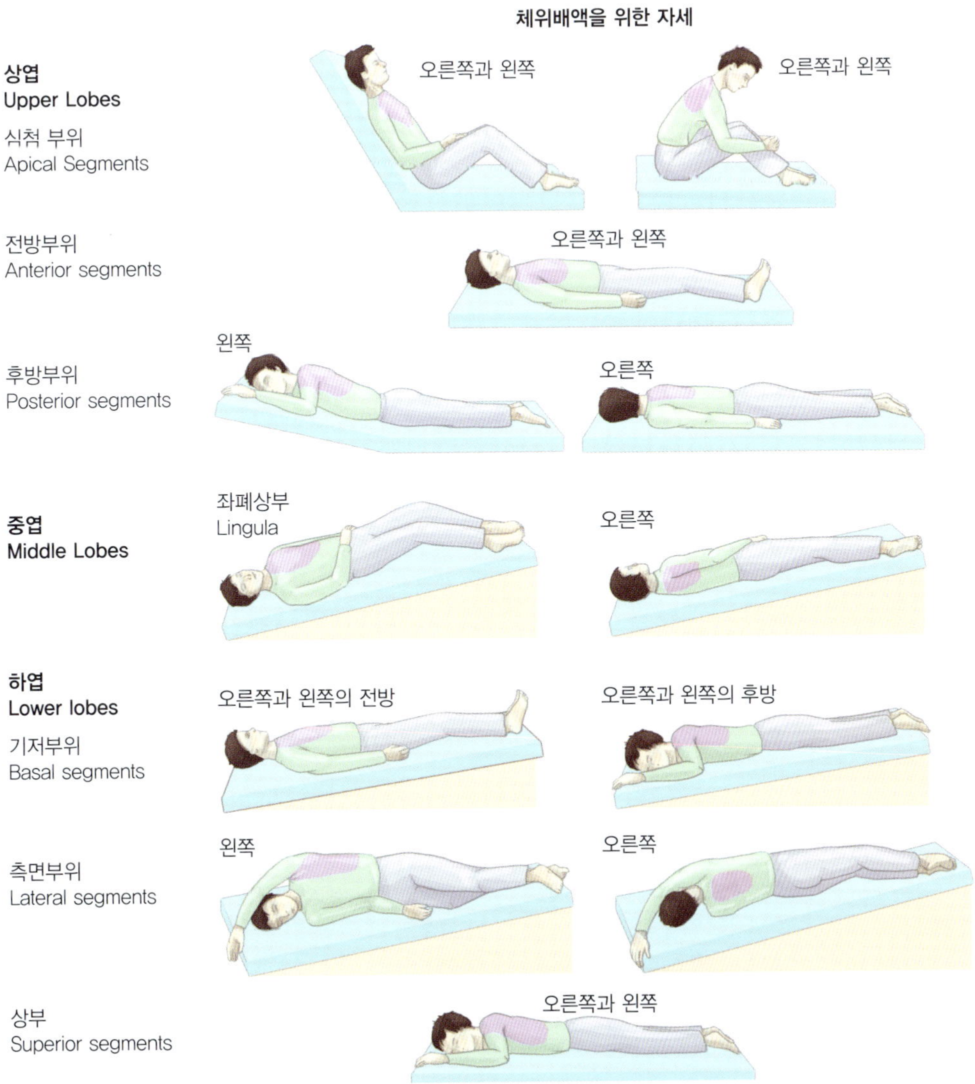

그림 26-8 체위배액을 위한 다양한 자세는 특정 폐분절과 엽으로부터 분비물을 제거하는 데 이용된다.

를 가진 대상자에게도 심한 압박을 가하게 된다. 체위배액을 적용하는 간호사나 물리치료사는 처방된 체위를 견딜 수 없는 대상자의 치료를 변형시켜야 할 책임이 있다.

(4) 분무요법

분무는 공기와 산소 내의 미세한 액체성 작은 방울의 부유액(suspension)으로, 분무요법은 다음과 같은 이유로 사용된다.

- 산소전달체계에 수분을 공급
- 진한 객담에 수분을 공급하고 점액 덩어리를 제거
- 기도 내에 약물투여

고용량의 분무기(nebulizer)나 초음파 분무기는 지속적으로 기도 내로 습한 분무를 전달하는데, 수분을 흡수하는 동안 점막은 부드러워지고 점액제거를 촉진시키게 되며, 수분 미립자는 염증 있는 기도를 안정시킨다. 분무기에 있는 물을 가열시키는 것은 수분 전달량을 증가시킨다.

멸균수가 채워져 있는지 저장용기를 자주 확인하고, 부품은 처방된 산소량을 완전히 전달하기 위해 단단히 조여져 있어야 한다. 큰 구멍이 있는 튜브는 응결 형성을 예방하기 위해 자주 배액되어야 하고, 미립자의 온도를 자주 확인해야 한다. 분무는 건조된 분비물을 부드럽게 하기 때문에 대상자가 기침이나 흡인으로 분비물을 제거하는 것을 돕는다.

① 분무투약

다양한 약물이 분무로 투여되는데, 기관지확장제는 폐로 직접 투여될 때 기관지경련을 신속히 멈추게 할 수 있다. 흔히 사용되고 매우 효과적이지만, 이런 약물들은 심각한 부작용이 있는 약물이기도 하다. 즉, 심박동수 증가, 신경불안, 안절부절못함과 같은 부작용이 동반될 수 있으므로 기관지확장제를 투여하는 대상자는 주의 깊게 관찰해야 한다. 흡입되는 부신피질 스테로이드는 폐의 염증에 사용된다. 천식이나 만성폐질환이 있는 대상자는 분무형 스테로이드가 비교적 장기적 전신 부작용이 적어 경구스테로

표 26-5 호흡기질환 대상자를 위한 일반적 약물

약물제제	투여방법	임상적 주의사항
기관지 확장제 Isoetharine(Bronkosol) Metaproterenol(Alupent) Albuterol(Ventolin, Proventil) Ipratropium(Atrovent)	MDI, unit-dose packs, 손으로 쥐는 분무기; 어떤 약제는 주사로 투여된다.	1. 천식, 만성폐쇄성폐질환의 천식음(wheezing)을 치료하는 데 이용된다. 2. 신경과민증과 경련을 유발할 가능성이 있다. 3. 빈맥 유발; 치료 전후에 심박동수를 기록한다. 4. 공기주머니(spacer)가 약물의 분산을 증가시킨다.
항염증제제 Beclomethasone(Beclovent, Vanceril) Budesonide(Pulmicant) Fluticasone(Flovent) Triamcinolone(Azmacort)	MDI	1. 국소적으로 작용하는 스테로이드이다. 천식과 만성폐쇄성폐질환에서 염증을 감소시킨다. 2. 급성 호흡곤란 발작에는 비효과적이다. 3. 대상자는 사용 후에 입을 헹구어내야 한다.
류코트리엔 억제제 Zafirlukast(Accolate) Zileuton(Zyflo) Montelukast(singular)	경구용	1. 류코트리엔(leukotriene) 형성을 방해하여 선택적으로 염증반응을 감소한다. 2. 천식발작을 예방하는 데 사용된다. 3. 금기사항: 간질환, 임신
항천식제제 Cromolyn sodium(Intal)	MDI; 손으로 쥐는 분무기를 통해 투여되는 액체 제재; spinhaler를 통해 투여되는 분말제	1. 천식발작의 빈도와 강도를 줄이는 데 사용되는 유지약물이다. 2. 급성 천식발작에서는 사용하지 않는다. 3. 현저한 효과를 보기 위해서는 몇 주간 소요된다. 4. 부작용이 거의 없다(기침, 구강건조).
점액용해제 Acetylcysteine(Mucomyst)	네뷸라이저	1. 점막 분비물의 점도를 줄인다. 2. 낭포성 섬유증과 점도가 짙은 점막과 관련된 급 · 만성 기관폐질환 환자에게 사용한다.

이드에 대체하여 안전하게 사용된다. 분무로 제공되는 다른 약물에는 cromolyn(Intal)이 있는데, 천식발작을 예방한다. 낭포성 섬유증이 있는 대상자는 고질적인 폐 감염에 대해 분무형태로 항생제를 투여받는다. 표 26-5는 흔히 사용하는 호흡기계 약물 목록을 제시하고 있다.

기억해야 하는 개념

억제성 폐질환이 있는 대상자들은 코르티코스테로이드(corticosteroids)와 기관지 확장제를 사용한다. 코르티코스테로이드는 염증과정을 방해하여, 시간이 흐르면서 억제성 폐질환의 증상을 완화한다. 기관지확장제는 염증과정에 영향을 주지는 않지만, 기도의 평활근을 이완하여 기도의 저항성을 줄이고 공기흐름을 개선해 준다.

② 계량용량 흡입기

계량용량 흡입기(metered-dose inhaler, MDI)로 불리는 가스로 충전된 카트리지형 분무기(nebulizer)는 사전에 준비된 용량의 분무약물을 투여한다. 가스로 충전된 카트리지를 짜게 되면 대상자가 폐로 깊게 흡입하는 1회 투여할 약물을 발사한다. MDI는 자가투여 방법으로서, 간호사는 매번 사용법에 대한 교육을 철저히 해 주어야 한다. MDI 제제들은 휴대용으로, 작고 사용하기에 편리하지만, 어떤 사람들에게는 기구를 작동하여 동시에 흡입하는 것이 어려울 수 있다. MDI에 부착된 spacer는 이런 문제를 최소화하고 MDI의 효율성을 증대시킨다. 그림 26-9는 spacer가 달린 MDI를 보여준다. 20장에서는 약물을 투여하기 위해 MDI를 사용하는 단계별 지침을 설명한다.

MDI로 다른 유형의 호흡기계 약물을 투여할 수 있기 때문에 대상자는 약물요법에서 몇 개의 MDI를 사용할 수 있다. 호흡증상의 적절한 관리에는 각 약물의 작용과 용량계획에 대한 완전한 이해가 필요하다. MDI로 약물을 투여 후 물로 입 속을 헹구어내게 대상자를 교육한다. MDI로 투여된 많은 약물이 구강 내 곰팡이감염(아구창)을 일으킬 수 있기 때문이다.

③ 분말흡입기

계량용량 흡입기(MDI)의 대안방법인 분말흡입기(DPI)는 분말 형태로 폐에 약물을 전달한다. 다양한 형태와 크기의 DPI가 있으며 기구 안에 필요한 용량을 넣고 작동시키면 가동된다. 약물을 주입한 기구의 마우스피스를 대상자는 입고 대상자에게 심호흡을 하게 한다. 대상자가 부적절하게 흡입을 하면 용량이 적절하게 전달되지 않는다. 적절한 약물 투여를 위해 최소한의 호흡이 필요하므로 성인과 고학년의 아동에게 사용한다.

SAFETY ALERT

급성 발작 시에 작용하는데 시간이 오래 걸리는 흡입제는 효과가 없으므로 응급 발작 시에 신속히 작용할 수 있는 속효성 β_2 길항제와 같은 MDI 제제는 응급약임을 표시해 두는 것이 중요하다.

④ 손잡이형 분무기

소용량 분무기(nebulizer)(그림 26-10)는 MDI를 작동할 수 없는 대상자들에게 대용으로 사용된다. 1회 또는 2회의 호흡으로 전용량의 약물을 제공하는 대신, 대상자가 수 분간 호흡하는 동안 분무약물을 지속적인 흐름으로 전달한다. 분무기의 사용은 카트리지 작동과 함께 흡입을 조절하려는 노력이 필요하지 않다. 이러한 기구는 압축기나 4~5L/min의 산소에 의해 작동된다.

대상자는 기도의 깊은 곳에 효과적인 분무제의 침착을 원활히 하기 위해 깊게 숨을 들이쉬고 매번 호흡을 참는다. 대상자는 분무기가 비워질 때까지 이 방법으로 천천

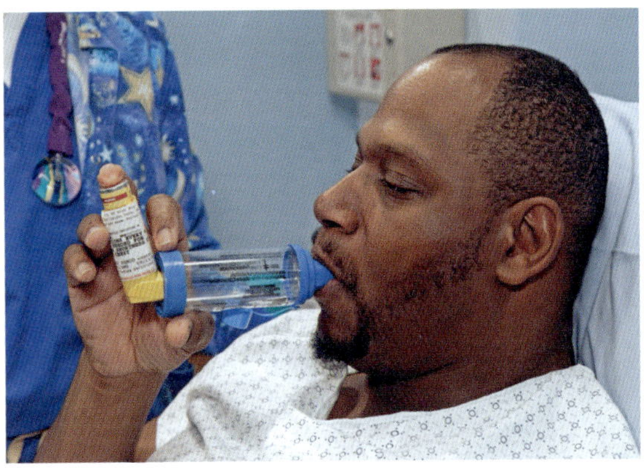

그림 26-9 spacer가 달린 MDI

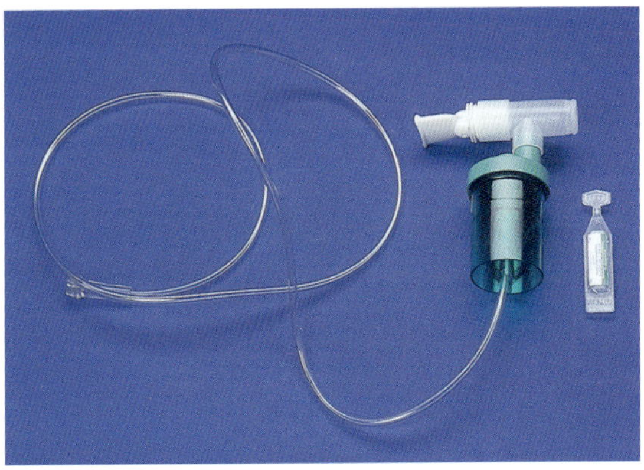

그림 26-10 손잡이형 분무기(hand-held nebulizer)

히 호흡한다.

(5) 산소요법

몇몇 대상자는 정상범위의 동맥혈 산소분압을 유지하기 위해 산소요법이 필요하다. 폐질환, 심혈관 문제, 빈혈과 같은 혈액장애, 조직재생과 같은 높은 대사요구는 신체의 원활한 산소공급을 제한할 수 있다.

산소요법은 주로 저산소혈증을 개선시키기 위해 사용되며, 다음과 같은 3가지 기본적 목표를 달성해야 한다.

- 조직 산소화 증진
- 호흡곤란이 있는 대상자의 호흡노력 감소
- 심장질환을 가진 대상자의 심장 부담 감소

① 산소투여의 일반적 원칙

산소는 대상자의 요구와 전달기구의 능력에 따라 유량 또는 농도로 처방되는데, 산소유량은 분당 리터로 표시되고 농도는 흡입 산소농도나 백분율로 표시된다. 안전한 산소요법에 대한 일반적인 규칙은 수용할 수 있는 혈액산소 수준을 달성할 수 있는 최저의 산소농도와 유량을 사용하는 것이다.

산소를 투여할 때 치료의 적응이나 치료지속에 대한 요구를 확인하기 위해 정기적으로 대상자의 반응을 사정한다. 대상자의 피부색, 각성상태, 심박동수, 호흡노력이 산소요법의 효과에 대한 일반적인 기준이다. 동맥혈 가스분석 모니터나 맥박산소포화측정은 산소요법에 대한 대상자의 반응에 관한 보다 구체적인 정보를 제공한다. 대부분의 대상자에게 제공되는 산소요법의 목적은 동맥혈 산소분압(PaO_2)이 60mmHg 이상이거나 산소포화도(SpO_2)가 93% 이상을 유지하는 것이다. 동맥혈 산소분압(PaO_2)이 90mmHg 이상이거나 산소포화도(SpO_2)가 97% 이상일 경우 산소요법이 필요하지 않다. 대상자가 산소요법 없이도 만족스러운 혈중산화를 유지할 수 있을 때까지 가능한 한 짧은 시간 동안 산소를 지속적으로 사용한다. 대부분의 대상자는 저산소증을 교정하기 위해 비교적 낮은 산소농도를 필요로 한다. 산소투여에 대한 일반적 지침은 실습지침서 9장을 참조한다.

② 산소전달체계 방법의 선택

넓은 범위의 유속과 농도로 산소를 제공할 수 있는 장비들은 다양하다(그림 26-11). 그러므로 간호사는 다양한

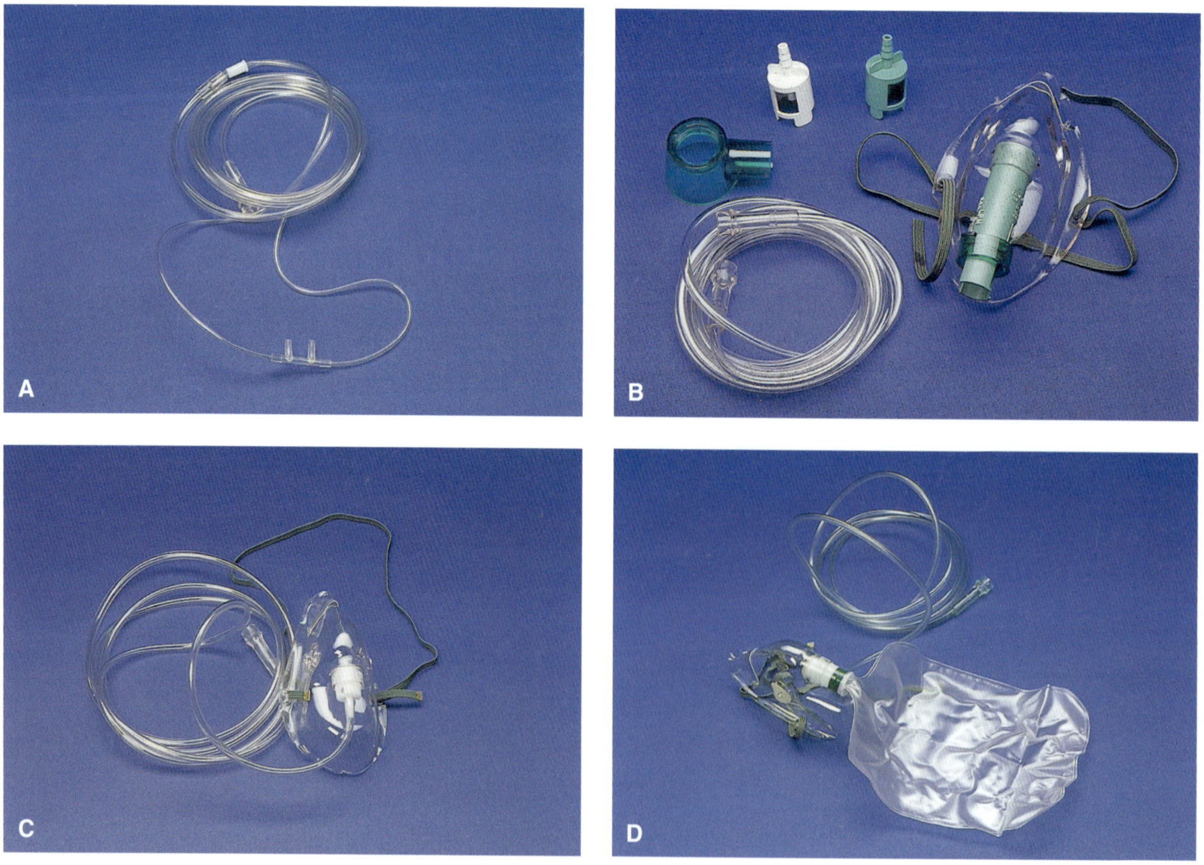

그림 26-11 일반 산소공급 장치 A: 비강 캐뉼라, B: 벤투리 마스크, C: 단순 산소마스크, D: 보유주머니 마스크

산소전달기구의 올바른 사용방법에 익숙해져야 한다.

대상자의 산소화 상태에 따라 어떠한 산소전달기구가 가장 적절한지를 결정해야 하는데, 안위 또한 하나의 요인이지만, 각 대상자를 위한 최선의 산소전달기구는 대상자의 산소요구를 만족시킬 수 있는 것이어야 한다.

대상자가 적당한 산소를 유지하기 위해 소량의 추가적인 산소를 필요로 하면, 캐뉼라나 저농도 벤투리형 마스크를 사용할 수 있다. 대상자가 중 정도의 산소량을 필요로 하면 단순마스크가 적당하고, 대상자에게 고농도의 산소가 필요하면 보유주머니가 있는 마스크 또는 다른 복잡한 체계가 필요하다. 표 26-6은 흔히 사용되는 산소전달체계 방법을 비교 · 대조한 것이다.

표 26-6 산소요법 장비

기구	산소전달 용량	간호시 고려사항
비강캐뉼라	1~6L/m로 제공 시 22~44% O_2 전달	1. 편의성과 대상자 안위 때문에 가장 흔하게 사용되는 산소기구이다. 2. 전달되는 산소농도는 대상자의 호흡양상에 따라 달라진다. 농도를 예측하기 위해 사용되는 '4원칙': 산소 L/m마다 산소농도는 4%씩 증가한다(예: 1L/m는 22%를 제공하고 2L/m는 26%를 제공한다). 3. 비강점막의 건조를 최소화하기 위해 최대 산소유량을 6L/m로 제한해야 하며, 필요시 가습기를 사용한다. 4. 산소를 투여받는 대상자의 비강통로가 개방되어야 하고, 구강으로 호흡하는 것은 전달되는 산소를 감소시키지 않는다. 5. 전달되는 산소농도는 대상자의 호흡양상에 따라 달라지고, 조용하고 안정된 호흡에는 비교적 지속적인 산소전달이 이루어진다.
기관경유 카테터	0.5~2L/min	1. 이 기구는 캐뉼라에 대한 대체로서 산소 의존 대상자에게 외과적 수술을 통해 삽입된다. 2. 장점: 산소의 효율적인 사용(모든 산소가 직접 폐로 전달되기 때문에 낭비가 없다), 실제적으로 눈에 보이지 않아 대상자가 덜 의식한다. 3. 기구를 관리할 수 있는 대상자에게만 적절하다.
벤투리 마스크	제조회사에 의해 명시된 대로 3~8L/min을 제공 시 24~50% O_2 전달	1. 정확하고 지속적인 산소농도를 제공한다. 2. 정확한 산소전달을 확실하게 하기 위한 구체적 상황에 따라 마스크를 조절할 필요가 있다. 3. 소음이 있다. 모든 마스크처럼 폐쇄공포증을 유발할 수 있다.
단순 마스크	6~10L/min을 제공 시 40~60% O_2 전달	1. 가장 흔한 중간 정도의 산소전달기구이다. 2. 호기된 이산화탄소의 재호흡을 방지하기 위해 최소 5L/min의 산소가 요구된다. 3. 캐뉼라처럼 실제 전달되는 산소농도는 호흡양상에 따라 다양하다. 4. 과도한 산소화의 위험성으로 만성폐쇄성폐질환 대상자에게는 부적절하다.
보유주머니가 있는 마스크	10~15L/min을 제공 시 90% 이상	1. 중환자에게 적용한다. 2. 산소가 보유주머니를 팽창시킬 수 있는 충분한 양의 산소를 사용한다.
대용량 호흡분무기	12~15L/min을 제공 시 21~100% O_2 전달	1. 지속적인 분무요법과 함께 산소를 전달할 때 사용된다. 인공기도를 가진 많은 대상자에게 요구된다(기관 절개관). 2. 온도를 모니터하고, 튜브를 자주 배액한다.
인큐베이터	22~40% 이상 O_2 전달	1. 신생아를 위한 환경적 통제를 위해 사용된다. 2. 부정확한 산소전달: 정확성은 인큐베이터가 열릴 때마다 다르다.
산소후드	7~12L/min을 제공 시 22~90% 이상 O_2 전달	1. 신생아와 작은 영아를 위해 정확한 산소전달을 위해 사용된다. 2. 최소한 7L/min의 산소유량은 영아의 내쉰 이산화탄소를 없앤다. 3. 산소는 영아의 열손실을 방지하기 위해 미리 가온되고 가습되어야 한다. 4. 과도한 산소화를 예방하기 위해 자주 가스분석이 필요하다.
산소텐트	21~30% 이상 O_2 전달	1. 마스크나 캐뉼라를 착용할 수 없는 아동에게 주로 사용된다. 2. 후두염이 있는 어린이에게 높은 습도를 제공하기 위해 mist 텐트로서 사용된다. 3. 부정확한 산소전달체계: 산소 누출이 있기 때문에 산소전달에 변동이 있다.

호흡하는 것에 도움을 받으면서 정확한 양의 산소가 투여되는 것이 요구되는 대상자에게는 산소와 호흡을 조절하는 기계적 환기 장치가 필요하다.

일반적으로 산소 투여에 대한 처방은 특정한 수준으로 대상자의 산소포화도를 유지하려는 기준척도를 포함한다. 예를 들면, '산소포화도를 93% 이상으로 유지하기 위해 비강캐뉼라로 산소주입'이라는 처방이 있다. 간호사는 목표 수준으로 산소포화도를 유지하기 위해 가능하면 저유량이나 저농도를 사용하면서 필요로 되는 산소로 조정할 것이다. 고유량이나 고농도가 필요한 경우에는 반드시 의사에게 알려야 한다.

외과적 수술에 의해 삽입되는 기관경유 카테터는 보편화되고 있으며, 이런 카테터(12Fr나 더 작은 구경)는 대상자의 목을 통해 기관으로 삽입되고, 이동형 산소체계에 연결된다. 이런 종류의 산소전달방법은 카테터가 폐에 직접 들어가기 때문에 산소 소모량이 훨씬 적다. 대상자의 상태를 관리하는 데 비교적 적은 양의 산소가 필요하다.

③ 안전 시 고려사항

산소 또한 약물 중 하나이기 때문에 사용 시 처방이 요구된다. 기관 정책 및 규정상 의사가 즉시 처방할 수 없는 경우에는 간호사가 응급상황에서 산소를 투여할 수 있도록 하는 경우가 많다. 산소는 일반적으로 적절하게 사용하면 안전하지만 특정한 예방조치를 반드시 지켜야 한다. 모든 약물과 마찬가지로 산소도 잘못 사용하게 되면 위험을 초래할 가능성이 있다.

대상자에게 산소요법을 시작하면, 산소전달기구를 착용하는 것의 중요성을 설명한다.

SAFETY ALERT

가정에서 산소가 투여될 때, 이동형 산소탱크 옆에 금연 표시를 부착해서 모든 방문객에게 금연의 중요성을 알려야 한다. 산소는 발화성을 가지고 있지 않으나 연소를 크게 가속시키며 작은 불꽃도 화재를 일으킬 수 있다.

처방된 산소 용량이 전달되는지 확인하기 위해 자주 산소유량을 확인한다. 대상자가 산소로 인해 기도가 건조해지는 것을 최소화하기 위해 가습기나 분무기를 사용하는 경우, 용기에 물이 채워졌는지 또는 적절히 부착되었는지 확인한다. 산소누출은 대상자가 충분한 산소를 공급받지 못하게 하므로 연결 부위가 잘 조여지도록 해야 한다.

산소요법은 어떤 대상자에게는 심각한 건강문제를 일으킬 가능성이 있다. 비교적 낮은 산소농도는 신생아의 망막에 손상을 줄 수 있고, 시력을 잃게 할 수도 있으므로 산소요법을 받는 모든 신생아를 주의 깊게 관찰해야 한다.

고농도 산소는 폐조직에 독성이 있으므로 장기간 동안 강력한 산소요법을 받아야 하는 중환자실에 입원한 대상자는 결과적으로 폐손상으로 고생하는 경우가 있다. 이러한 우려가 비강캐뉼라를 사용하는 일반 대상자에게는 심각한 문제가 아니지만, 집중적인 호흡치료가 필요한 대상자에게 산소 독성은 위험할 수 있다.

과거에는 만성폐쇄성폐질환을 가진 대상자가 과도하게 호흡하는 것을 억제하기 위해 산소를 투여하는 것에 대해 관심을 가졌다. 건강한 폐를 가진 사람의 경우 과도하게 호흡하는 것은 과호흡이다. 일부 만성폐쇄성폐질환을 가진 대상자는 만성적으로 이산화탄소를 보유하고 있고 호흡하기 위해 저산소증을 나타내면서 호흡을 과도하게 하려는 조치를 잊어버린다. 이론적으로 산소 투여는 호흡하려는 모든 의욕을 없앤다. 그래서 많은 사람은 만성폐쇄성폐질환을 가진 대상자에게 산소를 투여해서는 안 된다고 믿는다. 게다가 어떤 대상자의 경우에도 산소투여가 호흡하려는 의욕을 감소시킨다는 몇 개의 근거가 있다. 만성폐쇄성폐질환을 가진 대상자에게 산소가 필요하다면 투여해야 한다. 그리고 모든 치료요법과 함께 세밀하게 모니터링해야 한다. 만약 대상자의 상태가 악화된다면 또 다른 중재를 제공해야 한다.

SAFETY ALERT

만성폐쇄성폐질환 대상자의 경우, 산소는 신중하게 투여해야 한다. 산소투여 시, 목표 산소농도는 88~92%이다. 악화되는 증상을 관찰하고, 필요하다면 인공호흡기를 포함한 부가적인 호흡지지 간호를 제공해야 한다.

(6) 호흡곤란 관리

호흡곤란의 효과적인 치료는 신체적 · 심리적 요소로서 설명되며, 호흡곤란을 관리하기 위해 사용되는 흔한 중재로는 불안조절, 활동변화, 호흡양상을 변화시키는 안위제공 등이 있다.

특별한 원인 없이 발생하는 호흡곤란의 경우, 이를 경험하는 대상자나 치료하는 간호사 모두를 당황스럽게 만들 수 있다. 대상자의 불안을 감소시키기 위해 안정적이고 천천히 말하면서 한번에 하나의 단순한 지시만을 하여 안정감을 제공하도록 한다. 관심을 가지고 대상자의 말을 경청하는 것과 대상자가 이완되도록 돕는 활동은 대상자의 호흡곤란 완화에 필수적이다. 완화되지 않는 불안의 경우, 대상자의 호흡곤란이 주요원인으로, 의사는 가벼운 항불안제를 처방할 수 있다.

안위제공에는 체위도 포함되는데, 대상자가 횡격막을 자유롭게 움직일 수 있다면 똑바로 앉는 것이 가장 편안하다. 산소가 처방되면 처방된 대로 작동되는지 확인하고, 대상자가 호흡을 느리게 하는 데 초점을 둔다. 대상자는 가능하면 코로 숨을 쉬어야 하며 흡기 시 횡격막을 이용하여 호흡하도록 도와야 하는데, 이때에는 대상자의 어깨를 부드럽게 누름으로써 돕는다. 이는 호흡부속근의 비효율적 사용을 예방한다.

따뜻한 격려와 신뢰감은 대상자로 하여금 호흡수를 점차 감소시켜 호흡곤란을 사라지게 할 수 있다. 호흡곤란 발생 시 원인과 중증도를 살펴야 하고, 항상 적절한 안위를 제공해야 한다. 의사의 즉각적인 처방이 가능하다면 신소요법도 적절하다. 대부분의 병원은 간호사가 의사의 처방을 기다리면서 직접 산소치료를 시작할 수 있도록 하는 정책을 가지고 있다.

윤리적 · 법적 쟁점

인공호흡기의 중단

최 간호사는 중환자실에 근무하고 있으며, 이틀 전 매우 심각한 자동차 사고를 당한 18세 소녀를 간호하고 있다. 뇌전도 결과, 뇌활동이 없는 것으로 나타났기 때문에 예후가 매우 불량하며 현재 인공호흡기에 의존하고 있다. 의사는 최 간호사에게 좌절에 빠진 대상자의 부모가 딸의 인공호흡기를 제거하는 것과 딸의 장기기증에 대해 승낙서를 받는 것에 대해 이야기하겠다고 한다.

비판적 사고를 위한 과제

- 건강관리제공자가 대상자 가족에게 장기이식에 관한 내용설명이나 요청 등을 할 때 고려해야 할 사항이 무엇인지 확인해 본다.
- 최 간호사 앞에서 의사가 가족에게 장기이식에 관한 설명을 하는 상황이 펼쳐진다면 어떤 느낌이 들지 또는 어떠한 지지적 자세 혹은 행동을 취할지를 생각해 본다.
- 부모가 장기이식 요청을 거절할 권리가 있는가? 만약 그렇다면 건강관리제공자는 어떠한 방법으로 이러한 결정을 지지할 것인가?
- 장기이식에 동의하는 것이 어떻게 가족들의 애도 과정에 도움이 될 수 있을지 생각해 본다.

산소와 안위제공으로도 대상자의 호흡곤란이 감소되지 않거나 호흡곤란이 갑자기 나타날 때는 의사에게 알려야 한다.

건강관리팀과의 협력
호흡치료에 대한 상담

박 간호사는 위장우회수술을 받고 마취회복실에서 병실로 옮겨온 52세의 정 씨를 간호하게 되었다. 박 간호사는 사정과 의무기록 고찰이 끝난 후 정 씨가 호흡기합병증의 고위험 대상자라는 것을 알게 되었고, 호흡치료사에게 의뢰할 것을 결정했다.

Situation(상황): "저는 환자분의 상태를 사정하기 위해 왔습니다. 저희가 수술 후 회복기간 동안 호흡기합병증을 예방하기 위한 계획을 수립하는 데 도와주시기 바랍니다."

Background(배경): 정 씨는 오늘 아침 위장우회술을 했고, 체질량지수가 40이고 불면증의 기왕력을 가지고 있다. 정 씨의 의무기록에는 CPAP를 사용하지 않았고 병실로 가지고 오지 않은 것으로 기록되어 있다. 정 씨는 자가통증조절기를 가지고 있었고, 현재 통증은 10에 해당하여 추가적으로 통증조절 약물의 용량을 늘릴 필요가 있다. 호흡은 22회이지만 산소포화는 2L/m을 주고 있는 상황에서 91%이다.

Assessment(사정): 정 씨의 무기폐, 폐렴, 나아가 수술에 의한 호흡부전, 비만, 수면무호흡 과거력, 통증조절약 증량에 대해 유념한다.

Recommendation(권고): 오늘 정 씨를 만나 호흡부전을 사정하고 예방하기 위해 CPAP 또는 지속적인 산소측정이 필요한지 평가한다. 그리고 수술 후 생기는 호흡기합병증의 예방을 위한 정 씨의 간호계획을 수립한다.

비판적 사고를 위한 과제

- 왜 정 씨가 가진 위험요인들이 수술 후 호흡기합병증을 유발하는지에 대해 논의한다.
- 박 간호사가 정 씨의 간호계획에 추가하기 위해 호흡치료사와 의논하게 될 독립적 간호행위가 무엇인지 생각해 본다.
- 정 씨와 관련된 호흡치료의 우선순위를 상담할 필요가 있을까? 어떻게 요구되는 처방을 찾을 것인가?
- CPAP와 지속적인 산소측정을 충분히 시행하지 않았으므로 정 씨에게 안전하게 적용할 수 있는 새로운 기기들에 박 간호사가 어떻게 익숙해질 수 있겠는가?

(7) 과다환기 관리

과다환기를 경험하는 대상자는 빠른 호흡과 현기증, 저린감과 같은 징후와 동맥혈가스분석검사 결과 $PaCO_2$가 35mmHg 이하를 나타낸다. 대상자는 호흡곤란의 주관적인 느낌을 경험하는데, 간호사는 대상자의 불안을 감소시키고 호흡을 천천히 하도록 교육해야 한다.

단순한 격려로 호흡곤란이 사라지지 않으면, 대상자는 재호흡할 수 있는 기구로서 종이백을 사용한다. 대상자는 종이백 안으로 여러 번 숨을 들이쉬고 내쉰다. 재호흡하는 과정에서 백으로부터 호기된 이산화탄소를 마시게 되므로 대상자의 $PaCO_2$가 호흡이 정상으로 돌아올 때까지 호흡수를 점점 느리게 할 수 있다. 현기증과 저린감이 사라져야 한다. 호흡곤란이 있을 때 과다환기의 완전한 사정이 필요하며 의사에게 알려야 한다.

불안보다는 다른 의학적 상태로 인해 과환기 대상자가 종이백으로 호흡하는 동안에는 대상자에게 요구되어지는 치료가 지체될 수 있다. 종이백 호흡은 지침에 따라 간호사의 관찰하에 수행되어야 한다. 이산화탄소의 과도한 호흡은 대상자에게 공황상태를 야기시킬 수 있다.

(8) 보조적 환기

양측 기도내 양압(BiPAP) 치료는 흡기를 보조하기 위해 기계적 환기장치를 사용한다. 대상자가 들이쉬려는 노력이 환기장치를 작동하도록 하고, 이는 공기가 폐 안으로 들어가도록 한다. 양압은 덜 팽창되는 폐포가 열리도록 도와 무기폐를 예방하고 치료한다. 양측 기도내 양압은 흡기 시 높은 압력을 전달하고 호기 시 낮은 압력을 전달하여 기도가 열려 있도록 한다. 지속적인 기도내 양압(CPAP)은 이러한 목표를 달성하기 위해 일정한 압력하에 산소를 사용하는데, CPAP는 수면성 무호흡과 관련된 주기적 저산소혈증을 감소시키기 위해 야간에도 사용된다. CPAP는 마스크나 nasal prongs을 통해 전달되는데, 이것들은 적절한 압력을 제공하는 기계에 부착되어 있다. 많은 대상자들은 기계 밀실공포를 느끼게 하고 시끄럽기 때문에 CPAP나 BiPAP를 잘 견디지 못한다. 이 기계들이 사용될 때, 개인이 호흡수와 깊이를 조절한다. 그래서 BiPAP이나 CPAP가 대상자를 위해 호흡하지 않고 환기적 도움이 필요한 대상자에게 환기장치의 역할을 하지 않는다는 것을 명심해야 한다.

양압치료는 숙련된 의료진이 시행해야 하는데, 특히 간호사나 호흡치료사는 각 대상자의 호흡요구를 사정하고 이에 따라 치료를 개별화해야 한다. CPAP나 BiPAP를 사용하는 모든 대상자들은 병원으로 자신의 장비를 가져와 잠재적인 호흡합병증을 피하도록 해야 한다.

SAFETY ALERT

경고음은 항상 들을 수 있어야 하며, 절대로 경고음장치를 꺼서는 안 된다.

(9) 인공기도

인공기도는 폐로의 직접적인 통로를 제공하기 위해 입, 코, 인두를 통해 삽입되는 장치이다. 구인두기도, 비인두기도, 기관내관, 기관절개관이 인공기도의 예이다.

① 구인두기도 또는 비인두기도

이러한 형태의 기도는 상부기도 폐쇄를 우회하거나, 분비물의 제거를 촉진하기 위해 사용된다(그림 26-12). 구인두기도는 삽입하기 쉽지만, 의식이 있는 대상자의 경우에는 구인두 기도가 구토반사를 자극하기 때문에 혼수상태인 경우를 제외한 대상자에게는 사용하기 어려우며, 이때

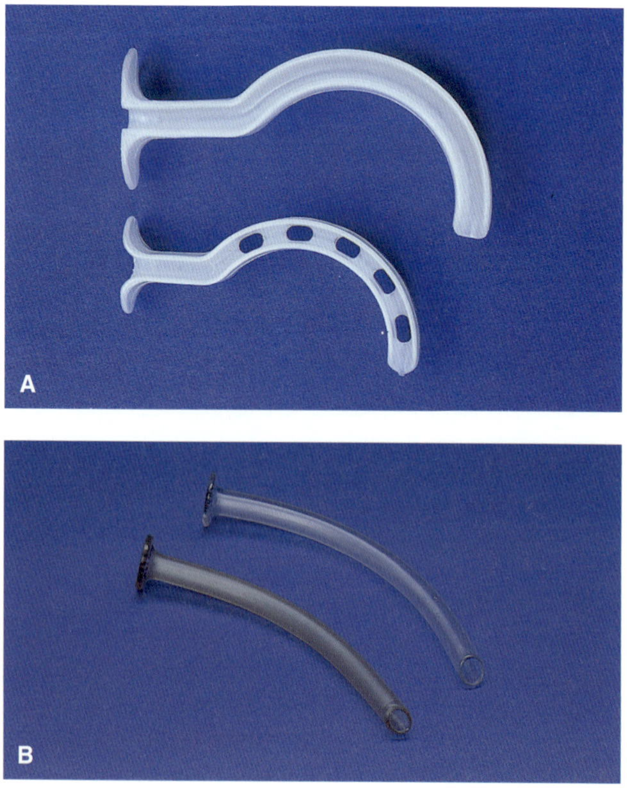

그림 26-12 인공기도 A: 구인두기도, B: 비인두기도

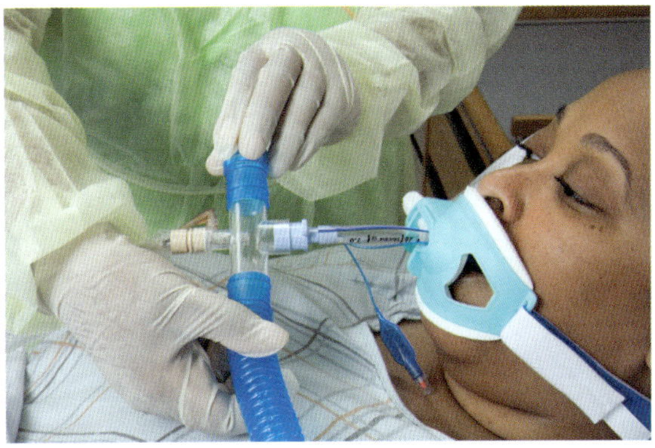

그림 26-13 인공호흡기 관이 부착된 기관내관

는 비인두가 더 선호된다. 구인두기도나 비인두기도 삽관 전에는 수용성 젤을 발라 잘 윤활되도록 한다.

② 기관내관

기관내관은 코나 입을 통해 기관으로 삽입되는 플라스틱 관이다(그림 26-13). 이는 수술 중이거나 기계적 환기가 필요한 대상자에게 적용되며, 혼수상태인 대상자의 기도를 보호하기 위해서도 사용된다.

③ 기관절개술

기관절개술(tracheostomy)은 플라스틱 관을 외과적으로 후두 바로 아래에서 기관으로 삽입하는 인공기도로서, 관은 입과 상기도를 우회한다. 인공기도를 만드는 외과적 절차를 기관절개술이라 하고 만들어진 기도를 절개관이라고 한다. 이러한 절차는 일시적인 방법으로 만들어진다. 후두 전체가 제거되는 영구적인 후두절제술과는 달리, 기관절개는 기도의 구조를 완전히 보존한다.

심각하고 반복적인 상기도 폐쇄가 일어나는 대상자에게 적합한 방법이다. 음식이나 위 내용물을 자주 흡입하는 대상자는 기도를 보호하기 위해 기관절개를 시행해야 한다. 몇몇 대상자의 경우에는 기관절개가 분비물을 흡인해 내는 통로를 제공하기 때문에 분비물 조절을 위해 이러한 종류의 기도가 필요하다. 장기간 기계적 호흡이 요구되는 대상자는 안전하고 안정적인 인공기도를 제공하기 위해 기관을 절개한다. 일반병동에 있는 많은 기관절개 대상자는 이전에 중환자실에서 간호를 받았거나 머리나 목 수술을 받은 대상자가 대부분이다.

기관절개관의 형태는 다양하다. 모든 관은 기관에 부착되는 외관과 목 부위에 관을 고정시킬 수 있도록 하는 테두리 가장자리로 되어 있다. Obturator(밀폐장치)는 기관절개관 안의 삽입을 용이하게 하는 길잡이 역할을 하고, 기관절개관이 삽입되면 제거한다. 어떤 기관절개관은 내관이 있어 삽입되어 고정되거나 세척을 위해 제거할 수 있다(그림 26-14). 기관 내에 부풀려서 고정할 수 있는 커프가 달린 기관절개관이 있다(그림 26-15). 커프가 달린 기관절개관의 장점으로는 흡입의 위험 감소, 공기누출 방지, 기계적 환기와 연결가능하다는 점 등이 있다. 저압력 커프는 기관점막의 손상을 줄이며, 천공이 있는 절개관은 외관에 구멍이 있는 관이다. 대상자가 환기를 하게 되면 내관을 제자리에 고정한다. 기관절개관을 더 이상 사용하지 않게 되었을 때에는 내관은 제거되고 커프는 바람을 빼고 관주위나 천공을 통해 호흡하도록 한다. 천공이 있는 기관절개관의 또다른 장점은 천동이 내뱉는 공기를 성대 위로 지나도록 하기 때문에 기관절개관을 막았을

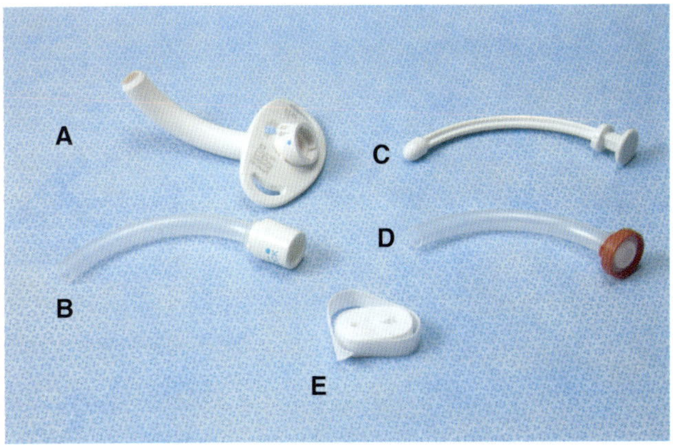

그림 26-14 커프가 없는 기관절개관 구성 A: 외관, B: 내관, C: 밀폐장치(obturator), D: 기관절개관 플러그, E: 기관절개관 끈

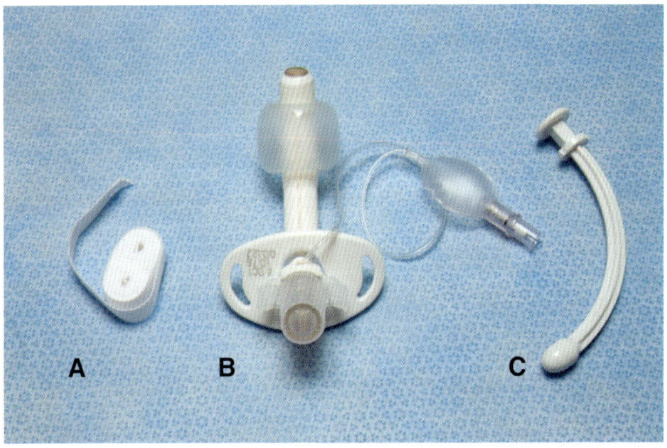

그림 26-15 커프 있는 기관절개관 구성 A: 기관절개관 끈, B: 커프달린 기관절개관, C: 밀폐장치(obturator)

때에도 말할 수 있다는 것이다.

SAFETY ALERT
질식이나 사망을 초래할 수 있으므로 관은 커프가 팽창되어 있으면 절대로 막아서는 안 된다.

기관절개는 위험성이 많으며, 수술 직후에는 절개로 인한 출혈이 흔하므로, 이 시기에 드레싱을 자주 교환해야 한다. 혈액 손실량을 사정하고 출혈이 과도하면 의사에게 보고해야 한다. 누공 주위에 대한 드레싱은 감염예방을 위해 필수적인데, 이는 기관절개가 상기도의 방어기전들을 우회하기 때문에 대상자는 폐렴에 걸릴 가능성이 높다. 수술 후 입원기간 동안, 기관절개를 소독하거나, 흡인할 때 특히 무균술을 철저히 적용해야 한다.

기관절개술이 필요한 대상자는 호흡능력이 감소된 경우가 많다. 건조된 분비물은 완전히 기관절개관을 막을 수 있고, 호흡 시 응급상황을 초래한다. 따라서 기관절개관을 삽입한 대상자에게는 수분공급을 해야 하고, 흡입되는 공기는 분무기나 고농도의 가습기에 의해 완전히 가습되어야 한다.

기관절개를 한 경우 의사소통 문제가 나타나는데, 성대가 기관절개관의 위에 있으므로 대상자는 말을 할 수 없다. 글자판이나 연필을 사용하여 의사소통하므로 대상자의 좌절감이나 혼동을 완화시킬 수 있다. 특별한 기관절개관은 표준 기관절개관에 연결되고 발성이 가능하도록 한다. 기관절개관 마개는 일시적으로 기관절개관을 막아 대상자가 정상적인 기도를 통해 호흡하는 능력을 사정할 수 있으며, 이러한 마개가 쓰이면 대상자는 다시 말을 할 수 있다.

SAFETY ALERT
특별한 기관절개관은 강한 자발호흡을 가진 대상자에게 적합하다. 특정 기구는 알맞은 사용방법을 따라야 한다. 부적절하게 적용하면, 오작동이나 완전기도폐쇄를 유발할 수 있다.

신체상의 변화는 기관절개관을 삽입한 대상자의 잠재적인 문제이다. 기관절개관을 삽입한 대상자는 누공으로 인해 당황스러워하고 혼란스러워하며, 누공을 추하고 기형이라고 생각하고, 여기서 나오는 분비물을 부끄러워하기도 한다. 또한 도움 없이 숨쉬는 것과 같은 기본적인 생명유지기능을 할 수 없다는 것 때문에 실패감과 우울감을 느낀다. 또한 대상자는 말할 수 없는 것에 대한 두려움이나 걱정을 느낄 수 있다. 신체상 변화에 대한 치료적 중재는 38장을 참조한다.

기관절개 간호는 감염의 위험을 감소시키고 딱딱해진 분비물이 관을 막지 않도록 하기 위해 필요하다. 기관절개관의 내관과 절개 부위 주변으로부터 건조된 점액을 제거해야 하는데, 기성제품으로 만들어진 기관절개 드레싱을 사용할 수 있으며, 거즈는 적당한 크기로 접어서 사용할 수 있다. 거즈에 있는 실밥이 누공에 염증반응을 일으킬 수 있으므로 거즈를 가위로 자르지 말아야 한다. 대상자가 분비물이 많으면, 필요한 만큼 자주 드레싱을 교환한다. 기관절개관 내에 분비물이 많지 않으면 드레싱은 하루 한 번이나 두 번 정도 교환한다. 잘 삽입되어 분비물을 마르게 하는 기관절개관은 특별한 드레싱이 필요하지 않다. **실습지침서 9장**은 기관절개 간호의 구체적인 지침을 제공한다.

SAFETY ALERT
고정되지 않은 관은 기침을 하면서 빠질 수 있으므로 기관절개관을 고정시키는 고정끈을 교환할 때 주의해야 한다. 우발적으로 관이 빠지는 위험을 최소화하기 위해 기관절개 간호 시, 간호사 둘이서 시행하는 것이 좋다.

(10) 흡인

무기폐와 폐렴은 점액을 배출하기 위한 효과적인 기침을 할 수 없는 대상자에게서 발생한다. 과다한 점액은 기도폐쇄를 유발하므로, 이를 예방하기 위해 기도 흡인을 해야 한다. 흡인은 상기도에 분비물이 있을 때에만 시행한다. 악설음, 호흡음 감소, 흡기압력 증가, 호흡수 증가, 산소포화도 감소 등이 상기도에 분비물이 있음을 나타낸다.

기도를 흡인하기 위해 코, 입, 기관을 통해 카테터를 삽입하는데, 카테터는 분비물을 제거하기 위한 흡인력을 제공하는 이동형 또는 벽 고정 흡인기구에 연결한다. 효과적인 흡인은 구강과 비인두의 분비물을 없앨 수 있다. 기관내 깊숙이 있는 분비물은 제거하기 더욱 어렵지만 분비물이 어디 있느냐에 상관없이 흡인 절차는 비슷하다. **실습지침서 9장**에 흡인으로 분비물을 제거하는 방법을 제시하였다.

어떤 대상자는 과다한 양의 구강 분비물을 만드는데, 이러한 대상자에게는 목구멍 뒤쪽으로부터 과다한 침과 점액을 제거하기 위해 tonsil-tip(Yankauer)이라는 흡인

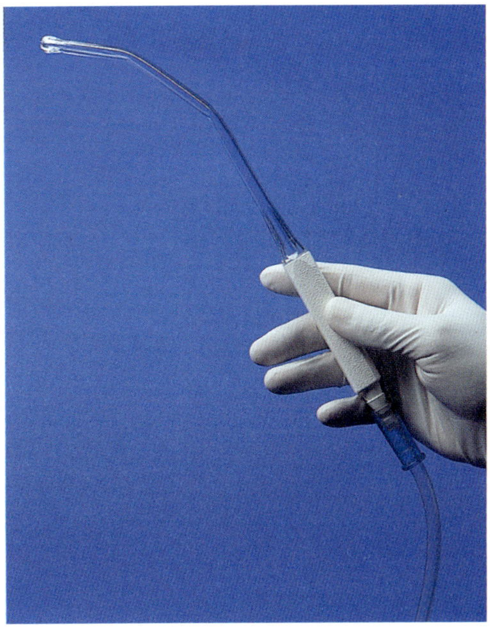

그림 26-16 구강의 과도한 분비물을 제거하기 위한 Tonsil-tip(Yankauer) 흡인관

관을 사용할 수 있으며 이러한 흡인카테터 역시 벽 고정형 또는 이동형 흡인기에 연결된다(그림 26-16).

기관지 분비물이 깊숙이 있는 경우 기관지 내 흡인이 요구된다. 흡인이 정확히 수행된다면 폐로 가는 공기의 흐름도 증진할 수 있으며, 이는 산소화를 증진시킨다. 그러나 이러한 과정은 위험을 감수해야 하는데, 점액뿐만 아니라 산소가 기도로부터 빨려 나오기 때문에 흡인은 일시적인 저산소증을 일으킬 수 있다.

SAFETY ALERT

수년간 많은 연구들은 흡인 전에 저산소증과 무기폐를 최소화하기 위한 과산소요법의 중요성을 강조했다(Lewis et al., 2014).

기관의 미세한 점막에 카테터가 주는 손상을 최소화하기 위해 간헐적으로 흡인을 실시한다. 매 흡인 시 3회로, 각 흡인 시 권장되는 시간은 10초로 제한한다(Lewis et al., 2014). 흡인조절기는 고학년의 아동이나 성인의 경우 80~120mmHg, 영아에게는 60~80mmHg로 맞춘다.

흡인은 저산소증을 유발할 뿐만 아니라 심부정맥, 저혈압, 무기폐를 유발하기도 한다. 또한 흡인은 구토반사를 자극할 수 있기 때문에 위험이 있을 수 있다. 흡인은 과다한 분비물로부터 호흡곤란의 증상을 완화시키지만, 그 과정은 모든 대상자에게 두렵고 유쾌하지 않으므로 대상자가 안심할 수 있도록 도와주어야 한다.

(11) 흉관배액

흉관은 외과의사가 체액, 공기, 혈액을 배출하기 위해 늑막강에 삽입하는 배액기구로서, 의사에 의해 삽입되고 제거된다. 간호사는 흉관삽입을 돕고, 흉관을 삽입하고 있는 대상자의 상태를 지속적으로 감시하고 사정할 책임이 있다.

정상적으로 흉곽의 압력은 대기압에 비해 음압이다. 이 음압이 흡기 시 폐 안으로 공기가 들어가도록 한다. 이러한 음압 차이를 방해하는 것이 흉관 삽입이 필요한 상황이 된다. 질병 과정에서 발생한 체액형성은 정상적으로 확장할 수 있는 폐의 능력을 방해할 수 있다. 체액은 늑막강으로부터 배출되어야 한다. 흉곽손상은 늑막강에 혈액이 고이도록 하거나(혈흉), 흉벽에 이루어지는 수술은 폐의 허탈을 일으키므로(기흉), 이때 흉관삽입이 허탈된 폐를 재팽창시키거나 체액을 제거하기 위해 시행된다. 폐허탈이 자발적으로 생긴 경우(자발성 기흉), 흉관은 늑막강에서 공기를 제거하고 폐를 재팽창시키기 위해 사용된다.

흉관은 외과의사에 의해 늑막강 내에 삽입되며, 봉합하여 고정시킨 후 폐쇄성 무균 드레싱으로 덮는다. 흉관은 약 60cm 정도 길이의 고무관에 의해 수집병, 물밀봉(water seal)병에 연결된다. 폐를 재팽창시키기 위해 추가적인 압력이 필요하다면 흡인이 처방될 수 있다. 물밀봉은 대상자가 숨을 들이쉴 때 물이 늑막강으로 공기가 들어가는 것을 방지한다. 관이 꼬이지 않도록 유지하는 것이 중요하고, 그렇지 않으면 체액이 축적될 수 있다.

최근 병원에서 사용되는 흉곽배액체계는 수집병, 밀봉병, 흡인이 하나로 구성된 일회용 체계이다(그림 26-17)(실습지침서 9장 참조). 수집병은 흉관에서 배액되는 모든 체액을 수집하는데, 이 병은 순차적으로 채워지는 누진적인 기둥을 가지고 있다. 이렇게 채워지는 과정 때문에 항상 흉관배액체계는 똑바로 서 있어야 한다. 이러한 체계가 거꾸로 되면, 배액이 모든 수집병으로 흘러 들어가게 된다. 간호사는 매 근무 시마다 수집병에 증가된 배액의 양을 표시해야 한다.

물밀봉병은 공기가 흉관으로 들어가지 않고 배액과 공기가 수집병으로 배액되도록 한다. 물밀봉병에는 제조회사에 의해 표시된 선까지 멸균수가 채워져 있어야 한다.

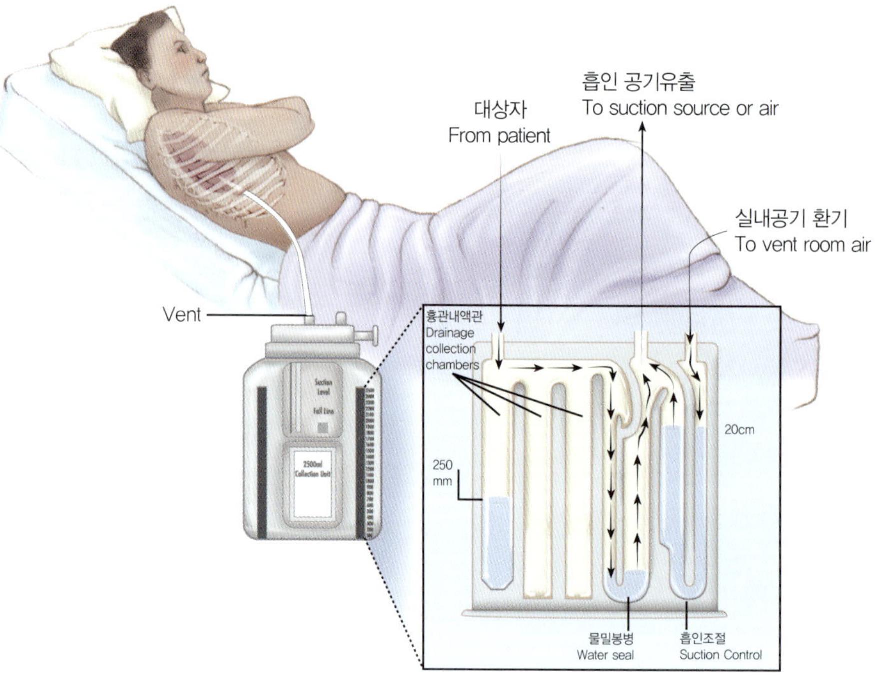

그림 26-17 흉부 배액 장치
출처: Smeltzer, S. C., & Bare, B. G. (2000). *Brunner & Suddarth's textbook of medical-surgical nursing* [9th ed.]. Philadelphia, PA: Lippincott Williams & Wilkins.

대상자가 호흡할 때, 물밀봉병에서의 가벼운 파동은 정상적이다. 대상자가 기침할 때, 물밀봉병에서 거품이 나는 것은 간헐적인 공기누출을 나타내지만, 물밀봉병의 계속적인 거품은 지속적인 공기누출을 의미하므로 의사에게 보고해야 한다.

흡인이 처방되면, 흡인병은 일부만 멸균수로 채우고 흡인기에 연결한다. 의사는 사용되는 흡인량(보통 20cm 흡인)을 처방하는데, 처방된 흡인량에 맞는 선까지 멸균수가 부드러운 물거품을 일으키도록 흡인병을 조절한다. 흉관배액체계에 흡인을 포함시키는 것은 허탈된 폐를 더 잘 재팽창시키거나 늑막강으로부터 체액을 더 잘 제거하도록 하기 위한 음압을 형성하기 때문이다. 기흉이 재팽창하거나 배액되어야 할 액체의 양이 아주 조금 있을 때에는 흉관을 흡인기로부터 분리시켜 물밀봉병에 연결하도록 처방한다. 흉관을 가진 대상자의 관찰에 대한 구체적인 내용은 **실습지침서 9장**을 참조한다.

(12) 인공호흡기

인공호흡기는 효과적으로 호흡할 수 없는 대상자에게 인공적인 호흡을 제공하기 위해 사용되는 기계적 장치이다. 최근까지 인공호흡기는 중환자실에서만 사용되었으나 현재는 내 · 외과 병동이나 재활병동에서 인공호흡기를 사용하는 대상자가 증가하고 있다. 인공호흡기에 의존하는 대상자를 간호하는 일반 요양시설도 흔해지고, 가정 내에서의 호흡기 사용도 점차 증가하고 있다.

인공호흡기는 효과적으로 호흡할 수 없는 대상자에게 산소를 전달하며, 단순한 압력조절장치에서 마이크로프로세서(microprocessor)에 의한 호흡기, 용량조절 호흡기 등 종류가 다양하다. 호흡기의 사용은 완전한 호흡보조에서부터 장기간 효과적인 호흡을 유지할 수 없는 너무 허약한 대상자를 보조하는 단순한 상황까지 다양하다.

인공호흡기는 특별히 훈련된 건강관리제공자가 자주 관찰해야 하며, 인공호흡기를 사용하는 대상자를 돌보는 사람은 호흡기의 경고음에 익숙해져야 한다. 이 호흡기의 경고음은 대상자의 상태변화나 가능한 기계 오작동을 나타낸다.

음압 인공호흡기에 대한 더 많은 정보는 이 장의 가정 · 지역사회 기반 간호를 참조하고, 집중환기치료에 대한 추가적 정보는 호흡치료나 중환자 간호를 참조한다.

> **SAFETY ALERT**
> 식염수 세척은 딱딱해진 분비물을 부드럽게 하기 위해 흔히 사용되는 처치로서, 산소량을 눈에 띄게 떨어뜨릴 수 있다. 이에 대한 연구 결과는 의견이 분분하지만, 이러한 관행을 지지할 만한 증거는 없다.

(13) 응급기도 관리

기도폐쇄는 호흡을 방해하기 때문에 즉각적인 주의가 요구되는 의학적 응급상황이다. 기도는 질식과 심폐정지를 막기 위해 열려 있어야 한다. 혼수상태이거나 뇌졸중 대상자와 같이 신경학적으로 장애가 있는 대상자는 기도폐쇄의 위험이 가장 높다. 기도가 부분적으로 막히면 힘들게라도 호흡할 수 있는데, 즉 부분적 폐쇄는 대상자가 숨을 들이쉴 때 나는 큰 코고는 소리로 알 수 있다.

기도에 이물질을 흡인한 질식 대상자는 대단히 위험하므로 상황을 즉각적으로 사정하고 기도를 개방하기 위한 단계를 시작해야 한다. 질식 상태인 대상자를 발견하였을 때 기도폐쇄의 정도를 먼저 확인해야 하고, 질식 상태인 대상자가 기침을 크게 하거나 호흡을 위한 헐떡거림이 있으면, 기도는 부분적으로 막힌 것이다(그림 26-18). 이런 경우 도움 없이 대상자가 기침을 하도록 하는데, 기침은 다른 어떤 중재보다 더 효과적이다. 이때 대상자의 등은 두드리지 않도록 하는데, 등을 두드리면 막힌 물질이 기도 안으로 좀 더 깊이 들어갈 위험이 있기 때문이다.

호기 시 고음의 협착음이 들리면 기도가 거의 완전히 막힌 것을 의미하며, 대상자는 매우 약한 기침을 하게 된다. 대상자가 전혀 기침하지 않거나 호흡음이 없으면 기도가 완전히 막힌 것이므로, 이러한 경우의 처치는 다음과 같다.

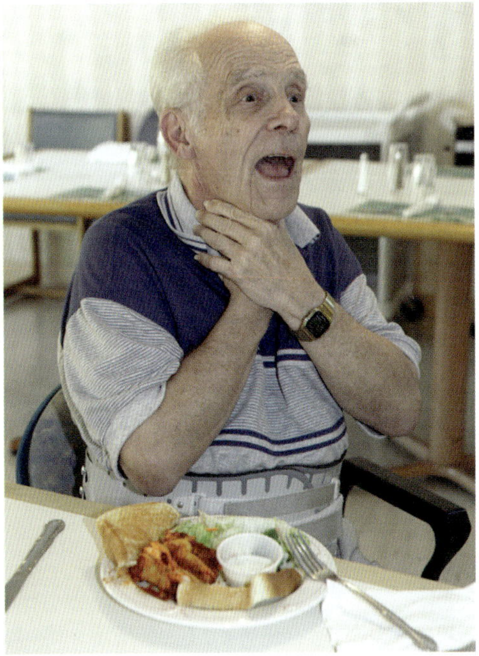

그림 26-18 "난 목이 막혔다."라는 보편적인 징후로 목을 부여잡고 있다.

> **SAFETY ALERT**
> 기도폐색의 가장 흔한 원인은 혀이며, 혀가 기도 뒤로 넘어가서 환기와 가스교환을 방해한다. 이때 옆으로 대상자를 눕히는 것은 기도폐색을 완화시킬 수 있으며, 이러한 체위가 불가능하면 구인두기도나 비인두기도가 필요하다.

미국심장협회(American Heart Association, AHA)는 성인이나 아동의 이물질에 의한 기도폐쇄의 치료로서 하임리히법(Heimlich maneuver)을 권장하고 있다. 이 처치는 흡인된 이물질을 빼낼 수 있는 강한 압력을 생성하기 위해 복부 타격을 사용한다. 질식 상태인 대상자가 말할 수 없거나 기침할 수 없다는 것을 확인한 후 신속히 처치해야 한다. 대상자의 뒤에 서서 팔로 대상자의 허리를 감싸 안고, 한 주먹은 복부에 놓고 다른 손은 주먹 쥔 손의 손목을 잡아 빠르고 단단히 위 방향으로 타격하는 방법으로 조인다. 이 동작은 대상자가 의식을 잃거나 이물질이 나올 때까지 반복한다.

무의식이 생기면, 대상자를 앙와위로 눕힌다. 막힌 물질을 제거하려는 시도로서 대상자의 입을 손가락으로 훑어준 후, 기본심폐소생술을 시작한다. 복부누르기를 하고 성공할 때까지 반복한다.

> **SAFETY ALERT**
> 질식 상태인 대상자를 발견한 간호사는 도움을 요청하는 동안 대상자 옆에 머물러야 한다. 간호사가 하임리히법을 사용함으로써 기도를 여는 즉각적인 행동이 필요하다. 도우려고 가장 먼저 도착한 사람은 심폐소생술을 시작하도록 하고, 필요하다면 다른 도움을 제공한다.

① 수동형 소생백과 마스크

대상자가 적절한 환기를 유지할 수 없다면, 대상자가 회복되거나 기도를 삽입하여 기계적 환기를 시작하거나 죽음에 이를 때까지 수동형 소생백과 마스크를 사용해야 한다. 수동형 소생백은 기본적인 응급장비로서, 이 백은 흡인 전 과환기시키는 방법으로 사용될 수 있고 안면마스크가 제거되면 기관절개나 기관내 삽관에 연결될 수 있다(실습지침서 9장 참조).

효과적인 환기를 위해, 대상자의 턱을 뒤로 젖혀 기도를 개방시킨다. 한손으로 마스크를 대상자의 코와 입 위에 잘 덮고 다른 손으로 소생백을 누르면 폐로 공기가 전달된다. 백은 자연적으로 팽창되고 단방향 밸브는 호기된 공기가 빠져나가도록 한다. 성인의 정상호흡수는 분당

16~20회이며, 전달되는 1회 호흡량이나 산소량은 백을 누르는 방법과 횟수에 따라 달라진다.

3) 가정 · 지역사회 기반 간호

대부분의 호흡기계 문제를 경험하는 대상자는 급성 호흡부전이나 만성 호흡상태의 악화가 있는 대상자를 제외하고는 지역사회에서 관리된다. 가정에서의 호흡치료는 최고유량속 모니터, 분무치료, 흉부물리요법, 산소요법, 인공호흡기 간호 등이 있다. 대상자가 얼마나 많은 그리고 어떤 종류의 가정치료를 받는지는 대상자의 연령, 각종 간호중재를 배울 능력, 가족지지, 손상 정도, 동기 등에 달려 있다. 간호사는 다른 건강관리전문가와 이에 대해 정보를 공유해야 한다. 간호사는 가정간호를 조정하고 대상자 및 가족을 교육해야 할 책임이 있다.

(1) 감염관리

병원에서는 2~3일 후 정도면 폐기되는 캐뉼라, 저용량의 분무기와 같은 장비들을 대상자가 가정에서 사용할 경우 비교적 장기간 동안 사용한다. 기관절개 간호나 흡인과 같이 병원에서는 무균술로 적용되는 간호술을 가정에서 시행할 때는 청결상태에서 수행해야 한다. 비용이 많이 소요되고 각 장비들의 소독이 어렵기는 하지만 가정에서의 감염관리도 병원에서와 같이 실제적인 효과를 볼 수 있다.

호흡기 감염으로 인해 치명적인 폐렴이 발생할 수 있기 때문에 대상자가 감염관리의 중요성을 이해하는 것이 중요한데, 특히 손씻기의 중요성을 강조해야 한다. 또한 대상자에게 모든 장비를 효과적으로 세척하는 방법에 대해 교육한다.

대상자는 호흡기계 감염 증상에 대해 알아야 한다. 객담증가, 객담의 색이 노란색이나 녹색으로 변화하는 것, 발열, 객담을 뱉기 어려워지는 것이 감염되었다는 것을 의미한다. 대상자에게 항생제 처방이 내려졌으면 이러한 증상이 나타날 때 투약을 시작하는 것이 적절하다. 하루 이틀만에 증상이 완화되지 않으면 의사를 찾아야 한다. 내성이 생기는 것을 피하기 위해 처방된 항생제를 모두 복용해야 한다. 특히 객담에 눈에 띌 정도의 혈액이 있거나 숨 차는 것이 더 심해지거나 다른 심각한 증상이 있다면 의사에게 보고해야 한다.

(2) 약물요법

가정에서 사용하는 호흡기계 약물은 1회 복용량 구분 포장으로 단순화시킬 수 있지만, 이것은 약물을 병에 보관하는 것보다 더 비싸다. 대상자가 약물용량을 측정하는 것을 배우면 약물을 병에 보관하면서 복용하는 것이 비용면에서 더 저렴하다. 대상자가 약물의 부작용을 인식하고 왜 위험한지 이해하도록 교육해야 한다. 약물을 처방하는 것보다 더 자주 약물복용의 위험성을 강조하고, 약물이 효과가 없으면 반드시 의사에게 연락하도록 한다.

(3) 가정에서의 산소전달체계

대상자가 집에서 사용하는 호흡기계장비는 병원장비와는 다르다. 가정에서는 대상자가 고압 실린더, 액체가스 또는 전기전원(electrically powered) 산소농축기에 의해 산소를 투여받는다. 고압탱크에 압축된 산소는 보조적인 산소요법이 필요한 대상자에게 가장 좋으며 액체형 산소는 대상자의 외출을 가능하게 한다. 이동식 보행용 산소는 가정 내에 고정된 산소공급 장치를 통해 산소를 채울 수 있다. 보행용 산소는 작은 카트에 이동이 가능할 정도의 크기이지만 한 시간 동안 사용할 수 있는 분량의 산소를 가지고 있다(그림 26-19). 산소농축기는 실내공기로부터 산소를 화학적으로 분리해내는 장치로서, 이는 장기간 저농도의 산소가 필요한 대상자에게 적당하다.

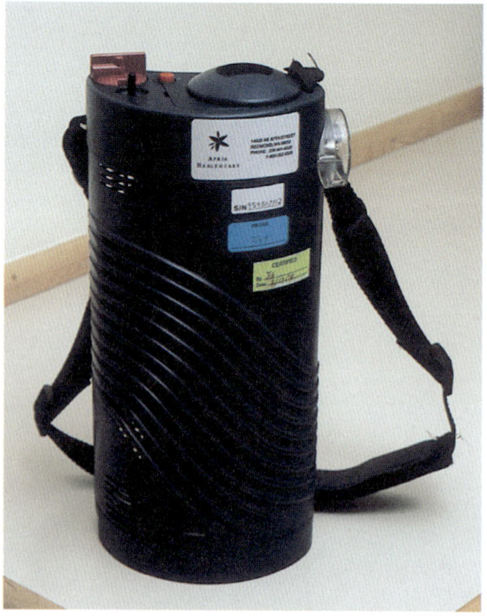

그림 26-19 이동식 보행용 산소-비교적 긴 보행기간을 위해 액체형 산소를 가득 채움

가정용 호흡기는 중환자실에서 볼 수 있는 것과 다른데, 호흡이 약한 대상자를 돕는 폐 둘레 보조벨트(wrap-around pulmonary-aid belt)에서 완전한 환기보조를 제공하는 음압 흉곽 외형과 양압 이동형 호흡기까지 여러 가지가 있다.

이러한 품목을 대여하거나 산소를 공급하는 회사는 믿을 만한 곳이어야 하고, 대상자들에게 매일 24시간 서비스를 제공해 줄 수 있어야 한다. 대상자는 공급자의 전화번호를 가지고 필요할 때면 언제나 서비스를 받을 수 있어야 한다. 믿을 만한 공급자들은 호흡치료사를 고용하여 대상자를 정기적으로 가정방문하고 호흡상태와 장비기능을 사정하도록 한다. 간호사나 다른 건강관리전문가들은 이러한 서비스를 대상자 및 가족이 잘 제공받을 수 있도록 고려해야 한다.

(4) 에너지 보존

호흡기계 부전은 대상자의 일상생활활동(ADLs)에 심각한 영향을 미칠 수 있지만 대부분의 대상자는 일상생활활동에 경미한 변화만 있으므로 별다른 지장은 없다.

에너지 보존과 독립성에 대한 동기화가 성공의 열쇠이다. 호흡부전이 각 활동에 영향을 미치는 범위에 대한 철저한 사정에 근거를 두고, 일상생활활동을 조정할 것을 다음과 같이 제안할 수 있다.

- 식사준비가 문제가 되면 식사를 쉽게 도울 수 있는 프로그램을 대상자 및 가족에게 소개해 주는 것이 적절하다.
- 기동성이 손상되면, 침상 목욕이 통목욕에 대한 실질적인 대안이 될 수 있다.
- 화장실 이용이 불편할 경우 이동형 변기를 사용하는 것이 화장실을 가는 노력을 줄일 수 있다.

대상자가 활동을 하지 않는 것은 바람직하지 않으므로 호흡곤란을 유발하는 활동을 예방하는 데 있어 대상자에게 생활방식 변화를 요구할 수 있다. 대상자는 활동을 수행하거나 보다 효율적으로 수행하는 데 도움이 필요할 수 있다. 간호사는 대상자의 일상생활 기능 수준을 사정하고, 호흡곤란과 피로를 가지고 생활하는 긍정적인 수단을 개발하도록 도와야 한다. 대상자가 건강한 사람에게 필요한 시간보다 더 많은 시간을 요구하는 활동계획표를 짜는 것을 돕도록 한다. 기본적 임무를 수행하는 동안 앉아 있는 것과 같은 에너지 보존방법은 숨이 차는 위험요인을 제거해 줄 수 있다. 대상자는 과로하지 않기 위해 휴식기간 사이의 활동 간격을 띄우고, 식후 최소한 1시간 동안은 활동을 제한하도록 해야 한다.

대상자는 자신의 신체적 능력 범위를 초과하지 않도록 해야 하는데, 운동내성을 증가시키는 방향으로 점차 활동량을 증가시키도록 한다. 대상자가 현실적인 목표를 세우도록 돕는 것은 매우 중요하나, 대상자가 노력하는 행위들이 가치 있다고 느껴질 정도의 목표를 세우는 것도 중요하므로 목표를 실천하는 과정에서 지속적인 칭찬과 격려를 하도록 한다.

(5) 자존감 유지

대부분의 사람들처럼 폐질환을 가진 대상자 또한 독립적이고 사회에 공헌하고, 자신을 의지하며, 다른 사람에게 짐이 되지 않기를 원한다. 독립적으로 다니고 의미 있는 일을 하는 능력은 이런 느낌을 증가시키는 데 도움이 될 수 있으며, 이러한 활동은 대상자가 우울하지 않게 할 수 있을 것이다.

폐질환의 진단이 대상자로 하여금 전혀 일을 할 수 없다는 의미는 아니므로 대상자가 직업으로부터 만족감을 얻으면, 그 사람이 그 일을 가능한 한 오래 수행할 수 있도록 배려해 주어야 한다. 그러나 빈번한 질병으로 인해 호흡곤란이 심한 대상자가 과중한 업무량을 요구하는 직업을 유지하기는 어려울 수 있다. 호흡기계 질환은 성적 욕구와 성기능 감소를 초래할 수 있는데, 즉 만성피로, 숨이 참, 과다한 점액이나 호흡곤란에 의한 수치심은 호흡기 문제를 가진 대상자로 하여금 성기능을 상실하게 하는 흔한 원인이 된다. 대상자는 성관계를 시작하기 전에 기관지확장제를 사용하면 성행위 동안 호흡곤란이 감소되어 제한된 범위 내에서 성행위를 할 수 있다는 사실을 알아야 한다. 또한 대상자에게 수동적인 체위가 에너지를 절약할 수 있다는 사실도 알려주도록 하고, 대상자나 파트너 사이에 개방적 의사소통의 중요성을 강조하고 파트너와의 조정이 필요하다는 것을 인식하도록 도와야 한다.

가정 밖에서의 활동, 즉 사회적 발산이 호흡기계 문제를 가진 대상자가 일상생활에서 오는 좌절감을 극복하는 데 도움이 될 수 있다. 미국의 호흡기질환협회의 경우 호흡기계 질환을 가진 사람들을 위한 교육과 집단을 적극적으로 지원하고 있다. 간호사, 의사, 호흡치료사는 그런 모임의 초대강연자가 되기도 하는데, 재활 프로그램은 매우

대상자 간호계획
비효율적 기도 청결

간호진단

약한 기침, 우발적인 호흡음, 녹색의 객담을 보이는 기관-기관지 감염과 관련된 비효율적 기도 청결

간호목표

대상자는 폐 분비물을 제거한다.

간호성과 기준

- 교육 후 대상자는 올바른 기침방법을 시범 보인다.
- 대상자는 입원하고 있는 동안 하루 6컵의 물을 마신다.
- 대상자는 퇴원 전 정확한 자가흡인방법을 시범 보인다.

간호중재	이론적 근거
1. 대상자에게 적절한 수분공급의 중요성을 교육한다. a. 수분섭취 장려(2,000~3,000mL/24hours) b. 섭취 · 배설량 측정 c. 우유와 유제품 제한 d. 초음파 분무기 치료	1. 충분한 수분공급은 분비물을 묽게 하고, 이는 점액이 기도를 막는 것을 예방한다. a. 대상자의 수분공급 상태를 평가한다. b. 유제품은 분비물을 진하게 만든다. c. 분비물을 촉촉하게 하고 이동을 돕는다.
2. 객담배출을 증진시킬 수 있는 체위를 취하고 기침하도록 한다. a. 2시간마다 심호흡과 기침을 한다. b. 헛기침을 한다. c. 대상자는 가능한 한 좌위를 취하도록 한다.	2. 폐포를 열고 추가 무기폐를 예방한다. a. 기도허탈을 방지한다. b. 기침에 필요한 심호흡과 강한 복부수축을 허용한다.
3. 통증이 효과적인 기침을 방해하면, 기침 전 진통제를 투여한다.	3. 대상자가 통증을 두려워하면, 깊게 호흡하거나 효과적으로 기침하는 것을 주저한다.
4. 효과적인 기침으로 분비물을 제거하지 못하면 대상자에게 기관 흡인을 시행하거나 교육한다. a. 흡인 전후 100% 산소로 과산소화시킨다. b. 흡인 시도마다 10초 이상 흡인하지 않는다. c. 대상자가 자가 흡인이 필요하면 흡인 방법을 연습하고 시범 보일 기회를 제공한다.	4. 약하고, 효과가 없는 기침은 분비물이 기도 내에 정체되고 가스교환을 방해한다. a. 흡인 전 과산소화는 흡인 동안 발생되는 저산소혈증을 예방한다. b. 흡인기간의 지속은 조직손상과 저산소혈증을 유발한다. c. 흡인은 기술 습득과 편안함을 위해 연습이 필요한 복잡한 간호술이다.
5. 처방된 대로 체위배액의 흉부물리요법을 제공하고, 교육한다. 대상자와 가족구성원의 기술이 숙달되고 편안해지면 시범을 보이게 한다.	7. 분비물은 중력의 힘으로 주요기도로부터 배액된다.

구조화된 활동을 제공한다. 그들의 목적은 폐질환을 가지고 기능할 수 있는 대상자의 능력을 증진시키는 것이며, 호흡 재훈련, 운동, 식이, 직업적 상담을 제공한다.

8. 간호평가

대상자의 최근 호흡상태에 의존하여 목표와 개별화된 기대 결과를 높이기 위해 대상자와 함께 논의해야 한다.

간호목표

대상자는 호흡부전의 예방과 관련된 지식을 설명한다.

간호성과 기준

- 교육 후 대상자는 심호흡과 기침법의 시범을 보인다.
- 교육 후 대상자는 흡연의 생리학적 효과에 대해 이야기한다.
- 대상자는 6주 동안 금연 모임에 정기적으로 참석한다.

간호목표

대상자는 호흡 기능부전의 최적의 관리에 관한 지식을 가진다.

간호성과 기준

- 교육 후 대상자는 호흡기 감염에 관한 징후를 열거하고 언제 의사에게 연락해야 하는지 안다.
- 호흡기계 장애를 위해 투여되는 약물에 대한 교육 후, 대상자는 약물의 이름, 작용, 부작용, 투여용량, 투약에 대한 특별한 고려사항에 대해 진술한다.
- 퇴원 전, 대상자는 가정에서의 산소장비 활용 시 안전한 사용방법을 시범 보인다.
- 교육 후 대상자는 입을 오므리고 호흡하는(pursed lip breathing) 방법을 시범 보인다.

간호목표

대상자는 폐 분비물을 제거한다.

간호성과 기준

- 교육 후 대상자는 적절한 기침법을 시범 보인다.
- 돌봄제공자나 부모는 다음 가정방문 때까지 타진과 진동, 체위배액을 포함한 흉부물리요법을 시범 보인다.
- 대상자는 퇴원 전 정확한 자가흡인기술을 시범 보인다.

간호목표

대상자는 자아개념과 생활양식의 변화에 효과적으로 대처한다.

간호성과 기준

- 진단 1주 이내, 대상자는 정서적인 힘을 제공하는 지지자를 찾는다.
- 교육이 끝날 즈음에 대상자는 본인이 사용하고자 계획한 지역사회 단체와 서비스를 열거한다.
- 퇴원 전 대상자는 드레싱할 때 앉아 있기, 휴식시간 설정하기와 같이 산소소비가 적은 활동에 대해 말한다.

주요개념

- 호흡의 주요 기능은 혈액에 산소전달, 혈액으로부터 이산화탄소의 제거, 산-염기의 균형유지이다.
- 기도가 염증, 기관지 경련, 과다한 점액 분비물에 의해 폐쇄될 때 호흡하는 데 드는 노력은 증가된다.
- 심호흡과 기침은 무기폐나 폐렴과 같은 폐합병증을 예방하는 가장 중요한 방법이다.
- 적절한 수분공급은 호흡기 분비물을 적당하게 촉촉하게 하여 호흡기 통로로 부터 배출을 용이하도록 한다.
- 흡연은 폐 건강에 영향을 미치는 가장 중요한 위험요인이다.
- 호흡 기능부전의 흔한 임상 증상은 기침, 호흡곤란, 흉통, 객담 등이다.
- 호흡기 건강을 위한 건강 증진은 금연, 최고 유속 감시, 알레르기원 감소, 적절한 예방접종이다.
- 호흡기계에 문제가 있는 대상자의 주요 간호중재는 기도개방증진, 폐 안에서 공기 분배 증진, 산소화 증진을 포함한다.
- 기도유지 중재는 수분공급, 분무요법, 체위, 기침, 흉부물리요법, 흡인, 인공기도 관리를 포함한다.
- 심호흡, 강화폐활량계, 간헐적 양압호흡(IPPB), BiPAP와 같은 과도환기 방법은 무기폐를 예방하고 강한 기침을 증진하도록 한다.
- 산소요법은 폐 내의 산소량을 증가시켜, 혈액과 조직에 더 많은 산소가 가도록 한다.
- 호흡곤란, 과도한 점액분비, 건조한 분비물, 과소환기, 과도환기는 호흡기계에 문제가 있는 대상자의 흔한 간호문제이다.
- 호흡기계 질환이 있는 대상자에게 가정간호는 개별화되어야 한다. 일상생활활동을 수행하는 능력과 가정 내에서의 자기돌봄 능력 정도는 퇴원 전에 주의 깊게 고려되어야 한다.

REFERENCES

Abdo, W., & Heunks, L. (2012). Oxygen-induced hypercapnia in COPD: Myths and facts. *Critical Care, 16*(5), 323. doi: 10.1186/cc11475

Agency for Healthcare Research and Quality. (2008). AHCPR supported clinical practice guidelines. Treating tobacco use and dependence: 2008 update. Chapter 3 clinical interventions for tobacco use and dependence. Retrieved November 11, 2010, from www.ncbi.nlm.nih.gov/bookshelf/br.fcgi?book=hsahcpr&part=A28251#A29458

American Lung Association, Epidemiology and Statistics Unit. (2012). Trends in asthma morbidity and mortality. Retrieved from http://www.lung.org/finding-cures/our-research/trend-reports/asthma-trend-report.pdf

Caparros, A. (2014). Mechanical ventilation and the role of saline instillation in suctioning adult intensive care unit patients: An evidence-based practice review. Dimensions of Critical Care Nursing, 33(4), 246–253. doi:10.1097/DCC.0000000000000049

Centers for Disease Control and Prevention. (2010). Seasonal influenza (flu) vaccination. Retrieved from www.cdc.gov/vaccines/vpd-vac/flu/default.htm

Centers for Disease Control and Prevention. (2014a). E-cigarette use more than doubles among U.S. middle and high school students from 2011-2012. http://www.cdc.gov/media/releases/2013/p0905-ecigarette-use.html

Centers for Disease Control and Prevention. (2014b). New CDC study finds dramatic increase in e-cigarette-related calls to poison centers. http://www.cdc.gov/media/releases/2014/p0403-e-cigarette-poison.html

Centers for Disease Control and Prevention. (2014c). Youth and tobacco use. www.cdc.gov/tobacco/data_statistics/fact_sheets/youth_data/tobacco_use/index.htm

Centers for Disease Control and Prevention. (2014d). Use of 13-valent pneumococcal conjugate vaccine and 23-valent pneumococcal polysaccharide vaccine among adults aged ≥65 Years: Recommendations of the Advisory Committee on Immunization Practices. *MMWR Morb Mortal Wkly Rep, 63*(37), 822–825.

Czogala, J., Goniewicz, M., Fidelus, B., Zielinska-Danch, W., Travers, M., & Sobczak, A. (2014). Secondhand exposure to vapors from electronic cigarettes. *Nicotine & Tobacco Research, 16*(6), 655–662. doi:10.1093/ntr/ntt203

Davidson, E., Lui, J. J., & Sheikh, A. (2010). The impact of ethnicity on asthma care. *Primary Care Respiratory Journal, 19*(3), 202–208.

Herdman, T. H., & Kamitsuru, S. (Eds.). (2014). *Nursing diagnoses: Definitions and classifications. 2015-2017.* West Sussex, England: Wiley-Blackwell.

Institute for Healthcare Improvement. (2014). Implement the IHI ventilator bundle. Retrieved from http://www.ihi.org/resources/Pages/Changes/ImplementtheVentilatorBundle.aspx

Klompas, M., Branson, R., Eichenwald, E., Greene, L., Howell, M., Lee, G. et al. (2014). Strategies to prevent ventilator-associated pneumonia in acute care hospitals: 2014 update. *Infection Control and Hospital Epidemiology, 35*(8), 915–936. Retrieved from http://www.jstor.org/stable/10.1086/677144

Lewis, S., Dirksen, S., Heitkemper, M., & Bucher, L. (2014). *Medical surgical nursing: Assessment and management of clinical problems* (9th ed.). St. Louis, MO: Mosby.

Netuveli, G., Hurwitz, B., & Sheikh, A. (2007). Lineages of language and the diagnosis of asthma. *Journal of the Royal Society of Medicine, 100*(1), 19–24.

Suleman, A., Riaz, K., & Heffner, K. D. (2013). Exercise physiology. Retrieved November 11, 2010, from http://emedicine.medscape.com/article/88484-overview

Tabloski, P. (2013). *Gerontological nursing* (3rd ed.). Upper Saddle River, NJ: Pearson Prentice Hall.

Tammemagi, M. C., Berg, C. D., Riley, T. L., Cunningham, C. R., & Taylor, K. L. (2014). Impact of lung cancer screening results on smoking cessation. *Journal of the National Cancer Institute, 106*(6). doi: 10.1093/jnci/dju084

Widmaier, E. P., Raff, H., & Strang, K. T. (2013). Vander's human physiology: *The mechanisms of body function* (13th ed.). Boston, MA: McGraw-Hill.

Yang, M., Yan, Y, Yin, X., Want, B., Wu, T., Liu, G., et al. (2013). Chest physiotherapy for pneumonia in adults. *Cochrane Database Systematic Reviews,* (2), Art. No.: CD006338. doi: 10.1002/14651858.CD006338.pub3(http://onlinelibrary.wiley.com/doi/10.1002/14651858.CD006338.pub3/abstract;jsessionid=B52ADA0C1CF69C49F3F0F651BB659507.f03t03)

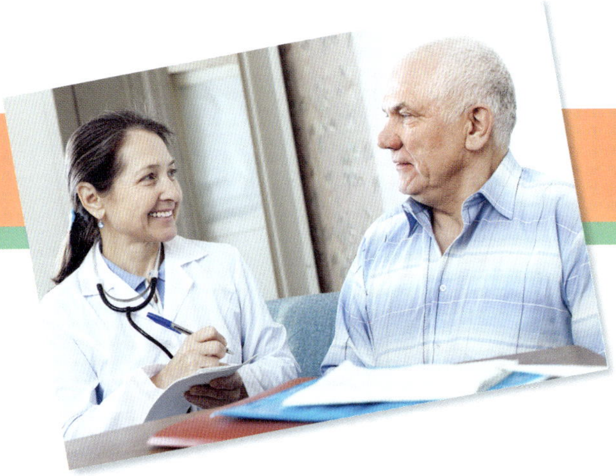

CHAPTER 27

심장기능

Cardiac Function

Tamara Cyhan Cunitz

비판적 사고를 위한 사례

59세 홍 씨는 매년 1회 건강검진을 위해 병원을 방문한다. 가족력상 심혈관질환이 있는데, 홍 씨의 아버지는 광범위한 심근경색으로 60세에 돌아가셨다. 홍 씨는 최근 과중한 업무와 집안 문제(24세인 딸이 최근 이혼 후 두 명의 자녀를 데리고 친정으로 돌아옴)로 극도의 스트레스를 받고 있다. 홍 씨는 일주일에 두 번 골프를 치곤했지만 최근에는 운동할 시간이 없었다. 신체검진 결과, 혈압 178/94mmHg(1년 전 184/96mmHg), 맥박 94회/분, 호흡 14회/분으로 나타났다. 김 간호사가 홍 씨의 활력징후에 대해 말해 주려 할 때 대상자는 자신의 활력징후 결과에 대해 듣기를 원하지 않았으며, 채식 위주의 식단을 거부했다. 또한 자신은 다른 사람과 마찬가지로 건강하다고 자신하고 있다. 홍 씨는 여행을 자주 하는 편이고, 패스트푸드를 자주 먹고 있으며, 최근 6개월간 체중이 10kg 증가하여 현재 BMI 수치가 28~29kg/m^2 정도이다. 흡연은 하지 않으며, 1주일에 1~2잔의 맥주를 마시고 있다.

이 장을 학습한 후, 위의 사례를 읽고 다음의 내용에 대하여 비판적 사고를 적용하여 복습한다.

1. 대상자의 심혈관계 건강에 부정적 영향을 미치는 위험요소를 설명하고, 대상자가 위험요소를 어떻게 변화시킬 수 있을지 생각한다.
2. 대상자의 건강을 증진하기 위해 시행할 수 있는 중재방안을 설명한다.
3. 대상자의 심혈관계 건강에 있어서 생활습관의 영향에 대해 설명한다.
4. 대상자의 생활방식에서 변화할 수 있는 두 가지 방안을 마련한다.
5. 대상자가 긍정적인 방향으로의 생활방식 변화를 꺼린다면, 간호사로서 어떻게 대처할 것인지 생각한다.

주요용어

간헐성 파행증 intermittent claudication
뇌졸중 stroke
대사증후군 metabolic syndrome(syndrome X)
부정맥 dysrhythmia
쇼크 shock
수축기 systole
수축력 contractility
실신 syncope
심근 myocardium
심근경색 myocardial infarction, MI
심내막 endocardium
심박출량 cardiac output, CO
심외막 epicardium
심장손상 표지자 cardiac biomarkers
연속적 압박장치 sequential compression devices, SCDs
원격측정 telemetry
이완기 diastole
일시적 허혈발작 transient ischemic attack, TIA
일회 박출량 stroke volume
자동성 automaticity
조직관류 perfusion
허혈 ischemia
혈전 thrombus
협심증 angina

학습목표

1. 정상적인 심박출량과 조직관류에 영향을 미치는 요인에 대해 설명한다.
2. 생애주기에 따른 심혈관 변화에 대해 설명한다.
3. 변화한 심혈관기능의 원인에 대해 기술한다.
4. 변화한 심혈관기능이 일상생활활동에 어떠한 영향을 미치는지 설명한다.
5. 심혈관계 기능의 기본적인 건강사정을 수행한다.
6. 심혈관계 문제를 가진 대상자의 사정 시 요구되는 흔한 검진 과정이나 진단적 검사에 대해 설명한다.
7. 심혈관계 기능을 증진하고 회복할 수 있는 간호중재 방안을 설명한다.

심혈관계의 주요기능은 산소와 영양소를 조직으로 운반하고 조직에서 사용된 대사산물을 배출하기 위해 적절한 기관으로 이송하는 것이다. 심장은 혈관으로 혈액을 전달하기 위한 펌프 역할을 수행하는데, 모든 기관과 조직의 기능은 심혈관계의 효율성에 달려 있다. 이 장은 건강유지에 있어 심혈관계의 중요성에 초점을 두고 있다.

1. 정상 심혈관 기능

1) 심혈관계의 구조

심장과 혈관은 심혈관계의 일부이다. 이 시스템은 폐순환과 전신순환의 2가지 주요 부분으로 구성된 폐쇄회로이다. 우측은 폐로 들어가고 좌측은 전신으로 가는 이중펌프 역할을 하는데, 폐순환은 폐를 통해 혈액을 운반하고, 여기서 이산화탄소는 유리되고 산소가 흡수된다. 반면, 전신순환은 모든 전신조직에 산화된 혈액과 영양소를 운반한다(그림 27-1).

(1) 심장

심장은 주먹 하나보다 약간 크고, 속이 빈 근육펌프로서 일반적으로 여성은 남자보다 체격이 작으므로 심장이 더 작다. 심장은 분당 약 5L의 혈액을 박출하는 놀라운 기관이다. 매일 평균 심박동수는 100,000회이고 7,500L(2,000갤런)의 혈액을 박출한다(AHA, 2014b).

① 심막

심장은 3개의 층으로 되어 있는데, 심장의 가장 안쪽 층인 심내막(endocardium)은 심장을 둘러싸고 있는 조직으로 만들어졌다. 두꺼운 근육의 중간층은 심근(myocardium)층이라고 하며, 이것은 심장의 근육수축을 일으킨다. 심장의 가장 바깥층인 심외막(epicardium)은 심장을 둘러싸고, 심장을 횡격막과 흉곽의 흉골벽에 부착시키는 얇은 벽의 주머니이다(그림 27-1).

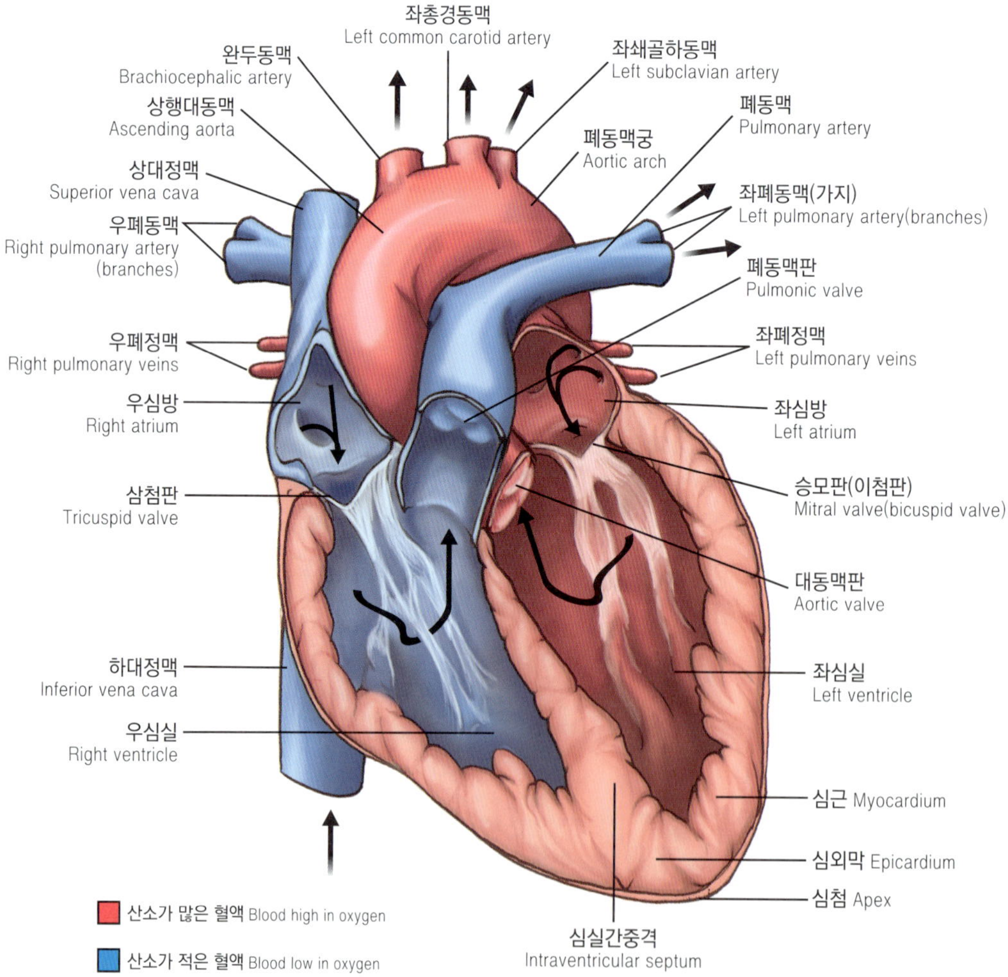

그림 27-1 심방, 심장판막, 순환

② 심장구조

심장은 4개의 심방으로 나누는 2개의 주요 벽이 있다. 중격이라 불리는 두꺼운 근육층에 의해 우심과 좌심으로 분리되며, 각각의 우심과 좌심은 위쪽의 심방과 아래쪽의 심실로 나뉘게 된다.

좌측 심장은 전신으로 혈액을 박출하기 위해 더 높은 압력을 형성해야 하기 때문에 심장의 좌측의 근육이 오른쪽에 비해 더 두꺼우며, 우측 심장은 낮은 저항의 폐순환 체계를 위해 일한다.

③ 전도계

심장은 자동성을 가지고 있는데, 이러한 자동성(automaticity)은 심장이 스스로의 전기충격을 만들어낼 수 있는 것을 의미하고, 이는 특별한 전도섬유, 즉 심박조율세포(pacemaker cells)를 따라 전달된다. 수축을 자극하는 전기충격은 우심방의 정점 가까이에 있는 동방결절(SA node)이라고 하는 곳에서 정상적으로 일어나며, 곧이어 전기적 충격은 방실접합부(AV junction), 히스속(bundle of His)으로, 우측 및 좌측 가지로 전달되고, 최종적으로 심실근육 전역에 뻗어 있는 푸르킨예 섬유(Purkinje fiber)로 들어가게 된다(그림 27-2).

④ 판막

심장은 혈액이 한 방향으로 흐르도록 하여, 효율성을 증대하고 혈액의 역류를 방지하기 위해 4개의 판막을 가지고 있다. 두 개의 판막은 심방과 심실을 구분하는 방실판막으로서, 삼첨판은 우심방과 우심실을 구분하고, 승모판은 좌심방과 좌심실을 구분한다(그림 27-1).

다른 두 개의 판막은 심실과 대혈관을 구분한다. 폐동맥판은 우심실과 폐순환을 구분하고, 대동맥판은 좌심실과 대동맥을 구분한다. 이들 판막의 모양이 반달을 닮아서 반월판막이라고 한다.

(2) 혈관

관상순환은 심장근육에 산화된 혈액을 제공하는데, 가지가 여러 개인 우측·좌측 관상동맥은 심장의 여러 층에 신선한 혈액을 전달한다. 한 개의 동맥은 심장의 우측에, 다른 동맥은 좌측에 혈액을 공급한다. 심장의 좌측에 더 큰 근육이 있어 더 많은 혈액공급이 이루어지며, 이러한 관상혈관은 이완기 때 채워진다.

2) 심혈관계 기능

펌프로서의 심장의 기능은 여러 요인의 영향을 받는데, 가장 중요한 요인은 전기자극을 만들어내고 전도하는 능력, 적당히 채우고 비워지는 능력, 수축할 수 있는 힘 등이다.

(1) 심장

심장주기는 수축과 이완의 리듬 있는 주기를 말하는 것으로, 동방결절(SA 결절)의 전기자극 생성으로 시작된다. 이 자극은 심장 전체에 퍼지고, 근육수축과 심박출을 유발한다. 수축기(systole)라고 불리는 기간 동안 수축마다 심실은 혈액을 박출하는데, 이때 혈액은 동맥을 통해 모

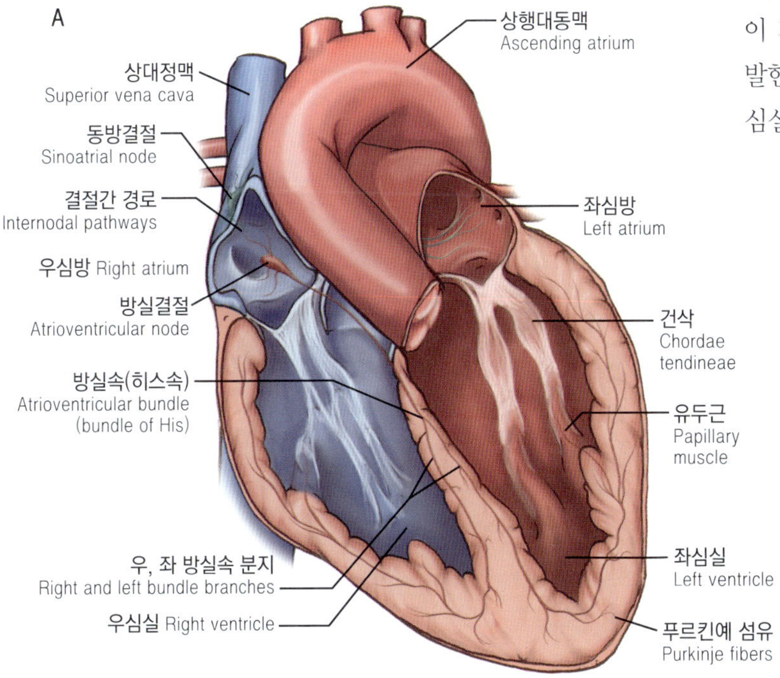

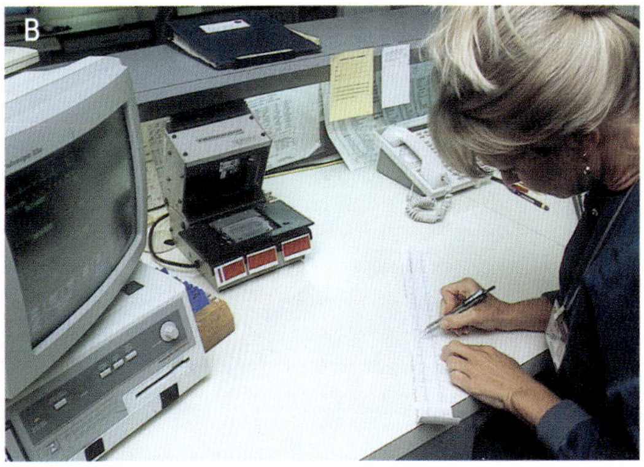

그림 27-2 A: 심장의 전도계, B: 심전도 기록지에 나타난 부정맥 소견을 정확히 기록하는 심혈관계 집중치료실(CCU) 간호사

세혈관으로 움직이고, 정맥을 통해 심장으로 혈액이 돌아오기 전에 모세혈관에서 산소와 이산화탄소의 교환이 이루어진다. 이완기(diastole)라고 하는 수축기 사이의 기간은 수축기보다 2배 정도 길며, 이 여분의 기간이 심장근육을 이완하고 각 방으로 혈액이 채워지도록 한다(그림 27-3).

① 자극 전도

동방결절(SA 결절)에서 포타슘, 나트륨, 칼슘 농도의 작지만 의미 있는 변화가 작은 전기자극을 만들어내는데, 이 자극(탈분극)은 특별한 전도조직을 따라 이동하여 정상적으로 근육이 수축하도록 한다. 자극이 세포를 지난 후, 이온 농도는 이전 수준으로 돌아오고(재분극), 근육은 이완된다. SA 결절이 심박동수의 리듬을 결정하는 자극을 형성하기 때문에 이것을 심장의 조율기(pacemaker)라고 한다.

자극이 심방의 아랫부분에 도착하면, 심실로 전달되기 전에 방실접합부에서 잠깐 지연되며, 이 지연은 심실이 충분히 수축하도록 하기 때문에 중요하다. 이와 같이 심방은 심실이 수축하기 전 심실로 30%의 혈액을 더 공급할 수 있다(Porth & Grossman, 2013). 이는 'atrial kick'으로 알려져 있다.

자극이 심실에 있는 히스속(bundle of His), 히스속의 가지(bundle branch), 푸르킨예 섬유(Purkinje fibers)를 통해 전파될 때, 심실의 심근세포는 정상적으로 수축한다. 건강한 성인에서 심장은 각 박동 사이에 똑같은 간격으로 리듬 있게 박동하며, 각 박동은 정상적으로 강도가 같은데, 사람에 따라 다를 수 있지만 정상 심박동수는 분당 60~100회로서 전기자극은 규칙적이고 연속적인 수축을 생성한다.

② 심장을 통한 혈류

모든 근육섬유의 조화로운 수축이 최대 심박출량에 필수적이며, 근육의 수축은 심장 안에서 심장 밖의 혈관으로 혈액을 짜준다.

심박동수 사이에 심장은 휴식을 하는데, 이 시간 동안, 심방은 대정맥에서 우측 심장으로, 폐정맥으로부터 좌측 심장으로 혈액을 받아들여 수동적으로 채운다. 심방근육세포가 수축할 때 심방 내에서 압력이 형성되는데, 압력은 방실판막을 열고, 혈액을 심실로 밀어 넣는다.

방실접합부에서 짧은 휴식 후, 심실근육세포는 수축을 시작한다. 심실 내의 증가하는 압력은 방실판막을 닫고, 폐동맥이나 대동맥으로의 판막을 연다. 우심실에서 박출된 혈액은 가스교환을 위해 폐동맥으로 박출되고, 좌심실에서 박출된 혈액은 전신 조직으로 이동하기 위해 대동맥으로 들어간다.

정확한 판막기능은 효과적인 박출을 위한 또 다른 필수요인으로서, 판막의 한쪽 방향 운동은 심장이 강하게 박출하도록 하며, 이것은 혈액이 충분한 압력으로 신체의 조직에 도달하도록 한다.

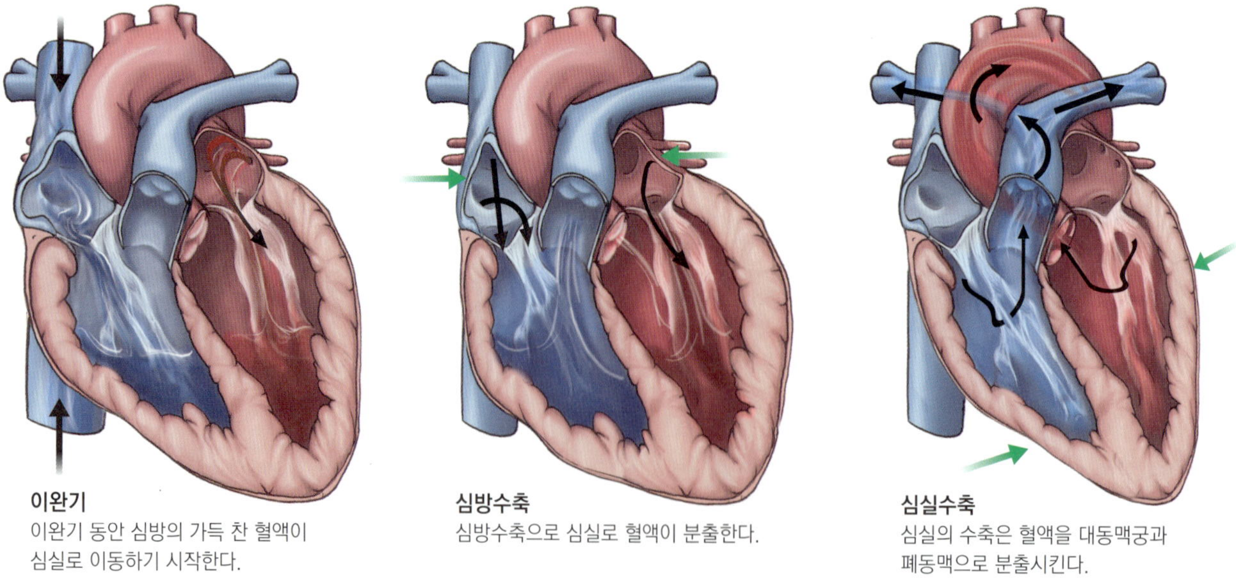

그림 27-3 심장박동 주기

③ 심박출량

심박출량(CO)은 분당 심장에서 박출되는 혈액량을 나타내는데, 정상적으로 휴식을 취하는 성인의 심박출량은 약 3.5~8L/min이다(Porth & Grossman, 2013). 건강한 사람은 운동과 같은 변화하는 대사요구에 반응하여, 심박출량이 몇 배로 증가할 수 있다.

심박출량은 심박동수(HR)와 일회 박출량(SV)을 곱한 것이다(CO=HR×SV). 심박동수는 분당 심장이 뛰는 횟수이다. 일회 박출량은 심장이 한 번 뛸 때마다 심장이 내뿜는 혈액의 양을 말한다. 이 요소가 증가하고 감소함에 따라 심박출량이 변화할 것이다.

심박동수는 동방결절(SA node)의 심장조율기에 의해 결정되는데, 이 조직은 자율신경계로부터 계속적으로 정보를 받아들이며(부교감신경은 심박동수를 느리게 하고, 교감신경은 빠르게 한다), 격렬한 운동과 같은 증가된 대사활동은 심장 자극 대사산물을 생성한다. 이는 또 교감신경계를 자극하는데, 심박출량은 조직의 부가적 요구에 맞추기 위해 이러한 상태에서 증가된다.

일회 박출량은 3가지 요소에 의존하는데, 첫째, 심장으로 들어가는 혈액량은 심장이 얼마나 박출할지를 결정한다. 건강한 심장근육은 귀환하는 혈액의 양을 수용하기 위해 팽창할 수 있다. 둘째, 일회 박출량은 심근의 자연적 강도나 수축력(contractility)에 달려 있다. 다른 근육처럼 건강하고 운동이 잘 된 심장은 약하고 느린 심장보다 더 강하고 더 효율적이므로 박동마다 더 많은 혈액을 박출할 수 있다. 마지막으로 일회 박출량은 순환계의 혈류에 대한 저항에 달려 있다. 주요 저항은 동맥계의 직경이며, 이 저항은 혈압으로 측정된다. 혈압(저항)이 높으면 일회 박출량이 감소한다(Porth & Grossman, 2013).

(2) 혈관

심장은 동맥, 세동맥, 모세혈관, 세정맥, 정맥의 연결망으로 내용물을 비워주는데, 이 네트워크의 구성원을 혈관이라고 부른다. 이러한 혈관은 직경이 1인치(2.54cm)보다 더 큰 것에서 매우 미세한 것까지 있다. 동맥과 세동맥은 혈액을 심장에서 신체조직으로 운반하고, 세정맥과 정맥은 혈액을 각 조직에서 심장으로 운반한다. 모세혈관은 연결된 것 중 가장 작다(그림 27-4). 동맥, 모세혈관, 정맥은 신체 각 조직에서 혈액의 적절한 분배와 관류에 필수적인 역동적인 구조이다.

① 혈류의 분배

심장에서 혈액이 분출될 때, 동맥의 두꺼운 근육벽이 약간 확장된 다음 다시 제대로 돌아온다. 이것은 혈액이 조직에 도달하는 충분한 힘이 있다는 것을 확인하는 데 중요하다. 동맥체계에 생기는 압력을 혈압이라고 부른다. 정상 성인의 혈압은 수축기압이 120mmHg 미만이고,이완기압이 80mmHg 미만이다(AHA, 2014d).

② 동맥

동맥은 상대적으로 두꺼운 벽으로 되어 있는 근육혈관으로서 이러한 특성은 강도와 탄력성을 제공하며, 심장이 지속적으로 밀어 넣는 높은 혈액의 압력을 견디도록 한다. 세동맥이라고 부르는 가장 작은 동맥은 모세혈관에 연결되고, 모세혈관으로의 혈류를 조절한다. 세동맥은 평활근 세포로 구성되어 팽창되거나 수축하며, 혈류의 주요 조절자로서, 매 순간 혈압조절의 주요한 역할을 한다. 이 미세한 혈관은 국소조직 요구를 충족하기 위해 직경을 증가시키거나 감소시킬 수 있다. 예를 들면, 조깅하는 사람의 활동적인 다리근육은 소화기계보다 더 많은 산소와 영양소를 요구하는데, 움직인 다리근육의 대사산물, 국소 근육산소공급의 급속한 고갈 그리고 자율신경계는 다리근육을 담당하는 세동맥을 팽창시킨다. 세동맥은 더 넓게 열림으로써 조직요구에 충족할 수 있도록 또 더 많은 혈

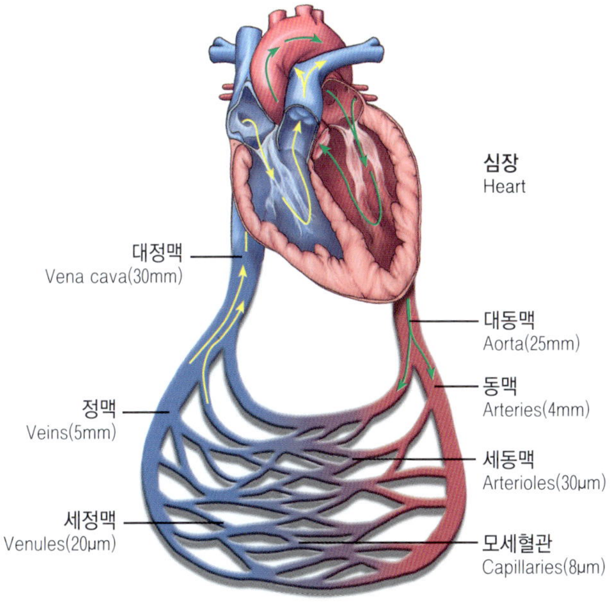

그림 27-4 대동맥, 동맥, 세동맥, 모세혈관, 세정맥 및 정맥을 통해 심장에서 혈류를 통한 전신순환. 혈액은 다시 대정맥을 통해 심장으로 돌아온다.

액이 다리로 흐르도록 하며, 동시에 소화기계 내 세동맥은 실제로 수축하여 유입되는 혈액의 양을 줄임으로써 혈류액이 가장 요구되는 신체조직으로 직접 갈 수 있도록 한다.

③ 모세혈관

이 매우 작은 미세혈관은 모든 신체조직을 돌게 되며, 얇은 상피세포벽은 투과성이 있어 혈액과 조직 사이에 영양분과 대사산물의 교환이 이루어지도록 한다. 혈액이 모세혈관으로 들어가는 시점에, 혈압과 속도가 크게 감소된다. 단일층으로 된 모세혈관의 느린 혈류속도는 조직이 산소와 영양분을 받기에 충분한 시간을 제공하는 데 필수적이며, 또한 조직이 대사산물을 제거하기 위해 혈액으로 배출하는 데 적절한 시간을 허용한다.

④ 정맥

혈액이 모세혈관을 지나면 세정맥과 정맥을 통과하게 되는데, 정맥은 동맥보다 근육이 더 적어 쉽게 팽창된다. 게다가 정맥혈은 직립한 사람인 경우 중력을 극복해야 한다. 정맥의 팽창하는 능력 때문에 정맥은 비교적 많은 혈액량을 수용하기 위해 늘어날 수 있다. 모세혈관과의 접합부인 세정맥은 작기 때문에 효과적으로 더 큰 정맥으로 비워질 수 있으며, 상 · 하대 정맥에서 종료된다. 이 혈관들은 환원된 혈액을 전신순환에서 심장의 우심방으로 귀환시킨다.

혈액은 세정맥과 정맥에서 천천히 흐르는데, 심박동의 초기 힘은 이 시점에서 매우 감소한다. 정맥혈관은 중력에 대항하여 심장으로 혈액을 보내기 위해 혈관내벽이 두터워지게 된다. 이때 정맥에 있는 판막에 의해 정맥혈의 역류가 차단되며, 골격근, 특히 다리의 골격근은 혈액을 짜주고 앞으로 밀어주고, 판막을 개방시킨다. 근육이 이완되면 다시 정맥의 판막은 닫히고, 역류는 일어나지 않게 된다(Porth & Grossman, 2013).

⑤ 조직관류

생명을 유지하기 위해 모든 살아 있는 생물체의 세포는 산소와 영양소의 지속적인 공급을 받아야 하는데, 신체조직을 통하여 혈액이 흐르는 것을 조직관류(perfusion)라고 한다.

개별적으로 세포와 조직은 모세혈관으로부터 산소, 포도당 및 다양한 이온을 받는다. 모세혈관의 동맥말단에서 혈액의 전방으로 가는 힘은 체액과 수용성 물질을 혈액 밖으로 밀어내는 것을 도와주며, 이 체액은 세포를 둘러싸고, 영양분은 대사산물과 교환된다. 산소나 다른 분자는 주로 확산에 의해 세포로 들어가는데, 확산은 농도 차이에 반응하여 농도가 높은 곳(혈액)에서 농도가 낮은 곳(세포)으로 이동하는 것이다.

모세혈관의 정맥 말단에서 조직정수압은 체액이 혈관으로 다시 들어가도록 하며, 혈장에서 큰 단백질 분자는 잔여 체액을 모세혈관으로 끌어당기는데, 이러한 혈장단백질의 스펀지 같은 작용을 삼투압이라고 부른다.

주요 장기는 지속적인 적정 기능을 위한 관류가 필요한데, 뇌는 거의 지속적인 관류 수준을 유지하기 위해 신경수용체의 복잡한 네트워크에 의존하게 되며, 뇌에 이르는 주요 동맥에 위치한 이런 수용체는 혈압의 변화에 민감하다. 혈압이 증가하면 수용체는 동맥수축을 유발하며 이 반사작용은 혈압의 갑작스러운 상승에 의한 손상으로부터 뇌의 복잡한 모세혈관을 가능한 한 보호하게 한다. 혈압이 떨어지면 동맥은 확장되고 순간적인 감소에도 불구하고 뇌에 혈액의 지속적 흐름을 보장한다(Porth & Grossman, 2013).

심장조직에 영양을 공급하는 관상동맥은 심장의 이완기 동안에 주로 관류되며, 심박동수가 증가하면 관상동맥이 완전히 채워지기에 충분한 시간이 허용되지 않으므로 충분한 관상순환은 충분한 심박출량에 달려 있다.

신장은 효과적으로 걸러지고 세척하기 위해 혈류를 지속적으로 받아야 하며, 신동맥 개방을 유지하고, 지속적인 혈류와 소변 형성을 위해 충분한 혈압이 필요하다.

(3) 혈액

혈액은 세포에 필수적인 영양소를 운반하는 중요한 기능을 하지만, 심혈관계를 채울 만큼 충분한 용량과 그 구성성분이 정상일 때 기능이 효율적이라 할 수 있다. 즉, 적혈구는 산소전달 역할을 하고, 헤모글로빈에 결합되어 이동하며, 혈액의 액체부분인 혈장은 전해질, 극소량의 무기질, 영양소(예: glucose)를 세포로 전달한다. 적정기능을 유지하기 위해 심혈관계는 상대적으로 일정한 체액량과 혈액의 점도를 유지해야 한다.

3) 생애주기에 따른 고려사항

(1) 신생아와 영아

신생아의 심박동수는 정상적으로 130~160회/분이며 리듬은 흔히 불규칙한데, 신생아에서 100회/분 이하의 심박동수는 위험하다. 아기가 성장하면서, 심박동수는 보다 리듬 있고 느려지지만, 활동을 하거나 울 때 쉽게 증가할 수 있다. 영아의 심박동수는 깨어 있을 때나 쉴 때 80~150회/분으로 다양하다(Weber & Kelley, 2014).

혈압은 신생아기 동안에 수축기압이 평균 40 정도로 가장 낮으며, 생후 1개월이 될 때까지, 평균 수축기압이 80~90mmHg이고, 이완기압이 평균 40~60mmHg 정도가 된다.

(2) 유아와 학령전기 아동

유아기 말에는 휴식 시 심박동수가 분당 70~110회 정도로 줄어든다(Weber & Kelley, 2014). 3년 후, 혈압은 매년 측정해 보아야 하고(Kyle & Carman, 2013), 적절한 크기의 커프로(18장 참조) 측정하는 것이 정확한 값을 얻을 수 있는 방법이다. 표준 혈압표를 통해 아이의 혈압이 95% 이상으로 평가되면, 고혈압에 대한 추후 관리가 필요하다.

(3) 학령기 아동과 청소년

심장 크기가 커질수록 심박동률은 계속 떨어진다(그림 27-5). 혈압의 변화는 이 기간 동안 점진적으로 일어난다. 남아는 여아보다 혈압이 약간 높고 심박동률이 낮다. 19세까지 박동률은 분당 60~80회, 혈압은 120/80인 성인수준으로 안정화된다(Weber & Kelley, 2014).

건강한 식습관과 운동습관을 갖는 것은 평생 건강한 심기능을 유지하기 위해 학령기 아동과 청소년기에 매우 중요하다. 학령기 아동의 비만은 성인이 되었을 때 심장의 건강에 큰 영향을 미치므로 최근 몇 년간 중요성이 커지고 있다. 심기능에 대한 흡연의 영향에 대해 금연 프로그램 등을 통해 그 중요성을 알리는 것이 중요하다.

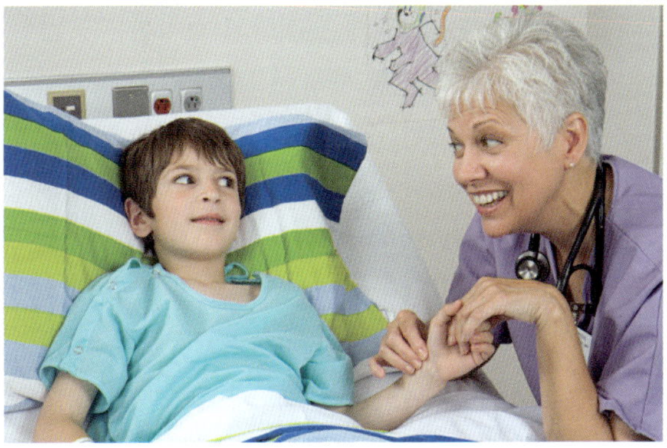

그림 27-5 학령기 아동은 요골동맥으로 측정한다.

(4) 성인과 노인

자연스러운 노화에 따라서 식이, 스트레스, 흡연 그리고 몇몇 다른 생활양상 요인이 혈관의 석회화, 지방변성, 탄력성 감퇴를 초래할 수 있다. 이러한 과정은 성인이 나이가 더 들어가면서 혈압이 증가하는 것과 같다. 혈압상승 시 심장은 더 많은 부담을 받게 되는데, 심박동수는 젊은 성인보다 나이든 성인이 더 높다.

4) 문화적 고려사항

유전적 요소와 생활양식은 다른 사회 경제적 집단과 문화 집단 사이에 심장혈관 질환 발생에 영향을 미친다. 예를 들면, 고혈압은 같은 연령에서 코카서스 남자와 여자보다는 비히스패닉계 흑인 남성과 여성에서 발생률이 높다(Go et al., 2014). 비만 및 당뇨는 튀기거나 짠 음식을 주요 식단으로 하는 지역과 주로 좌식 생활 양식으로 사는 개인에게서 발생률이 높다. 대상자의 특별한 민족의 요리법을 그대로 사용하면서 건강한 음식을 선택하는 교육은 적절한 영양소 소비와 건강하지 않은 음식을 피할 수 있는 기회를 증가시킬 것이다. 불행하게도 도시빈민의 경우, 신선한 과일과 채소의 가격 및 접근성 때문에 이용 빈도가 낮다. 또한 건강에 대한 신념도 문화마다 다양하다. 예를 들면, 어떤 문화에서는 건강관리 전문가를 만나는 것은 단지 아플 때만 필요하고, 정기 건강검진은 필요 없다고 믿는다. 그래서 고혈압이 진단되지 않아 수년 동안 치료되지 않는 경우도 있다. 이러한 예는 다른 사회 경제적 집단과 문화 집단 사이에서 건강 불평등이 존재한다는 것을 보여준다.

5) 성별 차이점

남성과 여성 간 심기능에는 눈에 띄는 차이점이 있다. 여성은 일반적으로 남성보다 심장이 작고 심혈관도 작다. 여성의 심질환은 다른 양상을 보이는데, 여러 연구에서 정확히 밝혀지지는 않았으나(Shen & Melloni, 2014), 남성보다 늦은 나이에 고혈압이나 심혈관질환이 나타난다는 보고가 있다. 폐경과 심질환 관련 문제의 관련성이 규명된 바는 있다

(Ebong et al., 2014). 심장문제에 따른 당뇨의 발병은 남자보다 3배 정도 높고 심장문제로 인한 사망은 50% 정도 높다(Solimene, 2010). 성별에 따른 차이에 대한 지식은 개인의 예방계획을 세우고 과거력, 사정, 추후관리를 시행하는 간호사에게는 매우 중요하다.

2. 심혈관기능에 영향을 미치는 요인

여러 위험요인이 심혈관계 문제를 초래할 수 있다. 위험요소는 변경할 수 없는 것과 변경할 수 있는 것으로 분류한다. 변경할 수 없는 위험요소인 나이, 성, 유전적 특징 등은 대상자의 과거력에서 얻을 수 있다. 변경할 수 있는 위험요인으로는 흡연, 식이, 비활동, 스트레스 등이 있다(Box 27-1). 변경할 수 있는 위험요소로 확인된 당뇨병의 진단은 대부분 변경될 수 없지만, 당뇨가 잘 조절되지 않거나 잘 조절될 수 있는 것과 같이 질병의 조절은 변경될 수 있다. 여러 위험요소를 감소시키면 많은 이점을 얻을 수 있다. 간호사는 대상자의 건강생활양식 선택에 대한 교육을 통해 대상자의 삶을 증진시킬 수 있다.

1) 흡연

흡연은 폐암이나 만성폐쇄성폐질환보다 심혈관계 질환으로 인한 사망을 더 많이 유발하며, 흡연은 심박동수 및 혈압을 증가시키고, 세동맥을 수축시켜 불규칙한 심장리듬을 유발할 수 있다. 또한 흡연은 죽상경화증의 과정을 강화시키고, 말초혈관질환의 주요 위험요인으로서 산소를 일산화탄소로 대치하면서 혈액의 산소운반능력을 제한한다(Emerson, 2010).

흡연하던 사람이 금연하게 되면 심혈관계의 위험이 50%까지 감소한다(Gellert, Schottker, & Brenner, 2012). 또한 흡연 위험은 흡연한 담배의 양과 비례한다. 3~4년간의 금연은 심혈관계의 위험률을 월등히 낮출 수 있다.

Box 27-1 관상동맥 질환의 위험요인

조절할 수 없는 위험요인
- 가족력
- 남성(폐경 후 여성)
- 연령(연령 증가 시 위험도 증가)
- 아프리카계 미국인

조절 가능한 위험요인
- 고혈압
- 흡연
- 고콜레스테롤혈증
- 신체적 제한
- 당뇨병
- 비만
- 스트레스에 대한 개별적 반응

2) 고혈압

고혈압은 성인의 33%에서 혈류의 변화를 주도하는 가장 흔한 임상증상이다(Go et al., 2014). 고혈압 발병률은 중년기에 가장 높고 과체중과 비만은 주로 좌식생활에서 비롯된다. 특정 혈압은 위험 정도가 증가한 대상자를 모니터링하기 위해 세워진 AHA척도를 사용한다(표 27-1).

높은 혈압은 혈관을 순환하는 혈관수축 물질이나 증가된 교감신경계 활동에 의한 결과이다. 신장의 Na 분비나 동맥 평활근 수축성의 변화가 Ca의 흡수에 변화를 일으켜 혈압을 상승시킨다.

높은 혈압은 심혈관계 기능부전의 유일한 징후로, 바꾸어 말하면 조직이나 기관의 상해를 유발한다. 높은 혈압은 젊은 여성보다 젊은 남성에게서 발생률이 높으며, 65세 이상에서는 여성에게 더 영향을 준다(Lloyd-Jones et al., 2010). 특정 인종집단 또한 고혈압 발생률이 높고, 아프리카계 미국인은 고혈압에 대한 불균형이 심하다(Go et al., 2014). 이러한 특정 건강 불균형을 정의하고 다루기 위해서는 더 많은 연구가 수행되어야 한다.

3) 영양

식이적 요인과 심혈관계 문제 사이의 관계는 복잡하다. 대상자의 영양상태와 식이습관을 사정하는 것은 심혈관계 질환의 위험요소를 사정하는 데 아주 중요한 부분이다. 지방, 콜레스테롤, 소금, 설탕을 적게 섭취하고 식이섬유를 많이 섭취하는 것이 심혈관계 질환 예방에 도움을 주긴 하지만, 고지방과 포화지방의 섭취는 심장질환의 위험과 관련성이 매우 높다(Mozaffarian et al., 2012). 콜레스테롤은 점차적으로 동맥을 막는 덩어리의 주요 구성 성분으로서, 콜레스테롤에는 2가지 종류가 있는데, 좋은 콜레스테롤인 고밀도지단백질(HDL)과 나쁜 콜레스테롤인 저밀도지단백질(LDL)이 있다. LDL 콜레스테롤의 높은 수치는 말초혈관질환이나 고혈압을 유발하고, 이것은 심근경색(MI)의 유병률을 증가시킨다(AHA, 2014a).

표 27-1 미국심장협회의 고혈압 분류

혈압 범주	수축기압(mmHg)		이완기압(mmHg)
정상	120 미만	이고	80 미만
전기고혈압	120~139	또는	80~99
고혈압 1단계	140~159	또는	90~99
고혈압 2단계	160 이상	또는	100 이상
고혈압성 위기(hypertensive crisis)	180 이상	또는	110 이상

출처: Pickering, T. G., et al. (2005). Recommendations for blood pressure measurement in humans and experimental animals: Part 1: Blood pressure measurement in humans: A statement for professionals from the Subcommittee of Professional and Public Education of the American Heart Association Council on High Blood Pressure Research. *Hypertension, 45*(1), 142~161.

염분이 많이 함유된 음식 또한 혈액량과 심박출량을 증가시키고, 만성 고혈압과 심부전을 악화시킨다. 인스턴트 음식과 저장식품은 염분량이 높으며, 염분에 예민한 사람이 높은 염분 섭취를 할 경우 고혈압의 발병 가능성을 증가시킬 수 있다. 편의시설이나 패스트 푸드점에서 구입한 보존 식품에는 종종 많은 양의 나트륨이 포함되어 있다.

설탕 섭취는 중성지방치를 높여서 관상동맥질환의 위험을 증가시킨다. 증가된 설탕섭취는 고혈압, 당뇨, 비만과 연관된다.

식이섬유와 통곡물은 심혈관건강에 중요 요소이고 혈중 콜레스테롤치를 낮추어서 심장을 건강하게 한다. 게다가 통곡물은 적혈구세포 형성과 운반에 필수적이므로(AHA, 2014e), 전반적인 심장의 건강에 필수적이다. 미국심장협회(American Heart Association, AHA)는 웹사이트에 건강식이지침을 게시하고 있다.

4) 주요 생활양식

활동적인 생활양식을 증진하기 위한 규칙적인 신체활동은 심장을 보호하는 효과가 있다. 규칙적인 운동이 다리와 팔 근력을 강화시키는 것처럼 심장의 박출능력 또한 증진시키는데, 혈액순환 증가가 혈소판의 점도, 혈중 콜레스테롤과 중성지방 수치를 감소시킴으로써 혈전과 죽상경화 덩어리의 형성을 예방하도록 한다. 운동은 HDL 콜레스테롤의 증가와 중성지방, 혈압, 안정 시 맥박을 감소시킴으로써 심혈관계를

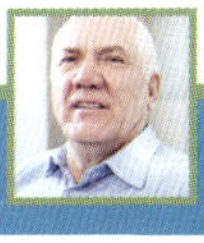

심장 PICO

김 씨는 이 장의 앞부분에 제시된 사례에서 대상자에게 심장 건강에 관한 교육을 제공하고 있다. 대상자 이 씨는 의사를 통해 혈압 개선을 위해서는 일부 생활양식을 변경하거나 약물 복용이 필요하다고 들었다. 이 씨는 식이변화, 특히 소금을 줄이는 것이 힘들다고 말하고 있다. 이 씨는 이것이 단지 다른 종류의 유행 다이어트인지 또는 실제로 혈압을 개선시키는 데 도움이 되는지를 질문하였고, 김 씨는 대답에 앞서 근거를 찾기로 한다. 김 씨는 '성인의 경우, 염분 섭취를 줄이는 것과 염분 섭취량의 변화가 없는 것을 비교하여 낮은 혈압은?'이란 PICO에 대해 Cochrane 데이터베이스를 검색한다.

P (Population, 대상) = 성인
I (Intervention, 간호중재) = 염분섭취량 줄이기
C (Comparison, 비교) = 염분 섭취량의 변화 없음
O (Outcome, 성과) = 낮은 혈압

김 씨는 3,230명이 참여한 34건의 실험연구를 검토한 메타분석 연구에서 무작위 대조군 실험 연구 결과, 적당한 양의 염분 섭취가 혈압을 감소시키는 것으로 나타났다. 또한 이 연구는 성별과 민족에 관계없이 4주 이상 염분 섭취를 줄이면 고혈압과 정상혈압 대상자 모두에서 혈압을 낮출 수 있다고 나타났다. 김 씨는 이 씨와 함께 근거를 논의하고, 식이에서 염분을 절감하기 위한 방법을 찾는 것을 도와주고자 한다.

출처: He, F. J., Li, J., & MacGregor, G. A. (2013). Effect of longer-term modest salt reduction on blood pressure. *Cochrane Database of Systematic Reviews,* (4):CD004937. DOI: 10.1002/14651858.CD004937.pub2.

보호하고, 체중 감소를 증진시킨다. 체력이 잘 단련된 사람은 규칙적으로 운동하지 않는 사람보다 심장이나 순환계 문제의 위험이 매우 낮으며, 규칙적으로 운동을 하면 관상동맥질환의 위험이 줄어든다. 미국심장협회는 18~65세 사이의 사람에게 일주일에 5회 이상 30분 동안 중간 강도의 유산소 운동을 추천한다. 적어도 2주 동안 근육운동을 하면 근육의 강도를 유지할 수 있을 것이다.

5) 당뇨병

당뇨병은 고혈압, 고지혈증, 비만, 혈당 증가의 위험을 높이기 때문에 심혈관질환 위험을 더욱 증가시킨다. 또한 심혈관질환은 당뇨가 있는 경우 사망의 원인이 되기도 한다(AHA, 2013b). 당뇨와 관련된 심혈관질환을 예방하는 것은 조절할 수 있는 위험요소에 대하여 교육을 시행하는 것으로 대상자가 식이와 신체적 활동을 조절하도록 격려하여 심혈관과 관련된 손상이나 사망의 가능성을 줄이도록 도울 수 있다.

6) 비만

과체중은 심혈관계에 과도한 부담을 주는데, 여분의 지방세포는 대사요구를 충족하기 위해 더 많은 혈액을 공급해야 하므로 이러한 조직에 부가적으로 혈액을 공급하는 일은 심장의 비대를 초래하게 되어 혈압은 증가하나, 관류는 감소시킨다. 비만은 혈압, 콜레스테롤, 중성지방을 상승시키기 때문에 심혈관질환의 주요 위험요인이다(AHA, 2014c). 체지방은 체질량지수(BMI)를 계산하기 위한 간단한 공식을 사용하여 측정할 수 있다(29장 참조). 측정값은 식별 범주로 나눌 수 있고, 이 분류 체계는 비만을 평가하는 하나의 방법이지만, 참고용으로 또는 치료를 계획하는 데 사용될 수 있다. 이때 추가적 생활양식 요인들을 고려할 필요가 있다.

7) 가족력

여러 심혈관계 문제가 조절 가능한 원인이 있는 것이 분명하지만, 유전은 모든 질환의 발병에 있어 중요한 역할을 한다. 예를 들어, 심혈관계 문제를 가진 대상자 중에서 소수는 가까운 친척 중에 뇌졸중과 심정지를 경험했었던 사람이 있다고 보고되고 있다. 고혈압은 어떤 가족에서는 다른 가족에서보다 더 빈번히 일어나므로, 심혈관계의 가족력이 있으면 더 많은 주의가 필요하다. 대사성 증후군(X증후군)은 당뇨, 고혈압, 죽상경화증, 복부비만, 고인슐린혈증을 특징으로 하는 유전적 대사장애로서(Porth & Grossman, 2013)(Box 27-2), 이러한 요소 또한 심혈관계 질환의 위험을 증가시키므로, 사정하는 동안 심혈관계 질환의 가족력이 있는지 고려해야 한다.

Box 27-2 대사성 증후군(X증후군)

대사성 증후군은 심혈관질환의 위험을 유의하게 증가시키는 당과 지방 대사에 관련된 특징의 모임이다.

- 트리글리세리드 수준: 150mg/dL
- HDL 콜레스테롤 여성: 50mg/dL 남성: 40mg/dL
- 복부 비만, 허리 둘레 여성: 35inch 남성: 40inch
- 혈압: 130/85mmHg
- 공복혈당: 110mg/dL

8) 약물

처방이 필요하든 필요없는 약물이든 간에 대다수의 약물은 심박출량과 혈압에 영향을 미치는데, 천식약물과 일부 감기약은 실제적으로 맥박과 혈압을 상승시킨다. 이뇨제는 혈액량을 감소시키고 전해질 불균형을 초래하며, 잠재적으로 심박동수에 치명적인 변화를 초래하며, 피임약은 혈액응고 형성 과정을 강화시키고 혈전형성의 위험을 증가시킨다.

허브 요법은 콜레스테롤과 혈압의 수치를 감소시키지만, 어떤 허브는 심각한 심혈관계 부작용을 가지고 있을 수 있다. 에페드린을 함유한 몇몇 천연 체중감량요법은 부정맥을 유발할 수 있고, 에페드린은 혈압약이나 항우울제와 상호작용하여 혈압이나 맥박을 위험하게 증가시킬 수 있다.

또한 커피는 심박동수이나 혈압을 증가시킬 수 있고, 과다한 알코올 섭취는 고혈압과 관련이 있으며, 심혈관계 위험과 심근병증을 증가시킨다(Awtry & Philippides, 2010). 대상자가 매일 복용하는 약과 건강보조제를 철저히 검토하여 약물 상호작용과 부작용이 있는지 인식하도록 한다.

불법약물의 사용은 심각한 심혈관계 합병증을 일으키는데, 특히 정맥 내로 주입하는 약물의 불법사용은 혈행으로 박테리아의 유입을 용이하게 하여 심내막염과 같은 치명적인 감염에 노출될 수 있다. 주사된 약물에 있는 불순물은 심장의 염증을 유발할 수 있고, 색전증의 핵을 형성한다. 또한 같은 부위에 반복적인 정맥 내 주사는 실질적인 조직파괴를 유발시킨다. 또한 코카인 사용은 산소요구를 증가시키고 심근에 산소공급을 감소시켜 갑작스러운 심정지, 혈관 비정상,

심근병증과 깊은 관련이 있다(Awtry & Philippides, 2010). 따라서 마약제제의 부적절한 사용은 심각한 저혈압과 호흡정지를 유발할 수 있으며, 또한 폐부종을 일으킬 수 있다.

9) 스트레스

스트레스는 고혈압, 협심증과 심근경색의 원인 중 하나로서 언급되고 있으며, 스트레스 증가는 혈중 지방 및 혈액응고 증가, 혈압상승과 심근허혈을 유발할 수 있다. 따라서 기존에 이미 심혈관계 문제를 가진 대상자가 직장, 가족 및 개인적 문제와 관련된 스트레스에 우연히 노출된다면 심혈관계 문제를 더욱 악화시킬 수 있는 기회를 만드는 것이다. 우울증과 사회적 지지의 질적인 부족은 심혈관성 위험의 증가와 연결되어 있다.

10) 성격유형

최근 성격유형과 심장질환에 대한 연구가 활발히 진행되고 있는데, 그중 A유형 성격을 가진 사람은 매사에 열심히 노력하고 경쟁적이며 매우 강박적인 반면, B유형 성격인 사람은 편하게 생활하며 상대적으로 이완되어 있고, 협조적인 경향이 많아 A유형 사람이 심장마비로 인한 사망률이 높은 것으로 나타났다. 분노와 적대감은 심혈관질환의 위험요소로서 인정되고 있다.

또한 최근의 연구는 'D유형' 혹은 '고뇌하는 성격' 등의 성격유형이 심장질환의 위험요소와 연결된다는 것에 초점을 두고 있다. D유형 성격은 밀접한 사회관계상황을 무시하고 덜 참여하는 경향이 있다(Jokela, Pulkki-Raback, Elovainio, & Kivimaki, 2014). 개인 성격유형과 심장질환 간의 관계가 명확하게 규명된 것은 아니지만 간호사는 대상자의 스트레스 수준과 대처반응을 사정하여 간호계획을 수립할 때 위험 부분을 확인할 수 있다.

11) 지역사회 요인

개인적 요인 외에 지역사회나 인구학적 요인을 시정하고 향상시킬 수 있는 다양한 요인이 있다. 예를 들면, 영양 부족, 비만, 유전, 스트레스, 의학적 치료의 부족이 개인적 요인이라면 특정 지역사회나 인구학적 요인은 영양 있는 식품에 대한 접근 부족, 열악한 경제적 상태, 고용 저하 등이 그 요인이 된다. 이 요인들은 공공의 건강에 위협이 될 수 있다.

3. 심혈관기능의 변화

조직산소화를 위해서는 심혈관계와 관련된 모든 기관이 적절히 조화롭게 기능해야 한다. 전도계 변화, 판막의 부적절한 개방과 폐쇄, 심장근육 섬유의 손상은 심장의 효과적인 박출력을 감소시킬 수 있으며, 혈관과 혈액 자체의 변화는 잠재적인 심장의 기능변화를 초래할 수 있다.

1) 심혈관계 기능변화의 임상증상

심혈관계 기능변화로 인한 임상증상은 광범위한데, 특히 활력징후는 전형적으로 많은 영향을 받는다. 고혈압, 비정상적인 심장박동 및 산소 상태의 감소가 발생할 수 있다. 심혈관 변화가 조직허혈을 일으키면 부적절한 조직관류의 흔한 지표로서 통증, 피부색 변화 및 의식변화가 나타난다. 부종과 혈전 형성은 임상증상인 동시에 혈류변화의 원인으로서, 결국에는 변화된 심혈관계 상태에 기인한 장기의 기능부전과 잠재적 손상이 나타난다.

(1) 활력징후 변화

① 혈압

혈압은 심박출량과 체액용량의 변화에 따라 유동적인데, 비정상적으로 낮은 혈압(수축기압 90mmHg 미만)은 감소된 심박출량의 심각한 징후로서, 감소된 순환혈류량이나 증가된 정맥울혈은 기립성 저혈압으로 나타난다. 반면, 높게 지속되는 혈압은 시간이 흐름에 따라 합병증을 유발하므로 반드시 치료되어야 한다.

② 맥박 특성

맥박의 감소나 소실은 부적절한 혈류상태를 나타내는 것으로, 맥박은 정상적으로 심장으로부터의 거리가 증가함에 따라 약해지지만, 맥박의 소실은 혈관폐쇄를 의미하며, 완전한 혈관폐쇄는 피부변화나 통증과 같은 다른 징후와 관련이 있다. 어떤 사람은 말초맥박인 족배동맥과 후경골동맥을 촉지할 수 없지만, 도플러 장비로는 확인할 수 있다(Hogan-Quigley, Palm, & Bickley, 2012).

③ 심박동수

심박동수는 산소요구량이 증가함에 따라 증가하는데, 산소요구가 적은 휴식 시에는 감소한다. 대상자에게서 발열, 통증, 약물, 불안 등의 요인이 없는 가운데 안정 시 분당 심박수가 100회라면, 이는 심박출량에 문제가 있을 수 있음을 의미한다. 가벼운 운동 중에(걷기, 이동식 세면대로의 움직임) 20회/분 이상으로 심박동수가 올라가는 것은 심박출량의 감소가 활동내성에 기여함을 나타낸다. 반대로, 운동에도 증가하지 않는 심장박동은 심장이 산소요구량 변화에 맞출 수 없음을 나타낸다. 또한 심박동수는 심장 기능을 철저히 사정하기 위해 활동 전, 활동하는 동안, 활동 후에 관찰되어야 한다.

④ 호흡

호흡수와 호흡에 드는 노력은 심혈관계 기능부전이 있는 사람에서 증가하는데, 심박출량과 혈류의 감소는 조직에 쓰일 수 있는 산소량을 제한한다. 활동이 증가하고 조직이 더 많은 산소를 요구하면, 호흡은 혈액산소화를 충족하기 위해 증가한다. 숨이 찬 것은 심혈관계가 증가된 산소요구에 맞추지 못하므로 심장이나 순환계의 문제가 있는 사람에게는 가벼운 활동만으로도 일어날 수 있다. 극단적인 경우, 안정 시나 누워 있을 때도 나타날 수 있으며, 거품 있는 가래가 있는 기침은 심부전의 흔한 증상이다(Hogan-Quigley et al., 2012).

(2) 피부색 변화

피부색은 혈액 내 산소화와 국소적 혈류의 적정성에 대한 지표로서, 개인에 따라 다르기 때문에 신체 양측의 차이를 비교하는 것이 도움이 된다. 대부분 사람의 점막은 일반적으로 분홍색으로 주로 입술과 입 안쪽, 안검의 안쪽을 사정하게 된다.

발적은 충혈이나 증가 혈류량에 의한 청자색 변화를 나타내며, 일시적인 피부 관류의 증가는 홍조를 유발하는데, 이는 발열이나 당황스러울 때도 나타난다. 피부 온도는 피부로의 혈류가 증가하면 올라가는 반면, 혈관수축이나 부적절한 관류는 피부를 차갑게 한다. 한편 교감신경이 혈관수축을 유발하면(예: 쇼크) 땀샘이 활성화되어 만지면 축축함을 느낄 수 있다. 청색증은 헤모글로빈이 충분한 양의 산소를 운반하지 못할 때 나타나고 푸른빛을 띠는 것으로, 말초성 청색증(손가락, 발가락, 귓불)은 혈류량이 제한될 때 나타내는 반면, 중추성 청색증은 감소된 산화의 심각한 징후로서, 입술 주위나 구강 조직에 나타난다(Hogan-Quigley et al., 2012).

피부양상 변화는 관류변화로 일어나며, 만성적으로 원활하지 못한 관류는 불량한 조직상태를 초래하여 손상된 부위의 털 소실을 유발하거나 변색, 두터워진 손톱, 빛나고 건조한 피부를 나타낸다. 일부 만성심장질환자들은 곤봉형 손가락과 발가락이 있을 수도 있다(Hogan-Quigley et al., 2012).

피부병변, 피부염, 궤양은 손상된 피부관류가 있는 대상자에서 발생하는데, 만성적인 동맥혈류의 차단은 조직의 파괴는 물론, 괴사 및 괴저를 유발하게 되며, 정맥울혈은 정체성 궤양을 형성한다.

(3) 심박출량 감소

심장의 근육손상, 판막기능부전, 전도계 장애는 심장이 혈액을 효과적으로 박출할 수 있는 능력을 감소시켜 심부전이나 심장쇼크를 유발할 수 있다.

① 근육손상

심장은 지속적인 산소와 영양소 공급이 필요하다. 관상동맥으로의 혈류유입이 감소하면 심장근육은 저산소상태가 되며, 정상적인 혈류량이 유입되지 않으면 심근의 일부가 죽게 되는데, 이를 심근경색(MI) 혹은 심장발작이라고 부른다. 심장마비에서 생존한 사람은 건강한 심근 조직을 대체하는 반흔조직이 있을 수 있다.

심근손상 및 약화의 이차적인 원인은 심장의 과도한 작업량인데, 정상적 심장은 과도한 신체적 요구에 심근이 비대함으로써 반응하며, 결과적으로 이러한 과도한 요구는 심장을 최대 한계에 이르게 하여 심부전을 초래한다. 혈관저항의 증가(예: 높은 혈압), 과도한 혈액량, 혈액 점도 변화는 일반적인 심부전 유발요인이며, 심근손상의 다른 요인으로는 감염, 염증성이나 대사성 장애, 영양결핍, 외상, 물질 남용을 들 수 있다.

② 판막부전

4개의 심장판막은 혈액이 일방향으로 흐를 수 있도록 완전히 열리고 닫혀야 하는데, 심장판막은 염증, 감염, 외상에 의해 손상받을 수 있고, 선천적으로 기능부전이 있을 수 있다. 일반적으로 판막손상은 협착이나 역류를 유발하며, 이러한 상태는 일회 박출량을 제한하고 심장이 충분한 박출량을 유지하기 위해 정상 상태보다 더 열심히 일하도록 함으로써 시간이 지남에 따라 점차 심부전에 이르게 한다.

③ 전도장애

전도계의 적절한 기능은 심근섬유의 규칙적인 수축을 가능하게 하는데, 이는 모든 근육섬유가 한 조직처럼 작동되도록 조화롭고 협동된 박출작용을 일으킨다. 전도계가 손상되거나 기능부전이 있으면, 전기자극은 근육을 통해 연속적으로 퍼지지 않는다. 정상적으로 함께 수축해야 하는 섬유는 맞지 않는 순서로 수축하거나 각자 독립적으로 수축할 수 있다. 이러한 무질서한 섬유수축은 심장의 선천적인 리듬에 영향을 미치고 효과적으로 박출할 수 있는 능력을 손상시킨다.

부정맥(dysrhythmia)은 심장리듬이 비정상인 것으로 임상적으로 의미가 없는 경미한 수준에서 생명을 위협할 수 있는 상태까지 다양하다. 부정맥은 심근이나 전도계에 대한 손상에 의해 일어날 수 있고, 감소된 관상동맥 혈류, 감소된 혈중 산소농도, 약물, 혈청 전해질 변화(포타슘, 칼슘), 스트레스(운동, 발열, 심리적 스트레스) 혹은 심근의 과도신전에 의해 나타날 수 있다.

(4) 혈류변화

혈액과 혈관에 영향을 주는 상태는 조직관류와 심박출량을 변화시킬 수 있다.

① 혈액 변화

적혈구나 혈장에서의 변화나 순환하는 혈액량이나 점도의 변화는 심혈관계 기능에 영향을 미칠 수 있다. 적혈구의 부족이나 헤모글로빈 분자의 손상은 조직에 저산소증을 유발하는데, 저산소증은 모든 조직에 영향을 미치지만, 뇌나 심장이 산소결핍에 특히 민감하다. 혈청 전해질이나 산도의 정상적인 수준 변화는 심혈관계의 기능변화를 유발하는데, 예를 들면 혈중 칼륨에서의 작은 변화는 심각한 부정맥을 유발할 수 있다. 나트륨 섭취는 혈액량을 증가시키는데, 이로 인해 심장의 부담이 증가하고, 산성혈액은 헤모글로빈이 산소를 운반하는 능력을 감소시킬 수 있다.

탈수나 출혈은 순환하는 혈액량 감소를 유발하며 조직관류는 순환하는 혈액의 충분한 용량에 의존하므로 혈액량의 감소는 조직 저산소증을 유도하는데, 이것이 바로 저혈량성 쇼크이다.

체액량 과다는 심부전이나 신부전이 있는 사람에서, 그리고 수액요법의 과부하 후에 나타난다. 심장은 혈관계를 통해 추가적인 혈액을 박출하기 위해 정상보다 더 열심히 일해야 한다. 추가적인 혈액량과 압력은 모세혈관에 과부하되고, 부종을 유발한다. 폐에 체액과다가 발생하면 폐포는 체액으로 채워져 폐부종을 일으키고, 산소화가 감소한다.

묽고 점성이 낮은 혈액은 혈관을 통해 정상 혈액보다 더 빨리 흐른다. 혈류 증가는 심장으로의 귀환을 증가시키며, 이것은 심장 내의 혈액을 빨리 비우고, 빨리 박출할 수 있도록 한다. 반면, 혈액의 점도가 진한 상태인 다혈구혈증의 경우에는 심혈관계를 통해 점성이 높은 혈액을 박출하기 위해 심장은 평소보다 더욱 많은 일을 해야 한다.

② 동맥기능부전

죽상경화증은 동맥폐쇄의 가장 흔한 원인으로서 고혈압, 유전적 소인, 당뇨병, 흡연과 같은 위험요소가 있는 대상자에서 심각하게 복합적으로 나타난다. 또한 죽상경화증은 동맥 평활근벽의 지방성 퇴화가 특징인데, 시간이 흐름에 따라 동맥의 내강은 동맥벽이 순환하는 지방성 입자나 지질의 양을 더 많이 흡수하여 좁아지며, 이러한 혈관은 딱딱해지고 섬유화되어, 결국 완전히 막히게 된다. 이로 인해 혈관벽에서 결과적으로 플라그(plaque)를 형성하게 된다. 이런 퇴행성 과정은 여러 해를 거쳐 점진적으로 일어나며 고혈압, 높은 혈청지질 수치, 흡연은 간호사를 통한 대상자 교육이 필요한 죽상경화증을 유발하는 조절 가능한 생활양식의 위험요인이다.

또 다른 동맥폐쇄의 원인으로는 감염, 염증, 동맥의 외상이 있으며, 동맥은 교감신경계 자극의 결과로서 평활근의 긴장도가 증가된다(Porth & Grossman, 2013).

동맥류는 약화된 혈관벽의 혈관이 바깥으로 삐져나온 주머니이다. 특히 혈류와 압력이 증가한 부위나 혈관이 두 갈래로 나뉘거나 다른 부위로 분기하는 곳에서 일어난다. 특이한 형태인 복구대동맥류(AAA)는 나이에 따라 증가하고, 50세 이상 남성의 5%에서 발병한다. 위험요소는 관상동맥질환과 흡연자에게 높다(Durieux et al., 2014). 위험은 동맥류가 터져서 다량의 출혈을 일으키고 신장으로 가는 혈류를 감소시키는 것이다. 복부와 요추하부의 통증은 동맥류 파열의 초기징후로서 갑작스럽고 심한 허리 통증, 쇼크, 맥박이 촉지되는 복부 덩어리는 동맥류 파열 동안의 전형적인 증상이며, 쇼크 상태에 있는 대상자는 응급수술이 필요할 수 있다.

③ 모세혈관 부전

동맥과 정맥 및 주변 조직의 문제는 모세혈관에 영향을 주며, 모세혈관은 누출되고 조직의 부종을 일으킬 수 있다. 혈압상승이나 정맥울혈은 모세혈관 벽을 과잉 팽창시키고, 체액이 간질조직으로 빠져나가도록 한다. 독소, 외상, 염증은 모세혈관 투과성과 체액누출을 증가시키는데, 이는 혈장단백질이 혈관 내에 체액을 머무르도록 하는 삼투압을 유지하기 위해 관여하게 된다. 혈장단백질이 부족하면 모세혈관이 누출되기 때문이다. 혈관에서 체액을 보유하는 삼투압을 가하는 데에 책임이 있는 이 물질들로 인해 혈장단백질이 부족해질 수 있다.

부은 조직은 모세혈관과 작은 동맥을 압박하여 혈류를 제한하고 허혈을 일으키는데, 이런 종창의 가능한 원인으로는 부종, 멍, 신생물 등이 있다. 부종은 심부전이나 정맥판막 부전에 의한 정맥정체로부터 유발되고, 이러한 부종은 국소신경의 압박에 의해 통증을 일으킬 수 있다(Emerson, 2010). 부종으로 인한 혈관의 압박으로 피부가 쇠약해질 수 있다.

④ 정맥기능부전

정맥혈류의 감소는 고혈압을 악화시키고 허혈을 유발하며, 혈액이 정맥을 통해 계속 움직이지 않으면, 조직부종과 혈전형성을 일으킬 수도 있다. 정맥울혈의 원인은 우심부전과 정맥의 판막기능부전 등이 있다.

외상이나 정맥염이 정맥판막의 부전을 유발하기도 하지만 더 흔한 원인으로는 중력과 신체부동 등이 있다. 즉 똑바로 서 있는 사람은 중력이 정맥귀환을 방해하여 하지정맥에 혈액의 점진적인 울혈을 증가시키고, 장시간 서 있거나 앉아 있어야 하는 사람, 침대에 계속 누워 있는 사람처럼 부동상태인 사람은 정맥에 대한 규칙적인 근육압박의 이점이 없어지게 된다. 그 결과, 더 많은 혈액이 다리 정맥에 모이면 정맥은 점차 확장되고 점도에 이상이 나타나 판막이 늘어나서 가장자리 경계가 없어지고 결국 불완전한 판막의 기능부전으로 인해 혈액이 앞뒤쪽으로 이동된다.

정맥울혈의 또 다른 영향은 심근의 부담을 증가시키는 것이다. 즉, 일회 박출량은 혈액이 얼마나 심장으로 들어갔는지에 달려 있고 정맥울혈은 정맥귀환을 제한한다. 따라서 정상 박출량을 유지하기 위해 심장은 더 빨리 뛰어야 하는데, 이러한 부가된 작업량은 정맥 압력증가가 혈관저항 증가를 유발하기 때문에 복합적이다(Emerson, 2010).

(5) 조직관류 감소

조직관류 감소는 조직에서 산소를 효율적으로 이용하지 못하기 때문에 결국 조직 저산소증을 초래한다. 즉, 감소된 혈류는 제공하는 영양분의 양이 적고, 노폐물의 축적을 도와 비정상적인 상태를 초래하게 된다. 부적절한 관류의 이러한 상태 및 그로 인한 결과를 허혈(ischemia)이라 부르며, 허혈의 증상에는 통증과 기관의 기능부전이 포함된다.

혈전(thrombus)은 동맥과 정맥에서 발생하고, 정맥 내를 가득 채울 때까지 크기가 점진적으로 증가하는 단단한 덩어리 형태의 응괴이다. 혈전은 덩어리나 응괴가 혈액의 장벽이 되기 때문에 혈류를 멈추게 하며, 혈전이 혈관의 어디를 막든지 간에 허혈, 경색, 조직괴사가 유발된다.

혈전은 어느 혈관에나 형성될 수 있으나, 다리의 심정맥에서 가장 잘 생긴다. 따라서 외과적 문제를 가진 대상자, 부동 대상자, 응고형성의 위험이 높은 대상자가 혈전형성에 있어 가장 위험하다. 다혈구혈증, 감염, 말기 암, 임신, 경구피임약은 혈전형성 위험을 증가시킨다.

색전은 혈전이 떨어져 나와 순환계를 따라 이동할 때 나타나는 것으로, 뼈에서 나온 덩어리나 지방이 색전을 유발한다. 색전이나 혈전이 폐동맥에 걸리면 폐색전이라 하며, 폐색전은 폐의 손상된 부분에 혈류를 방해하고, 가스교환을 변화시키며, 심각한 경우에는 죽음에 이를 수도 있다. 또한 혈전이나 색전이 뇌에 머물면 뇌졸중을 유발할 수 있다.

① 통증

통증은 조직에 산소가 부족할 때 허혈과 함께 흔히 나타나는데, 통증이 유발되는 정확한 기전은 아직까지 밝혀지지 않고 있다. 휴식이나 혈류와 산소화를 증진시키는 방법에 의해 감소되지 않는 통증은 조직경색의 신호이다. 협심증(angina)은 관상순환 혈류감소와 관련된 흉통이며, 간헐성 파행증(intermittent claudication)은 원활하지 못한 혈류흐름에 기인한 사지의 통증을 의미한다.

> **SAFETY ALERT**
> 대상자의 흉통 또는 불편감을 무시해서는 안 되고, 비정상적 증상은 즉시 의료진에게 보고하도록 교육한다.

② 장기의 기능부전 및 파괴

주요기관은 지속적이고 정상적인 심박출량과 적정 기능을 위해 관류가 필요하다. 따라서 혈압상승이나 허혈은 뇌, 신장, 다른 주요 장기에 대한 심각한 손상을 끼칠 수 있으며, 더 큰 관류장애는 영구적인 손상과 장기부전의 가능성이 더 크다. 신장은 대표적으로 손상을 입는 장기로서 신장이 적절하게 혈액공급을 받지 못하면 기능이 멈추고, 혈액을 여과하지 못하게 되며, 노폐물이 체내에 누적된다. 또한 소변이 생성되지 못하고, 부가적인 체액이 증가하여 심부전을 유발하게 된다(Porth & Grossman, 2013).

③ 울혈성 기능부전

뇌는 혈류변화에 매우 민감한 곳으로, 혈액공급이 약간만 감소해도 인지기능 변화가 초래되는데, 흔히 대상자는 안절부절못하고 불안해하게 된다. 쇼크에서처럼 뇌혈류에서 장기적인 감소는 혼돈, 피로, 생기 없고, 어눌한 말이 나타날 수 있다. 만성적인 뇌허혈은 인지기능에 제한을 초래한다.

뇌에 혈액공급이 갑작스럽게 감소되거나 완전히 방해되면(뇌로 가는 혈관이 막히거나 심박출량이 비정상적으로 낮음), 현기증과 의식소실이 나타난다. 일시적 허혈발작(transient ischemic attack)은 뇌로 가는 혈류의 일시적인 감소로서 잠깐의 언어, 시각, 운동성 장애, 혼돈, 신체의 반쪽에서 느껴지는 무감각을 동반한다. 일시적 허혈발작은 뇌졸중의 중요한 경고증상이다. 뇌의 특별한 부위로 가는 혈류의 완전한 결핍은 조직경색을 일으켜 뇌졸중을 유발한다. 뇌의 돌이킬 수 없는 상처를 예방하기 위해서는 뇌졸중이 일어난 후 빠른 조치가 필수적이다. 의학적인 중재를 정확히 수행하고, 사망률을 낮추기 위해서는 건강관리팀의 협동적인 의사소통이 필수적이다. 이 장을 시작하며 제시한 높은 혈압과 심장질환 가족력 사례를 생각해 보고 의미 있는 체중 증가와 패스트푸드를 자주 먹었던 것을 염두에 두고 개념지도를 사용하여 대상자의 상황과 간호계획을 이해하도록 한다(그림 27-6).

4. 간호사정

심혈관계 사정의 범위와 측정시기는 대상자의 즉각적인 상태에 따라 다양한데, 모든 대상자에게 철저하고 면밀한 사정이 필요하지만, 이러한 사정은 심혈관계의 기능이 만성적으로 진행되어 비교적 증상이 안정된 대상자에 국한되기도 한다. 따라서 흉통이 심하거나 다른 징후가 나타난 급성기의 대상자는 정확하면서도 신속한 응급사정이 이루어져야 한다. 또한 그런 사례에서 의학적 · 간호학적 중재는 즉각적으로 이루어져야 하고, 지속적인 평가가 필요하다.

1) 평소 양상 확인

간호사는 활동 지속성을 사정하여 대상자의 정상적 기능양상에 대한 정보를 얻을 수 있다. 일상생활활동의 정상적 범위를 수행하고 신체적 노동의 적당한 수준을 견딜 수 있는 능력은 심혈관계 건강상태가 양호함을 나타낸다. 대부분의 사람은 휴식이나 보통 수준의 활동을 하는 동안에는 흉통이 없으며, 다른 특징적인 불편감을 호소하지 않는다.

또한 대부분의 사람은 격렬한 노동이나 운동으로 인해 심장이 더 빨리 그리고 더 세게 박동한다는 것을 알고 있다. 이런 변화를 알아차리더라도, 이 변화를 통증이나 불편감으로 묘사하는 사람은 거의 없을 것이다. 결과적으로 활동에 동반되는 대상자의 흉통 호소 시 세밀하고, 정확한 자료수집이 이루어져야 한다. 심혈관계 문제가 있는 사람은 낮은 수준의 활동에서 건강한 사람보다 불편감, 통증 혹은 다른 증상을 느끼게 된다. 따라서 이것이 대상자 스스로 활동을 제한하게 한다.

2) 위험요인 확인

많은 요인이 심혈관계 문제의 발생에 영향을 미치므로, 대상자에게 심근경색, 뇌졸중, 심장수술이나 심도자술 같은 침습적 절차, 과거의 순환장애와 같은 심혈관계 문제에 대해 질문해야 한다. 이러한 컨디션과 대상자가 사용하는 관리 프로그램으로부터 도출된 어떠한 기능적인 결함이 있는지를 규명한다. 뇌졸중, 심장발작, 고혈압 등의 수정할 수 없는 위험요소가 있는지 살펴본다.

대상자 생활양식의 변화와 관련이 있기 때문에 수정할 수 있는 위험요소에 관해 대상자에게 질문한다. 대상자의 흡연력을 평가한다. 하루 동안 피우는 담뱃갑 갯수와 흡연 년수(pack-per year history)는 대상자의 총 노출에 대한 중요한 척도가 된다.

포화지방, 콜레스테롤, 염분 등의 식이섭취도 사정해야 하는데, 대상자에게 요리습관과 식이양상에 대해 직접적으로 질문해 본다. 특정한 음식에 포함된 지방, 콜레스테롤, 염분에 대해 모르고 있을 수 있으므로, 대상자에게 평상시 식습관에 대해 설명하도록 요청하고 건강에 해로운 음식에 대해서도 질문한다(매주 얼마나 많은 튀긴 음식을 먹습니까?

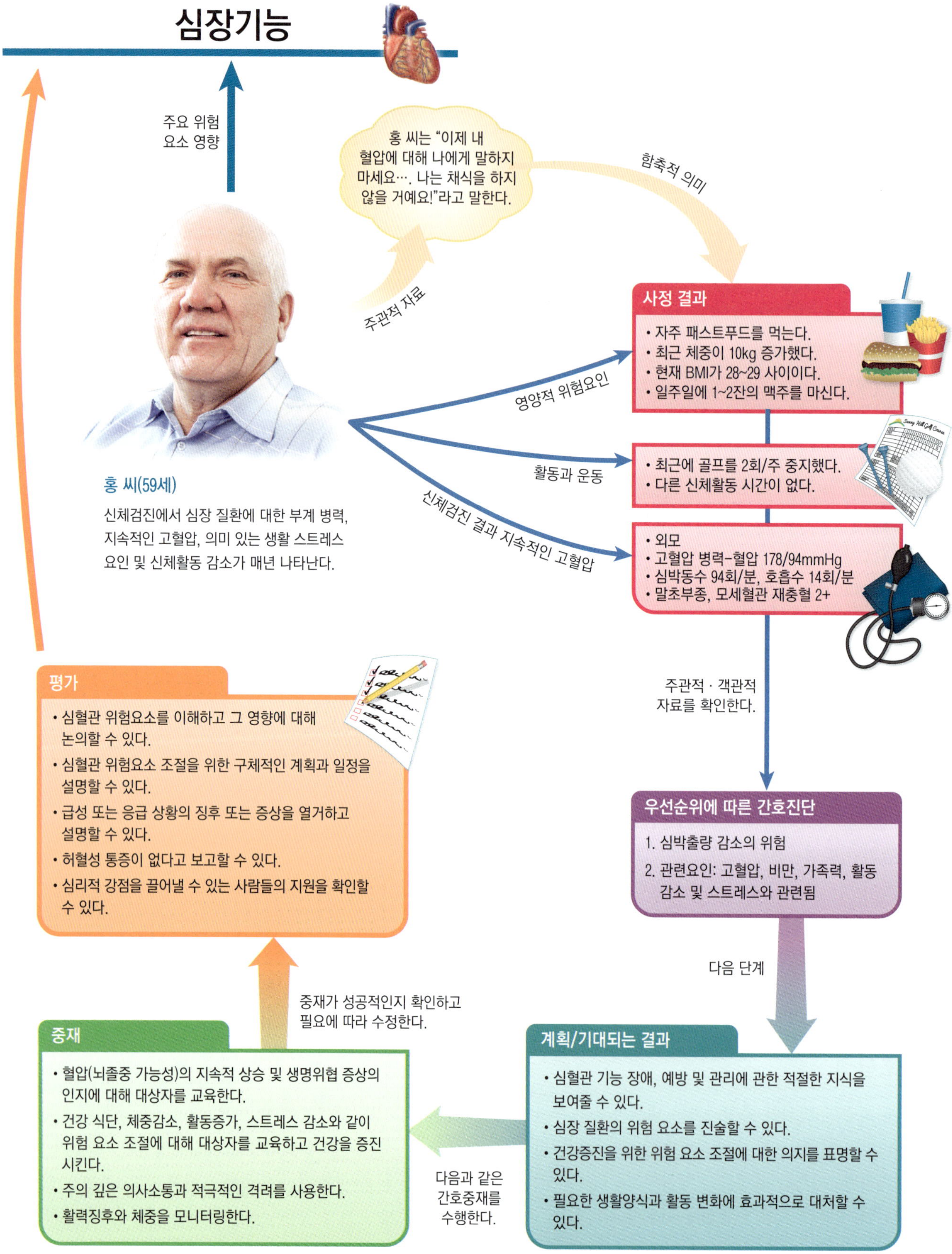

그림 27-6 심장기능 개념지도

얼마나 자주 육류와 달걀을 먹습니까?). 많은 사람이 건강의 중요성에 대해 인식하고 있음에도 불구하고 지나치게 고지방과 염분을 포함하고 있는 인스턴트 식품이나 패스트푸드를 선호하고 있다. 많은 사람들이 이러한 편의음식들을 정기적으로 먹기 때문에 이를 염두에 두고 대상자의 식습관을 조사한다.

심혈관계 기능부전의 위험성 증가를 확인하기 위해 활동과 운동양상도 사정해야 하는데, "매주 얼마나 자주 운동을 합니까? 무슨 종류의 활동을 즐기십니까?"와 같은 질문이 도움이 된다. 정원 돌보기, 집청소, 아이 양육이나 손주 돌보기 등의 전통적 방법이 아니더라도 운동을 만들어내는 구체적인 활동에 대해 질문하는 것이 중요하다. 대상자의 좌식생활 여부도 함께 측정한다.

대상자가 복용하는 모든 약물(처방, 비처방, 허브약물)과 관련된 정보를 수집해야 하는데, 많은 약물은 심혈관계 기능에 손상을 입히는 부작용이 있으므로, 약물이 특별히 심혈관계 상태를 위한 것이라면, 약물이 투여되는 기간, 용량, 약물에 대한 대상자의 지식, 대상자가 경험하고 있는 모든 부작용을 사정하도록 한다. 많은 사람이 상태가 안 좋다고 느끼면 약물을 복용하고, 상태가 나아졌다고 느끼면 약물복용을 중단하기 때문에 대상자가 처방대로 약물을 복용하고 있는지도 조사해야 한다. 한편, 대상자가 알코올이나 정맥주입 마약 혹은 코카인을 사용하는지도 조사한다. 이때 간호사는 대상자가 주는 정보가 추후 건강관리나 치료 시에 중요한 사항이라는 것을 설명함으로써 철저히 대상자의 약물사용에 대해 사정한다.

3) 기능이상 확인

대상자가 왜 의료기관을 방문하게 되었는지를 알아보는 것은 대상자가 지닌 문제의 본질을 조사하는 첫 번째 단계로써 대상자는 방해 없이 자신의 단어로 이유를 설명해야 한다. 대상자의 초기 설명 후 문제에 관한 구체적인 설명을 얻는다.

(1) 흉통

통증이나 불편감은 심혈관계 기능부전이 있는 사람이 의학적 치료를 찾는 가장 흔한 이유이므로, 위치, 강도, 통증을 유발하는 상황과 같은 불편감의 특이한 본질을 사정하도록 한다(Box 27-3). 또한 심장질환의 다른 징후로서 소화불량, 흉부 압박감, 좌측 팔의 저린감과 무감각 증상

Box 27-3 흉부 불편감을 경험하는 대상자에 대한 초기사정 질문

- 통증양상이 어떠한가(압박감, 흉부의 무게감)?
- 통증이 다른 곳으로 방사되는가(팔, 목, 등)?
- 통증이 심호흡을 하거나 움직이면 더 심해지는가?
- 통증이 어느 정도로 아픈가(0~10척도, 10은 가장 나쁜 상태)?
- 통증이 언제 시작됐는가?
- 통증이 시작됐을 때 무엇을 하고 있었는가?
- 통증이 완화 또는 악화되게 하는 것은 무엇인가?
- 다른 특별한 증상을 느끼는가(발한, 숨참, 오심, 현기증)?

과 같은 자세한 병력을 수집해야 한다.

활동제한은 심혈관계 기능부전의 중요한 주관적인 자료로서 대상자가 통증이나 불편감의 발생과 관련하여 일상활동에 어떠한 제한이 있었는지를 사정한다. 활동제한을 사정하는 몇몇 연관된 질문은 "달리기나 무거운 것 들어올리기 같이 격렬한 운동을 할 때만 증상이 나타납니까?" 아니면 "정상속도로 걸을 때 나타납니까? 그렇다면, 증상이 시작되기 전 얼마나 걸을 수 있습니까?", "기사일을 할 때도 증상이 나타납니까?", "휴식을 하는 동안 증상을 경험합니까?", "기후변화나 심리적 스트레스와 같은 상황이 문제를 유발하거나 악화시킵니까?", "증상이 하루 중 특정 시간대에만 나타납니까?" 등이다.

다른 주관적 호소들은 심혈관 문제와 함께 발생할 수 있다. 어지럼증, "블랙아웃", 손과 발목의 부종 그리고 피부색과 감각의 변화를 의미한다. 실신이라는 용어는 일시적인 의식소실 또는 기절을 말하고, 뇌 관류가 저하되는 신호일 수 있다(AHA, 2012b). 대상자는 기절(실신한 사건들), 숨가쁨, 바로 눕기 어려움 그리고 기침을 호소할 수 있다.

① 심혈관의 치료나 행동에서의 성별 차이

역사적으로 흉통은 갑작스럽고 날카로우며 다가올 위험을 암시하는 것으로 묘사된다. 어떤 경우는 이에 들어맞기도 하지만, 심각한 심기능을 살펴보기 위해서는 대상자의 흉통 유형과 정도를 살펴보는 것이 중요하다.

여성과 남성의 증상과 징후가 매우 다른데, 흉통에 대한 사정과 중재를 위해 이런 구별이 중요하다. 심장발작의 증상으로는 흉부 불편감을 비롯해 쥐어짜는 듯한, 팔 · 등 · 목 · 턱 · 위 통증, 숨쉬기 곤란함, 변덕스러움 등

이 나타난다. 연구에 따르면 여성은 심장발작을 경험할 때의 유형이 다양하게 나타나는 경향이 있다. 그들은 종종 수면장애, 기면, 등 또는 위통증, 오심에 대해 호소할 것이다(Lichtman et al., 2015). 게다가 남성보다 통증 발현이 1시간 정도 길고, 긍정적인 변화로의 가능성이 낮다. 문제가 발생하여도 건강관리체계 안에서 시기적절하게 도움을 찾으려는 노력이 없는 것을 포함한 여성이 가지는 몇몇 현상들이 있다. 간호사는 일선에서 여성의 건강증진을 위해 흉통의 치료와 적절한 진단을 도와야 할 필요가 있다.

(2) 뇌졸중 선별검사

간호사는 종종 뇌졸중 위험에 노출된 대상자의 최우선 보호자이기도 하다. 간호사가 대상자를 교육하기 위해 사용할 수 있는 뇌졸중 증상 인지 도구는 FAST(Face Arm Speech Test)로서(Summers et al., 2009), F(Facial drooping, 처진 얼굴), A(Arm weakness, 약해진 팔), S(Speech changes, 말하기 어려움) 그리고 T(Time, 증상이 시작되고 즉시 119에 전화할 때)를 알면, 긴급히 필요한 치료를 받을 수 있다. 간호사는 또한 뇌졸중의 심각도를 분류할 수 있어야 한다. HSS(Health Stroke Scale) 국립연구소는 급성 뇌졸중 대상자의 신경학적 결손 평가를 표준화하기 위해 사용된 근거기반 도구이다(Lyden et al., 2009). 이 도구는 또한 후속 평가를 비교하기 위한 기준선을 제공하고, 뇌졸중 환자의 임상 평가를 위해 가장 널리 사용되고 있다.

대상자의 의식수준, 시야, 움직임, 감각, 언어나 말하기의 다섯 가지 기능을 평가하고 채점한다. 이 검사는 침상 옆에서 이루어지며, 각 항목에 주어진 값을 간호사가 합산하여 대상자 상태의 중증도를 평가하고 치료 계획을 수립할 수 있다.

4) 신체검진

(1) 시진

대상자의 전반적인 행동과 모양을 관찰함으로써 조직관류와 심박출량에 관한 자세한 정보를 알아낼 수 있는데, 심박출량 감소 혹은 혈관질환 또는 두 가지 모두 인지 및 지각 기능을 변화시킬 수 있고, 뇌는 감소된 혈류에 매우 민감하기 때문에 인지와 의식 수준의 사정은 뇌관류에 대한 정보를 제공해 준다.

인지상태는 대상자와의 첫 번째 상호작용에서 나타나기 때문에 조직관류의 중요한 사정지표이며, 뇌관류가 정상인 사람은 억양이 정상적이며, 질문에 신속하고 적절하게 답변하고 사람, 장소, 시간에 대한 지남력이 있으며, 지시에 잘 따른다. 반면, 대상자가 말을 느리게 하거나 말할 때 어려움이나 불편감을 호소하는 경우가 있는지 주목해야 한다. 즉, 질문과 진술에 대한 부적절한 반응, 혼동, 무감동, 이해력 저하, 지남력 상실, 안절부절못함, 불안 등을 보인다면, 이는 뇌관류 저하를 나타내는 징후이다. 의식수준은 대상자의 각성에 의해 나타나므로, 반응하는데 많은 자극이 필요한 대상자는 뇌혈류가 감소되었을 것이다.

피부색은 혈류의 적절성을 나타내기 때문에 대상자의 중추성 청색증과 말초성 청색증에 대해 사정해야 한다. 즉, 피부색이 밝은 사람의 창백한 피부는 허혈이나 빈혈의 증상으로 멍, 발적, 반점과 같이 국소적인 피부색깔 변화도 사정해야 한다. 의존성 부종(손, 천골, 발목)의 유무는 순환문제의 가능성을 나타내며, 경정맥의 울혈은 우심부전을 의미할 수 있다.

털의 분포, 피부색의 변화, 반짝이는 피부, 궤양, 부종, 정맥울혈을 확인하기 위해 다리와 팔을 시진해야 한다. 정맥류를 확인하고 발톱이나 손톱이 부드러운지도 시진해야 하는데, 만약 굽고 딱딱하고 뿔 같은 손톱이라면, 말초관류 감소를 나타낸다. 손가락은 정상적으로 모양이 둥글지만, 곤봉형 손톱모양은 폐 또는 심혈관질환에 기인한 산소화 문제를 의미할 수 있다.

(2) 촉진

조직관류가 잘 이루어지고 있는 대상자는 만지면 따뜻하고 건조하며, 차가운 사지는 대부분 정상이지만, 만성적으로 차가운 손가락과 발가락은 순환이 부적절함을 나타낸다.

맥박의 질과 횟수에 대해 촉진 시 리듬의 규칙성, 강도와 분당 박동수를 확인해야 한다. 대퇴(서혜부), 슬와(무릎 뒤), 후경골(발목), 족배동맥(발) 맥박이 양측 다리 모두 동일한 강도인지 촉진해 봄으로써 말초순환을 사정한다. 불규칙한 맥박이 확인되면, 모든 심박동이 말초맥박 부위에 적절히 관류되는지를 확인하기 위해 심첨부와 요골맥박을 동시에 촉진해야 한다(Hogan-Quigley et al., 2012).

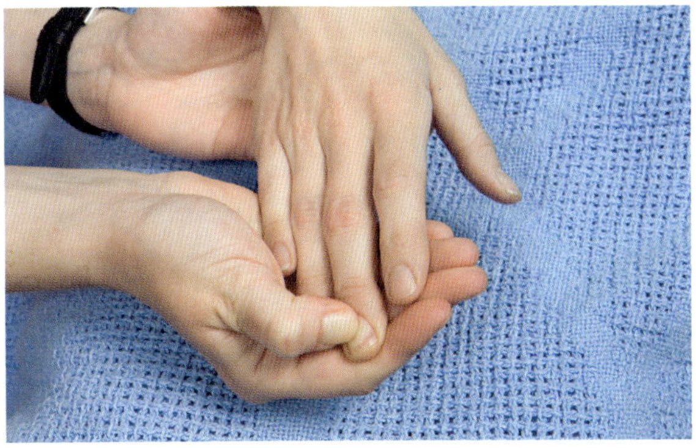

그림 27-7 모세혈관 재충혈 검사. 손톱을 눌렀다가 뗀 후 손톱의 색깔이 돌아오는 시간을 측정한다.

말초조직 관류와 심박출을 반영하는 모세혈관 보충시간은 손톱을 눌러봄으로써 확인한다(그림 27-7). 눌렀다가 떼면, 손톱이나 발톱이 원래의 색깔로 돌아오는 데 걸리는 시간은 정상적으로 보통 3초 이내이다. 이때, 모세혈관 보충시간이 길어진다는 것은 혈관이 좁아지고, 순환하는 혈량 감소나 심박출량 감소를 나타낸다(Hogan-Quigley et al., 2012).

다음은 부종이 있는 부위를 촉진하는데(그림 27-8), 부종은 보통 0(부종 없음)에서 4(중증, 요흔성 부종)의 척도로 묘사하며, 이 척도는 주관적이지만 현재 부종의 양을 나타내는 데 유용하게 사용되는 방법이다(Hogan-Quigley et al., 2012).

부종을 측정하는 더 정확한 방법은 부종이 있는 사지 또는 복부(복수의 경우)의 연속적인 둘레 측정과 부종의 정도를 파악하기 위한 일일 체중 측정법이 있다. 체액 1L

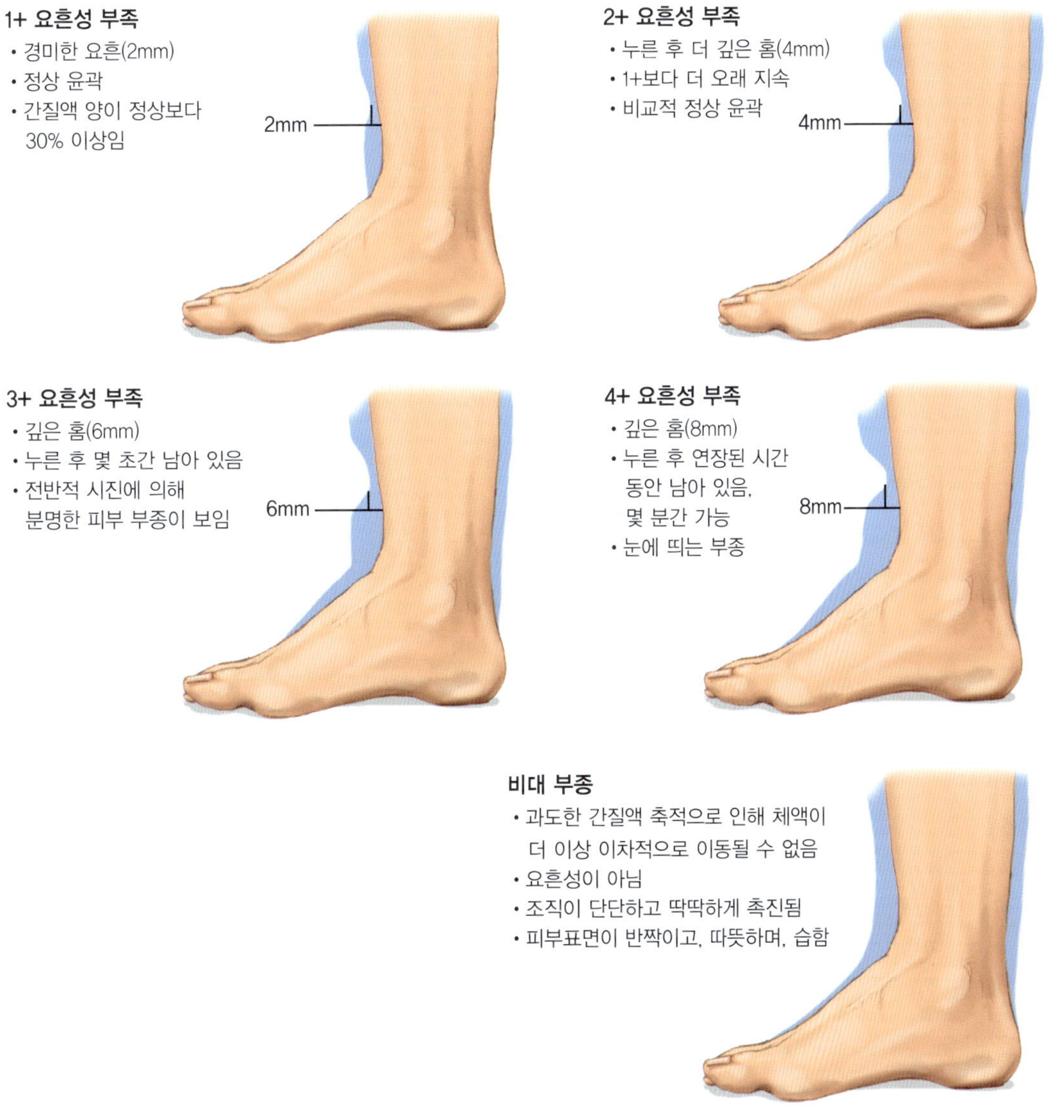

그림 27-8 부종 부위 촉진. 부종은 5초 동안 손가락으로 부은 부위를 부드럽게 눌러봄으로써 측정한다.

의 무게는 1kg으로 1주일에 약 11kg 이상 증가한 대상자는 심장질환의 악화를 나타낼 수 있으므로 반드시 의사의 평가가 필요하다.

(3) 청진

청진기는 혈압을 확인하고 심첨맥박수를 측정하고, 정상과 비정상 심음을 확인하는 데 사용된다. 심첨맥박을 청진하여 빈도와 특성을 확인할 경우, 강심제와 같은 약물을 복용하면 1분 동안 심첨부의 맥박을 청진할 필요가 있다. 이 측정방법은 매우 간단하지만, 맥박이 불규칙하거나 집기 어려운 대상자의 완벽한 사정을 위해 필수적이다.

정상적인 심음, 잡음 그리고 다른 비정상적인 소리는 청진기를 통해서 들을 수 있는데, S_1과 S_2는 심장판막이 닫힐 때 정상적으로 들리는 lub과 dub이며, 잡음이나 gallop(말발굽 심장음) 소리와 같은 비정상적인 심음은 17장에서 다루어진다. 청진결과에 대한 정확한 해석은 충분한 실무와 기초 생리학의 이해가 요구된다.

혈압사정 시, 저혈압, 고혈압 및 체위에 따른 변화도 확인해야 한다(맥박과 혈압 평가에 대한 자세한 내용은 18장 참조).

표 27-2 심혈관기능 사정을 위한 진단 검사

검사	목적
전혈검사	혈소판, 감염의 유무, 산소운반능력에 대한 정보, 빈혈, 영양결핍, 선택적 대사장애 진단
혈액화학검사	혈청 전해질, 지질 확인, 신장기능을 사정하기 위한 creatinine과 BUN
혈청효소	심근경색(MI) 확인
심전도(ECG)	부정맥 확인, 심근경색으로 인한 심장손상의 종류와 범위 확인
스트레스 ECG (treadmill)	안정 시 ECG에서 보이지 않는 심장의 비정상 확인
초음파 심장촬영술	심장의 크기와 비후, 판막기능 관찰, 심박출량 측정
심도자	심장 근력, 판막능력, 심박출량, 체액량 상태를 확인하기 위한 심실과 심방 내에 압력 측정
혈관조영술	폐쇄나 동맥류를 확인하기 위해 혈관을 통한 혈류의 윤곽을 확인
전기생리학	부정맥과 부정맥 치료의 효과 확인

5) 진단 검사와 절차

가장 일반적인 심혈관기능 사정을 위한 진단 검사와 절차는 표 27-2를 참조한다. 심부전이나 심근경색의 진단은 여러 가지 검사를 확인한 후 이루어져야 한다. 심장 검사를 받은 대상자는 다음 검사 중 몇 가지가 필요할 수 있다.

(1) 임상병리검사

심혈관기능에 관해 유용한 정보를 제공하는 임상병리검사는 기본 혈액검사에서부터 정교한 분석까지 다양하다.

전혈구검사(CBC)는 백혈구, 혈소판, 적혈구수, 헤모글로빈, 헤마토크릿을 결정하는데, 특히 후자는 혈액의 산소운반능력의 중요한 지표이다.

심장효소는 조직손상이 있을 때 세포로부터 유리되는 단백질로서, 효소 일부분은 신체근육에 전반적으로 있는 반면, 어떤 것은 심장근육에 특이적으로 반응한다. 이런 특정한 효소인 혈청 myoglobin, CK-MB, Troponin은 심근경색을 확인하기 위해 측정된다.

B-type 나트리유레틱 펩타이드(BNP)는 심부전을 진단하기 위해 사용되는 임상병리검사 수치이다. BNP는 심근세포에서 자동적으로 생성되는 호르몬이다. 이는 혈관을 확장시켜 Na과 물을 신장으로 배출시킨다. 즉, 심장의 부하를 낮춘다. BNP는 심근이 과하게 늘어났을 때, 즉 심부전이 왔을 때 굉장히 증가한다.

BUN과 creatinine은 신장의 관류저하가 있는 대상자에서 증가하므로 신장기능검사로 관류의 문제를 확인할 수 있다. 신장기능에서 변화는 산-염기 상태, 체액이나 수분균형의 변화도 전해질 수준에까지 영향을 미친다. 혈청 전해질의 정상수치로부터의 변화는 심혈관기능에 부정적인 영향을 미칠 수 있다. 부정맥은 포타슘, 칼슘, 마그네슘의 불균형으로 유발되며, 혈청 나트륨은 수분균형을 반영한다. 심장기능에 영향을 미치는 이뇨제와 다른 약물은 혈청 전해질 수준에도 영향을 미친다.

혈액 내 지질검사로는 콜레스테롤과 중성지방을 확인하는데, 지단백질로 알려진 단백질과 결합된 지방 또한 측정된다. 혈액순환에서 높은 수치는 관상동맥질환의 원인이 되는 플라그 형성과 관련이 있기 때문에 LDL은 보편적으로 나쁜 콜레스테롤이라고 부른다. 반대로 죽상동맥경화증을 일으키는 혈전을 이동시키고 제거하는 데 도움을 주는 좋은 콜레스테롤인 HDL은 심혈관계 질환의 위험 감소와 관련이 있다. 높은 수치의 HDL과 낮은 수치의 LDL은 관상동맥질환을 일으키는 플라그 형성의 증가로 부터 최선의 보호를 제공한다(AHA, 2013a, 2013b). 총 콜레스테롤은 180mg/dL 이하가 최적이다. 2013년 미국심장협회와 미국심장학회(American College of Cardiology)는 콜레스테롤 수치에 따른 심혈관질환 예방 지침을 발표했다. 심혈관 위험 측정 도구는 죽상 경화성 심혈관질환의 10년간의 위험도를 측정하고, 이에 따른 최적의 치료를 위해 개발되었는데, 위험도 측정, 비만, 콜레스테롤, 생활양식의 4가지 주요 초점 영역을 확인하게 된다(Goff et al., 2013). 간호사는 대상자 예방 교육은 물론, 스타틴 같은 약물 사용에 대해서도 준비되어야 한다.

(2) 진단적 검사

각종 진단적 검사는 심장기능이나 혈류에 대한 정보를 제공하는데, 심장과 관련된 검사는 전기전도를 측정하는 검사(심전도, 운동부하 검사)와 심장의 크기 및 운동능력을 측정하는 검사(초음파 심장촬영술, 심도자술)가 있다. 또한 혈관조영술과 혈역학적 모니터는 혈류에 관한 정확한 정보를 제공한다.

① 방사선검사

심장과 대동맥의 크기 및 형태를 확인하고 폐울혈이나 폐부종을 확인할 수 있는 흉부 방사선검사는 심도자와 심박조율기의 정확한 위치를 확인하기 위해 사용된다.

② 심전도

심전도(ECG)는 휴식을 취하는 대상자에서 심장의 전기자극 전도를 기록하는 것으로 전극은 대상자의 사지나 흉부의 특정 부위에 놓고, 섬세한 펜을 조절하는 매우 민감한 전압계에 연결한다. 전극이 전기자극을 감지하면 펜이 움직이는 종이 위에 연속 리듬을 그리게 되고, 심전도 전류 기록(tracing)의 다양한 변화는 심전도주기의 각각의 단계에 해당한다(그림 27-9).

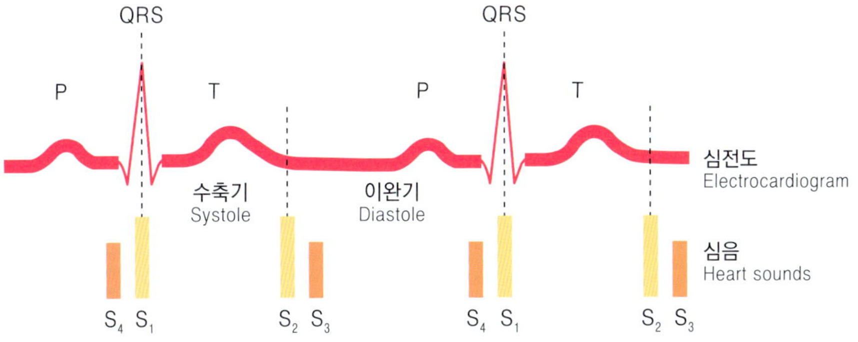

그림 27-9 심전도는 심장의 전기적 충격을 전달하는 것과 관련된 다양한 정보를 제공한다.

전극은 심장 충격의 여러 화면을 제공하기 위해 사지와 흉부의 여러 부위에 위치시킨다. 왜냐하면 모든 화면에 비정상적인 것이 나타나는 것이 아니기에 심장에 영향을 줄 수 있는 여러 상태를 감별하기 위해서는 많은 화면이 필요하다. 단일 유도 심전도는 대상자의 지속적인 모니터링(telemetry)에 유용하지만, 심장의 전기전도를 철저히 평가하기 위해 표준 12유도 심전도가 필요하다. 심전도는 적절하게 해석될 때 심근손상, 심장허혈, 정상 심장리듬 변화, 심장의 위치나 크기 변화, 전도계 내의 문제를 식별하는 데 도움이 된다.

③ 운동부하검사

운동부하검사는 심혈관계 스트레스에 대한 반응을 사정할 수 있는데, 일부 사람의 경우에는 심근허혈의 문제가 허혈이 활동하는 동안에만 일어나기 때문에 전형적인 안정상태의 심전도로는 확인할 수 없다. 검사는 속도와 경사를 조절할 수 있는 트레드밀(treadmill)을 사용하며, 트레드밀의 속도와 경사를 점진적으로 증가시키는 동안 심전도와 혈압을 지속적으로 관찰해야 한다. 심전도와 혈압의 변화 때문에 또는 대상자의 피로, 통증, 숨참에 의해 중단되지 않는다면, 검사는 약 15분 동안 지속되며, 운동부하검사는 사람의 기능적 능력을 어느 정도 정확하게 확인할 수 있다.

④ 초음파 심장촬영술

초음파 심장촬영술은 초음파를 이용하여 구조적 심장 결손을 진단하기 위해 사용하고, 펜과 같은 소식자(probe)가 고-빈도 음파를 흉벽을 통해 보내고, 이 음파는 심장에 반사되어 반향을 만들어내며, 그 반향 양상이 기록된다. 이러한 양상을 이용하여 심장전문의는 심도자와 같은 잠재적으로 위험한 침습적인 처치를 수행하지 않고 심장의 정확한 상황을 확인할 수 있다. 초음파 심장촬영술은 심근의 비대와 움직임, 판막의 구조와 움직임, 방의 크기, 심장 주변의 체액유무를 확인할 수 있다.

⑤ 혈류검사

혈류검사는 혈관의 개방성과 형태 및 혈류의 방향, 용량을 확인하는 검사이다. 이 중에서 가장 간단하고 저렴한 검사는 도플러 검사로서 사지와 뇌에서 혈류를 관찰하는 데 사용된다. 도플러 기구는 혈액이 심장과 혈관을 통해 순환할 때 생성하는 충돌하는 소리를 크게 만든다. 초음파 기술을 이용한 도플러 기구는 혈액이 흐르는 과정을 나타내는 그래프를 생성하기도 한다.

⑥ 심도자법

심장과 대혈관을 검사하기 위한 심도자법은 판막기능과 심근에 관한 정확한 정보를 확인하기 위한 것으로서, 침습적인 검사방법이다. 여러 종류의 관이 정맥이나 동맥을 통해 삽입되어 심장의 방실로 유도되는데, 관은 각 방실에서 발생하는 압력을 측정하고 심장이 얼마나 효율적으로 박출하는지를 확인할 수 있다.

심장으로 유입되는 카테터의 종류에 따라 심박출량과 폐혈관계 내의 압력을 측정할 수 있는데, 이를 위해 주로 사용되는 것으로는 폐동맥, SVO_2, 중심정맥압 카테터가 있다. 동맥 카테터는 간호사가 동맥 내 혈압을 세밀하게 관찰할 수 있게 하고, 이를 이용해 산화와 산-염기 상태의 평가를 위한 채혈을 할 수도 있다. 동맥과 다른 정체혈관 카테터는 지속적인 관찰이 필요한 중환자실에서 흔히 사용된다.

⑦ 혈관조영술

심도자술은 관상동맥이 좁아진 것을 볼 수 있는 반면, 혈관조영술은 혈관의 윤곽을 확인하고 혈관폐색을 확인하기 위해 방사성 염료를 사용하며, 이 방법은 동맥류를 확인하기 위해서도 사용한다. 방사성 동위원소검사는 심근경색과 심근혈류 감소를 확인하기 위해 실시한다.

⑧ 전기생리검사

전기생리검사는 존재하고 있는 심장의 문제가 전도성인지 혹은 자동성인지 확인하기 위해 시행하는 검사로서, 큰 정맥과 동맥을 통해 전기선을 삽입하고, 이는 부정맥을 자극한다. 대상자는 약물과 기구를 사용해 치료되며, 검사는 치료가 효과적인지 평가하기 위해 시행할 수도 있다.

고주파절제는 비정상경로가 파괴되도록 부정맥(심실세동, 심실위빠른맥)이 발생한 심장조직을 절제하거나 태우는 과정을 말한다. 처음에는 검사실에서 부정맥으로 알려진 맥박을 전기적 자극이나 약물을 통해 유도하여 비정상 경로를 확인한 후, 경로를 파괴하는 부정맥을 중단하기 위해 발견된 부위에 작은 고주파로 지지는 과정을 적용한다.

5. 간호진단

심혈관계 기능의 문제를 진술하는 두 가지 주요 NANDA 간호진단은 심박출량 감소와 비효과적 말초조직 관류이다(Herdman & Kamitsuru, 2014). 전적으로 심혈관계 문제가 아니지만 활동 지속성 장애는 심혈관계 기능부전을 가진 많은 대상자에게 적용 가능한 문제이다. 추가적인 간호진단은 심장, 대뇌 또는 말초 신체 영역에 대한 비효율적인 관류 위험을 나타낸다. 표 27-3에 심장문제에 대한 간호진단, 성과, 간호중재를 요약했다.

6. 간호성과 확인과 간호계획

간호성과 확인은 크게 대상자의 요구와 심장 기능 장애 수준에 따른다. 건강한 대상자의 경우 간호사는 조절 가능한 위험요소에 대한 대상자의 인식을 향상하고 심혈관질환 예방에 초점을 둔다. 급성 문제로 입원한 대상자에게 적합한 기대되는 결과는 합병증 없이 심혈관계 문제로부터 회복하는 것이며, 만성 심혈관계질환을 가진 대상자에게 기대되는 실제적 결과는 대상자가 질환으로 인해 생긴 제한적 생활범위에서 살아가고 생활양식과 자아개념의 변화를 수용하도록 돕는 데 초점을 둔다. 말기 심혈관계질환을 가진 대상자에 대한 기대되는 결과는 안위를 충분히 유지해 주고 임박한 죽음의 수용에 중점을 둔다.

간호목표는 대상자의 건강상태에 기초하여 개별화되는데, 다음은 일반적인 심혈관계 기능부전 대상자에 대한 적절한 목표이다.

- 대상자는 심혈관계 기능부전, 예방, 간호에 관한 충분한 지식이 있다.
- 대상자는 충분한 심박출량을 유지한다.
- 대상자는 신체조직으로의 충분한 산소화와 충분한 조직 관류를 보인다.
- 대상자는 자아개념과 생활양식의 변화에 효과적으로 대처한다.

NANDA **표 27-3 심장기능과 관련된 NANDA-I 간호진단**

간호진단	관련요인	진단진술	NOC*	NIC†
심박출량 감소: 신체 대사 요구를 충족시키기에 불충분한 혈액 박출량	혈압상승, 콜레스테롤 상승, 흡연, 좌식생활방식, 심장부하 증가	심박출량 감소 관련요인: 고혈압, 비만, 스트레스 정의적 특성: 부종, 빈맥, 핍뇨	지식: 식이, 건강증진, 식이요법치료, 활동내성, 심질환 자기돌봄, 심박출의 효과성, 에너지 보존	교육: 질환 과정, 식이, 활동/운동, 투약, 금연, 약물관리, 활력징후 확인, 산소요법
비효과적 말초조직 관류: 산소감소로 인해 모세혈관에서 조직으로의 영양 공급 부족	저혈량증, 동 · 정맥 흐름의 감소	비효과적 말초조직 관류 관련요인: 수술 후 저혈량 정의적 특성: 약하고 가냘픈 맥박, 혈압<80/50, 혼돈	조직관류: 대뇌, 배뇨 배설, 체액균형, 활력징후	출혈 감소, 체액확인과 관리, 수혈, 쇼크관리, 활력징후 확인, 산소요법
활동 지속성 장애: 일상생활에서 요구되는 정도로 충분하거나 견딜 수 있을 생리-심리적 에너지가 불충분함	산소공급과 요구의 불균형, 침상휴식, 좌식 생활방식, 비만, 건강손상상태	활동 지속성 장애 관련요인: 좌식생활방식과 건강이 손상된 상태 정의적 특성: 활동 시 호흡곤란, 빈맥	활동내성, 지식: 처방활동, 활력징후	운동촉진, 영양관리, 교육; 처방받은 활동/운동, 체중감소 보조

Dx, diagnosis; R/T, related to; AEB, as evidenced by.
*출처: Moorhead, S., Johnson, M., Maas, M., & Swanson, E. (2013). *Nursing outcomes classification (NOC): Measurement of health outcomes* (5th ed.). St. Louis, MO: Elsevier.
†출처: Bulecheck, G., Butcher, H., Dochterman, J., Wagner, C. (2013). *Nursing interventions classification (NIC)* (6th ed.). St. Louis, MO: Elsevier.
출처: Herdman, T. H., & Kamitsuru, S. (Eds.). (2014) *Nursing diagnoses: Definitions and classifications, 2015~2017*. West Sussex, England: Wiley-Blackwell.

7. 간호수행

1) 건강증진

(1) 조절 가능한 위험요인

심혈관계 질환의 예방은 그 원인을 이해하는 것에서부터 시작된다. 건강관리제공자는 금연, 영양, 활동의 영역 측면에서 교육을 실시해야 한다. 객관적인 방식으로 위험요인에 관한 다양한 정보를 제시하는 것은 대상자가 자신에게 적합한 행동수정 방법을 선택하는 일을 도울 수 있다.

간호사는 심혈관질환에 대한 위험을 수정하고자 하는 대상자를 위하여 이 목표에 중점을 두고 있는 지역적 지지그룹이나 강좌에 대해 알려줌으로써 대상자를 도울 수 있다. 최근 증가된 각종 자조 프로그램과 피트니스 클럽, 적극적으로 홍보되고 있는 올바른 식습관 관련 광고 등은 대중에게 다양한 선택을 할 수 있도록 해 주고 있다. 이러한 프로그램 선택 시 대상자에게 올바른 지침을 제공함으로써 현실적이지 못한 프로그램에 참여하지 않도록 올바른 방향으로 유도해야 한다.

각종 신체활동 프로그램에 대상자가 참여할 경우 적절한 관리를 받을 수 있는지를 확인해야 하며, 대상자가 의학적 문제를 가지고 있거나 35세 이상이면, 집중 운동 프로그램을 시작하기 전에 건강검진을 받도록 해야 한다. 이 밖에도 올바르지 못한 생활습관을 가진 대상자를 변화시키도록 도울 수 있을 것이다. 클리닉, 병원이나 다른 지역단체는 식이요법, 금연, 스트레스 관리 프로그램을 제안한다. 경험을 나눌 기회를 제공하는 그룹모임은 효과적일 수 있으며, 특히 나눔을 즐기는 개인에게는 효과적이다. 따라서 간호사는 각 직장 내에서 이와 같은 프로그램을 개발하고 수행할 수 있도록 준비되어야 한다.

음식물 구매에 대한 교육도 대상자에게 도움이 될 수 있다. 더 신선하거나 냉동된 과일이나 채소 등은 캔음식에 비해 염분과 설탕 섭취가 줄고, 섬유소 섭취가 증가된다.

(2) 정맥정체 예방

거동이 제한된 대상자에서 발생하는 정맥정체는 부종과 심부정맥혈전증(DVT)을 유발할 수 있으므로, 심장으로 가는 혈액의 귀환을 증진시키는 방법을 수행함으로써 간호사는 위험한 혈전형성을 예방하도록 해야 한다. 다리운동, 항색전 스타킹, 연속적 압박장치(SCD), 수축방지 등은 정맥정체 예방에 도움이 된다.

치료적 대화: 심장 수술

사례

이 씨는 각종 삽입관들과 경고음 소리가 나는 감시장치를 온몸에 달고 중환자실 침대에 누워 있는 77세의 여성이다. 이 씨는 자신이 요구한 여분의 담요를 가지고 다가오는 간호사를 향해 돌아눕는다.

비효율적 대화

이 씨 담요 감사합니다. 여기가 너무 추워요. (부드럽고 힘없이 말한다.)

정 간호사 다른 것은 어떠세요? (담요를 덮어주며)

이 씨 너무 피곤하고 아파요. 수술이 나에게 많은 것을 빼앗아간 것 같아요. (힘없이 웃으며) 그러나 나는 좋아질 거예요. (눈을 맞추지 않고)

정 간호사 잘 견디고 계신 것 같아요. 현재 활력징후는 정상이고, 절개부위도 잘 아물고 있으며 다른 모든 것들이 좋아 보여요. 수술에서 이렇게 빠르게 회복되는 사람은 그리 많지 않은 것 같아요. 지금 통증이 심하세요? (침대 옆에 가만히 서서 그녀의 손을 잡고)

이 씨 약간이요. 시간이 있으시면, 무얼 좀 주시겠습니까? (여전히 웃으며)

정 간호사 지금 당장이요? 저에게 말씀만 해 주세요. (웃으며 잡고 있는 손에 힘을 준다.)

이 씨 고마워요. (단단히 손을 움켜쥐며)

효율적 대화

이 씨 담요 고마워요. 여기가 춥네요. (부드럽고 힘없이 말한다.)

김 간호사 다른 것은 어떠세요? (담요를 덮어주며)

이 씨 너무 피곤하고 아파요. 수술이 나에게 많은 것을 빼앗아간 것 같아요. (힘없이 웃으며) 그러나 나는 좋아질 거예요. (눈을 맞추지 않고)

김 간호사 좀 더 말해 주세요. (침대 옆에 서서 그녀를 바라보며)

이 씨 무슨 말이시죠?

김 간호사 조금 걱정스러워 보이시네요.

이 씨 (그녀의 눈에 눈물이 고였고, 남편이 앉아 있는 복도를 바라본다.) 예. 전처럼 활동적이 될 수 있을지 걱정스러워요. (운다.)

김 간호사 (손을 잡고 침대 옆에 가만히 서 있는다.)

이 씨 내가 바보 같아 보이는 것 알아요. 다른 사람도 항상 이런 수술을 거쳐가죠. (눈물을 닦는다.)

김 간호사 사람들이 걱정하는 것은 당연합니다. 당신이 걱정을 나와 나눠주어서 기뻐요.

이 씨 그렇게 생각하세요? 내가 신경질적이라고 생각하지 않으세요?

김 간호사 신경질적이라니 무슨 뜻인지 모르겠네요. 두려워 우는 것을 보이고, 두려움에 대해 말하는 것이 해결하는 데 도움이 됩니다.

이 씨 그건 사실이에요. (무능력해지고 남편과 골프를 치지 못할까 봐 두려워하고 있다고 말하기 시작한다.)

비판적 사고를 위한 과제

- 정 간호사는 이 씨의 요구를 들어주었다. 두 가지 형태의 대화를 비교해 본다.
- 무엇이 첫 번째 대화를 비효율적으로 만들었는지 생각해 본다.
- 첫 번째 두 번째 대화에서 간호사정, 진단, 중재가 어떻게 다른지 설명해 본다.
- 이 씨의 간호에서 어떠한 간호결과가 가장 효과적이었는지 논의해 본다.

① 수축방지

부동 또는 비활동적인 대상자에게 정맥수축이 초래될 수 있음을 대상자에게 알려야 한다. 종아리나 대퇴에 지나친 압박을 가하는 옷은 정맥을 수축시켜 정맥혈 귀환을 감소시키고, 혈전과 정맥류 형성을 증진시킨다. 스타킹이나 보정 옷을 입지 않도록 하고, 윗부분에 조이는 탄력밴드가 있는 양말이나 탄력 또는 벨트가 있는 짧은 반바지는 가급적 피하도록 한다.

의복 외에도, 정형외과 플라스틱이나 다른 재료로 만든 석고붕대는 조이고 혈류를 제한하므로, 차가운 사지, 무감각과 저린감, 모세혈관 보충이 지연되는 등의 증상이 나타나면 붕대를 교환하거나 다시 감을 필요가 있다. 또한 이러한 말초순환의 변화는 의사에게 즉시 보고해야 한다.

SAFETY ALERT

순환, 움직임, 감각변화 시에 의사에게 즉각 보고해야 한다.

다리를 꼬는 것은 하지정맥의 압박을 초래하기 때문에 가급적 피하도록 하고, 오랫동안 앉아 있어야 하는 대상자는 의자 뒤로 너무 깊게 앉아서 정맥수축을 유발하지 않도록 주의해야 한다. 종아리 뒤의 정맥을 압박할 수 있으므로 의자의 가장자리에 닿지 않도록 해야 하며, 이런 대상자는 주기적으로 다리근육을 굴곡시키고 정맥순환을 증진하기 위해 자주 일어서거나 걷도록 교육한다.

② 하지운동 보조

간호사는 대상자에게 수술 후 순환합병증을 예방하기 위해 수술 전에 하지운동을 하게 하는데, 이러한 간단한 운동은 운동성이 손상된 대상자, 특히 침상안정이 처방된 대상자에게 도움이 된다.

표 27-4 순환을 개선시키기 위한 다리 운동

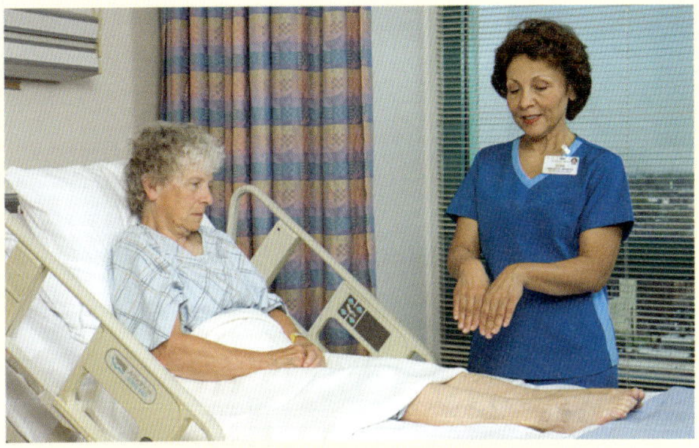

종아리 펌프 운동

양쪽 발의 발가락을 침대의 발치 쪽을 향하도록 한다.

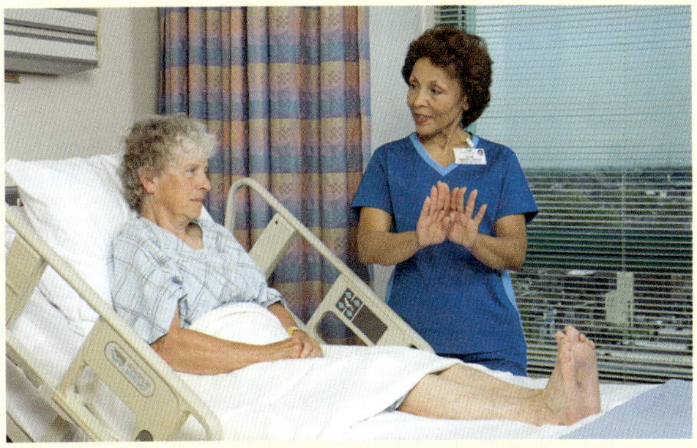

힘을 뺀다. 그리고 나서 발끝을 몸쪽으로 향하도록 한다.

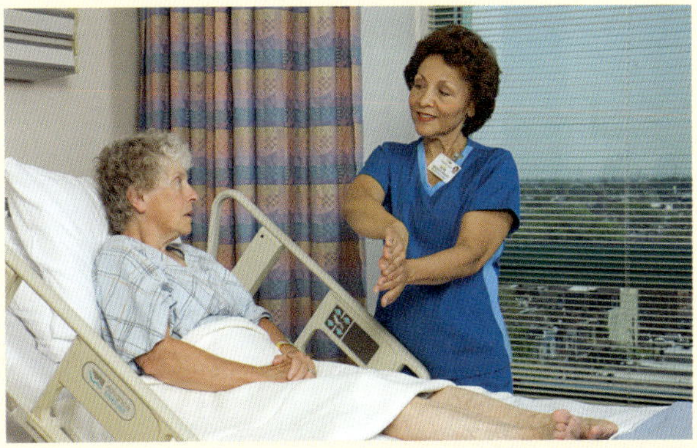

발목으로 원을 그린다. 그 다음 반대방향으로 다시 원을 그린다.

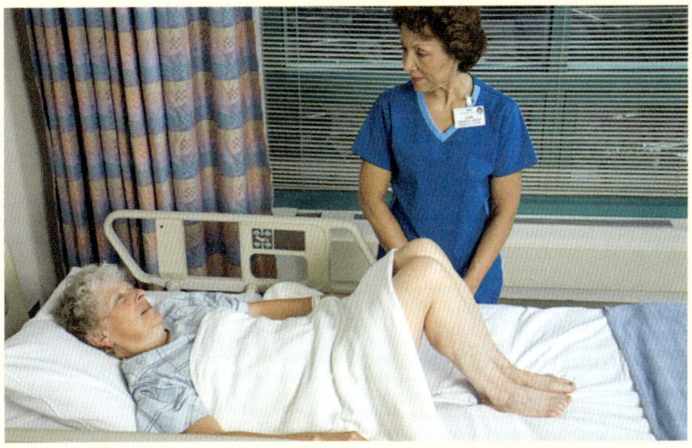

무릎을 굽혔다 펴기

무릎을 굽히고 침대에 발을 편평하게 한다.

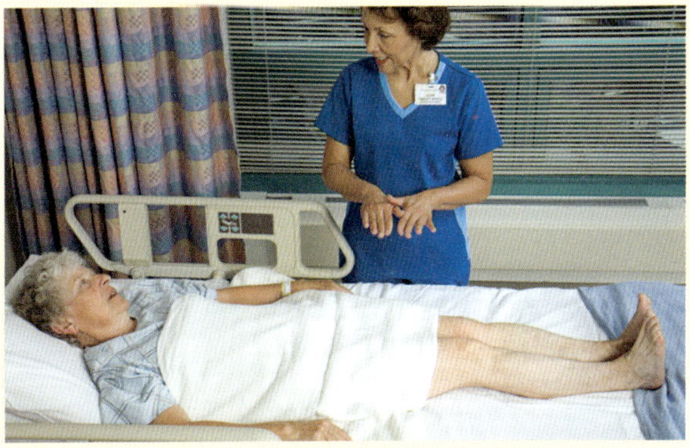

가능한 한 발을 멀리 뻗도록 한다. 그리고 다시 굽힌 자세를 취한다.

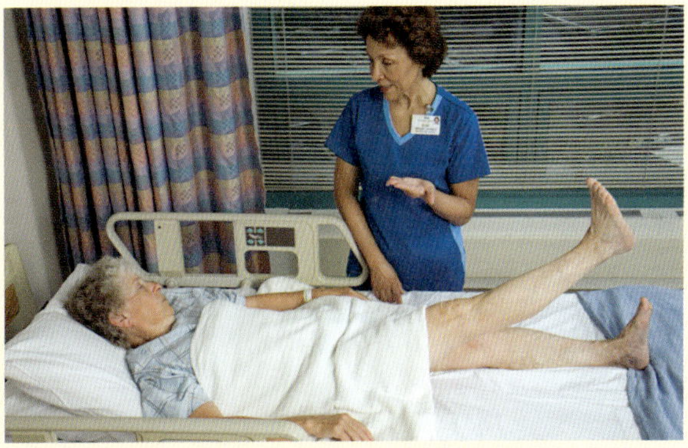

다리를 들어올리고 내리기

각각 곧게 뻗은 다리를 올리고 내리는 동안 다른 쪽 다리는 굽힌다.
무리하지 말고 가능한 한 편안하게 올린다.

하지운동은 장기간 항공여행을 하는 사람에게도 권장되는데, 하지운동은 교대로 하지 말단근육을 수축하고 이완시키는 것이다. 이러한 근육의 수축은 혈류가 심장으로 가도록 돕는다(표 27-4). 세 가지 독립된 다리 움직임을 격려할 수 있다. 첫째, 대상자가 족배굴곡과 족저굴곡을 교대로 시행하는 운동을 수행하도록 하고, 둘째, 대상자가 한쪽 무릎을 구부려 매트리스를 따라 가능한 한 멀리 다리를 뻗어 발을 올리고 다시 제자리로 오도록 하여, 대상자가 다른 다리로 이 과정을 반복하도록 한다. 마지막으로 대상자가 편안할 정도에서 교대로 매트리스에서 다리를 올렸다 내렸다 하도록 한다.

하지운동은 대상자가 수술실에서 돌아오자마자 또는 대상자가 침상안정이 지속적으로 유지될 때는 언제든지 시작해야 한다. 대상자는 깨어 있는 동안 적어도 1~2시간마다 한 번씩 운동을 수행해야 하며, 대상자가 신경학적 손상이나 근력감퇴 때문에 독립적으로 하지운동을 할 수 없으면, 가능한 한 대상자가 많이 참여하도록 격려하면서 수동적 하지운동을 보조하도록 한다.

③ 항색전 스타킹 착용

부동은 누워 있는 대상자로 부터 정맥을 압박하는 근육수축의 순환기능 혜택을 박탈한다. 이 경우 대상자는 항색전 스타킹을 착용함으로써 정맥울혈을 예방할 수 있다. 항색전 스타킹은 탄력성이 강한 재질로 만들어졌으며, 하지의 각 부위에 다양한 정도의 압박을 제공하기 때문에 탄력 스타킹과는 다르다. 정확하게 맞도록 적용되면, 외부 압력을 통해 하지에 정체되는 정맥혈을 감소시킨다. 항색전 스타킹은 간헐적인 압력 대신 지속적으로 압력을 적용하여 하지근육과 같은 방법으로 정맥귀환을 촉진시킨다.

효과적인 작용을 위해서는 항색전 스타킹이 정확히 맞아야 한다. 즉, 대상자에게 너무 큰 스타킹은 충분한 정맥압박을 제공할 수 없고, 스타킹이 너무 꽉 끼면 다리로 가는 혈류를 오히려 막는다. 그러므로 항색전 스타킹 치수를 체중이나 신장으로 예측하지 말고, 스타킹의 적합한 사용과 크기 선택에 대한 지침은 제조회사의 설명서를 따라야 한다. 주름과 불량하게 만들어진 이음새는 피부에 욕창을 초래할 수 있다. 항색전 스타킹의 적용에 대한 올바른 지침은 실습지침서 10장을 참조한다.

항색전 스타킹은 8시간마다 한 번씩 보통 30분 동안 벗는다. 스타킹을 신었을 때, 대상자의 발가락은 따뜻하게 유지되고, 수축이나 피부박탈이 없어야 한다. 스타킹은 다리가 가장 덜 부어 있을 때 착용해야 하므로 아침에 착용하는 것이 좋다.

> **SAFETY ALERT**
> 항색전 스타킹 착용으로 인한 순환장애를 확인하기 위해 규칙적으로 다리와 발을 관찰해야 한다.

④ 공기압박장치 사용

간헐적 압박기구는 다리를 감싸는 플라스틱 싸개의 팽창과 감압으로 하지에 대한 압박이 교대로 가해짐으로써 정맥귀환을 증진시킨다. 공기압박기구는 공기펌프, 하지싸개, 연결튜브로 구성되는데, 간헐적이거나 연속적인 것 2가지 종류가 있다. 간헐적 압박장치는 챔버가 꺼졌다 켜졌다 하며, 연속적 압박장치(SCD)는 정맥귀환을 증진시키기 위해 지속적으로 하지를 압박한다. 완전한 주기는 75초에서 5분 정도 걸리는데, 이러한 장치는 싸개의 팽창과 감압을 교대로 적용하는 공기펌프에 연결되어 있다. 공기압박장치는 동맥폐쇄질환, 심한 부종, 봉와직염, 사지의 감염이 있는 대상자에게는 사용하지 않는다.

연속적 압박장치(SCD)는 대상자가 부동이거나 침상안정을 요하는 수술상황일 때 처방된다. 대상자는 플라스틱으로부터의 자극을 감소시키고 부가적인 지지를 제공하기 위해 플라스틱 싸개 아래에 항색전 스타킹을 착용하기도 한다. 대상자가 보행하기 위해 일어서면 장치는 제거된다. 일단 보행이 다시 시작되면 연속적 압박장치(SCD)의 사용을 중단한다(실습지침서 10장 참조).

⑤ 발 펌프 자극하기

발에서 유일한 큰 정맥인 발바닥 정맥신경총(venous plantar plexus)을 자극함으로써 부동의 대상자에게 정맥귀환을 증진하는 방법이다. 사람들이 걸을 때 신경총은 땅을 짚을 때마다 조여져서 혈류를 심장으로 돌려보낸다. 이 원리를 이용해 대상자의 발 아래 공기를 부풀리고 빼는 슬리브(sleeve)를 신는다. 각 슬리브는 팽창과 수축을 조절하는 조절기와 호스로 연결되어 있다(그림 27-10).

⑥ 항응고요법 예방

고위험 대상자는 심부정맥혈전증(DVT)이나 폐색전증을 예방하기 위해 항응고약물을 투여받는다. 고위험 집단은

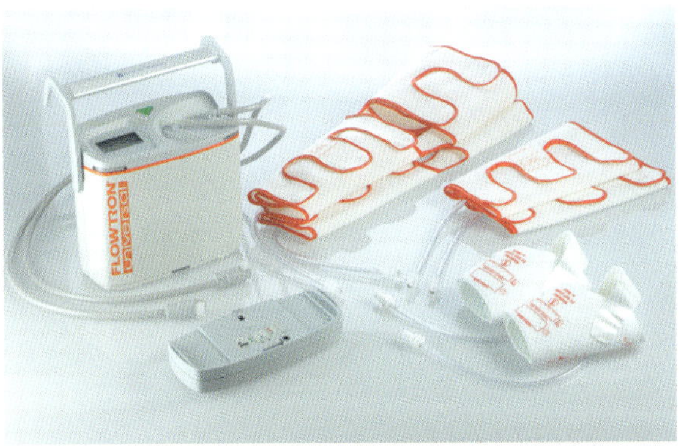

그림 27-10 정맥귀환을 증진시켜주는 발자극펌프

정형외과나 산과적 외과치료를 받은 대상자, 5일 이상 침상안정을 취하는 대상자, 뇌졸중, 심근경색, 방실세동, 심정맥혈전증과 같은 중증질환의 병력이 있는 대상자에게 저용량 헤파린, 저분자 중량 헤파린이나 와파린(coumadin)이 예방적으로 사용된다.

2) 간호중재

심혈관계 기능에 문제가 있는 대상자의 삶의 질 수준은 교육과 지지 정도에 따라 달라질 수 있다. 약물관리, 부종 감소, 통증관리, 에너지 보존은 교육의 중요한 영역이며, 나아가 간호사는 응급상황에서의 심폐소생술 제공에 숙련되어야 한다. 대상자가 맥박이 소실된 상태로 발견되면 심폐소생술을 시작한다.

(1) 대상자 교육

심혈관계 장애 대상자가 심박출량 감소나 조직관류 감소의 경고증상을 조기에 인지할 수 있도록 교육해야 한다. 의학적 도움이 필요함을 나타내는 증상과 징후는 Box 27-4에 열거되어 있다. 대상자에게 혈류를 증진시키고, 부종 감소 및 피부통합성을 증진하고 피로하지 않도록 하는 방법을 교육한다.

Box 27-4 심혈관기능부전의 징후와 증상

응급구조를 요청해야 하는 상황

- 흉부, 팔, 목 또는 턱의 새로운 통증(만약 이러한 경우가 정상이 아닐 경우)
- 빠르고 불규칙적 또는 비정상적으로 심박동이 느려질 때(비정상적일 경우)
- 현기증 또는 실신
- 심한 통증과 사지 피부색의 변화(추위 노출로 인한 것이 아닌 경우)

건강관리팀과의 협력
응급의료팀 지원 요청

간호사는 김 씨의 상태를 평가하기 위해 응급의료팀(medical emergency team)을 부르려고 했다. 아침에 간호사가 확인한 신경학적 상태에서 갑작스러운 수치 저하를 확인했기 때문이다.

Situation(상황): "환자분의 신경학적 상태가 갑작스럽게 악화되고 있어 걱정되네요."

Background(배경): 김 씨는 어제 교회에서 실신한 병력으로 입원했다. 김 씨는 혼돈된 것 같았으나 의식은 가지고 있었다. 응급실에서 CAT 스캔을 한 결과, 뇌졸중은 없었고 관찰을 요한다고만 되어 있었다. 김 씨는 심방세동과 심부전의 병력이 있었고 가족은 김 씨의 어투가 어눌해지고 혼돈되는 것처럼 보인다고 했다. 신경학적 사정은 혈압 198/112, 98, 20이고 동공은 천천히 반응하며 오른쪽에 힘이 없다고 했다. 대상자의 가족은 뇌졸중일 것이라고 예측하여 일차진료 의사에게 보고했다.

Assessment(사정): 김 씨의 신경학적 악화를 걱정하고 있으며, 뇌졸중일 것이라고 생각한다.

Recommendation(권고): 즉시 와서 실제 뇌졸중을 가지고 있는지 적절한 평가를 해야 한다. 3시간 이내 시작해야 뇌졸중에 대한 중재를 할 수 있을 것이라고 본다.

비판적 사고를 위한 과제

- 응급의료팀을 부르기 전에 간호사가 결정해야 할 것은 무엇인가? 많은 병원들이 MET 범주를 가지고 있다. 몇 가지 응급의료팀 범주를 규명해 본다.
- 응급의료팀은 의사와 의사소통하는 것과 다른데 어떻게 의사소통할 것인가?
- 김 씨의 상태와 응급의료팀에 대해서 가족과 어떻게 의사소통할 것인가?
- 간호사로서 병원에서 응급의료팀이 있는 것의 장점은 무엇이라고 생각하는가?

(2) 약물요법

심혈관계 질환을 가진 대상자는 많은 약물을 복용해야 한다. 간호사의 교육에 대한 질은 대상자의 약물치료에 대한 이행을 증진시키는 데 영향을 미친다. 심혈관계 약물은 복잡하고 대상자를 혼란시킬 수 있으므로, 약물에 관한 토의를 할 때 대상자의 배우자나 보호자도 함께하는 것이 좋으며 약물효과, 부작용, 특별한 고려사항을 대상자에게 설명해 준다. 서면 정보나 계획은 문제점이 발생하면 참고자료로 사용할 수 있으므로 도움이 된다.

간단하고 정확한 약물작용에 대한 설명은 대상자가 약물요법을 따르는 것의 중요성을 이해하고 기억하도록 돕는다. 또한 약물을 처방대로 복용하는 것의 중요성을 강조한다. 대상자가 의사와 상담 없이 용량을 빼먹거나 약물을 중단하지 않도록 경고하고, 대상자가 언제, 어떻게 약물을 복용해야 하는지, 어떤 음식물을 피해야 하는지(상호작용을 예방하기 위해), 어떤 부작용이 예상되는지도 확실히 교육한다. 대상자가 약물독성의 징후를 알아차린 후, 의사에게 즉각적으로 보고할 수 있는 방법에 대해서도 교육한다.

여러 가지 약물이 필요하기도 하므로 약물요법은 실로 복잡하고 실행하기 어렵다. 더 많은 심혈관 치료법은 약의 조합(ACE 억제제와 이뇨제 한 알을 포함한) 또는 약물관리를 단순화하기 위해 효과가 오래 지속되는 약으로 처방되고 있다. 조절하는 데 도움이 되도록 나누어진 작은 상자가 하루나 1주일치 약물을 보관하는 데 사용될 수 있다. 부작용은 불쾌하고 잠재적으로 심하여 때때로 대상자의 약물복용 이행을 어렵게 만들기도 한다. 표 27-5는 심혈관계 문제를 치료하는 데 흔히 사용되는 약물의 분류이다.

SAFETY ALERT

많은 심혈관계 약물(항고혈압제, nitrates 등)은 기립성 저혈압, 잠재적인 낙상이나 상해를 유발할 수 있다. 잠자리에서 나올 때 천천히 나올 것과 혈관확장과 현기증을 증가시킬 수 있는 뜨거운 욕조를 피할 것을 알려주어야 한다.

(3) 부종 감소

말초부종은 조직으로의 혈류를 방해할 수 있는데, 이는 대상자에게 보이지 않게 불편감을 초래하거나 통증을 줄 수 있으므로, 부종 조절은 중요한 간호의 우선순위이다(그림 27-11).

① 사지 상승

부종을 감소하는 가장 단순한 방법 중 하나는 부종이 있는 사지의 상승이다. 사지 상승은 중력이 심장으로의 정맥혈 귀환을 돕고 정맥압력을 감소시켜 혈관으로부터의

표 27-5 심장기능과 조직관류에 영향을 미치는 약물

약물	예	약물작용	부작용
강심 배당체	digoxin	심장 수축력 증가; 심장박동수 감소	서맥, 부정맥
항고혈압제 • 베타-교감 차단제 • 칼슘채널 차단제 • 혈관확장제 • 앤지오텐신 전환효소 억제제 • 앤지오텐신수용체차단제(ARBs)	 atenolol nifedipine apresoline captopril losartan	혈압 감소	낮은 혈압, 현기증, 실신
혈관수축제	norepinephrine	혈압 상승	고혈압
항부정맥제	amiodarone	심장리듬 조절	저혈압, 현기증
nitrate	nitroglycerin	말초혈관 확장을 통한 협심증 완화	저혈압, 두통
항지질제제	lovastatin	콜레스테롤을 감소시켜 죽상경화증 위험 감소	오심, 장 변화
이뇨제	lasix	소변배설량 증가를 통해 부종과 체액량 감소	전해질 불균형(저칼륨혈증), 체액결핍
항응고제	heparin caumadin	혈전형성에 대한 가능성 감소	출혈

ARBs, angiotensin receptor blockers.

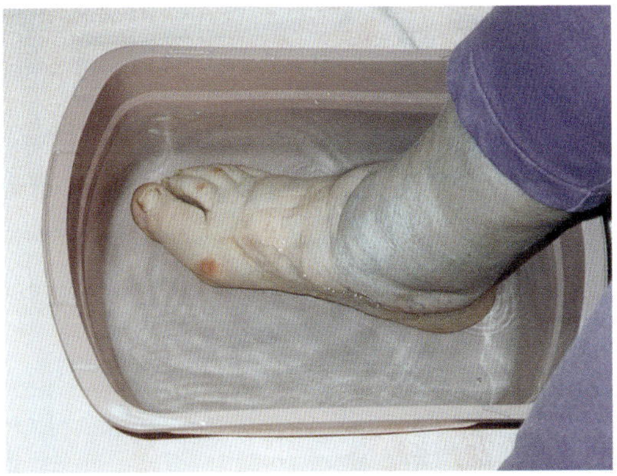

그림 27-11 발관리는 부종 또는 말초혈관질환을 가진 대상자에게 매우 중요하다. 쉽게 조직파괴를 일으키는 부종과 발적 부위를 주의한다.

체액누출을 감소시키고 재흡수 증진을 도우며, 혈관은 확장되고 관류가 향상된다.

부은 사지를 거상시킬 때에는 정맥수축을 유발하지 않도록 한다. 즉, 다리를 상승시킬 때 충분히 받쳐주어야 하고 압박 부위가 없어야 하며, 대상자의 다리를 너무 높이 올려 서혜부에서 수축이 일어나지 않도록 하고, 무릎 뒤 정맥혈류의 억제를 방지하기 위해 무릎 부위에서 침대를 올리지 않도록 주의한다.

② 저염식이

수분정체에 문제가 있는 대상자는 저염식이(2.5g/day 이하)를 해야 하는데, 나트륨 입자는 물을 흡수하기 때문에 염분 섭취를 제한하면 부종 조절에 도움이 된다. 식탁 위의 소금 사용을 제한하는 것이 염분제한 식이에서의 첫 단계이므로, 대상자는 식품에 함유된 소금의 함량을 이해해야 한다. 대상자가 음료수, 건강식품, 처방전 없이 구입 가능한 약(특히 제산제)이나 음식에 함유된 소금의 양을 확인해 보도록 교육한다. 캔에 담긴 채소는 일반적으로 냉동 채소보다 소금이 더 많이 들어 있으므로, 대상자는 인스턴트식품을 되도록 피해야 한다. 마지막으로, 대상자가 의사와 가능한 소금대체물에 대해 토의하도록 격려하고, 소금 대체물 또한 칼륨이 함유되어 있으므로 신부전 대상자는 사용해서는 안 된다.

③ 수분 제한

체액과다가 있는 대상자는 균형을 회복할 때까지 수분섭취를 제한하도록 한다. 체액상태를 사정하기 위해 주의해서 섭취량과 배설량을 감시해야 하는데, 배설보다 2L 이상을 더 섭취하는 것은 수분정체를 의미한다. 대상자의 체중을 매일 같은 시간에 측정하되, 이상적으로 아침식사 전에 측정하는 것이 좋으며, 체중은 매일 1kg 이상 변화해서는 안 된다.

윤리적 · 법적 쟁점

처치에 대한 대상자의 거부

74세 강 씨 부인은 은퇴 후 은퇴한 사람을 돌보는 센터에서 지내고 있다. 지난 12년 동안 심부전을 앓고 있으며, 걸을 때 다리가 붓고 통증이 있다. 심부전으로 호흡이 힘들어 활동에 장애를 느끼고 있다. 간호사가 이뇨제 투여를 위해 대상자 방에 들어섰을 때 강 씨 부인은 "나는 더 이상 이 약을 먹고 싶지 않아요."라고 말한다. 간호사는 "이 알약은 과도한 체액을 신장에서 배설하도록 도와주는 약이에요."라고 설명하지만 강 씨 부인의 반응은 "이 약을 먹으면 나는 옷에 오줌을 싸게 될 거예요. 나는 품위 있게 살고 싶어요."라고 말한다. 며칠이 지나 상태는 더 악화되었으나 강 씨 부인은 계속 "이뇨제를 복용하는 것보다 존엄성을 지닌 채 죽는게 나아."라고 말한다.

비판적 사고를 위한 과제

- 이 사례에서의 중요 쟁점을 규명한다.
- 간호사 자신의 감정, 가치, 신념과 강 씨 부인의 감정, 가치, 신념은 어떻게 다르고 같은지를 모색한다.
- 간호사로서 이 상황에서의 역할은 무엇인지 고려한다.
- 건강관리와 성과를 위해 대상자가 선택하도록 돕기 위해 대상자와 함께 가능한 방법을 찾는다.

(4) 체위

자세는 심장운동과 조직관류에 영향을 미치는데, 심장은 똑바로 앉아 있는 것보다 앙와위로 있을 때 더 많이 움직인다. 누워 있는 것은 정맥혈 귀환을 증진시켜준다. 이 자세는 모든 혈관이 심장과 같은 수준에 있기 때문에 혈액에 대한 중력의 영향이 최소화되며, 혈액을 대정맥으로 더 자유롭게 흘러 들어가게 한다. 심방으로 들어가는 혈액량 증가는 일회 심박출량을 증가시킨다.

저혈압 대상자에게 권장되는 자세는 정맥혈 귀환과 주요 장기로 가는 혈액관류를 증진시키기 위해 다리를 20°~30° 정도 상승시키도록 한다. 이 기간 동안 저혈압 대상자는 모든 장기로의 관류를 회복하기 위해 쇼크의 원인에 대한 치료를 받아야 한다.

작은 범위에서 체위변경은 관류저하 부위의 혈류를 증진하는 데 사용될 수 있으며, 중력은 동맥의 흐름을 증진한다. 심장보다 아래에 위치한 허혈이 있는 손이나 발을 흔들게 하는 것은 관류를 증진시킬 수도 있지만, 이 조치는 부종이 있는 대상자에게는 금기이다.

(5) 통증관리

심혈관계 문제가 있는 일부 대상자는 가끔씩 가벼운 불편감을 느끼지만, 지속적인 심한 통증을 경험하는 대상자도 있다. 어떤 대상자는 가슴 답답함, 압박감, 목과 팔에 무감각과 저린감을 호소하므로, 이러한 대상자가 허혈을 관리하도록 돕는 것은 필수적인 간호기술이다.

① 흉통

급성 흉통이 나타날 때 대상자는 모든 활동을 멈추고 편안히 앉아서 쉬어야 한다. 편평하게 눕는 것은 충분한 흉곽확장을 방해하고 폐의 가스순환을 제한시키므로 대상자는 가급적 이 체위를 피하도록 한다. 흉통은 생명이 위협적인 상태이므로 이때에는 도움을 받아야 한다. 통증의 기간, 발병 당시의 활동, 이 기간 동안의 활력징후를 기록하고 의사에게 보고한다. 맥박 상승, 수축력, 부정맥 증가로 인한 심근의 산소요구 증가를 피하기 위해 통증완화에 주의를 기울여야 한다.

> **SAFETY ALERT**
> 절대로 대상자의 흉부통증이나 불편감 호소를 무시해서는 안 된다. 그러한 증상에는 많은 원인이 있지만, 심장질환이 원인이라면 그대로 방치할 경우 심각한 저산소증을 초래할 수도 있다. 즉, 흉통은 즉시 도움을 요청해야 하는 상황이다.

병원에서는 허혈성 상태나 경색을 기록하기 위해 12유도 심전도를 처방해야 한다(AHA, 2012a). ECG를 판독한 후, 임상적으로 지시된 표준인 경우 90분 이내에 심장질환의 정도 및 재관류치료(스텐트, 혈관성형술)를 결정하기 위해 조사가 이루어진다. 산소처방을 즉시 시작해야 하고, 침상안정을 취하고 설하로 니트로글리세린을 투여해야 한다. 니트로글리세린은 앉거나 누운 상태에서 주는 혈관확장제로 혈압이 떨어질 수 있으므로 5분 후에 혈압을 재보아야 한다. 가정에서 만약, 통증이 나타나거나 나아지지 않으면 가족구성원은 119에 전화하거나 병원으로 가야 한다.

만성 협심증이 있는 대상자는 활동관리를 보조해야 하는데, 대상자의 맥박수를 감시하고 기준에서 20회/분 이상 증가하는 것을 방지하기 위해 활동을 조절하도록 돕는다. 또한 급성 심부전을 피하기 위해 가능한 한 항상 위가 비어 있을 때 활동해야 한다. 식사 후 혈액은 위장관으로 전환되기 때문에 심장을 포함한 근육으로 가는 산소가 적을 수 있다. 이러한 이유로 간호사는 식사 후 즉시 목욕이나 걷기와 같은 활동이나 처치를 계획하지 않도록 해야 한다. 니트로글리세린 설하투여가 처방되었다면, 대상자는 이전에 통증을 유발한 활동을 수행하기 전 일회 용량을 복용할 수 있다.

② 간헐성 파행증과 말초 허혈성 통증

간헐성 파행증이나 통증이 급성과 만성 동맥질환에서 나타날 수 있다. 새로운 통증이 나타났다면, 의사는 이것이 악화되는 상태를 나타내므로 관심을 기울여야 한다. 추운 환경, 흡연, 개인적 인내를 초과하는 활동은 통증을 유발하는데, 그러한 통증을 예방하기 위한 간호방법은 혈류를 증진시키거나 산소요구를 감소시켜 조직으로의 산소운반을 강화시키는 것이다. 휴식주기에 맞춘 계획된 운동은 간헐적 파행증의 증상을 감소시킬 수 있으므로 적절한 간호중재가 될 수 있다.

> **SAFETY ALERT**
> 사지의 만성적 관류손상은 열에 대한 감각의 지각손상을 유발할 수 있다. 이런 이유로 혈관질환을 가진 대상자는 화상을 입기 쉽다. 너무 뜨거운 물에 담그거나 압박을 피하도록 주의를 기울여야 한다. 온도는 35.8~38.8℃를 넘으면 안 된다.

열패드를 적용할 때, 수건이나 베갯잇으로 싸야 하고 피부에 직접적으로 접촉하지 않도록 한다. 열패드는 화상의 위험 때문에 감각이나 인지손상이 있는 대상자에게 사용되어서는 안 된다.

(6) 활동 증가

심장발작이나 심혈관문제 이후 재활의 한 부분으로서의 활동은 천천히 시작하고 점진적으로 진행되어야 한다. 처음 대상자는 방에서 앉거나 화장실 가는 정도로 안정을 취하도록 한다. 대상자는 근육긴장도와 관절운동을 유지하기 위해 상지와 하지의 관절범위운동을 시행한다. 대상자는 식사를 위해 의자에 앉거나 방안을 걸어다닐 수 있게 된다. 앉아서 샤워하거나 잠깐 동안 걷는 것은 대상자가 이전의 활동을 할 수 있으면 가능하다. 결국 대상자는 독립적인 활동을 수행할 수 있는데, 매일 30~80m를 3~4회 걷는 것이 권장되며, 대상자가 어려움 없이 계단을 오를 수 있는지를 사정한다. 특히 대상자가 뜨거운 물로 샤워할 때 어지러움이 있는지 여부를 확인하고, 안전을 위해 의자를 가까이 놓는다.

가정에서 건강관리제공자나 가족구성원은 대상자가 하루에 규칙적인 속도로 매일 10분 정도 걷는 프로그램을 시작하도록 격려한다. 또한 대상자가 5분 동안 갔다가 5분 동안 돌아오도록 계획해야 한다는 개념을 강화하고, 대상자는 1시간까지 걸을 수 있을 만큼 걷는 시간을 늘려야 한다. 2~3주 이내에 외래 환자 심장재활 프로그램에 참여하도록 권장하고, 대상자는 이를 위한 시설에서 물리 치료사와 더 격렬한 신체 활동 및 체중 훈련을 모니터링하는 다른 사람들을 만나게 될 것이다.

(7) 에너지 보존

통증은 대상자가 정상 활동내성을 넘어설 때 발생하므로, 효과적인 에너지 보존은 활동내성을 증진시키고 통증을 예방하도록 도울 수 있다.

심근경색으로 새롭게 진단된 대상자는 상지의 반복적인 운동을 피해야 하는데, 이 운동은 팔근육의 대사요구를 증가시키고 심장이 중력을 극복하기 위해 혈액을 더 힘들게 박출하도록 하기 때문이다.

흉곽 내의 공기는 흉곽 내 압력을 증가시키고, 닫힌 후두개를 밀어 올리는데, 이것은 정맥혈 귀환을 방해하는 동시에 갑자기 혈압을 상승시킨다. 무거운 물체를 들어올리거나 밀 때, 배변을 위해 힘을 줄 때와 같은 활동은 발살바법(Valsalva maneuver)을 사용한다. 심장질환 대상자에게 이러한 활동을 하는 동안 안정적인 호흡양상과 천천히 숨을 내쉬어 심장에 부담을 주지 않도록 교육한다. 심혈관계 대상자에게 혈압과 심박동수를 변화시킬 수 있는 등척성 운동을 하지 않도록 교육한다.

SAFETY ALERT

심장질환 대상자의 경우, 발살바법 사용에 주의하도록 교육한다.

급성 심혈관계 문제를 가진 대상자에게 가장 중요한 에너지 보존방법은 규칙적인 휴식이다. 운동 후 10분 이상 숨이 차거나 맥박이 계속 증가하면 재활노력을 보다 천천히 할 필요가 있음을 나타내는 것이며, 야간 불면증이나 주간 피로는 전날의 운동이 너무 격렬했음을 의미한다. 대상자는 식사 후 1시간 동안 방해받지 않고 휴식을 취해야 하고, 목욕이나 긴 치료를 계획할 때와 같은 활동 전후에도 휴식을 취하도록 한다. 피로를 예방하기 위해 활동을 조절해야 하고, 일하는 동안 휴식과 가벼운 활동을 교대로 하도록 한다. 활동하는 동안 대상자는 심혈관계 긴장을 피하기 위해 가능한 한 앉아 있도록 한다. 활동이나 업무가 몇 가지 자료를 모아야 할 때에는 필요없고 비효과적이거나 무의미한 노력 등을 제외시키는 것이 좋은 방법이다. 대상자는 피로, 호흡곤란, 압박감, 통증을 유발하는 활동은 즉시 중단해야 한다.

(8) 심폐소생술

심정지는 가장 심각한 응급상황으로서 대상자의 심장이 정지되면 급성 저산소증으로 인해 모든 조직이 손상되기 시작한다. 산화가 빨리 회복되지 않으면, 대상자는 곧 사망에 이르게 될 것이다. 심폐소생술(CPR)은 대상자의 심장이 스스로 박동할 때까지 인위적으로 순환과 환기를 지원하는 방법이다.

건강관리기관에 종사하는 대부분의 근무자는 기본 심폐소생술(BLS)에 대해 훈련된 상태여야 한다. 적십자나 대한심폐소생학회를 비롯한 각 기관은 기본 심폐소생술 자격증에 대한 여러 교육을 진행하고 있다. 이 과정들은 대개 하루만에 완료될 수 있다. 기술의 갱신을 유지하기 위해 대개 2년마다 자격갱신이 요구된다. 미국심장협회는 2010년 심장마비 대상자 구조를 위한 가장 중요한 첫 번째 순서로 흉부압박을 촉진하기 위해 CAB(순환, 기도, 호흡) 순서로 교육 내용을 수정했다(Hazinski, 2010). AED와 같은 자동 외부 제세동은 ABCD(기도, 호흡, 순환, 제세동) 방법에서 D에 해당한다. 치명적인 비 순응 리듬(예: 심실 세동)에서, 신속한 제세동 없이 대상자는 살아남지 못한다.

전문심장소생술(ACLS)은 더욱 전문화된 집중적인 훈련과 까다로운 시험이 필요하다. 전문심장소생술 자격증을 가진 사람은 심전도(ECG) 해석에도 능해야 하며, 특정 응급상황에서는 심혈관계 작용약물과 전기충격(제세동)을 사용할 수 있는 자격이 주어진다.

병원에서 심폐소생술이 필요한 경우 흔히 'code'라고 하거나, 심정지는 'code 4' 또는 'code blue'라고 방송한다. 이 code팀은 의사, 간호사, 약사, 호흡치료사로 구성되며, code팀의 모든 구성원은 전문심장소생술의 자격을 갖추어야 한다.

간호사는 심정지 대상자를 발견하는 최초의 사람이 될 가능성이 많다. 간호사는 심정지 상황에서 많은 업무를 수행하기 위해 숙련된 심폐소생술 기술을 갖추어야 하고 또한 각 의료기관은 정확하고 올바른 심정지 프로토콜을 갖추고 있어야 하며, 간호사는 이 모든 과정의 프로토콜에 익숙해야 한다.

① 초기 관리

심정지가 일어난 것을 확인하는 즉시, 도움을 위해 소리치거나 응급벨을 누른다. 간호사 혼자 지역사회에서 일하고 있다면, 대상자가 반응이 없는 것을 확인하고 응급구조팀에게 즉시 전화하여, 어떻게 하라는 지시를 받을 때까지 전화를 끊어서는 안 된다. 응급구조팀이 도착할 때까지 심폐소생술을 계속하고, 응급구조팀과 연락이 되면 위치, 즉 몇 병동에서 심정지가 일어났는지에 대해 도움을 요청해야 한다.

간호사가 도움요청을 위해 처음 해야 할 일은 전화로 다른 간호사를 병실로 부르는 것이다. 그들은 첫 번째 간호사가 심폐소생술 준비를 하는 동안 응급물품(응급 카트)을 가져온다(그림 27-12). 보조원이 즉시 도착하든 그렇지 않든 간에, 발견한 간호사는 희생자 옆에 머물러 응급구조팀이 도착할 때까지 계속해서 도움을 요청해야 한다.

대상자가 똑바로 앉아 있으면, 평평한 위치로 침대를 낮춘다. 대상자에게 접근을 용이하게 하기 위해 불필요한 물품을 치우고, 대상자의 머리에서 베개를 빼낸다. 침대가 stretcher 높이로 올라가 있으면 낮추도록 한다. 대상자의 흉부 아래에 판이나 다른 딱딱한 평면을 넣는다. 이러한 모든 조정은 신속히 이루어져야 하고 심폐소생술은 즉시 시작되어야 한다. 다른 간호사는 응급카트, 제세동기, 심전도 기계를 준비하기 위해 가구를 침대 주변에서 치우고, 제세동기가 도착하는 즉시 대상자는 제세동되어야 한다.

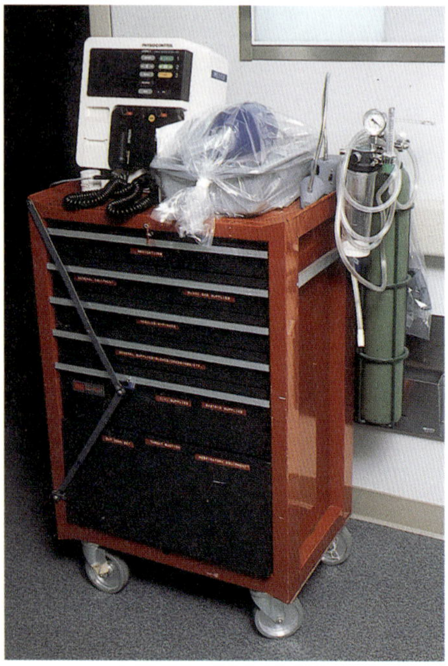

그림 27-12 구급 의료용 카트에는 심정지를 다루기 위해 응급물품과 약물이 들어 있다.

② 심폐소생술팀

심장마비의 관리는 대개 하나의 팀이 필요하다. 모든 병원마다 code팀은 약간 다를 수 있지만, 대상자의 건강을 회복하는 동일한 목표를 달성하기 위해 노력하고 있다. 대상자에게 유리한 결과를 위해서는 계획, 리더십 구축, 효과적인 의사소통의 3가지 주요 요소가 있어야 한다(Castelao et al., 2013). 일반적으로 code팀 리더(주치의 또는 레지던트)가 팀을 이끌고 명령을 내리고, 다른 구성원은 대상자의 기도 관리와 순환 유지를 위한 흉부 압박 수행, 필요에 따라 IV 라인 또는 중심 정맥관을 확보하는 역할을 담당한다. 다른 주요 역할은 필요시 제세동 수행 및 약물 투여뿐만 아니라 약물 및 중재의 정확한 기록 및 필요한 소모품을 회수하는 것이다. 팀 구성원은 소생술을 하는 동안 역할을 교대하고 특히 피로를 유발할 수 있는 흉부압박을 교대로 해야 한다. 반복연습과 훈련은 심폐소생술팀과 팀구성원의 능력을 키워주고, code팀으로서 업무를 수행할 수 있게 해준다. 팀 훈련은 계획의 중요성, 리더십 기술의 강화, 시뮬레이션 환경에서의 개방된 의사소통을 촉진한다.

③ 소생술 시작 후

심폐소생술팀이 임무를 수행하기 시작하면, 심정지 대상자를 발견한 간호사는 필수적인 정보를 제공하기 위해 팀과 함께 머물러야 하는데, 이는 심정지 대상자가 발견된 상황, 대상자의 심정지 전 상태, 주요진단, 최근 약물, 최근 임상검사결과를 즉각적으로 code팀에게 알려주어야 하기 때문이며, 간호사는 또한 절차를 돕기 위해 필요하다. 책임자는 code팀의 구성원에게 임무를 부여하고, 소생술에 꼭 필요하지 않은 구성원은 다른 대상자를 돌봐야 한다.

이때 사생활보호가 중요하므로, 다른 대상자가 방을 같이 쓰고 있다면, 다른 곳으로 옮겨야 한다. 같은 방의 대상자를 옮기는 것이 불가능하면, 커튼을 치고, 간호사는 그 대상자에게 머물러 있어야 한다. 이때 대상자는 불안함을 느끼므로 대상자의 질문에 솔직하게 답변해주어야 한다.

간호사에게 가장 어려운 임무 중의 하나는 심정지 대상자의 가족이 겪을 슬픔이나 두려움을 다루는 것이다. 심폐소생술을 받는 대상자의 가족은 소생술을 하는 동안 또는 이후에도 지지가 필요하다. 사실에 근거한 정보를 제공하고, 대상자의 상태에 대해 추측하지 않도록 한다. 최근 연구에 의하면, 소생술을 하는 동안 가족구성원이 함께 있도록 할 때 장점이 있는 것으로 나타났다(Jabre et al., 2014). 이 연구를 바탕으로 침습적인 시술 또는 심폐소생술 하는 동안 가족이 함께 있는 것에 대해 응급간호사협회(Emergency Nurses Association, ENA)가 승인하였으며, 미국중환자간호사협회(American Association of Critical-care Nurse, AACCN; 2010)는 이에 관한 pratice alert를 발표했다. 비록 연구에서 가족이 함께하는 것을 뒷받침하고 있지만 소수의 병원만이 정책과 절차를 시행하고 있어, 이 업무에 관한 각자의 기관 정책을 확인해야 한다.

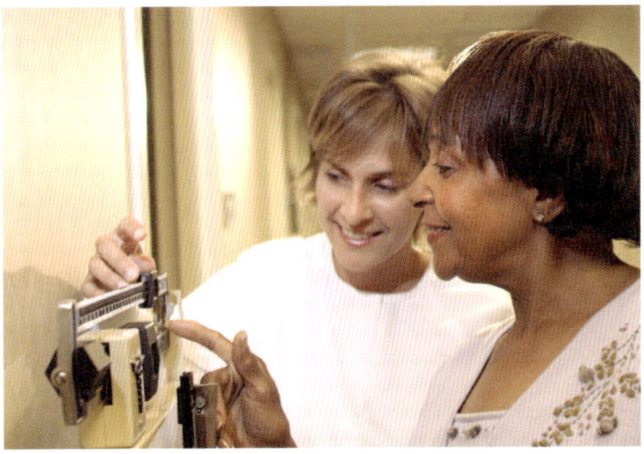

그림 27-13 체중관리와 추후관리는 대상자의 심혈관 문제 관리를 위해 중요하다.

비판적 사고 적용하기

고 간호사는 손 씨의 가정방문간호사이다. 손 씨는 최근 관상동맥 폐쇄에 의한 심장발작 때문에 응급으로 심장수술을 시행했다. 손 씨는 최근 피로를 호소하고 있으며, 적절한 식사를 위해, 약물치료를 기억하기 위해 그리고 걷기 위해 노력하고 있다. 그는 움직일 때마다 흉통을 느낀다. 손 씨 부인은 남편이 빵을 먹을 때 버터를 사용하지 않고, 낮 시간에는 자주 낮잠을 잔다고 말한다. 고 간호사가 다음으로 해야 할 일을 설명하고 이론적 근거를 제시해 본다.

정답은 부록 B를 참고하세요.

3) 가정 · 지역사회 기반 간호

심혈관계 기능부전 대부분의 사례는 지역사회에서 다루어진다. 심근경색이나 개흉술과 같은 급성기의 입원치료는 지난 10년간 감소되어 왔다. 최근에는 비교적 만성화된 심질환 문제들이 외래에서 진단되어 가정에서 전적으로 관리되곤 한다.

지역사회중심 간호는 특히 고위험군에 대한 질병 예방에 초점을 두고 있으며, 일상적인 검사에서 대상자가 비만이고 주로 좌식생활을 하며, 흡연가이고, 고콜레스테롤혈증이 있으면 생활방식의 수정을 요하는 교육이 바람직하다. 고콜레스테롤혈증이나 고혈압의 식별은 필요한 변화를 이행하는데 중요한 동기요소가 되며, 이러한 대상자에게는 추후관리가 특히 중요하다(그림 27-13).

(1) 심장 재활

많은 대상자의 경우, 심혈관이 있다 하더라도 정상적인 생활을 계속 제한할 필요는 없다. 심장재활의 목적은 심혈관계 대상자가 잃어버린 기능을 회복하거나 증진시키도록 돕는 것이며, 이 목표는 단계화된 신체활동에 의해 증진되는 신체적 내성에 의존한다. 그러므로 휴식이 심혈관계 문제의 관리에 필수적인 부분이지만, 활동 또한 일부를 차지해야 하며, 운동은 혈압을 줄이고 지질농도를 개선시키기 때문에 중요한 중재이다.

활동내성 증진은 의학적 문제가 인식되고 치료된 후에 시작하며, 그 다음에 대상자의 기능사정이 이루어진다. 대상자의 재활방법에 대한 신체적 · 정신적 · 감정적 준비 정도를 철저히 사정한 후에 적절한 방법을 수행해야 한다.

운동은 대상자가 병원으로부터 퇴원한 후 지속적인 재활 프로그램의 일환이 되어야 하며, 점진적으로 진행되는 운동 프로그램은 의사에 의해 처방된다. 한편, 간호사는 가정에서 안전한 운동실무에 관해 대상자를 가르쳐야 하는데 기초운동은 심장에 갑작스러운 부담을 주는 것을 막아주며, 정리운동은 사지에 혈액이 정체되는 것을 방지한다. 대상자는 극단적인 기후에서나 식후 1시간 이내의 운동을 피해야 한다.

대상자가 흉부에서 심계항진이나 심방조동, 빠른 맥박, 통증, 압박감과 같은 과도한 운동의 바람직하지 못한 증상을 인식하도록 해야 한다. 또한 대상자가 경동맥이나 요골동맥에서 맥박을 측정하는 방법을 배워야 한다.

> **SAFETY ALERT**
> 맥박이 의사에 의해 처방된 목표 수준을 넘어서면 운동을 즉시 중단해야 한다. 또한 맥박이 운동과 함께 감소되거나, 불규칙해지거나, 운동 후 10분 이내에 맥박이 정상으로 회복되지 않으면, 대상자는 병원을 방문해야 한다.

인내심은 대상자나 간호사에게 모두 필수적인데, 어느 누구도 재활 과정을 서둘러서는 안 된다. 운동은 대상자의 내성이 허락하는 한도에서 조금씩 더 강한 활동으로 점차적으로 변해야 한다. 대상자가 "이런 운동이 좋다면, 두 번을 하면 회복시간을 반으로 줄일 수 있다"라고 생각하지 않도록 교육해야 한다. 운동은 심혈관계 장애 대상자에게 신체적 · 정신적 이득을 제공하는 것으로, 건강을 회복하는 총체적인 접근의 한 일면이다. 처방된 의학적 치료, 스트레스 감소, 생활양식 위험인자의 수정을 따르는 것은 성공적인 재활 프로그램의 주요한 부분이다.

재활 동안 대상자에게 일어나는 일반적인 문제 중 하나가 성기능에서의 제한인데, 심장수술이나 심근경색 이후, 회복이 더 격렬한 활동을 허락할 때까지 성활동은 6~8주간 제한한다. 또 다른 문제는 심각한 심장발작이 활동을 하는 동안 나타날 수 있다는 두려움에 기인한다. 이것은 대상자나 성파트너에게 많은 스트레스를 유발하므로 대상자가 더 적은 에너지를 소비하는 체위(측위, 앙와위)를 취하도록 알려주고, 충분한 휴식 뒤에 성행위를 하도록 권유하고, 식사나 알코올을 많이 섭취한 후에는 가급적 성행위를 피하도록 하며, 어떤 흉통이 나타나면 중단하고 휴식을 취하도록 교육한다.

> **SAFETY ALERT**
> 흉통을 완화시키기 위해 5분 간격으로 세 차례의 니트로글리세린 투여 후에도 흉통이 지속된다면, 대상자나 가족구성원은 119나 가까운 의료기관에 응급전화를 해야 한다. 대상자가 인근 병원까지 직접 운전하려고 해서는 안 된다.

(2) 응급상황

대상자와 가족구성원은 응급상황에 대해 대비해야 하는데, 흉통의 병력이 있는 대상자에서는 니트로글리세린을 흉통이 일어날 때 즉시 투여할 수 있도록 준비해야 한다. 니트로글리세린은 시간이 지나거나 빛에 노출됨에 따라

성과기반 교육계획

강 씨는 54세의 경영자로 심근경색 후 telemetry 병동으로부터 퇴원하려 한다. 강 씨와 부인은 집으로 돌아갔을 때 응급상황이 발생할까 봐 걱정하고 있으며, 자신들이 그런 응급상황에 대처할 준비가 되어 있기를 원한다.

간호성과

강 씨와 부인은 협심증 증상을 인식하고 치료하는 방법을 말한다.

전략

- 협심증과 치료에 대해 설명하는 유인물을 제공한다.
- 처방된 각각의 새로운 약물에 대한 투여방법을 반복해서 알려준다(이름, 용량, 투여할 때, 특별한 고려사항).
- 약물에 대해 서면으로 정보를 제공하고 대상자가 이것을 반복하도록 한다.
- 강 씨가 어떠한 통증이나 압박감을 느낄 때는 이것이 사라지는지 보기 위해 휴식이 필요하다는 것을 강조한다.
- 강 씨가 산소소모 활동의 간격을 조정하도록 교육한다(식사 후 즉시 운동하지 말 것).
- 응급상황에서 니트로글리세린을 사용할 수 있음을 교육하고 주의사항을 알려준다.

간호성과

강 씨는 언제 119에 전화해야 하는지를 말하고, 심폐소생술을 잘할 수 있도록 계획을 세운다.

전략

- 강 씨와 부인은 응급상황(조절되지 않는 흉통 및 심정지)을 다룰 계획에 대해 논의한다.
- 강 씨 부인은 기본 심폐소생술 방법을 익힌다.
- 언제 119에 전화해야 할지(흉통이 완화되지 않을 때, 빠르고 불규칙하거나 매우 느린 맥박의 새로운 발병 시, 특히 이것이 심한 피로나 현기증을 동반할 때, 실신, 의식소실)에 대한 서면자료를 제공한다.
- 강 씨의 집 전화에 부착할 수 있는 응급전화번호가 쓰인 스티커를 제공한다.

간호평가

2017/1/5 08:30 - 강 씨 부부는 협심증의 원인과 치료를 기술할 수 있고, 응급상황을 다룰 수 있는 적절한 계획을 말하였다. 강 씨 부인은 CPR의 범주를 알고, 가정 내 제세동기의 가격을 알아보았다.

\- RN 김지영

대상자 간호계획
활동 지속성 장애를 가진 대상자

간호진단

피로나 허약감의 구두보고, 활동에 대한 비정상적 심박동수나 혈압반응, 과로의 불편감이나 호흡곤란으로 나타나는 산소공급과 요구 사이의 불균형과 관련된 활동 지속성 장애

간호목표

대상자는 신체적 제한과 활동량을 적절히 조절한다.

간호성과 기준

- 대상자의 심박동수는 안정 시에 규칙적이며, 분당 60~100회 사이에 있다(수치는 만성 심혈관이나 폐질환 장애를 가진 대상자에 조정이 요구된다).
- 대상자의 심박동수는 활동의 수준에 비례해 증가하는데, 분당 20회 이상 증가하지 않는다.
- 대상자의 혈압은 대상자의 연령대와 비교하여 정상 한계 내에 있다. 체위에 따른 혈압변화는 거의 없다.

간호중재	이론적 근거
1. 식사 후 1시간 동안 활동을 제한한다.	1. 혈류는 소화를 돕기 위해 소화관으로 유도한다. 심장의 부담이 증가한다.
2. 1~2시간의 휴식과 적절한 활동(아침 위생, 걷기)을 교대로 계획한다.	2. 활동시간을 조절하는 것은 에너지를 보존하고 활동 지속성 장애를 피할 수 있다.
3. 활동 전이나 활동 시 통증이 유발되는 상황에서는 니트로글리세린을 사전에 제공한다.	3. Nitrate는 혈관을 확장시켜 정맥혈 귀환과 심장부담을 감소시킨다.
4. 활동 전 · 중간 · 후에 맥박, 혈압, 호흡수를 측정한다.	4. 활력징후에서 갑작스런 변화는 활동 지속성 장애를 나타내므로 활동계획에 대해 지표를 제공해야 한다.
5. 의사의 운동처방 내에서 활동을 점진적으로 증가시킨다.	5. 활동수준에서 점진적인 증가는 대상자가 내성을 키우고, 활동증가를 인내하도록 돕는다.

간호평가

2017/4/14 09:30 – 어지러움이나 호흡곤란 없이 20m 정도를 걸을 수 있다. 심박동수가 94회로 기저수준의 20회 내 범위에서 안정적이고 산소상태는 93%였다. 지속적 활동의 모니터링을 계속한다.

– RN 김지영

간호목표

대상자는 필요한 생활양식과 활동변화에 효과적으로 대처한다.

간호성과 기준

- 대상자는 옷을 입는 동안 앉아 있고 입원하고 있는 동안 휴식을 계획함으로써 안정된 에너지 보존방법을 보여준다.
- 대상자는 퇴원 전 직장으로 돌아가는 것과 다른 정상활동에 관한 현실적인 계획에 대해 가족 및 의료진과 논의한다.

간호중재	이론적 근거
1. 대상자와 주간활동계획에 대해 논의한다.	1. 활동주기를 계획하는 것은 대상자의 자가조절능력을 증가시킨다.
2. 활동을 지속할 경우 나타날 수 있는 증상(숨이참, 심박동수 증가)에 관해 대상자를 교육한다.	2. 활동 지속성 장애 증상에 대한 지식이 활동내성을 식별하고 자신의 활동수준을 관리하도록 돕는다.
3. 활동시간을 점차 증가시키는 것과 관련한 목표를 설정하도록 격려한다. "자신을 위해 할 수 있는 다음 단계는 무엇인가요?"	3. 목표지향적인 대상자는 상황을 더 잘 통제한다. 발전이 있을 것이라는 확신에 대해 의사소통한다.
4. 에너지를 보존하는 방법 등을 모색한다(서 있는 것보다 의자에 앉아 임무를 수행하거나, 샤워 시 앉아서 한다).	4. 에너지 보존은 더 중요한 활동과 독립적인 일에 쓰일 에너지를 증가시킨다.

간호평가

2017/4/14 10:00 – 작업치료사와 함께 일한다. 앉아서 일을 할 때 허리 위로 팔을 유지하여 에너지를 보존하는 것을 설명할 수 있다. 작업치료사와 함께 계속 일할 것이다.

– RN 남수경

효과가 감소되며, 혀 밑에 놓으면 약간 따끔거린다. 처방은 응급상황이 발생할 경우, 효력을 보장하기 위해 유효일자가 지나기 전에 다시 받아야 한다. 또한 모든 가족구성원은 기본 심폐소생술 과정을 완수하고 심폐소생술을 시행할 수 있어야 한다.

8. 간호평가

심혈관계 기능부전이 있는 대상자의 증상은 매우 다양하므로 대상자마다 개별화된 목표가 제공되어야 한다. 간호사와 대상자는 목표달성을 측정할 수 있도록 적절하게 기대되는 결과로 현실적인 목표를 수립해야 한다.

간호목표

대상자는 심혈관계 기능부전 예방과 간호에 대해 충분한 지식을 보인다.

간호성과 기준

다음은 교육이 끝날 때까지 이루어져야 한다.

- 대상자는 적용할 것을 열거하고 생리적 효과를 논의함으로써 심혈관계 위험인자에 대한 이해를 보일 수 있다.
- 대상자는 심혈관계 위험인자를 수정하기 위한 특별한 계획과 시간표를 기술한다.
- 대상자는 심혈관계 문제에 대해 투여되는 모든 약물의 다음 사항을 진술한다: 약명, 작용, 약물의 부작용, 투여량, 투여 시 주의사항
- 대상자는 처방된 치료에 대한 원리를 말할 수 있다.
- 대상자는 급성이나 응급상황의 증상과 징후를 열거하고 기술한다.

간호목표

대상자는 신체조직의 충분한 산소화로 적절한 조직관류를 보인다.

간호성과 기준

다음은 간호중재 시작 후 48시간 이내에 이루어져야 한다.

- 대상자는 심한 허혈성 통증이 없고 안위가 증진된다고 보고한다.
- 대상자는 사지의 혈액순환이 원활함을 보인다.
- 대상자는 걸어 다닐 때 통증감소를 경험함으로써 활동 지속성 증진을 보인다.

간호목표

대상자는 자기개념과 생활양식의 변화에 효과적으로 대처한다.

간호성과 기준

다음은 두 번째 가정방문 때까지 이루어져야 한다.

- 대상자는 자신의 심혈관계 상태가 어떻게 삶의 변화를 유발했는지에 대해 설명한다.
- 대상자는 누가 정서적 힘을 주는 지지체계인지 확인한다.
- 대상자는 옷을 입을 때 앉고, 휴식기간을 계획하는 등 에너지 보존방법에 대해 보여준다.
- 대상자는 직장에 복귀하고, 다른 정상적 활동에 관한 현실적인 계획에 관해 논의한다.

주요개념

- 적절한 심혈관계 기능은 혈액을 박출하는 심장, 충분한 혈액량, 혈액을 조직으로 분배하는 혈관상태에 달려 있다.
- 조직관류나 신체조직을 통한 혈액의 흐름은 세포의 생존에 필수적이다. 조직관류는 조직에 산소를 공급하고 대사산물을 제거하는 심혈관계의 적절한 기능에 달려 있다.
- 심혈관계 기능은 연령, 성, 인종, 운동, 혈압상승, 흡연, 영양, 비만, 건강력과 가족력에 의해 영향을 받는다.
- 심혈관계 기능변화는 심장이 펌프로서 비효과적으로 수행될 때(부정맥, 근육 손상, 판막기능부전), 혈관이 조직으로 혈액을 충분히 전달할 수 없을 때(죽상경화증, 정맥문제, 혈전, 색전), 혈액 내 비정상적인 변화가 초래될 때(빈혈, 저혈량) 일어난다.
- 심혈관계 기능부전의 증상은 활력징후 변화, 피부색과 온도변화, 심박출량 감소, 주요 장기로의 혈류변화, 조직관류 저하 등이다.
- 심혈관계 기능부전은 일상생활활동을 수행하는 능력에 큰 영향을 미칠 수 있고, 생활양식을 변화할 필요가 있다.
- 간호사는 대중에게 위험요인을 수정하도록 교육함으로써 적절한 심혈관계 건강을 증진시키는 역할을 한다.
- 심혈관계 건강을 극대화하고 합병증을 예방하도록 돕는 방법은 위험인자 수정, 정맥혈 정체 예방, 대상자 교육,

부종 경감, 체위변경, 통증관리, 활동 증가, 에너지 보존이 있다.

- 심정지는 사망률을 줄이기 위해 심폐소생술을 즉각적이고 효과적으로 시행해야 하는 의학적 응급상황이다.

REFERENCES

American Heart Association. (2013a). Cardiovascular disease and diabetes. Retrieved from http://www.heart.org/HEARTORG/Conditions/Diabetes/WhyDiabetesMatters/Cardiovascular-Disease-Diabetes_UCM_313865_ Article.jsp

American Association of Critical Care Nurses. (2010). AACN Practice Alert: Family presence during resuscitation and invasive procedures. Retrieved from http://www.aacn.org/wd/practice/docs/practicealerts/family-presence- during-resuscitation-invasive-procedures.pdf

American Heart Association. (2012a). *Mission: Lifeline component summary table*. Retrieved from http://www.heart.org/HEARTORG/HealthcareResearch/ MissionLifelineHomePage/Mission-Lifeline-Component-Summary-Table_UCM_307832_Article.jsp

American Heart Association. (2012b). *Syncope*. Retrieved from http://www. heart.org/HEARTORG/Conditions/Arrhythmia/SymptomsDiagnosis MonitoringofArrhythmia/Syncope_UCM_430006_Article.jsp

American Heart Association. (2013b). *Cardiovascular disease and diabetes*. Retrieved from http://www.heart.org/HEARTORG/Conditions/Diabetes/WhyDiabetesMatters/Cardiovascular-Disease-Diabetes_UCM_313865_Article.jsp

American Heart Association. (2014a). *About cholesterol*. Retrieved from http://www.heart.org/HEARTORG/Conditions/Cholesterol/AboutCholesterol/About-Cholesterol_UCM_001220_Article.jsp

American Heart Association. (2014b). *Heart, how it works*. Retrieved from http://www.heart.org/HEARTORG/Conditions/CongenitalHeartDefects/AboutCongenitalHeartDefects/How-the-Healthy-Heart-Works_UCM_307016_Article.jsp

American Heart Association. (2014c). *Obesity information*. Retrieved from http://www.heart.org/HEARTORG/Getting-Healthy/WeightManagement/Obesity/Obesity-Information_UCM_307908_Article.jsp

American Heart Association. (2014d). *Understanding blood pressure readings*. Retrieved from http://www.heart.org/HEARTORG/Conditions/HighBloodPressure/AboutHighBloodPressure/Understanding-Blood-Pressure-Readings_UCM_301764_Article.jsp

American Heart Association. (2014e). *Whole grains and fiber*. Retrieved from http://www.heart.org/HEARTORG/Getting-Healthy/NutritionCenter/HealthyDietGoals/Whole-Grains-and-Fiber_UCM_303249_Article.jsp

Awtry, E. H., & Philippides, G. J. (2010). Alcoholic and cocaine associated cardiomyopathies. *Progress in Cardiovascular Disease*, 52, 289–299.

Castelao, E. F., Russo, S. G., Riethmuller, M., & Boos, M. (2013). Effects of Team Coordination during cardiopulmonary resuscitation: A systematic review of the literature. *Journal of Critical Care*, *28*(4), 504–521.

Durieux, R., Van Damme, H., Labropoulos, N., Yazici, A., Legrand, V., Albert, A., et al. (2014). High prevalence of abdominal aortic aneurysm in patients with three-vessel coronary artery disease. *European Journal of Vascular and Endovascular Surgery*, *47*(3), 273–2778. doi:10.1016/j.ejvs.2013.12.011

Ebong, I. A., Watson, K. E., Goff, D. C., Bluemke, D. A., Srikanthan, P., Horwich, T., et al. (2014). Age at menopause and incident heart failure: The Multi-Ethnic Study of Atherosclerosis. *Menopause*, *21*(6), 585–591. doi:10.1097/GME.0000000000000138

Emerson, R. J. (2010). Alterations in blood pressure. In L. C. Copstead, & J. L. Banasik (Eds.), *Pathophysiology: biological and behavioral perspectives* (4th ed.). Philadelphia, PA: W. B. Saunders.

Gellert, C., Schottker, B., & Brenner, H. (2012). Smoking and all-cause mortality in older people: Systematic review and meta-analysis. *JAMA Internal Medicine*, *172*(11), 837–844. doi:10.1001/archinternmed.2012.1397

Go, A. S., Mozaffarian, D., Roger, V. L., Benjamin, E. J., Berry, J. D., Blaha, M. J., et al. (2014). Heart disease and stroke statistics—2010 update: A report from the American Heart Association. *Circulation*, 129, e28–e292. doi:10.1161/01.cir0000441139.01012.80

Goff, D., Lloyd-Jones, D., Bennet, G., Coady, S., D'Agostino, R., Gibbons, R., et al. (2013). ACC/AHA Guideline on the Assessment of Cardiovascular Risk: A report of the American College of Cardiology/American Heart Association Task Force on Practice Guidelines.

Hazinski, M. (Ed.). (2010). Highlights of the 2010 American Heart Association Guidelines for CPR and ECC. Retrieved from http://www.heart.org/idc/groups/heart-public/@wcm/@ecc/documents/downloadable/ucm_317350.pdf

Herdman, T. H., & Kamitsuru, S. (Eds.). (2014). *Nursing diagnoses: Definitions and classifications, 2015–2017*. West Sussex, England: Wiley-Blackwell.

Hogan-Quigley, B., Palm, M. L., & Bickley, L. S. (2012). *Bates' guide to physical examination and history taking*. Philadelphia, PA: Lippincott Williams & Wilkins.

Jabre, P., Tazarourte, K., Azoulay, E., Borron, S. W., Belpomme, V., Jacob, L., et al. (2014). Offering the opportunity for family to be present during cardiopulmonary resuscitation: 1-year assessment. *Intensive Care Medicine*, 40, 981–987. doi:10.1007/s00134-014-3337-1

Jokela, M., Pulkki-Raback, L., Elovainio, M., & Kivimaki, M. (2014). Personality traits as risk factors for stroke and coronary heart disease morality: Pooled analysis of three cohort studies. *Journal of Behavioral Medicine*, 37, 881–889. doi:10.1007/s10865-013-9548-z

Kyle, T., & Carman, S. (2013). *Essentials of pediatric nursing* (2nd ed.). Philadelphia, PA: Lippincott Williams & Wilkins.

Lichtman, J., Leifheit-Limson, E., Watanabe, E., Allen, N., Garavalia, B. Garavalia, L., et al. (2015). Symptom recognition and healthcare experiences of young women with acute myocardial infarction. *Circulation: Cardiovascular Quality and Outcomes*, 8, 531–538. doi:10.1161/CIRCOUTCOMES.114.001612

Lloyd-Jones, D., Adams, R. J., Brown, T. M., Carnethon, M., Dai, S., DeSimone, G., et al. on behalf of the American Heart Association Statistics Committee and Stroke Statistics Subcommittee. (2010). Heart disease and stroke statistics—2010 update: A report from the American Heart Association. *Circulation*, 121, e46–e215.

Lyden, P., Raman, R., Liu, L., Emr, M., Warren, M., & Marler, J. (2009). National Institutes of Health stroke scale certification is reliable across multiple venues. *Stroke,* 40, 2507–2511.

Mozaffarian, D., Afshin, A., Benowitz, N., Bittner, V., Daniels, S., Franch, H., et al. (2012). Population approaches to improve diet, physical activity, and smoking habits: A scientific statement from the American Heart Association. *Circulation,* 126, 1514–1563. doi:10.1161/CIR.0b013e318260a20b

Porth, C., & Grossman, S. (2013). *Pathophysiology: Concepts of altered health states* (9th ed.). Philadelphia, PA: Lippincott Williams & Wilkins.

Shen, L., & Melloni, C. (2014). Representation of women in randomized clinical trials of cardiovascular disease prevention. *Current Cardiovascular Risk Reports,* 8, 390. doi:10.1007/s12170-014-0390-9 Accessed 10/18/2014

Solimene, M. (2010). Coronary heart disease in women: A challenge for the 21st century. *Clinics, 65*(1), 99–106.

Summers, D., Leonard, A., Wentworth, D., Saver, J., Simpson, J., Spilker, J., et al. (2009). Comprehensive overview of nursing and interdisciplinary care of the acute ischemic stroke patient: a scientific statement from the American Heart Association. *Stroke,* 40, 2911–2944.

Weber, J., & Kelley, J. (2014). *Health assessment in nursing* (5th ed.). Philadelphia, PA: Lippincott Williams & Wilkins.

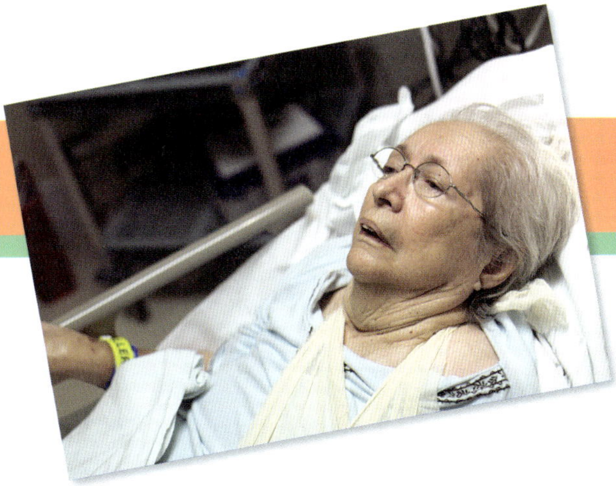

CHAPTER 28

체액과 전해질, 산-염기 균형

Fluid, Electrolyte, and Acid-Base Balance

Christine M. Henshaw

비판적 사고를 위한 사례

김 양은 간호학생으로 내과 병원에서 실습 중이다. 김 양이 담당하고 있는 대상자 중에는 폐렴 진단을 받은 대상자가 있다. 인수인계 시간에 김 양은 이 대상자가 지난 4일 동안 설사를 했고, 체중이 2kg 정도 감소한 사실을 전달받았다. 대상자는 열과 오한이 있으며, 낮 동안 150mL 정도의 소변을 보았다. 혈액검사결과는 나트륨 128mEq/L, 칼륨 4.1mEq/L, 혈중요소질소 28mg/dL, 혈당 326mg/dL이었다. 대상자의 체액균형 상태는 어떠한가? 어떤 가설적 간호진단을 내릴 수 있는가? 대상자의 가설적 간호진단을 확정하거나 변경하기 위해 추가적으로 더 수집해야 하는 자료는 무엇인가? 대상자에게 적합한 간호중재는 무엇인가?

이 장을 학습한 후, 위의 사례를 읽고 다음의 내용에 대하여 비판적 사고를 적용하여 복습한다.

1. 대상자의 세포외액량, 수분 및 전해질 균형에 대한 정보를 요약한다.
2. 1의 정보를 기반으로 대상자의 세포외액량, 수분 및 전해질 균형에 대한 가설적 간호진단을 내린다. 간호진단을 확정하기 위해 추가적으로 더 수집해야 하는 자료에 대해 기술한다.
3. 대상자에게 제공할 구강수액의 종류를 결정하고, 이론적 근거를 제시한다.
4. 대상자의 안전을 위해 고려해야 할 사항에 대해서 논의하고, 대상자의 안전을 위한 간호계획을 수립한다.
5. 대상자에게 현재 교육할 내용과 퇴원 전에 교육할 내용을 계획한다.

주요용어

간질액 interstitial fluid
고삼투성 hyperosmolar
고장성 hypertonic
농도 tonicity
능동 수송 active transport
밀리그램 당량 miliequivalent
복수 ascites
산 acid
삼투 osmosis
삼투압 osmotic pressure
삼투실 농도 osmolality
세포내액 intracellular fluid
세포외액 extracellular fluid
압수용체 baroreceptor
양이온 cations
여과 filtration
염기 base(or alkali)
오스몰 농도 osmolarity
완충제 buffers
음이온 anion
이온 ions
저삼투성 hypoosmolar
저장성 hypotonic
전해질 electrolyte
혈관내액 intravascular fluid
확산 diffusion

학습목표

1. 체액과 전해질, 산-염기 항상성에 영향을 미치는 생리학적 요인을 기술한다.
2. 체액과 전해질, 산-염기 균형의 일반적인 이상 소견을 기술한다.
3. 연령이 체액과 전해질, 산-염기 상태에 미치는 영향을 설명한다.
4. 잠재적 또는 급성 체액/전해질 불균형 대상자의 사정 지표를 기술한다.
5. 체액 불균형이 있는 대상자에게 적절한 간호진단을 내린다.
6. 체액과 전해질, 산-염기 불균형을 관리하거나 예방하기 위해 대상자에게 적절한 교육을 적용한다.

건강하고 정상적인 신체 기능은 체액, 전해질, 산-염기 균형에 달려 있다. 체액의 대부분은 혈관 및 림프관 내(혈관내액, vascular fluid), 세포 사이(간질액, interstitial fluid), 세포 내[세포내액, intracelluar fluid(ICF)]의 세 곳에 분포되어 있다. 혈관내액은 적절한 혈액량, 혈압, 심혈관기능을 유지하는 데 중요하고, 인체의 세포들을 둘러싸고 있는 간질액은 혈액과 세포 사이에서 산소, 영양소, 호르몬, 기타 화학물질 등을 운반하는 데 중요하다. 또한, 혈관내액과 간질액은 노폐물 제거에도 중요한 역할을 한다. 세포내액은 세포의 크기 및 기능의 유지에 중요하며, 적절한 세포의 기능은 정상적인 체액량 및 조성 비율을 유지하는 데 달려 있다.

인체 내에서 체액, 전해질, 산-염기 균형은 생리학적 기전에 의해 조절된다. 과격한 운동과 같은 활동은 이러한 균형을 유지하기 위해 지속적인 적응이 필요하다. 건강한 성인과 아동은 이러한 생리학적 변화를 보상할 수 있다. 예를 들면 뜨거운 여름날, 대부분의 사람이 갈증을 느껴 수분 섭취가 증가하고, 소변량은 감소함과 동시에 호흡수 및 소변의 성분 변화도 산-염기 균형을 조절하는 데 중요한 역할을 한다.

구토, 설사 등의 문제나 수술과 같은 치료는 건강한 사람에게도 일시적인 체액, 전해질, 산-염기 불균형을 초래할 수 있다. 그러나 지속적인 구토나 설사는 소실된 체액 및 전해질의 보충을 위해 건강관리전문가에 의한 중재를 필요로 한다. 심부전, 신장질환, 간기능 저하 등의 질환은 체액, 전해질, 산-염기 균형을 유지하는 신체능력을 심각하게 저해한다. 이러한 질환을 가지고 있는 사람들은 잠재적으로 생명을 위협하는 위험에 직면해 있다.

간호사는 정상 체액, 전해질, 산-염기 균형을 유지하고, 생명을 위협하는 불균형을 예방하는 데에 중요한 역할을 한다. 적절한 음식, 수분, 전해질 섭취에 대한 대상자 교육과 열, 구토, 설사와 같은 흔한 문제의 관리에 대한 교육을 통해 불균형을 예방할 수 있다. 체액, 전해질, 산-염기 균형에 대한 간호사정은 불균형을 조기에 발견하기 위해 필수적으로 적절한 중재가 즉각적으로 시작될 수 있다. 적절한 수분섭취 증진, 음식물 섭취 보조, 정맥주입 모니터링, 약물 투여와 같은 중재는 체액, 전해질, 산-염기 균형을 유지하는 데 도움이 된다.

1. 정상 체액과 전해질 균형

체액은 전해질이라 불리는 화학물질, 혈구, 기타 수용성 분자들을 포함한 수분이다. 인체 내에서 체액은 구획 내 또는 구획 사이의 공간에 있다. 인체는 체액 균형의 2가지 측면을 감시하고 조절한다.

- 세포 외 공간, 특히 혈관 내 체액량
- 세포외액 및 세포내액의 용적에 영향을 미치는 모든 체액의 농도(삼투압)

사람들은 이러한 2가지 측면의 체액 균형 중 하나 혹은 둘 다에서 과다 또는 부족을 경험할 수 있다.

1) 체액의 구분

일반적으로 체중의 약 45~80%가 체액이지만, 이 비율은 연령, 체지방, 성별에 따라 달라진다(표 28-1).

지방은 근육에 비해 수분함유 비율이 적으므로, 과체중인 사람일수록 마른 사람보다 상대적으로 적은 수분을 가지고 있다. 여성이 남성보다 지방조직이 많기 때문에 수분량은 더 적은 편인데, 성인 여성은 체중의 46~52%, 성인 남성은 52~60%가 수분이다.

체액에는 두 가지의 주요 형태, 즉 세포 내에 존재하는 세포내액(ICF)과 세포 밖에 존재하는 세포외액(ECF)이 있다. 이 2가지 체액은 각각 전해질 구성과 위치에 따라 다양하다. 세포내액의 주요 전해질은 칼륨, 인, 황산염이며, 세포외액의 주요 전해질은 나트륨, 염소, 탄산수소염이다. 성인은 전체 체액 중 2/3가 세포내액, 나머지 1/3이 세포외액으로 구성되어 있다(그림 28-1).

표 28-1 연령 및 성별에 따른 체액의 변화

연령	체액(체중 대비 %)
신생아(미숙아)	90%
정상 신생아	70~80%
아동(1~12세)	64%
청소년~성인(13~39세)	남자: 60%/여자: 52%
40~60세	남자: 55%/여자: 47%
60세 이상 노인	남자: 52%/여자: 46%

출처: Metheny, N. M.(2012). *Fluid and electrolyte balance: Nursing considerations* (5th ed.). Sudbury, MA: Jones & Bartlett.

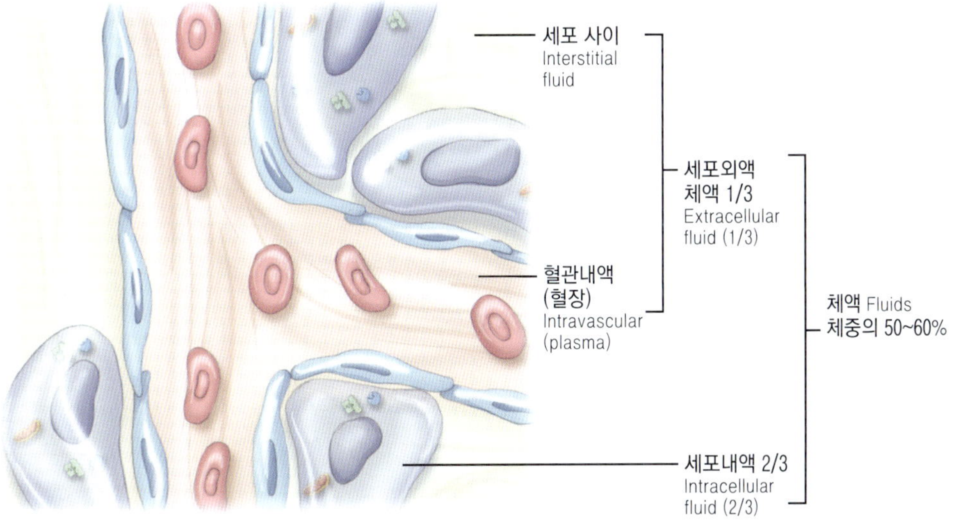

그림 28-1 세포내액과 세포외액(혈관내액과 간질액)으로 체액의 구성. 총 체액량은 체중의 50~60%이다.

세포외액은 혈관 및 림프관 내에 존재하는 혈관내액과 세포들 사이에 존재하는 간질액으로 구성된다. 혈관내액과 세포간질액 사이의 세포외액 분포는 다음의 3가지 요인에 의해 결정된다.

- 혈중 단백질(혈청 단백질, 주로 알부민과 글루불린)
- 혈관내피세포의 견고성(혈관을 둘러싸는 세포층)
- 혈관 내의 정수압

혈관 내의 단백질 성분과 혈관내피세포는 혈관 내에 체액을 유지시키는 기능을 하는 반면, 정수압은 혈관 밖으로 체액을 내보내는 작용을 한다. 건강한 사람은 이들 힘이 균형을 이루고 있으며, 세포외액의 1/3은 혈관 내 체액, 2/3는 간질액으로 구성된다.

(1) 세포외액량

세포외액량, 특히 혈관내액량은 체액균형의 측면에서 매우 중요하다. 적절한 혈관내액량이 없다면 혈압이 유지될 수 없다. 매우 낮은 혈압 상태가 지속되면 치명적인 상태인 쇼크가 발생한다. 주요 동맥 및 정맥에 존재하는 압력수용체는 동맥의 확장에 반응하여 혈관량을 모니터링 한다. 레닌-안지오텐신-알도스테론(renin-angiotensin-aldosterone)과 나트륨이뇨 펩티드 호르몬(natriuretic peptide hormone) 체계는 수분 섭취와 소변으로 나트륨, 염화물, 수분의 배출을 조정함으로써 좁은 한계 안에서 체액량을 조절한다.

동맥압 감소, 신장혈류량 감소, 신장 교감신경 활동 증가 또는 낮은 혈중 나트륨 수치는 레닌의 분비를 자극한다. 레닌은 신장의 세포에서 분비되는 효소로, 간에서 생산되어 혈액 내를 순환하는 안지오텐시노겐을 안지오텐신 I으로 전환시킨다. 혈관과 폐에 있는 안지오텐신 I은 안지오텐신 전환효소에 의해 강력한 혈관수축작용을 하는 안지오텐신 II로 전환된다. 안지오텐신 II는 알도스테론의 분비를 촉진하고 부신피실에서 만들어지는 알도스테론은 신장의 원위관과 집합관에서 나트륨의 재흡수를 조절한다. 염소와 물은 재흡수된 나트륨과 함께 수동적으로 흡수되므로 결과적으로는 식염수의 재흡수, 즉 0.9% 농도의 염화나트륨 용액이 재흡수되어 세포외액이 된다.

나트륨이뇨 펩티드(Natriuretic Peptides)는 심방(ANP), 심실(B-type natriuretic peptide, BNP) 그리고 세포외액량의 변화에 반응하는 다른 신체 부위에서 만들어진다. 심방의 압력이 증가하면 ANP가 분비되어 신장에서 나트륨 배설을 촉진하고, 심방의 압력이 낮으면 ANP 분비는 억제된다.

(2) 세포내액량

수분은 세포막을 자유롭게 움직이지만 전해질은 단지 능동 수송으로 움직이기 때문에 세포내액량은 엄격하게 조절된다. 세포내 기관이 적절하게 기능하기 위해서는 수분과 전해질의 적절한 균형이 필요하다. 세포내 수분이 너무 많이 있으면 세포는 늘어나 부풀거나 터지게 되고, 수분이 적은 세포는 기능이 멈추고 쪼그라들어 죽게 된다. 세포벽을 가로지르는 물과 분자의 움직임을 조절하는 힘은 이 장의 후반에 설명되어 있다.

2) 체액의 농도(삼투질 농도)

체액균형을 조절하는 두 번째 측면은 삼투압이다. 삼투질 농도(osmolality)는 체액의 무게(킬로그램)에 녹아 있는 입자(용질)의 비율을 말한다. 오스몰 농도(osmolarity)는 체액(리터)에 녹아 있는 물질의 농도를 말한다. 삼투질 농도는 킬로그램당 밀리오스몰로 표기되며(mOsm/kg), 오스몰 농도는 리터당 밀리오스몰로 표기된다(mOsm/L). 인체의 체액은 매우 묽기 때문에 이 두 용어가 자주 혼용되며, 삼투질 농도의 정상 범위는 280~300mOsm/L이다. 체액은 삼투질 농도로 측정되며, 수액과 같은 다른 액체는 오스몰 농도로 측정된다.

시상하부는 체액의 삼투질 농도 변화를 모니터링하고 뇌하수체후엽에서 분비되는 항이뇨호르몬의 변화에 반응한다. 의료진은 삼투질 농도의 장애를 신체 수분 불균형으로 파악하며, 수분 과다/부족이 나트륨의 농도에 직접적인 영향을 미치므로, 이러한 불균형을 저나트륨/고나트륨 혈증으로 여기기도 한다. 나트륨, 나트륨과 동반되는 음이온, 포도당은 세포외액의 삼투압을 결정하는 주요한 요소이다.

항이뇨호르몬은 시상하부에서 분비되어, 뇌하수체후엽에서 축색돌기로 전달되어 저장된다. 혈장 삼투질 농도가 증가하면 시상하부의 삼투압수용기가 활성화되어 항이뇨호르몬이 체순환 내로 분비된다. 항이뇨호르몬은 소변으로 배출되는 물의 양을 조절함으로써 혈액의 삼투압을 정상 범위로 유지한다. 이 호르몬은 신장에서 원위세뇨관과 집합관의 내강에 작용하여 물의 투과력을 증가시킨다. 그러면 물의 재흡수가 촉진되고 체액이 보존된다. 항이뇨호르몬이 증가하면 소변은 더욱 농축된다. 반대로, 용질에 비해 과다한 물로 인해 혈장 삼투압이 감소하면 항이뇨호르몬의 분비는 억제된다. 원위세뇨관과 집합관에서 물의 투과성이 감소되어 재흡수되는 수분량이 감소하면 소변이 묽어지고 신체에서 수분이 소실되어 결과적으로 혈장 삼투압이 증가한다.

혈액량이 정상일 때는 혈장 삼투압의 변화에 따라 항이뇨호르몬이 조절된다. 그러나 동맥압이 심각하게 감소할 때(심부전, 쇼크 등)는 혈장 삼투압에 관계없이 혈관의 압력수용기 신호에 의해 항이뇨호르몬이 분비된다(Imamura et al., 2014).

3) 전해질

전해질이란 각각 다른 입자로 용액에 부분적으로 녹아 있는 화학물질이다. 이러한 입자들은 전하를 띠고 있어 이온으로 불린다. 양이온을 케티온(cations), 음이온을 애니온(anions)이라 한다. 생물학적으로 중요한 양이온은 나트륨(Na^+), 칼륨(K^+), 칼슘(Ca^{2+}), 마그네슘(Mg^{2+})이며, 중요한 음이온은 염소(Cl^-), 인(HPO_4^-, $H_2PO_4^-$), 황산(SO_4^-), 중탄산(HCO_3^-)이다. 앞서 언급한 바와 같이, 세포내액과 세포외액에서 이들 전해질의 농도는 매우 다르며, 세포외액의 주요 전해질은 나트륨, 염소, 중탄산인 반면, 세포내액에서는 칼륨, 인, 황산이다.

전해질의 농도는 용액 내에서 전해질의 절대적 질량보다는 음이온과 결합할 수 있는 양이온의 결합능력으로 표현된다. 밀리그램 당량(miliequivalent)은 전해질 활성도의 측정 단위이다. 보편적으로 용액 내에서 전해질의 양은 mEq/L로 표시된다. 전해질 균형을 유지하는 것은 혈청에서 각각 전해질의 농도를 정상 범위로 유지하는 것을 의미한다. 전해질 불균형이란, 혈청에서 전해질의 농도가 증가 또는 감소한 상태를 말한다. 세포 내 전해질의 농도는 임상적으로 측정이 불가능하므로, 혈청에서 전해질의 농도를 측정함으로써 신체의 전해질 불균형을 판단한다. 성인의 혈청전해질 정상 범위는 표 28-2와 같다. 정상치는 검사실마다 약간의 차이가 있다. 가능한 한 번의 측정치보다는 대상자의 상태에 따라 시간 간격을 두고 추적검사를 하여 전해질 농도의 변화를 모니터링하는 것이 보다 정확한 정보를 제공한다.

(1) 나트륨

나트륨(sodium)은 세포외액에 가장 많은 양이온으로, 혈청 나트륨의 정상 범위는 135~145mEq/L이다. 혈청 나

표 28-2 혈청 전해질 정상치

전해질	정상치(mEq/L)
양이온	
나트륨(Na^+)	135~145
칼륨(K^+)	3.5~5.0
칼슘(Ca^{2+})(8.9~10.1mg/dL)	4.3~5.3
마그네슘(Mg^{2+})(1.8~2.3mg/dL)	1.5~1.9
음이온	
염소(Cl^-)	95~108
중탄산(HCO_3^-)	22~26
인($H_2PO_4^-$, HPO_4^-)(2.5~4.5mg/dL)	1.7~2.6

주: 정상 범위는 검사실에 따라 약간 차이가 있을 수 있다.

트륨 농도의 변화는 체액 균형의 변화나 삼투압의 변화를 의미하는 것으로 나트륨의 섭취 및 배설을 의미하지는 않는다. 보통 나트륨이 이동하면 수분도 함께 따라간다. 나트륨이 상승되면, 동반할 수분이 충분되지 않다는 것을 의미하며 나트륨이 저하되면 수분이 너무 많다는 것을 의미한다. 염화나트륨(생리식염수)에서 나트륨은 레닌-안지오텐신-알도스테론 체계(rennin-angiotensin-aldosterone system)와 나트륨이뇨 펩티드(natriuretic peptides)에 의해 조절된다.

나트륨은 소금, 유제품, 육류, 달걀, 특정 채소 등에 함유되어 있고, 음식물 가공에 소금이 첨가되며, 음식물 함량 표시에 염분량으로 표시한다.

(2) 칼륨

칼륨(potassium)은 심장, 신경, 근육의 정상 기능과 모든 근육의 수축에 꼭 필요하다. 혈청 칼륨의 정상 범위는 3.5~5.0mEq/L이다.

세포외액에서 칼륨 농도의 조절은 인슐린 및 알도스테론에 의해서 이루어진다. 췌장에서 분비되는 인슐린은 칼륨을 세포외액에서 근육 및 간세포 내로 이동시킨다. 알도스테론은 신장에서 칼륨의 배설을 촉진한다. 혈청 칼륨 농도가 증가하면 정상 범위로 낮추기 위해 인슐린 및 알도스테론의 분비가 증가한다. 반대로 혈청 칼륨의 감소는 알도스테론의 분비를 억제하여 이온의 배출을 감소시킨다.

전형적인 서양 식사에는 하루 칼륨이 100mEq/day가 포함되어 있고, 일일 배설량은 약 30mEq이다. 신장은 칼륨 섭취량에 따라 배설량을 조절함으로써 칼륨 균형에 매우 중요한 역할을 하며, 대변 및 땀으로도 배설된다.

(3) 칼슘

칼슘(calcium)의 정상 범위는 8.9~10.1mg/dL이다. 체내 칼슘의 약 99%는 뼈와 치아에 있고 나머지는 혈청에 존재한다. 혈액 내에서 칼슘은 이온화 상태(ionized)와 단백질과 결합된 상태의 두 가지 형태로 존재하는데, 약 50%가 이온화 상태이고, 나머지는 주로 알부민과 같은 단백질과 결합된 상태이다. 이온화된 칼슘의 정도가 생리적 기능을 결정하고, 이온화 칼슘의 변화가 칼슘 불균형의 임상증상을 유발한다. 대부분의 칼슘이 알부민과 결합되어 있기 때문에 혈청 알부민 수치를 같이 확인해야 한다. 간질환 또는 소모성 질환에서는 혈청 알부민 수치가 감소되고 전체 칼슘의 수치도 감소될 수 있으나, 이온화 칼슘의 수치는 정상 범위에 있게 될 것이다. 이온화 칼슘의 정상치는 4.0~4.9mg/dL이고, 이온화 칼슘의 수치를 측정하는 것은 칼슘의 보충 여부를 결정하는 데 필요하다(Popovtzer, 2010). 칼슘의 양은 인산의 양과 역상관관계를 보인다.

칼슘은 건강한 기능을 위해 필수적이다. 세포와 세포의 결합을 촉진함으로써 세포막의 구조 유지에 중요한 역할을 한다. 또한 상처치유, 신경 조직에서의 시냅스 전달, 세포막 흥분, 근육수축, 치아 및 뼈의 구조에 중요한 역할을 하고, 혈액응고와 에너지 생성을 위한 대사반응(glycolysis, 해당과정)에도 관여한다.

부갑상선호르몬(PTH), 비타민 D, 칼시토닌은 칼슘 및 인의 균형을 조절한다. 부갑상선호르몬은 위장관 및 신장에서 칼슘의 재흡수를 촉진하고 뼈에서 칼슘의 분비를 촉진함으로써 혈중 칼슘 수치를 높인다. 부갑상선호르몬은 칼슘 수치를 증가시키고 혈중 인 수치를 감소시킨다. 반대로, 부갑상선호르몬의 분비가 저하되면 혈중 칼슘 수치는 감소하고 혈중 인은 증가한다(Popovtzer, 2010).

음식 중에 칼슘의 공급원은 제한적이지만 유제품(우유, 치즈, 요구르트)은 좋은 공급원이다. 정어리, 전곡류, 녹색잎채소 또한 칼슘을 많이 함유하고 있으며, 식품함량표에 칼슘 일일 권장량에 대한 비율이 표시되어 있다.

(4) 마그네슘

혈청 마그네슘의 정상치는 1.4~1.75mEq/L이다. 마그네슘의 50~60%는 뼈에 있고, 나머지는 연조직 및 체액에 있다. 칼륨과 같이 마그네슘은 주로 세포 내에 존재하고 2%만이 세포외액에 있다(Spiegel, 2010). 마그네슘은 신경근육계 기능과 심장의 활동을 조절한다. 마그네슘의 변화는 흔히 칼륨의 변화와 동반되고 마그네슘 결핍 증상 또한 칼륨 결핍 증상과 비슷하며, 마그네슘의 저하는 저칼슘혈증과 자주 동반된다(Spiegel). 신장은 혈청 이온양이 적으면 재흡수하고 많으면 배설함으로써 체내에서 마그네슘의 양을 조절하지만 이에 작용하는 호르몬에 대해서는 밝혀진 바가 없다. 마그네슘을 많이 함유한 식품으로는 녹색잎채소, 콩류, 감귤류, 땅콩버터, 초콜릿 등이 있다.

(5) 인

성인 혈청 인(phosphorus)의 정상 수치 범위는 2.5~4.0 mg/dL이다(Popovtzer, 2010). 혈청 수치는 아동에게서 더 높고 심지어 유아들은 더 높다. 인의 약 85%는 뼈에 있고 14%가 세포 내에, 0.1%가 세포 외에 있다(Popovtzer). 혈중 인의 농도는 비타민 D와 부갑상선호르몬의 작용을 받아 신장에서 조절된다. 인은 에너지 대사에 중요하며 뼈 및 세포막의 구조, 핵산(RNA와 DNA)의 합성에 중요하다. 항상은 아니지만 혈중 칼슘농도와 인농도는 역상관관계를 보이며, 인이 풍부한 식품은 육류, 유제품, 채소, 과일, 곡물 등이다.

4) 체액과 전해질의 분포

체액이 분포하는 구획 간에 수분, 전해질, 영양소, 노폐물의 이동은 일정하게 유지된다. 각각의 세포막, 혈관벽, 림프관벽은 반투과성이어서 물과 일부 전해질은 쉽게 통과하지만, 단백질과 같은 분자가 큰 물질은 모세혈관벽을 통과하지 못한다. 체액의 이동은 주로 삼투와 여과에 의해서 이루어지며 전해질과 몇 가지 용질은 확산, 여과, 능동 수송을 통해 이동하고, 정수압과 삼투압은 세포외 구획과 세포내 구획 간에 체액의 여과를 결정하는 주요 요인이다.

(1) 체액과 전해질의 이동 과정

① 확산

확산(diffusion)은 농도가 높은 곳에서 낮은 곳으로 용매 및 용질이 이동하는 것을 말한다. 분자는 지속적으로 움직인다. 고농도 용액이 체액용기의 한쪽 면에 배치되면 분자는 용액 전체가 균등하게 분포될때 까지 서로 부딪혀 퍼져나간다.

② 삼투

삼투(osmosis)란, 반투과성 막을 통한 체액의 이동을 말한다. 반투과성 막은 몇몇 물질은 통과하지만, 어떤 물질은 통과하지 못한다. 물이 통과할 수 있는 반투과성 막이 두 구획의 체액을 나누고 있는 경우 또는 한 구획에 용해된 물질의 농도(고삼투압)가 다른 구획의 농도(저삼투압)보다 고농도의 물질을 함유하는 경우에 삼투가 일어난다. 물은 세포막을 통과하여 고농도 영역으로 이동한다. 모세혈관벽과 세포벽은 모두 반투과성 막이다.

③ 능동 수송

능동 수송(active transport)이란 이온 또는 분자가 저농도의 영역에서 고농도의 영역으로 이동하는 것을 말한다. 농도차이에 대해 이온을 이동시키려면 에너지가 필요하다. 나트륨-칼륨 아데노신 트리포스파타제(Na, K-ATPase) 같은 효소가 능동수송에 관여한다.

능동 수송은 인체의 나트륨-칼륨 펌프의 기능에 의해 이루어진다(그림 28-2).

세포외액의 나트륨 이온은 고농도(135~145mEq/L)이지만 세포내액에서는 저농도(10mEq/L)이다. 세포막은 나트륨 이온에 대해서는 상대적으로 불투과성이지만, 적은 수의 이온들은 세포막을 통해 세포 내로 확산이 가능하고, 이는 세포 내와 세포 외의 나트륨 이온 농도 차이를 낮춘다. 나트륨-칼륨 펌프 또는 나트륨, 칼륨-아데노신 트리포스파타제가 없다면, 세포 내의 나트륨 농도는 계속 증가할 것이고 결국에는 세포의 기능 저하를 초래할 것이다. 이러한 펌프는 세포 외로 나트륨을 능동 수송함으로써 세포 내에 나트륨 이온이 축적되는 것을 방지한다. 이러한 세포 내외의 나트륨 및 칼륨의 농도차이는 안정막전위, 활성 전위, 신경자극 전달, 근육수축 등에 중요하다.

④ 여과

여과(filtration)란, 물과 용질이 투과성 막을 통해 압력이 높은 곳에서 낮은 곳으로 이동하는 것을 말한다. 모세혈

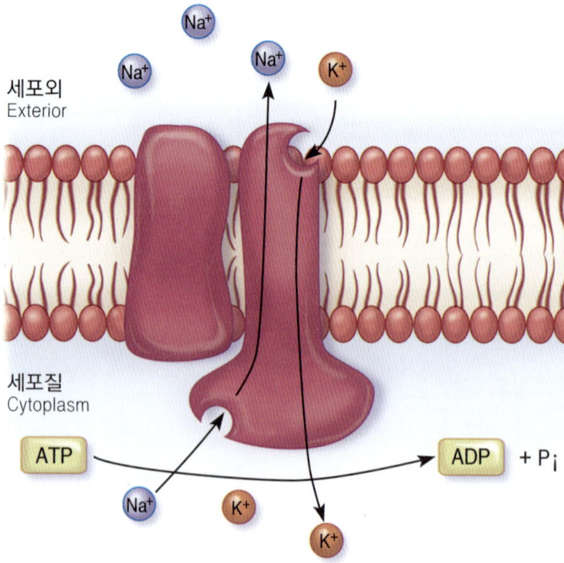

그림 28-2 나트륨-칼륨 펌프. ATP에 의해 생성된 에너지는 나트륨을 세포외로, 칼륨을 세포 내로 이동시킨다. ATP 한 분자당 나트륨 세 분자를 세포 외부로, 칼륨 두 분자를 세포 내로 이동시킨다.

관의 정수압은 모세혈관 벽에 대항해서 수분을 밀어내어 체액을 혈관 밖으로 이동시킨다(그림 28-3). 여과는 신장의 사구체 모세혈관 및 모세혈관에서 일어난다.

(2) 체액과 전해질의 이동을 유발하는 압력

① 삼투압

삼투압이란, 물에 녹지 않는 입자에 의해 물을 당기는 힘을 말하며, 바깥으로 흐르려는 힘과 반대로 혈관 내의 체액을 유지하려는 역할을 한다. 혈장 단백질은 친수성이므로 삼투압을 형성하고, 혈장 단백질에 의해서 유발되는 삼투압을 교질삼투압(colloid oncotic pressure)이라고 하며, 삼투압은 용액의 농도에 따라 결정된다.

체액은 용질의 농도에 따라 삼투압이 다르며, 세포외액과 세포막 사이에 물의 이동을 일으키는 주요한 세포외액 물질은 나트륨, 염소, 포도당이다. 혈장의 삼투압과 같은 용액을 등장액이라 한다.

용액은 액체가 세포의 크기에 미치는 영향을 일컫는 용어인 농도(tonicity)에 따라 고장액, 등장액, 저장액으로 나눈다. 생리식염수(0.9% NaCl) 같은 등장액이 혈관 내로 들어가면, 세포막에 물의 이동이 없어 세포들은 정상적인 크기를 유지한다. 저장액은 혈장보다 낮은 용질의 농도를 가지고 있어, 저장액이 세포를 둘러싸고 있다면 물은 세포막을 통해 세포 내로 이동하여 세포의 크기가 커진다. 이러한 이유로 증류수를 정맥주입 용액으로 사용해서는 안 된다. 반대로, 고장액은 혈장보다 용질의 농도가 높다. 3% 식염수 같은 고장액을 주입하면 세포에서 물이 빠져나가 세포의 크기가 줄어든다(그림 28-4).

② 정수압

정수압은 혈관에서 간질액 구간으로의 체액과 같이 더 높은 압력 부위에서 더 낮은 압력 부위로 체액을 여과시킨다. 정수압에 영향을 미치는 요인으로는 동맥압(심장에서 혈관으로 펌프하는 힘), 혈류속도, 정맥압이 있다.

③ 여과압

정수압에서 삼투압을 뺀 것이 여과압이다. 그림 28-5는 혈액이 모세혈관를 통해 순환함에 따라 발생하는 여과압의 변화를 보여준다. 정상적인 세동맥에서 정수압은 32mmHg, 삼투압은 약 22mmHg이므로 여과압은 +10mmHg이다. 이 압력은 양압(positive pressure)이므로, 체액은 세동맥에서 간질로 여과된다. 그러나 세정맥에서는 정수압이 12mmHg, 삼투압이 22mmHg이므로 여과압은 −10mmHg이다. 이 압력은 음압이므로 체액은 간질액에

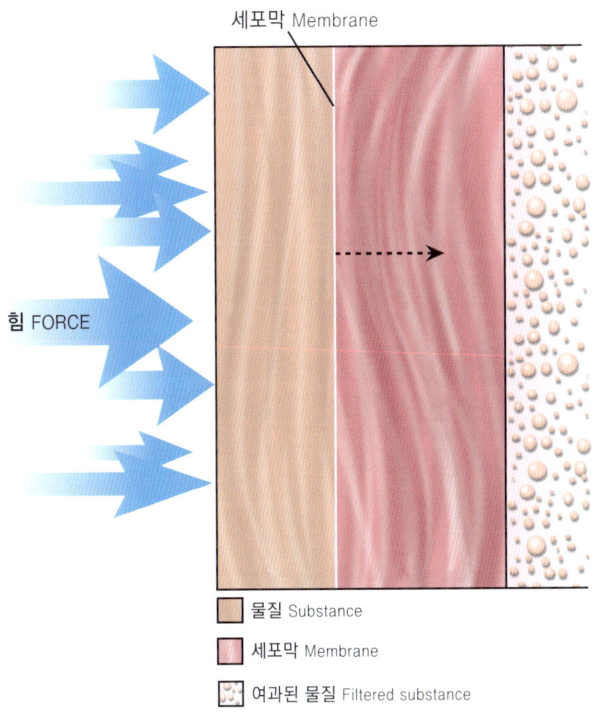

그림 28-3 여과: 세포막을 통해서 물질을 밀어내는 힘

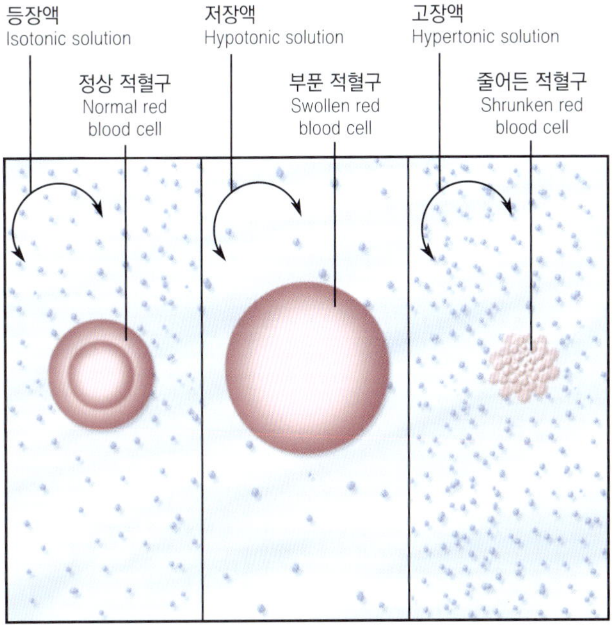

그림 28-4 삼투. 적혈구 세포막을 통한 물 분자의 이동은 농도에 따라 세 가지로 구분한다. 좌: 생리식염수는 세포와 거의 같은 농도이기 때문에 물 분자는 동일한 속도로 세포 안과 밖으로 이동한다. 중간: 희석된 용액에서는 세포 내로 물 분자가 많이 이동하고 결국 세포의 부종과 용혈을 초래한다. 우: 농축된 용액에서는 세포 내의 물이 빠져나와 세포가 쭈그러들게 된다.

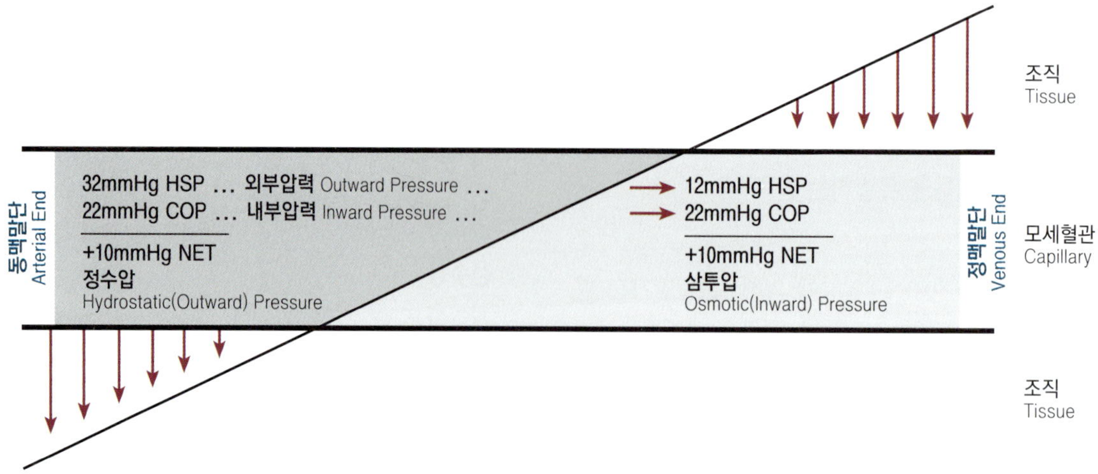

그림 28-5 모세혈관 여과압. 모세혈관의 동맥말단에서 체액은 조직 내로 밀려나가고, 정맥 말단에서는 순환한 체액이 흡수된다. HSP: Hydrostatic pressure, 정수압. COP: Colloid oncotic pressure, 교질 삼투압

서 다시 정맥모세혈관 및 정맥으로 걸러진다.

체액은 이러한 과정을 통해서 세동맥에서 혈관 밖으로 나가고 세정맥으로 재흡수되고, 인체 또한 이러한 과정을 통해 산소와 영양소를 세포에 전달하고 노폐물을 제거한다. 건강한 사람에게는 이 과정이 조화롭고 균형을 이루므로 여과된 모든 체액이 다시 혈관으로 재흡수된다. 림프관은 과다하게 여과된 체액을 흉관을 통해 순환계로 다시 운반하며, 동시에 말초부위에서 세포와 단백질을 림프절로 운반한다. 림프관을 통한 체액 및 백혈구의 이동은 염증반응과 면역계의 능력에 중요하며, 손상 및 감염을 지속적으로 감시한다. 정수압이 비정상적으로 증가하거나 삼투압이 상당히 감소된 상태가 되면 간질에 체액이 저류되는데, 이런 상태를 부종이라 한다. 림프관의 폐쇄 및 림프절 절제도 부종을 유발한다. 부종의 4가지 기전은 모세관의 투과성이 증가하는 것으로 표 28-3에는 부종의 주요한 기전 4가지와 각각의 원인이 제시되어 있다.

표 28-3 부종의 기전과 원인

기전	원인
정수압 증가	혈압 상승 체액 과다 심박출량 감소(심부전)
삼투압 감소(혈장 단백질 감소)	영양실조 간부전 신장 결석
림프절 폐쇄 또는 제거	유방절제술 림프종
모세관 투과성 증가	알레르기 패혈증성 쇼크 폐부종

5) 생애주기별 고려사항

나이는 체액과 전해질 균형에 중요한 요소이다. 아주 어린 대상자나 노인은 체액 및 전해질 불균형의 위험성이 높으므로 나이와 관련된 차이점에 대한 이해는 체액 및 전해질 불균형에 대한 예방, 발견, 치료에 중요하다.

(1) 신생아와 영아

영아(70~80%)는 성인(60%)보다 전체 체중 중 수분의 비중이 더 높다. 미숙아로 태어난 영아는 90% 정도 더 많은 체액을 가지고 있다. 영아는 성인보다 체액의 많은 양이 세포외액에 있으며, 체표면적이 체중에 비해 넓으므로 피부를 통해 많은 양의 수분을 잃을 수 있다.

기억해야 하는 개념

영아는 어른보다 체중에 대한 더 많은 비율의 체액량을 가지고 있지만, 체액결핍에 대비하여 더 많은 체액량을 보유하지는 못한다. 따라서 영아는 항상성 유지를 위해 요구되는 체액량이 더 많기 때문에 체액결핍에 취약하다.

수분 요구량은 정상 소변량과 같이 연령에 따라 달라진다. 영아의 신장은 미성숙하여 소변을 농축하는 능력이 부족하고, 대사 및 호흡수도 많으므로 수분의 소실이 빠르게 진행된다. 간호사는 부모와 돌봄제공자에게 구토 또는 설사가 영아에게 얼마나 심각한지와 이러한 증상이 있을 경우 즉각 의료진에게 보고해야 하며, 단지 물보다는 나트륨과 물이 포함된 체액 보충의 필요성에 대해서도 교육해야 한다.

SAFETY ALERT
영아의 수분 상실이나 흡수에 대해 주의 깊게 관찰한다. 신장 기능 미성숙과 신체 크기에 비해 체표면이 넓은 영아는 아동이나 성인보다 수분, 전해질 불균형의 위험성이 더 높다.

(2) 유아와 학령전기 아동

유아는 체중의 62%가 수분이다. 1일 수분 요구량은 일반적으로 1,000~1,200mL이고, 소변량은 2세까지 하루에 500~700mL, 5세까지 600~850mL이다. 아동의 피부, 호흡, 소변과 대변으로의 수분소실은 성인보다 많다.

(3) 학령기 아동과 청소년

체중에 대한 물의 비율은 아동에서 청소년으로 갈수록 감소한다. 약 12세가 되면 성인의 비율과 비슷해진다. 이 시기의 아동은 수분 요구량을 충족시키기 위해서 소다 또는 설탕이 첨가된 음료수를 즐겨 마신다. 연구에서는 이런 종류의 달콤한 음료 섭취와 소아비만이 연관성이 있다고 보고되었다(Seo et al., 2014). 간호교육에는 물과 우유, 토마토 주스와 같은 영양가 있는 음료들을 섭취하도록 권하는 것을 포함해야 한다.

이 시기의 아동은 근육손상(rhabdomyolysis)과 체액과 전해질의 불균형을 초래할 수 있기 때문에 더운 날씨에 충분한 수분 섭취 없이 과격한 운동은 하지 말아야 한다. 균형 잡힌 식사가 무엇보다 중요하다. 청소년기는 음식 섭취가 특이할 수 있으며, 체중감량을 위한 식이제한 및 구토는 심각한 체액 및 전해질 불균형을 초래할 수 있다.

(4) 성인과 노인

25세 이후에는 신장에서 네프론의 숫자가 감소하기 시작한다. 40세 이후의 중년기에는 지방조직이 증가하고 물의 비율이 감소한다. 신장 크기, 혈류, 사구체여과율(30세 이후에 10년마다 10%씩 감소)이 감소하며, 약물청소율 또한 줄어들어, 노인은 약물 유해작용의 위험이 나타난다(Hartford Institute for Geriatric Nursing, 2012).

성인은 급성 질환이나 수술 후에 체액 및 전해질의 불균형이 더 잘 발생할 수 있다. 신부전이나 심부전 같은 만성질환을 앓고 있는 노인들은 체액 및 전해질 불균형이 흔하게 나타난다. 고혈압 및 심부전 치료제로 자주 사용하는 이뇨제는 세포외액의 결핍이나 칼륨, 칼슘, 마그네슘을 포함한 전해질 소실을 초래할 수 있다. 과도한 하제 사용은 위장관에서 칼륨의 흡수를 감소시켜 저칼륨혈증을 초래하며, 세포외액의 소실을 유발한다. 몇몇 노인들은 한밤 중에 소변을 보지 않기 위해서 저녁시간에 가급적 물을 마시지 않으려고 한다. 노인의 혈중 칼슘 수치가 비록 정상일지라도 뼈 내에 있는 칼슘은 점차 감소하므로 골다공증 및 낙상으로 인한 골절에 대한 위험성은 증가한다.

노인들은 대장내시경 또는 바륨관장과 같은 검사 전에 시행하는 전처치 후에 체액 및 전해질 불균형에 대한 위험성이 높아진다. 65세 이상 노인에게 장 준비를 위해 사용되는 용액들은 체액 소실, 고인산혈증, 저칼륨혈증, 저칼슘혈증 등을 유발할 수 있다는 연구가 보고되었다(Parra-Blanco et al., 2014). 노인에게 장 준비 용액을 투여하기 전에 세심한 사정이 필요하며 소량씩 준비하여 사용하는 것이 체액과 전해질의 문제를 피할 수 있는 방법이다.

6) 문화적 고려사항

만성 신장질환의 발생률과 사망률은 백인에 비하여 아프리카계 미국인들에게 더 높게 나타난다(Fox et al., 2011). 아프리카계 미국인들의 신장질환의 위험성은 백인에 비하여 3배가 더 높다. 중년의 아프리카계 미국인의 높은 고혈압, 당뇨, 비만율은 부분적으로 인종차이에 영향을 받는다. 고혈압, 당뇨, 만성 신장질환을 가지고 있는 중년 이후의 나이가 든 사람들은 건강한 젊은 백인들보다 나트륨에 더 민감한 경향이 있다. 유전적 요인 또한 나트륨에 반응하는 혈압에 영향을 미친다. 혈압과 신장나트륨조종에 영향을 미치는 14개의 유전자가 확인되었다(Report of the DGAC on the Dietary Guidelines for Americans, 2010).

2. 산-염기 균형

세포가 정상 기능을 유지하기 위해서는 산소, 영양소, 전해질, 적절한 온도 등이 필요하다. 세포 환경에서 또 다른 중요한 인자는 수소 이온(H^+)이고, 아주 좁은 정상 범위 내에서 조절된다. 이러한 좁은 정상 범위의 수소 이온 농도를 유지하는 것이 산-염기 균형이다. 신경전달, 호르몬 활성, 심장 리듬 등 인체의 중요한 기능은 안정적인 산-염기 균형에 달려 있으며, 혈중 수소 이온 농도가 정상 범위에서 크게 벗어나면 생명에 치명적이다.

1) 산, 염기, pH

수소 이온을 방출할 수 있는 물질을 산이라 하고, 반대로 용액 내에서 수소 이온을 감소시킬 수 있는 물질을 염기라 한다.

산과 염기는 강/약으로 나뉜다. 위에서 분비되는 염산은 강산이다. 염기보다는 산을 더 많이 함유하는 용액을 산성이라 하고 그 반대를 염기 또는 알칼리라 한다.

용액 내의 수소 이온수는 pH로 표기한다(그림 28-6). pH는 1~14까지 있고, 7은 중성 용액이다. pH가 1~7인 용액은 산성이며, 7보다 약간 낮으면 약산성, 1에 가까울수록 강산성이다. 이와 비슷하게 염기는 pH가 7 이상이고 pH가 높을수록 강염기이다.

2) 혈액의 산-염기

세포외액의 pH는 정상적으로 7.35~7.45이다. 이러한 좁은 pH 범위는 폐와 신장을 통해 인체 내의 산을 배출함으로써 체액에서 pH의 변화를 제한하는 완충작용에 의해 유지된다. 신장은 인체가 염기 상태이면(pH>7.45) 염기를 배설함으로써 정상 pH를 유지한다.

인체에서 중요한 산은 탄산이다. 탄산과 함께 탄산수소염 이온은 완충체계를 형성한다. 다른 완충체계(다음 참조)도 산-염기 균형을 유지하지만 탄산수소염-탄산 완충체계는 2가지 이유로 임상에서 가장 중요하다. 첫째, 모든 완충체계는 평형상태를 유지하기 때문에 탄산수소염-탄산 체계의 변화는 모든 다른 체계의 변화를 유발한다. 둘째, 신체는 호흡률(환기) 변화를 통해 이산화탄소 수준을 조절하고, 소변에서 배설된 탄산수소염의 양이나 신장에서 재생된 양을 조절하여 탄산수소염의 양을 조절한다.

$$H^+ + HCO_3^- \rightleftarrows H_2CO_3 \rightleftarrows H_2O + CO_2$$

이 방정식의 구성요소는 결합하고 분리하고 산-염기 균형을 유지하기 위해 다시 결합한다. 신체는 지속적으로 산소를 이용하여 포도당을 대사시키고 그 노폐물로 이산화탄소를 배출한다. 탄산수소염-탄산 완충체계는 신체가 이산화탄소를 관리하는 데 도움을 준다.

3) 산-염기 균형 조절

수소 이온 균형은 매우 미세하게 조절된다. 혈장에서 전해질과 비교하면, 혈중 수소이온의 농도는 100만 배 더 낮다. pH가 6.8 미만이거나 7.8 이상이면 사망할 수 있다. 대사 과정에서 연속적으로 산이 만들어지므로 이러한 좁은 정상 범위 내로 pH를 유지하기 위해서는 완충(buffer)과 보상(compensation)의 두 과정이 필요하다. 완충은 pH를 유지하기 위해 산 또는 염기가 만들어진 곳에서 제거하는 것을 말한다. 보상은 산 또는 염기의 소실이 있는 경우, 산 또는 염기를 배설하거나 유지시킴으로써 pH의 변화를 최소화하는 것이다. 일반적으로 산-염기 균형은 동맥혈 가스분석을 통해 평가한다(표 28-4).

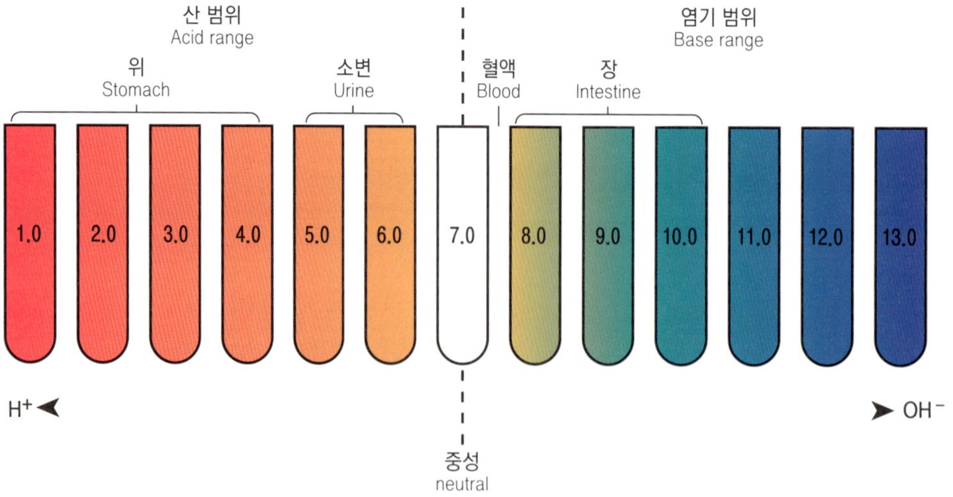

그림 28-6 산성과 염기성의 정도를 측정하는 pH

표 28-4 정상 동맥혈 가스분석

약어	정상 범위	정의
pH	7.35~7.45	동맥혈의 수소 이온 농도를 반영한다. 산증: <7.35 알칼리증: >7.45
$PaCO_2$	35~45mmHg	동맥혈 내 이산화탄소의 부분적 압력을 반영한다. 저탄산혈증: 동맥혈의 이산화탄소의 부분적 압력이 낮음, <35mmHg 고탄산혈증: 동맥혈의 이산화탄소의 부분적 압력이 높음, >45mmHg
PaO_2	80~100mmHg	동맥혈 O_2의 부분적 압력
HCO_3^-	22~26mEq/L	동맥혈 내 탄산수소의 양

(1) 완충

완충제(buffers)는 수소 이온을 흡수하거나 분비하여 pH의 변화를 최소화시키는 물질을 말한다. 혈액에 과다한 산이 있는 경우 혈액 내로 과다한 수소 이온이 들어오더라도 완충작용을 통해 pH의 급격한 하락을 방지한다. 이러한 경우 완충제는 여분의 수소 이온과 결합하여 혈액에서 과다한 수소 이온에 의한 잠재적인 손상을 최소화한다. 혈중에 산이 부족하거나 과다한 염기가 있는 경우, pH는 심각하게 상승한다. 성공적인 완충제는 약한 산에서 여분의 수소이온이 혈액으로 방출하여 pH의 상승을 억제한다.

(2) 보상

호흡기와 신장은 과다한 산 또는 염기를 배설함으로써 산-염기 불균형을 보상(compensation)한다. 폐는 혈액의 pH 변화에 즉각적으로 반응함으로써 산-염기 평형을 조절한다. 신장은 폐보다는 느리게 반응한다. 폐와 신장의 이러한 반응에 이상이 생기면 생명에 위협적인 산-염기 불균형을 초래한다. 그러므로 최적의 폐기능과 신장기능을 유지하는 것은 급성 또는 만성 폐질환 및 신장질환자에게서 매우 중요하다.

① 호흡 보상

뇌간의 호흡중추에 존재하는 화학수용체는 폐의 호흡을 조절함으로써 혈중 이산화탄소의 양을 조절한다. 이산화탄소는 조직으로부터 혈중으로 녹아 들어가 탄산, 탄산수소염, 수소 이온(탄산수소염-탄산 완충체계를 통해)으로 분해된다. 혈액이 폐에 도달하면 이산화탄소는 호흡을 통해 배출된다. 이산화탄소가 폐포에 도달하면 혈중의 탄산은 이산화탄소와 물로 분해되고 이산화탄소는 배출된다. 폐는 이러한 과정을 통해 동맥혈에서 이산화탄소의 분압($PaCO_2$)을 35~45mmHg로 유지한다.

조직이 대사를 하는 동안 이산화탄소를 만들어 낼 때 폐는 화학수용체의 입력에 반응하여 환기의 깊이와 횟수를 증가시켜 이산화탄소를 배출함으로써 pH의 변화를 최소화한다. 호흡기계는 이산화탄소가 감소하면 반대로 반응하게 된다. 호흡을 통해 혈액에 산소를 공급하고 이산화탄소를 조절하기 때문에 사람들은 제한된 한도 내에서 환기를 감소할 수 있다.

② 신장 보상

신장은 수소 이온과 탄산수소 이온의 배설과 보유의 비율 변화를 통해 정상 산-염기 균형 유지에 영향을 미친다. 신장은 2가지 방법으로 혈액의 산도를 높인다. 첫째, 신장은 소변으로 수소 이온의 배설을 증가시키고, 탄산수소 이온을 혈액으로 이동시킨다. 따라서 자유 수소 이온을 더 많이 흡수하기 위해 부가적인 혈장 탄산수소염이 이용되고, 정상 pH가 회복될 수 있다. 신장은 혈액의 산도(혹은 혈액 염기 과다)가 점진적으로 상실되면 수소 이온의 보유를 증가시키고, 탄산수소 이온을 소변으로 배설시킴으로써 산과 염기의 관련된 농도를 정확한 비율로 유지하여 pH 상승을 예방한다. 신장의 이러한 보상작용은 수시간에서 수일이 소요되기 때문에 신장은 폐보다 느린 보상작용을 보인다.

3. 체액과 전해질, 산-염기 균형에 영향을 미치는 요인

항상성을 유지하기 위해서는 체액, 전해질, 산-염기 균형이 필요하다. 정상적으로 체액과 전해질이 소실되면 적당한 섭취를 통해 재공급되는데, 이러한 과정은 호르몬과 신장이 조절한다. 표 28-5는 24시간 동안 성인의 수분 섭취량과 배설량을 보여준다. 호르몬은 세포 내외에서 전해질의 이동에 영향을 미치기도 한다. 섭취 부족, 과다한 수분 및 전해질 소실, 스트레스, 만성질환, 수술을 포함한 많은 요인이 체액, 전해질, 산-염기의 불균형을 초래한다.

표 28-5 일반적인 24시간 섭취량과 배설량

섭취량		배설량	
경구 수분 섭취	1,300mL	소변	1,500mL
음식물 내 수분	1,000mL	대변	200mL
음식물 산화	300mL	땀	100~200mL
총량	**2,600mL**	불감성 손실	
		피부	300~400mL
		호흡	300mL
		총량	**2,400~2,600mL**

1) 수분과 음식 섭취량

물은 대개 경구로 섭취하며, 2/3는 물 또는 음료수로, 나머지는 음식으로 공급된다. 일부 소량의 물은 음식물의 대사 과정에서 산화 과정을 통해 만들어진다. 성인이 하루에 섭취하는 물은 약 1,300mL(6컵)이다. 부가적으로 음식물을 통해 1,000mL의 수분을 섭취하고, 특히 과일과 채소는 80~90%가 수분이다. 약 300mL의 물은 음식물의 산화 과정을 통해 얻는다.

갈증 기전은 수분 섭취 조절에 도움이 된다. 시상하부에 있는 갈증 중추는 혈장의 삼투압에 의해 자극을 받고, 수분 섭취가 지속적으로 부족할 경우 혈량 감소에 의해 자극을 받는다. 정신적인 요인 또는 구강건조도 갈증을 자극한다. 혈청 삼투압 및 세포외액의 부족은 적절한 수분 섭취를 통해 정상화된다. 갈증을 유발하는 혈청 삼투압 수준은 임신 시에 감소하고 노인일수록 증가한다.

음식물도 인체에 전해질을 공급한다. 칼슘은 유제품에 풍부하고 나트륨은 소금, 가공된 육류와 식품, 빵, 유제품에 많이 들어 있고, 칼륨은 바나나, 멜론, 오렌지, 살구, 브로콜리, 건포도, 대추야자에 많다. 균형 잡힌 식사는 필요한 전해질이 충분히 함유되어 있어 인체의 항상성을 유지한다.

다양한 일상의 환경적인 요인에 의해 수분 섭취는 영향을 받을 수 있으므로 수분과 음식 섭취에 대해 정확하게 사정해야 한다. 노인은 균형 잡힌 식사를 준비하거나, 장을 볼 수 없기 때문에 필요한 체액과 전해질의 섭취가 감소되며, 침상에 누워 지내는 사람들은 적절한 음식 섭취가 곤란할 수 있다. 치매, 뇌손상, 뇌혈관질환자들은 의사소통의 어려움으로 갈증 및 굶주림을 호소하지 못하는 경우도 있다.

우울증, 혼동 같은 정신적인 요인도 적절한 음식 섭취를 저해한다. 일부 사람들은 체중감량 및 배뇨의 횟수를 줄이고자 섭취를 의도적으로 피하기도 한다. 이런 행동의 결과에 관한 지식부족이 그런 행동을 한 원인이 될 수 있다. 오심과 같은 생리적 요인도 경구 섭취를 저해할 수 있고, 뇌경색과 인후통은 음식물을 삼키는 데 지장을 준다.

2) 수분과 전해질 배설량

수분과 전해질은 다음 4가지 방법으로 배설된다.

- 신장에서 소변으로
- 피부에서 땀으로
- 위장관에서 대변 또는 구토
- 폐에서 불감성 수분손실

신장은 체액의 균형을 조절하는 주요 기관이다. 사구체여과와 세뇨관의 재흡수는 항상성 유지를 위해 필요한 체액, 전해질의 저류 및 배설에 관여하며, 호르몬이 신장에서의 이러한 과정을 조절한다. 섭취가 적절한 경우 24시간 소변량은 약 1,500mL이다(표 28-5). 피부에서 땀으로 소실되는 수분은 하루에 약 100~200mL이고, 피부를 통한 의식하지 못한 수분소실은 300~400mL이다. 이 무의식적 수분소실은 물분자가 고농도(신체)에서 저농도 부위(기압)로 이동할 때 일어나며, 땀샘이 피부를 통해 수분을 배출하는 땀과는 다르다. 위장관에서 대변을 통한 수분소실은 약 200mL이다. 호기 시 이산화탄소뿐만 아니라 수분소실도 같이 일어난다. 호흡에 동반된 수분소실은 하루에 약 300mL이다. 열로 인해 체온이 상승한 경우는 호흡은 증가하고, 땀으로 더 많은 양의 수분이 소실된다.

체액, 전해질, 산-염기 불균형은 구토, 설사, 발한, 이뇨제 사용으로 인한 과다한 소변 배출 등과 같은 수분과 전해질의 비정상적인 소실이 있을 때 발생한다. 모든 소실이 불균형을 초래하는 것은 아니지만, 과다한 경우에는 불균형의 증상 및 징후에 대한 보다 세심한 주의가 필요하다.

(1) 구토

위액(산이 포함된 세포외액)이 소실되면 수소, 나트륨, 염화물 이온이 결핍되고, 세포외액량의 결핍이나 대사성 알칼리증(metabolic alkalosis)을 유발한다. 위액에는 칼륨이 많이 있으므로 과도한 손실은 저칼륨혈증을 초래할 수 있다. 구토는 경구섭취를 저해하기 때문에 체액과 전해질 불균형을 동반할 수 있다.

(2) 설사

장관 소화액에는 탄산수소염이 들어 있으므로 설사는 대사성 산증(metabolic acidosis)을 초래한다. 또한 장관액에는 나트륨, 염소, 물, 칼륨이 풍부하여 세포외액량 결핍과 저칼륨혈증을 유발한다. 특히 유아의 경우 설사로 인해 소실된 수분 및 전해질을 보충하기 위한 경구용 수분공급액(rehydration fluid)이 개발되어 전 세계적으로 이로 인한 사망률이 감소하고 있다(UNICEF/WHO, 2009).

(3) 발한

발한이 과다하면 체액과 전해질의 소실이 증가한다. 땀은 나트륨, 칼륨, 염소가 함유된 저장액이며 과다한 발한은 신체활동이 증가한 경우, 열이 나는 경우, 기온이 높은 환경에 노출된 경우에 발생한다.

(4) 이뇨제 사용

이뇨제는 고혈압, 만성 심장질환, 신장질환, 간질환에서 나트륨, 염소, 수분의 배출을 증가시키기 위해 처방된다. 이뇨제는 체액을 과도하게 소실시킬 수 있다. 또한 칼륨보존이뇨제를 제외한 대다수의 이뇨제는 칼륨, 마그네슘의 배설을 촉진함으로써 전해질의 불균형을 초래할 수 있다.

(5) 스트레스

외상, 불안, 통증 등에 의한 스트레스는 체액, 전해질 균형에도 영향을 미칠 수 있다. 스트레스 상황에서는 알도스테론의 분비가 증가하여 체액이 정체되고 항이뇨호르몬(ADH)이 증가하여 신장에서 수분의 배설을 감소시킨다.

(6) 만성질환

만성질환은 체액, 전해질, 산-염기 균형의 항상성에 많은 영향을 미친다. 만성 신장질환, 심장 · 간 · 호흡기 질환 시 체액 및 전해질 불균형이 동반된다. 암이나 당뇨병 같은 질환도 체액, 전해질의 불균형을 유발하고 항암치료도 이러한 불균형을 초래할 수 있다.

(7) 신부전

네프론의 손상 및 감소로 신장기능이 저하되면 신체에 비정상적인 나트륨, 염소, 칼륨과 체액의 손실 또는 정체를 유발하여 세포외액과 수분의 과다 또는 결핍을 초래한다. 신장이 전해질 배설을 조절하지 못하면, 비정상적인 수치로 고칼륨혈증과 저칼슘혈증이 나타난다. 인체의 신진대사는 산을 지속적으로 만들기 때문에 신장기능이 저하될수록 대사성 산증이 발생한다.

(8) 심부전

심장의 펌프기능이 저하되면 혈압이 떨어지고 알도스테론과 항이뇨호르몬의 분비가 증가하여 세포외액 및 수분이 과도하게 증가한다. 체액이 폐에 쌓이면 폐부종의 위험성이 증가하고 신체의 다른 부위에는 요흔성 부종이나 체위부종이 발생한다. 심장의 펌프기능이 저하되면 신장으로의 혈류가 감소하여 체액 배설이 감소하고 결국 과도한 수분의 정체가 발생한다.

(9) 간부전

간부전은 세포외액과 수분균형에 영향을 미친다. 간부전 대상자는 항이뇨호르몬의 혈장수치 증가와 관련이 있다고 생각되는 수분과다가 자주 발생한다(Berl & Schrier, 2010). 또한 간부전에서는 혈장 알부민 수치가 감소하여 세포외액의 분포에 변화가 생기고, 혈관 내 체액은 감소하고 간질액이 증가한다. 복강 내 수분이 비정상적으로 축적되는 복수는 간부전에서 자주 동반된다.

(10) 호흡부전

만성 호흡기질환은 산-염기 균형을 저해한다. 지속적인 폐포의 파괴는 이산화탄소를 배출하는 폐 기능을 제한한다. 혈중 pH는 감소하고 만성 호흡성 산증(respiratory acidosis)을 유발한다.

(11) 수술

수술 전후의 많은 요인들이 체액, 전해질, 산-염기 평형에 영향을 미친다. 수술 전 금식 및 관장, 수술 중 인체 내부 장기의 노출로 인한 수분소실 및 혈액소실 등 체액의 소실은 수술의 형태에 따라 다르게 나타난다. 세포손상과 불충분한 섭취로 인해 칼륨 수치는 감소하지만, 수술 후에는 세포가 파괴되면서 칼륨이 배출되어 일시적으로 칼륨이 증가할 수 있다. 소변으로 칼륨의 배설이 증가하면서 체내 칼륨이 감소하기 시작하여 칼륨 보충이 필요하게 된다. 수술 후에 금식, 비위관, 수술 후 배액 등으로 체액, 전해질, 산의 소실이 증가한다. 정서적인 스트레스, 통증, 오심, 구토는 수술 후에 흔히 발생하고 체액, 전해질, 산-염기 불균형에 영향을 미친다.

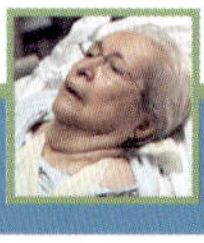

체액과 전해질, 산-염기 PICO

간호학생은 시나리오를 통해 대상자를 간호한다. 인계 도중, 학생은 대상자가 설사를 계속하고 있어 의사는 대상자에게 항생제를 처방하는 것을 고려중이라고 들었다. 간호사는 대상자가 클로스트리듐 디피실(*C. difficile*)을 가지고 있을 수 있다고 염려하였다. 학생 간호사는 학교에서 프로바이오틱스가 소화기계에 미치는 영향에 관하여 배운 것을 기억하고 프리셉터인 김 간호사에게 프로바이오틱스가 좋은 선택이 될 수 있는지에 관해 물어보았다. 김 간호사는 학생에게 관련 근거를 찾도록 격려하고, 대상자를 회진하는 동안 그것을 가져오도록 하였다. 학생 간호사는 Cochrane Library에 들어가 자료를 찾았다. 다음의 PICO는 검색을 위한 가이드로 사용되었다. 성인의 경우, 프로바이오틱스 치료가 없는 것과 비교하여 프로바이오틱스 치료는 어떻게 클로스트리듐 디피실을 예방하는가?

P (Population, 대상) = 성인
I (Intervention, 간호중재) = 프로바이오틱스 치료
C (Comparison, 비교) = 프로바이오틱스 치료가 없는 것
O (Outcome, 성과) = 클로스트리듐 디피실을 예방한다.

학생 간호사는 4,492명의 대상자를 대상으로 31개의 무작위 실험을 한 체계적 문헌고찰과 메타분석 연구를 발견하였다. 23개의 연구에서는 항생제를 복용하면서 프로바이오틱스를 복용할 때의 이점을 사정하였고, 그 결과 클로스트리듐 디피실 감염의 발생 비율에 통계적으로 의미있는 감소를 나타내지 않았다. 그러나 메타분석에서는 설사와 관련된 클로스트리듐 디피실에서 64%의 감소를 보여주었다. 더구나 복부 경련, 오심, 열, 부드러운 변, 고창, 미각 변화와 같은 일반적인 부작용이 프로바이오틱스 실험군에서 20% 감소되었다.

학생 간호사는 이러한 정보를 대상자 회진 때 공유하고 싶어한다.

출처: Goldenberg, J. Z., Ma, S. S. Y, Saxton, J. D, Martzen, M. R., Vandvik, P. O., Thorlund, K., et al. (2013). Probiotics for the prevention of *Clostridium difficile* associated diarrhea in adults and children. *Cochrane Database of Systematic Reviews,* (5), Art. No.: CD006095. doi: 10.1002/14651858.CD006095.pub3

(12) 임신

임신 중에는 체액과 전해질, 산-염기 상태를 변화시키는 생리적 변화가 발생한다. 산-염기 균형이 변화한다. 프로게스테론 수치가 높아지면 과환기를 유발하여 호흡을 증가시키고 동맥혈 이산화탄소 분압이 감소하여 알칼리증이 된다. 임신은 보상된 호흡성 알칼리증 상태이다. 임신 초기에는 체액량 증가, 자세, 활동과 영양 등에 의해 신사구체 여과율이 증가한다. 추가된 나트륨은 세뇨관의 재흡수를 통해 계속 유지되고 임신 후기에는 신장 혈류가 감소되어 다리에 체액이 고여 부종이 일어나게 된다.

4. 체액과 전해질, 산-염기 균형의 변화

항상성 파괴와 질병상태는 체액, 전해질, 산-염기 균형에 영향을 미친다. 체액불균형에는 세포외액 과잉/결핍, 수분 과잉/결핍이 있으며, 전해질 불균형에는 나트륨, 칼륨, 칼슘, 마그네슘, 인의 과잉이나 결핍이 있다. 산-염기 불균형으로는 호흡성 산증, 호흡성 알칼리증, 대사성 산증, 대사성 알칼리증이 있다. 대개 한 가지 이상의 불균형이 동반되지만, 단순하게 설명하기 위해 여기서는 각각 불균형을 나누어서 설명한다.

1) 체액 불균형

체액 불균형은 체액의 어느 부분의 과다나 결핍에 의해 일어난다. 체액 불균형의 두 가지 범주는 세포외액 불균형과 수분 또는 삼투압의 불균형이다. 대상자에게는 세포외액 과잉/결핍, 수분 과잉/결핍, 세포외액이나 수분이 복합된 과잉/결핍이 나타난다. 접근방법과 진단을 보다 단순하게 하기 위해 우선은 세포외액의 균형을 평가한 후에 수분의 균형을 평가한다. 일단 세포외액과 수분 균형(정상, 과잉/결핍)에 대한 진단이 내려지면, 관리방법을 결정하고 처방된 체액 보충의 적합성을 평가할 수 있다. 세포외액의 변화는 혈관 및 간질액에만 영향을 주지만, 삼투압 또는 수분의 불균형은 모든 체액량 전체에 영향을 끼친다. 생리학적으로 세포내액의 변화는 한 가지만 있을 수는 없다.

(1) 세포외액량 불균형

세포외액은 0.9%의 염화나트륨과 물로 이루어져 있다. 세포막은 나트륨 이온에 상대적으로 불투과성이며 또한 나트륨은 수동적으로 염화물과 수분으로 세포 밖으로 능동적으로 펌핑되기 때문에 세포외액량의 변화는 체액의 혈관 및 간질 구간에만 영향을 미친다. 혈관 내 체액의 양을 감지하는 압력수용체는 신체의 세포외액량을 모니터

한다. 체액의 삼투압 또는 농도에 변화는 없기 때문에 세포외액량 불균형으로 세포량에는 변화가 없다. 가장 중요한 세포외액량의 불균형은 세포외액의 부족으로 이런 상황에서는 저혈압, 쇼크, 심지어 사망에까지 이를 수 있다.

① 세포외액량 결핍

세포외액량은 혈장과 같은 농도의 나트륨, 염소, 탄산수소염, 물을 주로 포함한 세포외액의 결핍을 포함한다. 이러한 등장액의 손실은 세포외액량의 감소를 나타낸다. 세포외액은 혈관내 용적(혈액 및 림프액)과 간질액(세포 사이액)으로 구분되며 세포외액량 결핍의 다른 용어에는 저혈량, 식염수 부족, 등장성 탈수가 있다. 세포외액량 결핍은 부적절한 섭취 및 비정상적인 소실(구토, 설사)에 의해서 발생할 수 있다.

혈관에서 유리된 체액이 인체의 어느 한 부위의 간질에 모이게 된 경우를 '제3의 공간(third space)'이라고 한다(Metheny, 2012). 제3의 공간은 생리적으로 이용되지 않는 체액이 축적되어 적절한 상태로 되돌아오는 어떤 공간으로, 예를 들면 복강에 체액이 고이면 복수라고 알려져 있다. 실제로는 세 번째 공간은 없고, 저류된 물은 간질강 내에 존재한다. 그러므로 더 정확한 용어는 '혈관 용적의 부족과 간질액량 과다'이다.

세포외액량 결핍의 증상과 징후는 혈관과 간질강 내에 체액량 감소를 반영한다. 혈관 용적의 감소는 기립성 저혈압(맥박 증가와 누워 있다가 서 있는 자세로 바꿀 때 혈압 감소), 허약, 빈맥, 소변량 감소, 느리게 채워지는 말초 정맥 같은 증상 및 징후를 보인다. 유아는 기저귀 교환을 자주 할 필요가 없으며, 울 때 눈물이 나오지 않을 수 있다. 간질액량이 감소하면 구강점막 건조, 피부 긴장도 감소의 증상을 보인다. 혈청 나트륨 농도는 현저히 변하지 않는데, 그 이유는 소실된 체액의 전해질 농도와 혈청의 전해질 농도가 같기 때문이다. 갈증은 혈액량과 간질액 손실로 발생하며 체액이 부족하면 체중감소가 나타난다. 제3의 공간은 안정된 무게를 유지하거나, 간질강 내로 이동한 체액을 대신하여 추가적으로 체액이 보유될 경우 무게가 증가할 수 있다.

세포외액량이 부족할 때의 치료는 체액과 같은 농도의 수분, 나트륨, 염화물의 조성과 같은 용액을 경구 또는 정맥으로 보충하는 방법이 있으며, 경구용 수분보충용액이나 염분용액으로는 수프, 토마토 주스, 생리식염수 등을 사용하고, 체위성 저혈압으로 인한 어지러움, 허약 등으로 인해 발생하는 손상으로부터 대상자를 보호해야 한다.

> **SAFETY ALERT**
> 세포외액 결핍 대상자가 침대 밖으로 나올 때에는 심박동수와 혈압을 측정한다. 몇 분 동안 서 있도록 하고, 누워 있다가 앉거나 일어설 때 천천히 움직이도록 한다. 침대 밖으로 나올 때 누군가가 있도록 해야 한다.

② 세포외액량 과잉

간질액이나 혈액량이 증가하는 세포외액량 과잉은 심부전, 신부전, 간질환 환자에서 자주 발생한다. 과다한 체액이 효과적으로 제거되지 못하면 정수압에 의해 체액이 간질강으로 이동하게 되어 부종이 발생한다. 부종이 나타나기 전에 세포외액량이 상당히 증가한다.

급격한 체중 증가(0.5kg/day 이상)는 세포외액량 과잉을 암시하는 중요한 증상이다. 1kg 체중 증가는 세포외액 1L 정체를 의미한다. 혈압 상승, 도약 맥박, 경정맥 확장 등의 증상도 보일 수 있다. 하지만 정맥은 매우 팽창될 수 있기 때문에, 많은 양의 체액이 혈압의 증가 없이 유지될 수 있다. 소변량은 증가할 것 같지만 실제로는 기저질환(신부전, 심부전) 때문에 감소한다. 정맥압이 증가함에 따라 과다한 세포외액은 폐포를 통해 폐로 이동하여 폐부종을 유발하며, 호흡곤란, 기좌호흡, 나음의 증상을 보인다.

세포외액량 결핍의 경우에서처럼, 혈청 나트륨 농도는 대상자가 수분 균형의 문제를 가지고 있지 않는 한 정상 범위 내에 있다. 내과적 치료에는 저염식이와 이뇨제 투여 등이 있다.

(2) 수분 또는 삼투압 불균형

수분 또는 삼투압의 불균형은 수분 섭취가 상당량 감소 또는 증가한 경우, 과다한 물이 저류 또는 배설된 경우에 나타난다. 이런 불균형을 평가하기 위해서 혈청 삼투압을 측정하거나 계산한다. 삼투압은 용액에 녹아 있는 입자의 수로서, 체액의 삼투압은 체액량 단위당 입자수를 계산함으로써 대략적으로 측정될 수 있다. 가장 많은 세포외액의 삼투압 활성 분자는 나트륨 이온이며, 이들 각각은 염화 음이온 또는 중탄산염을 함께 동반한다는 사실에 의해 계산을 간단하게 할 수 있다. 이들 전해질 외에 삼투압에 영향을 미치는 인자는 포도당이다[요소와 같은 다른 분자도 혈청 삼투압에 영향을 미치지만 세포막을 쉽게 통과

치료적 대화: 임산부의 부종

사례

35세의 박 씨 부인은 둘째 아이를 임신해서 행복한 시간을 보내고 있다. 첫째 아이 예빈이는 4세이며, 박 씨 부인은 예빈이와 함께 6개월차 산전진찰을 위해 병원에 방문한다.

비효율적 대화

심 간호사 안녕하세요. 오늘 어떠신가요?

박 씨 부인 안녕하세요, 심 간호사님. 아주 좋아요, 그렇지 예빈아?

심 간호사 체중과 혈압을 이야기해 주세요. (그러자 예빈이가 엄마의 몸무게를 또 읽는다.) 아시다시피, 혈압이 이번 달에 약간 더 높아진 것 같은데 뭔가 달라진 것이 없나요?

박 씨 부인 (걱정스러운 모습으로) 달라진 것이란 무엇을 의미하죠?

심 간호사 두통이 있다거나, 다리가 붓는다던가, 피곤한 느낌 같은 거요. (눈을 바라보며)

박 씨 부인 (자신의 다리를 쳐다보며) 약간이요, 오른쪽 발목 주변과 발등이 (간호사를 바라보며) 문제가 있는 건가요? (예빈이가 엄마를 바라본다.)

심 간호사 (부종 사정 시 발목 위가 2+의 요흔성 부종임을 발견함) 대부분의 임산부들에게 흔한 문제이긴 합니다. 제가 기억하기에 예빈이를 가졌을 때도 부종이 있었던 거 같은데, 맞나요?

박 씨 부인 네, 그런데 이렇게 빠르진 않았어요, 제 생각엔 임신 8개월쯤이었던 거 같은데.

심 간호사 네, 지난 번보다 약간 빠를 수 있어요. 부인께서는 그때보다 4살이 더 많고 지금 예빈이 키우랴, 일하랴, 옆에서 봐주느라 많이 힘들잖아요. 지금은 여름이니까요! 걱정하지 말아요. 비스켓 반죽 같은 재료 속에 보이지 않는 소금이 얼마나 있는지 알려드릴게요. 이것은 정말 중요한 자료예요. (감추어진 소금에 대하여 이야기하면서 안심시켜주기 위한 음조로 이야기하며)

박 씨 부인 (조심스럽고 걱정스럽게 들으며, 예빈이를 꼭 잡는다.)

효율적 대화

최 간호사 안녕하세요, 오늘 어떠신가요?

박 씨 부인 안녕하세요, 최 간호사님. 아주 좋아요, 그렇지 예빈아?

최 간호사 체중과 혈압을 이야기해 주세요. (그러자 예빈이가 엄마의 몸무게를 또 읽는다.) 아시다시피, 혈압이 이번 달에 약간 더 높아진 것 같아요. 뭔가 달라진 것이 없나요?

박 씨 부인 (걱정스러운 모습으로) 달라진 것이란 무엇을 의미하죠?

최 간호사 두통이 있다거나, 다리가 붓는다던가, 피곤한 느낌 같은 거요. (눈을 바라보며)

박 씨 부인 (자신의 다리를 쳐다보며) 약간이요, 오른쪽 발목 주변과 발등이요. (간호사를 바라보며). 문제가 있는 건가요? (예빈이가 엄마를 바라본다.)

최 간호사 (부종 사정 시 발목 위가 2+의 요흔성 부종임을 발견함) 대부분의 임산부에게 흔한 문제이긴 해요. 제가 기억하기에, 부인께서는 예빈이를 가졌을 때도 부종이 있었던 거 같은데요, 맞나요?

박 씨 부인 네, 그런데 이렇게 빠르진 않았어요. 제 생각엔 임신 8개월쯤이었던거 같은데.

최 간호사 (차트를 보며) 그렇네요. 걱정되시나 봐요. (눈을 마주보며)

박 씨 부인 네, 지난 번처럼 모든 것이 잘 진행되고 있고, 아무 문제 없다고 생각했거든요. (예빈이에게 약간 슬프게 미소를 지으며)

최 간호사 특별히 무엇이 걱정되나요?

박 씨 부인 실은 지난 번에 이야기하지 않은 게 있어요. 저희 엄마가 혈압이 너무 높았고 다리가 너무 부어서 아이를 잃었었어요. 제가 열 살쯤 있었던 일인데, 그래서 두려워요. 임신이 잘 돼서 기뻤었는데.

최 간호사 이것을 걱정하는 것으로 들려요. 이것에 대해 좀더 이야기해 봐요. (박 씨 부인의 걱정에 대하여 귀 기울이고 현재 상태를 살펴본다.)

비판적 사고를 위한 과제

- 듣고 배우는 능력과 불안을 관련짓다.
- 심 간호사는 다리 부종에 대한 박씨 부인의 불안을 어떻게 다루었는지 생각해 본다.
- 간호사가 비언어적 표현(신체 언어)을 관찰하는 것보다 더욱 효과적으로 어떻게 말할 수 있는 분석한다.
- 박 씨 부인의 다음 검진일에 어떤 감정을 사정해야 하는지 확인한다.
- 자신이 만약 심 간호사나 최 간호사라면 어떻게 사정해야 하는지 서술한다.

하기 때문에 직접적인 순수한(net) 체액 분포에는 영향을 미치지 않는다].

물은 세포막을 자유롭게 통과할 수 있으므로, 어떤 체액 구획에서의 변화가 다른 부분과 같아지는 데 필요한 짧은 시간을 제외하고는 혈청 삼투압은 세포 내 삼투압과 동일하다.

물은 삼투압이 낮은 곳에서 높은 곳으로 이동한다. 예를 들면, 고장성 수액(2×생리식염수)을 주입하면 세포외액의 삼투압은 증가하고, 물은 세포 내외의 삼투압이 평형을 이룰 때까지 세포 안에서 세포 밖으로 이동한다. 반대로, 과도한 물을 섭취하면 세포외액 삼투압이 감소하고, 물은 세포 외에서 세포 내로 이동한다. 대상자가 수액에 5% 포도당을 정맥주입 받으면, 처음은 혈액에 가까운 삼투압을 가지고, 포도당은 그 후에 대사되어 세포내로 활발히 운반되고 세포외액에 수분이 남게된다. 수분은 1/3을 세포외액으로, 2/3을 세포내액으로 분배하여 모든 체액의 삼투압을 감소시킨다.

① 수분 부족 또는 고삼투압

수분 부족 또는 혈청 고삼투압은 물 섭취가 부족할 때, 과도한 수분소실, 과도한 용질의 섭취 시 발생한다. 이때 추정된 삼투압은 300mOsm/L, 혈청 나트륨은 145mEq/L 이상이 된다. 혈청 포도당 농도에 따라 다르겠지만, 혈청 삼투압이 증가하면 수분이 세포에서 빠져나오므로, 세포가 위축된다. 뇌세포가 이 상태에 도달하면, 혼돈, 흥분, 경련, 혼수 등이 발생할 수 있다. 수분 부족이 서서히 진행되는 경우에는 뇌세포가 적응하여 과도한 세포위축을 방지할 수 있는데, 이를 관념유전성 삼투압(ideogenic osmole)이라 한다. 그러나 심각한 수분 부족이 발생하는 경우 장기 신경계 장애 위험성이 있다(Berl & Schrier, 2010). 다른 수분 결핍 증상으로는 소변량의 감소 및 농축뇨, 갈증, 구강건조 등이 있다. 수분 부족 상태를 다른 용어로 고나트륨혈증, 고장성 탈수(hypertonic dehydration) 또는 고장성(hypertonicity)이라고도 한다.

수분 부족의 내과적 치료는 경구용 수분 섭취 또는 정맥으로 5% 포도당을 주입한다. 뇌세포는 수분 부족 상태에 대해서 적응을 하고 있는 상태이므로, 나트륨 농도를 성인은 시간당 2mEq/L, 소아는 0.5mEq/L 미만의 속도로 교정해야 한다. 즉, 너무 빠른 속도로 나트륨 농도를 정상으로 교정하면 경련, 영구적인 뇌손상 혹은 사망에 이를 수도 있다(Berl & Schrier, 2010).

② 수분 과잉 또는 저삼투압

수분 과잉 또는 저삼투압은 과도한 수분 섭취, 항이뇨호르몬의 비정상적인 분비, 소변으로 물의 배설이 감소할 때 발생한다. 이때 삼투압은 보통 275mOsm/L, 나트륨은 135mEq/L 미만이다. 삼투압이 감소하면 물이 세포 내로 유입되어 세포의 부종을 유발한다. 중추신경계에서 이러한 변화는 뇌부종을 일으켜 기면, 불안정, 혼돈, 성격 변화, 경련, 혼수, 사망을 초래할 수 있다. 수분 과잉이 급격하게 일어나면 영구적인 뇌의 손상을 유발할 수 있지만, 서서히 일어나면 뇌세포가 입자를 세포 밖으로 내보내는 과정을 통해 적응을 하게 된다(Berl & Schrier, 2010). 다른 증상으로는 식욕부진, 오심, 구토, 쇠약, 근육경련 등이 있다. 수분 과잉 상태를 다른 용어로 저장성 장애(hypotonic disorder), 저나트륨혈증, 저장성(hypotonicity)이라고도 한다.

> **SAFETY ALERT**
> 만약 대상자에게 예상치 못한 의식 수준의 변화가 발생했다면, 혈청 삼투압 농도를 평가한다. 또한 현재 결과를 알 수 없다면 혈액검사를 통해 혈청 삼투압 농도를 확인해야 한다. 수분 과잉 혹은 결핍이 원인일 수 있다.

수분 과잉의 치료는 수분 제한으로 물, 커피, 차, 사과주스와 같은 과일 주스를 포함한다. 우유, 수프 또는 토마토 주스와 같이 농축된 액체가 권장될 수 있다. 수분 과잉과 관련하여 혼동이나 발작을 경험하는 대상자는 3% 염화나트륨과 같은 고장성 수액이 주입된다.

2) 전해질 불균형

전해질 균형은 정상적인 생리작용을 유지하는 데 반드시 필요하다. 주요한 전해질 불균형에 대한 내용은 표 28-6에 정리하였다.

3) 산-염기 불균형

세포의 효과적인 대사를 위해서는 동맥혈 pH가 7.35~7.45로 유지되어야 한다. 7.35 미만의 pH를 산성, 7.45 이상의 pH를 알칼리성이라 한다. 정상치는 기관에 따라 약간 차이가 있으며 고도, 성별, 연령에 따라 영향을 받는다. 산증 및 알칼리증은 기저 원인에 따라 호흡성 및 대사성으로 구분하고, 산-염기 불균형은 혈액을 통한 산소 운반, 신경기능, 심장리듬에 영향을 미친다. 손상 정도는 심각성, 발생 속도, 산-염기 불균형의 유형에 따라 달라진다.

(1) 호흡성 산증

호흡성 산증은 낮은 pH와 더불어 동맥혈에서 45mmHg 이상의 높은 이산화탄소 분압을 보인다. 폐질환(천식, 폐기종), 신경 또는 근육 기능감소(예: 마약 남용, 두부 손상, 운동신경장애)에서는 호흡이 저하되므로 혈중에 이산

표 28-6 전해질 불균형

불균형	원인	증상 및 징후	치료*
고칼륨혈증 (혈중칼륨 > 5.0mEq/L)	대부분 신부전에 기인(신장질환은 칼륨 배설을 방해함), 세포손상(칼륨은 세포가 파괴될 때 세포외액으로 들어옴), 인슐린 결핍(칼륨이 세포 내로 이동함), 부신 부전(알도스테론 생산 부족), 정맥 내 칼륨 빠른 주입	세포막에서 합성이 증가하여 골격근, 평활근, 심장근 활동을 자극함, 불안, 안절부절못함, 위장관 운동 항진(설사, 장경련), 심전도 변화와 심부정맥 저칼륨혈증 증상과 비슷한 증상을 보이면서 칼륨 상승 시 세포막 반응이 감소하여 심정지가 일어남(특히 혈중 농도가 빠르게 증가하는 경우)	상승 정도와 증상의 심각도에 따라 다름 매우 높은 경우: 세포막 흥분에 칼륨과 반대 효과를 나타내는 calcium gluconate를 투여, 칼륨이 세포 내로 이동하도록 하기 위해 인슐린과 포도당을 주입, 투석을 하거나 Kayexalate와 같이 이온을 변화시키는 약을 투여하여 칼륨을 제거 서서히 상승하는 경우: 이뇨제와 칼륨 변환 레신(resin)을 투여하고 원인 확인과 치료
저칼륨혈증 (혈중칼륨 < 3.5mEq/L)	칼륨 보충 부족 및 세포 내로의 이동 증가(인슐린을 투여했을 때 가능함) 등의 비정상적인 소실	근골격계, 평활근, 신장, 심장의 자극과 반응 부족으로 세포막의 반응이 감소(증상은 보통 혈중 칼륨 농도가 3mEq/L 이하일 경우 나타남), 근육 약화(하지에서 시작하여 상지에서 체부로 이동함), 피로, 호흡근 기능 손상(심각하게 낮을 경우), 복부 팽만, 오심, 구토, 변비, 마비성 장폐색(소화기계 반응 감소), 소변량 증가와 갈증(다갈증), 부정맥과 심전도 변화, 혈당 증가(인슐린 배출 억제로 인해)	칼륨 섭취 증가: 칼륨이 풍부한 식사 격려, 경구용 칼륨 보충제 투여, 칼륨 보존 이뇨제 사용, 정맥 내 칼륨 제제 투여 원인 확인과 치료 필요시 예방교육 실시
저인산혈증 (혈중농도 < 2.5mg/dL)	재분포: 탄수화물 열량 증가, 호흡성 알칼리증 결핍: 알코올 중독, 조절되지 않은 당뇨, 신장에서의 인산 배설	신경근육 기능부전, 허약(특히 호흡기 근육), 피로, 심근 억제, 심실 부정맥, 횡문근용해증, 혼돈, 혼수, 조직내 산소결핍, 신장에서 중탄산염 소실, 칼슘, 마그네슘, 혈당, 골 변화(골이영양증), 내분비계 변화(인슐린 저항)	원인 확인과 치료 인산이 풍부한 음식 섭취 격려 필요시 구강 인산 제제 보충

*대부분의 치료는 의사의 처방이 필요하다.

화탄소가 축적되고, 탄산과 유리 수소 이온(free H^+)이 증가하여 pH가 낮아진다. 시간이 경과하면서 신장에서는 수소 이온의 배설이 증가하고 탄산수소염의 재흡수가 증가하여 산성에 대해 보상작용을 한다. 기저 원인질환이 정상화되어야만 정상적인 pH로 되돌아올 수 있으며 폐손상이 있는 대상자는 만성 호흡성 산증을 유발할 수 있다.

(2) 대사성 산증

대사성 산증은 과도한 산 섭취, 과도한 산 생성(당뇨병성 케톤산증) 또는 신장이 혈액 속에 유리 수소 이온을 완충하기에 충분한 탄산수소염을 보유할 수 없을 때 나타난다. 대사성 산증은 pH가 7.35 미만, 혈장 탄산수소염은 22mEq/L 미만으로 심한 설사와 같은 탄산수소염의 과도한 소실이나 산의 축적(당뇨병성 케톤증, 산소 부족 상태에서 과도한 젖산 생성) 등으로 인해 발생한다.

호흡계는 환기를 증가시킴으로써 이산화탄소의 배출을 증가시켜 보상작용을 하며, 그 결과 $PaCO_2$는 떨어진다. 이러한 호흡계의 보상작용은 신장의 보상작용에 비해서 빠르게 일어나지만, 완전히 정상화하지는 못하고 수소 이온을 배설하고 탄산수소 이온을 보유하는 신장의 보상작용이 수시간에서 수일이 지나야 정상화될 수 있다. 그러나 신장질환이 대사성 산증의 원인이라면 신장의 보상작용은 이루어지지 못한다.

(3) 호흡성 알칼리증

과도환기는 호흡성 알칼리증을 유발하고, 혈중 이산화탄소가 35mmHg 미만이다. 과호흡은 불안, 열, 통증, 높은 고도, 천식 상태에서 일어날 수 있고, 이산화탄소의 배출이 과도하게 일어나므로 상대적으로 혈중에 염기가 증가하게 되며, pH도 증가된다. 보상작용으로는 신장에서 소변으로 탄산수소염의 배설이 증가하며, pH를 정상 범위로 회복시킨다. 치료로는 원인이 된 기저질환을 교정하고 과도환기를 줄여주는 것이 필요하다.

(4) 대사성 알칼리증

대사성 알칼리증은 산의 과도한 소실 또는 염기성 물질의 섭취로 인해 발생한다. 또한, 세포외액의 부족 또는 칼륨 결핍(contraction alkalosis이라 알려진)에서 발생할 수 있다. 구토, 비위관을 통한 과도한 배액, 내분비질환, 제산제의 과도한 복용 등은 대사성 알칼리증을 유발할 수 있다. 위산의 손실이나 복용은 혈중 수소 이온을 변화시켜 pH를 증가시킨다.

대사성 알칼리증의 보상작용으로는 환기가 감소하여 혈중 이산화탄소의 분압이 증가한다. 신장에서는 산을 보존하고 탄산수소염의 배설이 증가한다. 세포외액량 결핍이나 저칼륨혈증이 동반된 경우에는 신장에서의 보상작용이 저해된다.

4) 체액, 전해질, 산-염기 불균형의 임상증상

체액, 전해질, 산-염기의 각각의 불균형은 개개의 특별한 증상을 나타내기도 하지만, 불균형 상태 시 증상이 단체로 동반되기도 한다. 불균형의 정도, 급 · 만성 발병, 대상자의 나이는 증상의 정도에 영향을 끼친다. 다음의 증상 및 징후를 보이는 대상자는 체액, 전해질, 산-염기 불균형을 의심해 보아야 한다.

(1) 섭취량, 배설량, 체중의 불균형

섭취량과 배설량은 24시간 동안 거의 균형을 이루어야 한다. 배설이 섭취에 비해 적거나 과도한 경우에는 체액 불균형을 의심해야 한다. 섭취 · 배설 기록이 정확한지를 확인해야 하는데, 섭취 · 배설에 차이가 있는지를 확인하는 가장 좋은 방법은 매일 체중을 측정하여 비교하는 것이다. 정상적으로 24시간 동안의 소변량은 대략 1,500mL이며 많은 요인에 의해서 범위가 넓어질 수 있다. 체중감소는 체액결핍이나 수분결핍을 의미하며, 체중증가는 체액과다나 수분과다를 의미한다.

섭취량, 배설량, 체중을 평가할 때 최소한 48시간 이상 지속되는지 또는 만성건강문제인 경우 더 오래 지속되는지를 고려한다. 섭취량과 배설량의 불균형 양상이나 체중증가나 감소를 확인해야 한다.

(2) 의식상태 변화

의식수준은 인식과 각성 상태를 말한다. 혈청 삼투압이 변할 때 의식변화가 발생할 수 있다(수분 균형). 처음에는 의식변화가 뚜렷하지 않아 간호사는 대상자를 잘 알지 못할 수도 있으며, 이때는 대상자가 단순한 피로, 안절부절못함, 불안 등의 느낌을 호소할 것이다. 혼돈은 불균형이 좀 더 심화될 때 나타나며 의식수준 변화는 기면에서부터 과도한 흥분까지 다양하게 나타난다. 기면상태가 지속되면 무의식(coma)이나 사망에 이를 수도 있다. 급격한 불균형은 심각한 증상을 유발한다.

> **SAFETY ALERT**
> 주변 환경을 이해하고 관련시키는 능력에 약간의 변화가 있는 경우는 체액 혹은 전해질 불균형에 대한 조기징후일 수 있다.

(3) 활력징후의 변화

① 호흡수 및 깊이

알칼리증에서는 얕은 호흡이 나타나는 반면, 대사성 산증을 보상하기 위한 호흡은 깊고 힘든 호흡이 나타난다. 세포외액량이 과도하면 폐부종이 발생하고, 산화가 감소하며 호흡곤란을 호소할 수 있다. 호흡곤란이 발생하기 전에는 청진상 수포음(나음)을 들을 수 있어 체액과잉을 의심할 수 있다.

② 심박동수 및 리듬

맥박의 질은 혈관 내 체액량과 연관성이 있다. 세포외액량이 증가하면 맥박이 강하고 지속적이며 반동이 있지만, 세포외액량이 부족하면 맥박이 약하고 빠르다. 불규칙한 심장 리듬은 칼륨, 칼슘, 마그네슘 불균형에서 흔하다.

③ 체위에 따른 맥박수 및 혈압

세포외액량이 감소한 상태에서는 맥박수가 증가하고 혈압이 감소된다. 세포외액량 결핍을 사정하기 위해서 대상자의 자세를 변경하여 맥박 및 혈압을 측정한다. 처음에 누워서 측정한 후, 일어나서 맥박 및 혈압을 측정한다.

맥박수가 분당 20회 이상 증가한 것은 혈압이 감소한 것보다 세포외액량 부족을 예측하는 데 더욱 민감한 지표이다. 일반적으로, 맥박수 증가와 함께 수축기압이 15mmHg, 이완기압이 10mmHg 이상 내려간 경우는 세포외액량 감소를 의미한다. 체위에 따른 맥박수 및 혈압을 측정하는 것은 세포외액량 감소의 위험성이 있는 대상자들을 사정하는 데 유용하다(예: 수술 후).

SAFETY ALERT

세포외액량이 부족한 대상자는 일어설 때 기절이나 어지러움을 유발할 수 있기 때문에 체위성 활력징후를 측정할 때 대상자의 손상을 예방하기 위해 도움을 주거나 주의를 기울여야 한다.

(4) 조직의 비정상적인 수분상태

세포외액량 불균형 또는 수분 불균형이 생기면 조직은 체액이 과도하게 축적되어 부종이 생기고, 체액을 잃으면 건조하게 보이고 주름지게 된다. 조직의 수분 상태는 구강 및 혀에서 알 수 있으며, 수분 부족으로 구강점막이 마르고, 흉골 부위 피부를 눌렀다 떼었을 때 제자리로 돌아오는 데 시간이 걸린다. 약한 피부 긴장도는 세포외액량 결핍 또는 노화로 인하여 피부 탄력성이 줄어들었을 때 나타난다.

부종은 2.5~3.0L 정도의 체액이 정체될 때까지는 잘 관찰되지 않는다. 부종은 신체 부위에 따라 가장 눈에 띄는 소견으로(서 있을 때 하지, 누워 있을 때 등과 천골 부위) 손가락으로 눌렀을 때 함몰된 부위가 그대로 남아 있는 요흔성 부종(pitting edema)이 있는 경우 부종이 심한 것이다.

윤리적 · 법적 쟁점

치료에 관한 의사 결정

정 간호사는 더 이상 치료에 반응이 없는 심부전과 폐기종을 앓고 있는 72세 이 씨를 간호하고 있다. 질병 초기에 이 씨는 임종 간호계획에 참여하였고, 임종까지 가능하면 편안하게 지내게 하도록 결정하였다. 이 씨의 가족은 의사의 진단과 치료적인 처치보다는 임종계획에 동의하는 것처럼 보이나, 멀리 떨어져 살고 있는 이 씨의 막내아들은 이 결정에 반대한다. 막내아들은 정맥치료를 시작하고, 이 씨에게 비타민과 수액을 주입해야 한다고 믿고 있으며 그러한 치료들이 이 씨를 힘들게 하는 것이 아닌 도움이 되는 처치라 생각한다. 병동의 또 다른 간호사는 이러한 치료에 항의하고 있고, 희망이 없고, 전혀 가망이 없다고 표현하였다. 이 씨의 가족들은 형제들과 의료진 사이의 다른 의견에 혼란스러워하고 있다.

비판적 사고를 위한 과제

- 이 상황을 읽은 후 어떤 느낌인지를 설명한다. 당신이 만약 막내아들이라면, 어떤 기분이겠는가? 간호사라면? 또 다른 가족구성원이라면?
- 이 상황에서 간호사의 역할에 따른 관점에 대해 규명한다.
- 가족들이 이러한 딜레마를 해결할 수 있도록 지지하기 위해 가능한 접근법이 무엇인지 생각해 본다.
- 대상자의 권리, 가족의 권리, 건강관리제공자의 의견을 조합해 보고, 윤리적으로 적절한 간호사의 행동이 무엇인지 설명한다.

(5) 비정상적인 근육 긴장 또는 감각

표 28-6에 기술되어 있듯이 체액과 전해질의 불균형은 근육의 탄력과 민감성을 변화시켜 지나친 근육의 흥분, 근력 약화, 경련 등을 유발한다. 위장관 근육의 탄력 변화는 식욕부진, 오심, 변비, 구토를 유발한다. 전해질 불균형 대상자는 쑤시고 감각이상(parethesia)을 경험하게 된다. 심각한 불균형이 급격하게 나타나는 대상자는 경련이 발생하는지 주의를 기울여 살펴야 한다.

이 장 도입부에 제시된 사례에서 대상자의 상황을 이해하고 관리하며 대상자 간호를 위한 계획을 세우기 위해 개념지도를 사용한다(그림 28-7).

5. 간호사정

1) 평소 양상 확인

대상자의 평소 체액, 전해질, 산-염기 상태를 확인하기 위해 과거력을 조사하고, 불균형을 유발하는 관련 인자를 파악한다. 평소 섭취량과 배설량, 최근에 발생한 변화, 체액, 전해질, 산-염기 문제에 따른 과거력에 대해 질문한다. 염분제한 또는 염분보충제 사용과 같은 특정 식이제한에 대해 주의를 기울여야 하는데, 이때 갈증 증가나 수분 섭취 감소 등은 중요한 자료가 된다. 소변량 및 소변 양상의 변화를 파악한다.

2) 위험요인 확인

주관적 자료수집은 불균형을 초래하는 위험요인을 밝히는 데 도움이 된다. 최근 급성질환과 연관된 정보를 파악하거나 오심, 구토, 설사, 심한 발한 등은 특히 더 중점적으로 확인한다. 또한 이러한 증상의 정도 및 기간을 확인하고 기록한다.

어떤 만성질환은 체액과 전해질의 불균형이 되기 쉽다. 신부전, 심부전, 호흡기 질환, 당뇨병, 간질환, 애디슨병, 쿠싱병, 갑상선질환의 병력에 대해 질문하고 상기 질환이 있는 경우, 치료 및 합병증에 대해 보다 자세히 질문한다.

또한 처방약 또는 비처방약을 복용하는지 질문한다. 인슐린, 이뇨제, 하제, 스테로이드, 제산제 등은 체액 및 전해질 불균형을 유발할 수 있으며, 비타민, 미네랄 보충제, 한약 복용이나 다른 보완요법에 대해서도 알아본다.

체액과 전해질, 산-염기 균형

문제 결정

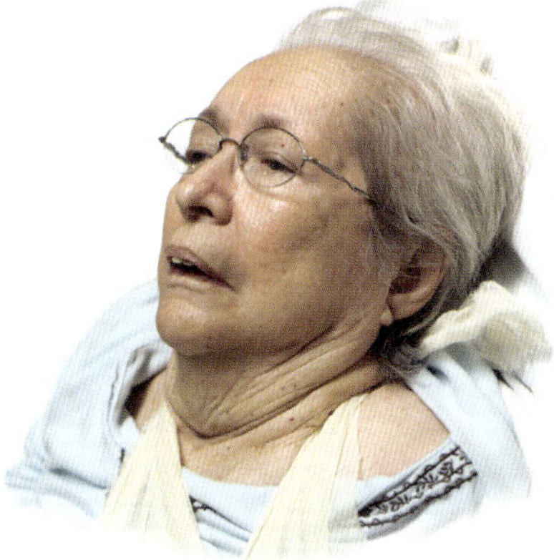

김 씨 부인

열, 떨림을 경험한 대상자는 폐렴으로 입원하였고, 체중 감소, 설사, 소변량 감소, 비정상적인 고혈당이 나타난다.

우선순위 사정

사정 결과

호흡기 사정: 호흡수, 호흡음, 숨이참, 경정맥, 중심정맥압, 동맥혈가스, 산소포화도, 객담 특성, 활력징후

위장관 사정: 4일간 설사, 식욕 감소, 4일 동안 2kg 체중 감소, 장음 증가

체액 상태: 갈증, 섭취량과 배설량(소변량 감소), 4일간 설사에 따른 체액 소실, BUN 증가, 혈청 Na^+ 감소, 항생제 사용 시 적절한 수화가 필요함

진단 검사와 절차

- Serum Na^+ 128 mEq/L, serum K^+ 4.1mEq/L, blood urea nitrogen 28mg/dL, 혈당 326mg/dL
- 다른 검사 확인: 전혈구 검사(WBCs 확인), 혈장 삼투압, 소변 삼투압, 소변 비중, 동맥혈 가스분석

평소 양상 확인

- 보통 먹고 마시는 것이 무엇입니까?
- 평소 체중은 어떻게 되나요?
- 일상생활은 어떻게 되나요?
- 평소 배변은 어떤가요?
- 혈당수치는 어떤가요?

위험요인 확인

감염, 체액손실, 체중감소, 비정상적인 검사결과와 같은 최근의 급성 질환과 만성질환을 사정한다: 약물 처방, 관련된 정신적 · 사회적 · 문화적 요인들

사정 결과

가능이상 확인(체액과 전해질, 산-염기 관련)

- 폐렴: 4일간 지속적인 설사, 최근 2kg 체중감소, Na^+ 128mEq/L, BUN 28mg/dL, 혈당 326mg/dL

사정 결과는 다음을 나타낸다.

우선순위에 따른 간호진단

1. 체액 부족
2. 관련요인: 체액량 손실
3. 근거: 체중손실, 나트륨 수치 감소, 혈중요소질소 수치 증가

다음 단계

계획/기대되는 결과

- 대상자는 정상 세포외액량, 혈당, 전해질 균형을 유지할 것이다.
- 대상자는 체액과 전해질 불균형을 예방하기 위한 방법에 대하여 관련 지식을 설명할 것이다.
- 대상자는 체액과 전해질 불균형으로 인한 합병증이 나타나지 않을 것이다.

다음과 같은 간호중재를 수행한다.

중재

- 처방에 따라 수액으로 수화시킨다.
- 체중, 섭취량-배설량, 활력징후를 확인한다.
- 전해질 수치를 확인하고 처방에 따라 보충제 · 대체 · 식이를 투여한다.
- 진단에 따라 항구토제와 지사제를 효과적으로 모니터링한다.
- 피부 보호연고를 적용하여 피부가 손상되지 않도록 자주 세심한 피부관리를 제공한다.
- 처방에 따라 높은 혈당을 치료한다: 제2형 당뇨의 근거를 확인한다.
- 대상자-간호사 상호작용을 개별화한다.
- 대상자에게 건강증진, 체액과 전해질 문제 예방을 위한 교육한다.

중재가 성공적인지 확인하고 필요에 따라 수정한다.

평가

- 대상자는 호흡기 합병증을 해결할 수 있다.
- 대상자는 정상 체액과 전해질 균형을 수립할 수 있다.
- 대상자는 체액과 전해질 균형을 유지하는 방법에 관한 지식을 설명할 수 있다.
- 대상자는 체액과 전해질 불균형으로 인한 합병증이 나타나지 않을 수 있다.

성공적으로 문제를 해결한다.

그림 28-7 체액과 전해질, 산-염기 균형 개념지도

마지막으로 불균형에 영향을 끼칠 수 있는 정신 및 사회문화적 요인을 파악한다. 장기간 금식 등의 종교적 행위, 특히 당뇨 등의 기저질환이 있는 사람은 전해질 불균형이 초래될 수 있다. 경제 수준이 낮은 사람들은 치료를 위해 약을 구하거나 음식 구입에 대한 접근성이 낮을 수 있다.

3) 기능이상 확인

실제적인 수분과 전해질 문제를 확인하기 위해 수집된 주관적 자료를 사용한다. 실제적 수분과 전해질 불균형은 인지기능변화 혹은 섭취량과 배설량 불균형, 체중변화 등을 초래한다. 대상자는 섭취량 · 배설량의 정상적 양상으로부터 의미있는 차이와 관련된 정보를 제공할 수 있다. 실질적 진단을 내리기 전에 신체사정과 혈액검사 결과를 통한 객관적 정보와 함께 주관적 자료를 확인한다.

4) 신체검진

(1) 섭취량과 배설량

섭취량과 배설량 측정은 체액 및 전해질 상태를 평가하는 데 도움을 준다. 수술 후 또는 심부전 등과 같은 진단을 받은 대상자를 평가하기 위해 섭취량과 배설량 측정이 처방된다. 간호사는 다음의 경우에 섭취량과 배설량을 평가해야 한다.

- 수분 섭취량 또는 소변량이 정상보다 적을 때
- 수술 배액 또는 구토로 인한 비정상적인 소실이 있을 때
- 정맥 수액요법을 받을 때
- 대상자가 체액 및 전해질 균형에 영향을 미치는 질환을 가지고 있을 때
- 수술 또는 외상으로 대상자가 생리학적으로 안정되지 않을 때

섭취량은 모든 경구 및 비경구 섭취를 측정한다. 경구 섭취는 액체뿐만 아니라 실온에서 액체로 되어 있는 모든 음식을 포함하는데, 젤리, 셔벗, 얼음, 아이스크림 등도 포함된다. 그러나 퓨레로 만든 음식은 섭취량에 포함되지 않는다. 기타 비위관, 공장루 등 경관으로 체내에 들어가는 음식물도 모두 포함시킨다. 비경구 섭취는 정맥 내 수액 주입, 정맥 약물투여, 수혈 등이 포함된다.

배설량은 소변, 묽은 변, 구토물, 흉관이나 헤모박(hemovac)을 통한 배액 등을 측정한다. 기저귀나 배액을 정확하게 측정하기 힘들지만 양이 많은 경우 보고해야 한다. 예를 들면, 기저귀로 인한 리넨 교환 숫자도 기록되어야 하며, 필요에 따라 드레싱이나 젖은 침구의 무게를 재기도 해야 한다.

각 의료기관에는 섭취량과 배설량의 기록양식이 있다. 대부분의 형태는 각 근무시간 동안 섭취량 · 배설량을 부분적으로 계산하고, 24시간을 합치는 것이다(그림 28-8). 또한 기록표를 대상자의 병실 문에 붙여두거나 욕실 문에 붙여두어 대상자에게 필요한 섭취량 · 배설량 기록을 모든 의료진이 알 수 있도록 하기도 한다. 대상자가 섭취량 · 배설량 기록지를 가지고 있을 때, 대상자와 가족에게 절차에 대해 교육하고, 섭취량과 배설량을 왜 측정해야 하는지, 왜 가족들이 보조해야 하는지를 설명해야 한다. 기록 시 표준으로 사용하는 측정단위는 mL로 수분 1ounce는 대략 30mL이다.

섭취량 측정을 위해 컵 등의 표준 측정단위를 알려준다. 의료기관에서 정상 섭취량 · 배설량 표를 출력해서 가지고 다니면서 사용하기도 한다. 예를 들어, 우유 한 병은 240mL이므로, 대상자가 우유를 반 병 마셨다면, 섭취량은 120mL로 기록한다. 섭취한 모든 것을 기록해야 하므로 하루 동안 섭취한 물 한 모금까지도 잘 기록한다. 경구투약(제산제 등) 횟수를 기록하고, 얼음조각의 용량은 물의 반으로 기록한다.

소변 배설량은 배뇨 시마다 측정한다. 정확한 측정값을 얻기 위해, 소변과 휴지는 분리한다. 만약 대상자가 침상 내 변기나 이동용 변기에 배뇨를 했다면, 소변을 측정할 수 있는 용기에 옮겨 담는다(그림 28-9) 대상자가 화장실을 이용할 수 있다면, 소변을 모으기 위해 변기시트와 변기 사이에 측정할 수 있는 기기('hat'이라 불리는)를 둔다(그림 28-10). 소변량을 측정하지 못한 경우, 섭취량과 배설량 기록에 남긴다(예: 320mL + 요실금 × 2회). 대상자가 도뇨관을 하고 있다면, 소변 주머니를 비워서 소변량을 측정한다. 일반적으로 각 근무가 끝날 때마다 비워야 하며, 필요시 더 자주 비울 수도 있다. 다른 배액도 매 근무가 끝날 때 비우고 측정하지만 특정 대상자의 경우 더 자주 실시한다.

섭취량과 배설량 측정 시 정상 범위를 벗어난 양상과 양도 평가한다. 섭취량과 배설량은 거의 일치해야 한다. 만약 구토, 설사 등으로 배설량이 증가하면 소변 배설량에도 영향을 미칠 수 있다. 시간당 30mL 이하의 소변 배

Intake and Output Documentation Form

			BED		DATE				
INTAKE			OUTPUT						
TIME	PO/NG	AMOUNT	TIME	URINE	STOOL	EMESIS/GASTRIC	OTHER	OTHER	
NIGHT									
NIGHT TOTAL			NIGHT TOTAL						
DAY									
DAY TOTAL			DAY TOTAL						
EVENING									
EVENING TOTAL			EVENING TOTAL						

그림 28-8 배설량 기록 양식

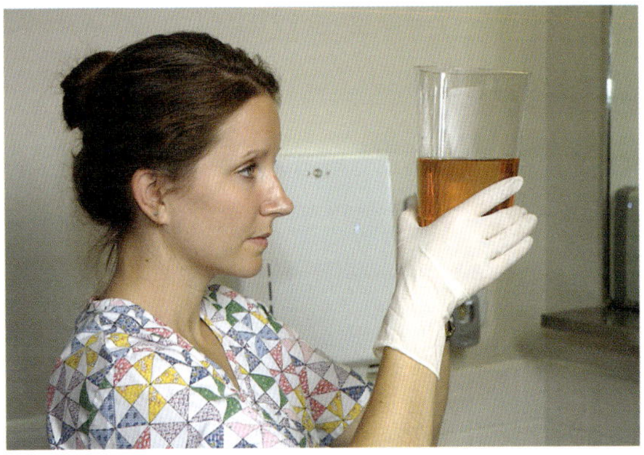

그림 28-9 소변 측정기기를 사용하여 소변배설량 측정

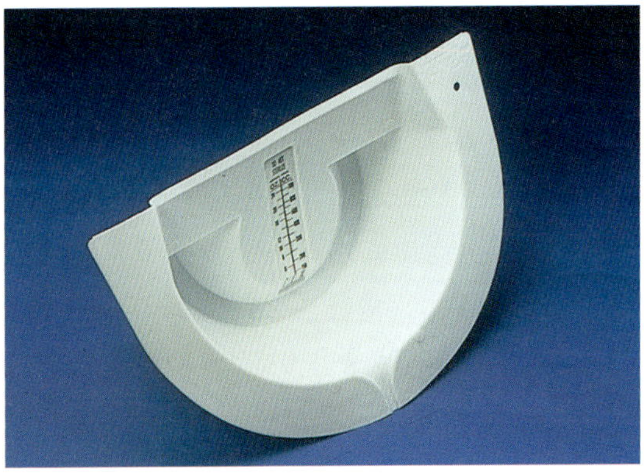

그림 28-10 소변량 측정을 위한 Urinary 'hat'

설량은 신부전 혹은 세포외액 결핍을 의미한다. 만약 섭취량과 배설량의 차이가 많이 난다면, 정확한 방법으로 섭취량과 배설량을 측정했는지 확인한다. 여러 사람들이 섭취량과 배설량을 기록하기 때문에 일부 값들은 부주의하게 누락될 수도 있다.

(2) 체중

체중을 사정함으로써 체액 균형과 관련된 정보를 얻을 수 있다. 급격한 체중변화는 체액의 변화를 의미한다. 체중 1kg의 변화는 약 1L의 체액변화를 의미한다. 체중감소가 클수록 체액 부족도 심각하다. 세포외액과 수분 무게는 동일하기 때문에 사정 시 체중 증가나 감소는 체액 손실·축적 또는 수분 손실·축적 또는 둘 다를 평가하는 것이 필요하다.

세포외액량에 문제가 있을 수 있는 대상자는 매일 체중을 측정하도록 한다. 체중은 같은 시간(아침 식사 전), 같은 옷차림, 같은 측정기로 측정해야 정확하다. 대상자가 서 있기에는 너무 아프거나 허약한 경우에는 휴대용 측정기를 사용하여 침상에서 측정한다. 섭취량과 배설량 및 체중을 함께 고려하여 세포외액 불균형을 평가한다. 배설량이 감소하고 체중이 증가한다면 세포외액량 정체를 의미하고, 소변량 감소와 함께 갑작스런 체중 감소는 세포외액량 결핍을 의미한다.

(3) 피부 사정

피부와 점막의 변화는 수분 불균형을 의미할 수 있으므로 피부의 일반적 외형에 대한 기록이 중요하다. 홍조를 띠고, 건조한 피부는 수분 결핍을 의미한다. 눈물이나 땀 부족도 중요하게 기록하고, 조직 탄력성 정도도 사정해야 한다(그림 28-11).

피부 사정 시 부종이나 간질액의 과도한 축적이 발견될 수 있다. 간질액은 눈 주위, 천골 주의, 사지 등 여러 신체 부위에 축적될 수 있으며, 뼈의 돌출 부위(경골 아래) 조직을 손가락으로 눌러보는 것이 부종 사정의 가장 좋은 방법이다. 부종성 조직을 손가락으로 누른 후 피부가 움푹 들어간 상태로 유지되는 것이 요흔성 부종이다(15~30초). 요흔성 부종은 체중의 약 10%가 증가할 때까지 나타나지 않는다. 부종은 0에서 +4까지로 + 표시방법을 사용하여 임상적으로 정량화하여 사정하고 있다.

- 부종이 없으며 0으로 표시한다.

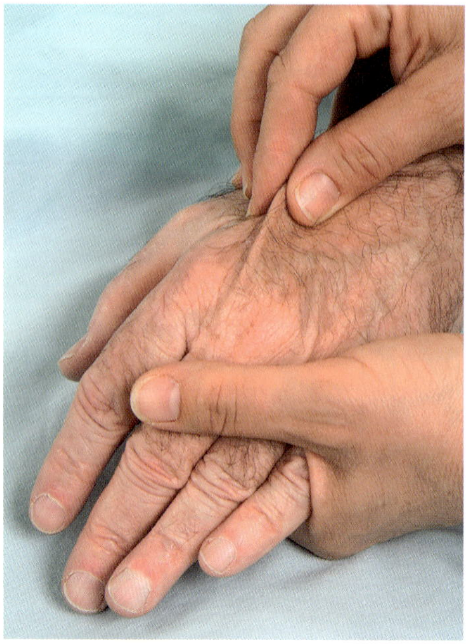

그림 28-11 피부긴장도 확인

- 약한 부종은 1+로 표시한다(2mm).
- 중정도 부종은 2+로 표시한다(4mm).
- 심한 부종은 3+로 표시한다(6mm).
- 매우 심한 부종은 4+로 표시한다(8mm 이상).

부종은 신체 부분의 둘레를 재면 더 잘 측정할 수 있다(다리, 복부). 만약 같은 방법으로 같은 부위에서 측정한 둘레의 길이가 증가했다면 간질강 내에 수분이 증가했음을 의미한다. 복강 내의 수분 축적(복수)도 같은 방법으로 측정할 수 있다. 대상자에게 적용할 경우, 측정 부위를 펜으로 표시해두어 측정 시마다 일정한 부위에서 측정할 수 있도록 한다.

(4) 활력징후

활력징후는 체액, 전해질, 잠재적 산-염기 불균형을 발견하고 감시하는 데 중요한 지표이다.

(5) 경정맥

세포외액의 과잉 시 경정맥이 확장된다. 경정맥은 목에서 보이며, 경정맥 확장을 검사하기 위해서 대상자는 머리를 45° 높인 상태에서 앉는다(그림 28-12). 목을 똑바로 편 상태에서 경정맥 확장은 정상적으로는 흉골각(sternal angle) 위로 2cm 이상 올라가지 않지만, 세포외액량이 증가되면 목의 정맥은 흉골의 상단에서 턱의 각도로 팽창하여 나타난다. 경정맥 팽대는 체액 정체로 인한 심부전

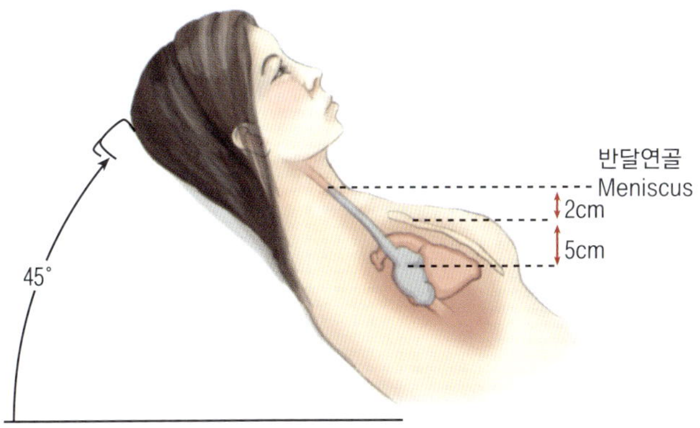

그림 28-12 경정맥 팽대 측정: 흉골각이 우심방의 약 5cm 위에 위치하도록 하기 위해서 대상자의 머리를 약 45° 정도 높인다. 이후 흉골각에서 경정맥의 맥박이 보이는 가장 높은 지점까지의 높이를 잰다. 2cm 이상일 경우 경정맥 팽대를 의미한다.

의 증상이기도 하다.

(6) 중심정맥압

중심정맥압 측정은 경정맥 팽대를 눈으로 관찰하는 것보다 정확한 지표가 된다. 중심정맥압은 우심방 또는 대정맥의 압력으로 중심정맥 카테터에 변환기를 부착하여 측정할 수 있다. 변환기는 압력을 측정할 수 있는 파형으로 변환된다. 정상 범위는 4~11cmH_2O이다. 중심정맥압 증가는 세포외액량 과잉 또는 심부전을, 감소는 세포외액의 부족을 의미한다.

(7) 위장관 사정

설사는 세포외액량과 전해질의 소실을 유발하므로 주의 깊게 평가해야 한다. 장음을 청취하여 감소했는지 증가했는지 확인한다. 복부팽만, 감소된 장음 또는 마비성 장폐쇄는 칼륨 결핍을 유발할 수 있고, 고칼슘혈증 환자는 변비를 호소할 수 있다.

5) 진단 검사

혈액학적 자료는 수분과 전해질 불균형에 대한 조기 발견과 지속적인 감시에 도움이 된다. 한 번의 검사수치보다 혈액검사결과에서 나타나는 경향을 더 중요하게 본다. 일반적으로 혈청 전해질, 혈청 삼투압과 소변 삼투압, 소변 비중, 동맥혈 가스분석 값을 사용한다. 이런 혈액학적 검사의 정보는 개별적인 대상자의 간호계획을 세우는 데 도움이 된다.

(1) 혈청 전해질

혈청 전해질 수치 모니터링을 통해 전해질 불균형의 경향에 대해 평가할 수 있다. 전해질은 보통 한 가지 수치보다는 여러 가지 전해질 수치로 측정한다. 기준이 되는 전해질에는 혈청 나트륨, 칼륨, 염소, 이산화탄소가 포함된다. 혈청 칼슘, 마그네슘, 혈당, 혈중 요소 질소, 크레아티닌, 단백질(총 단백질, 알부민, 글로불린값)과 같은 다른 혈액 구성요소를 포함한 포괄적인 검사도 총 수분과 전해질 상태를 평가할 때 유용하다.

(2) 혈장 삼투압

혈장 삼투압은 정맥혈액샘플로 확인한다. 정상 범위는 280~300mOsm/L으로, 혈장 삼투압은 수분 과잉으로 감소하고, 수분 부족에 의해서 증가한다.

(3) 소변 삼투압

소변 삼투압은 소변 내 용질의 농도를 측정한다. 질소 노폐물(요소, 크레아티닌, 요산) 양이 증가하면 요 삼투압은 증가한다. 항이뇨호르몬은 요 삼투압에 영향을 미친다. 정상 범위는 50~1,200mOsm/L으로, 소변이 농축될수록 삼투압은 더 커진다. 혈장과 요 삼투압을 비교함으로써 더욱 유용한 정보를 얻을 수 있다. 일반적으로 혈장 삼투압이 증가하면 요 삼투압도 증가하고, 반대로 감소하면 같이 감소한다. 혈장 삼투압이 증가하면 신장에서 물의 재흡수가 증가하고, 저삼투압일 때 수분을 잃게 된다. 소변 농도가 혈장 삼투압에 의한 것이 아니라면, 대상자는 신장에 문제가 있을 수 있다.

(4) 요비중

요비중은 물과 비교하여 물질 무게를 측정하는 것으로, 물의 비중은 1.000이다. 정상적인 섭취를 하는 경우 요비중이 1.010~1.020이지만 농축된 소변은 비중이 증가하며 희석된 소변은 비중이 낮다. 요비중과 요 삼투압은 비례하며, 1.010의 비중은 300mOsm/kg의 삼투압과 같다.

(5) 동맥혈 가스분석

동맥혈 가스분석에는 pH, 이산화탄소 분압($PaCO_2$), 산소 분압(PaO_2), 탄산수소염(HCO_3^-), 산소포화도(O_2 sat)가 포함된다. 이 분석은 산-염기 균형 및 폐기능을 평가하고, pH가 7.35 이하는 산증을, 7.45 이상은 알칼리증을 의미한다. 정상 범위는 표 28-3에 기술하였다.

표 28-7 체액과 전해질, 산-염기 균형과 관련된 NANDA-I 간호진단

간호진단	관련요인	진단진술	NOC*	NIC†
체액 부족: 혈관 내, 간질, 세포 내 체액의 감소	장기간 혹은 상당량의 체액 소실 저알도스테론혈증 장기간의 섭취 감소 이뇨제 복용	체액 부족 관련요인: 구토 정의적 특성: 혈압 감소, 피부긴장도 감소, 소변량 감소, 체중 감소, 갈증, 구강점막 건조	체액 균형, 수화, 저혈압 중증도, 활력징후, 체중, 섬망 수치	체액관리 저체액량 관리 쇼크관리
체액 과다: 등장성 체액 정체의 증가	과도한 수분 섭취 나트륨 과잉 섭취 체액조절 절충	체액 과다 관련요인: 심부전 정의적 특성: 호흡음 감소, 부종, 체중 증가, 경정맥 확장	전해질과 산-염기 균형, 체액 균형, 수화	체액 관리 체액 관찰(체중, 섭취량과 배설량)

Dx, diagnosis; R/T, related to; AEB, as evidenced by; BP, blood pressure.
*출처: Moorhead, S., Johnson, M., Maas, M., & Swanson, E. (2013). *Nursing outcomes classification (NOC): Measurement of health outcomes* (5th ed.). St. Louis, MO: Elsevier.
†출처: Bulecheck, G., Butcher, H., Dochterman, J., Wagner, C. (2013). *Nursing interventions classification (NIC)* (6th ed.). St. Louis, MO: Elsevier.
출처: Herdman, T. H., & Kamitsuru, S. (Eds.). (2014). *Nursing diagnoses: Definitions and classification, 2015–2017.* West Sussex, England: Wiley-Blackwell.

6. 간호진단

간호사정 시 수집된 정보는 실질적 · 잠재적인 체액과 전해질 문제를 확인하는 데 도움을 준다. NANDA-I(Herdman & Kamitsuru, 2014)은 체액 불균형과 관련된 4가지 간호진단인체액부족, 체액과다, 체액부족의 위험, 체액 불균형 위험에 대해 설명한다.

이 진단들을 더 유용하게 사용하기 위해, 세포외액량 과다 혹은 결핍과 수분 증가 혹은 결핍과 같이 확장된 개념으로 사용되고 있다. 이러한 체액 불균형은 실질적 · 잠재적일 수 있으며, 대상자는 세포외액량과 수분 불균형 문제를 가지고 있을 수 있다. 이러한 진단은 신체상태를 반영하고 수분균형을 조절하고, 가장 중요한 것은 그 문제를 어떻게 관리해야 하는지를 제시하고 있기 때문에, NANDA-I에서 제공된 진단들보다 더욱 유용하다. 표 28-7을 참고한다.

7. 간호성과 확인과 간호계획

간호진단 및 관련 요인을 파악한 후에 간호사와 대상자는 결과와 중재를 계획할 수 있다. 이러한 계획 과정에는 대상자의 가족과 보호자 등이 함께 참여할 수 있다.

간호사와 대상자는 대상자의 가족과 함께 실제적이고 개별화된 목표를 세운다. 체액, 전해질 또는 산-염기 균형과 관련된 대상자의 간호중재 목표는 예방, 조기발견, 관련 요인 중재, 정상적 기능회복에 대한 치료 제공에 초점을 둔다. 목표는 대상자 개인의 과거력, 위험요인, 기능변화, 객관적 자료에 근거하여 개별화해야 한다. 간호목표의 예는 다음과 같다.

- 대상자는 세포외액량, 수분 또는 전해질 균형이 정상적으로 회복할 것이다.
- 대상자는 세포외액량, 수분 또는 전해질 균형을 유지하는 방법에 관한 지식을 설명할 수 있다.
- 대상자는 체액과 전해질 불균형에 따른 합병증 없이 지낼 것이다.

간호사와 대상자는 함께 간호계획을 개별화하기 위한 구체적인 결과기준을 결정할 수 있다. 단기 목표(대상자는 24시간 동안 2,000mL 수분 섭취를 증가시킬 것이다)는 짧은 시간에 이룰 수 있지만, 장기 목표는 오랫동안 지녀온 식사 습관을 변화시켜야 하므로 상당한 시간이 필요하다.

비판적 사고 적용하기

수분제한이 필요한 24세 박 양은 왼팔에 정맥주사를 맞고 있으며 금식이 처방되었다. 박 양은 아침에 안전부절못하며 초조한 모습으로 다시 간호사 호출벨을 눌렀다. 간호사가 박 양에게 다가가 무엇을 원하는지 물었을 때 박 양은 물을 마시고 싶다고 했다. "나는 매우 목이 마르며, 내 입이 솜뭉치같이 느껴진다." 이때 간호사는 어떤 중재를 해야 하는가?

정답은 부록 B를 참고하세요.

8. 간호수행

1) 건강증진

교육은 체액과 전해질 문제를 예방하기 위한 간호사의 중요한 역할이다. 간호사는 불균형이 어떻게 발생하고, 어떻게 하면 예방할 수 있는지에 대해 대상자가 이해하는 데 도움을 줄 수 있다. 소실된 체액의 형태와 보충할 수액의 형태는 조화를 이루어야 한다. 예를 들어, 세포외액량 부족이 있을 때는 닭 육수나 경구 재수화 용액(oral rehydration solution) 같은 약간 짠 용액을 섭취하는 것이 적절하며, 마라톤 경기에 참가하는 사람은 수분 과다나 저나트륨혈증이 발생할 위험성이 높다. 운동-관련 저나트륨혈증은 항이뇨호르몬이 억제되어 발생하며, 과도한 물 섭취는 문제를 더 복잡하게 하고, 극단적인 온도(너무 뜨겁거나 너무 차가운) 또한 원인이 된다(Urso, Brucculeri, & Caimi, 2014).

교육은 다양한 상황 및 다양한 연령의 대상자에서 시행된다. 처음 부모가 되었을 때는 신생아의 체액 요구도를 강조해야 하며, 유아에게 구토, 설사, 발열이 발생할 경우에 얼마나 심각한 문제로 발전할 수 있는지와 의료진을 만나야 하는 증상, 정상 체액 요구량, 식습관 등에 대해 교육해야 한다. 또한 소아가 아플 때는 소실된 체액을 적절히 보충할 수 있도록 부모에게 설명해야 한다. 균형 잡힌 전해질 용액이 상업적으로 시판되고 있지만 가격이 비교적 고가이므로 집에서 끓인 물 또는 깨끗한 물 1L에 소금 12티스푼과 설탕 8티스푼을 섞은 용액으로 대용할 수 있으나, 칼륨과 탄산수소염을 포함하고 있지는 않다. 토마토 주스를 제외한 과일 주스, 소다 음료 및 설탕이 함유된 음료수는 수분 균형을 위해 고려되어야 하며, 어린이의 수분 섭취 격려 시에는 얼음 음료와 냉동제품이 도움을 준다.

학교에 근무하는 보건교사는 보건교육에 신경을 써야 한다. 많은 아동이 운동에 참가하기 때문에, 특히 더운 날씨에 과격한 운동을 하기 전후로 충분한 물과 전해질을 섭취하도록 해야 한다. 편식, 과도한 운동 연습, 섭식장애의 위험성에 대해 의견을 나누어야 한다.

산업장에서 근무하는 간호사는 체액 및 전해질 균형에 영향을 끼칠 수 있는 산업장 환경에 대해서 인지하고 있어야 한다. 근로자가 덥고 습한 환경에서 일을 한다면, 주기적으로 휴식을 취하고 충분한 체액 및 전해질을 섭취할 수 있도록 일정을 조절해야 한다.

노인은 체액 및 전해질 불균형을 초래할 수 있는 이뇨제를 많이 복용하기 때문에 건강교육이 특히 중요하다. 교육은 대상자가 치료에서 발생할 수 있는 문제를 예방하고 치료를 이행하도록 돕는다. 급격한 체중 증가 및 감소, 부종, 소변량 변화, 근력 변화, 이상감각 등 불균형의 증후에 대해 교육해야 한다. 또한 언제 의사에게 알려야 할지에 대한 지침도 알려주어야 한다. 고령자센터나 지역사회 기관은 양질의 식단과 적절한 수분 섭취를 강화하기 위한 수업을 제공할 수 있다.

2) 체액과 전해질, 산-염기 불균형을 위한 간호중재

(1) 경구 섭취

대상자의 상태에 따라 경구 수분 섭취가 조절되어야 한다. 세포외액량 부족 또는 수분 부족 상태라면, 저염도 수분, 경구 재수화 용액, 스포츠 음료 또는 물의 경구 섭취를 늘려야 한다. 세포외액량 과다 또는 수분 과다가 실제적 · 잠재적 간호진단인 경우, 염분의 경구 섭취, 염분용액이나 염분 수분 공급을 줄이도록 한다. 또한, 의사가 수분을 줄이거나 늘리도록 처방한다.

① 경구섭취 증량

대상자에게 수분 섭취량을 증가시켜야 함을 교육하고, 현재의 수분상태에 따라 대상자 각각에 맞는 목표를 세워야 한다. 순응도를 높이기 위해 왜 수분 섭취량을 증가해야 하는지에 대한 이유를 설명하는 것이 바람직하며, 목표 설정에 대상자도 동참하도록 한다. 대상자가 독립적으로 수분 섭취를 할 수 없거나 원하지 않을 때에는 대상자 교육과 목표 설정 시 가족들을 포함시킨다. 가족들에게 섭취를 격려하도록 하고 섭취량 · 배설량 기록지를 작성하는 법에 대해 교육한다.

수분이 대상자의 손에 닿는 곳에 배치되어 있는지 확인하고, 대상자가 좋아하는 물의 온도를 파악하여 그 온도에 맞게 자주 교환해 준다. 대상자가 혼자 음료를 마실 수 없으면, 매일 대상자에게 음료를 마시도록 격려하고, 수분을 제공해야 한다. 어떤 대상자는 말로는 경구 섭취를 거부하더라도, 빨대나 컵을 대상자의 입가에 정중히 대주면 마실 수도 있다. 대상자가 좋아하는 음료를 제공하는 것이 섭취량을 증가시킬 수 있다.

특별한 처방(24시간 동안 2,000mL의 수분 공급)이 있다면, 각 교대시간(오전, 오후, 밤)에 얼마만큼의 양을 섭취하게 해야 할지에 대해 계획을 세운다. 일반적으로 낮과 초저녁에 가장 많은 양을 섭취하도록 해야 한다. 많은 양의 수분을 취침 전에 섭취하게 되면, 밤시간 동안 화장실을 가게 되어 수면을 방해받게 되기 때문에 피해야 한다.

경관 급식을 하는 대상자도 적절한 수분 공급이 매우 중요하다. 이러한 대상자는 수분 부족을 예방하기 위해 추가적으로 수분이 필요하다. 종종 갈증이 있어도 혼자 스스로 물을 마실 수 없거나 간호사나 가족이 그들의 갈증을 알기 어렵기 때문에 수분 요구에 대한 세심한 평가가 필요하다.

② 경구섭취 제한

세포외액량 과다 또는 수분 과다나 심부전 또는 신부전 등의 질병을 가지고 있는 대상자는 경구섭취를 제한해야 한다. 갈증에도 불구하고 대상자에게 수분 섭취를 제한하도록 하는 것은 어려울 수 있다.

의사의 수분 제한에 대한 처방은 매일 24시간 동안 섭취하는 액체의 양이 포함된다. 대부분의 수분 제한은 섭취하는 모든 수분을 제한하는 것이다. 물 제한(free water restriction)은 순수한 물만으로 제한하는 것이며, 토마토 주스나 우유 같은 다른 음료들은 150mEq/L 이상의 나트륨을 포함하고 있어 수분 과잉을 유발하지 않기 때문에 적당한 양을 줄 수 있다.

섭취해야 하는 수분을 24시간 동안 어떻게 배분해서 섭취할지에 대해 대상자나 가족과 함께 계획을 세운다. 식사와 함께 물 마시기를 좋아하는 사람이 있는 반면, 식간에 마시는 것을 선호하는 사람도 있다. 대부분은 낮 시간과 저녁에 배당하고 약 100mL는 야간에 약 복용을 위해서나 물 마시기를 원할 때를 위해 남겨둔다. 얼음 조각은 수분제한을 하는 사람들에게 도움이 된다. 얼음의 부피는 1/2의 양으로 녹으며, 섭취량 · 배설량 기록에서는 이와같이 작성한다. 필요하다면 병실 내에 물 용기를 두지 않고, 물을 작은 컵에 담아서 제공함으로써 더 많은 물을 마시고 싶은 욕구를 피하게 할 수 있다.

갈증을 최소화하기 위해 염분 또는 당분 음료는 피해야 하며, 껌과 딱딱한 사탕은 설탕이 함유되어 있어 구강건조를 일시적으로 해결할 수 있으나, 15~30분 후 구강 점막은 전보다 더욱 심하게 건조하게 된다. 크래커와 빵 같은 건조한 음식은 대상자에게 갈증을 더욱 느끼게 하므로 입을 헹굼으로 갈증을 감소시키게 된다. 대상자는 물을 한 모금 마시고, 구강 안에서 움직이다가 삼키기 전에 뱉어 낸다. 건조 효과가 있는 알코올을 포함한 구강세척제는 피해야 한다. 수용성 젤로 입술의 건조를 방지하고, 구강위생을 철저히 해야 한다.

성과기반 교육계획

김 씨는 최근 남편과 사별하였으며 만성 방광염 병력으로 인해 정기검사를 위해 병원에 방문한다. 간호사정 시 김 씨에게 빈뇨가 있어, 수분 섭취량 제한으로 조절하고 있음을 알았다. 김 씨는 아침식사, 점심식사, 저녁식사 시 차 한 잔 정도만 마시고, 저녁 식사 후에는 아무것도 마시지 않아 긴박뇨 문제에 대해 걱정하지 않는다고 이야기한다.

간호성과

김 씨는 수분 섭취량 증가를 위한 실질적인 계획을 말로 표현한다.

전략

- 수분 섭취량 증가가 필요한 이유에 대해 논의한다(신장 결석 위험성 감소, 방광암 위험 감소 등).
- 빈뇨의 형태에 대해 김 씨의 느낌을 표현하도록 한다.
- 김 씨의 긴박뇨에 대한 원인과 치료결과에 대한 평가와 사정에 대해 논의한다.
- 일상적인 수분 섭취 형태를 조사한다. 또 다른 수분 공급원에 대해 논의하고 수분과 관련하여 좋아하는 것과 싫어하는 것에 대해 질문한다.
- 수분 섭취 증가를 위해 가장 잘할 수 있고, 동기부여가 될 방법에 대해 김 씨와 함께 의논하고 문제를 해결한다.
- 방광염 재발에 대한 예방적 절차로서 수분 섭취를 늘리도록 김 씨를 격려한다.
- 냉장고에 물 6~8잔을 준비해 두고 밤에 잠자기 전까지 그 물을 모두 마시도록 상기시킨다. 그 계획을 잘 따르고 있는지 관찰하기 위해 냉장고 문 앞에 종이와 체크 목록을 작성하도록 격려한다.
- 김 씨의 하루 수분 섭취량을 늘리기 위하여 추후 전화로 사정과 격려를 제공한다.

간호평가

2016/8/15 11:00 – 추후 확인 전화 시 김 씨는 하루에 8잔의 물을 마시고 있으며, 밤에 화장실 가는 것을 피하기 위해 저녁식사 전에 물을 마시고 있다고 한다. 김 씨는 긴박뇨를 피하기 위해 두 시간마다 규칙적으로 화장실을 가고 있다. 2주 후에 병원에 방문할 예정이다.

– RN 이영희

(2) 전해질 보충

① 식사교육

대상자의 전해질 불균형에 대한 가능성을 확인한 후, 개별화된 식이교육에 대한 계획이 필요하다. 대상자에게 전해질이 풍부한 음식 리스트를 제공하고(표 28-8), 1일 섭취량에 대한 지침을 제공한다. 예를 들면, 칼륨 배설 이뇨제를 복용하는 대상자에게 적어도 바나나 1개 또는 다른 칼륨이 풍부한 음식을 섭취하도록 교육하고, 저칼륨혈증의 증상 및 징후에 대해 교육한다.

② 전해질 보충

정상 식이가 부족할 때는 경구 또는 정맥으로 전해질의 보충이 필요하다. 액상 경구 칼륨 보충제는 불쾌한 맛이 나므로 주스와 섞어 먹음으로써 순응도를 높일 수 있다. 일반적으로 심각한 전해질 불균형 대상자와 구강섭취가 어려운 대상자에게 정맥투여가 사용된다. 칼륨의 정맥준비는 농축된 칼륨의 주입으로 정맥을 자극할 뿐만 아니라, 치명적인 반동성 고칼륨혈증(rebound hyperkalemia)을 유발할 수 있기 때문에 매우 조심스럽게 접근해야 한다.

SAFETY ALERT

정맥 내로 칼륨을 투여받고 있는 대상자를 주의 깊게 관찰한다. 처방이 없는 경우 주입속도를 시간당 10~20mEq/hr로 맞추어야 한다.

표 28-8 전해질 공급을 위한 음식

전해질	음식
나트륨	소금(염화나트륨), 조미료(글루탐산나트륨, MSG), 콩, 유제품(우유, 치즈), 조리된 음식(런천미트, 베이컨), 스낵(땅콩, 감자칩, 비스킷), 고깃국물, 통조림 혹은 팩에 든 수프, 피클, 올리브, 김치, 토마토 주스
칼륨	과일(바나나, 멜론, 살구, 복숭아, 대추야자, 건포도), 채소(아보카도, 콩, 감자, 과즙, 당근, 꽃양배추), 오렌지 주스, 토마토 주스
칼슘	유제품(우유, 치즈, 요구르트, 아이스크림), 짙은 녹색 채소(브로콜리, 시금치, 풀잎), 정어리, 연어, 굴, 두부
마그네슘	땅콩버터와 견과류 버터, 계란 노른자, 우유, 통곡물 시리얼, 바나나, 감귤류, 짙은 녹색 채소, 콩류, 해산물, 초콜릿
인산염	유제품, 고기, 어류, 밀과 밀 시리얼, 견과류

(3) 정맥 수액요법

정맥 수액요법은 체액과 전해질 불균형을 치료하거나 예방하기 위해 사용된다. 병원에서 간호사는 정맥 내 수액 주입의 시작, 관찰, 종료를 담당한다. 의사는 정맥수액의 양과 종류를 처방한다. 가정에서 정맥 수액요법을 받는 경우는 가족 또는 가정방문 간호사가 모니터링을 돕는다(3장 참조).

3) 가정 · 지역사회 기반 간호

많은 대상자는 가정에서도 체액 및 전해질 불균형 치료를 계속해야 한다. 어떤 음식은 제한하고 어떤 음식은 권장해야 할 필요가 있으므로, 대상자에게 적절한 식품 목록을 제공하고, 누가 음식을 사고 준비할 것인지에 대한 계획을 세운다. 이러한 작업들은 체액과 전해질 불균형으로 약한 대상자들을 지치게 할 수도 있다.

체액 및 전해질 불균형을 가지고 있는 대상자는 다양한 약물을 복용하는 경우가 많다. 각각의 약물에 대한 목적, 용량, 빈도, 주의사항, 부작용, 합병증 등을 강조해야 한다. 처방 약물(이뇨제)을 복용하고 있는 경우, 잠재적인 불균형 가능성과 불균형을 피할 수 있는 방법에 대해 설명해 주어야 한다. 예를 들면, 대상자가 칼륨 배설을 촉진하는 이뇨제를 복용하고 있다면 칼륨 보충제 또는 칼륨이 풍부한 음식(바나나, 말린 살구, 과일)을 권장한다.

나트륨 제한을 하고 있는 대상자에게는 식품함량표 읽는 법에 대해 교육한다. 식품함량표에는 나트륨 함량이 mg 단위로 표시되어 있기 때문에 1g에 1,000mg이 함유되어 있다는 것을 대상자가 이해할 수 있도록 해야 한다. 반면, 식이제한에는 대개 g으로 표시되어 있다. 예를 들면, '2g 나트륨 식이'로 표시한다. 또한 많은 향신료 혼합물이 염화나트륨을 함유하고 있기 때문에 요리하는 대상자나 가족은 향신료의 내용을 확인하도록 해야 한다. 많은 사람들이 칼륨을 함유하고 있고 이 또한 제한되어야 하기 때문에 소금 대체물을 제안하기 전에 공급자에게 문의한다.

체액 및 전해질 불균형은 조정능력 감소, 허약, 혼돈, 보행장애를 유발할 수 있으므로 안전한 집안 환경의 필요성을 강조해야 한다. 이러한 교육에는 보행 보조기구나 가정에서 안전기능 제안(야간 조명 설치, 깔개나 양탄자의 제거)이 포함된다.

의사에게 전달해야 할 증상과 징후를 대상자에게 설명하

건강관리팀과의 협력
가정간호사의 대상자 수분부족에 따른 의료진 호출

87세 박 씨는 설사와 어지럼증, 오심을 호소하였다.

Situation(상황): "저는 폐렴 치료 후 2일 전 병원에서 퇴원한 박 씨의 가정간호사입니다."

Background(배경): 85세인 박 씨의 부인은 적극적이며, 박 씨가 병원에서 퇴원한 후 박 씨에게 좋은 간호를 제공하고 있다. 그는 갈증을 느끼지 않았으며, 많이 먹지도 않았다. 그는 어제 4번 묽은 변과 함께 설사를 하였다. 그는 점점 불안정하게 발을 비틀거리며, 어제만큼 밝고 좋은 반응을 보이지 않는다. 가정간호사는 박 씨의 피부탄력성이 감소하였고, 어지럼증과 불안정을 동반한 기립성 저혈압을 사정하였으며, 무기력한 것처럼 보였다.

Assessment(사정): 가정간호사는 박 씨가 수분이 부족하며 낙상의 위험성이 있음을 평가하였다.

Recommendation(권고): 박 씨에게 수액을 처방해야 하는가? 충분한 체액이 이러한 상황에서 도움이 되는지 결정할 수 있다.

비판적 사고를 위한 과제

- 왜 박 씨가 수분 부족이 되었는지 그 이유를 설명한다.
- 박 씨의 부인이 남편의 수분 부족을 관리하기 위해 무엇을 해야 하는지 제안한다.
- 이러한 상황에서 박 씨와 그의 부인에게 어떤 지지가 요구되는가?

는 것은 중요하다. 예를 들면, 일부 의사들은 대상자가 약 2.26kg 이상 체중 증가가 있었는지, 하루 이상 지속된 구토나 설사가 있는지 알고 싶어 한다. 대상자 교육의 목표는 체액과 전해질 불균형의 발생을 예방하거나 최소화하는 것이다.

9. 간호평가

간호평가는 적절한 체액과 전해질 균형, 합병증 예방, 대상자의 충분한 지식 습득 등의 목표가 이루어졌는지 확인하는 것이 중요하다. 목표를 달성하지 못했다면, 간호계획을 수정하거나 현실적으로 더욱 기대되는 결과가 필요하다.

간호목표

대상자는 정상적인 체액과 전해질 균형으로 회복할 것이다.

간호성과 기준

- 대상자는 섭취량과 배설량을 하루에 300mL 미만으로 동일하게 유지한다.
- 대상자는 퇴원 시까지 체중변화가 2kg 미만이다.
- 대상자는 하루에 1kg 이상의 체중 감소나 증가가 없다.
- 대상자는 퇴원 시 정상 범위의 전해질로 회복된다.
- 대상자는 자세변동에 따른 맥박과 혈압 변화가 감소한다.
- 대상자는 퇴원 시까지 심한 갈증이 없다.
- 대상자는 퇴원 시까지 부종의 증상 및 징후가 없다.
- 대상자는 퇴원 시까지 농축뇨가 없다.

간호목표

대상자는 체액과 전해질 균형을 유지하는 방법에 대해 설명할 수 있다.

간호성과 기준

- 교육 과정을 통해, 대상자는 하루에 물 6~8잔을 마시는 것이 중요하다고 말한다.
- 교육 과정을 통해, 대상자는 나트륨이 많이 포함된 음식을 열거하고, 식단에서 필요한 변화를 말로 표현한다.
- 교육 과정을 통해, 대상자는 칼륨이 많이 포함된 음식을 열거한다.
- 교육 과정을 통해, 대상자는 식품함량표를 읽고 설명한다.
- 대상자는 다음 달까지 매일 체중을 기록한다.
- 대상자는 하루에 1kg 이상의 체중 증가가 있으면 의사에게 알린다.
- 교육 과정을 통해, 대상자는 일시적인 설사 또는 구토에 대처할 계획을 말한다.

간호목표

대상자는 체액 및 전해질 불균형에 따른 합병증이 없을 것이다.

대상자 간호계획
세포외액량 결핍 대상자

간호진단

농축된 소변, 소변량 감소, 구강점막 건조, 체위성 저혈압, 체위성 빈맥 등으로 나타나는 부적절한 구강 섭취와 관련된 세포외액량 결핍을 나타낸다.

간호목표

대상자는 수분과 전해질 균형이 정상 범위 내에 있을 것이다.

간호성과 기준

대상자는 소변량이 30mL/hour 이상 증가하고 더 이상 체위성 빈맥과 고혈압이 없다.

간호중재	이론적 근거
1. 섭취량과 배설량을 확인한다.	1. 섭취량과 배설량의 경향을 관찰하는 것은 대상자의 수분과 전해질 상태에 대한 중요한 자료를 제공하고, 중재 방향을 결정한다. 섭취량은 배설량과 거의 동일해야 하며, 한 번의 특정 수치보다는 증가 혹은 감소의 경향과 유의한 변화에 대한 지속적인 관찰이 더 중요하다.
2. 혈청 전해질, 혈청 삼투압, 요비중을 확인한다.	2. 이러한 일반적인 혈액학적 검사 결과를 관찰하는 것은 대상자의 상태를 나타내는 중요한 자료로 중재 방향을 결정한다.
3. 의사의 처방에 따른 약간의 염분이 있는 수액을 적어도 하루에 약 2,000mL가량 구강으로 섭취한다.	3. 수분 섭취량 증가(수분을 많이 포함한 음식 섭취량 증가)는 체액량 결핍을 예방하고 적절한 수분 공급을 유지한다.
4. 처방에 따른 정맥주사요법을 모니터링한다.	4. 수액은 대상자가 구강으로 혼자서 섭취할 수 없을 때 제공해야 한다. 처방에 따른 속도로 주입되고 있는지 관찰하고 합병증을 조기에 발견하도록 한다.
5. 수분 선호도를 사정한다.	5. 대상자는 선호하는 수분으로 수분 섭취량을 증가시킬 것이다.
6. 선호하는 수분의 적절성을 확인하고, 필요시 보충한다.	6. 유용성과 지원은 수분 섭취량 증가를 위해 필수적이다.
7. 필요시 긍정적 강화나 언어적 단서를 제공한다.	7. 긍정적 강화는 잘 잊어버리거나 관심이 없는 대상자의 수행을 증가시키는 데 도움이 된다.

간호평가

2016/8/15 09:30 – 대상자의 섭취량 1,600mL, 배설량 1,200mL 체중은 1kg 증가하였다. 혈청 나트륨, 칼륨, 칼슘은 정상 범위 안에 있다. BUN, creatinine도 정상 범위에 있다. 물 대신 크랜베리 주스를 좋아한다. 수분 섭취를 위해 긍정적인 피드백을 제공하였다. 침상 옆에 주스를 두고, 매 시간마다 마셔야 한다.

– RN 이영희

간호성과 기준

- 대상자는 어지럼증이나 낙상 없이 서 있거나 걷는다.
- 피부는 부종이 감소할 때까지 부종을 제외한 손상이 없다.

주요개념

- 체액, 전해질의 항상성과 pH는 세포기능과 건강 유지를 위해서 반드시 필요하다. 확산, 삼투, 능동수송, 여과의 과정을 통한 체액과 전해질 이동의 촉진은 항상성을 유지시킨다.
- 세포내액은 세포 내에 존재하는 체액을 말한다. 세포외액은 세포 밖에 있는 체액을 의미하며, 혈관내액과 간질액으로 나뉜다.
- 양이온은 양성 전하를 띠는 전해질(나트륨, 칼륨, 칼슘, 마그네슘)이며, 음이온은 음성 전하를 띠는 전해질(염소, 인, 황, 탄산수소염)이다. 양이온과 음이온의 균형은 중성(neutrality) 유지를 위해 필요한 역동적인 과정이다. 세포외액과 세포내액의 삼투압은 같지만, 전해질의 구성은 다르다.

- 부적절한 섭취: 구토, 설사, 발한에 의한 과도한 소실, 이뇨제 사용, 스트레스, 신장, 심장, 호흡부전 등의 만성질환, 수술 또는 임신은 체액과 전해질, 산-염기 불균형을 유발할 수 있다.
- 체액 불균형은 세포외액량 과잉 또는 부족과 수분 과잉 또는 부족을 나타낸다.
- 전해질 불균형으로는 고칼륨혈증, 저칼륨혈증, 고칼슘혈증, 저칼슘혈증, 고마그네슘혈증, 저마그네슘혈증, 고인산혈증, 저인산혈증이 있다.
- 산-염기 불균형에는 호흡성 산증, 대사성 산증, 호흡성 알칼리증, 대사성 알칼리증이 있다.
- 체액과 전해질, 산-염기 불균형은 섭취량과 배설량 불균형, 체중 증가 또는 감소, 의식 변화, 활력징후 변화, 비정상적인 조직 수화(abnormal tissue hydration) 또는 비정상적인 신경근육기능의 양상을 보인다.
- 섭취량과 배설량, 체중, 부종, 조직 긴장도(tissue turgor), 경정맥 확장, 활력징후는 체액 및 전해질 상태의 실제적 문제를 확인하기 위해 수집하는 중요한 객관적 자료이다. 혈청 전해질, 혈청 삼투압, 요비중, 동맥혈 가스분석 같은 임상병리검사 자료는 체액 및 전해질 불균형을 확인하는 중요한 정보를 제공한다.
- 중요한 간호중재는 예방교육, 경구섭취 조절, 전해질 보충, 정맥 수액요법의 시작과 조절 및 모니터링, 수혈 모니터링 등이 있다.

REFERENCES

Berl, T., & Schrier, R. W. (2010). Disorders of water homeostasis. In R. W. Schrier (Ed.), Renal and electrolyte disorders (7th ed., pp. 1~44). Philadelphia, PA: Lippincott Williams & Wilkins.

Fox, E. R., Benjamin, E. J., Sarpong, D. F., Nagarajarao, H., Taylor, J.K., Steffes, M. W., et al. (2011). The relation of C-reactive protein to chronic kidney disease in African Americans: The Jackson Heart Study. Retrieved July 28, 2011, from http://cme.medscape.com/viewarticle/717453

Hartford Institute for Geriatric Nursing. (2012). Normal aging changes. Retrieved from http://consultgerirn.org/topics/normal_aging_changes/want_to_know_more#item_6

Herdman, T. H., & Kamitsuru, S. (Eds.). (2014). Nursing diagnoses: Definitions and classification, 2015~2017. West Sussex, UK: Wiley-Blackwell.

Imamura, T., Kinugawa, K., Hatano, M., Fujino, T., Inaba, T., Maki, H., et al. (2014). Low cardiac output stimulates vasopressin release in patients with stage D heart failure: Its relevance to poor prognosis and reversal by surgical treatment. Circulation Journal, 78(9), 2259~2267. doi: http://dx.doi. org/101253/cirj.CJ-14-0368

Metheny, N. M. (2012). Fluid and electrolyte balance: Nursing considerations (5th ed.). Sudbury, MA: Jones & Bartlett.

Parra-Blanco, A., Ruiz, A., Alvarez-Lobos, M., Amoros, A., Gana, J., Ibanez, P., et al. (2014). Achieving the best bowel preparation for colonoscopy. World Journal of Gastroenterology, 20(47), 17709~17726. doi: 10.3748/wjg.v20. i47.17709

Popovtzer, M. M. (2010). Disorders of calcium, phosphorus, vitamin D and parathyroid hormone activity. In R. W. Schrier (Ed.), Renal and electrolyte disorders (7th ed., pp. 166~228). Philadelphia, PA: Lippincott Williams & Wilkins.

Report of the DGAC on the Dietary Guidelines for Americans. (2010). Part D. Section 6: Sodium, potassium and water. Retrieved from www.cnpp. usda.gov/Publications/DietaryGuidelines/2010/DGAC/Report/D-6-SodiumPotassiumWater.pdf

Seo, D., King, M., Kim, N., Sovinski, D., Meade, R., & Lederer, A. (2014). Predictors for persistent overweight, deteriorated weight status, and improved weight status during 18 months in a school-based longitudinal cohort. American Journal of Health Promotion. doi: http://dx.doi. org/10.4278/ajhp.131118-QUAN-585

Spiegel, D. (2010). Normal and abnormal magnesium metabolism. In R. W. Schrier (Ed.), Renal and electrolyte disorders (7th ed., pp. 229~250). Philadelphia, PA: Lippincott Williams & Wilkins.

UNICEF/WHO. (2009). Diarrhoea: Why children are still dying and what can be done. New York, NY: UNICEF.

Urso, C., Brucculeri, S., & Caimi, G. (2014). Physiopathological, epidemiological, clinical and therapeutic aspects of exercise-associated hyponatremia. Journal of Clinical Medicine, 3(4), 1258~1275. doi:10.3390/jcm3041258

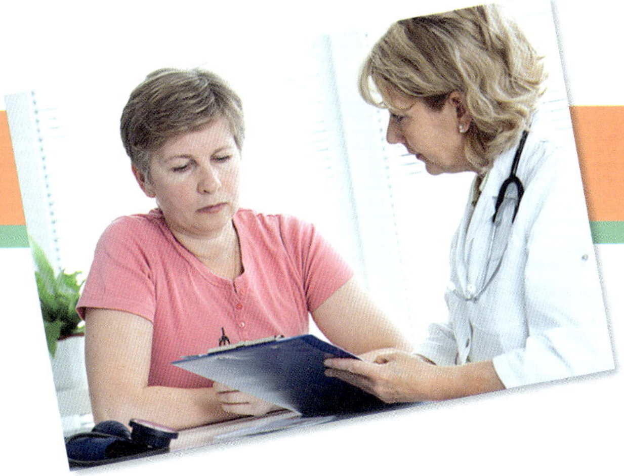

CHAPTER 29

영양

Nutrition

Judith L. St. Onge

비판적 사고를 위한 사례

이 간호사는 건강증진센터에서 근무하고 있다. 어느날 체중감소를 원하는 42세 여성인 양 씨 부인이 찾아왔다. 양 씨 부인은 다이어트 프로그램을 수없이 시도해왔는데 잠깐은 체중을 줄일 수 있었으나 항상 나시 체중이 증기하였다. 양 씨 부인의 체질량지수(BMI)는 28이다. 양 씨 부인은 아침에 항상 아침식사를 하지 않지만, 에너지를 충전하기 위해 다이어트 탄산음료를 먹는다고 하였나. 점심식사로 페스트푸드 샌드위치와 샐러드를 먹고, 저녁식사는 가족과 함께 먹는다고 한다. 이 간호사가 양 씨 부인의 영양요구와 체중조절 모두를 중시하면서 어떻게 반응해야 할까?

이 장을 학습한 후, 위의 사례를 읽고 다음의 내용에 대하여 비판적 사고를 적용하여 복습한다.

1. 이 간호사가 당면한 느낌에 대해 기술하고 대상자에 대한 이 간호사의 인식과 평가를 확인한다.
2. 이 간호사가 체중 감량 프로그램을 시작하는 사람들을 위해 집중할 대상을 결정한다.
3. 과체중과 비만이 대상자의 건강에 미치는 영향에 대해 기술한다.
4. 체중과 관련된 생리적 · 심리적 요인들에 대해 수집한 자료를 비교하고 검토한다.
5. 건강증진센터를 방문한 대상자에게 체중감량과 체중유지 프로그램의 핵심요소에 대해 설명한다.

주요용어

과체중 overweight
글리코겐 합성 glycogenesis
기초대사량 basal metabolism
다당류 polysaccharides
다량영양소 macronutrients
다중불포화지방산 polyunsaturated fatty acids, PUFA
단당류 monosaccharides
단백질 proteins
단일불포화지방산 monounsaturated fatty acids, MUFA
대사 metabolism
미량영양소 micronutrients
미세원소 trace elements
부분완전단백질 partially complete proteins
불완전단백질 incomplete protein
불포화지방산 unsaturated fat
비만 obese
비타민 vitamins
섬유소 fiber
소공영양관 small-bore feeding tubes
소화 digestion
식욕부진 anorexia
신경성 식욕부진 anorexia nervosa
열량 calorie, kilocalorie
영양소 nutrients
완전단백질 complete proteins
위 잔여량 gastric residual volume, GRVs
이당류 disaccharides
저체중 underweight
지방 fats
탄수화물 carbohydrates
트랜스지방산 trans fatty acids
포화지방산 saturated fat
흡수 absorption

학습목표

1. 필수영양소 및 각 영양소에 따른 우수 식품군에 대해 확인한다.
2. 탄수화물, 지방, 단백질의 정상적인 소화, 흡수, 대사를 기술한다.
3. 연령에 따른 영양에 대해 고찰한다.
4. 식습관에 영향을 미치는 요인을 열거한다.
5. 영양 불균형의 양상에 대해 기술한다.
6. 최적의 영양과 건강을 증진하는 간호중재를 설명한다.
7. 영양 불균형 치료에 필요한 간호업무에 대해 기술한다.

영양이 적절히 함유된 식사는 정상 발육 및 성장을 도모하고 결핍을 예방한다. 최적의 영양은 건강을 유지하고 질병을 예방하는 데 중요하며, 적절한 식사는 신체의 기능과 체온을 유지하고 치유하며, 감염에 대한 저항을 키우는 데에도 필요하다.

영양소(nutrients)는 섭취한 음식과 수분에서 얻을 수 있는 생화학물질이다. 탄수화물, 단백질, 지방은 신체에 에너지를 공급하고 비타민, 미네랄, 미세원소(trace element), 물은 에너지원은 아니지만 신체기능을 조절하는 데 중요한 역할을 한다. 필수영양소는 신체가 적절한 양을 합성하지 못하므로 식사를 통해 섭취해야 한다. 반면, 불필수영양소는 신체 내에서 필요한 만큼 합성할 수 있거나 신체기능에 반드시 필요한 것이 아니기 때문에 식사를 통한 섭취가 필수적이지 않다.

간호사는 좋은 영양상태를 평가, 관찰, 제공하는 데 중요한 역할을 담당한다. 대상자의 여러 여건 내에서 간호사는 정상적인 영양의 원칙을 교육할 수 있고, 이밖에도 비만이나 좌식생활과 관련된 질병의 수가 점차 증가하는 것을 막기 위해 개인과 집단을 교육하는 데 참여할 수 있다. 또한 비만, 과체중, 영양실조, 식욕부진 등의 영양 불균형 상태를 파악할 수 있어야 한다. 영양평가는 특히 수술을 앞둔 대상자에게 중요한데, 장관급식(enteral tube feeding)이나 완전 비경구영양(TPN)과 같은 영양치료를 받고 있는 대상자를 관찰하는 것은 간호사의 중요한 업무이다.

1. 영양에 대한 개요

세포는 인체조직을 만들고 유지하기 위해 영양소를 필요로 한다. 세포는 영양소를 사용하여 신체 구성요소를 만드는데, 예를 들어, 칼슘을 이용하여 치아 및 뼈를 만들고, 중요기관을 감싸고 지지하기 위해 지방이 필요하다. 또한 영양소에서 얻을 수 있는 화학물질은 호흡이나 창상 치유와 같은 신체기능을 유지하는 데 쓰인다. 성인 몸무게의 절반 이상을 차지하는 물은 이러한 신체기능 유지를 위해 필요한 대표적인 구성요소이다.

신체는 섭취한 영양소를 분해하여 흡수하고 사용한다. 대사(metabolism)는 세포가 영양소를 이용하거나 영양소로부터 에너지를 저장하는 과정이다. 동화(anabolic) 과정은 물질과 신체조직을 만들고, 이화(catabolic) 과정은 물질과 신체조직을 분해한다. 대상자가 심각한 질환으로 인해 먹을 수 없는 상태이거나 외상이나 임신 등으로 영양소의 요구량이 증가할 경우에는 저장된 에너지를 사용한다.

식품에서 얻은 에너지는 킬로칼로리(kilocalorie, kcal) 단위로 측정한다. 1kcal는 1kg의 물을 1℃ 올리는 데 필요한 열의 양이다.

2. 영양소

영양소는 탄수화물, 단백질, 지방, 비타민, 미네랄 및 물까지 포함하여 6가지로 구분한다. 탄수화물, 단백질, 지방을 다량(macro) 영양소라 하고, 비타민과 미네랄을 미량(micro) 영양소라고 하며, 미네랄의 세부구성을 미세원소라고 한다. 탄수화물, 지방, 단백질 대사는 에너지를 생성하며, 물은 정상 체액균형을 유지하고 음식물을 소화, 흡수, 대사하는 데 꼭 필요한 요소이다. 비타민과 미네랄은 정상 신체기능에 중요한 유기 또는 무기 화합물이다.

과거에는 건강전문가들의 주요 관심사가 영양소의 결핍이었으나, 현재는 영양소의 과잉과 이로 인해 생길 수 있는 만성질환을 예방하는 것이다. 한 가지 식품이 모든 영양소를 고루 공급할 수는 없기 때문에 다양한 음식을 섭취해야 한다.

1) 영양소의 종류

(1) 탄수화물

탄수화물은 단순당(단당류, 이당류)과 복합당(다당류)으로 구분하고, 탄소, 수소, 산소로 이루어져 있다. 대표적인 단당류 식품에는 설탕, 시럽, 당밀, 꿀, 과일, 우유 등이 있고, 다당류 식품에는 빵, 곡류, 토마토, 쌀, 면류, 크래커, 콩류 등이 있다.

탄수화물의 주요 기능은 에너지 공급이다. 1g의 산화 탄수화물은 4kcal를 생성한다. 탄수화물의 주요 역할은 정상 지방대사에서 지방을 산화시키고, 장관에서 비타민 K, 비타민 B_{12}를 합성하는 균이 자라게 하며, 불필수아미노산의 합성에 탄소 성분을 만들 뿐만 아니라, 그 밖에 신체에 필요한 다른 필수성분을 만드는 것이다.

식이섬유는 위 · 장관에서 소화가 되지 않는 다당류로서, 주요 에너지원은 아니지만 연동운동과 장관배설을 촉진한다. 탄수화물의 또 다른 중요한 기능은 단백질을 보존하는 것이다. 단백질 보존은 신체가 단백질 대신 탄수화물을 에너지원으로 사용하는 것을 말하며, 이러한 기능을 통해 신체를 구성하는 데 중요한 역할을 하는 단백질을 보존한다.

혈액순환은 세포의 에너지원이며, 필수성분을 만드는 데 필요한 포도당을 공급한다. 혈당은 정상 범위가 비교적 좁다(약 80~110mg/dL). 공복혈당은 약 60~80mg/dL이지만 식후 2시간까지는 연령에 따라 140~180mg/dL까지 높아질 수 있다. 당뇨병의 경우 부적절한 인슐린의 합성이나 사용으로 인해 발생할 수 있는 고혈당이 나타난다. 저혈당은 간 또는 췌장 질환의 증상으로 나타날 수 있다.

(2) 단백질

단백질은 펩티드결합으로 연결된 아미노산의 유기화합물이다. 단백질은 탄소, 수소, 산소, 질소로 구성된다. 어떤 아미노산으로 구성되었는지에 따라 단백질에는 철 또는 구리 같은 미세원소가 포함되어 있을 수 있다. 인체는 특수한 기능을 담당하기 위해 단백질을 합성하기도 하는데, 그 대표적인 예로 조직으로 산소를 운반하기 위한 헤모글로빈, 혈당유지를 위한 인슐린과 혈액의 삼투압을 유지하기 위한 알부민을 들 수 있다. 이들 단백질의 특수기능은 다른 단백질이 대체할 수 없다.

단백질은 신체 모든 시스템의 성장과 발달을 위해 필수적이다. 신체를 구성하는 세포와 체액의 주요 성분이다. 단백질의 이화작용은 4kcal/g을 생성한다. 단백질은 신체의 조절기능과 면역체계에도 중요한 역할을 한다. 단백질 작용으로 생성되는 분해효소는 소화, 흡수, 대사 및 이화의 기능을 한다.

식이단백질은 완전, 부분완전, 불완전으로 분류된다. 완전단백질은 신체조직을 유지하기에 충분한 양의 필수아미노산이 들어 있다. 신체는 충분히 필요한 만큼 필수아미노산을 합성하지 못하기 때문에 식사를 통해 공급받아야 한다. 적절한 식사는 신체가 필요로 하는 필수아미노산 및 불필수아미노산을 공급할 수 있는데, 인체에 좋은 완전단백질 식품은 육류, 생선, 가금류, 치즈, 계란 등이다.

부분완전단백질은 생명유지는 할 수 있지만 성장을 도모하지는 못할 정도의 아미노산을 가지고 있으며, 불완전단백질의 아미노산은 생명유지, 조직생성, 성장도모 등의 모든 역할을 하기에 충분하지 않다. 그렇기 때문에 불완전단백질 그 자체만으로는 생명유지에 부족할 수밖에 없다. 불완전단백질 식품에는 말린 콩류, 땅콩버터, 씨앗, 과일 및 채소, 빵, 곡류, 쌀, 면류 등이 있다.

단백질 요구량은 건강상태, 나이, 체중, 영양상태, 스트레스, 활동량에 따라 다르다. 단백질 요구량을 측정하는 방법 중 질소균형(nitrogen balance)을 확인하는 방법이 있는데, 질소균형은 섭취한 질소와 배설되는 질소가 같은 상태를 말한다. 급성 질환에서 회복될 때, 임신, 성장기에서는 양성 질소균형(positive nitrogen balance)을 보이는데, 이는 섭취한 질소가 배설된 질소보다 많을 때이다. 배설되는 질소가 더 많은 음성 질소균형(negative nitrogen balance)은 바람직하지 않은데, 질병 및 치료에 의한 신체조직의 과도한 손상과 부족한 단백질 섭취로 인해 발생한다.

(3) 지방

지방(지질)은 중성지방, 기름, 지방산, 콜레스테롤, 인지질이 포함되어 있다. 탄소, 수소, 산소로 구성되며 식단에 상당량 포함되어 있다.

지방은 인체 세포의 중요한 구성 성분으로, 건강하고 비만하지 않은 사람의 체중의 약 20%를 차지한다. 지방은 세포 이동, 주요 기관의 보호, 에너지 조달, 에너지 저장, 비타민 흡수, 지용성 비타민(비타민 A, D, E, K) 흡수 및 이동 등의 중요한 기능을 한다.

지방은 에너지 생산량(9kcal/g)이 상당히 높은데, 같은 양의 탄수화물이나 단백질에서 생성되는 에너지의 2배 이상이다. 지방은 또한 미각(taste), 경도(consistency), 안정성(stability)을 제공하며, 포만감을 느끼게 하는데, 이는 탄수화물 또는 단백질보다 위에 오래 남아 있기 때문이다.

지방은 화학적 차이에 따라 포화 또는 불포화로 구분한다. 포화지방은 탄소에 2개의 수소가 결합된 형태이고, 불포화지방은 하나의 수소가 결합하여 결국 이중탄소결합의 형태를 보인다. 이때, 이중탄소결합이 하나 있으면 단순포화(monosaturated, MUFA), 2개 이상 있으면 다중포화(polysaturated, PUFA)라고 한다. 불포화지방 물질이 이중탄소결합 주위에서 전위(trans location) 형태를 취할 때, 이를 트랜스지방(trans fat, trans fatty acid)이라 하고, 자연에서는 목축동물의 발효 과정에서 볼 수 있다. 이러한 화학적 차이가 지방의 물리적 특성(녹는점, 굳기, 형태)과 서로 다른 지방에 대한 신체의 반응을 결정한다.

대부분의 지방 공급원은 포화 및 불포화지방이 함께 함유되어 있다. 소고기나 양고기와 같은 육류 지방은 포화지방산의 함량이 식물성 지방보다 높고, 좀 더 딱딱하다. 코코넛 오일과 야자유 또한 포화지방산이 많이 들어 있다. 닭고기 지방은 불포화지방산이 많이 함유되어 있고, 쇠고기나 양고기보다 부드럽다. 생선과 식물성 지방에는 불포화지방산이 많이 함유되어 있으며, 동물성 지방보다 부드럽다. 그러나 튀기거나 구운 식품은 대부분 트랜스지방의 함량이 높다.

(4) 비타민

비타민은 인체의 성장, 발육, 유지, 생식에 중요하다. 이는 에너지를 생성하지는 않지만 에너지를 사용하는 데 보조적인 역할을 한다. 대부분의 비타민은 인체에서 합성하지 못하므로, 반드시 음식을 통해 공급되어야 한다. 비타민은 음식에 소량 존재한다. 정도에 따라 빛, 공기, 열 및 일부 음식준비에 노출되면 비타민은 파괴될 수 있다. 즉, 신선한 식품이 비타민의 가장 좋은 공급원이다. 비타민 보충제의 광범위한 보급은 최근 영양상태가 좋은 성인들에게는 필요하지 않다는 점에서 영양 전문가들이 의문을 제기해 왔으나(Gualar, Stranges, Mulrow, Appel, & Mille, 2013), 일부 전문가들은 대부분의 미국인들이 충분한 양의 필수 비타민을 섭취하지 못한다고 지적하면서 비타민 보충제를 지원하고 있다(Linus Pauling Institute, 2014). 비타민은 지용성 또는 수용성으로 분류된다.

① 지용성 비타민

지용성 비타민(A, D, E, K)은 지방과 함께 순환계로 흡수된다. 지방의 소화 및 흡수의 장애가 있을 때에는 지용성 비타민의 부족이 발생한다. 반면, 과량의 비타민은 간과 지방조직에 저장된다. 그러므로 비타민 A와 D를 과도하게 섭취할 경우 독성을 유발할 수 있다.

비타민 A. 비타민 A의 주요작용은 다음과 같다.

- 정상 시력 유지(특히 어두운 곳에서)
- 건강한 상피 유지
- 정상적인 근골격 및 치아 발달
- 정상적인 세포증식 촉진

비타민 A 결핍의 영향이 중요한데, 많은 나라에서 비타민 결핍 중 비타민 A의 결핍이 가장 흔하다. 결핍징후는 다음과 같다.

- 야맹증 또는 실명
- 상피 변화로 인한 눈, 귀, 비강의 감염
- 여포각화증(follicular hyperkeratosis): 거칠고, 건조하며, 비늘처럼 벗겨져 떨어지는 피부를 초래하는 피부변화
- 안구건조
- 치아와 뼈의 부적절한 발달

비타민 A는 간에 저장되며, 과도한 섭취는 독성을 유발한다.

비타민 D. 비타민 D는 피부에 노출된 자외선에 의해서 활성 형태로 변하며, 간과 신장 역시 비타민 D 대사에 관여한다. 과도한 섭취는 독성을 유발하며, 노인들은 비타민 D 부족을 보일 수 있다. 주요작용은 다음과 같다.

- 장관에서 칼슘의 흡수
- 뼈로부터 칼슘과 인의 이동
- 신장에서 칼슘의 재흡수

이러한 효과들은 혈중 칼슘과 인을 증가시켜 뼈 및 연골의 정상적인 무기질화를 촉진하고 세포외액의 칼슘을 적절한 수준으로 유지하여 근수축을 돕는다. 반면, 섭취가 부족할 경우 심각한 문제를 일으키는데, 칼슘과 인의 흡수가 충분하게 이루어지지 않으면 뼈와 치아의 무기질화가 저해되어 골격계의 변형을 초래할 수 있다.

비타민 D의 섭취부족은 칼슘과 인의 부적절한 흡수를 초래하고, 뼈와 치아의 무기질 부족현상을 초래할 수 있기 때문에 중요하다. 뼈가 약해지고 무게를 견디지 못해서 골격의 기형을 초래할 수 있다. 결핍징후는 다음과 같다.

- 소아의 구루병
- 치아손상
- 강직성 경련(tetany)(혈청 칼슘의 저하로 근육이 꼬이고, 발작이 일어남)
- 골연화(osteomalacia)(뼈가 부드러워지고, 비타민 D와 칼슘부족으로 인한 이차적인 자연골절의 경향)

과도한 양은 독성이 될 수 있으며 일부 노인에게 비타민 D가 부족한 경우가 있다.

비타민 E. 비타민 E의 생리학적 작용은 잘 알려져 있지 않다. 주요 기능은 항산화제로 세포막을 유지하고 비타민 E의 산화를 방지한다. 결핍은 매우 드물지만 심한 결핍은 적혈구 용혈을 유발하여 빈혈을 초래할 수 있다.

인체는 비타민 E를 저장하지 않으므로 독성은 드물다.

비타민 K. 적절한 양의 비타민 K의 섭취는 간에서 프로트롬빈과 그 밖의 혈액응고 인자들을 생성하기 위해 필요하며, 주요 기능은 혈액응고이다.

비타민 K의 결핍은 두 가지 증상으로 나타나는데, 혈액응고의 지연으로 출혈경향이 증가하는 것과 미숙아에서 관찰하기 쉬운 신생아 출혈성 질환의 발생이다.

신체의 비타민 K 요구량의 약 절반은 장관의 박테리아에 의해 합성된다. 인체는 비타민 K를 저장하지 않기 때문에 독성은 없다.

② 수용성 비타민

수용성 비타민에는 비타민 C와 비타민 B 복합체가 있다. 수용성 비타민은 일부 신체조직에 저장되는 소량을 제외하면 대부분 신체에 저장되지 않는다. 결핍을 예방하기 위해서는 매일 적당한 양의 수용성 비타민을 섭취해야 한다. 섭취량이 필요량보다 많을 경우에는 소변으로 배출된다.

비타민 B 복합체. 각각의 비타민 B 복합체는 고유한 기능을 가지고 있고, 각각의 영양섭취기준(DRI)이 있다. 비타민 B_1(티아민)은 탄수화물 대사, 신경기능, 식욕촉진, 소화를 돕는다. 결핍증상은 식욕부진, 우울증, 피곤, 변비, 부종, 심부전, 신경염 등이 있다. 티아민 결핍과 관련된 질환으로는 각기병(beriberi)이 있는데, 급성 각기병은 심장, 신경, 소화기계에 영향을 미치고, 사망의 주요 원인인 심부전을 일으킨다.

비타민 B_2(리보플라빈)는 단백질과 탄수화물의 대사에 관여하며 건강한 피부와 시력을 유지하는 데 중요한 역할을 한다. 결핍증상은 구내염(cheilosis), 피부염, 각막의 혈관화 증가, 시력감퇴 등이 있다.

비타민 B_3(니아신)는 글리코겐 대사, 조직재생, 지방합성에 관여한다. 결핍 질환은 펠라그라(pellagra)이고, 증상은 피로, 두통, 설사, 피부염, 신경학적 이상 등이 나타난다.

비타민 B_{12}(시아노코발아민)는 적혈구의 성숙, DNA와 RNA의 합성에 관여한다. 흡수를 위해서는 위에서 생성된 물질과 내인자(intrinsic factor)가 필요하다. 결핍 시 악성빈혈(pernicious anemia), 다른 형태의 빈혈, 신경학적 이상 등을 유발하며, 동물성 식품(육류, 어류, 가금류, 우유, 알류)에만 존재한다.

엽산(folic acid)은 단백질 대사와 세포성장에 조효소(coenzyme)로 기능한다. 엽산은 적혈구 형성 및 임신 초기에 필요하고 태아의 척추와 척수의 발달에 꼭 필요하다. 최근에 엽산은 호모시스테인(homocysteine)이라는 혈중 아미노산 수치가 높은 사람의 심장과 뇌혈관 질환을 예방할 수 있는 것으로 알려졌다. 결핍은 구내염, 설사, 거대세포빈혈, 기형 등을 유발한다. 최근의 연구에 따르면, 대부분의 미국인은 적절한 엽산을 섭취하고 있지만 특정 그룹은 결핍의 위험이 있다. 이 그룹에는 가임기 여성, 비 히스패닉 흑인여성, 알콜중독자, 흡수장애환자가 포함된다(NIH, 2012). 임산부의 엽산 결핍은 태아의 신경관 결손(척추이분증)으로 이어질 수 있다. 태아의 신경 발달은 임신 초기부터 시작되기 때문에 가임기 여성은 적절한 엽산을 섭취해야 한다. 엽산은 대부분의 식품, 특히 짙은 잎의 녹색 채소, 과일, 견과류, 콩, 완두콩, 고기, 달걀, 해산물 및 곡물에 들어 있다(NIH, 2012).

다른 중요한 비타민 B는 B_6, pantothetic acid, biotin이 있으며 결핍은 거의 드물다.

비타민 C. 비타민 C의 주요작용은 다음과 같다.

- 감염에 대한 방어
- 상처 치유
- 콜라겐 형성
- 철 흡수
- 중요한 아미노산의 대사

비타민 C는 비타민 A와 E의 과도한 산화를 방지한다. 비타민 C 결핍징후는 부적절한 콜라겐 형성(상처 치유 약화), 감염의 취약성 증가, 성장발달의 지연, 관절통증, 빈혈 등이다. 드물긴 하지만 괴혈병은 신선한 과일과 채소, 특히 감귤류의 섭취부족으로 인한 비타민 C 결핍으로 나타날 수 있다. 인체는 비타민 C를 거의 저장하지 않으므로 매일 공급해 주어야 한다. 과도한 양을 섭취해도 인체에 유해하지는 않지만, 신장결석과 위 · 장관 증상을 유발할 수 있으므로 권장하지 않는다.

(5) 미네랄

거의 모든 신체조직과 체액에서 찾아볼 수 있는 무기물이다. 미네랄은 신체조직을 만들고 신진대사를 조절한다. 신체에는 25종 이상의 미네랄이 있다.

① 칼슘

대부분은 뼈와 치아에 존재한다. 뼈는 신체의 골격을 유지시켜주고 칼슘의 혈장 농도를 일정하게 유지할 수 있도록 하는 저장소의 역할을 한다. 칼슘은 인체에서 가장 많은 미네랄이다. 주요작용은 다음과 같다.

- 프로트롬빈을 트롬빈으로 전환
- 신경신호 전달
- 세포 내·외의 물질 조절
- 근육 수축 및 이완

칼슘은 주로 능동수송에 의해 십이지장에서 흡수되고 확산을 통해 공장 및 회장에서 일부 흡수된다. 칼슘의 흡수량은 신체요구량에 따라 결정된다. 건강한 성인의 경우 섭취량의 약 30~40%가 체내에 흡수된다. 아동, 청소년, 임산부의 경우 필요량의 증가로 인해 더 많은 칼슘을 흡수한다. 흡수된 칼슘은 종종 불용성 염류를 형성하는데, 이는 체내에서 흡수되지 않는다.

적절한 양의 비타민 D, 부갑상선호르몬, 아스코르빈산(ascorbic acid), 신체활동 등은 칼슘 흡수에 도움이 된다. 반면, 비타민 D 결핍, 햇빛 노출 부족, 스트레스는 칼슘 흡수를 방해한다. 과한 식이섬유와 인의 섭취도 칼슘 흡수장애를 일으킬 수 있다.

칼슘 결핍은 체내에 심각한 질환을 초래할 수 있다. 칼슘과 비타민 D의 부적절한 섭취로 인해 소아와 아동에게 발생하는 구루병은 뼈에 칼슘과 인의 부적절한 침착을 초래한다. 구루병의 다른 증상으로는 골연화, 관절비대, 두개천문의 폐쇄 지연과 관련한 두개골의 비대, 굽은 다리, 내반슬 및 척추와 흉곽의 기형 초래 등이 있다. 성인에게 발생하는 구루병이라고 할 수 있는 골연화증은 칼슘, 인, 비타민 D의 부족한 섭취로 인해 발생하는데, 뼈의 크기는 변하지 않지만 뼈의 미네랄 구성이 줄어든다.

골다공증은 골밀도가 줄어드는 병으로 주로 폐경 여성과 노인에게서 볼 수 있다. 만성적인 칼슘 섭취 부족, 에스트로겐 감소, 유전적 소인, 흡연, 인종, 신체활동 감소에 의해 유발된다. 개인별로 증상의 정도가 다를 수 있으나 나쁜 자세가 나타나고, 골절이 쉽게 일어나며, 회복이 지연되는 것이 흔하다. 흡수불량증후군은 칼슘의 흡수를 저해하여 골다공증을 일으킬 수 있다. 칼슘 섭취 부족은 고혈압과도 관련이 있다.

② 철

인체 내 대부분의 철은 붉게 착색된 철을 함유하는 단백질인 헤모글로빈에 존재한다. 헤모글로빈은 산소를 폐에서 조직으로 운반하고 이산화탄소를 폐로 전달한다. 철은 인체의 미오글로빈(myoglobin)에서도 찾을 수 있다. 결핍은 철 결핍성 빈혈을 유발하는데, 빈혈이 발생하면 헤모글로빈이 감소하기 때문에 조직으로 충분한 산소를 공급하지 못한다.

철 결핍성 빈혈은 철의 필요량이 증가하는 유아와 청소년 그리고 월경 시 흔히 발생하고, 철 섭취 부족, 출혈, 만성질환, 임신, 수유, 설사도 다른 영양 부족(단백질과 칼로리)과 철 결핍성 빈혈을 유발한다. 철 결핍성 빈혈의 증상으로는 심한 피로, 무기력, 감염에 대한 저항력 감소가 있다. 식품을 통한 철 섭취만으로는 빈혈을 치료할 수 없기 때문에 별도로 철염(황산 제1철, 글루콘산염)을 복용하고 균형 잡힌 식사를 병행해야 한다.

③ 나트륨

나트륨은 주로 세포외액에서 발견된다. 일반 식품에는 인체에 필요한 양보다 많은 나트륨이 들어 있기 때문에 아주 특별한 경우가 아니라면 나트륨의 결핍 증상은 확인되지 않았다. 대부분의 사람들은 나트륨을 적게 섭취하면 건강을 유지할 수 있다. 특히 심부전, 신부전, 부종, 고혈압, 간질환, 임신성 고혈압 대상자는 나트륨 섭취를 제한하는 것이 중요하다. 식이 나트륨 섭취의 12%만이 자연식품 공급원에서 온 것이다. 미국인이 먹는 나트륨의 75% 이상이 식당, 포장 및 가공된 식품에서 생산되며, 11%는 요리 중에 또는 테이블에서 추가된다(CDC, 2012).

④ 칼륨

칼륨은 주로 세포내액에서 발견된다. 칼륨의 기능은 단백질 합성, 체액균형, 근육수축 조절에 관여한다. 칼륨의 적정섭취량은 14세 이상에서는 4.7g/day, 수유 중인 여성은 5.1g/day이다. 1~3세의 적정섭취량은 3.0g/day, 4~8세는 3.8g/day, 9~13세는 4.5g/day이다. 섭취 상한선은 제시되지 않았지만, 심한 구토, 설사, non-potassium sparing diuretics 사용, 당뇨병성 산증의 경우를 제외하면 칼륨 결핍은 확인되지 않았다. 신장질환 또는 신부전 대상자는 칼륨 제한이 필요하다. 칼륨은 단백질이 많은 음식, 빵, 시리얼, 과일, 채소에 많이 포함되어 있다.

⑤ 요오드

요오드는 미량원소이지만 신체에 중요한 미네랄로, 주로 갑상선에 존재한다. 요오드는 갑상선호르몬인 티록신과 트리요오드티로닌을 구성하는 중요한 요소이다. 갑상선호르몬은 에너지 대사, 신경과 근육세포의 기능, 정신과 신체의 발달을 조절하는 역할을 한다.

요오드의 만성 결핍은 갑상선종(goiter)을 유발할 수 있다. 갑상선종의 초기 증상은 갑상선의 팽대이다. 임산부에게 갑상선종이 발병할 경우 태아의 정신적 · 신체적 발달부진을 초래할 수 있다. 유아의 발달부진이 심한 형태를 크레틴병(cretinism)이라 부르며, 축 늘어진 근육, 쇠약, 건조한 피부, 두꺼운 입술, 근골격계 발육이상, 정신박약이 특징적인 증상이다. 갑상선호르몬을 초기에 유아에게 공급하는 것이 어느 정도 효과는 있지만 특정한 신체적 · 정신적 결핍은 비가역적이다. 모든 사람들, 특히 임신 중인 여성은 충분한 양의 요오드를 식사를 통해 섭취해야 한다.

⑥ 불소

불소(fluoride)는 미량원소로 주로 뼈 및 치아에 존재하며, 골격구조의 유지와 치아의 에나멜질을 강화시켜 치아부식을 줄여준다. 또한 불소는 식사, 물, 흙 등에 적절한 수준으로 포함되어 있다.

⑦ 물

물(water)은 정상 세포기능 유지에 반드시 필요하다. 물은 액체를 마시거나 신선한 과일, 채소와 같이 수분함량이 높은 음식을 섭취하거나 음식의 산화 과정을 통해 얻을 수 있다. 일반적으로 갈증은 수분섭취가 필요하다는 체내 신호이며, 사람들은 이 신호에 따라 수분을 섭취하게 된다. 이러한 갈증 증상에 대한 인지는 나이가 들어감에 따라 줄어들게 된다. 체액 균형은 28장에 기술되어 있다.

3. 영양지침

세계 각국의 여러 나라들이 영양지침을 만들었다. 미국의 경우, 영양섭취기준(dietary reference intake)과 식이지침 피라미드(food guide pyramid)를 개발하였다. 우리나라에서도 한국인의 영양섭취기준과 식품구성 자전거를 만들어 홍보하고 있다. 세계보건기구(WHO)는 유엔의 국제연합 식량농업기구(FAO)와 함께 전 세계적으로 사용할 수 있는 영양지침을 만들었다. 각 국마다 영양기준은 다를 수 있는데 이는 각기 다른 개별요인이 있기 때문이다. 표 29-1는 영양지침과 관련된 신체활동에 대한 Healthy People 2020의 권고를 충족시키는 성인 자가보고 비율이다.

1) 영양섭취기준

미국의 The Food and Nutrition Board of the Institute of Medicine(IOM)/National Academy of Science는 일반적인 영양소의 영양섭취기준(dietary reference intakes, DRIs)에 대한 대대적 재평가를 발표하였다(IOM, 2005). 각 영양소에 대한 단순 영양권장량(recommended dietary allowance, RDA) 대신, 새롭게 고안된 영양섭취기준은 특정 연령, 생리적 상태, 성별과 같은 다양한 요소를 반영하고 있다. 영양섭취기준은 평균필요량(estimated average requirements, EARs), 권장섭취량(recommended dietary allowances, RDAs), 적정섭취량(adequate intakes, AIs), 최대 허용섭취량(tolerable upper intake levels, ULs)으로 구성되어 있다.

표 29-1 신체활동에 대한 Healthy People 2020의 권고를 충족시키는 성인의 자가보고 *

특성	가이드라인 실천 비율
합계	20.7
성별	
남	24.6
여	17.1
연령(세)	
18~44	25.7
45~64	17.2
65~74	14.8
≥75	7.9
교육수준	
고졸 이하	7.6
고등학교 졸업	12.3
대학	19.8
대학교 졸업	29.5

* 빨리 걷기 같은 중등도 활동을 주에 최소 150분 또는 조깅 같은 빨리 걷기를 최소 75분 운동하고, 주요한 근육군(major muscle groups)을 강화하기 위해 2개 이상의 운동을 한다.

출처: Blackwell, D., Lucas, J., & Clarke, T. (2014). Summary health statistics for U.S. adults: National Health Interview Survey, 2012. *National Center for Health Statistics. Vital Health Statistics 10(260)*. Washington, DC: U.S. Government Printing Office.

- 평균필요량은 연령과 성별에 따라 선택된 군에서 건강한 사람의 50% 요구량에 맞추어 계산된 평균 영양소 섭취 수준이다.
- 권장섭취량은 건강한 사람의 97~98% 요구량에 맞추어 계산된 평균 영양소 섭취 수준이다.
- 적정섭취량은 영양권장량이 없는 영양소에 대한 평균 식사 영양소 섭취 수준이다.
- 최대 허용섭취량은 건강에 해가 없는 가장 높은 수준의 영양소 섭취 수준이다.

이러한 값들의 상관관계는 그림 29-1에 제시되어 있고, 각 값들은 평가, 계획, 교육 등과 같은 다양한 용도로 사용된다. 단, 이 값들은 대사요구량을 증가시키는 요인(운동, 특수한 대사상태)을 고려하지는 않는다. 영양요구량은 연령, 성별, 임신, 수유 등에 따라 다르기 때문에 각 항목에 대해서 개별적인 값을 제공한다.

2) 식이지침 피라미드

미국의 농업부는 영양이 풍부하며, 균형 있고 맛있는 식사를 계획하는 데 도움이 되는 지침을 제공한다. ChooseMyplate.gov는 접시의 분량으로 원하는 양을 보여주는 웹 기반 식사 지침 시스템이다(USDA, 2013). 양의 크기에 대한 지침은 건강한 음식 선택을 위해 어떻게 나눌 수 있는지를 쉽게 알려주기 위한 노력의 일환이다(그림 29-2). 이것은 또한 주요한 각 식품군을 선택하는 데 도움을 줄 수 있는 포괄적인 정보를 제공한다. 음식 섭취량, 선택된 식품군의 비율, 그리고 선택된 식품의 다양성을 강조한다. ChooseMyPlate.gov에 있는 서로 다른 크기를 가진 조각들의 색깔은 주요한 식품군을 대표한다.

- 주황색 = 곡물
- 초록색 = 채소
- 빨강색 = 과일
- 파란색 = 유제품
- 보라색 = 단백질

ChooseMyPlate.gov는 주요 음식에 대한 태도에 집중할 수 있도록 소비자를 돕는 선택된 메시지를 보여준다. 선택된 메시지는 다음과 같다(USDA, 2013).

- 음식을 즐겨라. 그러나 적은 양을 먹어라.
- 어떠한 식품군도 과량의 비율로 먹는 것은 피하라.
- 접시의 반은 과일과 채소로 채워라.
- 무지방 혹은 저지방 우유로 바꿔라.
- 곡물의 반은 통 곡물로 만들어라.
- 음식 속의 나트륨을 비교하고 적은 숫자를 가진 음식을 선택하라.
- 설탕이 있는 음료 대신 물을 마셔라.

(1) 곡류

곡류는 밀, 쌀, 귀리, 옥수수 등으로 만든 음식을 말하며, 가공하지 않은 곡류(whole)와 정제된(refined) 곡류로 구분한다. 정제된 곡류는 배아와 겨를 정제 과정에서 제거하기 때문에 식이섬유, 철, 다양한 비타민 B가 없어진다. 식품에 따로 'enriched'라고 표기되었을 경우에는 정제 과정에서 제거되었던 영양소를 다시 첨가하였음을 뜻한다. 주로 좌식생활을 하는 사람은 하루에 5~8oz(150~240mL)의 곡류 섭취가 권장된다. 일반적으

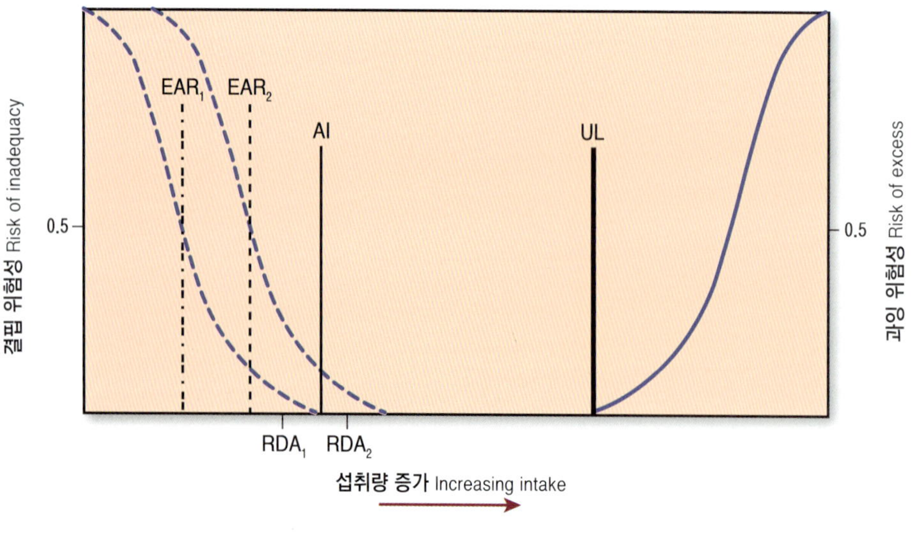

그림 29-1 섭취량에 따른 참고 수치와 주요 영양 항목[적정섭취량(AIs), 평균요구량(EARs), 영양권장량(RDAs), 최대 허용섭취량(UL)] 사이의 관계

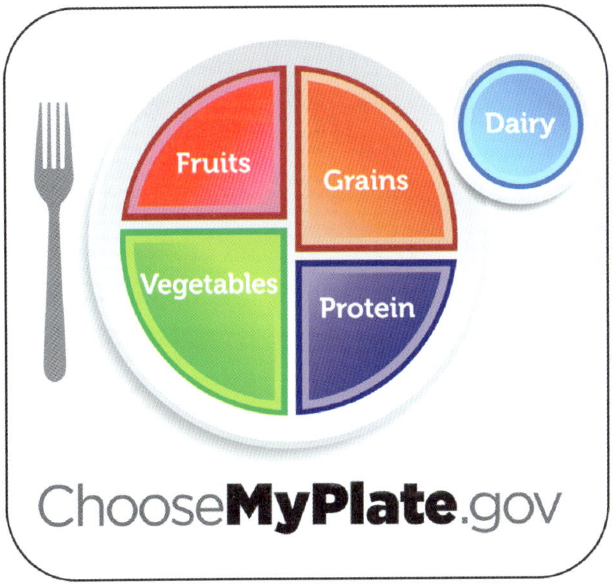

그림 29-2 The USDA 미국 농업부(2007)의 ChooseMyPlate.gov

로 1oz는 빵 한 조각, 시리얼 1컵, 쌀 1/2컵과 같다. 신체 활동량이 많은 사람은 좀 더 많은 양을 섭취한다.

따로 영양소가 추가된 enriched 곡류는 티아민(비타민 B_1), 철, 니코틴산(니아신), 리보플라빈(비타민 B_2)을 섭취할 수 있는 좋은 식품이다. 정제하지 않은 곡류에는 아연, 구리, B-복합 비타민, 비타민 E, 식이섬유 등이 풍부하다. 곡류는 탄수화물, 칼로리, 불완전단백질의 주요 공급원으로 지방 함량은 매우 낮다.

(2) 채소류

채소류에는 채소와 100% 채소 주스가 있다. 새로운 식이지침에서는 채소류를 5개의 범주로 나누었다. 5가지 범주는 짙푸른 채소, 오렌지 채소, 말린 콩(dried beans and peas), 빳빳한(starchy) 채소, 그 밖의 채소이다. 좌식생활을 하는 성인의 경우 하루에 2.5~3컵, 1주일에 5개의 채소 범주에서 각각 2~7컵을 섭취할 것을 권장한다.

채소는 비타민 A와 C, 엽산, 철, 마그네슘과 같은 미네랄이 풍부하며, 지방함량이 아주 낮고 식이섬유를 제공하므로 좋은 영양식품이다.

(3) 과일류

과일류에는 과일과 100% 과일 주스가 있다. 과일은 신선한 제철과일, 냉동과일, 통조림, 건조과일의 형태로 통째로, 조각으로 또는 갈아서 섭취할 수 있다. 다양한 과일 종류를 섭취할 것을 권장한다. 그러나 과일주스의 경우 식이섬유가 거의 없기 때문에 제한해야 한다. 좌식생활을 하는 성인의 경우 하루에 1.5~2컵이 권장된다. 일반적으로 한 잔의 과일주스, 0.5컵의 건조과일이 1컵에 해당한다.

과일은 지방, 나트륨, 칼로리가 낮을 뿐만이 아니라, 비타민 A와 C, 칼륨, 식이섬유가 풍부하다. 과일류는 수분을 많이 함유하고 있으며, 대부분 칼로리와 단백질이 적고 콜레스테롤은 없다. 과일류를 섭취할 때에는 시럽이 많이 든 통조림과 당분이 많이 함유된 과일 주스는 피하는 것이 좋다.

(4) 우유, 요구르트, 치즈

유제품에는 우유와 우유로 만들어진 음식 등이 있다. 식단 구성 시 지방이 없는 우유, 요구르트, 치즈 등을 선택할 수 있다. 유제품 섭취량은 연령대와 관련이 있다. 반면 활동량과는 상관없이 9세 이상인 경우 하루에 3컵을 권장한다. 일반적으로 1컵은 한 컵의 우유나 요구르트(30mL), 1.5컵의 아이스크림을 의미한다.

우유는 칼슘, 인, 리보플라빈, 단백질이 풍부하지만 철의 함량은 낮다. 지방 함량은 어떠한 식품을 사는지에 따라 다를 수 있다. 우유와 치즈의 영양학적 특성은 유사하지만 치즈에는 젖당(lactose)이 거의 없다.

(5) 단백질군

고기, 가금류, 생선, 콩, 달걀, 견과류, 씨앗 등이 여기에 속한다. 지방이 없다는 뜻인 "lean"은 육류 식품 선택 시 중요하다. 생선, 견과류, 씨앗 등을 섭취하게 되면 몸에 이로운 기름을 얻을 수 있다. 그러므로 이들과 육류를 균형 있게 식단에 반영한다면 보다 다양한 영양소를 섭취할 수 있다. 이 군에 속하는 식품을 규칙적으로 대체하면서 섭취하는(고기 대신 생선 또는 콩) 방법이 고기나 생선에 견과류나 씨앗 종류 같은 음식을 추가하는 것보다 식이지침 내에서 다양하게 균형을 유지할 수 있다. 오메가-3 지방산이 풍부한 생선으로는 연어, 송어, 청어가 있으며, 해바라기씨, 아몬드, 개암나무 열매(hazelnuts)는 비타민 E가 풍부하다.

육류는 단백질, 미네랄, 비타민 B 복합체 등이 풍부하지만, 지방 함유량이 많다. 동물성 육류에는 식물성이나 생선보다 콜레스테롤과 포화지방의 양이 많은데, 달걀의 경우 노른자는 콜레스테롤 함유량이 많지만 흰자위에는 없다.

(6) 기름류

과거 식이지침 피라미드에서의 지방, 기름, 설탕을 대체하기 위해 새롭게 기름류(oil group)가 추가되었다. 기름은 실온에서 지방이 액화상태로 있는 것을 말한다. 주로 식물과 생선에서 얻을 수 있다. 올리브유, 카놀라유, 홍화유 등은 식물성 기름의 예이다. 기름류의 섭취량은 활동량에 따라 달라진다. 좌식생활을 하는 사람의 경우 하루에 5~7티스푼이 권장량이다. 대다수의 현대인들은 견과류, 생선, 식용유, 드레싱을 통해서 하루에 필요한 충분한 양의 기름류를 섭취하고 있다. Choose My Plate.gov 웹사이트에서 일반적인 식품에 포함되어 있는 기름의 양에 대한 정보를 얻을 수 있다.

기름은 단일 불포화지방산과 다중 불포화지방산의 주요 공급원이며, 신체가 합성하지 못하는 주요 지방산을 제공한다. 또한 기름은 비타민 E와 칼로리가 풍부하다. 대부분의 식물성 기름과는 대조적으로 야자유와 팜유는 포화지방산이 많이 함유되어 있다. 일반적으로 포화지방은 실온에서 딱딱하고 고체상태이다. 식물성 기름의 수소화도 고체상태의 지방을 만들어낼 수 있다. 각각의 지방형태에 따라 건강에 미치는 영향이 다르다. 생선, 견과류, 대부분의 식물성 기름에서 나오는 단일 불포화지방산과 다중 불포화지방산은 혈중 저밀도콜레스테롤(LDL; 나쁜)을 높이지 않지만, 포화지방 및 트랜스지방은 혈중 콜레스테롤과 저밀도콜레스테롤의 농도를 높이고 혈중 고밀도콜레스테롤(HDL; 좋은)의 농도를 낮춘다.

4. 소화기계

1) 소화기계의 구조

소화기계는 음식을 직접 섭취하고 이동하며 배출하는 역할을 하는 위장관(입, 인두, 식도, 위, 소장, 대장)과 소화 과정에 보조적인 역할을 하는 기관(혀, 침샘, 치아, 간, 췌장, 담낭)으로 구성되어 있다.

입은 점막으로 되어 있다. 혀는 골격근으로 구성되어 있고 점막으로 덮여 있다. 혀 표면 유두의 미뢰세포가 미각을 느낀다. 침샘은 설하(sublingual, 혀 아래 입의 내면), 악하(submandibular, 입 바닥의 후면), 이하선(parotid, 턱 관절 근처)으로 구성된다. 저작은 음식물을 씹어서 작게 만들며, 침과 음식물을 섞는다. 인두는 두개골의 저부에서 식도까지 이어져 있으며 점막으로 덮인 근육으로 이루어져 있다. 공기와 음식은 인두를 지나서 기관(trachea)이나 후두개(epiglottis)로 이동하는데, 음식을 삼킬 때에는 후두개가 기도를 덮는다. 식도는 인두에서 위까지 뻗어 있으며 입에서 위까지 음식을 전달한다. 식도는 점막으로 덮인 근육벽으로 이루어진 길게 접힌 관이다.

위는 복강의 중앙 및 좌 상부에 있고 위로는 식도, 아래로는 십이지장과 연결된다. 위의 크기는 개인의 키와 성별, 팽창에 따라 다르다. 위의 표면은 점막으로 덮여 있고 근육과 장막으로 구성된다.

소장은 복강에 위치하며, 지름이 2.5cm이고, 길이가 6m인데, 여기에는 십이지장, 공장, 회장이 포함되어 있다. 점막층, 2개의 근육층, 장막으로 구성되어 있다.

대장은 위장관 끝부분에 위치하며, 직경은 5~7.5cm, 길이는 1.8m이며, 맹장, 결장(상행결장, 횡행결장, 하행결장, S상결장), 직장으로 구성된다.

소화기계 부속기관은 위 · 장관 내부에 존재하지는 않지만 이 기관에서 분비되는 소화액이 관을 통해 위 · 장관으로 운반된다. 인체에서 가장 큰 분비샘인 간은 우상복부에 위치한다. 간에서 만들어진 담즙은 간 내 담도와 담낭관을 통해 담낭에 저장된다. 총담관은 담즙을 십이지장으로 운반하여 소화를 돕는다. 췌장은 위의 뒤쪽, 십이지장의 굴곡 부위에 위치하고, 췌장 효소를 췌관을 통해 십이지장으로 운반한다.

2) 소화기계의 기능

소화기계는 음식물을 인체의 세포가 흡수 및 이용할 수 있는 형태로 변환시키는 중요한 기능을 담당하며, 면역반응에도 중요한 역할을 담당한다.

(1) 음식의 전환

음식의 전환은 소화, 흡수, 대사, 배설 과정을 말한다.

① 소화

소화는 신체가 성장, 발달, 치유, 질병 예방을 위해서 음식물을 사용할 수 있도록 잘게 부수는 과정이다. 생리적으로 흡수 가능하도록 기계적 · 화학적 과정을 통해 음식물을 잘게 만든다.

기계적 과정.

1. 저작은 입에서 음식물을 작게 부수고 침에 있는 효소와 섞는다.

2. 연하는 입에서 시작하여 인두와 식도로 이어진다.
3. 젓는 움직임과 연동운동을 통해 위에서 십이지장으로 이동한다.
4. 소장에서는 섭취한 음식을 더 젓고 많은 소화 효소와 섞는다. 흡수될 수 있도록 장점막에 도달한다.
5. 연동운동에 의해 대장으로 이동한다.
6. 대장에서 연동운동 및 배설될 때까지 저장한다.

화학적 과정. 이 과정은 화학적 작용에 의해 섭취되는 물질의 조성을 바꾼다. 모든 탄수화물, 지방, 단백질은 화학적 과정을 통해 흡수되기 쉽게 바뀌어야 한다.

탄수화물의 소화는 침 및 췌장 효소에 의한 수화작용(hydrolysis)에 의해 다탄당이 이탄당으로 분해되는 과정이다. 다탄당은 3개 이상, 이탄당은 2개, 단탕당은 1개의 당이 포함된 탄수화물을 말한다. 이탄당은 장에서 분비되는 수크라아제(sucrase), 말타아제(maltase), 락타아제(lactase) 같은 효소에 의해서 단탄당으로 분해된다.

지방의 흡수는 담즙에 의해 촉진되는 유화(emulsification)에 의해 이루어진다. 유화작용이란 지방을 더 작은 지방인 비말(droplet)로 잘라서 분해시키는 과정을 말한다. 췌장 효소인 지방분해 효소(리파아제, lipase)는 지방 비말을 수화시켜 지방산과 글리세롤로 분해한다.

단백질 소화는 큰 단백질을 아미노산으로 수화하는 것이다. 단백질 분해효소로는 위액의 펩신(pepsin), 췌장의 트립신(trypsin), 장의 펩티다아제(peptidase) 등이 있다.

② 흡수

섭취한 단백질, 지방, 탄수화물, 비타민, 미네랄, 물이 장관 점막에서 혈액과 림프 순환계로 능동 또는 수동 수송되는 과정을 흡수라 한다. 아미노산과 같은 단백질, 소화된 탄수화물, 단탄당은 장관 모세혈관을 통해 흡수된다. 지방은 글리세롤과 지방산 형태로 장관 림프계를 통해 흡수된다. 몇몇 미세하게 유화된 중성지방은 모세혈관으로 흡수되기도 한다.

③ 대사

음식물이 소화 과정을 거쳐 흡수가 되면 대사를 위해 사용된다. 대사는 세포가 에너지를 사용하거나 성장 및 치유가 일어날 수 있도록 세포 내에서 일어나는 복잡한 화학적 작용을 말한다. 대사는 동화 작용과 이화작용으로 구분된다. 이화란 복잡한 물질에서 단순한 물질로 분해되는 과정이고(조직 분해), 동화란 단순한 물질이 좀 더 복잡한 물질로 변화하는 과정이다(조직 재건).

탄수화물 대사. 간세포는 단기간에 발생한 여분의 포도당을 인슐린의 도움을 받아 글리코겐으로 변환시키는데, 이런 동화 과정을 글리코겐 합성(glycogenesis)이라 한다. 글리코겐은 간과 골격근에 저장되었다가 필요시 다시 포도당으로 분해되는데, 이러한 이화작용을 글리코겐 분해(glycogenolysis)라 한다.

포도당의 장기간 저장은 인슐린의 작용을 받아 지방 형태로 이루어진다. 세포의 요구량에 비해 포도당의 양이 충분하지 못한 경우에는 간에서 단백질 및 지방으로부터 포도당을 만드는 포도당 신생(gluconeogenesis)이 일어난다.

지방 대사. 지방은 즉각적으로 사용되지 않으면 지방조직으로 이동되어 저장된다. 저장된 지방은 인체의 가장 큰 에너지 저장원이다. 지방은 글리세롤과 지방산으로 분해된다. 지방산은 케톤체 생성(ketogenesis) 과정을 통해 케톤으로 변환되고, 케톤은 시트르산 회로(citric acid cycle)에 의해 에너지, 이산화탄소, 물로 전환된다. 글리세롤은 포도당 신생을 통해 포도당으로 변환된다.

단백질 대사. 단백질 동화작용은 조직과 항체, 혈액세포를 다시 만들고 조직을 재건하는 역할을 한다. 일시적인 단백질 과잉은 간과 골격근에 저장되거나 지방으로 변환된다. 단백질 이화작용은 단백질이 아미노산으로 수화되는 것을 말하고, 아미노산은 간에서 포도당과 요소로 전환된다.

④ 배설

배설기관(신장, 땀샘, 피부, 폐, 장)은 신체에 쌓인 노폐물을 제거한다. 물, 독소, 염분 등은 신장, 피부, 땀샘을 통해 배출되고, 이산화탄소와 물은 폐를 통해 배출되며, 소화로 인해 생겨난 노폐물은 장과 직장을 통해 배출된다.

(2) 면역학적 기능

소화기계는 주요 면역기관이고 인체의 면역반응에 중요한 역할을 한다. 소화기계는 70~80%까지 모든 면역분비 세포를 함유하고 있다. 또한 소화기계의 25%는 임파조직이다. 인체를 위협하는 많은 미생물이 입과 코를 통해 들어오기 때문에 소화기계의 보전과 건강을 유지하는 것이 합병증 예방과 빠른 회복을 위해 도움이 된다. 장관(소화기계를 통한)영양은 면역학적인 완전함을 증진하는 복잡한 반응을 자극한다(Bristrian & Driscoll, 2012). 완전하고 기능이 좋은 소화기계는 감염에 대항하는 일차 방어선으로서 중요한 역할을 담당한다.

3) 정상적인 영양의 특성

정상적인 영양이란 기관의 정상 기능, 신체 움직임과 활동에 필요한 에너지 요구량을 충족시킬 수 있을 정도로 균형을 이룬 음식을 섭취하는 것을 말한다.

(1) 영양밀도

영양밀도(nutrient density)의 개념은 음식의 영양학적 질을 평가하는 데 사용될 수 있다. 칼로리보다 영양가치가 높은 음식을 영양밀도가 높은(nutrient-dense) 음식이라 하고, 설탕이나 술처럼 열량은 높지만 필요한 영양소가 적은 음식은 영양밀도가 낮은 음식이라고 한다. 바람직한 영양을 유지하기 위해서는 영양밀도가 높은 음식이 좋다.

(2) 식사지침

많은 현대인들이 과식을 하고 좌식생활을 하므로 심혈관질환, 당뇨병, 암 등의 발병이 증가하고 있기 때문에 USDA와 USDHHS(US Department of Health and Human Services)는 5년마다 새로운 식사지침을 제시하고 있다. 이 추세를 되돌리기 위해 최근 지침은 칼로리 관리 및 운동에 중점을 둔다. Box 29-1은 현행과 이전 지침을 비교하고 있다. 주요 권장사항은 8개의 상호의존적인 범주와 식품안전에 관한 1개 범주로 구성된다. 이 범주들은 칼로리 요구, 체중관리, 신체활동, 권장식품군, 지방, 탄수화물, 나트륨 그리고 칼륨 그리고 알코올음료 내에 적절한 영양소가 포함된다. 요약하면, 대부분의 사람들은 칼로리를 더 적게 섭취해야 하고, 더 활동적이어야 하며, 더 현명한 식품선택을 해야 한다(Box 29-1).

(3) 에너지 균형

식사패턴은 에너지 소비와 칼로리 섭취에 균형을 유지할 수 있도록 조절되어야 한다. 기초대사란 휴식상태에서 호흡, 혈액순환, 체온유지 등 생명을 유지하는 데 필요한 에너지를 말한다. 남자는 여자보다 근육이 많기 때문에 일반적으로 기초대사율(BMR)이 높다. 성장, 감염, 열, 스트레스, 극한의 온도 환경 등도 기초대사율을 높이는 요인이 될 수 있다. 반면, 노화, 오랜 금식, 수면은 기초대사율을 낮춘다.

체중을 유지하기 위해서는 열량 소비와 섭취가 균형을 이루어야 한다. 열량 섭취가 소비보다 많으면 에너지가 지방에 저장되므로 체중이 증가한다. 반대로 열량 섭취가 소비보다 적으면 체중이 감소한다. 보통 사람의 경우 하루에 500kcal가 줄어들면 일주일에 0.37kg의 체중이 감소한다.

칼로리 요구량은 기초활동에 필요한 열량에 의식적인 근육활동에 필요한 열량을 더하여 계산한다. Box 29-2는 칼로리 요구량을 계산하는 방법을 나타냈다.

(4) 영양상태

① 체질량지수

체질량지수(body mass index, BMI)는 키에 대한 상대적인 체중을 측정하는 것으로, 체중(kg)을 키(meter)의 제곱으로 나눈 값이다. 체질량지수는 인체 지방량과 비례하고, 과체중과 비만을 평가하는 기준으로 사용된다(CDC, 2011).

② 이상 체중

정상 신체기능과 건강을 위한 최적의 체중을 말한다. 키와 체형에 따른 이상 체중(ideal body weight, IBW)이 표준화된 표에 기술되어 있지만, 신체 지방량을 정확히 반영하지 않았으므로 해석하는 데 주의가 필요하다. 예를 들면, 보디빌더는 이상 체중에 비해서 체중이 많이 나가지만 체지방량은 적다. 대략적으로 이상 체중을 계산하는 방법은 다음과 같다.

여자의 경우, 152cm(5feet)의 키에 45.4kg(100lb) 몸무게를 기준으로, 키 1인치(2.5cm)마다 2.26kg(5lb)를 합한다. 남자의 경우, 152cm(5feet)의 키에 47.6kg(105lb) 몸무게를 기준으로, 키 1인치(2.5cm)마다 2.72kg(6lb)를 합한다.

③ 신체상태

정상 영양상태는 신체의 여러 부분에서 반영되어 나타난다. 전반적인 모습은 의식이 명료하고 반응성이 좋아야 한다. 피부는 정상적인 탄력을 보이고 입, 잇몸, 입술은 촉촉해야 하며, 분홍색을 띠고, 갈라짐이나 상처가 없어야 한다. 뼈는 곧고 근육은 적당한 긴장을 유지하고 있어

Box 29-1 미국의 식이 가이드라인 변화: 현명한 선택을 위한 요구

열량

새로운 지침: 섭취한 음식 및 음료와 소모한 에너지 총량의 열량 균형. 31~50세의 보통 정도 활동을 하는 여성에게 하루에 필요한 열량은 2,000kcal, 남성은 2,400~2,600kcal이다.

이전 지침: 신체질량 지표를 기초로 건강한 체중을 유지한다.

신체활동

새로운 지침: 최소한 하루 30분 정도의 운동이 필요하다; 하루 60분 정도의 운동은 체중유지와 체중증가 방지를 위해 필요하다; 하루 60~90분 정도의 운동은 체중감소를 유지하기 위해 필요하다.

이전 지침: 하루 조금씩~30분 정도, 매일 신체활동이 요구된다.

영양

새로운 지침: 영양가치가 높고 불포화지방산, 트랜스지방, 콜레스테롤, 당분 및 소금이 적게 함유된 여러 종류의 음식을 섭취한다.

이전 지침: 식품구성 피라미드에서 음식을 선택하며, 특히 곡류, 과일, 채소 등 다양한 종류로 섭취한다.

과일과 채소

새로운 지침: 하루에 2,000kcal를 섭취한다면, 적어도 과일 2컵과 채소 2 1/2컵을 섭취해야 하고, 열량 수준에 기초하여 더 적게 혹은 더 많이 섭취해야 한다.

이전 지침: 매일 채소 3~4접시와 과일 2~4접시를 섭취해야 한다.

탄수화물

새로운 지침: 섬유소가 풍부한 곡류, 과일과 채소를 자주 섭취한다. 당분 혹은 단맛이 나게 하는 첨가제가 적은 식품과 음료를 먹는다.

이전 지침: 다양한 곡류, 특히 정제하지 않은 곡류와 다양한 채소를 매일 먹는다. 적정량의 당분을 섭취하기 위한 식품과 음료를 선택한다.

지방

새로운 지침: 가능한 한 전체 섭취열량에서 포화지방이 10% 이상 되지 않도록 하며, 콜레스테롤은 매일 300mg 이상을 섭취하지 않는다.

이전 지침: 포화지방과 콜레스테롤은 적게, 총 지방은 적당량 섭취한다.

나트륨과 칼륨

새로운 지침: 하루에 2,300mg 이하로 나트륨을 제한한다(약 1티스푼 정도); 과일과 채소처럼 칼륨이 풍부한 음식을 섭취한다.

이전 지침: 짜지 않은 음식을 먹고 준비한다.

알코올

새로운 지침: 알코올을 섭취한다면, 여성의 경우 하루 약 1잔, 남성도 하루 약 1잔 정도를 마신다.

이전 지침: 같음

식품안전

새로운 지침: 식품매개 미생물 전파로 인한 질병을 피한다. 이를 위한 지침으로 청결; 날 음식, 조리된 음식, 곧바로 먹도록 준비된 음식 구별하기; 안전한 온도에서 요리하기; 냉동음식은 적절하고 안전하게 관리하기; 살균하지 않은 우유 및 유제품은 피하고, 날 음식과 조리되지 않은 음식 자제하기이다.

이전 지침: 없음

출처: U.S. Department of Agriculture and U.S. Department of Health & Human Services (2010). *Dietary guidelines for Americans,* 2010, (7th ed). Washington, D.C.: U.S. Government Printing Office.

야 하고 정상 반사도 있어야 한다. 복부는 편평하고 팽창이 없어야 한다.

④ 정상 기준치

정상 헤마토크릿과 헤모글로빈 수치는 적절한 철 저장을 의미하며, 혈청 단백질(알부민, 프리알부민) 수치는 적절한 단백질 섭취를 의미한다.

4) 생애주기에 따른 고려사항

(1) 임신과 수유

임산부는 칼로리, 단백질, 칼슘, 엽산, 철의 섭취를 늘려야 한다(그림 29-3). 일반적으로 산전 종합비타민과 미네랄 보충제가 처방된다. 임산부는 임신 시 체중이 증가한다. 영양결핍의 위험성이 높은 임산부는 청소년, 저체중 여성, 비만 여성, 만성적인 영양문제를 가지고 있는 여성, 흡연이나 음주를 하는 여성, 저소득층 여성, 당뇨병 또는 빈혈이 있는 여성 등이다. 수유 중인 여성의 영양 결핍은 모유의 질보다는 자신의 영양상태에 더 좋지 않은 영향을 미친다. 수유 중인 여성은 칼슘, 단백질, 열량의 섭취를 늘려야 하는데, 이는 유아의 적절한 영양공급에 필요하기 때문이다.

(2) 신생아와 영아

생후 1년 동안은 성장과 발육이 빠르기 때문에 유아에게 적절한 영양이 특히 중요하다. 영아는 생후 4~6개월에 출생 체중의 2배, 12개월에 3배가 된다. 신생아는 기초대사율이 매우 높기 때문에 더 많은 열량이 필요하다. 유아의 성장과 발육은 유전적 소인 및 태아기 영양의 질에 영향을 많이 받는다.

가장 좋은 신생아 식이는 모유이다. 출생 직후 가능한 한 빨리 모유수유를 해야 한다. 출산 후 첫 3일 동안 엄마의 유방은 묽고 물이 많은 초유를 생산한다. 3일 이후에

Box 29-2 **성인 에너지 요구량 추정(estimating energy requirements, EER)**

ChooseMyPlate.gov나 웹 기반 계산기들은 연령, 신체활동의 정도, 키, 체중을 고려하여 인체가 사용하는 칼로리를 추정한다.
다음 공식을 사용하여 임신하지 않은 건강한 성인의 일일 칼로리 요구량을 추정할 수 있다. 이 공식에는 기초대사량과 신체활동 요인이 포함된다.
총 일일 에너지 요구량은 다음과 같이 계산한다. 체중은 킬로그램(kg) 단위를 사용한다.

1. 기초대사량(BMR)을 계산한다.
   남성: 시간당 체중 1kg당 1kcal × 24시간 곱하기
   여자: 시간당 체중 1kg당 0.9kcal × 24시간 곱하기
2. 개인의 라이프스타일을 가장 잘 설명하는 활동 수준 추정

신체활동 수준	남성	여성
주로 앉아서 생활(거의 운동하지 않고 대부분 앉아 있음)	25~40%	25~35%
가벼운 활동(가끔 걷기 또는 주변을 움직임)	50~70%	40~60%
보통의 활동(신체활동 작업과 주 4~5일의 의도적인 운동)	65~80%	50~70%
심한 활동(강도 높은 육체노동과 의도적인 운동)	90~120%	80~100%
불규칙적인 활동(육상 훈련, 고된 작업과 놀이)	135~145%	110~130%

3. **일일 활동에 요구되는 칼로리 계산:** 기초대사량과 표에서 제시된 최저 및 최고 백분율 숫자를 곱하면 일일 요구되는 에너지 범위를 구할 수 있다.
4. **일일 총 에너지 요구량 범위 계산:** 기초대사량에 일일 활동을 위해 요구되는 칼로리를 더한다.

예시:
79.5kg, 가벼운 활동을 하는 남자
a. 기초대사량: 1kacl x 79.5kg x 24시간 = 1,909kcal
b. 1,909kcal x 50% = 955kcal
c. 1,909kcal x 70% = 1,336kcal
d. 1,909kcal + 955kcal = 2,864kcal
e. 1,909kcal + 1,336kcal = 3,245kcal
위 남자는 현재 체중을 유지하기 위해 하루 2,864~3,245kcal가 요구된다.

출처: Thompson J., & Manore M. (2012). *Nutrition: An applied approach* (3rd ed., p. 380). Boston, MA: Pearson.

유방은 30mL에 약 20cal를 함유한 모유를 생산한다. 모유수유를 하는 신생아는 체중증가가 빠르지 않을 수 있다. 모유는 소화가 잘 되기 때문에 2~3시간 간격으로 자주 수유를 해야 한다. 또한 모유는 세균 및 바이러스에 대한 면역, 알레르기 감소, 균형 잡힌 이상적인 영양을 신생아에게 공급한다. 수유 중인 여성이 약물 복용을 하게 되면 소량이라도 모유로 전달될 수 있으므로 약물복용을 삼가해야 한다.

모유수유를 할 수 없거나 하지 않는 경우 안전한 대체 영양은 분유이다. 적어도 생후 1년까지는 철이 강화된 분유를 먹여야 한다. 대부분의 분유제품은 소화를 돕기 위해 열처리가 된 우유이다. 두유와 사전 소화된(predigested) 분유가 유용할 수도 있다.

골고루 영양을 제공하고 영아가 상이한 질감, 맛, 밀도에 익숙해질 수 있도록 점진적으로 새로운 음식(주스, 과일, 채소, 철분 강화 시리얼)을 추가한다. 영아에게 이러한 음식을 제공하는 시기는 영아의 요구, 건강 제공자의 실무경험, 영아의 문화나 환경에 따라 차이가 있다. 시리얼, 과일, 채소, 달걀 노른자는 4~6개월에 추가한다. 치아가 생기는 6개월 정도에는 크래커, 비스킷 등을 첨가할 수 있다. 음식 알레르기가 발생할 경우 원인을 찾을 수 있도록 새로운 음식을 한 번에 한 가지씩 추가한다. 6개월이 되면 운동기능이 발달하여 앉을 수 있고, 컵으로 마실 수도 있다.

(3) 유아와 학령전기 아동

1~5세 동안은 신체성장이 빠른 시기이므로 적절한 영양이 매우 중요하다. 그러나 이 시기의 아동은 대사량이 줄어들기 때문에 식욕이 줄어들고 성장속도도 느려진다. 치아는 2~3세까지 자라고, 근육과 뼈의 밀도가 증가하므로

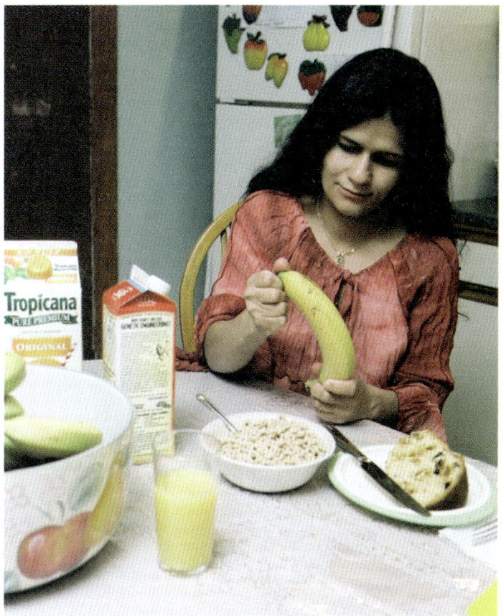

그림 29-3 임산부는 식단에 칼로리와 주요 영양소의 공급을 증가시켜야 한다.

단백질, 칼슘, 인의 적절한 섭취가 필요하다.

조정력이 발달하고 도구사용법을 익히게 되면서 아동 스스로 음식을 섭취하려는 시도가 증가한다. 일반적으로 2세가 되면 스스로 음식을 먹을 수 있다. 정신과 언어 발달이 증가하여 좋아하는 음식과 싫어하는 음식을 표현할 수 있다. 음식을 대하는 태도와 가치가 이 시기에 발달된다. 그렇기 때문에 부모와 이 시기 아동을 돌보는 사람들은 음식으로 벌이나 상을 주거나, 사랑을 전하는 수단으로 이용해서는 안 된다. 일부 아동은 가족의 관심을 얻기 위해 아주 까다로운 식성을 갖게 된다.

이 시기에 형성되는 식이습관이 평생 유지될 수 있으므로 좋은 식이습관을 유지하는 것은 매우 중요하다. 가장 흔히 나타나는 결핍은 철 결핍으로 철 결핍 빈혈로 이어질 수 있다. 철이 풍부한 음식을 먹거나 필요하면 철분 보조제를 먹도록 교육한다.

비타민 A나 C의 결핍도 생길 수 있다. 비타민 A와 C가 유아와 학령전기 아동의 식이에서 결핍될 수 있으므로 이들 비타민을 충분히 섭취해야 한다. 이 시기에 활동적인 어린이에게 식사 사이에 적절하게 영양소를 갖춘 간식을 주는 것이 유익하다.

SAFETY ALERT

뜨거운 음료를 떨어뜨려 화상을 입을 수 있기 때문에 부모와 보호자는 유아나 의식이 명료하지 못한 대상자의 주변에 뜨거운 음료를 가까이 두지 않도록 주의해야 한다.

(4) 학령기 아동과 청소년

학령기 아동의 성장은 개인별로 차이가 있다. 소화기계가 성숙하고 영구치가 나오기 시작한다. 성장할수록 체중당 필요한 칼로리가 줄어들지만 청소년기는 성장과 성적 성숙이 빠르므로 충분한 양의 다량영양소와 미량영양소가 필요하다. 이 시기 연령의 신체상태와 발달수준에 알맞은 탄수화물, 단백질, 비타민, 미네랄을 포함하는 식사가 최적의 건강을 위해 필수적이다. 이 시기에 흔히 발생하는 영양결핍은 철, 칼슘, 아연, 비타민 A이므로 적정량의 미네랄 및 비타민이 식사에 포함되어야 한다. 이 연령 시기의 영양 중재를 잘 반영하는 건강문제는 충치, 빈혈, 비만이 있다.

학교의 점심 급식은 균형 잡힌 영양과 저가의 식사를 제공하는 데 중요한 역할을 한다(그림 29-4). 일부 학교는 아침 급식과 간식 프로그램을 제공하고 있다. 이들 프로그램은 필요한 학생들에게 대부분 무료 또는 감액으로 제공된다. 이는 어린이에게 필요한 일일 영양소의 실제적인 부분을 담당할 뿐만 아니라 영양교육과 좋은 영양습관을 갖게 하는 데 중요한 기여를 한다.

사회적 압력과 스트레스는 아동과 청소년들이 적절한 영양을 유지하는 데 방해가 될 수 있고, 또래와 함께 하는 환경도 영양에 영향을 미칠 수 있다. 아동은 그 전보다 집에서의 식사량이 적어질 수 있으며, 패스트푸드, 탄산음료, 과자 등을 자주 먹게 된다. 또한 흡연, 음주, 약물남용

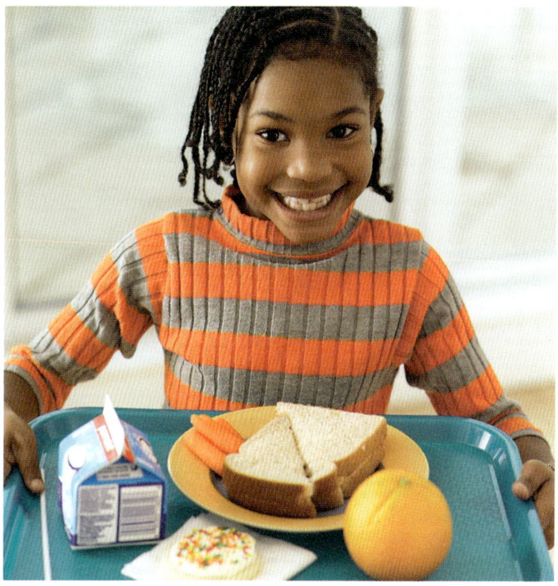

그림 29-4 아동은 학교 점심 급식을 통해 균형 잡힌 식사를 할 수 있다.

은 영양상태에 나쁜 영향을 미치며, 운동을 하는 경우 칼로리 요구량이 증가한다. 청소년 전기에는 보편적으로 청소년기의 빠른 성장에 대비하여 체중증가가 나타난다. 만약 아동이 활동량이 적고 고칼로리의 식사를 한다면, 과도한 체중증가로 인해 비만이 될 수 있다. 반면, 체중에 과도하게 민감한 경우, 특히 여자 청소년에게서 일시적 다이어트, 거식증, 폭식증으로 이어질 수 있다.

(5) 성인

성장이 멈추고 대사가 감소하므로 필요한 칼로리는 적어진다. 신체활동이 적은 경우에는 체중증가가 흔하다. 칼슘 결핍 및 골다공증이 흔히 발생할 수 있는데, 특히 폐경기 여성에게 자주 발생한다. 성인기에는 꾸준히 칼슘섭취를 유지해야 한다. 적정량의 칼슘 섭취는 골밀도가 최고에 이르는 30세 이전에 특히 중요하다. 현대인들은 지방, 탄수화물, 단백질의 결핍보다는 과잉이 더 흔하다.

성인기의 부적절한 영양섭취는 음식을 사고 조리하고 먹는 데 쓸 수 있는 시간과 에너지의 여유가 점차 없어지면서 많이 발생한다. 부모님이 맞벌이인 경우 영양섭취 패턴이 영향을 받을 수 있고, 일부 성인의 경우에는 좋은 영양에 대한 정보와 지식이 부족할 수도 있다. 앞에서 다룬 임신과 모유수유 역시 영양 섭취에 큰 영향을 미친다.

(6) 노인

성인기 후반에는 영양에 큰 영향을 미치는 생리적 변화가 나타난다. 대사율 감소로 인해 칼로리 요구량은 감소하지만, 비타민과 대부분의 무기질 요구량은 높다. 다만, 여성의 경우 폐경기 이후에는 철의 요구량은 낮아진다. 많은 노인들의 식사에는 곡류, 과일, 채소, 저지방 우유/유제품, 식용유(고형 지방 대용)가 부족하다(Federal Interagency Forum on Aging-Related Statistics, 2012). 적절한 식이섬유 섭취는 노인에게서 흔히 발생하는 변비 예방을 위해 중요하다. 미각과 후각이 감소하면서 먹는 즐거움이 감소하여 식사량이 줄어들 수 있다. 담즙 성분과 췌장 분비의 변화, 연동운동의 감소, 위장관 혈류 감소 등으로 소화력이 감소할 수 있다. 또한 치아장애는 씹는 것을 어렵게 할 수 있고, 식품-약물 상호작용은 소화에 영향을 줄 수 있다. 노인 비만 인구의 증가로 인한 우려가 늘어나고 있으며, 지난 10년 동안 미국의 비만 인구 비율은 두 배 이상 증가했다. 현재 65~74세가 70%, 75세 이상 인구의 60% 이상이 과체중이거나 비만이다(Thompson & Manore, 2012).

노인의 경우, 사회 · 경제적인 요인들이 부적절한 영양을 유발할 수 있다. 거동이 불편한 노인은 쇼핑 및 식료품 운반과 조리기구의 사용이 어려울 수 있다. 상품의 종류가 많기 때문에 그중에서 경제적이고 좋은 영양을 가진 식품을 선택하는 것도 어렵다.

사회적 격리 역시 영양에 저해가 될 수 있다. 친구가 없거나 친척과 멀리 떨어져 사는 노인은 외롭고 우울할 수 있는데, 이런 요인이 식습관에 영향을 줄 수 있다(Dudek, 2014).

지역사회단체에서 노인의 이러한 문제를 돕고 있는데, 가정배달 식사 프로그램은 노인을 위해 영양가 있고 저렴한 식사를 집까지 배달해 준다. 또한 지역사회 노인회관에서는 식사제공 이외에도 건강검진, 이동보조, 영양상담, 오락제공, 경제적 · 법률적 조언을 제공해 준다.

5) 문화적 고려사항

정상적인 영양의 정의는 문화에 따라 아주 다양하다. 각 문화는 삶, 건강 그리고 그 각각의 의미를 사회 내에서 정의한다(Kittler & Sucher, 2011). 많은 문화는 어떤 음식 혹은 음료를 편안하고 건강에 좋은 것으로 취급한다. 몇몇 문화에서는 날씬한 것을 건강한 것과 동일시하고, 반면 다른 문화에서는 과체중을 건강과 부유의 표시로 여긴다(Kittler & Sucher, 2011).

문화는 음식 종류와 그리고 식이와 영양에 대한 정서에 중요한 역할을 한다. 음식은 “이것은 집이다”, 의사전달 수단, 정체성 자체를 말하는 방법일 수 있다. 주요 식재료는 문화적 집단마다 차이가 있다. 예를 들어, 아시아인들은 대부분의 주식이 쌀이며, 이탈리아인들은 주로 파스타를 선호한다. 그리고 향신료와 요리 방법 또한 다양하다.

일부 종교는 특정 음식을 언제 먹고 어떻게 음식을 준비하는지에 대한 방법을 지시한다. 예를 들면, 유대인의 식사법은 그 중에서도 유제품과 고기류를 동시에 먹는 것을 제한한다. 종교는 돼지고기, 쇠고기와 같은 특정 육류 또는 모든 육류의 섭취를 제한할 수 있으며, 일부 종교는 특정 계절 동안 금식을 요구한다. 또한, 대부분의 종교는 특정 의식을 위해 전통적으로 사용되는 특별한 음식이 있다(Kittler & Sucher, 2011).

5. 영양에 영향을 미치는 요인

1) 생리적 요인

정상적인 소화와 흡수를 위해서는 건강한 신체기능이 전제되어야 한다. 건강한 치아와 잇몸, 잘 맞는 의치는 음식물을 씹고 부수어 소화를 돕는다. 위장관의 적절한 기능, 소화 효소, 호르몬 또한 중요하다.

(1) 영양소 섭취

① 음식을 구매하고 준비하는 능력

신체적 요인은 개인이 음식을 사고, 운반하고, 요리하고, 먹는 데 영향을 미친다. 쇼핑, 요리, 식사를 하기 위해서는 신체거동이 가능해야 하며, 이를 위해서 에너지가 필요하다. 식품표시를 읽고 이해하는 것은 좋은 음식을 선택하는 데 도움이 된다.

음식을 구입, 운반, 준비하지 못하는 사람들은 다른 사람 또는 기관이 도와주지 않는다면 적절한 영양 섭취가 어렵다. 제3세계에는 가뭄과 흉작으로 기아가 흔하고, 선진국에서도 음식을 충분히 섭취하지 못하는 사람의 경우, 기아 또는 영양 결핍이 발생할 수 있다. 혼돈 또는 지남력이 없는 사람은 먹는 것을 잊어버리거나 음식을 사서 조리하는 복잡한 과정을 혼자서 하지 못할 수 있다.

② 지식

영양에 대한 정보가 부족하여 균형 있는 식사를 하지 못할 수 있다. 영양에 대한 고려가 전혀 없는 경우, 맛이 좋은 음식 또는 조리하기 편한 음식만을 먹게 될 수 있다. 부적절한 영양의 결과는 단기간에 즉시 나타나지 않으므로 이처럼 잘못된 식습관을 바꾸려는 동기가 부족할 수 있다.

③ 연하곤란

연하곤란을 가지고 있는 사람도 영양필요량을 충족하지 못할 수 있다. 뇌혈관질환 또는 근력 쇠약으로 구토반사가 없을 때 연하곤란이 발생하며, 종양 또는 부종으로 구강인두가 폐쇄된 경우에도 연하곤란이 발생할 수 있다.

④ 식사 중 또는 식후 불편감

식사 중 또는 식후 불편감을 느끼는 사람은 식사량이 줄어들 수 있다. 인후통, 편도선 절제, 구강 질환, 잘 맞지 않는 의치 등이 가능한 원인이다.

⑤ 식욕부진

우울증, 위장관 장애, 감염, 질병, 암, 약물 부작용 등은 식욕부진을 유발할 수 있다.

⑥ 오심과 구토

멀미, 세균 또는 바이러스에 의한 위 · 장관 감염, 담낭질환, 전신마취, 내이질환, 약물 부작용, 임신, 불쾌한 냄새 또는 느낌 등에 의해 유발된다.

⑦ 과도한 칼로리와 지방 섭취

일일 에너지 요구량을 초과하는 칼로리 섭취는 증가된 지방조직 형태로 에너지를 저장한다. 이러한 저장된 지방 비율의 증가는 과체중 또는 비만으로 이어진다.

과도한 체중은 당뇨병과 고혈압 같은 만성질환으로 이어질 위험이 높다. 과잉 칼로리 섭취가 필수영양소의 적절한 섭취를 보장하는 것은 아니다. 비만한 사람도 필수 비타민 또는 영양소가 부족할 수 있다.

(2) 섭취한 영양소의 이용능력

① 위장관의 염증

위장관의 염증은 영양소 흡수를 저해하고 불편감을 줄 수 있다. 화상, 독소, 감염, 만성적 구토로 인해 발생할 수 있는 식도염은 연하곤란을 유발한다. 위염은 치료하지 않으면 궤양으로 진행될 수 있다.

담낭염은 주로 담석이 원인이 되어 발생한다. 지방이 많은 식사를 하고 나면 지방을 소화하기 위해 담낭에서 담즙을 생성하는데, 이때 염증과 담석이 담즙 생성을 위한 담낭의 수축을 힘들게 한다.

장관의 염증(크론병, 궤양성 대장염)은 영양소나 물의 흡수를 방해하여 심한 설사를 유발한다. 치료를 위해 염증 부위의 장을 제거하기도 하는데, 이는 흡수면적의 영구적인 감소를 초래한다.

② 위장관 폐색

반흔조직, 양성 또는 악성 종양, 구조적 이상 등에 의해 폐색이 발생하고, 이는 영양상태의 변화를 초래한다. 식도폐쇄는 심각한 영양섭취 제한을 초래하며, 탈장은 횡격막을 통해 종격막동(mediastinal cavity)으로 위 일부가 돌출된 것이다. 이는 식도 역류 또는 위 내용물이 식도로 역류하여 속쓰림이 발생할 수 있다. 장관폐색이 수술 또는 자연적으로 치유될 때까지 모든 경구섭취가 제한된다.

③ 영양소 흡수불량

특정 음식에 대한 내성이 없으면 흡수불량증후군을 유발한다. 예를 들어 밀, 호밀, 귀리, 보리 등에 포함된 글루텐(gluten)에 대한 과민성은 점막융모의 위축을 초래하여 흡수장애를 일으킨다. 젖당불내성의 경우 우유에 포함된 당을 분해하는 락타아제(lactase)가 부족할 때 일어난다.

일부 췌장질환은 췌장 효소의 분비를 감소시키는데, 이때 지방 및 단백질의 소화가 저해된다. 낭포성 섬유증(cystic fibrosis)은 과도한 점액이 췌관(pancreatic duct)을 막아 단백질, 탄수화물, 지방의 소화가 저해된다. 또한 수술 후 이차적으로 흡수불량이 발생할 수 있다. 위 또는 장관의 절제는 영양흡수를 돕는 기관의 많은 부분을 잘라내는데, 이는 흡수불량으로 이어질 수 있다. 위장관혈류의 심한 감소도 흡수불량을 초래한다.

④ 당뇨병

당뇨병은 충분한 인슐린을 만들지 못하거나 체내의 인슐린을 효과적으로 사용하지 못하는 만성질환이다. 인슐린은 지방, 단백질, 탄수화물 대사에 매우 중요한 호르몬이다. 적절한 인슐린이 없다면 세포 내로 포도당을 운반하지 못하여 혈중에 포도당이 증가하며, 세포가 에너지를 만들어내지 못한다. 실습지침서 11장에 혈당측정에 대해 기술하였다.

(3) 대사요구

신체의 영양요구량을 증가시켜 영양상태에 영향을 미치는 경우는 다음과 같다.

- 빠른 성장(유아, 청소년, 임신)
- 기초대사율이 증가하는 경우(감염, 운동, 갑상선 기능항진증)
- 스트레스(정서적 부담, 두려움, 외상, 수술, 질병 등)
- 암이나 에이즈와 같은 소모성 질환(에너지나 단백질 섭취 감소, 흡수장애, 대사장애 등)

2) 생활방식과 습관

식이패턴과 습관은 어린 시절에 형성되며 다음 세대까지 이어질 수 있고 섭취하는 식품의 양과 형태를 결정한다. 아동이 세 끼를 규칙적으로 식사하는 습관을 가진 가족이 아닌, 하루 종일 계속해서 먹는 습관을 가진 가족 사이에서 자란다면 그러한 습관이 정상이라고 여길 것이며, 이는 아동의 식습관으로 자리 잡을 것이다. 또한 초기에 형성된 식습관은 개인의 먹는 양과 종류를 결정한다. 부모는 어린 아이들이 해로운 음식을 섭취하지 않도록 하는 데 중요한 역할을 한다(Salvy et al., 2011). 예를 들어, 아동이 많은 양의 음식을 먹고 나서 후식까지 먹는다면, 나중에 과식이 문제가 되는 식습관이 될 수 있다. 가족과 함께 규칙적으로 식사하는 청소년은 성인이 되어서 더 건강하고, 더 질 높은 식사를 하는 경향이 있다는 연구가 있다(Berge et al., 2012). 또한 식사 시 분위기도 음식과 식사에 대한 태도에 간접적으로 영향을 미칠 수 있다.

동료들의 압박이나 성별 차이도 식사패턴에 영향을 미칠 수 있다. 청소년기에 소녀들은 친구들과 식사를 할 때 종종 건강한 선택을 하는 반면, 소년들은 사회적 맥락에 따라 식습관을 바꾸지 않는 것으로 밝혀졌다(Salvy et al., 2011). 하지만 이러한 패턴이 성인까지 이어지는지는 알려져 있지 않다. 웹사이트와 소셜 미디어가 적절한 체중과 음식 섭취에 대한 개인의 인식에 영향을 미칠 수 있다는 근거도 있다(Juarez, Soto, & Pritchard, 2012).

음식에도 유행이 있는데, 이는 식이습관에 영향을 미칠 수 있다. 일부 음식과 영양보충제는 과학적 사실에 근거하기보다는 건강에 대한 신념과 연결되기도 한다.

독신은 대부분의 시간을 일하는 데 쓰기 때문에 식품구입 및 요리할 시간이 충분하지 않다. 이와 같은 이유로 맞벌이 하는 부모가 있는 가족은 외식할 확률이 높다. 신체활동을 많이 하는 활동적인 사람은 더 많은 칼로리를 섭취하고, 주로 앉아서 텔레비전을 시청하는 사람은 신체활동이 적고 잦은 간식 섭취로 체중이 증가한다.

3) 경제 재원

적절한 식사는 개인의 소득과 연관되어 있다. 음식을 구입해서 운반하고 그 음식을 요리하기 위한 도구를 마련하며, 안전하게 음식을 저장하기 위해서는 경제적 능력이 필요하다. 저소득 가정일수록 식사가 영양학적으로 균형을 이룰 가능성이 적다. 저소득 지역은 일반적으로 식료품 가게가 적고, 선택의 폭이 좁으며, 가격은 비싸다. 또한 저소득층일 경우 다른 지역으로 나가 쇼핑을 할 수 있는 기회가 적은 반면, 고소득층은 식료품값이 저렴할 때 미리 많이 구입하기 위해 식생활 예산을 더 늘릴 수 있다.

저소득 가정은 다른 지출을 위해 식생활 예산을 줄여야

하므로 결과적으로 단백질이 적고 전분이 많이 함유된 식사를 할 수밖에 없는데, 왜냐하면 단백질이 풍부한 고기나 유제품은 상대적으로 비싸고 냉장을 필요로 하기 때문이다.

4) 약물과 영양소의 상호작용

특정한 식품은 약물과 상호작용을 하여 약의 효과를 저해한다. 장기간 약물치료가 필요하거나 여러 약물의 병용요법을 해야 하는 경우에는 특별한 주의를 요한다. 예를 들면, 고나트륨 식이는 정신과 약물인 리튬의 효과를 낮추고, 비타민 K가 풍부한 채소는 항응고제인 쿠마딘(Coumadin)의 효과를 저해한다. 식품과 약물의 구체적인 상호작용을 상세히 설명하는 참고문헌을 참고한다(Pronsky et al., 2012).

5) 성별

영양요구량은 남녀 간에 약간의 차이가 있다. 일반적으로 남성은 여성보다 많은 근육량을 유지하기 위해 여성보다 칼로리와 단백질의 요구량이 더 많다. 여성은 지방조직의 비율이 더 많기 때문에 칼로리가 너 직게 필요하다. 또한 월경으로 인한 혈액소실을 상쇄하기 위해 철을 더 많이 섭취하여 빈혈을 예방해야 한다. 영양섭취기준(DRI)과 ChooseMyPlate.go는 각 성별 · 연령별로 영양표준을 제시하였다.

6) 수술

수술은 영양결핍의 위험성을 증가시킨다. 수술의 스트레스, 상처치유와 관련된 대사율 증가, 수술 후 부적절한 영양섭취 등이 복합적으로 작용하여 영양결핍을 초래할 수 있다. 많은 수술 대상자는 만성질환, 위장관 문제, 내과적 시술 등으로 수술 당시에 영양결핍상태에 있을 경우가 많다.

7) 암과 암 치료

암은 신체의 대사요구량을 상당히 증가시키고 암 세포는 정상 세포와 영양소를 나누어 갖는다. 암 대상자는 식욕부진, 오심, 구토, 우울증을 경험할 수 있는데, 이 모든 것이 음식 섭취의 감소를 초래한다. 방사선치료 또는 항암치료는 식욕상실, 오심, 구토 등을 유발하여 영양상태를 악화시킨다. 항암치료에 의한 구내염(stomatitis)으로 음식물 섭취가 더 곤란할 수 있다. 항암치료와 방사선치료는 피로를 일으키며, 요리하고 음식을 섭취할 에너지 양이 감소하게 된다.

8) 술과 약물 남용

만성적으로 과한 음주는 필요한 칼로리 및 영양소 섭취를 제한하여 영양을 저해한다. 술을 남용하는 사람들은 음식을 구입하는 데 사용해야 할 돈을 술을 사는 데 사용한다. 알코올을 분해하려면 비타민 B 복합체가 필요하기 때문에 비타민 결핍(티아민, 엽산, 니아신, B_6)이 흔하고, 알코올의 독성 작용이 장관점막의 정상적인 흡수를 저해하며, 만성 음주는 간세포에 비가역적인 변화를 초래하여 간의 대사작용을 떨어뜨린다.

약물남용도 영양에 영향을 미칠 수 있는데, 헤로인이나 코카인에 중독된 사람은 마약을 사는 것이 우선이기 때문에 음식에 대한 욕구가 줄어든다. 암페타민(amphetamines)이나 바비튜레이트(barbiturates) 같은 약물들이 섭취량을 증가 또는 감소시킬 수 있다.

9) 정신상태

정신상태도 식욕에 영향을 미칠 수 있다. 어떤 사람은 불안하면 섭취가 증가하고 또 어떤 사람은 섭취가 감소한다. 우울증은 보통 식욕을 감소시키고 음식을 요리하거나 먹기 위해 필요한 에너지가 줄어든다. 어떤 사람들은 체중감량을 위해 의도적으로 섭취를 줄인다.

일부 사람들은 식습관을 바꿔서 체중을 감소하는 것이 아니라 속성 다이어트를 통해 급격하게 체중을 줄이려고 한다. 신경성 식욕부진은 정상 혹은 마른 체중이면서도 살찌는 것에 대한 두려움으로 음식 섭취를 거부하는 식이질환이다.

6. 영양의 변화

신체는 지속적으로 재생된다. 적절한 영양이 공급되지 않으면 신체조직은 제대로 유지될 수 없고, 활동에 필요한 에너지를 만들지 못하며, 정상적인 신체 과정에 문제가 생긴다.

1) 과체중

체질량지수 25~29.9kg/m^2를 과체중이라 한다(BMI=kg/m^2)(CDC, 2014). 과체중은 신체에 필요한 칼로리보다 더 많이 섭취할 때 초래된다.

2) 비만

체질량지수 30kg/m^2 이상을 비만이라 한다. 미국 성인의

표 29-2 영양부족 및 영양결핍 징후

징후	부족 영양소
머리카락: 얇고, 거칠고, 윤기가 없으며, 쉽게 부서짐	단백질
피부: 멍과 출혈이 증가함	비타민 K
피부: 욕창, 상처치유 지연	비타민 C와 단백질
잇몸: 종창, 출혈	비타민 C
근육: 쇠약	단백질
성장부족	단백질, 열량
골격계: 자세불량, 관절통증, 휜 다리, 골절 증가	칼슘, 비타민 D, 비타민 C, 단백질
정신: 혼미, 운동약화	티아민, 니아신, B 복합체

34.9% 이상이 비만이다(Ogden et al., 2014). 비만과 관련된 건강 상태에는 심장 질환, 일부 유형의 암 및 제2형 당뇨병이 포함된다(CDC, 2014). 비만한 사람 중에서 6.6%가 40kg/m^2 이상의 고도 혹은 병적 비만이다(Sturm & Hattori, 2013). 건강상의 영향에 더하여 병적 비만은 직업수행, 자기돌봄, 거동, 호흡과 같은 영역에서 정상적인 일상기능을 유의하게 방해할 수 있다.

3) 저체중

이상적인 체질량지수 20~25kg/m^{2}보다 적으면 저체중이라 할 수 있고 BMI 18.5kg/m^2 이하를 고도 저체중이라 한다. 저체중은 개인의 영양 요구량을 충족하기에 칼로리 섭취가 불충분할 때 일어난다. 대략 미국 성인의 1.7%가 저체중이다(Fryar & Ogden, 2012). 저체중은 감염, 골다공증, 그 밖의 다른 의학적 상태의 높은 위험성과 관련되어 있다. 미국의 경우 저체중의 일반적 원인으로 심한 흡연, 암과 같은 기저질환 또는 특정 섭식 장애를 포함한다(Thompson & Manore, 2012).

4) 최근 급격한 체중 증가 또는 감소

체액의 소실 또는 증가로 하루 사이에도 체중의 변화가 조금은 있을 수 있으나, 수주 혹은 수개월에 걸친 체중의 변화는 영양상태의 변화를 의미한다. 의미 있는 체중증가(1개월에 5%, 6개월에 10% 이상)는 에너지 소비에 필요한 요구량보다 더 많은 양을 섭취할 때 발생한다. 섭취가 정상적으로 이루어지고 있음에도 눈에 띄는 체중감소가 있다면, 암이나 갑상선 기능항진증과 같이 과잉 대사상태를 의미하거나 흡수된 영양을 제대로 사용하지 못한다는 것을 의미한다.

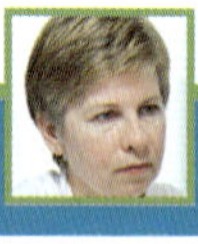

영양 PICO

이 간호사는 양 씨와 대화 중, 최근 양 씨가 체중 감량을 위해 크롬 보충제를 복용하고 있다는 것을 알게 된다. 양 씨는 유럽에서 온 이웃 친구가 본인에게 체중 감량에 효과가 있다고 하면서, 크롬 보충제 복용을 권유했다고 한다. 양 씨는 이 간호사에게 크롬 보충제에 대해 어떻게 생각하는지 묻는다. 이 간호사는 크롬에 대해 들어는 봤지만, 체중 감량에 어떤 효과가 있는지 모른다고 하였다. 그리고 이 간호사는 아래의 PICO 질문을 만들어 Cochrane Library를 통해 검색한다. 과체중 환자에서, 크롬 보충제 복용이 크롬 보충제를 복용하지 않는 것에 비해 체중 감량에 도움이 되는가?

P (Population, 대상) = 과체중 환자
I (Intervention, 간호중재) = 크롬 보충제
C (Comparison, 비교) = 다른 보충제
O (Outcome, 성과) = 체중 감량

이 간호사는 위약(placebo)과 크롬 보충제를 비교한 메타분석 연구를 확인하였다. 이 연구는 622명의 대상자를 대상으로 무작위 대조군 실험연구 9편을 고찰한 연구였다. 그런데 소수의 연구가 위약과 크롬 보충제 복용 후 웨이트 트레이닝의 효과를 비교했고, 대부분의 연구가 크롬 보충제의 효능과 안전성을 이해하기 위해 시도되었다. 불행하게도, 이 연구 리뷰를 통해 크롬 보충제가 과체중 환자의 안전한 체중 감량에 유익한지에 대한 명확한 통계적 근거가 없었다. 이 간호사는 양 씨에게 이 결과에 대해 설명하였다.

출처: Tian, H., Guo, X., Wang, X., He, Z., Sun, R., Ge, S., & Zhang, Z. (2013). Chromium picolinate supplementation for overweight or obese adults. *Cochrane Database of Systematic Reviews*. Issue 11. Art. No.: CD010063. DOI: 10.1002/14651858.CD010063.pub2

5) 에너지 감소

음식은 신체가 정상적인 세포 과정을 수행할 수 있는 에너지를 제공한다. 영양결핍이 있으면 적절한 에너지를 만들 수 없으므로 피로, 활동제한, 허약 등의 증상을 호소할 수 있다.

6) 배변양상 변화

부적절한 영양섭취는 위장관의 기능과 규칙성에 영향을 미칠 수 있다. 식이섬유 또는 수분의 섭취가 부족하면 변비가 발생할 수 있고, 신선한 과일을 과하게 섭취하면 설사가 발생할 수 있다. 유당불내성증과 같은 식품 과민성이 있거나 흡수불량증후군이 있으면 위장관 증상이 발생한다. 또한 대상자의 장규칙성이 변화했다면 영양결핍은 원인요소로써 고려되어야 한다.

7) 피부, 치아, 머리, 점막 변화

피부, 손톱, 머리, 점막은 계속해서 자라는 신체조직으로 적절한 영양공급이 꼭 필요하다. 특히 단백질이 중요하고, 비타민이 결핍되면 피부, 치아, 머리, 점막의 발달 및 성장에 장애가 초래된다. 단백질이 부족하면 머리카락은 얇아지고, 쉽게 끊어진다. 또한 영양이 결핍되면 피부가 얇아지고 민감해지며, 상처치유가 더뎌진다. 점막은 출혈이나 염증이 쉽게 일어날 수 있다.

이 장의 처음에 제시된 사례 시나리오에 있는 대상자를 기억해 보자. 대상자의 상황을 이해하고 관리하며, 그 대상자의 간호를 계획하는 데 개념지도를 사용한다(그림 29-5).

7. 간호사정

1) 평소 양상 확인

대상자의 식이습관과 즐겨 먹는 음식에 대해 질문한다. 대상자는 자신의 식욕을 좋다 또는 나쁘다라고 평가할 수 있어야 하며, 식욕을 증진하는 요소에는 무엇이 있는지 이야기한다.

대상자에게 보통 섭취하는 음식에 대해 기술하도록 함으로써 정상 식이에 대해 예측할 수 있다. 일반적으로 사용하는 방법에는 24시간 기억법(24-hour recall) 또는 식이일기(food diary)가 있다. 24시간 기억법에서는 대상자가 24시간 동안 섭취한 모든 음식의 양, 질, 조리방법 등을 기억해야 한다. 식이일기는 일정 기간 동안 섭취한 음식 양, 시간, 방법 등에 대해 기록한다. 일정 기간의 기준은 다를 수 있지만, 주로 3일~1주일이 일반적이다. 2가지 방법 모두 기록방법이나 기억력의 문제가 있을 수 있다.

좋아하거나 싫어하는 음식, 식사시간, 일상적인 간식 등에 대해 알아보아야 한다. 어떤 이유로 인해 제한식이를 하고 있는지, 음식 알레르기가 있는지, 특정 음식섭취를 제한하는지, 특정한 문화나 종교에 의해 식이에 영향을 받고 있는지에 대해 알아야 한다. 일부 대상자들에게는 스트레스가 식이에 어떤 영향을 미치는지에 대해서도 파악해야 한다. 어떤 사람은 스트레스 시에 섭취가 증가하고, 어떤 사람은 섭취가 감소한다.

가족구성원 중 누가 식료품을 사고 요리를 하는지, 또는 가족구성원 모두가 함께 참여하는지를 알아본다. 대상자가 포장된 음식이나 가공식품을 얼마나 섭취하는지와 외식을 하는 빈도에 대해서도 확인해야 한다.

2) 위험요인 확인

영양사정을 통해서 영양결핍의 위험요인을 인지할 수 있다. 다음과 같은 질문을 하여 영양에 대한 지식 및 가치를 어느 정도 인식하고 있는지를 파악한다. "당신의 식사는 건강을 증진시키고 있다고 생각하십니까? 그리고 당신의 식사에서 어떤 변화가 있어야 이롭다고 생각하십니까? 특정한 식사를 하고 있다면, 포함되어야 할 음식 또는 피해야 할 음식이 무엇인지 아십니까?" 이러한 질문을 통해 대상자가 가지고 있는 식이제한에 대한 이해를 사정할 수 있다.

식욕부진, 저작장애, 인후통, 연하곤란, 오심, 구토 등이 있는지 알아본다. 만약 이러한 문제들로 인해 영양섭취에 영향을 받아왔다면, 얼마나 오랫동안 그러한 영향을 받았는지도 알아본다. 위장관에 영향을 끼치는 급성 또는 만성질환(궤양, 담낭질환, 염증성 장질환)이 있는지 알아야 한다. 연하곤란으로 이어질 수 있는 증상이 있다면 주의해서 살펴보고 구체적인 장애를 사정한다. 만성질환(당뇨병, 암, 신장질환, 심장질환, 폐질환) 및 이들의 치료가 식욕과 섭취에 미치는 영향을 파악한다.

사회 · 경제적인 측면을 파악하여 영양결핍의 가능성이 있는지 알아본다. 대상자가 영양가 높은 음식을 살 수 있는 경제력과 이동수단이 있는지? 음식을 안전하게 보관하고, 요리를 할 수 있는 적절한 공간이 있는지? 대상자 또는 보호자가 쇼핑을 하고 음식을 조리할 능력이 있는지?

처방전 없이 살 수 있는 약, 술, 코카인이나 헤로인과 같은 마약 등을 복용하고 있는지 그리고 비타민, 미네랄, 처방

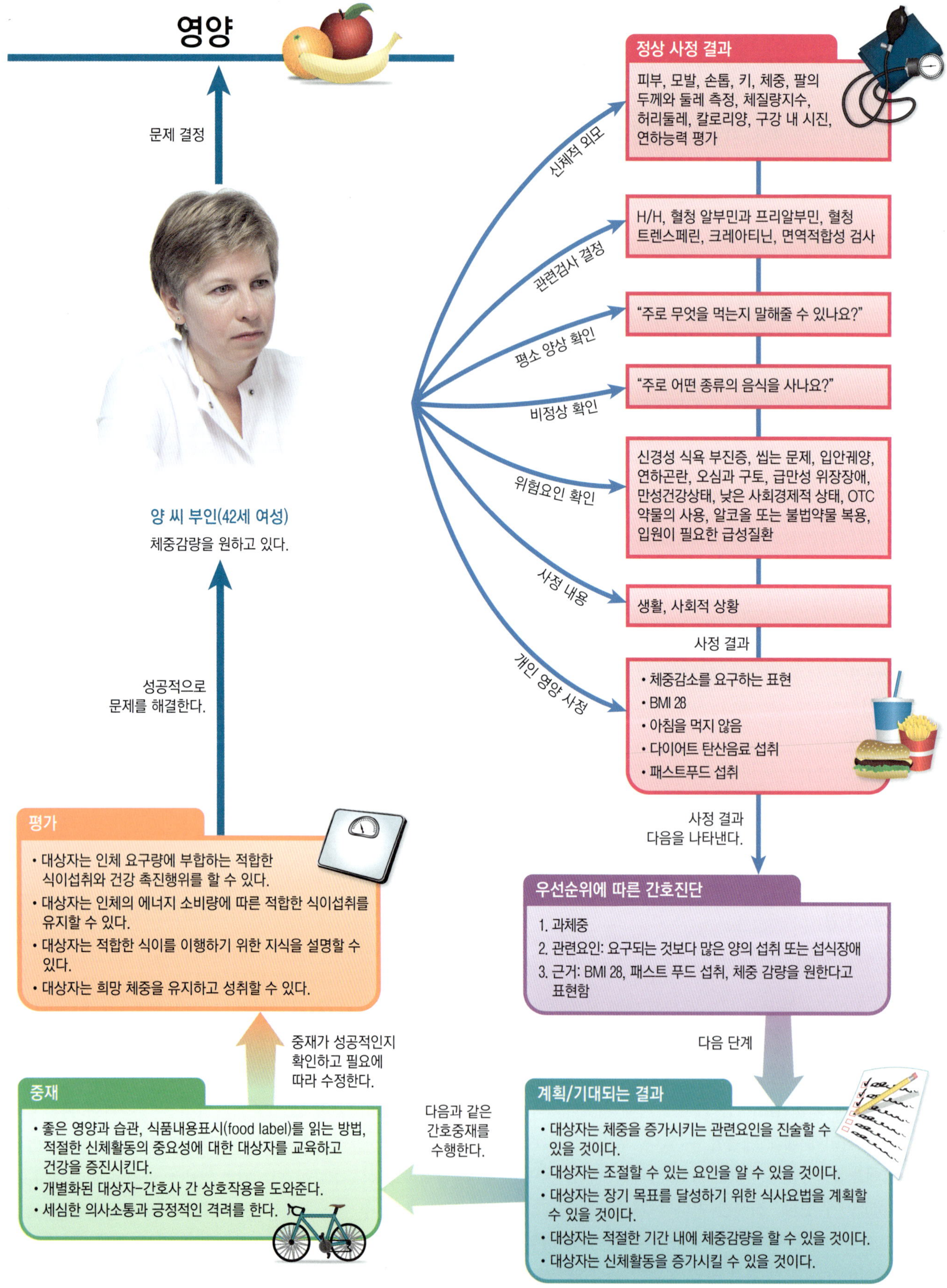

그림 29-5 영양 개념지도

약 등을 복용하는지 알아본다. 이러한 약물이 영양에 미치는 영향을 사정한다.

급성 질병이나 입원은 구강으로 음식을 섭취하는 능력에 자주 영향을 미친다. 중증 질환이나 급성 질병뿐만 아니라 많은 검사와 시술(내시경검사, 방사선 시술 등)에도 금식이 필요하다. 특수한 영양 공급방법이 실제적 또는 예상되는 영양결핍을 가진 대상자에게 적절한 영양을 제공하기 위해 사용되는데(Malone, 2014), 정맥으로 영양을 공급하는 완전 비경구영양(total parenteral nutrition, TPN), 장관을 통한 영양공급(enteral nutrition) 등이 있다. 장관을 통한 영양공급이 더 권장되며, 완전 비경구영양은 입으로 섭취할 수 없거나 적어도 7일 동안 장관영양을 할 수 없는 상황에서 제공해야 한다(Malone, 2014).

3) 기능이상 확인

음식을 살 수 없거나 요리를 할 수 없는 경우, 먹을 수 없는 경우 또는 먹고 싶은 의욕이 없는 경우, 과다한 섭취 등의 상황은 영양에 지장을 초래한다. 이러한 문제점들은 질문을 함으로써 알 수 있다. 대상자의 체질량지수가 25kg/m^2 이상 또는 20kg/m^2 이하일 경우, 영양상의 변화를 확인할 수 있다.

영양권장량이나 영양섭취기준보다 적은 섭취는 결핍을 확인하는 데 도움이 된다. 또한 피로, 근육감소, 비만 등 영양이상의 증상 및 징후가 있는지도 살펴보아야 한다.

4) 신체검진

(1) 일반적 관찰

일반적인 관찰은 전반적인 영양상태에 관한 중요한 정보를 제공한다. 적절한 영양을 섭취하는 사람은 에너지가 충만해보이고 자세가 꼿꼿하다. 피부, 머리카락, 손톱의 상태도 좋다(Box 29-3).

(2) 인체계측법

키, 몸무게, 허리둘레, 피부두께, 팔둘레 측정 등이 이루어진다. 정확한 피부두께와 팔둘레 측정은 기술이 필요하다. 키와 몸무게는 연령, 성별, 체형에 따른 표준측정치와 비교한다. 대상자에게 본인의 이상체중이 얼마인가를 질문하면, 표준측정치와 많은 차이가 있음을 알 수 있다. 체질량지수(BMI)는 키와 몸무게로 계산한다.

Box 29-3 정상 영양상태를 가진 사람의 특징

- 나이에 따른 정상 체중과 키, 정상 신체선열, 정상 발달단계
- 적절한 식욕
- 활동적이고, 명료하며, 적절한 집중력을 유지할 수 있는 능력
- 단단하고 건강한 피부와 점막
- 곧은 팔과 다리의 직립 자세
- 체지방 과다 없이 잘 발달된 근육
- 정상적인 발치 과정과 건강한 치아와 잇몸
- 정상적인 소변과 대변의 배설 양상
- 정상적인 수면 양상
- 정상적인 헤모글로빈, 헤마토크릿, 혈장 단백질 수치

허리둘레는 골반 상부(장골능, iliac crest)에서 측정하는데, 복부 지방세포의 임상적 지표이다. 허리둘레 여성 42인치 이상, 남성 47인치 이상인 사람은 심장질환, 당뇨, 고혈압, 고지혈증과 같은 건강문제의 고위험과 관련이 깊다. 게다가, 최근의 근거로는 매우 큰 허리둘레 또한 특정 암의 위험을 증가시킬 수 있다는 보고가 있다(American Cancer Society, 2010).

피부두겹두께 측정은 인체의 지방 저장량을 알아보는데 도움이 된다. 주로 삼두근 및 견갑골 하부에서 피부두겹측정기(caliper)로 측정한다. 팔둘레는 신체의 근육량에 대한 정보를 제공한다. 근육은 주로 단백질로 이루어져 있기 때문에 팔둘레를 측정하면, 단백질 영양상태에 대한 정보를 얻을 수 있다.

(3) 칼로리 계산

칼로리 섭취가 부족하다고 생각되면 칼로리를 계산해야 한다. 섭취한 식품의 칼로리를 기록하고, 영양사는 이런 정보를 이용하여 섭취한 칼로리가 적절한지 계산한다. 최근에는 칼로리 계산을 위한 컴퓨터 프로그램이 개발되어 있다.

(4) 구강 관찰

치아, 잇몸, 점막을 관찰해야 한다. 점막은 촉촉해야 하고 적당히 타액도 있어야 한다. 충치, 플라그, 치은염, 구내염, 칸디다 감염 등이 있는지 관찰하여 문제가 있다면 가능한 한 빨리 치료를 해야 한다. 의치가 있다면 잘 맞는지, 상태는 어떤지를 점검한다.

(5) 연하 평가

안면, 구강, 혀의 운동기능, 기침반사, 연하반사, 구토반사 등을 평가한다. 안면, 턱, 혀의 운동기능 및 대칭성 여부를 평가한다. 대상자에게 기침을 유도하고 검지와 엄지를 후두에 올려놓고 대상자에게 삼키도록 한다. 정상적인 연하가 있다면, 후두가 위로 올라가는 것을 느낄 것이다. 마지막으로 대상자의 인두를 설압자로 자극하여 구토반사를 유발해 본다.

SAFETY ALERT

연하능력이 의심될 경우, 연하능력이 완전하다고 평가될 때까지 절대로 구강으로 음식이나 음료를 주지 않는다.

5) 진단 검사와 절차

생화학검사는 진단에 도움을 주고, 식이교정의 필요성 여부를 결정하게 하며, 특정 영양소 결핍 여부 등에 대한 정보를 제공한다. 영양상태를 평가하는 데 있어서는 소변 및 혈액검사가 가장 유용하다. 가장 흔히 이용되는 검사는 헤마토크릿, 헤모글로빈, 혈청 알부민, 알부민 전구물질, 혈청 트랜스페린, 림프구 등이다. 심각한 영양결핍에 대해서는 아네르기(anergy) 검사를 할 수 있다.

(1) 헤마토크릿과 헤모글로빈

헤마토크릿은 혈액 100mL당 적혈구의 비율이다. 헤모글로빈 수치와 함께 혈액 속 세포의 숫자와 크기를 측정한다. 이를 통해서 빈혈의 존재 여부와 정도를 알 수 있다. 헤모글로빈 검사는 혈액에 산소와 철이 얼마나 함유되어 있는지 알 수 있다. 감소된 헤모글로빈은 철분 섭취 부족 혹은 철분 저장 부족을 의미하며, 이는 빈혈의 주요 징후이다.

(2) 혈청 알부민과 알부민 전구물질

혈청 알부민과 알부민 전구물질은 단백질 표식(marker)으로, 영양상태를 사정하는 데 도움을 준다. 혈청 알부민은 인체 총 단백질의 50% 이상을 차지하고, 단백질 섭취 또는 흡수를 반영하는데, 3.5g/dL(35g/L) 이하는 영양결핍을 나타낸다. 알부민의 반감기는 약 18일이므로, 단백질 섭취 변화가 알부민의 변화를 일으키기까지는 최소 2주 이상 걸린다. 낮은 알부민 수치는 체액과잉 시 나타날 수 있으며, 반드시 영양부족을 의미하지는 않는다. 알부민 전구물질의 반감기는 2일이며, 단백질 합성과 질소균형을 정확하게 사정할 수 있다. 알부민 전구물질은 현재의 영양상태를 아주 잘 반영한다(Dudek, 2014).

(3) 혈청 트랜스페린

철과 결합하는 단백질로 철의 수송에 중요하고, 단백질 결핍의 민감한 표식이다. 간에서 만들어지는 트랜스페린(transferrin)은 철 저장이 낮으면 증가하고, 철 저장이 많으면 감소한다. 단백질 섭취의 변화는 알부민보다 트랜스페린의 수준을 더 빨리 변화시킨다.

(4) 크레아티닌 배설

크레아티닌의 생성 속도는 전체 근육량과 비례한다. 크레아티닌은 근육의 대사산물로 분비되고 신장으로 배설된다. 크레아티닌 배설은 24시간 동안의 요검사로 측정한다. 영양불량으로 근육이 위축될수록 크레아티닌의 배설은 감소한다.

(5) 면역능력검사

영양상태는 면역에 영향을 미친다. 심한 영양결핍상태에서는 면역반응이 나타나지 않을 수 있는데(anergy), 이는 단백질 결핍으로 인한 림프구의 감소 때문이다. 영양결핍의 면역기능에 대한 영향을 평가하기 위해서 주로 피부검사를 한다. 48시간이 지나도 피부에 반응이 없다면, 알레르기가 있는 것으로 적극적인 영양보충이 필요하다.

8. 간호진단

영양과 관련된 NANDA 간호진단에는 영양 불균형, 비만, 과체중, 연하곤란이 있다. 선택된 간호진단에 따른 간호결과와 간호중재는 표 29-3에 제시되었다.

9. 간호성과와 계획

간호진단 및 관련 요인이 확인 된 후, 대상자 간호목표 및 간호중재가 계획된다. 대상자를 위한 영양 목표는 적절한 영양섭취와 이해 및 식이요법을 따르는 것이다. 일반적 영양목표는 다음과 같다.

- 대상자는 신체적 요구 사항을 충족시키고 건강을 증진시키기 위한 영양가 있는 식이 섭취를 이행한다.
- 대상자는 신체의 에너지 소비를 충족시키기 위해 식이 섭취량 균형을 유지한다.

NANDA

표 29-3 영양과 관련된 NANDA-I 간호진단

간호진단	관련요인	진단진술	NOC*	NIC†
영양 불균형: 신체 요구량보다 적음 대사요구에 미치지 못할 정도로 불충분한 영양섭취	생물학적 · 경제적 · 정신적 요소; 영양흡수 불능; 음식 소화, 섭취 불능	영양 불균형 관련요인: 음식 부족 정의적 특성: 체중 감소, 창백한 점막, 근긴장도 저하, 일일섭취량보다 적은 음식 섭취	식욕 이행행동 영양상태: 영양소 섭취 조직통합성 체중: 체질량	행동수정 에너지관리 건강검진 영양모니터링 영양상태: 영양소 섭취 교육: 처방식이 체중증가 보조
과체중: 대사요구를 초과하는 영양섭취 영양 불균형	대사요구와 관련하여 과도한 섭취	과체중 관련요인: 과도한 칼로리 섭취 정의적 특성: 이상체중보다 20% 초과, 좌식활동, 비정상적인 섭취양상	신체상; 지식: 다이어트 체중: 체질량 체중조절	신체상 향상 행동수정 섭취장애 관리 건강검진 영양관리 영양상태: 영양소 섭취 NANDA-International (NANDA-I, 2009) 체중감소 보조 체중관리

Dx, diagnosis; R/T, related to; AEB, as evidenced by; RDA, recommended dietary allowance.
*출처: Moorhead, S., Johnson, M., Maas, M., & Swanson, E. (2013). *Iowa Outcomes Project: Nursing Outcomes Classification (NOC)* (5th ed.). St. Louis, MO: C. V. Mosby.
† 출처: Bulecheck, G., Butcher, H., & Dochterman, J. (2013). *Iowa Intervention Project: Nursing Interventions Classification (NIC)* (6th ed.). St. Louis, MO: C. V. Mosby.
출처: NANDA-International (NANDA-I). 2014. *Nursing diagnoses: Definitions and classification, 2015-2017*. West Sussex, England: Wiley Blackwell.

- 대상자는 건강증진을 위한 식이 처방 또는 치료법을 준수할 수 있는 적절한 지식을 보여 준다.
- 대상자는 원하는 체중을 달성하고 유지한다.

대상자는 자신의 영양 상태에 책임이 있으므로 계획을 세우고 목표를 설정하기 위해서는 대상자의 협조가 필요하다(다른 사람들이 식사를 계획하지 않는 한). 계획은 각 대상자의 동기와 능력을 중심으로 이루어진다. 대상자가 장을 보거나 음식을 준비할 수 없는 경우, 지원자가 필요하기 때문에 계획에 포함시킨다. 건강한 영양 균형을 위한 다양한 간호중재는 교육적이다. 영양교육과 지원에 대한 계획에 일반적으로 사용되는 간호중재의 예는 본 장의 다음 절에서 논의된다.

10. 간호수행

1) 건강증진

간호사는 다른 건강 전문가들과 함께 대상자를 위한 바람직한 영양을 도모하고 도움을 제공하며 건강한 섭취를 도모할 수 있어야 한다.

(1) 대상자 교육 제공

교육의 목적은 건강식단의 중요성에 대한 이해를 높여 좋은 영양을 섭취하도록 장려하는 것이다. 영양에 대한 지식이 건강한 식사를 보장하지는 못하지만, 지식이 많을수록 일반적으로 더 건강한 식사를 선택하게 된다. 1990년대 초에 식품표시가 도입되고 난 후 소비자들은 더 건강한 식품을 선택하는 데 도움을 받고 있다. 이 표시에 트랜스지방을 포함시키도록 개정되기도 하였다(그림 29-6)(USDA, 2013). 미국식품의약청(FDA)은 건강증진을 위해 라벨에 근거기반의 추가적인 변경을 제안하고 있다. 비만유행성 퇴치를 위해 제안된 중요한 변화 중 하나는 식품 라벨에 표기된 제공량(서빙 사이즈)을 변경하는 것이다(FDA, 2014). 소비자들과 대상자가 이러한 정보를 종합하여 건강한 식습관을 형성하도록 도움을 준다면 효과는 오랫동안 지속될 수 있다.

일부 입원 대상자는 영양교육에 대해 수용적이다. 이와 같은 대상자에게 교육을 할 때 간호사는 대상자가 바로 실천에 옮길 수 있는 행동을 교육하는 것이 좋다. 예를 들어, "대상자분의 절개손상이 회복되는 동안에는 충분한

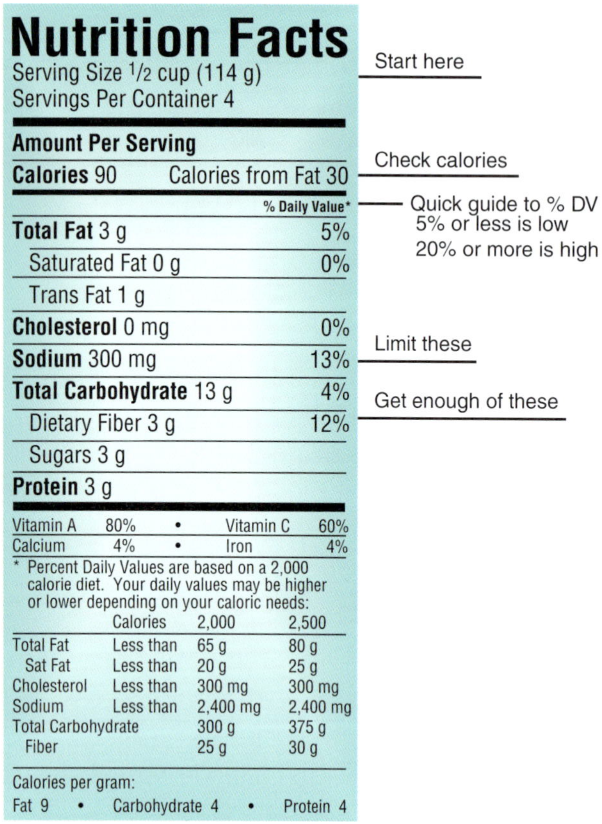

* More nutrients may be listed on some labels.

그림 29-6 식품표시와 영양 정보의 예

단백질 섭취가 중요합니다."라고 말해줄 수 있다. 또한 대상자가 식단을 고를 때 식이지도가 이루어질 수 있다. 적절한 식단을 고를 경우 칭찬을 해 주고 각 식품이 건강을 유지하는 데 어떤 도움을 주는지 설명해 준다. 대상자가 식단을 점차 개선할 수 있도록 조언을 해 주는데, 예를 들어 "지방이 2%인 우유 대신에 지방이 1%인 우유를 시도해보셨나요? 대부분의 사람들이 그 차이를 잘 알지 못하지만 이렇게 지방이 적은 우유를 선택하는 것도 지방섭취를 줄이는 좋은 방법입니다."라고 말해 줄 수 있다. 대상자에게 정확한 정보, 격려, 칭찬, 적절한 재원을 제공해야 한다(USDA, 2013).

(2) 최상의 섭취 촉진

질환은 식사에 영향을 미치므로 간호사는 대상자가 적절한 영양섭취를 할 수 있도록 도와주어야 한다. 식사하는 장소는 깨끗해야 하고, 환기가 잘 되고, 역한 냄새가 없어야 한다. 환경은 편안해야 하고 치료 또는 절차 때문에 식사가 방해되어서는 안 된다. 식사 전 구강간호는 식사 시 편안함과 맛을 증진시킨다. 식사시간에 맞추어 적절하게 계산된 오심과 통증조절용 약물투여는 식사 시 최적의 편안함을 느끼게 하는 데 도움이 된다.

음식은 식욕을 촉진하는 형태인 적절한 온도로 제공되어야 한다. 전자레인지를 활용하는 것도 도움이 된다. 대상자의 음식에 대한 선호도를 고려해야 하며, 대상자에게 부담을 주지 않는 소량의 식사를 권한다. 가능하다면, 가족이 집에서 대상자가 좋아하는 음식을 가져다 주는 것도 좋다.

어떤 대상자는 방문자가 있을 때 식사를 수월하게 한다. 그러나 대화로 인해 대상자의 식사가 방해되지 않도록 한다. 식사를 거부하거나 꺼리는 대상자에게는 직원이나 가족이 옆에서 격려해 줄 수 있다. 가능하다면 침대보다 의자에 앉아서 식사하는 것이 좋다. 앉아서 식사를 하는 것이 저작, 연하가 쉬우며, 위 내용물이 역류되는 것을 방지할 수 있다. 어떤 대상자는 음식을 잘라서 먹는 데 직접적인 도움이 필요할 수 있다. 대상자 식사를 돕는 방법은 실습지침서 11장을 참조한다.

> **SAFETY ALERT**
> 대상자에게 음식을 제공할 때, 세균오염을 최소화할 수 있도록 조리 시 요구되는 온도를 적절하게 유지해야 한다.

2) 영양기능 변화에 따른 간호중재

(1) 식사보류(withholding food)

"NPO"(라틴어, non per os)라는 용어는 경구로 식품 또는 수분이 금기될 때 사용된다. 다음과 같은 상황에서 금식이 적용된다.

- 치유 촉진을 위해 위장관을 쉬게 하고자 할 때
- 수술 또는 진단 검사 전에 위장관 내용물을 비우고자 할 때
- 수술 또는 고위험 대상자의 흡인(aspiration)을 예방하고자 할 때
- 정상적인 장관 운동시간으로 회복되기를 기다릴 때
- 심한 구토 또는 설사의 치료를 위해
- 장관폐색 또는 급성 위장관염의 치료를 위해

영양이 충분히 공급된 대상자는 며칠간의 금식을 견딜 수 있지만 체액과 전해질 불균형을 예방하기 위해 수분을 공급해야 한다. 금식기간 동안에 다음 중재들을 통해 대상자의 편안함을 증진시킬 수 있다.

- 구강위생을 자주 제공한다.
- 허용된다면, 얼음조각, 캔디, 구강세척제를 제공한다.
- 음식을 먹고 있는 사람, 음식 냄새, 음식 광고 등을 멀리한다.

금식(NPO) 기간이 5~7일 이상이거나 특정 상태에 있는 대상자의 경우 장관 식이 공급과 같은 특수 영양 지원이 권고된다. 만일 장관 식이 공급이 가능하지 않다면 비경구 경로를 고려할 수 있다. ASPEN은 대상자 선택과 영양 지원의 안전하고 적절한 관리를 위한 지침을 발행했다(Malone, 2014).

(2) 특별 식이

대상자가 어떤 식품이든지 다 섭취할 수 있으면 일반식(general diet)이라고 한다. 일반식은 좌식생활을 하는 사람의 대사율에 맞는 영양을 제공한다(2,000cal/day). 입원이나 장기간의 치료환경에서는 대상자가 특별히 요구되는 식사나 선호식품, 음식 알레르기에 관한 정보를 영양과에 보고해야 한다.

치유와 건강을 회복하기 위해서 종종 식이 섭취를 변경해야 한다. 식이요법의 몇 가지 목적은 체중을 증가 또는 감소시키고, 장기가 쉴 수 있도록 하며, 영양부족을 치료하거나 치료를 증진시키고, 신체가 대사할 수 있는 영양물질을 공급하기 위함이다.

식이의 질감, 밀도, 칼로리 혹은 다른 영양물질을 변경하는 것은 수술을 받았거나 식이의 변화가 요구되는 의학적 상태에 처한 대상자에게 필요하다. 상이한 질감과 밀도를 가진 식이 종류의 예로는 맑은 유동식(clear liquid), 전 유동식(full liquid), 연식(soft) 그리고 기계적인 연식이 있다.

① 맑은 유동식

찌꺼기가 없는 액상만으로 이루어진 식이(건더기가 없는 주스, 차, 젤라틴, 묽은 수프)이다. 수술 후 첫 식사나 진단검사 전, 급성 구토 또는 설사 후에 제공된다.

② 전 유동식

실온에서 액상인 음식(아이스크림, 셔벗)이다. 수술 후 맑은 유동식을 잘 견디는 경우나 제대로 씹지 못하는 경우에 처방된다.

③ 연식

부드럽고 식이섬유질의 양이 적어 소화가 쉬운 음식이다. 씹는 데 어려움이 있거나 치아가 없는 사람에게 적당하고 수술 후에도 처방된다.

④ 내성식이

내성식이(diet as tolerated)는 수술 후 또는 위장장애와 같이 음식을 섭취할 수 있는 능력이 변화되었을 때 처방된다. 대상자의 식욕과 먹을 수 있는 능력을 바탕으로 처방된다. 예를 들어, 수술 후 유동식을 섭취하고 나서 증상이 없고 장운동이 정상화되었다면 일반식으로 전환될 수 있다.

⑤ 제한식이

만성질환이나 대사장애를 가지고 있는 대상자에게 특별히 요구되는 식사를 말한다. 예를 들어, 심장질환을 가지고 있는 대상자는 나트륨 및 지방제한 식이, 비만 대상자는 칼로리 제한식이, 당뇨병 대상자는 미국 당뇨병학회(ADA) 처방식이 등이 제한식이이다. 표 29-4에 제한식이(restrictive diet)의 예를 제시하였다.

제한식이가 처방되면 간호사는 대상자에게 필요한 식사변경에 대해 교육해야 한다. 처음에는 영양사가 교육을 하고 간호사는 그 교육을 수시로 주지시켜야 한다. 문서화된 지침을 활용하여 교육하면 보다 효과적이다. 이미 식습관이 형성된 성인은 새로운 식이에 적응하는 것이 어

표 29-4 질환에 따른 제한식이 교정

질환	식이교정
신장질환	나트륨, 칼륨, 단백질, 가능하면 수분 섭취를 제한한다.
간질환(간경화)	나트륨 섭취를 제한한다; 간성혼수 경향이 없다면 단백질 섭취를 증가한다.
울혈성 심부전	나트륨과 열량 섭취를 제한한다.
관상동맥질환	나트륨과 열량, 지방(포화지방과 콜레스테롤) 섭취를 제한한다.
화상	열량, 단백질, 비타민 C, 비타민 B 복합체 섭취를 증가한다.
호흡기질환(폐기종)	부드러운 식이, 고열량, 고단백 식이가 요구된다.
결핵	단백질, 열량, 칼슘, 비타민 A 섭취를 증가한다.
고혈압	나트륨 섭취를 제한한다. 필요시 체중을 감소한다.

렵기 때문에 현실적이고 실천 가능한 목표를 설정하는 것이 중요하다.

(3) 영양보충제

비타민이나 미네랄 등의 영양보충제(nutritional supplements)를 처방된 식이와 함께 제공하면 대사요구량이 증가되었을 때 필요한 영양소를 공급할 수 있다. 칼로리나 단백질의 공급을 늘리기 위해 하루에 3~4회 식간에 밀크셰이크 형태의 액상으로 제공한다. 외상, 열, 감염, 수술, 암과 같이 영양불량상태일 경우 이러한 보충제가 도움이 된다.

(4) 장관식이

장관영양은 구강을 통하지 않고 직접 위장관으로 음식을 섭취하는 것이다. 코를 통해 관을 위 또는 소장으로 삽입하는 방법과 피부를 통해 직접 삽입하는 방법이 있다. 관식이는 삼키지 못할 때 또는 식도폐색이 있는 대상자에게 영양을 공급할 수 있고 의식이 저하되어 있는 대상자에게도 사용된다. 관식이는 위장관의 흡수가 가능할 때 적절하다.

장관식이(enteral tube feedings)는 삼키는 데 문제가 있거나 영양불량을 초래할 질병에 걸린 대상자에게 영양을 제공한다. 폐색이 머리나 목 수술로 인한 부종, 종양, 또는 외상(부식성의 물질 연하, 연기 흡입)에 의해 이차적으로 야기될 수 있다. 장관식이는 대상자가 의식이 없어서 안전한 식사가 어려울 때 적절하다. 장관식이는 먹을 수는 있지만 신체에 필요한 적절한 영양분을 섭취하지 못하는 대상자(암이나 심한 췌장염을 가진 사람)에게 부가적인 치료법으로 이용될 수 있다. 부적절한 빠는 반사 혹은 먹을 힘이 부족한 미숙아도 이와 같은 방법으로 영양분을 섭취할 수 있다. 장관식이는 위장관으로 영양분을 흡수할 수 있을 때에만 적절하다.

① 관의 형태

얼마나 오래, 어디에 어떻게 전달할지에 따라 사용되는 종류가 다르다. 레빈 튜브와 같은 비위관은 단기간 영양공급을 할 때 사용한다. 최근에는 유연성이 있고 지름이 작은 관이 개발되어 사용되고 있다. 이들 관은 8~10Fr까지 굵기가 다양하며, 실리콘, 폴리우레탄, 폴리염화비닐 등 다양한 소재로 만든다. 관은 방사선 불투과성이므로 방사선 검사로 관의 위치를 확인할 수 있다.

② 관의 삽입

장으로 들어가는 기구는 대상자의 특성에 따라 선택해야 한다. 코나 입으로 주입하는 것은 대개 입원한 대상자에서 단기간 사용을 위해 선택된다. 위관영양은 위에 누관(fistula)과 폐색이 없고, 위장이 천천히 비어지는 증상이 없는 위상태여야 한다. 위 불내성, 역류, 위장장애로 인해 위로 영양을 주입할 수 없는 대상자의 경우에는 소장에 삽입될 수 있다(Bristrian & Driscoll, 2012). 관을 통한 영양주입은 사전에 복부 방사선 촬영을 통해서 삽입위치를 미리 정한 후에 시행할 수 있다(Simos & Abdallah, 2012).

코를 통해 영양을 주입할 경우, 콧등에 테이프로 관을 고정시키는데, 관이 콧구멍을 자극하지 않도록 단단하게 고정하고 관을 움직일 때마다 피부손상을 사정하여 궤양을 예방한다.

경장영양(enteral feeding)을 위한 관은 복벽을 통해 위나 소장에 고정시키는데, 이를 위한 관은 지름이 비교적 크고 신체에 적합한 부드러운 재질을 사용한다. 경장영양 시에는 치유될 때까지 무균관리가 중요하며, 장기간 관 영양을 해야 할 경우에는 위나 소장에 직접 개구를 만드는 시술이 필요하다. 위에 구멍을 내는 시술을 경피적 내시경위조루술(percutaneous endoscopic gastrostomy, PEG)이라 한다(그림 29-7). 도뇨관이나 기타 기기가 편리함과 저렴한 비용으로 인해 일부 환경에서 사용되고 있지만 이러한 관행은 이탈, 풍선 파열 및 감염 증가 가능성으로 이어지고 있다(Ojo, 2014). PEG 삽입은 어느 정도의 진정 또는 전신마취하에 시행할 수도 있고, 때로는 외래에서 행할 수도 있다. 삽입절차 동안 복벽에 거슬러 관이 이동하는 것을 막기 위해 특정 형태의 내·외부 고정장치가 관 위에 놓인다. 삽입부위 피부간호는 따뜻한 물과 비누로 그 부위를 씻고, 간헐적으로 과산화수소를 사용하며, 피부손상을 줄이기 위해 신중하게 건조시키는 것이다. 깨끗한 배농관 드레싱은 대상자가 원하면 안위를 위해 받침대를 받치고 제공할 수 있다.

대상자가 위 감압과 소장 영양을 동시에 필요로 할 경우에는 이중 위루/공장루(PEG/J tube)관을 삽입할 수 있다. 이 관은 두 번째 관이 위에서 배액을 하는 동안 다른 하나의 관을 통해 공장으로 영양액이 주입되도록 한다(Chan & Burakoff, 2012).

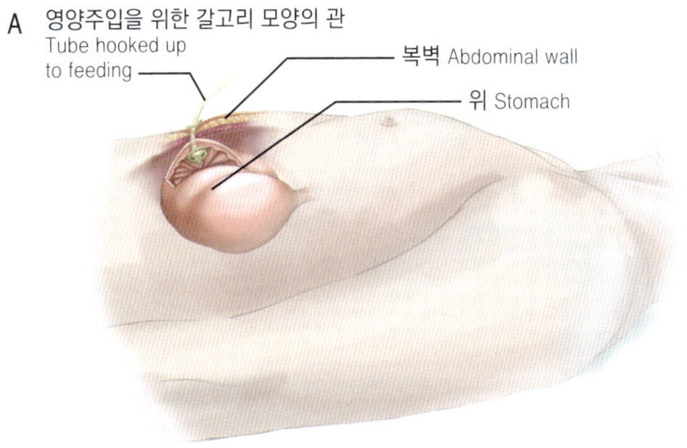

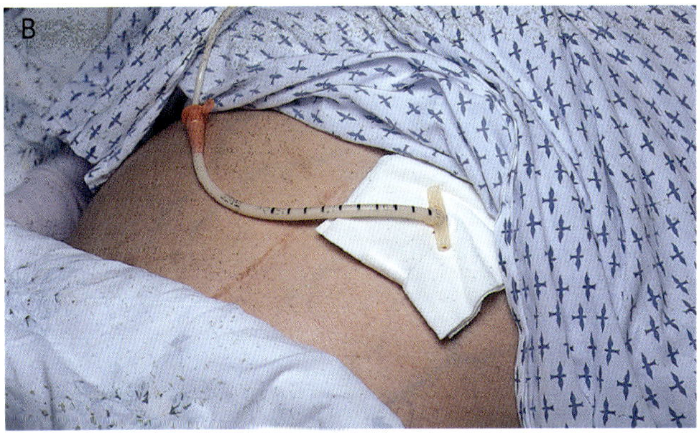

그림 29-7 경피적내시경위조루술(PEG). A: 관은 음식 주입을 위해 위 내에 위치한다. 내부고정장치는 위치가 변하는 것을 예방한다. B: 복부의 관을 덮는 드레싱은 PEG관 부위를 보호한다.

③ 장관영양의 형태

여러 종류의 영양유동식이 시판 중이며, 이들은 각각 영양과 칼로리 등의 비율이 모두 다르다. 대부분은 개봉하기 전까지는 냉장 보관할 필요는 없으나, 개봉하면 세균 번식을 최소화하기 위해서 냉장 보관해야 하고, 24시간이 경과한 것은 폐기해야 한다. 재구성된 영양액은 4시간 이내에 사용하거나 폐기해야 한다(Ojo & Bowden, 2012).

④ 연속적 또는 간헐적 식이

장관식이는 연속적 또는 간헐적으로 제공할 수 있다(실습지침서 11장 참조). 의사가 사용할 식이와 주입속도를 처방한다. 연속적 식이는 처방된 속도로 중력에 의해 또는 주입펌프에 의해 지속적으로 공급한다. 식이를 섭취하고 하고 있는 동안, 영양주입은 밤 동안에도 계속해서 주입되도록 처방되고 식욕을 자극하기 위해 아침식사 전 몇 시간 동안 중단할 수 있다.

간헐적 식이는 보통 식사 시간에 맞추어 일정한 간격으로 주입한다. 간헐적 식이는 길게(몇 시간), 혹은 짧게 (몇 분) 줄 수 있는데, 관의 위치, 식이의 양, 하루에 주입하는 횟수와 같은 요소에 따라 달라진다. 주사기, 중력의 흐름, 펌프가 사용된다. 영양주입을 하고 있을 때와 영양주입을 하지 않고 있을 때와 같은 스케줄을 주기라고 부른다.

⑤ 위험과 합병증

간호사는 오심, 구토, 흡인, 체액과 전해질 불균형, 설사, 산통, 관 막힘, 고혈당 등과 같은 합병증의 예방 및 평가에 주의를 기울여야 한다. 오심과 구토는 흡수할 수 있는 것보다 빠른 속도로 주입될 때 발생한다. 이러한 증상을 주의해서 관찰해야 하며, 이상증상이 발견될 경우 즉시 의사에게 보고하거나 영양사와 협의해야 한다. 경장영양에 대한 대상자의 내성을 사정하기 위해서 위 잔여량(gastric residual volume, GRV)을 확인한다. 이것은 대개 영양관의 끝에 카테터 팁이나 Luer-lock 주사기를 삽입하여 위 내용물을 흡인함으로써 확인한다. GRV와 역류나 흡인과의 상관성을 지지하는 자료가 일치하지 않으므로 흡인성 폐렴으로부터 대상자를 보호하는 유일한 방법으로 이것에 의존할 수는 없다(Simons & Abdallah, 2012). GRV 400~500mL 이상이라도 대상자가 불내성의 징후를 보이지 않는 한 영양을 통상적으로 멈추지 말아야 한다.

SAFETY ALERT

음식물의 흡인을 예방하기 위해 음식물을 주입하기 전에 관의 위치가 올바른지 항상 확인한다.

기억해야 하는 개념

장관영양을 받고 있는 대상자의 머리를 침상에서 30°~45° 올려주는 것은 최적의 범위가 아니라 최소 범위이다. 이상적으로, 간호사는 흡인 방지를 위해 대상자의 머리를 침상에서 90° 올려주거나, 가능한 high Fowler's 체위에 가깝게 취해 주어야 한다.

흡인의 위험이 높은 대상자는 단지 GRV에 의해서만이 아니라, 그들의 질병 과정에 근거하여 모니터해야 한다. 마비성 장 폐색(임상증상은 복부 팽만, 오심, 구토일 수 있다) 또는 명백한 흡인 또는 역류를 의미하는 신체 결과는 매시간 중재와 엄밀한 모니터링에 대한 감시가 필요하다.

SAFETY ALERT

음식물의 흡인을 예방하기 위해 음식물을 주입하기 전에 관의 위치가 올바른지 항상 확인한다.

비판적 사고 적용하기

김 씨는 위루관을 가지고 있고 시간당 80mL/h의 isocal(isotonic, lactose-free tube-feeding formula) 유동식을 제공받고 있다. 이 유동식은 캔에 240mL 정도 담겨 있다. 간호사는 이 위관영양을 어떻게 준비할 것인가? 위관영양을 받는 대상자에게 무엇을 사정해야 하며, 중요하게 고려해야 할 점을 무엇인가?

정답은 부록 B를 참고하세요.

3) 가정 · 지역사회 기반 간호

가정 내에서 치료가 독립적으로 이루어질 때에는 영양이 특히 중요하다. 대상자는 스스로 식품을 사고, 저장하고, 준비하고, 먹을 수 있어야 한다. 많은 대상자가 쇼핑하거나 요리하는 데 도움이 필요하며, 이때 가족과 친구가 도움을 줄 수 있다. 간호계획을 할 때에는 대상자의 요구와 가능한 지원을 반영해야 하며, 필요하다면 대상자에게 서비스를 제공하기 위해 간호사가 다른 사람의 도움을 받을 수도 있다.

만성질환을 가지고 있는 대상자는 영양공급과 관련하여 어려움을 겪을 수 있는데, 여러 지역기관과 정부기관은 식사 지침과 현실적인 제안을 안내하는 소책자를 배포하고, 영양 결핍 또는 결핍 위험성이 높은 대상자를 지역사회의 건강기관에 이송한다.

제한식이를 처방받은 대상자는 가능한 한 빨리 교육을 받아야 한다. 식사에 포함시켜야 할 또는 제외해야 할 음식에 대해 서면으로 된 안내문을 대상자에게 제공해야 한다. 식이 변화를 자신의 삶에 자연스럽게 적용시킬 수 있는 방법을 대상자와 함께 의논한다. 이때 대상자가 먹는 음식을 조리하는 사람을 교육 과정에 함께 참여시키는 것이 중요하다.

관식이 또는 비경구영양이 가정에서 이루어져야 하는 경우도 있으므로 간호사는 대상자의 보호자에게 교육한다. 교육은 입원 초기에 이루어져서 퇴원 전에 대상자 또는 보호자가 주입기술을 습득할 수 있도록 해야 하고, 발생 가능한 문제점을 해결할 수 있도록 지도해야 한다.

식이 수준의 향상과 영양교육이 필요한 사람을 위해서 정부 차원의 프로그램이 개발되어 있으며, 간호사는 이러한 프로그램을 통한 교육과 간호제공에 적극적으로 참여한다. 지역사회 프로그램에는 다음과 같은 것이 있다.

윤리적 · 법적 쟁점

위관 영양 중단

김 씨(47세)는 자동차 사고로 6개월 전부터 장기간 입원 중인 대상자이다. 심한 두부외상으로 혼수상태이고, 전반적인 신체 간호가 필요하며, 영양공급을 위해 위관영양을 제공받고 있다. 김 씨는 관절 경직과 구축이 심해지기 시작하였고, 어떤 자극에도 반응을 보이지 않고 있다. 김 씨의 주치의와 가족은 예후와 간호계획에 대해 의논해왔는데, 위관영양을 중단하는 것이 최선의 방법이고, 자연스러운 과정으로 이끄는 것이 최선이라고 결정하였다. 그 병동의 박 간호사는 위루관 제거와 위관영양 중단에 대해 의문을 가지고 있다. 박 간호사는 위관영양을 제거하면 김 씨의 불편함이 증가할 것으로 믿고 있어서 그 처방수행이 내키지 않았고, 다른 간호사에게 그것을 요청하는 것도 내키지 않아, 그 절차 수행에 대해 도덕적으로 반감을 가지게 되었다.

비판적 사고를 위한 과제

- 위 상황에 대한 당신의 느낌에 대해 설명한다. 박 간호사의 생각에 동의하는가? 동의하지 않는가?
- 박 간호사가 언급하지 않은 것과 위 상황에 대한 관점을 확인한다.
- 부가적인 정보를 찾고, 위의 딜레마를 해결하기 위한 가능한 접근법을 확인한다.
- 대상자의 권리, 가족의 권리, 의사의 처방을 확인하고, 도덕적으로 올바른 박 간호사의 행동이 무엇인지 확인한다.

- 노인센터서비스
- 가정음식배달
- 지역사회쉼터
- 임산부, 초보엄마, 영아, 어린이들을 위한 건강관리 프로그램
- 아동 간호센터
- 학교급식 프로그램

위험군에 대해 식사를 제공하는 것에 덧붙여, 이러한 많은 서비스에서 교육과 상담을 제공하고, 학교의 교과 과정에서 학생들을 위한 영양교육 및 훈련이 제공되도록 프로그램을 개발해야 한다.

지역사회자원은 보건 간호사, 영양사, 가정 간호제공자, 복지기관 요원의 영양 서비스를 제공할 수 있다. 이러한 사람들은 식사계획과 음식구입을 가르치고 도우며, 상담하고, 의뢰할 곳을 찾고 연구를 수행한다. 도서관과 온라인 자원 역시 대상자로 하여금 그들의 영양목표를 달성할 수 있도록 돕는 간호사를 위한 근거기반 지침을 제공한다.

국제기관은 세계적 수준에서 건강과 영양의 적절성을 증진시킨다. 여기에는 Food and Agriculture Organization of the United Nations, WHO, United Nations Children's Fund 등이 있다.

성과기반 교육계획

박 씨는 최근에 정기검진을 받기 위해 병원에 왔다. 6개월 전에 부인이 사망하였고 그 이후로 체중이 6kg 줄었다. 현재 182cm의 키에 체중 72kg이다. 사정하는 동안, 아침에 보통 시리얼로 식사를 하고, 점심에는 샌드위치를 먹고, 저녁은 먹지 않거나 수프를 조금 먹는다는 것을 확인하였다. "아내가 항상 요리를 해 줬죠. 아내가 죽은 이후로, 더 이상 먹는 것이 즐겁지 않아요."라고 말했다. 480km쯤 떨어진 곳에 아들이 살고 있고, 박 씨가 살고 있는 근처에 많은 친구가 살고 있으나, 친구의 저녁 초대가 편안하게 느껴지지 않는다고 하였다. 박 씨가 간호사인 당신에게 자신이 앞으로 기분이 좋아지고, 동기가 부여될 만한 계획을 세워달라고 요청하였다.

간호성과

박 씨는 음식섭취를 증가하기 위한 실제적인 계획을 말하고, 현 체중을 유지한다.

전략

- 체중감소에 대한 박 씨의 기분과 체중감소 경향을 줄일 수 있는 방안에 대해 표현한다.
- 만약, 박 씨에게 체중유지 혹은 증가에 대한 동기가 부여되었다면, 좋아하는 음식 또는 싫어하는 음식을 포함하여 아내가 죽기 진의 식시패턴에 대해 논의한다.
- 박 씨가 식사일지를 쓰도록 한다.
- 박 씨의 노력을 도울 수 있는 지역사회 단체에 대해 논의한다(지역사회센터의 노인 프로그램).
- 열량과 단백질이 풍부한 음식에 대해 논의한다.
- 열량을 증가시키기 위한 식간 단백질 보충제를 제안한다.
- 전자레인지로 쉽게 조리할 수 있는 냉동식품에 대해 논의한다.
- 사정하기 위한 가정건강 follow-up 지침을 제공하고, 체중증가와 좋은 영양을 촉진하는 방법을 제공한다.
- 박 씨가 이러한 노력에도 불구하고 체중이 계속 감소한다면, 영양사에게 의뢰한다.

간호평가

2017/2/23 16:30 - 다음에 의해 증명되는 박 씨의 목표에 대한 진행의 예:

- 박 씨가 체중증가 프로그램을 시작하기 위해 선호하는 음식의 목록을 확인하였다.
- 박 씨의 음식 일지는 체중증가를 위해 의사가 권고한 수준으로 단백질과 칼로리섭취를 증가시켰음을 보여준다.
- 박 씨는 지역 내 시니어 식사 프로그램에 가입한 후로 즐겁게 식사를 하는 시간이 증가했다고 보고한다.
- 박 씨는 지난 달에 체중이 1.4kg 증가하였다.

- RN 김미영

11. 간호평가

간호사와 대상자가 목표를 향해 점점 나아가고 있다는 것을 느낀다면 영양과 관련된 간호중재는 더욱 쉬워진다. 목표를 달성하면서 대상자와 간호사는 새로운 목표를 세울 수 있으며, 더 이상 필요 없는 목표를 골라낼 수 있다.

간호목표

대상자는 건강증진을 위해 신체요구량에 맞는 영양적으로 좋은 식이를 섭취한다.

간호성과 기준

- 대상자는 24시간 내에 식이지침 피라미드 등을 사용하여 자신의 영양필요량을 충족시킬 수 있는 식이를 기술한다.
- 3일 이내에 식이지침 피라미드를 이용하여 하루에 필요한 적절한 식품 선택을 말한다.
- 5일 동안 5끼 식사 시 보호자가 지켜보는 가운데 트랜스지방, 포화지방, 정제된 설탕, 나트륨이 제한된 식사를 한다.
- 대상자의 피부와 손톱에 영양 결핍 또는 과잉을 나타내는 증상이 없다.
- 입원기간 동안 대상자의 혈당, 알부민 등이 정상범위에 있다.

간호목표

대상자는 신체 에너지 소비에 맞는 적절한 식이섭취를 유지한다.

간호성과 기준

- 24시간 이내에 요구량이 증가할 때(임신, 수유, 청소년기, 외상, 수술) 알맞은 칼로리를 맞추는 데 필요한 식이 변화에 대해 대상자가 설명한다.
- 대상자는 30~90분 동안 매일 운동을 한다.
- 1달 동안 필요량이 증가되어 있는 동안 영양보충제(단백질, 비타민 보충제)를 사용한다.

치료적 대화: 영양

사례

박 씨는 83세 남성으로 턱의 편평상피세포암 대상자로 왼쪽의 전체적인 근치적 절제술을 받았고, 기관절개술을 받고 비위관을 가지고 있다. 입원 시 체중 68kg, 키 175cm였다. 퇴원 후 약 3주 동안 경관영양이 유일한 영양섭취원이었다. 80세인 부인은 그동안 박 씨와 함께 계속 있었고, 내일 퇴원 후에도 계속해서 박 씨를 간호할 것이다.

비효율적 대화

최 간호사 좋은 아침입니다. 저는 담당 간호사인 최 간호사입니다. 내일 집에 가시는군요.

박 씨 부인 그건 의사가 말하는 것이죠. 그러나 나는 내가 관리할 수 있을지, 특히 위관영양을 관리할 수 있을지 모르겠어요.

최 간호사 (박 씨 부인을 바라보며) 병원에 오기 전에 남편분을 간호하셨지요? (부인이 있음을 인정하며, 몇몇 정보를 구한다.)

박 씨 부인 이 수술을 할 때까지 괜찮았어요. 항상 본인 스스로 간호를 했었죠.

최 간호사 제가 이미 아침 영양을 시작하고 있죠. 제가 하는 것을 보세요. 그리고 질문이 있으면 제게 물어보세요. (질문에 대해 부인에게 요구한다.)

박 씨 부인 저는 간호사선생님이 하던 모든 것을 제가 할 수 없을까 봐 너무 걱정돼요. 제가 잘못한다면, 어떤 일이 일어나지요? (박 씨를 보면서 박 씨가 관영양 절차를 기억할 수 있는지를 물어본다. 박 씨는 "할 수 있다."라고 노트에 적는다.)

최 간호사 두 분이 서로 이 절차를 아주 순조롭게 잘 진행해야 합니다. (지식과 손재주를 모두 포함하는 새로운 기술의 복잡성을 최소화한다.)

효율적 대화

김 간호사 좋은 아침입니다. 저는 담당 간호사인 김 간호사입니다. 오늘 두 분 기분이 어떠세요?

박 씨 부인 남편이 좋아지고 있지만, 의사가 내일 퇴원하라고 말했어요. 남편이 퇴원해도 괜찮겠다고 생각되세요? (박 씨는 깨어났고 그와 같은 논의를 함께 하였으나, 기관절개술이 아직 막히지 않았기 때문에 이야기할 수 없다.)

김 간호사 어떻게 해야 하는지에 대한 정보가 필요하시군요. 그에 대해 함께 이야기해 보시겠어요? (사실을 인정하고, 선택을 제안한다.)

박 씨 부인 제가 간호사선생님이 매일 하는 것을 잘 할 수 있을지 모르겠어요. (불안한 목소리로)

김 간호사 우리가 하고 있는 것은 매우 중요한 것이고, 부인께서 오늘 제가 하는 일들을 도울 수 있어요. 한 번 해 보시겠어요? (그들을 긍정적으로 바라보고, 우선순위를 정하며, 동의를 구한다.)

박 씨 부인 위관영양을 시작될 때 무엇을 하는지 보았지만, 제가 이 모든 것을 기억할 수 있을지 모르겠어요. 만약 제가 실수를 한다면 무슨 일이 일어나는 거지요?

김 간호사 부인, 남편에게 해를 입힐까 걱정하시는군요. (명료화를 구한다.) 저는 지금 영양주입을 시작하고 있어요. 위관영양에 대한 절차를 적어주세요. 저는 두 분께 제가 하고 있는 것을 설명할 것이고, 두 분은 그 목록대로 따라 하시면 됩니다. (박 씨와 부인이 함께한다.) 그 다음 부인께서는 위관영양이 끝났을 때 제가 관을 세척하고 관을 제거하는 것을 도울 수 있으실 거예요.

박 씨 부인 보고 따라 할 수 있는 체크리스트가 있으니 훨씬 좋네요. 제가 위관영양을 하는 동안 함께 계셔주실 수 있나요?

김 간호사 네. 그럴게요. 두 분이 이 일을 처음 하시는 것을 알고 있어요. 저는 두 분이 어떻게 하는 것이 안전하게 하는 것이고, 어떻게 하는 것이 안전하지 않게 하는 것인지 배울 때까지 두 분과 함께 있으려고 해요. (상황이 익숙지 않음을 인정하고 경계를 설정한다.)

비판적 사고를 위한 과제

- 박 씨에게 필요한 영양의 양과 종류에 영향을 미치는 요인에 대해 논의한다.
- 박 씨 부인이 하는 걱정에 대해 이 시나리오에서 문제를 확인한다.
- 대상자의 위관영양을 성공적으로 관리하도록 부부를 돕기 위해 각 간호사가 했던 내용에 대한 생각과 이유를 기술한다.
- 최 간호사가 간과했으나 김 간호사가 알아낸 단서가 무엇인지 확인한다.

대상자 간호계획
영양 불균형이 있는 대상자

간호진단

영양 불균형: 신체요구량보다 영양 섭취가 적음. 저체중, 낮은 혈색소, 칼슘, 철분, 단백질, 비타민 A와 비타민 C의 부적절한 섭취로 나타남

간호목표

대상자는 식이지침 피라미드와 영양섭취기준(DRI)을 적절히 적용하여 음식을 준비할 것이고, 정서적으로 편안하며 충분히 이해하여, 쉽게 준비하고 획득할 것이다.

간호성과 기준

- 대상자는 정확하고 유용한 정보를 자신감 있게 표현한다.
- 대상자는 영양의 기본 구성을 설명한다.
- 대상자는 식이지침 피라미드와 영양섭취기준(DRI)을 적용하여 모든 영양소의 적절한 양을 포함하도록 음식을 사용한다.
- 대상자는 식사가 편안하고 에너지 수준이 증가하였음을 보고한다.
- 대상자는 키, 나이, 성별에 따라 정상범위 내에서 체중이 증가한다.

간호중재	이론적 근거
1. 대상자의 혈액학적 수치(혈색소, 헤모글로빈, 혈청전구알부민)를 사정하고, 신체적 지수(키, 몸무게, 체질량, 피부탄력도 측정)를 사정한다.	1. 기초 및 정상 기준에서 벗어난 결과치는 결핍을 교정할 수 있도록 한다.
2. 대상자의 음식 획득에 대한 능력을 사정한다.	2. 불충분한 음식 준비에 관여되는 경제적 · 신체적 제한을 최소화하고 예방한다.
3. 대상자의 학습에 대한 동기 수준 능력과 새로운 음식처방을 따르는 능력을 사정한다.	3. 동기 및 이해 부족은 영양학적으로 적당한 식사를 획득하는 것을 방해한다.
4. 대상자에게 새로운 식사처방을 교육하고, 이해 정도를 사정한다(단백질, 칼슘, 철분, 비타민 A와 C, 열량 섭취 증가).	4. 특히, 부족한 영양소의 섭취를 개선할 수 있도록 격려한다.
5. 대상자에게 주요 영양의 기본기능에 관해 기록된 자료를 제공하고, 이 정보에 대해 논의하고 이해 정도를 사정한다.	5. 기록된 자료는 대상자가 그 정보를 보유하는 데 도움을 준다.
6. 대상자의 질문을 받고, 걱정하는 부분에 대해 논의하고, 부가적으로 필요한 내용을 제공한다.	6. 대상자의 지식이 향상되도록 돕고, 불확실한 부분을 교정하고, 자기 돌봄능력을 향상시킨다.
7. 대상자의 당뇨에 대한 가족력을 사정하고, 당뇨의 발생가능성에 대한 영향을 사정한다	7. 잠재적인 문제를 예방하기 위한 기초정보를 제공하고, 조기에 발견하거나 치료를 촉진한다.

간호평가

2017/2/23 16:00 – 대상자는 자신 있게 영양소의 기본적인 기능에 대한 자신의 이해를 설명하였다.

- 대상자는 그의 음식 섭취량과 그 결과로 증가된 에너지 수준에 의해 증명되듯이 처방식단에 대해 만족을 표현하였다.
- 이번 주에 대상자의 체중이 기대했던 수준으로 증가하였다.

– RN 고선희

간호목표

대상자는 건강증진을 위한 식이처방 및 치료에 대한 지식을 습득한다.

간호성과 기준

- 교육을 마친 후, 특별 식이(저염 식이, 저지방 식이)에서 피해야 할 식품을 열거한다.
- 퇴원 전에 식이제한에 부응하기 위해 생활방식을 바꾸는 방법에 대해 기술한다.
- 퇴원 전에 적절한 영양을 충족하기 위해 현실적으로 가능한 지역사회 및 가족의 지원에 대해 토론한다.
- 퇴원 전에 관식이 또는 완전 비경구영양의 주입방법에 대해 시범을 보인다.

간호목표

대상자는 이상적인 체중에 도달하고 이를 유지한다.

간호성과 기준

- 대상자와 상호협조하여 목표를 세움으로써 원하는 체중에 도달한다.
- 대상자는 식사에 만족감을 표현한다.
- 과체중이면 6개월 동안 체중의 10%를 감량한다.
- 6개월 동안 1주에 0.45~0.9kg의 체중을 감량한다.
- 저칼로리 식이, 신체활동량 증가, 행동치료를 병행한다.
- 저체중이면 일정기간 동안 특정한 목표까지 체중이 증가한다.
- 통증이나 불편함 없이 음식을 섭취할 수 있다.

주요개념

- 적절한 영양섭취는 신체기능과 건강한 조직 및 체온을 유지하고, 치유를 촉진하며, 감염에 대한 저항을 키우는 데 중요하다.
- 필수영양소는 탄수화물, 단백질, 지방, 비타민, 미네랄, 물이다.
- 소화, 흡수, 대사의 복잡한 과정은 인체가 음식을 잘게 부수고 그것을 이용하여 에너지를 만드는 것이다.
- 사람의 식이섭취는 매우 다양하지만, 적절한 섭취를 평가하기 위해서는 지침을 이용한다.
- 영양장애의 증상은 체중 증가 또는 감소, 최근 뚜렷한 체중 증가 또는 감소, 에너지 감소, 배변양상 변화, 피부, 치아, 머리, 점막의 변화 등이다.
- 정확한 인체계측(키, 체중, 체질량지수, 피부두께, 팔둘레), 칼로리 계산, 연하 평가 등은 대상자의 영양상태를 평가하는 데 객관적인 자료를 제공한다.
- NANDA-I 간호진단은 영양 불균형: 신체요구량보다 적음; 영양 불균형: 신체요구량보다 많음; 영양 향상을 위한 준비; 과체중; 비만; 연하장애 등이다.
- 이상적인 영양을 위한 건강증진은 대상자 교육, 건강한 식이습관, 신체활동이다.
- 치료식이는 건강증진, 질병치료, 치유를 위해 활용된다.
- 다양한 지역사회 프로그램은 영양요구를 필요로 하는 사람에게 유용하다.

REFERENCES

American Cancer Society. (2010). S*tudy: Large waist size increases health risk*. American Cancer Society News Center. Retrieved May 21, 2014, from www.cancer.org/cancer/news/larger-waist-size-increases-health-risks

Berge, J., Wickel, K., & Doherty, W. (2012). The individual and combined influence of the "quality" and "quantity" of family meals on adult body mass index. *Families, Systems & Health, 30*(4), 344–351.

Bristrian, B., & Driscoll, D. (2012). Chapter 76. Enteral and parenteral nutrition therapy. In D. Longo, A. Fauci, D. Kasper, S. Hauser, J. Jameson, & J. Loscalzo (Eds.), *Harrison's principles of internal medicine* (18th ed.). New York: McGraw-Hill.

Centers for Disease Control and Prevention (CDC). (2011). *Healthy weight— it's not a diet, it's a lifestyle!* Retrieved May 20, 2014, from www.cdc.gov/ healthyweight/assessing/bmi/adult_bmi/index.html

Centers for Disease Control and Prevention (CDC). (2012). *Get the facts: Sources of sodium in your diet*. Retrieved May 22, 2014, from www.cdc. gov/salt/pdfs/sources_of_socium.pdf

Centers for Disease Control and Prevention (CDC). (2014). *Overweight and obesity: Adult obesity facts*. Retrieved May 20, 2014, from www.cdc.gov/ obesity/data/adult.html

Chan, W., & Burakoff, R. (2012). Chapter 18. Disorders of gastric and small bowel motility. In H. Greenberger, R. Blumberg, & R. Burakoff (Eds.), *Current diagnosis and treatment: gastroenterology, hepatology, and endoscopy*. New York: McGraw Hill.

Dudek, S. (2014). *Nutrition essentials for nursing practice* (7th ed.). Philadelphia, PA: Wolters Kluwer Health | Lippincott Williams & Wilkins.

Federal Interagency Forum on Aging-Related Statistics. (2012). *Older Americans 2012: Key indicators of well-being*. Washington, DC: U.S. Government Printing Office.

Fryar, C., & Ogden, C. (2012). *Prevalence of underweight among adults aged 20 years and over: United States, 1960–62 through*

2007–2010. Retrieved May 21, 2014, from www.cdc.gov/nchs/data/hestat/underweight_adult_07_10/underweight_adult_07_10.htm

Guallar, E., Stranges, S., Appel, L., & Miller, E. (2013). Enough is enough: Stop wasting money on vitamin and mineral supplements. *Annals of Internal Medicine, 159*(12), 850–851.

Institute of Medicine. (2005). Dietary reference intakes for energy, carbohydrate, fiber, fat, fatty acids, cholesterol, protein, and amino acids. Food and Nutrition Board. Washington, DC: National Academy Press.

Institute for Safe Medication Practices. (2014). *Oral syringes: A crucial and economical risk-reduction strategy that has not been fully utilized.* Retrieved May 21, 2014, from www.ismp.org/Newsletters/acutecare/articles/20091022.asp

Juarez, L., Soto, E., & Pritchard, J. (2012). Drive for muscularity and drive for thinness: The impact of pro-anorexia websites. *Eating Disorders, 20*(2), 99–112.

Kittler, R., & Sucher, K. (2011). *Food and culture* (6th ed.). Belmont, CA: Thomson Wadsworth.

Linus Pauling Institute. (2014). The case is far from closed for vitamin and mineral supplements. *The Linus Pauling Institute Research Newsletter,* Spring/Summer, 7.

Malone, A. (2014). Clinical guidelines from the American Society for Parenteral and Enteral Nutrition: Best practice recommendations for patient care. *The Art and Science of Patient Care, 37*(3), 179–184.

Metheny, N. (2009). *AACN practice alert: Dye in enteral feeding.* Retrieved June 2, 2014, from www.aacn.org/WD/Practice/Docs/PracticeAlerts/Dye_in_Enteral_Feeding_4-2005.pdf

National Institutes of Health. (2012). *Folate: Dietary supplement fact sheet. NIH Office of Dietary Supplement.* Retrieved May 20, 2014 from http://ods.od.nih.gov/pdf/factsheets/Folate-HealthProfessional.pdf

North American Nursing Diagnosis Association International (NANDA-I). (2014). *Nursing diagnoses: Definitions and classification, 2015–2017.* West Sussex, England: Wiley-Blackwell.

Ogden, C., Carol, M., Kit, B., & Flegal, K. (2014). Prevalence of childhood and adult obesity in the United States, 2011–2012. *Journal of the American Medical Association, 311*(8), 806–814.

Ojo, J. (2014). Problems with use of a Foley catheter in enteral tube feeding. *British Journal of Nursing, 23*(7), 360–364

Ojo, O., & Bowden, J. (2012). Infection control in enteral feed and feeding systems in the community. *British Journal of Nursing, 21*(18), 1070–1075.

Pronsky, Z., Crowe, J., Elbe, D., Epstein, S., Roberts, W., Young, V., & Ayoob, K. (2012). *Food and medication interactions* (17th ed.). Birchrunville, PA: Food Medication Interactions.

Salvy, S., Elmo, A., Nitecki, L., Kluczynski, M. & Roemmich, J. (2011). Influence of parents and friends on children's and adolescents' food intake and food selection. *American Journal of Clinical Nutrition, 98*(1), 87–92.

Simons, S., & Abdallah, L. (2012). Bedside assessment of enteral tube placement: Aligning practice with evidence. *American Journal of Nursing, 112*(2), 40–48.

Sturm, R., & Hattori, A. (2013). Morbid obesity rates continue to rise rapidly in the United States. *International Journal of Obesity, 37*(6), 889–891.

Thompson, J., & Manore, M. (2012). *Nutrition: An applied approach* (3rd ed.). Boston, MA: Pearson.

U.S. Department of Agriculture and U.S. Department of Health and Human Services. (2010). *Dietary guidelines for Americans, 2010* (7th ed.). Washington, DC: U.S. Government Printing Office.

U.S. Department of Agriculture. (2013). *ChooseMyPlate.gov.* Retrieved May 20, 2014, from www.ChooseMyPlate.gov

U.S. Food and Drug Administration. (2014). *How to understand and use the nutrition facts label.* Retrieved May 21, 2014, from www.fda.gov/food/ingredientspackaginglabeling/labelingnutrition/ucm274593.htm

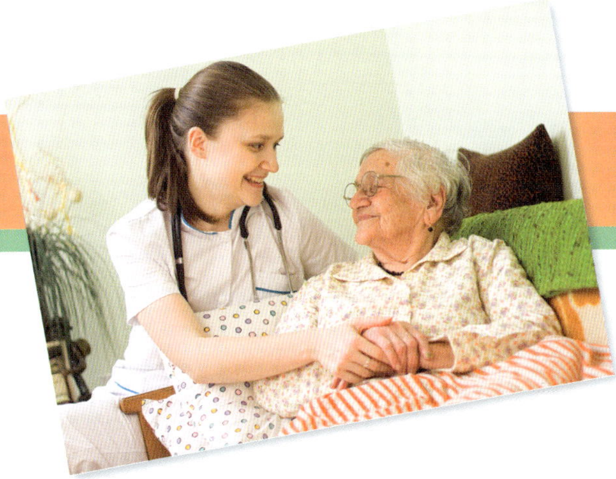

CHAPTER 30

피부 통합성과 상처치유

Skin Integrity and Wound Healing

Debra Beauchaine

주요용어

경화 induration
근접한 approximated
괴사근막염 necrotizing fasciitis
괴사조직제거술 debridement
농양 abscess
누공 fistula
마찰 friction
바인더 binder
박리 desquamation
상처주변조직 periwound
상피화 epithelialization
심부조직손상 deep tissue injury, DTI
열개 dehiscence
열상 laceration
욕창 pressure ulcer
육아조직 granulation tissue
의료용 접착제관련 피부손상 Medical Adhesive-Related Skin Injury, MARSI
음압상처치료 negative-pressure wound therapy, NPWT
잠식 undermining
장기팽출 evisceration
장액성 serous
전단 shear
절개 incision
진피 dermis
짓무른 macerated
찰과상 abrasion
터널 tunneling
표피 epidermis
피부염 dermatitis
피하조직 subcutaneous tissue
혈액성 sanguineous
혈액장액성 serosanguineous
혈종 hematoma
화농성 purulent

비판적 사고를 위한 사례

가정간호사인 김 간호사는 욕창 3단계인 정 씨에게 일주일에 두 번 방문한다. 정 씨는 뇌졸중에서 회복하고 있는 중이고, 물리치료사가 정기적으로 방문하여 재활훈련을 돕고 있다. 정 씨의 부인은 남편의 간호에 적극적으로 참여하며 김 간호사는 오늘 수행할 간호계획을 세우고 있다.

이 장을 학습한 후, 위의 사례를 읽고 다음의 내용에 대하여 비판적 사고를 적용하여 복습한다.

1. 방문 당시 간호사정과 방문 이후의 간호사정에 대해 설명한다.
2. 대상자에게 상처치료 속도에 영향을 미칠 수 있는 요인을 요약한다.
3. 욕창의 추가 발생을 예방하기 위해 제공할 수 있는 간호중재의 요점을 설명한다.
4. 간호수행을 위해 중요한 간호진단을 작성하고, 이 상황에 적용되는 간호진단을 설명한다.
5. 대상자, 가족, 다른 건강관리제공자와 협력해서 효과적인 상처치유를 촉진하기 위하여 협력할 수 있는 방법에 대해 탐구한다.

학습목표

1. 피부조직의 구조와 기능에 대해 기술한다.
2. 피부조직의 기능에 영향을 미치는 요인과 기능 저하의 증상을 확인한다.
3. 피부 통합성 평가의 구성요소를 확인한다.
4. 정상 상처치유 과정을 기술한다.
5. 습성 상처치유의 과학적 원리에 대해 기술한다.
6. 피부 통합성을 증진시키기 위한 간호중재에 대해 기술한다.
7. 상처부위의 온 · 냉 적용법에 관한 과학적 원리를 기술한다.
8. 상처 드레싱의 종류, 기능 및 적절한 드레싱 선택법에 대해 기술한다.

인체 외부를 덮고 있는 피부는 인체에서 가장 큰 장기로서 방어, 감각, 조절 등의 기능을 한다.

상처(wound)는 피부 통합성의 상실을 의미하며, 이는 피부가 과도한 온도, pH, 부식성 화학물질, 과도한 압력, 습기, 마찰, 외상, 방사선 등에 노출될 때 발생한다. 절개(incision)는 수술 치료의 일환으로 만들어진 급성 상처의 한 형태이다. 만성 상처란 일반 상처가 봉합되기까지 걸리는 시간보다 오래 지속되는 상처를 말한다. 급성 상처나 만성 상처가 복잡한 과정을 거쳐 회복하면서 나타나는 일련의 신체반응을 상처치유(wound healing)라고 한다.

간호사는 피부 통합성의 손상을 예방하고 이상적인 상처치유를 도모하는 데 중요한 역할을 하며 대상자에게 우발적인 손상을 피하는 방법, 피부 통합성을 유지하는 방법, 이상적으로 상처치유를 도모하는 방법 등을 교육해야 한다.

1. 피부의 기능

인체가 주변환경으로부터 자신을 보호하는 능력은 주로 피부조직의 통합성 유지에 달려 있다. 피부는 인체의 대사활동에 관여하며 항상성을 유지하는 기능을 담당한다. 피부와 상처간호의 중요성을 이해하기 위해서는 피부의 조직과 기능에 대한 재검토가 필요하다.

1) 피부 구조

(1) 피부층

피부의 조직층은 표피와 진피, 두 층으로 나뉘어 있다(그림 30-1). 피부의 바깥층인 표피는 혈관이 없고 층화 편평상피세포층으로 이루어져 있다. 표피는 모발, 조갑, 선 구조를 만드는 특성이 있으며, 영양은 진피층에서 공급받는다. 표피의 가장 바깥층인 각질층은 연속적 박리 과정을 통해 피부 바깥쪽으로 계속 떨어져 나간다. 표피를 이루는 주요한 세포는 각질을 만드는 각질세포이며, 표피의 기저층에는 멜라닌세포가 있어 피부 색소인 멜라닌을 만들어낸다.

진피는 표피 아래에 위치하는 두꺼운 층으로, 결합조직으로 구성되어 있으며 표피를 지지해 준다. 진피를 이루는 대부분의 세포인 섬유아세포는 콜라겐과 엘라스틴이라는 2가지 주요 단백질을 합성한다. 또한 진피에는 혈관, 림프관, 신경 조직 등이 분포되어 있다. 피하지방층은 피부 바로 아래에 있는 층으로, 지방과 결합조직으로 구성되어 있으며 피부를 지지한다.

얕은 상처는 표피 손상과 진피의 부분 손상을 포함하고, 깊은 상처는 진피에서부터 피하조직, 근육과 뼈까지 포함된다(Brayant & Nix, 2012).

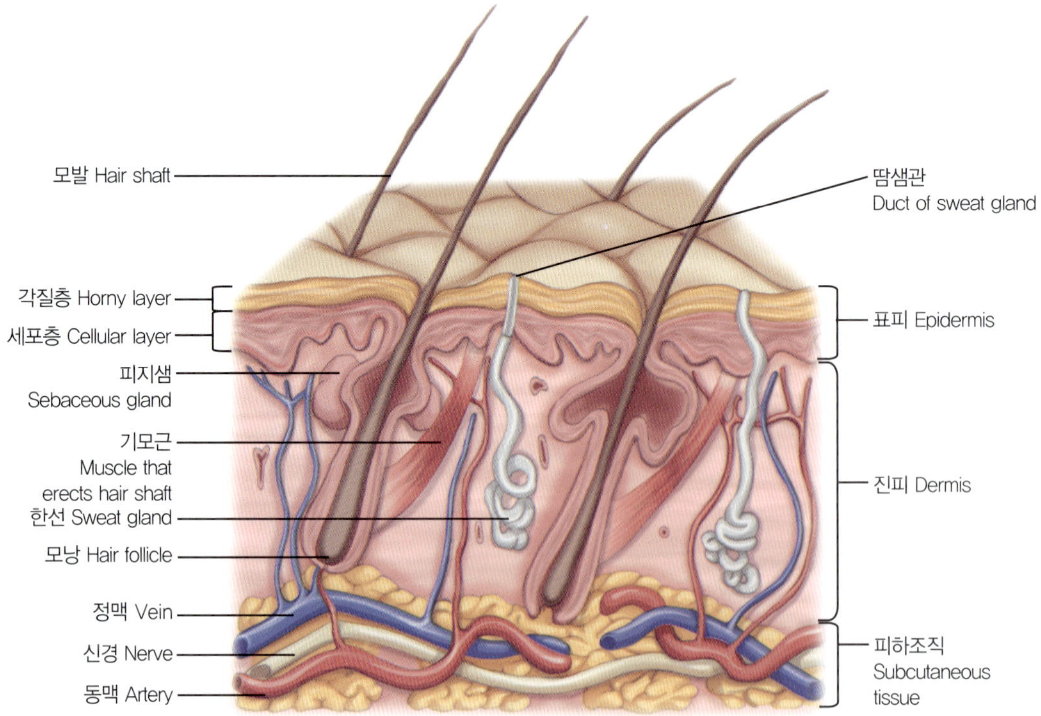

그림 30-1 피부의 단면과 기본구조

(2) 피부 부속기관

진피 안쪽으로 접혀 들어간 표피는 피부 부속기관(모발, 조갑, 에크린선, 아포크린선, 피지선)을 형성한다. 모발은 케라틴 섬유로 구성되며 손바닥과 발바닥을 제외한 인체의 모든 피부에서 자란다. 조갑은 조상(nail bed)에 있는 표피세포의 빠른 분열에 의해 지속적으로 만들어진다. 모발과 조갑에는 신경말단과 혈관이 분포하지 않는다. 에크린선과 아포크린선은 한선이다. 에크린선은 피부 전체에 분포하며 땀을 피부 바깥쪽으로 배출한다. 아포크린선은 주로 액와와 외음부에 존재하며 아포크린관이 모낭에 개구한다. 아포크린선에서 분비되는 땀은 세균이 분비물을 분해할 때 특징적인 냄새가 나게 한다. 두피와 상흉부에 주로 존재하는 피지선은 피부의 바깥층을 매끄럽게 하는 피지를 분비한다.

2) 피부의 기능

(1) 보호

피부는 물리적 · 화학적 손상으로부터 신체를 보호하고, 미생물에 대한 방어벽을 제공한다. 이러한 보호기능에 관여하는 세포들은 표피의 랑게르한스세포(Langerhans cell)와 각질세포, 표피 기저층 아래쪽에 분포하는 대식세포와 비만세포이다. 멜라닌은 자외선을 차단하며, 피지는 피부에 산성 환경을 만들어 미생물의 성장을 억제한다. 또한 피부에는 병원균의 성장을 억제하는 정상 세균총(포도상구균, 연쇄구균, 효모 등)이 존재한다.

(2) 체온조절

피부는 진피층에 분포하는 혈관의 이완과 수축을 통해 체온을 조절하고 외부 온도변화에 적응한다. 혈관수축은 오한을 유발하여 추운 환경에서 체온을 유지하도록 돕고, 땀 분비는 열의 소실과 수분의 증발을 통해 신체를 차게 만든다. 만약 화상이나 손상에 의해 피부의 많은 부분을 상실하게 되면 체온유지와 체액 조절기능에 상당한 문제가 발생하게 된다.

(3) 감각

피부는 통증, 가려움, 진동, 열, 차가움에 민감한 신경망을 가지고 있다. 이러한 신경말단은 주로 진피에 존재하고, 일부는 표피로 뻗어 있다. 또한 감각신경은 모낭을 둘러싸고 있기 때문에 피부 표면에 존재하는 미세한 모발도 감각을 담당한다.

(4) 대사

피부는 자외선으로부터 비타민 D를 합성한다. 비타민 D는 칼슘과 인의 효과적인 흡수에 필수적으로 필요한 물질이다.

(5) 의사소통

피부는 얼굴 표정 또는 외모를 통해 의사소통의 수단이 된다. 얼굴 피부와 근육은 부풀리기, 찡그림, 눈의 깜박임 등 다양한 비언어적 표현을 만들어내며 외모의 특성과 매력을 결정하는 데 중요한 역할을 한다.

3) 정상 피부의 특징

(1) 색깔

피부색은 멜라닌의 생성과 침착 정도로 인종에 따라 다양하다. 멜라닌이 많이 침착될수록 피부색은 어두우며, 어두운 피부색을 가진 인종에서 멜라닌 세포는 피부가 햇빛에 노출될 때 더 많은 멜라닌이 분비된다. 피부색은 황갈색에서부터 어두운 갈색 또는 검정까지 될 수 있다. 밝은 피그먼트 인종의 피부색 또한 아이보리에서 분홍색까지 다양하다. 주근깨 같이 과다색소침착은 밝은 피부색을 가진 사람에게 일반적으로 나타난다. 어떤 인종은 황색 또는 올리브색 피부를 가진다. 모든 사람들은 얼굴이나 팔같이 햇빛에 노출된 부위는 더 검을 수 있다.

(2) 온도

피부는 정상적으로 따뜻하지만 손발과 같은 말단 부위는 혈관수축이 일어나면 차가워질 수 있다.

(3) 습기

정상적으로 피부는 건조하지만 피부 주름에는 습기가 축적될 수 있다. 특히, 불안을 느낄 때는 액와나 손바닥에 정상적으로 존재하는 습기가 증가할 수 있다.

(4) 피부결과 두께

피부는 정상적으로 부드러우나 마찰(발바닥, 손바닥), 자외선, 흡연, 노화로 인해 거칠어질 수 있다. 피부두께는 신체 부위에 따라 다르다. 발바닥 피부두께는 0.6cm이고, 눈꺼풀 피부두께는 0.05cm이다. 정상적으로 피부는 탄력성을 가지고 있어, 엄지와 집게손가락으로 꼬집었다 놓으면 곧바로 제자리로 돌아오게 된다. 이를 피부 긴장도라고 하며, 피부 긴장도는 노화에 따른 수분손실로 인해 감소된다.

(5) 냄새

보통 피부는 냄새가 없지만, 스트레스, 운동, 외부의 온도는 땀샘 분비를 증가시켜 냄새를 증가시킨다.

4) 생애주기에 따른 고려사항

피부는 일생 동안 변화하는데 매우 어린 시기와 노년기에 변화가 가장 심하다.

(1) 신생아와 영아

신생아의 피부는 영아기 후반보다 더 얇고 민감하다. 표층 혈관이 많아 특징적인 붉은색을 띤다. 초기 영아기에는 피지선만 활동적이다. 유백광의 하얀색 비립종(milia, sebaceous retention cyst)이 출생 후 몇 주 동안 턱과 코 주변에서 관찰되기도 한다. 신생아의 피부는 솜털로 덮여 있으며, 몇 주 후 없어지고 다른 색깔과 감촉의 털로 대치된다. 또한 영아의 손톱, 발톱은 길고 얇다.

영아의 피부는 마찰이나 자극에 의해 물집, 찰과상, 반점이 잘 생긴다. 따뜻하고 습한 환경은 땀띠를, 잦은 목욕은 피부 건조를 유발할 수 있다.

영아는 체온조절능력이 부족하여 차가운 곳에 노출되면 저체온증이 유발되기 쉬우며, 더러워진 기저귀는 자극성 접촉피부염 또는 세균 감염을 초래할 수 있다. 기저귀 발진과 습진도 영아에게 흔한 피부질환이다. 발진을 예방하기 위해서는 영아의 피부를 깨끗하고 건조하게 유지해야 한다. 습진은 음식이나 비누 등의 자극에 의한 알레르기 반응일 수도 있으므로, 새로운 음식은 한 번에 한 가지씩만을 추가해야 한다.

(2) 유아와 학령전기 아동

생후 1년 이후부터 사춘기까지는 피부에 큰 변화가 없다. 운동기능이 발달하면서 사고에 노출될 가능성이 높아 열상이나 찰과상을 입을 수 있다. 실외에서 많은 시간을 보내므로, 자외선에 의한 손상을 막기 위해 자외선 차단제를 발라야 한다.

또한 아동은 화상에 노출되기 쉽기 때문에 뜨거운 물과 히터, 바비큐 그릴, 난로, 불 등을 멀리해야 하며, 전기배선구는 보호대 덮개로 덮어 전기 화상을 예방해야 한다.

(3) 학령기 아동과 청소년

청소년기 전까지는 피부가 안정적으로 유지되지만 농가진, 옴 및 이와 같은 전염병은 일반적으로 피부 통합성에 영향을 미치며 학교결석이 필요할 수 있다. 자라면서 자신의 신체에 대한 관심이 높아지며, 발진이나 흉터가 외모에 영향을 미치지 않을지 걱정하게 된다. 그러므로 피부 통합성에 손상을 입힐 수 있는 발진이나 전염성 질환이 있는지 확인하여 더 이상 확산되지 않도록 주의해야 한다. 만약 이러한 상황이 발생했을 때에는 부모와 자녀에게 감정적인 지지를 제공하여 피부손상에 의해 초래되는 불편감과 스트레스에 잘 대응할 수 있도록 도와야 한다.

청소년기에는 골반, 액와 및 다른 부위에 체모가 나타난다. 청소년기에 가장 흔한 피부 질환은 여드름이다. 피지선이 커짐에 따라 피지의 생성이 증가하는데, 여드름은 피지선이 막히기 때문에 발생한다. 여드름은 주로 얼굴, 목, 등, 가슴, 팔에 생긴다. 청소년기에는 신체 외모가 자아상에 중요한 영향을 미치기 때문에 심한 여드름은 정서적인 문제를 유발할 수 있다.

청소년기에는 여러 가지 여가활동(수영, 실외 스포츠 등)에 참여하는 기회가 많기 때문에 자외선에 노출되기 쉽다. 과도한 자외선은 악성 피부종양과 연관이 있으므로, 효과적인 자외선 차단제의 사용으로 피부를 보호하도록 교육해야 한다.

(4) 성인과 노인

피부 변화는 정상 노화의 한 부분이다. 노화와 함께 진피와 피하지방이 감소함으로써 피부가 얇아지고 피지선과 땀샘의 활동이 줄어 건조해진다. 탄력섬유와 콜라겐의 감소로 인해 피부주름이 발생하며 탄력을 잃는다. 또한 혈류가 감소하여 상처치유가 더디게 된다. 조갑은 두꺼워지고 부서지기 쉬우며 모발은 탈색되어 회색을 띠게 되고, 건조에 의한 피부소양증도 흔하다.

피부 성장의 크기와 수가 현저하게 증가하여 목, 눈썹, 액와 주변의 피부가 축 늘어지게 된다. 표피의 각질세포 분화가 느려져서, 손상을 입으면 가렵고 피가 나기 쉽다. 햇빛에 노출되는 부위에 검버섯(senile lentigene, age spot, liver spot)이 생긴다. 대부분의 피부 변화는 양성이지만, 흑색종(melanoma)과 같은 악성 종양의 조기발견을 위해 피부를 자가검사할 필요가 있다.

5) 문화적 고려사항

피부와 상처에 대한 간호사정에서는 피부 색깔 변화에 민감해야 한다. 예를 들어, 욕창과 깊은 조직손상이 의심되는 I단계에서는 검은 피부색을 지닌 대상자의 피부 색깔 변화가 미묘한 변화를 나타낸다.

전통적으로 서양의학은 과학적 기반으로 상처치유에 접근하지만 과학적인 상처 관리를 보충하는 몇몇 양식이 이용될 수 있다. 많은 문화에서는 상처간호를 위해 식물요법이나 허브치료를 사용하는 것을 선호한다. 알로에 로션과 젤은 상처, 가벼운 화상, 곤충에 물린 경우, 피부염, 마른 피부 등의 의학적 처치 보조약으로 널리 사용되고 있다. 카모마일, 라벤더, 차나무 기름도 상처치유를 위해 사용된다. 하마메리스는 가벼운 화상과 찰과상에 사용되는 허브치료이다.

문화적 역량을 지닌 간호사는 대상자의 전통을 존중한다. 아시아문화에서 상처치유자극을 위해 침술을 사용한다. 상처와 관련된 통증을 경험하는 한 연구에서는 특정한 문화 차이가 확인되었는데 프랑스 참여자들은 신체상에 대한 걱정을, 영국 참여자들은 약 사용에 대해 캐나다 참여자들은 상처치유와 관련하여 재정문제를 걱정했다(Mudge, Meaume, Woo, Sibbald, & Price, 2008).

2. 피부 기능에 영향을 미치는 요인

1) 혈액순환

피부에 적절한 혈액공급을 하기 위해서는 다음 4가지 요인이 필수적이다.

- 심장의 적절한 펌프 능력
- 충분한 순환혈액량
- 동맥과 정맥이 막히지 않고 원활하게 기능
- 국소 모세혈관의 압력이 외부 압력보다 높아야 함

이러한 요소 중에 하나라도 이상이 있으면 피부의 정상적인 색깔, 결, 두께, 보습, 온도에 이상이 발생하며, 궤양이 유발되기도 한다.

다리와 발에 궤양을 일으키는 원인은 다양하지만 가장 흔한 원인은 정맥부전, 동맥부전, 신경장애이다. 하지의 동맥 또는 정맥손상은 궤양을 유발하는데, 이러한 기저질환이 치유되지 않으면 궤양은 쉽게 치료되지 않는다.

정맥성 피부염은 정맥부전 또는 정맥의 구조적인 변화에 의해 2차적으로 발생한다. 혈액의 정체는 부종, 혈관이완, 혈장유출을 일으키며 이로 인해 피부염이 발생하게 된다. LEAD(하지 동맥질환), LEVD(하지 정맥질환) 및 LEND(하지 신경병성 질환)에 대한 병인, 증상 및 치료에 대한 비교를 위해 표 30-1을 참조한다.

2) 영양

균형 잡힌 식사는 건강한 피부를 유지시켜 준다. 단백질과 영양의 부족은 모발을 건조하게 하거나 빠지게 하며, 피부를 건조하게 만들고 벗겨지기 쉽게 한다. 비정상적인 피부의 변화를 예방하기 위해서 비타민 A, B_6, C, K, 리보플라빈을 적절히 섭취하는 것이 중요하다. 적절한 철, 구리, 아연의 섭취는 비정상적인 색소침착과 조갑과 모발의 변화를 예방한다.

3) 표피의 상태

미생물 침투에 대한 방어기능을 유지하기 위해 표피의 통합성을 유지해야 한다. 비정상적으로 건조한 피부는 미세한 틈을 만들어내기 때문에 보습이 필요하지만, 과다한 보습은 피부를 손상시킨다. 지속적으로 습기에 노출된 피부는 약해지고 쉽게 짓물러 외상과 감염의 위험성이 높아진다. 또한 짓무른 조직은 주름이 많고 외견상 정상조직보다 약해 보인다. 변실금과 요실금은 피부를 쉽게 짓무르게 하는 위험인자이다. 발한 혹은 세안 후의 부적절한 건조는 특히 피부주름 부위에 습기가 차게 하여 곰팡이가 자라게 함으로써 결국 발진을 유발한다.

4) 알레르기

알레르기 반응과 피부 염증은 히스타민 분비를 매개로 발생한다. 알레르기 반응은 외부 자극이나 내부 자극이 유발하게 되는데, 이러한 자극은 화학적 요인(화장품, 라텍스 장갑, 세정제, 옻나무 등)일 수도 있고 물리적 요인(마찰)일 수도 있다. 식품과 약물도 피부반응을 유발할 수 있다. 피부염은 표피나 진피의 자극 손상을 유발하며 동통, 가려움, 발적, 수포를 동반하기도 한다. 만성 피부염이 있으면 표피가 두꺼워지거나 벗겨지고 색소침착 등을 유발한다. 치료는 유발 요인을 피하는 데 초점을 맞추며, 피부윤활제와 국소치료제를 사용할 수도 있다.

표 30-1 만성 하지상처

	하지 동맥상처	하지 정맥상처	하지 신경병성 상처
병인	동맥 혈류와 관류의 감소	정맥부전	일반적으로 당뇨병 또는 말초 혈관 질환에 의해 유발된 말초신경병증
위치	발가락 끝 또는 발가락지골두(指骨頭) 발가락 사이 뼈의 돌출부, 예를 들어 중간경골(정강이) 또는 외측 복사뼈	무릎과 내측 복사뼈 상부: 일반적으로 전방부	발바닥 또는 족부의 내측, 측면의 압력을 받는 부위. 주로 제1중족골두의 발바닥
상처 특성	천공된 모양의 둥글고 부드러운 가장자리 삼출물이 적은 건조하고 창백한 상처 괴저 또는 괴사가 나타날 수 있음	가장자리가 불규칙한 얕은 상처 옅은 붉은색의 상처부위로 종종 노란색의 부드러운 가피를 동반 삼출물은 보통이거나 다량	무감각한 발에 가해지는 지속적인 압력이나 전단력으로 인하여 굳은살 하부에 궤양 형성 개방상처는 주로 둥글고, 굳은살로 둘러싸임 상처부위는 괴사성, 분홍빛 또는 창백 삼출물은 거의 없음
관련된 사정결과	감소된 말초 맥박, 차가운 발, 두꺼운 발톱, 다리모발 성장 감소 간헐성 파행증(절뚝거림)에서 안정시 통증으로 진행 하지를 60° 상승 시는 다리가 창백하지만, 다리로 체중을 지탱할 시에는 다리가 붉어짐	하지부종 혈철소(hemosiderin) 착색으로 인한 주위조직의 과색소 침착 하지에 인설, 각질, 짓무른 피부(maceration), 진물(weeping)이 나타남	발과 발가락의 감각감소를 동반한 당뇨병력 추상족지증(hammertoes)이나 돌출된 지골두와 같은 족부 기형 보행이상 또는 관절운동 제한 신발에 나타난 비정상적인 마모패턴
치료목표	기준안을 따르거나, 체크함. 서술식으로 쓰든지 SOAP 방법으로 기록	정맥귀환 개선 및 상처치유 최적화	발의 압력감소 및 상처치유 최적화
상처치료 간호계획	개방상처는 비독성 세척제로 사용하여 세척 딱지(eschar)는 건조하고 안정적으로 유지(동맥성 딱지는 습윤 금지)	매 상처 드레싱 교환 시 상처세척 피부에 반창고를 사용하지 않음 상처주위 피부는 삼출물과 접촉 방지 폼(foam) 또는 칼슘알지네이트와 같이 배액을 흡수하는 드레싱 사용	발의 개방성 병변, 상처 또는 긁힌 자국이 없는지 세심하게 조사 매 상처 드레싱 교환시 상처 세척 습윤 상처부위를 유지하는 드레싱 사용 비감염된 딱지는 건조하고 안정적으로 유지
협력적 치료계획	고혈압 및 당뇨 관리 금연 영양개선 ABI(족관절 · 상완지수) 측정 관류가 적절할 경우에만 국소 또는 외과적 괴사조직 제거 혈류개선을 위한 외과적 처치	하지 상승 ABI(족관절 · 상완지수)>0.8일 경우 압박요법 상처감염 확인 및 치료 영양개선	외상으로부터 발 보호 굳은살 제거를 위한 발 치료; 괴사된 무혈관성 조직의 외과적 제거 생물학적 상처 드레싱 치료적 맞춤형 신발 족부 압력감소를 위한 TTC(total contact casting; 완전접촉주조) 혈당 조절 영양 상담 골수염 사정

5) 감염

피부 감염을 일으키는 가장 흔한 원인균은 연쇄상구균과 포도상구균이다. 흔한 세균 감염의 예로 농가진은 베타 용혈성 연쇄상구균에 감염되어 발생한다. 농양은 부어오르고 염증으로 보이는 백혈구와 세포잔해(고름)의 국소화된 더미로, 피부 위 또는 아래에서 발생할 수 있다. A그룹 연쇄상 구균 박테리아는 보통 경미한 피부 감염을 일으키지만, 괴사근막염이라는 드물지만 심각한 감염의 원인이 될 수도 있다. 박테리아가 만든 독소는 감염된 연조직을 파괴하여 죽게 하는데, '괴사성'은 '조직의 죽음을 일으키는 것'을 의미한다. 정확한 진단과 정맥 내 항생제 사용에 의한 신속한 치료와 죽은 조직을 제거하는 수술이 중요하다(CDC, 2013).

유두바이러스(papillomavirus)에 의한 사마귀(wart)는 손과 발에 주로 발생하고, 헤르페스 바이러스 감염은 입술, 얼굴, 입, 회음부에 주로 발생한다. 어린이에서 호발하는 전염성 바이러스 감염은 발진을 유발하고 소양증을 동반하는데, 소양증은 2차 감염의 원인이 되기도 한다.

진균 감염이 가장 흔한 곳은 발이며, 그 밖에 조갑, 모발 없는 피부, 두피, 회음부에도 발생한다. 칸디다 진균 감염은 항생제 혹은 면역억제제 사용 후에 정상 세균총이 파괴되면서 2차적으로 발생하는 경우가 많다.

6) 비정상적인 성장

악성 또는 비악성 과정에 의해 피부가 비정상적인 속도로 만들어지면, 정상 피부 통합성을 잃게 된다. 건선(psoriasis)은 피부 생성이 증가하는 양성, 만성 질환으로 정상 표피의 순환율(turnover rate)이 14~20일에서 3~4일로 빨라지는 것이 특징인 질환이다. 건선은 팔꿈치, 무릎, 두피, 발바닥에 흔히 발생하며 스트레스, 감염, 환경적인 요인 등에 의해 악화되었다가 회복된다.

양성 또는 악성 종양도 피부 통합성에 영향을 미치는데 대부분의 양성 종양은 바이러스 감염이나 노화에 따른 것이지만 악성 종양은 대부분 장기간의 햇빛 노출에 의해서 발생한다.

7) 전신질환

많은 만성질환이 피부이상이나 궤양을 유발한다. 질병이 악화되면서 피부 통합성에 손상이 발생하는 경우로는 염증성 대장질환, 천포창(pemphigus), 말초혈관질환 등이 있다. 이러한 경우 원인이 되는 기저질환을 치료함으로써 회복될 수 있다. 말초신경병증은 당뇨병의 일반적인 합병증이며, 하지 신경병증성 상처의 주요 원인이다. 신경병증성 상처를 포함한 일반적인 하지 상처의 비교 내용은 표 30-1을 참조한다. 전신 질환으로 인한 피부 문제를 치료하기 위한 중재에는 기저질환의 적절한 치료와 통제가 필요하다.

8) 외상

상처와 같은 외상은 피부의 기능에 영향을 미친다. 상처는 크게 사고에 의한 상처(accidental wound)와 외과적 상처(surgical wound)로 나눌 수 있다(표 30-2).

표 30-2 상처의 종류

상처	설명
광범위한 분류	
급성	절상, 총상, 화상이나 외과적 절개와 같은 손상
만성	일반적인 치유기간보다 더 지속되거나 새로운 손상이 없이 재발하는 상처
개방성	피부 갈라짐과 조직 손상이 있음
폐쇄성	피부 갈라짐은 보이지 않지만 연조직의 파괴가 뚜렷함
양상에 의한 분류	
찰과상(abrasion)	마찰에 의한 피부의 표재성 상처; 반흔(흉터) 조직 제거를 위한 피부과적 시술
자상/찔린상처(puncture)	의도적 · 비의도적으로 피부나 하부조직을 관통할 수 있는 날카로운 물건으로 찔린 외상
열상(laceration)	가장자리가 찢긴 조직으로 된 불균일한 상처, 오염될 가능성과 감염 위험성이 있음
타박상(contusion)	폐쇄성 상처; 무딘 것에 부딪혀 생긴 하부조직 내의 출혈; 일종의 멍
외과적 상처의 분류	
깨끗한(clean)	위장관계, 호흡기계나 비뇨기계를 침투하지 않은 폐쇄성 외과적 상처; 감염의 저위험성
깨끗한/오염된(clean/contaminated)	위장관계, 호흡기계나 비뇨기계를 침투한 상처; 감염의 위험성
오염된(contaminated)	개방성, 외상성 상처, 무균술이 지켜지지 않은 외과적 상처; 감염이 고위험성
감염된(infected)	병원체나 감염의 증후가 있는 상처 부위

(1) 사고에 의한 상처

사고에 의한 상처로는 찰과상(abrasion), 열상(laceration), 자창(puncture)이 있다. 찰과상은 피부가 딱딱한 표면과 마찰했을 때 발생하며 마찰에 의해 상피층이 벗겨져 표피 또는 진피층이 노출되는 경우이다. 열상은 개방 상처인데, 피부의 상층이나 피하조직 아랫부분에 주로 발생하며 근육, 건, 혈관, 신경까지 손상을 입으면 영구적인 손상이 남을 수 있다. 오토바이, 기계, 칼 등에 의한 사고가 열상을 일으킨다. 자창은 날카롭고 뾰족한 물체가 조직을 관통할 때 발생하며 피부의 하부구조에 손상을 주거나 병원균과 파편에 의한 심한 오염을 유발시킨다. 손톱이나 발톱, 압정, 날카로운 물건 등이 원인이 된다.

(2) 외과적 상처

외과적 상처는 표피에 국한된 것(갑상선절개술)부터 깊은 부위(복막염감염으로 인한 복부절개 등)에 이르기까지 다양하다. 이러한 상처는 몇 가지 범주로 나눌 수 있는데, 상처의 심각도는 치료기간과 통증 정도, 합병증의 가능성, 배액관이나 흡인기의 사용 여부에 따라 달라진다.

장루술은 내장기관의 일부가 피부와 연결되도록 복벽을 외과적으로 개방하는 수술 방법으로 대장암, 방광암 또는 염증성 장질환 등에 적용한다. 이때 개구부 주위의 피부는 대변, 소변 또는 장 분비물에 계속적으로 노출되기 때문에 만약 개구부 크기에 맞지 않는 주머니를 사용한다면 개구부 주위의 피부가 손상될 수 있다.

9) 화상

과도한 열, 전기, 유해 화학물질 또는 방사능에의 노출로 조직 손상이나 화상을 입을 수 있다. 화상은 단순한 햇볕 화상(sunburn)부터 생명을 위협하는 중증 화상까지 범위가 다양하다. 손상의 심각도는 화상의 형태, 범위, 깊이 및 대상자의 건강상태에 따라 달라진다.

부분층 화상은 피부의 얕은 부분에서 심부까지의 화상을 의미한다. 얕은 부분층 화상(1도 화상; 표피) 시 피부는 분홍빛이나 붉은빛을 띠며 수포가 형성되지 않는다. 약한 햇볕 화상이 대표적인 예이다. 중간 이상 심부 화상(2도 화상; 진피) 시 피부는 분홍색, 붉은색, 상아색, 밝은 갈색 등을 띠고 수포가 발생하며 축축한 것이 특징이다. 증기에 의한 화상을 예로 들 수 있다. 전체층 화상(3도 화상)을 입은 피부는 갈색이나 검은색에서부터 붉은색 혹은 반짝이는 흰색까지 다양한 색깔을 나타내며 굳은 혈관이나 수포, 기포 등이 관찰된다. 3도 화상의 피부는 건조하고 가죽 같이 뻣뻣한 느낌이다. 근막, 근육 혹은 뼈에 이르기까지 심하게 손상된 경우에는 4도 화상으로 분류하기도 한다.

가장 일반적인 형태인 열에 의한 화상은 화염이나 뜨거운 액체, 뜨거운 표면 혹은 증기에 의해 발생한다. 화학적 화상이란 독성물질에 대한 노출을 말하는데, 손상의 정도는 화학물질의 농도와 노출 시간에 따라 달라진다. 전기적인 화상의 경우 전류의 종류와 전압, 인체 내에서 흐르는 경로, 접촉 시간과 관계가 있다. 방사능에 의한 화상은 사고뿐만 아니라 방사선을 이용한 치료 과정에서도 발생할 수 있다.

10) 기계적인 힘

피부에 가해지는 압력, 응전력, 마찰 등이 피부손상을 일으킬 수 있다.

(1) 마찰

마찰은 두 개의 표면을 서로 문질렀을 때 발생한다. 주름진 침상보 같은 표면에 피부가 문질러져 작은 찰과상을 입게 되면 욕창이 발생할 가능성이 높아진다. 대상자의 피부를 매끄럽게 유지하고 대상자를 옮기거나 씻길 때 주의를 기울임으로써 마찰에 의한 손상을 줄일 수 있다. 마찰의 경우 피부 손상은 대부분 표피에만 얕게 나타난다.

(2) 응전력

응전력은 조직층이 서로 반대 방향으로 움직이면서 피하조직을 통과하는 혈관이 늘어남으로써 발생한다(그림 30-2). 주로 대상자가 침상에서 미끄러져 내려가거나 올라갈 때 생기게 되는데 피부는 마찰력에 의해 고정되어 있고 내부의 근막 등은 뼈와 함께 움직이게 되어 조직 아래의 말초혈관이 늘어나고 찢어져 궤양 형성의 위험이 증가하게 된다. 응전력은 피부 압력의 파괴적인 힘을 강화시켜 준다.

SAFETY ALERT

응전력으로 인한 피부손상 예방을 위해서는 부동 환자를 움직이게 할 때나 체위변경 시 조심스럽게 해야 한다.

(3) 압력

욕창 형성의 주요 원인은 압력이다. 피부가 받는 압력의 영향 정도는 압력의 강도, 지속시간 및 조직의 저항력에 따라 달라진다. 저강도의 지속적인 자극과 고강도의 짧은 자극 모두 조직에 손상을 입힐 수 있다.

욕창은 뼈 돌출부를 덮고 있는 연조직에 대한 지속적인 압력에 의해 발생하는 국소적인 조직 파괴이다(European Ulcer Advisor Panel and National Pressure Ulcer Advisory Panel, 2009). 압력이 혈액 흐름을 감소시켜 산소와 영양분의 공급을 제한함으로써 세포를 파괴하고 변형시켜 궤양을 형성하게 한다. 욕창은 보통 꼬리뼈, 발꿈치, 좌골 결절, 대전자 등 뼈 돌출부에서 많이 발생한다(그림 30-3). 욕창은 조직 파괴의 깊이에 따라 단계별로 분류할 수 있는데(Box 30-1), 욕창이 발생한 부분이 재생 불가능한 세포로 덮여 있고 상처 기저부가 드러나

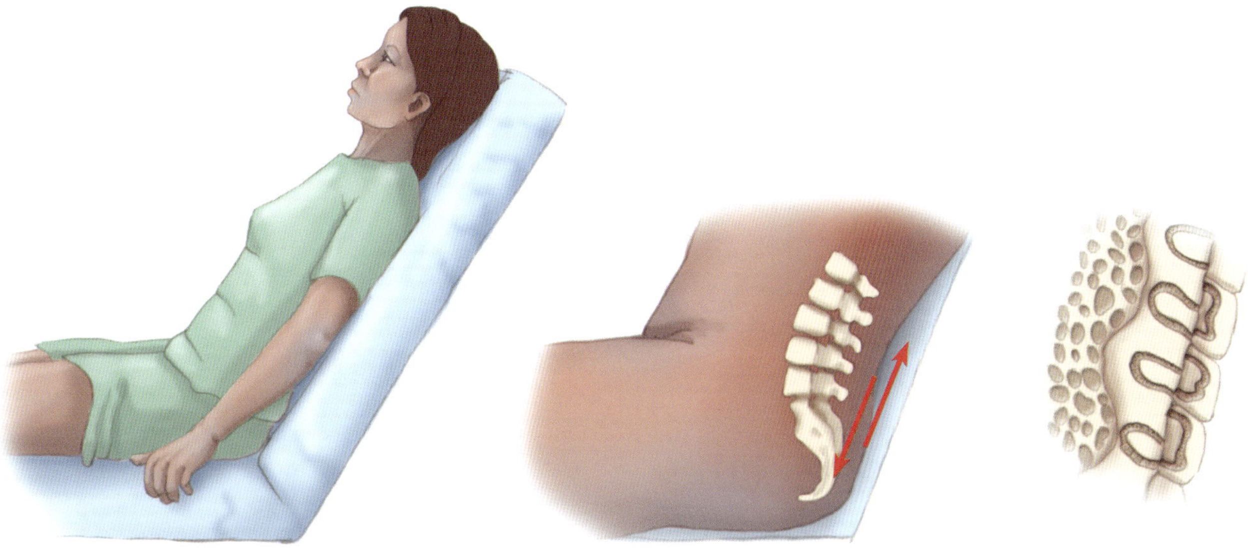

그림 30-2 응전력은 대상자가 침대에서 아래로 미끄러지면서 생기는 반대방향의 힘이 모세혈관을 늘어지고 손상시켜 욕창이 생기게 한다.

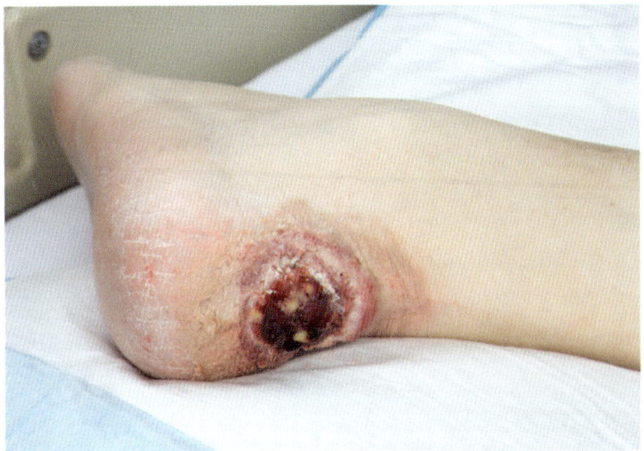

그림 30-3 발 뒤꿈치의 욕창

있지 않다면 죽은 조직을 제거해야 분류가 가능하다.

의료기구는 욕창을 일으키는 압력원이 될 수 있다. 산소 튜브 또는 산소마스크, 기관절개 튜브의 판 또는 목끈, 부목 또는 교정기, 압축 스타킹 및 침상변기는 잠재적으로 욕창을 일으키는 장치의 예이다. 의료기구 아래의 조직 손상은 종종 기구의 모양 또는 윤곽과 일치한다. 점막 욕창은 의료기구를 사용 중인 위치의 점막에 생긴 욕창의 일종이다. 점막 욕창과 관련된 의료기구의 유형에는 기관 내 튜브, 비위관 또는 대변 관리 튜브가 포함된다. 피부 압박궤양에 대한 병기시스템(staging system)은 점막 압박궤양의 병기에는 사용할 수 없다.

욕창을 방지하기 위해서는 대상자 개인의 발생 위험도를 사정하고 확인하는 것이 매우 중요하다. 운동성과 활동성의 감소, 지각 · 인지 능력의 감소는 욕창 발생의 위험성을 증가시킨다. 즉, 독립적으로 움직일 수 없는 사람이나 장기간 부동자세로 지내야 하는 사람은 욕창 발생 위험성이 높으며 신경병증이나 마비를 가지고 있는 사람도 감각능력의 손상에 따른 욕창 발생의 가능성이 높아진다.

조직 내성을 약화시키고 욕창을 발생시키는 외적인 요인에는 습기, 마찰, 응전력 등을 들 수 있으며, 이 밖에도 영양 부족, 연령, 낮은 동맥압도 원인이 된다. 영양 부족이 욕창 발생의 위험성을 증가시키는 것은 영양 섭취가 부족한 대상자는 모세혈관이 손상되기 쉬워 피부로의 혈액공급이 원활하지 못하기 때문이다. 영양실조 대상자는 체중 감소, 혈중 단백질 감소, 면역기능 저하 등을 나타내며 피하조직과 근육의 손실로 피부와 골격 사이의 보호물질이 감소되어 욕창 발생의 위험이 증가한다.

욕창의 위험을 가진 대상자를 예측하기 위해 만들어진 사정도구에는 Braden척도(Box 30-2)와 Norton척도가 있는데, 이러한 척도는 대상자 개인의 위험 수준을 점수화하여 보여준다.

3. 피부기능의 변화

1) 피부기능 변화의 소견

정상 피부의 통합성 상실은 통증, 가려움증, 발진, 병변, 개방 상처 등의 소견을 보이며 보통 한 가지 이상의 증상이 동

Box 30-1 욕창의 단계

1단계(Stage I)

뼈가 돌출된 부분 위로 국소적인 발적이 있는 손상되지 않은 피부이다. 어둡게 착색된 피부에서는 창백하게 보이지는 않는다. 욕창부위 색깔은 주변 부위와 차이가 있고, 인접 조직과 비교할 때 욕창 부위에서 통증이 있으며, 단단하고 부드럽고 따뜻하거나 차갑게 느껴진다. 1단계는 검은 피부색을 가지고 있는 개인에서는 발견하기 어렵다(EPUAP & NPUAP, 2009).

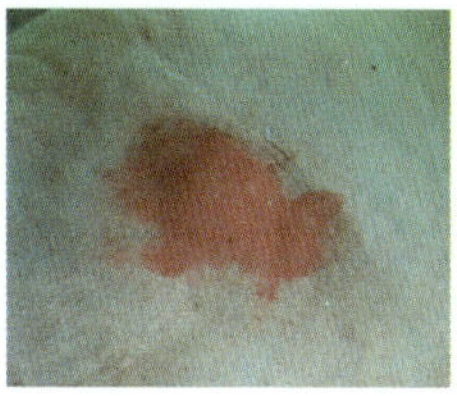
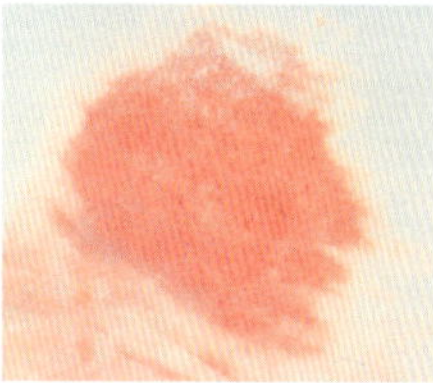

2단계(Stage II)

딱지가 없고 붉은 상처 부위를 가지고 있는 표재성 궤양으로서 일부분층의 진피손상이 발생한다. 손상되지 않거나 개방된 · 찢겨진 물집이 있으며, 딱지나 타박상(심부 조직손상을 의심함)이 없는 반들반들하거나 마른 궤양이 나타난다. 이 단계에는 찢어진 피부, 화상, 회음부위 피부염, 짓무름 또는 찰과상이라 말할 수는 없다(NPUAP, 2007).

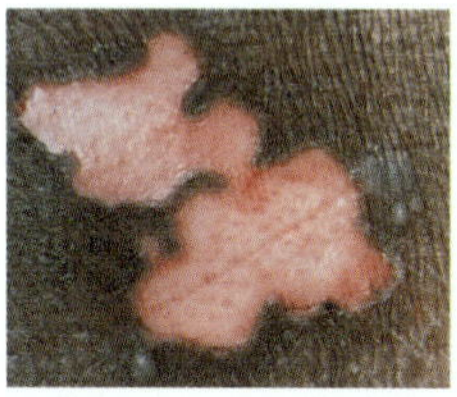
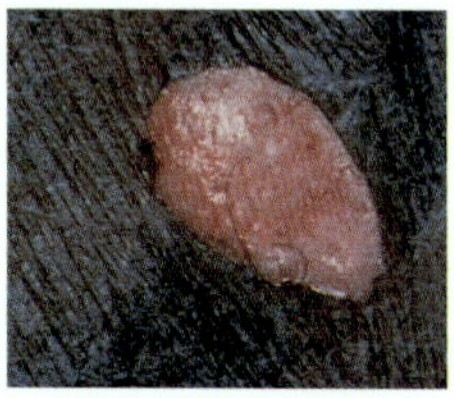

3단계(Stage III)

전층 조직 손상으로 피하지방이 보이지만 뼈, 건, 근육은 나타나지 않는다. 딱지가 있으나 깊은 조직손상을 가리지는 않는다. 3단계 욕창의 깊이는 해부학적 위치에 따라 다양하다. 콧등, 귀, 후두, 복사뼈는 피하조직을 가지고 있지 않아 욕창 3단계가 가벼울 수 있다. 반면, 지방층이 많은 부위는 심한 욕창이 발생할 수 있다. 뼈나 건은 보이지 않거나 직접적으로 만져지지 않는다(NPUAP, 2007).

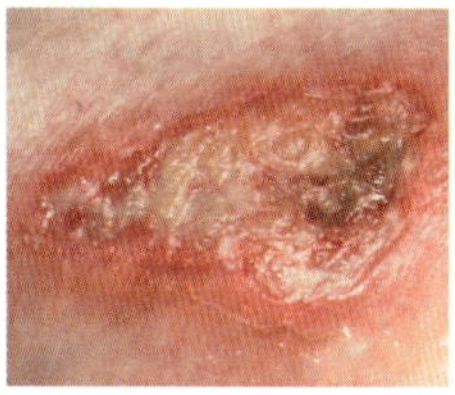
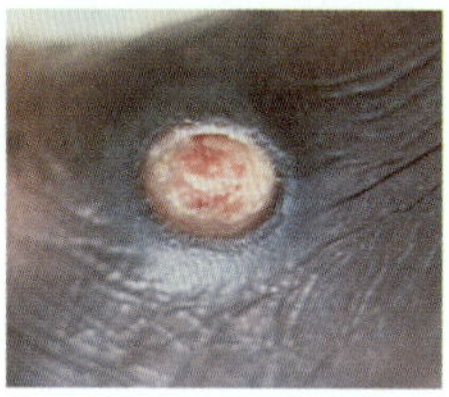

4단계(Stage IV)

뼈, 건, 근육을 포함한 전층 조직 손상으로 딱지나 가피가 상처 부위에 나타난다. 자주 구멍과 터널이 있으며, 욕창 4단계의 깊이는 해부학 위치에 따라 다양하다. 콧등, 귀, 후두, 복사뼈에는 피하조직을 가지고 있지 않아 이러한 부위에서는 가벼울 수 있다. 욕창 4단계는 근육과 지지구조(근막, 건, 관절구)까지 확장될 수 있으며 골수염 가능성도 있다. 노출된 뼈나 건은 보이거나 직접적으로 만져진다(NPUAP, 2007).

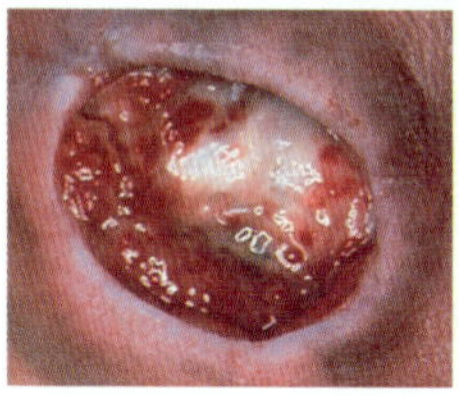
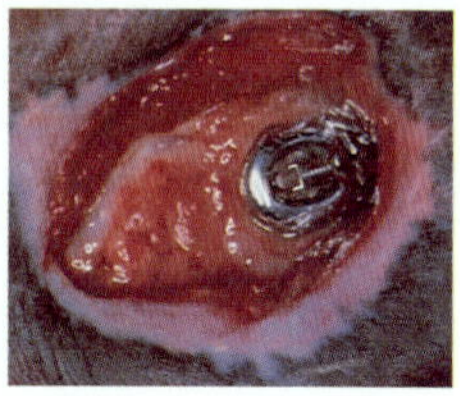

Unstageable

손상 부위에 딱지(노란색, 황갈색, 회색, 녹색 또는 갈색)가 덮혀 있거나 가피(황갈색, 갈색 또는 검은색)가 있는 궤양을 기반으로 전층 조직손상이 발생한다. 딱지와 가피는 상처의 기저부나 깊이를 노출시키기 위해 제거될 때까지는 단계를 결정할 수 있다. 홍반이나 변화없이 손상되지 않고, 마르고 부착된 발 뒤꿈치에 있는 가피는 '신체의 자연적인 덮개'이기 때문에 제거되어서는 안 된다(NPUAP, 2007).

의심가는 깊은 조직 손상

색변화가 없는 손상되지 않은 피부의 보라색 또는 갈색 부위나 혈액이 채워진 물집은 압력이나 전단으로 인한 조직손상 때문에 발생된다. 그 조직은 다른 주변 조직에 비하여 통증이 있고 단단하며, 무르고 습하고 따뜻하거나 차갑다. 깊은 조직 손상은 어두운 색 피부를 가진 개인에게서 발견하기 어렵다. 어두운 상처 부위에 얇은 물집으로 발전하며, 상처는 더욱 커지고 얇은 가피가 생기고 빠르게 진행될 것이다(NPUAP, 2007).

출처: Calrenno, C. (2000). Assessing and preventing pressure ulcers. *Advances in Skin and Wound Care, 13*(5), 245

반된다. 표피의 갈라짐은 피부 통합성에 변형이 있음을 나타낸다. 흔히 표피의 파괴는 명확하게 보이지만 갈라짐은 더 작거나 덜 명확할 수 있다. 예를 들면, 피부의 미세한 갈라짐은 염증으로 인한 발적 정도로 나타나기도 한다.

(1) 통증

피부 내의 신경이 자극되면 통증을 느낀다. 정상 피부 통합성의 변화는 신경을 따라 전달되는 신호의 양을 증가시킨다. 그러므로 표피나 진피가 파괴되면 매우 예민하고 예리하며 심한 통증을 느끼게 된다.

Box 30-2 욕창의 위험성을 예측하는 Braden 척도

감각 인지: 불편함과 관련된 압력에 반응하는 능력

점수

1. **완전히 제한된**: 의식수준 감소로 고통스러운 자극에 반응하지 않거나(신음소리를 내거나, 움찔하거나 꽉 쥐지 않음), 신체의 대부분이 통증을 느끼는 데 제한된 능력을 보인다.
2. **매우 제한된**: 고통스러운 자극에만 반응한다. 신음소리를 내거나 안절부절못함을 제외하고 불편함을 말할 수 없거나, 신체의 절반이 불편하거나 통증을 느끼는 능력이 제한된 감각손상이 있다.
3. **약간 제한된**: 불편함을 전달할 수 없거나 움직일 필요가 있을 때를 제외하고 말로 반응하거나 한 개 또는 두 개의 말단 부위에 불편하거나 통증을 느끼는 능력이 제한된 약간의 감각손상을 가지고 있다.
4. **장애 없음**: 말로 반응한다. 불편함과 통증을 말하거나 느끼는 능력에 제한된 감각 결핍이 없다.

습기: 피부가 습기에 노출된 정도

점수

1. **지속적으로 축축한**: 피부는 거의 지속적으로 땀, 소변 등에 의해 축축하다. 습기는 매번 대상자가 움직일 때 발견된다.
2. **매우 축축한**: 피부는 종종 축축하다. 리넨을 적어도 근무 때마다 한 번씩 교체해야 한다.
3. **가끔 축축한**: 피부는 가끔 축축하다. 대략 하루에 한 번 리넨 교체를 요구한다.
4. **거의 축축하지 않은**: 피부는 보통 건조하다. 일상적인 간격으로 리넨 교체를 요구한다.

활동: 신체활동 정도

점수

1. **누워만 있는**: 침대에만 누워 있다.
2. **의자에 있는**: 걷는 능력이 심각하게 제한된다. 자신의 무게를 감당할 수 없고 의자나 휠체어의 도움이 필요하다.
3. **가끔 걷는다**: 대부분의 시간을 침대나 의자에서 보내고, 매우 짧은 거리를 도움이 필요하거나 도움 없이 가끔 걷는다.

이동성: 자세를 바꾸는 능력

점수

1. **완전히 부동**: 도움 없이 약간의 신체 또는 말초 부위 자세 변화를 할 수 없나.
2. **매우 제한된**: 매우 가끔 또는 독립적으로 중요한 변화를 제외하고 가끔 약간의 신체 또는 말초 부위 자세를 변화시킨다.
3. **약간의 제한된**: 독립적으로 신체 또는 말초 부위에 약간의 자세 변화를 한다.
4. **제한 없음**: 도움 없이 자주 자세 변화를 한다.

영양: 평상 시 음식 섭취 양상

점수

1. **매우 나쁜**: 완전한 식사를 전혀 먹을 수 없다. 식사의 1/3 이상을 먹기 어렵다. 하루에 2회 또는 일일 단백질(고기 또는 유제품)량 부족, 수분 섭취 부족, 액체 보조식품을 섭취할 수 없거나 금식 또는 5일 이상 혈관주사로 유지한다.
2. **아마도 불충분한**: 드물게 완전한 식사를 한다. 일반적으로 제공된 음식의 절반을 먹는다. 단백질 섭취는 하루에 고기 또는 유제품으로 3번 섭취한다. 가끔 보조식품을 먹거나 적은 양의 위관영양 또는 유동식을 한다.
3. **충분한**: 대부분 음식의 절반 이상을 먹는다. 매일 4회 단백질을 먹는다. 보조식품을 먹을 때를 제외하고 가끔 식사를 거부하거나 영양요구량에 따른 위관영양 또는 완전 비경구영양을 한다.
4. **우수한**: 매일 대부분의 식사를 한다. 식사를 거부하지 않는다. 보통 단백질을 4회 이상 먹는다. 가끔 간식도 먹고, 보조식품을 요구하지 않는다.

마찰

점수

1. **문제**: 이동 시 큰 도움을 요구한다. 시트에 기대어 미끄럼 없이 완전히 들어올리는 것은 불가능하다. 큰 도움으로 자세변경을 요구한다. 의자나 침대에서 자주 미끄러진다. 경련, 구축, 심하게 흔드는 것은 끊임없이 마찰을 일으킨다.
2. **잠재적 문제**: 무기력하게 움직이거나 최소한의 도움을 요구한다. 움직이는 동안, 피부는 시트, 의자, 억제대에 기대어 미끄러진다. 가끔 미끄러짐 없이 대부분의 시간을 의자나 침대에서 좋은 자세를 유지한다.
3. **명백한 문제 없음**: 독립적으로 침대와 의자에서 움직인다. 움직이는 동안 충분한 근력을 가지고 있다. 항상 침대와 의자에서 좋은 자세를 유지한다.

Braden 척도 점수

1 = 매우 손상됨
3 또는 4 = 낮은 하중도 손상
총점: 23
위험 예측 점수: 16 이하

총 점수

출처: Barbara Braden, PhD, RN, FAAN, and Nancy Bergstrom, PhD, RN, FAAN. Copyright © 1987. Used by permission.

(2) 소양증

소양증은 피부나 전신적인 문제가 생겼을 때 흔히 나타나는 증상이다. 주로 염증이나 알레르기 반응에 의한 가려움증이 많으며, 피부를 긁어 2차적인 손상이 일어나는 경우도 많다.

(3) 발진

발진은 과도한 열, 전염성 질환, 알레르기, 정서적 문제 같은 다양한 원인에 의해 발생할 수 있으며, 피부에 일시적으로 나타난다. 발진은 특징적 형태 및 신체 표면 중 어느 곳에 분포하는가를 묘사한다. 반점 발진은 피부표면과 같은 높이이며, 구진 발진은 피부표면보다 융기한 형태로 나타난다. 전신 발진은 신체의 대부분을 덮는 반면, 국소 발진은 특정 부위에 제한되어 나타난다. 발진은 흔히 가려움증이 동반된다.

(4) 병변

병변은 정상 조직의 구조나 기능의 상실을 의미하며, 지름이 밀리미터 단위부터 수 센티미터에 이르기까지 크기가 다양하다. 병변은 형태, 배열상태 및 분포도에 따라 기술되는데(표 30-3), 일차 병변은 본래의 정상적인 피부에서, 이차 병변은 일차 병변에서 진행된다. 이차 병변의 예로는 인설(비늘, scales), 가피(딱지, crusts), 열구(틈새, fissures) 등이 있다. 급성 피부염에서는 수포가 발생하여 터지고 진물이 흘러 가피를 형성할 수 있다.

2) 상처치유

상처가 나면, 상처부위가 새로운 조직으로 대체되면서 치유가 일어난다. 유사한 깊이의 상처라면 상처치유 과정의 특성도 유사하다. 치유기간은 상처의 위치와 넓이, 손상된 세포의 재생능력과 대상자의 전반적 건강상태에 따라 달라지게 된다.

(1) 상처치유 단계

지혈, 염증반응, 재생, 증식의 4단계를 통해 상처는 치유되며, 이 과정은 손상 순간에 시작하여 정상 조건하에 12~24개월에 마치게 된다. 상처치유에 많은 세포가 관여하는데 대부분의 세포가 성장인자(growth factor)라는 화학적 전달물질을 생산하고 분비한다. 이 성장인자는 치유과정에 매우 중요한 역할을 하므로, 이를 상처치유에 최적화시키기 위한 연구가 진행되고 있다.

첫 단계인 지혈은 상처에 즉각적으로 혈관수축, 혈소판 응집, 혈전형성을 통해 시작한다. 다음은 염증반응으로 3일 동안 지속되고, 수복 과정을 시작하기 위해 상처를 깨끗이 할 식균작용과 혈관이완의 과정이다.

치유 과정은 상처가 부분층인지 혹은 전층 피부인지에 달려 있다. 부분층 상처가 치유되는 다음 단계는 재생 단계이다. 이 단계에서는 분홍빛을 띠는 상피세포가 재생산되어 상처 표면을 따라 이동하게 되는데, 이를 상피화(epithelialization)라고 한다. 상피세포가 상처 바닥을 덮으면, 이 세포는 복제를 계속하여 상처 부위 표피의 세포층 수가 정상 표피의 두께와 비슷해질 때까지 증식하게 된다.

전층 피부상처의 치유 과정에서는 염증반응 이후 증식이 일어나게 된다. 대식세포, 섬유모세포, 모세혈관 배아 등을 함유하는 콜라겐 기질로 구성된 육아조직이 생산되며, 결합조직과 함께 손상된 부위를 채우게 된다. 개방상처(일차봉합을 하지 않는)의 경우 이 단계에서 상처 부위에 수축이 일어나게 되는데 상처를 안쪽으로 끌어당겨 상처의 깊이와 크기를 감소시킨다. 증식 단계는 전층 피부상처에서 손상 후 4일부터 약 21일까지 나타나게 된다.

전층 피부상처치유의 마지막 단계인 성숙 단계는 손상 3주 후부터 2년 이상 오랜 기간에 걸쳐 일어난다. 이때는 섬유모세포의 수가 감소하고 콜라겐 합성이 안정화되며 콜라겐 섬유들이 구조화되어 상처의 인장강도(tensile strength)를 증가시키게 된다. 조직의 강도는 10~12주에 최대에 도달하지만 치료가 완료된 후에도 손상 전 강도의 70~80%까지만 회복된다.

(2) 상처치유의 종류

상처치유는 조직상실 여부에 따라 형태가 다른데, 크게 1차 · 2차 · 3차 유합으로 분류한다(그림 30-4).

① 1차 유합

조직상실이 최소로 발생한 경우이다. 예를 들어, 외과적 절개나 얕은 봉합 상처들인데, 1차 유합을 통해 치유된다. 1차적 상처의 경계 부위는 서로 가까워지고 약간 당겨진다. 이 경우 육아조직은 관찰되지 않으며 최소한의 반흔만을 남기게 된다. 상처의 감염 위험성도 낮다.

표 30-3 피부병변의 기본 유형

1차 병변(정상 피부에서도 있을 수 있다)

동그랗고 편평한 모양으로 피부색이 변하지만, 만져지는 것은 없음

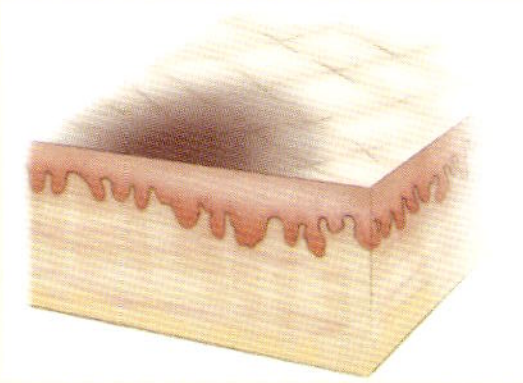

반점(macule)–작은 반점
예: 주근깨(freckle), 점상출혈(petechia)
첨포(patch)–반점보다 큼
예: 백반(vitiligo)

단단하고 융기된 덩어리가 만져짐

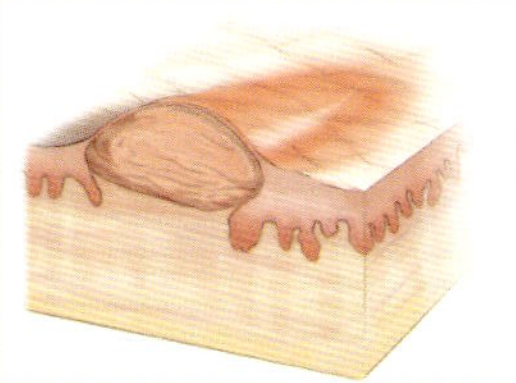

구진(papule)–0.5cm 이하;
예: 상승된 모반(nevus)
반점(plaque)–편평하거나 상승됨, 0.5cm 이상; 종종 구진이 합쳐져서 생김
결절(nodule)–0.5cm 이상; 구진보다 깊고 단단함
종양(tumor)–큰 결절
팽진(wheal)–다소 불규칙하고 피부 표층의 국소화된 부종
예: 모기에 물린 부위, 담마진(hive)

피부층 내에 액체가 고여 표면이 융기되어 있음

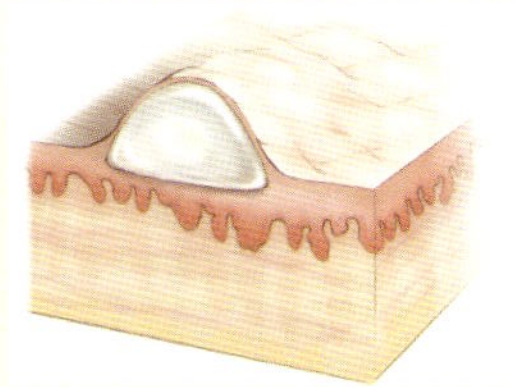

소수포(vesicle)–0.5cm 이하; 장액이 괴어 있음
예: 단순포진
대수포(bulla)–0.5cm 이상; 장액이 괴어 있음
예: 2도 화상
농포(pustule)–농이 괴어 있음
예: 여드름, 농가진

2차 병변(1차 병변이 변한 것)

피부 표면의 손실

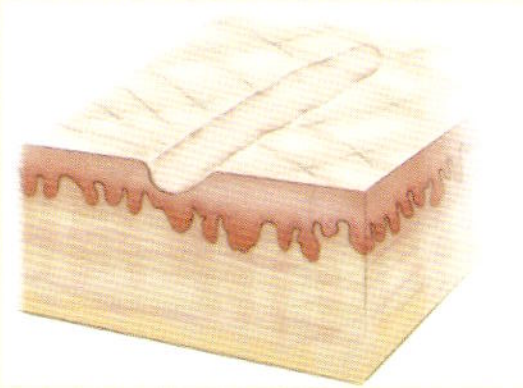

미란(erosion)–상피 표면이 벗겨짐; 표면이 습하지만 출혈은 없음
예: 수두의 수포가 터진 후 축축한 상태

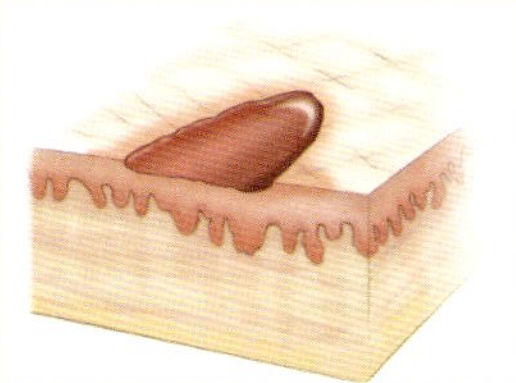

궤양(ulcer)–피부 표면이 깊게 패임; 출혈이 있을 수 있고, 상흔이 있을 수 있음
예: 정맥부전 시 정체성 궤양, 매독성 하감

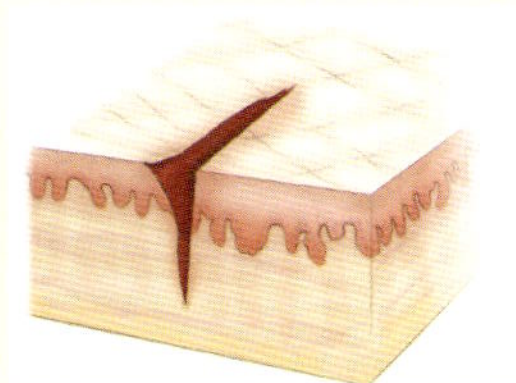

열구(fissure)–피부가 선형으로 패임
예: 무좀

피부 표면의 이물질

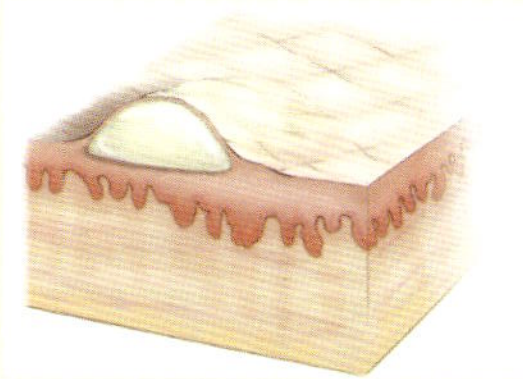

가피(crust)–장액, 농 또는 혈액이 말라붙어 있음
예: 농가진

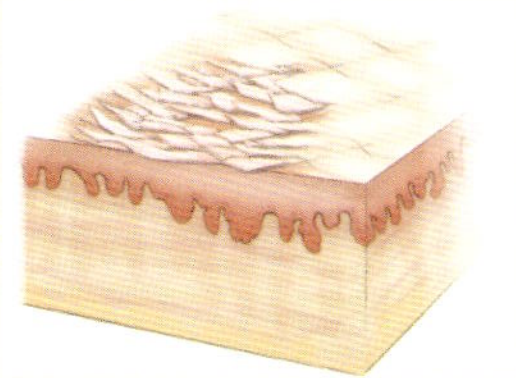

인설(scale)–상피가 박리된 얇은 비늘
예: 비듬, 건조한 피부, 건선

기타 병변

태선(lichenification)–정상 피부의 구(furrow)보다 두껍고 거칠게 보임
예: 아토피성 피부염

위축(atrophy)–정상 피부의 구 같은 것이 없어져서 피부가 얇음; 디부는 빛이 나 보이고 정상보다 반투명해 보임
예: 등맥부전증

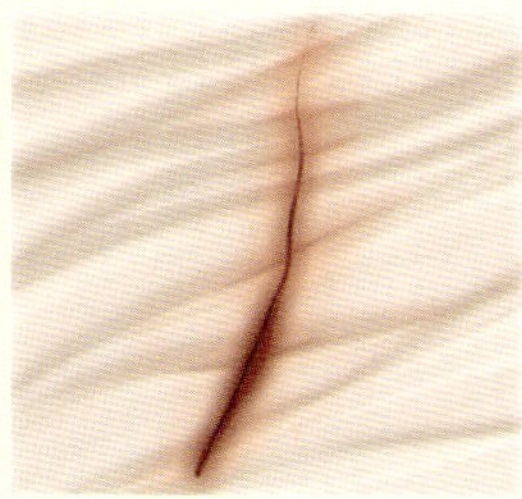

표피박리(excoriation)–찰과상이나 긁힌 흔적. 그림과 같이 선 모양이거나 벌레에 물려 긁힌 것처럼 둥근 모양

출처: Sauer, G. C. (1996). *Manual of skin diseases* (6th ed.). Philadelphia, PA: Lippincott-Raven.

치료적 대화: 피부 통합성과 상처치유

사례

72세의 박 씨 부인은 노인주택지구에 거주하면서 활기차게 생활하고 있다. 그 지역의 간호사는 노인주택지구를 자주 방문하곤 한다. 오늘 박 씨 부인은 발진으로 간호사를 찾는다.

비효율적 대화

이 간호사 안녕하세요! 무엇을 도와드릴까요?

박 씨 부인 이 검은 반점을 보여줘야 할 것 같아서요. 이 반점이 옷깃에 닿았을 때 피가 나고 있었어요. (걱정스러운 표정으로)

이 간호사 (반점을 주의 깊게 관찰하면서) 부인, 지금 당장 어떤 문제가 있는지는 알 수 없고요. 우선 부인의 일차 건강관리제공자를 만나보는 게 좋겠네요. 제가 약속을 잡아드릴까요? (수첩에서 의사의 연락처를 찾는다.)

박 씨 부인 아니요, 괜찮아요. 그건 제가 혼자 할게요. 제 남편 피부암을 고치신 의사선생님을 알아요.

이 간호사 다행이네요. 의사선생님과 친하시겠군요. 그 밖에 하실 말씀이 있나요?

박 씨 부인 네, 없어요. 좋은 한 주 보내세요. (입을 찡그리며 진료실을 나선다.)

효율적 대화

김 간호사 안녕하세요! 요즘 어떻게 지내세요?

박 씨 부인 안녕하세요, 김 간호사님. 반가워요. 오늘 선생님이 안 오시면 어쩌나 걱정했어요. (걱정스럽고 겁에 질린 얼굴)

김 간호사 네, 그래서 왔어요. 무슨 일 있으세요?

박 씨 부인 목 뒤에 있는 이 검은 반점 때문에 걱정이 되어서요. 어제 반점이 제 옷깃에 스쳤는데, 그 자리에 피가 묻어 있더라고요. 보이시죠? (간호사가 반점에서 소량의 굳은 혈액을 발견한다.)

김 간호사 이 반점이 생긴 지 얼마나 됐어요?

박 씨 부인 몇 년 됐을 거예요. 이렇게 될 때까지 전 아무 것도 몰랐어요. (여전히 걱정스러운 표정)

김 간호사 박 여사님은 뭐가 가장 걱정되세요?

박 씨 부인 암이요. 제 남편도 이런 반점이 많았고요, 제 부모님 두 분 모두 피부암이셨어요. 암으로 발전될 수 있는 건가요? (대답을 기다리는 동안 몸이 경직된다.)

김 간호사 암으로 발전될 수도 아닐 수도 있어요. 우선 부인의 일차 건강관리제공자가 반점을 보고 병원에서 제거할 수 있는지 확인할 거예요. 그 다음에 조직검사를 받으러 병리학자에게 가시고요. 그러면 일주일 안에 암인지 아닌지 알 수 있을 거예요. 어떻게 생각하세요?

박 씨 부인 제 생각엔 오늘 약속을 정하는 게 좋겠어요. 가능하면 빨리 알고 싶거든요. 김 간호사님, 고마워요.

비판적 사고를 위한 과제

- 이 간호사가 하지 못했으나 김 간호사가 한 일이 무엇인지 분석한다.
- 이 간호사가 놓쳤던 단서가 무엇이고, 그것으로 인한 차이가 무엇인지 생각한다.
- 두 상황 모두, 박 씨 부인은 일차 건강관리제공자를 찾아가서 반점을 보여주고, 사정받고 도움을 받았을 것이다. 각각의 간호사가 제공한 간호를 비교하고 대조한다.
- 박 씨 부인은 앞으로 두 간호사 중 어떤 간호사에게 도움을 구할지를 추론한다.

② 2차 유합

깊은 부위까지 조직 손실이 발생한 경우로, 예를 들면 깊은 열상, 화상, 욕창 등이다. 이 상처는 경계면 사이가 넓어 쉽게 서로 붙지 못하며 2차 유합에 의해 치유된다. 열린 상처는 점차 육아조직으로 차오르게 되며 궁극적으로 상피세포가 육아조직의 기저부로 이동함으로써 치유 과정을 완료하게 된다. 반흔이 남는 경우가 많고 상처가 비교적 오랫동안 열려 있기 때문에 미생물이 정착하여 감염될 가능성도 높다.

③ 3차 유합

3차 유합은 손상 후 봉합이 늦어질 때 일어나는데 깊은 상처를 즉시 봉합하지 않았거나, 감염 징후가 없을 때까지 일부러 상처를 개방시켜 놓은 경우 등에서 나타난다. 2차 유합이나 3차 유합에 의해 치유가 일어난 경우 보통 깊고 넓은 반흔을 남기게 된다.

(3) 상처치유에 영향을 미치는 요인

다양한 요인에 의해 상처치유가 촉진되거나 지연된다. 전신적 요인으로는 영양, 혈액순환, 산소공급, 면역세포 기

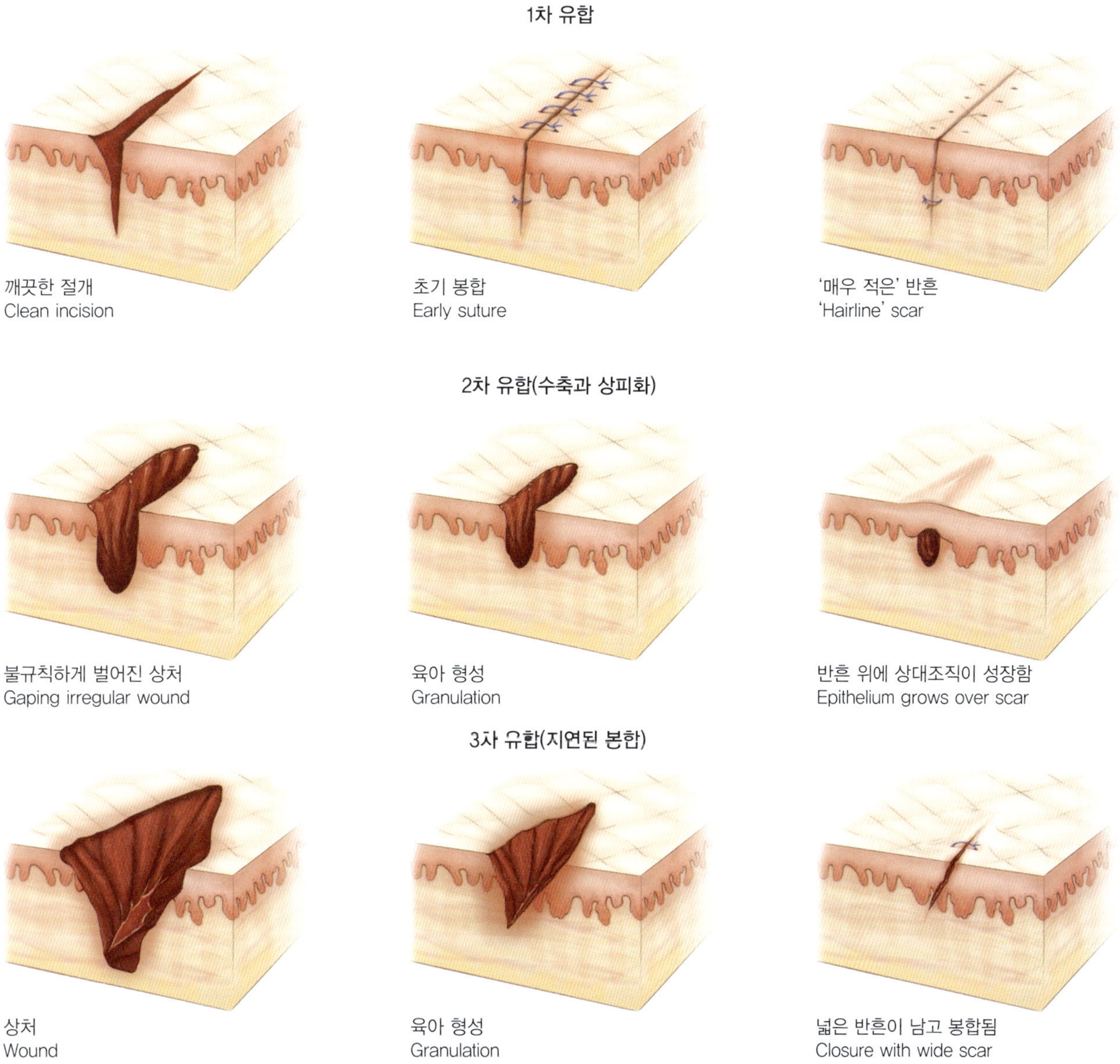

그림 30-4 1차 · 2차 · 3차 유합을 통한 상처치유

능 등이 있고 개인적 요인으로는 연령, 비만, 흡연, 약물치료 등이 있다. 국소적 요인에는 상처 위치와 특성, 감염여부, 사용된 드레싱의 종류 등이 있다.

① 전신적 요인

영양. 적절한 상처치유를 위해 영양공급은 가장 필수적이다. 영양결핍은 콜라겐 합성과 상피화를 억제하고 상처치유에 관여하는 세포들의 활동을 감소시켜 상처치유를 지연시킨다. 단백질 결핍을 유도하는 생리적 스트레스가 있을 때에는 영양 요구도가 증가하게 되는데 패혈증이나 화상, 수술(특히 개복수술) 등의 경우 단백질 결핍이 되기 쉽다. 단백질 결핍 대상자의 경우 백혈구 기능의 감소로 상처에 감염의 위험성도 높아지게 된다.

상처치유에는 비타민 A, C, E, 단백질, 아르기닌, 아연, 물 등이 필수적이며, 탄수화물, 포도당, 지방도 중요한 역할을 한다. 지방은 세포막을 구성하는 성분으로서 필수적이며, 많은 비타민과 미네랄(미량 영양소)도 상처치유에 중요하므로 포괄적인 상처관리 프로그램에 포함되어야 한다(Kaminski & Drinane, 2014).

혈액순환과 산소공급. 상처 부위의 혈액순환과 조직으로의 산소공급은 상처를 치료하는 데 큰 영향을 미친다. 국소

혈류가 감소하면 상처치유가 늦어진다. 국소혈류 감소는 정맥부전을 초래해 2차적으로 궤양을 유발하며 욕창의 치유를 더 어렵게 만들기 때문이다. 빈혈은 당뇨나 동맥경화 등의 기저질환과 함께 혈류공급을 감소시키며 상처치유를 지연시킨다. 동맥 내 산소압의 감소는 콜라겐 합성과 상피세포의 형성에 영향을 미치며, 심한 빈혈로 15% 이상의 헤모글로빈 감소가 나타나는 경우 산소공급이 감소하고 조직재생능력에 영향을 미치게 된다. 또한 조절되지 않는 당뇨병으로 인해 혈중 포도당 농도가 높아진 경우에도 상처치유가 늦어지고 감염의 위험이 높아지는데, 포괄적인 문헌고찰에 의하면 당뇨병 환자는 수술 관련 욕창위험이 2배 증가한 것으로 보고된다(Lie, He, & Chen, 2012).

면역세포 기능. 약물 사용과 여러 가지 치료법 등이 면역세포의 기능에 영향을 미쳐 상처치유에도 영향을 미치게 된다. 코르티코스테로이드와 같은 면역억제제는 이식거부반응을 억제하는 동시에 감염에 대한 자연적인 방어기전과 및 염증반응도 억제한다. 또한 단백질 합성 및 상처 수축, 상피화도 억제한다.

암 대상자에게는 상처치유 지연과 감염의 위험성이 더 높다. 순환 항체가 부족하거나 결함 있는 항체를 가진 대상자도 있을 수 있다. 화학요법과 방사선치료도 상처 회복을 지연시키는데, 예를 들어, 5-fluorouracil과 같은 화학요법제는 섬유모세포의 증식과 콜라겐 합성을 억제하고 vincristine은 항체 생산을 억제한다. 방사선치료 역시 섬유모세포의 활동을 저해한다.

② 개인적 요인

연령. 정상 노화 과정에 따른 변화가 상처치유를 방해할 수 있다. 혈액순환이 다소 느려지고 상처로의 산소공급이 제한되며 혈액응고 작용에 변화가 생기며, 염증반응과 포식작용이 부진하게 되고 감염의 위험성이 증가하게 된다. 또한 섬유모세포의 활동과 콜라겐 합성이 감소하여 세포성장과 분화, 복구가 느려지게 된다.

비만. 지방조직은 상대적으로 혈관이 적게 분포하기 때문에 미생물의 침입에 대한 보호기능이 약하고 상처로의 영양공급도 제한적이다. 따라서 비만대상자는 상처치유가 느리며, 수술 후 합병증을 동반할 가능성이 높기 때문에 수술 전에 체중을 줄이도록 유도할 필요가 있다. 일반적으로 비만 환자의 수술은 시간이 더 오래 걸리고 지방조직의 봉합도 어려우며 상처 부위가 터지거나 감염될 가능성이 커진다.

흡연. 흡연자에게서 상처치유를 지연시키는 생리학적 변화가 발견되었다. 기능적 헤모글로빈 수치가 감소하고 혈

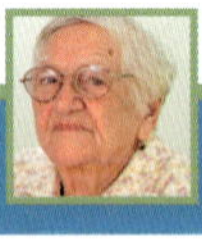

피부 통합성과 상처치유 PICO

김 간호사는 대상자를 상담하는 상처간호사이다. 남편은 아내의 욕창이 치유되지 않는다고 매우 우려하고 있다. 남편은 김 간호사에게 아내의 식이에 단백질 음료나 비타민 C와 같은 영양 보충제를 추가하면 욕창을 치료하는 데 도움이 되는지 질문한다. 김 간호사는 Cochrane Library에서 최신 근거를 찾기위해 다음 PICO 진술문을 사용하여 검색을 시작한다. 침상안정 대상자에서, 영양 보충제를 사용하는 것이 일반식 섭취와 비교하여 욕창에 어떤 영향을 주는가?

P (Population, 대상) = 침상안정 대상자
I (Intervention, 간호중재) = 영양 보충제
C (Comparison, 비교) = 일반식
O (Outcome, 성과) = 욕창 발생

김 간호사는 23건의 무작위 대조군 임상연구 결과를 발견했다. 8건의 임상시험을 분석한 메타분석 연구는 6,062명의 참가자를 대상으로 영양 보충제와 일반 병원 식사를 병용할 때 욕창이 생기는지를 분석한 연구였으며, 14건의 임상연구는 욕창 환자에게 단백질, 아연 및 아스코르빈산의 효과를 조사한 연구였다. 이 연구들에서는 영양 보충제를 추가하는 것이 욕창을 예방하거나 치유하는 데 효과적이라는 근거는 보이지 않았다.

김 간호사는 문헌고찰 결과를 욕창 환자의 남편에게 알렸고 남편은 매우 실망했지만, 김 간호사는 치유를 촉진하기 위해 균형 잡힌 식사를 하는 것은 중요하고, 욕창치료를 돕기 위한 다른 입증된 방법들이 있다는 것을 알려준다.

출처: Langer, G., & Fink, A. (2014). Nutritional interventions for preventing and treating pressure ulcers. *Cochrane Database of Systematic Reviews*, (6). Art. No.: CD003216. doi: 10.1002/14651858.CD003216.pub2.

관수축이 일어나서 조직으로의 산소공급이 감소하기 때문이다. 장기간의 흡연자는 혈소판이 증가되어 있으므로 혈액응고력이 증가되어 혈전이 형성되고 혈전은 작은 혈관들을 막을 수 있다.

투약. 상당수의 약은 면역반응에 직접 영향을 미칠 뿐 아니라 상처치유에도 영향을 미친다. 혈전 형성 가능성을 줄이는 항응고제는 상처에서의 출혈 가능성을 증가시키고 약국에서 구입이 가능한 아스피린이나 비스테로이드성 소염제 등은 혈소판 응집 능력을 감소시켜 혈액응고시간을 지연시킨다. 수술 전 감염예방 목적으로 투약하는 항생제들은 수술 후 감염 위험을 증가시킬 수 있으며 prednisone과 같은 항염증제는 상처 봉합을 지연시키고 피부 손상의 위험을 증가시킬 수 있다.

스트레스. 물리적 · 정신적 스트레스는 카테콜아민의 분비를 유도하여 혈관을 수축시키고 결과적으로 상처로의 혈류를 감소시킨다. 외상, 통증, 급성 또는 만성질환이 스트레스를 일으킬 수 있다.

③ 국소적 요인

상처의 특성. 일반적으로 외과적 절개와 같이 엄격한 무균술을 통해 발생한 상처는 외상에 의한 상처보다 빠르게 치유된다. 상처가 깊을수록, 조직 손실이 광범위할수록 상처치유기간은 길어진다. 상처의 형태도 치유에 영향을 미치는데, 불규칙한 형태일수록 치유기간이 길며 혈종이 형성된 경우에도 치유가 지연된다.

감염. 대부분의 개방 상처에 다양한 미생물이 빠르게 집락을 형성하기는 하지만 치유 과정은 진행된다. 상처치유가 지연되는 경우는 임상적인 감염을 일으키기에 충분한 양의 병원체가 존재할 때에만 발생하는데, 욕창과 하지궤양을 예로 들 수 있다. 적절하지 못한 손씻기나 잘못된 드레싱 방법으로 감염이 발생할 수도 있다. 또한 감염은 수술에 의해서 일어날 수도 있는데, 특히 소화기계나 비뇨생식계와 같이 오염 부위가 수술 대상일 경우 위험성이 커지며 외부 물질이나 조직이 괴사한 상처의 경우 감염이 흔히 일어난다.

국소 상처 환경. 치유에는 상처 환경의 다양한 요소들이 영향을 미친다. 보통 산도는 7.0에서 7.6으로 유지되나 배액물에 의해 변할 수도 있다.

세균의 성장도 치유 과정을 지연시키므로 적절하게 조절해야 한다. 그러나 정상 세균총은 상처치유 단계를 조절하는 데 도움이 되므로 상처면의 모든 미생물을 제거하는 것은 바람직하지 못하다. 과도한 잔류물이나 배액이 치유를 느리게 할 수도 있지만, 상처치유에 도움이 되는 세포(혈소판, 백혈구, 섬유모세포, 상피세포 등)들의 활동을 위해서는 상처 표면을 건조하지 않게 유지하는 것이 필수적이다.

상처면의 긴장이나 스트레스도 치유에 영향을 미친다. 상처에 긴장을 주는 모든 행동이 상처가 치유되는 동안 스트레스를 유발한다. 구토, 기침, 복부팽창 등은 복부 절개 부위에 장력을 가할 수 있어 상처치유를 방해한다.

(4) 상처치유의 합병증

① 출혈과 간질액 손실

외상을 입으면 출혈이 있는데, 수분 이내에 치유의 첫 단계로 지혈이 일어난다. 그러나 큰 혈관이 손상되었거나 혈액응고능력이 떨어지는 대상자의 경우 출혈이 지속된다. 수술 후 봉합이 풀리거나 혈병(blood clot)이 제거된 경우, 혈관에 미란이 생긴 경우, 상처에 스트레스나 외상이 가해진 경우에도 출혈이 발생한다.

출혈은 내부 혹은 외부에서 일어나게 되는데 외출혈은 명백히 관찰할 수 있으나 내출혈은 직접 관찰이 어려우므로 상처의 부종, 카테터를 통한 비정상적으로 많은 혈액의 유출, 동증, 비정상적인 활력징후 등을 통해 발견할 수 있다.

화상이나 큰 개방 상처가 발생했을 경우 다량의 전해질이 포함된 체액을 소실할 수 있다. 따라서 배액량이 많거나 피부 손실이 많은 대상자의 경우에는 적절한 수액공급과 함께 수액 균형을 주의 깊게 관찰해야 한다.

② 혈종

혈종은 혈액이 국소적으로 고인 것으로 피하에 청색 덩어리나 부종의 형태로 나타난다. 작은 혈종은 상처에서 생긴 잔해로서 전신 혈액순환계로 쉽게 흡수되는 반면 큰 혈종은 흡수되는 데 수주일이 걸리며 사강(dead space)을 형성하고 치유를 방해하는 죽은 세포들을 남기게 된다.

③ 감염

외과적 절개 혹은 외상에 의해 피부 통합성이 깨지면 미생물이 신체로 침입할 수 있는 통로가 생긴다. 상처의 세균 오염은 대상자의 방어체계가 정상적이지 못한 경우에 감염을 일으키게 된다. 상처감염의 발생은 다음 요인에 의해 결정된다(31장 참조).

- 국소요인: 오염, 봉합의 정도, 이물질 유무
- 치료요인: 외과적 처치법, 환경 조건
- 숙주요인: 대상자의 연령, 영양상태, 만성질환
- 세균의 독성

상처감염의 증상으로는 화농성 배액, 절개 부위의 염증, 발열, 혈중 백혈구 수치 증가 등이 있다. 상처감염이 발생하면 치료비용이 증가하고 회복기간이 길어진다.

④ 상처열개

상처열개(dehiscence)는 상처 경계면의 전체적 · 부분적 파열을 의미한다(그림 30-5). 상처열개와 같은 의미로 쓰이는 상처분리(wound separarion)는 피부는 분리되지만 하부조직은 분리되지 않은 외과적 절개를 묘사하는 용어이다. 상처 경계부가 분리되면 보통 배액이 증가한다. 상처열개는 콜라겐 형성이 완료되기 전인 고위험 대상자(외상 후 3~14일이 경과한 대상자)에서 잘 나타나며 비만, 불충분한 영양상태, 절개부위에 대한 스트레스 등에 의해 발생 위험이 높아진다. 대상자는 기침이나 구토와 같이 상처에 압력을 증가시킬 수 있는 행동 후에 상처 부위가 벌어지는 느낌을 받았다고 말한다. 상처열개는 상처가 충분히 치유되기 전에 봉합사(suture)나 봉합침(staple)을 제거하였을 경우에도 생길 수 있다. 응급상황은 아니더라도, 의사에게 알려야 하고, 상처열개 부위를 생리식염수로 습한드레싱을 시행하고 보호한다. 수술 후 상처 부위를 주의깊게 관찰하고 기침이나 구토 동안에 상처를 지지하여 상처에 대한 지나친 스트레스를 예방하도록 한다.

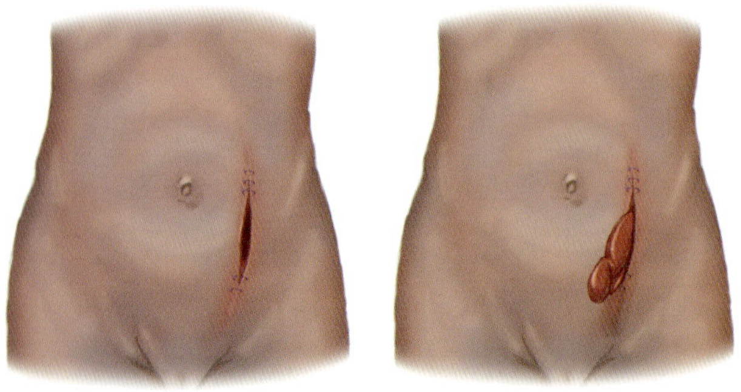

그림 30-5 상처 경계면의 파열이다. 장기팽출은 상처의 개구부를 통해 장기가 돌출되는 것이다.

⑤ 장기팽출

장기팽출(evisceration)은 복부 상처의 개구부를 통해 장기가 돌출되는 것을 말한다(그림 30-5). 장기팽출은 복근막이 분리되고 내장이 돌출할 정도로 개구부가 깊은 경우, 상처열개에 이어 발생할 수 있다.

> **SAFETY ALERT**
> 장기팽출은 응급상황으로 간호사는 외과의에게 알리고 대상자를 앙와위로 눕히고, 활동을 최소화하도록 하고 노출된 조직을 덮고 생리식염수로 적신 거즈를 사용하여 안전하게 드레싱을 하여 덮어둔다.

(5) 누공

누공(fistula)은 두 장기나 장기와 신체 외부 사이에 비정상적으로 형성된 튜브 형태의 통로이다. 수술에 의한 조직 손상이 충분히 치유되지 못하면 발생할 수 있다. 누공은 염증성 장질환 등으로 인해 발생할 수도 있는데 누공의 명칭은 비정상적인 통로가 생긴 장기의 이름을 따라 정해진다. 예를 들어, 직장 질루(rectovaginal fistula)는 직장과 질 사이에 통로가 생겨 변이 질 내로 들어갈 수 있다는 것을 의미한다.

누공에서 흐르는 배액이 부식성인 경우, 주위 피부를 보호해 주어야 한다. 이 경우 누공이 닫힐 때까지 파우치나 배액관, 드레싱 등을 사용한 관리가 필요하다. 누공은 충분한 영양섭취와 장 휴식 등을 통한 보존적 치료를 시도할 수 있고, 외과적 수술을 통해 봉합해 주기도 한다.

4. 간호사정

간호사는 대상자와의 상담을 통해 대상자의 정상 피부상태나 피부문제의 병력, 피부 통합성의 변화를 악화시킬 만한 위험요소의 유무, 상처치유에 영향을 미칠 만한 요인에 대한 정보를 얻을 수 있다. 사정은 실제 피부 및 상처 문제에 대한 자세한 정보를 제공한다.

1) 위험요인 확인

상담을 통해 대상자가 피부 통합성에 문제를 일으키거나 상처치유를 지연시킬 만한 위험요소를 가지고 있는지 파악할 수 있다. 면접에서는 다음과 같은 요소들을 확인해야 한다.

- 알레르기 경력: 알레르기를 유발하는 물질, 알레르기 접촉 시 반응을 파악한다.
- 과거의 피부상태: 과거에 겪었던 피부 문제와 받았던 치료법을 파악한다.
- 최근에 피부 외상이나 발진, 손상을 일으킬 수 있는 요소에 노출되었는지 여부를 확인한다.
- 상처치유를 지연시킬 수 있는 요소, 즉 영양결핍, 순환장애, 면역억제, 비만, 흡연, 당뇨, 감염 여부 등을 확인한다.
- Braden 또는 Norton 욕창 위험 척도를 사용하여 욕창 발생의 위험성을 확인한다(Box 30-2).

2) 기능이상 확인

피부에 문제(발진, 상처, 손상 등)가 있다면 병변의 지속기간, 첫 발현 시의 모양, 분포 양상, 동반 증상 등의 부가적 정보를 알아내야 한다. 또 대상자가 어떤 치료를 받았는지, 어떤 의학적 조언을 들었으며 민간요법, 치료제, 일반약제 등 어떤 방법을 사용했는지에 대해서도 확인해야 한다.

외상이나 화상에 의한 손상이라면 발생 과정에 대해 파악해야 하는데, 만약 대상자가 모호하고 의심스러운 설명을 한다면 학대의 가능성에 대해 재평가해야 한다. 흙이나 더러운 것에 의해 상처가 오염되었는지 파악하고, 작은 상처라 할지라도 파상풍 면역상태를 대상자에게 확인하여 필요하다면 접종해야 한다.

면접 시 질문을 통해 현재의 피부상태나 상처가 일상생활에 어떤 영향을 미치는지에 대해서도 파악해야 한다. 대상자의 상황이 자신감에 영향을 미쳐 사회적 교류를 포기하게 만들 수도 있다. 비언어적인 단서를 관찰함으로써 피부손상이 미치는 정신적 영향에 대해서도 확인한다.

이 장을 시작하며 제시한 사례인 욕창 3단계 대상자의 상황을 이해하고, 개념지도를 통해 간호계획을 살펴본다(그림 30-6).

3) 신체검진

(1) 피부 시진

피부 전체를 시진함으로써 비정상적인 부분 및 반대편과의 대칭성에 대해 더 자세하게 조사한다. 시진 시에는 다음 사항들을 관찰한다.

- 색깔
- 혈관분포상태
- 피부 긴장도
- 피부결(촉감)
- 병변의 존재 유무, 크기, 형태, 분포하는 양상, 색상

피부색은 개인에 따라, 신체 부분에 따라, 인종에 따라 다양하다. 일부 색소의 변이는 정상적인 것이나 때로는 전신적 질환의 증상일 수도 있다.

피부결은 만지거나 보아서 알 수 있는 표면의 상태로서, 매끄럽거나 거친 느낌 혹은 인설이 있는지, 가피가 있는지 또는 짓물렀는지 등으로 알 수 있다. 피부는 두껍고 단단할 수도 있고 얇고 연약할 수도 있다. 또한 사지에 궤양이나 상처를 가진 대상자의 경우 부종이나 말초맥박 유무를 주의 깊게 살펴보아야 한다.

대상자의 털이나 손·발톱도 검사하는데 털의 분포와 양, 상태를 관찰한다. 하지에서 털의 성장이 미비한 것은 말초혈액순환장애를 의미할 수 있다. 영양 결핍이나 순환장애로 인해 얇고 부서지기 쉬운 손톱이 생길 수도 있다.

(2) 상처 사정

시진을 통해 상처치유에 대한 평가와 발생 가능한 합병증을 알 수 있다. 말끔히 시술된 외과적 절개부는 보통 봉합사나 봉합침, 클립 등으로 봉합함으로써 상처 경계 부위가 적절히 인접한 상태가 되도록 하여 상처치유를 촉진시킨다. 초기에는 정상적 염증반응에 의해 절개부가 약간 붓거나 붉은색을 띠게 된다. 보통 수술 후 1주일 내에 상처 경계부가 치유되기 시작하고 부종은 가라앉는다. 봉합침이 오래 유지된 경우 해당 부위에서 염증이 일어날 가능성도 있다. 상처측정방법에 대한 설명은 Box 30-3을 참조한다.

SAFETY ALERT
피부검진 시 배액이 있으면 감염을 피하기 위해 장갑을 착용한다.

상처 사정 시에는 다음과 같은 항목들을 평가해야 한다.

- 상처 종류: 외과적 혹은 비외과적, 급성 혹은 만성
- 상처 위치: 정확한 해부학 용어를 사용하여 기술한다(예: 둔부 대신에 '전자').
- 상처 크기: 길이와 폭, 깊이를 센티미터 단위로 측정한다.

피부 통합성과 상처치유

문제 결정

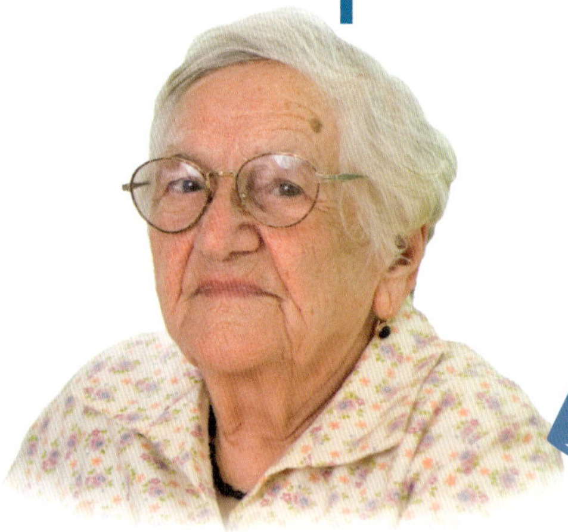

정 씨 부인

욕창 3단계의 정 씨 부인은 주 2회 간호사의 가정 방문이 필요하다. 정 씨 부인은 뇌졸중에서 회복 중이며 기동성 훈련을 위해 물리치료사로부터 정기적인 방문을 받고 있다. 정 씨 부인의 남편은 적극적으로 간호에 참여하고 있으며, 간호사는 오늘의 치료를 계획한다.

사정 결과

- 신체적 외모 → 크기(길이, 너비, 깊이) / 가피의 유무 / 침식, 구멍, 육아조직의 유무
- 진단 검사와 절차 → 감염의 징후가 있다면, 배양 및 민감도 검사
- 평소 양상 확인 → "외출 시 선크림을 바르시나요?"
- 위험요인 확인 → 기동성 제한, 독립적인 체위변경 능력 제한, 영양불량, 간헐적 요실금
- 기능이상 확인 → "평소에 상처관리는 어떻게 하시나요?"
- 환경 사정 → 돌봄자의 지지와 상처관리에 대한 이해 / 압력 완화용 의자나 침대

사정 결과

- 욕창 3단계
- 대상자는 뇌졸중의 회복 단계(기동성 제한)
- 배우자의 적극적인 참여

사정 결과 다음을 나타낸다.

기능이상 확인

우선순위에 따른 간호진단

1. 피부 통합성 장애
2. 관련요인: 제한된 기동성 및 영양 불량
3. 근거: 욕창 3단계

다음 단계

계획/기대되는 결과

- 대상자는 영향을 받지 않은 피부를 국소 염증 없이 유지할 것이다.
- 대상자는 상처회복의 근거를 나타낼 것이다.
- 대상자와 배우자는 욕창에 대한 이해, 상처관리 및 예방적 피부 관리에 대하여 말로 표현할 것이다.
- 대상자와 배우자는 적절한 상처관리 기법을 시연할 것이다.

다음과 같은 간호중재를 수행한다.

중재

- 욕창, 상처 관리 및 예방적 피부 관리에 대한 대상자교육을 통해 건강을 증진한다.
- 체위변경 일정을 개발하고 게시한다.
- 적절한 욕창관리를 제공하고 시연한다.
- 도움이 되는 제안과 긍정적인 격려와 함께 드레싱 교환을 관찰한다.
- 적절한 영양섭취를 확인한다.
- 영양상담을 고려한다.

중재가 성공적인지 확인하고 필요에 따라 수정한다.

평가

- 대상자는 영향을 받지 않은 피부를 국소 염증 없이 유지할 수 있다.
- 대상자는 상처회복의 근거를 나타낼 수 있다.
- 대상자와 배우자는 욕창에 대한 이해, 상처관리 및 예방적 피부 관리에 대하여 말로 표현할 수 있다.
- 대상자와 배우자는 적절한 상처관리 기법을 시연할 수 있다.

성공적으로 문제를 해결한다.

그림 30-6 피부 통합성과 상처치유 개념지도

Box 30-3 상처측정방법: 선형 측정 'CLOCK' 방법 사용

준비물품
- 센티미터 단위의 측정 자(cm)
- 면봉
- 생리식염수
- 거즈
- 장갑

절차
1. 손을 씻은 다음 장갑을 착용한다. 기존 드레싱을 제거하고 생리식염수를 사용하여 상처를 닦아낸다. 거즈를 사용하여 건조한다.
2. 먼저 측정 가이드를 사용하여 가장 긴 길이(위쪽 및 아래쪽)를 측정한다. 시계(clock)를 사용하여 눈금자를 가장 긴 길이의 상처에 둔다. 머리는 항상 12시 방향이고 발은 항상 6시 방향이다.
3. 다음으로 측정 가이드를 사용하여 가장 큰 너비(좌우)를 측정한다. 측정 가이드를 상처의 가장 넓은 부분에 놓고 측정한다.
4. 면봉을 사용하여 최대 깊이(성처의 바닥)를 측정한다. 상처부위의 가장 깊은 부분을 측정한다. 피부면에서 손가락으로 표본을 채취한다. 면봉을 측정가이드에 놓는다. 표본 끝에서부터 면봉 끝까지의 거리를 측정하여 깊이를 결정한다. 괴사조직이 피부표면에 가까우면 '깊이를 알 수 없음'으로 기록한다.
5. 새로운 면봉을 사용하여, 잠식 부위(상처 부위에 속하지 않은 상처) 또는 터널 부위(상처 부위에서 연장된 경로)에 대한 상처부위 가장자리를 평가한다. 측정 방법에 대한 4단계 지시 사항을 따른다. 잠식 및 터널링 결과는 CLOCK 시스템을 사용하여 문서화한다(예: 2시 방향에 3.4cm 터널링 측정 또는 4시에서 8시 방향에 4.2cm 잠식 측정).

알림: 최소 7일을 측정한다.

Nancy Angulo, RN, BSN, CWOCN. 2014. Cancer Treatment Centers of America.

- 상처 분류: 부분층 피부상처 또는 전층 피부상처, 욕창의 단계
- 상처 기저부(재생 가능 부위와 재생 불가능 부위의 비율): 재생 가능한 건강한 부위는 분홍색에서 붉은색을 띠며, 괴사가 있거나 재생이 불가능한 부위는 흰색에서 노란색(딱지 slough의 경우) 또는 갈색에서 검은색(괴사딱지 eschar의 경우)을 띤다.
- 상처 배액(색깔, 양, 농도, 냄새)
  - 교체한 드레싱의 수와 교체 간격으로 배액양을 측정한다. 드레싱 위에는 교체한 날짜와 시간을 표시한다.
  - 장액성 배액은 연노랑색이며 수분이 많고 수포액과 유사하다.
  - 혈액성 배액은 급성 열상에서 나오는 것처럼 혈액이 포함되어 있다.
  - 장액 혈액성 배액은 연분홍빛-노란색이며 혈장과 적혈구가 포함되어 있다.
  - 화농성 배액은 백혈구와 미생물을 포함하며 감염이 일어났을 경우 나타난다. 끈적끈적하고 불투명하며 연노랑색에서부터 녹색까지 침입한 미생물의 종류에 따라 다양한 색상을 나타낸다.
- 잠식, 터널(구멍): 상처 경계부에 사강(dead tract)이나 동(sinus)이 형성되었는지 사정한다.
- 관 혹은 배액관: 개방이 유지되고 있는지 안정적인지를 확인한다.
- 감염의 징후나 증상: 국소적[통증, 발적, 부기, 경화(근본적으로 딱딱함) 또는 화농성 배액], 전신적(발열, 백혈구 수준)(31장 참조)
- 주위 피부의 상태: 종창이나 온기, 경화 여부를 촉진하고 발적이 보이는지, 자극 징후가 있는지, 연약한 상태인지를 관찰한다.
- 동통: 객관적 평가도구를 이용한다.

4) 진단 검사와 절차

피부와 상처의 비정상 상태의 원인을 확정하기 위해 실험실적·진단적 검사들이 사용된다. 일반적으로 피부 손상과 상처 감염의 원인 미생물을 확인하기 위해 배양법과 민감성 검사가 이용된다. 감염 진단에 사용되는 검사에 대한 자세한 논의는 31장을 참조한다. 생검은 암의 병기와 추정진단을 밝히기 위해 시행된다.

5. 간호진단

피부 통합성 장애(impaired skin integrity)와 조직 통합성 장애(impaired tissue integrity)는 피부손상과 치유의 문제점을 확인하기 위한 북미 간호진단협회(Herdman & Kamitsuru, 2014)의 진단분류이다(표 30-4). 손상된 피부 통합성은 피부 표면이 파열되었을 때, 손상된 조직 통합성은 점막이나 각막, 피부, 피하조직이 손상되었을 때 사용된다. 피부 통합성 손상의 위험성(risk for impaired skin integrity)과

NANDA 표 30-4 피부 통합성과 관련된 NANDA-I 간호진단

간호진단	관련요인	진단진술	NOC*	NIC†
피부 통합성 장애의 위험: 장애의 위험성-피부가 좋지 않게 변하게 되는 위험성	외적: 화학적, 고열, 저체온, 전단력, 압력, 분비물, 습기 내적: 혈액순환장애, 영양불균형, 감각소실, 약물	피부 통합성 장애의 위험 관련요인: 부동, 영양부족, 나이, 실금	체위: 자기주도 영양상태: 영양섭취, 배뇨절제	피부 감시, 욕창예방, 체위, 압력관리 피부간호: 국소적 치료
피부 통합성 장애: 장애-변화된 표피/진피	외적: 화학적, 고열, 저체온, 전단력, 압력, 분비물, 습기 내적: 혈액순환장애, 영양불균형, 감각소실, 약물	피부 통합성 장애 관련요인: 부동, 영양 부족, 나이, 실금 정의적 특성: 3×4cm 천골 부위 욕창 2단계	체위: 자기주도 영양상태: 영양섭취, 배뇨절제	욕창간호, 상처간호 피부간호: 국소적 치료, 감염통제, 피부 감시, 욕창예방, 체위, 압력관리
조직 통합성 장애: 장애-점막, 각막, 외피 또는 피하조직의 손상	혈액순환장애, 화학적 자극제, 체액불균형, 신체기동성 장애, 압력, 전단, 마찰, 극한 체온, 방사, 영양결핍	조직 통합성 장애 관련요인: 감염된 외과적 상처, 당뇨, 스테로이드, 영양부족 정의적 특성: 큰복부 열개	상처치유: 이차적 의도 조직 통합성: 피부와 점막 영양상태: 영양섭취, 감염 심각성	상처간호, 상처 배액: 폐쇄시스템, 투약관리
욕창의 위험	성인 Braden score <18점(아동 <16점) 인지나 감각 변화, 기동성 감소, 뼈의 과도한 압력, 조직의 산소화 또는 관류감소, 실금, 부적절한 영양	Braden score 13점, 부동, 부적절한 영양과 관련된 욕창의 위험	조직 통합성: 피부와 점막 체위: 자기주도 영양상태: 영양섭취, 배뇨조절	피부사정, 욕창예방, 체위변경, 압력관리 피부간호: 국소 치료

Dx, diagnosis; R/T, related to; AEB, as evidenced by.
*출처: Moorhead, S., Johnson, M., Maas, M., & Swanson, E. (2013). *Iowa outcomes project: Nursing outcomes classification (NOC)* (5th ed.). St. Louis, MO: C.V. Mosby.
†출처: Bulecheck, G., Butcher, H., Dochterman, J., & Wagner, C. (2013). *Iowa Intervention Project: Nursing Interventions Classification (NIC)* (6th ed.). St. Louis, MO: C.V. Mosby.
출처: Herdman & Kamitsuru, S. (Ed.). (2014). *NANDA International. Nursing diagnoses: Definitions and classifications 2015-2017.* West Sussex, UK: Wiley-Blackwell.

외상의 위험성(risk for trauma)은 대상자의 피부가 극단적인 온도변화, 기계적 외상, 부동, 대상자 행동 및 기타 요인에 의해 손상 위험에 처해 있을 때 적용된다.

6. 간호성과 확인과 간호계획

간호사정을 통해 모은 자료, 간호진단 결과, 성과의 확인이 피부 통합성 증진을 위한 간호중재 계획의 밑바탕이 된다. 간호중재의 주된 목표는 피부 통합성을 증진시키고 손상을 예방하며 치유를 위한 적절한 환경을 제공하는 것이다.

피부와 조직 통합성을 증진시키기 위한 대상자 중심의 목표는 피부 통합성의 증진, 손상의 예방, 손상된 조직의 치유 촉진과 관련된 것으로 다음과 같다.

- 대상자의 피부는 염증 없이 건강한 상태로 보존될 것이다.
- 대상자의 상처가 치유되고 있다는 증거를 보일 것이다.
- 대상자는 피부 손상에 대한 예방적 조치를 말로 설명할 수 있을 것이다.
- 대상자나 가족은 적절한 상처 관리방법을 시범 보일 수 있을 것이다.

이러한 목표들은 위험에 대한 대상자 개인의 특별하고 개인적인 요구도를 충분히 반영해야 한다.

7. 간호수행

1) 건강증진

피부간호의 기본 원칙(Box 30-4) 중 가장 중요한 것은 피부를 온전한 상태로 유지하는 것이다. 피부는 외상과 감염으로부터 신체를 보호하는 첫 번째 방어선이기 때문이다. 자극과

손상의 방지는 매우 중요하다. 다시 말해, 문지름이나 마찰 등의 기계적 자극을 피하는 것이 피부 파괴를 막아준다. 또한 테이프를 조심스럽게 제거하거나 피부를 가볍게 두드려 주는 것은 민감한 피부의 외상을 막아주는 데 도움이 된다. 화학적 자극을 최소화하기 위해서는 순한 비누, 담수, 피부 연화제 등을 사용해야 한다. 아주 어리거나 나이가 많은 대상자, 마르거나 비만한 대상자는 화학적 자극이나 건조에 대해 민감한 경향을 보인다.

피부에 적절한 수분을 유지하는 것은 피부 건강을 유지하는 데 도움이 된다. 건조한 피부는 손상받기 쉽기 때문에 알코올과 같이 건조효과가 있는 것을 피하고 로션이나 크림 등을 사용해야 한다. 피부가 건조한 대상자는 목욕을 일주일에 한 번이나 두 번 정도로 제한해야 한다. 그러나 지나치게 많은 수분에 장기간 노출될 경우에는 세균증식과 자극이 발생할 수 있다. 또한 요실금이나 변실금이 있거나 땀을 과도하게 흘리는 대상자의 경우 정확하고 철저하며 빈번한 회음부 세정과 건조가 중요하다. 잦은 회음부 세정에는 적절한 산도의 세징제를 사용할 수 있지만, 알칼리성 비누를 반복적으로 사용하는 것은 피부의 산도를 변화시키거나 보호효과를 떨어뜨릴 수 있다.

유방 아래와 서혜부나 둔근과 같이 피부가 접힌 곳은 습할 수 있으므로 특별한 주의가 필요하다. 거즈 패드 또는 흡수성 천이나 수건으로 피부가 접힌 부분이 습해지는 것을 방지한다. 피부가 접힌 부분에 곰팡이 혹은 효모 감염의 치료를 위해 은(silver) 도색 섬유가 처방될 수 있다.

정상적인 피부 통합성을 유지하려면 적절한 영양섭취가 중요하다. 적절한 영양분을 공급받은 세포는 손상이나 질병에 저항하는 능력이 우수하기 때문에 비타민, 미네랄, 단백질이 함유된 음식 섭취가 중요하다. 영양분을 잘 흡수하지 못하거나 단백질 손실이 많거나 음식을 충분히 섭취하지 못하는 대상자는 피부 손상을 막고 치유를 촉진하기 위한 부가적인 영양공급(예: 고단백 경구제나 비경구제)이 필요하다.

세포의 생존을 유지하기 위해 혈액순환도 원활해야 한다. 피부에 혈류공급이 부족해지면 허혈과 조직손상이 유발된다. 적절한 혈액순환을 위해서는 충분히 운동하고, 꽉 조이는 옷을 피하고, 체위변경을 자주 해 주면 압력 증가로 인한 국소적 혈류 폐쇄를 예방할 수 있다.

Box 30-4 **피부간호의 기본 원칙**

- 손상되지 않은 피부는 외상과 감염을 막는 일차적 방어선이다.
- 피부 통합성의 파괴는 예방되어야 한다.
- 피부는 적절하게 수분공급이 이루어져야 한다.
- 신체세포는 적절한 영양이 필요하다.
- 세포를 유지하기 위해서는 적절한 순환이 필요하다.
- 피부위생이 필수적이다.
- 피부 민감성은 개인 건강상태에 따라 다양하다.

2) 대상자 교육

(1) 위생

위생(hygiene)은 피부 통합성을 유지하는 데 중요하다. 세정 빈도와 세정제품의 선택은 산도와 정상 세균총, 피부의 수분 유지에 영향을 미친다. 신경장애나 전신마비로 인해 감각이상이 있는 대상자는 피부 손상에 민감하지 못하므로 피부 표면(특히 발)의 손상 유무를 확인하도록 지도한다.

비판적 사고 적용하기

66세의 윤 씨 부인은 당뇨 경과 확인을 위하여 외래에 방문하였다. 외래진료 시 윤 씨 부인은 발에 생긴 변색된 반점을 언급하며 물에 충분히 담근 후, 손톱 다듬는 줄로 반점을 제거하면 된다고 생각하고 있다고 했다. 윤 씨 부인은 발이 무감각하기 때문에 이런 방식으로 반점을 제거해도 아프지 않을 것이라고 말한다.

간호사는 이 상황에서 어떤 사정 자료를 수집하는 것이 필요한가? 윤 씨 부인의 피부 통합성을 유지하기 위한 방법에 대해 논하시오.

정답은 부록 B를 참고하세요.

신발을 신지 않고 밖에 나가서는 안 되며, 맞지 않는 신발을 신지 않도록 주의시켜야 한다. 새 신발을 신은 후에는 손상이나 수포가 생기지 않았는지 확인한다. 습식 히터의 온도를 낮추어 어린이나 온도식별 장애를 가진 사람이 화상을 입는 것을 막도록 주의시켜야 한다.

신생아 부모에 대한 위생교육 시에는 피부 외상을 막는 방법을 알려주어야 하며 부모에게 정상 피부 변화나 선천적 피부이상에 대해서도 교육해야 한다. 외상예방에 대한 교육도 중요하다.

안전에 대한 자세한 정보는 23장을 참조한다.

(2) 태양광으로부터 보호

모든 대상자는 자외선 노출(태양광, 인공광)을 제한해야 할 필요성을 알고 있어야 한다. 노출 부위를 옷이나 챙이 넓은 모자, 선글라스 등으로 가려주는 것이 가장 효과적이며 미용 목적의 태닝 기계를 이용하지 않도록 해야 한다. 생후 6개월 이하의 영아를 제외하고는 최소한의 태양광선 보호지수인 30 이상의 자외선 차단크림을 매일 사용할 것을 권한다.

(3) 욕창예방

욕창은 마찰을 동반한 압력으로 뼈 돌출 부위에 발생하는 피부나 하부조직의 국소적 손상으로(EPUAP & NPUAP, 2009), 대부분의 욕창은 예방할 수 있다(Edsberg, Langemo, Baharestani, Posthauer, & Goldberg, 2014). 많은 1단계 욕창은 압력 제거만으로 해결이 가능하다. 예방이 치료보다 비용 면에서 효율적이며, 대상자 사정과 위험요소 예측만으로도 예방이 가능하다. 욕창이 생길 위험이 있다고 판단되면 위험을 관리하고 예방하기 위한 간호를 수행해야 한다(Box 30-5).

① 압력 관리를 위한 표면 지지

욕창예방은 병상이나 의자 위에서 신체에 가해지는 압력을 고르게 분산시켜 주는 감압 매트와 같은 제품을 사용하는 것이 효과적이다. 표면 지지(support surface)란 '조직 하중, 마이크로 기후(micro-climate), 다른 치료적 기능의 관리를 위해 고안된 압력 재분산을 위한 특성화된 장치이다'. 다양한 형태의 침대, 매트리스, 쿠션을 사용할 수 있으며, 이 제품들의 일차 목표는 압력과 관련된 피부 손상을 예방하고 관리하는 것이다. 제품을 선택할 때는 효능과 기대되는 효과, 기대되는 치료기간, 대상자의 취향, 가격, 유지비, 대상자의 운동성 등을 고려해야 한다.

욕창예방을 위한 지지대는 크게 정적인 것과 동적인 것 혹은 바닥에 까는 형태와 매트리스 대체형, 특수 침대 등으로 구분한다. 계속적으로 측방 회전하게 만드는 동적 치료는 호흡기능을 증진시킨다. 비만침대는 체중 135kg 이상의 대상자를 위한 수면 공간을 제공하며 규칙적인 수면 혹은 압력 감소효과를 위한 용도로 사용한다.

다양한 지지대 중 대상자 개인의 요구도에 적합한 제품을 고르는 것이 쉽지 않으므로 선택기준을 일반화하기 위해 많은 기관이 알고리즘과 가이드라인을 제시하고 있다. 간호사는 이러한 자원을 활용하여 기능적이고 적절한 결과를 내는 지지체계를 선택해야 한다.

무동력 매트리스류. 건강관리기관은 어느 정도 수준의 압력 재분산 기능을 가진 매트리스를 구매한다. 무동력 매트리스류(nonpowered mattresses)는 밸브 체계 또는 특

Box 30-5 욕창의 예측과 예방

위험성 예측
- 위험에 처해 있는 대상자를 분별하고 위험요인을 확인한다.

피부간호
- 손상을 예방하기 위해 압력에 대한 조직내성을 증진하고 유지한다. 최소한 하루에 한 번 압박 부위를 살핀다. 모든 관찰사항은 기록한다.
- 피부를 규칙적으로 씻고 더러워질 때마다 저자극성 세정제와 따뜻하고 뜨겁지 않은 물로 씻는다.
- 피부를 건조하게 하는 요소를 최소화한다. 보습제로 건조한 피부를 치료한다.
- 뼈 돌출부는 마사지하지 않는다.
- 요실금, 발한이나 상처배액에 피부의 노출을 최소화한다.
- 응전력과 마찰로부터 피부를 보호한다.
- 적당한 열량과 영양을 제공한다.
- 운동성, 활동 정도, 관절운동범위를 개선시키고 유지한다.

위험성이 있는 대상자에 대한 압박 감소
- 2시간마다 체위를 변경한다. 대상자가 측위로 있을 때 대퇴 대전자 부위의 과다한 압박을 피하기 위해 30° 정도 옆으로 눕힌다.
- 마찰로 인한 뼈 돌출부를 보호하기 위해 베개를 사용한다.
- 대상자가 완전히 부동상태라면, 발꿈치가 침대에 닿아서 생기는 압박을 피해야 한다.
- 대상자가 옆으로 누웠을 때 대퇴 대전자 부위가 직접 침대에 닿는 것을 피한다.
- 침상 머리를 올리는 시간을 제한한다.
- 침대에서 대상자를 옮길 때 끌지 말고 들어 올린다. 침대 위 그네(trapeze)를 사용한다.
- 침상에 있을 때 감압기구를 설치한다.
- 장시간 앉아 있지 않도록 한다. 대상자의 체위를 매시간 변경하거나 위치를 변경한다.
- 휠체어를 사용하는 대상자에게 올바른 자세 정렬, 균형감, 안전성을 유지하기 위해 감압기구를 휠체어에 설치한다.
- 이동기구의 사용 및 체위변경 스케줄에 관한 서면화된 계획서를 사용한다.

교육
- 건강관리제공자, 대상자, 대상자 가족, 돌봄제공자들에게 욕창예방에 관한 구조화된 교육을 제공한다.

정 하중(대상자 무게)에 반응하는 기능에 의해 매트리스 안에 있는 공기에 따라 폼 매트리스를 제공한다. 대상자 체중은 1인 신체에 대한 최소 압력 때문에 매트리스 표면 이상으로 더 많이 분산된다. 대상자 체중 변화 또는 자세 변화에 따라 압력이 재분산된다. 매트리스 커버는 바람이 잘 통하여 습기 관리에 유용하고 감염이 적으며 세탁하기 쉬운 튼튼한 천으로 생산한다.

덧매트리스. 덧매트리스(mattress overlays)는 기존의 침대 매트리스 위에 까는 제품이다. 폼 재질로 된 것, 공기, 겔, 물로 채워진 것 등 다양한 형태가 있다. Eggcrate foam은 조밀하지 않고 둘둘 말린 형태이며 편안함을 느끼기 위해서는 높이가 4인치 이상이어야 한다. 그렇지 않을 경우 적절한 압력 감소효과를 보지 못한다. Eggcrate foam은 안위를 증진시키기 위한 도구로서 가장 많이 사용된다. 좀 더 조밀하고 두꺼운 폼 형태의 매트가 충분한 압력 감소효과를 줄 수 있으며 공기를 이용한 제품의 경우도 적당히 부풀어 있을 경우에 압력 감소효과가 있다. 공기를 이용하는 제품에는 매트리스와 같은 정적인 것과 공기를 펌프를 이용해 분사해주는 동적인 형태가 있다.

대체형 매트리스. 대체형 매트리스(replacement mattress)는 표준 침대 크기로 제작되어 기존의 매트리스를 대신하여 사용하는 형태이다. 폼이나 겔을 여러 층으로 조밀하게 겹쳐 만들며 항균처리된 커버로 덮는다. 압력 감소를 목적으로 사용한다.

특수 침대. 특수 침대는 공기 유동화 치료를 활용하는 통합된 침대시스템으로 침대 프레임과 표면지지가 하나로 통합된 침대이다. 공기 유동화 표면지지는 높은 공기흐름을 이용해 보호커버 안에 고운 실리콘 입자가 흐르도록 한 것이다. 표면지지 결과, 물침대와 비슷한 느낌으로 액체처럼 느껴지며, 공기 흐름이 멈추면 입자들은 바닥에 가라앉아 견고하고 딱딱한 표면으로 바뀌어 다시 공기가 흐를 때까지 대상자의 위치를 고정해 준다.

또 다른 형태로는 통합적 침대시스템이 있는데, 회전하거나 운동하는 침대이다. 이러한 표면은 대상자를 자동적으로 40° 이상 좌우로 회전시킨다. 어떤 침대는 대상자를 앙와위에서 복위로 회전할 수 있다. 이러한 침대는 욕창예방 기능과 함께 심한 호흡기증상을 가진 대상자 또는 손상 대상자에게 사용된다. 호흡기 성과개선에는 폐질환 치료용 회전 침대에서 사용하는 좌우회전 방식이 효과적이지만 욕창 예방에는 불충분하다. ARDS(급성호흡곤란증후군) 치료용 복위 침대를 사용하기 위해서는 고위험의 신체 부위(얼굴, 가슴, 양쪽 정강이와 같이 압박을 많이 받는 고위험 부위)에 보호 패드를 적용하여 욕창 발생을 방지한다.

3) 피부 손상과 관련된 간호중재

피부 손상을 가진 대상자를 돌보려면 간호사, 내 · 외과의사, 간호조무사, 영양사 및 물리치료사를 포함하는 다학제팀의 치료계획이 필요하다.

(1) 상처장루실금 간호사

상처장루실금 간호사(wound ostomy continence nurse, WOCN)–상처, 장루, 실금장애를 가진 대상자간호 전문–는 종종 복잡한 상처문제를 의뢰받는다. 상처장루실금 간호사는 하지 동맥 질환, 정맥 질환, 신경병증, 누공이나 수술 상처로 인한 욕창 및 기타 만성 상처 치료에 대한 추가 교육 및 훈련을 실시하며(WOCNS, 2010), 다른 의료서비스 세공자와 협력히여 상처예방 및 치류를 위한 권장사항을 제시한다. 또한 상처치유를 최적화하기 위한 예방조치 또는 기술에 대해 대상자, 가족 및 간호사에게 교육을 제공한다(WOCNS, 2010). 상처장루실금 간호사는 급성기 치료, 장기요양보호, 가정간호 및 외래를 포함한 의료환경 전반에 걸쳐 간호하고 있으며, 독립적인 의료서비스 제공자로서 대상자, 가족, 간호사 및 기타 의료 전문가에게 귀중한 자원이다.

독립성 장려, 대상자의 성취 강화, 최적의 자가관리를 달성하도록 대상자와 가족을 교육하는 간호중재가 중요하며, 간호사는 만성상처 대상자가 상처치유를 방해하는 요소를 최소화하는 방법을 배우도록 도울 수 있다. 열과 냉은 치유를 촉진하고 통증을 완화시키기 위한 치료 방법으로 사용될 수 있으며, 간호사는 치료기간 동안 상처 부위 청결, 괴사부위 제거, 상처부위를 보호할 수 있는 국소요법을 선택하는 데 도움을 준다.

(2) 소양증

소양증은 피부 문제와 동반되는 경우가 많다. 간호관리의 목적은 발생요인을 제거하고 소양증으로 인한 불편을 해소하며 더 이상의 피부 손상을 예방하는 것이다. 특히 노년층의 대상자들에게서 나타나는 지나치게 건조한 피

윤리적 · 법적 쟁점

대상자의 자기돌봄에 관한 견해

35세의 김 씨는 7년 전에 오토바이 사고로 하반신이 마비되었다. 집에 거주하며, 때때로 가정간호 도우미의 도움을 받았다. 김 씨는 재발하는 욕창의 치료 때문에 자주 재입원한다. 건강관리제공자는 환부에 대한 적절한 간호와 김 씨의 엉덩이에 가해지는 압력을 정기적으로 경감시켜야 함을 계속적으로 조언하고 있다. 현재 김 씨는 더욱 심해진 욕창 문제로 입원해 있다. 당신은 두 간호사가 이야기하는 것을 우연히 듣게 된다.

"이 환자를 몇 번이고 다시 간호해야 하는 게 너무 신물이 나."

"나도 그래. 그는 자기 스스로 알아서 하지도 못할 것이고, 욕창에 좋지 않은 행동만 하고 있잖아. 그는 자신의 잘못된 행동 때문에 지금처럼 이렇게 입원을 반복하면서 살아야 해."

비판적 사고를 위한 과제

- 김 씨와 그의 상황에 대한 당신의 생각을 확인한다.
- 간호사의 대화를 우연히 듣게 된 것에 비추어 자신의 생각을 설명한다. 간호사의 태도가 김 씨에게 미치는 영향을 설명한다.
- 이 상황에서 가능한 접근법을 확인한다.
- 대상자의 기능이상을 인식하고 윤리적으로 적절한 행동으로 보이는 것을 정의한다.

부는 자주 소양증을 유발한다. 따라서 건조한 부위에 수분을 공급해 주기 위해 로션이나 수분크림을 주기적으로 발라주는 것이 좋다. 지나친 피부 건조를 막기 위해 잦은 목욕을 제한하는 것이 중요하며 비누를 사용할 경우 철저히 씻어내는 것이 중요하다는 것을 알려주어야 하고, 필요한 경우 목욕물에 오일을 첨가하여 사용한다.

SAFETY ALERT

목욕통에 오일을 첨가할 때, 오일이 욕조를 미끄럽게 만들어 넘어질 수 있으므로 대상자에게 특별히 주의하도록 한다.

목욕 시에는 건조한 부위의 피부 자극을 줄이기 위해 뜨겁지 않고 미지근한 물로 문지르듯 씻어주어야 하며 건조한 부위는 부드럽게 다루어야 한다. 성인이라면 피부를 긁지 않는 것이 중요하다는 점을 설명해 주어야 한다. 어린이라면 대부분 주의사항을 알려주는 것으로는 효과를 보지 못하므로 손톱을 짧게 깎고 면장갑을 착용하는 방법으로 피부 손상을 줄이는 노력을 한다. 다양한 활동을 통해 불편감으로부터 주의를 분산시켜 주는 것도 좋다.

차가운 목욕과 찬 증기, 찬 것으로 피부를 압박함으로써 혈관수축을 유도하여 긴장완화 효과를 볼 수 있다. 항히스타민제와 진정제를 사용하기는 하나 전신적 부작용을 나타낼 수 있다. 코르티코스테로이드나 항생제와 같은 국소약물은 염증을 줄여주고 감염을 치료하는 데 도움이 된다.

(3) 경미한 상처의 일차적 처치

경미한 상처를 다루는 기본적인 처치 원칙은 지혈을 촉진하며 상처를 깨끗하게 하고 추가적인 상해로부터 피부를 보호하는 것이다. 초기 출혈은 상처에서 이물질과 오염물질을 제거하는 효과가 있으며, 지속적인 출혈은 출혈 부위를 높여주거나 직접 압박함으로써 멈추게 할 수 있다.

상처부위 세척은 잠재적 감염원을 제거하는 효과가 있다. 이때 흐르는 물에 씻어주거나 자극이 적은 비누를 이용하는 것이 좋다. 복잡한 치료가 필요한 대상자는 적절한 치료를 위해 즉시 이송해야 한다.

출혈이 멈추고 상처가 세척된 후에는 멸균되거나 깨끗한 드레싱으로 상처를 덮어 습성치료 원칙을 지켜주어야 한다.

상처를 면밀히 확인하여 잠재적인 합병증을 예방해야 한다. 감염징후는 보통 24시간 이후에 나타나므로 잘 관찰해야 한다. 삼출물, 발열, 발적, 종창은 의학적 주의가 필요한 징후들이다. 과다한 출혈이 있으면 1차 유합에 의한 치료를 하기 위해 봉합이 필요하다.

(4) 경미한 화상의 일차적 처치

화상의 종류에 따라 일차적 처치방법이 결정된다. 화상의 진행을 멈추고 추가적 손상을 막는 것이 중요하다. 기도유지, 호흡, 혈액순환을 촉진하기 위한 응급처치가 필요한 경우도 있다. 화상과 관련된 합병증은 빠르게 진행될 수 있으므로 응급실이나 화상/외상센터에서 손상 정도 및 상태를 평가해야 한다.

열 화상(thermal burn)의 경우 먼저 열원을 제거해야 한다. 불 속에 있는 사람을 신속하게 꺼내, 열원으로부터 멀리 떨어지게 한 후 곧바로 냉수로 충분히 씻어주어야 한다. 신속한 처치는 열전도를 막아주어 화상의 진행을 멈추게 하고 통증을 완화시켜줄 수 있다. 옷이나 금속재질에 열기가 남아 있을 수 있으므로 대상자의 옷이나 장신구를 모두 제거해 주어야 한다. 옷이 떨어지지 않을 경우에 잡아당기면 화상 조직 아래에 손상을 입힐 수 있으므로 주변부를 따라 잘라 주어야 한다. 가정구급

건강관리팀과의 협력
상처장루실금 간호사(WOCN)의 자문

당신은 5일 전에 뇌졸중이 발생한 78세의 미망인인 박 씨 부인을 돌보는 간호학생이다. 박 씨 부인은 여행을 다녀온 아들에 의해 침실 바닥에서 발견되었다. 박 씨 부인의 아래와 같은 SBAR 보고서를 김 간호사에게 제공해야 한다.

Situation(상황): "김 간호사님. 박 씨 부인에게 욕창이 발생할 것 같아 걱정되네요."

Background(배경): 박 씨 부인은 5일 전에 뇌졸중이 발병했으며 아들이 발견하기 전까지 밤새도록 바닥에 쓰러져 있었다. 우측 편마비와 요실금이 있다. 목욕 시 천골 부위에 3cm 얕은 피부 패임을 발견했으며, 발 뒤꿈치의 타박상과 피부가 물러져 있음을 발견하였다. Braden 점수는 12점이며, 차트에는 비정상적인 피부 평가는 기록되어 있지 않다.

Assessment(사정): 박 씨 부인은 2단계 천골 욕창과 발 뒤꿈치에 심부조직손상의 우려가 있으며, Braden 점수는 12점으로 욕창 고위험군임을 나타낸다.

Recommendation(권고): 상처장루실금 간호사(WOCN)에게 자문을 구해 박 씨 부인의 상처를 사정하고 치료 계획을 수립하는 것이 필요하며, 상처가 악화되기 전에 빨리 중재를 시작하는 것이 중요하다고 생각한다.

비판적 사고를 위한 과제

- 박 씨 부인의 욕창 위험요소에 대하여 기술한다.
- 위의 상황에서 상처장루실금 간호사에게 자문을 구할 수도 있고, 간호사가 독자적으로 계획을 수립할 수도 있다. 둘 중 어떤 것이 더 적절하다고 생각하는가?
- 학생으로서 자신이 생각하는 것을 반드시 이루어야 한다고 권하는 데 필요한 용기에 대해 심사숙고해 본다. 다른 사람들이 여러분의 생각에 항상 동의하는 것은 아니며, 사람들은 종종 이유를 들어 여러분의 학습을 돕는 다른 계획을 제공한다는 사실을 기억한다.

약 등은 화상 합병증을 유발할 수 있으므로 사용하지 않도록 한다.

화학적 화상의 치료도 열 화상의 경우와 유사하다. 첫 번째 단계는 대상자의 옷을 제거하고 화상 부위를 물로 씻어내는 것으로, 물에 의해 화학약품이 희석되고 화상진행을 막는 효과가 있다. 넓은 범위가 화학물질에 노출된 대상자의 경우 샤워시설이 있는 곳에 데려가는 것이 가장 효과적이다. 파우더 형태의 화학물질은 세척 전에 솔로 제거해준다. 자극성 물질은 희석된 형태라도, 화상을 일으키거나 점막에 손상을 입힐 수 있으므로 살포하지 말아야 한다. 또한 알칼리성 파우더 같은 화학물질은 물과 반응하여 열을 발생시킬 수 있으므로 산업 간호사는 작업장에서 사용되는 화학물질에 대해 충분히 숙지하고 있어야 한다.

전기로 인한 화상을 치료하기 전에 대상자를 전기발생원으로부터 격리해야 한다. 전류 발생 물체에 접촉하고 있을 경우에는 전류를 차단해야 하며 이를 위해서는 특별한 훈련과 장비가 필요하다. 일단 대상자를 전류발생원에서 멀리 옮기고, 그을린 상처와 옷을 물로 세척하여 열을 없애주어야 한다. 전기적 화상에는 흔히 심실세동이나 심정지가 동반되므로 심폐소생술이 필요할 수도 있다.

(5) 습기 관련 피부손상 치료

습기 관련 피부손상(MASD)은 소변이나 대변, 땀, 상처 분비물, 점액이나 타액을 포함한 다양한 원인에 장기간 노출되어 피부 염증과 미란을 일으킨다(Gray et al., 2011). 습기관련 피부손상이 둔부나 회음부에 발생하면, 주로 요실금 또는 변실금과 관련된 피부염의 결과이다. 습기 관련 피부손상에서 피부치유를 유도하는 가장 중요한 요소는 근본적인 문제의 해결이다. 요실금에 대한 이유를 조사하고 치료해야 한다. 피부치료를 위해서는 자극성 물질로부터 피부를 청결히 하고 요실금 또는 변실금으로부터 보호장벽 연고 또는 피부 밀봉제로 피부를 보호하는 것 등이 있다. 기저귀와 대소변 관리체계를 사용하면 도움이 된다. 남성 대상자의 경우 요실금 치료를 위해 일시적으로 도뇨관을 사용하면 좋다. 피부를 보호하는 동안 실금의 원인이 되는 문제를 해결하기 위한 처치를 시행한다.

(6) 상처 지지

상처를 지지해 주는 것은 치유를 촉진한다. 상처 지지는 멸균테이프(Steri-Strips), 봉합사(sutures), 봉합침(staples), 바인더(binders)를 사용한다.

① 멸균테이프

멸균테이프(Steri-Strips)는 다양한 크기의 상품화된 접착성 띠로, 상처의 경계부를 가깝게 당겨주어 상처치유를 촉진하는 목적으로 사용한다. 한쪽 모서리를 피부에 붙이고 상처 경계부가 근접할 때까지 당긴 후 다른 쪽 모서리를 피부에 붙인다. 상처가 작을 경우 멸균테이프를 사용하면 봉합할 필요성이 낮아진다. 멸균테이프가 오래 붙어 있도록 벤조인팅크나 방어벽 필름 같은 제품을 전처치로 사용하기도 한다.

② 봉합사, 봉합침, 클립

외과적 절개를 시행한 경우 봉합사(sutures), 수술용 봉합침(staples), 또는 수술용 클립(clips)을 사용하여 치유될 때까지 절개 부위를 지지해 주어야 한다. 봉합에 사용한 재료의 형태가 상처치유에 영향을 미칠 수 있다.

절개 부위를 꿰매는 데 사용하는 재료인 봉합사에는 흡수성(catgut, chromic)과 비흡수성(nylon, silk, polypropylene)이 있다. 사용되는 봉합사는 상처의 크기와 위치, 얼마나 강한 봉합사가 필요한지, 기대하는 미용효과 그리고 외과의의 선호도에 따라 달라진다. 일반적으로 가장 적은 양과 가장 작은 크기의 봉합이 상처치유에 최상의 효과를 낸다.

봉합침은 스테인리스 스틸로 만들어졌으며 신체에 미치는 이물질의 영향을 최소화한 것이다. 일반적으로 봉합침을 사용하는 경우 내장이나 하부 조직층을 봉합하는 데는 흡수성 봉합사를 사용한다. 봉합침은 상처 봉합을 신속하게 해주므로 감염의 위험이 줄어들고 조직 자극이 감소된다. 상처 경계면을 당겨주기 위해 큰 봉합침을 사용하기도 한다.

드레싱을 교환할 때마다 봉합사, 봉합침, 클립을 잘 살펴야 하며 투명 드레싱의 경우 주기적으로 살피도록 한다. 상처 지지의 적용기간은 의사가 결정하며, 상처가 잘 붙고 치유가 정상적으로 이루어진 경우 봉합사는 수술한 지 7~10일 후에 제거하고, 봉합침은 보통 5~7일 후에 제거하나 큰 잔류 봉합사는 더 오래 두기도 한다.

봉합침은 봉합침 제거기로 제거한다(그림 30-7B). 봉합침 아래에 제거기를 삽입한 후 핸들에 힘을 주면 압력이 봉합침 가운데를 구부려 봉합침 끝이 피부 바깥으로 나오게 된다. 봉합침을 제거할 때 대상자가 약간의 불편감을 느낄 수 있다. 봉합침을 제거한 후에는 상처가 완전하게 치유될 때까지 피부 가장자리의 근접성을 유지하기 위해 멸균테이프를 적용하기도 한다.

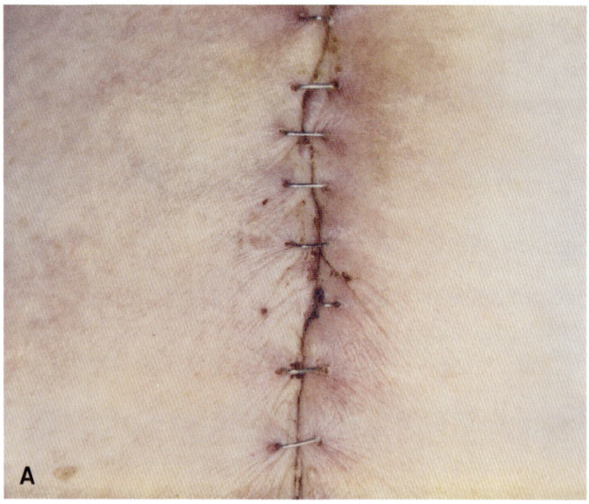

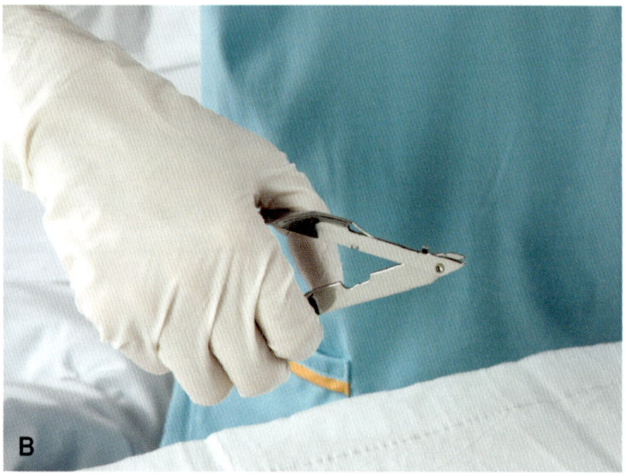

그림 30-7 A: 피부 봉합침, B: 봉합침 제거기

봉합사는 포셉과 가위로 제거한다. 봉합사는 피부 가까운 곳에서 자르고 포셉을 이용하여 제거한다. 제거되지 않고 조직에 남은 봉합사가 절개 부위를 오염시켜 감염을 일으킬 수 있으므로 봉합사를 잡아당기는 방법으로 완전히 제거해야 한다. 봉합에는 연속적 봉합과 간헐적 봉합이 있으므로, 간호사는 봉합사를 제거하기 전에 봉합기술을 숙지해야 한다.

③ 시아노아크릴산염 접착제

사람 피부에 적용하는 접착제는 특정 상황에서 급성 상처를 붙이는 데 사용한다. 적용할 상처는 쉽게 당겨져야 하고 장력이나 당기는 힘을 받지 않는 신체 부위여야 한다. 상처를 마른 상태로 유지하는데, 완전히 치유될 때까지 상처에 연고를 바르지 않는다. 접착물질은 수일 간에 걸쳐 점차적으로 벗겨지는데, 적용 후 며칠 동안은 긁거나 문지르지 말아야 한다.

④ Ace Wraps, Bandages와 탄력망

Ace wraps는 특정 부위를 가볍게 지지하거나 드레싱을 고정하기 위해 사용하는 탄력 붕대이다(그림 30-8). Ace bandages를 사지에 적용할 때는 원위부에서 근위부로 적용해야 한다. 사지를 감는 방식으로 적용할 때는 원위부를 더 느슨하게 감아 정맥혈류를 촉진하도록 한다. 부정확하게 사용하면 Ace wraps은 순환장애, 부종, 조직 손상을 일으킬 수 있다. 특히 거즈 붕대는 말단 부위 드레싱을 보호하기 위해 사용하며 압박시키는 것은 아니다. 관 모양인 탄력망(stretch netting)은 정확히 맞는 다양한 사이즈로 쉽게 드레싱을 감쌀 수 있어 드레싱을 보호하기 위해 사용할 수 있다. 적용 부위를 시진하고 압력을 없애주기 위해 붕대를 주기적으로 제거하도록 한다.

SAFETY ALERT

붕대의 말단(손가락, 발가락)은 순환장애를 확인하기 위해 자주 사정이 필요하다(그림 30-9). 청색증, 창백, 차갑고 무감각, 저림, 종창 또는 감소되거나 맥박이 느껴지지 않는 증상은 순환이 감소되었거나 신경계 장애를 나타낸다.

⑤ 바인더

바인더(binders)는 특정 부위를 지지하거나 드레싱을 고정하기 위하여 사용한다. 벨크로가 적용하기 쉽고 편하므로 많이 사용하는 추세이다. 벨크로 잠금장치는 빠르고 쉽게 풀리는 문제가 있지만, 개별적 조정이 가능하고 단단하게 고정해 주는 장점이 있다. 바인더는 사용 부위에 따라 모양과 크기가 다양하지만 흔히 사용되는 것은 복부

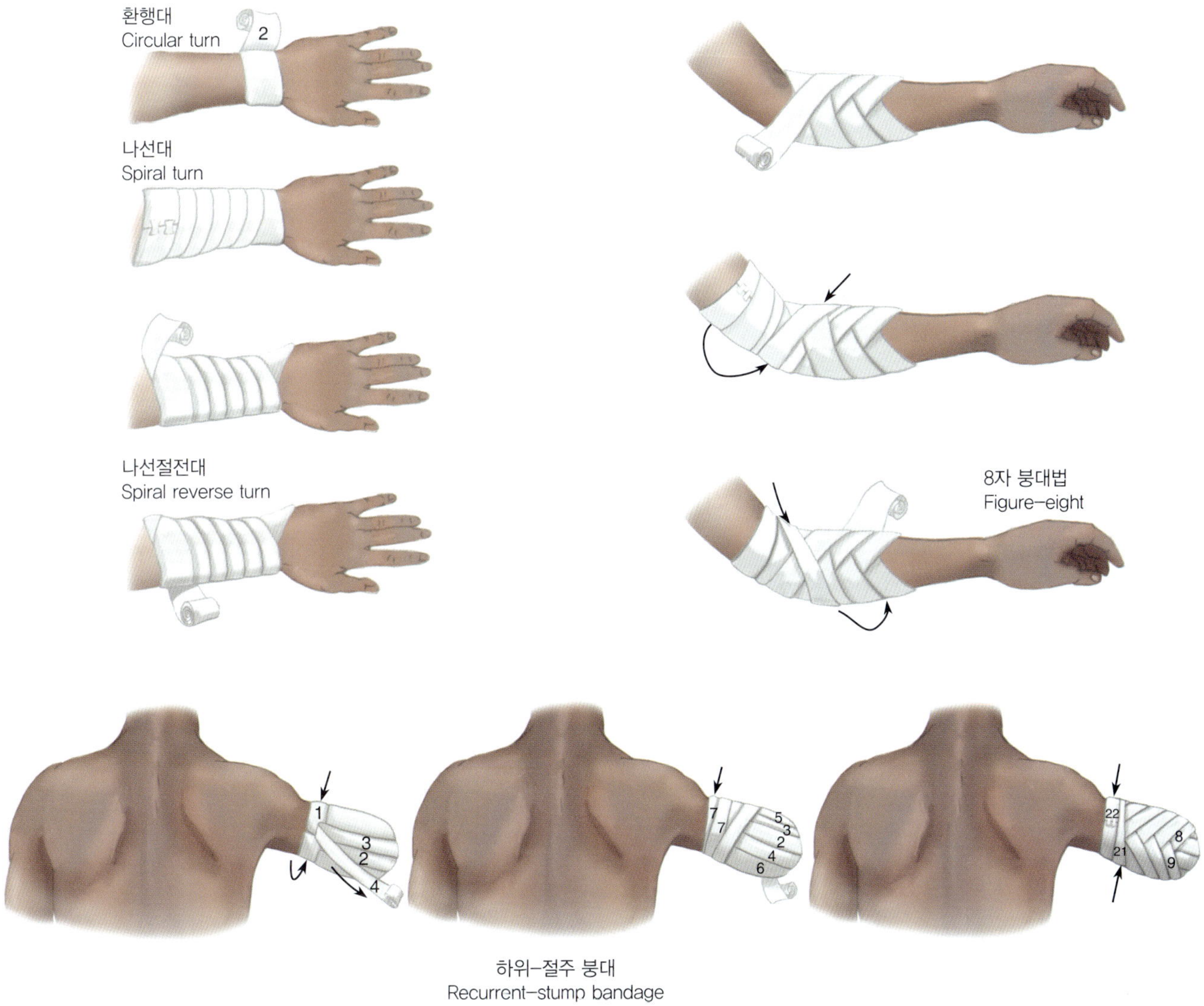

그림 30-8 붕대 사용기법

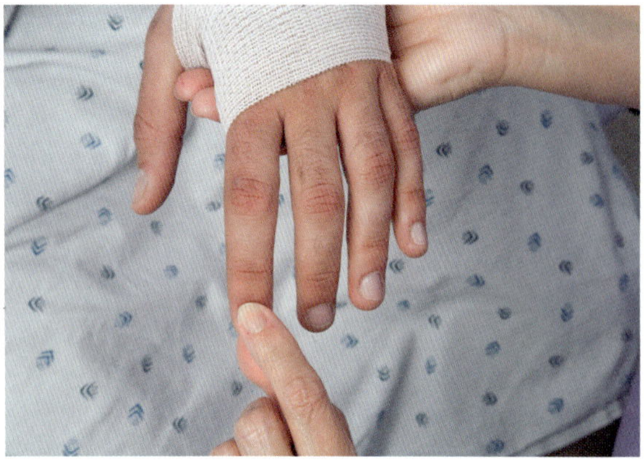

그림 30-9 혈액순환장애를 확인하기 위한 붕대에서 원위부 사정

를 지지하는 바인더와 슬링이다.

복부 바인더는 보통 하복부에 적용하며, 특히 복부 수술 후 몸통을 지지하기 위해 사용하는데, 늑골 이상 부위에는 사용하지 않는다. 바인더는 탄력성 있는 천을 사용해 15~20cm의 너비와 몸통을 충분히 두를 수 있는 길이로 제작된다.

(7) 상처관리

간호사는 최상의 치료와 주기적인 사정으로 상처관리를 해야 한다. 관리는 드레싱 교환, 세척, 소독, 패킹, 배액관리와 데브리망을 수행하는 것이다.

상처 치료방법은 과거 수십 년 동안 현저하게 발전하였다. 최상의 상처치유는 습한 상처 환경을 유지해 주는 것이다. 이러한 발견은 새로운 상처관리의 발달에 영향을 미쳤다. 과거에는 대부분의 드레싱을 wet-to-dry gauze을 하였고, 상처를 소독하는 약품을 사용하여 세척하였다.

지난 20~30년 동안 과학적 발전을 기반에 둔 상처치유 전략이 주목할 만한 성과를 이루었다. 최상의 상처치유를 위해서는 적당한 습도 환경이 필요하고 이러한 과학적 원칙을 수용하는 상처간호용품이 개발되고 있다. 드레싱 선택에 영향을 미치는 요인으로는 조직 괴사, 감염, 상처 깊이와 상처 위치가 있다. 간호사는 상처치유 과정으로서 상처 부위의 변화를 알아야 하며, 지속적으로 드레싱 교환 빈도와 적절한 드레싱 선택을 위해 상처를 재평가해야 한다.

① 드레싱

드레싱은 상처를 환경으로부터 보호하기 위해 덮어주는 것으로, 사용되는 드레싱의 종류는 상처의 종류, 위치, 상태, 개인적인 선호에 따라 달라진다.

드레싱은 다음과 같은 목적으로 사용된다.

- 배액의 흡수
- 오염의 예방
- 상처에 대한 기계적 손상 방지
- 압박을 통한 지속적인 출혈의 방지
- 습한 상처 환경의 제공
- 대상자의 편안함 제공

② 드레싱의 종류

피부와 상처 치료를 위한 제품들은 현재 2,000여 가지 이상이 시판되고 있다. 수많은 드레싱은 그 특성과 적응증에 따라 다양하게 분류한다(표 30-5). 열거된 제품 중 가장 오랫동안 사용된 것은 거즈 드레싱이다. 거즈는 휴대가 간편하고 사용하기 쉬우나 상처를 습하게 유지하지 못하는 단점이 있어 이상적인 상처치유 환경을 제공하지는 못한다.

- 알지네이트: 깊은 상처, 중간 배액량 상처의 배액물을 흡수하기 위해 적용한다.
- 콜라겐: 신체의 주요 단백질인 콜라겐이 함유되어 있으며, 부분층 피부상처나 전층 피부상처 모두에 사용된다.
- 컴포지트: 두 가지 이상의 드레싱 제품을 혼합한 드레싱이다.
- 폼: 친수성의 폴리우레탄 재질로 배액량이 소량에서 중간 정도인 부분층 혹은 전층 피부상처에 사용된다. 흡수와 보호기능을 가진다.
- 하이드로콜로이드: 뒷면에 친수성 콜로이드 입자가 붙어 있다.
- 하이드로파이버 : 소듐 키르복시메틸 셀룰로오스가 침착된 부드럽고 멸균된 부직포 태드 또는 리본 드레싱으로 높은 흡수성을 가진다.
- 하이드로겔: 전층 피부상처에서는 육아조직의 형성을 촉진하고, 부드러운 부분층 피부상처에서는 편안함을 제공한다.
- 비 침착성 드레싱: 상처 표면에 달라붙지 않고 새로운 세포의 파괴를 최소화한다. 예를 들어, 실리콘 드레싱 또는 바셀린이 침윤된 드레싱이 해당된다.

표 30-5 드레싱의 분류

분류	특성	적응증
알지네이트(alginate dressings) 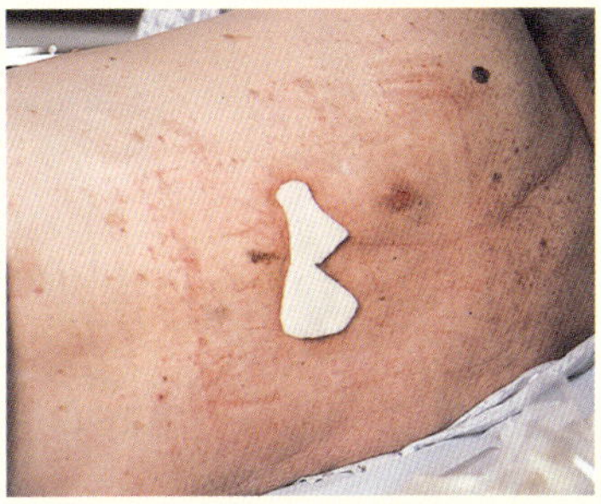	• 상처 내부에 둘 수 있도록 고안된 고도의 흡착 제품이다. • 상처 삼출물을 흡수하는 겔 형태이다. • 커버 드레싱이 필요하다. • 패킹스트립(packing strip)이나 시트(sheet) 형태로 가능하다.	• 깊고 보통의 배액이 있는 상처
거즈(gauze) 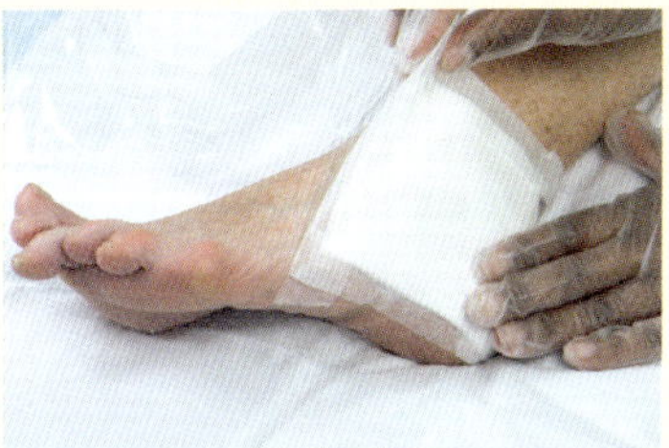	• 여러 가지 크기와 두께의 면직물로 짜여져 있다. • 비폐색성(nonocclusive)은 상처 표면에 산소가 닿을 수 있다. • 강한 침습제 • 촉촉한 패킹을 만들기 위해서는 멸균 생리식염수로 적실 수 있다.	• 새롭게 생긴 외과적 절개나 지혈을 위한 압박이 필요한 상처 • 깊은 상처 패킹 • 하이드로겔(hydrogel)과 다른 1차 드레싱 위에 덮는 커버 드레싱
하이드로콜로이드 (hydrocolloid wafer dressing) 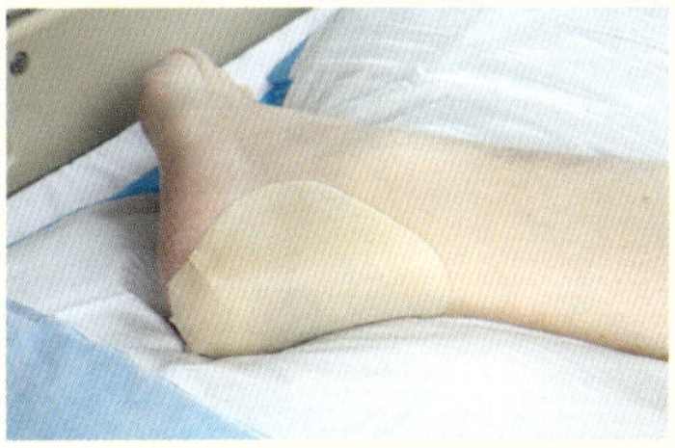	• 접착형 패드는 부습력이 높은 물질로 색깔이 입혀질 수 있다. • 패드는 다량의 삼출물을 흡수시켜 상처 표면을 촉촉하게 유지시킨다. • 대부분 폐쇄성으로 주변의 산소가 상처에 닿지 않게 한다. • 중 정도의 흡수성이 있다.	• 부분층 피부상처 • 얕은 진층 피부상처 • 경미한 자가용해 괴사조직제거술 • 비감염된 상처에만 사용
하이드로겔(hydrogel) 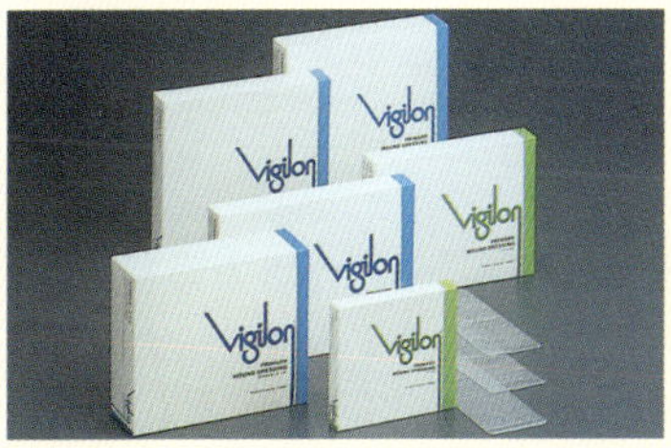	• Matrix 내 높은 비율의 수분을 포함한 친수성 복합제품이다. • 종이처럼 얇고 투명한 것이나 튜브젤 같은 것이 유용하다. • 가벼운 정도의 배액흡수와 상처에 수분을 제공한다. • 종이처럼 얇은 제품(sheetlike wafer)은 피부에 시원한 느낌을 준다.	• 부분층 피부상처 • 욕창 2~4단계(거즈 같은 것으로 커버 드레싱함) • 경미한 자가용해성 괴사조직제거술 • 경한 화상 • 피부이식 제공 부위
폴리우레탄 폼(polyurethane foam)	• 압축된 포말의 패드(상품에 따라 두께가 다양하며, 접착력이 있는 것도 있음)이다. • 두께에 따라 경하거나 보통의 흡수력이 있다. • 상처 표면에 수분을 제공한다.	• 부분층 피부상처 • 일차 드레싱으로 깊은 상처를 덮는 흡수성 제제
투명접착식 제품 (transparent adhesive dressings)	• 접착력이 있는 투명 폴리우레탄 필름이다. • 드레싱을 통해 증발하는 수분량 정도는 상품마다 다양하다. • 상처 표면을 촉촉하게 유지한다. • 크기와 모양이 다양하다. • 흡수성은 없다.	• 테이프 대신 거즈 패드나 다른 종류의 흡수성 드레싱을 사용(예: 정맥주사 부위) • 삼출물이 적은 상처

표 30-5 드레싱의 분류(계속)

분류	특성	적응증
은(silver)	• 이온성 은 함유-상처 내로 은이 즉각 방출되거나 조절된다.	• 감염된 상처 • 은 드레싱은 7일까지 유지할 수 있다.
하이드로화이버(hydrofiber) 드레싱	• 소디움 카르복시메틸셀룰로오스 화이버(sodium carboxymethylcellulose fibers)로 구성된다. • 상처 배액물을 흡수할 때 겔 형태가 된다.	• 배액량이 많은 상처 • 2차 드레싱이 필요한 상처

- 은 함유 드레싱: 감염된 상처에 사용되는 항균성 드레싱이다.
- 투명 필름: 접착성이 있는 반투과성 필름 형태의 드레싱이다.

③ 개선된 상처간호 제품

상처치유와 관련된 미생물학적 지식이 발전함에 따라 수많은 신제품들이 생산되고 있다. 조직공학에 의해 만들어진 피부나 성장인자, 세포 외 기질을 이용한 드레싱 그리고 돼지의 소장 점막을 이용한 제품 등이 있다.

④ 드레싱 고정방법

"의료용 접착제는 상처 가장자리나 외부 장치(테이프, 드레싱, 카테터, 전극, 주머니나 패치)를 피부에 부착하는데 사용되는 제품이다"(McNichol, Lund, Rosen & Gray, 2013). 테이프는 상처에 드레싱을 안전하게 고정시키는데 가장 일반적으로 사용되는 의료용 접착제이다. 그러나 많은 드레싱 제품들에도 제품의 외부층을 구성하는 필수요소로서 의료용 접착제가 포함되어 있다. MARSI(Medical Adhesive-Related Skin Injury, 의료용 접착제관련 피부손상)는 현재 의료환경에서 일반적인 합병증으로 인식되고 있다. 컨센서스 패널은 7가지 유형의 MARSI를 파악했다.

MARSI를 예방하는 것은 기본적인 간호술기로, 테이프나 기타 의료용 접착제 제품의 신중한 선택, 적절한 적용 또는 제거가 중요하다. 접착제 제품의 안전한 적용 및 제거는 Box 30-6을 참조한다.

⑤ 드레싱 교환

드레싱 교환횟수는 상처의 상태나 드레싱의 종류, 배액의 양, 상처 사정 빈도에 따라 결정한다. 드레싱의 종류나 교환주기를 의사가 처방하기도 하나 그렇지 않은 경우에는 간호사가 치료에 적합한 드레싱을 결정해야 한다. 건조멸균 드레싱 교환법과 습성 식염수 드레싱 교환법에 대한 내용은 실습지침서 12장을 참조한다.

Box 30-6 접착제 제품의 안전한 적용 및 제거

적용

- 상처주위와 상처주변 피부를 청결하게 하고 건조시킨다.
- 필요시 제모를 한다.
- 상처주위 피부를 보호하기 위해 알코올이 함유되어 있지 않은 피부보호필름을 바른다.
- 피부보호필름은 건조하게 유지한다.
- 팽팽하게하거나 당기거나 늘리지 않고 테이프를 붙인다.
- 테이프를 가볍게 눌러 틈과 주름없이 반듯하게 편다.
- 압박드레싱을 고정할 때, 드레싱 위에 테이프를 붙이고 남은 테이프는 팽팽하지 않게 피부에 붙인다.

제거

- 한 손의 손가락을 사용하여 피부를 아래로 밀면서 테이프에서 떼어낸다.
- 테이프를 피부 표면에 가깝게 수평을 유지하면서, 털이 자라나는 방향으로 천천히 뒤로젖혀 아래로 떼어낸다.
- 테이프를 떼어내면서, 계속 손가락으로 테이프가 떼어진 자리를 삽고시지해 준다.
- 투명한 필름 드레싱은 드레싱의 모서리를 느슨하게 하고 상처와 반대방향으로 수평으로 당겨서 제거할 수도 있다(당겼다 놓았다 하는 방법). 한 손으로 필름 드레싱에 부착된 피부를 안정시키고, 드레싱이 완전히 제거될 때까지 이 방법을 계속한다.
- 위의 방법이 성공적이지 않은 경우, 단단히 붙인 테이프를 느슨하게 하기위해 의료용 접착제 제거제를 사용한다.
- 같은 부위에 다른 접착제 제품을 다시 사용하지 않으려면, 로션, 바셀린, 미네랄 오일 등을 이용하여 테이프를 떼어낼 수 있다.

Adapted with permission from McNichol et al. (2013, p. 372).

⑥ 패킹

거즈나 알지네이트 드레싱 제품은 개방상처의 표면이 미숙한 상태로 닫히는 것을 예방하기 위해 삽입한다. 드레싱은 상처 표면의 윤곽을 채우는 형태를 형성한다.

터널(tunneling)은 개방상처의 부드러운 조직에 있는 좁은 통로이다. 터널이 형성된 상처에서 1/4 또는 1/2의 패킹 거즈는 상처가 기저부에서 표면으로 치유되는 것을 돕고, 농양이 형성되는 것을 예방한다.

잠식(undermining)은 개방 상처의 가장자리 아래에 파괴된 조직의 일부이다. 구멍은 센티미터로 측정하며, 대상자의 머리와 시계의 12시 방향을 일치시키고, 시계판의 시간을 기준으로 기술한다. 구멍을 포함한 상처 부위 전체를 채우는 것은 상처의 바닥에서부터 표면까지의 치유를 돕고, 농양이 형성되는 것을 예방한다. 거즈나 칼슘 알지네이트와 같은 흡수성 제품은 구멍이 있는 상처를 채우는 데 사용된다.

봉합하기 힘든 신체 부위(질, 코뼈 등)의 수술 후에도 압박을 가하고 작은 혈관에서의 출혈을 막는 용도로 패킹을 사용하기도 한다. 수술 시 패킹을 한 경우 대상자 기록에 명시하여 드레싱을 교환할 때 제거하지 않도록 해야 한다. 압박 패킹은 대개 2~3일 동안 유지하고 외과의나 담당 간호사가 제거해야 한다.

⑦ 세척과 소독

외과적 절개나 침습적 시술을 위해 건강한 피부에 준비하는 과정을 피부 전처치라고 한다. 피부 전처치 시 클로르헥시딘 같은 항균제를 사용하여 피부 표면을 세척한다. 이 과정을 통해 미생물이 피부로 침투하는 것을 막고 항균효과를 기대할 수 있다.

상처잔해, 오염 물질 및 과다한 삼출물을 제거하기 위해 개방 상처 세척을 수행한다. 상처 세척은 찌꺼기, 오염물질, 과도한 삼출물을 제거하기 위해 시행하는 것으로, 상처치유에 관련된 세포에 해로운 영향을 주는 물질을 사용해서는 안 된다. 시판되는 세정제 대부분에는 상처 찌꺼기 제거를 촉진하는 계면활성제가 들어 있다. 급성 또는 만성 상처의 세정제로는 멸균된 일반 식염수(0.9% NaCl)를 사용한다. 상처 세척법은 실습지침서 12장을 참조한다.

SAFETY ALERT

원액 과산화수소, 포비돈-요오드 또는 다른 자극적인 용액의 사용은 새로운 상피조직의 성장에 손상을 준다. 이는 상처치유를 방해하며, 대부분의 상처에 적합하지 않다.

⑧ 배액관리

상처 배액량이 많으면 상처 회복과 피부 통합성을 방해한다. 상처치유를 방해할 수 있는 다량의 체액이 예상될 때에는 이를 제거하기 위해 배액장치를 사용한다. 폐쇄성 배액체계는 휴대용 또는 외부 흡인장치에 배액관을 연결시킨 것이다. 상처에서 직접 배액하는 개방성 배액체계로는 펜로스 드레인 등이 있다.

- 펜로스 드레인은 속이 빈 고무 튜브를 절개부위나 자상에 직접 삽입하여 체액이 모세관 작용을 통해 흡수 드레싱으로 배액되도록 하는 것이다.
- Hemovac은 수술 후 혈액 배액이 예상되는 혈관강 내에 삽입하는 것이다(그림 30-10). 흡인력은 스프링 형태의 기구를 누름으로써 유지된다. Hemovac 배액을 관찰할 때에는 혈액 배액을 예상하여 기구가 눌려져 있는 상태인지 확인해야 한다. Hemovac이 배액으로 가득 차 있거나 새는 곳이 있을 때에는 흡인이 제대로 되지 않을 수 있다.
- Jackson-Practt 또는 grenade 드레인은 눌렸을 때 흡인력이 약한 전구 모양의 기구에 배액하는 것이다(실습지침서 12장 참조). 배액물이 너무 많거나 새는 곳이 있을 때에는 벌브(bulb)가 팽창되어 흡인되지 않는다. 다른 배액기구와 마찬가지로 제대로 작동하고 있는지 관찰해야 한다. 배액체계는 봉합되어 있기도 하고 그렇지 않기도 하므로 시진하는 동안 우발적으로 제거하지 않도록 주의해야 한다.

상처 배액이 많으면 상처치유가 더디고 상처 주위의 피부 통합성도 손상된다. 간호사는 폐쇄성 배액체계기능을 확인하고, 상처 배액을 적절히 흡수하는 드레싱을 선택함으로써 최적의 상처치유를 도모하도록 한다. 배액이 많은 경우 간호사는 수집기구, 상처 배액관리체계, 수집낭 등을 사용할 수 있다. 간호사는 또한 상처주위 피부에 피부 장벽·보호제를 도포하여 배농이나 지속적인 습기로부터 피부를 보호한다. 피부 장벽은 의료용 접착제 관련 피부손상(MARSI) 예방에도 도움이 된다.

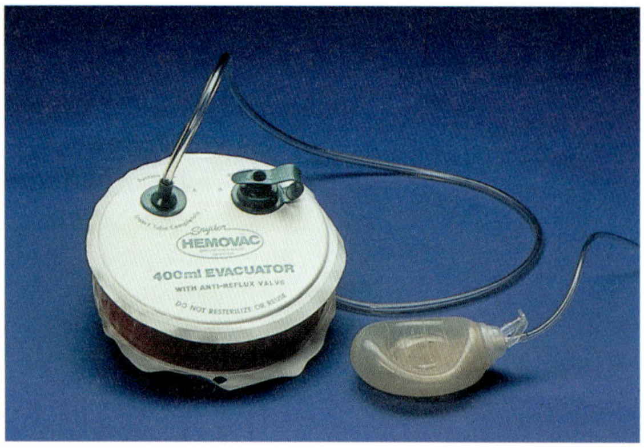

그림 30-10 배액관. 좌: Hemovac, 우: Jackson-Pratt

⑨ 음압상처치료법

진공지원폐쇄(vacuum-assisted closure, VAC)에서 언급한 음압상처치료법은 상처의 몇 가지 형태의 치료에 의미 있는 변화를 일으켰다. 이 치료법은 상처 구멍을 채우기 위해 특별한 거즈나 스펀지 드레싱을 사용하고 투명필름형 드레싱으로 덮는다. 그 다음 상처에 음압을 주는 기계와 관을 연결한다. 음압상처치료법은 상처에 과도한 습기를 제거하고, 독소와 함께 미생물의 성장을 감소시킨다. 또한 세포확산을 증가시키고, 상처 부위에 관류를 증가시킨다. 음압시스템은 조직치유의 속도를 증가시킨다. 이 치료법은 괴사된 욕창, 농양, 열개된 외과적 상처, 당뇨 환자의 말단 부위 상처, 급성 손상된 상처와 같이 많은 개방상처에 사용된다.

음압상처치료법이 처음 소개되었을 때 외과의와 상처 전문간호사는 이 드레싱을 적용하고 변경했다. 다양한 건강관리기관에서 간호사는 독자적으로 음압드레싱을 적용한다(실습지침서 12장 참조).

⑩ 괴사조직제거술

괴사조직제거술(debridement)은 상처에서 이물질이나 죽은 조직을 제거하여 미생물의 성장을 억제하고 상처치유를 촉진하는 처치법이다. 외과적 방법, 효소사용법, 자가용해법, 기계적 방법의 4가지 종류가 있다.

- 외과적 괴사조직제거술은 수술 시 혹은 대상자 침상에서 날카로운 도구를 이용하여 시행한다. 의사나 상처치료에 대해 전문적 교육을 받은 의료인이 수행한다.
- 효소를 이용한 괴사조직제거술은 괴사된 찌꺼기들을 파괴하는 화학물질을 상처에 넣어주는 방법이다.
- 자가용해성 괴사조직제거술은 신체 자체의 용액이나 세포를 이용하여 찌꺼기나 괴사조직을 제거하는 과정이다. 상처에 폐쇄드레싱을 적용한 후, 상처 삼출액과 체액이 형성될 때까지 유지하면 자가용해성 데브리망이 일어난다. 상처 용액이 비활성조직을 부드럽게 하여 제거하기 쉽게 해 주며, 어떤 경우에는 찌꺼기를 완전히 용해하여 다음 드레싱을 교환할 때 상처에서 제거되도록 해 준다.
- 기계적 괴사조직제거술은 괴사조직을 제거하는 기계를 사용하여 괴사조직을 제거한다. 하지만 이 방법은 건강한 육아조직을 제거할 수도 있다. 가장 단순한 기계적 방법은 wet-to-dry 드레싱이다. 상처를 젖은 거즈 드레싱으로 채우고 몇 시간 후 건조되면 그 다음에 제거한다. 이때 대상자가 통증을 느낄 수 있다.

SAFETY ALERT

습식 건조 드레싱은 새로운 육아조직에 손상을 입히고 통증을 유발하기 때문에 깨끗한 육아 상처에 사용해서는 안 된다(Bryant & Nix, 2012).

(8) 열요법과 냉요법의 국소적 적용

치유 증진과 불편감 해소를 위한 열요법과 냉요법의 적용 효과가 표 30-6에 정리되어 있다. 냉요법은 주로 손상 직후의 출혈, 부종, 통증을 억제하기 위해 사용하는데, 혈관수축을 유도하여 해당 부위의 혈류 흐름을 감소시키고 부종을 억제하는 효과가 있다. 열요법은 혈류를 증가시키고 염증을 감소시키는 역할을 하여 연조직의 치유를 촉진하고 근육의 통증과 긴장을 완화하는 효과가 있다. 국소적 열요법은 혈관을 확장시켜 산소, 영양분, 백혈구 및 항체가 조직으로 잘 이동하도록 하며, 혈류가 증가하여 대사 노폐물이나 열의 이동을 원활하게 한다. 또한 농이 감염 부위에 국한되도록 하며 근긴장이나 경련, 관절경식을 완화시킨다. 부작용으로는 말초혈관 투과성의 증가에 따른 부종이 있다. 열적용 단계는 실습지침서 12장을 참조한다.

열요법이나 냉요법 시 조직에 손상을 주거나 체온조절에 영향을 미칠 수 있으므로 대상자의 안전을 신중하게 고려하여 적용 여부를 결정해야 한다. 표 30-7에 주의사항들이 열거되어 있다.

열요법이나 냉요법 시 적용시간이 중요한데, 최대 혈관확장이나 혈관수축은 30분 내에 일어나며, 오랜 시간

표 30-6 열요법과 냉요법의 적용

효과	생리기전	적응증
열 적용		
치유와 화농 촉진(농의 경화)	혈관확장으로 혈류가 증가되어 산소와 영양분이 증가하고 분비물의 제거를 촉진한다.	외과적 상처, 감염된 상처, 치질, 외음절개술
염증 과정을 촉진시켜 염증 완화	모세혈관벽의 투과성이 증가하고, 그 영역에 백혈구와 항체의 흐름이 증가하여 식작용을 촉진한다.	정맥염, 정맥 내 침윤
근골격계의 불편감 완화	감각신경 전도를 증가시키고, 근육 이완을 증진시켜, 윤활액의 점도를 감소시킨다.	요통, 생리통, 구축, 관절염, 근육연축
냉 적용		
출혈조절	혈관수축의 결과로 혈류가 감소하고 차례로 대사조직 요구와 산소나 영양분의 공급이 감소한다.	골절, 외상, 표면 열상, 찔린 상처
부종 감소	모세혈관 투과성이 감소하여 혈관을 수축시킨다.	염좌, 근육 긴장, 운동 시 손상
통증 완화	신경전도 속도를 감소시킨다; 저림과 얼얼함을 유도한다.	관절염, 손상, 근골격계 손상

적용할 경우 화상이나 동상을 유발할 수 있다. 어린 대상자나 노인의 경우 열이나 냉각에 견디는 능력이 약하므로 부작용의 가능성이 높다. 순환장애나 감각장애 또는 인시 능력 저하가 있을 때에도 부상의 위험성이 증가한다.

열요법이나 냉요법을 적용한 신체 부위는 피부의 감수성이나 두께에 따라 민감도가 다르게 나타난다. 피부 통합성이 손상된 부위에 적용한 경우, 조직손상을 유발할 가능성이 더 커진다. 열이나 냉에 과다하게 노출되면 국소적 · 전신적 피해를 초래할 수 있는데, 아주 어리거나 나이가 많은 대상자와 같은 고위험군에서는 예측하지 못한 결과가 일어날 수도 있다.

SAFETY ALERT

열요법을 적용하는 동안에는 피부를 자주 관찰해야 하는데, 열화상이 생길 수도 있기 때문으로 특히 피부감각이 저하된 대상자는 주의해야 한다.

① 냉팩과 얼음주머니

냉팩(cold packs)과 얼음주머니(ice bags)는 국소적 건조 냉각을 위해 사용된다. 시판되는 냉팩에는 알코올성 용액이 들어 있는데, 팩을 누르거나 주물렀을 때 주머니 내부에서 방출된 용액이 찬 기운을 만들어낸다. 외피는 부드럽고 잘 휘어지므로 신체의 굴곡에 따라 잘 맞춰지며 피부에 직접 적용할 수 있다. 냉팩은 다시 얼려지지 않는다.

표 30-7 열요법과 냉요법 시 주의사항

사정 요소	이론적 근거
치아 농양 또는 충수염늘 의미하는 급성 통증	열 직용은 파열을 일으킬 수 있고, 감염이 온몸으로 퍼지게 할 수 있다.
찢어진 피부 또는 깊은 개방성 상처	피하와 내장조직은 극한 온도에 더 민감하다. 통증과 온도수용체가 조직손상 가능성을 경고하기가 더 어렵다.
순환장애(말초혈관질환, 당뇨)	냉요법은 혈관을 수축시켜 이미 면역반응이 억제된 부위의 순환을 감소시킨다. 열은 이 부위로부터 잘 발산되지 않고 조직손상을 심화시킨다.
감각 결핍(뇌혈관질환) 사고, 하반신마비, 사지마비	신경전도의 변화는 온도나 통증의 감각을 제한시키고 이는 조직손상의 가능성을 증가시킨다.
정신상태 장애(혼돈, 의식저하)	통증 신호전달의 확실성은 떨어지고 감각의 변화는 조직손상의 가능성을 증가시킨다.
나이	어린이는 체온조절이 미성숙하고, 통증 또는 불편감에 대한 의사소통이 어려우며, 그들의 환경을 변화시킬 수 없다. 노인은 통증에 대한 감각이 감소되어 있으며 종종 위험성을 증가시키는 다른 장애(예: 순환, 감각)가 있다. 열은 태아 성장에 영향을 미칠 수 있으므로 임산부의 복부에는 적용하지 않는다.
금속 삽입물(박동조율기, 관절치환술)	금속은 열 전도가 잘되어 화상의 잠재력이 증가한다. 왜냐하면 삽입물은 쉽게 제거할 수 없기 때문이다.

다양한 크기로 제작되어 있는 얼음주머니는 국소적인 출혈을 멈추고 부종을 억제하며 통증을 완화하는 목적으로 사용된다. 많은 얼음주머니는 고무로 제작되어 있고 돌려서 막는 마개구조이다. 고무주머니를 적용하기 전에 피부자극을 피하고 내과적 무균상태를 유지하기 위해 표면을 천으로 감싸주어야 한다. 어린이에게 냉요법을 적용할 때에는 공포감을 덜어 주기 위한 노력이 필요하다.

② 냉찜질

냉찜질(cold compresses)은 부종과 염증을 가라앉히기 위해 사용한다. 거즈패드를 냉각된 식염수나 물에 적셔 적절한 부위에 적용한다. 대상자의 체온에 의해 거즈가 빠르게 데워지므로 자주 갈아주어야 효과가 있다.

③ 열팩

건조한 열은 전기 열패드나 열팩(hot packs)으로 적용한다. 상품화된 열팩은 열을 내기 위해 꽉 쥐거나 주무르고 차가워지면 처분한다. 몇 가지 젤 형태는 열을 내게 하기 위해 전자레인지에 넣고 사용한다. 어떤 젤 패드는 열을 내기 위해 전자레인지, 냉을 위해 냉장고에 넣고 함께 사용된다. 국소적 열 치료는 베갯잇과 같이 껍데기를 씌우고 보통 15~20분 적용한다. 국소적 열 적용은 화상에 주의해야 한다.

④ 온찜질

온찜질(warm compresses)은 혈액순환을 좋게 하거나 화농을 촉진하기 위해 사용된다. 시판되는 제품을 사용할 수 없는 상황이라면 데워진 물에 거즈 패드를 적셔 사용할 수 있다. 온찜질을 할 때는 화상에 주의해야 한다. 온찜질을 통해 전달된 열은 빠르게 식으므로 찜질 부위에 비닐을 덮어줌으로써 오래 유지시킬 수 있다. 일정한 온도 유지가 필요한 상황이라면 발열 물질을 찜질 부위에 대는데, 주의할 점은 습기가 열을 전도하므로 발열 물체의 온도가 다소 낮게 설정되어야 한다.

⑤ Warm Soaks

Warm Soaks는 신체의 일부를 따뜻한 액체(주로 물)에 담가 이완시키고, 혈액순환을 촉진하며 상처 삼출물을 부드럽게 한다. 필요한 약물 용액을 사용할 수도 있으며 보통 20분 정도 시행한다. 이 경우에도 물이 차가워지므로 용액을 자주 갈아줄 필요가 있다.

⑥ 좌욕

좌욕(sitz baths)은 골반과 회음부에 증기열을 가해 주는 것이다. 직장, 회음부 수술 후 혹은 질 분만 후의 염증과 불편감 해소에 효과가 있다. 대상자는 변기에 맞도록 제작된 특수 욕조나 대야에 앉아 치료를 받으므로 발과 다리는 물 밖에 있게 된다. 일반적인 욕조를 사용하면 전신을 물에 담그게 되므로 골반 부위에 대한 국소적 가열 효과가 없어지게 된다. 발과 상체는 따뜻하게 감싸 오한을 막아주어야 한다. 좌욕조는 40~43℃의 따뜻한 물로 채우고, 따뜻한 물을 채운 튜브 달린 비닐백을 휴대용 좌욕조에 담가 좌욕하는 동안 따뜻한 물을 계속 공급할 수 있도록 한다. 좌욕은 20분 정도 한다. 열이 비교적 넓은 부위에 적용되므로 혈관확장이 일어나 대상자가 어지럽거나 실신할 수도 있다. 이 경우 맥박이 빠르지 않는지, 얼굴이 창백하지 않은지, 오심을 호소하는지 확인하여 증상이 있을 경우 좌욕을 중지한다.

⑦ 온수패드

온수패드(aquathermia pads)는 물이 순환하는 방수패드로 제작된 가열기구이다. 습열을 제공하고 근육 경련을 완화시키거나 염증을 가라앉히는 데 사용한다. 지속적인 증발이 일어나므로 온수패드의 물이 충분한지 주기적으로 확인하여 필요한 경우 채워주어야 한다.

4) 가정 · 지역사회 기반 간호

피부질환과 상처는 합병증에 대한 정기적인 사정과 간호가 필요하다. 어떤 대상자는 가정에서 간호를 받는 반면, 어떤 대상자는 입원이 필요하다. 간호가 어디에서 제공되든지 여부와 관계없이 다음의 원칙들을 따라야 한다.

- 환경이 깨끗해야 한다.
- 상처간호에 필요한 물품은 쓰기 편한 곳에 있어야 하고 사용 가능해야 한다.
- 상처치유를 위해 적절한 열량과 영양을 섭취해야 한다.
- 상처 및 피부간호를 시행하는 사람은 절차를 설명할 수 있어야 하며, 건강관리제공자에게 보고해야 할 증상이 무엇인지 알아야 한다.
- 욕창을 예방하는 방법을 제공한다(잦은 재발과 적절한 체위, 위생, 영양, 피부의 압력을 줄여주는 보조기구의 사용).
- 국소적 상처간호 제품과 정확한 사용방법에 대해 설명한다.

성과기반 교육계획

56세의 정 씨는 기술자인데, 발가락 골절 수술 후 회복을 위해 의원에 통원치료 중이다. 외과적 절개 부위는 치유가 지연되고 있다. 그 결과 절개 부위를 열고, 매일 드레싱을 교환해야 한다. 정 씨 부부는 방법을 배우기 위해 병원에 와 있다.

간호성과

대상자와 배우자는 드레싱을 교환하는 올바른 방법을 설명할 수 있다.

전략

- 패킹을 하면서 드레싱을 교환하는 이유를 설명한다.
- 절차를 수행하기 위해 필요한 물품을 점검한다.
- 오래된 드레싱을 제거하고 상처를 깨끗하게 하기 위한 정확한 방법을 설명한다.
- 새 패킹과 드레싱을 무균적으로 다루는 방법을 설명한다.
- 참조용으로 개발한 서면화된 절차 계획을 제공한다.
- 어떤 의문사항이 있더라도 결정할 수 있도록 절차와 계획 모두 점검한다.
- 대상자와 배우자에게 적응증이 있다면, 의원을 나서기 전에 그 절차를 설명하도록 한다.
- 수행을 평가하고 계속적인 교육이 필요할 때, 가성방문을 하면서 지속적으로 관리한다.

간호성과

대상자와 배우자는 상처에서 주의해야 할 증상과 징후를 설명할 수 있다.

전략

- 정 씨 부부와 함께 감염이나 치유의 회복이 지연되는 상처 부위의 변화에 대해 논의한다.
- 건강관리제공자에게 연락해야 할 필요가 있는 경고 증상을 문서로 제공한다.
- 정 씨 부부에게 이러한 요소들을 말로 설명하도록 한다.
- 정 씨 부부와 함께 문제를 해결하기 위해 폐쇄상처와 치유의 진전을 기록하는 방법을 알려주고, 다음 병원 방문시에 그 기록을 가져오도록 한다.

간호평가

2017/2/17 14:00 - 감염증상과 좋지 않은 상처 치유는 대상자와 부인과 함께 논의하였고, 드레싱 교환을 위해 교육자료를 제공하였다. 대상자는 상처를 볼 수 없어 부인이 상처를 관리하도록 하였다. 부인과 대상자는 감염의 3가지 증상을 알고, 만약 상처에 문제가 있을 때에는 건강관리제공자에게 알리도록 하였다. 부인은 치료와 지지를 위해 드레싱을 수행하였고 긴장감을 말로 표현하였다. 가성간호와의 연계계획을 제출하였다.

-RN 안미숙

드레싱 교환이 필요한 대상자는 상처간호를 시행할 수 있어야 하며, 드레싱 교환 시 건강관리제공자나 보호자의 도움을 받아야 한다. 대상자와 대상자 가족은 상처를 관찰하는 방법, 상처감염의 증상과 증후, 건강관리제공자에게 연락하는 방법 및 시기와 부작용 그리고 나쁜 소견을 인지하는 방법을 배워야 한다. 필요한 물품과 구매장소에 대한 서면 또는 구두 설명서가 필요하다. 필요한 물품을 구매할 경제적 여유가 없는 대상자는 건강관리제공자의 도움으로 치료계획을 세우고 비용의 보조를 위한 지원을 요청해야 한다. 가족구성원이 대상자의 피부장애를 받아들이고 자발적으로 간호를 하면 대상자의 자존감이 상승한다.

상처와 피부 문제는 완쾌하는 데 시간이 오래 걸릴 수 있다. 대상자에게 필요한 추후 병원진료의 횟수와 합병증이나 재발의 증상에 대해 교육한다. 질환의 병인, 위험인자의 조절, 건강한 피부기능 유지의 중요성에 대해 교육한다.

8. 간호평가

사례중심의 평가결과는 조직손상의 예방과 최상의 상처치유의 증진 정도에 따라 결정된다. 결과 기준은 대상자마다 개별적으로 수립하고, 필요에 따라 수정해야 한다.

간호목표

대상자의 피부는 국소적인 염증 없이 손상되지 않은 채로 남아 있다.

간호성과 기준

- 대상자는 피부손상이나 욕창이 없다.
- 대상자는 피부의 발적이나 찰과상이 없다.
- 대상자는 과다한 건조나 박리가 없는 손상되지 않은 피부를 유지한다.

간호목표

대상자의 상처는 치료의 효과를 보인다.

간호성과 기준

- 24시간 내에 상처 가장자리가 꽤 깨끗해진다.
- 48시간 내에 상처는 증가한 육아조직의 흔적이 보인다.
- 퇴원 시 상처는 발적, 종창, 화농성 배액이 없다.

간호목표

대상자는 피부 간호의 예방에 대해 설명한다.

간호성과 기준

- 교육 후 대상자는 욕창 형성을 예방할 수 있는 중재를 설명한다.
- 대상자는 기계적 · 화학적 조직손상의 원인을 구별한다.
- 대상자는 과다한 피부건조나 박리를 예방하기 위한 기본적인 피부 간호방법에 대해 설명한다.

간호목표

대상자와 대상자 가족은 적절한 상처 관리기술을 설명한다.

간호성과 기준

- 교육 후 대상자는 피부 통합성과 상처치유를 증진시키기 위한 간호의 중요성을 명확히 제시한다.
- 대상자는 제시된 식이관리법에 따라 적절한 영양 섭취를 유지한다.
- 퇴원까지 대상자와 가족구성원은 상처간호와 드레싱 교환을 시범 보인다.
- 대상자는 상처감염 증상과 건강관리제공자에게 알려야 할 시기에 대해 바르게 설명한다.
- 대상자나 가족구성원은 피부 통합성 증진에 필요한 특수물품의 사용법을 적절하게 시범 보인다.

대상자 간호계획
피부 통합성 장애가 있는 대상자

간호진단

천골부위에 생긴 3×3×0.5cm 크기의 3단계 욕창으로 인한 압력, 마찰, 부동과 관련된 피부 통합성 장애

간호목표

대상자와 가족은 욕창의 예방법과 치료법을 잘 따른다.

간호성과 기준

- 대상자는 욕창에 대해 설명한다.
- 대상자는 욕창을 회복시키는 데 필요한 5가지 요소를 설명한다.
- 대상자는 매일 피부를 관찰한다.
- 퇴원하기 전, 대상자는 압력을 효과적으로 경감시킬 수 있는 간호중재에 대해 설명한다.

간호중재	이론적 근거
1. 대상자와 가족에게 욕창이 무엇인지 사진을 이용하여 교육한다.	1. 지식은 예방적 건강습관을 유지시키는 가치를 발전시키는 데 중요하다.
2. 욕창 발병률을 증가시키는 요인을 논할 수 있다.	2. 특별한 지식은 대상자가 욕창을 예방하는 데 도움이 되는 간호중재를 향상시킨다.
3. 잘 볼 수 없는 부분은 거울을 사용하여 압력이 가해지는 모든 부분을 관찰할 수 있도록 대상자와 가족을 교육한다.	3. 매일 시진함으로써 피부의 비정상적인 어떤 징후라도 즉시 발견할 수 있다.
4. 대상자가 물품(피부표면을 지지하는), 피부치료, 체위변경 일정을 선택하도록 유도한다.	4. 대상자가 개인적인 예방계획에 적극적으로 참여하도록 해 준다.

대상자 간호계획(계속)
피부 통합성 장애가 있는 대상자

간호진단

대상자의 천골 부위 욕창은 합병증 없이 치유된다.

간호목표

- 대상자는 상처치유에 증가된 육아조직을 설명한다.
- 대상자는 발적, 종창, 화농성 배액이 없음을 설명한다.
- 대상자의 천골 부위 상처는 크기가 줄어든다.

간호중재	이론적 근거
1. 발적이나 창백함이 사라지지 않을 때, 체위변경의 빈도를 높여 2시간마다 체위변경을 해 준다.	1. 체위변경은 압력을 감소시켜주고, 모세혈관 흐름을 증가시켜 조직손상과 욕창형성을 감소시킨다.
2. 욕창이 치유되고 있는 부위의 방향으로 눕지 않도록 한다.	2. 섬세한 치유조직은 외상과 혈류 손상에 더욱 민감하다. 압력은 치유를 지연시킨다.
3. 베개를 사용하여 체위를 취하고, 압력이 가해지는 부분을 지지한다.	3. 패드를 대 주어 욕창을 발생시키는 압력과 마찰을 감소시킨다.
4. 하루에 두 번, 일어나 최소한 30분 동안 의자에 앉아 있도록 교육한다.	4. 다양한 체위와 움직임은 전반적인 순환을 향상시키고 욕창 부위의 압력을 감소시킨다.
5. 대상자 침대 옆에 부착된 체위변경 일정표를 잘 따른다.	5. 구체적인 시간과 체위에 대한 의사소통은 체위변경 일정을 잘 지키게 한다.
6. 대상자가 침대에 있을 때, 높은 파울러 체위나 반 파울러 체위를 피한다.	6. 대상자가 침대에서 아래로 미끄러질 때, 이러한 체위는 응전력을 증가시키고, 순환상태를 손상시킨다.
7. 대상자가 침대에서 몸을 일으킬 때 시트를 교환한다.	7. 이러한 행동은 대상자를 이동시킬 때, 침대에서 생기는 응전력과 마찰을 감소시킨다.
8. 매트리스를 점검한다: 매트리스의 bottoming out의 모든 부분을 점검한다(bottoming out은 매트리스 아래에 한 손을 미끄러지듯 집어넣어 점검할 수 있다: 인체에 접촉하는 느낌을 최소화해야 한다.).	8. 특수 매트리스는 욕창을 발생시키고 상처치유를 지연시키는 모세혈관 혈류의 폐색을 막아준다.
9. 특히 실금했을 경우, 피부를 깨끗하게 하고 건조하게 유지한다.	9. 수분은 조직이 짓물러지는 것을 촉진하고 치유를 지연시킨다.
10. 하이드로콜로이드 드레싱을 욕창 부위에 적용시키고, 부위가 상하지 않는다면 7일마다 교환한다. 교환할 때마다 시진한다.	10. 하이드로콜로이드 드레싱은 욕창이 치유되는 것을 촉진하고 감염을 예방한다.
11. 단백질과 비타민이 풍부한 음식을 먹도록 한다. 식이섭취를 사정하고 메뉴선택을 도와준다.	11. 적절한 영양은 상처치유에 필수적이다.

간호평가

2017/1/8 08:30 – 대상자의 부인은 교육 과정에 참석할 수 없었다. 대상자는 주의 깊게 욕창에 대한 정보를 들었지만 질문은 하지 않았다. 대상자가 욕창치료를 위해 무엇을 할 수 있는지에 대하여 질문하였을 때 대상자는 "많이 움직이기"라고 말했다. 욕창은 3×4×1cm으로 측정되었다. 월요일마다 재측정할 것이며, 욕창전문간호사와 만나서 매트리스 덮개를 처방할 것이다.

– RN 이나영

주요개념

- 피부의 생리적인 기능은 보호, 체온조절, 감각, 대사작용, 열의 전도이다.
- 피부의 건강은 충분한 혈류, 적절한 영양, 손상되지 않은 표피층, 적절한 위생에 달려 있다.
- 어리거나 나이가 많은 사람들은 피부 손상에 민감하다.
- 피부 통합성의 변화는 소양증, 발진, 손상, 통증, 상처치유가 부적절할 경우에 나타난다.
- 상처치유의 과정을 이해하는 것은 적절한 상처의 사정과 관리에 절대적으로 필요하다.
- 손상의 깊이는 국소적 치료방법에 영향을 미친다.
- 출혈, 감염, 열상, 누공 형성은 상처의 잠재적인 합병증이다.
- 상처치유에 영향을 미치는 요소는 산소공급과 영양공급, 면역세포의 기능, 나이, 비만, 흡연, 투약, 전신질환, 스트레스, 손상의 특성, 상처감염과 환경이다.
- 간호사정에는 정상피부상태에 관한 자료, 피부손상의 위험성, 변형된 피부 통합성의 확인이 포함된다.
- 계획된 간호중재는 피부의 외상과 욕창예방을 하는데 중요하다.
- 거즈, 투명 필름, 포말, 하이드로콜로이드, 하이드로겔, 알긴산, 콜라겐, 은과 contact layer는 국소적인 간호에 사용하는 드레싱 재료이다.
- 봉합사, 봉합기, 클립, 봉합침, 붕대와 바인더는 상처를 지지할 수 있다.
- 상처치유를 최상으로 증진시키기 위한 효과적인 관리법은 습성 상처치유 환경을 유지하는 것이다.
- 상처전문간호사는 대상자, 가족, 간호사, 다른 건강관리 전문가에게 가치 있는 자원을 제공한다.
- 음압상처치료법은 다양한 급·만성 상처에 사용이 점차 증가하고 하는 상처간호법이다.
- 국소적인 열요법 적용과 냉요법 적용은 감염을 줄일 수 있고, 상처치유를 증진시키고, 통증을 감소시킨다.
- 대상자 교육은 장기적인 피부 통합성의 유지와 증진에 중요하다.

REFERENCES

Bryant, R., & Nix, D. (2012). *Acute and chronic wounds: Current management concepts* (4th ed.). St. Louis, MO: Mosby.

CDC. (2013). Necrotizing fasciitis: A rare disease, especially for the healthy. CDC.gov. Accessed July 7, 2014.

Edsberg, L. E., Langemo, D., Baharestani, M. M., Posthauer, M. E., & Goldberg, M. (2014). Unavoidable pressure injury: State of the science and consensus outcomes. *Journal of Wound, Ostomy, and Continence Nursing, 41*(4), 313–334.

European Pressure Ulcer Advisory Panel and National Pressure Ulcer Advisory Panel. (2009). *Prevention and treatment of pressure ulcers: Clinical practice guidelines.* Washington, DC: National Pressure Ulcer Advisory Panel.

Gray, M., Black, J. M., Baharestani, M. M., Bliss, D. Z., Colwell, J. C., Goldberg, M., et al. (2011). Moisture-associated skin damage: Overview and pathophysiology. *Journal of Wound, Ostomy, and Continence Nursing, 38*(3), 233–241.

Kaminski, M. V. Jr., & Drinane, J. J. (2014). Learning the oral and cutaneous signs of micronutrient deficiencies. *Journal of Wound, Ostomy, and Continence Nursing, 41*(2), 127–135.

Lie, P., He, W., & Chen, H.-L. (2012). Diabetes mellitus as a risk factor for surgery-related pressure ulcers: A meta-analysis. Journal of Wound, Ostomy, and Continence Nursing, 39(5), 495–499.

McNichol, L., Lund, C., Rosen, T., Gray, M. (2013). Medical adhesives and patient safety: State of the science: Consensus statements for the assessment, prevention, and treatment of adhesive-related skin injuries. *Journal of Wound, Ostomy, and Continence Nursing, 40*(4), 365–380.

Mudge, E. J., Meaume, S., Woo, K., Sibbald, R. G., & Price, P. E. (2008). Patients' experience of wound-related pain: An international perspective. *EWMA Journal, 8*(2), 19–20, 22, 24, 26, 28.

Herdman & Kamitsuru, S. (Ed.) (2014). *NANDA International. Nursing diagnoses: Definitions and classifications 2015–2017.* West Sussex, UK: Wiley-Blackwel.

Wound, Ostomy and Continence Nurses Society. (2010). Wound, ostomy and continence nurses: A smart addition to the healthcare team. Retrieved August 1, 2010, from www.wocn.org/resource/resmgr/smart_addition.pdf

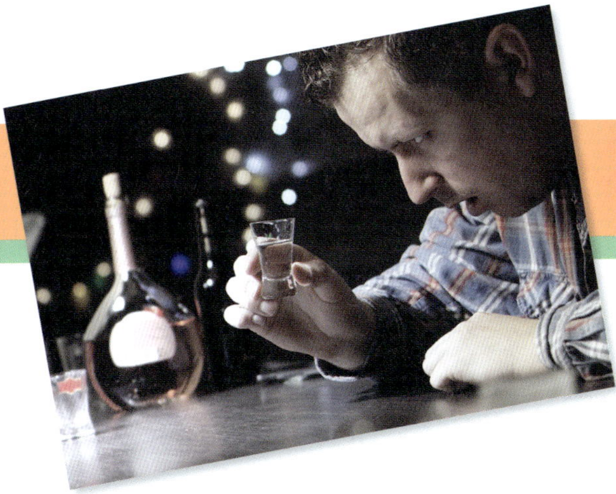

CHAPTER 31

감염예방과 관리

Infection Prevention and Management

Jeri Yoder

비판적 사고를 위한 사례

김 간호사는 공중보건부의 결핵조사반에서 근무하고 있다. 31세의 이 씨는 지난주 한 술집에서 난투극을 벌인 후에 병원에 입원하였다. 내원 당시 실시한 결핵반응검사(purified protein derivative, PPD)에서 양성으로 확인되었으니 결핵확진이 되기 전에 의사의 진료를 거부하고 퇴원하였다. 그 후 김 간호사는 술집에서 술을 마시고 있는 이 씨를 발견하였다. 이 씨에게 자신을 소개하였더니 욕설을 퍼붓고 나가라고 하면서 자신은 더 이상 아프지 않으니 감시하지 말라고 하였다.

이 장을 학습한 후, 위의 사례를 읽고 다음의 내용에 대하여 비판적 사고를 적용하여 복습한다.

1. 이 씨에게 언어적 폭력을 경험한 후 김 간호사가 느끼는 개인적 감정을 분석한다.
2. 공중보건 부서에 근무하는 김 간호사에게 이 씨가 가지는 저항감의 잠재적인 영향요인을 기술한다.
3. 이 씨에게 가장 중요한 것과 이를 성취하기 위해 김 간호사가 도울 수 있는 방법을 설명한다.
4. 안전한 환경에서 살 대중의 권리와 치료를 거부할 수 있는 이 씨의 권리 중 어떤 것이 더 중요한지를 비교 · 검토한다.

주요용어

고름 purulent
과립성 백혈구 granulocytes
군집화 colonization
균혈증 bacteremia
기회성 opportunistic
내독소 endotoxins
다약제 내성균 multidrug-resistant organisms, MDROs
무과립성 백혈구 agranulocytes
백혈구증가증 leukocytosis
베타락탐 분해효소 extended-spectrum beta-lactamases, ELBLs
병원감염 nosocomial infection
보체계 complement system
예방접종 vaccination
의료관련감염 healthcare-associated infection, HAI
인터페론 interferon
전신염증반응증후군 systemic inflammatory response syndrome, SIRS
전염기 communicable period
전염성 질환 communicable disease
정상 균주 normal flora
종기, 농양 abscess
좌방이동 shift to the left
중복감염 superinfection
최소 억제 농도 minimum inhibitory concentration, MIC
패혈증 sepsis
항원 antigen
항체 antibodies
혐기성 anaerobes
호중구감소증 neutropenia

학습목표

1. 감염에 대항하는 신체의 정상 방어기전의 주요 요소와 각각의 역할을 확인한다.
2. 세포성 면역과 체액성 면역의 차이와 능동면역과 수동면역의 차이를 이해한다.
3. 감염 혹은 감염성 질환의 위험요인을 확인한다.
4. 5가지 대표적인 의료관련감염(HAI)을 확인한다.
5. 감염의 주요 증상을 기술한다.
6. 감염 과징의 확인과 확진을 위해 사용되는 일반적인 진단 검사와 혈액검사를 확인한다.
7. 감염 과정의 주요 결과를 기술한다.
8. 감염에 대항하는 방어기전을 증진시키기 위한 간호방법에 대해 설명한다.

감염성 질환은 많은 사람들을 사망하게 하고, 산업 성장을 멈추게 하며, 이주를 일으키고, 사회 구조를 변화시켜 역사를 변화시켜 왔으며 현대 사회에도 꾸준히 영향을 미치고 있다. 감염으로 인한 의료비용은 매우 높으며, 감염은 장기결근과 결석의 주요 원인으로 전 세계적으로 사망률과 이환율을 높이는 원인이기도 하다. 지난 수세기 동안 성행위의 변화로 인하여 헤르페스(herpes), 임질(gonorrhea), 클라미디아(chlamydia), 인유두종바이러스(human papillomavirus, HPV) 그리고 후천성면역결핍증(acquired immunodeficiency syndrome, AIDS)과 같은 성매개감염증(sexually transmitted infection, STI)이 급격히 확산되었고 사회적으로 엄청난 영향을 미쳤다. 결핵, 메티실린 내성 황색 포도상구균(methicillin-resistant *Staphylococcus aureus*, MRSA), 광범위 베타-락탐계 항생제 분해효소(extended-spectrum beta-lactamase, ESBL), 클로스트리디움 디피실리균(*Clostridium difficile*, *C. Difficile*) 그리고 반코마이신 내성 장구균(vancomycin-resistant enterococcus, VRE) 등 다약제 내성균(multidrug drug resistant organisms, MDROs) 등의 출현은 건강관리제공자에게 매우 심각한 문제이다.

감염이 발생하기 위해서는 미생물이 성장, 생성, 이동하여 민감한 숙주에게 침입되는 회로가 차단되지 않아야 하며, 이러한 회로를 '감염회로'라고 하며, 그림 19-1에 자세히 설명하였다. 감염회로가 차단되지 않는 경우 신체방어기전은 병원체에 대항하여 싸우게 된다.

1. 감염에 대한 방어기전

정상 균주는 피부, 비인두(nasopharynx), 위장관(gastro-intestinal, GI)계 및 다른 신체 표면에 상주하는 미생물을 의미한다. 정상 균주는 정상적으로는 신체에 반응하지 않지만, 일부 미생물은 숙주와 상호작용하여 미생물이 복제, 성장할 수 있는 환경을 만들어내기도 한다. 만약 신체의 염증과 면역기전이 작동하지 않게 되면 감염이 발생한다.

1) 감염에 대한 정상 방어기전의 특성

감염에 대한 신체의 방어기전은 크게 비특이적 자연 방어기전과 특이적 선택 방어기전으로 구분할 수 있다. 감염에 대한 신체의 방어기전의 종류는 표 31-1에 제시되어 있다.

표 31-1 감염에 대한 신체 방어기전

방어기전	예
비특이적 자연 방어기전 개인적 요인	유전 좋은 위생습관 좋은 영양상태 면역력
해부학적 방어벽	손상되지 않은 피부 손상되지 않은 점막
세균의 기계적 제거	위장관계 운동 호흡기계의 섬모활동 소변의 청결효과 기침과 재채기의 분출효과 눈물과 침의 세척작용 월경으로 인한 자궁 청결작용 관을 통한 기관의 분비물 분출(예: 담즙)
화학적 요소*	위장관 분비물, 질 분비물, 피부 지방산의 산성 눈물, 코의 분비물, 소변, 침의 리소자임 효소(lysozyme: 박테리아 용해효소) 부신피질과 췌장에서의 호르몬 분비 고유 미세균주(경쟁)
부분적 조직 요소	조직 표면 수용체(거주) 염증
백혈구 기능	발열 포식작용
특이적 선택방어기전†	세포성 면역[T림프구의 살해세포(killer cell)와 조력세포(helper cell) 동화 작용] 체액성 면역(B림프구의 특수한 미생물에 대한 항체 생성) 기억을 통한 영구적인 면역 생성

*성장을 지연시키고 성장에 덜 적합한 서식처를 제공하는 요인
†만약 사람이 감염성 질환을 앓았거나 면역이 되었다면, 자연적으로 저항력을 얻을 수 있다.

(1) 비특이적 자연방어기전

감염에 대한 방어기전을 증가시키는 비특이적 방어기전에는 해부학적 · 기계적 · 화학적 방어벽, 백혈구와 염증반응, 발열이 있다.

① 해부학적 · 기계적 · 화학적 방어벽

체강(body cavity)을 덮고 있는 점막과 피부는 감염에 대항하는 첫 번째 방어선이자 가장 중요한 방어벽이다. 점막과 피부가 손상되지 않으면 감염은 거의 발생하지 않고, 점막과 피부의 화학적 구성은 신체적 방어벽을 강화

시킨다. 예를 들어 피부와 질의 산성환경은 세균과 같은 잠재적 침입자를 제거하며, 침, 점막, 눈물, 땀과 같은 일부 방어벽에는 살균 효소(bactericidal enzyme)가 함유되어 있다.

건강한 조직에서 자라는 정상 균주는 영양분을 필요로 하는데, 영양분과 산소의 부족은 병원체의 성장과 군집화를 차단할 수 있다. 눈물, 침, 소변 등의 기계적인 힘은 표면에 있는 세균을 세척하여 세균의 이동을 차단하고, 연동운동은 조직벽의 기계적 세척을 증진한다(Storey & Jordan, 2008). 특정 물질의 분비도 감염에 대한 방어기전으로, 인터페론(interferon)은 인체 세포에서 바이러스 침입에 대해 분비하는 비특이적 화학적 억제제이다.

② 백혈구

백혈구(white blood cells, WBC or leukocytes)와 염증반응은 미생물 침범에 대한 두 번째 방어선이다. 정상 백혈구 수치는 5,000~10,000cells/mm^{3}으로 백혈구수가 10,000mm^3 이상일 때 감염을 의미한다. 대부분의 백혈구는 세균을 잡아먹고 이를 분해하는 포식세포(phagocyte)로서 기능한다. 백혈구는 크게 2가지로 구분된다.

- 과립성 백혈구(granulocytes)는 소화효소의 과립이 포함된 다핵형 백혈구(polymorphonuclear)로, 중성구(neutrophils), 호산구(eosinophils), 호염기구(basophils) 등이 속한다.
- 무과립성 백혈구(agranulocytes)는 소화효소가 포함되지 않은 단핵형 백혈구(mononuclear)로, 미성숙한 대식세포와 림프구가 속한다.

표 31-2에 백혈구의 종류와 기능이 제시되어 있다.

③ 염증반응

염증은 손상된 조직에 대한 비특이적 반응으로 기계적·화학적 열손상이나 세균 침입에 의해 발생할 수 있다. 염증은 상해 정도를 제한하기 위한 것으로, 먼저 혈관이 확

표 31-2 감염에 대한 백혈구의 기능

세포	정상 범위	기능
백혈구	4.1~10.0×10millilon/mm^3	
과립성 백혈구 중성구(neutrophils)	50~70%	대식세포. 중성구는 세균, 기생충과 같은 외부입자를 파괴하여 식작용을 하고, 미생물의 증식에 대항하기 위해 열을 생산하는 중요한 역할을 한다.
호산구(eosinophils)	0~3%	알레르기 반응. 호산구는 항원-항체 반응을 유발하는 기생충과 알레르기에 반응하여 증가한다.
호염기구(basophils)	1~3%	알려져 있지 않음. 호염기구는 과립구 안에 헤파린(heparin)과 히스타민(histamine)을 포함하고 있어서, 염증반응 동안 혈액응고를 예방하는 데 중요한 역할을 하는 것으로 알려져 있다.
무과립성 백혈구 T림프구(T lymphocytes)		면역글로불린(immunoglobulin) 합성. T림프구는 세포성 면역을 일으키며, 세균, 바이러스, 암세포 파괴에 효과적이다. T림프구는 항원을 감지하고 B림프구와 대식세포를 자극한다. T림프구는 크게 3가지로 분류되는데, 조력세포(helper cell)는 다른 백혈구를 자극하며, 살해세포(killer cell)는 바이러스에 감염된 세포를 감지하고 파괴하며, 억제세포(suppressor cell)는 항원물질이 모두 제거된 후 다른 세포들의 항원대항 반응을 정지시킨다.
B림프구(B lymphocytes)		항체 합성. B림프구는 체액성 면역을 일으키며, 면역반응에서 중요한 역할을 한다. T세포에 의해 자극된 B림프구는 분리되어 항원에 대한 특정 항체를 생성하는 혈장세포(plasma cell)와 항원을 기억하여 그 항원에 대해 영구적으로 면역성을 가지도록 하는 기억세포(memory cell)를 생산한다.
단핵구(monocytes) 혹은 대식세포(macrophages)	2~6%	청소세포(scavenger cells). 단핵구는 세포의 부스러기들을 처리한다. 단핵구는 급성 감염 후기나 만성 감염 동안 증가하며, 그 밖에도 바이러스, 세균 및 기생충 감염에도 증가한다. 단핵구는 백혈구 활성화에 중요한 역할을 하는 것으로 여겨지며, 주로 세망내피계(reticuloendothelial system) 내에서 발견된다.

장하여 손상된 조직 내 모세혈관으로부터 혈장이 분비되며, 백혈구(특히 중성구와 단핵구, 대식세포)가 손상된 부위로 이동하여 포식과정을 통해 침입한 세균을 먹어치운다. 이 활동은 손상부위에 5가지 염증 증상을 발생시킨다.

- 발적(erythema or redness): 확장된 모세혈관에 혈액이 축적되어 발생
- 열감(warmth): 혈류량 증가로 인하여 열 발생
- 종창(edema or swelling): 체액의 축적으로 인해 발생
- 통증(pain): 국소신경의 상해나 압박으로 인해 발생
- 기능장애(functional impairment): 종창과 통증으로 인하여 발생

염증 부위는 붉게 변하고 열감이 있으며 붓고 발적되어 통증이 있지만, 이러한 반응이 모든 염증반응에서 나타나는 것은 아니다.

염증과 포식작용은 미생물을 섭취하는 과정으로, 이 과정을 통해 죽은 백혈구 더미, 소화된 세균, 죽은 조직세포, 혈장으로 구성된 고름(pus)을 형성한다.

염증은 전신 반응으로 백혈구 생성증가, 열, 피로, 근육통, 식욕감소 등이 나타날 수 있다. 체온과 대사율의 증가로 인하여 대상자의 맥박과 호흡이 증가할 수 있으며, 피로, 근육통, 식욕감퇴 등은 염증 과정을 위해 에너지 소비가 증가한 것을 의미한다(그림 31-1).

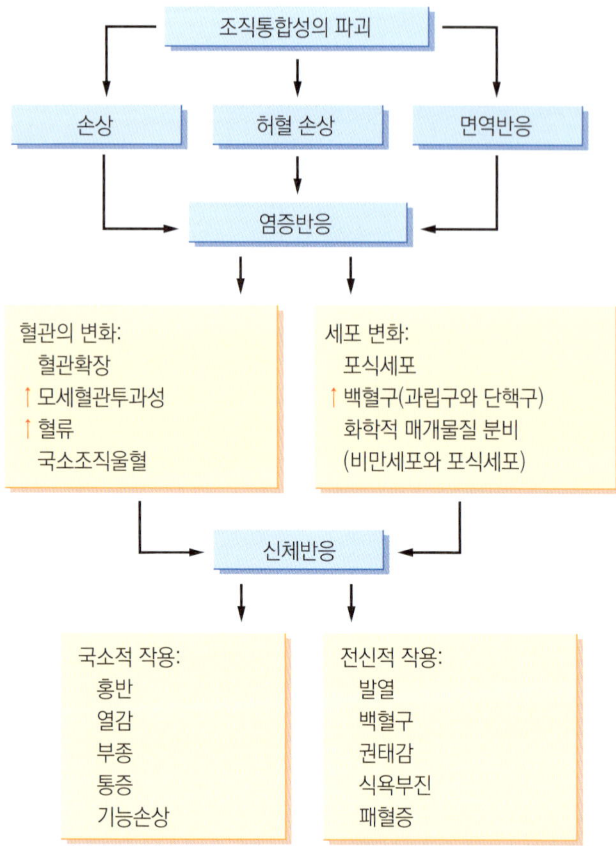

그림 31-1 염증반응

④ 발열

체온의 상승 또한 감염에 대한 방어기전으로, 시상하부(hypothalamus)는 미생물이나 내독소에 노출된 뒤 포식세포(대식세포, macrophage)에 의해 유리된 발열원(pyrogen)에 대한 반응으로 체온조절기(thermostat)를 높이고, 상승된 체온은 세포대사를 촉진한다.

고열[38.2℃(101℉) 이상의 체온]은 바이러스 복제를 방해하고 세균증식의 속도를 늦춰서 감염에 맞서 싸우도록 하며, 백혈구의 이동을 증가시키고 세균의 포식활동을 향상시켜서, 내독소(그람음성세균 세포벽의 면역성분에 의해 분비된 독소로 면역반응을 일으킴)를 감소시킨다.

(2) 특이적 선택 방어기전: 면역

감염에 대한 중요한 또 다른 방어기전은 면역이다. 항원(antigen)은 숙주 내로 들어온 세균과 같은 외부입자이지만, 자가면역질환에서는 숙주의 세포를 항원으로 인지하여 면역계가 반응하기도 한다.

면역계 반응은 항원이 림프와 순환기로 들어왔을 때 자극된다. 항원은 대식세포, 단핵구, 중성구에 의해 포식 및 섭취되지만, 일부 항원입자는 포식세포에 머물면서 림프절이나 비장 내의 림프조직으로 옮겨간다. 보통 대식세포(macrophage)로 불리는 포식세포는 이러한 항원을 림프구에 노출시켜 면역반응을 자극한다.

림프구는 T림프구와 B림프구로 구분한다. 림프구는 골수의 조혈세포에서 형성되어 림프구생성세포에 의해 분리된 다음, 일부는 흉선을 통과하여 흉선-의존성 혹은 T림프구(T 세포로 알려져 있음)가 되고, 나머지는 B림프구가 된다. 아직까지 B림프구의 형성기전에 대해 알려진 바는 없다.

면역체계는 특정 T림프구와 B림프구 및 기억세포에 의하여 항원 '기억'을 형성함으로써 감염에 대한 영구적인 저항성을 가진다. T림프구와 B림프구는 림프관을 따라 림프절에 축적되고 혈류에 직접 들어온 항원을 제외한 모든 항원에 반응한다. 이러한 림프구는 주로 편도선과 비

장에 축적되어 있기 때문에 이 기관은 아동과 젊은 성인에게 중요하다.

또한 면역은 질병재발에 대한 저항성을 생성할 수 있는데, 그 예로 급성 감염 이후 특정 병원체에 대한 면역성을 가지게 되는 경우를 들 수 있다.

① 세포성 면역

T림프구가 관여하는 세포성 면역은 곰팡이(fungus), 원충(protozoa), 세균 및 일부 바이러스에 의해 자극된다. 일단 자극된 T림프구는 림프조직으로부터 순환기계로 유입되어 세균의 위치를 찾아 림포카인(lymphokine)이라 불리는 단백질을 형성하여 침입한 세균에 대항하여 싸우고 살생능력을 향상시키는 포식세포를 끌어들인다. 림포카인은 항원을 제거한 후 사라지지만 일부 T세포는 조직에 남아 항원에 대한 기억을 유지하다가 동일한 항원이 다시 나타나면 재빨리 반응한다.

② 체액성 면역

체액성 면역(humoral immunity)은 혈류에서 발생하며, B림프구는 많은 세균성 감염과 바이러스성 감염에 대한 특정 항체를 생산하는 체액성 면역에 관여한다. B림프구는 포식세포 내 항원입자에 의해 자극되어 혈장세포를 생성하며, 혈장세포는 항체를 생성하여 림프조직에서 혈류로 방출한다. 항체는 면역글로불린(immunoglobulin)이라고도 하는데, 혈류 내에서 순환하는 항원과 만나 상호작용을 한다.

항체는 세균의 세포벽 내 물질, 독소, 세균 효소, 바이러스 및 다른 개별적인 알레르기원에 반응하여 생성되고 세균에 대한 포식작용이 쉽도록 만들어 세균의 세포용해를 돕는다. 바이러스 중화에 반응하여 생성된 항체는 항독소(antitoxin)로 활동하거나 세균을 응괴 또는 침전시킨다. 다른 항체들은 포식세포가 미생물을 더 쉽게 섭취할 수 있게 한다. 기억 B림프구는 림프조직에 남아 있어서, 만약 병원균이 다시 침입하면 다시 반응할 수 있게 된다.

흉선에서 발견된 단백질의 형태인 보체계(complement system) 또한 항원-항체 반응을 돕는다. 보체계는 세균의 포식작용을 촉진하고, 세균 세포벽의 용해를 돕고, 염증반응을 일으킨다.

③ 능동면역

능동면역(active immunity)은 면역계가 자극되었을 때 자연적으로 혹은 인위적으로 항체를 생산함으로써 발생한다. 자연면역은 감염이 이 과정을 거친 후에 발생한다. 대상자는 질병을 경험한 뒤 항원에 반응하는 항체를 생산한다. 또한 능동면역은 예방접종(vaccination)을 통해 이루어질 수 있다. 예방접종은 약하거나 죽은 조직을 인체에 주사하는 과정으로, 항체 생산을 촉진한다. 또한 예방접종은 인공적으로 획득한 능동면역이다.

④ 수동면역

수동면역은 숙주의 면역반응에 포함되지 않으며, 거의 드물게 제공자로부터 면역성이 옮겨지는 것이다. 이는 2가지 방법으로 이루어질 수 있다. 항체는 태반을 통해 산모로부터 태아에게 옮겨질 수 있고, 모유수유를 통해 엄마에게서 신생아에게 옮겨질 수 있다. 또한 질병을 가진 사람이나 동물로부터의 항체는 혈액을 통해 옮겨질 수 있고, 일시적인 수동면역을 위해 다른 사람에게 제공될 수 있다. 단지 수동면역은 일시적으로 제공되는 것으로, 능동면역을 획득할 충분한 시간이 없거나 그 질병에 대한 백신이 없을 때 면역글로불린의 형태로 제공된다.

(3) 문화적 고려사항

많은 문화집단은 감염전파의 방어벽이 되는 문화적 행위를 가지고 있으며, 학자들은 감염저항에서 생활양식, 유전자 및 종교적 의식과 행위의 역할을 파악하기 위해 노력하고 있다.

특정 인구집단은 시간의 경과나 다른 기전을 통하여 특정 미생물에 대한 저항성이 증가하기도 한다. 예를 들어, 겸상적혈구성 빈혈(sickle cell anemia) 질환 유전인자를 가지고 있는 현대 아프리카인과 아프리카계 미국인은 적혈구가 낫 모양(sickle)을 하고 있기 때문에 말라리아의 성장과 복제를 일으키는 기생충의 칩임이 어려워서 말라리아(malaria)에 잘 걸리지 않는다. 말라리아 사망률은 매년 1만 명 이상에 달하며, 겸상적혈구성 빈혈은 그 자체로 심각한 결과를 초래하지만, 말라리아에 대한 저항성으로 인해 말라리아가 풍토병인 사하라 이남 아프리카(sub-Saharan Africa)와 같은 지역에 거주하는 사람의 생존율이 높다.

2) 생애주기에 따른 고려사항

(1) 신생아와 영아

신생아는 약 6개월이 될 때까지 면역체계가 불완전해서 6개월 이전에는 태반과 모유를 통해 얻어진 항체를 이용하여 감염에 대한 저항력을 가진다. 신생아는 감염이 발생하면 국소적 반응(접촉 부위로부터 미생물의 전파를 방지하는 것)으로 제한되기 어렵다. 신생아의 포식세포는 세균을 제거하지 못하고, 충분한 항체도 생산되지 않는다. 이때 수두(chickenpox)나 단순포진(herpes simplex)과 같은 바이러스 질환이 산도를 통해 들어오거나 감염된 형제를 통해 획득되면 심각한 전염성 질환을 일으킬 수 있다(Storey & Jordan, 2008).

신생아의 체온조절 기전은 미성숙하여 열이 나지 않는다. 대신, 신생아는 감염에 더 민감하게 반응하고, 무기력하거나 휴식을 취하지 못하고 잘 먹지 못하게 된다. 영아는 출생 후 몇 주 이내에 항체를 생산하기 시작한다. 만약 영아의 영양상태가 좋을 경우 6개월 이내에 성숙한 림프구가 만들어진다.

(2) 유아와 학령전기 아동

유아와 학령전기 아동은 감염을 예방하기 위해 감시가 필요하다. 유아는 위생관념이 없고, 소변과 대변을 조절할 수 없으며 입에 아무거나 집어 넣는다. 비록 면역계가 충분히 발달하였다 하더라도, 면역을 얻기 위한 병원체에 노출되지 않을 수도 있다. 약 3~4세 동안, 면역계는 항체를 생산하는 성인의 면역 능력과 비슷해지므로 유년기의 예방접종은 면역성을 발달시키는 좋은 방법이다.

초기 유년기에는 호흡기계 감염이 가장 흔하게 발생한다. 유아는 유스타키오관(eustachian tube)이 성인보다 곧고 짧기 때문에 세균이 비인두에서 이도로 침입하여 중이염(middle ear infection, otitis media)이 쉽게 발생한다. 유아와 학령전기 아동은 매년 감기에 걸리지만, 약 5~6세 사이에 면역계와 신체 방어기전이 완성되며, 감염의 국소화 반응이 더욱 발달된다. 일반적인 전염성 질환은 다른 아동과 함께 놀면서 전염된다.

초기 아동기의 감염예방을 위해서는 다음 사항이 필요하다.

- 올바른 위생습관과 위생적 음식
- 적절한 예방접종
- 감염예방과 합병증 예방을 위한 감염의 조기치료
- 감염된 사람과의 격리

(3) 학령기 아동과 청소년

전염성 질환은 대부분 학교에 입학하고 놀이 활동을 하는 어린이에게서 발생한다. 이는 보통 어린이가 주로 실내에서 노는 겨울에 흔히 발생한다. 또한 농가진[impetigo: 포도상구균(staphylococcal) 감염으로 인한], 회충(roundworm)과 이(lice: 빗, 옷, 운동기기를 공유로 인한)와 같은 피부질환에 이환된다. 포도상구균 감염은 6~12세에 가장 흔히 발생하고, 인두염(pharyngitis), 편도선염(tonsillitis), 선홍열(scarlet fever)을 일으킨다.

인체의 면역계는 청소년기에 완전히 성숙하나, 영양이 충분하지 않거나 만성 감염 혹은 질병과 같은 후천적 질환에 의해 미성숙할 수도 있다. 청소년기에 성병매개성 감염증(STI) 발병이 높다. 성병에 걸린 사람은 심각한 결과를 초래하는데, 그 예로 젊은 여성의 골반 내 염증성 질환(pelvic inflammatory disease)은 자궁외 임신, 불임(infertility)의 주요원인이며, 요도, 부고환, 고환의 염증과 감염은 남성 불임의 원인이 된다. 부가적으로 HPV는 모든 자궁경부암의 원인이 되는데 HPV16와 HPV18 2가지 형태가 자궁경부암의 70%의 원인이다(CDC, 2014c). 미국질병관리본부 자문위원회(Advisory Committee on Immunization Practices, ACIP)는 11~12세에 정기 예방접종을 권장하고, 예방접종 직렬(vaccination series)은 9세부터 일찍 시작할 수 있다(CDC, 2014c).

(4) 성인과 노인

주요 질환에 대한 면역은 성인기에 완성된다. 성인기에는 호흡기계 감염이 줄지만, 만성 폐질환에 더 많이 노출되어 감염에 대한 위험이 높아진다. 또한 성병 역시 심각한 문제이다. ACIP는 이전에 예방접종을 받지 않았다면, 26세까지의 여성과 21세까지의 남성에게 정규적인 HPV 예방접종을 권장하고, 26세까지 성관계를 가진 남성과 면역력이 약한 남성(HIV 감염자 포함)에게도 예방접종을 권장한다(CDC, 2014c). 임신 동안 태반을 통해 태아에게 감염이 전달될 수 있는데, 경증 또는 무증상의 감염이 태아에 전달되어 선천성 기형 혹은 사망을 초래한다.

나이가 듦에 따라 생활양식이 감염에 대항하는 능력에 영향을 미치기 시작한다. 흉선이 청소년 후기에 줄어들고 중년기에 감소되기 시작하여, 세포매개성과 체액성 면역력이 감소한다. 심장질환, 악성 종양, 당뇨, 비만 혹은 영양실조, 알코올중독, 불안, 우울, 스트레스는 감염에 대항하는 방어기전을 약화시킨다. 이러한 질환을 없애기 위해 사용되는 약물과 치료 또한 면역기능을 망가뜨린다. 만성질환이 있는 성인은 병원에 자주 입원하기 때문에 의료관련 감염(health-associated infection, HAI)의 위험성도 높다.

해외여행의 증가와 전 세계 경제발달로 여행이나 외국에 거주하는 사람이 많아지면서 감염성 질환에 노출되어 귀국한 후 가정에까지 감염성 유기체의 감염이 확산되고 있다. 이러한 감염은 성인기에 처음 발생하기 때문에 증상과 합병증이 심각할 수 있다. 2014년 에볼라 바이러스 전염병은 서 아프리카의 여러 국가에 영향을 미치는 역사상 최대 규모로서 미국에서는 사망자 1명을 포함하여 2건의 유입 사례가 있었으며, 2건의 현지 건강관리 종사자 감염 사례가 있었다(CDC, 2015a). 빈대 감염은 최근 문제로 대두되었으며, 호텔 또는 모텔에서 투숙한 대상자가 가정환경에 빈대를 전파시킬 수 있다.

나이가 들어가면서 피부는 얇아지고 건조해진다. 탄력성과 지방을 잃게 되고 혈액순환이 감소하고, 기회감염과 질병에 대한 감수성이 증가한다. 신체 분비물의 산도가 변화하고, 연동운동이 느려지고, 내인성 균주 또한 나이에 따라 변하고 사용되는 약물도 바뀐다. 노인 대상자의 기침과 구토반사는 뇌졸중 후 혹은 우울치료제로 인해 손상된다. 헐거운 틀니와 손상된 연하기전은 흡인을 유발하여 호흡기계 감염의 원인이 된다.

노인은 소변정체가 생기고 정체된 소변은 세균이 사는 주요한 배지가 되며, 소변 배출에 의한 요도정화능력이 감소한다. 무력해진 성인은 요실금, 변실금이 발생하여 회음부와 천골 주변 피부가 배설물로 인해 피부자극을 유발하고 감염의 원인이 된다. 혼돈이나 홍분이 있는 노인의 경우 적절한 위생간호를 받지 못하면 손상 부위로부터 입 혹은 코로 세균을 옮길 수 있다.

나이가 들면서 노인의 면역체계 역시 손상되고, 특이적 · 비특이적 미생물 침범에 대한 방어기능이 감소하게 된다. 신체세포와 조직의 대사, 합성, 치유가 감소한다. 백혈구 수치는 감염에 대한 반응으로 상승하지 않으며, 식작용도 비효과적이다. 염증성 반응이 감소되고, 감염에 대한 반응인 체온상승도 나타나지 않을 수 있다. 감염 전파를 제한하고 방어하는 능력도 감소하며 세포성 면역반응도 감소하여 결핵과 같은 노인성 감염이 다시 나타난다.

호흡기질환으로 인한 노인의 사망은 심장질환, 암, 뇌졸증보다 높으며(Healthy People 2020, 2010), 이 중 요로감염(urinary tract infection, UTI)과 호흡기계 감염이 가장 흔하며 치명적이다. 감염은 에너지 소비를 증가시킨다. 노인은 젊은 성인보다 독감에 걸릴 확률이 두 배나 높고, 사망률은 더 높다. 또한 노인은 수술 후 감염에 취약한데, 특히 흉부 혹은 복부 수술부위에 감염의 위험이 높다.

2. 감염에 대한 방어기전에 영향을 미치는 요인

1) 감염원

과거에는 소수의 세균이 병원균이었던 것에 반해 현재는 대부분의 세균이 질병을 일으키고, 신체에 침범하여 신체 내에서 성장한다. 정상 균주조차도 상황에 따라 질병의 원인이 되는 기회감염(opportunistic)을 일으킨다. 비록 정상적인 병원균이 아니며, 정확한 장소와 시간에 존재하면 도움이 되지만, 면역력이 떨어진 대상자에게는 감염의 원인이 된다. 세균, 바이러스와 곰팡이는 병원균이 될 수 있다.

(1) 세균

세균(bacteria)은 수천 가지 종류가 있으나, 인간에게 질병을 일으키는 것은 100여 가지이다. 박테리아는 그람 염색법(Gram stain)으로 알려진 세포 감별법의 초기과정에서 세포벽의 특성에 따라 그람양성 또는 그람음성으로 분류된다. 포도상구균(staphylococci)과 같은 그람양성균은 일반적으로 상처감염과 식중독을 일으킨다. 포도상구균은 피부감염, 상처감염, 호흡기감염을 유발한다. 장의 정상 상주균 중 대부분이 그람음성균인데 자가오염에 의해 병원감염을 일으키기도 한다. *Escherichia coli* 병원성 대장균과 *Klebsiella pneumoniae*와 같은 그람음성균에 직 · 간접 접촉을 통한 전염은 부적절한 위생과 손씻기의 결과로 흔히 발생한다.

혐기성(anaerobes) 혹은 세균의 성장에 산소가 적게 요구되는 균은 자주 심각한 감염을 일으킨다. 혐기성 세균은 유기체와 합해져 복합균 감염(polymicrobial infection)을 일으키기도 한다. 이 세균들은 입, 장, 여성의 생식기의 정상 균주의 일부분이다.

세균은 외독소(exotoxin)와 내독소(endotoxin)라고 불리는 독소를 방출한다. 외독소는 세균에 의해 방출되는 것으로, 파상풍(tetanus), 디프테리아(diphtheria), 보툴리즘(botulism), 콜레라(cholera), 포도상구균에 의한 식중독을 일으킨다. 그람양성균의 외독소는 건강한 조직의 세포 내로 쉽게 이동하여 조직손상의 원인이 된다. 내독소는 혈액 내에 있을 때 특히 강력한 독소가 된다.

(2) 바이러스

바이러스(virus)는 수 배의 크기인 살아 있는 세포에 침입하고, 세포의 대사를 이용하여 세포를 파괴하거나 유전자 조직을 변화시키는 동안 스스로를 복제한다. 바이러스는 AIDS, 수두(chickenpox), 감기, 뇌염(encephalitis), 간염(hepatitis), 헤르페스(herpes), 독감(influenza), 홍역(measles), 전염성 단구증가증(mononucleosis), 유행성 이하선염(mumps), 소아마비(polio), 광견병(rabies), 대상포진(shingles), 폐렴 등 여러 질병을 일으킨다. 바이러스는 일부 암과 백혈병, 류마티스 관절염, 당뇨병, 다발성 경화증 등 여러 가지의 자가면역질환과 관련이 있다. 예를 들어, 전염성 단구 증가증은 Epstein-Barr 바이러스가 원인이며 자궁암은 HPV 종류와 관련이 있다.

(3) 곰팡이

인간에게 질병을 일으키는 곰팡이(fungi)는 소수이지만, 일단 인체조직에 퍼지면 치명적이다. 이스트(yeast)로 불리는 단세포 곰팡이는 종종 피부와 점막의 정상 균주에 있다. 이스트는 영아, 암 환자나 AIDS 환자처럼 숙주의 방어기전이 약해질 때 구강 내에 칸디다(*Candida*)를 유발한다. 포자의 흡인으로 인한 이스트의 침입은 콕시디오이데스 진균증(coccidioidomycosis)을 유발하거나 히스토플라즈모시스(histoplasmosis) 폐 감염을 일으킨다. 일반적으로 이스트 감염은 피부, 머리, 손톱(운동선수의 발, 백선, 가려움증)에도 영향을 준다.

(4) 기생충

인간에게 감염을 일으키는 기생충(parasite)은 원생동물(protozoa), 기생충(helminths), 절지동물(arthropods)이 있다. 기생충 감염은 물과 하수처리시설의 위생상태가 좋지 않은 사회경제적 수준이 낮은 후진국에서 많이 발생한다. 공중보건시설이 이러한 기생충을 조절하지 못할 때, 질병이 유행하게 된다.

원생동물 감염은 일반적으로 미개발 국가에 만연하고, 다른 질병보다 전 세계에 유행할 확률이 더 높다. STI인 트리코모나스 질염(trichomoniasis)은 가장 일반적인 원충성(protozoal) 감염 중 하나로서 약 370만 명에게 영향을 미치는 것으로 알려져 있다(CDC, 2012). 그 밖의 질병으로 아프리카 수면증(African sleeping sickness), 말라리아, 람블편모충증(giardiasis), 리슈만편모충증(leishmaniasis) 그리고 톡소플라즈마증(toxoplasmosis)이 있다. 폐포낭의 질병인 폐포자충증(pneumocystosis)은 면역이 억제된 대상자에게 흔히 발생한다(암, AIDS 등).

기생충은 요충(pinworms), 와충(flatworms), 회충(roundworms)이 있다. 이들 일부는 조직에 침입하고, 소화기계 혹은 혈액 내에 산다. 전 세계적으로 퍼진 요충은 인간에게 가장 흔한 기생충 중 하나이며, 회충 역시 흔하다. 와충은 장내 곤충(tapeworms)의 보고로 가장 잘 알려져 있다.

진드기(mites), 진드기(ticks), 벼룩(fleas), 이(lice), 파리 등과 같은 절지동물은 인간 피부를 물어서 독소를 유발시켜 피부를 자극한다. 세균의 심각한 감염은 피부염을 일으키며, 절지동물은 일부 원충성 감염 및 심각한 세균성 감염의 매개물이 된다.

2) 면역력이 저하된 숙주

일부 감염은 감염원의 독소 혹은 부산물에 인해 발생한다. 대부분의 감염은 숙주의 방어기전이 감소해서 발생한다. 면역계와 관련된 세균의 군집화, 염증과 열성반응 및 백혈구의 반응과 같은 물리적 · 화학적 방어기전이 약해지고 손상되어야만 감염이 발생한다. 감염에 대한 저항성은 나이, 이전 질병경험, 약물치료, 영양실조, 스트레스로 인해 약해진다. 많은 경우 신체의 해부학적 방어기전을 손상시키는 조건은 여러 가지가 있다.

(1) 피부와 점막 파괴

피부와 점막이 손상되면 감염에 취약해진다. 자연적 과정과 치료적 과정 모두 상피조직을 손상시킬 수 있다. 영아와 노인의 피부는 얇고 미생물에 의해 더 쉽게 파괴되거나 침범당한다. 스테로이드와 같은 일부 약물은 피부를 더 얇게 하여 손상의 위험을 증가시킨다.

외과적 중재와 많은 진단적 시술이 정상 피부통합성을 파괴하고, 감염 가능성은 크게 증가시킨다. 치료적 시술은 모든 상피 표면에 손상을 초래한다. 위장관(nasogastric tube), 유치도뇨관, 흡인 카테터, 직장체온계는 피부 표면을 벗겨지게 할 수 있고, 정화를 위한 수분의 자연적인 흐름을 막을 수 있다.

(2) 침습적 장치

인체 내에 들어오는 침습적 장치는 미생물의 잠재적 침입을 유발하여 감염기회를 증가시킨다. 침습적 장치는 대개 질병의 치료를 위해 사용된다. 피부와 체강에 삽입한 튜브는 직접 신체기관과 혈액 내에 세균을 공급한다. 정맥주사는 투약을 위해, 수분공급을 위해 혹은 신체상태를 관찰하기 위해 삽입된다. 유치도뇨관이나 음식물을 공급하고 감압을 위해 삽입된 위장관도 감염 위험성을 증가시킨다. 수술 후 상처배액을 위해 삽입된 배액관은 상처 내에 미생물의 접근통로가 될 수 있다.

(3) 체액정체

신체 내에 정체된 분비물은 세균 성장을 촉진하는 따뜻하고 습기 있는 환경이 된다. 정상 신체방어기전으로 체액의 정체는 예방되지만 이는 변할 수 있다. 관이 기관 내에 삽입되고 진정제는 정상적인 기침과 재채기를 감소시켜 호흡기계 분비물의 정화작용을 감소시킨다. 독성 화학물질 흡인과 관련된 흡연은 정상 비인두의 섬모활동을 방해한다. 내분비선의 폐색이나 종양은 정상 분비물의 흐름을 방해하고, 미생물 성장의 좋은 배지가 된다. 감소된 수분공급, 부동, 소변정체로 인한 요로폐색은 비뇨기계 감염(UTI)의 위험을 증가시킨다.

(4) 부적절한 영양

영양실조는 감염에 대한 모든 정상 방어기전을 감소시킨다. 중성구와 포식작용이 불완전해지며 혈액 내 보체가 감소하고, 체액성 면역과 세포성 면역 작용 모두 감소한다. 감염 시 감염에 대항하여 싸우기 위해 신체 내에서 세포성 대사가 증가한다. 대사율이 증가하면 많은 칼로리와 단백질이 필요한데, 불충분한 단백질량은 WBC와 항체를 생산하기 위한 신체의 능력을 감소시킨다. 감염 발생은 영양요구도를 증가시킨다.

(5) 스트레스와 고혈당

대상자가 질병에 걸리거나 입원을 하게 되면 스트레스는 급격히 증가한다. 신체적 · 정신적 스트레스는 코르티솔(cortisol) 분비를 자극하고 면역반응을 억제하여 감염의 위험성을 높인다. 코르티솔은 혈액 내 포도당 수치를 증가시켜서 세균성장의 좋은 배지를 만들어준다. 대사율이 증가하고, 조직치유와 항체 생산에 필요한 에너지를 고갈시킨다. 지속되는 과도한 스트레스는 체력 소진을 유발하여 감염에 대항하는 신체의 능력을 감소시킨다.

(6) 면역계 기능 부진

기억세포와 항체(체액성 면역)를 생산하고 T림프구(세포매개성 면역) 활동을 담당하는 면역계의 능력은 여러 요인에 의해 손상된다. AIDS는 조력 T세포를 파괴하여 면역기능을 손상시킬 수 있다. 암은 면역 혹은 염증 성분이 활동할 수 없게 할 수 있다.

(7) 공존하는 의학적 문제

암, 특히 백혈구를 생산하는 골수에 영향을 미치는 암은 감염의 위험성을 증가시킨다. 백혈병과 같은 암은 백혈구 생산을 증가시키지만 세포는 미성숙하고 감염에 대항하기에는 비효과적이다. 암의 치료법인 화학요법이나 방사선요법은 골수부전과 백혈구 생산 감소를 유발하여, 감염에 대항하는 신체의 능력에 영향을 미친다.

윤리적 · 법적 쟁점

HIV/AIDS에 대한 반응

간호학생인 민 양은 HIV에 감염된 대상자의 간호를 지금 마쳤다. 대상자는 겨우 25세인데 상태가 좋지 않다. 민 양은 집에 가서 가족에게 대상자의 나쁜 예후에 대한 걱정과 슬픔을 털어놓았다. 그러자 아버지는 매우 화를 내면서 "어떠한 상황에서도 그런 AIDS 대상자를 간호하면 안 돼!"라고 하였다. 평소 민 양은 부모님을 존경해왔고 부모님(특히 아버지)의 기대에 부응하려고 하였지만, 오늘은 아버지가 매우 불합리하다고 생각이 들어 어떻게 해야 할지 확신이 서지 않았다.

비판적 사고를 위한 과제

- 아버지의 감정을 격화시킨 요인을 생각해 본다.
- 민 양이 경험하고 있는 감정적 갈등에 대해 확인한다.
- 건강관리제공자가 HIV 대상자 간호를 거부하는 것이 옳은 것인지를 생각해 본다.
- HIV와 관련되어 민 양의 가족에게 제공되어야 할 정보는 무엇인지를 생각해 본다.

일부 질환은 감염 부위로 호중구를 끌어당기고 포식세포가 순환하는 것에 영향을 미친다. 주화성(chemotaxis)이라고 불리는 이러한 작용은 당뇨, 간경변증, 요독증이 있으면 감소된다. 화상을 입은 대상자는 호중구가 손상되어 세균을 효과적으로 파괴하지 못한다. 호중구는 감염의 화학적 매개체로 작용하기 때문에 호중구의 수와 효율성의 감소는 숙주의 방어기전에 심각한 영향을 미친다.

혈액순환과 영양분 전달에 영향을 주는 의학적 문제는 숙주의 방어기전을 손상시킬 수 있다. 말초혈관질환 혹은 심부전과 같은 심혈관계 문제는 감염 부위로 백혈구와 항체를 공급하는 신체 능력을 제한하여 잠재적으로 감염에 대항하여 싸우는 능력을 감소시킨다.

또한 염증성 질환은 감염의 위험을 증가시킨다. 염증반응은 정상적으로 전신감염을 예방하기 위해 세균을 파괴한다. 그러나 혈관작용이 손상되었거나 세균성장의 좋은 배지가 될 만큼 조직의 삼출물이 많다면 염증 자체가 해가 될 수 있다.

(8) 약물치료

약물치료는 감염에 대한 숙주의 반응에 문제를 유발한다. 스테로이드, 항암요법, 항대사성 물질, 불충분하고 지속적인 항생제의 사용은 감염의 위험성을 높인다. 중복감염(superinfection; 최초로 감염된 세균과 보통 치료에 저항이 있는 세균으로부터 다른 조직에 의해 새로운 감염이 유발됨)이 발생할 수 있다. 만약 항생제를 너무 장기간 투여하거나 조기에 중단 혹은 부적절한 항생제를 사용한 경우 정상 균주에서의 세균 성장을 자극하여 장, 구강, 피부의 파괴를 유발할 수 있다. 침입한 세균은 정상 균주를 변화시켜 숙주에서 심각한 감염을 유발할 수 있다.

3. 감염에 대한 저항성의 변화

1) 감염의 종류

감염과 질병은 다르다. 질병은 감염성 물질이 신체의 방어기전을 침범하였을 때 발생하고, 신체의 정상 반응을 변화시킨다. 분명한 증상이 나타났을 때, 감염은 임상적 질병이 된다. 신체가 감염을 억누를 만큼 저항하면, 이는 무증상이 된다. 이때 증상이 거의 없고, 숙주는 감염에 노출된 것을 인식하지 못하나 항원은 인체의 혈액이 완치될 수 있도록 형성된다.

군집화(colonization)는 세균이 성장하고 번식할 수 있는 신체 표면에 침투한 것이지만, 신체를 파괴하거나 또는 면역반응이나 증상을 유발하지는 않는다. 만약 숙주가 아프거나 취약한 상태라면 질병이 생기고 감염이 발생하게 된다. 건강한 사람에게 발생하는 감염은 일차감염이라고 하며, 병약한 사람에게 감염이 나타나면 이차감염이라고 한다.

(1) 국소적 대 전신적

감염은 신체의 한 부위에 국소적으로 나타날 수도 혹은 신체의 다른 기관에 널리 퍼질 수도 있다. 다른 신체기관에 널리 퍼졌을 때, 전신감염이라 부른다. 만약 세균이 혈행 내에 퍼졌다면, 이를 균혈증(bacteremia)이라고 부른다. 다른 용어로 패혈증(septicemia)이라고도 부르는데, 균혈증과 동의어로 사용되나, 세균의 존재(혹은 세균 독소 생성)에 따라 더 정확히 구분된다. 패혈증(blood poisoning)은 혈액 내에 포도상구균 혹은 연쇄상구균과 같은 감염원의 존재에 대한 용어이다.

(2) 급성 대 만성

감염은 증상의 기간과 심각성에 따라 급성과 만성으로 분류된다. 급성 감염은 보통 빠르게 최고조의 증상이 발생했다가 금방 가라앉는다. 이에 반해 만성 감염은 증상이 오래 지속되고, 보통 천천히 증상이 나타나며 회복하는 데에도 보통 몇 개월이 소요된다. 신체가 스스로 균을 제거할 수 없을 때에는 급성 감염이 만성 감염으로 변할 수 있다.

(3) 병원감염

'병원에서 획득한'이라는 의미를 가진 병원감염(no- socomial infection)은 좀 더 포괄적 의미를 가진 의료관련감염(HAI)으로 사용된다. 의료관련감염은 건강관리전달과 관련된 감염이다. 대개 퇴원 후까지 증상이 거의 나타나지 않는다. 오늘날 병원에서만 치료를 받던 여러 질병과 문제가 클리닉, 재활시설, 수술센터와 가정간호사에 의해 운영되는 요양시설(nursing home)에서 치료를 받는다.

인체의 방어기전은 많은 이유로 인하여 건강관리체계에 노출되었을 때 손상될 수 있다. 의료관련감염은 건강관리체계 안에서 발생하는 불량한 손 위생과 침습적 처치로 인하여 유발된다. 의료관련감염은 요양시설, 교도소 및 고위험 대상자를 위한 일이 많고, 훈련이 부족한 보조 인력이 있는 거주시설에서 흔히 발생한다.

요양시설과 급성기 치료를 위한 의료시설에 있는 대상자는 대개 당뇨나 암과 같은 만성질환과 침습적 처치로 인해 면역력이 약하다. 항생제와 같은 치료도 감염에 대항하는 대상자의 능력을 감소시킬 수 있다.

의료 및 대상자에 대한 의료관련감염의 영향은 천문학적이어서 중심정맥관 혈류감염(CLABSI), 카테터 관련 요로감염(CAUTI), 인공호흡기 관련 폐렴(VAP), 수술부위감염(SSI) 및 클로스트리디움 디피실리균 감염(CDI)으로 인해 미국의료시스템에 매년 98억 달러의 비용이 들고 있다. 의료관련감염은 급성 치료 병원의 사망 원인 중 다섯 번째를 차지하고, 입원하는 동안 대상자의 15%에서 의료관련감염이 발생한다(Septimus et al., 2014). 건강관리와 관련될 수 있는 흔한 감염 숙주요인에 대한 내용은 Box 31-1에 제시되어 있다.

(4) 패혈증

패혈증(sepsis)은 감염에 대한 심각한 전신염증성 반응이다. 패혈증은 조기에 감지하지 못한다면 치명적인 저혈압을 동반한 패혈성 쇼크로 진행될 수 있다. 심각한 패혈증 사례는 연간 750,000건 이상 미국에서 발생하며 증가하는 것으로 보고되고 있다. 간호사는 감염을 진단하기도 전에 패혈증을 확인하여 보고한다. 패혈증의 초기증상은 전신염증성 반응(systemic imflammatory response syndrome, SIRD)으로 다음과 같다.

- 체온이 38.6℃ 이상 또는 36℃ 미만
- 심박동수 분당 90회 이상
- 호흡수 분당 20회 이상 혹은 32mmHg 이하인 $PaCO_2$
- 백혈구 수 12,000cells/mm^3 이상 또는 4,000cells/mm^3 이하 혹은 10% 이상의 미성숙 형태

다른 증상으로는 오한, 소변량 감소, 모세혈관 충만시간 감소, 의식수준의 변화 등이 있으며 패혈증을 조기 진단하는 것은 매우 중요하다.

2) 감염 과정

질병을 유발하는 감염 과정은 숙주와 침범한 세균의 경쟁으로 표현되는 사건의 연속적인 과정이다. 질병은 보통 숙주 내에서 세균의 증가로 인해 나타난다. 질병이 독소와 식중독 혹은 보툴리즘과 관련되어 나타났을 때는 제외된다. 대부분의 질병 양상은 잠복기(incubation period), 전구기(prodromal period)와 질병의 급성기, 회복기의 일반적인 과정으로 나타난다. 한 사람에서 다른 사람으로 질병이 옮겨 갈 수 있는 시기를 전염기(communicable period)라고 한다.

(1) 잠복기

잠복기는 병원균의 침입과 증상 발현 사이의 기간이다. 이 시기의 기간은 침투한 세균의 수, 자라고 번식하는 데 필요한 시간, 유독성, 숙주의 저항 및 침입 부위에 따라 달라진다.

(2) 전구기

전구기에는 오심, 열, 일반적인 허약감, 통증과 같은 비특이적 증상이 나타난다. 비록 전구기가 비특이적이라도 증상군과 발현순서에 따라 질병을 진단할 수도 있다.

(3) 질병의 급성기

질병의 급성기는 특이적 증상이 나타난다. 병원균에 따라 증상의 발현이 다르며, 대개 임상병리검사를 통해 진단할 수 있다. 증상이 사라지는 시기도 이 단계에 포함된다.

(4) 회복기

회복기는 감염 과정이 끝나는 시기로 신체는 정상으로 회복되고, 식욕과 에너지가 회복된다. 회복기 대상자의 혈액에서 항체가 나타나기 시작한다.

3) 전염성 질환

만약 질병의 원인균이 사람에서 사람으로 옮겨질 수 있다면, 이를 전염성 질환(communicable disease)이라고 한다. 만약 병원균이 한 숙주에서 다른 숙주로 이동한다면 전염성으로 불릴 수 있다. 전염성 질환의 전형적인 예가 유년기의 질병(홍역, 이하선염, 수두 등)이다. 모든 질환이 전염되는 것은 아니다. 그 예로, 파상풍은 상해를 입은 사람만 걸린다. 건강관리기관에 있는 대상자가 반드시 전염되는 것은 아니지만, 건강관리기관에 있는 대다수의 대상자는 지역사회에 있는 대상자보다 신체방어기전이 약하므로 더 쉽게 전염될 수 있다.

감염된 사람은 세균이 환경에 퍼져 있는지에 따라 잠복기, 전구기, 급성기, 회복기 동안에 전염성이 있을 수 있다. 감염균이 체액에는 없지만 숙주세포에 숨어 있을 때를 잠복이라고 하고, 잠복기는 균에 대한 노출과 증상 및 징후의 발

Box 31-1 흔한 감염 숙주요인

요로감염의 숙주요인

요도의 오염을 증가시키는 요인
- 변실금
- 위축성 변화(오래된 질염)
- 뒤에서 앞으로 닦음

요도의 세균 침입을 증가시키는 요인
- 단순도뇨와 유치도뇨
- 수술
- 성관계
- 연령의 증가에 따른 골반 벌어짐
- 요실금
- 요실금 대상자의 기저귀 착용

소변 흐름을 감소시키는 요인
- 요로폐색(요도손상, 전립선 비대, 분변매복)
- 신경성 방광
- 불충분한 수분공급(탈수)

세균 성장을 촉진하는 요인
- 이물질(종양, 결석)
- 연령(상피세포의 변화, 감소된 점액 생성, 면역 감소)
- 소변 내 증가된 포도당(당뇨)

상처감염의 숙주요인

국소적 요인
- 상처감염 정도
- 오염된 유기체의 독성
- 국소적 혈액공급의 적절성
- 괴사 혹은 손상된 조직의 양
- 상처의 폐쇄 정도
- 사강(dead space), 혈종, 장액종의 존재
- 이물질의 존재와 종류
- 상처의 위치
- 손상의 기전

치료 요인
- 급성질환 전문시설의 재원기간
- 치료기간, 종류, 철저한 치료
- 수술적 시술기간
- 항생제 투약의 적절성과 적시성
- 외과적 봉합의 적절성
- 수술기술
- 상처드레싱의 적절성
- 영양공급
- 충분한 산소화와 조직 관류
- 관찰, 배액 및 수액 혹은 영양 공급을 위한 침습적 장치 사용
- 동반감염 치료의 적절성

숙주 요인
- 연령
- 일반적인 면역학적 능력
- 만성적인 건강문제
- 수술 전 영양상태
- 비만
- 미미한 감염
- 상처 정도(여러 부위의 상처 혹은 큰 수술)
- 코르티코스테로이드(corticosteroid) 사용

호흡기 감염의 숙주요인

점액 생산을 증가시키는 요인
- 흡연
- 기도삽관
- 화학적 자극(공기오염, 알레르기, 마취제 흡인, 음식물 흡인, 불충분한 기침과 연하 기전)

흉곽 운동을 감소시키는 요인
- 통증(흉부나 복부의 상처 혹은 절개로 인함)
- 비만
- 복부팽만
- 단단히 고정된 부목과 밴드
- 연령
- 비정상적인 근골격계[외상 혹은 선천적임(예: 척추만곡)]

점액 제거를 방해하는 요인
- 약한 기침
- 건조하고 끈적끈적한 분비물
- 탈수
- 만성 폐질환
- 감소된 횡격막 운동(신경학적 결손, 마비, 근육 약화)

호흡중추 억제 요인(과소환기)
- 진정상태
- 마취제
- 의식수준의 변화(외상 혹은 뇌혈관질환으로 인함)
- 산-염기 불균형

세균 침입의 증가 요인
- 병원 재원일수의 증가
- 장기요양시설의 입소
- 기관내삽관
- 기관절개
- 항생제의 장기투여로 인한 중복감염(superinfection)
- 영양실조
- 선천성 또는 후천성 면역결핍
- 오염된 호흡 보조기기
- 스테로이드
- 면역억제치료
- 불량한 개인위생 습관

현 사이의 기간을 말한다. 세균이 호흡기계나 대변, 혈액, 소변 내의 숙주로부터 발산되었을 때 혹은 신체조직으로부터 순환되고 있을 때, 감염은 전염성이 있다. 전염기는 세균이 여러 부위로 발산되었을 때 시작되고, 발산된 정도가 길수록 전염성이 강하고, 잠복기가 짧을수록 빨리 전파된다. 잠복기는 대체로 부화기간(incubation period)보다 짧아서, 감염

자가 징후와 증상을 발현하기 전에 보통 미생물이 배출된다.

전염기간은 각 질환과 감염된 사람의 조직 안에서의 세균의 통제 정도에 따라 다양하다. 전염기간이 불확실하고 어떤 경우 감염 여부를 알 수 없기 때문에 모든 체액은 잠재적인 감염원으로 간주하고 접촉 시 장갑을 착용하고 손 위생을 유지해야 한다.

개념지도(그림 31-2)를 사용하여 공개 사례 시나리오 환자의 상황을 이해하고 관리하고 치료를 계획할 수 있다.

4) 감염의 발현

인체는 무언가 잘못되었을 때 이를 알려주는 다양한 내재적 감지기가 있다. 일반적으로 내재적 감지는 감염에 대한 첫 번째 경고이다. 조기경고에는 권태감(malaise: 몸에 이상이 있는 것 같은 불확실한 감정), 늘어지는 느낌, 집중하기가 어려움, 불쾌감, 어지러움, 허약감, 근육이나 관절 불편감, 두통과 식욕부진 등이 있다. 질병이 심해질수록 증상은 모호한 주관적 호소에서 객관적인 증상으로 변한다. 감염의 일반적인 증상은 Box 31-2에 제시되어 있다.

(1) 발열

일반적인 감염 증상인 발열은 다른 원인이 밝혀지지 않을 때까지 감염 증상으로 간주된다.

미열은 체온이 약간 상승한 상태를 말한다(37.1~38.2℃ 사이). 38.2℃ 이상 상승하면 고열로 간주하고 체온이 40.5℃ 이상으로 상승하면 급성 열병으로 간주한다. 발열이 다른 신체조직을 손상시키지 않으면 이는 효과적인 감염의 결과이다. 그러나 열이 너무 높거나 장기간 지속되는 경우 탈수로 인하여 아동이나 섬망이 있는 노인에게서 경련이 나타날 수 있고, 상승된 체온으로 단백질이 파괴되어 조직파괴가 나타난다. 또한 영양섭취가 좋지 않을 경우 대사율 증가로 인한 단백질과 지방의 고갈과 식욕저하로 인해 케톤증과 대사성 산증이 초래된다.

매우 어린 아동은 감염 시 고열(40℃ 이상)을 동반한다. 이와 반대로 노인은 열이 나지 않거나 미열만 나타나기 때문에 급성 혼돈과 같은 감염의 다른 증상을 주의 깊게 관찰해야 한다.

수술 후 상승된 체온은 일시적으로는 정상이나, 지속된다면 감염의 가능성을 의미할 수 있다. 수술 후 1일째는 수술로 인한 신체적 스트레스나 무기폐 때문에 체온이 상승한다. 수술 후 2~5일째 나타나는 열은 주로 폐렴으로 인한 것이다. 수술 후 2~8일째 나타나는 열은 대개 요로감염을 의미한다. 수술 후 3~11일째 나타나는 열은 상처감염을 의미하며 수술 후 몇 주나 몇 달 후에 나타나는 열은 심한 수술감염이나 감염된 수술기구에 의한 것이다.

Box 31-2 감염의 일반적인 증상

상처감염
- 발적, 종창, 통증
- 국소 열감
- 발열
- 화농성 혹은 악취가 있는 분비물
- 절개 부위의 멍 또는 상처 주변의 경화(단단해짐)

요로감염
- 빈뇨와 절박뇨
- 배뇨 동안의 화끈거리는 증상(배뇨곤란)
- 탁하고, 혈액이 섞이고, 냄새가 있는 소변(농뇨, 혈뇨)
- 발열
- 옆구리 통증(flank pain)

호흡기 감염
- 객담 섞인 기침
- 객담 색의 변화(노란색, 갈색, 초록색)
- 발열, 증가된 맥박수와 호흡수
- 비정상적인 호흡음
- 호흡 시 통증(늑막성 흉통)
- 호흡의 어려움(호흡곤란)

위장관 감염(위장염)
- 심각한 복부경련과 식후 오심
- 대변 횟수의 증가 또는 물 같은 혹은 혈액이 섞인 대변

① 발열의 단계

발열의 단계는 오한기, 발열기, 종식기의 3단계로 나뉜다. 각각의 단계마다 독특한 증상이 있다.

오한기(chill phase) 동안, 심부체온을 올리기 위해 열 생산기전이 자극된다. 이 시기 동안 대상자는 춥고 오한을 느낀다. 체모 주위의 공기가 빠져 나가지 못하도록 기립근이 수축함으로써 발생하는 피부현상인 소름(goose-flesh)이 나타나고 피부는 혈관수축으로 인하여 창백하고 차가워진다.

발열기(fever phase)는 열이 특정 지점까지 도달한 경우이다. 대상자의 피부는 혈관확장으로 인하여 따뜻하며 홍조가 나타난다. 발열기 동안, 대상자는 덥거나 추운 느낌이 없다. 만약 수분이 부족한 경우라면 대상자는 갈증

감염예방과 관리

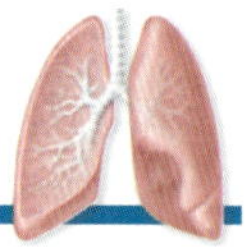

문제 결정

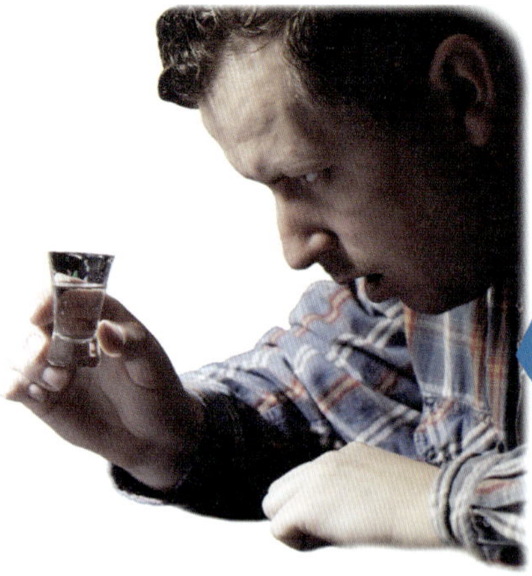

이 씨(31세 남성)

공중보건부의 결핵(tuberculosis, TB) 감시 기간에 이 씨는 술집에서 발견되었다. 간호사의 소개 후에, 그는 간호사에게 욕설을 퍼붓고 나가라고 하면서 더 이상 아프지 않으니 감시하지 말라고 한다.

사정 결과

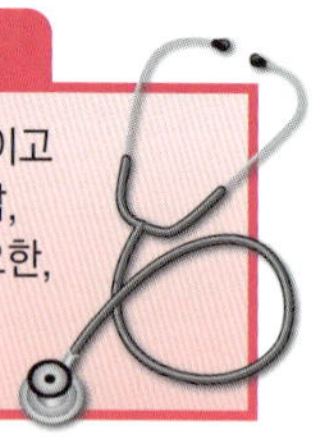

최근 병력 → 외모, 활력징후, 호흡음, 만성적이고 생산적인 기침, 체중감소, 식은땀, 객혈, 늑막성 흉통, 낮은 체온, 오한, 림프결절, 패혈증 감시

환경 사정 → 술집에서 자주 술을 마시는 불안정한 생활, 사회적 상황. 술집에서의 말다툼 후 병원에 입원했음

진단 검사와 절차 → 결핵반응검사, 전혈검사, 소변검사, ESR, 혈청 젖산염, 혈청검사, 배양검사, 민감성 검사, 코, 객담, 목, 상처, 체강과 대변의 배양검사, 약물혈중농도모니터링, 흉부 방사선, 내시경 CAT 스캔, MRI

평소 양상 확인 → "아플 때 무엇이든 마십니까?"

위험요인 확인 → 최근 전염성 질환에 노출, 일반적인 건강 상태, 수면 부족, 운동 부족, 영양실조, 마약사용, 흡연, 알코올 사용, 성행위, 최근 여행 경험, 만성적 건강 상태, 면역상태, 면역억제제 사용, 이전 항생제 사용

기능이상 확인 → "언제 증상이 처음 나타났나요?"

사정 결과

- PPD 검사 결과, 양성인 31세 남성
- 자의퇴원함
- 과거와 현재 알코올 사용
- 지역사회를 위험에 빠뜨릴 수 있는 방어적 태도(치료를 지속할 수 없음)

사정 결과 다음을 나타낸다.

우선순위에 따른 간호진단

1. 결핵에 대한 지식 부족
2. 관련요인: PPD 검사는 양성이지만 추후관리와 정보에 저항함
3. 근거: 공중보건부를 떠났고 접근 시 방어적임

다음 단계

계획/기대되는 결과

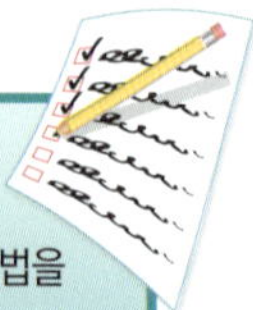

- 활동성 결핵 징후가 나타나면 추후관리에 동의할 것이다.
- 감염의 발생과 확산 예방을 위한 올바른 건강관리법을 시범 보일 것이다.
- 타인에게 감염을 예방하고 합병증을 최소화하기 위한 치료 요법에 참여할 것이다.

다음과 같은 간호중재를 수행한다.

중재

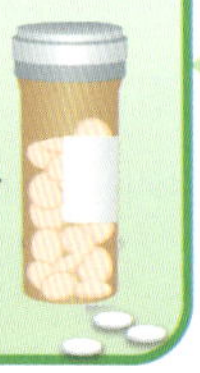

- 위험 요인을 조절하고 다른 사람들에게 전파를 예방하기 위해 건강을 증진시키고 대상자를 교육한다.
- 신뢰관계 개선을 위한 대상자-간호사 관계의 개별화한다.
- 조심스런 의사소통과 적극적인 격려를 사용한다.
- 결핵, 전염성, 특별한 치료가 필요한 대상자와 치료를 따르지 않을 때 미치는 영향에 대해 토론한다.

중재가 성공적인지 확인하고 필요에 따라 수정한다.

평가

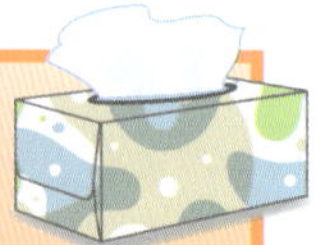

- 대상자에게 활동성 결핵 징후가 나타난다면 추후 관리를 할 수 있다.
- 감염 발생과 확산 예방을 위한 올바른 건강관리법을 시범 보일 수 있다.
- 다른 사람들에게 감염을 예방하고 합병증을 최소화하기 위한 치료 요법에 참여할 수 있다.

성공적으로 문제를 해결한다.

그림 31-2 감염예방과 관리 개념지도

을 느끼고 일반적인 권태감, 허약감과 근육통(단백질 이화작용의 증가 때문)을 호소할 수 있다. 또한 대상자는 졸리고 피곤함을 느낄 수 있다. 이때 열이 지속되면 뇌신경세포의 자극으로 인해 섬망이나 경련이 유발된다.

종식기(flush or crisis phase)는 발열의 세 번째 단계이다. 이 기간 동안 대상자는 발한 증가, 오한 감소, 수분결핍을 경험한다. 혈관확장으로 인해 대상자의 피부는 홍조를 나타내고 따뜻해진다.

(2) 맥박과 호흡수의 증가

감염은 신체의 대사율을 증가시켜 심박동수를 증가시키고 맥박을 박동치게 한다. 대사율이 증가하면 과도하게 생산된 노폐물을 제거하기 위해 호흡수와 호흡깊이가 증가한다.

(3) 염증 증상

감염은 림프구 이동을 촉진시키기 위해 염증반응을 자극한다. 염증반응은 30장을 참조한다. 염증으로 인해 감염 부위에는 발적, 종창, 압통과 열감 등이 나타난다.

(4) 통증

대부분의 감염은 불편감을 유발한다. 통증은 염증이 조직 내에 종창을 유발하였을 때 혹은 정상 기능을 방해하였을 때 발생한다. 통증의 예는 다음과 같다.

- 호흡기계 감염으로 인해 호흡 시(pleuritic pain) 나타나는 흉막통증
- 요로감염으로 인한 배뇨 시 작열감
- 포도상구균으로 인한 인후염에서 나타나는 연하통증
- 수술부위 감염으로 인한 절개 부위 통증

(5) 화농성 배액

감염 부위로의 WBC의 이동으로 화농성(고름을 함유한) 배액이 나타날 수 있다. 소변이나 객담과 같은 체액은 백혈구수가 증가하면 뿌옇거나 하얀-노란색으로 바뀐다. 화농성 배액은 대개 염증반응으로 인한 세포조직의 탈락으로 정상보다 끈적거리고 악취가 난다. 농양(abscess)은 신체가 화농성 배액에 벽을 만들어 감염을 국소화시키는 결과로 인해 발생한다.

(6) 림프절 비대

감염 시 감염된 부위 주변 림프절이 커져서 쉽게 촉지된다(종창된 선). 종창(swelling)이 증가될수록 압통이 나타나고 림프절의 모세혈관은 간질액, 단백질, 림프계로 침입한 세균이 증가하여 확장한다. 종창은 림프절 내 림프구와 포식세포가 감염의 확산을 막기 때문에 나타난다.

(7) 발진

발진(rash)은 피부의 1차 감염(농가진 등)에서 나타나지만, 일반적인 감염질환에서도 수반될 수 있다. 많은 전염성 아동질환은 발진의 특성을 통해 진단할 수 있다. 대다수의 발진은 피부의 소양증(pruitus, itching)을 유발하는데, 피부를 긁으면 피부통합성을 방해하여 이차 피부 감염을 초래한다.

(8) 위장관 증상

바이러스, 세균, 독소는 일정한 세균에 의해 생성되고, 기생충은 급성 위장관 감염을 유발하기도 한다. 위에 염증이 발생하면 식욕부진, 오심, 구토 등이 나타나고, 소장과 대장에 염증이 발생하면 대개 설사가 나타난다.

'여행자 설사'는 여행자가 풍토성 세균이나 기생충이 포함된 음식을 익히지 않고 먹거나 물을 마셨을 때 발생한다. 여행객은 이전에 이런 세균에 노출된 적이 거의 없기 때문에 이러한 감염에 맞서 싸울 항체도 제한적이다.

4. 간호사정

1) 평소 양상 확인

질병에 대항하는 대상자의 정상 방어기전에 대한 정보는 중요하다(Box 31-3). 대상자나 가족에게 질병을 피하기 위해 일반적으로 취하는 휴식과 운동양상, 영양, 비타민, 허브와 민간요법 및 균 노출에 대한 이해 정도 등에 대해 질문한다. 예방접종의 과거력과 아동기 질병과 같이 대상자의 질병에 대한 일반적인 경험을 조사하는 것은 양상이 정상인지 아닌지를 판단하는 데 중요한 정보가 된다.

2) 위험요인 확인

최근 감염질환의 노출에 대한 문서와 감염 위험에 대해 주의깊게 조사한다. 때때로, "최근에 가족 중에 특정 질병에 감염된 사람이 있습니까?"와 같은 질문을 해야 한다. 각 대상자가 가진 위험요인을 평가하는데, 학교기록과 지역사회에서 급격히 증가한 감염성 질환에 대한 문서를 활용한다. 평상시

Box 31-3 건강 면담 정보

- 예방접종력, 전염병에 노출되었던 과거력, 최근 급성 감염질환의 노출 여부
- 감염의 합병증으로 발생한 만성질환과 일상적인 치료방법; 투여약물과 경험했던 증상과 징후
- 현재 투여 중인 약물 혹은 약물치료(항생제, 스테로이드, 면역억제제, 항암요법, 방사선 치료)
- 현재 식습관과 영양상태
- 수면, 운동의 양상, 건강 신념에 영향을 미치는 요인, 감염 위험을 높이는 생활습관
- 오심, 구토, 설사, 식욕부진, 일반적인 오한, 근육통, 두통과 같은 증상

수면과 운동양상, 영양상태, 투약력, 흡연, 음주, 성생활과 같은 대상자의 일반적 건강에 대해 조사한다. 최근 여행을 한 적이 있는지, 특히 외국여행에 대해 기록하고, 심장질환, 폐질환, 당뇨와 같은 만성질환과 치료법에 대해서도 확인한다. 면역계를 억제하여 감염의 위험을 증가시키는 화학요법이나 방사선요법과 같은 치료를 받았는지를 확인하고, 면역억제제(스테로이드 등)와 현재 혹은 이전에 사용한 항생제에 초점을 맞추어 투약력을 조사한다.

3) 기능이상 확인

만약 대상자가 감염 때문에 병원에 온 거라면 다음 질문을 통해 적절한 정보를 얻어야 한다.

- 감염이 나타난 시기는 언제입니까?
- 첫 증상은 무엇입니까?
- 감염이 일상생활수행 능력에 미치는 영향이 있습니까?

대상자가 감염 때문에 병원에 온 것은 아니지만 감염의 증상이 있다면 다음과 같은 질문을 한다.

- 통증, 발적, 종창, 비정상적인 삼출물이 있습니까? 있다면 언제부터입니까? 얼마나 오래 지속됩니까? 얼마나 심합니까?
- 열이 납니까? 있다면 언제부터인지 양상은 어떻습니까?
- 오심, 구토, 설사, 권태감이나 통증이 있습니까?
- 천명음이나 기침이 있었는지, 기침 시 객담을 동반했는지, 객담이 있다면 객담의 색깔과 특성은 어떻습니까?

지역사회와 건강관리 시설 모두에서 메티실린 내성 황색 포도상구균의 발생률이 증가하고 있다. 모든 기관은 메티실린 내성 황색 포도상구균이 다른 대상자에게 전파되는 것을 방지하기 위해 입원 시 모든 대상자에게 메티실린 내성 황색 포도상구균 검사를 실시해야 한다. 이전에 메티실린 내성 황색 포도상구균이 양성이었는지를 확인하고 그렇다면 두 번의 배양검사가 음성이 나올 때까지 1인용 병실에 격리한다.

간호력 및 감염 여부 확인은 적절한 감염 통제 실행을 신속히 수립하고, 간호력(투약력과 대조적으로)은 감염이 대상자의 정상적 기능 및 일상생활 수행에 어떤 영향을 주는지에 초점을 맞춘다.

4) 신체검진

(1) 시진

대상자가 편안한지 혹은 통증이 있는지를 확인한다. 대상자의 자세와 움직임에서 피로의 증상이 관찰되는지 사정한다. 비정상적인 피부색, 홍조나 병변, 종창과 염증 증상이 있는지를 관찰한다.

(2) 활력징후

감염의 증상을 발견하고 감염 과정을 모니터링하기 위한 방법으로 활력징후를 자주 측정한다. 활력징후를 정확히 측정하는 것은 감염을 확인하는 데 중요하다. 감염이 있는 대상자는 체온[약 38.4℃(101°F)], 맥박, 호흡수가 증가한다.

정상에서 벗어나는 활력징후에 대한 변화의 의미를 평가하고, 하나의 활력징후가 비정상일 경우 모든 활력징후를 확인하고 변화에 관련이 있는 다른 요인들을 확인해야 한다. 체온이 계속 상승하는 것은 감염을 의미한다. 보통, 의사는 체온이 38.4℃ 이상 상승하였을 때 세균배양(culture) 검사를 하고 가능한 감염의 원인을 찾는다. 그러나 노인이나 면역억제 대상자와 같은 일부 대상자는 감염이 있어도 열이 나지 않을 수 있다.

(3) 호흡음 청진

호흡음 청진은 호흡기 감염을 발견하는 데 도움이 된다. 폐렴(pneumonia)은 정상 호흡음을 변화시킬 수 있고, 악설음(crackles)이나 수포음(rales), 나음(rhonchi), 천명음(wheezes)을 유발할 수 있다. 호흡기 감염의 원인이 되는 무기폐(atelectasis)는 악설음(수포음)을 유발하거나 호흡음을 감소시킨다.

비판적 사고 적용하기

김 씨는 천식이 있는 76세 노인 대상자로 복부 수술 후 회복 단계에 있다. 절개 부위의 통증은 견딜만하지만, 거동하기에는 불편하다고 한다. 아침에 활력징후를 사정한 결과 체온 38℃, 혈압 142/64, 맥박 96회, 호흡 26회로 얕은 호흡이 확인되었다. 김 씨는 약간 혼돈상태처럼 보였고, 걸쭉한 기침을 하며, 황갈색 객담이 있었다. 폐 청진상 우측중간 엽에서 악설음이 청진되었으며 소변은 맑았고, 소변량도 적절하였다.

- 김 씨의 감염 위험요인을 규명한다.
- 감염을 의심할 수 있는 자료를 구분한다.
- 추정되는 감염이 무엇인지 판단한다.
- 우선적으로 요구되는 혈액검사에 대해 기술한다.

정답은 부록 B를 참고하세요.

(4) 장음 청진

장음 청진을 통해 장의 연동운동이 증가된 것을 발견할 수 있다. 증가된 연동운동은 종종 장의 미생물 자극(염증)에 의해 나타나는데, 설사와 복통을 유발한다.

(5) 림프절 촉진

림프절(lymph node)은 국소적 · 전신적 감염으로 인해 커지고 압통이 나타난다. 가운데 세 손가락의 끝 부분을 사용하여 림프절이 커진 부분을 부드럽게 촉진한다. 정상적으로 경부의 림프절은 지름이 1cm보다 작고, 부드러우며, 유동성이 있다. 촉진 시 압통이 있는지도 확인한다.

(6) 패혈증 감시

간호사는 대상자의 증상과 징후를 관찰하여 패혈증이 있는지를 확인해야 한다. 이환율과 사망률을 줄이기 위해서는 초기진단이 중요하다. 전신염증반응증후군(SIRS)의 증상과 징후를 스크리닝하는 것은 잠재적 패혈증을 빨리 발견하여 중재를 제공하는 데 매우 중요하다. 초기진단과 적절한 중재가 핵심이다. 간호사는 대개 건강관리팀 중에서 제일 먼저 대상자에게 SIRS를 발견하여 의사에게 알려주고, 적절한 치료를 받을 수 있게 하는 역할을 한다.

5) 진단 검사와 처치

때때로 임상증상으로는 병원균을 확인할 수 없기 때문에 감염과 감염의 원인을 찾아내기 위해 진단 검사를 실시할 수 있다. 진단 검사에는 혈액검사, 체액의 세균배양검사(culture), 방사선검사, 기타 영상학적 검사가 있다. 항생제 민감성과 치료적 약물 모니터링은 약물요법이 적절한지를 판단하기 위해 시행된다. 감염증상에 대한 최초의 정밀 검사는 다음과 같다.

- 혈색소, 적혈구용적률(hematocrit), 백혈구(WBC count)를 포함한 총 혈구수검사(complete blood cell count)
- 요분석(urinalysis)
- 적혈구 침강속도(erythrocyte sedimentation rate, ESR)

만약 감염이 확실히 의심된다면, 백혈구 감별검사, 체액 세균배양검사, 민감도검사를 실시할 수 있다.

(1) 백혈구

백혈구 혹은 림프구 수치는 감염, 조직괴사, 스트레스와 골수의 악성 종양으로 인해 상승한다. 백혈구증가증(leukocytosis)은 정상 성인의 백혈구 수치인 5,000~10,000cells/mm^3보다 상승한 경우를 말한다. 총 백혈구의 백분율로 제시되는 백혈구 감별검사를 통해 감염 과정을 발견할 수 있다.

호중구(neutrophils)는 정상적으로 WBC의 약 50~70% 정도를 차지한다. 호중구는 감염이 지속하는 동안에는 수가 증가한다. 만약 감염이 심하거나 장기간 지속된다면 신체는 호중구를 충분히 생산할 능력이 저하되어 혈액 내에 미성숙한 과립구(granulocyte, 보통 bands라고 불림)가 증가한다. 이렇게 미성숙한 세포의 수가 증가하는 것을 좌방이동(shift to the left) 혹은 감별 과립구수의 변화라고 부른다. 이러한 변화는 세균성 감염의 확실한 증거이며, 변화가 심할수록 감염증상이 더욱 심각한 것이다. 호중구의 비율이 상승하면 대상자의 저항력도 증가하고 신체의 감염에 대한 저항력도 향상됨을 의미한다.

암 환자 혹은 화학요법으로 인해 2,000/mm^3 이하로 호중구가 감소하면 감염 위험성이 증가한다. 절대 호중구수(absolute neutrophil count, ANC)인 실제 호중구의 수치가 1,000/mm^3 이하이면, 감염 위험성은 더욱 증가한다. 만약 절대 호중구 수치가 500/mm^3 이하로 떨어진다면, 위험이 더욱 증가하게 된다.

대상자는 적절한 개인위생, 감염원이나 감염자와의 접촉을 피하는 등 치명적인 감염을 예방하는 방법에 대해 교육을 받아야 한다. 감염의 일반적인 증상은 호중구에 의해서 나타나기 때문에, 호중구 수치가 매우 낮다면 감염의 증상은 없을 수도 있다.

근거기반간호-대상자의 안전: 패혈증에 관한 권고사항

배경

중증 패혈증과 관련된 사망률은 대략 30~50%이다. 중증 패혈증은 패혈증과 패혈증이 유발하는 장기기능장애 또는 조직관류 저하로 정의한다(Dellinger et al., 2012). 중증 패혈증과 패혈성 쇼크는 전 세계 수백만 명에게 영향을 미쳐 이로 인해 4명 중 1명이 사망하고 있다(Dellinger et al., 2012).

2003년 11개의 국제기관 내 중환자 및 감염질환 전문가들은 중증 패혈증 및 패혈증 쇼크 관리지침을 개발하였다. 이들은 패혈증 생존캠페인(Surviving Sepsis Campaign)의 일부로 지침을 출간하고 중증 패혈증의 인지와 결과 향상을 위하여 미국 건강증진연구소(Institute for Healthcare Improvement, IHI)와 협력하고 있다(Dellinger et al., 2012).

패혈증의 조기발견

패혈증의 증상은 전신염증반응증후군(systemic inflammatory response syndrome, SIRS)으로 설명되는데, 아래 4개의 준거 중 2개 이상에 해당할 때 전신염증반응증후군이라고 한다.

1. **체온이 38℃ 이상이거나 36℃ 미만인 경우**
2. **분당 심박수가 90회 이상인 경우**
3. **호흡수가 20회/분 이상이거나 $PaCO_2$(폐포 기체 내 이산화탄소분압, partial pressure of carbon dioxide in alveolar gas)가 32mmHg 이하인 경우**
4. **WBC가 12,000 이상이거나 4,000 미만인 경우 또는 미성숙 백혈구(immature form)가 10% 이상인 경우**

그 밖에 오한, 소변량 감소, 모세혈관충만(capillary refill) 저하, 피부반점 및 원인을 알 수 없는 의식변화 등의 증상도 포함된다.

간호에의 적용

- SIRS를 조기에 확인하는 것이 중요하다.
- 위의 준거 중 2개 이상의 증상을 보이는 대상자가 있을 경우 건강관리팀에 알린다.
- 대상자의 패혈증 위험을 줄이기 위해 일반 주의지침(universal precaution)을 유지하고, 감염관리법을 준수하며, 신체사정 시 변화가 있는지 24시간 감시하는 등 원칙에 따라 성실하게 근무한다.
- 중증 패혈증소생술(severe sepsis resuscitation bundle)의 활성화를 준비한다.

중증 패혈증소생술은 7개의 업무로 구분되며, 중증 패혈증이나 패혈증 쇼크가 있는 대상자에게 첫 6시간 동안 실시되어야 한다. 소생술은 질병 과정과 관련된 중재술로 동시에 제공되면 개별로 제공될 때에 비해서 결과가 좋다.

중요 권고들

1. **혈청 젖산(serum lactate) 측정**

고젖산증(hyperlactemia)은 중증 패혈증에서 종종 확인되며, 관류저하로 인한 혐기성 대사로 인해 2차적으로 발생할 수 있으므로, 혈청 젖산을 측정하여 저혈압은 없지만 패혈증 쇼크의 위험이 있는 대상자에게 조직의 관류저하를 확인하는 것이 필요하다.

간호에의 적용

- 젖산이 4mmol/L 이상 증가한 대상자는 혈압에 관계없이 중증 패혈증소생술은 조기에 실시한다.

2. **항생제 주입 전 혈액배양검사 실시**

항생제를 주입하기 전 혈액배양검사를 실시하는 것은 중증 패혈증을 초래한 미생물에 적합한 항생제 선택을 돕는다.

간호에의 적용

- 2개 이상의 혈액배양검사가 권고된다.
- 중심정맥관을 하고 있는 대상자의 경우 혈액배양을 하나는 중심정맥관에서 다른 하나는 말초혈관 부위에서 채취한다.
- 혈액배양검사는 열이나 오한이 있는 직후 가능한 한 빨리 실시한다.

3. **응급실로 내원하였을 경우 3시간 이내, 응급실을 내원하지 않고 중환자실로 내원한 경우 1시간 이내에 광범위 항생제를 투여한다.**

근거에 따르면, 적절한 항생제의 조기투여는 그람양성 및 그람음성균에 감염된 대상자의 사망률을 낮춘다.

간호에의 적용

- 항생제 처방이 나면, 약사에게 첫 투여용량을 즉시 확인한다.
- 항생제가 도착하자마자 가능한 한 빨리 투여한다.
- 추가 감시를 위해 대상자가 중환자실로 이동할 수 있으므로 이송을 준비한다.

근거기반간호-대상자의 안전: 패혈증에 관한 권고사항(계속)

4. 저혈압 또는 젖산이 4mmol/L 이상이면, 수액요법(fluid challenge)을 실시한다.

간호에의 적용

- 중환자실로 이송되기 전에 가능한 한 빨리 수액소생을 시작한다.
- 수액요법 동안, 대상자의 반응을 감시하면서 다량의 수액을 짧은 기간 동안 정맥으로 주입한다.
- 수액요법은 유지수액(maintenance fluid)의 주입 비율이 동일하게 증가하는 것이 아니다.
- 수액요법에는 다음의 요소가 필요하다.
  a. 주입수액의 종류[결정질(crystalloids) 또는 교질(colloids)]
  b. 주입속도(30분 동안 500~1,000mL)
  c. 결과지표(평균동맥압 70mmHg 이상, 심박수 110회/분 이하)
  d. 안전요인(부종 발생)

중환자실에서 시행해야 하는 요소:

5. 초기 수액소생에 반응이 없을 경우 평균동맥압(mean arterial pressure, MAP)을 65mmHg 이상으로 유지하기 위하여 혈압상승제를 투여한다.

6. 중심정맥압(central venous pressure, CVP)이 8mmHg 이상이다.

7. 중심정맥 산소분압(central venous oxygen saturation, $ScvO_2$)이 70%이다.

건강관리팀과의 협력

의사에게 가능한 감염증상 보고

조 씨는 84세의 미망인으로, 3일 전에 결장제거술을 받았다. 밤 근무 간호사는 조 씨의 체온이 38.6℃로 상승했고, 혈압 102/68, 맥박 92회, 호흡수 22회인 것을 확인했는데, 평소 조 씨의 활력징후는 혈압 130/80, 맥박 80, 호흡 18이었다. 여전히 장운동은 없으며 밤 근무 동안 1,000mL의 수액을 주입하였으나 소변량은 230mL이었고, 혈당이 260mg/dL로 확인되어 인슐린을 추가 주사하였다. 30분 경과한 후 활력징후를 측정한 결과, 38.6℃, 96/62, 98, 22로 확인되어 간호사는 조 씨의 상태를 의사에게 알리기로 결정하였다.

Situation(상황): "3일 전 결장절제술을 받은 345호 조 씨 때문에 호출하였어요."

Background(배경): 조 씨의 체온이 6시간 동안 38.6℃이었으며 방금 전에 측정한 결과 38.8℃로 확인되었다. 혈압은 평소보다 낮은 96/62이었으며, 8시간 동안의 소변량은 230mL로 줄어들었다. 혈당은 260이어서 속효인슐린(regular insulin) 8 단위를 주사하였다.

Assessment(사정): 조 씨가 심각한 감염이나 패혈증이 되는 것은 아닌지 걱정이다. 조 씨는 체온과 심박수의 증가 및 소변량 감소 등 전신염증반응증후군(systemic inflammatory response syndrome, SIRS)의 증상을 보이고 있다.

Recommendation(권고): 조 씨의 상태를 확인하러 지금 방문해 주면 좋겠다. 하지만 만약 어렵다면 조 씨의 혈압 조절과 소변량 증가를 위해 생리식염수의 정맥주입처방을 내려주길 바란다. 만약 원한다면 혈액검사(CDC, lactate 등)를 하겠다.

비판적 사고를 위한 과제

- 조 씨의 패혈증 위험요인은 무엇인가?
- 위 사례에서 필요한 추가적 사정자료는 무엇인가?
- 의사에게 조 씨를 당장 보길 원한다고 알린 근거는 무엇인가?
- 간호사는 왜 조 씨에게 수액주입이 필요하다고 하였는가?

영양상태가 나쁜 대상자, 면역력이 저하된 노인 혹은 스테로이드를 복용하는 대상자는 감염에 대한 반응으로 백혈구의 생산을 증가시키지 못한다. 이러한 대상자에서는 총 백혈구 수치가 증가하지 않고 감별검사 역시 명확하지 않을 수 있기 때문에 감염을 배제해서는 안 된다.

(2) 적혈구 침강속도

적혈구 침강속도(erythrocyte sedimentation rate, ESR)는 응고되지 않은 혈액 내 적혈구(RBCs)가 가라앉는 시간당 밀리미터(millimeter)의 속도를 말한다. 급성 비감염성 염증과 감염 과정 시에는 침강속도가 증가한다. 교원병(collagen disease), 조직괴사, 악성 종양과 스트레스 또한 적혈구 침강속도를 증가시킨다. 이 검사는 초기의 질병 과정을 측정하거나 치료에 대한 반응을 측정할 때 가장 일반적으로 사용한다. 약물과 다른 요인들이 ESR에 영향을 미칠 수 있으므로 대상자에게 투여되는 모든 약물에 대해서도 주의해서 결과를 해석해야 한다.

(3) 젖산염

혈액에서는 젖산염(lactate)으로 존재하는 젖산(lactic acid)은 대개 간에서 대사되는 대사의 부산물이다. 정상 수치는 0.3~2.6mmol/L이다. 패혈증에서 저관류로 인한 혐기성 대사로 인해 젖산염의 수치가 상승한다. 혈청 내 젖산염 수치를 측정하여 저혈압은 아니지만 패혈성 쇼크에 고위험군인 대상자의 조직저관류를 파악할 수 있다. 젖산염 수치가 4mmol/L 이상인 대상자는 혈압에 상관없이 중증 패혈증소생술(근거기반간호-대상자의 안전)에 따라 치료해야 한다.

(4) 혈청학적 검사

항원-항체 반응을 파악하기 위한 혈청학적 검사(serology test)는 때때로 열에 대한 진단적 검사 중 한 부분으로 시행된다. 염증 과정 초기에 급성 단계에서 혈액검사를 한다. 만약 염증의 원인이 3주가 되어도 밝혀지지 않는다면, 회복기 단계에서 혈액검사를 하고, 두 개의 검체는 항체역가의 변화에 대한 검사를 동시에 받는다. 검사실에서는 대상자의 임상 증상과 징후 및 예방접종 과거력을 파악해야 한다. 두 검체 사이의 항원항체 반응을 비교함으로써 진단이 가능하다.

(5) 세균배양검사, 민감성과 최소 억제 농도

세균배양검사는 열의 원인을 규명하고 임상감염의 증상을 유발한 원인균을 확인하기 위해 체액을 추출하여 시행한다. 세균배양검사의 검체는 혈액, 객담, 대변, 기도 분비물, 상처 배액, 소변, 척수액, 관절강액, 흉막액, 다른 신체강의 체액에서 추출한다.

검체는 그람염색을 위해 혈액검사실로 보내어 세균과 민감성을 밝혀낸다. 그람염색을 통해 세균을 광범위하게나마 파악할 수 있기 때문에 이를 근거로 확실한 배양검사결과가 나오기 전까지 항생제 처방을 할 수 있다. 그람염색은 30분 이내에 결과가 나온다. 보통 세균배양에 24~36시간이 필요하기 때문에 세균배양과 민감도 검사는 48시간이 걸린다.

세균의 민감성 검사를 위해서는 좋은 세균배양검체를 얻어야 한다. 세균이 배지에서 자란 후, 세균을 죽이거나 성장을 억제할 수 있는 항생제의 농도를 검사한다. 그 결과, 세균을 명확히 밝히고 특정 항생제에 민감한지 혹은 내성이 있는지를 확인할 수 있다. 또한 이를 통해 세균배양을 억제하기 위한 항생제의 최소한 농도인 최소 억제농도(minimum inhibitory concentrate, MIC)를 결정할 수 있다. 최소 억제농도는 건강관리제공자가 부작용은 최소화하면서 세균을 죽일 수 있는 항생제의 적절한 농도를 결정하는 근거가 되며, 항생제의 치료적 범위를 줄이고 장기간 사용을 예방하여(CDC, 2006) 다약제 내성균이 생기는 것을 방지한다.

모든 세균배양검사의 정확한 분석을 위해서는 검체채취가 중요하다. 검사결과에 영향을 미칠 수 있는 요인은 다음과 같다.

- 검체의 오염
- 검사실로 검체 전달이 늦어짐(오염된 균의 성장이 증가하고 구성성분의 악화를 유발함)
- 부적절한 검체용기 혹은 세균배지의 사용
- 검체의 종류 확인 실패
- 분석에 영향을 미치는 현재 대상자의 투약력(항생제 등) 확인 실패

검체용기의 라벨과 대상자의 신원을 정확하게 확인한다. 검체를 채취하는 목적을 대상자에게 설명하고, 항생제 투약을 시작하기 전에 검체를 채취하여 결과에 영향을 주지 않도록 한다. 검체라벨에 시간, 날짜, 채취부위를 적고, 채취한 즉시 검사실로 보낸다.

SAFETY ALERT

세균배양검사를 할 때, 병원균의 잠재적인 전파를 방지하기 위해 무균술을 적용하고 장갑을 착용한다.

기억해야 하는 개념

상처 배양을 할 때 간호사의 손은 상처 부위 또는 면봉과 접촉하지 않기 때문에 멸균 장갑 착용은 필요하지 않지만 혈액이나 체액과 접촉할 위험이 있으므로 깨끗한 장갑을 착용하는 것이 중요하다.

① 혈액배양검사

혈액배양(blood culture)검사는 혈중 내에 염증 과정이 진행되고 있어, 감염이 의심되는 고열이 지속될 때 실시한다. 혈액배양검사는 보통 다른 두 곳의 정맥천자 부위에서 혈액을 채취한다. 정맥 내 혈관장치가 표면 병원균에 오염되어 있을 수 있으므로 혈액채취는 이전 정맥주사 부위에서 멀리 떨어진 곳에서 실시한다. 이상적인 검체채취는 열이 나기 전이나 상승하는 동안인데, 이때 병원균이 높은 농도로 순환하기 때문이다.

혈액배양검사 시 필요한 물품은 배양검체병, 주사기, 두 개의 무균바늘, 피부 소독물품, 지혈대 등이다. 피부는 병원방침에 따라 소독한다. 보통, 사용되는 용액은 포비돈요오드(povidone-iodine)와 알코올이다. 세균배양 검체병의 윗부분을 깨끗이 닦고 건조시킨다. 장갑을 착용하고 멸균주사기를 이용하여 혈액을 채취한다. 주사바늘을 다시 새 멸균주사바늘로 교환한 후, 배양검체에 혈액을 넣는다. 채혈 부위를 잘 지혈한 후, 검사실로 검체를 이송하기 전에 장갑을 벗고 손을 씻는다.

② 비강배양검사

비강배양은 피부와 코 안에 상주하는 흔한 박테리아인 포도상구균(*Staphylococcus aureus*)과 같은 미생물을 감지하기 위해 주로 사용되는 방법이다. 이들 박테리아는 감염없이도 조직에 부착과 증식(colonization)을 할 수 있다. 박테리아가 증가할 수 있는 적절한 환경과 조건이 주어진다면 조직에 부착되어 증식한 박테리아는 감염을 유발할 수 있을 정도로 증가할 수 있다.

③ 객담배양검사

객담배양검사는 대상자가 객담을 동반한 기침과 열이 있을 때 시행한다. 감염은 상기도나 하부 호흡기에 있기 때문에 침은 좋은 검체가 아니다[침과 후비루(postnasal drip) 분비물은 검체를 오염시킨다]. 객담은 식전, 이른 아침에 얻어야 한다. 객담용기에 검체를 모으고, 채취한 즉시 검사실로 보낸다(만일 24시간 수집 검체라면, 보통 특수 고정액에 둔다).

때때로, 대상자가 객담을 뱉을 수 없거나 기관내삽관을 한 경우, 멸균흡인카테터를 이용하여 비인두와 기도 내로 객담을 흡인한다. 또한 의사는 기관지내시경을 시행하거나 기도 내 분비물을 분리하기 위해 기도 내에 작은 카테터를 삽입하여 검체를 채취하기도 한다. 이 검체 역시 바로 검사실로 보내야 한다.

④ 인후배양검사

인후배양(throat culture)검사는 대상자에게 "아~"라고 소리내도록 하면서 인후 뒷부분에서 소독면봉으로 검체를 채취한다. 가능하면 빨리 채취하도록 하여, 구역반사가 일어나지 않도록 한다. 세균성장을 예방하기 위해 채취한 면봉을 검체용기에 담고 검사실로 보낸다.

⑤ 상처배양검사

상처배양(wound culture)검사는 상처로부터 화농성 배액이나 국소적 염증 증상이 있을 때 시행한다(실습지침서 13장 참조). 상처가 호기성 세균인지 혹은 혐기성 세균인지에 따라 알맞은 배지를 사용한다.

⑥ 체강과 체액배양검사

체강과 체액배양은 그 부위에 염증이 있을 때 무균법으로 검체를 채취하여 검사한다. 척수액, 관절액, 흉막액이 일반적인 채취 부위이다. 채취 시 무균법을 적용하고 특정 키트를 이용한다. 또한 대상자의 체위 유지와 소독을 하는 동안 의사를 보조하고 검사물을 빨리 보내도록 한다.

⑦ 대변배양검사

대변배양(stool culture)검사는 설사의 감염성 원인을 배제하기 위해 시행한다. 배양검사는 보통 대변에 림프구가 있는지를 조사하고 장내 세균성 혹은 곰팡이성 병원균을 규명한다. 설사의 또 다른 원인인 기생충은 위장관에 알을 낳는데, 기생충 검사를 위해서는 대변을 3일 동안 수집한다. 움직이는 세균은 새로운 검체에서 쉽게 발견될 수 있다.

침상 내 변기에서 대변을 채취하고, 무균적 검체용기에 검체를 담는다. 검사처방에는 필요한 검사가 무엇인지, 검사해야 하는 균이 무엇인지, 대상자가 최근 먼 곳으로 여행을 했는지 등을 명시한다. 소변, 화장실 휴지, 비누, 소독제, 항생제, 제산제, 바륨, 완화제, 관장액 및 차가운 온도는 검체에 영향을 미칠 수 있다.

(6) 요분석

소변은 보통 신장과 내분비 기능을 확인하고 UTI가 있는지를 규명하기 위해 시행한다. 요분석을 통해 색, pH, 요비중, 단백질과 포도당, 케톤(ketone)의 존재 여부를 알 수 있다. 원주(casts), 적혈구, 백혈구, 상피세포, 세균을 찾기 위해 정밀검사를 한다. 색, 농도, 소변 냄새의 변화는 감염 과정을 나타내기도 한다. 알칼리성 소변(pH>8)은 세균뇨를 의미할 수 있다. 높은 포도당과 단백질 수치는 전신감염이나 UTI를 나타내기도 한다. RBC나 세포 내 원주가 있는 것은 감염을 의미하나 비감염성 염증질환에서도 보일 수 있다. WBC의 증가는 UTI를 의미한다. 만약 백혈구가 4개 이상 검출되었거나 혹은 세균이 소변검체로부터 발견되었다면 깨끗한 소변채취 혹은 중간뇨채취를 실시한다. 32장에 소변검체법에 대한 설명이 제시되어 있다.

(7) 약물혈중농도모니터링

약물혈중농도모니터링은 혈중 약물농도를 결정하기 위해 사용된다. 항생제의 혈중농도는 신장손상(신독성, nephrotoxicity)이나 제8 뇌신경손상(내이신경 독성, ototoxicity)과 같은 발생가능한 독성효과를 예방하기 위해 이용한다. 검체 채취시간은 임상적으로 매우 중요하다. 검사실과 의사는 혈장 약물농도를 해석하기 위해, 항생제가 마지막으로 주입된 시간과 검체 채취시간을 파악해야 한다. 약물의 최고 농도(최대 농도, peak level)는 약물이 주입된 후 곧바로 나타나고, 약이 주입되기 바로 전은 약물농도가 가장 낮다(잔여 농도, trough level). 검체에 라벨을 표시하여 최대 농도 검체인지 잔여농도 검체인지를 구분하도록 검체에 표시한다. 이 결과를 통해 항생제의 양과 투여횟수가 대상자의 대사율과 약물청소율(drug clearance)에 따라 조절된다.

(8) 진단영상검사

의학의 발달로 인해 신체기관을 시각화하고 정밀히 조사하여 감염 여부를 평가할 수 있다. 이러한 검사를 실시한 후에는 활력징후를 측정한다. 조영제가 사용되는 검사에서는 알레르기 반응 증상이 나타나는지 관찰한다.

흉부 방사선검사는 폐렴, 폐농양과 결핵을 진단할 때 사용한다. 내시경검사는 호흡기와 위장관을 시각화하고, 미생물학적 검사를 위한 검체를 채취하기 위해 시행된다. 컴퓨터단층촬영(computed axial tomography, CT, CAT)은 신체의 다차원적 영상을 얻어 내부구조의 영상을 구조화하여 해석한다. 또한 장기와 장기 기형의 밀도 차이를 시각화하여 농양과 감염의 위치를 파악할 수 있다. 방사선 동위원소를 사용하면 정상 대 비정상 조직의 차이가 좀 더 명확히 보인다.

자기공명영상(magnetic resonance image, MRI)은 신경계의 감염을 발견하기 위해 사용된다. 검사 시에 비투과성의 방사성 동위원소를 사용하고, 정맥주사하여, 농양 내 백혈구가 응집된 곳 혹은 감염의 부위를 발견할 수 있다.

> **SAFETY ALERT**
> 자기공명영상 기계는 강한 자기장을 띠므로 금속 물체를 가까이 두지 않는다.

5. 간호진단

감염의 위험은 NANDA-I에 의해 인정된 감염과 관련된 유일한 간호진단이다(NANDA-I, 2014). 고체온은 열이 나는 대상자에게 적용되는 간호진단이다. 만약 대상자에게 실제로 감염이 발생하면 이는 간호사, 의사, 약사와 다른 의료진의 협력적 중재가 요구되는 문제이다. 간호사는 영양상태를 향상시키는 등 저항력을 증가시키거나 병원체의 전파를 최소화하는 등 감염예방을 위한 개별화된 계획을 독립적으로 수립할 수 있다. 표 31-3은 감염과 관련된 간호진단, 간호결과분류(NOC), 간호중재분류(NIC)이다.

다른 간호진단은 감염 대상자에게 일반적으로 적용된다. 지식부족이 있을 수 있으며 위생이나 감염관리의 부적절한 지식은 감염 발생을 증가시킬 수 있다. 감염 대상자는 새로운 치료를 받고 완치 후 퇴원한다. 급성 통증, 피로는 감염과 관련하여 흔히 사용되는 간호진단이다. 감염은 감염부위에 따라, 신체구조의 기능에 다양한 영향을 미칠 수 있다.

6. 간호성과 확인과 간호계획

대상자의 목표와 기대되는 결과는 감염예방, 감염과 치료에 대한 지식의 증가, 열과 이로 인한 불편감 완화 및 잠재적 합병증의 최소화에 초점을 둔다. 감염과 관련된 목표의 예는 다음과 같다.

표 31-3 감염과 관련된 NANDA-I 간호진단

간호진단	관련 요인	진단진술	NOC*	NIC†
감염의 위험: 병원균이 침입할 위험성이 증가된 상태	만성질환, 부적절한 후천면역, 부적절한 일차 혹은 이차 방어기전, 병원균의 노출이 증가됨, 지식 부족, 영양 부족, 외상	**감염의 위험** 관련 요인: 영양 부족, 화학요법과 침습적 선과관의 존재	위험통제: 감염 과정과 STDs, 면역상태, 면역, 지식: 감염관리, 감염 중등도, 상처치유: 일차 및 이차 방어기전	면역/예방접종 관리, 감염통제, 감염보호, 감시, 활력징후 측정, 수술 중 감염통제, 교육: 안전한 성생활
고체온: 체온이 정상 범위 이상으로 올라간 상태	질병, 외상, 약물, 대사율 증가, 마취, 탈수	**고체온** 관련 요인: 발열, 대사율 증가, 상처감염 정의적 특성: 홍조, 39℃ 이상 체온	감염통제, 체온조절, 활력징후, 수분공급, 안위상태	열치료, 저체온 유도 및 치료, 체온조절

Dx, diagnosis; AEB as evidenced by; R/T, related to; STI, disease to infection.
*출처: Moorhead, S., Johnson, M., Maas, M., & Swanson, E. (2013). *Iowa Outcomes Project: Nursing Outcomes Classification* (NOC) (5th ed.). St. Louis, MO: C. V. Mosby.
†출처: Bulecheck, G., Butcher, H., Dochterman, J., & Wagner, C. (2013). *Iowa Intervention Project: Nursing Interventions Classification* (NIC) (5th ed.). St. Louis, MO: Elsevier Mosby.
출처: NANDA-International (NANDA-I). (2014). *Nursing diagnoses: Definitions and classification, 2015–2017*. West Sussex, UK: Wiley-Blackwell.

- 대상자 혹은 돌봄제공자는 감염 증상을 인지하고 보고하기 위한 적절한 지식을 가지고 있음을 보여줄 것이다.
- 대상자 혹은 돌봄제공자는 감염 발생과 전파를 예방하는 올바른 건강행위를 하고 있음을 보여줄 것이다.
- 대상자는 합병증을 최소화하고 감염예방을 위한 치료적 방침을 따를 것이다.

간호중재를 위한 계획은 다음과 같다.

- 감염전파를 조절한다.
- 위험행위를 수정하기 위한 교육을 제공한다
- 정상 방어기전과 감염예방 행위를 지지한다.
- 기능 능력에 대한 감염의 역작용을 최소화하거나 제거한다.
- 감염의 위험을 증가시키는 행동을 확인한다.
- 감염예방을 위한 지역사회계획과 활동에 참여한다.

7. 간호수행

1) 건강증진

(1) 개인위생

신체 표면에 있는 미생물의 수를 감소시키는 것은 감염을 예방하고, 감염에 대항하도록 돕는다. 대상자가 화장실 이용 후, 먹기 전, 오염된 물건을 접촉한 후 손씻기를 실시하도록 교육한다. 주기적인 목욕, 머리감기, 치장하기는 신체의 표면이 깨끗하게 유지되도록 한다. 필요한 경우 수술 전과 같이 세균감염을 막기 위해 항균제가 포함된 비누를 사용하기도 한다.

SAFETY ALERT
손위생은 신체표면에 있는 미생물의 수를 감소시키는 가장 중요한 방법이다.

매일 양치질을 하고 치실을 사용하여 구강 내의 세균을 제거한다. 또한 세균성장의 좋은 배지가 되는 플라그(plaque)와 치석(tartar)을 제거하기 위해 규칙적으로 치과진료를 받아야 한다.

(2) 피부와 점막 보호

손상되지 않은 피부와 점막은 잠재적 병원체의 침투를 막는 신체적 방어기전이다. 피부의 과다한 건조를 방지하기 위해 적절한 수분섭취를 격려하고 윤활제나 크림을 바르도록 교육한다. 코나 입술이 갈라지는 것을 방지하기 위해 수용성 윤활제를 바르고, 목욕 후에는 피부의 물기를 완전히 닦아야 하는데, 특히 짓무름(maceration)이 잘 발생하는 피부가 접히는 부위를 주의해서 닦도록 교육한다. 피부통합성 장애를 유발하는 외상, 거친 화학작용, 피부를 자극하는 심한 열이나 마찰은 피해야 한다.

와상 대상자의 경우 피부손상과 감염의 가능성을 줄이기 위해 규칙적으로 체위변경을 실시해야 한다. 고위험 부동 대상자를 위한 동적침대(kinetic bed)나 특수 매트리스와 같은 특수장비도 사용할 수 있다.

(3) 휴식과 이완

적절한 휴식과 스트레스를 해소하는 것은 감염의 저항력을 높이고 감염을 예방하는 데 필수적이다. 대상자가 밤에 자주 깬다면 수면장애를 의미하므로, 수면을 유도하기 위해 조용하고 안락한 환경을 유지한다. 필요시 낮 동안 낮잠을 자게 하고 스트레스를 줄이고 이완을 촉진하는 활동을 격려한다.

(4) 영양과 수분섭취

균형잡힌 식사와 적절한 수분섭취는 감염에 대항하는 신체의 방어기전을 유지하는 데 중요하다. 만약 단백질 저장이 고갈되면 단백질로 구성된 항체를 합성하는 신체능력이 저하된다. 과일과 채소처럼 비타민과 무기질이 풍부한 음식을 섭취하도록 격려한다. 건강한 피부와 소변 배설을 유지하기 위해서는 하루에 8잔 정도의 수분섭취가 필요하다.

(5) 예방접종 프로그램

간호사는 예방접종이 필요한 대상자를 위한 프로그램 구성에 참여한다. 이는 지역사회에서 급격히 발생한 감염질환을 규명하여 백신을 제공하고 절차를 유지하기 위해 문서를 만들고 예방접종의 주의사항과 가능한 합병증에 대해 상담하는 것이다. 많은 수의 백신 프로그램이 병원, 학교, 산업장에서 행해지고 있다.

예방접종은 주사, 경구용 물약이나 비강 스프레이 등으로 제공된다. 주사를 여러 번 놓지 않기 위해서 병용요법(안정적이며 면역체계를 과도하게 자극할 위험을 최소화할 수 있는 제제인 경우)으로 제공된다. 일부 백신의 추가접종(booster injection)은 기억세포의 자극을 위해 연령에 따라 접종한다. 건강한 유아, 어린이, 성인의 예방접종 가이드라인은 자주 바뀌기 때문에 매년 새로운 예방접종 가이드라인을 확인해야 한다(CDC, 2014b). 이러한 정보는 보건복지부, 질병관리본부 내 예방접종도우미 사이트에서 확인할 수 있다.

부모에게 자녀의 예방접종기록을 보관하다가 자녀가 분가하게 될 때 자녀에게 전해 주도록 교육한다. 일반적으로, 부모는 자녀가 학교를 다니기 시작하는 1년 동안은 예방접종을 잘 기록하지만 자녀가 자랄수록 이를 등한시하게 된다. 만약 자녀가 최근 예방접종을 받았는지 질문을 받을 경우(특히 상처 후 파상풍에 대한) 자녀에게 이러한 기록이 필요할 것이다.

예방주사는 면역이 떨어진 상태, 달걀에 알레르기가 있을 때, 현재 알레르기 반응이 있을 때에는 접종하지 않아야 한다. 또한 임신 동안, 급성 쇠약성 질환일 때, 영양실조가 심각할 때는 생균접종을 피한다.

정기적인 어린이 면역주사 또한, 위험이 높은 대상자에게 추가적인 면역을 제공하기 위해 필요하다. 혈액과 체액에 노출되어 있는 모든 건강관리제공자와 사람들은 B형 간염 바이러스에 대한 면역주사를 맞아야 한다. 만성적인 질환이 있는 노인과 호흡기능부전이 있는 사람은 매년 독감 예방접종을 실시해야 하고, 5년마다 폐렴성 구균 백신을 접종받아야 한다. 19장에서 대상자의 안전을 위해 건강관리제공자에게 추천된 독감 예방접종에 관해 다루었다. 풍토병 지역을 여행하는 사람은 추가적인 예방접종이 필요하다.

1998년 The Lancet은 MMR 백신 접종과 자폐증의 출현 가능성을 인용한 기사를 실었고, 이후 논문은 신뢰받지 못하고 철회되었으며, 저자는 더 이상 의사로서 활동할 수 없었다(Jolley & Douglas, 2014). 이후 이러한 발상은 미디어, 인터넷, 할리우드 스타와 같은 다양한 출처로 전파되었고, 의료 종사자들은 지난 20년간 잘못된 정보로 인해 자녀 예방접종을 거부하는 부모의 수가 증가하는 것을 볼 수 있었다. 2015년 1월, 11개 주에서 온 100명 이상의 사람들이 홍역을 앓았는데, 이들 대부분은 캘리포니아 디즈니랜드와 관련되어 지속적이면서 대규모로 발병했다(CDC, 2015b). 보건의료 종사자는 예방접종과 백신접종 및 예방접종의 위험성에 관한 정확한 최신정보를 갖추어야 한다.

2) 변화된 기능을 위한 간호중재

감염이 발생하면, 간호중재의 목적은 대상자가 질병과 싸우도록 돕고 감염이 다른 사람에게 전파되는 것을 막는 것이다. 감염을 통제하기 위해서는 감염에 대항하는 자연적 방어를 유지하는 것이 무엇보다 중요하기 때문에, 간호사는 이들 방어기전을 지지해 주는 데 초점을 두어야 한다. 숙주의 방어기전을 강화하기 위해서는 예방적이고 지지적인 치료가 필요하다.

(1) 안위감 측정

감염의 증상(통증, 늘어지는 느낌, 권태감, 열, 오한, 오심과 구토, 가려움 등)은 일반적으로 불편감을 유발한다. 이러한 불편감은 대개 개인적 증상을 경감시키는 방법으로 조절한다. 일반적으로, 안위감 측정의 목적은 감염의 치유와 감염에 저항하기 위한 대상자의 에너지를 보존하기 위해 쇠약증상을 감소시키는 것이다.

진통제는 통증을 감소시키므로 휴식, 수면과 보행에 긍정적인 영향을 미친다. 따뜻한 스프, 머리에 대는 시원한 물수건, 따뜻한 담요와 휴식은 권태감을 완화시켜준다. 장기간 지속되는 고열은 미온수 스펀지 목욕, 해열제, 시원한 담요를 적용한다. 따뜻한 담요와 따뜻한 물이 오한을 가라앉혀 줄 수 있으나 너무 장기간 지속되면 메페리딘(meperidine; Demerol)을 정맥주사할 수 있다. 또한 불쾌한 냄새가 나는 물건은 치우고, 탄산음료를 제공하거나 방을 어둡고 조용하게 유지하면 오심과 구토를 완화할 수 있다. 더 심각한 경우에는 구강섭취를 제한하고 항구토제를 투여할 수도 있다. 가려움증은 수분, 시원한 의류, 칼라민 로션, 베이킹소다와 같은 가루, 처방된 항히스타민제(니펜하이드라민; diphenhydramine 등)로 완화할 수 있다.

(2) 보행과 체위

거동하기 힘든 대상자는 감염에 더 취약하다. 보행과 같은 유산소운동을 규칙적으로 하면 부동 대상자의 호흡기 감염을 예방할 수 있다. 만약 보행이 제한된 대상자라면 피로를 느끼지 않을 정도의 활동을 하도록 격려한다. 보행은 순환을 촉진해주고, 흉곽 운동을 돕고, 소화를 촉진하며 체액정체를 감소시켜준다.

보행이 불가능한 경우라면 대상자는 체위변경을 해야 한다. 깨어 있는 동안은 2시간마다 수면 중에는 2~4시간마다 체위변경을 실시한다. 팔과 다리에 감염이 발생한 경우에는 환부를 상승시키면 배액을 촉진하고 부종을 줄일 수 있다.

(3) 호흡기 중재

기침, 심호흡과 코로 숨을 들이마시는 것은 감염 시 하부 호흡기계에 울혈을 초래할 수 있는 호흡기 분비물의 배액을 촉진시킨다. 만약 호흡기계 기능이 약하다면 감염될 수 있다. 남아 있는 분비물은 폐포 수준의 충분한 가스교환을 감소시키고, 감염에 대항하고 손상된 조직을 치유하며, 대사요구도를 충족시키는 조직 내 산소농도를 저하시킨다. 조직의 감염예방, 손상된 조직치유, 대사에 필요한 조직으로의 산소전달을 감소시킨다. 일반적으로 이차적인 감염은 하부기도의 손상과 관련이 있다.

미생물의 비말전파를 막기 위해 기침이나 재채기를 할 때 소매나 팔로 입을 가리도록 교육한다. 코를 풀 때는 한쪽 코만을 막도록 하여 이도 내로 분비물이 들어가지 않도록 한다. 또한 아동과 청소년에게는 코를 후비지 않도록 하여 다른 신체부위와 다른 사람에게 감염성 세균이 전파되지 않게 한다. 호흡기 분비물과 조직은 적절히 처리하도록 교육한다. 26장에 호흡기 위생과 관리에 대한 자세한 설명이 제시되어 있다.

(4) 발열 관리

열은 감염에 대항하는 신체의 적응상태를 의미하기 때문에 고열로 인한 문제가 발생하기 전까지는 별다른 처치가 필요없다. 발열관리는 각 발열단계(오한기, 발열기, 종식기)에 따른 안위감 증진에 목적을 둔다. 적절한 간호중재는 표 31-4에 제시되어 있다.

① 해열제

아스피린과 아세트아미노펜 같이 체온을 떨어뜨리기 위해 시상하부 체온조절중추의 정점을 낮추는 약을 해열제(antipyretics)라고 한다. 해열제는 열이 대상자의 안녕을 위협할 때 체온을 감소시키기 위해 사용한다. 대부분의 전문가들은 40℃ 이상의 고열에서만 해열제를 사용하는 데 동의한다.

아스피린과 아세트아미노펜은 정상 범위보다 체온을 낮추지 않으면서 상승된 체온을 낮추는 데 효과적이다. 이들 약물은 혈관을 확장시켜서 열소실을 증가시키고 발한을 촉진하지만 신체의 열생산에는 영향을 주지 않는다. 일반적으로 열로 인한 통증과 불편감을 감소시키기 위해 아스피린과 아세트아미노펜을 복용한다.

오한이 있는 대상자에게 해열제를 투약할 때는 약을 주기 바로 직전에 체온을 측정하고 약물의 기대된 효과가 나타나는지를 확인하기 위해 투약 1시간 후에 체온을 다시 측정한다.

SAFETY ALERT

독감과 같은 질병이 있는 아동에게는 아스피린을 주지 않는다. 이런 경우 아스피린을 사용하면 레이증후군(Reye's syndrome)과 관련된 증상이 나타나고, 잠재적으로 간손상과 뇌장애 등에 치명적인 영향을 미친다.

표 31-4 열성 대상자간호

단계	증상	간호중재
오한기	대상자는 오한과 으스스한 떨림을 경험한다; 피부는 만졌을 때 차고, 창백하다; 소름이 돋아 있고; 체온은 상승한다.	담요를 더 덮어준다. 수액공급을 증가한다. 활동을 제한한다. 만약 대상자가 심장과 호흡기계에 문제가 있다면 산소를 충분히 공급한다.
발열기	대상자는 덥거나 혹은 춥다고 느끼지 않는다; 구강점막이 건조하다; 대상자는 목마름을 경험하고 탈수가 나타나기도 한다; 대상자는 일반적인 권태감, 허약감, 근육통, 졸림, 불안정함을 경험한다.	오한이 없도록 가볍고 따뜻한 천으로 덮어준다. 차가운 물을 마시도록 한다. 휴식을 취하도록 한다. 입술과 코의 점막이 마르지 않도록 윤활제를 바른다. 체온이 많이 상승하였다면 미온수 스펀지 목욕을 한다. 냉각을 촉진하기 위해 공기 순환을 증가한다. 만약 대상자가 안전부절못하며 헛소리를 하면, 안전한 환경을 제공하여 대상자를 보호한다.
완화기	대상자는 땀을 흘리고, 탈수가 예상되기도 한다. 떨림은 사라진다. 피부는 붉어지고, 만졌을 때 따뜻하다.	미온수 스펀지 목욕을 한다. 오한이 일어나지 않도록 한다. 차가운 음료수를 섭취하도록 한다. 활동을 제한한다. 가벼운 옷이나 침요로 덮어준다.

② 미온수 목욕

미온수 스펀지 목욕은 체온이 심각하게 상승한 발열 대상자에게 적용한다. 이러한 목욕은 오한이 있을 때는 사용하지 않는다. 찬물보다 미온수를 이용하면 오한을 방지할 수 있다. 대상자는 피부온도에 따라 목욕을 편안하게 느낄 수도 있고 불편하게 느낄 수도 있다. 미온수 목욕은 피부를 차갑게 하여 신체의 발한기전을 인위적으로 대체하여 심부로 차가워진 혈액을 전달한다. 또한 이러한 방법은 증발의 과정으로써 냉감을 촉진한다. 대상자의 오한을 피하기 위해 떨림(shivering)기전이 유발되지 않도록 주의한다. 미온수 목욕의 효과를 파악하기 위해 미온수 목욕 전과 30분 후에 체온을 측정한다.

③ 저체온 담요

저체온 담요는 고열 대상자의 체온을 낮추기 위해 사용하는 것으로서, 증류수와 알코올을 내보내는 비닐 코일이나 고무로 이루어져 있다. 용액의 온도는 체온조절중추와 비슷한 조절장치에 의해 조절된다. 냉요법이 필요할 때 담요는 정상체온보다 낮게 정점(35℃)을 조절한다. 조절냉각이 요구될 때 담요는 보통 정상체온보다 약간 낮게 맞춘다(35℃). 체온이 너무 떨어지지 않도록 심부체온을 모니터링하기 위해 직장체온계를 삽입한다. 저체온 담요를 적용하는 동안 떨림기전을 방지하는 약물을 투여할 수도 있다.

(5) 호중구 감소 시 주의사항

호중구감소증(neutropenia)은 절대호중구수(ANC)가 1,000cell/mm^3 이하로 떨어진 것으로, 감염의 위험이 증가한다. 만약 절대호중구수가 500cell/mm^3 이하라면 심각한 세균감염이 발생한다(National Cancer Institute, 2006). 호중구 감소가 나타나면 1인실을 사용하고 아동과 감염이 있는 사람의 방문을 제한하며, 대상자 병실에 들어가는 모든 사람은 손씻기를 실시한다. 호중구감소증이 있는 대상자의 경우 정상 균주에 의해 감염이 발생하는 경우가 많으므로 손씻기와 좋은 위생습관이 중요하다. 대상자가 병실 밖으로 이동해야 하는 경우 반드시 마스크를 착용시킨다. 점막손상을 예방하고, 구강 간호 시 점막손상에 주의해야 하며, 치실은 사용하지 않도록 한다. 전기면도기를 사용하고 직장체온을 피하며, 가능하면 주사도 피하고 주변 환경에서 고인 물, 싱싱한 꽃(생화), 화분 등과 같은 병원균의 근원을 제거한다. 생야채나 과일, 조리되지 않은 날고기와 같은 음식도 먹지 않도록 한다. 이러한 식단을 뒷받침하는 근거는 제한적이므로 대상자의 삶의 질을 고려해야 한다(Jubelirer, 2011).

화학요법 후 호중구감소증이 있었던 대상자는 화학요법 약물이 투여되면 이전에 경험한 가장 낮은 지점인 최하점까지 떨어질 수 있다는 것을 명심해야 한다. 감염증상과 인파가 모이는 곳은 가지 않도록 하는 예방법을 교육한다. 호중구감소증 발열은 화학요법의 합병증으로 심각한 감염을 의미할 수 있으며 발열의 원인을 밝히기 위한 검사로 인해 치료가 지연되기도 한다. 미국 암협회의 지침서에 따르면 호중구감소증 발열은 구강 체온이 한번이라도 38.3℃ 이상으로 상승하거나 38.0℃ 이상으로 1시간 이상 지속되는 경우로 정의하며, 이는 의료비용을 증가시키고 사망의 위험도 높인다(Aapro, Crawford, & Kamioner, 2010).

DNA기술로 인해 과립구 집락 자극인자(granulocyte colony-stimulating factors, G-CSF)가 개발되었다. 이는 골수에서 호중구 생산을 자극하는 약물로 호중구감소증의 정도와 기간을 감소시킨다.

(6) 항균요법

항균제는 미생물의 성장과 복제를 막기 위한 것으로, 항균제의 투여와 모니터링은 간호사, 의사, 약사와 임상병리사의 협력으로 이루어진다.

항생제는 감염균의 예상된 항생제 민감도에 근거하여 처방한다. 그러므로 적절한 항생제 치료를 결정하기 위해 배양 및 민감도 검사를 실시해야 한다. 항생제는 모든 감염에 똑같이 사용되지는 않는다. 연구에 따르면 병원에 처방된 항생제의 30~50%는 불필요하거나 부적절하다는 보고가 있다(CDC, 2014a). 몇몇의 세균은 항생제가 나온 이후로 변종되었고, 현재 소수의 독성약물을 제외하고는 모든 약물에 저항력을 가지고 있다(19장 참조).

항생제가 할 수 있는 것과 할 수 없는 것을 기억해야 한다. 항생제는 대상자를 치료하는 것이 아니라, 감염을 일으킨 유기체의 성장을 늦추거나 죽일 수 있을 뿐이며, 이는 감염에서 대상자가 회복하기 위해 필요한 것이다. 항생제는 대상자의 면역체계가 싸워야 하는 세균집단의 크기를 조절한다. 또한 항생제는 대상자 자신의 면역체계가 제대로 가동될 수 있는 시간적 여유를 제공한다. 세균을 제거하여 더 심한 손상을 예방할 수는 있으나 정상으로 회복되는 것은 신체의 치유능력에 달려 있다.

항생제는 비교적 안전한 약물이지만 심각한 알레르기 반응과 독성효과를 유발할 수도 있다. 신부전과 간부전, 다른 약물과의 상호작용, 기존에 있던 질병과 연령에 따라 여러 가지 부작용이 나타날 수 있다. 아동과 노인은 약물의 신장청소율이 손상될 수 있으므로 미리 항생제의 용량 조절이 필요하다. 안전과 최상의 효과를 확인하기 위해서 항생제 혈중 농도를 관찰한다.

SAFETY ALERT

항상 대상자에게 음식이나 약물에 알레르기 반응이 있는지, 알레르기 반응을 예방하기 위해 일반적으로 사용하는 약물은 무엇인지를 질문한다.

항생제는 피부, 구강점막, 소화기계와 질내 정상 균주를 박멸할 수 있다. 정상적으로 숙주의 점막을 보호하는 정상 균주가 죽으면 기회성 미생물이 조직을 침범한다. 중복감염(superinfection)은 항생제, 면역억제나 항암치료가 정상 균주를 파괴하였을 때 발생하는 이차감염을 말하며, 일반적으로 많은 용량의 항생제나 몇 가지 항생제를 동시에 투여하거나 광범위 항생제를 사용했을 때 발생한다. 대개 중복감염은 항생제 치료를 시작한지 4~5일경에 나타난다. 중복감염은 일반적으로 구강이나 질의 곰팡이 감염이다.

(7) 감염 전파 예방

간호사는 다른 이에게 감염의 전파를 예방하는 중재를 수행한다. 19장에 손씻기, 세척, 소독, 살균, 방어막 사용, 격리예방책, 외과적 무균 등의 무균술이 설명되어 있다.

손씻기와 무균술은 의료기관에서 감염의 전파와 발생을 예방하는 중요한 2가지 방법이다. 비록 전문가들이 적절한 손씻기가 병원감염의 발생률을 약 50%가량 떨어뜨릴 수 있음에도 불구하고 의료기관 인력에 의한 이행률이 표준 이하인 것으로 보고된다(Ruef, 2009). 이렇게 손씻기 이행률이 낮은 이유를 보면 너무 바쁜 업무 때문에 시간이 없어서 혹은 손소독제와 같은 물품 부족이나 손씻기를 강조하는 조직문화나 교육이 부족하기 때문이다. 한 연구에 따르면 손 위생 감사가 부서에 있을 때 관찰 인식에 따른 행동변화 현상인 호오손효과(Hawthorne effect)로 인해 순응도가 3배로 증가하였다(Srigley, Furness, Baker, & Gardam, 2014).

대개 간호사는 처음으로 감염증상을 발견하여 전파를 예방하기 위한 주의사항을 실시한다. 대상자와 가족에게 객담, 변, 소변, 상처 배액과 같은 신체의 분비물을 처리

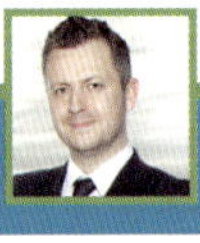

감염예방과 관리 PICO

결핵 치료를 받은 박 씨는 1년 후 직장출혈이 있어 클리닉을 내원하였다. 박 씨는 대장암 진단을 받았으며, 수술이 필요하다. 김 간호사는 수술 준비를 시행하고, 수술 전 항생제 투여를 알려주었다. 박 씨는 김 간호사에게 "지난 몇 해 동안 너무 많은 항생제를 맞아서, 별 효과가 없을 거라고 생각합니다."라고 말한다. 김 간호사는 지친 얼굴을 보이고 있는 박 씨의 이해를 돕기 위해 근거를 사용하기로 한다. 이 간호사는 대장암 수술 대상자에게서 "항생제요법을 하는 것과 항생제요법을 하지 않는 치료의 경우 수술부위 상처감염 예방은 어떠한가?"라는 PICO 질문에 대한 Cochrane Library를 검색한다.

P (Population, 대상) = 대장암 수술을 받을 대상자
I (Intervention, 간호중재) = 항생제 치료
C (Comparison, 비교) = 항생제 치료 없음
O (Outcome, 성과) = 수술부위 상처감염 예방

김 간호사는 수술부위 상처감염 예방법으로 항생제를 비롯한 많은 요소를 다루는 체계적인 자료를 검토하였고, 43,451명의 대상자와 68가지 다른 유형의 항생제에 대한 260건의 연구를 통해 예방적 항생제를 투여 받은 대상자의 수술부위 상처에서 감염이 감소한다는 것에 통계적 유의성을 확인하였다.

김 간호사와 연구 결과를 공유한 후 박 씨는 항생제 치료를 조금 더 잘 받아들였고, 차트에서 박 씨가 혼자 산다는 것을 확인한 김 간호사는 암 환자 지지그룹에 대한 정보를 원하는지에 대해 물었다.

출처: Nelson, R. L., Gladman, E., & Barbateskovic, M. (2014). Antimicrobial prophylaxis for colorectal surgery. *Cochrane Database of Systematic Reviews, 5*, CD001181. doi: 10.1002/14651858.CD001181.pub4

하는 적절한 방법을 교육해야 한다. 또한 기침이나 재채기를 하는 동안 코와 입을 막도록 교육하고 이용이 편리한 곳에 오물처리주머니를 두고, 가득 차면 비우거나 필요시 교환한다.

3) 건강관리계획과 가정 · 지역사회 기반 간호

간호사는 다양한 수준에서 감염을 예방하고 조절하기 위한 방법을 계획, 중재하고 평가한다. 4가지 수준은 개인과 가족(가정), 지역사회, 국가와 세계이다.

(1) 가정간호

대부분의 대상자는 감염의 위험을 증가시키는 체내 유치장치를 지니고 가정으로 퇴원한다. 이 기간이 길던 짧던 간에, 감염성 합병증을 예방하고 가족을 지지하는 것은 대상자의 기능적 능력을 유지하는 데 있어서 중요하다. 대상자가 집으로 퇴원하는 경우 교육은 대상자의 안전을 유지하기 위한 가장 중요한 중재이다.

가정에 있는 중증 대상자는 주로 의료기관에 입원하기는 하나, 심각한 면역억제가 있는 대상자를 보호하기 위해 입원시키는 것은 논란이 되고 있다. 입원 동안, 대상자는 더 쉽게 세균 혹은 약제 내성세균에 감염된다.

대상자와 가족은 활력징후 측정법, 투약법, 감염의 증상에 대해 배워야 한다. 목욕, 화장실 이용, 구강간호와 같은 기본적인 위생습관의 중요성에 대해 강조한다. 오염물질을 적절히 처리하는 것과 손씻기의 중요함을 교육하고, 무균술은 IV 장치와 투약관리에 필수적임을 교육한다.

또한 돌봄제공자에게는 감염이 있는 대상자를 간호 시에 장갑을 끼도록 교육한다. 만약 약물치료가 처방되었다면, 대상자와 가족이 약물용량에 대해 교육받아야 하고, 감염의 증상과 징후를 건강관리제공자에게 바로 알리도록 교육한다.

(2) 지역사회, 국가, 세계 차원의 감염관리

식수의 질, 공공장소에서 제공되는 음식, 하수구 처리, 오염된 물 처리를 통제하는 지역사회의 규정은 지역사회감염 통제에서 중요한 위치에 있다. 지역사회 혹은 지역건강전문가는 이들 지역에서 감염성 질환의 발생에 대한 통계자료를 수집한다. 이들은 질병 확산이 지역사회 건강에 위험요인이 되는지를 결정하고 반드시 기록한다. 많은 지역사회와 시 · 도에는 학교에 입학한 아동의 면역성을 증진시키기 위한 법적 제도가 마련되어 있다. 일부에서는 활동성 감염이 있는 어린이의 교실수업을 금하기도 한다.

일부 국가에서는 공공의료기관에서 매년 비교자료를 수집하고, 지역 보고서를 이용하여 통계자료를 수집한다. 이러한 의료기관은 주, 국가, 국제적 영역에서 공기, 물,

음식, 쓰레기를 관리하고, 오염 감소와 세균 감소에 대한 표준을 정한다. 이들은 급성 감염이 있는 사람들이 이민해오는 것을 금지하고, 사람들이 여행한 지역에서 발생한 질병에 대한 면역의 증거가 없이는 본국으로 귀환하는 것을 금지한다.

세계보건기구(WHO)와 같은 몇몇 국제기구는 국가로부터 통계자료를 수집하고, 의료기관의 교육을 위한 위원회를 만든다. 이러한 기관은 감염관리의 우선순위를 설정하고 국제적 여행객을 위한 예방접종 권고안을 제정한다. 또한 국제위원회는 예방접종 프로그램을 위해 직원을 배치하고 보급품을 제공한다.

지역사회 간호사는 개인과 집단 차원 모두에서 건강증진, 건강유지와 질병예방에 초점을 둔다. 건강 관련 교육 프로그램을 성공적으로 계획하고, 수행하여 평가하는 것을 통해 많은 사람들의 건강과 안녕을 증진시킬 수 있다. 지역사회 간호사는 당뇨, 심질환이나 호흡기질환과 같은 만성질환을 가진 대상자의 합병증을 줄이기 위해 노력해야 한다. 지역사회 질병예방을 위한 교육과 서비스는 감

치료적 대화: 가족질환

사례

방문보건 간호사는 한 주에 20가구를 방문한다. 간호사는 오늘 박 씨 가족을 방문할 예정으로, 이 가족의 구성원은 이 씨(39세), 박 씨 부인(38세), 딸 은미(11세), 아들 은호(9세)이다. 간호사가 작지만 잘 정돈된 집 근처에 도착했을 때, 평소에는 직장에 출근하여 볼 수 없었던 이 씨의 차가 주차된 것을 발견하였다.

비효율적 대화

김 간호사 (문을 두드리며) 안녕하세요. 저는 김 간호사입니다.

박 씨 부인 안녕하세요, 들어오세요. (지치고 창백한 얼굴로)

김 간호사 (박 씨 부인 옆에 서서 소파에 앉으며) 무슨 일 있나요?

박 씨 부인 가족 모두 위장질환으로 아파서 밤새 잠도 못자고 앓았어요. 정말 힘들었어요.

김 간호사 그렇군요. 가족 모두가 한꺼번에 아파서 매우 지쳐보였군요. 밤에 잘 자는 것은 참 중요하지요. (따뜻하게 웃으며, 공감하면서)

박 씨 부인 맞아요. (웃으면서) 바쁘시겠지만, 괜찮으면 은미 좀 봐주실래요?

김 간호사 그럼요. 지금 은미는 어떤가요? (은미를 보기 위해 박 씨 부인과 함께 나선다.)

효율적 대화

이 간호사 (문을 두드리며) 안녕하세요. 저는 이 간호사입니다.

박 씨 부인 안녕하세요. 들어오세요. (지치고 창백한 얼굴로)

이 간호사 (박 씨 부인 옆에 서서 소파에 앉으며) 무슨 일 있나요?

박 씨 부인 가족 모두 위장질환으로 아파서 밤새 잠도 못자고 앓았어요. 정말 힘들었어요.

이 간호사 차가 주차된 것을 보고 남편분이 집에 계신다고 생각했어요. 제가 도울 일이 있나요? (재빨리 앉으며 주의 깊게)

박 씨 부인 선생님은 보통 은미의 당뇨병을 검사하러 오시잖아요. 나머지 일로 번거롭게 하고 싶지 않은데.

이 간호사 아니요, 괜찮습니다. 은미의 건강은 가족의 건강이 연관되어 있기 때문에, 제가 도울 수 있으면 좋겠어요.

박 씨 부인 (안심하며) 네. 그럼 이 간호사가 가기 전에 모든 식구를 확인해주실 수 있을까요? 왜 배앓이를 했는지, 그 밖에 잘못된 것은 없는지 그리고 무엇을 먹어야 하는지에 대해 알려주세요. 지금 가족 모두 목이 마르지만, 남편과 은호는 주스를 마시고 싶어하지 않고, 무엇을 하든 원하지 않아요. 정말 무엇을 해야 할지 모르겠어요.

이 간호사 그렇군요. 문제없어요. 그럼 지금부터 무엇을 해야 하는지에 대해 알려드릴게요. (움직임 없이 그녀의 옆에 계속 앉아서)

박 씨 부인 먼저 은미부터 봐 주세요. 선생님도 알겠지만 우리보다 은미가 더 힘들 거예요. (얼굴에 여전히 불안한 표정으로)

이 간호사 좋아요. 일단 은미를 보러 가죠.

비판적 사고를 위한 과제

- 김 간호사와 이 간호사는 무엇이 다른지 찾아본다.
- 박 씨 부인이 미래 가족건강에 대해 김 간호사에게 질문한 내용을 추론한다.
- 미래 가족건강에 대해 이 간호사에게 질문한 박 씨 부인의 의향과 비교해 본다.
- 김 간호사가 박 씨 부인에게 도움을 제공할 수 있다고 생각한 단서를 분석한다.

성과기반 교육계획

김 씨는 천식이 있는 76세 대상자로 복부수술 후 폐렴이 악화되어 7일간 항생제 치료를 받고 퇴원하였다. 김 씨는 1주 후 절개 부위의 봉합선 제거와 평가를 위해 일차 간호제공자(PCP)를 방문하였다.

간호성과

김 씨는 호흡기감염과 상처감염의 증상과 징후 및 언제 일차 간호제공자에게 연락해야 하는지에 대해 말한다.

전략

- 김 씨와 함께 상처감염에 대한 증상(상승된 체온, 절개 부위의 증가된 발적과 통증, 절개 부위로부터 특히 지속적인 농 배액)을 확인한다.
- 호흡기 감염의 증상(증가된 짧은 호흡, 증가된 객담, 객담의 색과 점도 변화)에 대해 설명하고 이를 작성한다.
- 김 씨는 매일 체온을 측정하고 38.2℃ 이상 체온이 상승하면 보고하도록 교육한다.
- 김 씨는 매일 아침과 저녁으로 절개 부위를 시진하여 감염증상을 확인하는 방법을 교육한다.
- 김 씨는 일차 간호제공자에 알려야 하는 감염 증상에 대해 이해한다.

간호성과

김 씨는 안전한 항생제 복용법에 대해 표현한다.

전략

- 김 씨에게 처방된 항생제에 대한 자료를 제공하고, 항생제 이름, 종류, 복용횟수에 대해 설명한다.
- 김 씨에게 항생제 치료요법과 치료계획에 관한 자료를 제공한다.
- 퇴원 후 약물복용법에 대해 교육한다.
- 적절한 계획에 대한 긍정적인 강화를 제공한다.
- 김 씨에게 설사, 홍조와 같은 흔한 약물의 부작용을 설명하고, 이러한 증상 시 일차 간호제공자에게 반드시 연락하도록 설명한다.
- 감염 재발을 예방하고 가능한 약물내성을 예방하기 위해 처방된 항생제를 중단없이 모두 복용하는 것의 중요성에 대해 강조한다.

간호평가

2016/5/12 12:30 – 교육 후 김 씨는 감염의 4가지 징후를 열거할 수 있으며 체온을 매일 측정하고 열이 나거나 감염의 징후가 있을 때 일차건강관리자에게 알려야 함을 말로 표현한다. 또한 올바른 항생제 복용법과 처방을 준수할 것을 말로 표현한다.

– RN 이주연

염발생률이 증가하며, 병원현장에 있던 감염이 지역사회에도 발병하고 있는 현 시점에서 매우 중요하다.

8. 간호평가

감염관리와 예방을 위한 프로그램의 성공은 대상자와 건강관리팀과의 협력이 필요하며, 원활한 의사소통과 신뢰가 필수적이다. 개인은 자신의 행동과 건강관리행위를 책임져야 한다. 건강관리체계는 공공의료기관을 교육시키고, 이들이 사용하는 감염예방법을 면밀히 조사해야 한다. 건강관리제공자는 감염예방을 철저히 수행해야 한다.

감염을 통제하기 위한 노력의 최상의 결과(항상 도달할 수 있는 것은 아니지만)는 감염의 증상과 징후가 나타나지 않는 것이다. 감염을 포함한 목표에 대한 기대되는 결과가 다음과 같이 제시되어 있다.

간호목표

대상자는 감염의 증상을 보고하고 인지할 수 있는 충분한 지식을 가지고 있음을 증명한다.

간호성과 기준

- 교육 후, 대상자 혹은 돌봄제공자는 감염의 4가지 징후를 나열한다.
- 교육 후, 대상자 혹은 돌봄제공자는 체온을 정확히 측정한다.
- 퇴원 전, 대상자 혹은 가족은 의료진에게 연락을 해야 하는 경우를 말로 표현한다.

간호목표

대상자는 감염 발생과 전파를 방지하는 올바른 건강행위를 하고 있음을 증명한다.

대상자 간호계획
감염 위험 대상자

간호진단

연령, 대장암 관련 면역억제치료, 상처치유 지연과 관련된 감염 위험성

간호목표

대상자와 가족은 감염을 감지하고 예방하는 방법에 대해 설명한다.

간호성과 기준

- 대상자와 가족은 교육 후 감염을 피하는 방법에 대해 설명한다.
- 대상자와 가족은 교육 후 감염의 증상과 징후에 대해 설명한다.
- 대상자와 가족은 다음 방문 시 상처소독법에 대한 정확한 기술을 시범 보인다.
- 대상자와 가족은 다음 방문 시 필요한 영양요소를 충족시킬 음식과 물이 무엇인지 설명한다.

간호중재	이론적 근거
1. 가능하면 회복 초기 과정에 가족구성원을 포함하여 상처치료에 대해 교육한다.	1. 퇴원 전 상처 관리에 대해 대상자와 가족을 준비시킨다.
2. 상처 간호 전 알코올 함유 소독제를 사용하거나 올바른 손씻기 원칙을 확인한다.	2. 손씻기는 병원균의 전염을 막는 가장 중요하고 간단한 방법이다.
3. 상처소독 교환에 대한 방법을 시범 보이고, 대상자가 연습하도록 충분한 시간은 제공한 뒤 시범 보이도록 한다.	3. 대상자가 상처소독법을 관찰하고 연습한다면, 기술을 더 잘 습득할 수 있을 것이다.
4. 방수주머니를 제거하는 방법을 포함하여 오래된 상처 드레싱을 제거하는 방법을 시범 보인다.	4. 적절한 쓰레기 처리는 세균의 전파를 예방하는 네 중요하다.
5. 상처 오염의 과정에 대해 설명한다.	5. 대상자의 이해를 돕는다.
6. 상처에서 외상을 유발하는 활동과 이를 피하는 방법에 대해 논의한다.	6. 외상은 상처치유를 방해하고, 감염 기회를 증가시킬 수 있다.
7. 감염의 증상과 징후을 검토하고, 대상자와 가족에게 문의사항이 있는지 확인한다.	7. 감염의 조기 발견과 치료는 심각한 합병증 발생을 감소시킨다.
8. 단백질과 칼로리가 많이 포함된 균형잡힌 음식의 중요성에 대해 교육한다. 비타민 C와 비타민 보충제를 복용에 대해 논의한다.	8. 상처치유는 새로운 세포를 재생하기 위하여 단백질과 칼로리가 필요하다. 면역체계의 항체 생성은 단백질과 칼로리에 의존한다.
9. 대상자에게 드레싱 교환방법, 감염의 증상과 징후, 언제 의료진에게 연락해야 할지에 대한 자료를 제공한다.	9. 교육내용을 기억하기 위해서는 하나 이상의 교육법을 제공한다. 서면으로 작성된 지침서는 유용한 자료이다.

간호평가

2016/4/12 09:30 – 부인과 남편은 교육에 참여한다. 스스로 옷을 갈아입을 수 있다고 생각하지 않았고 시도도 해보지 않았다고 진술하였다. 이웃에 간호사가 살고 있으며 도움을 줄 수 있는 딸도 있다고 한다. 사회사업가에게 의뢰하였다. 추가적인 교육을 실시할 예정이다.

– RN 이주연

간호성과 기준

- 각각의 교육 후, 대상자 혹은 돌봄제공자는 올바른 손씻기 방법을 시범보이고, 기술을 습득한다.
- 퇴원 전, 대상자 혹은 돌봄제공자는 집에서 사용하는 적절한 감염관리방법을 말한다.
- 퇴원 시, 대상자는 감염의 위험성을 최소화하기 위한 방법을 말한다.

간호목표

대상자는 감염을 예방하고 가능한 합병증을 최소화하기 위한 치료에 참여한다.

간호성과 기준

- 대상자는 상처 드레싱 교환 시 혹은 침습적 기기를 다룰 때 무균적 기술을 사용하며, 다음 번 가정방문 시에 이를 시범 보인다.
- 대상자는 감염 치료와 예방에 대한 약물을 인지하여, 다음 예약 때 간호사에게 설명한다.
- 대상자는 건강관리제공자와 다음 세 번의 방문약속을 지킨다.

주요개념

- 사람은 감염에 대항하여 신체를 보호하기 위한 복잡한 방어체계를 가지고 있다.
- 대부분의 감염은 비특이적 혹은 특이적 숙주의 방어기전이 파괴된 결과로 인해 발생한다. 의료기관을 방문하는 이유 중 대다수가 감염 때문이다.
- 염증과 발열은 2가지 비특이적 자연 방어기전이다. 감염의 4단계 증상은 발적, 열감, 종창, 압통이다. 열은 감염에 대항하여 싸우는 중요한 기전이지만 대사에너지가 많이 요구된다.
- 면역반응, 특이적 방어기전에는 2종류(체액성 면역, 세포성 면역)가 있다. T림프구와 B림프구는 항원에 재노출 시 재활성화될 수 있도록 기억세포를 형성한다.
- 감염은 잠복기-전구기-급성기-회복기의 4단계로 진행된다.
- 아동이나 노인은 감염에 대한 저항력이 약하다. 감염에 대항하는 비특이적과 특이적 방어기전 모두 나이에 영향을 받는다.
- 염증반응은 감염의 전파를 통제하도록 하지만 너무 오랫동안 지속된다면, 대상자에게 해로울 수 있다.
- 열은 숙주의 방어기전을 지지하고, 고열 시에는 항생제, 미온수 목욕, 저체온 담요로 치료한다(40℃ 이상의 체온).
- 세균배양검사와 민감성 분석은 감염을 일으킨 원인균을 규명하고 적절한 항생제를 선택하기 위해 필요하다. 적절한 항균제 치료는 다약제 내성균의 발생률을 감소시킨다.
- 예방접종은 일부 감염성 질환으로부터 보호하기 위해 아동과 성인에게 실시한다. 전염성 아동기질환은 심각한 합병증을 유발하기 때문에 모든 어린이는 예방접종을 받아야 한다.
- 감염예방은 개인적 · 지역적 · 국가적 · 세계적인 책임이다.
- 가정에서 만성질환이나 재활치료를 받는 대상자가 증가하고 있다. 이들 중 대부분은 감염의 고위험군이다. 간호사는 대상자와 가족에게 감염예방과 관리법에 대한 교육을 제공해야 한다.

REFERENCES

Aapro, M., Crawford, J., & Kamioner, D. (2010). Prophylaxis of chemotherapy-induced febrile neutropenia with granulocyte colony-stimulating factors: Where are we now? *Support Care Cancer, 18*, 529–541.

Centers for Disease Control and Prevention. (2014a). *Get Smart for Healthcare*. Retrieved January 17, 2015, from http://www.cdc.gov/getsmart/healthcare/

Centers for Disease Control and Prevention. (2006). *Management of multidrug-resistant organisms in healthcare settings, 2006*. Retrieved August 1,2011, from www.cdc.gov/hicpac/mdro/mdro_0.html

Centers for Disease Control and Prevention. (2012). Trichomoniasis—CDC Fact Sheet. Retrieved January 17, 2015, from http://www.cdc.gov/std/trichomonas/stdfact-trichomoniasis.htm

Centers for Disease Control and Prevention. (2014b). *Immunization schedules*. Retrieved January 17, 2015, from http://www.cdc.gov/vaccines/schedules/

Centers for Disease Control and Prevention. (2014c). *Human Papillomavirus Vaccination: Recommendations of the Advisory Committee on Immunization Practices (ACIP)*. Retrieved January 18, 2015, from http://www.cdc.gov/mmwr/preview/mmwrhtml/rr6305a1.htm

Centers for Disease Control and Prevention. (2015a). *Ebola (Ebola virus disease)*. Retrieved January 17, 2015, from http://www.cdc.gov/vhf/ebola/index.html

Centers for Disease Control and Prevention. (2015b). Measles (Rubeola). Retrieved January 24, 2015, from http://www.cdc.gov/measles/index.html

Surviving Sepsis Campaign: International guidelines for management of severe sepsis and septic shock. (2013, February 1). Retrieved January 18, 2015, from http://link.springer.com/article/10.1007/s00134-012-2769-8

Dellinger, R. P., et al. (2012). Surviving Sepsis Campaign: International guidelines for management of severe sepsis and septic shock, 2012. *Intensive Care Medicine, 39*(2), 165–228.

Healthy People 2020. (2010). *A systematic approach to health improvement.* Retrieved October 23, 2010, from www.healthypeople.gov/document/html/uih/uih_2.htm

Jolley, D., & Douglas, K. M. (2014). The effects of anti-vaccine conspiracy theories on vaccination intentions. *PLoS one, 9*(2), e89177.

Jubelirer, S. J. (2011). The benefit of the neutropenic diet: Fact or fiction?. *The oncologist, 16*(5), 704–707.

NANDA-International (NANDA-I). (2014). *Nursing diagnoses: Definitions and classification,* 2015–2017. West Sussex, UK: Wiley-Blackwell.

National Cancer Institute. (2006). *Common terminology criteria for adverse events v3.0 (CTCAE).* Retrieved October 30, 2010, from http://ctep.cancer.gov/protocolDevelopment/electronic_applications/docs/ctcaev3.pdf

Ruef, C. (2009). Hand hygiene: Adherence influenced by knowledge and subjective norms. *Infection, 37,* 395.

Septimus, E., Yokoe, D. S., Weinstein, R. A., Perl, T. M., Maragakis, L. L., & Berenholtz, S. M. (2014). Maintaining the momentum of change: The role of the 2014 updates to the compendium in preventing healthcareassociated infections. *Infection Control and Hospital Epidemiology, 35*(5), 460–463.

Srigley, J. A., Furness, C. D., Baker, G. R., & Gardam, M. (2014). Quantification of the Hawthorne effect in hand hygiene compliance monitoring using an electronic monitoring system: A retrospective cohort study. *BMJ Quality & Safety, 23*(12), 974–980.

Storey, M., & Jordan S. (2008). An overview of the immune system. *Nursing Standard, 23,* 15–17.

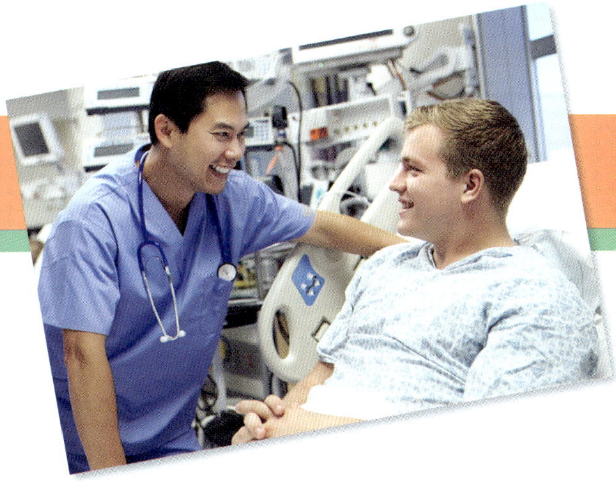

CHAPTER 32

배뇨

Urinary Elimination

Shirley Kopf-Klakken

비판적 사고를 위한 사례

이 간호사는 일주일 전에 자동차 사고로 입원하여 치료를 받고 있는 17세 김 군을 간호하고 있다. 김 군은 3일 동안 유치도뇨관을 삽입하고 있으며 소변량은 많았다. 김 군의 소변색이 탁해지면서 체온이 37.8℃로 측정되어 담당의에게 보고하였다. 담당의는 김 군의 도뇨를 중단하고, 세균배양 및 민감도 검사를 위해 소변검체물을 채취하도록 처방하였다.

이 장을 학습한 후, 위의 사례를 읽고 다음의 내용에 대하여 비판적 사고를 적용하여 복습한다.

1. 김 군의 비뇨기계 기능에 변화를 줄 수 있는 위험요인을 확인한다.
2. 제공된 정보를 분석하여 비뇨기계 기능에 어떤 변화가 있는지를 판단한다.
3. 유치도뇨 제거 시 적절한 대상자 교육내용을 구성한다. 김 군에게 이 교육내용을 어떻게 개별화하여 실시할 것인지 계획한다.
4. 김 군이 도뇨관 제거 후 적절하게 배뇨하는지를 확인할 수 있는 중요한 자료가 무엇인지 생각한다.

주요용어

간헐적 도뇨 intermittent catheterization
과다활동성 방광 overactive bladder
긴박뇨 urgency
농뇨 pyuria
다뇨 polyuria
무뇨 anuria
방광류(방광탈출) cystocele
방광절제술 cystectomy
방광초음파 bladder ultrasound, BUS
배뇨 micturition
배뇨곤란 dysuria
배뇨근 detrusor muscle
수신증 hydronephrosis
야뇨 nocturia
요실금 urinary incontinence
요정체 urinary retention
유뇨증 enuresis
이뇨 diuresis
이뇨제 diuretic
카테터관련요로감염 catheter-associated urinary tract infection, CAUTI
핍뇨 oliguria
혈뇨 hematuria

학습목표

1. 비뇨기계의 구조와 기능에 대해 기술한다.
2. 배뇨 과정을 설명한다.
3. 정상 배뇨양상의 변화를 기술한다.
4. 연령에 따른 배뇨양상의 차이를 기술한다.
5. 배뇨양상을 변화시킬 수 있는 요인을 나열한다.
6. 배뇨기능에 대한 간호사정을 설명한다.
7. 배뇨와 관련된 간호진단을 규명한다.
8. 정상 배뇨를 증진시킬 수 있는 간호중재를 설명한다.
9. 배뇨기능 변화에 대한 간호중재를 설명한다.
10. 유치도뇨관의 적응증에 대해 설명한다.
11. 배뇨문제를 관리하는 지역사회중심 간호중재를 개발한다.

노폐물 배설은 인체의 중요한 기능이다. 간호사는 대상자가 최적의 비뇨기계 기능을 증진시키고 비뇨기계 합병증을 예방하는 데 중추적인 역할을 한다. 즉, 요실금, 요정체 및 요로감염 문제를 가진 대상자를 도울 수 있도록 개별화된 교육을 하고 특정 간호중재를 수행한다. 대상자에게 개별화된 간호를 제공하기 위해서는 비뇨기계 구조와 기능 및 정상 요로배설에 대한 영향요인을 이해하는 것이 중요하다.

1. 정상 배뇨기전

1) 비뇨기계의 구조

비뇨기계의 구조는 소변을 만드는 신장(kidneys), 신장과 방광을 연결하는 요관(ureters), 소변을 저장하는 방광(bladder), 체외로 소변을 배출하는 요도(urethra)로 이루어져 있다(그림 32-1).

(1) 신장

두 개의 신장은 후복벽에서 12번째 흉추와 3번째 요추 사이에 있는 척추의 양측에 위치하고 있다. 각 신장은 섬유성 낭으로 둘러싸여 있으며, 지방조직에 의해 지지되고 있다.

신장의 기능적 단위는 네프론(nephron)이다. 각 신장은 100만 개 이상의 네프론이 있으며, 각 네프론은 소변을 형성할 수 있다. 네프론은 사구체(glomerulus), 보우만주머니(Bowman's capsule), 근위곡세뇨관(proximal convoluted tubules), 헨레고리(loop of Henle), 원위세뇨관(distal tubule), 집합관(collecting duct)으로 이루어져 있다. 소변이 처음 만들어지는 곳인 사구체는 혈관망으로 되어 있으며, 보우만주머니에 의해 둘러싸여 있다. 세뇨관, 헨레고리, 집합관은 신우에서 요관으로 소변이 흐르도록 하는 통로 역할을 하며, 수분과 전해질 균형 유지를 위해 소변으로부터 선택적으로 물질을 재흡수 또는 배설하는 중요한 역할을 한다(그림 32-2).

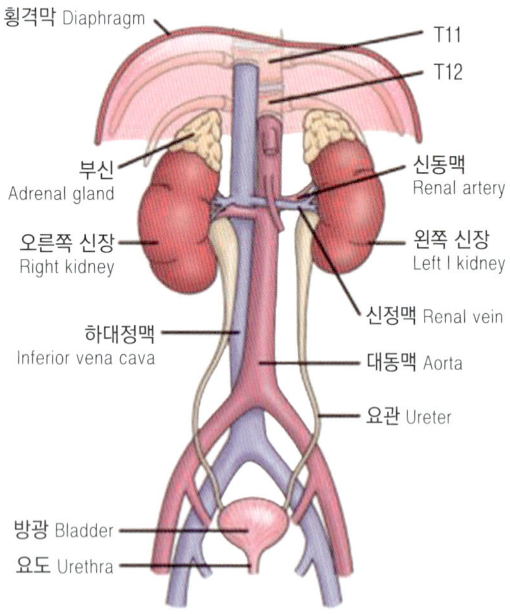

그림 32-1 신장, 요관과 방광

출처: Hinkle, J. L., & Cheever, K. H. (2014). *Brunner & Suddarth's textbook of medical-surgical nursing*. Philadelphia, PA: Wolters Kluwer.

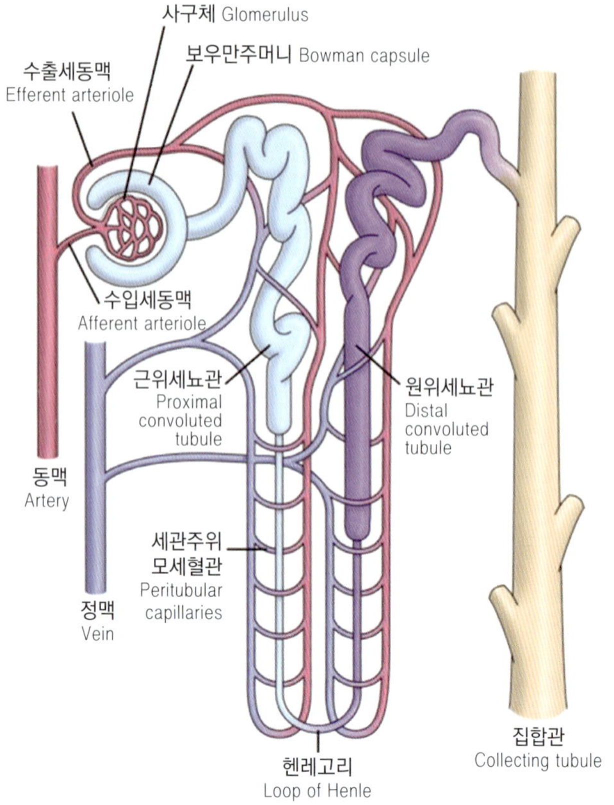

그림 32-2 네프론의 구조: 각 신장은 약 백 만개의 네프론을 가지고 있다.

출처: Hinkle, J. L., & Cheever, K. H. (2014). *Brunner & Suddarth's textbook of medical-surgical nursing*. Philadelphia, PA: Wolters Kluwer.

(2) 요관

요관은 평활근으로 이루어진 좁은(1.25cm) 관으로서, 신장에서 방광으로 소변을 운반하는 통로이다. 요관의 연동운동은 소변을 방광 쪽으로 흐르게 한다. 요관과 방광 접합 부위의 점막에는 주름이 있어서 배뇨 시 요관에서 신장으로 소변이 역류되는 것을 막는 판막처럼 작용하고 있다.

(3) 방광

방광은 평활근으로 이루어진 속이 비어 있는 기관으로, 소변 저장고의 역할을 하며, 비어 있을 때에는 치골결합 뒤쪽에 위치한다. 여성의 경우 방광은 자궁과 질 앞쪽에 위치하고, 남성의 경우 직장 앞, 전립선 위쪽에 위치한다.

방광체부는 세 층의 평활근으로 이루어져 있는데, 중간층은 원형으로 늘어나며 내·외층은 길이로 늘어난다. 이들 세 층의 평활근을 합하여 배뇨근(detrusor muscle)이라 한다. 방광은 비어 있을 때에는 공동상태이지만 많은 양의 소변을 보유할 만큼 팽창할 수 있다.

방광의 하부는 약 2~3cm 정도의 길이로 방광경부(bladder neck) 또는 내괄약근(internal urinary sphincter)이라고 한다. 자율신경이 내괄약근의 평활근 조절에 영향을 미친다. 교감신경 자극은 괄약근을 수축시켜 소변을 방광 내에 보유시키고, 부교감신경 자극은 배뇨근을 수축시키며, 내괄약근을 이완시켜 배뇨를 유발한다.

(4) 요도

요도는 방광에서 몸 밖으로 소변을 배출하는 통로이다. 여성의 요도길이는 약 3~5cm로 짧기 때문에 비뇨기계로 세균이 들어올 기회를 증가시키는 요인이 된다. 남성의 요도는 20cm로 길고, 정액과 소변을 운반한다.

외괄약근(external sphincter)은 요도에 있는데, 이 골격근의 띠는 요도단면을 둘러싸고 있고, 수의적 배뇨조절을 가능하게 한다. 외괄약근은 요도를 폐쇄상태로 유지하고, 방광으로부터 소변이 지속적으로 흐르는 것을 막기 위해 보통 수축되어 있다. 외괄약근이 이완되면 소변이 방광에서 흘러나올 수 있다.

2) 비뇨기계의 기능

신체로부터 노폐물을 배설하는 것이 비뇨기계의 기능이다. 배설 과정은 소변 생성과 소변 배설의 두 부분으로 나눌 수 있다.

(1) 소변 생성

신장의 주된 기능은 인체의 세포외액량과 구성성분을 조절하는 것이다. 이 기능은 선택적으로 필요한 수분과 기타 물질을 흡수하고, 필요하지 않은 수분과 기타 물질은 소변을 통해 배설시킴으로써 이루어진다. 소변 생성은 여과, 재흡수 및 분비 과정을 통해 이루어진다.

① 여과

여과(filtration) 과정은 사구체에서 이루어진다. 신동맥은 신장으로 혈액을 유입시키며, 신동맥의 가지들은 각 네프론의 사구체에 혈액을 보낸다. 사구체 모세혈관에는 작은 구멍이 있어서 혈액이 사구체 모세혈관을 통과할 수 있으며, 혈액의 성분 중 일부가 여과된다. 적혈구와 단백질은 여과되기에는 너무 크므로 모세혈관 내에 그대로 남아 있으나, 대부분의 혈장성분은 여과될 수 있다. 사구체로부터 보우만주머니로 여과된 체액을 사구체 여과액이라고 한다.

② 재흡수

사구체 여과액은 네프론의 두 번째 분절인 세뇨관으로 들어간다. 세뇨관은 인체에 필요한 물질을 능동적·수동적으로 재흡수한다. 이들 물질에는 모든 포도당과 아미노산뿐 아니라 다양한 양의 수분과 전해질(Na^+, K^+, Cl^-, HCO_3^-)이 포함된다. 재흡수는 대부분 근위곡세뇨관에서 이루어지지만 원위세뇨관과 집합관에서도 이루어진다. 세뇨관은 사구체 여과액의 거의 99%를 재흡수하고, 1%는 재흡수되지 않고 남아 있는 노폐물로서 이를 소변이라고 한다.

③ 분비

세뇨관은 일부 물질을 분비(secretion)함으로써 이들 물질을 인체에서 제거한다. 이렇게 분비되는 물질에는 암모니아, 크레아티닌, 요산 및 기타 대사물질뿐만 아니라 H^+와 K^+ 이온이 있다.

(2) 소변 배설

소변 배설의 과정을 기술하는 데에는 urination, voiding, micturition 같은 여러 용어가 사용되고 있다. 보통 성인은 방광에 소변량이 250~400mL 정도 모여서 팽만되며 방광을 비운다. 아동의 경우는 더 적은 양에도 배뇨자극을 받는다. 방광 내 소변량이 250~400mL에 도달하면 배뇨근을 신장시켜 방광경부가 열리기 시작한다. 배뇨근이 신장되는 감각은 척수의 천골 부위(sacral segment of spinal cord)로 전달되고, 반사운동작용(reflex motor action)이 배뇨근으로 전달되어 배뇨근을 수축시킨다. 배뇨근 수축은 방광을 더욱 신장시키며 압력을 높이게 된다. 이때 사람들은 방광이 완전히 찼다고 생각하고, 배뇨의 필요성을 느끼게 된다. 이러한 방광신장(bladder stretch) 반응을 불수의적 척수반사, 즉 배뇨반사(micturition reflex)라고 한다.

3세 이하의 아동에서 배뇨반사는 배뇨가 저절로 일어나게 한다. 그러나 3세 이후에는 시간과 장소에 따라 배뇨를 지연시키는 방법을 학습하게 되는데, 이는 뇌에 있는 신경중추가 배뇨행위를 조절하기 때문이다. 골격근인 외괄약근이 수축할 때 수의적으로 배뇨를 지연시킬 수 있다. 이러한 수축은 배뇨반사가 있는 경우에도 소변이 배출되는 것을 효과적으로 막을 수 있다. 사람들은 시간과 장소가 배뇨하기에 적절하다고 생각되면 방광에서 소변이 흘러나오도록 의식적으로 외괄약근을 이완시킬 수 있다. 또한 방광을 비우는 것은 복근 수축 및 골반저근(pelvic floor muscle)의 이완과 관련된다.

3) 정상 소변의 특성

소변의 일반적인 특성에는 양, 색깔, 투명도 및 냄새가 있다. 소변에 영향을 미치는 요인은 다양하며 개인에 따라 혹은 같은 사람에서도 시간에 따라 정상범위 내에서 변화한다.

(1) 소변량

성인의 경우, 평균 배뇨량은 약 250~400mL이다. 배뇨 시 방광에 있는 소변 중 약 5~10mL를 제외한 모든 소변이 배출된다. 소변배설량은 수분섭취 및 기타 수분 상실에 따라 크게 달라질 수 있다. 도뇨 대상자는 시간당 소변이 최소 30mL 이상 배설되어야 한다. 시간당 소변 배설량이 30mL 미만인 경우는 신장으로의 혈액유입이 부적절함을 의미한다.

(2) 소변색

소변색은 밝은 노란색에서부터 어두운 노란색, 호박색(amber)으로 불리는 어두운 노란색에서 갈색까지, 대상자의 수분공급 상태에 따라 변화된다. 수분을 많이 섭취하여 소변이 매우 희석되면 소변은 거의 무색이다. 만약 수분섭취가 감소되어 소변이 매우 농축되면 짙은 호박색이나 오렌지색에서 갈색까지 될 수 있다. 약물도 소변색깔을 변화시키고, 여성이 생리를 할 때는 소변이 탁하고, 검붉은색-갈색으로 보일 수 있으며, 혈액이 섞이기도 한다.

(3) 투명도

정상적으로 소변은 투명하다. 방금 본 소변은 침전물이 없이 투명해야 한다. 유치도뇨를 통해 배설되는 소변은 투명하고 배액관 내에 침전물이 없어야 하지만 가끔 점액 물질이 들어 있는 경우가 있다. 한 시간 이상 소변기를 비우지 않고 두면 소변의 내용물이 분리되거나 가라앉아서 소변이 혼탁해 보일 수 있다.

(4) 냄새

방금 본 소변은 향이 있다. 일반적으로, 소변이 희석될수록 냄새가 약해지고, 농축될수록 강해진다. 오랫동안 비우지 않고 모아둔 소변에서는 강한 암모니아 냄새가 나고, 약물이나 특정 음식도 소변 냄새를 변화시킬 수 있다. 감염이 없는 한 정상 소변에서는 강하고, 역겨운 냄새는 없다.

4) 정상 배뇨양상

많은 사람들은 요로배설과 관련되어 정규적인 양상을 가지고 있다. 대부분의 사람은 하루에 6~8회 배뇨한다. 전형적으로 사람들은 아침 기상 직후 배뇨하고, 식후 1시간 내에, 취침 전에 배뇨하는 경향을 보인다. 수분섭취 양상의 변화는 정상 배뇨양상에 직접적으로 영향을 미친다.

보통 24시간 동안 배뇨되는 총 소변량은 1,200~1,500mL이며, 매회 최소 200mL에서 최대 500mL를 배뇨한다.

5) 생애주기에 따른 고려사항

(1) 신생아와 영아

태아가 발생한 지 3개월이 되면 태아의 신장이 기능하기 시작하고, 자궁 내에서 배뇨를 한다. 그러므로 신생아는 출생 시 방광 내에 소변이 있으며, 출생 후 첫 24시간 내에 배뇨할 수 있어야 한다. 첫 소변은 요산결정(uric acid crystal)이 축적됨으로 인해 약간 분홍빛을 띨 수 있다. 출생 후 첫 소변은 영아의 소변 생성 및 배설 기능이 적절하다는 것을 보여주는 것이므로 주목할 필요가 있다. 출생 후에는 아직 신장이 충분히 발달되어 있지 않으면 보우만주머니와 세뇨관은 여과와 재흡수 능력을 여전히 정련시키고 있다. 보통 신생아는 적은 양(15~30mL, 하루에 30~40회 이상)의 희석되고 연한 노란색의 소변을 배뇨한다.

영아는 배뇨빈도가 줄어들고, 약간 더 많은 양의 소변을 볼 수 있다. 이 시기에 소변색은 연한 노란색을 띤다. 24시간 내에 배뇨되는 소변량은 총 수분섭취 및 기타 수

표 32-1 생애주기에 따른 일일 소변량의 정상 범위

연령(세)	배설량(mL)
신생아~2	500~600
2~5	600~800
5~8	600~1,200
8~14	1,000~1,500
14 이상	1,500

분상실에 따라 달라진다. 신생아와 영아의 평균 소변량은 24시간 내에 약 500~600mL이다. 표 32-1은 생애주기에 따른 일일 소변량의 정상범위를 보여주고 있다.

영아는 수의적 배뇨조절능력이 부족하다. 방광에 분지되어 있는 천골척수분절이 아직 미성숙하며, 방광이 어느 정도 신장되면 반사에 의해 비워지기 때문이다.

비뇨기계나 중추신경계의 선천적 형성부전은 배뇨에 있어 심각한 변화를 초래한다. 요로감염은 남자 영아보다 여자 영아에서 더 흔하며, 정상적인 비뇨기계 기능을 방해할 수 있다.

(2) 유아와 학령전기 아동

유아와 학령전기의 아동은 수의적으로 배뇨를 조절할 수 있다. 12~18개월 사이에는 방광을 조절하는 천골척수분절의 수초생성(myelinization)이 완성되고 방광팽만을 인지할 수 있기 때문이다. 척수의 성숙지표는 유아기 때 혼자서 걷기 시작하는 것이다.

2.5~3세 아이는 방광팽만을 인지할 수 있고, 수의적으로 소변을 참을 수 있다. 배뇨를 조절하기 위해서는 아이가 배뇨의 필요성을 말할 수 있을 만큼 충분한 어휘를 사용하고, 화장실에 갈 수 있고, 의복을 풀거나 벗을 수 있는 세밀한 운동조절능력(fine motor control)을 갖추어야 한다. 때때로 유아는 방광이 팽만되고, 이어서 요도가 이완되고 방광이 비워지는 것을 경험하기 위해 기저귀를 착용하지 않고 야외에서 노는 시간을 가질 필요가 있다. 아이가 방광팽만과 수의적 방광 비우기 간의 관계를 이해하기 시작하면 대소변 가리기 훈련을 할 준비가 된 것이다. 북미문화에서 아동은 보통 3세까지는 낮 동안 배뇨를 조절할 수 있다. 남자아이는 여자아이보다 배뇨조절이 늦을 수 있으며, 밤 동안의 배뇨조절은 4~5세가 되어야 가능하다.

(3) 학령기 아동과 청소년

학령기 아동과 청소년은 낮과 밤 시간에 소변을 조절할 수 있다. 이들은 성인과 유사한 배뇨습관을 형성해서 볏짚 색깔의 소변을 하루에 6~7회 배뇨한다. 소변량은 경구 수분섭취량에 큰 영향을 받는다. 표 32-1은 아동의 연령에 따른 24시간 동안의 정상 소변량이다.

일부 건강한 학령기 아동에게 유뇨증(enuresis)이라고 하는 불수의적 요실금이 나타나기도 하고, 야뇨증(nocturnal enuresis)이 7세 이후에 나타나기도 하는데, 이때 많은 부모들은 의료인에게 도움을 요청한다.

(4) 성인과 노인

실금은 성인 초기에서 중기에 나타나는 주요 건강문제는 아니다. 그러나 비뇨기계 증상을 경험하는 사람들의 요실금 증상은 여행 및 사회적 · 신체적 · 정서적 활동에 부정적 영향을 미친다. 중년 후기의 경우 남성에게는 전립선비대와 관련하여, 여성에게는 회음근육 약화와 관련하여 배뇨변화가 나타날 수 있다.

노화에 따른 심혈관계 변화로 인해 대부분의 노인은 신장으로의 관류가 감소된다. 심근의 수축강도 감소가 심박출량과 말초혈관의 탄력성을 감소시키고, 신동맥으로의 동맥혈 유입을 감소시키기 때문이다. 따라서 노화에 따른 동맥관류의 감소로 인해 신기능이 점차 저하되고, 신장은 세포외액을 덜 효과적으로 조절하게 된다.

요관, 방광 및 요도는 노화로 인해 근긴장도(muscle tone)가 상실된다. 방광은 많은 양의 소변을 보유할 능력이 줄어들어 노인에게는 적은 양의 소변을 더 자주 비우는 긴박뇨(urgency)가 나타날 수 있다. 또한 수의적으로 소변을 참을 수 있는 능력이 줄어들어 방광에 소변이 약간 찼는데도 긴박하게 요의를 느끼게 되는데, 조절되지 않는 방광수축은 더욱 더 긴박뇨를 가중시킨다. 특히, 밤 동안에 배뇨하는 야뇨(nocturia)는 노인 수면방해의 가장 흔한 이유 중 하나이다.

노인의 요로감염은 면역체계의 저하로 나타날 때 그 양상이 다르게 나타난다. 노인은 소변볼 때 통증과 고열을 경험하는 대신, 혼동상태를 보이므로 갑작스런 섬망 증상이 나타나는 노인에게는 특히 요로감염을 의심해 보아야 한다.

비판적 사고 적용하기

5일 동안 유지하던 대상자의 도뇨관을 제거하려고 한다. 대상자에게 도뇨관 제거 후 소변을 받을 소변기와 언제 소변을 보는지에 대해 알려달라고 말해둔다. 6시간 후에 대상자는 노란색의 소변을 100mL 정도 보았다고 한다. 이때 도뇨관 제거 후 소변 보기의 사정은 어떻게 해야 하는가?

정답은 부록 B를 참고하세요.

일생 동안 여성에게 요실금이 발생할 위험은 남성의 두 배인데, 에스트로겐 농도 감소 및 회음부 근육의 약화와 관련이 있다. 남성 노인은 전립선 비대와 관련되어 지연뇨 및 소변 시작의 어려움을 경험한다. 그러나 요실금의 위험요인이 노화이기는 하지만, 요실금이 노화에 따라 정상적으로 일어나거나 피할 수 없는 것이 아님을 유념할 필요가 있다.

노인 대상자의 실금에 대한 중재는 수분섭취의 제한, 기저귀 착용과 옷 갈아입기 및 냄새를 숨기기 위한 향수 뿌리기 등이다. 실금을 치료하지 않으면 삶의 질 저하는 물론, 많은 나라에서 노인의 시설입원의 중요한 원인이 된다.

6) 문화적 고려사항

배뇨에 관한 프라이버시에 대한 요구는 문화에 따라 다르다. 많은 사람들은 적절한 프라이버시를 가지지 않는 한 회음부 이완을 하기가 어렵다. 특히 여성들은 배뇨 시 더 많은 프라이버시를 요구한다. 남성의 공중화장실에서는 변기가 개방되어 있는 것과는 다르게 여성들의 공중화장실은 밀폐되어 있다. 어떤 나라에서는 좌변기를 사용하기보다 쪼그리고 앉아서 소변을 본다. 배변 후 위생습관은 문화적으로 습득된다. 보통 유년기 24개월에 배변훈련을 받지만, 어떤 아동은 3세 때 받을 수도 있다. 많은 나라에서 영아때부터 배변훈련이 관습처럼 되어 있다. 부모는 영아의 배변습관과 관련된 여러 징후에 예민해진다.

요실금은 삶의 질에 관련된 문제이다. 요실금을 경험한 성인은 수치감과 당황스러움을 느낀다. 입원 중인 대상자는 화장실에서 실수하는 것을 피하기 위해 다른 이들의 도움 없이 목욕탕을 사용하려고 한다. 요실금은 노화로 나타나는 것은 아니지만, 많은 의료인들은 요실금이 노화로 인한 증상이라고 생각하고 있다. 노인은 실금을 비밀로 유지하고 싶어 하며 의사나 간호사에게 병이 아닌 불편감으로 생각하는 요실금에 대해 이야기하지 않는다. 그러나 요실금을 치료하지 않을 경우 노인의 삶의 만족도를 떨어뜨리며 요양시설에 가게 되는 주요 원인이 된다(Barenysen et al., 2012; Siu & Lopez, 2012)

7) 배뇨에 영향을 미치는 요인

수분섭취, 체액상실, 식이섭취, 체위 및 심리적 요인은 배뇨에 영향을 미칠 수 있다. 다른 많은 요인들이 정상 배뇨를 방해하는 유발요인이 될 수 있다(Box 32-1). 요로폐쇄, 요로감염, 저혈압, 신경계 손상, 약물, 수술과 임신은 배뇨에 영향을 주는 대표적인 요인이다.

(1) 수분섭취

수분섭취량은 소변량을 결정하는 가장 영향력 있는 요인이다. 만일 수분섭취량이 증가하면 소변량도 따라서 증가하고, 반대로 수분섭취량이 감소하면 소변량도 줄어든다.

이러한 관계는 호르몬에 의해 조절된다. 가장 중요한 항이뇨호르몬(antidiuretic hormone, ADH)은 네프론의 세뇨관에서 수분 재흡수 시 중요한 역할을 담당한다. '항이뇨'라는 이름은 이뇨(diuresis) 또는 수분 배설을 막는다는 의미이다. ADH는 시상하부에서 분비되고, 뇌에 있는 뇌하수체후엽에서 방출된다. 혈장 삼투질 농도의 증가는 ADH 방출을 자극하고(28장 참조), ADH로 인해 네프론의 원위세뇨관은 수분에 대한 투과력이 높아진다. ADH 방출은 신장이 더 많은 수분을 재흡수하도록 하여

Box 32-1 배뇨양상에 영향을 미치는 요인

- 수분섭취
- 체액상실
- 식이
- 체위
- 심리적 요인
- 인지
- 요로폐쇄: 신결석, 전립선 비대, 종양, 비정상적 구조
- 감염
- 저혈압
- 신경계 손상: 척수손상, 뇌졸중, 뇌종양
- 근긴장도 감소: 노화, 다회 임신, 비만
- 임신
- 수술: 마취, 부종, 부동
- 약물
- 요로전환

소변을 더욱 농축시킨다. 수분섭취가 증가하면 ADH 방출이 억제된다. ADH 결핍 시 신세뇨관은 상대적으로 수분을 투과할 수 없게 되고, 적은 양의 수분을 재흡수함으로써 희석된 소변량이 증가한다.

수분섭취량은 소변생성량에 영향을 미칠 뿐 아니라 배뇨횟수에도 영향을 미친다. 수분섭취가 증가하면 방광이 더 빠르게 차기 때문에 배뇨횟수가 증가하는 반면, 섭취량이 적으면 배뇨횟수가 줄어든다.

(2) 체액상실

많은 체액이 상실되면 신장은 세포외액의 적절한 삼투질 농도를 유지하기 위해 사구체 여과액으로부터의 수분 재흡수를 증가시킨다. 이렇게 세포외액에서 용질의 농도를 조절하면 소변량이 감소한다. 체액상실은 구토, 설사, 발열이나 운동으로 인한 과다한 발한, 과다한 상처배액, 광범위 화상 또는 외상, 수술로 인한 혈액상실로 인해 일어날 수 있다.

(3) 식이

식이는 배뇨에 영향을 미칠 수 있다. 음식에 수분함량이 높은 음식(수프, 젤라틴, 과일, 채소 등)이 들어 있으면 이러한 음식을 제한한 경우에 비해 소변량이 더 많을 것이다. 수분을 많이 섭취하지 않고, 짠 음식을 많이 섭취하면 소변량은 감소하고 더 농축될 것이다. 알코올이나 카페인이 함유된 식품(예: 커피, 차, 콜라 또는 초콜릿)을 많이 섭취하면 방광자극제로 작용하고, 이뇨제가 포함되어 소변량을 증가시킬 수 있다.

(4) 체위

체위는 배뇨 시 완전하게 방광을 비우는 데 중요한 역할을 한다. 남성의 경우 전형적인 배뇨체위는 똑바로 선 자세이다. 일부 남성은 침대에 누워있을 때 방광을 충분히 비우는 데 어려움이 있다. 흔히 이러한 어려움은 배뇨양상을 변화시켜 소량의 소변을 더 자주 배뇨하게 된다. 여성의 정상 배뇨체위는 앉은 자세이다. 만약 여성이 침대에 누워서 변기를 사용해야 한다면 완전하게 방광을 비울 수 없을 것이다.

(5) 인지

인지손상은 소변조절 능력을 방해한다. 알츠하이머(Alzheimer) 질환, 뇌종양 또는 뇌졸중과 같은 신경계 손상은 방광팽만을 지각하는 능력이나 화장실에 갈 때까지 배뇨를 지연시킬 수 있는 능력을 저해할 수 있다. 특히 노인의 경우 약물이나 심한 질병은 일시적 혼돈상태인 섬망(delirium)을 초래할 수 있다. 사람들이 소변을 조절하기 위해서는 의식이 명료하고, 인지능력이 정상이며, 동기유발이 되는 것이 필요하다.

(6) 심리적 요인

방광에서의 소변배출은 수의적 조절에 의해 이루어지기 때문에 사람들에게 요의를 느끼게 하는 것은 배뇨과정에 영향을 미칠 수 있다. 만일 어떤 사람이 배뇨욕구에 대해 말하면 다른 사람도 배뇨욕구를 느낄 수 있다. 또한 물 흐르는 소리를 들으면 배뇨욕구가 강해질 수 있다. 대상자의 대퇴 안쪽이나 회음부에 따뜻한 물을 부으면 요의를 자극할 수 있고, 차가운 변기를 대주면 배뇨가 일시적으로 지연된다.

스트레스와 불안도 배뇨에 영향을 미칠 수 있다. 스트레스가 많은 상황에서는 강한 요의를 느낄 수 있다. 또한 역으로 스트레스는 요정체를 초래할 수 있는데, 이는 스트레스 시 근육긴장으로 회음부 근육이 이완되지 않아 배뇨가 억제되기 때문이다.

(7) 요로폐쇄

정상적인 소변흐름의 폐쇄는 배뇨문제를 유발할 수 있고, 심하면 신장손상을 초래할 수 있다. 비뇨기계 내 비정상적인 구조, 비뇨기계 종양이나 비뇨기계를 압박하는 다른 종양, 신결석 및 전립선 비대는 요로폐쇄의 원인이 될 수 있다. 또한 요로폐쇄는 대상자에게 삽입된 카테터나 관이 꺾이거나 꼬여 있을 때도 생길 수 있다.

요로폐쇄의 합병증 중 하나는 수신증(hydronephrosis)인데, 이는 정상적인 소변흐름의 폐쇄로 인해 저항이 증가됨에 따라 신우에 소변이 가득 찬 경우이다. 수신증이 완화되지 않으면 영구적인 신장손상을 일으킬 수 있는 신세포 위축(renal cell atrophy)과 괴사(necrosis)를 초래한다.

요정체 또한 요로폐쇄로 인해 생긴다. 요로폐쇄의 근위부에 정체된 소변은 요로감염을 발생시키는 미생물의 좋은 성장배지가 된다.

(8) 요로감염

요로감염은 위장관에서 정상적으로 볼 수 있는 미생물에

의해 발생된다. 요로감염을 유발하는 흔한 균주로는 장내 박테리아로서 *Escherichia coli*, *Klebsiella*, *Proteus* 등이 있다. 이 미생물들은 전형적으로 요도구를 통해 비뇨기계로 들어온다. 가장 흔한 요로감염은 요도나 방광의 감염이다. 요도염(urethritis)과 방광염(cystitis)은 하부 요로감염으로 분류한다. 반면, 요관과 신우, 세뇨관의 감염은 상부 요로감염으로 분류한다. 상부는 하부 요로감염보다 흔하지 않지만 신장손상과 신부전을 초래하기 때문에 더 심각하다.

정상적으로 비뇨기계는 요도구를 제외하고는 멸균상태이며, 건강한 사람의 배뇨행위는 세균을 씻겨나가게 한다. 따라서, 감염은 주변의 회음부 피부나 항문 개구부로부터 미생물이 요도구를 통해 들어와 요도로 상행할 때 발생한다. 여성은 요도의 길이가 짧고, 요도구가 질이나 항문과 가깝기 때문에 하부 요로감염에 대한 감수성이 더 높다. 반면, 남성은 요도길이가 더 길고, 전립선 분비물의 항세균 성분으로 인해 하부 요로감염의 감수성이 더 낮다.

요로감염의 빈도를 증가시키는 다른 요인은 배변 후 항문 부위를 부적절하게 닦는 것과 성관계를 들 수 있는데, 회음부 미생물이 요도구에 더 가까이 접촉하게 되기 때문이다. 또한 진단이나 치료적 이유로 요도나 방광에 기구를 삽입하는 절차도 요인이 될 수 있다. 요로감염은 여러 가지 측면에서 정상 배뇨양상을 방해할 수 있다. 배뇨 시 통증이 있고 더 자주 배뇨하게 된다. 요로감염 대상자는 종종 긴박뇨, 즉 배뇨를 하고자 할 때 수의적으로 참을 수 없는 주관적 느낌을 경험한다. 소변은 농(농뇨, pyuria)과 혈액(혈뇨, hematuria)이 섞인 비정상 상태가 된다. 감염이 신장으로 상행하면 결국 신장이 손상되고 신부전을 초래할 수 있다.

① 카테터관련요로감염

카테터관련요로감염(catheter-associated urinary tract infection, CAUTI)은 감염이 나타나기 2일전에 유치도뇨관을 가지고 있을 때 요로감염이 발생한 것을 의미한다. CAUTI는 전 의료기관 감염의 40%, 유치도뇨관으로 발생하는 감염의 약 80%에 해당한다. 이러한 감염은 그람음성 혈액감염을 유발하며 치명적일 수 있다. CAUTI는 예방가능한 감염이다(CDC, 2014; Singhai, Malik, Shahid, Malik & Goyal, 2012).

또한 CAUTI는 예방할 수 있는 것으로 간주되므로 미국 Medicare 및 Medicaid 서비스에서는 입원 시 UTI가 없는 경우 병원에 CAUTI 진료비를 지불하지 않는다(Bernard, Hunter, & Moore, 2012).

> **SAFETY ALERT**
> 매일 유치도뇨관을 적용하고 있을 때, 도뇨관 관련 요로감염 발생률이 3~7% 증가한다(Mori, 2014). 미국의 질병관리본부(CDC)는 수술 후 24시간 이내에 유치도뇨관을 제거할 것을 권고하고 있다(CDC, 2014).

그림 32-3은 CAUTI의 위험이 높은 대상자를 위한 간호관리방법을 제시하고 있다.

(9) 저혈압

신장으로의 적절한 혈액관류는 소변생성에 필수적이다. 동맥압이 너무 낮아지면 신동맥은 사구체여과에 필요한 압력이 불충분해진다. 부적절한 순환혈량이나 심장의 펌프기능장애는 신장으로의 혈액유입을 감소시킬 수 있다. 순환혈량 감소는 수술 후, 외상 후 또는 설사, 구토와 같이 심한 수분상실을 경험한 경우에 생길 수 있다.

> **SAFETY ALERT**
> 만일 시간당 소변량이 30mL 미만으로 떨어지면 신장과 다른 중요 장기에 혈액관류가 감소되었음을 의심해야 한다.

(10) 신경계 손상

뇌졸중이나 척수손상으로 인한 신경계 손상은 정상 배뇨양상을 방해할 수 있다. 대표적으로 외상, 출혈 또는 수의적 배뇨를 통제하는 뇌전두엽에 생긴 종양에 의한 손상이 실금을 초래한다.

배뇨반사는 척수의 천수 부위에서 일어난다. 만일 천수나 그 윗부분이 손상되면 배뇨조절에 변화가 발생하는데, 실금을 초래하는 반사적 배뇨가 나타날 수 있다. 반사적 배뇨는 방광이 어느 정도 신장되자마자 반사적으로 방광이 수축하여 소변이 배출되는 것으로, 이러한 상태를 신경인성 반사방광(reflex neurogenic bladder)이라고 한다. 만일 반사궁에 손상이 생기면 방광신장 수축기전의 작용 없이 방광이 차서 요정체를 일으키게 되는데, 이 상태를 자율신경성 방광(autonomous neurogenic bladder)이라고 한다.

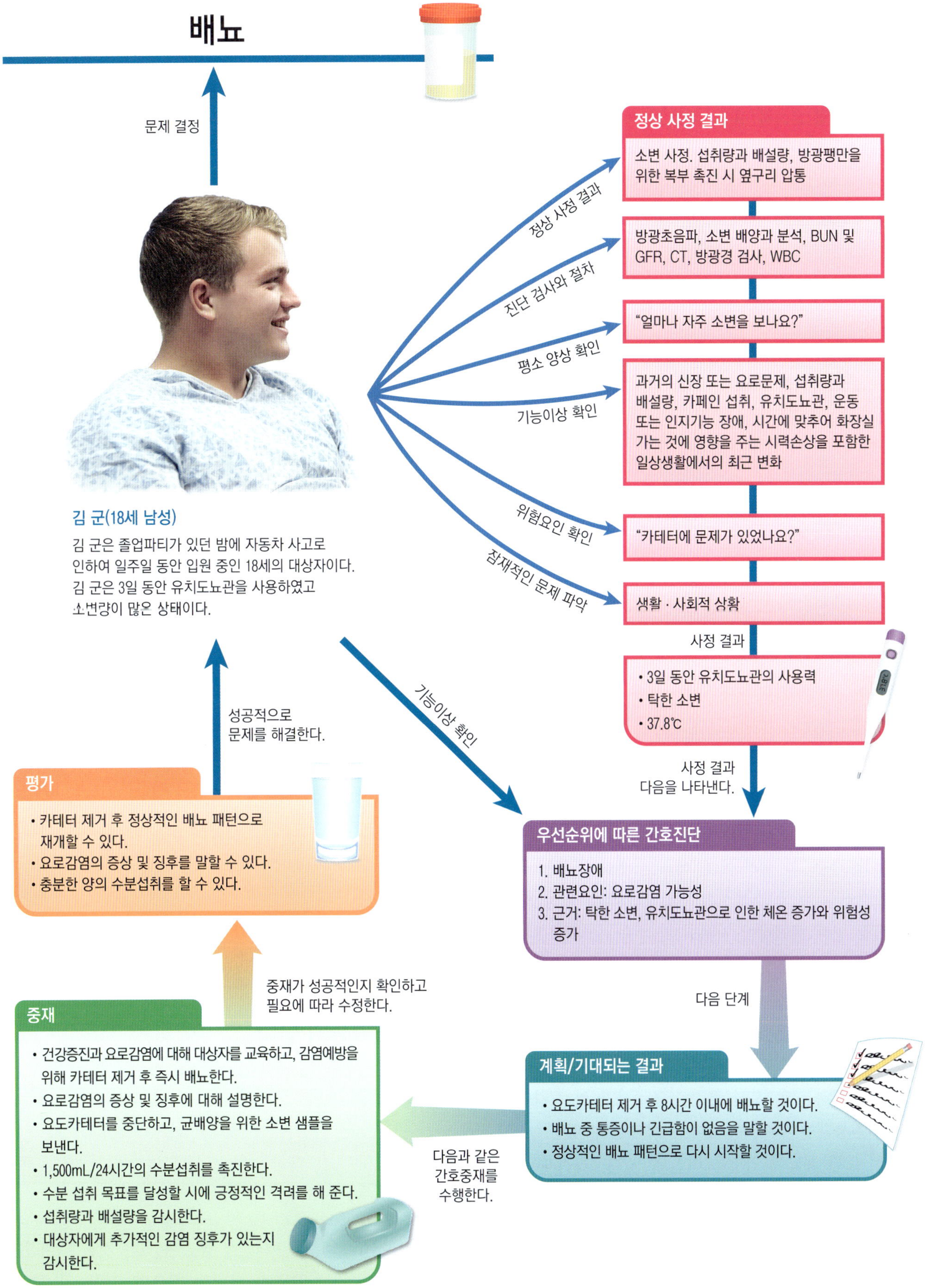

그림 32-3 배뇨 개념지도

(11) 근긴장도 감소

복근과 회음근의 약화는 방광수축과 외괄약근의 조절을 손상시킬 수 있다. 복근과 회음근은 비만, 다회 임신, 출산 시 과다한 신전, 폐경 시 에스트로겐 감소로 인한 위축, 만성 변비 등으로 인해 약해질 수 있다. 방광류(cystocele)는 방광이 질관으로 돌출 또는 탈출된 것으로, 스트레스성 실금, 빈뇨, 적하(방울 떨어짐, dribbling), 방광을 완전하게 비우지 못하는 결과를 초래한다.

카데터를 이용한 지속적 배뇨 또한 방광 근긴장도를 감소시킨다. 지속적인 배뇨는 방광이 차는 것을 막으므로 방광근육의 신장이 제한되고, 방광을 위축시킨다. 카테터 제거 후 일부 대상자는 적하와 배뇨조절의 어려움을 느낀다. 보통 이러한 문제는 일시적이며, 방광 근긴장도가 회복될 때까지 지속된다.

(12) 임신

임신 중 자궁크기와 무게의 증가는 방광에 압박을 가할 수 있으므로 임부에게 흔히 빈뇨가 나타난다. 자궁에 의한 방광압박으로 인해 요로폐쇄와 불완전하게 방광이 비워지는 증상이 나타난다. 임신 중에는 비뇨기계의 호르몬 관련 변화로 인하여 요로감염이 더 자주 발생한다. 질분만으로 인한 외상은 회음부에 부종을 초래하여 산욕기 초기에 요로폐쇄나 요정체를 유발할 수 있다.

8) 수술

수술 후 대상자는 8시간 내에 배뇨할 수 있어야 한다. 일부 대상자는 수술 후 여러 가지 이유로 배뇨가 힘들어진다. 일반적으로 수술 후 수분섭취 제한이나 수술 중 혈액과 체액상실로 인해 혈액량이 저하되고, 수술 스트레스는 ADH 방출을 촉진시켜 소변량을 감소시킨다. 보통 수술 직후 대상자는 화장실에 갈 수 없으며, 똑바로 누운 자세에서 변기를 사용하는 것은 정상적인 배뇨양상을 저해한다. 수술 후 통증을 조절하기 위해 투여되는 약물은 부작용으로 요정체를 초래하는데, 특히 통증을 조절하기 위해 경막으로 마약성 진통제를 투여하는 경우에 나타날 수 있다.

마취 또한 배뇨에 영향을 미칠 수 있다. 마취제는 사구체 여과율을 줄임으로써 소변량을 감소시킨다. 수술 시 척수나 국부차단 마취를 받은 대상자는 마취가 배뇨를 조절하는 감각과 운동신경 자극을 손상시키기 때문에 수술 후 비뇨기계 문제의 위험이 증가한다. 마취에서 깨어날 때까지 대상자는 방광이 팽만되는 것을 지각할 수 없고, 배뇨를 시작할 수 없다.

비뇨기계, 장 또는 생식기관이 포함된 수술은 요정체를 유발할 수 있다. 조직외상은 부종을 초래하고 잠재적으로 소변흐름을 폐쇄할 수 있으므로, 유치도뇨 카테터가 비뇨기계 수술 후에 적용된다.

(1) 약물

이뇨제는 소변량을 증가시키기 위해 투여된다. 이 약물은 네프론의 세뇨관 내에서 나트륨과 수분을 재흡수한다. 흔히 사용되는 이뇨제는 클로로티아지드(chlorothiazide), 하이드로 클로로타이아자이드(hydrochlorothiazide), 푸로세미드(furosemide), 스피로놀락톤(spironolactone)과 트리암테렌(triamterene) 등이다. 부종이 있거나 부종이 발생될 가능성이 있는 대상자는 이뇨제로 치료할 수 있다. 콜린성 약물(urecholine)은 배뇨근의 수축을 자극하기 때문에 배뇨를 증진시키기 위해 투여될 수 있다. 항경련제(oxybutynin)나 항콜린성 약물(tolterodine)은 과잉 배뇨근 활동으로 인한 긴박뇨와 빈뇨를 치료하기 위해 사용된다.

다른 건강문제를 치료하기 위해 사용된 약물의 부작용도 배뇨에 해로운 영향을 미칠 수 있다. 요정체는 항콜린성 효과를 가진 약물에 의해 위험이 증가하는데, 삼환계 항우울제(TCA)와 항히스타민제가 이에 해당된다. 또한 마약성 진통제는 사구체 여과율과 방광팽만감을 감소시킨다.

일부 약물은 소변색을 변화시킨다. 예를 들면, 페나조피리딘[phenazopyridine(Pyridium)]은 소변색을 밝은 오렌지색으로, 아미트립틸린(amitriptyline)은 소변색을 푸른색-녹색으로 변화시킨다.

2. 배뇨기능의 변화

배뇨곤란, 다뇨, 핍뇨, 긴박뇨, 빈뇨, 야뇨, 혈뇨, 농뇨, 요정체, 요실금, 유뇨증, 요로전환 등 다양한 양상으로 배뇨기능의 변화가 나타난다.

1) 배뇨곤란

배뇨곤란(dysuria)은 배뇨 시 통증이 있는 것을 의미한다. 통증은 주로 요로감염과 관련이 있으며, 배뇨 시 작열감

(burning sensation)으로 느껴진다. 방광의 염증이나 외상 또는 요도염은 배뇨곤란을 초래한다. 배뇨곤란은 여러 가지 원인에 의한 것이기 때문에 배뇨 시 통증이 있으면 병원을 방문해야 한다.

2) 다뇨

다뇨(polyuria)는 수분섭취를 증가시키지 않은 상태에서 과다한 양의 소변이 생성되고 배출되는 것을 말한다. 24시간 내에 소변량이 2,500~3,000mL 이상인 경우를 다뇨라고 한다. 치료되지 않은 요붕증(diabetes insipidus)과 고혈당(hyperglycemia)은 소변량을 증가시킨다. 또한 이뇨제, 카페인 및 알코올 섭취도 다뇨를 초래한다.

3) 핍뇨

핍뇨(oliguria)는 소량의 소변 생성과 배출 또는 24시간 내 소변량이 500mL 미만인 경우를 말하는데, 수분섭취 감소나 과다한 체액상실을 초래하는 손상이나 질병상태로 인해 발생할 수 있다. 예를 들면, 심한 구토, 설사, 발한, 화상 또는 출혈은 소변량을 감소시킬 수 있으며, 신질환자는 핍뇨기가 나타난다. 신부전에서는 무뇨상태가 되는데, 무뇨(anuria)는 24시간 소변량이 100mL 미만으로 생성 및 배출되는 것을 말한다.

4) 긴박뇨

대부분의 성인은 소변이 250~400mL가 될 때까지 배뇨를 참을 수 있다. 긴박뇨(urgency)는 수의적으로 배뇨를 참을 수 없는 주관적인 느낌을 말한다. 긴박뇨는 요도나 방광의 염증 또는 감염, 불완전한 요도괄약근, 회음근 조절 약화, 심리적 스트레스로 인해 강한 배뇨반사가 일어나는 것이다.

5) 빈뇨

배뇨간격이 잦은 것을 빈뇨(frequency)라고 한다. 빈뇨는 수분섭취를 증가시키지 않았음에도 정상보다 자주 배뇨를 하는 것이다. 보통 매회 소변량은 250mL 미만이며 수분섭취 증가와 관련이 없는 빈뇨는 요로감염이나 임신으로 인한 방광압박 등의 요인과 관련이 있다. 빈뇨와 긴박뇨는 함께 나타나기도 한다. 과다활동성 방광(overactive bladder)은 긴박뇨와 빈뇨가 동시에 나타날 때 사용되는 용어이다.

6) 야뇨

정상 수면시간 동안의 배뇨를 야뇨(nocturia)라고 한다. 만일 자기 전에 배뇨를 했다면, 강한 배뇨반사에 의한 요의 없이 7~8시간 동안 수면을 취할 수 있어야 한다. 자기 전에 특히 알코올이나 카페인이 함유된 많은 양의 수분섭취는 야뇨를 촉진시킨다. 울혈성 심부전과 같은 내과적 문제가 있는 사람도 야뇨를 경험할 수 있다. 앙와위로 눕게 되면 하지의 체액이 심장으로 회귀되면서 부종이 감소된다. 신장으로 가는 혈액량이 증가하고 사구체 여과율과 소변량이 증가한다.

7) 혈뇨

혈뇨(hematuria)는 소변에 혈액이 섞인 것으로, 혈액은 육안으로 보일 수도 있고, 보이지 않을 수도 있다(잠혈). 잠혈은 소변 색깔을 정상적인 맑은 노란색이나 호박색에서 탁하거나 흐린 노란색이나 호박색으로 변화시킬 수 있다. 적혈구가 증가될 때 소변은 밝은 적색이 된다. 혈뇨의 병리적 원인은 요로감염, 요로종양, 신결석, 중독, 비뇨기점막, 외상 등이다. 또한 혈뇨는 비뇨기계나 전립선 수술 후 일시적으로 나타날 수 있다.

8) 농뇨

농뇨(pyuria)는 염증반응의 최종산물의 축적으로 소변에 농이 들어 있는 것이다. 미생물과 백혈구가 들어 있는 농은 소변색이 탁하고, 강하여 불쾌한 냄새가 난다. 농뇨는 요로감염에 나타난다.

9) 요정체

요정체(urinary retention)는 방광을 비우지 못하는 것을 말한다. 요정체 시에는 방광 팽만감을 지각하지 못하거나 소변을 체외로 배출하도록 방광경부와 외괄약근을 이완시킬 수 없다. 신장은 계속해서 소변을 생성하기 때문에 방광 내 용적은 점점 커져서 심한 경우 방광 내 소변은 2,000~3,000mL까지 차게 된다. 600mL 이상의 방광팽만 시 복부의 치골상부에서 촉진이 가능하다.

역류성 요정체(urinary retention with overflow)는 과다팽만된 방광으로부터 소량의 소변이 빠져나오는 것이다. 방광이 과다팽만되면 배뇨근을 수축시켜 배뇨를 시작하는 자극인 방광신장에 더 이상 반응하지 않게 된다. 방광은 일정한 정도의 과다팽만 상태만 유지할 수 있으며, 이후 과다한 소변이 소량씩 자주 배출되게 된다.

요정체의 합병증은 배뇨근의 과다한 신장으로 인한 방광 근긴장도 상실이다. 요정체가 완화되더라도 방광신장(소변배출 반응)이 정상으로 회복되는 데는 수 주일이 걸린다. 방광 내 소변축적은 요정체를 초래하여 요로감염과 신결석(renal calculi) 생성의 유발요인으로 작용한다. 또한 방광팽만은 소변을 요관과 신우로 역류시켜 수신증(hydronephrosis)을 초래할 수 있다.

요정체의 발생 위험이 있는 사람은 척수손상이나 뇌병변과 같은 신경계 손상이 있는 사람이다. 수술 후 대상자는 부종이 사라지고 척수마취에서 깨어날 때까지 일시적으로 요정체를 경험한다. 또한 질분만 후 요도구 부종은 흔히 나타나며, 소변배출을 일시적으로 막을 수 있다.

10) 요실금

요실금(urinary incontinence)은 방광에서 불수의적으로 소변이 누출되는 것이다. 요실금은 조절되지 않은 배뇨양상과 원인에 따라 스트레스성, 절박성, 반사성, 기능성, 전요실금의 5가지 유형으로 분류한다. 표 32-2에 실금 종류별 원인과 치료방법이 제시되어 있다. 요실금은 일상생활에서 당혹감을 느끼고 사회적 고립과 우울감을 초래한다. 노인에게서는 요양시설에 입소하게 되는 원인이 될 수 있다.

(1) 스트레스성 요실금

갑작스런 복압상승으로 인하여 갑자기 불수의적으로 소변이 소량(50mL 이하) 누출되는 것을 스트레스성 요실금(stress incontinence)이라고 한다. 복압을 상승시키는 활동에는 기침, 재채기, 웃음, 무거운 물건 들기, 뛰기 등이 있다.

스트레스성 요실금과 관련되는 요인은 골반저근의 약화, 복압증가, 방광경부 손상과 약물 부작용이다. 출산 시에 골반저근이 늘어나 약해질 수 있고, 또한 오랜 시간 힘든 진통이나 분만을 경험한 여성이나 다산부는 골반근육이 약해질 가능성이 있다. 또한 에스트로겐은 생식기관과 관련 근육의 근긴장도를 유지하는 데 필수적이다. 그러므로 에스트로겐이 감소하는 폐경 후 여성은 스트레스성 요실금을 경험할 수 있다. 비만이나 임신도 복압을 상승시킬 수 있으므로 다임부이면서 비만하고 폐경 후인 여성은 스트레스성 요실금을 경험할 가능성이 높다. 또 다른 원인으로는 골반 골절이나 비뇨생식기 수술로 인한 직접적인 외상이 있다.

(2) 절박성 요실금

강한 요의를 느낀 후 불수의적으로 배뇨하는 것을 절박성 요실금이라고 한다. 절박성 요실금(urge incontinence)을 경험하는 사람은 방광이 차는 것을 느낀 후 화장실에 도착할 때까지 소변을 참을 수 없다. 빈뇨, 배뇨곤란, 야

표 32-2 요실금의 원인과 치료

종류	원인	치료
스트레스성 요실금(stress incontinence): 복압 상승으로 인하여 불수의적으로 소량의 소변이 누출	기침과 재채기, 비만으로 골반지지가 약해지거나 임신으로 복부 내 압력 증가 시 전립선 수술	케겔운동, 비만 시 체중감소, 질 좌약, 에스트로겐 질크림, 남성용 외부 카테터, 수술
절박성 요실금(urge urinary incontinence): 강한 요의를 느낀 후 불수의적인 소변 누출	배뇨근의 과활성, 방광 용량 감소, 방광 자극, 방광 감염, 방광의 과대 팽창, 이뇨제, 카페인, 알코올 섭취	일정한 시간에 배뇨, 항콜린제 약물
반사성 요실금(reflex urinary incontinence): 특정 방광용적이 찰 때 예측가능한 간격으로 불수의적 배뇨가 일어나는 것	천골 반사상부의 척수 손상이나 급작스런 골반 수술, 이환적 신경성 방광	도뇨: 내부 괄약근의 이완을 위한 알파-아드레날린 약물, 외부 괄약근 이완을 위한 바클로펜(baclofen)
기능성 요실금(functional urinary incontinence): 의도치 않은 소변누출을 피하기 위해 적절한 시간에 화장실에 가지 못함	치료, 자극, 인지, 정신적 그리고 신경혈관 환경의 변화나 활동성 결여	배변 훈련을 정기적으로, 욕실 도움 필요 시 구두 알림, 욕실 사용을 용이하게 개조, 옷은 입고 벗기 편한 것으로 사용
전요실금(total urinary incontinence): 지속적으로 예측할 수 없는 소변 누출	신경학적 부위, 척수나 뇌의 외상이나 선천적인 기형 및 인지손상	정기적인 배뇨훈련과 구두 알림, 남성의 경우 외부 카테터, 흡수제품 사용, 피부간호와 위생

치료적 대화: 요실금

사례

55세 김 씨 부인은 3개월 동안 요실금이 있어 병원에 방문했다. 간호사는 건강력을 수집하고 신체검진을 수행하려고 한다.

비효율적 대화

박 간호사 안녕하세요? 건강력을 수집해야 하니까 자리에 앉으세요. (연령, 주소, 자녀 수, 간호력 기록지에 있는 기타 사항들에 대해 질문한다.)

김 씨 부인 (질문에 조용히 답한다.)

박 간호사 부인의 요실금 문제를 이해해요. 부인 연령층에 있는 많은 여성들이 그런 어려움을 가지고 있어요. 우리는 부인의 요실금 문제를 해결할 수 있다고 생각합니다.

김 씨 부인 저희 어머니도 의사가 오래 전에 그렇게 말했는데, 전혀 좋아지지 않았어요.

박 간호사 그랬어요? 어떤 도움을 줄 수 있는지 알기 위해 신체검진을 할 거예요. 옷을 벗고, 이 가운을 입으세요. 금방 다시 올게요. (간호사는 방을 나가고, 문을 조용히 닫는다.)

효율적 대화

박 간호사 안녕하세요? 자리에 앉아서 신체검진을 하기 전에 잠시 이야기를 했으면 좋겠어요. (대상자에게 관심을 보이고, 간단한 지시를 한다.) 제가 무엇을 도와드리면 좋을까요? (개방형 질문)

김 씨 부인 소변이 새는 것이 멈추도록 도와주었으면 좋겠어요.

박 간호사 그 증상 때문에 걱정스러워 보이네요. (대상자의 행동을 정확하게 관찰한다.)

김 씨 부인 네, 그래요. (긴장이 풀리는 것으로 보인다.) 어머니가 작년에 돌아가시기 전에 성인용 기저귀를 찼어요. 항상 냄새가 났고, 방광에 감염도 있어서 어머니와 주변 사람 모두 힘들었어요. 저는 그렇게 되고 싶지 않아요.

박 간호사 어머니처럼 되지 않기 위해 소변이 새는 문제를 해결할 수 있는 방법을 찾도록 제가 도움을 주어야 할 것 같은데, 맞나요? (대상자가 원하는 것에 대한 이해를 보이면서, 대상자가 원하는 것을 명확하게 확인한다.)

김 씨 부인 네, 맞아요! 그래주면 정말 좋겠어요.

박 간호사 알겠어요. 그럼, 몇 가지 질문을 하고, 그런 다음 신체검진부터 시작하도록 하죠. (대상자에게 앞으로의 계획을 일부 안내해 준다.)

비판적 사고를 위한 과제

- 효율적인 대화에서 간호사가 한 방법을 생각해 본다.
- 비효율적인 대화에서 간호사의 대화 중 어떤 점이 비효율적인지 판단한다.
- 두 대화 장면에서 대상자가 각각 어떻게 느꼈다고 생각하는지 설명한다.
- 비효율적인 의사소통을 한 간호사의 경우 어떻게 해야 효율적인 의사소통을 할 수 있을지 생각해 본다.

뇨는 절박성 요실금과 함께 나타난다(Newman, 2009).

절박성 요실금과 관련된 요인은 요로감염, 이뇨제 사용, 카페인이나 알코올이 함유된 음료 섭취, 흡연과 수분 섭취 증가 등이며, 과다팽만된 방광도 절박성 요실금을 유발할 수 있다. 일부 대상자는 유치도뇨 제거 후 단기간 동안 절박성 요실금을 경험하기도 한다. 이들은 방광을 비우는 데 익숙해지게 되고, 평상시의 방광팽만 정도에 적응하는 데 시간이 필요하다.

(3) 반사성 요실금

특정 방광용적이 찰 때 예측가능한 간격으로 불수의적 배뇨가 일어나는 것을 반사성 요실금(reflex incontinence)이라고 한다. 신경계 손상으로 인해 방광이 가득 차는 것을 느낄 수 없고, 일정한 방광신장 정도에 따라 단순히 방광을 비우는 것이다. 수의적으로 배뇨를 억제하는 대뇌의 연결부가 손상되었기 때문에 방광을 비우는 것은 천수반사 수준에서 일어난다. 반사성 요실금은 척수병변, 뇌졸중이나 뇌종양과 같은 신경계 손상이 있는 대상자에게서 볼 수 있다.

(4) 기능성 요실금

기능성 요실금(functional incontinence)은 방광과 괄약근 조절이 정상인 사람이 배뇨할 시간 내에 화장실에 도달할 수 없거나 도달하려고 하지 않는 것과 관련이 있다. 이는 환경적 장애, 지남력 상실 또는 신체적 제한에 의한 것으로, 실금하는 소변량도 많다.

많은 요인이 제시간에 화장실에 가는 것을 방해할 수 있다. 예를 들어, 방의 조명이 어둡고 어질러져 있으면 화장실에 가는 데 방해가 된다. 입원 대상자의 경우 침상난간(side rail)이 올려져 있고, 간호사 호출벨이 쉽게 닿을 수 없는 경우도 하나의 요인이 된다. 감각과 인지요인이 기능성 요실금과 관련되는데 혼돈, 지남력 상실, 진정제나 약물 부작용은 인지기능에 손상을 입힌다. 보행장애, 필요한 옷을 벗을 때 요구되는 세밀한 운동조절상실과 같은 운동결손(motor deficit)도 관련이 될 수 있다.

(5) 전요실금

팽만되지 않은 방광으로부터 지속적이고 불수의적이며, 예측 불가능한 소변누출이 일어나는 것을 전요실금(total incontinence)이라고 한다. 때때로 관찰된 요실금이 모두 범주에 맞지 않고 일반적인 치료방법에 반응하지 않을 때 이 용어를 쓰기도 한다. 전요실금과 연관된 요인은 뇌나 척수에 있는 특정한 신경계 병변, 비뇨생식기나 척수에 외상 또는 수술적 상해, 비뇨기계나 척수 내의 선천적 기형 등이다.

11) 유뇨증

유뇨증(enuresis)은 방광조절이 가능한 나이가 지난 후에도 어떠한 병태생리적 원인 없이 불수의적으로 배뇨하는 것을 말한다. 대부분의 어린이는 4~5세에는 낮과 밤 동안에 배뇨를 조절할 수 있다. 5세 이상에서의 유뇨증은 주로 밤에 나타난다. 야뇨증(nocturnal enruesis)은 흔히 '침대젖기(bed-wetting)'라고 한다. 수면 중 불수의적 배뇨는 낮잠을 잘 때도 일어날 수 있으나 밤 동안에 일어나는 것이 더 흔하다. 야뇨증과 관련된 요인은 작은 방광 용적, 숙면, 가정이나 학교에서의 스트레스와 불안, 요로감염과 가족력 등이다. 일차적인 야간 유뇨증은 5~7세 아동의 20%에서 발생한다(Saldano, Chavian, & Maizels, 2008). 유뇨증은 노인에서도 나타날 수 있는데 한 연구에서 6%의 노인에게서 야간 유뇨증을 경험했다는 보고가 있다(Buckly & Lapitan, 2009).

12) 요로전환

요로전환(urinary diversion)은 정상 배뇨경로를 변화시키는 수술적 방법이다. 질병이나 비뇨기계 손상이 있을 때 수술을 통해 대상자의 복부에 인공루(stoma)라는 새로운 출구를 만들어 요관의 경로를 바꾸는 것이다. 방광 제거(방광절제술, cystectomy)가 필요한 암인 경우 요로전환은 영구적이다(Turner, 2009). 방광절제술 후에도 신장은 소변을 계속 만든다. 피부요로전환의 실금인 경우, 요관은 회장의 원위부위에 이식되고 대상자의 복부에 인공루(stoma)라는 출구를 만든다. 소변은 복부를 통해 배설되고, 복부에 부착된 인공루주머니에 모여지는데, 이런 형태를 회장루(ileum conduit)라고 한다. 다른 형태로는 neobladder라고 불리는 지속적 요로 전환이 있다. 방광제거 후, 소장으로 주머니를 만들어 요관과 연결하고 주머니 바닥은 요도에 연결한다(Patel & Campbell, 2009). 요도괄약근은 정상이므로 소변은 요도로 배설된다.

3. 간호사정

1) 평소 양상 확인

대상자는 자신의 평소 배뇨양상을 설명하는 것보다 배뇨의 변화를 설명하는 것을 더 수월해 한다. 일상생활에서 많은 요인이 평소 배뇨양상에 영향을 미치기 때문에 어떤 사람들은 자신의 평소 배뇨양상을 인식하기 어려울 수 있다.

마지막으로 소변을 본 것이 언제인지, 보통 하루에 몇 번 배뇨하는지, 소변량은 적은지, 중간인지, 많은지, 가끔 밤에 배뇨를 위해 잠에서 깨는지 등은 평소 배뇨양상을 확인하는 데 도움이 되는 질문이다. 이러한 질문을 통해 수집된 자료를 분석하여 대상자의 전형적인 배뇨양상을 평가한다. 사생활을 보호하고 소변양상에 대해 이야기하는 동안 당황스러워 할 것임을 염두에 둔다. 배뇨에 대한 용어정의를 대상자가 이해하기 쉬운 '소변보기' 등과 같은 단어를 사용한다.

2) 위험요인 확인

간호력은 잠재적으로 배뇨를 변화시킬 수 있는 위험요인을 확인하는 데 도움이 된다. 요로감염, 신결석이나 신부전과 같은 과거의 신장이나 비뇨기계 문제에 관한 정보를 수집한다. 만일 이러한 문제가 있으면 병력과 치료에 대한 정보를 수집한다. 전립선 수술이나 방광류(cystocele) 복구술과 같은 과거 비뇨생식기 수술에 대해 대상자에게 질문한다. 울혈성 심부전이나 신경계 손상과 같이 비뇨기계 기능에 영향을 미칠 수 있는 급·만성 내과적 문제를 평가한다.

운동, 식이나 수분섭취와 같은 최근 일상생활의 변화에 관한 자료를 수집한다. 음식섭취나 알코올 또는 카페인이 함유된 음료 섭취에서의 중요한 변화를 기록한다. 이뇨제나 항콜린성 제제와 같이 소변량이나 기능을 변화시킬 수 있는 약물을 확인해야 한다.

운동이나 인지기능 장애도 사정한다. 시력손상이나 의사소통의 어려움 역시, 특히 낯선 환경에서 제시간에 화장실에 가는 데 영향을 미칠 수 있다.

3) 기능이상 확인

"최근에 배뇨에 문제가 있는 것을 알았어요?"와 같은 개방적 질문은 초기 면담 시 좋은 질문이다. 만일 대상자가 배뇨 문제를 인지하지 못한다면, 더 구체적인 질문을 통해 질문의 의미를 명확히 한다.

- 배뇨 시 통증이나 작열감이 있습니까?
- 소변색이 분홍색이나 붉은색입니까?
- 소변을 볼 때마다 방광이 완전히 비워지는 것을 느낍니까?
- 재채기나 기침을 할 때 소변이 누출됩니까?
- 소변보는 것을 멈추거나 시작하는 것이 어렵습니까?

비뇨기계 기능의 변화는 보통 점진적으로 일어나기 때문에 사람들은 이런 변화를 정상으로 지각할 수 있어서 위와 같은 질문이 도움이 된다. 예를 들면, 남성 노인은 지난 10년 동안 전립선 비대로 인해 배뇨를 시작하는 데 어려움이 있었으므로 이를 비뇨기계 문제라고 보지 않을 수 있다. 배뇨에 대한 매우 세밀한 자료가 필요할 때에는 배뇨일지를 쓰도록 한다. 배뇨일지는 실제 배뇨횟수를 종이에 기록하거나 컴퓨터상에서 프로그램화된 일일 스케줄에 기록한 것이다. 배뇨일지는 적어도 3일간 기록하는 것이 가장 유용하다.

다뇨, 핍뇨 또는 무뇨뿐만 아니라 혈뇨, 배뇨곤란, 빈뇨, 긴박뇨와 같이 비정상 배뇨양상을 기록하는 것이 중요하다. 이러한 문제가 있으면 문제가 얼마나 지속되었는지, 언제 처음 시작했는지에 대해 질문한다.

만약 스트레스성 요실금이나 요로전환과 같은 만성적인 비뇨기계 기능장애가 있으면, 이 문제에 대한 대상자의 관리방법에 대해 질문한다. 배뇨문제가 확인되면 대상자의 지지체계를 사정한다. 배뇨문제는 스트레스를 주기 때문에 가족과 친구의 지지가 필요하다.

4) 소변사정

소변사정은 대상자가 변기에 직접 소변을 보기보다는 소변수집용기(남성은 소변기, 여성은 여성용 변기 모자)에 소변을 보거나 유치도뇨가 있을 때 자주 시행된다(28장, 그림 28-9 참조). 그러므로 소변사정이 중요하면 대상자에게 이와 같은 기구에 소변을 보도록 한다. 변기 모자는 소변수집을 위해 화장실 변기와 화장실 변기시트 사이에 둘 수 있는 기구이다. 변기 모자를 사용하면 화장실 변기에서 정상적으로 배뇨를 할 수 있을 뿐만 아니라 소변을 육안으로 확인하거나 측정할 수 있다.

소변사정에는 색깔, 투명도, 혈액이나 점액의 존재에 대한 시진과 냄새 사정이 포함된다. 매회 배뇨량과 24시간 내 총 소변량을 사정한다.

5) 섭취량와 배설량 사정

대상자의 수분섭취량과 배설량을 상례기록지(flow sheet)로 감시하면, 소변량은 24시간 동안 수분섭취량의 약 200~300mL 이내에 있어야 한다. 수분섭취량보다 과다한 소변량은 이뇨증을 의미하고, 적은 경우는 신관류 감소, 다른 원인에 의한 체액상실(구토, 설사, 출혈, 과다한 발한)이나 생리적 문제가 있음을 의미한다. 배설량의 증가나 감소추세는 더 많은 평가가 필요하다.

8~12시간 동안 배뇨하지 않거나 매회 적은 양(50~ 100mL)의 소변을 자주 보는 경우 급성 요정체나 역류성 요정체를 생각해 볼 수 있다. 항콜린성 제제, 수술, 질분만이나 전립선 비대와 같은 위험요인을 고려해야 한다. 만일 요정체가 의심되면 하복부 신체사정을 실시한다. 방광 초음파검사 역시 방광 내 소변량을 판단하는 데 도움이 된다.

6) 신체검진

비뇨기계 신체검진은 시진과 촉진으로 나뉜다.

(1) 시진

대상자의 하복부를 시진한다. 대상자가 똑바로 누워 있을 때 하복부 중심부가 치골결합 위로 돌출된다면 방광팽만을 의심한다. 방광이 500mL 이하로 차 있으면 돌출되지 않고, 700mL 이상 차 있으면 배꼽 쪽으로 확장된 돌출을 관찰할 수 있다. 비만한 대상자는 팽만된 방광을 관찰하는 데 어려울 수 있다.

대상자가 심한 배뇨곤란과 농성 분비물을 호소하지 않으면 정기적으로 대상자의 회음부를 관찰할 필요는 없다. 대상자가 특별한 호소를 하지 않을 때 위생욕구를 스스로 충족시킬 수 없는 대상자인 경우는 회음부 위생간호 수행 시 요도구를 검사한다. 도뇨카테터 삽입이나 제거 시 항상 요도구를 시진한다. 건강한 상태라면 요도구 주변 피부는 발적이 없고 습하며, 분비물이 없어야 한다. 귀두지

(smegma)는 여성의 경우 소음순 아래, 남성의 경우 포피 아래에서 발견되는 지루선에서 나온 하얀색의 냄새 나는 분비물로 이 분비물은 정상이며, 요도구에서 나온 것이 아니다. 회음부 시진 시 발적, 요도구 주변의 염증성 피부 및 농성 분비물이 있는 것은 비정상이다.

(2) 촉진

타진에서처럼 촉진도 방광팽만을 발견하기 위해 배꼽 위치에서 시작하여 치골결합부를 향해 내려가야 한다. 방광을 깊이 촉진하기 위해 양손 손가락 끝을 이용하여 방광첨부를 느끼면서 실시한다. 만약 방광에 150mL 이상의 소변이 차 있다면 방광첨부는 부드럽고 둥글게 느껴질 것이다. 팽만된 방광첨부는 타진 시 속이 비어 있는 고음에서 둔탁음으로 바뀌는 복부위치와 동일한 위치에 있어야 한다. 방광첨부를 느끼기 위해 깊숙이 방광을 촉진하더라도 부드럽게 수행해야 한다. 촉진은 불편감을 유발하고 배뇨를 자극할 수 있다. 방광촉진은 타진보다 신뢰성이 적으므로 생략할 수 있다.

(3) 방광초음파

방광초음파(bladder ultrasound, BUS)는 방광 안의 소변량을 측정하는 비침습적 기술이다. 이동식 기구로 초음파 탐침이 화면에 연결되어 있다. 초음파용 젤을 하복부에 바르고 화면에 방광이 보일 때까지 탐침을 움직인다. 2번의 소변량 결과치를 측정하여 잔뇨량을 확인한다. 이동식 초음파기구는 가정이나 클리닉에서 측정할 수 있다. 또한 이 기구는 소변 후 잔뇨량을 측정할 수 있으므로 소변 후 잔뇨량 측정만을 위한 카테터 삽입을 피할 수 있다. 방광초음파 프로토콜의 사용은 수술 후 소변을 보지 못하는 대상자나 잔뇨량이 많은 대상자의 중재에 사용된다. 만약 소변정체가 있다면 방광팽창 완화를 위한 카테터가 필요하다(실습지침서 14장 참조).

윤리적 · 법적 쟁점

대상자에 대한 가족의 태만 가능성

김 간호사는 가정에서 대상자에게 기본간호를 제공하고 있는 간호보조인력을 감독하는 가정간호사이다. 간호보조인력이 김 간호사에게 한 가족이 대상자에게 제공하는 돌봄에 대해 우려를 표현하였다. "저는 권 할머니(치매가 있는 86세 노인으로 내과적 문제 때문에 침대에서만 생활한다)가 가족에 의해 방치되고 학대받고 있다고 생각해요. 제가 권 할머니에게 목욕을 시키려고 집에 갔을 때 할머니는 몇 번 실금을 한 상태였어요. 소변 냄새가 심했고, 오랫동안 젖은 상태로 있었던 것으로 보여요. 심지어 작지만 피부손상이 시작되고 있는 부위를 발견했어요."라고 말했다.

비판적 사고를 위한 과제

- 태만과 학대는 차이가 있는가? 태만이 일어났을 때와 학대가 일어났을 때 간호사의 책임이 무엇인지 각각 기술한다.
- 권 할머니의 치매와 부동상태는 이 문제에 어떻게 기여했는가?
- 권 할머니에 대한 태만 또는 학대에 대해 어떤 결론을 내리기 전에 정보수집을 더 할 필요가 있는가?
- 가족이 권 할머니에게 제공하는 돌봄을 향상시키기 위해서 가족과 협동할 수 있는 방안을 기술한다.

7) 진단 검사와 절차

의사는 대상자의 배뇨기관과 비정상 여부를 알아보기 위해 다양한 진단적 비뇨계 검사를 처방할 수 있다. 간호사는 임상병리검사를 위해 소변검체물을 수집하거나 수집 시 감독할 책임이 있다. 간호사는 방광초음파검사를 시행하고, 비뇨기계의 병리적 상태를 확인하는 데 도움이 되는 진단 검사를 위해 대상자를 준비시킨다. 간호사는 검사절차에 대해 대상자를 교육하고 준비시키며, 검사 시 도움을 주고, 검사 후 간호를 제공할 책임이 있다.

(1) 소변검체물의 수집

검사에 따라 검체물 수집절차가 달라진다. 영아나 아동에서 소변수집 시 특별히 고려해야 할 사항이 있다. 소변검체물 수집에 관한 지침은 실습지침서 14장을 참조한다.

SAFETY ALERT

검사 결과에 의해 치료가 결정되므로, 오류를 방지하기 위해 2가지 이상의 방법으로 대상자를 확인한 후 검체에 라벨을 붙인다.

① 무작위 소변 검체물

무작위 소변(random urine) 검체물 수집은 멸균소변이 필요하지 않을 때 시행한다. 깨끗한 검체물은 소변기나 변기에 수집하거나, 직접 검사물 컵에 수집한다. 소변은 대변이나 화장지에 의해 오염되어서는 안 된다. 만일 여성이 생리 중이라면 이를 알린다.

② 깨끗하게 수집된 소변 또는 중간뇨 검체물

깨끗하게 수집된 소변이나 중간뇨 검체물(clean catch or midstream urine)은 비교적 미생물이 없는 검체물이 필요할 때 사용되는데, 멸균검사물 컵이나 멸균 침대용변기 또는 소변기를 이용해 수집한다. 깨끗하게 수집된 소변검체물을 수집하기 위한 교육내용은 실습지침서 14장을 참조한다.

③ 24시간 소변검체물

24시간 소변검체물은 신장이 하루 중 동일한 정도로 배출하지 않는 물질(요단백, 크레아티닌, 유로빌리노겐, 요산, 호르몬 등)을 정확하게 측정하기 위해 필요하다. 간호사는 대상자에게 절차를 설명하고, 24시간 동안 배설되는 모든 소변을 수집하는 과정을 알려줄 책임이 있다. 소량의 소변이라도 버리게 되면, 검사결과의 타당성을 떨어뜨리므로 다시 소변을 모아야 한다. 모든 건강관리제공자와 가족구성원이 소변수집을 알 수 있도록 대상자의 침대와 화장실 문에 표지판을 붙인다. 검사실은 소변수집을 위해 큰 용기를 제공하며, 소변 구성물질의 파괴를 막기 위해 용기 내에 보존액을 첨가한다.

보통 24시간 소변검체물은 대상자가 아침 일찍 첫 소변을 본 후 시작한다. 이때 방광이 완전히 비워질 때까지 배뇨하도록 대상자에게 교육한다. 이렇게 소변을 본 시간을 시작시간으로 해서 그 시간부터 24시간 동안 소변을 모은다. 대상자는 깨끗한 용기(소변기, 변기, Hat)에 배뇨할 수 있지만 대변이나 화장지로 인해 소변이 오염되지 않도록 주의해야 한다. 모든 소변은 24시간 동안 소변용기에 담고, 첨가된 보존액이 부식성일 수 있으므로 소변이 튀지 않도록 주의하면서 소변을 모은다. 큰 용기는 24시간 소변수집 동안 냉장보관하거나 얼음통에 두어야 한다. 24시간이 되었을 때 대상자에게 소변을 보도록 하고, 이 소변까지 소변용기에 담는다. 그리고 용기에 인식표를 붙여 검사실로 보낸다.

④ 카테터를 이용한 검체

도뇨카테터로 검체물을 수집하는 것은 배뇨가 어렵거나 이미 도뇨카테터가 삽관된 경우에 시행하는데, 이렇게 수집된 소변은 멸균상태이다. 도뇨카테터에서 소변을 수집할 때 방광으로 미생물이 들어오는 것을 막기 위해 무균술을 철저하게 지켜야 한다.

만일 소변수집을 위해 도뇨가 필요하다면 1회용 도뇨를 시행한다. 이는 소변을 수집하는 동안만 도뇨카테터를 삽입한다는 의미이다(실습지침서 14장 참조). 멸균소변을 검사물 용기 내에 받아서 용기에 인식표를 붙이고, 플라스틱 주머니에 담아 검사실로 보낸다.

만일 대상자가 이미 유치도뇨를 하고 있으면 주사기를 사용하여 카테터에 있는 포트를 통해 소변을 빼내어 검체물을 수집한다(실습지침서 14장 참조). 소변을 소변수집주머니에서 수집해서는 안 된다. 수집주머니는 소변배액을 위해 여러 번 개방되기 때문에 멸균상태라고 보기 어렵고, 소변이 오랜 기간 동안 소변수집주머니에 있었기 때문에 세균 증식의 가능성이 있기 때문이다.

⑤ 아동의 소변수집

영아나 아동에서 검체물 수집 시 아동이 아직 배뇨조절을 못한다면 특별히 주의를 해야 한다. 도뇨는 어려운 경우가 많고, 요도구가 작아 외상 우려가 있기 때문에 권장되지 않는다. 플라스틱 수집용기를 이용하는 것이 검체물을 수집하는 데 적절한 방법으로 아동의 회음부를 씻고, 철저하게 말린다. 이후 제조회사의 지시에 따라 부착물질이 있는 깨끗한 플라스틱 주머니를 요도구 위에 부착하고 요도구의 외상을 막기 위한 간호를 시행한다(실습지침서 14장 참조).

배뇨조절이 가능한 경우에도 검체물 수집이 어려울 수 있다. 많은 아동은 소변을 보라고 할 때 배뇨하는 것을 어려워 한다. 아동에게 물을 한 컵을 마시게 하고, 수도꼭지를 틀고, 부모의 도움을 받으면 성공률을 높일 수 있다.

(2) 소변검사

가장 흔한 임상병리 소변검사는 요검사 시험지, 요검사, 소변배양과 민감도 검사, 24시간 소변분석이다.

① 요검사 시험지

요검사 시험지(reagent strips, dipsticks)는 소변 내 포도당, 단백질 또는 케톤과 같은 특정물질의 양을 측정하기 위해 사용된다. 이 시험지는 소변의 pH나 잠혈의 존재 유무를 확인하는 데 사용되기도 한다. 시험지의 적절한 사용방법 지시사항은 시험지 용기에 적혀 있다. 정확한 결과를 얻기 위해서 지시사항을 정확히 따라야 한다. 보통 절차는 시험지를 소변검사물 내에 담갔다 빼서 시험지의 변화된 색깔을 용기에 있는 색깔 대조표와 비교한다. 일부 검사(예: 포도당, 케톤)는 정확한 결과해석을 위해 시간을 지키는 것이 중요하다. 의사는 고위험 대상자의 특정(예: 임부에서 소변내 단백질 유무사정)을 면밀히 관찰하기 원할 경우 요검사 시험지로 소변을 사정하도록 처방한다. 간호사는 고위험 대상자에 대한 포괄적인 사정이 필요할 때 요검사 시험지 사용을 독자적으로 결정할 수 있다.

② 요검사

요검사(urinalysis)는 가장 흔한 소변 선별검사(screening test)이다. 요검사는 소변의 색깔, 투명도, pH, 비중에 대한 자료를 제공하고 단백질, 포도당, 케톤, 적혈구, 백혈구, 세균이나 잔여물(casts) 유무를 확인한다. 요검사를 위한 소변수집은 모든 입원 대상자에게 정규적으로 시행된다. 검사는 20~30mL의 소변을 무작위로 수집하여 시행한다. 검체물은 하루 중 어느 때라도 수집할 수 있지만 아침 첫 소변이 가장 좋다. 아침 첫 소변은 보통 밤 동안 수분을 섭취하지 않고 식이와 활동이 최소화되기 때문에 더 농축되어 있다. 그러므로 첫 소변검체물은 비정상 상태를 파악할 가능성이 가장 높다. 표 32-3에는 요검사 시 파악할 수 있는 특성, 정상치, 임상적 의의가 있는 비정상 결과가 제시되어 있다.

기억해야 하는 개념

요검사를 위해 수집된 소변은 멸균상태는 아니어도 되지만, 오염되지 않고 깨끗해야 한다. 그러나 소변배양 및 민감도 검사를 위한 소변은 정확한 검사결과를 위해 멸균상태를 유지해야 한다.

③ 소변배양과 민감도 검사

소변배양과 민감도 검사(urine culture and sensitivity)는 요로감염을 일으키는 미생물을 확인하고 효과적으로 미생물을 죽일 수 있는 항생제를 결정하기 위해 실시하는 검사이다. 소변배양 시 적어도 48시간이 지나야 세균이 성장하고 증식한다. 검사실에서는 24시간 내에 미생물을 미리 확인할 수 있지만, 감염을 유발하는 미생물을 정확히 파악하기 위한 정량적 분석검사는 24~48시간이 걸린다. 미생물을 확인한 후 증식을 억제할 수 있는 항생제를 찾기 위한 검사를 할 수 있다. 만일 항생제가 세균번식을 억제하면 세균이 항생제에 민감한 것이고, 항생제가 세균 성장을 억제하지 못하면 세균은 항생제에 저항력이 있는 것으로 본다. 이 검사의 목적은 요로감염 치료를 위한 적절한 항생제를 선택하기 위한 것이다.

(3) 혈액검사

소량의 혈액이 신질환을 선별하기 위해 검사실에서 분석된다. 흔히 혈액요소질소(blood urea nitrogen, BUN)와 혈청 크레아티닌(serum creatinine) 검사가 시행된다.

표 32-3 요검사

특성	정상치	임상적 의의
색깔	연노란색~호박색	거의 무색: 수분섭취 증가; 짙은 색: 수분섭취 감소; 분홍, 짙은 갈색: 소변 내 적혈구; 분홍색, 오렌지색, 적색, 갈색, 푸른 녹색: 약물이나 음식
투명도	투명	흐릿하고, 탁하고, 어두운 색: 실온에서 오래 있던 소변; 적혈구, 백혈구, 세균, 점액질: 유치도뇨 카테터로 인한 점막자극
pH	정상: 6	<6: 고기나 일부 과일(예: 크랜베리)의 과다섭취; 대사성 산증(당뇨, 기아상태); 호흡성 산증(폐기종) >6: 채소와 감귤류 과다섭취; 요로감염; 대사성 염기증(구토, 장기간 이뇨제 투여); 호흡성 염기증(과다환기)
비중	범위: 4.6~8	<1.025: 수분섭취 증가; 이뇨제 투여, 요붕증, 신질환 >1.025: 수분섭취 감소; 수분상실 증가(구토, 설사, 발열); 항이뇨 호르몬 분비(외상, 스트레스)
단백질	범위: 1.015~1.025	심한 스트레스, 신질환, 임신의 자간전증(preeclampsia)
포도당	없거나 흔적만 있음	당뇨병
케톤	없음	당뇨병, 케톤산증, 기아상
현미경검사		
적혈구	0~3	>3: 요로감염, 출혈, 요로외상, 항응고요법
백혈구	0~5	>5: 요로감염
세균/곰팡이	없거나 거의 없음	약간: 회음부 오염 많음: 요로감염
잔여물(단백질의 침전 또는 덩어리)	없거나 때때로 있음	많음: 신질환의 가능성

BUN 검사는 혈액 속 요소질소(urea nitrogen)의 양을 측정한다. 주된 최종 질소대사 노폐물인 요소는 간에서 만들어진 후, 신장으로 혈류를 타고 배설된다. 신장질환이 있을 때에는 요소를 적절하게 배설하지 못하고, 혈액 속에 축적되어 BUN이 상승된다. 정상 BUN은 8~25mg/100mL이며, 고단백질 섭취, 수분결핍, 감염, 통풍이나 과다한 단백질 저장과 같은 요인은 BUN을 상승시킨다.

혈청 크레아티닌은 훨씬 더 민감한 신기능 지표이다. 크레아티닌은 골격근 조직의 파괴로 인해 생성된 노폐물이다. 크레아티닌이 형성되면 혈류를 타고 신장으로 운반되어 신장에서 여과되고 배설된다. 많은 네프론이 손상되면 효율적인 크레아티닌 배설을 막으므로 크레아티닌이 혈액 속에 축적된다. 따라서 혈청 크레아티닌 농도의 상승은 신기능 손상의 지표가 된다.

크레아티닌 청소율(creatinine clearance)은 혈액과 소변검사를 함께 시행하는 검사로, 신장이 혈액으로부터 크레아티닌을 제거하는 비율을 측정하기 위한 것이다. 크레아티닌은 사구체여과 과정에 의해 소변으로 배설된다. 크레아티닌은 신세뇨관에 의해 분비되지 않고, 신세뇨관 어디에서도 재흡수되지 않으므로 크레아티닌의 배설은 신장의 사구체여과 능력의 정확한 측정방법이다. 크레아티닌 청소율을 계산하기 위해서는 혈액의 크레아티닌치, 소변의 크레아티닌치, 일정기간 동안(보통 24시간) 생성된 소변량이 필요하다. 크레아티닌 청소율 감소는 신장손상을 의미한다. 사구체여과율(GFR)은 단위시간(보통 min)에 얼마나 많은 양의 혈장이 사구체를 여과할 수 있는지를 나타내며, 신장 기능의 가장 좋은 지표이다. 현재 대상자 나이, 인종, 성별, 혈청크레아틴 수치로 사구체여과율을 계산한다. 60mL/min 이하인 경우 보고해야 하며, 이러한 경우, 많은 약물의 용량 조절이 필요한 신장질환을 의미한다.

(4) 영상검사

비뇨기계를 볼 수 있는 가장 일반적인 영상검사로는 복부초음파, 컴퓨터단층촬영(CT), 자기공명영상(MRI)이 있으며 이들 검사는 비뇨기계를 시각화하고, 신장이나 방광이 비정상적인지 발견하는 데 도움이 된다.

복부초음파는 비침습적으로 신장의 위치와 크기를 스캔한다. 또한 이 검사를 통해 돌로 인한 요로계의 폐색을 알 수 있다. 그러나 종양이나 덩어리를 찾는 데는 도움이 되지 못한다.

컴퓨터단층촬영은 신장의 형태와 크기 사정 및 종양 사정에 더 도움이 된다. 또한 컴퓨터단층촬영은 신장 주위와 신장의 구조를 더 구체적으로 볼 수 있다. 이 검사 시 조영제는 사용할 수도 있고 사용하지 않을 수도 있다. 조영제 사용 시 CT IVP라고 부르기도 한다. CT IVP 검사로 신장의 돌, 비뇨기계의 폐쇄 및 동맥과 정맥혈관을 잘 볼 수 있다.

자기공명영상은 3단면의 이미지를 제공한다. 다량의 자석과 무선 전파로 인체의 이미지를 보여준다. 조영제 알러지가 있거나 신장과 혈관을 더 구체적으로 보고자 하면 컴퓨터단층촬영보다는 자기공명영상이 더 유리하다.

(5) 방광경검사

방광경(cystoscopy)은 방광 내에 관을 삽입하여 직접 시각화할 목적으로 시행한다. 유연한 관으로 된 방광경은 요도에 삽입되어 방광 내에 진입한다. 방광경 끝에 달려 있는 조명은 종양, 결석이나 구조적 문제와 같은 비정상을 살펴보기 위한 것이다. 특별하게 고안된 기구는 방광경을 통해 작은 결석을 제거할 수 있고, 조직생검을 할 수도 있다. 연이어서 신장에 대한 방사선검사를 하기 위해 방사선조영제를 주입할 수 있는데, 이를 역행성 신우조영술(retrograde pyelogram)이라고 한다. 방광경검사를 하기 전에 대상자는 동의서에 서명해야 한다. 검사 후 혈뇨, 요정체, 배뇨곤란이나 방광경련 또는 요로감염의 징후나 증상이 있는지 사정한다. 방광경 후 단기간 동안 유치도뇨를 유지할 수 있다.

(6) 요역동검사

요역동검사(urodynamic studies)는 방광기능이나 배뇨 시 비정상을 발견하기 위한 것이다. 이 검사(요류, 방광내압, 요도압)는 압력(방광, 요도, 복부 내), 소변흐름, 횡문근 활동을 측정하며 특별한 준비가 필요 없다. 보통 요역동검사는 통증은 없지만, 약간의 간헐적 불편감이 느껴질 수 있다.

4. 간호진단

배뇨와 관련된 NANDA-I 간호진단에는 요실금: 스트레스

NANDA 표 32-4 배뇨와 관련된 NANDA-I 간호진단

간호진단	관련요인	진단진술	NOC*	NIC†
긴장성 요실금: 복부내압 증가로 50mL 이하의 배뇨를 경험하는 상태	비만과 다산으로 인한 높은 복부 압력; 골반근과 골반 구조 지지의 약화	다산으로 인한 골반근 약화와 관련된 스트레스성 요실금 근거: 기침이나 재채기 시 찔끔거림	지식: 식이, 배뇨, 증상조절	골반근 운동, 골반근 관리, 요실금 간호
긴박성 요실금: 배뇨에 대한 긴박성을 심하게 느낀 직후 불수의적으로 소변 배출을 경험하는 상태	방광 용량 감소, 방광 자극, 방광 감염, 방광의 과대 팽창, 이뇨제, 카페인, 알코올의 섭취	최근의 요로감염과 다량의 커피섭취와 관련된 절박성 요실금 근거: 화장실에 가기 전 2회의 긴박뇨와 빈뇨를 경험	실금: 증상의 심각성, 증상 조절, 배뇨, 감염의 심각성	감염 관리, 수액 관리, 방광 훈련
반사성 요실금: 방광 용적이 찰 때 예측 가능한 간격으로 발생하는 불수의적 소변 배출을 경험하는 상태	천골 반사상부의 척수 손상이나 급작스러운 골반 수술, 이환적 신경성 방광	최근의 뇌졸증과 관련된 반사성 요실금 근거: 방광 충만감에 대한 감각저하. 카테터 제거 후 첫 소변	실금, 지식: 치료법 신경적 상태: 척수 감각, 운동기능	방광 훈련, 배뇨습관 훈련, 수액 관리, 자기돌봄 보조: 전동, 자아 간호 보조, 소변 보기, 유치 카테터: 간헐적
기능적 요실금: 의도하지 않은 소변 누출을 피하기 위해 제시간에 화장실에 도달할 개인의 배설 자제력이 없음	치료, 자극, 인지, 정신적 그리고 신경혈관 환경의 변화나 활동성 결여	새로운 요양원의 환경과 고관절 치환술 이후 화장실 가기 어려움 및 옷입기 어려움과 관련된 기능성 요실금	요실금, 수행의 전환, 자기돌봄: 소변 보기 지식: 치료법	교육: 배뇨훈련, 자기돌봄 보조: 소변 보기, 자기돌봄 보조: 전동, 요실금 간호
요정체: 방광을 완전히 비우지 못하는 것을 경험하는 상태	배뇨근의 허약, 반사궁, 막힘 그리고 강력한 괄약근의 제한	수술후 부종, 배뇨근 허약과 관련된 요정체 근거: 직립상 소변 보지 못함	배뇨, 증상의 심각성, 증상 조절	요정체 간호, 유치 카테터: 혈적, 소변시도, 수분관리

Dx, diagnosis; R/T, related to; AEB, as evidenced by; UTI, urinary tract infection; BR, bathroom; D/C, discontinued.
*출처: Moorhead, S., Johnson, M., Maas, M., & Swanson, E. (2013). *Iowa Outcomes Project: Nursing Outcomes Classification (NOC)* (5th ed.). St. Louis, MO: C. V. Mosby.
†출처: Bulecheck, G., Butcher, H., Dochterman, J., & Wagner, C. (2013). *Iowa Intervention Project: Nursing Interventions Classification (NIC)* (6th ed.). St. Louis, MO: C. V. Mosby.
출처: NANDA-International (NANDA-I). (2014). *Nursing diagnoses: Definitions and classification, 2015-2017*. West Sussex, England: Wiley-Blackwell.

성, 긴박성, 반사성, 기능성, 전요실금, 요정체가 있다(NANDA-I, 2014). 표 32-4에서 간호진단과 NOC와 NIC와 관련된 진단을 볼 수 있다.

5. 간호성과 확인과 간호계획

비뇨기계 기능장애 대상자를 위한 목표는 사정자료에 따라 개별화해야 한다. 일반적으로 대상자의 목표는 다음과 같다.

- 대상자는 배뇨조절 능력을 재확립한다.
- 대상자는 적절한 회음부 근육통제력을 강화 또는 유지한다.
- 대상자는 최적의 비뇨기계 기능 증진에 필요한 절차에 대한 이해를 말로 표현한다.

6. 간호수행

1) 건강증진

대상자 교육은 최적의 비뇨기계 건강과 기능을 증진시키는데 중요하다. 모든 대상자에게 적절한 수분섭취의 중요성, 요로감염을 피하는 방법 및 적절한 회음부 근긴장도를 유지하는 방법에 대해 교육한다.

(1) 배뇨를 증진시키는 방법

질병과 입원은 평상시 배뇨습관을 방해할 수 있다. 익숙하지 않고 때론 불편한 의학적 절차, 프라이버시 상실, 낯선 환경, 의학적 진단이나 예후에 관한 불안은 평상시 배뇨습관을 방해할 수 있는 요인이다. 안위를 위한 방법은 적절한 수분섭취 증가와 함께 배뇨를 증진시키며, 평상시 배뇨양상을 유지하는 것이다.

- 배뇨 시 프라이버시가 지켜지는 환경을 제공한다.
- 배뇨할 때 서두르지 않고, 방해받지 않도록 충분한 시간을 준다.
- 배뇨 시 간호사의 도움이 필요하면 대상자의 평상시 배뇨시간(기상 시, 식전, 취침 전)을 사정하고, 이때 배뇨할 수 있도록 도움을 준다.
- 4시간마다 배뇨하도록 격려한다.
- 신체적 불편감과 불안 유발상황을 줄이도록 한다. 불편감과 불안은 근긴장을 증가시키고, 배뇨 시 필요한 이완을 방해한다.
- 처방에 따라 진통제를 주고, 정서적 지지를 제공한다.
- 배뇨 시 편안하고, 가능하면 배뇨에 적절한 생리적 체위(여성은 앉거나 쭈그린 자세, 남성은 선 자세)를 취하도록 돕는다.
- 대상자가 배뇨를 시작하는 데 어려움이 있으면 간호사는 이완을 증진시키거나 무의식적 제안(unconscious suggestions)으로 작용하는 감각자극을 제공함으로써 도움을 줄 수 있다. 이러한 감각자극의 예로는 회음부에 따뜻한 물을 붓고, 수도꼭지를 틀고, 따뜻한 목욕으로 이완시키고, 따뜻한 물에 손을 담그게 하고, 대퇴 안쪽을 문지르고, 음악 또는 읽을거리를 제공하고, 음료를 제공하는 것 등이 있다.

(2) 수분섭취 증가

적절한 수분섭취의 중요성에 관한 교육은 중대한 간호중재이다. 정상적으로 성인은 매일 6~8잔(1,500~2,000mL)의 수분(되도록이면 물)을 섭취해야 한다. 체액상실이 과다하면 그에 따라 수분섭취를 증가시켜야 한다.

일시적 탈수를 막기 위해 깨어 있는 동안에는 일정 간격으로 수분을 섭취해야 한다. 자는 동안 깨는 것을 막기 위해 취침 전에는 수분섭취를 제한한다. 과도한 카페인(커피, 차, 콜라), 포도당(주스)이나 나트륨(소다)은 요로 배설 양상을 변화시킬 수 있기 때문에 물이 선호된다.

적절한 수분섭취는 2가지 기능을 가지고 있다. 첫째, 적절한 소변생성은 비뇨기계 밖으로 미생물을 씻어내주므로 감염이나 결석으로 인한 요로폐색의 위험성을 줄여준다. 둘째, 많은 양의 소변생성은 배뇨근의 확장과 신장을 돕고 위축을 예방한다. 이러한 이유 때문에 적절한 수분섭취는 요로감염을 막고 방광 근긴장도를 유지하는 데 도움이 된다.

(3) 요로감염 예방

적절한 수분섭취를 하는 것은 요로감염을 예방하는 또 다른 방법이다. 방광 내에 소변정체를 막기 위해 4시간마다 배뇨하도록 한다. 적절한 회음부 위생은 항문이나 질로부터 요도로의 병원균 침입을 막는 데 중요하다. 여성은 항상 소변이나 대변 후 앞에서 뒤로 닦도록 교육한다. 성관계 직후 배뇨하는 것 역시 여성의 비뇨기계를 통해 들어오는 세균을 예방하는 데 도움이 된다. 적절한 회음부 간호는 생리와 산욕기 동안에도 필수적이다. 여성은 꽉 조이는 의복, 강한 성분의 비누, 거품목욕과 파우더가 요도를 자극할 수 있기 때문에 되도록 사용을 피하도록 교육한다. 크랜베리 또는 블루베리 주스는 방광벽에 세균이 부착하는 것을 막고 소변의 pH를 산성화시키므로 만성요로감염을 예방하는 데 도움이 된다(Moralejo, 2008; Nowack & Schmitt, 2008). 남녀 모두 회음부를 만질 때마다 비누와 물로 손을 씻어야 함을 기억해야 한다. 또한 발열, 옆구리 통증, 배뇨곤란, 빈뇨, 긴박뇨, 농뇨나 혈뇨와 같은 요로감염의 증상과 징후에 대해 교육해야 한다. 이러한 교육은 특히 방광에 기구를 삽입한 후에 중요하다. 노인이나 면역기능이 억제된 사람은 이러한 증상이 없을 수 있다. 어떤 사람들은 비뇨기계 문제로 의사를 만나는 것을 불편해하므로 잠재적 요로감염의 경우 즉각적인 치료가 중요함을 강조해야 한다.

SAFETY ALERT

적절한 회음부 위생은 항문이나 질을 통한 요로감염 예방에 중요하다. 여성 대상자에게 대변 후 앞쪽에서 뒤쪽으로 닦도록 교육한다.

(4) 최적의 근긴장도 증진

회음부나 복부 근긴장도가 상실되면 요정체와 요실금을 초래할 수 있다. 이를 막기 위해서는 이들 부위에 대한 규칙적인 운동이 필요하다. 골반저 근육운동(또는 Kegel 운동)은 회음부와 항문근육을 꽉 조여준다. 대상자는 한 시간에 몇 번씩 이러한 활동을 수행해야 한다.

또 다른 근육강화운동은 배뇨 시 자의적으로 소변의 흐름을 멈췄다가 시작하는 것이다. 운동교육은 특히 산욕기에 더 중요하다. 또한 비만인을 위한 체중감소 교육은 근긴장도를 증진시키는 데에도 도움이 된다.

2) 기능변화에 대한 간호중재

간호사는 독자적으로 처방하고 수행할 수 있는 치료법으로 대부분 요실금 대상자를 관리할 수 있다(Newman, 2009). 행동적 중재는 1차적인 요실금 치료법으로 추천된다. 만일 행동적 중재가 실패하면 약물, 흡수성 제품(absorbent products), 외부 카테터(external catheter) 또는 유치도뇨 카테터를 사용할 수 있다.

(1) 행동적 중재

행동적 중재는 요실금 치료에 활용되는 주된 독자적 간호중재이다. 행동적 중재에는 생활양식 수정, 계획된 배뇨법과 골반저 근육운동이 있다.

① 생활양식 수정

수분섭취 조절, 금연, 체중감소 및 변비 예방은 배뇨를 증진시키는 생활양식 수정법이다.

방광훈련 프로그램의 성공을 위해서는 충분한 수분섭취가 중요하다. 방광은 배뇨반사를 자극하기 위해 적어도 200mL의 소변이 필요하다. 하루에 2,000mL의 수분섭취는 정상적인 방광 신장-수축반사를 유발하는 데 충분한 수분을 공급하기 위해 권장된다. 대상자가 하루 수분섭취 목표를 설정하는 데 도움을 준다. 취침 시에는 수분섭취를 줄이고, 낮 동안에 대부분의 수분을 섭취해야 한다. 대상자는 방광 재훈련 동안 방광자극제(커피, 차, 콜라, 알코올)를 피하는 것이 가장 좋다. 니코틴 또한 방광자극제이므로, 금연하게 되면 배뇨조절이 증진된다. 체중감소는 스트레스성 요실금 대상자에게 특히 도움이 된다. 팽만된 직장의 압력은 방광과 방광경부를 압박할 수 있고, 방광을 비우는 데 방해가 될 수 있기 때문에 변비예방을 위한 중재 또한 중요하다.

② 계획된 배뇨법

배뇨시간표를 만들어서 지키는 것은 방광훈련에서 가장 힘들지만 요실금을 감소시키는 데 효과적이다.

- 정해진 시간 배뇨(timed voiding)는 고정된 배뇨시간표(보통 2시간마다 배뇨)를 지속적으로 지키는 것이다. 이러한 배뇨법은 인지 또는 신체적 손상이 있는 대상자에게 자주 사용된다.
- 자극 배뇨(prompted voiding)는 요의를 느끼는지를 판단하기 위해 규칙적으로(보통 2시간마다) 확인하는 방법이다. 때때로 배뇨의 필요성을 상기시키거나 제안하는 것만으로도 배뇨를 시작하는 데 충분한 자극이

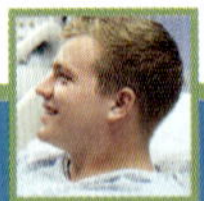

배뇨 PICO

소변배양 검사결과를 확인한 후에 담당의사는 대상자에게 시프록신(ciprofloxacin)을 처방하였다. 담당간호사는 투약에 대해 대상자에게 설명하였다. 대상자는 입원을 하고 있는 현실에 좌절감을 느끼고 있으며 "제가 왜 감염이 되었는지 모르겠어요.", "감염을 유발하지 않는 카테터는 없나요."라고 말하였다. 담당간호사는 적절한 답변을 하지 못하여 PICO에 근거하여 Cochrane Library를 찾아보기로 하였다. 연구질문은 '성인에서 일반카테터와 비교하여 항균성 도뇨카테터가 요로감염을 예방할 수 있을까?'이다.

P (Population, 대상) = 성인
I (Intervention, 간호중재) = 항균성 도뇨카테터
C (Comparison, 비교) = 일반도뇨카테터
O (Outcome, 성과) = 요로감염 예방

담당간호사는 일반카테터와 항균성 카테터를 비교한 체계적 문헌고찰연구를 찾았다. 메타분석을 한 연구는 찾을 수 없었지만 체계적 고찰연구도 높은 수준의 근거를 제공할 수 있다. 그 체계적 고찰연구는 무작위실험연구와 유사실험연구를 포함하고 있었으며 25개 집단에서 12,422명 대상자에 대한 26개 연구 및 27,878명의 대단위 연구를 고찰하였다(Lam, Omar, Fisher, Gillies, & MacLenan, 2014). 이 연구에서 항균성 카테터에서 세균의 수는 감소하지만 요로감염 발생률을 낮추지는 못한다고 보고하였다. 즉, 항균성 도뇨카테터를 사용하는 것이 요로감염을 예방하지는 못한다는 근거를 보여주고 있었다. 사실, 비싼 카테터는 대상들이 더 불편해했다.

담당간호사는 대상자에게 가서 이 결과를 설명하면서 도뇨카테터를 제거하였고 바로 항생제를 투여하면, 회복할 수 있다고 격려하였다.

출처: Lam, T. B. L., Omar, M. I., Fisher, E., Gillies, K., & MacLennan, S. (2014). Types of indwelling urethral catheters for short-term catheterisation in hospitalised adults. *Cochrane Database of Systematic Reviews, 9*, Art. No.: CD004013. DOI: 10.1002/14651858.CD004013.pub4

된다. 이 방법은 방광팽만감을 인지하는 데 어려움이 있는 대상자(인지장애 노인 포함)에게서 요실금을 현저히 줄일 수 있다.

- 습관 재훈련(habit retraining)은 대상자의 평상시 배뇨양상에 근접해지도록 배뇨시간을 계획하는 것이다. 이 배뇨시간표는 예측가능한 요실금(식후 또는 이뇨제와 같은 약물 복용 후)이 있는 대상자에게 이용될 수 있다.
- 방광훈련(bladder training)은 계획된 배뇨로 시작한다. 대상자는 정해진 시간(보통 2시간마다)에 배뇨하고, 정해진 시간 전의 요의는 참도록 하고, 배뇨간격을 점차적으로 4시간까지 늘려 나간다. 이 방법은 기동성과 동기유발 상태가 좋으면서 인지적으로 문제가 없는 대상자에게 더 효과적으로 이용된다.

대상자와 이들 간호에 참여하는 사람은 방광훈련방법과 배뇨시간표를 알아야 한다. 침상가에 시간표를 붙이면 도움이 된다. 방광은 정상 배뇨반사에 반응하도록 재훈련되는 것이므로 방광훈련의 성공은 얼마나 지속적으로 실시하는지에 달려 있다.

③ 골반저 근육운동

근육강화운동은 효과적인 행동요법 프로그램의 세 번째 요소이다. 골반저 근육운동(pelvic floor muscle exercise)이나 Kegel 운동은 치골미골 근육(pubococcygeal muscles)을 강화시키고 최적의 배뇨조절을 효과적으로 증진시킨다. 골반저 근육운동은 42장에 제시되어 있다.

(2) 외부 카테터와 흡수성 제품

행동적 중재와 함께 외부 카테터와 흡수성 제품은 치료 프로그램 초기에 자주 사용된다. 행동적 중재가 성공하지 못할 때 대안적 중재방법이 필요하다.

① 외부 카테터

외부 카테터(콘돔 카테터, condom catheter)는 때때로 배뇨조절이 잘 안 되는 남성들이 사용한다. 또한 콘돔 카테터는 전립선절제술을 받은 대상자나 척수 손상, 실금으

성과기반 교육계획

젊은 여성인 김 씨 부인은 18개월 전에 결혼한 이후 세 번째 요로감염으로 병원에 내원하였다. 매번 치료를 위해 항생제 처방을 받았다. 오늘 담당간호사와 김 씨 부인은 요로감염 재발을 예방하기 위한 방법을 검토하기로 하였다.

간호성과

교육이 끝나면 김 씨 부인은 요로감염이 재발되는 요인을 말할 수 있을 것이다.

전략

- 김 씨 부인에게 요로감염을 유발할 수 있는 요인의 목록을 제공한다(부적절한 수분섭취, 성교나 배변 후 외부 박테리아로 인한 오염, 배뇨 지연, 조이는 바지, 요로결석).
- 김 씨 부인에게 자신의 상황에 적용될 수 있는 요인을 선택하도록 하고, 김 씨 부인과 함께 이들 위험요인을 줄이기 위한 계획을 세운다(김 씨 부인은 부적절한 수분섭취, 결혼 후 활발한 성생활, 배뇨 지연을 선택하였다).

간호성과

1달 후 재방문 시에 김 씨 부인은 배뇨일지를 작성하였는데 김 씨 부인이 요로감염 예방을 위한 계획을 잘 지키고 있으며, 요로감염이 재발되지 않았다고 하였다.

전략

- 하루 수분섭취량에 대한 목적을 설정한다(3,000mL/일).
- 카페인이 없는 수분섭취를 증가시키기 위한 전략을 구상한다(물병을 가까이에 둔다. 매 식사 시 물 한 잔을 마신다. 매 배뇨 후 물을 마신다).
- 수분상실이 증가되는 경우(운동) 수분섭취를 증가시킨다.
- 성교 후 세균오염이 일어나는 방식을 설명한다. 김 씨 부인에게 성교 직후 일어나서 배뇨하고, 회음부 청결 시 앞에서 뒤로 닦도록 격려한다.
- 방광에 오랜 시간 동안 소변이 정체되지 않도록 잦은 배뇨의 중요성을 설명한다.
- 다음 방문 시까지 수분섭취와 배뇨일지를 기록하도록 한다.
- 김 씨 부인이 요로감염 예방조치를 이행한 것에 대해 격려한다.

간호평가

> 2017/3/2 08:30 – 김 씨 부인은 수분섭취를 적게 하고 소변 보기를 참는 것은 요로감염을 일으키기 쉽다고 인지하였다. 대상자는 매일 6컵의 물을 마시고 4시간마다 소변을 본다고 말하였다.
>
> – RN 김미영

로 피부통합성 장애가 있는 대상자에게 유리하다. 외부 카테터는 콘돔이나 카테터 덮개(catheter sheath)를 음경에 씌우고, 이를 배액관에 부착하여 폐쇄 소변수집주머니로 연결시킨 것이다. 소변수집주머니는 유치도뇨 카테터에서 사용하는 것과 유사하다. 활동이 가능한 대상자인 경우 소변수집주머니를 다리에 안전하게 부착하여 사용할 수 있다. 외부 카테터는 유치도뇨 카테터보다 요로감염의 위험이 더 낮다는 장점이 있다. 단점으로는 위치이탈 및 소변 누출이 있다. 부정확한 외부 카테터 사용은 합병증으로 음경에 허혈(ischemia)이나 피부손상을 초래한다. 외부 카테터를 적용 또는 제거할 때에는 임상지침이나 제품설명서 내용을 따른다. 외부 카테터 적용과 제거 시 일반적 교육내용은 실습지침서 14장을 참조한다. 적어도 8시간마다 또는 필요하면 더 자주 대상자의 소변수집주머니를 비우도록 한다.

SAFETY ALERT

매일 외부 카테터를 제거하여 음경과 주위 조직을 청결히 하고, 부종이나 벗겨진 부위가 있는지 피부를 사정한다.

② 흡수성 제품

여성을 위한 만족스러운 외부 카테터는 아직 개발되지 않았다. 대안으로 일부 여성들은 흡수성 제품을 사용한다. 이러한 제품(패드, 기저귀 또는 보호용 팬티 등)은 일회용이며, 방수가 되고 부드러우며 흡수성이 있는 물질로 이루어져 있다. 옆에서 열리면서 테이프나 벨크로(velcro)로 고정되는 보호용 팬티(briefs)는 침대에서의 거동, 체위변경이 어렵거나 또는 옷을 입기 어려운 대상자의 적용에 용이하다.

대상자는 악취를 막기 위해 보호용 패드나 보호용 팬티를 자주 교환해야 하고, 장기간 습기노출로 인한 피부자극을 예방할 필요가 있다. 전요실금 대상자는 회음 피부통합성 장애의 고위험 대상자이므로 일회용 팬티는 권장하지 않는다. 흡수성 제품을 착용한 대상자는 매일 목욕을 해야 하며, 매번 제품을 교환하고 회음부를 청결히 하고 자극 부위를 검사한다.

흡수성 패드나 기저귀는 소변을 흡수하고, 침대보와 매트리스를 보호하기 위해 대상자의 밑에 대준다. 대부분의 병원과 장기요양시설 및 일부 가정 돌봄제공자는 요실금 대상자를 위해 두꺼운 천이나 세탁가능한 흡수성 반시트를 사용한다. 돌봄제공자는 침대에서 대상자를 옮기고 체위변경을 할 때 깨끗한 침대패드나 반시트를 사용할 수 있다. 침대패드가 소변이나 대변으로 더러워지면 간호사는 회음부 피부를 씻고, 깨끗한 침대패드로 교환한다. 일회용 보호용 팬티와 비교해 볼 때 흡수성 패드 위의 소변

건강관리팀과의 협력
간호보조인력과 요실금에 대해 논의

김 간호사는 8시간 교대근무 시작 시 노인병동에 5명의 대상자를 지정받고 간호보조인력과 함께 일하게 되었다. 김 간호사는 간호조무사 이영희 씨와 박 씨 부인의 간호요구에 대해 SBAR 의사소통 도구를 사용한다.

Situation(상황): "이영희 씨, 우리 일하기 전에 박 씨 부인의 간호계획에 대해 잠시 이야기해요."

Background(배경): 박 씨 부인은 치매 과거력을 가지고 있는 76세의 미망인으로 어제 폐렴으로 입원하였다. 활력징후를 측정해 주고 위생간호와 복도를 걸어다닐 수 있도록 도와준다. 작년에 가끔씩 요실금한 경험이 있어 2시간마다 화장실에 가는 훈련을 하려고 한다.

Assessment(사정): 배뇨훈련 시행은 실금을 예방하고 박 씨 부인의 자신감을 증진시키게 된다. 실금 감소는 피부손상과 낙상을 줄일 수 있다.

Recommendation(권고): 박 씨 부인에게 이동변기나 화장실에 가도록 해서 방광을 완전히 비우게 한다. 그리고 배뇨 후 방광초음파로 잔뇨량을 측정한다. 그리고 도움이 필요하면 간호사에게 알린다. 만약 잔뇨량이 150mL 이상이면 요로감염 위험을 증가시킬수 있으니 간호사에게 알려준다. 박 씨 부인의 배뇨와 초음파 결과를 기록지에 기록한다.

비판적 사고를 위한 과제

- 간호보조인력과 대상자 간호에 대해 얼마나 분명히 의사소통하였는지에 대해 검토한다.
- 이 상황에서 간호보조인력은 자신의 책임을 잘 수행했는가? 만약 아니라면 어떤 과제를 하지 말았어야 했는가?
- SBAR가 유용하며 팀을 격려하는 데 효과가 있는가?
- 간호조무사가 보고에 추가할 것이 있는가?

이나 대변은 회음부 인접 피부에 묻지 않으므로 피부에 덜 자극적이다.

(3) 실금 대상자를 위한 회음부 위생

올바른 피부간호와 피부손상 예방은 실금 대상자에게 매우 중요하다. 소변 대사산물인 암모니아는 피부를 자극한다. 지속적 수분과 담금 과정에 의해 발생되는 피부가 부드러워지는 과정을 연화(maceration)라고 한다. 실금 대상자는 회음부 피부통합성 장애의 고위험 대상자이다. 이를 실금과 관련된 피부염(incocntinence-association dermatitis, IAD)이라 부른다. 실금 때마다 회음부 피부를 부드럽게 씻는 것이 표준적인 실금 간호법이다. 피부는 비누와 물 또는 상업용 회음부 청결제를 사용하여 깨끗하게 씻은 후 건조시킨다. 만일 회음부 피부가 발적되거나 약해져 있으면 보호용 크림[예: 산화아연연고(zinc oxide)]을 바르거나 회음부 위생의 일부로서 무자극 보호필름(nonsting barrier film, 빠르게 건조되는 액체형태의 필름형성 제품으로서 방수막을 형성함)을 적용한다.

(4) 도뇨

도뇨(urinary catheterization)는 소변이 배출되도록 카테터(catheter)라고 불리는 작은 관을 요도에서 방광 쪽으로 삽입하는 것이다. 가장 흔히 사용되는 방법은 요도구 도뇨(urethral catheterization)이지만, 치골상부 카테터(suprapubic catheter)를 통해서도 소변을 배출시킬 수 있다. 장기간에 걸쳐 소변이 배출되도록 두는 카테터는 유치도뇨 카테터(indwelling catheter) 또는 유치도뇨 카테터(retention catheter)라고 한다. 일시적으로 방광에서 소변을 비우기 위해 요도 카테터를 삽입한 후 제거하는 것을 단순도뇨(straight catheterization)라고 한다. 단순도뇨가 특정 대상자에게 정기적으로 수행되는 것을 간헐적 도뇨(intermittent catheterization)라고 한다.

① 도뇨의 적응증

도뇨로 인한 요로감염의 위험성은 특히 카테터를 48시간 이상 보유하고 있을 때 가장 높다. 미국 Wound Ostomy and Continence Nurses Society(2009)와 미국질병관리본부(CDC)에서 다음과 같은 도뇨의 적용증에 대해 설명하고 있다(Lo et al., 2008).

- 급성기 대상자나 중증 대상자에서 정확한 소변량 측정이 필요할 때
- 말기 대상자나 중증 대상자 관리를 위해
- 간헐적 도뇨로 관리할 수 없는 요정체일 경우
- 욕창 3단계나 4단계 대상자의 요실금을 관리하기 위해

SAFETY ALERT
유치도뇨관은 간호사나 대상자의 편리함만을 위해서 사용해서는 안 된다.

② 카테터의 유형

보통 요도 카테터는 라텍스, 실리콘 또는 고무로 만든다. 일부 카테터는 은하이드로젤(silver hydrogel)로 코팅되어 있다. 은이 포함되어 있거나 은으로 도금된 카테터는 세균뇨 발생을 지연시키고, 미생물의 요도침입을 막기 위해 개발된 것이다. 카테터의 내강이 하나인 단순도뇨는 카테터를 일시적으로 삽입했다가 뺄 때 또는 간헐적 도뇨 시 사용한다(그림 32-4A). Foley 카테터라고 하는 유치도뇨 카테터는 내강이 2개 있는데, 하나는 소변이 배출되는 내강이고, 다른 하나는 더 좁은 내강으로 카테터가 방광에서 빠지지 않도록 풍선을 팽창시키는 데 사용된다. 풍선은 카테터가 삽입되는 끝(tip) 부분에 있으며, 주사기로 부풀리고 뺄 수 있다(그림 32-4B). 내강이 3개인 유치도뇨 카테터는 방광에서 소변을 제거하고, 약물이나 세척용액을 투여하고자 할 때 삽입한다. 내강이 3개인 카테터는 일반적으로 비뇨기나 전립선 수술 후 사용된다(그림 32-4C). 특히 Coudé 카테터는 전립선비대증(prostatic hyperplasia)으로 인해 카테터가 좁은 요도를 통과할 때 더 쉽게 삽입될 수 있도록 끝이 곡선이다.

카테터의 크기는 다양하며 적절한 크기를 선택하는 것이 요도조직의 외상을 막는 데 중요하고, 외상을 최소화하기 위해 외요도구보다 작은 카테터가 사용되어야 한다. 카테터의 크기는 내강의 지름에 따라 French 척도로 결정된다. 이러한 척도에서는 내강 크기가 클수록 French 번호가 더 크다. 성인에게 맞는 크기는 12~22Fr이며, 가장 흔히 사용하는 것은 14~18Fr이다.

SAFETY ALERT
적절한 크기의 카테터를 선택하는 것은 요도 조직의 손상을 예방하는데 중요하다. 가장 작은 카테터를 사용하는 것이 요흐름을 좋게 한다(Gould, Umschied, Agarwal, Kuntz, & Pegues, 2009; Parker et al., 2009).

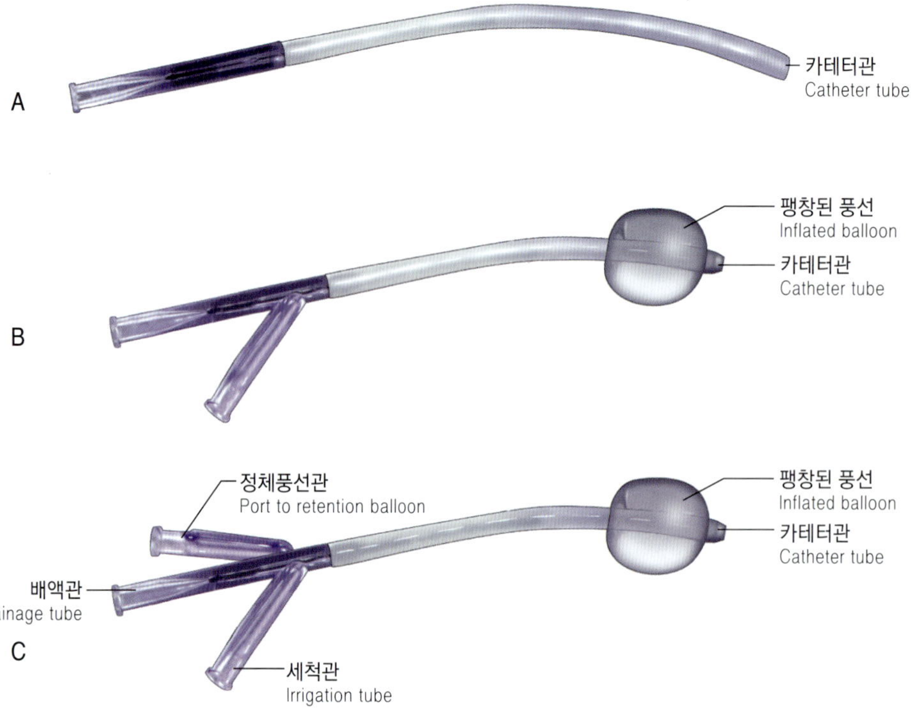

그림 32-4 카테터의 종류
A: 간헐 카테터, B: 유치 카테터,
C: 삼중 내강 카테터

③ 도뇨법

멸균상태인 비뇨기계 내로 미생물이 들어가는 것을 피하기 위해 요도카테터 삽입 시 무균법이 필수적이다(Gould et al., 2009; Parker et al., 2009). 남성 대상자는 앙와위나 반좌위를 취하고, 여성 대상자는 보통 배횡와위(dorsal recumbent position)를 취한다. 대안으로 골반의 움직임이 제한된 대상자는 측위를 취하는데, 측위는 요도구를 보기 위해 다리를 굴곡시키고 벌리는 자세를 유지하는 데 어려움이 있는 허약한 대상자에게 더 편안한 자세이며 요도구를 잘 볼 수 있다.

④ 도뇨 시 위험

카테터 삽입 시 멸균법을 지키지 않으면 방광과 요관, 결국에는 신장까지 감염 위험을 초래한다. 게다가 유치도뇨 시 감염 위험이 지속되며, 카테터를 오랫동안 삽입할수록 감염 위험이 더 커진다. 유치도뇨 카테터는 미생물이 카테터 내부를 따라 방광까지 이동하는 것을 막기 위해 밀폐된 소변수집주머니에 연결해야 한다(그림 32-5). 밀폐 배액체계를 사용해도 요도구로부터 카테터와 배액관의 외면을 따라 방광 쪽으로 미생물이 이동할 수 있다. 카테터 조작 시 특히 방광 내로 카테터 삽입 시에 감염 위험이 증가할 수 있다.

SAFETY ALERT
카테터를 더 깊이 삽입하면 감염의 위험성이 높아진다.

안전하게 고정시키면 유치도뇨관의 과다한 움직임을 최소화할 수 있고 작은 크기의 카테터 사용으로 외상과 요도조직의 손상을 최소화할 수 있다.

SAFETY ALERT
카테터 풍선의 재팽창은 더 이상 권고하지 않는다. 왜냐하면 한 번 풍선을 풍선의 바람이 빠지면, 카테터 삽입 시 외상의 위험성이 증가하기 때문이다.

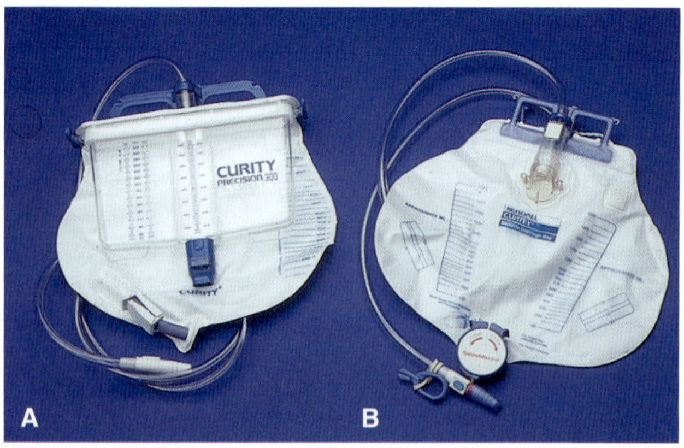

그림 32-5 유치도뇨 배액관 A: 시간당 소변량을 측정할 수 있는 소변수집주머니, B: 일반 소변수집주머니

도뇨 시 또 다른 위험은 요도조직의 외상이며, 이는 결국 감염을 초래할 수 있다. 특히 남성은 요도가 길고 굴곡이 있어서 특히 조직외상의 위험이 있다. 조직 외상을 막기 위해 요도의 정상굴곡에 따라 카테터를 삽입하는 것이 필요하다. 남성은 음경을 대상자의 몸과 직각으로 들면 요도의 굴곡이 곧아진다. 카테터 삽입 시 불편감을 줄이기 위해 카테터에 소량의 2% 리도카인 젤을 묻혀 사용하고, 리도카인 젤로 요도구 위를 문지르거나(여성의 경우), 요도에 주사를 하는 것이(남성의 경우) 때때로 권장된다. Coudé 팁(tip)은 부분적 요도폐색이 있는 남성 대상자의 카테터 삽입을 도와준다(실습지침서 14장 참조).

⑤ 유치도뇨 카테터 간호

유치도뇨 카테터는 CAUTI 발생 위험을 증가시키므로, 간호사는 위험을 최소화하기 위해 특별한 간호를 수행해야 한다. CAUTI 근거기반 예방법에서는 CAUTI를 효과적으로 예방할 수 있는 특정 권고안을 제공하고 있다. 카테터 삽입 전과 후에는 청결장갑을 사용하고 손씻기를 철저히

근거기반간호-대상자의 안전: 유치도뇨 카테터와 관련된 요로감염의 예방

배경

요로감염은 병원성 감염의 40%에 해당하며 요로감염의 80%는 유치도뇨 카테터 사용에 기인한다. 12~25%의 대상자가 입원 중에 유치도뇨 카테터를 사용하는데 이 중 절반 정도는 유치도뇨 카테터의 적절한 적응증이 아니라는 보고도 있다.

도뇨관 삽입기간은 요로감염에 직접적인 위험요인이다. 카테터를 가지고 있는 대상자의 3~7%가 요로감염의 위험에 노출되어 있다. 그리고 도뇨 카테터 삽입기간이 1주일이 되면 그 위험률은 25%로 상승한다. 만약 한 달 정도라면 그 위험은 거의 100%에 이른다.

위험요인

- 6일 이상 유치도뇨 카테터를 가지고 있음
- 여성
- 수술방 이외의 장소에서 카테터 삽입 시
- 다른 감염이 있을 때
- 당뇨
- 영양실조
- 질소증
- 요로결석
- 소변배설량만을 측정하기 위해 카테터 삽입 시
- 배액관과 소변주머니가 방광 위에 있는 경우
- 항생제 치료 시

주요 권고안

1. 불필요한 카테터 삽입을 피한다

간호에의 적용

- 카테터는 요정체, 방광폐색, 수술 기간의 지연이나 수술 시 다량의 이뇨제를 투여받은 대상자에게 적절하다. 요실금으로 인한 욕창 3, 4단계에 있는 완화치료 대상자로 카테터의 필요성이 요구되었을 경우 적절하다.
- 요실금 대상자를 위한 대체 간호로 사용하거나 소변 채집을 위해서 또는 적절한 적응증 없이 장시간의 수술이라는 이유로 사용하는 것은 적절하지 못하다.

2. 무균법으로 카테터를 삽입한다

간호에의 적용

- 사용 전후에 철저한 손씻기를 한다. 훈련 받은 의료인이 시행해야 한다. 간헐적 카테터 삽입을 하는 대상자의 소변량을 측정하기 위해 이동식 방광초음파를 사용하여 불필요한 카테터 삽입을 피한다. 방광 초음파를 사용 시 적응증이 분명해야 하고 훈련받은 간호사가 시행해야 하며, 대상자 간 사용 시 소독과 적절한 위생이 이루어져야 한다.
- 응급 상황일 때, 무균법과 멸균기구를 사용해야 한다. 삽입 후 잘 고정시켜 움직임과 도뇨 카테터 당김을 예방해야 한다. 가능하다면 작은 카테터를 사용하고, 배액이 잘 되도록 하며, 방광경부나 요로외상을 최소화한다.
- 응급 상황이 아닌 경우는 간헐적 도뇨 시 청결방법(비멸균)으로 시행하는데 이는 수용할 만하며 더 실용적이다.
- 청결 간헐 도뇨 시 적절한 카테터 세척과 보관에 대한 추후 연구가 필요하다. 간헐적 도뇨 시 방광 과팽창 예방을 위해 정기적인 간격이 필요하다. 또한 카테터 삽입 전 회음부 소독을 위한 소독용액 대 멸균수 또는 식염수 사용에 대한 추후 연구가 필요하다.

근거기반간호-대상자의 안전: 유치도뇨 카테터와 관련된 요로감염의 예방(계속)

3. 가이드라인 권고에 의한 카테터 유지 관리

간호에의 적용

- 카테터나 소변주머니 조작 동안 장갑과 가운 사용을 포함하여 표준주의 지침을 사용한다. 폐쇄 배액관을 유지한다. 무균법이나 감염 또는 소변 누출이 생겼다면 멸균제품을 사용하여 카테터와 소변주머니를 교체한다. 소변 흐름이 막히지 않도록 한다(배액관의 꼬임이 없게 하고, 항상 방광아래에 위치하게 함). 소변주머니를 바닥에 두지 않는다. 소변주머니는 각각의 대상자에게 깨끗한 채집통으로 정기적으로 비워주도록 한다. 이때 소변이 튀거나 소변을 비울 때 채집통 연결 부위에 닿지 않도록 한다.
- 유치도뇨관이나 수집주머니를 정기적으로 또는 정해진 기간에 교체하는 것을 권하지 않는다. 오히려 감염이나 폐쇄 또는 밀폐체계의 손상 등의 임상적 적응증에 따라 교체하도록 권하고 있다. 비뇨계 수술 후 박테리아뇨로 카테터를 제거하는 사례처럼 적응증이 있지 않은 한 단기간 또는 장기간의 카테터 삽입을 필요로 하는 대상자에게 CAUTI를 예방하기 위한 정기적인 미생물 검사는 하지 않는다. 매일 목욕이나 샤워 시 요도구 표면을 닦는 것처럼 정기적인 위생은 적절하다. 전립선이나 방광 수술 후 예상되는 출혈로 폐색이 예상되는 경우가 아니라면 방광 세척은 권고하지 않는다. 카테터 제거 전 잠금(clamping)은 필요하지 않다(Gould et al., 2009).

4. 카테터의 필요성을 매일 확인하고 정확하게 제거한다.

간호에의 적용

- 만약 삽입된 카테터가 더 이상 필요가 없어지거나 사용이 적절하지 않은 경우 카테터를 제거한다.

출처: Gould, C. V., Umschied, C. A., Agarwal, R. K., Kuntz, G., Pegues, D. A., & Healthcare Infection Control Practices Advisory Committee (HICPAC). (2009). *Guidelines for prevention of catheter-associated urinary tract infections 2009*. Retrieved January 7, 2015, from www.cdc.gov/ncidod/dhqp/pdf/guidelines/CAUTI_Guideline2009final.pdf

하는 등 표준주의지침을 따른다. 폐쇄배액체계인 카테터, 배액관, 소변수집주머니는 새 폐쇄체계로 바꿀 때 외에는 분리시켜서는 안 된다. 카테터가 막히거나 감염되었거나 대상자가 통증을 호소하면 새로운 배액체계로 교환한다. 소변수집주머니는 아랫부분에 있는 출구를 통해 8시간마다, 필요시 더 자주 소변을 비워야 하는데, 이는 정체된 소변이 미생물이 증식하기에 좋은 배지가 되기 때문이다.

카테터가 당겨지거나 꼬이는 것을 막기 위해 테이프로 대상자의 몸에 고정시킨다. 이때 대상자가 자유롭게 움직일 수 있으면서, 카테터가 제자리에 안전하게 위치하도록 고정한다. 여성은 대퇴 안쪽에 카테터를 고정시키고, 남성은 하복부에 고정시킨다. 남성의 경우 카테터를 하지보다 복부에 고정시키면 음경-음낭각(penile-scrotal angle)에 자극을 예방할 수 있다. 하지만 의무적으로 이런 방법을 쓰기에는 근거가 부족하다(Gray, 2008).

소변주머니와 배액관은 적절한 배뇨를 유지하기 위해 소변이 고여 있거나 역류되지 않도록 방광보다 아래에 두어야 한다. 대부분 소변주머니는 주머니 내로 배액관이 삽입되는 부위에 일방향 밸브가 있어서 소변의 역류를 막는다. 소변주머니는 침대틀에 매달아야 하며, 침상난간에 부착하거나 바닥에 두지 않도록 한다. 배액관은 침상시트에 부착한다.

대상자의 회음부와 카테터의 청결은 정상 분비물을 제거하기 위해서 매일 시행하고, 감염 예방을 위해서는 매 배변 후에 시행하도록 한다. 대부분의 기관은 비누와 물 또는 상업적으로 판매되는 회음부 소독액의 사용을 제안한다. 카테터 관리를 위해 항균 연고나 항균 용액을 사용할 필요는 없다. 회음부 세척 시 요도구를 조심스럽게 씻고 철저하게 헹군 후 건조시킨다. 직장에서 요도구 쪽으로 미생물 침입을 막기 위해 여성의 회음부는 앞에서 뒤로 청결히 해야 한다. 카테터 간호 시 회음부 자극이나 작열감을 호소하는지 사정하고, 발적이나 찰과상이 있는지 시진한다. 배액관 내 소변의 색깔과 점액유무를 확인한다. 유치도뇨 카테터를 갖고 있는 대상자를 간호할 때에는 시간당 30mL나 8시간마다 240mL 소변이 생성되기에 적절한 수분섭취를 하는지를 확인하기 위해서 수분섭취량과 배설량을 관찰한다.

SAFETY ALERT

항문으로부터 미생물의 침범을 막기 위해 여성은 앞쪽에서 뒤쪽으로 닦는다.

⑥ 방광 · 도뇨카테터 세척

카테터 세척의 목적은 카테터 내강을 청결히 하여 카테터의 개방을 유지하기 위함이다. 방광세척의 목적은 점액,

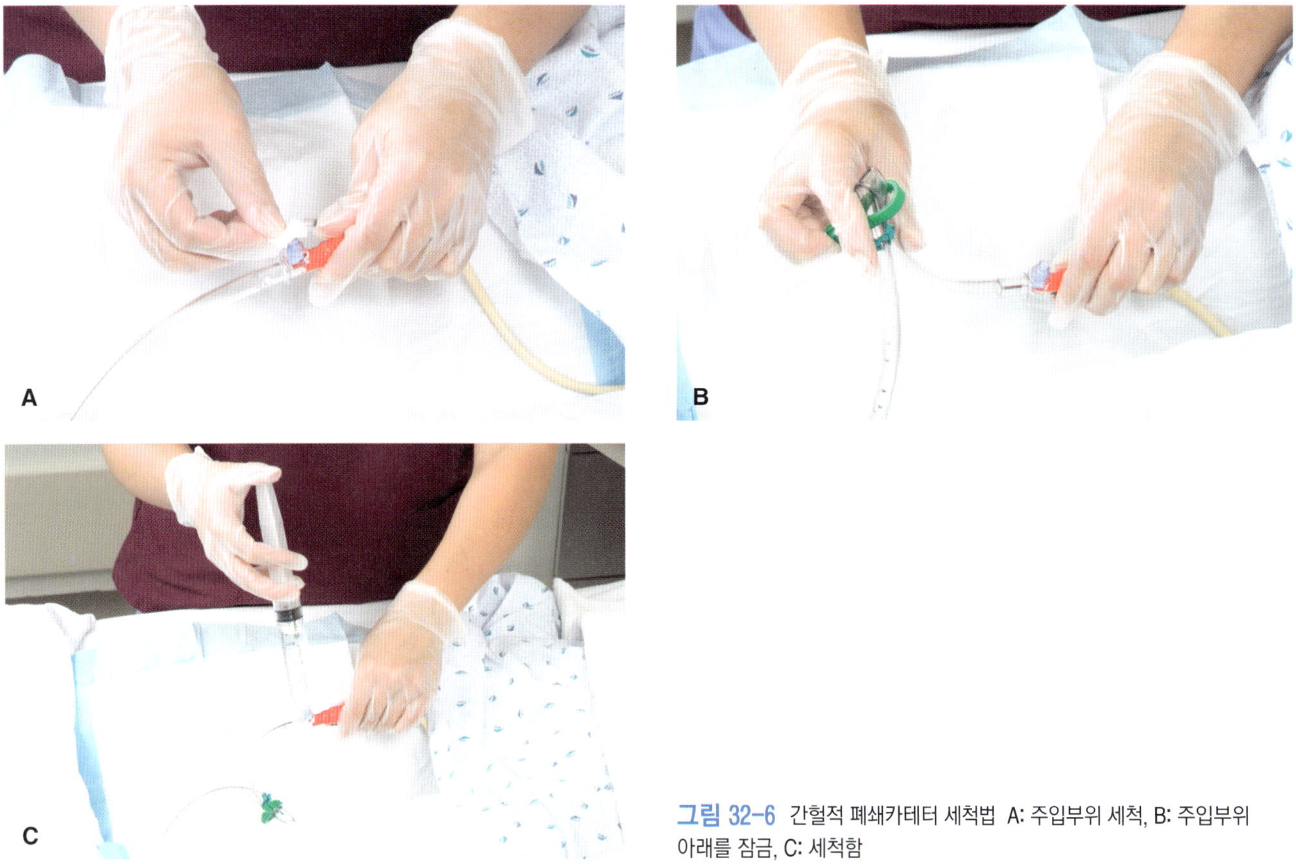

그림 32-6 간헐적 폐쇄카테터 세척법 A: 주입부위 세척, B: 주입부위 아래를 잠금, C: 세척함

혈액 응고물이나 방광 내 다른 조직제거(특히 비뇨생식기 수술 후) 및 방광벽의 약물투여를 위한 것이다. 폐쇄세척법은 3개의 내강이 있는 유치도뇨 카테터를 사용하는 폐쇄배액체계에서 시행된다(그림 32-6).

첫 번째 내강은 카테터 풍선을 팽창시켜 카테터를 방광 내에 안전하게 고정시키는 것이고, 두 번째 내강은 폐쇄배액체계 내의 소변을 제거하기 위한 것이며, 세 번째 내강은 멸균세척액 용기와 연결하기 위한 것이다. 세척액의 유형과 양은 의사 처방이나 프로토콜에 따라 정해진 속도로 지속적으로 점적된다. 소변 제거를 위해 사용되는 카테터 내강은 처방된 용액이 모두 점적될 때까지 잠가두며, 이후 배액을 위해 열어둔다. 또는 세척 동안 소변이 나오도록 열어둔 채로 두기도 한다(그림 32-7). 폐쇄세척법은 배액체계 내로 감염을 일으키는 미생물이 유입되지 않도록 하기 위해 카테터와 배액관을 연결한 채로 둔다. 만일, 카테터에 가피가 생겼거나 막혔으면 전체 배액체계(카테터와 소변주머니)를 바꾸어야 한다. 카테터와 배액관의 연결부위에서 배액체계를 분리하거나 개방해서는 안 된다.

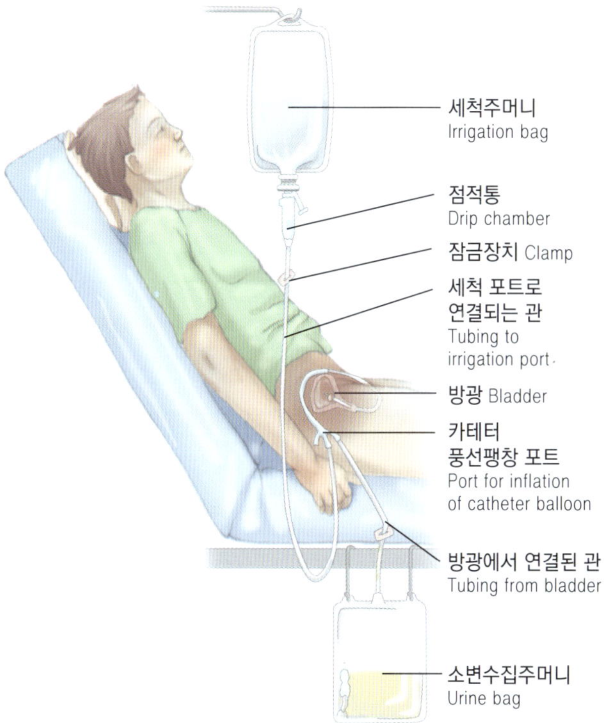

그림 32-7 지속 방광세척을 통한 유치도뇨 카테터의 세척

⑦ 유치도뇨 카테터 제거

유치도뇨 카테터의 제거 절차는 간단하다(실습지침서 14장 참조). 제거 시 대상자의 요도에 외상과 불편감을 주어서는 안 된다. 카테터 제거 후 예상되는 것(방광이 완전히 비워졌기 때문에 몇 시간 동안 배뇨가 없고, 첫 번째 배뇨한 소변량을 측정해야 하며, 수분섭취를 증가시켜야 함)에 대해 대상자에게 알려준다.

카테터 제거 후 대상자의 회음부와 요도구에 발적이나 자극 징후가 있는지 사정한 후 회음부 간호를 시행한다. 특히 며칠간 카테터를 삽입하고 있었던 경우 카테터 제거 후 소변을 실금할 수도 있음을 대상자에게 알려준다.

방광을 팽만시키기 위해 많은 양의 음료를 마시도록 격려하고, 배뇨는 6~8시간 내에 이루어져야 한다. 대상자의 수분섭취와 배설량을 지속적으로 사정한다. 카테터 제거시간을 기억하고, 배뇨할 때가 8시간 이상 지났는지 확인한다. 만일 8시간 내에 배뇨하지 못하면 방광스캐너를 통해 요정체를 사정한다. 만약 대상자가 수의적 배뇨 조절이 어렵다면, 의사에게 보고한다. 이때는 카테터를 다시 삽입하거나 간헐적 도뇨를 시행할 필요가 있다.

비판적 사고 적용하기

90세의 성 씨는 3주간 재활병동에 입원하였다. 오전 간호사정을 하던 중 성 씨는 혼돈을 보이며 일관성 없이 중얼거렸다. 활력징후는 체온 37.5℃, 혈압 142/86mmHg, 맥박 92회/분, 호흡 18회/분을 나타냈고, 소변량이 250~300mL로 뿌연 색을 나타냈다. 무엇을 의심할 수 있는가? 다음으로 어떤 간호수행을 해야 하는가?

정답은 부록 B를 참고하세요.

⑧ 치골상 카테터

치골상 카테터(suprapubic catheter) 그림 32-8은 치골상 도뇨를 위해 만들어진 것으로, 방광에서 카테터가 빠지지 않도록 원위부 끝에 말아올려진 부분(curl)이 있는 내강이 좁은 관이다(그림 32-8). 의사는 치골결합 바로 위 복부를 통해 방광 내로 치골상 카테터를 삽입한다. 치골상 카테터 삽입은 국소마취하에 시행되거나 수술실에서 전신마취하에 시행되며, 방광이나 질 수술과 함께 시행되기도 한다.

치골상 카테터는 복부에서 봉합을 하거나 정체밀봉(body retention seal)을 형성함으로써 제자리에 고정시킨다. 이때 카테터는 폐쇄배액체계에 연결한다. 치골상 카테터를 제거할 때에는 봉합이나 정체 밀봉을 제거한다. 카테터가 방광 밖으로 나오게 되면, 방광근육이 카테터 삽입 부위에서 수축하여, 방광 내로 만들어진 개구부를 밀봉하게 된다. 이때 복부 입구 부위를 소독하고 멸균 드레싱을 한다.

치골상 카테터의 이점은 장기 유치도뇨 카테터보다 요로감염의 빈도가 낮고, 대상자의 안위를 증진할 수 있다는 점이다. 또한 방광비우기와 잔뇨량 평가가 더 쉽다. 우선 카테터를 잠그고, 정상 배뇨하도록 한 후 카테터의 잠금장치를 풀고 잔뇨량을 사정한다. 이렇게 하면 유치도뇨 카테터 제거 후 잔뇨량을 사정하기 위해 다시 도뇨를 하지 않아도 된다.

치골상 카테터로 인해 발생할 수 있는 합병증은 카테터 내 침전물이나 혈액 응고물의 축적, 카테터 끝이 방광벽에 의해 막혀서 방광으로부터 소변흐름이 폐쇄되는 것이다. 또한 치골상 카테터는 내강 크기가 작으므로 관이 꼬이고 막히는 경우가 많고, 카테터의 위치가 이동되거나 치골상 카테터 삽입 시 방광벽에 외상이 생길 수 있다. 대상자의 간호사정 시에는 소변의 색깔, 투명도, 양을 자주 관찰하도록 한다. 또한 대상자의 수분섭취, 체온상태, 안위 정도 및 복부 삽입부위 상태를 사정하도록 한다.

⑨ 간헐적 도뇨

간헐적 도뇨(intermittent catheterization)는 일정 간격, 보통 6~8시간마다 배뇨를 위해 방광 내로 카테터를 삽입

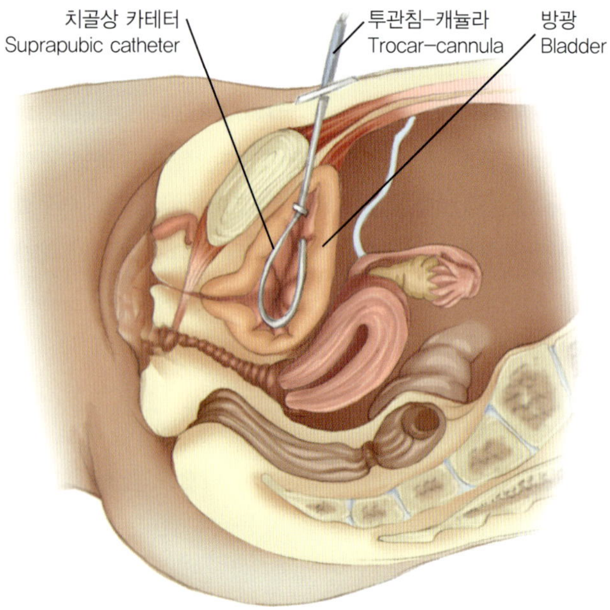

그림 32-8 복부를 통해 소변배출을 위한 치골카테터 삽입

하고 제거하는 것이다. 이 방법은 스스로 배뇨할 수 없는 척수손상과 신경계 손상 대상자에게 흔히 사용한다. 요로감염의 빈도는 유치도뇨보다 적으며, 또한 간헐적 도뇨는 만성 신경인성 방광을 가진 대상자에게 자기돌봄을 더 잘 통제하고 독립적으로 할 수 있게 한다. 간헐적 도뇨는 청결 또는 멸균법으로 수행하지만 가정에서 수행할 때는 대상자가 자가도뇨를 할 수 있도록 항상 청결법을 이용한다. 여성은 거울을 사용하면 요도구를 보는 데 도움이 되고, 거울 없이 요도구 위치를 확인하기 위해서는 음핵 위에 왼손 집게손가락을 올려놓고 질에 3~4번째 손가락을 놓은 다음 두 지점 사이에 카테터를 직접 삽입하도록 한다. 사지마비 대상자의 경우에는 돌봄제공자가 이러한 절차를 학습하도록 한다.

⑩ 신장루관

신장루관(nephrostomy tubes)은 신장의 신우에 관을 넣어 배뇨시키고, 신장손상을 초래할 수 있는 신장으로의 소변역류(수신증)를 막는 것이다. 수술 후 부종, 요관의 결석이나 종양은 요로폐쇄를 일으키므로 신장루관의 삽입을 필요로 한다. 신장루관 배액은 하나의 신장에서만 이루어지기 때문에 대상자는 자주 유치도뇨 카테터를 한다. 이때 신장루관과 유치도뇨에서 나오는 소변량을 각각 기록해야 한다. 소변량을 사정하고, 신장루관에서 나오는 소변량이 현저하게 감소하는 것을 주의해서 관찰해야 하는데, 소변량이 감소하는 것은 신장루관이 막힌 것을 의미하는 것이기 때문이다. 신장루관 세척은 잘 시행되지 않지만 처방이 있으면 엄격한 무균술을 적용하여 멸균식염수 10mL 이내로 점적한다. 신장루관은 잠그면 소변역류를 초래하여 신장손상을 유발할 수 있으므로 잠그지 말아야 한다.

SAFETY ALERT

신장루관은 절대 잠그지 않는다. 소변의 역류를 초래하여 신장손상을 유발할 수 있다.

⑪ 하지주머니

하지주머니(leg bags)는 옷 속으로 하지에 부착하는 작은 배액기구로서, 카테터나 배액체계(콘돔 카테터, 신장루관, 치골상 카테터 등)를 삽입한 채 퇴원해야 할 때 도움이 된다. 하지주머니는 주로 낮 시간에 사용되며, 큰 소변수집주머니를 달지 않고 일상생활에 참여할 수 있게 한다. 하지주머니는 소변을 소량만 담을 수 있으므로 자주 비워야 한다. 이 기구의 잠금장치를 연 다음 화장실이나 적당한 용기 내로 소변을 배액시킨다.

하지주머니를 교환하는 방법에 대해 그림 32-9처럼 교육하도록 한다. 먼저 대상자는 물품을 준비한 후 손을 씻는다. 만일 간호사가 대상자에게 시행한다면 깨끗한 장갑을 착용한다. 소변수집주머니로부터 관을 분리시키기

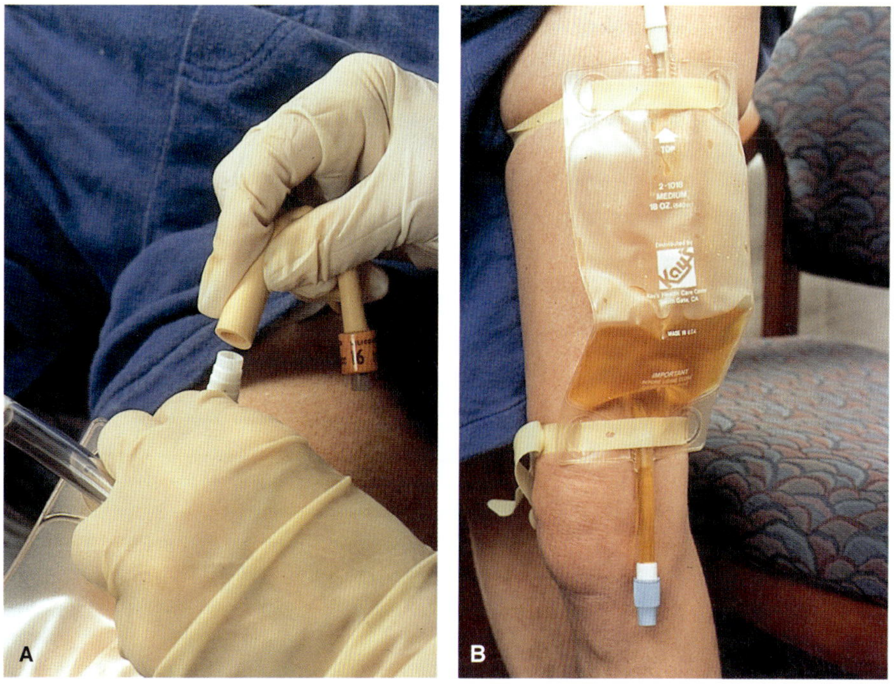

그림 32-9 다리부착 소변수집주머니의 교환 시 A: 연결 부위를 무균적으로 다루며 새 주머니로 교환, B: 다리에 고정 시 고무끈으로 맨다.

전에 연결 부위를 알코올로 닦는다. 사용했던 배액체계에 뚜껑을 다시 씌우고 새로운 하지주머니의 끝부분을 멸균상태로 유지하면서 연결한다. 고무밴드를 이용하여 주머니를 다리에 부착한다. 하지주머니는 희석된 표백제(1:10)를 이용하여 매일 소독해야 한다.

(5) 신장투석

신장투석(renal dialysis)은 반투막을 이용해 수분과 전해질 및 인체로부터 제거되어야 할 노폐물을 제거하는 것이다. 급성 신부전의 경우 더 심각한 합병증 발생을 예방하고, 신장이 치유될 수 있는 시간을 주기 위해 시행된다. 비가역적 신부전인 경우에는 생명유지를 위해 투석이 필요하며, 투석은 신장손상 정도에 따라 일시적 또는 영구적으로 시행된다. 신장투석에는 혈액투석(그림 32-10)과 복막투석의 2가지 형태가 있다.

3) 가정 · 지역사회 기반 간호

비뇨기계 기능장애가 특히 만성적인 문제일 때 대상자는 가족의 도움과 지지를 받으면서 가정에서 관리하게 된다. 이때 간호사의 역할은 직접 돌봄제공자에서 자기돌봄 및 관리의 성공적인 수행을 돕는 교육자로 변화한다. 모든 대상자가 감염증상을 인지할 수 있도록 교육하고, 의료인이 방문할 시기에 관한 분명한 지침을 제공한다.

대상자와 가족은 유치도뇨 또는 치골상 카테터의 정확한 간호법, 요로전환기구 관리법 또는 간헐적 단순도뇨법을 학습할 필요가 있다. 표준화된 교육계획에서는 복잡한 가정간호관리에 대한 교육에 도움이 될 수 있도록 일반적인 절차를 적절한 시청각 자료로 준비해둔다. 자가도뇨(self-catheterization)와 같은 가정에서의 배뇨절차는 청결하게 수행한다. 대상자가 유치도뇨를 한 채 퇴원하면 소변배액을 위해 낮 동안에는 하지주머니를 사용하고, 밤에는 다시 소변수집주머니를 사용할 수 있도록 교육한다. 비닐 소변수집주머니와 하지주머니는 가정용 표백제로 소독한다. 소변수집주머니 내부를 매일 세척하기 위해서 10% 표백제를 사용할 수 있다. 소변수집주머니는 표백제로 두 번 씻어야 하고 세척 시마다 헹군 후, 공기로 잘 건조시킨다.

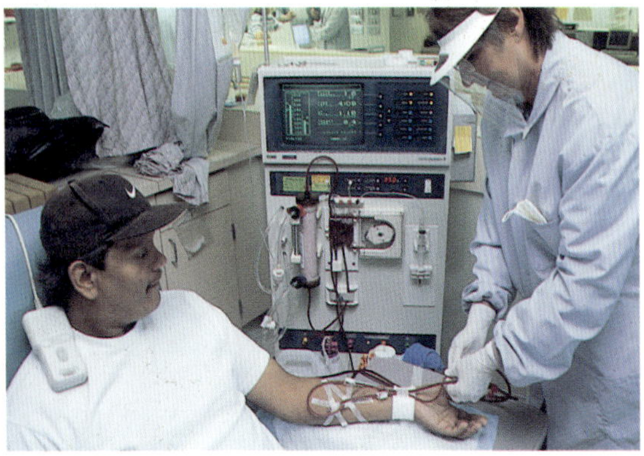

그림 32-10 혈액투석(신장이 신체노폐물을 제거할 수 없기 때문에 투석기계가 대상자의 혈액을 여과시킴)

최적의 자가간호를 하기 위해서는 가정환경의 조정이 필요할 수 있다. 보행이나 화장실에 가는 것이 어려운 대상자의 경우 침상이동변기를 준비할 수 있으며, 또한 신체기동성 장애가 있는 대상자의 가족들은 화장실 변기를 높게 설치할 수 있다. 화장실의 재설계는 특정 상황에서(휠체어가 들어가고 나오는 데 문이 너무 좁은 경우) 필요하다.

추후 간호 및 가정관리를 위해 지역사회 자원과의 접촉이 필요할 수 있는데, 특히 요실금을 경험하거나, 최근에 자가도뇨법을 배우고, 요로전환을 받고, 가정에서 투석하는 경우 더욱 필요하다. 간호사는 이들 가정에 정기적으로 방문하여 건강관리 요구도를 충족시키도록 돕는다. 간호사는 퇴원한 병원과 연계될 수 있지만, 도시 또는 지방 건강기관이나 독립적 가정간호 기관과 연계될 가능성이 더 많다. 병원 간호사는 대상자의 지역사회기관으로의 의뢰 여부 결정에 참여한다.

7. 간호평가

비뇨기계 기능장애 대상자를 위한 목적과 성과기준이 다음과 같이 제시되어 있다. 한 가지 목적을 달성하기 위해 보통 몇 가지 성과기준을 충족시켜야 한다. 특정 성과기준을 확인함으로써 대상자가 목적을 달성하였는지 측정할 수 있다.

간호목표

대상자는 배뇨조절 능력을 재확립한다.

간호성과 기준

- 대상자는 다음 48시간 내에, 2시간 간격으로 배뇨를 조절한다.
- 대상자는 하루 4~5회 배뇨하고, 재활기관에서 퇴원하기 전 48시간 동안 배뇨조절 상태를 유지한다.

대상자 간호계획
긴박성 요실금이 있는 대상자의 간호계획

간호진단

수술 후 유치도뇨로 인한 방광수용력과 긴장도 저하와 관련된 긴박성 요실금(강한 요의와 함께 실금이 있고, 빈뇨, 적하, 야뇨증의 징후를 보임.)

간호목표

대상자는 방광조절 능력을 재확립한다.

간호성과 기준

- 대상자는 다음 48시간 내에 2시간 간격으로 배뇨조절을 한다.
- 대상자는 수분섭취의 중요성을 말하고, 처방받은 대로 수분을 섭취한다.
- 대상자는 교육 후 케겔운동을 시범 보인다.

간호중재	이론적 근거
1. 수분섭취량과 배설량을 측정하고 기록한다.	1. 소변량의 양상, 실금과 수분섭취의 관계, 전반적인 수분균형, 방광훈련의 성공여부를 사정하는 데 자료를 이용한다.
2. 실금 후 요정체를 사정하기 위해 방광스캔을 시행한다. 필요하면 배뇨 후 잔뇨량(postvoid residual volume, PRV)을 단순도뇨로 측정한다.	2. 이 사정은 우선적으로 요정체와 과도 일출성 요실금을 배제하기 위해 시행되는 사정이다.
3. 회음근 강화운동을 대상자에게 교육하고, 낮 동안 2~3시간마다 10회 수행하도록 한다.	3. 이 운동은 회음근을 강화시키고 요도괄약근의 수의적 수축을 증가시킨다.
4. 대상자에게 맞는 처방을 하기 위해 대상자와 함께 의논한다. 하루에 1,500~2,000mL의 수분섭취를 하고, 대부분의 수분을 낮 동안 섭취하도록 한다.	4. 적당한 수분공급은 방광이 차도록 하여 정상적인 방광 신장 · 수축 반응을 자극한다.
5. 침상가에 수분섭취 계획표를 붙여 놓는다.	5. 낮 시간 동안 대부분의 수분을 섭취하여 야뇨증을 줄일 수 있다.
6. 규칙적으로 방광훈련을 시작한다. a. 화장실에서 낮동안 2시간마다, 밤에는 4시간마다 배뇨하도록 필요시 대상자를 돕는다. 대상자가 처음에 오랫동안 소변을 참을 수 없으면 배뇨간격을 1.5시간 간격으로 줄인다. b. 다음 배뇨시간 전에 요의가 있으면 소변을 참도록 격려한다. c. 24시간 동안 성공적으로 시행하면 0.5시간씩 배뇨간격을 늘린다.	6. 규칙적으로 배뇨하는 것은 방광 재훈련을 돕고 성공률을 향상시킨다. a. 이러한 방법은 배뇨 사이에 방광이 다시 차도록 하며, 점차적으로 정상 방광신장 · 수축반응을 재훈련시킨다. b. 긴박한 요의를 억제하는 것은 외요도근의 수의적 수축을 재훈련하도록 돕는다. c. 점진적 재훈련의 목표는 더 많은 양의 소변을 더 적은 빈도로, 보다 정상 양상으로 배뇨하는 것이다.
7. 대상자의 방에 배뇨시간표를 붙인다. 교대 보고 시 현재 배뇨시간표에 대해 구체적으로 보고한다.	7. 의사소통은 대상자와 직원의 이행을 증가시킨다.

간호평가

2017/5/1 13:00 – 방광훈련이 시작되었고 스케줄이 병실 입구에 붙어 있다. 150mL, 320mL, 75mL를 2시간 간격으로 보았다. 실금 1회, 총 섭취량 620, 실금 포함, 총 배설량 445이다.

– RN 김미영

- 다음 가정방문 시 돌봄제공자는 대상자가 배뇨욕구를 인지하여 화장실이나 변기사용을 시간 내에 할 수 있다고 보고한다.

간호목표

대상자는 최적의 비뇨기계 기능을 증진시키는 데 필요한 절차를 시범보인다.

간호성과 기준

- 대상자는 교육이 끝나면 간헐적 도뇨의 단계를 말한다.
- 대상자는 교육 동안과 교육 후 48시간 내에 2회의 적절한 자가도뇨법을 수행한다.
- 대상자는 퇴원 전 인공루 물품의 적절한 적용법을 시범 보인다.
- 대상자는 퇴원 전 하지주머니 사용법을 시범 보인다.

주요개념

- 배뇨의 수의적 과정은 방광에 소변이 찰 때 배뇨근의 신장에 의해 자극된다.
- 정상 소변의 소변량은 250~400mL로 투명하고 노란색이며, 냄새가 있다.
- 3~4세가 되면 신장이 성장하고, 배뇨에 대한 수의적 조절이 가능해진다. 노인은 노화로 인해 신기능이 저하된다.
- 요로배설에 영향을 미치는 요인에는 수분섭취, 체액상실, 식이, 체위, 인지, 심리적 요인, 요로폐쇄, 요로감염, 저혈압, 신경계 손상, 근긴장도 감소, 임신, 수술, 약물, 요로전환이 있다.
- 비뇨기계 기능변화의 임상징후에는 배뇨곤란, 다뇨, 핍뇨, 긴박뇨, 빈뇨, 야뇨, 혈뇨, 농뇨, 요정체, 요실금, 유뇨증이 있다.
- 비뇨기계 기능에 대한 신체사정에는 소변 시진과 배뇨 후 방광에 잔뇨량을 측정하기 위한 방광 초음파검사가 있다.
- 진단 검사와 절차는 비뇨기계의 기능장애를 확인하는 데 도움을 주며 요검사, 소변배양 및 민감도 검사, 비중, BUN, 크레아티닌, 방광경검사, 요역동검사가 있다.
- 6개의 NANDA-I 간호진단이 비뇨기계 기능의 문제를 확인하는 데 이용된다.
- 정상적인 비뇨기계 기능증진을 위한 간호중재에는 적절한 수분섭취, 요로감염 예방, 최적의 회음부 근긴장도 증진이 있다.
- 요실금에 대한 독자적 간호중재에는 정해진 시간 배뇨, 자극 배뇨, 습관 재훈련, 방광훈련과 같은 행동적 중재, 외부 카테터와 흡수성 제품 이용, 회음부 위생간호가 있다.
- 비뇨기계 기능 변화를 관리하기 위한 협동적 간호중재에는 유치도뇨 카테터 삽입과 폐쇄 방광세척이 있다.
- 가정에서 이루어지는 많은 비뇨기계 문제의 자가간호는 가족, 지역사회, 건강관리제공자의 적절한 지지가 필요하다.

REFERENCES

Bernard, M. S., Hunter, K. F., & Moore, K. N. (2012). A review of strategies to decrease the duration of indwelling urethral catheters and potentially reduce the incidence of catheter-associated urinary tract infections. *Urologic Nursing, 32*(1), 29–37.

Barentsen, J., Visser, E., Hofstetter, H., Maris, A., Dekker, J., & Bock, G. D. (2012). Severity, not type, is the main predictor of decreased quality of life in elderly women with urinary incontinence: A population-based study as part of a randomized controlled trial in primary care. *Health and Quality of Life Outcomes, 10,* 153. Retrieved August 2, 2014, from http://www.hqlo.com/content/pdf/1477-7525-10-153.pdf

Buckley, B. S., & Lapitan, M. C. M. (2009). Prevalence of urinary and faecal incontinence and nocturnal enuresis and attitudes to treatment and helpseeking amongst a community-based representative sample of adults in the United Kingdom. *International Journal of Clinical Practice, 63*(4), 568–573.

Centers for Disease Control and Prevention. (2014). *Catheter-associated urinary tract infection (cauti) event.* Retrieved from http://www.cdc.gov/nhsn/acute-care-hospital/CAUTI/

Gould, C. V., Umschied, C. A., Agarwal, R. K., Kuntz, G., Pegues, D. A., & Healthcare Infection Control Practices Advisory Committee (HICPAC). (2009). *Guidelines for prevention of catheter-associated urinary tract infections 2009.* Retrieved August 4, 2011, from www.cdc.gov/ncidod/dhqp/pdf/guidelines/CAUTI_Guideline-2009final.pdf

Gray, M. (2008). Securing the indwelling catheter. *American Journal of Nursing, 108*(12), 44–50.

Hockenberry, M., & Wilson, D. (2013). *Wong's essentials of pediatric nursing* (9th ed.). St. Louis, MO: Elsevier.

Lo, E., et al. (2008). Strategies to prevent catheter-associated urinary tract infections in acute care hospitals. *Infection Control and Hospital Epidemiology, 29*(Suppl 1), s32–s50.

Moralejo, D. (2008). Review: Cranberry products may prevent urinary tract infection in women with recurrent infections. *Evidence-Based Nursing, 11*(3), 74.

Mori, C. (2014). A-voiding catastrophe: Implementing a nurse-driven protocol. *MEDSURG Nursing, 23*(1), 15–28.

Newman, D. K. (2009). Talking to patients about bladder control problems. *Nurse Practitioner, 34*(12), 33–45.

NANDA-International (NANDA-I) (2014). *Nursing diagnoses: Definitions and classification 2015–2017.* West Sussex, England: Wiley-Blackwell.

Nowack, R., & Schmitt, W. (2008). Cranberry juice for prophylaxis of urinary tract infections—conclusions from clinical experience and research. *Phytomedicine, 15*(9), 653–667.

Palmer, M., Athanasopoulos, A., Lee, K., Takeda, M., & Wyndaele, J. (2012). Sociocultural and environmental influences on bladder health. *International Journal Of Clinical Practice, 66*(12), 1132–1138. DOI: 10.1111/ijcp.12029

Parker, D., et al. (2009). WOCN fact sheet: Catheter-associated urinary tract infections: Fact sheet. *Journal of Wound, Ostomy, and Continence Nursing, 36*(2), 156–159.

Patel, A. R., & Campbell, S. C. (2009). Current trends in the management of bladder cancer. *Journal of Wound, Ostomy, and Continence Nursing, 36*(4), 323–421.

Saldano, D. D., Chaviano, A. H., & Maizels, M. (2008). Sustainability of remission of pediatric primary nocturnal enuresis–comparison of remission using try for dry vs. *non-try for dry treatment plans. Urologic Nursing, 28*(4), 263–266.

Singhai, M., Malik, A., Shahid, M., Malik, M. A., & Goyal, R. (2012). A study on device-related infections with special reference to biofilm production and antibiotic resistance. *Journal of Global Infectious Diseases, 4*(4), 193–198. Retrieved from http://www.jgid.org/article.asp?issn=0974-777X;year=2012;volume=4;issue=4;spage=193;epage

Siu, L., & Lopez, V. (2012). Chinese women's experiences of stress incontinence: a descriptive qualitative study. *International Journal of Urological Nursing, 6*(3), 125–136. DOI: 10.1111/j.1749-771X.2012.01155.x

Turner, B. (2009). Nursing care and treatment of patients with bladder cancer. *Nursing Standard, 23*(37), 47–56.

Zaouter, C., Kaneva, P., & Carli, F. (2009). Less urinary tract infection by earlier removal of bladder catheter in surgical patients receiving thoracic epidural analgesia. *Regional Anesthesia & Pain Medicine, 34*(6), 542–548. Retrieved from http://journals.lww.com/rapm/Abstract/2009/11000

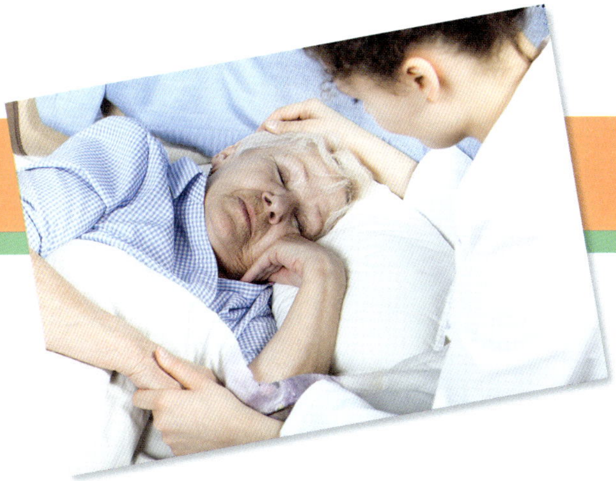

CHAPTER 33

배변

Bowel Elimination

Susan A. Talbot

비판적 사고를 위한 사례

요양시설에서 근무 중인 이 간호사는 전이암을 앓고 있는 76세 김 씨 부인을 간호하고 있다. 이 노인은 지난 몇 주 동안 심한 요통을 경감하기 위해 모르핀 투여용량을 늘리고 있다. 식욕이 떨어져 있고, 하루의 대부분을 침대에서 보낸다. 이 간호사는 근무교대 시 김 씨 부인이 7일 동안 배변을 하지 못해 관장을 처방했다는 보고를 받았다. 이 간호사가 병동에 가서 노인의 상태를 사정하고 관장을 해야 한다고 설명을 했을 때 김씨 부인은 "나를 그냥 놔둬요. 이 간호사 눈에는 내가 많이 피곤하고, 아픈 것이 보이지 않나요?"라고 말했다.

이 장을 학습한 후, 위의 사례를 읽고 다음의 내용에 대하여 비판적 사고를 적용하여 복습한다.

1. 변비에 영향을 미칠 수 있는 요인을 사정한다.
2. 간호사는 배설에 대한 질문을 받거나 관장을 수행해야 할 때 대상자가 어떤 느낌을 받을지 생각해 본다.
3. 노인이 관장을 거절할 경우 노인에게 미칠 수 있는 영향요인을 사정한다.
4. 간호사는 노인에게 어떻게 반응해야 할지를 결정하는 데 있어서 윤리적 · 법적 요인을 고려한다.
5. 간호사는 노인이 말에 반응할 때 치료적 대화를 적용한다.

주요용어

결장경 colonoscopy
결장루술 colostomy
고창 flatus
관장 enema
마비성 장폐색 paralytic ileus
발살바법 Valsalva's maneuver
배변반사 defecation reflex
변비 constipation
복명음 borborygmi
분변매복 fecal impaction
분번잠혈검사 fecal occult blood test, FOBT
설사 diarrhea
연동운동 peristalsis
위세척 gastric lavage
인공루 stoma
좌약 suppository
치질 hemorrhoid
클로스트리디움 디피실리균 *Clostridium difficile*, C-diff
태변 meconium
팽만 distention
회장루술 ileostomy
S상결장경 sigmoidoscopy

학습목표

1. 배변에 영향을 미치는 요인을 확인한다.
2. 배변 변화의 임상징후를 서술한다.
3. 장기능을 사정하기 위해 수집된 주관적 · 객관적 자료를 서술한다.
4. 배변 변화와 관련된 간호진단을 규명한다.
5. 정상적 장기능 증진을 위한 독자적 · 협력적 간호중재를 서술한다.

배변은 소화 과정에서 고형화된 노폐물인 대변을 장에서 배설하는 과정으로, 간단히 말해 장에서의 노폐물 배설이라고 할 수 있다. 배변과 관련된 간호사의 주된 역할은 장기능을 사정하고, 정상적인 장 건강을 증진시키며, 장기능의 변화를 관리하기 위한 중재를 시행하는 것이다.

이러한 책임은 다양한 연령군과 건강기관에서 요구될 수 있다. 예를 들면, 간호사는 첫 아이를 낳은 대상자에게 신생아의 대변의 색깔과 경도에 대해 교육한다. 또한 최근에 대변실금을 보이는 노인 대상자에게 가족이 적응할 수 있도록 돕는다. 지역사회에서 일하는 간호사는 근로자들이 결장직장암 증상에 주의를 기울이도록 교육 프로그램을 개발한다. 병원에서 간호사는 결장 수술을 받은 대상자에게 수술 후 장운동 회복 정도를 사정하고, 뇌졸중 대상자에게 장 관리 프로그램을 개별화하며, 새로 결장루를 적용받은 대상자에게 결장루를 관리하고 적응하는 방법을 교육한다.

1. 장의 구조와 기능

1) 위장관의 구조

대변의 최종 형성은 대장에서 이루어지지만 생성되는 노폐물의 양과 경도(consistency)는 섭취한 음식과 수분의 형태 및 양의 영향을 받는다. 음식과 수분이 구강으로 들어오면 음식은 타액효소와 혼합되고 소화 과정이 시작된다. 타액과 혼합된 음식물은 인두를 거쳐 식도로 내려가 위로 들어간다. 위에서 나온 분비물은 음식을 더 많이 분해하고 소화시킨다.

음식은 위에서 소장(십이지장, 공장, 회장 3부분으로 구성)으로 이동하고(그림 33-1), 3~10시간 후에는 소장을 지나 대장(맹장, 결장, 직장, 항문으로 구성)으로 들어간다. 대장의 근육은 장의 원주방향으로 감싸는 윤상근 섬유(circular muscle fiber)와 길이 방향으로 연결된 종주근 섬유(longitudinal muscle fiber)로 구성되어 있고, 장은 두 근섬유의 상호작용으로 길이와 원주 크기가 변하면서 장 운동을 증진한다.

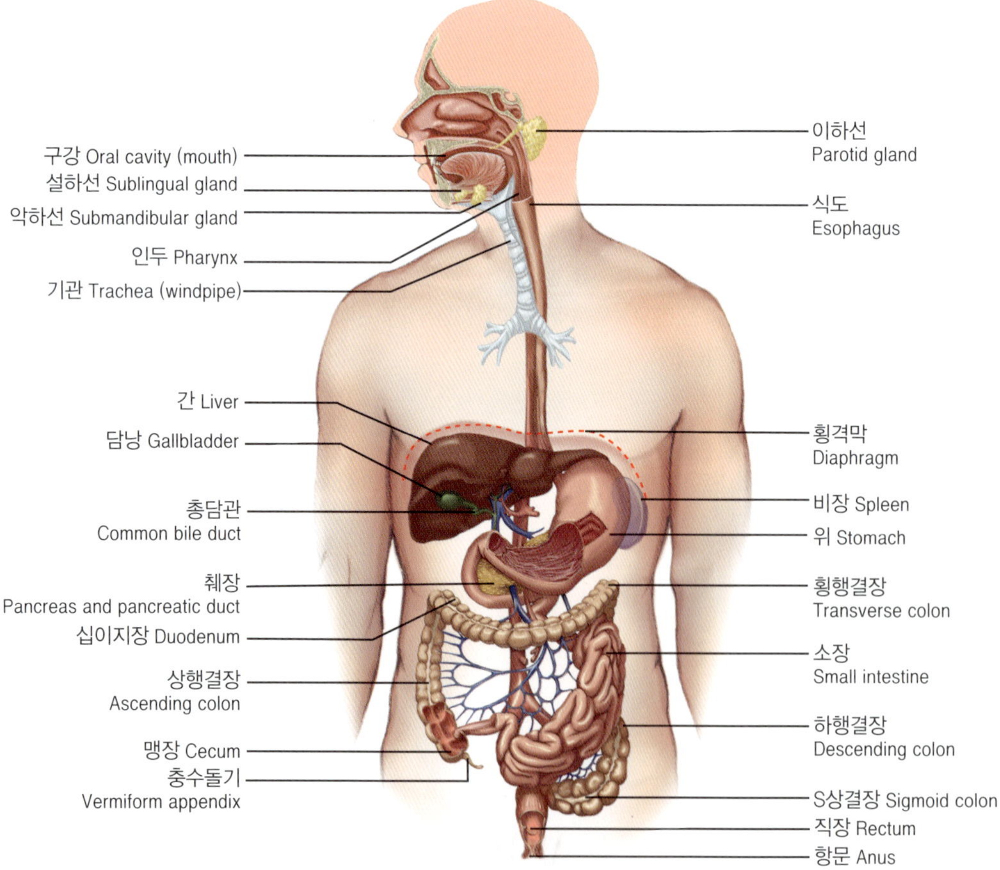

그림 33-1 위장관의 해부학적 구조

회장과 맹장의 연접부에는 회맹판(ileocecal valve)이 있다. 회맹판은 절반 정도 소화된 음식물이 대장으로 이동하는 것을 지연시켜 소장에서 영양분을 충분히 흡수할 수 있도록 시간을 벌어주고, 대장에서 소장으로 대변 내용물의 역류를 막아준다.

대장의 주된 부분인 결장은 상행, 횡행, 하행, S상결장의 4부분으로 구성된다(그림 33-1). 직장은 대장의 일부로서 S상결장 바로 다음 부분이다. 정상적인 상태에서 직장은 비어 있으며, 대변이 들어오면 충분히 팽창할 수 있는 능력이 있다. 대장의 마지막 부분인 항문은 내괄약근(internal sphincter, 불수의적 신경조절을 받는 평활근)과 외괄약근(external sphincter, 수의적 신경조절을 받는 횡문근)의 2가지 괄약근으로 이루어져 있다. 이들 괄약근은 정상적으로는 수축상태이다.

2) 장기능

(1) 장 운동

장 내에서는 두 가지 유형의 운동이 일어나는네, 비로 분절(segmentation)과 연동운동(peristalsis)이다. 이들 운동은 장 전체를 거쳐 노폐물 흡수 및 운반을 돕는 역할을 한다. 분절운동 중에는 장 평활근의 수축과 이완이 교대로 나타나며, 이 운동은 장 내용물을 천천히 통과시켜서 영양분이 더 완전하게 소화되고 흡수되게 한다.

연동운동은 소장과 대장 전체에 걸쳐 장 내용물을 앞으로 나아가게 한다. 장벽은 반사적으로 연동운동을 유발시키지만 부분적으로 소화된 음식물이 위에서 십이지장으로 이동할 때 특히 연동운동이 자극된다. 공복 후 십이지장으로 음식이나 수분이 들어갈 때 십이지장결장반사(duodenocolic refelx)가 특히 강해진다.

자율신경계는 장 운동의 속도에 영향을 미친다. 교감신경 자극은 연동운동을 느리게 하고 장 통과속도를 지연시키는 반면, 부교감신경 자극은 장 운동과 장 비우기를 촉진한다.

(2) 흡수

부분적으로 소화된 음식(유미즙, chyme)은 위에서 소장으로 들어가면 소장에서는 소화 과정이 종료되고, 영양소와 수분이 흡수되기 시작한다. 대부분의 영양소와 전해질 흡수는 십이지장과 공장에서 일어나지만 일부 비타민, 철 및 수분은 회장에서 흡수된다.

영양소의 최종 흡수, 특히 수분과 전해질의 흡수는 대장에서 일어난다. 흡수량은 장 내용물이 결장에서 이동하는 속도에 따라 결정된다. 장 내용물이 결장에 오래 머물수록 수분과 전해질의 흡수량이 더 많아진다. 상행결장으로 들어간 장 내용물은 액체 형태이고, 내용물이 횡행결장에 있을 때는 반고형의 죽 형태로 이를 대변(feces)이라고 한다. 하행결장의 주요 기능은 대변 저장이지만 저장되는 동안 약간의 나트륨, 염소와 물은 계속해서 흡수된다.

(3) 배변

배변(defecation) 과정은 연동운동을 통해 대변을 직장으로 밀어낼 때 시작되며, 직장팽만을 초래한다. 직장팽만은 장 비우기를 자극할 수 있는 일련의 평활근 반응을 시작한다. 대변이 직장을 팽만시킬 때 척수의 천수분절에 있는 부교감 구심신경섬유를 자극하여 하행결장, S상결장, 직장 및 항문을 수축시키고, 항문 내괄약근의 이완을 초래한다. 이러한 자극반응인 천수반사(sacral reflex)는 수의적으로 조절되지 않으며, 이를 배변반사(defecation reflex)라고 한다.

항문 외괄약근이 수축된 상태가 아니면 자동적으로 변을 보게 된다. 배변반사가 있을 때 대변을 볼 적절한 시간과 장소를 결정할 때까지 외괄약근은 수축 상태로 있을 수 있으므로, 사람들은 수의적으로 항문 외괄약근을 이완시킬 수 있다. 성문을 폐쇄하고 심호흡하기(횡격막을 아래로 이동시킴), 복근수축(복부내압 증가), 골반저근 수축(아래방향으로 대변을 밀어냄)은 배변을 돕는데, 이러한 행위를 발살바법(Valsalva's maneuver)이라고 한다.

3) 정상 변의 특성

대변은 물 75%와 고형물 25%로 구성된다. 고형물은 세균, 소화되지 않은 섬유소, 지방, 무기질, 약간의 단백질로 이루어져 있다. 섬유질(cellulose)은 소화와 흡수가 일어난 후 대변 속에 남아 있는 소화되지 않은 섬유소(fiber)이다. 만일 식이섬유소의 섭취가 적으면 대변이 적게 만들어진다.

정상 대변색은 갈색인데, 이는 오렌지색이나 짙은 노란색 담즙색소인 빌리루빈(bilirubin)이 장내 세균과 효소에 의해 유로빌린(urobilin)과 스테르코빌린(stercobilin, 갈색 색소)으로 화학적 전환이 일어나서 나타나는 색깔이다. 소화된 음식도 대변 색깔에 영향을 미칠 수 있다(식품 중 비트는 변을

표 33-1 정상 대변과 비정상 대변의 특성

특성	정상	비정상
빈도	다양함 보통: 1~2회/일~ 1회/2~3일	평상시 배변횟수에 따라 다름 지침: >3회/일; <1회/3일
색깔	갈색	검은색, 타르색(tarry) 적갈색, 밤색 점토색 연녹색
경도	부드럽고, 형태가 있음	단단함 묽음 고점액성
모양	원주형	좁고, 연필처럼 가느다람
양	100~300g/일	<100g/일 >300g/일
냄새	냄새가 있고, 자극적임	악취가 나고, 불쾌함

적색으로 만듦). 약물섭취는 대변의 색깔과 경도에 영향을 미칠 수 있다.

대변의 특징적인 냄새는 장에 있는 단백질의 세균분해로 인한 것이다. 정상적으로 대변은 부드럽고 직장 모양의 원통형이며, 매일 150~300g이 만들어진다. 표 33-1은 정상 대변과 비정상 대변을 비교한 것이다.

4) 생애주기에 따른 고려사항

(1) 신생아와 영아

보통 신생아는 출생 후 24~48시간 내에 대변을 배출한다. 이때 배출되는 부드럽고 짙은 녹색 변을 태변(meconium)이라고 한다. 태변은 부분적으로 건조된 장 분비물로 출생 전 대장에 축적된 것이다.

출생 후 3일째가 되면 대변은 식이의 형태를 반영한다. 만일 신생아가 모유를 먹으면 대변은 밝은 노란색으로, 부드럽고, 형태가 없으며, 불쾌하지 않은 냄새가 날 것이다. 만일 신생아가 우유인 유아용 조유(formula)를 먹으면, 대변은 진노란색이나 황갈색이 되며, 모유를 먹는 아이의 대변보다는 약간 더 형태가 있고, 다소 불쾌하고 강한 냄새가 날 것이다. 출생 시에는 위장계의 소화 및 흡수 능력이 성숙하지 못하기 때문에 장 내용물은 덜 단단한 형태를 보이며, 아동과 성인보다 더 빠르게 위장계를 통과한다. 위장계가 성숙하고, 영아가 더 고형 음식을 섭취함에 따라 대변은 더 단단해진다.

배설횟수는 성인과 마찬가지로 신생아와 영아의 경우에도 다양하다. 하루에 한 번 또는 3일에 한 번 배변할 수 있다. 영아의 성장에 따라, 장 운동은 더 규칙적이고 확인 가능한 양상을 보일 것이다. 영아는 중추신경계가 더 성숙해질 때까지 배변을 조절할 수 없다.

(2) 유아와 학령전기 아동

유아와 학령전기에는 십이지장결장반사(duodenocolic reflex)가 강하다. 음식 섭취 시 장 운동이 자극되고 정상적으로 하루에 한 번 이상 배변을 한다. 유아는 인체에서 생산되는 산물에 대해 호기심이 있다. 따라서 유아기 때 대변을 문지르거나 대변을 가지고 노는 경우는 흔하다. 부모와 돌봄제공자는 유아의 자존감에 위협을 주지 않는 방식으로 대변을 만지는 것이 수용될 수 없는 행위임을 알려야 한다. 대신 유아에게 모형 만들기 점토나 손가락 페인트 같은 물건을 가지고 놀도록 격려한다.

장 운동 시 프라이버시를 지켜주는 것은 문화 안에서 일찍 학습된다. 아직 대변가리기 훈련을 하지 않은 어린 유아는 변의를 느끼면 배변을 위해 서둘러 다른 방으로 가거나 소파 뒤에 숨는다. 학령전기 아동은 장 운동을 수의적으로 조절할 수 있으며, 보통 공중화장실보다 집에 있는 화장실 사용을 선호한다.

보통 22~36개월 사이의 유아는 중추신경계가 수의적 조절할 수 있을 정도로 성숙해 있으므로 배변의 수의적 조절에 대해 학습할 준비가 되어 있다. 항문을 조절하는 천골 척수분절의 수초화(myelinization)는 12~18개월 사이에 완성되는데, 이 시기가 되면 유아는 직장에 변이 있음을 인지할 수 있다. 유아가 독립적으로 걸을 수 있으면 척수가 성숙했다는 좋은 지표이다.

하루 배변횟수가 1회 또는 2회로 줄어들면 배변훈련이 더 쉬워진다. 성공적인 배변훈련은 보통 22개월 후에 이루어진다. 이때까지는 유아의 직장과 결장이 많은 양의 대변을 저장할 수 없다. 또한 이 연령 전의 많은 유아는 배변욕구를 말할 수 있을 만큼 충분한 어휘를 사용하지 못하고, 실제로 배변하기 전에는 배변욕구를 인지하지 못한다. 아동이 직장 팽만감을 느끼고, 잠시 배변을 참을 수 있고, 배변욕구에 대해 말할 수 있을 때, 장 훈련의 준비가 된 것이다. 미국 문화에서 부모는 대부분 아동이 정서적·사회적·신체적으로 충분히 성숙할 때인 22~36개월 사이가 배변훈련을 시작할 적기라고 본다. 대부분의 아동은 4세 전에 배변조절을 하며, 보통 배뇨를 조절하기 전에 배변조절을 할 수 있다.

(3) 학령기 아동과 청소년

학령기 아동은 성인의 배설습관에 근접해진다. 대변은 갈색이고 부드러운 형태이다. 경도와 배변횟수는 충분한 수분과 식이섬유소 섭취 및 하루 운동량에 따라 달라진다. 학령기 아동과 청소년은 집 화장실에서 프라이버시가 지켜질 때까지 배변을 미루기도 한다. 종종 아동은 친구와 놀기 위해 배변을 미루는데, 이러한 습관을 지속하면 직장팽만에 대한 장의 반응력이 저하될 위험이 있고 변비를 초래할 수 있다.

(4) 성인과 노인

성인기가 되면 배설양상이 정상적 또는 전형적인 양상이 된다. 위와 장 운동이 노화로 인해 느려지기 때문에 일반적으로 배변횟수가 감소한다. 노인은 대변이 더 단단해지는 것을 막기 위해 식이에 수분과 고섬유소 음식의 양을 늘릴 필요가 있다. 골반근육 약화와 활동수준 감소 역시 노인에게 변비를 초래한다.

노인은 노화로 인해 위장관에 생리적 변화가 오기 때문에 변비 증상이 발생할 수 있다. 장이행시간(gut transit time)과 결장의 운동성은 성인과 건강한 노인은 비슷하지만, 만성질병을 앓는 노인은 장이행시간이 연장되어 배변 배출시간이 지연된다. 또한 요양시설 대상자는 장이행시간이 3주 이상 지연되기도 해서 변비를 초래하고 변실금 유출이 일어날 수 있다. 만성건강상태, 약물사용, 운동성은 노화과정 자체보다는 변비에 더 영향을 미친다(Gardiner, 2013; McCrea, Miaskowski, Stotts, Macera, & Varma, 2008).

일부 사람들은 매일 배변하는 것이 건강에 필수적이라고 확신하고 있다. 이에 따라 정상적으로 노화 관련 장 변화가 일어날 때 노인은 '정상' 일일 배변양상을 회복하기 위해 하제를 사용할 수 있다. 불행하게도 노인에서 하제남용이 흔하다. 노인에게 배변횟수의 감소가 정상 노화로 인한 것임을 교육하고, 대변 경도의 변화를 예방하기 위해 식이변화를 격려하며, 활동을 증진하는 것이 중요하다. 한편 노화에 의해 횡문근으로 된 외괄약근의 강도가 감소되고, 괄약근 조절이 감소하여 변실금의 가능성이 높아진다.

5) 문화적 고려사항

대상자의 문화적인 배경은 배변과 이에 관련된 문제에 영향을 미칠 수 있다. 문화와 세대의 영향력은 영아와 아동간호에 큰 부분을 차지하는데 특별히 배변훈련에 큰 역할을 한다. 특히 구전동화에서는 아동의 배변변화에 대한 이야기가 많다. 모든 세대를 통해 배변양상의 변화는 일반적이고 쉽게 치료되며, 장 문제를 경감하기 위해 상비약이나 처방전 없이 구입할 수 있는 약물이 가장 먼저 사용되고 있다. 문화적 신념은 세대를 거쳐 전해지는데 기대하던 결과가 성취되면 그 신념은 확고해진다. 이러한 이유로 대부분의 문화에서는 전통적인 치료를 먼저 하고 그 치료가 실패하면 의사를 찾는다.

또한 문화적 영향력은 건강사정을 수행할 때 고려해야 한다. 많은 나라에서 배변양상을 개인적인 것으로 여기는데, 이는 적절하다고 볼 수 없다. 또한 외국어를 사용하는 경우, 배변양상과 배뇨에 관한 주관적 자료수집에 어려움이 있을 수 있다. 문화가 다르면 배변형태와 대변을 언급하는 용어를 다르게 사용할 수 있다. 배변형태와 대변을 논의할 때 대상자 혹은 가족이 이야기할 때 간호사는 가장 흔하게 사용하는 용어가 무엇인지 알아야 한다. 이밖에도 대상자 교육을 수행할 때 일부 대상자는 알고 있는 사실에 대해서만 수용할 수 있으므로 이해를 했는지 확인하기 위해서 대상자 자신의 말로 표현하도록 질문하는 것이 효과적이다.

2. 배변양상에 영향을 미치는 요인

1) 식이

대변의 25%는 고형물로서 주로 고섬유질이나 섬유소가 들어 있는 음식섭취로 형성된다. 섬유질이나 섬유소는 식물성 식품에 들어 있다. 고섬유소 범주에 속한 식품은 껍질이 그대로 있는 신선한 과일과 채소, 도정하지 않은 곡류 등이다. 하루에 과일, 채소 및 곡류에 든 섬유소를 25~30g 섭취하는 사람은 대부분 쉽게 배변이 가능한 정도의 대변이 형성된다(Costilla & Foxx-Orenstein, 2014).

일반적으로 섬유소 섭취가 부족한 사람은 배변횟수가 줄어들고, 변을 적게 보며, 배변 시 약간의 어려움을 경험한다. 귀리, 보리 및 견과류와 같은 음식인 수용성 섬유질은 물에 용해되어 장을 통과하는 시간을 증가시키는 반면, 통곡물이나 신선한 과일 및 채소에서 발견되는 불용성 섬유질은 대장을 통해 대량으로 이동하여 대장을 통과하는 시간을 단축시킨다(O'Connor, 2013). 반면, 신선한 과일과 같은 고섬유질 음식을 많이 섭취하는 경우 묽은 변이 생성된다.

음식불내성(food intolerances) 역시 장기능을 변화시킨다. 많은 사람이 유당(lactose, 유제품에 포함된 당)을 소화하는 데 어려움을 느낀다. 유당을 설탕, 포도당과 갈락토오스로 분해하기 위해서는 소장에 락타아제(lactase) 효소가 상당량 필요한데, 만일 락타아제가 부족하면 유제품 섭취 후 가스형성, 복부경련, 설사 등의 배변에 변화가 생길 수 있다.

일부 사람은 호밀, 쌀, 보리 및 메밀 속에 있는 단백질의 일종인 글루텐(gluten)을 소화할 수 없다. 이러한 사람이 글루텐이 포함된 식품을 섭취하면 장에서 소화·흡수될 수 없는 탄수화물과 지방의 정체가 초래되고, 이러한 경우 복부팽만, 부유감(bloated feeling), 양이 많고 지방이 많은 설사가 발생한다.

2) 수분섭취

대변의 75%는 수분이기 때문에 수분섭취 또한 대변 경도에 많은 영향을 미친다. 체세포의 수분 요구는 대변 경도보다 우선순위가 더 높으므로 신체가 수분을 보유할 필요가 있을 때 그 요구를 충족하기 위해 대장에서 더 많은 수분을 흡수한다.

요구를 충족하기 위해서는 하루에 약 2,000mL 정도의 수분섭취가 필요하며, 대변 경도를 부드럽게 하려면 더 많은 수분을 섭취해야 한다. 고열, 과다한 발한 또는 다른 비정상적 배액과 같이 과다한 수분을 상실했을 때는 평상시 수분섭취로는 불충분하다. 수분섭취가 부적절하면 대변은 더 단단해지고 배설하기 어려워진다.

대장에서의 저장시간 또한 대변 경도에 영향을 미친다. 대장 내에 머무르는 시간이 길면 수분흡수량이 많아져 대변은 더 단단하고 건조해진다. 반면, 대장에서 충분한 시간을 머무르지 않으면 물 같은 변을 배설하게 되고 수분상실의 원인이 된다.

3) 활동과 운동

신체활동과 규칙적인 운동은 근긴장도를 증진시키고 연동운동을 촉진한다. 강한 복부와 회음부 근육은 배변 시 복부내압을 증가시키는 데 필요하다. 활동이 감소하거나 신경계 손상으로 인해 신경학적 조절이 되지 않으면 근긴장도를 상실한다. 평상시 신체활동의 제한은 변비의 위험을 증가시킨다. 변비에 관한 역학 연구는 대부분 신체활동이 적은 장기요양시설에서 변비 발생이 높다고 보고하였다(Bouras & Tangalos, 2009).

4) 자세

좌위 또는 반좌위는 배변을 위해 가장 적절한 체위이다. 이 체위는 대상자가 대변 배설 시 중력의 도움을 받고, 복부와 골반 근육을 더 쉽게 수축하여 대장에 외부압력을 가할 수 있게 해 주므로 대변 배출에 도움이 된다. 일부 사람들은 똑바로 누운 자세에서 변기를 사용하여 배변하는 것을 어려워한다.

5) 변의 무시

대부분의 사람들은 심리적으로 안정된 상태에서 배변하기 위해 어느 정도 프라이버시 유지가 필요하다. 비록 배변반사의 일부가 불수의적으로 이루어지더라도 항문 외괄약근은 수의적 조절하에 있으므로 배변하기에 용이한 시간과 장소를 찾을 때까지 변의를 무시하는 것이 가능하다.

초기 변의가 무시될 경우, 몇 분 후에는 배변반사와 변의가 사라진다. 이때 직장 내에 남아 있는 변은 또 다른 집중결장 운동(mass colonic movement)으로 더 많은 대변이 직장 내로 들어올 때까지 직장에 그대로 머무르게 된다. 대변이 결장과 직장에 남아 있는 동안 장 점막은 대변에서 수분을 계속 흡수하므로 대변은 더 단단하고 건조해져 배출이 어려워진다. 결국 지속적으로 배변반사를 무시하면 변의에 대한 인식이 어려워지며, 배변반사는 약해지고 사라지게 된다. 이러한 상황에 있는 사람은 배변을 시작하기 위해 신체신호에 의존하기보다는 대안적 방법(하제나 관장의 지속적 사용 또는 매복된 변을 손으로 제거)에 의존해야 한다.

배변 시 통증을 느끼는 사람은 변의를 부인함으로써 변비를 초래할 수 있다. 통증 때문에 배변을 지연시킬 위험이 있는 사람은 만성 변비가 있거나 치질(hemorrhoids) 또는 항문 열상(anal fissures)과 같이 직장이나 항문에 문제가 있는 사람들이다. 치질은 항문관에 정맥이 늘어나거나 정맥류(varicose vein)가 있는 것이다. 통증과 직장 출혈은 치질과 관련이 있을 수 있으며 통증을 피하기 위해 자주 배변반사를 무시하게 만든다. 항문 열상은 항문 점막에 궤양성 균열이나 갈라짐이 있는 것이다. 대변이 치열 부위를 통과하면 출혈과 통증이 발생한다. 또한 대상자는 항문이나 회음부 수술 후 통증 때문에 배변을 지연시킬 수도 있다.

6) 생활양식

많은 사람은 배변시간에 따라 배변양상을 형성한다. 어떤 사람은 아침에 먼저 음식이나 수분을 섭취한 후 변의를 느끼는데, 이런 양상이 매일 아침 계속 되면 배변양상이 확립된다. 이 경우 이 양상은 그 사람에게 정상 배설양상으로 간주된다. 어떤 사람은 장배설의 규칙적인 양상을 증진하기 위해 매일 똑같은 방법을 사용하는 반면, 특정한 배변양상이 없는 사람도 있다.

생활양식이나 일상생활의 변화도 배변에 영향을 미칠 수 있다. 일상에 변화를 주는 휴가와 여행은 배변에 변화를 일으키기도 한다. 급성이나 만성 불안, 분노, 공포, 우울, 흥분 또는 기타 강한 정서를 초래하는 생활양식의 변화도 배변양상을 변화시킬 수 있다. 급성 스트레스나 생활양식의 변화는 장 운동과 점액분비를 증가시키고, 그 결과 배변횟수가 갑자기 증가하며, 점액이 많이 섞인 변을 보게 된다. 급성 스트레스를 유발할 수 있는 몇몇 예로는 입원, 직업 변화, 개인적 또는 가족 관계 이상 및 다가오는 시험 등을 들 수 있다. 스트레스에 대한 만성적인 노출은 장 운동을 느리게 만들고 장 운동의 빈도를 감소시킨다. 장기간의 우울 또한 장 활동을 느리게 하는 만성 스트레스원이다.

7) 임신

임신 중에는 호르몬 변화로 인해 위장관의 근육이 이완되기 때문에 흔히 변비가 발생한다(Blackburn, 2013). 장의 이동시간 지연과 수분 흡수의 변화가 증가하면, 임신 중에 변비 위험이 증가한다(Jones & Gardiner, 2014). 또한 태아 성장은 장에 압력을 가하고 정상 장기능에 영향을 미칠 수 있다. 게다가 철분제를 복용하는 대부분의 임신부는 변비에 걸리기 쉽다. 산후 초기, 특히 회음부 성형술을 한 경우, 장 운동 동안 통증에 대한 두려움으로 인해 변비가 생길 수 있다.

8) 약물

많은 약물의 부작용은 장배설 문제에 대한 위험을 증가시킬 수 있다. 예를 들면, 마약성 진통제와 철분제는 변비, 항생제는 설사, 제산제는 변비 또는 설사를 유발할 수 있다. 이때는 변 배출을 증진하기 위해 하제와 대변완화제 투여 및 관장을 시행한다. 지사제는 대변횟수를 줄이기 위해 투여한다.

9) 진단적 검사

일부 방사선 및 내시경 검사를 하기 위해서는 검사 전에 대장에서 대변을 제거해야 한다. 철저한 대장청결은 검사 후 2~3일간 배설양상을 변화시킨다. 대상자가 평상시처럼 식사를 하면 배변양상은 다시 예전처럼 돌아온다.

진단적 검사 또한 배변에 영향을 미칠 수 있다. 예를 들면, 바륨(barium)을 검사약물로 사용했을 경우, 바륨이 모두 위장관으로 배설될 때까지 검사 후 대변은 분필 같은 흰색이나 황갈색(tan)으로 나타난다. 만일 결장 내에 바륨이 남아 있으면 단단해져서 분변매복을 초래할 수 있으므로 바륨 제거를 촉진하기 위해 진단적 검사 후에는 대개 하제가 처방된다.

10) 수술

수술은 배변양상에 변화를 초래할 위험이 있다. 전신마취는 위장 운동을 느리게 하여 수술 후 1~2일 동안 장기능이 감소한다.

복부 수술을 받은 대상자 중 특히 위장관의 일부를 수술한 경우, 장 활동이 정상으로 회복되는 데 3~4일이 필요하다. 이들 대상자는 수술 전에 대장 내 대변을 깨끗이 제거하기 위해 하제나 관장을 시행한다. 또한 수술 중에 장이 공기에 노출되고, 조작(manipulation)이 있게 되는데, 이는 장 운동을 더욱 감소시킨다.

수술 후 마약성 진통제 사용, 활동 저하, 통증에 대한 두려움은 정상 장 운동을 더욱 억제한다. 최근까지 수술 후 대상자는 장 운동이 활발해질 때까지 구강으로 음식과 수분섭취가 허용되지 않았다. 위장관 수술 후 경구 보충에 관한 근거기반 연구에 의하면, 조기 경구 보충섭취가 수술감염, 문합 열개, 질소불균형, 장기능 회복시간 및 입원기간 연장을 증가시키지 않았다고 보고되었다(Osland, Yunus, Khan, & Menon, 2011; Shrikhande, Shetty, Singh, & Ingle, 2009). 사실 연구 결과에 따르면, 수술 후 회복기간 동안 합병증의 감소를 증명하였다(Osland et al., 2011). 많은 연구에서 조기 경구 섭취가 안전하고 유익하다는 것을 보고하고 있지만, 여전히 담당의사들은 장 운동이 돌아오기 전에 대상자가 섭취를 시작하는 것을 꺼려하고 있다.

11) 대변경로전환술

대장의 전부 또는 일부는 생명을 유지하는 데 반드시 필요하지는 않다. 일부 대상자는 암이나 염증성 장질환과 같은 질병으로 인해 결장, 직장 및 항문의 전부 또는 일부를 외과적으로 제거한다. 이러한 경우 남아 있는 장의 근위부는 복벽을 통해 복부 피부 표면으로 방향을 바꾼다. 복벽을 통해 만들어진 장의 부위를 장루(stoma)라고 한다. 이 수술이 수행될 때 대변경로가 정상 경로에서 변화되기 때문에 대변경로전환술(fecal diversion)이라고 한다.

대변경로전환술은 영구적일 수도 일시적일 수도 있다. 장루를 형성하는 데 이용되는 장 분절(bowel segment)은 비정상적인 장의 위치에 따라 달라진다. 예를 들면, 직장암이 있으면 제거되는 장분절은 암이 있는 직장 부위가 될 것이고, 직장에 바로 근접한 장분절인 건강하고 암이 없는 S상결장이 장루로 사용될 수 있다.

대장의 분절을 복부 피부 밖으로 끄집어낸 장전환 수술을 결장루술(colostomy)이라고 한다. 또한 대장 전체가 질병 상태에 있으면 그 다음 건강한 장분절인 회장에 장루를 만들 수 있다. 회장 부위가 복부에 장루를 만드는 데 이용되면 회장루술(ileostomy)이라고 한다. 그림 33-2에 대변경로전환술을 나타냈다.

결장루술이나 회장루술 대상자는 대변을 장루를 통해 배출하는데, 대변의 경도는 수술 후 남아 있는 장의 길이에 따라 결정된다. 회장루를 만든 경우, 대장은 더 이상 대변으로부터 수분을 흡수할 수 없다. 그러므로 회장루에서 생성된 대변은 액체이며, 많은 양의 전해질이 포함되어 있다. 직장만 제거하는 하행결장루가 있는 사람은 대변 경도가 부드럽고 매일 장세척을 통해 배설을 조절할 수 있다. 이는 배변양상이 수술 전과 유사함을 의미한다.

현대 수술방법의 목표는 대변경로전환술을 받아도 정상 장양상을 가능한 한 적게 변화시키는 것이다. J 주머니(pouch)라고 하는 회장항문 저장고(ileoanal reservoir)는

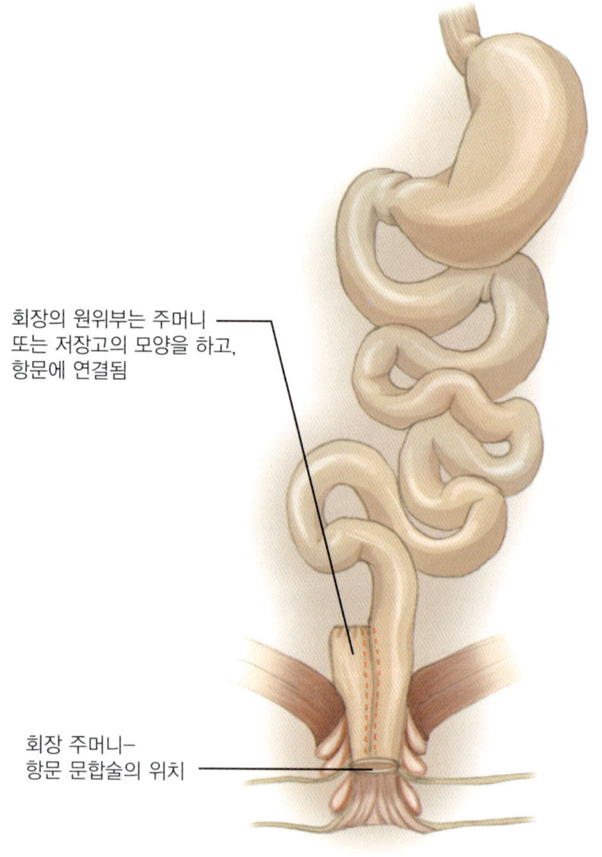

그림 33-3 회장항문 저장고. 비실금형 대변경로전환술을 형성하기 위해 회장의 원위부를 주머니 모양으로 만들어 항문에 연결한다.

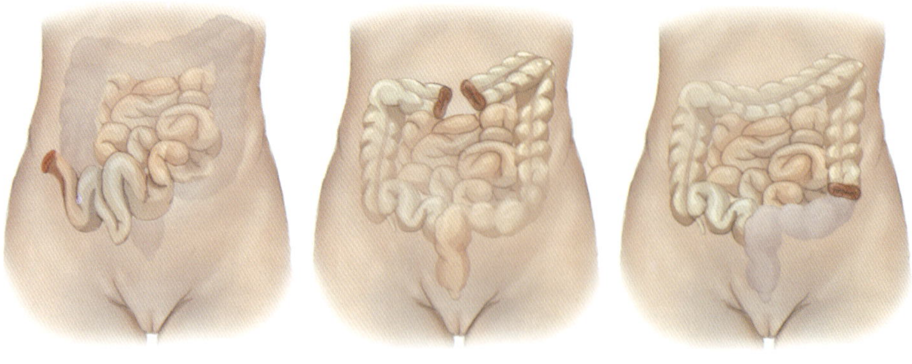

그림 33-2 전환술: 회장루, 횡행결장루, S상결장루

결장을 제거하고, 회장을 항문에 붙임으로써 내부 주머니를 형성한 것이다. 대변은 소장에서 직접 항문으로 나온다. Kock 주머니(Kock pouch) 또는 조절되는 회장루술(continent ileostomy)은 또 다른 대변경로전환방법이다. 이때 주머니는 30cm의 회장으로 만들고, 출구판막(outlet valve)이 구축된다. 이 수술은 장루가 필요하지만 전통적 회장루술처럼 대변이 지속적으로 외부 주머니에 배출되기보다는 대상자의 편의에 따라 배출될 수 있다. 그림 33-3은 조절되는 장루의 유형을 보여준다.

3. 배변기능의 변화

1) 변비

변비(constipation)는 비교적 흔한 일이며, 미국인의 16%에 영향을 미친다. 60세 이상의 노인 중에서 약 33%(Costilla & Foxx-Orenstein, 2014), 여성과 4세 이하 아동, 경제적 소득 수준이 낮은 집단에서 변비 발생률이 높다(Costilla & Foxx-Orenstein, 2014; Greenwald, 2010; Mitchell, 2014). 변비는 한 마디로 정의할 수 없으며, 건강관리 제공자는 변비를 일주일에 3회 미만의 배변 횟수를 기준으로 정량적으로 정의한다. 반면, 대상자는 대변의 견고성, 불만족스러운 배설, 복부팽만감 및 기타 증상에 따라 변비를 정성적으로 정의하는 경향이 있다(Hunter, 2014). Rome III기준은 성인, 영아 및 아동에서의 변비에 대한 합의된 정의를 열거한 것이다(Costilla & Foxx-Orenstein, 2014)(Box 33-1). 3개월 또는 그 이상의 영아에 대해서도 정의하지만, Rome III에서는 최소한 6개월의 증상을 보일 때 정의한다. 3개월 이하의 영아는 2주의 객관적인 자료가 필요하다. 일반적으로 변비는 배변횟수가 적고, 단단하고 건조한 변이 통과되는 것으로, 때로는 대변 통과 시 통증을 동반한다. 대변이 대장에서 너무 느리게 이동하거나, 너무 오랫동안 대장에 머물게 될 때 변비가 발생한다. 변비에 대한 판단은 개인의 정상 배변양상과 관련하여 이루어지며, 대변 경도의 변화(평상시보다 더 단단하고 더 건조한 경우) 및 배변횟수의 변화와 관련이 있다.

Box 33-1 변비에 대한 Rome III 기준

성인

지난 12개월 내에 적어도 12주 동안 다음 사항 중 2가지 이상 해당할 때

- >25% 배변에서 긴장(straining)을 느낌
- >25% 배변에서 덩어리지거나 단단한 변
- >25% 배변에서 불완전한 대변 배출감
- >25% 배변에서 항문직장 폐쇄감
- >25% 배변 촉진을 위해 수지 조작(수지 제거 또는 골반저부 지지)
- 1주에 3회 미만의 배변
- 묽은 변이 없고, 과민성 대장증후군(irritable bowel syndrome) 기준이 충족되지 않음

영아와 아동

- 적어도 2주 동안 대부분의 배변 시 조약돌 같은 단단한 변 배출
- 적어도 2주 동안 1주에 2회 이상 단단한 변 배출
- 구조적 질환, 내분비 또는 대사질환의 근거가 없음

만성 변비는 크게 세 가지 방법 중 하나로 분류된다. 기능성 변비는 정상적인 장 통과 시간을 가진 대상자에게 발생하며, 아동뿐만 아니라 성인에서 가장 흔한 형태의 변비이다. 일부 건강관리 제공자는 기능성 대장증후군의 변종이라고 생각한다(Hunter, 2014). 아동에서는 배변 시 불쾌하거나 통증을 유발하는 대변을 피하기 위해 가장 자주 발생한다. 배변 훈련, 화장실 사용 가능 여부, 바쁜 일정, 식이변화, 질병 및 스트레스는 변비의 원인이 될 수 있다(Greenwald, 2010).

Colonoparesis라고도 하는 천천히 변하는 변비는 지연된 대변 통과(3일 이상)를 특징으로 하며, 감소된 연동운동의 결과이다(Costilla & Foxx-Orenstein, 2014). 이 변비의 원인은 알려져 있지 않지만, 신경학적으로 추정된다. 변비의 세 번째 범주는 출구 기능장애이며, 대상자는 일차적으로 배변의 어려움 또는 불완전한 배변을 경험한다. 골반저부 기능장애는 직장의 이완 장애 또는 직장 및 골반 근육의 수축 장애를 초래할 수 있다. 항문-직장 결절이나 협착, 직장탈출, 종양 또는 직장 감각을 손상시키는 상태와 같은 해부학적 문제 또한 출구 기능장애 변비의 원인이 될 수 있다(Hunter, 2014). 영양, 체액, 약물, 활동 및 기타 의학적 장애는 2차 변비의 원인일 수 있으며, 만성 변비의 3가지 기본 조건 중 하나를 악화시킬 수 있다.

2) 분변매복

분변매복(fecal impaction)은 직장 내에 단단한 대변이 축적된 것이다. '매복'이란 단어는 대변이 직장 내에 박혀 있어서, 수의적으로 대변을 배출할 수 없는 상태를 의미한다. 분변매복은 완화되지 않은 그리고 치료되지 않은 변비로 인해 발생한다.

치료적 대화: 변비

사례

권 씨 부인은 6개월마다 건강검진을 위해 병원에 방문하는 73세 여성이다. 권 씨 부인은 활동적이고, 유쾌하며, 삶을 계속 즐기기 위해 건강하고자 애쓰고 있다.

비효율적 대화

김 간호사 안녕하세요. 반가워요. 오늘 몸 상태는 어떠세요?

권 씨 부인 김 간호사, 잘 있었어요? 내가 변비가 조금 있다고 생각되는 것 외에는 좋아요. (변비가 있다는 말은 속삭이듯이 함)

김 간호사 그 얘기를 조금 더 해 주세요. (귀를 기울이면서)

권 씨 부인 난 보통 매일 아침 화장실에 가는데 지난 몇 개월 동안은 이틀마다 화장실에 가서 걱정이 돼요. (걱정스러워 보임)

김 간호사 걱정이 많이 되는군요. 하지만 어르신 연령에서는 계속 활동적이고 바쁘게 지내도 몸의 일부에서는 활동이 느려져요. 어르신의 장 운동이 느려지고 있어서 매일 변을 볼 필요가 없어요.

권 씨 부인 (의심스럽게 쳐다보면서) 그래요?

김 간호사 확실해요. 많은 분이 매일 변을 보지 않아도 아주 건강해요. 그분들은 물을 충분히 마시고, 과일과 채소를 충분히 먹고, 운동하고 그래요. 지난 번 방문했을 때 어르신이 그런 건강행위를 모두 하고 있는 것을 알았어요. 의문나는 점이 있으면 전화하세요. 저는 어르신이 아주 잘하고 있다고 생각해요.

권 씨 부인 알았어요. 내가 좀 잘 몰랐던 것 같네요. 새로운 상태가 생기면 전화할게요. (미소를 지으며, 작별인사를 한다.)

김 간호사 좋아요. 그럼 그때 얘기하죠. (미소를 지으며)

효율적 대화

정 간호사 안녕하세요? 반가워요. 오늘 몸 상태는 어떠세요?

권 씨 부인 정 간호사, 잘 있었어요? 내가 변비가 조금 있다고 생각되는 것 외에는 좋아요. (변비가 있다는 말은 속삭이듯이 함)

정 간호사 그 얘기를 조금 더 해 주세요. (귀를 기울이면서)

권 씨 부인 난 보통 매일 아침 화장실에 가는데 지난 몇 개월 동안은 이틀마다 화장실에 가서 걱정이 돼요. (걱정스러워 보임)

정 간호사 어르신을 걱정하게 하는 것이 무엇인가요?

권 씨 부인 음, 내가 20대였을 때 누관(fistula)이 있어서 첫 아이를 갖는 것을 미뤘어요. 그리고 5년 전에는 게실염이 있어서 병원에 1주일간 입원해서 항생제 치료를 받았는데 힘들었어요. 내가 만일 변비가 생기면 누관의 상흔에 무리가 가거나, 다시 병원에 입원해야 할까 봐 걱정이 돼요. 이해가 되나요?

정 간호사 왜 걱정하시는지 이해가 되네요. 식사와 수분섭취에 대해 몇 가지 여쭤보고, 복부검진을 할게요. 그런 다음 어떻게 해야 하는지에 대해 더 이야기하도록 해요. 그렇게 해도 되겠어요?

권 씨 부인 물론이죠. 병원에 와서 정 간호사와 얘기할 때마다 난 늘 뭔가 새로운 것을 배우네요. (크게 미소지으며)

정 간호사 (신체검진 후에) 어르신은 수분섭취를 많이 하고 있는 것 같네요. 참 잘하시는 거예요. 어르신이 이틀마다 배변을 한다고 말했는데 복부에 가스나 통증은 없어요. 제 생각에는 변비에 대한 생각이 어르신과 제가 다른 것 같아요.

권 씨 부인 무슨 말이에요?

정 간호사 제가 생각하는 변비는 변을 본 지 3일 이상이 지나서 단단하고, 건조한 변이 배출되고, 게다가 가스, 부유감, 통증, 심지어는 오심 같은 증상이 동반되는 것이에요.

권 씨 부인 (놀라워하면서) 아, 난 그렇게 생각하지 않았어요.

정 간호사 많은 사람이 매일 변을 보지 못하면 변비가 있다고 생각해요. 그래서 하제를 복용하고, 관장을 하는데 그렇게 되면 상태가 더 나빠질 수 있어요. 어르신이 말씀하시는 것을 보면 어르신의 장기능은 비슷한 연령의 건강한 여성에 비추어 봤을 때 좋은 상태예요. 변비 증상도 전혀 없고요. (미소를 지으며)

권 씨 부인 (미소를 지으며) 그렇다면 정말 다행이네요.

정 간호사 의문나는 점이 있으면 전화하세요. 어르신과 전화하는 것은 언제든지 환영이에요.

권 씨 부인 정말 고마워요. 그렇게 할게요. (안심하며, 행복해하는 모습으로 활기차게 방을 나간다.)

비판적 사고를 위한 과제

- 비효율적 대화와 효율적 대화 사례에서 김 간호사와 정 간호사가 대상자에게 보인 반응을 비교하여 검토한다.
- 권 씨 부인이 간호사에게 원한 것이 무엇인지 추론한다.
- 당신이 간호사라면, 김 간호사와 정 간호사가 대상자와 나눈 대화를 어떻게 변화시킬 수 있는지 생각해본다.

액체나 반액체의 대변이 배출된 후 며칠간(3~5일 또는 그 이상) 규칙적인 장 운동이 없을 때 분변매복을 의심한다. 전형적으로 액체성 대변실금이 있고, 변의를 지각할 수 없음을 호소한다. 액체성 대변 배출은 직장과 복부 팽만감을 완화하지 못하며, 매복된 대변 주위에서 형태가 없는 대변 내용물이 스며 나온 것이다. 축적된 많은 양의 대변으로 인한 압력은 항문으로 액체성 대변의 배출을 촉진한다(그림 33-4). 액체나 반액체 대변은 설사가 아니지만 설사와 혼동될 수 있다. 분변매복은 직장 내 수지검사(digital examination)를 통해 단단한 대변을 발견함으로써 확인할 수 있다.

증상은 변비와 유사하다. 주관적으로 직장과 복부 팽만감(abdominal fullness) 또는 부유감(bloating), 변의는 있으나 대변 배출이 어려움, 전신 권태감(malaise) 등이 있다. 또한 식욕상실, 오심 또는 구토, 복부팽만감이 나타난다.

분변매복은 보통 변비를 일으킬 때와 같은 상태에서 발생한다. 또한 마약성 진통제의 만성 사용, 혹은 위장관의 방사선검사 시 사용된 바륨으로 인해 변이 단단해져 생길 수도 있다. 바륨을 먹거나 관장한 내상자는 방사선검사 후 바륨이 완전히 배출되었는지를 확인해야 한다. 일부 의료기관 프로토콜에서는 바륨을 완전히 배출시키기 위해 검사 후 1~2일간 하제사용을 처방한다.

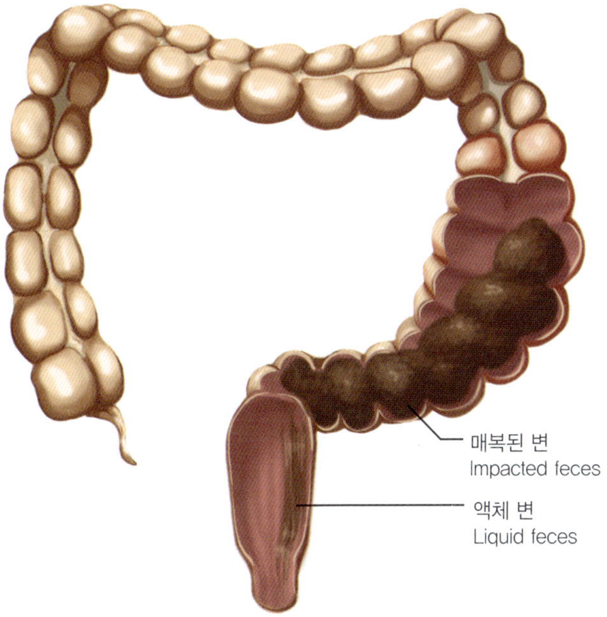

그림 33-4 S상결장에서의 분변매복: 액체 변이 단단한 대변 덩어리 주위를 통과할 수 있음

3) 설사

설사(diarrhea)는 물 같은 대변이 자주 배출되는 것이다. 보통 설사는 위장관 운동 증가와 관련이 있으며, 하부 위장관을 통해 대변 내용물이 빠르게 통과하는 것이다. 설사의 정의는 배변횟수의 증가보다는 대변 경도로, 대변의 형태가 거의 없고 정상보다 더 물 같은 변이 배출되는 것이다. 설사는 수분함량이 높으며, 점액도 증가할 수 있다. 이러한 두 가지 요인 모두 대변의 양을 증가시킨다. 대변량 증가와 대변이 직장에 빠르게 도달하는 것은 직장팽만의 원인이 되고, 강한 변의를 초래한다. 설사성 변은 연갈색부터 노란색, 녹색까지 색깔이 다양하다.

설사 시 복부경련, 오심(구토와 함께 또는 구토 없이), 항문 부위에 통증이 있는 작열감이 자주 동반된다. 설사성 변은 보통 강산이다. 산성 변을 자주 배출하면 항문통증(anal soreness) 및 항문 주위 피부에 염증을 일으킬 수 있으며, 그 결과 항문 주위 조직의 출혈과 손상이 초래된다.

설사의 원인은 다양하다. 장관의 염증성 질환은 설사를 유발할 수 있는데, 특정 미생물이나 이들이 만든 독소가 장염과 설사를 유발할 수 있다. 염증은 장 점막을 자극하여 장의 분비물과 운동을 증가시킨다.

부적절한 하제 사용 역시 설사를 일으킬 수 있다. 특히 마그네슘이 포함된 제산제는 위의 산도를 감소시켜 설사를 일으킬 수 있다. 항생제는 위장점막을 자극하거나 정상 장내세균총(normal intestinal flora)의 성장을 억제하여 설사를 유발한다. 정상 장내세균총은 *Clostridium difficille*의 성장을 억제한다. C-diff는 미국에서 병원감염 설사의 가장 흔한 원인이다. 2000년대 초반 이후로 C-diff 감염의 발생률은 두 배 이상 증가했으며 대부분 노인이었다(Kee, 2012). 그러나 C-diff는 이전의 입원 병력이 없거나 산후 여성이 아닌 건강한 젊은 사람들을 포함하여 전에 영향을 받지 않은 인구에서 더 널리 퍼지고 있다(Dodin & Katz, 2014). *Clostridium difficile* 감염(CDI)의 원인은 다양하지만 설사가 시작되기 8주 또는 최대 8주 동안 항생제를 사용한 90% 정도에서 발생한다. 항생제가 모두 CDI를 유발할 수 있지만, 클린다마이신(clindamycin)과 세팔로스포린(cephalosporins)이 투여되면 정상 세균총이 변화하고, C-diff가 증식하여 독소를 방출하면 항생제 관련 설사를 유발한다(Austin, Mellow, & Tierney, 2014).

급성 스트레스와 불안으로 인한 생활양식의 변화도 설사를 유발한다. 급성 스트레스는 대장의 자극을 증가시키고, 대변 이동시간을 빠르게 한다.

일부 사람은 여행 중 낯선 지역에서 음식이나 수분 섭취 후 설사를 경험한다. 수인성인 변종 *Escherichia coli*가 여행자 설사라고 알려진 장염과 그에 따른 증상을 일으킬 수 있다.

그 밖에 락타아제 결핍, 글루텐 불내성이나 특정 음식 알레르기도 설사를 유발할 수 있다. 예를 들면, 사과 주스는 일부 아동에게 만성 설사를 일으킬 수 있다. 또한 고삼투성 경관영양액 역시 설사를 유발할 수 있다.

4) 변실금

변실금(fecal incontinence)은 장 내용물의 불수의적 배설로서, 신경학적 · 정신적 또는 정서적 손상과 관련되기도 한다. 이는 스트레스가 되고, 사회적 상호작용을 막는 당황스러운 상태이며, 삶의 질을 감소시킨다. 대뇌피질에 손상을 입은 대상자는 직장팽만을 지각하지 못하거나, 수의적으로 배변을 억제하기 위해 필요한 운동반응을 나타내기 어렵다. 천골 척수에 손상이 있거나 직장과 항문 괄약근의 신경전달에 손상을 주는 신경계 질환(다발성 경화증 등)이 있는 사람은 배변을 미루기 위해 수의적으로 항문 괄약근을 억제할 수 없다.

지남력이 상실되거나 정신혼돈이 있는 대상자는 사회적 상황에서 즉각적인 대변 배출을 억제하지 못할 수 있다. 항문 외괄약근이 수의적으로 수축되지 않는 경우에는 직장팽만 후 즉각적으로 대변 배출이 초래된다.

설사는 변실금을 유발할 수 있다. 때때로 대변의 양이 너무 많으면 배변 시 강한 긴박감이 초래되므로 화장실을 찾아 옷을 벗을 때까지 괄약근 수축을 오래 유지할 수 없기 때문이다.

5) 고창

고창(flatus)은 위장관 내에 가스가 축적된 것이다. 가스는 3가지 경로로 위장관에 들어오는데, 공기를 삼키는 것, 대장의 세균활동, 혈액으로부터의 확산이다.

과다하게 공기를 삼키는 것은 때때로 불안, 음식과 수분의 빠른 섭취, 빨대를 이용한 음료섭취, 많은 양의 탄산음료 섭취, 껌씹기, 사탕 빨기, 흡연으로 인해 일어난다. 삼킨 공기는 보통 트림으로 배출된다.

대장 내 세균활동에 의해 생성된 가스는 항문을 통해 배출된다. 평상시보다 더 많은 양의 고창 방출은 대부분 장 자극으로 인해 결장 운동이 증가했기 때문이다. 결장활동은 가스가 장점막에 의해 흡수되기 전에 항문 쪽으로 가스를 밀어낸다.

일부 식품(브로콜리, 양배추, 양파, 콩류)은 장 내에서 생성되는 고창의 양을 증가시킨다. 정상 대변 배설을 증진하기 위해 권장하는 여러 고섬유소 식품은 점차적으로 식이에 포함시켜야 한다. 그렇지 않을 경우, 과다한 고창 생성의 원인이 될 수 있다.

6) 팽만

과다한 양의 가스 또는 액체나 고형 장 내용물의 축적은 복부팽만(distention)을 초래한다. 사람들은 복부 팽만감과 불편감 및 가스나 대변 배출의 어려움을 호소한다. 이러한 사람들은 복부 시진 시 팽만이 있거나 복부가 튀어나와 있다. 장내에 있는 고창과 변의 양에 따라 복부는 약간 팽만되거나 또는 팽팽하면서 툭 튀어나오게 된다.

복부팽만의 일차적 원인은 고창, 장의 유미즙이나 대변이 통과하지 못하는 폐색이다. 마비성 장폐색(paralytic ileus)과 복부종양은 팽만을 유발하는 장폐색의 유형이다.

장기간 침상안정이나 비활동상태는 연동운동을 느리게 하고 대장 내 고창 축적을 유발한다. 또한 전신마취 수술 후에는 연동운동이 느려지는데, 특히 장 조작이 이루어지는 장 수술은 수술 후 연동운동을 감소시키고, 그 결과 복부팽만을 초래한다. 변비와 분변매복 또한 복부팽만을 일으킬 수 있다.

4. 간호사정

배변은 사적인 기능으로 간주되기 때문에 배변습관에 대한 질문은 대상자나 질문을 하는 간호사를 당황시킬 수 있다. 최적의 간호를 위해 대상자의 관점에서 또한 직접 관찰을 통해 정보를 수집한다. 이러한 접근방법은 대상자가 당황하는 경우를 줄여준다.

이 장을 시작하며 제시한 사례의 전이된 암 대상자를 생각해 볼 때 그림 33-5의 개념지도를 바탕으로 대상자 상황에 맞는 간호계획을 이해할 수 있다.

1) 평소 양상 확인

평소 배변양상은 개인마다 다르며, 횟수는 하루에 1~2회에서부터 2~3일에 1회 정도를 정상 범위로 본다.

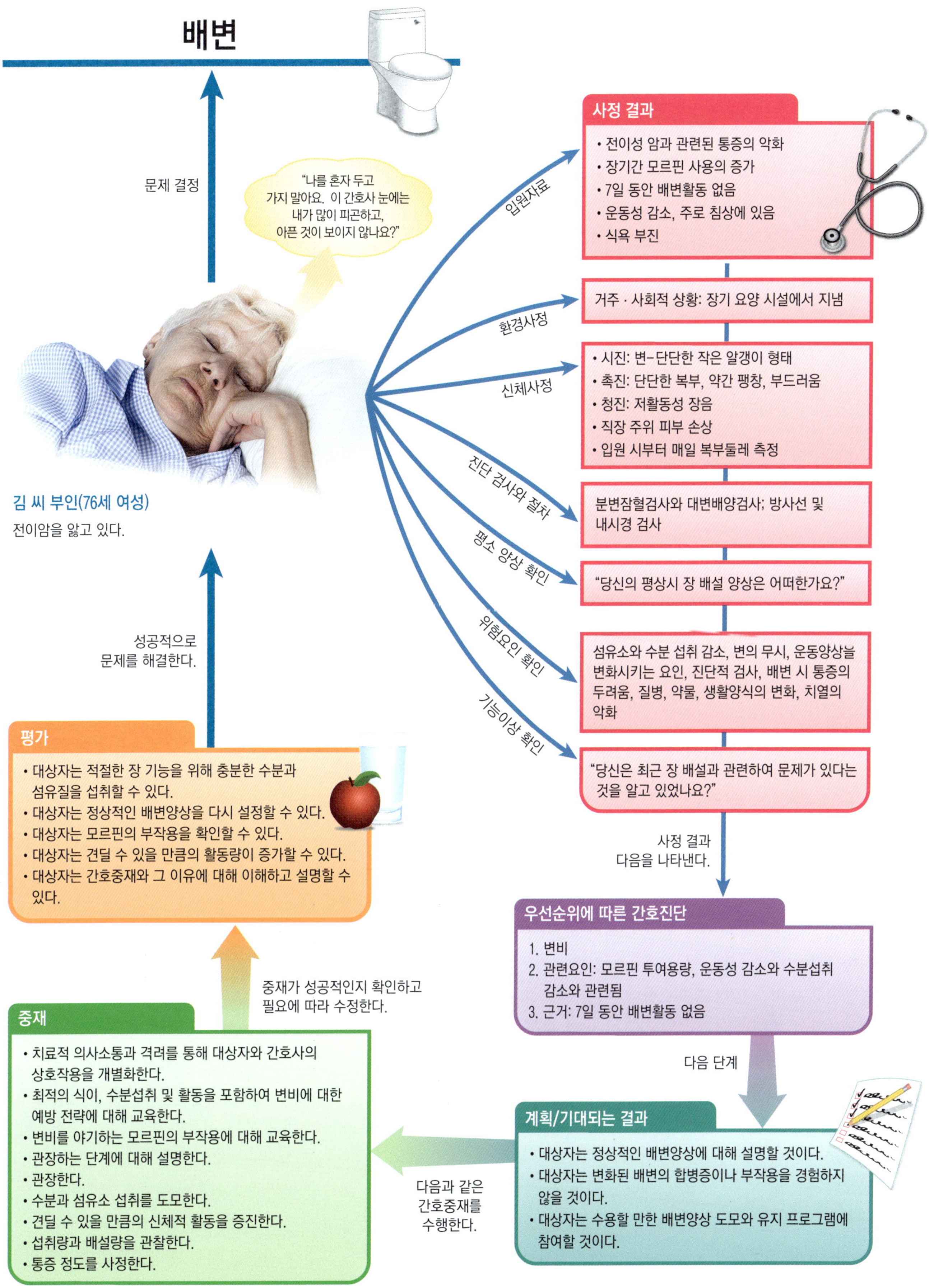

그림 33-5 배변 개념지도

대상자의 현재 배변양상을 파악하기 위해서 의무기록, 대상자 또는 보호자로부터 다음의 정보를 수집한다.

- 대상자의 평상시 배변양상은 어떠한가?
- 평상시 대상자의 대변 특성은 어떠한가?
- 만일 대상자가 규칙적으로 배변을 위해 도움을 받는 것이 있다면, 무엇인가?
- 대상자가 마지막으로 배변한 것은 언제인가?
- 대상자의 정상 배변양상에서 최근 변화는 무엇인가?

2) 위험요인 확인

사정해야 할 위험요인으로는 적절한 섬유소와 수분섭취와 같은 식이요인, 변의 무시, 대상자의 운동양상을 변화시키는 요인이나 질병상태, 진단 검사, 특히 바륨과 같은 방사선 조영제를 사용하는 검사; 수술; 배변 시 통증의 두려움; 질병으로 인한 신체적 변화; 약물(마약제); 생활양식의 변화 등이 있다.

대상자가 신선한 과일이나 채소와 같은 고섬유소 음식을 먹기 위해서는 좋은 치아가 필요하다. 치아가 불량하여 저작에 어려움이 있는 사람은 이러한 음식섭취가 불충분해지므로 변비의 위험에 처하게 된다.

3) 기능이상 확인

'정상' 장기능에 대한 대상자의 신념을 사정하는 것은 장 문제의 유무를 결정하는 데 중요하다. 일부 사람은 매일 배변을 하는 것이 정상 배변양상이며, 정상 양상에서 벗어난 경우, 이를 교정하기 위해 하제나 관장이 필요하다고 믿는다. 어떤 사람이 자신의 배변에 문제가 있다고 판단하는지는 그 사람의 '정상' 배변에 대한 인식과 현재 배변양상이 이 인식과 일치하는지에 달려 있다. 많은 대상자는 매일 배변을 함에도 불구하고 변비가 있다고 호소한다. 대상자가 배변양상이 변화되었다고 믿더라도 분석된 자료는 이와 다를 수 있다. 이처럼 정상 배변양상에 대한 대상자의 믿음을 이해하는 것이 간호중재 시 도움이 된다.

장 문제는 대상자의 정상 배변양상에서 유의하게 이탈되었는지 또는 정상 장기능의 기준에서 벗어났는지로 확인할 수 있다. 예를 들면, 보통 매일 배변을 하는데, 지난 3일 동안 변을 보지 못했다면 간호사는 장 문제로 변비를 확인할 수 있다. 또한 대상자가 보통 3주마다 배변한다면, 이는 정상 장기능 범위에서 벗어났기 때문에 장 문제라고 판단한다.

표 33-2 복부와 직장 주위 신체검진

검사	정상	비정상
복부 시진 윤곽 대칭성	 볼록 또는 평편 대칭적임	 쑥 들어가거나 배 모양; 팽만됨 비대칭적임
청진	모든 사분면에서 5~15초마다 장음이 들림	모든 사분면에서 장음이 들리지 않음 과소활동 장음: 15~30초마다 들림 과다활동 장음: 지속적 또는 매 5초보다 더 자주 들림 장음 소실: 1~2분 내 장음이 전혀 들리지 않음
타진	좌상사분면(LUQ)(위장)에서 속이 비어 있는 고음	좌상사분면 외의 사분면에서 탁음, 고음
촉진	부드러움	단단하게 팽만됨 덩어리가 있음
직장 주위 시진	피부가 정상이며, 발적이 없음	피부가 벗겨짐, 발적된 피부 치질 출혈
촉진	직장 내에 변이 없거나, 있어도 부드러운 갈색변이 있음	단단한 변이 있음 출혈

LUQ, left upper quadrant.

4) 신체검진

대상자의 배변 상태에 대한 객관적 자료는 대변 시진 및 복부와 직장 주위 신체사정을 통해 얻을 수 있다. 시진, 청진, 타진, 촉진 및 복부둘레 측정을 이용한다. 표 33-2는 복부와 직장 주위 신체검진에서 정상과 비정상 결과를 비교한 것이다.

(1) 시진

복부검진은 시진부터 시작한다. 복부의 윤곽과 대칭성을 관찰한다. 일반적으로 복부는 볼록하지만(약간 둥금), 근육질이나 운동하는 사람은 평평하다. 쑥 들어가거나 배 모양(scaphoid)의 복부는 정상이 아니며, 영양실조와 관련이 있다. 약간 더 둥근 복부는 융기 또는 팽만되었다고 하는데, 과다한 피하지방이나 임신 또는 체액이나 가스축적 때문에 융기될 수 있다. 배꼽은 가스팽창에서는 그대로이지만, 복수와 관련된 복부 팽만감으로 뒤집힐 수 있다(O'Connor, 2013). 판누스(pannus)는 병적으로 비만한 사람의 복부에서 들어 올릴 수 있는 두꺼운 복부이다. 왼쪽 복부와 오른쪽 복부의 윤곽, 상사분면(upper quadrant)과 하사분면(lower quadrant)을 비교하여 뚜렷한 비대칭 징후가 있는지를 사정한다. 정상 복부는 비대칭을 보이지 않는다.

(2) 청진

복부 청진은 타진이나 촉진 전에 시행해야 한다. 왜냐하면 복부 타진이나 촉진은 장 활동을 자극하므로 장음의 특성이나 횟수를 변화시키기 때문이다. 만일 대상자가 비위관이나 장관을 흡인기에 연결했다면 흡인기 소리가 장음 판독에 방해되지 않도록 잠시 흡인기를 끈다. 장의 연동운동으로 발생하는 장음은 청진기를 통해 들을 때 부글부글(bubbling) 소리 또는 꾸르륵 울리는(gurgling) 소리가 들린다. 청진기가 없어도 사람들은 위에서 '꾸르륵거리는' 소리를 들을 수 있는데, 이 큰소리의 장음을 복명음(borborygmi)이라고 한다. 청진기로 장음을 들으면 비슷한 소리가 나는네 좀 더 조용한 소리이다.

장음은 회맹연접부에서 가장 잘 들리기 때문에 대상자의 복부에 청진기의 판형(diaphragm)을 놓고, 오른쪽 하사분면에서 청진을 시작한다(Jarvis, 2012). 만일 복부통증을 호소하면 그 부위는 나중에 청진한다. 정상적으로 장음은 청진기의 판형(diaphragm)을 복부에 놓은 후 5~15초 내에 각 사분면에서 들을 수 있다. 장음 횟수의 감소는 위와 장의 연동운동과 운동성(mobility)의 감소를 의미한다. 장음이 소실되었던 대상자에서 저활동성(hypoactive) 장음이 들리면 장 연동운동의 회복을 의미한다.

장음 소실은 간호사가 적어도 1~2분 동안 각 사분면에서 들었을 때 어떠한 장음도 들리지 않는 것이다. 하지만 간호사가 8분 동안 복부에서 장음을 들을 만한 시간적인 여유는 거의 없다. 임상에서 대부분의 간호사는 각 사분면에서 30초 내에 장음이 들리지 않으면 장음이 소실되었다고 판단한다. 그러므로 장음이 소실되었다고 기록하기 위해서는 2분만 청진하면 된다. 복부 수술을 한 대상자는 수술 후 1~3일간 저활동성 장음 또는 장음 소실을 경험한다. 장음이 점차 회복되면 정상 연동운동이 시작되었음을 의미한다. 72시간 이상 지속적인 장음 소실은 장이 일시적으로 마비되고, 팽만이 나타난 상태인 마비성 장폐색(paralytic ileus)의 신호이다.

과다활동성(hyperactive) 장음도 비정상 장음이다. 흔히 지속적인 장음이나 매 5초보다 더 자주 들리는 장음을 과다활동성 장음이라 한다. 보통 설사를 하는 대상자는 과다활동성이면서 고음의 장음이 들리는데, 이는 장의 운동과다를 의미한다. 장폐색 대상자는 과소활동성과 과다활동성 장음이 혼합되어 들리는데 과다활동성 장음은 폐색 부위 위에서, 과소활동성 장음은 폐색부위 아래에서 들린다.

(3) 타진

타진은 보통 시진이나 청진 시 비정상이 확인되었을 때 공기, 액체나 고형 덩어리(solid mass)가 복부에 있는지 확인하기 위해 시행한다. 처음 청진했던 곳부터 타진을 시작한다. 위가 있는 좌상사분면(LUQ)에서는 정상일 경우 고음(tympany)이라 불리는 높은 공동음(hollow sound)이 들린다. 그 이유는 위는 소장이나 대장보다 공기가 더 많이 들어 있기 때문이다. 다른 사분면에서 들리는 정상 타진음은 고음과 같은 높은 소리가 아니고, 장 내 공기와 액체가 섞여서 나오는 공동음이다. 비정상적으로 복부가 공기로 차 있으면 고음이 복부 전체에서 들린다. 복부에 과다한 액체가 축적되었으면 액체가 차 있는 부위에서 낮은 탁음(dull)이 들린다. 대장 내 덩어리나 대변은 탁음을 생성한다.

(4) 촉진

촉진은 복부검진 시 마지막으로 시행하는 신체사정법이다. 만일 배변에 문제가 있거나 시진, 청진, 타진 시 비정상 결과가 발견되면 간호사는 가볍게 촉진한다. 가볍게 촉진하는 경우, 검진자는 손을 따뜻하게 하고, 손가락 끝으로 단단하지만 불편감을 주지 않을 만큼 부드럽게 복부를 누른다. 모든 복부 사분면을 체계적으로 촉진하고 마지막으로 비정상적이라고 생각하는 부위를 남겨둔다(Jarvis, 2012). 복근을 이완시켜 불편감을 줄이기 위해 대상자에게 검진 시 무릎을 굴곡시키도록 한다. 경한 촉진을 통해 간호사는 복근의 단단함이나 부드러움, 복부팽만 정도 및 복부 덩어리를 확인할 수 있다.

심부촉진 방법은 복부 신체검진의 일부이다. 심부촉진 중 검진자는 양손을 사용하여 깊게 복부의 덩어리와 간, 비장과 같은 특정 복부기관을 사정한다. 간호학을 처음 시작하는 학생들은 심부촉진을 독립적으로 수행하지 않는 것이 좋다. 가능하다면 경험이 많은 실무자가 수행하는 기술을 관찰할 기회를 가져야 한다.

(5) 복부둘레 측정

간호사가 독립적으로 수행할 수 있는 사정 방법은 복부둘레를 측정하는 것이다. 복부둘레는 인치나 센티미터가 표시된 줄자를 대상자의 복부 주위에 둘러 측정한다. 시간경과에 따라 복부둘레 측정치를 비교하는 것은 복부팽만이 증가 또는 감소되었는지 아니면 변화가 없는지를 판단할 수 있는 객관적인 방법이다. 복부둘레 측정치를 비교하기 위해서는 매번 동일한 위치에서 복부둘레를 정확하게 측정한다. 동일한 위치에서 계속 측정하기 위해 대상자 복부 중 가장 팽만이 심한 부분에 펜으로 X 표시를 한다. 복부둘레는 특히 간질환으로 생기는 복수(복막에 체액이 측정됨)를 사정하는 데 도움이 된다.

(6) 직장 주위 검진

대상자의 직장 주위를 검사하면 신체사정이 끝난다. 검사 시 측위를 취하고, 한 무릎 또는 두 무릎을 전면으로 굴곡시킨다. 일회용 검진장갑과 수용성 윤활제 세트를 준비한다. 시진할 때 항문 주위 피부는 문제가 없는 것이 정상이다. 비정상 시진 결과는 다음과 같다.

- 피부 벗겨짐(붉고, 피가 나고, 압통이 있는 피부)은 대개 잦은 설사로 인한 것이다.
- 치질은 오랜 시간 단단한 변비성 변이 배출됨으로 인한 것이다.
- 출혈은 과거 치질이 있었던 사람이 최근 변비성 변을 배출함으로 인한 것이다.

직장 부위의 촉진은 다음과 같이 시행한다. 직장수지검사(digital examination)를 수행할 때 대상자의 둔부를 벌려서 장갑을 끼고 윤활제를 묻힌 시지를 항문과 직장 내로 삽입한다. 대상자의 배꼽 쪽으로 손가락이 향하도록 하고 직장 벽의 측면에 닿는 느낌과 손가락 끝이 직장에 있는 변에 닿는 느낌이 있어야 한다. 만일 변이 느껴지면 단단한지 부드러운지 판단한다. 대상자의 항문 괄약근이 이완되도록 돕기 위해서 삽입 시 깊게 숨을 들여 마시도록 하고, 그런 다음 직장을 빠르게 사정하는 동안 호기하도록 한다.

때때로 간호사의 손가락이 직장으로 들어갈 때 대상자(특히 허약자, 노인, 영아, 어린 아동의 경우)는 일시적으로 괄약근 조절이 상실되면서 불수의적으로 변이 나오기도 한다. 이는 대상자에게 매우 당혹스러울 수 있으므로 간호사는 이러한 상황이 발생하면 반응하지 말고, 전문성을 유지해야 한다. 또한 대상자를 위해 직장수지검사 수행 전에 둔부 아래에 일회용 패드를 깐다. 정상적으로 직장 내에는 단단한 변이 없어야 한다.

5) 진단 검사와 절차

진단적 목적을 위해 시행되는 Guaiac 또는 Hemoccult 검사와 대변배양검사(stool culture, 분변잠혈검사라고도 함)는 대부분 대변 검체물을 이용하여 시행한다. 다른 진단 검사에는 방사선검사와 내시경검사가 있다.

(1) 대변검체물

대변검체물을 수집하는 것은 간호사의 책임이다. 우선 대변 수집의 필요성을 대상자에게 설명한다. 만일 대상자가 화장실까지 걸을 수 있으면 화장실에 검체물 수집용기를 놓아둔다. 만약 대상자가 걸을 수 없으면 변기나 침상변기(commode)를 대상자의 방에 미리 챙겨둔다. 대변배양을 위한 검체물 수집 시 변기에서 대변이 소변과 섞이지 않는 것이 바람직하다고 알려준다. 남성은 이러한 문제를 막기 위해 소변기(urinal)를 사용할 수 있지만 여성은 2개의 변기를 병실에 비치하여 하나는 소변을 보는 데 사용하고, 다른 하나는 대변검체물 수집 시 사용하도록 한다.

(2) 분변잠혈검사

분변잠혈검사(FOBT)는 대변 내 숨겨진 혈액을 검사하는 것으로, 'heme'은 혈액이고, 'occult'는 숨겨진 또는 시진 시 볼 수 없다는 것을 의미한다. 잠혈검사를 위한 카드나 슬라이드 위에 소량의 대변을 놓고 시약을 몇 방울 떨어뜨린다. 이때 간호사는 검사물의 색깔 변화를 관찰한다. 푸른색은 검사결과가 양성이며, 대변 속에 혈액이 있음을 의미한다. 색깔 변화가 없거나 푸른색 외의 다른 색은 음성으로서 대변 속에 혈액이 없음을 의미한다. 분변잠혈검사 절차는 단순하며 **실습지침서 15장**에 제시되어 있다.

대변의 잠혈검사는 위장관에서 발생한 출혈의 병리적 출처를 확인하기 위해 시행한다. 위장출혈은 위장관의 궤양이나 종양으로 인한 것일 수 있다. 만일 혈액이 대변 표면에 있으면 잠혈이 아닌 치질로 인한 출혈일 가능성이 있으며, 혈액이 대변 덩어리에 섞여 있으면 출혈은 장에서 발생한 것일 수 있다. 잠혈검사를 위한 대변검체물 수집 시에는 대변이 치질이나 여성의 생리혈에 오염되어서는 안 된다.

50대 이상 성인의 직장암 선별을 위해 매년 FOBT 검사를 권장한다. 이때 직장수지검사도 수행할 수 있는데, 이 검사는 직장암 선별을 위한 검사로는 고려하지 않는다(American Cancer Society, 2014b). 매년 대상자는 병원에서 FOBT 검사기구를 가지고 퇴원할 수 있다. 정확한 검사 수행방법에 대해 대상자를 교육하는 것은 간호사의 책임이다. 정확한 검사결과를 얻기 위해서 검사 72시간 전에 가양성 결과를 초래하는 붉은 고기, 철분제, 아스피린, 비스무스(bismuth) 화합물, 스테로이드, 비스테로이드성 소염제(NSAIDs)와 같은 음식과 약물을 피하도록 교육한다. 하루 250mg의 비타민 C는 가음성 결과를 초래할 수 있다(American Cancer Society, 2014a).

잠혈을 위한 다른 검사로는 면역화학 FIT(fecal immunochemical test)가 있는데, 일일 식이 섭취에 영향을 받지 않으므로, 대상자가 쉽게 검사할 수 있다(American Cancer Society, 2014a). FIT검사는 매년 실시하고, 잠혈이나 검사상 양성일 경우 대장경검사가 더 중요하다.

(3) 대변배양

대변검체물에서 특정 감염성 미생물에 대한 배양을 시행할 수 있다. 정상적으로 정상 장내세균총으로 인해 대변에는 많은 세균이 있다. 대변배양은 대변검체물 내에서 비전형적인 장 미생물을 구별하기 위해 시행하는데, 대변검체물로 배양할 수 있는 감염성 미생물의 예로는 *Salmonella*(살모넬라)와 *Shigella*(이질)균 등이 있다. 이들 미생물이 장 내에 있으면 보통 설사를 일으킨다. 미생물을 죽이고, 설사를 멈추게 하기 위해서는 특정 항생제가 필요하다. 설사를 일으키는 또 다른 잠재적 원인균인 C-diff에 대해서도 대변배양이 자주 시행된다.

특정 유형의 대변배양은 때때로 기생충란과 기생충검사 시 필요하다. *Giardia lamblia*나 *Entamaeba histolytica*와 같은 특정 기생충 미생물이나 충란을 확인하기 위해서는 대상자가 배변하자마자(즉, 대변이 따뜻할 때) 대변검체물을 수집하여 검사실로 보내야 한다.

(4) 방사선검사

바륨과 같은 방사선 비투과성 물질을 삼키거나 직장 내로 주입하면 소장과 대장을 X-선 영상을 통해 볼 수 있다. 보통 소장 방사선검사는 상부 위장관의 방사선 촬영과 연

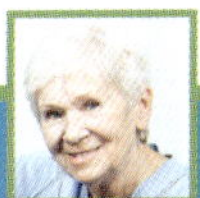

배변 PICO

임상 사례에서 이 씨 부인이 혈액을 구토했기 때문에 긴급 내시경 검사 절차를 진행할 예정이다. 내시경실의 김 간호사가 검사를 도와줄 것이다. 김 간호사는 친숙하지 않은 신약인 tranexamic acid를 대상자의 정맥주사를 통해 주입한다. 김 간호사는 약물을 찾아보고 그것이 항섬유소 용해제이며, 혈전을 예방하여 출혈을 줄인다는 사실을 알아냈다. 절차가 끝난 후, 김 간호사는 Cochrane Library에서 다른 항궤양 치료제와의 차이점을 알아보기로 했다. 김 간호사가 검색을 가이드 하는데 사용하는 PICO 질문은 다음과 같다: 위장관 출혈이 있는 이씨 부인, 출혈 예방에 있어 다른 항궤양 치료제와 비교할 때 tranexamic acid 약물의 효과는?

P (Population, 대상) = 위장관 출혈이 있는 대상자
I (Intervention, 간호중재) = Tranexamic acid
C (Comparison, 비교) = 항궤양 치료제
O (Outcome, 성과) = 출혈 예방

김 간호사는 tranexamic acid 약물과 GI 출혈에 대한 비중재, 위약, 시메티딘 및 란소프라졸을 비교한 메타분석 연구를 찾았다. 1,701명의 대상자를 대상으로 한 8건의 무작위 대조군 임상시험에서 사망, 재출혈 및 수술에 대한 tranexamic acid 약물의 효과를 평가했다. 이 연구에서는 tranexamic acid 약물이 위장관 출혈에 도움이 된다는 것을 충분히 입증하지 못했다. 이 연구는 GI 출혈에 대한 tranexamic acid 약물 효과와 부작용에 대해 앞으로 더 많은 대규모의 무작위 대조군 임상시험(8,000명)이 필요하다는 것을 시사하고 있다. 김 간호사는 이 씨 부인의 차트를 검토하여, 이 씨 부인이 김 간호사의 병원에서 실시한 tranexamic acid 약물 연구에 참여하고 있음을 발견했다. 김 간호사는 연구에 대한 정보를 더 얻기 위하여 연구책임자에게 연락하기로 결정했다. 김 간호사의 계획은 다음 회의에서 동료들에게 tranexamic acid 약물과 임상시험 과정에 대한 정보를 알리는 것이다.

출처: Bennett, C., Klingenberg, S. L., Langholz, E., & Gluud, L. L. (2014). Tranexamic acid for upper gastrointestinal bleeding. *Cochrane Database of Systematic Reviews.* (11), CD006640. DOI: 10.1002/14651858.CD006640.pub3

결해서 수행한다. 대상자가 바륨을 삼키면 위장관의 연조직을 시각화하는 데 도움이 된다. 이때 방사선과 의사는 식도에서 회장까지 바륨의 진행 과정을 확인한다. 하부 위장관은 직장으로 바륨을 주입하여 방사선 촬영을 통해 시각화할 수 있는데, 이 검사를 바륨관장(barium enema)이라고 한다.

이 두 가지 방사선 검사의 목적은 소장과 대장의 분절을 시각화하고 모양, 운동 및 기능에 있어서 비정상을 발견하는 것이다. 비정상 결과의 예에는 종양, 게실(diverticula), 폐색, 충만 결손(filling defect) 등이 있다.

바람직한 결과와 최대의 시각화를 위해서는 장 내에 대변 내용물이 전혀 없어야 한다. 검사 전날과 당일 아침에 대상자에게 경구와 직장 하제를 함께 투여할 필요가 있는데, 수돗물 관장이 하제 대신 쓰이는 경우도 있다. 대상자의 구강섭취를 제한하는데, 보통 검사 전날 자정부터 시작한다. 대상자는 검사가 끝날 때까지 금식한다. 경구투약은 투약 보류가 대상자에게 해를 주지 않는다면, 검사가 끝날 때까지 미룬다. 간호사는 대상자에게 검사 전 준비와 검사목적에 대한 정보를 주고, 하제나 관장 및 금식 상태를 유지하도록 할 책임이 있다.

대상자가 검사실에서 돌아오면 음식과 음료를 섭취하게 한다. 검사 후 바륨이 장 내에 남아 있으면 변이 단단해져서 배설하기가 상당히 어려워진다. 그러므로 하얀색의 바륨 섞인 대변이 더 이상 배출되지 않을 때까지 하제를 투여한다.

(5) 내시경검사

다양한 내시경검사(endoscopic examination)는 위장관의 내부 구조를 보기 위해 시행하며, 유연한 굴곡 내시경을 이용한다. 내시경검사는 바륨관장과 같은 덜 침습적 검사로 결과를 확인할 수 없을 때, 염증, 궤양이나 종양을 진단 내리는 데 도움이 된다. 조직은 내시경검사 동안 생검할 수 있다.

① S상결장경검사와 결장경검사

S상결장경(sigmoidoscopy)은 직장과 S상결장을 검사한다. 결장경(colonoscopy)은 결장의 회맹판까지 볼 수 있다. S상결상경이나 결장경 시에는 내시경 기구를 직장 내로 삽입한다. 대상자는 슬흉위를 취하거나 좌측위를 취한다. 굴곡내시경 탐색자(probe)가 직장 내로 삽입될 때 대상자는 변의를 느끼게 되어 당혹스러워한다. 위쪽 다리를 굴곡시킨 체위인 Sim's 체위는 S상결장을 보기는 어렵지만 슬흉위로 검사하기에는 너무 허약한 대상자에게 사용될 수 있다. 결장경은 S상결장경과 직장경보다 더 길고 더 불편감이 있다. 그러므로 통증조절, 장경련 감소 및 경한 마취를 위해 정맥 내로 투약한다. 전신 마취는 주로 아동 환자에게 사용된다(O'Connor, 2013).

위내시경(esophagogastroduodenoscopy, EGD)은 내시경으로 식도, 위, 십이지장을 보는 것이다. EGD 시행은 대상자가 왼쪽 옆으로 눕고 다리를 구부리고 구강으로 내시경을 통과시킨다.

검사 전에는 승락서를 받아야 하고, 시행 중에는 생검이 이루어진다. 검사 전 간호사는 대상자 교육을 시행하여 검사목적, 검사 시 요구되는 체위, 검사 중 느껴질 수 있는 감각에 대해 설명한다. 또한 식이제한과 검사준비에 관해서도 설명한다. 예를 들면, 대상자에게는 검사 전 저녁과 아침에 맑은 유동식만 허용될 것이며, 검사 전에 하부결장에 있는 대변을 제거하기 위해 하제, 직장좌약 또는 소량의 관장이 필요할 수 있다는 점을 설명한다.

검사 후 대상자가 안정을 취할 때 결장천공이 의심되는 직장출혈 징후나 지속적이고 둔한 복통이 있는지 세심

> **윤리적 · 법적 쟁점**
>
> **건강관리에 대한 가족의 갈등**
>
> 79세 이 씨 부인이 피곤함과 어지러움을 느끼고, 1회 이상 의식을 잃고 낙상하여 아들이 병원에 모시고 왔다. 이 씨 부인은 관절염이 있었고, 통증조절을 위해 아스피린(aspirin)과 이부프로펜[ibuprofen(Motrin)]의 용량을 늘려 왔다. 또한 아들은 어머니가 점점 더 기억을 잘 잊어버리는 것에 대해 우려하였다. 의사는 위장관 출혈을 의심했기 때문에 대장내시경검사를 비롯하여 전반적인 위장관검사를 하기 위해 이 씨 부인을 입원시키기로 결정했다. 김 간호사는 의사가 이 씨 부인 및 아들과 검사계획에 대해 이야기한 후에 진찰실에 들어갔는데 이 씨 부인이 매우 화가 나있는 것을 보았다. 이 씨 부인은 아들에게 "병원에 들어가서 그런 힘든 검사들을 전부 받고 싶지 않다. 나는 지금 이대로 괜찮고, 집에 가고 싶다. 내 친구 권 씨 부인이 대장검사를 했는데 그 친구가 그런 검사를 다시 하느니 죽는 것이 낫겠다고 했다."라고 말하였다.
>
> **비판적 사고를 위한 과제**
>
> - 이 씨 부인에게 검사동의서를 포함하여 윤리적 쟁점을 규명한다.
> - 이 씨 부인의 아들이 어머니의 건강을 위해서 검사에 동의하기를 원한다면, 이 아들은 어떤 권리를 가지고 있는지 생각한다.
> - 지금 시점에 이 씨 부인, 이 씨 부인의 아들, 의사에 대한 간호사의 책임을 규명한다.
> - 이 씨 부인, 이 씨 부인의 아들, 의사에게 어떻게 말할 것인지에 대해 역할극을 해 본다.

하게 관찰해야 한다. 대상자는 피곤함, 배고픔, 갈증을 느낄 것이므로 휴식을 취하게 하고, 허용되면 음식과 음료를 제공한다.

5. 간호진단

배변과 관련된 NANDA-International 간호진단에는 변비, 지각된 변비, 변비의 위험, 만성 기능성 변비, 위장관 운동 기능장애, 설사, 변실금이 있다(NANDA-I, 2014). 표 33-3은 배변 간호진단과 NOC, NIC와 관련된 진단을 볼 수 있다. 변화된 배변 상태는 대상자에게 많은 잠재적 또는 실제적 문제를 야기하거나 일으킬 수 있다.

6. 간호성과 확인과 간호계획

간호진단이 규명된 후, 간호계획이 수립된다. 배변양상에 장애가 있는 대상자를 위한 전반적인 목적은 다음과 같다.

- 대상자는 변비, 설사, 변실금이나 팽만이 없는 정상 배변양상을 보일 것이다.
- 대상자는 배변변화로 인한 예방 가능한 합병증이나 부작용이 없을 것이다.
- 대상자는 수용 가능한 배변양상을 유지 · 증진시키기 위해 프로그램에 참여할 것이다.

정상 배변양상을 보이는 데 걸리는 시간은 배변양상 변화에 달려 있다. 예를 들면, 보통 변비는 1~2일에 완화되는 반면에 설사나 실금은 1~2일 내에 완화되지 않는다. 기능장애

NANDA 표 33-3 배변과 관련된 NANDA-I 간호진단

간호진단	관련요인	진단진술	NOC*	NIC†
변비: 변이 마르고 단단하여 배변의 어려움으로 배변횟수가 감소한 상태	불충분한 수분섭취, 불충분한 섬유소 섭취, 저하된 활동성, 복부근육 약화, 신경학적 장애	관련요인: 부적절한 활동, 부적절한 수분과 섬유소 섭취 정의적 특성: 3일마다 딱딱하고 통증 있는 대변 배출	배변 기동성 수화 영양상태: 음식과 수분 섭취	변비 관리 수분관리 교육: 섭취물 처방
설사: 묽고 형태가 없는 변의 배설상태	불안, 스트레스, 감염 진행, 약물의 부작용	관련요인: 스트레스와 항생제 정의적 특성: 복통, 긴박감, 24시간 동안 6회 이상 수분성 대변 배출	배변 스트레스 정도 약물 반응 지식: 약물, 자기관리, 급성 질병	불안 감소 설사 관리
지각된 변비: 변비를 자가 진단하고, 매일 배변하기 위해 좌약이나 변완화제를 남용하는 상태	불완전한 평가, 사고방식이나 가족 또는 문화적 건강 개념의 손상	관련요인: 매일 장 운동이 필요하다는 신념 정의적 특성: 하제와 관장 남용	지식: 건강신념, 약물 지식: 치료반응, 배변	배변관리 영양관리 수분관리
변실금: 불수의적인 변 배출이 특징인 정상적인 장 습관의 변화	근육저하나 괄약근 조절, 분변, 만성 설사, 용변, 자기돌봄 결여	관련요인: 괄약근 조절 감소, 뇌졸중으로 자가용변 조절능력 감소 정의적 특성: 화장실에 가기 전 변이 나옴	배변 대처 자가용변 간호	실금 간호 장 훈련 자기돌봄 보조: 용변
위장관 운동 기능장애: 증가, 감소, 비효율적 또는 위장 내 연동운동 부족	부동, 치료요법, 음식에 대한 내성 없음, 노화	관련요인: 위장관 운동 기능장애, 음식에 대한 내성 없음, 부동, 치료 요법, 복부 통증, 위경련과 오심	배변 불편감 수준 오심의 중증도	영양 상담과 모니터링, 식이 단계, 오심관리, 고창 감소

Dx, diagnosis; R/T, related to; AEB, as evidenced by; BM, bowel movement; CVA, cerebrovascular accident.
*출처: Moorhead, S., Johnson, M., Maas, M., & Swanson, E. (2013). *Iowa Outcomes Project: Nursing Outcomes Classification (NOC)* (5th ed.). St. Louis, MO: C. V. Mosby.
†출처: Bulecheck, G., Butcher, H., Dochterman, J., & Wagner, C. (2013). *Iowa Intervention Project: Nursing Interventions Classification (NIC)* (5th ed.). St. Louis, MO: Elsevier Mosby.
출처: NANDA-International (NANDA-I, 2014). *Nursing diagnoses: Definitions and classification, 2015-2017*. West Sussex, England: Wiley-Blackwell.

의 원인에 따라 목적이 성취되는 데 필요한 시간을 현실적으로 설정하도록 한다.

수용 가능한 배변양상을 증진시키는 것은 현실적으로 장기 목표에 해당한다. 그러나 실제 임상실무에서는 자주 단기관리를 하게 된다. 대상자 교육은 목표달성을 위한 중요한 관리방법이다.

7. 간호수행

1) 건강증진

간호사는 배변 문제를 어떻게 해결할 것인가와 정상 배변기능을 유지하는 것에 대해 교육해야 할 책임이 있다. 그러한 교육에는 적절한 식이, 수분섭취와 활동이 포함된다.

(1) 식이

식이섬유는 대변량을 증가시키는 데 필요하므로 간호사는 대상자가 식이를 계획할 때 매일 고섬유소 식품(high fiber foods)이 충분히 들어간 식단을 짜도록 돕는다. 고섬유소 식품은 날것이나 요리된 과일 및 껍질이 있는 채소, 곡물빵과 시리얼, 과일과 채소 주스 등에 있다. 간호사는 대상자에게 맞는 음식을 확인하여 선택할 수 있도록 도울 수 있다. 영양사는 보다 광범위한 고섬유소 식품목록과 이들 식품에 대한 요리법에 대해 상담할 수 있다. 예를 들면 가공되지 않은 밀기울 플레이크를 조리되거나 가공된 시리얼에 첨가할 수 있다. 대상자는 밀기울이 장을 자극하거나 고창을 유발하는지 판단하기 위해 처음에는 소량(1~2작은술)을 섭취해야 한다. 가공되지 않은 밀기울은 무게의 8배가 되는 수분을 흡수할 수 있다. 배변양상에 문제가 없으려면 식사에 밀기울을 조금씩 추가해야 한다. 약 800g의 고섬유소 음식(예: 과일, 채소, 도정하지 않은 곡물빵이나 시리얼을 합쳐서 5~6회분)을 매일 섭취하도록 격려한다. 충분한 양의 신선한 채소샐러드와 과일 두 조각, 두 장의 곡류 빵으로 만든 샌드위치 두 조각은 섬유소 다섯 배를 제공하는 셈이다.

성과기반 교육계획

김 씨 부인은 급성기 병원에서 고관절치환술 후 퇴원하고 있다. 퇴원 투약은 통증조절을 위해 타이레놀(tylenol) 1일 3회, 빈혈 개선을 위해 철분제제(ferrous sulfate), 대변완화제로 콜레이스(colace)가 처방되었다. 김 씨 부인은 워커를 사용함으로써 움직이는 것이 매우 제한되었다. 수술 후 배변을 위해 좌약이 필요하고, 퇴원 후 변비가 생기지 않을까 매우 걱정하였다.

간호성과

교육 종료 후 김 씨 부인은 수술 후 회복기 동안에 변비 발생에 대한 영향요인을 말할 수 있다.

전략

- 김 씨 부인의 변비에 영향을 미치는 요인에 대한 지식과 평상시 변비가 있을 때 조치를 포함한 김 씨 부인의 배변습관을 평가한다.
- 수술 후 기간 동안에 장 운동을 느리게 하고, 변비 위험을 증가시키는 요인(장 운동 저하, 식이와 수분섭취 변화, 진통제와 철분제제 복용)에 대해 논의한다.
- 김 씨 부인에게 이들 요인에 대해 이해한 내용을 다시 간호사에게 말해 보도록 한다.
- 김 씨 부인이 참고할 수 있도록 변비의 영향요인 목록을 제공한다.

간호성과

퇴원 전에 김 씨 부인은 변비 위험을 줄이고, 발생 시 변비치료계획을 말할 수 있다.

전략

- 김 씨 부인에게 정상적인 장기능 촉진방법에 대한 유인물을 제공한다.
- 고섬유소 식이목록에서 김 씨 부인이 좋아하고, 쉽게 평상시 식사에서 섭취할 수 있는 식품을 선택하게 한다.
- 수분섭취를 증가시킬 수 있는 방법을 함께 논의한다[큰 물병을 가지고 다님, 섬유소가 많은 과일 주스(예: 자두)를 섭취함].
- 처방된 약과 이들 약이 장기능에 미치는 영향을 검토한다.
- 변비를 예방하고 치료하는 약(처방약과 일반판매약)을 검토한다.
- 김 씨 부인에게 하제를 언제, 어떻게 복용하는지 말하게 한다[예: 부드러운 변을 위해 Colace를 매일 복용, 3일 동안 배변이 없으면 마그네시아유(milk of magnesia) 복용].

간호평가

김 씨 부인은 수분섭취, 식이섬유와 활동이 장기능에 영향을 주었다고 표현한다. 또한 김 씨 부인은 자신이 복용하는 진통제와 철분제제가 변비를 초래하는 것을 알고 있다. 김 씨 부인은 매일 5잔의 물과 자두주스 한 컵과 배변 완화제를 복용하고 있나고 한다. 3일 동안 변을 보지 못하면 주치의에게 연락한다.

(2) 수분

하루 1,500~2,000mL의 수분섭취는 정상 배변양상을 증진시킨다. 간호사는 대상자의 수분 선호도에 대해 논의하고, 하루 8~10잔의 물을 마시도록 격려할 방법을 찾아야 한다.

일부 과일과 채소 주스는 과일의 육질과 섬유소가 많이 함유되어 있기 때문에 수분뿐만 아니라 대변의 용량을 증가시킨다. 자두 주스 한 잔은 마그네슘 함량이 높아서 말린 과일 1인분 이상에 해당하며, 배변 증진을 위한 좋은 수분공급원이다. 커피, 차, 뜨거운 레몬차와 같은 뜨거운 음료 역시 장 운동을 증가시킨다. 카페인에 관한 문헌고찰에서, 연구 결과, 하루에 중 정도의 카페인(250mg)을 섭취할 경우 이뇨효과가 일어나지 않으며, 300mg 이상의 카페인 섭취 시 이뇨반응이 일어나지만, 체질량(body mass) 및 평소 카페인 섭취습관에 따라 반응이 다른 것으로 나타났다(Maughan & Griffin, 2003). 그러므로 건강한 성인의 경우, 중 정도의 카페인 섭취는 전체 수분균형에 별다른 영향을 끼치지 않는다(Marcason, 2008).

(3) 활동과 운동

전신의 근긴장도를 증진시키기 위해서는 충분한 운동이 필요한데, 운동은 정상 장기능에 중요한 평활근기능을 증가시킨다. 걷기는 대부분의 사람이 참여할 수 있는 좋은 운동이다. 등장운동이나 등척운동 또한 복부 근력을 높이는 데 도움이 된다. 예를 들면, 복근을 교대로 수축과 이완시키는 것을 8~10회 반복하는 것이다. 다양한 형태의 윗몸일으키기는 근긴장도를 유지시키며, 복근을 강화시킨다. 침상안정 중인 대상자에게는 혼자서 할 수 있을 때까지 관절범위운동 수행을 돕는다.

(4) 배변습관

대부분의 사람은 배변을 위해 규칙적인 시간을 가진다. 일부 사람은 매일 같은 시간 또는 특정 자극 후 배변을 한다. 십이지장결장반사는 공복기 이후(밤에 수면 후) 음식이나 뜨거운 물을 섭취할 때 특히 강하게 일어난다. 일부 사람에게는 아침식사를 하거나 커피, 차, 기타 음료를 한 잔 마시는 것이 십이지장결장반사를 활성화하는 데 충분한 자극된다. 신체 신호를 인식하지 못하거나 변의를 무시하면 변비를 유발할 수 있음을 대상자에게 교육한다.

SAFETY ALERT

심장리듬장애, 뇌압 상승, 졸도를 일으킬 수 있는 고위험 대상자에게는 배변 중에 긴장과 발살바 조작을 피하기 위해 천천히 호기하도록 교육한다.

(5) 결장직장 선별검사

결장직장암은 미국에서 남녀 모두에게 3번째로 흔한 암이다(American Cancer Society, 2014b). 평생 동안 결장직장암에 걸릴 위험은 20명 중 1명(5%)으로, 결장직장암의 위험요인은 50세 이상, 가족력이 있고, 과거에 결장직장암, 궤양성 대장염, 크론 질환(Crohn disease)의 병력이 있거나 양성 선종(용종) 병력이 있을 때 유의하게 증가한다. 50세 이후에는 매년 FOBT(잠혈검사)와 같은 선별검사를 실시하고, 내시경검사는 5년마다, 대장경검사는 10년마다 하도록 교육하는 것은 간호사의 중요한 책임이다.

2) 장기능변화에 대한 간호중재

최적의 장기능을 재확립하고 변비, 설사, 고창, 복부팽만과 같은 흔한 장 변화 및 이와 관련된 문제를 치료하기 위해 간호사는 개별화된 접근을 시도한다. 변비는 하제, 좌약, 관장으로 치료하며, 만성이면 장 관리 프로그램으로 관리한다. 설사는 원인을 치료하고 장을 쉬게 하며, 지사제를 투여하여 관리한다. 변실금은 장 훈련 프로그램을 시행하고 대변 수집기구를 이용하여 관리한다. 고창은 활동 증가, 약물투여, 직장관 사용 및 관장으로 치료한다. 지속적인 복부팽만은 비위관 삽입에 의한 감압이 필요할 수 있다. 그 밖의 간호중재에는 분변매복의 완화, 장 훈련 촉진, 대변경로전환술 후 장루와 대상자 간호 등이 있다.

(1) 약물사용

장기능 변화를 관리하기 위해 사용하는 거의 모든 약물은 처방 없이 약국에서 살 수 있다. 사람들은 장 문제를 치료하기 위해 보통 자가투약을 하며, 증상이 심하거나 장기간 지속될 때만 전문가의 도움을 요청한다. 그러므로 하제 남용을 피하기 위해서는 정상 장기능 및 규칙적인 배변을 회복하기 위한 비약물적 방법에 대한 교육이 필요하다. 일반약의 부적절한 사용은 장폐색이나 충수돌기염과 같은 심각한 내과적 문제를 악화시킬 수 있다. 간호사는 장 관련 약물을 적절히 투약하도록 개인이나 집단을 교육할 수 있다.

표 33-4 변비 완화를 위해 일반적으로 사용하는 약물

하제 유형	예	적용 기전	간호 시 고려사항
팽창성 하제(bulk)	Fibercon, Metamucil	친수성 비흡수성 섬유소는 대장 내에서 물을 끌어당김	보통 대상자에게 잘 수용되고, 변비와 설사 시 대변을 조절하는 데 사용 다른 약물과 함께 투여하지 않도록 함 장폐색, 분변매복, 복부통증 시 금지
윤활성 하제[emollient (대변완화제)]	Colace, Surfak, Dialose, DOSS	변의 표면장력 감소, 변이 쉽게 물과 섞이게 함	변비 고위험 요인(거동이 적었거나, 마약성 진통제 투여 시)이 있을 때 단기간 사용 급성복부통증, 오심, 구토, 장폐색시 금기
식염 하제(saline)	Milk of magnesia(MOM), magnesium citrate, fleet 관장	고삼투성 cholecystokinin(호르몬) 방출을 통해 결장 운동을 증가시킴	전해질 불균형, 특히 고마그네슘혈증을 초래할 수 있음 만성적 사용 혹은 신부전 시 사용금지 진단적 검사를 위한 장 준비 시 자주 사용
자극성 하제	castor oil, Dulcolax(bisacodyl), Ex-Lax, Correctol (phenolphthalein), Senokot(senna)	장 점막을 직접 자극함	만성적 사용 금지 전해질 불균형 임신 중 또는 모유수유를 하는 경우 금지

① 하제

보통 경구용 하제(laxatives)는 장에서 단단해진 변의 배출을 증진하기 때문에 변비 시 치료제로 쓰인다. 표 33-4는 변비완화를 위해 자주 사용하는 경구용 하제와 대변완화제(stool softner)를 제시한 것이다. 경구용 하제는 직장용 하제보다 대변 배출시간이 오래 걸리지만, 장 운동성에 대한 점진적인 효과와 투약이 쉬워서 더 선호하는 편이다.

기억해야 하는 개념

경구용 하제를 장기간 복용하는 대상자 중에서 의존성은 중대하게 위험하다. 상대적으로 짧은 기간에 걸쳐 진행될 수 있어 정상적인 장 기능의 재개에 중대한 문제가 있을 수 있다.

하제는 좌약(suppository)의 형태로 투여할 수도 있는데, 좌약은 직장 내로 삽입될 때 용해되어서 전신 혹은 국소적으로 흡수될 수 있다. 좌약은 대부분 대변배출을 촉진하기 위해 사용하지만, 장의 상태에 영향을 미치지 않는 약물(아스피린 등)도 빠른 효과(15~60분)를 원할 때는 좌약 형태로 투여할 수 있다. 직장 좌약 투여에 대한 지침은 Box 33-2와 같다.

Box 33-2 직장 좌약 투여지침

직장 좌약 투여 시에는 수용성 윤활제와 일회용 장갑을 준비한다. 만일 대상자가 혼자서 화장실에 갈 수 없으면 좌약투여 전에 침상변기나 변기를 침상 가까이에 둔다. 대상자의 기동력이나 정신능력에 손상이 있으면 일회용 패드를 준비한다. 다음 단계를 수행한다.

1. 대상자는 측위를 취해야 한다.
2. 장갑을 끼고, 좌약 포장을 벗겨 윤활제를 묻힌다.
3. 대상자의 둔부를 벌려서 항문에 좌약을 삽입하는데, 이때 끝이 둥근 부위를 먼저 넣어 내괄약근을 통과시킨다. 성인의 경우, 내괄약근은 약 4인치(약 10cm) 위 또는 간호사의 검지 끝에 위치한다.
4. 검지로 좌약을 배꼽을 향해 약간 위쪽으로 밀어 넣는다. 보통 간호사의 손가락 주변에서 대상자의 괄약근이 닫히는 것을 느끼게 된다. 좌약은 체온에 의해 용해되며 직장 점막을 통해 흡수된다. 좌약이 대변 속에 묻히게 되면, 장점막에 의해 흡수되는 것을 막기 때문에 대변 속에 묻히지 않도록 해야 한다.

② 지사제

이 약은 직접 장에 작용하여 과다한 수분을 흡수하거나 장 운동을 느리게 한다. 표 33-5는 흔히 투여되는 지사제(antidiarrheal agents)를 제시한 것이다. 흡수제와 팽창제는 설사를 완화시키기 위해 변의 경도를 변화시킨다. 이들 제제는 전신 부작용이 거의 없고, 안전한 약이다. 마약제와 항경련제는 전신에 작용하여 장 운동을 감소시킨다. 바이러스나 세균 감염으로 설사가 있으면 설사는 인체에서 미생물을 제거하는 보호기전이기 때문에 지사제 투여는 금기이다.

설사의 원인이 되는 문제를 완화시키기 위해 투약이 이루어지기도 한다. 예를 들면, 항생제는 감염성 미생물

표 33-5 설사 완화를 위해 일반적으로 사용하는 약물

약물	작용	간호 시 고려사항
흡수제(absorbents) kaolin/pectin(Donnagel) attapulgite(Kaopectate) bismuth subsalicylate(Pepto-Bismol)	과다한 수분과 장 자극물질을 흡수함; 자극받은 장에 진정효과를 보임	장폐색 의심 시 사용금지
팽창제(bulk-forming agents) psyllium(Metamucil, Effer-syllium)	과다한 수분을 흡수하기 위해 수분을 끌어당김	삼키기 힘든 대상자나 식도가 축소된 대상자에게 사용금지
마약제(opiates) paregoric	장 운동 감소	독소가 위장관에서 제거될 때까지 중독으로 인한 설사에 사용금지
합성 마약제(synthetic opiates) loperamide(Imodium) diphenoxylate/atropine(Lomotil)	장 운동 감소 장에서 수분과 전해질 흡수 증가	적절한 수액 및 전해질 교체가 필요함; 전해질 모니터링 없이 장기간 사용금지 세균이나 대장염과 관련된 설사에 사용금지
항경련제(antispasmodics) atropine	장 운동 감소	협전방각녹내장 또는 폐쇄성 위장질환에 사용금지

이 설사를 일으킬 때, 스테로이드는 만성 염증성 장질환이 악화될 때 염증을 감소시키기 위해 투여한다.

③ 장내 미생물 이식(분변 미생물군 이식)

장내 미생물 이식(Fecal microbiota transplantation, FMT)은 대변 이식이라고도 불리며, 최근 CDI 감염으로 고통 받는 대상자에게 가장 효과적인 치료법으로 주목받고 있다. 일반적으로 메트로니다졸이나 반코마이신과 같은 항균제로 CDI를 치료하는 것이 초기에는 성공하지만, CDI의 재발률은 35%까지 높아질 수 있다(Austin et al., 2014; Burke & Lamont, 2013). 이는 *C. difficile* 이외에 정상적인 장내 박테리아의 항균 억제로 인해 장내 미생물 군집의 불균형의 결과로 생각된다. 받는 사람의 장내 미생물을 대체하고 표준화함으로써 FMT는 증상을 완화하고 감염을 제거하는 데 도움이 된다. 사례 연구 및 체계적 문헌고찰 보고서를 통해 CDI의 치료에서 90% 이상의 성공률을 보여주었다(Pacheco & Johnson, 2013).

FMT는 건강한 기증자의 대변을 대상자의 위장관으로 주입하는 것이다(Samuel, Crumb, & Duba, 2014). 이는 식품의약품안전처(Food and Drug Administration)에 의해 임상시험용 생물학적 치료법으로 간주되며(Samuel et al., 2014), 특별히 표준화된 기술은 없다. 일부 연구에서는 관련이 없는 건강한 기증자를 활용했지만 일반적으로 기증자는 가족 구성원이다. 모든 기증자들은 FDA와 미국 소화기학회의 지침에 따라 검사가 이루어진다. 6~24시간 안에 기증된 신선한 대변은 멸균생리식염수와 혼합되어 튜브를 통해 주입될 수 있는 현탁액을 생성한다. 상부 내시경이나 비강 십이지장 튜브도 사용되었지만 가장 일반적인 전달 방법은 정체관장이나 대장내시경검사이다. 대상자를 위한 준비 절차는 2~3일 전에 항생제 요법을 중단하고 결장을 청결하게 준비하는 것이다. 절차에 따라 초기 시간에는 장의 점막에 주입의 접촉을 극대화하기 위해서 대상자의 위치를 회전하여 장의 운동성을 줄이고 침상 안정을 위해 약물을 투여한다. 절차의 안전성과 성공적인 치료를 입증하는 것 외에도, 일부 연구에서는 성공을 기반으로 하여 치료에 대한 심미적 수용과 선호도를 나타냈다(Dodin & Katz, 2014). 앞으로 지속적인 연구를 통해 궤양성 대장염과 같은 다른 장 질환에서 치료방법을 적용할 뿐만 아니라, CDI의 치료에 가장 좋은 방법을 규명하는 데 도움이 될 것이다(Samuel et al., 2014).

④ 항고창제

시메티콘(simethicone)과 같은 항고창제(antiflatulence agents)는 가스를 감소시키는 데 사용한다. Simethicone은 장에서 가스 거품을 융합하여 트림이나 항문배출을 통해 위장관에서 가스가 빠져 나가도록 하지만, 가스형성을 막지는 못한다. 보통 항고창제는 제산제와 함께 투여하며, 장 운동을 증가시키는 좌약 역시 장내에 축적된 가스를 제거할 수 있다.

(2) 관장

관장(enema)은 직장으로 용액을 주입하여 대장을 청결히 하는 것이다. 관장용액의 양은 소량(약 150mL) 또는 다량(성인의 경우 1,000mL까지)인데, 소량인 경우는 하제가 포함되어 있고, 다량인 경우는 수돗물(tap water)이나 식염수액을 이용한다. 역류관장(return flow enema)은 가스배출을 증가시키기 위해 수행한다. 관장의 단계는 **실습지침서 15장**을 참조한다.

① 소량 관장

소량 관장은 상품으로 판매되며, 보통 경구용 하제 투여로 변이 충분하게 배출되지 않을 때 또는 빠른 대변 배출을 원할 때 투여한다. 하제용액은 고장성(hypertonic)이어서 삼투현상에 의해 결장점막에서 수분을 끌어당겨 하부 결장에 수분을 정체시키고, 연동운동도 증가시킨다. 수분의 양이 늘어나면 직장을 팽만시켜 배변반사를 자극한다.

오일 정체 관장(oil retention enema)은 미네랄 오일(mineral oil)을 이용한 소량 관장이다. 미네랄 오일은 단단한 변을 부드럽게 하여 쉽게 통과하도록 만든다. 오일 정체 관장은 보통 분변매복이 의심될 때만 시행된다.

소량 관장 시, 윤활제가 묻은 팁(tip)이 들어 있는 일회용 용기를 판매한다. 보통 관장 후 5~10분 내에 변의를 느끼게 된다.

② 대량 관장

대량 관장은 성인의 경우 1,000mL(영아는 15~60mL, 소아는 240~360mL) 용액으로 장을 팽만시켜 장내 변을 제거하는 것이다. 용액으로는 따뜻한 수돗물이나 식염수액을 사용한다. 식염수액은 영아나 아동에게 권장되는 유일한 용액이다. 장내로 주입되는 다량의 용액은 장 팽만을 일으키고 배변반사를 자극한다. 대량 관장은 변비치료를 위해, 방사선검사 또는 장 수술 전에 장 청결법으로 시행한다.

물품을 준비한 후 좌약이나 소량 관장 때처럼 대상자에게 좌측위를 취하게 한다. 윤활제가 묻은 팁을 약 4인치 정도(약 10cm) 배꼽을 향해 삽입한 다음 직장 내로 용액을 서서히 주입한다.

> **SAFETY ALERT**
> 직장관을 너무 깊이 삽입하거나 억지로 삽입하지 않도록 한다. 그 이유는 직장 점막조직이 손상되거나, 심한 경우에는 장 천공을 일으킬 수 있기 때문이다.

튜브 잠금장치(clamp)를 열고 닫거나 관장용기의 높이를 이용함으로써 용액의 양과 속도를 조절한다. 잠금장치를 열거나 용기를 올리면 직장 내로 들어가는 용액의 주입속도가 증가한다. 반대로 잠금장치를 잠그거나 용기를 내리면 용액의 주입속도가 감소한다. 만일 대상자가 복부 불편감이나 경련을 호소하면 잠시 용액주입을 멈춘다. 성공적으로 장을 청결히 하기 위해서는 보통 성인의 경우 주입된 관장액을 배출하기까지 약 350~500mL의 관장액을 참고 있어야 한다. 대상자가 더 많은 용액을 참을 수 없을 때 간호사는 관장을 멈추고 필요시 변기, 침상변기 또는 화장실 이용을 도와준다.

대량 관장은 연속해서 3회까지 반복 시행할 수 있다.

> **SAFETY ALERT**
> 계속해서 3회 이상, 많은 양의 수돗물 관장을 하지 않도록 한다. 그 이유는 장 점막을 통한 과도한 양의 저장액 흡수는 수분과 전해질 불균형을 초래하기 때문이다.

관장 반복에 대한 지침에는 대상자가 장 내에 배출될 변이 더 있다고 느끼는지, 관장액이 배출될 때 많은 양의 변이 나오는지, 짙은 대변 색깔의 용액이 나오는지에 대한 평가도 포함되어 있다.

③ 역류 관장

역류 관장(return-flow enema)은 축적된 가스를 완화하기 위해 시행한다. 물품과 진행 과정이 대량 관장과 동일하지만 역류 관장에서는 따뜻한 수돗물 300~500mL만 있으면 된다. 대상자가 복부 불편감이나 경련을 느끼면 관장액 용기를 낮추어 관을 통해 용기 내로 물이 다시 나오게 한다. 이때 가스가 함께 빠져나오는데, 이는 용기 내 물거품으로 알 수 있다. 더 이상 가스가 빠져나오지 않을 때까지 반복 시행한다. 이 절차는 효과가 나타나는 데 15~20분이 소요되며, 역류 관장은 필요에 따라 반복할 수 있다.

(3) 분변매복 제거

분변매복 제거는 간호사의 책임이다. 매복된 변의 수지제거는 대상자를 당황스럽게 할 수 있다. 목적과 필요성을 설명하고 시행 전에 대상자에게 알린다. 대상자의 불안과 당혹감을 줄이기 위해서 사무적으로 수행한다.

매복된 변을 수지제거하기 위해 일회용 장갑, 가운, 수용성 윤활제, 침대를 보호하기 위한 일회용 패드, 변기 2개, 대상자가 침상변기로 이동할 수 있으면 침상변기를 준비한다. 대장은 많은 양의 대변을 보유함에 따라 팽만되어 있을 수 있다. 간호사는 미리 정확한 대변량을 예측할 수 없기 때문에 많은 양의 대변 제거를 준비하는 것이 최선이다. 또한 절차 동안 대변이 튀거나 묻을 수 있기 때문에 스며들지 않는 가운이나 일회용 가운을 입는다. 그리고 대변 냄새가 심할 수 있으므로 창문을 열거나 다른 형태의 환기장치를 사용해야 한다.

대상자에게 측위를 취하고 절차를 시작한다. 이때 장갑을 이중으로 끼고 검지손가락에 윤활제를 바른 후 직장 내로 삽입한다.

SAFETY ALERT

분변매복된 변을 긁어낼 때 직장이 천공될 수 있으므로 소심해야 한다.

대변을 천천히 제거한다. 그러나 직장 내강을 막는 단단한 변이 제거되면 남아 있는 변은 더 빨리 빠져나올 수 있고, 변이 너무 빨리 나와서 대상자가 대변 배출을 조절하지 못할 수도 있다. 그러므로 가능하면 변기로 대변이 배출되도록 하기 위해 대상자 둔부 밑에 변기를 받칠 준비를 해야 한다. 근긴장도가 저하된 허약한 대상자는 도움이 필요하다. 이러한 경우 더 이상 손끝에서 변이 느껴지지 않고, 대상자가 수의적으로 더 이상의 대변을 배출할 수 없을 때까지 계속해서 변을 손으로 제거해야 한다. 매복된 대변의 제거는 대상자를 지치게 하므로 절차 후 휴식할 수 있는 시간과 환경을 마련해 준다. 일부 대상자는 분변매복을 재사정하고 다시 제거할 필요가 있다.

분변매복 관리 시 합병증을 예방하기 위한 간호중재는 직장수지검사와 손으로 대변 제거 시 장갑 낀 검지를 직장 내로 부드럽게 삽입하는 것이다.

SAFETY ALERT

직장수지검사(DRE)와 분변 제거 시 과다하게 미주신경을 자극하면 허약한 대상자나 심혈관질환 대상자에게 심장리듬장애를 유발할 수 있다. 직장점막에 가해지는 강한 압력은 장조직을 손상시킬 수 있다.

(4) 직장관 삽입

활동의 증가나 약물로 가스를 제거하지 못했을 때에는 대량 관장 시 사용한 직장관과 유사한 짧은 플라스틱 직장관을 사용할 수 있다. 간호사는 관 끝에 윤활제를 묻혀 직장 내로 약 4인치(약 10cm) 정도 삽입하고 15~20분간 또는 대상자가 가스가 제거되었다고 말할 때까지 그대로 둔다. 직장 내 가스는 관을 통해 빠져나와 수집용기로 들어간다. 복통은 가스로 인해 생기는 주요 증상이다. 통증의 원인을 제거하기 위해 진통제를 투여하기보다는 항고창제나 직장관을 이용하는 것이 더 좋다. 특히 마약성 진통제는 장 운동을 느리게 하여 더 큰 문제를 초래한다.

(5) 장 훈련

배변 조절을 위한 장기적인 접근법은 특히 신경계 손상(척수손상, 뇌졸중, 뇌손상)의 재활 단계에 있는 대상자에게 필요하다. 이들은 변비나 변실금 또는 둘 다의 고위험 대상자이다. 장 훈련(bowel training)은 염증성 장질환, 감염 또는 유당불내성(lactose intolerance)이 있는 대상자에게는 적절하지 않다.

표준 장 훈련 프로그램은 변의 경도를 부드럽게 유지하고, 규칙적인 변 배출방법을 개발하는 것이 목표이다. 배변시간을 훈련하고 조절하기 위해 매일 같은 시간에 같은 방법을 반복함으로써 규칙성을 키운다. 일반적인 장 훈련 프로그램에서는 1일 2회 대변완화제와 매일 팽창성 하제 사용, 보통 아침식사 후 좌약 삽입, 이후 용변과 직장수지자극(digital stimulation)이 시행된다. 장 훈련은 성공하기까지 수주에서 수개월 동안 지속해야 한다. 프로그램 성공을 위해 대상자에게 확신을 주고 자신감을 말로 표현하게 한다. 정상 장기능 및 부드러운 대변을 촉진하는 요인에 대해 교육하는 것이 대상자에게 도움이 된다.

항문괄약근 조절이 약한 대상자를 위해서 다양한 장 훈련 프로그램이 시행되고 있다. 대변완화제와 식이섬유소를 많이 섭취하면 부드러운 대변을 유지할 수 있다. 그러나 좌약과 직장 수지자극을 정규적으로 사용하기보다는 대상자 자신의 배변신호를 인식하는 것이 중요함을 강조한다. 며칠 동안 주의 깊은 변실금 사정과 기록을 시행한다. 이후 정규시간에 화장실에 가도록 돕는다. 이 정규시간을 식사 후 십이지장결장의 집중 연동운동이 일어나는 시간과 일치시키는데, 그 이유는 대상자의 자연스러운 생리기능과 일치하는 정규 배변시간을 확립하기 위해서이다.

골반저운동(pelvic floor exercise), 바이오피드백(biofeedback) 및 복부마사지는 규칙적인 변 배출을 증진시킨다. 골반저운동 수행 대상자는 1일 3회, 매회 25~30번씩 항문괄약근과 치골직장근육(puborectal muscle)의 수축과 이완을 짧은 시간 동안(3~4초) 교대로 시행한다.

바이오피드백은 골반저운동을 효과적으로 보조할 수 있다. 왜냐하면 골반저운동에 대해 구두로 지시하면 50% 미만의 효과가 입증되었기 때문이다. 항문 탐색자(anal probe)는 대상자가 골반저근육의 위치를 보다 잘 알도록 시각적 피드백을 제공함으로써 대변통과를 억제하는 데 필요한 골반저근육을 더 잘 인식하게 해 준다(Scott, 2014).

복부마사지는 연동운동을 자극한다. 복부마사지는 우측 장골와(right iliac fossa)부터 시작하여 대장을 따라 이동하다가 상행에서 횡행 및 하행 결장으로 진행한다.

감각재훈련(sensory retraining)은 변실금에 대한 조절력을 갖도록 도와주는 방법이며, 성공하기 위해서 대상자는 직장 감각을 인지할 수 있는 능력이 있어야 한다. 이 훈련은 대개 외래에서 시행하며, 3단계로 구성된다. 이러한 단계는 자극에 대한 인식 증가, 회음부 주위를 최대한 수의적으로 쥐어짜는 운동, 외괄약근 조절을 통합하는 단계이다(Gié & Christoforidis, 2011).

(6) 실금 시 대변 수집

장 훈련에 실패하거나 변실금이 조절되지 않으면 수집용기를 사용한다. 대변 수집용기는 장루물품과 비슷하다. 이 용기는 회음부, 항문 틈새, 둔부 내면에 단단히 부착되도록 고안된 수집주머니(collecting pouch)와 피부보호벽(skin protective barrier)으로 구성되어 있다. 만일 형태가 있는 대변이 주머니에 수집되면 배액 출구를 가위로 잘라서 변을 비우고 주머니 끝부분을 플라스틱 잠금장치로 다시 밀봉한다.

기저귀는 대소변을 가리지 못하는 영아나 아동에게 적용되며, 실금용 팬티(incontinence briefs)라고 하는 보호용 팬티는 성인의 변실금이 조절되지 않을 때 사용한다. 피부자극을 방지하고 대상자가 당황하지 않도록 대변 배출을 빨리 발견할 수 있으려면 자주 사정하는 것이 중요하다. 대변이 묻은 부위를 청결히 할 때 응전력(shear force)과 외상에 주의해야 한다.

(7) 장루 관리

장루 관리(stoma management)는 대변경로전환술 후에 필요한 간호중재이다. 간호사는 대상자의 장루 사정과 장루주머니나 세척을 통해 수집된 대변을 관리할 책임이 있다. 많은 의료기관에서는 전문간호사(상처장루실금 간호사; Wound, Ostomy, Continence Nurse, WOCN)가 대변경로 전환술을 받은 대상자와 이들을 돌보는 간호사를 돕고 있다.

① 장루 사정

수술 후 장루와 복부절개 부위는 멸균드레싱으로 덮여 있다. 드레싱 제거 시 또는 장루주머니를 교환할 때 간호사는 장루의 색깔과 위치를 사정해야 한다. 장루는 건강한 분홍색을 띠어야 한다. 어두운 분홍색이나 푸른 청색은 장루에 순환장애가 있음을 의미한다. 장루의 점막은 복부 표면 위에 있어야 한다. 만일 장루가 퇴축되어 있으면 대변이 복강 내로 들어가서 복막염을 일으킬 가능성이 있다. 장루 탈출(prolapse)이 생길 수 있는데, 이때는 의사에게 보고해야 한다. 장루에는 출혈과 배액이 있는지 관찰한다. 일부 출혈은 장루 조직이 약하기 때문에 생길 수 있다.

② 대변 수집

액체성 변이 계속 배출되는 회장루(ileostomy)나 결장루(colostomy) 대상자는 항상 장루주머니(ostomy pouch)가 달려 있어야 한다. 다양한 장루 물품이 있으므로 선택범위가 넓다. 그림 33-6은 일반적인 형태의 장루주머니이다. 보통 상처장루실금 간호사는 장루술을 받은 대상자를 방문할 때 장루(stoma)의 상태를 보고 대변 수집방법을 논의한다. 개구부(opening)가 장루에 잘 맞는 크기의

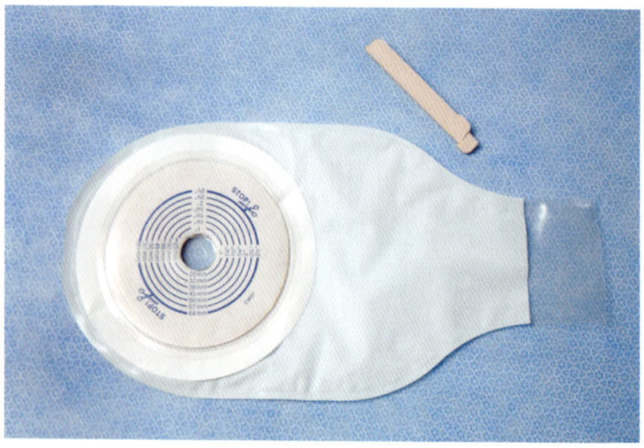

그림 33-6 잠금장치가 있는 장루주머니

건강관리팀과의 협력
결장루 대상자에 대한 논의

상처장루실금간호사인 문 간호사는 백 씨 부인과 장루간호에 대해 상담하고 있다. 백 씨는 54세의 비만이 있는 대상자로 3년 전 결장암으로 결장루를 가지고 있다.

Situation(상황): "저는 상처장루실금간호사인 문 간호사입니다. 백 씨 부인의 장루 관리를 위해 상담하려고 합니다. 잠깐 시간이 있으신가요?"

Background(배경): 백 씨 부인은 3년 전 결장암으로 결장절제술을 받았다. 생검검사 결과, 암으로 판정받았고 화학요법을 받을 예정이다. 백 씨 부인과 가족은 진단결과에 놀랐고 대상자는 울고 있었다. 백 씨 부인의 장 운동은 감소되어 있고 절대 금식상태이다. 장루주위는 분홍색이며 촉촉한 상태이며 장루주머니에는 장액성 분비물이 차 있다. 장루는 복부가 접히는 부분과 근접하여 새로운 장루로 잘 고정시켰다. 대상자는 매일 사정할 것이며 구체적인 간호계획에 대해 기록할 것이다.

Assessment(사정): 신체적으로 백 씨 부인은 점점 나아지고 있다. 한 가지 주의할 점은 장루가 복부 접히는 부분에 가까워서 변이 나오기 시작하면 그 주위로 변이 샐 수 있으므로 장루를 잘 부착시켜야 한다. 백 씨 부인과 가족에게는 지속적인 지지가 필요하다.

Recommendation(권고): 근무 시마다 장루가 새지 않는지 확인한다. 일단 변이 장루를 통해 나오기 시작하면 주머니를 비우는 일에 백 씨 부인이 최대한 참여할 수 있도록 한다. 장루전문간호사는 장루협회에 연락하여 백 씨 부인이 재원기간 동안 장루설치 대상자를 만날 수 있도록 한다. 연락처를 남겨둔다.

비판적 사고를 위한 과제

- 상황, 배경, 사정, 권고(SBAR)와 같은 형식의 간호가 다른 팀에게도 수행되고 있다면 어떻게 생각하는지 의견을 나누어본다.
- 왜 장루전문간호사는 대상자의 문제에 대해 병동 간호사의 의견을 수렴하는가?
- 장루대상자의 2가지의 중요한 문제에 대해 분명히 이해할 수 있는가? 상황, 배경, 사정, 권고의 형식이 도움이 되었는가?
- 장루전문간호사의 권고사항을 잘 따르지 않는다면 상담 후 권고사항에 대한 정보를 어디에서 찾을 수 있는가?

주머니를 결정하기 위해서 장루 지름을 정확하게 측정해야 한다.

> **SAFETY ALERT**
> 주머니의 개구부가 너무 작으면 장루를 조이고 혈액순환을 억제하는 반면, 너무 크면 복부 피부에 변이 누출될 수 있다.

소화효소액이 포함된 액체성 변은 자극, 짓무름 및 피부손상을 일으킬 수 있다. 장루주머니의 후면에는 복부 피부에 부착시키기 위한 부착물질이 있다.

장루주머니는 1/4~1/3 정도 차면, 대변 내용물을 비워야 한다. 주머니가 너무 가득 차면 대변 내용물의 무게로 인해 주머니 밀봉 부위가 벗겨져 대변이 누출될 수 있다. 특히 대변 냄새는 새로 장루를 만든 대상자에게는 강하고 혐오스러울 수 있다. 이런 경우 간호사는 주머니를 비우기 전에 창문을 열거나 탈취제를 뿌린다. 주머니 밑 부위는 개구부가 클립으로 고정되어 있어 클립을 제거하면 변기 내로 주머니를 비울 수 있게 된다. 만일 대상자가 침대 밖으로 나올 수 없으면 변기에 변을 비우도록 한다. 대변이나 체액을 다루는 간호사는 일회용 장갑을 끼도록 한다.

장루주머니는 멸균법이 아닌 청결법으로 비운다. 주머니를 비운 후 깨끗하고 따뜻한 물로 헹궈야 한다. 큰 주사기(60mL)를 사용하는 것이 편리하다. 주머니를 눌러 공기를 제거하고 주머니 아랫부분을 클립으로 밀봉한 후 재사용한다. 이때 주머니를 붙인 장루 부위에서 새는 것이 있는지 확인하고, 장루 상태도 확인한다. 만일 대변 내용물이 새서 피부에 닿으면 장루주머니 전체를 제거하고 교환해야 한다. 간호사나 대상자는 장루 주위의 복부 피부를 깨끗이 하고 장루의 외양을 관찰하며, 복부 피부를 건조시키고 새 장루주머니를 부착한다. 구체적인 절차는 **실습지침서 15장**에 제시되어 있다.

장루에서 계속해서 대변이 배설되면 주머니 교환을 빨리 시행하고, 잘 계획할 필요가 있다. 피부가 건조 상태를 유지하고, 새 주머니가 고정되도록 소량의 대변물질을 흡수하기 위해 장루 위에 일시적으로 멸균거즈나 깨끗한 4×4인치 거즈를 댈 수 있다.

③ 장루 세척

S상결장루술 부위에서 변이 예측 가능하게 배출되도록 하기 위한 장 훈련에서는 장루 세척이 도움이 된다. 장루 세

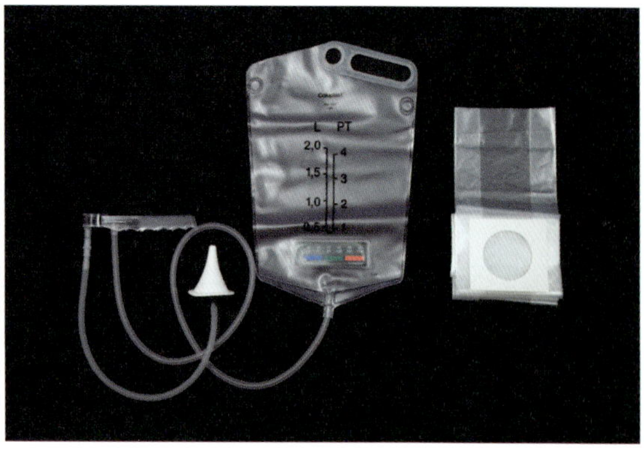

그림 33-7 장루 세척기구

척은 대량 관장법과 유사하다. 특별한 준비물품이 필요하기는 하지만 항문 대신 장루 개구부를 통해 결장 내로 용액을 주입하여 장을 팽만시켜 변을 배출시키는 것이다. 장루 세척은 관장과 같기 때문에 변비를 완화시키거나 진단적 검사 전에 장을 청결히 하기 위해 시행할 수 있다.

그림 33-7은 전형적인 세척물품으로 세척투관(irrigating sleeve)과 벨트, 윤활제가 묻어 있는 세척용 카테터, 물 담는 용기이다. 예측 가능한 횟수로 결장을 비우는 것은 대상자에게 자신의 신체와 환경에 대한 통제감을 갖게 한다. S상결장루가 있는 대상자와 장 훈련을 성공적으로 한 대상자는 배변 주머니를 항상 착용할 필요가 없다. 일부의 경우 변 배출 사이에는 장루 위에 특수한 덮개를 덮는데, 이 덮개는 옷이 장루를 자극하는 것을 막을 수 있다.

④ 비실금형 대변경로전환술 관리

회장항문 저장고(ileoanal reservoir)가 있는 대상자는 수술 전에 회음부 근육을 강화하기 위해 Kegel 운동에 대한 교육을 받는다. 회장항문 저장고가 기능을 하기 시작할 때 대상자는 매일 10~20회 묽은 변을 볼 수 있지만 저장고가 수용력이 생기고 괄약근이 강화됨에 따라 횟수가 줄어들게 된다.

Kock 주머니(Kock pouch)가 있는 대상자는 수술로 만들어 놓은 일방향 판막을 통해 카테터를 삽입함으로써 배변 주머니를 비우는 방법을 학습할 필요가 있다. 주머니 배출시간은 주머니의 과다 팽만을 막을 수 있도록 계획해야 한다.

(8) 비위관 삽입

비위관은 가늘고 유연한 플라스틱 관으로 대상자의 코로 삽입하여 위까지 들어간다(그림 33-8). 비위관 삽입

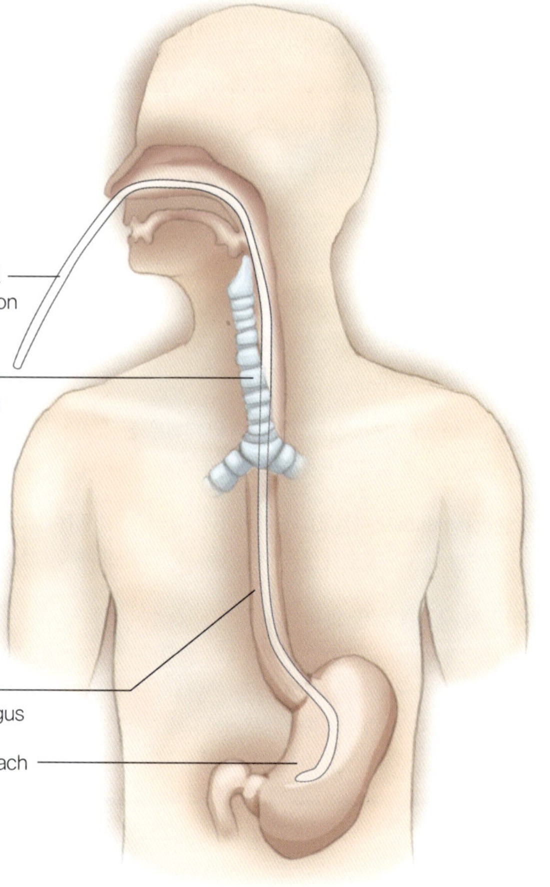

그림 33-8 적절한 비위관 삽관 위치

(nasogastric intubation)은 위감압, 위세척이나 위관영양을 위해 처방된다.

① 위감압

위감압(gastric decompression)은 위 내용물을 배출시켜 위와 장에서 공기와 액체 축적으로 인한 압력을 제거하는 것이다. 위 내용물의 감압 촉진을 위해 비위관을 흡인기에 연결한다. 위감압은 장폐색 특히, 마비성 장폐색 시 또는 위나 장 수술 시 시행한다. 장내 공기와 액체 축적은 복부팽만, 불편감 및 심각한 생리적 변화를 초래할 수 있다. 보통 관은 정상 장기능이 회복될 때까지, 즉 청진 시 장음이 들릴 때까지 그대로 삽입해둔다.

② 위세척

위세척(gastric lavage)은 말 그대로 위를 세척하는 것이다. 우발적 중독, 우발적 또는 의도적 약물과용 시, 대상자가 진토제를 삼킬 수 없을 경우에는 위세척이 필요하다. 이러한 경우 비위관을 삽입하여 위 내용물을 흡인하

고, 세척액(보통 생리식염수)을 위에 주입하여 독성물질을 희석시킨다. 위출혈이 있는 대상자는 차가운 식염수로 세척하기도 한다. 즉 위에서 혈액을 제거하고, 출혈 부위에서 출혈을 늦추기 위해 차가운 식염수를 비위관을 통해 주입한 후 흡인한다.

③ 위관영양

경구로 음식물을 충분히 섭취할 수 없는 대상자에게 비위관을 통해 유동식을 위 내로 주입할 수 있다. 이를 장관영양(enteral nutrition)이나 위관영양(gastric gavage)이라고 한다. 영양공급을 위한 비위관은 감압이나 세척 시 사용하는 관보다 더 오랜 시간 사용하도록 더 가늘고 더 유연한 물질로 만들어져 있다. 비위관영양과 장관영양과 관련된 간호는 29장에서 다루고 있다.

④ 물품

비위관. 가장 흔히 사용되는 비위관(nasogastric tube)은 이중관강이 있는 위 sump관(double lumen gastric sump tube) 그림 33-9이다. 이중관강의 위 sump관은 투명한 플라스틱이며, French(Fr) 방식으로 크기가 결정되는데, 둘레를 참조하여 밀리미터 크기의 3배와 같다(2mm=6Fr)(O'Connor, 2013). 성인용은 크기가 14~18Fr이며, 길이는 120cm 정도이다. 이중관강 중 더 큰 관강이 있는 관은 흡인기와 흡인된 위 내용물을 수집하는 배액용기에 연결한다. 더 작은 관강이 있는 관은 끝에 푸른색 통기구멍(blue vent)이 있는데, 이를 관의 '돼지꼬리(pigtail)'라고 한다. 푸른색 구멍은 항상 공기에 개방되어 있어서 계속해서 공기세척이 일어날 수 있다. 관에 길이가 표시된 것은 관의 삽입길이를 정할 때 도움이 된다. 2개의 관강은 관으로 용액이나 공기가 들어오고 나갈 수 있도록 관의 팁 끝에 구멍이 있다.

비장관. 기계적 또는 비기계적 장폐색으로 장감압을 해야 할 때에는 장까지 관이 들어가기 위해 더 긴 비장관(nasointestinal tube)을 사용해야 한다. 이 관은 단일 또는 이중관강으로 되어 있다. 일부 관은 장관영양뿐 아니라, 위감압도 시행할 수 있다.

Harris관(6피트)과 Cantor관(10피트)은 단일관강으로, 장감압 시 사용한다. 이들 관은 수은이 들어 있는 주머니가 관의 끝에 부착되어 있는데, 수은의 무게는 위유문에서 십이지장으로 관이 통과하는 것을 돕는다. 관 끝 무게와 장의 연동운동을 이용하여 관이 장을 따라 계속 진입할 수 있다.

Miller-Abbot관은 이중관강이며, 길이는 10피트 정도이다. 한쪽 관강은 장을 배액 또는 감압시키는 데 사용하고, 다른 관강은 수은으로 관 끝에서 풍선을 부풀리는 데 사용한다. 이중관강이므로 관 끝이 코를 통해 위로 들어간 후에 수은 주입이 가능하다.

비장관은 비위관과 같은 방법으로 삽입하지만, 관 끝이 위에 도달할 때 관을 대상자의 코에 테이프로 고정하

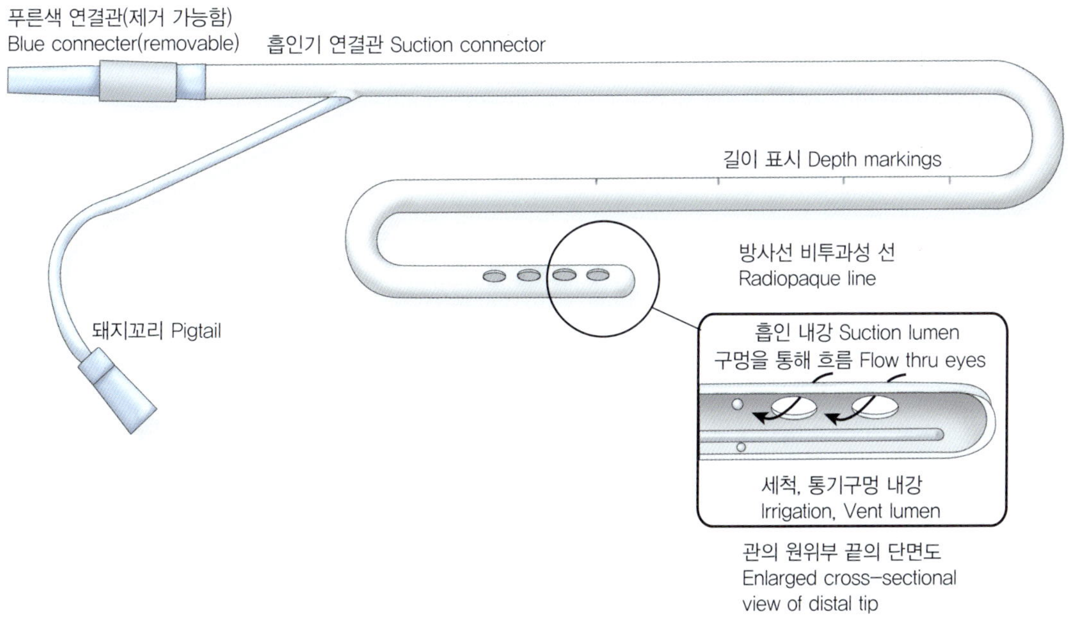

그림 33-9 이중관강이 있는 위 sump관

지 않는다. 대상자는 우측위를 취해 중력과 수은 주머니에 의해 십이지장 내로 관이 쉽게 들어갈 수 있도록 한다. 몇 시간 내에 소장으로 관이 통과되었는지, 방사선 촬영으로 확인해야 한다. 만일 관이 소장 내에 없으면 의료인이나 방사선과 의사가 형광투시경(fluoloscopy)을 보면서 손을 이용하여 위에서 십이지장으로 관을 진입시킨다. 대상자의 활동, 침상에서 체위변경 및 보행은 장의 연동운동을 증진시키고, 장을 따라 관이 진입하도록 돕는다. 관에 길이 표시가 되어 있으면 관이 얼마나 장 내로 들어갔는지 추정하는 데 도움이 된다.

비장관은 장 내용물이 중력에 의해 배액되도록 수집주머니와 연결해서 대상자의 몸통보다 낮은 위치에 둔다. 또한 흡인기를 연결하여 내용물이 수집용기 내로 비워질 수 있도록 한다.

흡인. 위 내에서 공기나 액체를 제거하기 위해 대기압보다 낮은 압력이나 음압을 위장관에 적용한다. 대부분의 의료기관은 대상자의 침상가에 벽면 매립형 흡인장치(wall outlet suction)를 갖추고 있다. 흡인장치에 흡인기를 연결하고, 흡인압력을 특정 압력으로 설정한다(저흡인: 20~40mmHg, 고흡인: 80~120mmHg). 흡인은 지속적 또는 간헐적으로 시행할 수 있다.

간헐적 흡인은 미리 정해진 시간 동안(60초까지) 흡인을 하고, 이후 흡인하지 않는 시간을 갖는다. 벽면 매립형 흡인장치가 없는 가정이나 의료기관에서는 이동용 흡인기(portable suction unit)를 사용할 수 있다. 이들 이동용 기구는 보통 '저압력' 또는 '고압력'에서 간헐적 흡인만이 가능하다.

25mmHg 이상의 지속적 흡인은 점막이 비위관의 끝에 있는 구멍으로 빨려 들어가는 경우, 위점막을 자극할 수 있다. 이중관강 sump관의 푸른색 공기구멍은 흡인압력과 관련된 위자극을 최소화하기 위해 만들어진 것으로, 대기압에서 공기가 지속적으로 위 내로 흘러들어 가도록 개방되어 있다. 공기구멍이 열려 있으면 공기가 지속적으로 관 끝을 세척하게 되고, 위점막이 흡인관강의 출구에 단단히 달라붙는 것을 막는다. 공기구멍이 효과적이기 위해서는 sump관의 돼지꼬리 부분이 대상자의 위장보다 높은 위치에 있어야 한다. 그렇지 않으면 위 내용물이 중력에 의해 공기구멍으로 빠져나가게 된다. 위 내용물이나 세척액이 공기구멍에 들어오게 되면 그때마다 5~10mL의 공기로 관을 깨끗이 해서 공기세척을 재확립해야 한다. 일부 위 sump관에는 항역류판막(antireflux valve)이 있다. 항역류판막이 이중관강 sump관의 푸른색 공기구멍에 있으면 돼지꼬리의 위치와 상관없이 돼지꼬리로부터 위 내용물이 유출되는 것이 예방된다. 이중관강 관에는 지속적인 저압력 흡인(30~40mmHg)이 권장되지만 위 내용물의 흐름을 자극할 필요가 있을 때에는 압력을 증가시킬 수 있다.

⑤ 간호 시 고려사항

정확한 위치 확인. 대상자의 안전을 위해서는 정확한 관의 위치가 중요하다. 관 삽입 전에 삽입목적을 설명하고 목 뒤쪽으로 관이 들어갈 때, 구개반사(gag reflex)가 시작되어 불편감이 있을 것이라고 미리 알려준다. 보통 대상자는 일시적으로 오심과 구토를 느낀다. 관 끝이 목 뒤쪽을 지나면 대상자는 삼키는 동작을 함으로써 식도 아래로 관이 진입되도록 도울 수 있다. 관을 미리 표시한 곳까지 부드럽게 삽입한다(**실습지침서 15장** 참조).

정확한 관의 위치를 확인하는 표준은 방사선검사를 하는 것이다(Longo, 2011; Proehl et al., 2011). 또한 현재까지 정확한 관의 위치를 확인하는 방법은 코-귓볼-배꼽중간까지의 길이를 측정하는 방법과 관으로부터 위 내용물을 흡인하여 pH를 검사하는 것이다(Irving, Lyman, Northington, Barlett, & Kemper, 2014). 만일 pH가 5 이하이면 관이 위에 있다고 추측할 수 있다. 일부 간호사는 관에 주사기를 연결하여 공기를 주입했을 때 청진기로 위 부위를 청진하지만, 관이 폐로 삽입되어도 위 부위에서 공기소리를 들을 수 있기 때문에 이 방법은 관의 위치 사정방법으로 안전하거나 신뢰할 만한 방법은 아니다(Proehl et al., 2011).

SAFETY ALERT

별도 지시가 없는 한, 수유, 약물 투여 및 모든 교대 근무 전에 관의 위치를 확인하는 것은 대상자의 안전 문제로 권장되고 있다(Longo, 2011).

흡인 유지. 흡인을 유지하는 것은 비위관을 위감압 목적으로 사용할 때 중요하다. 성공적인 배액을 할 수 있는 최소한의 흡인압을 사용하고, 적절한 세팅을 위해 흡입 게이지를 4시간마다 점검하며 배액관을 매시간 관찰하여 위장관 내용물이 수집용기 쪽으로 흐르는지 확인한다. 흡인기의 성능을 확인하기 위해 위장관과 배액관의 연결 부위를 일시적으로 분리해서 흡인기에서 '쉿(whoosh)'하는 소리가 들리는지를 확인하거나 관에 손가락 끝을 대고 흡인되는 것을 느껴본다. 작동하지 않는 흡인기는 교환한다.

관 개방성 유지. 관 개방성은 삽입한 관이 적절한 기능을 수행하는 데 중요하다. 때때로 위와 장 내용물 중 진하거나 고형 상태의 물질은 비위관이나 비장관의 구멍을 막는다. 이때 흡인기가 잘 기능함에도 불구하고 관은 배액을 멈추게 된다. 관이 막히면 관이나 수집용기로 단지 소량의 배액만 이루어지고, 대상자는 오심과 복부팽만을 호소할 수 있다.

비판적 사고 적용하기

정 간호사는 2일 전에 대장수술을 받은 박 씨의 수술 후 간호를 하고 있다. 근무교대 시 박 씨가 비위관을 하고 있고, 지난 근무 중에 350mL의 진하고, 녹색을 띠며, 점액이 있는 액체가 배액되었다는 보고를 받았다. 정 간호사가 대상자의 상태를 사정했을 때 다음과 같았다. 활력징후: 안정, 통증: 10점 척도에서 6점[대상자는 대상자조절진통(patient controlled analgesia)을 자주 이용하였다], 장 운동: 없음, 복부팽만: 없음, 오심을 일부 호소함, 비위관에 압력이 낮은 흡인기를 적용하였으나 흡인용기에 배액되는 것이 없음. 이 사정 결과에 기초해서 정 간호사는 어떤 행동을 해야 하는가?

정답은 부록 B를 참고하세요.

간호사는 관 끝에서 입자나 끈끈한 위와 장 내용물을 제거하기 위해 물 20mL로 관을 세척할 수 있다. 위세척을 할 때처럼 다량의 세척액이 주입될 때에는 저장액 사용으로 생길 수 있는 수분과 전해질 불균형을 막기 위해 생리식염수를 사용해야 한다. 위장관은 멸균상태가 아니기 때문에 멸균법보다는 청결법으로 비위관을 세척한다.

이중관강 비위관을 세척할 때 간호사는 각각의 관강에 세척제를 주입할 수 있다. 만일 푸른색 공기구멍을 사용하면 세척하는 동안 흡인기를 분리하지 않는다. 그러나 절차 후에 10mL 공기로 공기구멍을 깨끗이 하는 것을 항상 염두에 두어야 한다. 공기는 푸른색 관강에서 용액을 제거하고, 지속적인 공기세척을 회복시킨다.

만일 세척 후에도 배액이 잘 되지 않으면 관의 위치를 확인할 필요가 있다. 간호사는 관을 조금 더 밀어 넣어보거나 뒤로 빼보면서 배액이 증가되는지를 사정한다. 때로 체위변경을 하면 비위관 배액이 증가되기도 한다.

위나 식도 수술 후 세척을 하기 위해서는 반드시 의사의 처방이 필요하다.

SAFETY ALERT

위나 식도의 수술 시 비위관은 수술실에서도 유지한다. 관의 개방성을 유지하고 수술 부위의 손상을 피하기 위해서는 관을 밀어 넣거나 뒤로 빼거나 하는 등의 어떤 식의 조작도 하지 않는 것이 매우 중요하다.

⑥ 섭취량과 배설량 측정

섭취량과 배설량(위와 장 배액의 양, 색깔, 형태)을 사정하고 8시간마다 기록한다. 위와 장 내용물에는 체액과 전해질(물, 수소, 칼륨, 나트륨, 염소, 중탄산염과 마그네슘)이 들어 있다. 너무 많은 수분과 전해질 상실은 체액결핍과 대사성 산-염기 불균형을 초래할 수 있다. 게다가 감압을 위해 비위관이나 비장관을 하고 있는 대상자는 보통 금식을 한다. 음료를 마시면 즉시 관으로 빠져나오지만 음식을 삼키면 결국 관을 막게 된다. 그러므로 비위관이나 비장관을 하고 있는 대상자는 필요한 수분과 전해질을 보충하기 위해 정맥요법을 실시한다. 수분과 전해질 상태를 확인하기 위해 수분섭취량과 배설량을 측정하고 기록해야 한다.

일부 프로토콜은 위액을 흡인하여 pH를 검사할 것을 요구하고 있다. 위 내용물의 산성을 약화시키기 위해 제산제(antacid)나 히스타민 차단제(histamine blocker)를 투여할 수 있다.

⑦ 비강과 구강간호 제공

비강과 구강간호는 삽관 중에 간호사가 관심을 가져야 할 중요한 부분이다. 콧구멍의 피부자극과 손상은 관을 적절하게 테이프로 붙이고, 자주 피부간호를 제공함으로써 예방할 수 있다. 수용성 윤활제를 콧구멍에 발라주는 것은 건조한 피부에 습기를 제공한다.

관에 지속적인 긴장과 당김을 막기 위해 대상자의 환의에 관을 고정한다(관에 테이프를 붙이고, 이 테이프를 안전핀으로 환의에 고정한다). 관을 충분히 느슨하게 해서 관이 잡아 당겨지지 않게 한다.

개인위생을 자주 시행함으로써 비위관 삽관과 관련된 구강건조를 예방할 수 있다. 보통 대상자는 코로 관이 삽입되면 입으로 숨을 쉰다. 얼음조각이나 사탕을 빨도록 하여 구강건조를 막는다.

자주 칫솔질을 하도록 격려한다. 구강면봉을 물 1/2과 구강세정제 1/2을 섞은 용액에 적셔 닦도록 한다. 레몬-글리세린 구강면봉이나 희석하지 않은 구강세정제를 적신 면봉은 사용하지 않도록 한다. 면봉으로 제공되는 즉각적인 경감은 건조함이 재발된다. 입술 윤활제를 사용하여 건조와 갈라짐을 예방한다.

SAFETY ALERT

지용성 윤활제(바셀린)를 사용하면 폐에 기름입자가 흡인되어 지용성 폐렴을 유발할 수 있다.

⑧ 약물투여

보통 위감압 시에는 비경구적 약물을 투여하지만 경구약물도 비위관을 통해 투여할 수 있다. 이때 액체 형태의 약물이 선호되지만 정제인 경우, 부수어서 물에 섞으면 관을 통해 안전하게 투여할 수 있다. 장용제, 서방형 정제는 점진적 약물 방출을 위해 특별히 고안되었기 때문에 튜브를 통한 투여에는 적합하지 않으므로 부서지거나 열어서는 안 된다(Guenter & Boullata, 2013). 약물을 각각 따로 투여해야 하는데, 각 정제가 가루로 부서지고 용액으로 희색되어 함께 주사기로 투여될 때, 약물이 상호작용을 일으킬 수 있기 때문이다(Guenter & Boullata, 2013). 비위관을 통한 약물투여 시에는 15mL의 멸균 물로 관을 청결히 해야 하고, 약물이 위에 들어갔는지를 확인해야 한다(Guenter & Boullata, 2013). 이는 구멍이 작은 영양관을 사용할 때 특히 중요한데, 그 이유는 관이 쉽게 막히기 때문이다. 위감압 시에는 약물투여 전에 흡인기를 분리하고 위 점막으로 약물이 흡수될 때까지 약물투여 후 30분 정도 관을 잠가둔다.

3) 가정 · 지역사회 기반 간호

대상자의 욕구를 충족시킬 수 있는 교육계획을 세울 때 장관리에 영향을 미칠 수 있는 대상자의 가정환경을 고려해야 한다. 예를 들어, 다음과 같은 사항을 확인해 본다.

- 화장실 접근이 용이한가?
- 보행기나 휠체어를 사용한다면 이들 보조기구가 화장실 출입구를 통과할 수 있는가?
- 관장과 같은 특수 중재나 화장실 사용 시 도움을 줄 수 있는 사람이 있는가?
- 침상변기의 사용이 기동성이나 화장실에 가는 데 문제가 있는 대상자의 변실금을 예방할 수 있는가?
- 의료보험이 있는지, 있다면 필요한 약이나 특수 물품이 보험이 적용되는가?

대상자를 사정한 자료에서 재정적 · 사회적 지지원에 잠재적 문제가 있는 것으로 나타나며 사회복지사에게 가능한 한 빨리 상담해야 한다. 사회복지사는 도움을 줄 수 있는 많은 지역사회기관을 알고 있으므로 대상자의 필요를 가장 잘 충족시킬 수 있는 지역사회기관과 접촉할 수 있다.

대상자와 가족은 특수한 물품관리와 기술에 관한 도움과 조언이 필요하다. 최근에 장루 수술을 받은 대상자와 변실금 위험이 높은 대상자는 가정에서 관리 시 특히 도움이 필요하다. 상처장루실금 간호사는 자주 장루간호에 관한 대상자 교육을 맡아서 하지만, 가정간호사 역시 장루관리에 대해 다시 강화하고 대상자의 질문에 대답할 수 있어야 한다.

대상자를 지역사회 내에 있는 장루협회에 의뢰할 수 있다. 보통 장루협회 회원은 장루 수술을 받은 사람으로서 만족스럽게 적응한 사람인 경우가 많다. 첫 방문은 퇴원 전에 이루어지거나 퇴원 후 집에 있을 때 이루어지며, 오래된 회원은 새 회원에게 지지와 조언을 해 줄 수 있다.

설사는 5세 미만 아동의 경우, 여전히 전 세계적으로 사망의 주된 원인이다(WHO, 2012). 그러나 설사와 많은 다른 급 · 만성 장 문제는 의료인의 감독하에 가정에서 관리할 수 있다. 심한 설사의 원인이기도 하고, 심한 체액 부족을 유발할 수 있는 바이러스성 및 세균성 감염 역시 조절할 수 있다. 이런 경우 전해질이 들어 있는 수액으로 적절하게 수분을 보충하는 것이 중요하며, 적절한 수액공급은 설사로 인한 사망률을 줄일 수 있다. 선진국에서는 급성 설사 시 가정에서 Pedialyte나 Gatorade와 같은 용액을 사용하고 있다. 위생교육, 특히 바람직한 손씻기 훈련은 설사를 일으키는 미생물 전파를 예방하는 데 중요하다. 클로스트리움 디피실(*C. difficile*)이 알코올 소독제로 조절되지 않은 이후에 비누를 이용한 손씻기가 강조되고 있다.

8. 간호평가

평가 시 대상자를 사정하고, 대상자의 현 상태를 설정된 목표와 비교한다. 대상자의 경과에 대한 체계적인 평가에 기초하여 간호계획을 지속, 수정 또는 종료하게 된다.

대상자 간호계획
변비 대상자

간호진단

부동(3일간 대변을 보지 못함)과 관련된 변비

간호목표

대상자는 정상 배변을 본다.

간호성과 기준

대상자는 24시간 내, 또는 재활기간 동안 1~2일마다 형태가 있는 갈색 변을 본다.

간호중재	이론적 근거
1. 대상자의 식단에 고섬유소 식이를 증가시키도록 영양사에게 알린다.	1. 고섬유소 식품은 하부 위장관에서 대변의 양을 증가시키고, 변을 부드럽게 만들어 쉽게 배출되도록 한다.
2. 수분섭취를 하루 2,000mL로 증가시킨다.	2. 24시간 동안 2,000mL의 수분섭취가 부드러운 변 형성을 위해 필요하다.
3. 적어도 1일 3회 보행을 하도록 대상자를 돕는다.	3. 신체활동 증가는 위와 장 운동을 증가시킨다.
4. 침상변기나 화장실 사용을 돕는다. 필요시 침상변기나 화장실 의자의 높이를 대상자에게 맞춘다.	4. 좌위는 중력에 의해 변이 배출되도록 도와준다. 의자를 높이는 것은 대상자가 앉기 편하게 하기 위함이다.
5. 대상자의 안진에 문제가 없다면 배변 시 프라이버시를 지켜준다.	5. 많은 사람들은 배변 시 어느 정도 프라이버시의 존중을 요구한다.
6. 간호사 교대 시마다 대상자의 복부를 시진하고 장음을 청진한다.	6. 시진과 청진은 배벼 상태에 대한 필수적인 자료를 제공한다.
7. 장 관리 프로그램에서 필요시 대변완화제와 하제를 투여한다.	7. 대변완화제를 매일 투여하면 고위험 집단에 속하는 대상자의 번비를 예방할 수 있다. 필요시 하제 투여는 장 내용물 배출을 자극할 수 있다.
8. 대상자의 배변양상을 기록지에 기록한다.	8. 기록은 대상자의 현재 배변양상에 대한 필수적인 자료를 제공한다.

간호평가

2017/6/13 – 완화제(Dulcolax) 사용 후 중간 정도의 단단한 형태의 변을 봄. 수분섭취는 지난 24시간 동안 900mL뿐이며, 권유 시에만 조기이상을 실시한다. 완화제(senna)가 추가 처방되었다. 매일 배변을 사정하고 계획에 잘 따르도록 격려한다.

– RN 송영자

성과기준의 예는 다음에 제시되어 있다. 일부 성과기준은 한 가지 이상의 목표에 적절히 적용된다. 대상자 개개인의 목표 성취를 가장 잘 측정하는 특정 성과기준을 규명하는 것이 중요하다.

간호목표

대상자는 변비, 설사, 변실금이나 복부팽만 없이 정상 배변 양상을 보인다.

간호성과 기준

- 대상자는 24시간 내에 배변을 하고, 다음 재활기간 동안에는 2일에 한 번 배변한다.
- 대상자는 2일 내, 하루 4~5회에서 1~2회로 묽은 변이 줄어든다.
- 대상자는 24시간 내, 대변 경도가 액체에서 반쯤 부드러운 상태로의 변화를 보인다.
- 대상자는 재활기간 동안 좌약 삽입과 직장수지자극 후 매일 아침 배변을 한다.
- 대상자는 매 가정방문 시 직장수지검사 동안 단단한 변이 더 이상 만져지지 않는다.

간호목표

대상자는 배변 변화로 인한 합병증이나 부정적 결과가 없다.

간호성과 기준

- 입원기간 동안 대상자의 항문 주위 피부에 문제가 없다.
- 교육 후 대상자는 배변 시 호기의 중요성을 말로 표현한다.
- 입원기간 내내 대상자는 배변 후 손을 씻는다.

간호목표

대상자는 수용 가능한 배변양상을 유지 · 증진시키기 위해 프로그램에 참여한다.

간호성과 기준

- 다음 약속까지 대상자는 섬유소 섭취를 증가시키는 방법을 확인한다.
- 대상자는 낮 동안 정해진 시간에 배변하기 위해 도움을 청한다.
- 대상자는 하루 2,000mL의 수분을 섭취하여, 차트에 기록되어 있다.
- 대상자는 퇴원 시 올바른 장루주머니 착용법을 시범 보인다.

주요개념

- 배변은 신체에서 대변을 제거하는 과정으로서 직장팽만에 따른 반사에 의해 시작된다.
- 많은 생활습관이 대변 경도와 배변양상에 영향을 미친다. 장의 생리적 변화 역시 배변에 해로운 영향을 미친다.
- 대변과 배변양상의 특성은 생애주기에 따라 변화한다.
- 배변의 변화는 생리적 · 심리적 · 사회적 스트레스의 원인일 수 있다.
- 변화된 배변의 임상적 징후에는 변비, 분변매복, 설사, 변실금, 고창, 복부팽만이 있다.
- 배변에 초점을 둔 간호사정에는 간호력, 대변의 특성 시진, 복부와 직장 주위에 대한 신체검진이 포함된다.
- 간호사는 대변에 대한 임상병리검사와 다른 진단적 절차에서 협력적 중재의 책임이 있다.
- 간호사는 배변의 변화를 진단하고, 협력적 중재를 통해 치료할 수 있다. 치료방안으로는 투약, 관장, 직장관, 비위관 삽입, 분변매복 제거, 장 훈련, 실금 시 대변 수집, 장루관리가 포함된다.
- 퇴원계획 시에는 가정환경, 재정, 특수물품 이용, 대상자와 가족의 특정 학습요구를 고려한다.
- 치료에 대한 대상자 반응을 체계적으로 평가함으로써 간호전략의 지속, 수정 또는 종료를 결정한다.

REFERENCES

American Cancer Society. (2014a). *Colorectal cancer: Prevention and early detection.* Retrieved September 20, 2014, from www.cancer.org

American Cancer Society. (2014b). *Colorectal cancer: What are the key statistics about colorectal cancer?* Retrieved September 20, 2014, from www.cancer.org

Austin, M., Mellow, M., & Tierney, W. M. (2014). Fecal microbiota transplantation in the treatment of *Clostridium difficile* infections. *The American Journal of Medicine, 127*(6), 479–483.

Blackburn, S. (2013). *Maternal, fetal & neonatal physiology: A clinical perspective* (4th ed.). St. Louis, MO: Elsevier Saunders.

Bouras, E., & Tangalos, E. (2009). Chronic constipation in the elderly. *Gastroenterology Clinics of North America, 38*(3), 463–480.

Burke, K. E., & Lamont, J. T. (2013). Fecal transplantation for recurrent Clostridium difficile infection in older adults: A review. *Journal of the American Geriatrics Society, 61*(8), 1394–1398.

Costilla, V., & Foxx-Orenstein, A. (2014). Constipation: Understanding mechanisms and management. *Clinics in Geriatric Medicine, 30*(1), 107–115.

Dodin, M., & Katz, D. (2014). Facal microbiota transplantation for Clostridium difficile infection. *International Journal of Clinical Practice, 68*(3), 363–368.

Gardiner, A. B. (2013). The effects of ageing on the gastrointestinal system. *Nursing & Residential Care, 15*(1), 30–33.

Gié, O., & Christoforidis, D. (2011). Advances in the treatment of fecal incontinence. *Seminars in Colon & Rectal Surgery, 22*(1), 30–38.

Greenwald, B. J. (2010). Clinical practice guidelines for pediatric constipation. *Journal of the American Academy of Nurse Practitioners, 22*(7), 333–338.

Guenter, P., & Boullata, J. (2013). Drug administration by enteral feeding tube. *Nursing, 43*(12), 26–35.

Hunter, R. (2014). Nursing management of constipation in the medical-surgical setting. *MedSurg Matters, 23*(2), 4–9.

Irving, S. Y., Lyman, B., Northington, L., Bartlett, J. A., & Kemper, C. (2014). Nasogastric tube placement and verification in children: Review of the current literature. *Critical Care Nurse, 34*(3), 67–78.

Jarvis, C. (2012). *Physical examination and health assessment* (6th ed.). St. Louis, MO: Elsevier Saunders.

Jones, C., & Gardiner, A. (2014). Common gastrointestinal problems in pregnancy. *Gastrointestinal Nursing, 12*(6), 11–12.

Kee, V. (2012). *Clostridium difficile* infection in older adults: A review and update on its management. *The American Journal of Geriatric Pharmacotherapy, 10*(1), 14–24.

Longo, M. A. (2011). Best evidence: Nasogastric tube placement verification. *Journal of Pediatric Nursing, 26*, 373–376.

Marcason, W. (2008). Question of the month. Is caffeine considered a diuretic and should my clients increase their fluid intake to compensate for this effect? *Journal of the American Dietetic Association, 108*(5), 908.

Maughan, R. J., & Griffin, J. (2003). Caffeine ingestion and fluid balance: A review. *Journal of Human Nutrition and Dietetics, 16*, 411–420.

McCrea, G. L., Miaskowski, C., Stotts, N., Macera, L., & Varma, M. G. (2008). Pathophysiology of constipation in the older adult. World *Journal of Gastroenterology, 14*(17), 2633–2638.

Mitchell, G. (2014). Managing Constipation in primary care. *Primary Health Care, 24*(5), 18–22.

North American Nursing Diagnosis Association International (NANDA-I). (2014). *Nursing diagnoses*: Definitions and classification, 2015–2017. West Sussex, England: Wiley-Blackwell.

O'Connor, N, ed. (2013). *Gastroenterology Nursing: A Core Curriculum* (5th ed.). Chicago, IL: Society of Gastroenterology Nurses and Associates, Inc.

Osland, E., Yunus, R., Khan, S., & Memon, M. (2011). Early versus traditional postoperative feeding in patients undergoing resectional gastrointestinal surgery: A meta-analysis. *JPEN Journal of Parenteral & Enteral Nutrition, 35*(4), 473–487.

Pacheco, S., & Johnson, S. (2013). Important clinical advances in the understanding of Clostridium difficile infection. *Current Opinion in Gastroenterology, 29*(1), 42–48.

Proehl, J. A., Heaton, K., Naccarato, M. K., Crowley, M. A., Storer, A., Moretz, J.D., & Suling, L. (2011). Emergency nursing resource: Gastric tube placement verification. *Journal of Emergency Nursing, 37*, 357–362.

Samuel, B. P., Crumb, T. L., & Duba, M. M. (2014). What nurses need to know about fecal microbiota transplantation: Education, assessment, and care for children and young adults. *Journal of Pediatric Nursing, 29*(4), 354–361.

Scott, K. M. (2014). Pelvic floor rehabilitation in the treatment of fecal incontinence. *Clinics in Colon and Rectal Surgery, 27*(3), 99–105.

Shrikhande, S. V., Shetty, G. S., Singh, K., & Ingle, S. (2009). Is early feeding after major gastrointestinal surgery a fashion or an advance? *Journal of Cancer Research and Therapeutics, 5*(4), 232–239.

World Health Organization. (2012). Top 10 causes of death. Retrieved October 27, 2014, from www.who.org

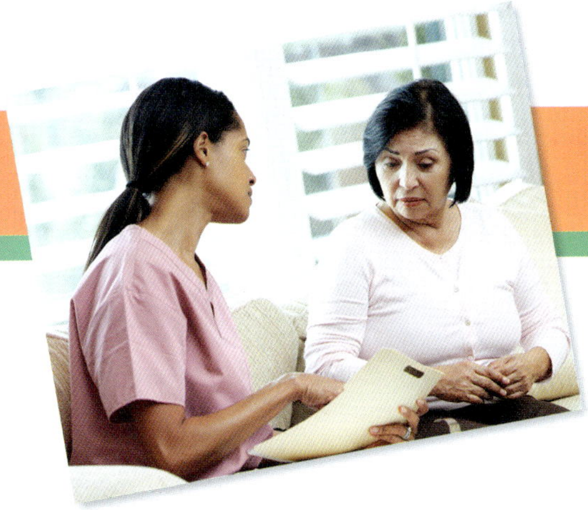

CHAPTER 34

수면과 휴식

Sleep and Rest

Carol Landis

비판적 사고를 위한 사례

57세의 회계사인 송 씨 부인은 수면문제 때문에 삶의 질이 저하되어 내원하였다. 면담을 진행하는 동안 다음과 같은 정보를 수집한다.

- 마감일자를 지켜야 하는 세금문제로 인하여 스트레스가 있다.
- 잠을 자는 데 문제가 있다(평균 45분, 며칠 밤은 2시간까지).
- 화장실을 가기 위해 하룻밤에 두세 번 정도 깨거나 애완 고양이가 송 씨 부인을 깨우기도 한다.
- 하루에 4~5잔 정도 커피를 마시나 오후 6시 이후에는 카페인 무첨가 커피를 마신다.
- 이완을 위해 잠자기 전 2잔의 와인을 마신다.
- 낮 동안 집중하기 힘들거나 비생산적이라고 느낀다.
- 자주 하품을 하고 때로는 지루한 회의에서 졸기도 한다.
- 수면제를 먹어본 적은 없지만, 만약 수면제가 밤의 수면을 도와준다면 요즘은 약을 이용하고 싶다고 느낀다.

이 장을 학습한 후, 위의 사례를 읽고 다음의 내용에 대하여 비판적 사고를 적용하여 복습한다.

1. 송 씨 부인의 수면에 영향을 미치는 수면 위생 습관은 무엇인가?
2. 송 씨 부인의 수면에 영향을 미치는 요소를 분석할 수 있는 질문을 기술한다.
3. 수면을 도울 수 있는 비약물적인 중재를 토론한다.
4. 송 씨 부인을 치료하기 위한 수면제 사용의 장점과 단점을 토론한다.

주요용어

몽유병 somnambulism
불면증 insomnia
사건수면 parasomnias
수면 sleep
수면 건강 sleep health
수면 부족 sleep deficiency
수면 충족 sleep sufficiency
수면다원검사 polysomnography
수면발작 narcolepsy
수면상실 sleep loss
수면잠재기 sleep latency
수면제 hypnotics
수면호흡장애 sleep-disordered breathing, SDB
유뇨증 enuresis
일주기성 리듬 circadian rhythms
졸음 sleepiness
피로 fatigue
휴식 rest
호흡저하 hypopnea

학습목표

1. NREM과 REM 수면을 서술한다.
2. 생애주기에 따른 정상 수면 양상을 서술한다.
3. 수면과 휴식에 영향을 미치는 요인을 확인한다.
4. 정상 수면양상, 수면방해 위험, 실제적 수면문제에 관한 사정면담을 수행한다.
5. 수면과 휴식을 위한 요구와 양상을 충족할 수 있는 대상자와 일일계획표를 개발한다.
6. 휴식과 수면을 증진할 수 있는 중재를 논의한다.
7. 수면양상 장애가 있는 대상자를 위한 간호계획을 개발한다.

인간은 인생의 1/3을 수면으로 보낸다. 수면은 생존에 필요하나 수면의 기능은 거의 잘 알려져 있지 않다. 수면기능에 대한 지식 부족은 수면연구학자들(수면행위, 생리학, 수면 부족의 결과와 수면장애를 연구하는 과학자들)(Institute of Medicine, 2006)이 "수면에 좋은 것이 무엇이죠?", "얼마만큼의 수면이 필요한가요?", "수면을 위한 좋은 대체방법이 있나요?", "낮잠이 밤잠 부족한 것을 채울 수 있나요?", "매일의 수면 필요시간은 나이가 들었을 때 감소하거나 같은 가요?"라는 질문에 대답하기 어렵게 한다. 수면은 회복기능이 있는 것으로 추측해왔으나 수면학자들은 수면 동안 무엇을 '회복'하는지 여전히 알지 못한다. 최근까지, 수면은 자극이 감소된 긍정적인 상태라고 믿어왔지만 수면을 할 때도 활발한 신경생리학적 과정이 시작되고, 자고 있을 때나 깨어 있을 때도 그 상태를 유지한다.

수면, 또는 수면 부족은 세포, 장기 그리고 신체 기능의 시스템 수준에 영향을 준다. 흥미진진하고 새로운 연구 영역들이 수면 중에 뇌 시냅스들이 자라거나 수축한다는 사실을 발견했다(Cirelli, 2013). 시냅스들은 기능을 지속 가능한 수준으로 유지하기 위해 깨어 있는 동안에는 더 효율적이 되고 수면 중에는 더 약해지거나 더 강해진다. 뇌 시냅스의 구조적 · 기능적 변화들이 학습 및 기억 과정의 기저를 이루며, 급성 수면 박탈 및 만성 수면 부족 후에 일어나는 주의력 및 과제 수행력 감소, 기억력 쇠퇴 그리고 기분 전환을 설명한다(Porkka-Heiskanen, Zitting, & Wogren, 2013).

적당한 수면과 휴식은 건강 및 안녕에 필수적이다. 수면 건강, 또는 수면 충족이란 다차원적이며 깨어 있는 시간에는 각성을 유지하다가 하루 중 적당한 시간대에 적당한 시간 동안 이루어지는 수면을 말한다(Buysse, 2014). 질 낮은 수면 건강 또는 수면 부족은 부적당한 수면시간 또는 시간대를 놓친 수면과 연관이 있을 뿐만 아니라 특정한 1차성 및 동반 수면장애들과 연관이 있다(Luyster, Strollo, Zee, & Walsh, 2012). 질 낮은 수면과 졸림증은 인지된 에너지, 피로 수준과 삶의 질에 영향을 준다. 사람들은 "잘 쉬어서 기분이 좋아" 그리고 "힘이 넘친다" 같은 문구를 사용해 숙면을 취했고 건강하다는 것을 나타낸다. 미국 정부는 공중 보건에 있어서 수면 건강의 중요성을 인정하고, 건강증진종합계획 2020의 목적에 "수면 건강"이라는 새로운 카테고리를 추가하였다(www.healthypeople.gov/2020/topicsobjectives2020/overview. aspx?topicid =38, accessed 6-25-14). 이 목표들은 10대와 성인들의 폐쇄성수면무호흡증(OSA), 졸음 운전 그리고 충분한 수면을 중점적으로 다룬다.

불충분한 수면시간에 기인하는 만성 수면 부족은 질병 위험을 높이고 건강 문제들을 악화시킨다. 밤에 습관적으로 6~7시간 이하로 자는 것은 혈압 상승, 조직 복구에 필요한 동화 호르몬들(예: 성장 호르몬과 프로락틴)의 혈액 수준 감소, 포도당 대사 변화와 식욕 조절, 염증성 사이토카인의 높은 혈액 수준 그리고 코르티솔이 보통 부족한 저녁 시간 중 스트레스 호르몬 코르티솔과 연관이 있다(Killick, Banks, & Liu, 2012; Porkka-Heiskanen et al., 2013). 많은 건강 문제들이 직접적으로는 병리생리학적 메커니즘(예: 우울증) 공유를 통해, 또는 간접적으로는 증상들(예: 통증, 이동성 제한) 또는 치료(예: 약물 부작용)를 통해 수면에 영향을 주고 수면 부족으로부터 영향을 받는다. 수면 지속 시간과 만성질환(Liu, Wheaton, Chapman, & Croft, 2013) 그리고 특히 아동들과 청소년들의 비만(Liu, Zhang, & Li, 2012) 사이의 연관성에 대한 대규모 역학 연구들을 통해 근거가 축적되고 있다. 연구자들은 만성 수면 부족은 신진대사, 면역 그리고 내분비 기능 비정상과 연관되고 그 결과, 특히 나이를 먹어갈수록 인슐린 저항, 당뇨 그리고 심혈관 질환 발병 위험이 증가한다. 만성 수면 부족은 공중 보건 안전을 위협하는 위험요인이며 운동 부족과 영양 부족처럼 건강에 해로울 수 있다(Luyster et al., 2012).

1. 정상 수면과 휴식

수면은 자연적으로 주변 환경으로부터의 일시적인 지각 분리 및 무반응으로 발생한다. 안정제를 투약받는 대상자 또는 혼수상태의 대상자(눈을 감고 있고, 움직임이 거의 없고, 누운 자세와 자극에 대해 감소된 반응)는 수면과 관련된 반응을 보인다. 그러나 이러한 상태는 쉽게 또는 자연적으로 변하지 않으므로 '수면'은 아니라고 할 수 있다. 수면은 전신과 관련되어 있지만, 휴식은 전체적인 신체 휴식 또는 신체의 단지 한 부분과 관련되어 있을 수 있다. 따뜻한 욕조 안에서 휴식을 취하면 정신 · 신체 활동의 감소와 관련된 휴식의 일반적인 상태를 경험할 수 있다. 수면과 휴식을 구분하는 것은 중요하다. 예를 들어, 어떤 사람이 밤에 침대에서 많은 시간을 '휴식'으로 보내다가 불면증이 생겼다면 좋은 수면을 취하는 것이 아니다.

1) 수면 생리학

(1) 수면다원검사

수면생리와 관련이 있는 것으로는 뇌파의 변화(뇌파도, electroencephalogram, EEG), 안구운동(안전도, electrooculogram, EDG)과 근육(근전도, electromyogram, EGD)을 파악하는 전기생리학적 기록이 있고, 이는 수면다원검사로 알려져 있다. 이러한 기록을 바탕으로 수면은 NREM(non-rapid eye movement)수면과 REM(rapid eye movement)수면의 두 양상으로 나뉨을 알 수 있다. REM수면은 각성 수준의 EEG 양상과 유사하므로 때로는 역설적인 또는 적극적인 수면이라고 한다. 일반적인 수면 연구 시에는 대상자의 심박동(electrocardiogram), 코와 입을 통한 공기흐름, 흉부와 복부의 움직임, 다리운동과 기관지 소음(코골이)을 기록한다. 수면다원검사의 기준은 수면 단계를 확인하기 위해, 수면장애(각성, 주기적인 사지운동, 무호흡, 저호흡)와 관련된 사례를 위해 세워졌다[american acadmey of sleep medicine(AASM), 2007]. 생리적 파장은 그림 34-1과 같이 수면 단계와 관련이 있나.

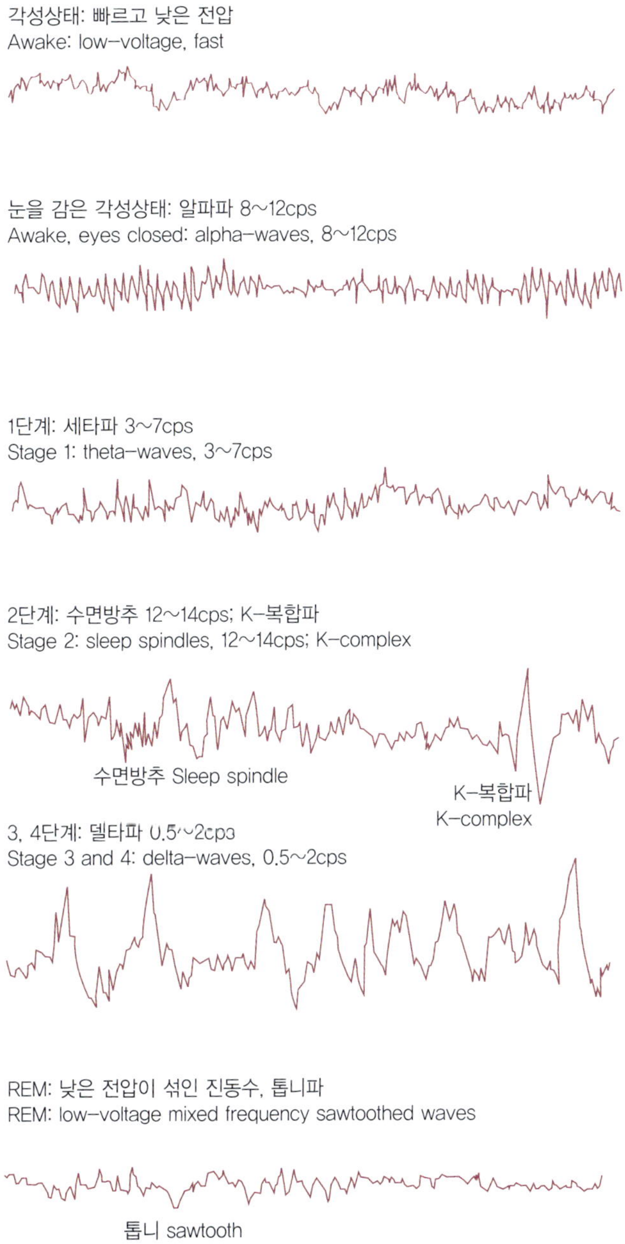

그림 34-1 수면 단계에 따른 뇌파의 특성(Courtesy University of Washington School of Nursing, Sleep Laboratory, Seattle, WA.)

① NREM 수면

건강한 성인의 경우 하룻밤 수면시간 중 NREM수면의 비율(75~80%)이 높으며 N1, N2, N3의 3단계로 분류한다(AASM, 2007). 수면은 종종 N1 단계에서 시작하여 N2, N3 단계로 발전한다.

1단계. 1단계는 기면에서 수면 사이의 과도기 단계로, 이완된 각성과 관련된 알파파에서 저전압, 세타 또는 꼭지점이 날카로운 파로의 전환 및 다른 수면 단계 징후의 부재로 나타난다. 근육은 이완되고, 호흡이 균일해지며 맥박수는 감소한다. 보통 1단계는 몇 분간 지속된다. 대상자가 깨어 있다면 잠이 오지 않는다고 말할 수 있다.

2단계. 2단계는 수면의 대략 40~50%를 차지한다. N3와 REM과 비교하면 2단계에서 더 쉽게 깨어난다. 수면 방추 파열과 K-복합파라고 하는 크고 느린 파형이 나타난다. 안구운동은 계속된다.

3단계. 3단계는 EEG에서 커다란 진폭을 보이는 파동 후에 나타나는 '깊은' 수면으로, 때로는 느린 수면파(slow-wave sleep, SWS) 또는 델타수면으로 불려진다(그림 34-1). 3단계는 젊은 성인의 야간수면에서 20%를 차지하지만, 40년이 지나면 5%로 감소한다. N3가 되기 위해서는 느린 파장이 50%여야 한다. 수면 단계를 정의하기 위해 원칙적인 점수 단계에서(Rechtschaffen & Kales, 1968), 느린 수면파(SWS)는 3단계, 4단계로 구분하였으나, 수정된 점수 체계에서 두 단계는 병합되었다(AASM, 2007). 느린 수면파가 나타나는 동안 근육은 이완되지만 근육강도는 유지된다. 호흡은 균일하며 혈압, 맥박, 체온, 소변 형성과 산소소모와 침삼킴은 감소한다. 몽유병(somnambulism)과 야뇨증은 N3에 주로 일어난다. 수면기간의 앞부분인 이 단계 동안에는 강한 자극을 주어야 깨울 수 있다. 꿈을 꾸며 그 내용은 실제적이다. 예를 들면, 운전하는 꿈이나 친구에게 전화하는 꿈은 깨어났을 때 실제로 이것이 일어난 일인지 아닌지 대상자를 당황스럽게 만들기도 한다.

② REM(빠른 안구운동)수면

REM수면은 EEG의 각성 상태와 매우 유사하며 EMG 근육 긴장도가 매우 낮거나 없는 것이 특징이다(그림 34-2). REM수면은 단계 R로 알려졌다(AASM, 2007). 건강한 성인에의 경우 REM수면이 대략 20~25%를 차지한다. REM수면 시의 나타나는 빠른 안구운동은 그 이름과 같이 안전도(EOG) 기록이나, 닫힌 안검을 통해 발견할 수 있는 미세한 안구운동의 세심한 관찰을 통해 알 수 있다. EEG에 기록된 단계 R의 뇌파는 톱니 모양 또는 날카로운 모양을 보인다(그림 34-1). 혈압과 맥박수는 변동폭이 크며, 빠르게 변동한다. 호흡은 불규칙하며 산소소비량이 증가하고 체온조절능력도 상실한다. 여성의 경우에는 질 분비물이 증가하고, 남성의 경우에는 발기한다. 꿈은 REM수면 동안 이루어지며, 생생하고, 매우 감정적이며, 받아들이기 어렵고, 종종 움직임(날기, 달리기, 쫓김)과 관련이 있으나, 실제로는 움직이지 않는다.

③ 수면리듬

정상 수면구조는 나이, 성별, 개인 성향에 따라 다양하지만 일반적으로는 일정한 형태를 따른다. 성인은 7~8시간의 수면을 취하는 것이 적절하다고 한다. 불을 끄면 각성

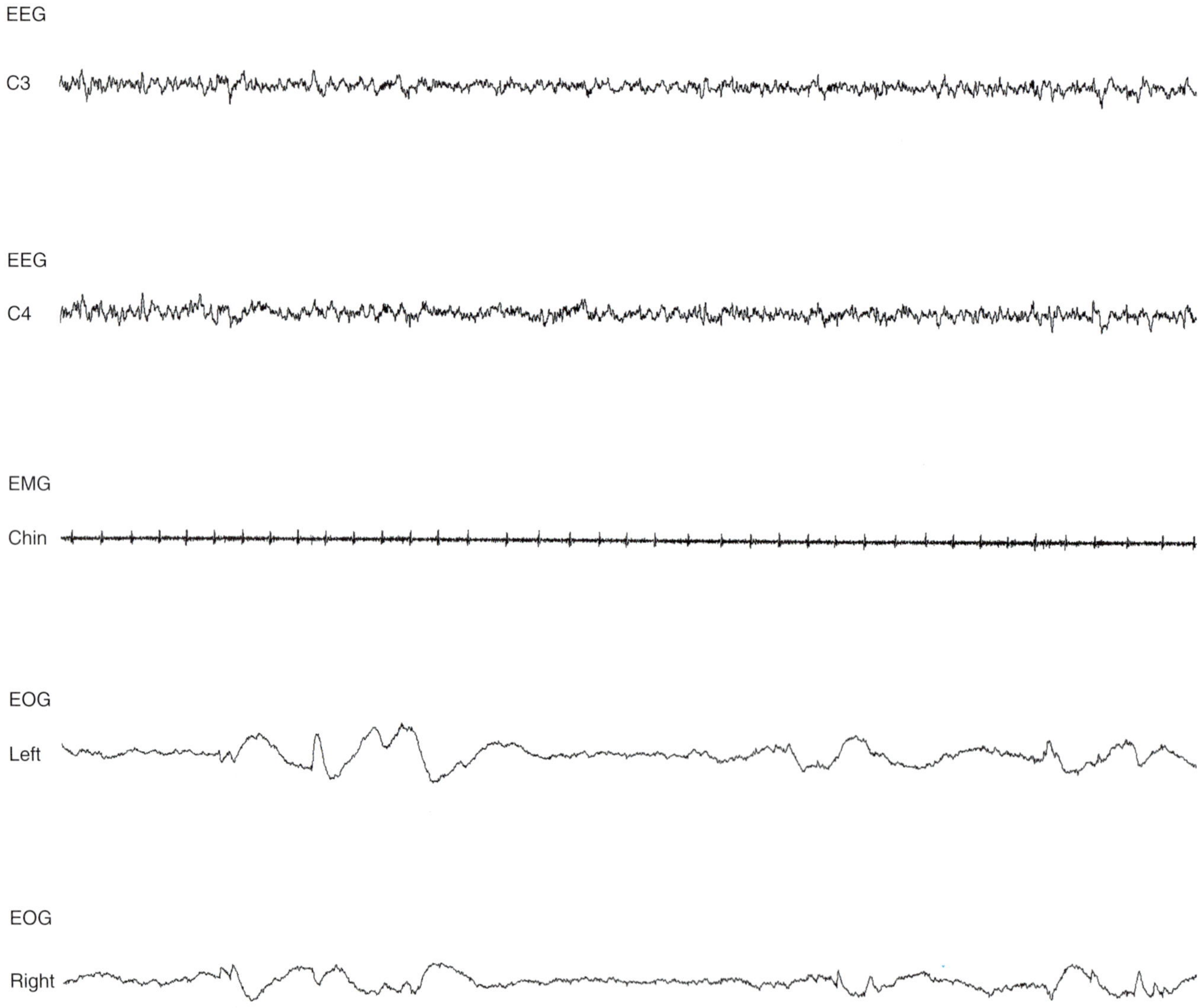

그림 34-2 REM 수면 기록. EEG의 빠르고 낮은 진폭의 파동, 안전도상의 안구 운동, 근전도상의 최소 근육 운동(Courtesy of Alberta Lung Association Sleep Center, Calgary, Alberta, Canada.

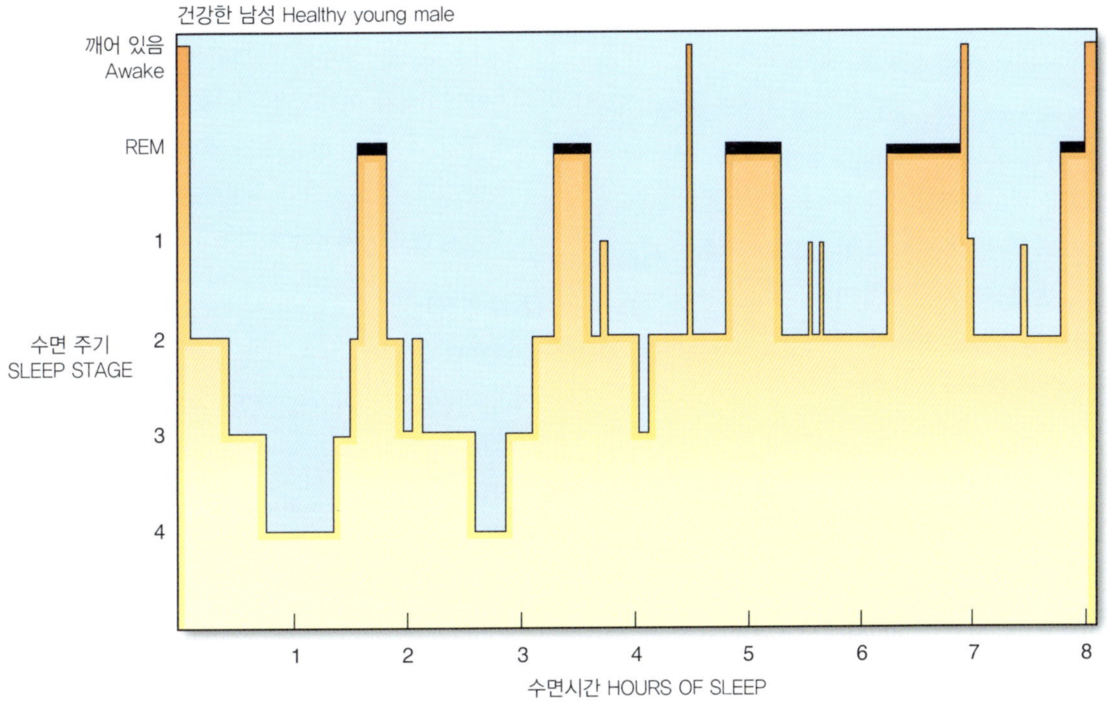

그림 34-3 건강한 성인 남성의 전형적인 수면 단계. 수면단계는 1-2-3-2 그리고 REM 형태로 진행된다. 수면이 진행됨에 따라 REM수면은 증가하고 느린 수면파는 없어진다(Courtesy of University of Washington School of Nursing, Sleep Laboratory, Seattle, WA.).

하는 잠깐의 기간(대략 10분)을 수면잠재기(sleep latency)라고 한다. 야간수면 중 전기생리학적 기록을 보면 수면 단계에 따라 약 90분 주기의 율동적 양상이 나타난다. 일반적인 패턴은 1단계에서 3단계까지, 그리고 2단계를 거쳐 다시 REM 수면으로 들어가는 상당히 빠른 진행을 보인다(그림 34-3).

이른 저녁에는 느린 수면파가 더 길게 나타난다. 첫 주기 중 REM수면으로 보내는 시간은 매우 짧다(3~4분). 아침이 가까워지면, REM수면은 45분 이상 지속된다. 만일 각성이 되면, 주기는 1단계부터 다시 시작한다. 깨어 있는 시간이 짧은 경우에는 각성되었던 당시 주기 형태로 다시 돌아가는 경향이 있다. 따라서 이른 아침에 깨어난 후에는 높은 비율의 REM수면이 지속되는 주기로 되돌아갈수 있다(표 34-1).

표 34-1 NREM과 REM수면 동안의 생리학적 변화

생리적인 변수	NREM	REM
뇌 활동	각성보다 감소	NREM에 비교하여 약간의 영역 증가
심박동과 혈압	각성보다 감소	NREM에 비하여 증가하고 변화가 매우 많음
교감신경 활동	각성보다 감소	약간의 신체영역에서 NREM과 REM의 증가
근육강도	각성보다 약간 낮아짐	결핍
혈류 흐름	각성보다 감소	NREM으로부터 감소, 뇌영역에 의해 다름
호흡	각성보다 감소	NREM의 증가와 다양함은 잠시 중단; 기침억제
기도저항	각성보다 증가	각성으로부터 증가하고 변함
체온	각성보다 더욱 낮아진 농도에서 조절	규칙적이지 않고, 떨림 또는 발한이 없음
연하	각성으로부터 억제	각성으로부터 억제

출처: Adapted with permission from Institute of Medicine. (2006). Sleep disorders and sleep deprivation: An unmet public health problem. Institute of Medicine of the National Academies. Washington, DC: National Academies Press.

2) 수면과 휴식의 특성

일반적으로 수면과 휴식에 대한 필요는 졸음, 피로상태로 자각한다. 졸음(sleepiness)은 잠자러 가고 싶은 다양한 긴박감으로, 이는 너무 적거나 너무 많은 수면에 대한 반응 또는 적절한 감각자극 부족으로 나타난다. 피로는 강하고 빠른 피로가 신체 활동을 수반하는 주관적인 피로 상태이다. 피로는 질병에 대한 일반적인 인간의 반응이며, 휴식을 통해 에너지를 보존할 필요가 있음을 알린다. 수면장애가 있는 여성은 피로, 남자는 주간 졸음을 호소하는 경우가 많지만, 이러한 증상이 같이 나타날 수 있어 구분하기 어렵다.

3) 일반적인 수면과 휴식 양상

(1) 수면기간

'정상' 수면기간의 범위는 영아기부터 성인기까지 생애주기 동안 다양하게 변화한다(생애주기별 고려사항 참조). 최소한의 졸음과 관련된 최적의 주간 활동, 수면 부족의 축적은 매일 밤 8시간의 수면을 취하는 것과 관련이 있다. 휴식을 잘 취한 사람은 정신적으로 깨어 있고 활기차며 자발적이다. 주관활동은 단조롭다하더라도 최소한의 기면과 졸음으로 유지된다.

현대사회에서 성인들은 8시간보다 적게 자는 경우가 흔하다. 한 인구집단을 바탕으로 한 연구에서 28%의 성인이 습관적으로 밤에 6시간보다 적게 자는 것으로 나타났다. 히스패닉과 흑인의 수면시간은 비히스패닉 백인보다 더 적은 5시간으로 보고되었다(Krueger & Friedman, 2009). 매주 최소 30시간 이상 일하는 성인의 경우 평일에는 7시간 이하로 자고 휴일에는 45분을 더 자는 것으로 나타났다(National Sleep Foundation, 2008). 주중에 습관적으로 6시간 이하로 수면을 취하는 사람의 경우에는 일주일 중 며칠 동안 졸음이 주간 활동을 방해한다고 하였다(National Sleep Foundation, 2008). 최근 하루 시간 이용에 대한 연구에서, 대학교육을 받은 정규직 노동자와 아프리카계 미국인이 매일 밤 6시간 이하로 수면을 취하는 경우가 가장 많다고 보고하였다(Knutson, Van Couter, Rathouz, DeLeire, & Lauderdale, 2010). 45세 이상 성인 54,269명을 대상으로 실시한 대규모 건강 설문조사를 통해 얻은 결과로는 짧은(밤마다 6시간 이하) 그리고 긴(밤마다 10시간 이상) 수면시간은 성, 인종/민족, 그리고 교육 수준과 무관하게 비만, 빈번한 정신적 고통, 심장 질환, 뇌졸중, 당뇨와 연관이 있다는 것을 보여주었다(Liu et al., 2013). 광범위한 연구에서 습관적인 수면기간이 6시간 이하이거나 9시간 이상인 경우 더 심한 병적 상태, 더 이른 사망과 관련이 있다고 보고하였다. 성인들의 경우, 7~8시간의 수면시간은 충분한 것으로 여겨지며 건강한 기능에 중요하다.

(2) 수면잠재기

대부분 사람들은 불을 끄고 나서 잠들기 전에 대략 7~10분이 걸린다. 이 기간을 수면잠재기라고 한다. 5분 이하의 수면 잠재기는 과도한 졸음을 의미하며, 수면 부족을 나타내는 징후일 수 있다. 30분 이상의 긴 수면잠재기는 약간의 좌절감을 초래할 수도 있고 불면증이 될 수 있다.

(3) 자세변화

일반적으로 수면 시 자세변화는 자는 동안 여러 차례 일어난다. 신체움직임에 장애가 있는 사람의 경우 수면 동안 무의식적인 행동인 자세변화를 위해 깨어남, 의식적인 계획과 노력이 필요할 수 있다. 또는 같이 자는 사람 혹은 간호제공자의 도움이 있어야 한다.

(4) 야간 기상

젊은 성인의 경우 밤에 한두 번 살짝 잠이 깨는 경우가 흔하다. 이러한 기상의 빈도와 기간은 나이와 함께 증가한다. 갱년기 여성(Kravitz & Joffe, 2011)과 노인(Wennberg, Canham, Smith, & Spria, 2013)은 수면에 든 지 몇 시간 후에 깨어나는 경우와 다시 잠드는 데 문제가 있는 경우가 상당히 일반적이다. 휴식을 잘 취한 사람은 대개 상쾌함과 활기를 느끼며 자연스럽게 일어난다. 알람시계에 의지하는 것은 수면 부족의 증상일 수 있다.

(5) 낮잠

질병, 임신에 관련되거나 휴일에 휴식을 보충하기 위해 잠을 잘 때를 제외하고는 성인에게는 낮잠과 휴식기간이 드물다. 많은 선진국에서의 휴식시간은 커피의 카페인 또는 담배의 니코틴과 같은 자극제의 이용과 연관이 있는 경우가 많다. 오후에 15~30분 정도 짧게 자는 낮잠은 카페인이 섞인 음료를 마시는 것보다 '휴식기간'으로 활기를 줄 수 있다. 스트레칭 형태의 짧은 휴식, 생각에 집중하거나 업무현장에서 즐거운 장면을 연상 또는 산책은 낮잠을 대체할 수 있으며, 이를 대상자 교육에 포함시킬 수 있다.

또한 치유와 회복의 보조를 위한 대상자 간호계획에 포함시킬 수도 있다.

(6) 일주기성 리듬

24시간을 한 주기로 보는 생물학적 리듬을 일주기성 리듬(circadian rhythm)이라고 하는데, 이는 라틴어인 circa(대략, 부위)와 날을 뜻하는 dies(날, 일)에서 유래한 것이다. 많은 생리학적 체계는 24시간 주기 내에서 변동한다. 일주기성 리듬은 내적인(내생의) '시계' 기전으로 조절하기 때문에 외적인 시간자극에서 떨어진 고립된 환경에 있는 사람에게 볼 수 있다. 시상하부는 신체의 '주시계'로 간주된다(Zee, Attarian, & Videnovic, 2013). 시상하부의 특별한 신경세포는 24시간 주기에 가까운 작용을 하는 시계기전에 의해 유전적으로 조절된다(Goel, Basner, Rao, & Dinges, 2013). 일차적으로 환경적인 조명과 어둠주기는 각막의 특수한 빛 감지를 통해 생물학적 사이클을 바꾼다(Zee et al., 2013). 신체활동과 송과선에서 분비하는 멜라토닌 또한 환경적인 시간자극에 대해 외인성의 시계의 변환을 돕는다. 이 변환은 2가지 적정한 기능과 건강에 중요하다. 일주기성 리듬은 한 개인에게서는 아주 안정적이지만, 사람들 사이에서는 달라지는데, 이를 일주기성 인자(chronotype)라고 한다. 어떤 사람들은 종달새라고 부르는 '아침'형으로, 아침 일찍 일어나 아침시간에 능률이 가장 좋은 반면에, 어떤 사람들은 올빼미라고 부르는 '저녁'형으로, 늦게까지 일하고 저녁 시간에 능률이 가장 좋다. 한 사람의 크로노타입의 생물학적 기초를 담당하는 유전자들이 여럿 있을 수도 있다(Goel et al., 2013).

수면-각성주기는 인간에게 볼 수 있는 특출한 일주기성 리듬이다. 이 주기는 항상성과 일주기성 과정의 상호과정으로 조절한다(Porkka-Heiskanen et al., 2013). 항상성 과정은 총 수면 박탈이라는 사건을 따라서 장기간 수면을 책임진다. 몇 년 전에, 이 과정들은 기저를 이루는 메커니즘들이 독립적인 것으로 간주되었으나, 수면-각성주기는 다른 일주기성 리듬과 일치한다. 수면전문의들이 일부 '시계' 유전자들이 수면에 들어가는 시점 조절과는 무관하게 항상성 요소들(수면 강도와 지속시간)에 직접적으로 영향을 미친다(Franken, 2013).

수면과 수면박탈은 혈중 호르몬양에 영향을 미친다. 성장호르몬과 프로락틴 분비는 실제 수면시간과 밀접한 관련이 있다. 이런 호르몬들의 혈액 내 수치는 수면 기간 변화와 관련하여 변화되며, 밤을 새는 경우 크게 감소한다. 뇌하수체에서 분비되는 부신피질자극호르몬과 부신에서 분비되는 코르티솔은 뚜렷한 일주기성 리듬을 따른다. 부신피질자극호르몬 농도는 밤의 수면기간의 중간에 증가하기 시작하고 부신피질의 목표 호르몬인 코르티솔 농도는 아침에 가까울수록 최고치에 이른다. 실제적인 수면시간의 변화(예: 교대근무)가 길게 지속되지 않는 한, 이러한 형태는 내인성 '시계' 시간으로 유지된다.

4) 생애주기별 고려사항

수면양상에서의 발달 변화는 매우 특별하다. 일주기성 리듬은 인생의 첫 몇 달 동안에 발달하고 아동기와 성인기 동안 유지된다.

(1) 신생아와 영아

신생아는 조용하며(NREM과 유사하다), 실제적이고(REM과 유사한), 쉽게 규정할 수 없는 형태의 3가지 수면 형태가 나타난다. 눈을 감고, 규칙적인 호흡을 하며, 눈과 신체 움직임이 없는 것이 조용한 수면의 특징이다. 안구운동은 감은 안검을 통해서 관찰할 수 있고 성인에서 휴식의 상태에 해당한다. 체계적 문헌고찰 결과, 2세까지의 영아는 평균 12.8시간(범위 9.7~15.9시간) 수면을 하며 낮부터 밤까지 수면이 분포 된다(Galland, Taylor, Elder, & Herbison, 2012). 생후 2개월 미만의 신생아는 하루에 최대 20시간 수면을 한다. 영아의 수면양상은 성인과 다르며 실제적이고 조용한 수면이 아닐 수도 있으며, 수면주기는 더 짧고 능동수면 혹은 REM수면의 비율이 더 높다(대략 50%).

영아의 주요 발달과업 중 하나는 수면-각성주기를 수립하기 위해 가족과 함께 조화를 이루는 것이다(그림 34-4). 영아는 2~3개월에 이르면 일주기성 리듬에 따라 낮에 깨어 있는 시간이 길어지고 밤에는 더 오래 잔다. 3개월에는 수면을 NREM수면으로 시작하고, REM수면은 감소하고 수면주기는 더 규칙적이 된다. 6~9개월이 되면 수면횟수는 감소하고 밤에 대략 5~8시간 주기와 함께 '밤수면'을 시작한다. 12개월이 되면 총 수면시간은 14~15시간 정도 되며 낮잠은 주로 1~2회로 감소하나 영아마다 수면주기는 다양하다(Galland et al., 2012).

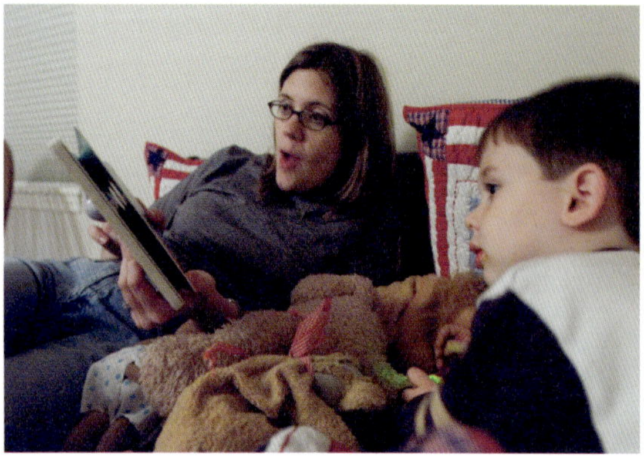

그림 34-4 잠들기 전 아동에게 해주는 행위(책 읽기, 자장가 부르기, 뽀뽀하기)는 수면습관을 형성하고 안도감을 주므로 수면문제를 최소화하는 데 도움이 된다.

(2) 유아와 학령전기 아동

영아와 학령기 아동에 비해, 유아와 학령전기 아동의 수면 양상을 설명하는 연구는 많지 않다(Galland et al., 2012). 2세에 평균 12.8시간의 수면 시간은 5세가 될때까지 평균 11.9시간(범위 9.9시간에서 13.8시간) 까지 점차 감소한다. 여전히 성인보다 REM수면이 많지만 약 30% 감소한다. 느린 수면파 또한 아동기 동안 높아지지만 N1 단계는 줄어든다. 잠에 푹 빠지는 것이 가장 흔한 문제이지만 자주 깨고 때로는 악몽을 꾸기도 한다.

(3) 학령기 아동

학령전기 아동과 학령기 아동을 대상으로 하는 수면구조에서 발달적인 변화는 수면다원검사로 알 수 있다(Montgomery-Downs, O'Brien, Gulliver, & Gozal, 2006). 특히 첫 REM 기간이 시작하는 시간은 학령기 아동이 학령전기 아동보다 더 늦지만 두 그룹에서 느린 파장과 REM수면의 양은 유사하다. 수면과 휴식의 필요는 학령기 아동의 활동양상에 따라 어느 정도 변동을 보이지만 평일 저녁과 주말에도 각성과 수면시간이 유사한 경우가 많고 소녀와 소년 간의 차이는 없다. 보통 학령기 아동은 하루 동안 9.2시간(평균 7.6~10.8시간)의 수면시간을 유지하나 12세부터는 8.9시간 정도로 감소한다(Galland et al., 2012). 확실한 점은 아동들이 충분한 양의 수면을 취하지 못한다는 것이다. 7세 때부터, 어떤 아동들은 하루에 8시간 이하의 수면을 취한다.

(4) 청소년

청소년기 동안, 수면과 수면-각성주기에서 주요변화가 발생한다. 느린 수면파는 감소하고, REM수면은 일반적인 성인의 양과 비슷해지며 낮에 졸음이 나타난다. 밤에 취침시간이 늦고 아침에 기상시간이 늦어지는 변화가 있다. 수면시간과 기상시간의 지연과 함께 '올빼미-같은' 일주기성 양상이 향상된다. 청소년은 적절한 기능을 위해 약 9시간의 수면이 여전히 필요하지만 16세가 되면 그들은 수면을 매일 8시간 이하로 취한다고 한다. 불충분한 수면은 청소년들 사이에서 유행이 되었고 건강하지 못한 행동(예: 흡연, 마리화나 흡입, 알코올 섭취, 폭행 등)에 관여하고 자살에 대해 생각하는 더 큰 위험과 연결되었다(McKnight-Eily et al., 2011). 청소년은 학교에 가기 위해 아침 일찍 일어나야 하므로, 특히 낮 시간이 시작되는 시간과 오후 중기에 매우 졸리기 마련이다. 주말에는 학교에 가야 하는 평일의 부족한 수면을 보충하기 위하여 늦은 아침까지 잔다. 작업계획, 학교 관련 또는 운동활동, 숙제와 다른 사회적 압력 또한 적절한 수면을 확보하기 위한 시간에 방해가 되고 수면-각성일정에 부적절한 영향을 미친다. 수면과 관련된 성별의 차이는 사춘기의 발현과 함께 나타난다. 여성 청소년은 사춘기 후에 불면증이 나타날 가능성이 더 높다(Hysing, Pallesen, Stormark, Lundevold, & Sivertsen, 2013). TV, 휴대폰, 컴퓨터, 비디오게임의 이용과 카페인 함유 음료수의 소비는 아동과 청소년의 수면 부족과 관련이 있다.

청소년들의 학업 성적은 수면시간 단축 및 불규칙한 수면-각성 주기와 부정적으로 연관되어 있다. 등교시간을 늦은 아침시간으로 바꾸면 청소년들의 수면의 양이 늘어나고, 낮 동안의 졸림과 카페인 섭취가 줄어든다(Baerger, Gable, & Owens, 2014). 학생들의 등교시각을 25분 늦춘 후에는 8%에서 44%로 수면시간이 8시간 이상으로 증가하였다(Wahlstrom et al., 2014). 등교시각이 오전 8시 30분 이후인 미네소타의 공립 고등학교들은 대부분의 학생들에게 주중에 밤마다 최소한 8시간을 잘 수 있게 한다. 이 학교들에는 9,000여 명의 학생이 다니는데, 학업 성적 및 출석률이 개선되었고 지각이 줄었다. 가장 중요한 것은, 등교시각을 아침 7시 35분에서 8시 55분으로 늦춘 후에 10대 운전자들의 자동차 충돌 사건 수가 70% 정도 크게 줄었다는 것이다. 등교시각을 늦추는 일은 청소년들에게 수면시간을 더 많이 주고, 학업 성적을 향상시키고, 건강하지 못한 행동들을 줄이고, 개인 및 공공의 안전을 증진시키며 그리고 수명에 영향을 줄 수도 있는 건강 수칙들을 촉진시키는 중요한 건강 증진을 위한 예방 전략이다.

(5) 성인과 노인

성인들은 수면시간이 7시간이라고 가장 많이 보고하지만, 수면시간의 양과 선호하는 수면시간의 양은 상당히 다르다. 중년까지, 야간 각성의 빈도는 증가하고, 수면의 질에 대한 만족도는 떨어진다. 생활방식 선택, 작업 시간, 컴퓨터 관련 스트레스, 임신, 아동 양육 및 가족 돌봄 책임감 그리고 질병 같은 상황 변수들이 모든 연령대 성인들의 수면 변화의 많은 것을 설명한다. 약 3,577명의 건강한 사람들을 대상으로 수면다원검사 연구들을 메타 분석하여 얻은 중요한 연구 결과들을 통하여 야간 각성과 N1의 비율이 증가한 반면, 총 수면시간과 N3가 나이를 먹음에 따라 감소된다는 사실이 밝혀졌다(Ohayon, Carskadon, Guoilleminault, & Vitiello, 2004). REM수면시간이 밤 사이에 더 고르게 분포(intranight distribution)되지만, 밤의 수면에서 REM수면시간이 차지하는 비율은 아주 고령이 될 때까지 안정세를 유지할 수 있다(그림 34-5). 수명이 다 할 때까지, 여성은 남성에 비해 수면장애를 더 많이 호소하고, 수면 약물들을 더 많이 사용한다고 보고하지만, N1 증가 및 빈번한 각성 등 나이와 관련된 변화들은 남성들에게서 더 빨리 나타난다. 대부분의 나이 관련 수면 변화들은 60세 이전에 나타나며, 이후에는 그 상태를 유지한다(Ohayon et al., 2004).

일주기성 리듬의 진폭은 연령 증가와 함께 현저하게 나타나지 않는다. 잠자리에 일찍 들지만 일찍 일어나는 '단계적인 진전'이 특징이다. 수면양상은 더 짧아진 야간 기간과 낮잠의 2가지가 될 수 있다. 연령이 증가할수록 침대에서 보내는 시간이 늘어난 결과 수면의 효율성(잠든 시간/침대 내에 있는 시간)이 증가한다(Ohayon et al., 2004). 침대에서 보내는 시간은 낮잠 때문에 점차적으로 증가하고, 수면잠재기가 더 길어지며, 각성과 일반적인 피로의 횟수와 길이가 증가한다. 그러나 주간수면의 생리학적 경향은 젊은 사람(평균 25세)에 비해 중년(평균 47세)과 건강한 노인에게서는 더 낮다(평균나이 70세)(Dijk, Groeger, Stanley, & Deacon, 2010).

대략 50%의 노인이 수면장애를 자주 호소하지만 이와 비슷한 50%의 사람은 그렇지 않다. 노인은 잠드는 데 더 많은 시간이 걸리고, 각성 시에도 더 오래 걸리는 경우가 많으며, 그러한 수면-각성 주기의 변화에 적응하는 데 오래 걸린다고 호소한다(Wennberg et al., 2013). 수면의 질이 떨어지는 경우는 의학적 또는 정신적인 질병의 경우와 관련이 있으며 이러한 문제가 적절히 치료되면 수면은 향상된다. 그러나 불면증의 증상이 지속되어 수면을 개선하기 위한 치료가 필요한 상태가 될 수 있다(Wennberg et al., 2013). 중요한 건강증진 활동에는 건강한 성인들이 더 자주 깨거나 저녁에 더 일찍 졸리는 것과 같은 수면 변화는 자연스러운 것이며 규칙적인 수면-각성주기를 유지하는 것이 중요하다는 점을 강조한다.

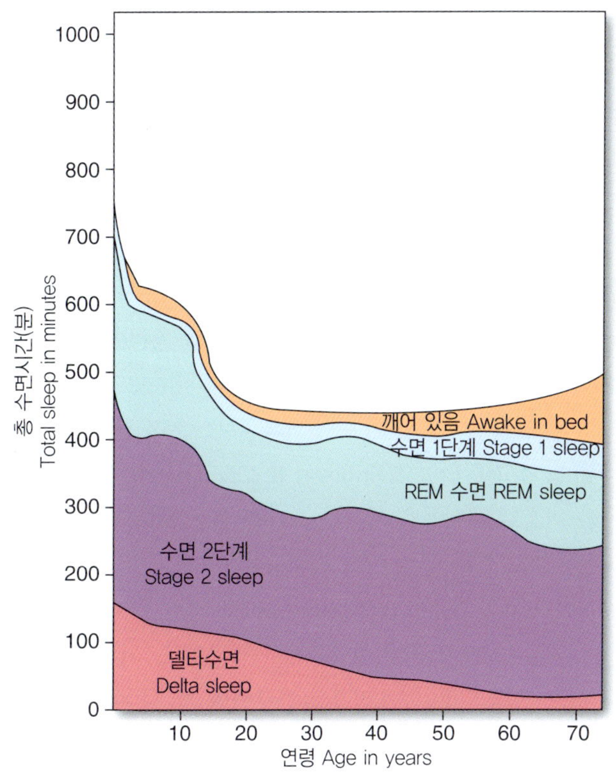

그림 34-5 연령에 따른 수면변화의 도식. 노인은 젊은 시절보다 침대에서 오랜 시간을 누워 있으나 깊은 잠을 자지 못한다(Adapted with permission from Williams, R. L., Karacen, I., & Hursch, C. J. [1974]. Electroencephalography [EEG] of human sleep: Clinical applications. New York: Wiley.).

5) 문화적 고려사항

문화는 수면 선호도 및 관행을 포함하여 신념과 행동의 여러 측면에 깊은 영향을 미친다. 그러나 수면에 대한 문화적 영향에 관한 근거기반 연구는 거의 없다. 사회학자들과 인류학자들이 세계 각지의 수면 습관들을 연구한 결과들을 보고하기 시작했다. 예를 들면, 낮잠은 이집트의 도시와 시골 가정에서 24시간 중 취하는 총 수면시간에 포함된다(Worthman & Borwn, 2013). 이집트 연구에서, 야간 수면을 8시간으로 권장한 수면의 지침으로 사용했을 경우, 이집트 성인은 겨우 20% 정도만 이 수면의 양을 충족시켰다. 하지만 낮잠 시간의 양을 하루 수면의 총량에 포함시켰을 경우, 수면 충족감이 2배 이상이었다. 따라서 이집트에서 낮잠은 짧은 야간 수면을 보충하는 중요한 방법이므로, 학교와 직장의 일정에 따라 항상 가능한 것은 아니지만, 낮잠을 잘 수 있도록 해야 한다.

문화적 측면에서의 아동 수면과 부모 수면 실태 연구가 가장 많이 진행되었다(Knutson & Orzech, 2013). 청소년들과 미혼 젊은이들을 제외하고 가족끼리 같은 침대를 쓰거나 한 방을 쓰는 일은 이집트의 도시와 시골 가정들에서 일반적이다(Worthman & Borwn, 2013). 함께 자는 것은 짧은 야간 수면과 연관이 있었음에도 불구하고, 기대되고, 가치 있고, 선호되고, 보호적으로 간주되며, 더 나은 자가 보고식 수면의 질과 연관이 있었다. 엄마와 아기가 침대를 함께 쓰는 것과 아기를 다른 방의 침대에 누이는 것은 문화 관습에 크게 영향을 받는다(Knutson & Orzech, 2013). 서구 선진국의 소아위원회는 영아가 독립된 방에서 독립된 침대에 똑바로 누운 자세로 있을 것을 권고하지만 이러한 관습은 다른 대부분의 나라와는 상당히 다르다. 인류학자들이 연구한 대부분의 문화 집단에서는 영아들은 종종 같은 침대를 사용하면서 부모와 같은 방에서 잠을 잔다고 기록했다. 미국에서는 같은 방에서 다른 침대나 같은 침대에서 같이 지내는 경우가 증가하고 있다. 연구에 의하면 분리된 방에서 독립적으로 잠을 자는 어머니와 영아에 비해 같은 침대를 사용한 경우, 엄마와 영아 모두 N3가 감소하였고, N1과 N2는 증가하였으며, 잠에서 깨는 경우가 많았지만, 전반적으로 더 많은 양의 수면을 취한 것으로 보고하였다(Volpe, Ball, & McKenna, 2013). 엄마가 침대에서 담배를 피우거나 진정제를 복용하거나 느슨한 침구와 베개를 사용할 경우, 잠자는 아기에게 위험할 수 있다.

수면 부족의 사회적 · 문화적 결정 요인이 식별되었다. 수면과 관련하여 가장 많이 연구된 결정 인자로는 나이, 여성, 우울, 스트레스, 외로움, 흑인 인종(Knutson, 2013) 등이 있지만 이러한 요인들은 많은 여성들이 수입이 적고 남성에 비해 기대 수명이 높기 때문에 반드시 분명한 결과는 아니다. 사회경제적 위상, 빈곤 그리고 도시와 시골 내 거주 장소 또한 수면 부족과 연관이 있었다. 많은 연구들이 아프리카계 미국인 아동과 성인들이 수면시간이 더 짧고(6시간 이하의 야간 수면) 낮 동안에 졸림이 더 많다는 사실을 발견했다(Knutson, 2013). 짧은 수면시간(불충분한 수면)과 불면증 증상의 유병률을 멕시코 태생의 남녀 이민자들과 미국 태생의 멕시코 남녀들과 비교한 결과, 이민자 남녀 – 낮은 교육 수준, 저소득, 불충분한 사회적 지원에도 불구하고 – 의 건강 관련 행동들이 더 좋았으며(흡연율, 불법 마약 이용률, 낮은 체질량지수) 불충분한 수면과 불면증 증상이 더 낮은 것으로 나타났다(Seicean, Neuhauser, Strohl, & Redline, 2011). 하지만, 멕시코 태생의 이민자들조차도, 여성들이 수면이 불충분한 것으로 보고하였으며 이는 미국 태생 멕시코 남성들과 여성들과 대조되었다. 연구자들은 이러한 차이를 이민자 남성들과 여성들의 문화 규범들과 가사 행위 그리고 자녀 양육의 영향에 의한 것으로 보았다(Seicean et al., 2011).

2. 수면과 휴식에 영향을 미치는 요인

1) 요구

수면을 박탈당한 동물과 인간은 결국에는 죽기 때문에 의문의 여지 없이 수면은 생물학적으로 필요하나 수면의 기능은 생리적인 신비로 남아 있다. 영아와 아동은 더 많은 수면을 취하므로 많은 사람은 정상적인 성장과 발달을 위해 더 많은 수면이 필요하다고 믿는다. 유사하게, 젊은 사람에 비해 노인은 수면을 덜 취하므로, 수면이 더 적게 필요하다고 믿는다. 일반적으로 수면학자들은 나이와 함께 수면의 필요는 변하지 않지만 좋은 수면을 취하는 능력은 변화한다는 입장을 고수한다.

2) 환경

일반적으로, 사람들은 안전한 환경과 수면에 좋은 장소를 확보하려 하고, 환경적인 주변환경은 수면의 증가 또는 방해에 영향을 미칠 수 있다. 새로운 환경에서는 수면잠재기가 증가하는 반면, 총 수면시간과 REM의 비율은 감소한다. '첫째 날 밤 효과'는 실험실연구에서 오랜 전부터 알려져 왔다. 불면증이 있는 경우 침실에 있는 특정 물체를 수면 부족과 연관시킬 수 있고 집에서 더 잘자고 있다고 보고할 수 있지만, 대부분의 만성 수면장애는 수면 장소에 관계없이 나타난다. 침실을 작업공간으로도 사용한다면 개인은 수면보다 더 일에 치우칠 수도 있다. 아동 방에 있는 장난감은 아동의 수면을 방해할 수 있다. 컴퓨터와 휴대폰과 같은 전자기기의 사용은 청소년에게 수면장애의 원인이 된다.

조명, 소음과 같은 환경적 자극의 감소는 수면을 촉진시킨다. 사람은 여러 가지 자극에 다양하게 반응하며, 필요한 감각 및 변화 정도 또한 다양하게 나타난다. 일부는 약간 더 강한 감각자극이 필요하기도 하고, 라디오와 같은 낮은 소음에 둘러싸인 경우에 더 잘 잔다고 한다. 그러나 조용한 환경이 수면에 가장 좋다.

같이 자는 사람의 체위가 바뀌거나 코를 골 때 각성, 더 얕은 단계로의 전환 또는 잠깐의 깸이 일어날 수 있다. 항상 같이 자는 사람은 안정감을 주고, 상대가 없으면 수면에 방해를 받는다. '관계' 부분에서 논의된 바와 같이 관계의 성격, 질, 현재 상태는 파트너의 존재 또는 부재의 영향에 영향을 미치는 요소이다. 혼자 자는 사람은 누군가 옆에 있을 때 오히려 수면에 방해를 받는다.

(1) 소음

만성적으로 소음에 노출된 사람은 그렇지 않은 사람보다 깊게 잠들지 못하고 더 많이 깨는 경향이 있다. 여성과 노인이 소음에 더 민감하게 반응한다. 같은 방(예: 상대가 코를 골 때) 또는 바깥(예: 자동차)에서 소음이 수면을 방해할 때에는 귀마개가 도움이 될 수 있다.

병원은 매우 바쁘고 소음이 많으며 대상자가 수면을 취할 수 없다고 호소할 수도 있다. 중환자실에서 측정된 소음 정도는 시끄러운 사무실의 소음과 비슷하다. 간호사는 기계소음을 최소화하고, 불필요한 대화를 삼가며, 가능하면 문을 닫아서 소음 정도를 조절할 수 있다. 하루 동안 휴식을 위해 '조용한 시간'을 지정하면 소음 정도를 줄일 수 있고 대상자와 직원 만족을 증진시킨다고 한다(Boehm & Morast, 2009).

(2) 조명

대부분 가정에서 조명 수준은 손쉽게 조절할 수 있지만 집, 직장과 취미생활 동안 낮과 밤 동안에 어두운 조명에 노출되는 사람이 증가하고 있다. 여름 몇 개월 동안 북부 위도에 사는 사람과 주간에 잠을 자야 하는 야간교대 근무자에게는 바깥 조명밝기가 수면을 방해한다. 밤에 적은 양의 빛에 노출되는 것만으로도 멜라토닌 분비를 차단할 수 있으므로 밝기 정도를 조절하는 것이 중요하다. 밤이 어두워지면 멜라토닌은 자연스럽게 분비된다. 환경이 외인성 신경내분비 리듬을 조절하는 중요한 요소로서 항암 요소임이 밝혀졌다(Rondanelli, Faliva, Perna, & Antoniello, 2013). 후진국에 비해 24시간 빛에 노출되는 경우가 더 많은 선진국은 유방암의 발생이 5배나 높다. 멜라토닌의 감소가 부분적으로 암 위험성을 증가시킨다는 가설이 제기되어 왔다. 밤에 빛에 노출되는 사람의 혈중검사에서는 암 억제효과가 없었지만 멜라토닌을 투여했을 때 항암요소가 다시 회복되었다.

응급간호 환경, 특히 중환자실에서는 다른 대상자의 요구를 충족하는 복잡성 때문에 간과되었던 빛의 조절이 간호의 책임이 될 수 있다. 최신 연구에서는 몇몇 위독한 대상자의 경우 멜라토닌의 수준이 매우 낮았지만 회복 단계에서는 대상자의 수면에 많은 요소가 영향을 미치므로 직접적인 영향을 미치는 원인을 사정하기 힘들다고 하였다(Drouot, Cabello, d'Ortho, & Brochard, 2008).

(3) 온도

방 온도가 시원한 경우와 중간 정도인 경우의 효과는 개인적인 선호와 관련되어 있지만 너무 덥거나 추운 것은 불안과 수면의 질을 감소시키는 것을 연구로 알 수 있다. 체온은 정상적으로 수면시작 전에 떨어지며 수면이 진행되면 더 떨어진다. 체온의 일주기 리듬의 가장 낮은 지점은 전날 수면을 취한 양에 관계없이 교대 근무자조차도 깨어있는 것이 어려운 이른 아침시간에 발생한다. 수면 전에 침대를 따뜻하게 하기 위해 전기담요를 사용하는 것은 수면을 도울 수 있으나 수면 중에 계속 켜두면 몸의 열소실을 초래할 수 있고 중간에 깰 수도 있다.

3) 관계

영아와 어린 아동을 돌보기 위해 자주 깨는 것은 만성적인 수면장애를 유발하거나 지속시킬 수 있다. 아픈 아동을 돌볼 때 1주 혹은 그 이상 동안 1시간 이상 자지 못했다고 말하는 경우도 많다. 관련되어 있는 수면 박탈은 대처하기가 더 어렵다. 이와 같이 중증질병 대상자나 알츠하이머질환 대상자를 돌보는 사람은 수면장애를 겪고 만성적인 수면상실을 경험한다.

일차적 관계분열은 흔히 수면양상 장애와 연관이 있다. 예를 들어, 사별한 사람은 밤이 가장 힘든 시간이라고 하고, 집에서 떠나 있는 아동은 취침 시 자주 향수병에 걸린다. 또한 부부 불화는 부부뿐만 아니라 아동의 수면에 영향을 미칠 수 있다. 모든 연령의 사람에서 취침 시 가장 높아지는 것은 안전요구이다.

병원 내에서 가장 흔한 수면방해자는 건강관리제공자이다. 중환자실에서 여러 가지 사정 및 치료를 위해 자주 대상자를 깨워야 한다. 가능한 한 수면방해를 최소화하고 대상자에게 수면시간을 최대로 제공하기 위해 90~120분 간격으로 간호활동을 계획하는 것이 좋다. 건강관리제공자는 간호활동에 관련된 많은 규칙을 정할 때 이러한 장애요인을 최소화하는 대상자의 옹호자(대변자)의 역할을 해야 할 것이다.

4) 교대근무

수면-각성 일정이 자주 변하는 교대근무자는 내적인 일주기성 시계와 수면-각성주기 사이의 조절이 잘 되지 않는다. 야간근무자는 근무 중에 졸리고 낮 동안에 잠을 잘 수가 없는 경우가 있다. 신체의 일주기성 리듬이 각성되었을 때 자려는 노력은 충분한 수면을 취하지 못하는 문제의 주요 원인으로 알려졌다. 특히 더 젊거나 저녁형 인간인 경우 아침형보다 교대근무 때 더 잘 적응하는 경향을 보인다. 대부분 교대근무자들은 지속적으로 낮에 근무하는 사람보다 근무 시에 덜 자게 된다. 수면 부족이 축적되면 판단과 의사결정에 문제가 생기며, 간호대상자의 안전에도 문제가 증가한다. 간호사는 선진국에서 교대근무를 하는 수백만 명의 사람에 포함된다. 최신 연구들은 연속적인 밤근무를 하는 숫자와 멜라토닌 대사의 소변 내 수준에 관한 부정적인 결과를 보여주었다. 낮은 멜라토닌 농도가 이러한 위험을 명확하게 설명하든 하지 못하든 야간근무자는 유방암과 전립선암의 위험이 증가한다(Rondanelli et al., 2013).

연구를 보면 시계처럼 정확하게 근무번이 돌아가는 것이 바람직하며 휴식시간에 잠깐 자는 것은 일시적 업무능력을 향상시킨다. 수면환경에 대한 관심은 특히 간호사와 다른 교대근무자에게 중요하다. 어두운 커튼이나 알루미늄 호일로 창문을 가린다든지, 전화를 꺼놓거나 다른 방으로 옮긴다든지, 적절한 수면시간을 찾아내는 등의 간단한 방법이 수면에 도움이 되는데, 특히 예정된 밤 근무 전에 몇 시간 동안은 도움이 된다.

5) 영양과 대사

배가 고프면 수면에 방해가 되는 사람이 있는 반면, 과식 후 수면에 어려움을 느끼는 사람들도 있다. 우유, 소고기, 계란, 밀가루, 칠면조 고기와 옥수수와 같은 식품에 들어 있는 세로토닌 전구물질인 L-트립토판(tryptophan)을 섭취한 경우, 수면잠재기가 감소하고 수면 경향은 증가한다. 수면 형태는 갑작스러운 체중 손실이나 체중 증가가 있는 기간에 방해를 받는 경향이 있다. 늦은 오후와 저녁에는 음식의 섭취와 카페인 함유가 높은 음료와 다른 자극제(예: 커피, 홍차, 코코아, 초콜릿)를 피해야 한다.

6) 배설양상

밤에 소변을 봐야 하는 것을 야뇨증이라고 하는데 중년과 노인의 수면을 방해하는 가장 흔한 원인이다. 부모와 다른 간병인은 취침준비 시 배뇨하는 습관을 기르도록 아동을 도울 수 있다. 저녁식사 후 수분섭취 제한은 야간자극을 감소시킨다. 멜라토닌 분비물의 빛 억제 효과를 줄이기 위해서는 침실이나 침대 옆이나 머리 위의 조명을 켜는 대신 어두운 야간 조명을 사용하는 것이 좋다. 중년과 나이 든 남성들에게 빈번한 야뇨증은 전립선 비대증의 징후일 수 있다.

7) 운동, 수동적 열적용 및 체온조절

습관적 운동은 수면시간을 연장해 주고 스스로 느끼기에 잠을 더 푹 자는 것과 연관이 있다고 하지만, 운동중재 연구결과에서는 매일 신체운동과 수면의 질과 총 수면시간의 증가는 관련성이 없음을 보여 주었다. 사우나 또는 욕조의 따뜻한 열과 같은 간접적인 열은 특히 운동의 효과와 유사하게 초저녁과 수면 몇 시간 전에 느린 수면파(SWS)의 증가를 보여준다. 체온이 떨어지므로 대부분 순조롭게 수면이 발생하는 것으로 봐서 수면 전에 계획된 운동 또는 몇 시간의 뜨거운 목욕은 선호할 만하다. 수면장애를 호소하는 소그룹 노인의 경우 수면 전 한 시간 내에 족욕을 하는 경우 수면 중 심부체온을 증가시키지만 수면구조의 변화와는 상관이 없었다(Liao, Wang, Kuo, & Lo Chiu, 2013).

8) 철야

수면에 영향을 미치는 또 다른 요인은 철야(vigilance)를 유지하기 위한 지각된 욕구이다. 보호적 역할에 있는 부모와 같은 종류의 사람은 천둥번개 속에서도 잠을 잘 수 있으나, 옆 방에서 아동이 뒤척거릴 때 나는 작은 소리에는 민감하게 반응하는 등 소음 역치가 다양하다. 병원에 입원한 대상자 중, 특히 최근까지 심장모니터링을 받다가 모니터링을 하지

치료적 대화: 수면과 휴식

사례

이 씨와 박 씨는 3주된 찬우와 3세 된 영주를 둔 부모다. 박 씨는 밤에 일하고, 이 씨는 최근에 양로원(nursing home)의 간호보조인력으로 직장에 복귀하였다. 김 씨는 지역사회 보건 간호사로 이들 가정의 추후관리 방문을 담당하고 있다.

비효율적 대화

이 씨 일찍 와주셔서 고맙습니다. 아이들과 찬우 아빠는 잠이 들었어요. 얼마 동안은 조용한 환경에서 이야기를 나눌 수 있습니다. (소파에 간호사를 향해 앉는다.)

김 간호사 많이 소란스러웠나 봐요. (소파에 자리를 잡고 경청하는 자세를 취한다.)

이 씨 맞아요. 찬우는 밤새 잠을 못 잤고 영주 또한 깼어요. 게다가 영주는 감기도 걸려서 몸이 좋지 않아요. 애기 아빠는 야간근무를 하느라 많이 도와주지 못하고 있어요. 겨우 새벽 2시에나 안정이 되지요. (살짝 웃는다.)

김 간호사 이해해요, 낮 근무를 하세요?

이 씨 예. (지친 듯) 엄마가 이 근처에 사셔서 제가 돌아오는 3시까지 아이들을 돌봐주세요. 그렇지 않으면 직장을 잃게 되요. (하품한다.) 죄송해요.

김 간호사 괜찮아요. 남편분은 도와주시나요? 아니면 너무 피곤해 하시나요? (가방을 열어 사정도구를 꺼낸다.)

이 씨 쉬는 날에는 도와주지요. 아이들에게도 잘하고요. (약간 방어적인 태도를 보임)

김 간호사 그래요? 애기 아빠에게는 돌봐야 할 3명의 남동생과 여동생이 있지요. 제가 아이들과 애기 아빠가 지금 무엇을 하는지 볼 수 있을까요? 영주가 곧 깰까요? 감기에 대한 처치를 해야 하는데.

이 씨 그래요. 영주가 일어날 때가 되었으니 아이를 보세요. (깨끗한 수건을 가지러 욕실로 가면서 다시 하품한다.)

효율적 대화

이 씨 일찍 와주셔서 고맙습니다. 아이들과 찬우 아빠는 잠이 들었어요. 얼마 동안은 조용한 환경에서 이야기를 나눌 수 있습니다. (소파에 간호사를 향해 앉는다.)

김 간호사 많이 소란스러웠나 봐요. (소파에 자리를 잡고 경청하는 자세를 취한다.)

이 씨 맞아요. 찬우는 밤새 잠을 못 잤고 영주 또한 깼어요. 게다가 영주는 감기도 걸려서 몸이 좋지 않아요. 애기 아빠는 야간근무를 하느라 많이 도와주지 못하고 있어요. 겨우 새벽 2시에나 안정이 되지요. (살짝 웃는다.)

김 간호사 본인은 어떠세요? (부드럽게 눈을 마주친다.)

이 씨 제가 할 수 있는 것을 하지요. (약간 힘들어 보인다.) 아이들이 집에 돌아오면 저는 일을 하러 가야 해요. 그렇지 않으면 직장을 잃게 돼요. 새벽 5시에 일어나 어머니에게 아이를 맡길 준비를 해야 하고 일하는 동안에는 휴식을 많이 취하지 못하고 찬우 아빠와도 많은 시간을 갖지 못해서 밤 근무가 너무 싫어요. 그러나 부수입이 생기니까. 어쩔 수 없지요. 애기 아빠가 근무교대를 신청하면 정상생활을 할 수가 있어요. 당분간은 그렇게 되지 않을 거예요. (하품을 한다.) 죄송해요. 이런 실례를 범하는 것이 아닌데.

김 간호사 괜찮아요. 당연히 피곤하시겠어요. 더 많은 휴식을 취하기 위해서 어떤 노력을 하나요? (걱정되는 듯 개방형으로 질문한다.)

이 씨 여기저기에서 낮잠을 자기는 하지만 찬우 아빠는 밤 근무 중 휴일이 있어서 최소한 일주일에 이틀 밤을 제대로 잘 수 있어요. 저는 아이들을 키우고 남편은 잠을 자고 영주의 감기는 나아질 거예요. (체념한 듯한 표정으로 힘들어한다.)

김 간호사 두 아이를 더 잘 돌볼 수 있는 방안에 대해 의논을 할 의향은 있으세요?

이 씨 (놀란 듯) 물론이죠. 아이들을 위해서 할 수 있는 다른 일에 대해 생각을 해 보지 못 했어요. (아이가 울기 시작해서 이 씨는 찬우 아빠에게 달려갔지만 깨지 않아 돌아온다.) 아이 자세를 바꿔주고 젖병을 물리고 나서 이야기해요. (의욕적으로 보인다.)

비판적 사고를 위한 과제

- 이 씨 가족에게 영향을 미치는 요인은 무엇인가? 또한 수면과 휴식의 양상은 무엇인가?
- 김 간호사가 대상자로부터 추가적으로 유도한 두 번째 대화에 대하여 설명한다.
- 김 간호사가 처음 대화에서 놓친 정보가 무엇인지 설명한다.
- 이 씨 가족에게 발생할 수 있는 수면박탈의 결과에 대해 생각하고 체계적으로 설명한다.

않는 환경으로 옮긴 후에 간호사가 자신의 상태를 지속적으로 관찰하지 않을 것이라는 불안감으로 인해 수면을 취하지 못하는 경우도 있다.

9) 생활양식과 습관

취침습관의 효과는 각성 감소와 수면 준비와 관련이 있다. 개 산책시키기, 시계의 태엽 감기, 잠옷으로 갈아입기와 같은 일상활동은 수면을 촉진시킨다.

수면-기상 일정에 영향을 미치는 생활양식은 사회적 · 직업적 측면과 밀접한 관련이 있다. 규칙적인 기상시간은 수면의 질 개선 및 외인성 일주기성 리듬과 시간을 일치시키는 가장 효과적인 방법 중 하나이다. 돌봄제공자는 취침시간 습관을 만들기 힘든 아동기 대상자가 일찍 일어나게 하고 충분히 졸려할 때까지 깨어 있도록 함으로써 숙면을 도울 수 있다. 간호사는 잠들기 어려워하는 성인 대상자가 오랜 시간 침대에 누워 생활하기보다는 앉거나 움직이게 하고 늦게 잠들게 함으로써 숙면을 도울 수 있다.

10) 질병

급성 · 만성 질환 대상자는 종종 밤에 잠을 자지 못하고 낮에 잠을 잔다. 일반적인 추위, 극심한 통증, 호흡 곤란은 수면을 방해하는 것으로 알려져 있다. 통증은 종종 수면 부족을 일으키고 수면 부족은 통증을 증가시킨다고 여겨진다. 그러나 만성 통증 환자에 대한 전향적 · 종단적 연구 결과에 따르면, 수면장애가 있는 대상자는 다음날 밤 수면 방해가 일어나기보다는 다음날 통증을 증가시킬 가능성이 높다(Finan, Goodin, & Smith, 2013). 이러한 결과들은 통증에 대한 치료법과 더불어 특별히 불면증 증상을 목표로 하는 전문직 의료원들의 관심을 이끈다.

골관절염 질병으로 분류된 후기 성인 대상자를 대상으로 한 8주의 불면증 인지-행동 치료(CBT-I)연구에서는 수면, 통증과 피로가 중재 후 18개월 동안 향상되었음을 보여주었다(Vitiello et al., 2014).

저산소증과 과탄산증에 대한 환기 반응이 REM수면 중 감소하고, 횡격막 기능이 REM수면 중 실질적으로 바뀌지 않는다 하더라도, 늑간과 기타 보조근들이 근긴장을 상실한다. 만성폐쇄성폐질환 환자들에게서 자주 보이는 각성 패턴은 적절한 산소화를 유지하려는 몸의 요구에서 비롯될 수도 있다. 적어도 비효율적 호흡 패턴들 또는 가스교환장애를 겪은 사람들에게는 수면제를 조심스럽게 사용해야 한다. 보통, 이러한 환자들은 밤에 적은 양의 산소를 필요로 한다.

심혈관질환 환자들은 이른 아침시간에 심장마비와 뇌졸중 위험이 높다(Rimmele & Thomalla, 2014). 잠에서 깨는 시간에 혈압, 심박수 그리고 혈소판 응집의 일중 변동은 잠을 자는 늦은 밤 중에 또는 기상 후 처음 몇 시간 안에 일어나는 심근경색 및 뇌졸중 빈도와 연관이 있다.

발작 병력이 있는 사람들은 수면 부족으로 인한 또는 불규칙적 수면-각성 스케줄의 결과로 발작 발생이 늘어날 위험이 있다. 발작이 수면을 방해할 수도 있다(일부 간질 환자들은 밤에는 발작을 일으킨다). 수면 중 뇌파 기록은 비정상적인 전기 활동 부위를 진단하는 중요한 방법이다.

질병과 연관된 호르몬 변화는 수면 패턴 교란에 기여한다. 갑상선기능항진증은 과도한 느린 수면파로 인한 분절된 짧은 수면을 유발하는 반면에, 갑상선기능저하증은 과도한 졸림증과 느린 수면파의 부족을 초래하는 것처럼 보인다. 많은 여성들이 자궁절제술 후에 보고하는 엄청난 피로는 에스트로겐 손실과 관련이 있을 수도 있다.

11) 약물

수면제(hypnotics)는 수면잠재기를 줄이고, 수면 유지를 증진하기 위해 사용하는 약물이지만 이러한 약물들은 '자연적인' 수면을 유도하지 못한다. 벤조디아제핀 약물(예: temazepam, lorazepam, triazolam)은 느린 수면파(SWS)와 REM수면을 감소시키는 것으로 잘 알려져 왔으나 부작용이 있다. 개인이 처방을 받지 않았거나 급작스럽게 약물을 중단한 경우 반동성 불면증을 유발할 수 있다. 더 개선된 벤조디아제핀 수용체 길항제 약물(예: zopiclone, zolpidem, eszopiclone)은 수면촉발 잠재기를 감소시키고 총 수면시간을 증가시키면서 부정적인 부작용이 적었으며 반동성 불면증을 줄여 노인의 경우 심지어 조절이 더 잘 되었다(Ancoli-Israel et al., 2010).

알코올은 수면을 증진시키는 가장 오래되고 가장 흔한 화학물질이나 효과는 제한적이다. 한 컵 정도의 적당한 양은 빨리 잠들게 하지만 3~4시간 후에는 각성이 증가한다. 급성 중독 시 REM수면을 억제하고, 느린 수면파가 초기에 증가한다. 알코올 중독자가 갑자기 금주하면 수면장애가 발생할 수 있다. 알코올 중독에서 회복할 때에는 느린 수면파가 줄고, 금주 1~2년 후가 되어도 수면주기에 방해를 받는다.

수면에 영향을 미치는 약물은 많다. 예를 들면, 모르핀은 수면주기 중 각성소요시간을 증가시키고 REM수면과 3단계 모두 감소하게 되어 전체 수면시간이 짧아진다. 일부 항우울제는 REM수면을 억제하고 용량 및 특정 약물에 의해 중추 신경계 각성 시스템이 상향조절되는지 여부에 따라 불면증을 유발할 수 있다. 중추신경계에 도달하는 혈액 뇌관문(BBB)을 통과하는 어떤 약도 안정(예: 항히스타민, 교감신경 수용체 차단제, 항콜린성 제제)을 유도하거나 불면증(예: 암페타민 또는 콜린성 수용체 차단제) 중 하나를 유도할 가능성이 있다. 중추신경계에 미치는 카페인(아데노신수용체 길항제)은 6시간까지 영향이 지속될 수 있으며, 수면시작 지연 및 수면패턴에 영향을 미친다. 노인의 경우 카페인의 반감기가 더 길고, 특히 영향을 더 많이 받는다. 불면증이나 수면문제가 있는 대상자는 각성물질을 포함한 음식이나 음료를 아침 시간에만 섭취하여야 한다. 경한 중추신경계 자극제인 니코틴은 중증 흡연가와 비흡연가를 비교하였을 때 좋지 않은 수면패턴을 보인다.

기억해야 하는 개념

수면제는 수면을 유도하는 치료적 이점이 있지만, 수면 단계들을 통한 정상적인 진행에 다양한 영향을 미친다. 수면제의 잠재적 위험과 이점들을 확인할 때, 대상자의 수면 구조에 미치는 이 영향을 반드시 고려해야 한다.

12) 기분 상태

불안은 수면 시작을 자주 지연시킨다. 심리적 스트레스와 연관된 긴장 또한 수면 유지와 이른-각성 불면증을 보통 우울은 수면을 방해한다. 수면장애는 우울증 대상자에게 또 다른 스트레스로 작용한다. 수면상실과 관련된 가장 일반적인 결과 중 하나는 기분상태 변화이다. 양극성 장애를 앓고 있는 대상자는 수면이 충분하지 못하면 조증을 초래할 수 있으므로 적절한 수면이 필요하다.

3. 수면과 휴식의 변화

1) 불면증

성인에게 가장 흔한 수면장애로는 불면증, 수면호흡장애(SDB), 수면발작과 과다수면, 수면 관련 운동장애(하지불안증후군), 주기성 사지운동장애(Periodic limb movement disorder), 사건수면(Box 34-1) 등이 있다.

불면증은 증상군(symptom cluster)이며 수면의 질이 낮고 복잡한 장애, 부적절한 수명의 양과 연관이 있을 수 있다. 불면증은 원인이 많으며 수면 개시 불면증(긴 수면 잠복기), 수면 유지 불면증(장시간 야간 잠 깨기), 이른 아침 기상 불면증, 또는 비회복성 수면 호소로 분류될 수 있다. 수면 개시 불면증을 호소하는 사람들 가운데 5~10%는 활동성 주기 수면 장애의 일종인 지연 수면 위상 장애를 가지고 있다('일주기성 리듬 수면장애' 부분 참조). 불면증 환자의 다원측정 기록은 스스로 잠을 잘 잔다고 생각하는 사람들의 기록과 비슷하다. 그러나 불면증에 걸린 사람들은 총 수면 사건을 일관되게 과소평가하고 수면다원검사법에 비해 자신들의 수면 문제의 정도를 과대평가할 수도 있다. 예를 들면, 수면다원검사를 통해 수면시간이 짧은 것으로, 즉 6시간 이하로 불

윤리적 · 법적 쟁점

건강 관련 근로자에게 미치는 밤 근무의 영향

2개월 전, 김 씨는 간호대학을 졸업한 이후 정규직 근무로 고용되었다. 당분간 바쁜 수술실에서 밤 근무를 하게 되었는데, 처음에는 낮과 밤의 변화에 잘 적응할 수 있었다. 그러나 최근에는 낮에 자는 것에 문제가 생겼고 밤 동안에는 깨어 있게 되었다. 지난주에는 두 번이나 약물 과실을 저질렀다. 오늘밤에도 이런 문제가 발생했으며, 단순한 일에 집중하는 데도 어려움을 겪고 있다. 직장 상사에게 다른 시간대의 근무를 요청했지만 상사는 스케줄을 바꿔줄 수 없다고 하였다.

비판적 사고를 위한 과제

- 위 상황에 맞는 대안은 무엇인지 생각해 본다.
- 자기돌봄은 윤리적인 주제인가? 그 이유와 반론을 설명한다.
- 7장의 간호사 규범을 다시 읽고 이 상황에 적용할 수 있는 규범과 그에 대한 합리적 근거를 진술한다.
- 이 상황에서 감독의 윤리적 · 법적 책임감을 확인한다.

Box 34-1 일반적인 수면장애

불면증(insomnias)
- 초기: 잠들기 어렵고 수면을 유지하기 어렵거나 너무 일찍 일어난다.
- 동반이환: 잠들기 어렵고 수면을 유지하기 어렵거나 정신적인 또는 의학적인 장애로 너무 일찍 일어난다.

수면호흡장애(sleep-disordered breathing)
- OSA: 지속적인 호흡노력과 호흡 시 반복적으로 쉼
- UARS: 환기 노력 증가와 코골이의 증가
- 중추성 무호흡: 환기효과 감소와 혈중 산소불포화

수면발작과 과다수면증(narcolepsy and hypersomnias)
- 잠들기 위해 반복적이고, 통제되지 않는 경우, 바닥으로 떨어지는 것(급발작)과 연관이 있을 수 있음
- 일상생활기능을 저해하는 과도한 졸음

수면-관련 운동장애(sleep-related movement disorders)
- RLS: 불편한 사지감각으로 인해 잠들거나 수면을 유지하기 어려움
- PLMD: 수면으로부터 각성을 초래하는 잦은 다리 당김
- 부분수면증: 몽유병, 말하기, 야간 공포증과 야뇨증

충분한 것으로 밝혀진 불면증은 높은 이환률 및 사망률과 연관이 있는 더 심각한 유형의 불면증이다(Vgontzas, Fernandez-Mendoza, Liao, & Bixler, 2013). 수면이 6시간 이상인 불면증은 정서적 각성 및 인지적 반추와 연관이 있으나, 높은 이환률 징후와는 연관이 없다.

불면증은 수면을 취하는 시간이 불충분한 경우에 생긴다. 이는 대상자가 수면이 가능한 시간을 억제하여 수면량이 부족한 수면부족증후군과 구별된다. 그러나 사람이 수면 가능한 시간을 자발적으로 제한하기 때문에 일어난다. 정신적 또는 의료적 질병이 없는 사람들에게서 일어나는 불면증을 1차성 불면증이라고 한다(Buysse, 2013). 불면증 증상들과 장애 또한 정신적 및 의료적 질병과 함께 생겨난다. 한때 2차성 불면증이라 불렸던 불면증은 '동반질환 불면증'이라는 용어로 바뀌었다(Buysse, 2013). 불면증은 자극제들(예: 카페인, 니코틴, 메탐페타민 그리고 기타 약물 남용)의 소비와 연관이 있으며 많은 약물들(예:항우울제, 혈압강하제, 스테로이드, 정신자극제)의 부작용이다. 불면증은 입원 중과 후에 흔히 나타난다(Griffiths & Peerson, 2005). 통증, 고령, 수술 전 의료 상태, 기존의 불면증, 마취, 진통제, 수술에 대한 심리적 및 생리적 반응들 그리고 환경의 여러 측면들이 입원 환자들의 불면증 증상의 원인일 가능성이 있다.

불면증은 낮은 수면의 질, 상당한 괴로움 그리고 최소 1개월 이상 주간 기능 손상이라는 증상 가운데 한 가지 이상에 해당될 때 만성 장애로 진단된다(Buysse, 2013). 불면증 장애의 유병률은 10~20%이지만(Buysse, 2013), 불면증 증상의 유병률은 35~50%로 훨씬 더 높다. 한 달 이상 지속되는 만성 불면증은 남성보다는 여성에게서 그리고 백인보다는 아프리카계 미국인에게서 많이 나타난다(Buysse, 2013). 불면증이 결혼을 한 사람들에 비해 이혼자, 사별자, 별거자에게서 그리고 사회경제적 지위가 낮은 사람들과 저학력자들에게서 많이 나타난다. 쉽게 우울해지고 걱정을 잘하는 편이지만, 정신 장애로 진단할 만한 증거가 없는 사람들은 불면증을 호소할 가능성이 많다. 만성 불면증으로 밝혀지면, 증상들이 계속 지속될 가능성이 있다. 불면증 증상의 유병률은 45세 이상에서 증가하고 65세 이상 성인들과 의료 서비스를 자주 이용하는 사람들에게서는 거의 50%에 육박한다. 노인들의 불면증 증상들은 종종 우울증, 심장 질환, 신체적 고통 그리고 기억 문제들과 공존한다(Wennberg et al., 2013). 기타 수면장애들(예: SDB, RLS, PLMD)도 나이를 먹으면서 많아지고 불면증 증상들과 함께 나타날 수도 있다. 시간이 지날수록, 전 세계적으로 고령 인구가 증가함에 따라서 수면장애를 지닌 사람들의 수가 증가할 가능성이 있다.

CBT-I는 노인을 포함하여(Wennberg et al., 2013) 성인의 1차성 및 공존질환 불면증 관리에 효험이 있다(Buysse, 2013). 불면증 용도의 CBT는 통상적으로 4~8회 중재하며 수면의 질 측면에서 개선 효과가 오래 지속되는 것으로 밝혀졌다. CBT-I는 약물 사용에 비해 안전한 대안이다. 전 세계적으로 노인들의 수가 증가하고 수면 호소가 증가하기 때문에 1차 의료 시설에서 CBT-I를 이용하게 만드는 것에 대한 관심이 커지고 있다. 전통적인 CBT-I를 자가관리 프로그램으로 바꾸는 전략들이 효과가 있는 것으로 밝혀졌고(Mogan, Gregory, Tomeny, David, & Gascoigne, 2012) 점점 더 대중화될 가능성이 있다.

수면제와 불안완화제는 효과적이고 불면증의 단기관리를 위해 권하지만 특히 노인의 만성 불면증의 관리에서는 논쟁이 있다. 미국에서 불편증을 치료하기 위해 가장 일반적으로 사용되는 약물의 종류는 benzodiazepine 수용체 작용제(exzopiclone, zolpidem, zaleplon)와 melatonin 수용체 작용제(ramelteon)이다(표 34-2). 많은 불면증 대상자가 장기간 동안 이러한 약제를 사용한다. 매일 에스조피클론을 단독으로 6개월 동안 사용하는 경우 효과가 있다고 사정하였다. 연구 결과에 따른 근거 부족에도 불구하고 트라조돈은 미국에서 불면증치료를 위해 가장 흔히 사용되는 약물 중 하나이지만(National Institutes of Health State of the Science Conference Statement, 2005) 항콜린성 성분은 노인의 불면증을 치료하는 데 부적절하다.

표 34-2 선택된 수면제: 특성과 적용

수면제	특성	간호수행
zaleplon(Sonata)	단기작용 반감기: 1시간	수면 개시 불면증에 사용
zolpidem(Ambien)	단기작용 반감기: 2시간	수면 개시 불면증에 사용
Ambien CR	늦은 이완	수면 유지 불면증에 사용
zopiclone(Imovane) eszopiclone(Lunesta)	단기작용 반감기: 4~6.5시간	수면 개시 불면증과 수면 유지 불면증에 사용
ramelteon	단기작용 반감기: 0.5~1.5시간	수면 개시 불면증에 사용

2) 수면호흡장애

수면호흡장애(sleep-disordered breathing, SDB)는 호흡과 수면장애가 합쳐져 동시에 나타나는 장애이다. 수면호흡장애는 수면장애와 저산소혈증을 일으키는 반복된 호흡장애이다. 수면호흡장애에는 폐쇄성 수면무호흡, 상기도저항증후군과 중추성 수면무호흡이 있다. 수면호흡장애는 작은 각성 빈도와 늦은 파장과 REM수면의 장애 때문에 만성 수면장애를 초래한다.

수면호흡장애의 증상은 과도한 졸음, 피로, 우울한 기분, 집중의 어려움, 저하된 기억과 원기를 북돋지 못하는 수면과 같은 수면장애를 호소하는 대상자에 의해 보고되었다. 과도한 주간 졸음과 진단되지 않는 수면호흡장애가 있는 대상자의 많은 문제는 지역사회 건강과 안전의 문제로 대두하게 되었다. 수면호흡장애가 없는 대상자와 비교할 때 수면호흡장애가 있는 대상자는 자동차 사고가 더 많이 일어나는 경향을 보였다.

비판적 사고 적용하기

45세 장 씨 부인은 경영간부이며 매년 시행하는 신체검진을 하러 왔다. 수면 시 어려움을 호소하고 있으며, 매일 밤 남편의 코고는 소리에 6~8회 잠에서 깬다고 한다. 그래서 업무를 시작하는 아침에 피곤하여 일을 시작하기 어려운 날이 있다고 한다. 간호사에게 이 문제를 해결하는 데 수면제 복용이 도움이 되는지 질문한다. 간호사는 어떻게 반응할 것인가?

정답은 부록 B를 참고하세요.

(1) 폐쇄성 수면무호흡

폐쇄성 수면무호흡(obstructive sleep apnea, OSA)은 수면장애성 호흡의 가장 일반적인 형태이다. 성인에게서 10초 또는 그 이상 동안의 호흡 결핍이 반복하는 것을 말하며, 매시간 적어도 5회 이상 발생한다(AASM, 2007). 폐쇄성 수면무호흡은 호흡적인 노력에도 불구하고 상기도의 허탈과 관련된다. 수면과 함께, 상기도 근육은 이완되고, 비만과 턱 구조 또는 확장된 연조직 구조 때문에 이미 좁아져 있을 수 있는 기도에서 발생한다. 깸과 잠깐의 각성, 상기도 근육의 수의적인 조절이 회복되면 폐쇄가 완화된다. 일부 대상자는 완전히 무호흡이 되지 않지만 매우 낮은 호흡(호흡저하)은 무호흡과 유사한 영향을 미친다.

폐쇄성 수면무호흡은 흔한 상태이다. 소수인구에서 유발인자가 거의 동등한 경우 약 3~7%의 남성과 2~5%의 여성에게 영향을 미친다(Paiva & Attarian, 2014). 모든 인종에서 과체중과 비만인 대상자는 폐쇄성 수면무호흡의 위험성이 증가한다. 밀접하게 연관되어 있는 비만과 폐쇄성 수면무호흡은 수면클리닉 대상자에서 잘 볼 수 있고 인구학적 연구를 통해서도 밝혀지고 있다. 체중이 증가하면 폐쇄성 수면무호흡 발병 위험이 증가하므로 과체중 대상자의 질병 중증도를 감소시키는 효과적인 방법은 체중 감소이다. 복부 비만(허리-엉덩이 둘레)은 대사증후군의 주요 특성으로 폐쇄성 수면무호흡의 위험 증가와 연관이 있다. 미국과 전 세계에서 과체중 및 비만 아동들과 성인들의 수가 증가하면서, 폐쇄성 수면무호흡발생률이 모든 연령대에서 증가할 가능성이 있을 뿐만 아니라 심혈관 및 신진대사에 미치는 영향도 커질 가능성이 있다(Drager, Togeiro, Polotsky, & Lorenzi-Filho, 2013).

폐쇄성 수면무호흡이 있는 대상자는 밤마다 부분적으로 수백 번을 깰 수도 있다. 그 증상은 과도한 주간 졸음, 심한 코골기, 불안정한 수면, 같이 자는 사람의 보고 등이다. 일반적으로 목젖의 대부분을 제거하는 상기도의 외과적 수술과 비강 마스크를 통해 연구개, 후두, 편도 등에 지속적 기도양압호흡을 유지하는 것 등으로 치료한다. 현재 개발되고 있는 방법으로는 레이저를 이용한 인후 성형술과 다양한 구강 적용 기구가 있다. 증상이 가벼운 경우 체중조절, 비강 울혈 완화와 똑바로 누워서 자는 것이 도움이 된다. 지속적 상기도 양압호흡(continuous positive airway pressure, CPAP)의 효과가 호흡장애의 완화와 졸음을 감소시켜 주더라도 대부분의 대상자(46~83%)가 그 기구를 사용하는 데 실패하였기에 기구 사용의 유지가 폐쇄성 수면무호흡 치료의 가장 중요한 문제로 남게 되었다(Weaver, 2013).

폐쇄성 수면무호흡 환자의 성과 개선을 위한 근거기반의 폐쇄성 수면무호흡은 임상 관리 프로그램 참여가 요구되는 만성 질환으로 여겨질 수 있다(Heatley et al., 2013).

나이와 성별과 체질량과는 상관없이 폐쇄성 수면무호흡은 심혈관질환의 위험증가와 연관이 있다(Paiva & Attarian, 2014). 무호흡을 수반하는 혈중 산소 농도 감소, 교감 신경 활동도 증가 그리고 감염 과정은 폐쇄성 수면무호흡을 고혈압, 허혈성 심장 질환, 뇌졸중의 위험 증가로 연결시키는 주요 메커니즘들이다(Drager et al.,

2013). 규칙적으로 코를 고는 사람들은 폐쇄성 수면무호흡으로 이어져 심혈관대사질환으로 진행될 가능성이 많다(Deary, Ellis, Wilson, Coulter, & Barclay, 2014).

폐쇄성 수면무호흡은 임상 연구에서 인지 장애(주의력 결핍, 집중력 장애 및 기억력 문제)와 관련이 있다. 인지 기능의 변화는 경미한 폐쇄성 수면무호흡 환자에게 나타나며, 수면 분열과 함께 장애가 증가하고, 심한 저산소혈증은 더 심한 신경인지 및 정신 운동 능력 결핍과 관련이 있다. 신경 영상 연구에서 폐쇄성 수면무호흡 환자에게 CPAP 치료를 시작한 후 인지 기능이 개선된 것으로 나타났다.

대부분의 밤에 20초가 넘는 무호흡이 잦은 사람(코를 골거나 골지 않음, 낮에 졸음이 과도함)은 잠재적인 폐쇄성 수면무호흡을 사정해 보도록 격려한다. 폐쇄성 수면무호흡 대상자가 수면제, 술 또는 항히스타민제를 이용하면 위험이 증가할 수 있다.

3) 수면발작

수면발작(narcolepsy)은 드문 만성 무능력 자가면역 신경장애로, 과도한 주간 졸림증이 특징이다. 거의 저항할 수 없는 짧은 수면 발작, 보통 10~15분 정도 지속되며, REM 수면이 비정상적 징후들이다(Partinent et al., 2014). 이 질환은 보통 청소년기에 생긴다. 수면발작을 가지고 있는 사람들은 통상적으로 잠든 후 첫 20분 이내에 REM 수면을 경험한다. 수면발작 환자들의 70%가 강렬한 감정(화, 웃음 또는 놀람) 중에 골격근이 심하게 약해지는 일(급 발작이라고 부른다.)을 보고한다. REM 메커니즘 장애와 관련된 다른 공통적인 징후에는 감정 마비(수면 마비)와 잠들어 있을 때나 깨어 있을 때의 선명한 환각이 있다. 시상하부의 오렉신 결핍(hyporetin), 잠에서 깨기와 연관된 신경 펩티드결핍이 수면발작과 관련이 있으나, 발병 과정과 병리생리학은 완전히 밝혀지지 않았다. 일부 수면발작과 급 발작 환자들은 뇌척수액의 오렉신 수준이 탐지 불가할 정도로 낮다. 사망 후 뇌 조직 검사 결과, 외측 시상하부에서 오렉신을 만드는 뉴런들이 95% 상실된 것으로 밝혀졌다(Partinen et al., 2014). 오렉신은 잠에서 깨는 행동, 신체활동 그리고 공복 감각을 조절하는 데 중요한 신경펩티드이다. 자가 면역 메커니즘이 약한 사람들에게서 시상하부에서의 오렉신 세포 소실을 이끄는 것을 추정된다.

수면발작 유병률은 다른 수면장애들보다 낮아 전 세계적으로 10만 명당 30명 정도로 추산된다(Partinen et al., 2014). 수면발작 유전학은 복잡하지만, 직계 가족이 수면발작에 걸

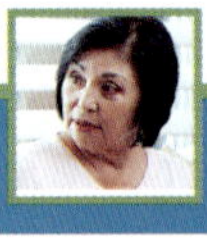

수면과 휴식 PICO

송 씨 부인은 첫 장 시나리오에서 자신의 주치의 가운데 한 명이 자신을 폐쇄성 수면무호흡 환자로 진단했다고 밝혔다. 송 씨 부인은 자신이 밤에 지속적 상기도 양압호흡(CPAP) 기계를 사용할까 생각 중이라고 말한다. 송 씨 부인이 말하기를, "나는 이 기계가 정말 싫지만", "내 얼굴에 놓기에는 너무 커서…. 그걸 하고선 잠을 잘 수 없다."고 했다. 내가 그 기계를 착용하지 않으면, 내 남편이 내가 코를 너무 심하게 골아서 마침내 자기가 다른 방으로 가서 잠을 잔다. 송 씨 부인은 "수면무호흡증 치료 약물이 없어요?"라고 물었다. 답변에 자신은 없지만, Cochrane Library에서 관련 자료를 찾아본다. 당신이 사용하기로 결심한 PICO 질문은 다음과 같다: *폐쇄성 수면무호흡증 환자에게 있어서, 약물 요법과 비약물 요법이 수면 중 호흡을 어떻게 개선시키는가?*

P (Population, 대상) = 폐쇄성 수면무호흡증 환자
I (Intervention, 간호중재) = 약물 요법
C (Comparison, 비교) = 비약물 요법
O (Outcome, 성과) = 밤중 호흡 개선

데이터베이스에서 여러 연구들을 찾는다. 한 체계적인 리뷰가 여러분의 시선을 잡는데, 이는 리뷰가 특정 약물 위약 요법과 위약이 수면무호흡증에 미치는 영향을 평가하였기 때문이다. 연구는 516명의 참가자를 대상으로 실시한 30회의 무작위 대조군 실험(RCTs)을 분석하였다. 다양한 시간 구조하에서 아세타조라마이드(Diamox), 에스조피클론(Lunesta), 날트렉손(Revia), 비강 윤활제(포스포코리나민), 피소그티그민, 도네페질(Aricept), 플루티카손(Flonase), 온단세트론(Zofran), 플루오세틴(Prozac), 파로세틴(Paxil) 등 25개의 약물을 연구하였다. 일부 RCT가 희망적으로 보였으나, 체계적 리뷰는 약물 요법이 수면무호흡증으로 힘들어하는 환자들에게 유용하다는 충분하고 강력한 근거가 없다고 결론을 내렸다. 이 분야에 대한 더 많은 연구가 필요하다. 여러분의 연구 결과를 송 씨 부인과 공유하고 일부 습관들을 고치는 것에 대해 교육을 제공하여 수면이 개선되는 것을 도와주기 바란다.

출처: Mason, M., Welsh, E. J., & Smith, I. (2013). Drug therapy for obstructive sleep apnoea in adults. *Cochrane Database of Systematic Reviews. Issue 5*, Art. No.: CD003002. doi: 10.1002/14651858.CD003002.pub3

릴 위험은 1~14%로 추정된다(Partinen et al., 2014). 인종과 무관하게 대상자들은 영화를 보는 동안, 교실에 앉아 있는 동안, 책을 읽는 동안, 다른 앉아서 하는 활동을 하는 동안 깨어 있을 수 없는 졸리움을 호소한다. 그 결과, 사람들은 일의 성과가 좋지 않으며, 삶의 질도 낮아지고, 대인 관계도 힘들어진다. 과도한 주간 졸림의 문제가 심각한 증후라 하더라도, 수면발작 환자들도 야간 수면장애를 겪는다.

수면발작의 약리학적 관리는 매우 심한 주간 졸음을 경감시키기 위해 암페타민 같은 자극제를 사용하고, 탈력발작을 조절하기 위해 항우울제 약물치료를 적용한다. 주간 졸음의 약리적인 관리에는 암페타민(amphetamine), 메탐페타민(methamphetamine), 메칠페니데이트(methylphenidate)과 모다피닐(modafinil)과 같은 약제를 사용한다. 세로토닌의 재흡수를 차단하는 약제인 플루오세틴(fluoxetine)과 벤라파신(venlafaxine)뿐만 아니라 삼환계 항우울제약제인 프로트리프티린(protriptyline), 데시프라민(desipramine)과 아토모세틴(atomoxetine)을 탈력발작의 치료에 사용한다. 자극제와 항우울제 약제의 부작용은 처방된 용량의 준수를 저해한다.

SAFETY ALERT

수술 후나 안정제 투여 후 어지러움을 호소하거나 움직임에 장애가 있는 대상자는 특히 야간에 일어날 때 도움을 요청하도록 대상자를 격려한다.

4) 하지불안증후군과 주기적 사지운동장애

하지불안증후군(restless legs syndrome)과 주기적 사지운동장애(periodic limb movement disorder)는 일반적으로 불면증과 삶의 질을 저하하는 신경학적인 장애이다(Rye & Trotti, 2012). 주기적 사지운동장애의 주요 특징은 다리를 움직이지 못하도록 하는 불가항력적인 충동을 유발하는 다리의 불쾌한 감각(예: 오싹함, 근질근질함, 불타는 느낌, 잡아당김, 쑤심)이다. 걷기 또는 잠시 다리를 문지르면 증상이 완화된다. 하지불안증후군의 증상은 각성 시에 발생하지만 활동하지 않고 누워 있는 것은 상태를 더 악화시켜 눕는 것이 어려우며 수면을 유지할 수 없다. 또한 하지불안증후군이 있는 많은 대상자는 주기적인 사지운동 혹은 수면 동안 반복적으로 나타나는 급격한, 잠깐의 경련 증상이 나타난다. 주기적 사지운동 장애의 증상은 불면증 증상과 함께 동반하여 발생하고 수면 동안 반복적인 배굴과 무릎의 굴곡이 15~20분마다 한번의 비율로 나타난다.

건강관리팀과의 협력
수면무호흡을 위한 진료 요청

천식 악화로 인해 입원한 48세의 마 씨를 담당하게 되었다. 처음 간호사정을 하는 동안, 마 씨는 매일 밤 수없이 깨며, 과다호흡으로 깰 때도 있었다. 마 씨는 낮에 자주 졸립고 두통이 잦다고 말하였다. 마 씨 부인은 "코를 심하게 고는데 기차가 집을 지나가는 것과 같은 소리를 내요."라고 말했다. 마 씨를 계속 입원시키려고 하는 방금 도착한 의사에게 정보를 주려고 있다.

Situation(상황): "마 씨는 부족한 수면으로 인해 두통과 과다호흡을 보이고 있어요."

Background(배경): 마 씨는 천식악화의 치료를 위해 병원에 입원해 있고 현재 산소포화도가 95%이며, 비강 캐뉼라로 2L의 산소를 공급받고 있다. 마 씨가 이른 낮잠을 자고 있을 때, 산소농도는 86%로 떨어졌다. 밤마다 과다호흡으로 수없이 깨며 코를 곤다고 하였다. 깨어날 때 지속적인 피곤함과 잦은 두통을 호소하였다. 현재 advair를 매일 복용 중이고 필요시 albuterol MDI를 이용한다.

Assessment(사정): 마 씨의 모든 증상은 폐쇄적인 수면무호흡이 지속되는 것이다.

Recommendation(권고): 지속적 상기도 양압호흡기구가 필요하기 때문에 마 씨에게 수면검사 처방을 고려해야 할 필요가 있다. "수면검사실에 연락을 해 주시겠어요? 아니면 제가 할까요?"

비판적 사고를 위한 과제

- 마 씨의 수면검사결과는 폐쇄성 수면무호흡이 있다고 나왔으며 마 씨의 수면을 도와주기 위해 지속적 상기도 양압호흡기구가 처방되었다. 퇴원 일주일 후 다음 번 약속에 마 씨는 더 이상 지속적으로 지속적 상기도 양압호흡기구를 사용하지 않는다고 말했다. 권고되는 지속적 상기도 양압호흡기구를 사용하지 않는 대상자가 사용하지 않는 이유를 최소한 3가지 들 수 있는가?
- 마 씨가 지속적 상기도 양압호흡기구를 잘 사용하기 위해 도울 수 있는 방법은 무엇인가?

하지불안증후군의 유병률은 유럽인 혈통인 사람과 남성에 비해 여성이 더 높다는 증거가 있다(Rye & Trotti, 2012). 하지불안증후군의 증상은 임신 중에 주로 발생하고 출산 후 생기는 철분 결핍과 관련이 있다. 하지불안증후군과 주기적 사지장애의 유병률은 나이와 함께 증가한다. 최근 연구에서는 하지불안증후군과 주기적 사지운동 장애는 유전적인 연관성이 있음을 보여주었다.

하지불안증후군과 주기적 사지운동장애의 증상을 완화하기 위한 치료는 약물치료가 기본이 된다. 약은 중추신경계의 도파민 체계의 활동을 향상해주는 하지불안증후군의 필수약이다. 수면제, 항경련제와 진통제(마약) 또한 하지불안증후군과 주기적 사지운동장애를 치료하기 위해 사용한다. 하지불안증후군과 주기적 사지운동장애는 나이와 함께 증가하고, 대상자는 이러한 약제를 복용할 때는 부작용을 주의 깊게 관찰해야 한다. 이러한 약물은 태아발달에 많은 부작용을 일으키기 때문에 임신을 한 경우에는 금기이다.

5) 일주기성 리듬 수면장애

일주기성 리듬장애에는 Jet lag syndrome(시차에 의한 수면장애)이라 하는 일시적인 장애와 수면위상지연증후군과 같은 지속적 장애가 있다. 시차에 의한 수면장애는 서쪽에서 동쪽으로의 여행 시 시간대가 바뀌면 악화되며, 잠을 못 자는 사람과 노인이 더 심하다. 밝은 빛에 노출하기와 외인성의 멜라토닌을 적절한 시간 동안 취하는 것 등의 효과적인 치료는 서쪽 또는 동쪽으로 적어도 3시간 이상 차이가 나는 곳으로 이동한 사람에게 외인성의 일주기성의 리듬을 진전 또는 연기하는 데 도움이 된다(Zee et al., 2013).

수면위상지연장애, 일주기리듬 생리학과 사회의 기대의 불일치는 청소년과 젊은 성인에게 더 흔하다(Zee et al., 2013). 아침의 이른 시간에 잠자리에 들면 최대로 기능하는 성인과 오후에 수면을 취하려는 성인은 조화를 이루기 위해 그에 맞는 직업과 파트너를 찾는다. 내적 시계가 지시하는 것보다 더 일찍 깨기 위해 지속적으로 노력해야 하는 대상자는 지속적으로 기상시간을 수립하는 것과 같은 단순한 치료가 도움이 되지 않는다는 것을 안다. 그러나 지속적인 기상시간과 적절한 총 수면시간과 같은 좋은 수면습관과 밝은 빛의 노출은 일주기성 리듬을 효과적으로 변화시킬 수 있다. 그러나 이러한 행동은 규칙적으로 지속되어야 효과적이다. 종종 일주기성리듬 장애가 있는 대상자는 휴가와 휴일 동안 선호하는 수면-각성 주기로 되돌아가서 반동증상을 경험한다.

수면위상전진장애는 수면위상지연장애보다 훨씬 덜 일반적이다. 앞에서 말했듯이, 나이가 들면서 활동성 취침시각이 이른 저녁시간으로 그리고 기상 시각이 이른 아침시간으로 바뀌는 경향이 있다. 저녁에 사용된 밝은 빛 요법은 졸림을 상쇄하고 취침시간을 늦추는 효과적인 치료법이다(Zee et al., 2013).

6) 사건수면

사건수면(parasomnias)은 몽유병(somnambulism), 말하기, 야경증, 유뇨증(enuresis)과 같은 행동으로, 수면 중이 아닐 때는 정상적이지만, 수면 중에는 비정상적인 행동이다. 이는 보통 느린 수면파 동안 발생하며 아동에게서 가장 흔하다. 보통 유사한 행동에 대한 가족력이 있다. 아동기 때에는 몽유병의 발현이 흔한데, 보통 10세 전에 시작하고 15세경에 멈춘다(Carter, Hathaway, & Lettieri, 2014). 몽유병 시 옷 입기나 욕실에 가기와 같은 행위는 일부 목적이 있지만 벽장에 배뇨하는 것과 같은 협조 및 적절성이 부족하다. 성인에게는 스트레스, 불안과 연관되어 자주 발생한다. 대상자와 가족구성원은 상해 가능성을 줄이기 위해 안전한 환경을 제공하도록 도울 필요가 있다.

야경증(night terror)은 반복적이고 갑작스럽게 깨는 것으로, 공포, 심한 불안 및 지남력 상실을 동반한다. 주로 아동에게 나타나며, 이른 밤에 느린 수면파에서 불완전한 각성으로 이어진다. REM수면 중에 생기는 악몽이나 나쁜 꿈과는 다르다.

유뇨증은 느린 수면파에서만 나타나는 것이 아니고 거의 2/3는 밤시간 초반 1/3 동안에 나타난다. 유발률은 4세에 30%, 6세에 10%, 12세에 3%로 줄어든다. 유뇨증은 덜 흔하며, 남자 아동보다 여자 아동의 경우에 더 일찍 사라지기도 한다.

사건수면일 때에는 깨우려는 시도는 하지 말아야 한다. 야경증의 경우 또는 몽유병으로 힘들어하는 대상자를 돕고 상태가 진정되면 수면상태로 돌아가도록 격려해야 한다.

불충분한 수면, 기면증, 그리고 사건 수면 이외에도, 수면무호흡증과 불면증은 아동들과 청소년들에게도 흔하다(Carter et al., 2014). 수면무호흡증은 아동들의 1~5%에서 나타나지만, 이러한 수치는 실제 유병률보다 낮은 것일 수도 있다. 관절염 아동 연구에서, 아동의 40%가 코를 고는데, 이는 약한 형태의 수면무호흡증으로 간주되지만(Ward et al., 2010), 관절염 아동들을 치료하는 의사들은 가끔 부모들이나 아동들에게 수면 문제에 대해 물어본다. 1차 진료 환경에서 아동 수면무호흡증의 잠재 유병률과 조기 발견 필요성의 인식, 진단 지침 그리고 치료 지침이 개발되었다(Marcus et al., 2012). 습관성 코골이, 수면장애, 주간 행동 문제들이 1차 증후들이다. 의사들에게 일상적 건강 유지 활동의 일환으로 아동들과 청소년들의 부모에게 코골이, 주의력 결핍, 또는 학습 문제들에 대해 물어볼 것을 장려한다. 답변이 긍정적인 경우, 수면 전문가에게 보낸다(Marcus et al., 2012). 아동들과 청소년들의 수면무호흡증 치료에는 아데노이드와 편도선 제거(아데노이드편도제거술)가 포함되며, 그 후에도 문제가 지속되면, 지속적 상기도 양압호흡 요법을 사용한다. 아동과 청소년이 과체중이면, 체중을 줄이면 무호흡증이 나아진다.

특히 여자 아이인 경우, 사춘기 이후에 불면증 발병 위험이 높아진다(Hysing et al., 2013). 하지만 학령기 아동들의 '불면증'은 잘 알려지지 않았다. 최근에 5~12세 아동 700명을 대상으로 실시한 모집단 기반의 수면다원검사 연구 결과, 불면증 증상 유병률이 19.3%였으며, 11~12세 소녀에게서 가장 높았다(Calhoun, Fernandez-Mendoza, Vgontzas, Liao, & Bixler, 2014). 소년이 아니라 소녀들은 수면장애 징후들을 보였다. 이 연구의 하위 샘플에서, 불면증이면서 수면시간이 짧은, 그러나 수면시간이 '정상적'이지 않은 아동들은 수면 전에는 저녁에 그리고 수면 후에는 아침에 스트레스 호르몬 코르티솔 수치가 상승했다(Fernandez-Mendoza et al., 2014). 이 연구 결과들은 짧은 수면시간이라는 불면증 징후는 어릴 때 시작되며 일부 아동들은 환경 스트레스 요인들이 더 취약하거나 과민 반응적일 수도 있음을 보여준다. 안타깝게도, 지금까지, 아동기 또는 청소년기 불면증에 효과가 있는 치료법이라는 연구 기반의 근거는 없다.

사례에서 송 씨 부인의 경우를 기억하여 송 씨 부인의 삶의 질과 기능을 향상시키도록 개념지도를 이용하여 수면문제를 이해하고 관리해 보도록 한다(그림 34-6).

4. 간호사정

건강 및 질병 시 수면양상 장애는 사람들의 주된 관심사이다. 병원에서는 간호사가 현 질병과 연관된 사정 및 치료준비를 하기가 쉽다. 그러나 지역사회에서는 당뇨병의 발 관리나 초산모의 모유수유로 인한 불만족스러운 수면, 부적절한 휴식에 관한 사람들의 관심이 부족하다. 간호수행이 이루어지는 곳과 관계없이, 수면과 수면 문제에 대한 질문 그리고 적절한 휴식 확보는 어떤 일상적인 임상사정에서도 중요한 요소이다. 전문간호사는 수면과 휴식에 관한 대상자의 요구를 사정하고 충족시키기 위해 역할을 수행할 수 있다.

수면과 수면장애에 관한 사정을 구성하기 위한 유용한 틀은 BEARS 접근이다(Owens & Dalzell, 2005). BEARS는 취침시간(Bedtime), 과도한 주간 졸음(Excessive daytime sleepiness), 각성(Awakening), 규칙적인 습관(Regular schedule)과 코골이(Snoring)의 단축어이다. 이 사정 틀의 각각 구성요소를 파악하기 위한 목표와 질문이 Box 34-2에 실려 있다. 이러한 질문은 특정한 수면문제를 확인하는 데 도움이 된다. 대상자의 수면에 관해서는 배우자 또는 다른 가족구성원이 추가적인 정보를 제공할 수 있다.

1) 평소 양상 확인

수면과 휴식의 적합성에 대한 가장 중요한 기준은 대상자의 진술이다. 휴식을 취했다고 느끼는 상태는 매우 주관적이다. 먼저 논의한 것과 같이 수면의 개인요구는 다양하다. 더욱이 휴식을 취했다고 느끼는 감각은 총 수면시간과 잠들기 전 침대에서의 시간, 각성의 횟수와 마지막 각성의 시간에 대한 대상자의 기대와 경험 간의 일치를 고려해야 한다. 이러한 병력은 수면과 휴식을 사정하는 데 있어서 가장 중요한 요소이다.

사람의 일반적 수면과 각성주기는 다음과 같은 질문을 통해 확인한다.

- 보통 잠을 몇 시간 자는가?
- 보통 잠을 몇 시에 자는가? 일어나는 시간은 언제인가?
- 잠드는 데 도움이 되는 것은 무엇인가?
- 잠드는 것을 방해하는 것이 무엇인가?
- 잠에서 깰 때 어떤 느낌인가?
- 얼마나 자야 푹 잤다고 생각하는가?
- 이완에 도움이 되는 것은 무엇인가?
- 얼마나 자주 낮잠을 자는가? 휴식기간은 언제인가?

2) 위험요인 확인

수면문제에 대한 개인적 위험요인을 사정할 때에는 수면과

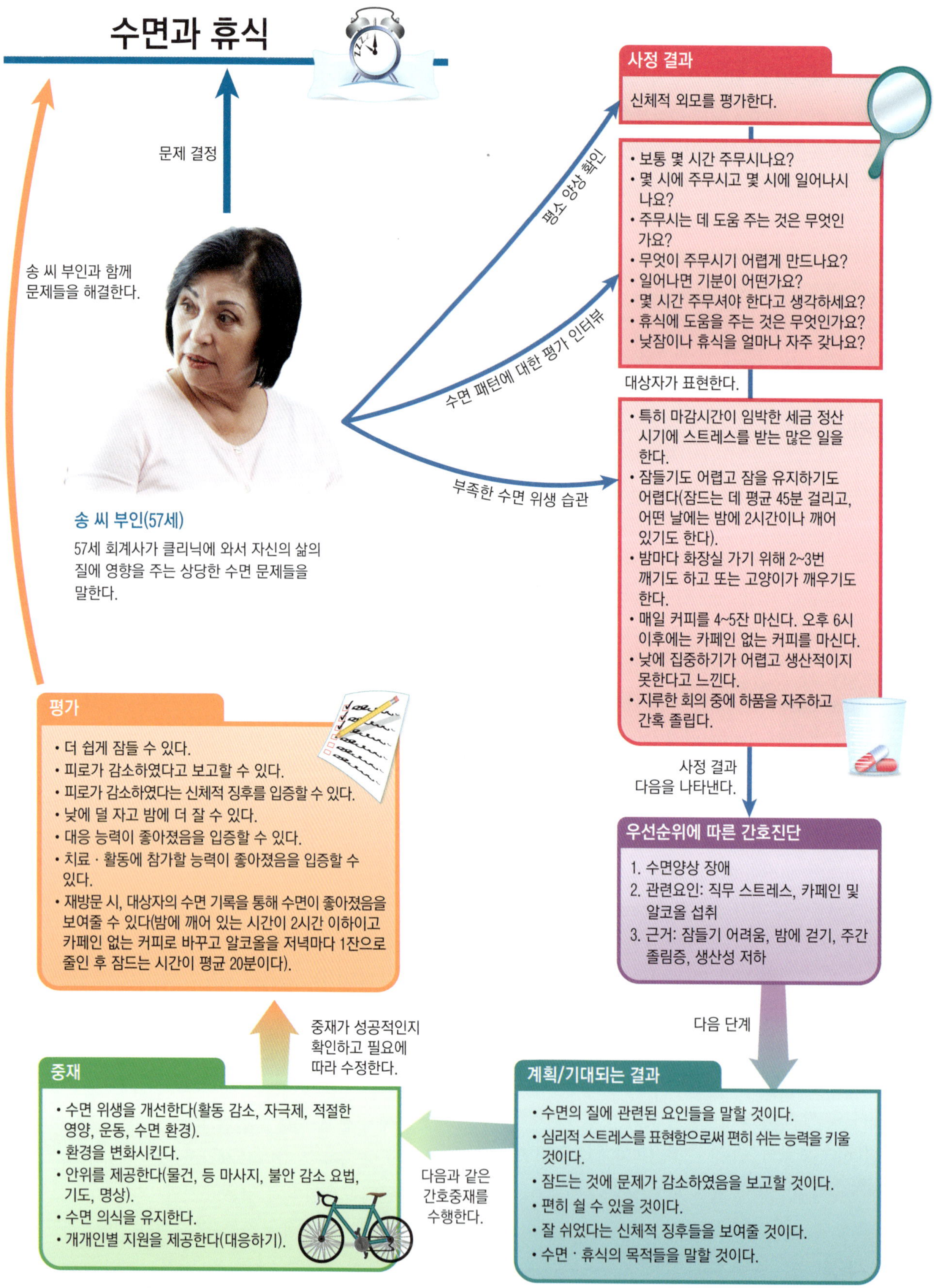

그림 34-6 수면과 휴식 개념지도

Box 34-2
수면사정을 위한 BEARS 접근

취침시간(Bedtime): 목표-취침시간에 무엇이 발생하는지 파악한다.
- 최초 질문: 잠드는 데 어떤 문제가 있나요?
- 추후 질문: 잠드는 데 드는 시간은 얼마나 걸리나요? 하루에 커피와 홍차 또는 콜라를 어느 정도 마시나요?

과도한 주간 졸음(Excessive daytime sleepiness): 목표-주간 졸음의 범위를 정의한다.
- 최초 질문: 원하지 않았는데도 낮 동안에 잠이 든 것을 스스로 발견한 적이 있나요?
- 추후 질문: 하루 동안에 얼마만큼 지치고 힘들었나요?

각성(Awakening): 목표-야간과 이른 아침의 각성의 범위에 대해 특성을 확인한다.
- 최초 질문: 밤 동안 또는 아침까지 잠을 자는 데 문제가 있나요?
- 추후 질문: 무엇이 잠을 깨우고 또는 다시 잠드는 데 방해하나요?

규칙적인 습관(Regular schedule): 목표-수면습관 기술하기
- 최초 질문: 몇 시에 잠자리에 들고 아침에는 몇 시에 깨나요?
- 추후 질문: 충분한 수면을 취한다고 느끼나요? 자명종이 필요한가요?

코골이(Snoring): 목표-SDB의 확인
- 최초 질문: 당신 또는 다른 사람이 당신이 크게 코고는 소리를 인식하나요?
- 추후 질문: 누군가 당신의 코골이를 불평하나요? 당신이 잠든 동안 숨을 멈추는 것을 알아차린 사람이 있나요? 수면 시 숨이 막히는 느낌 또는 숨이 막힘으로 인해 일어난 적이 있나요?

출처: Owens, J. A., & Dalzell, V. (2005). Use of the BEARS' sleep screening tool in a pediatric residents' continuity clinic: A pilot study. *Sleep Medicine, 66*, 63-69.

휴식에 대한 요구나 수면을 방해하는 발달적 · 상황적 변화(환경적 · 생리적 · 사회적)를 조사한다. 카페인, 니코틴과 알코올 섭취량, 교대근무 여부를 사정한다.

3) 기능이상 확인

적절한 수면과 휴식을 취하고 있다고 지각하는지를 평가하는 것은 중요하다. 만일 문제가 확인되면 만성적인지, 상황적인지, 어떤 것이 도움이 되는지, 악화시키는지 판단한다. 만성 장애 시 같이 자는 사람도 면담하는 것이 유용하다. 현 관심사에 대해 직접적으로 질문한다. 예를 들면, 낮 시간의 졸음에 관해 걱정한다면 코를 고는지, 같이 자는 사람이 알 수 있을 정도의 숨막힘과 무호흡을 동반하며 깨어나는지, 안절부절못함 및 일, 운전, 사회적 상호작용과 연관된 활동에 영향을 미치는지에 대해 질문한다.

대상자가 작성한 수면일지는 대상자에 대한 사정 및 중재 시 유용하다. 표 34-3은 수면일지의 한 예이다. 스스로 수면양상을 관찰할 책임을 주는 것이 관련 요인을 인식하는 데 도움이 될 것이다. 때때로 휴일 내내 수면을 취하는 습관이 있는 젊은 대상자와 중년 대상자는 직업 스트레스로 인해 일주일 시작 시 수면장애에 관해 걱정한다. 몇 주 동안 기록한 수면일지를 살펴보면, 좋은 수면습관이나 나쁜 수면습관과 함께 불규칙한 수면-각성주기를 인식하는 데 도움이 되고, 총괄적인 수면의 질 평가와 대상자가 적절한 수면을 확보하는지 파악하는 데 도움이 될 것이다.

4) 신체사정

성인들에게 있어서, 다크 서클, 하품, 졸음, 느린 대답을 관찰한다. 불안정, 집중력 손상, 단어 찾기 어려움은 수면장애를 암시할 수도 있으나 다른 문제들을 암시할 수도 있다. 아이들은 종종 졸리는 것보다 활동이 과잉적으로 표현된다.

5) 진단 검사

심한 수면문제나 과다한 낮시간 졸음의 경우에는 보다 더 철저히 조사하기 위해 수면검사를 의뢰해야 한다. 수면검사실에서 하룻밤 동안 시행하는 수면다원검사는 폐쇄성 무호흡, 주기적 사지운동장애와 수면발작에 대한 가장 표준이 되는 진단 검사이다. 가정 모니터링은 이숙한 환경이라는 이점이 있으며, 선별검사 시 더 유용하다.

5. 간호진단

간호진단을 내릴 때 자료를 모으고, 우선순위별로 분류한다. 아동이 집에서 어떻게 관리되는지에 대한 일반적인 진술은 수면장애불안에 대한 주요 단서이다. 진단적 진술은 가능한 한 세부적이어야 한다. 2가지 진술이 수면문제와 관련이 있다. 선택적인 간호진단(NANDA-I, 2014)은 표 34-4에 NOC와 NIC을 같이 수록하였다.

6. 간호성과 확인과 간호계획

간호진단과 관련 요인을 확인한 후 간호목표와 간호중재를 계획한다. 수면양상 장애나 수면박탈에 대한 목표는 수면발생 전 몇 분, 수면시간이나 깨었을 때 느끼는 생동감에 대한 언어적 진술과 같은 용어를 사용하여 구체적으로 진술한다.

- 대상자는 숙면하는 데 대한 문제가 더 줄었다고 보고할 것이다.
- 대상자는 더 휴식을 취하였다고 보고할 것이다.

표 34-3 수면 일지 예

이름: 홍길동

(전날 밤) 오전에 완료하기	Day 1(예)	Day 2	Day 3	Day 4	Day 5	Day 6	Day 7
요일/날짜	월요일, 4/10						
침대에 든 시간	10:00PM						
잠들려고 노력한 시간(불 끄고)	10:30PM						
마지막으로 깬 시간	6:30PM						
일어나 시간	7:00AM						
잠들었던 시간 예측(전날 밤)	30분						
밤 동안에 각성의 예측	5회						
총 시간 각성 예측(전날 밤)	2시간						
취한 수면의 양 예측(전날 밤)	4시간						
오후에 완료하기							
낮잠(시간)	3:30PM						
낮잠(기간)	45분						
술 섭취(횟수와 시간)	1잔@6PM 2잔@9PM						
카페인 섭취(횟수와 시간)	2컵의 커피@7:30AM 1컵@정오 1컵@7PM						
오늘의 스트레스 목록	구멍 난 타이어 아내/아들과 다툼						
오늘 어떻게 느꼈는가? 1 = 매우 피곤/졸음 2 = 어느 정도 피곤/졸음 3 = 적당히 깨어 있음 4 = 매우 깨어 있음	2 = 어느 정도						
불안정 1 = 전혀 아님/5 = 매우	5 = 매우						
약물	타이레놀 2정@10PM						

출처: Informed Health Online. Relaxation techniques and sleep hygiene for insomnia. Sept. 24, 2013. Cited 12/3/14. http://www.ncbi.nlm.nih.gov/pubmedhealth/PMH0004995/.

- 대상자는 휴식을 취한 것에 대한 신체적 징후를 설명할 것이다.

수면과 휴식에 대한 자신의 목표설정에 대상자를 참여시키는 방법은 발달적 단계, 생애주기 및 건강상태에 대해 파악하는 데 유용하다.

상담은 대상자로 하여금 적절한 수면과 휴식기를 정하도록 돕는 데 우선해야 한다. 간호사는 환경적 요구를 충족시키고, 안위제공을 위한 간호행위를 교육하기 위해 가족구성원, 돌봄제공자와 만날 필요가 있다.

NANDA **표 34-4 수면과 관련된 NANDA-I 간호진단**

간호진단	관련요인	진단진술	NOC*	NIC†
수면양상 장애: 일정기간 동안 수면의 양과 질의 장애	감각변화는 기능적인 건강상태에 변화를 초래할 수 있음 수면 단계에 변화를 일으키는 질병이나 심리적 스트레스도 포함	수면양상 장애 관련요인: 잠들기 어려움, 원하는 시간보다 일찍 깸 정의적 특성: 밤잠 시간이 감소	불안 조절 휴식 수면 안녕	수면 증진
수면박탈: 수면을 취하지 않은 상태 지속	환경적인 변화 또는 사회적인 신호로부터의 외적 감각의 변화는 빛, 소음 또는 사회적인 자극 정도의 변화로부터 감각주입을 조절함으로써 수면형태에 영향을 미칠 수 있음	수면박탈 관련요인: 주간 졸음, 감소된 기능 정의적 특성: 환각, 불안, 인지장애	불안 조절 휴식 수면 안녕	수면 증진

Dx, diagnosis; R/T, related to; AEB, as evidenced by.
*출처: Moorhead, S., Johnson, M., Maas, M., & Swanson, E. (2013). *Iowa Outcomes Project: Nursing Outcomes Classification (NOC)* (5th ed.). St. Louis, MO: C. V. Mosby.
†출처: Bulecheck, G., Butcher, H., Dochterman, J., & Wagner, C. (2013). *Iowa Intervention Project: Nursing Interventions Classification (NIC)* (6th ed.). St. Louis, MO: C. V. Mosby.
출처: NANDA-Association International (NANDA-I). (2014). *Nursing diagnoses: Definitions and classification, 2015-2017.* West Sussex, England: Wiley-Blackwell.

7. 간호수행

1) 건강증진

(1) 수면위생

수면의 질을 향상시킨다고 믿는 공통적 행위는 다음과 같다: 취침 전 활동(예: 일, 격렬한 운동)과 알코올 섭취를 줄이기; 침실을 조용하고, 어둡고 그리고 쾌적하게 유지하기; 취침 8~9시간 전 카페인 섭취 중단; 취침 전 편한 활동하기; 기상 시간을 일정하게 유지하기.

(2) 환경관리

가능하면 수면실을 갖추도록 격려한다. 아동은 다른 곳에서 놀도록 교육해야 한다. 가정간호 대상자, 입원 및 시설 입주 대상자도 가능한 한 낮 동안 방에서 나올 기회를 주어야 한다. 일, 갈등, 통증 또는 졸음과 관련된 물건은 치우거나 취침시간에 해서는 안 된다.

선호 정도에 따라 조용하고 어두우며 변화된 환경을 마련하도록 대상자를 격려한다(예: 약한 조명은 아동이나 낯선 환경에 있는 대상자에게 안위를 제공한다). 아동이 자기 전에 화장실을 이용하도록 부모를 교육한다. 대상자는 저녁에 수분섭취를 제한할 필요가 있다. 또한 취침 시 할 수 있는 단순한 이완운동을 배울 수 있다. 신체기동장애자는 취침 전에 배뇨하도록 도와야 한다. 일부 남성어른(노인)은 소변기를 손에 닿을 위치에 놓아주는 것도 도움을 줄 수 있다.

SAFETY ALERT
가스교환장애나 수면무호흡이 있으면 수면제와 알코올의 사용에 주의하거나 사용하지 않아야 한다.

(3) 친밀감과 안정감의 증진

취침 시 아동을 포옹하고, 배우자와 침대를 함께 쓰고, 친구와 저녁시간을 즐기는 것은 수면의 질을 향상시키는 방법이다. 만일 사회적 고립이 수면양상 장애의 관련 요인으로 의심되면 사회적 접촉기회를 마련하거나 증진하도록 돕는다. 선호하는 이불이나 동물인형은 아동의 안정감을 향상시켜준다.

대상자의 침상 옆에 가족구성원의 자리를 마련하면 도움이 될 것이다. 간호사의 잦은 관찰, 비상벨에 대한 정확한 반응 및 간호태도는 불안 대상자의 두려움을 완화할 수 있다. 특정한 종교를 믿는 대상자는 기도와 종교서적 읽기가 수면을 촉진시킬 것이다. 명상이 도움이 되는 대상자도 있다. 대상자의 가치나 믿음에 대한 관심 있는 조사는 대상자의 능력을 최대화하는 데 중요하다.

(4) 수면의식

의례적인 행동은 수면을 촉진시키는 데 중요한 역할을 한다. 취침 시 유아를 위해 이야기를 들려주거나 노인에게 차 한 잔을 준비한다든지 잠들기 전 어떤 규칙적인 활동 연계는 수면에 대한 기대감을 형성하는 데 가장 효과적인 방법 중 하나이다.

입원한 대상자는 하루를 마무리할 때 유사한 행동을 보이는데, 구체적으로 손과 얼굴 씻는 것 도와주기, 부드럽게 마사지하기, 베개 부풀리기, 여분의 담요를 제공하는 것 등이다. 이러한 행동을 하는 시간을 통해 대상자는 낮 동안 해야 할 작은 목표를 달성할 기회를 가질 수 있으며 신체적 · 정서적 안정을 느끼는 데 도움이 된다.

(5) 개인의 수면요구 관리

대상자 개개인의 수면요구를 사정하고 발달적 변화를 예측하도록 돕는다. 중년과 노년은 숙면기간이 짧은 것이 정상이다. 그러므로 불면증은 비교적 적은 잠으로도 기능할 수 있는 대상자에게 유익한 것이다. 부모나 돌봄제공자는 아동의 다양한 수면요구와 관련하여 예상 가능한 실천방안을 마련해야 한다.

2) 변화된 기능을 위한 간호중재

내과적 치료의 놀라운 발전에도 불구하고 휴식은 가장 흔한 대증치료법 중 하나이다. '영향받는 부위에 휴식을 취하는 것'은 거의 모든 경우에서 일반적인 중재방법이다.

(1) 휴식

혈괴로 인해 심근허혈로 고통받는 대상자는 2~13일 동안 침상안정을 해야 한다는 활동제한 처방을 받는다. 통증이 초기에 사라지도록 심장을 쉬게 한다. 대상자가 상태가 호전된 느낌을 이야기하더라도 손상된 심장은 더 많은 휴식이 필요함을 인식시키고, 이러한 대상자는 보다 더 많은 휴식과 이완을 통해 과거 생애주기를 변화시키도록 돕는다.

골절된 대퇴의 '휴식'을 위해 견인을 유지하거나 수술 후 눈의 휴식을 위해 일시적으로 안약을 점적하는 것은 상황적으로 필요한 휴식조건의 변화를 충족시키도록 돕는 방법이다.

(2) 규칙성 적용

만성 수면양상 장애 시 가장 중요한 중재 중 하나는 정해진 시간에 일어나는 것이다. 기상은 수의적으로 조절되는 반면 숙면은 보통 그렇지 않다. 취침시간이 감소하고 지속적으로 일정한 시간에 일어나게 한다면 결과적으로 더 규칙적인 시간에 잠들게 될 것이다. 일상생활 유지에 관한 상담은 사회적 · 직업적으로 고립된 대상자를 위해 필요하다. 급성 질환자는 밤에 불을 끄는 게 치유를 향상시킬 수 있으며, 가능한 한 낮에 창문과 커튼을 열어두도록 하고 대화를 통한 간호를 제공한다.

(3) 인지 측정

많은 대상자에 있어서 계속 이어지는 생각은 잠이 드는 시간이나 자다가 깬 후 다시 잠드는 데 소요하는 시간에 영향을 미치는 주된 요인이다. 이완운동 및 사고정지와 같은 스트레스 관리기법을 학습하도록 간호사가 도울 수 있다.

(4) 약물사용

수면제는 상황적으로 발생한 수면양상 장애 시 단기중재로 유용하다. 우선 다른 중재를 시도하였으나 효과가 없다면 고려해 볼 수 있다. 수면제 사용에 관한 대상자의 의사결정 및 교육 시 간호사는 다음 원리를 고려해야 한다.

- 수면제는 어느 정도 정상 수면을 유도하지 않고 부작용이 없는 것이 아니기 때문에 현명한 사용이 필요하다. 장기 복용자는 점진적인 용량 감소로 반동을 예방할 수 있다.
- 수면제는 약물학적 작용이 있는 한 각성기능을 손상시킨다. 낮 시간 졸음 및 정신운동기술의 손상은 실제효과보다 더 빠르게 사라진다. 그러므로 약물 반감기에 대해 교육하고 약물 반감기 동안에는 운전 또는 기계조작을 피하도록 한다. 수면제 복용자가 밤에 화장실을 갈 수 있으므로 가정과 병원에서 안전조치를 취해야 한다.
- 수면제는 위기상황 이후 같은 최근 시작된 불면증 치료에 가장 적절하게 사용할 수 있다. 대상자에게는 가장 소량의 약물을 며칠 동안 밤에만 투여해야 하며, 필요시에만 밤이나 간헐적으로 복용한다.
- 일부에서는 수면제 사용으로 인해 위험이 증가하기도 한다. 노인의 경우 장기작용을 하는 벤조디아제핀(benzodiazepines)을 대사하는 데 필요한 시간이 증가한다. 수면제 투여 후 산소수치가 감소하기 때문에 각성이 억제된다. 노인과 폐기능에 문제가 있는 사람은 처방된 수면제 투여 시 특별한 주의가 필요하다.

성과기반 교육계획

송 씨 부인은 항상 바쁘다. 송 씨 부인은 수면을 유지하기 어렵고 밤에 잠들기가 어렵다고 느꼈다. 낮에는 졸립고 실수를 저지른다. 송 씨 부인은 수면문제를 확인하기 위해 병원을 찾았다.

간호성과

교육을 마칠때, 송 씨 부인은 잠들기 어렵고 밤에 수면을 유지하기에 어려운 요인이 있음을 말한다.

전략

- 송 씨 부인에 대한 중재는 무엇인가? 정상 수면양상, 수면을 방해하는 요인과 수면문제를 관리하는 방법에 대한 지식에 대해 사정한다.
- 취침 전 알코올 또는 카페인 섭취, 이완 결핍 같이 잠드는 데 방해하는 요인을 토론한다.
- 간호사는 대상자와 함께 관련된 요인을 토론한다.

간호성과

송 씨 부인은 수면방해를 감소시키는 계획을 세운다.

전략

다음의 접근 방법과 효율적인 결정을 내릴 수 있도록 송 씨 부인에게 제안한다.

- 송 씨 부인에게 매일 같은 시간에 일어나고, 휴일에 수면을 취하는 것을 피하도록 격려한다.
- 분별 있고 규칙적으로 식이 섭취를 할 수 있도록 지도한다. 만일 취침 시에 가벼운 식사를 해왔다면 해온 것처럼 유지해야 한다.
- 규칙적으로 운동을 실시하되 너무 늦게 하지 않도록 한다. 활동을 즐기는 것은 수면과 휴식에 좋은 영향을 미친다.
- 수면 전 조용한 음악, 독서 또는 의미 있는 교제와 같이 마음을 이완시키는 방법을 결정할 수 있도록 도와준다. 송 씨 부인이 만일 잠들 수 없다면 일어날 것이고 잠들고 싶을 때까지 이완을 도모해야 한다.

간호평가

2017/4/1 08:30 – 송 씨 부인의 수면습관은 술과 카페인을 섭취하지 않는다.
송 씨 부인은 거의 매일 같은 시간에 일어난다고 한다.
송 씨 부인은 매우 이른 아침, 1주에 3일은 운동을 시작했다고 한다.
송 씨 부인은 잠들기 전에 이완되는 음악을 들었으며 수면에 도움이 되었다고 말했다.

– RN 정영희

표 34–2에 각 수면제의 특성 및 간호수행을 제시하여 간호사가 사정 및 교육 시 적용할 수 있도록 하였다.

3) 가정 · 지역사회 기반 간호

대상자는 질병 또는 수술에서 회복할 때 휴식의 필요성을 간과하기도 한다. 간호사는 휴식의 기간과 에너지 보충을 위한 계획을 세우도록 도울 필요가 있다. 환경적인 조건의 교정 또는 적응의 사정과 숙고가 필요할 수도 있다. 가정에서 돌보는 돌봄제공자는 아프거나 거동이 불편한 대상자의 경우 밤에 보조가 필요하며 수면과 휴식의 필요성을 고려해야 함을 기억해야 한다. 일시적인 위탁 간호를 선택할 수 있으며 돌봄제공자는 대상자의 수면과 휴식필요성에 대한 상담이 필요할 수도 있다.

8. 간호평가

처음에 설정한 간호목표에 따라 수면양상 장애, 수면박탈이나 부적절한 휴식 정도를 해결했는지 평가한다. 특히, 기능적인 건강양상을 위해 주관적이고 개인적인 다양성을 확인하는 것이 적절한 휴식과 만족스러운 수면을 위해 필요하다. 가능한 성과기준의 예는 다음과 같다.

간호목표

대상자는 숙면을 취하는 데 거의 문제가 없다고 보고한다.

간호성과 기준

- 7일 내에 대상자는 10~15분으로 수면잠재기가 줄어들었다고 보고한다.
- 7일 내에 대상자는 숙면에 관해 덜 불안하다고 보고한다.

간호목표

대상자는 보다 더 많은 휴식감을 느낀다고 보고한다.

간호성과 기준

- 정해진 시간 내에 대상자는 피로감을 덜 느낀다고 말로 표현한다.

대상자 간호계획
수면양상 장애 대상자

간호진단

주간-야간 스케줄과 관련된 수면양상 장애: 자주 졸고, 몽유병, 1시나 2시에 아침을 요구하는 임상징후를 보인다.

간호목표

대상자는 야간 수면을 증진하고 낮 수면이 감소한다.

간호성과 기준

- 송 씨 부인은 앞으로 2주 내에 야간 수면시간이 20%로 증가한다.
- 송 씨 부인은 보다 더 적절한 사고인지로 하루일과에 대해 말로 표현한다.

간호중재	이론적 근거
1. 송 씨 부인의 이전 패턴에 맞게 정해진 시간에 식사하도록 한다.	1. 연령이 증가함에 따라 덜하지만, 식사시간은 일주기성 리듬을 강화하는 중요한 사회적 행위이다.
2. 자연광 노출, 가능한 한 외부 환경에 노출을 포함한 낮에 능동적이고 의미 있는 활동을 제공한다.	2. 빛 노출은 망막을 통해 시상하부로 전달되어 일주기성 리듬을 정하는 데 도움이 된다.
3. 낮잠의 빈도와 기간을 모니터한다.	3. 낮잠은 금기가 아니지만 낮에 취하는 짧은 낮잠(30분이나 그 이하)은 숙면을 방해하기도 한다.
4. 개인의 취침습관으로는 조용한 활동, 가벼운 탄수화물 또는 단백질 간식, 목욕하기와 일상생활 유지가 있다.	4. 수면과 연관된 자극과 의식을 줄이는 것은 수면시작을 촉진한다.
5. 실금이 있어도 깨우지 않는다. 대상자가 자연스럽게 깨어나면 화장실에 가도록 돕는다.	5. 혼자서 체위를 변경할 수 있는 노인은 수면 방해에 더 잘 대처한다. 수면 중 실금을 하는 경우 자연스럽게 깨게 된다.
6. 만일 체위변경이나 다른 간호가 필요하다면 최대 2시간 주기로 가능한 수면을 방해하지 않는 시간에 시행한다.	6. 수면주기는 평균 90분이다. 20~30분의 수면잠재기는 2시간 내에 충분한 수면주기를 경험함을 의미한다.

간호평가

2017/4/3 16:00 - 지난 2주 동안 약 1시간 정도의 야간 수면시간이 증가하였다고 대상자가 말하였다. 대상자와 가족은 대상자가 시간에 대한 지남력이 나아졌다고 한다. 다음 2주 동안 더 관찰할 것이다.

- RN 김선영

- 간호사가 관찰할 때 대상자는 비언어적 측면에서 증가된 휴식(졸음이 줄어들고, 활동에 더 적극적이 됨)을 보일 것이다.

간호목표

대상자는 휴식상태에 대한 신체적 징후를 보인다.

간호성과 기준

- 7일째 대상자는 다크서클이나 지나친 하품, 느린 반응이 감소한다.
- 10일 내 대상자는 활동 후 휴식감을 간호사에게 보고한다.

주요개념

- 수면은 주변환경에 대한 인식과 반응의 감소가 자연스럽게 일어난 행동 상태이다.
- 휴식은 신체와 정서의 근육과 인지 활동이 감소된 상태이다.
- 수면과 휴식은 보조적이며 보호적이고 에너지를 보존하는 기능을 한다.
- 수면에는 NREM(조용한 수면)과 REM(빠른 안구운동)수면의 2단계가 있다.
  - NREM수면에는 N1, N2, N3 또는 느린 수면파(SWS)의 3단계로 이루어진다.
  - REM수면 단계에서는 활동 시에 뇌가 깨어 있는 것과 유사하나 근육의 강도는 감소하고 활력징후는 매우 변동이 많다.
- 성인 초기는 약 90분 동안에 REM수면 단계가 1–2–3–2–REM 단계로 진행된다.
- 수면주기와 구조변화는 생애주기 동안 나타난다.
- 영아의 수면주기는 낮과 밤 동안에 균등하게 분포되어 있다.
- 적절한 수면은 일어났을 때 상쾌한 기분을 느끼고, 낮 동안 졸음을 느끼지 않는 것이다.
- 수면과 휴식에 영향을 미치는 요인에는 환경적 자극, 영양, 운동, 질병과 입원이 있다.
- 성인과 아동에게 수면장애는 흔하며, 수면 문제로는 잠이 들 때와 잠을 유지하는 데 문제가 있는 것(불면증), 수면호흡장애, 기면증, 하지 불안 증후군, 주기적 사지 운동장애, 사건수면이 있다.
- 수면양상의 변화를 기대하고 휴식을 취하려고 하는 것은 휴식과 활동의 건강한 균형을 증진시킬 수 있으며, 수면변화가 발달적으로 정상이라는 인식에 기여할 수 있다.

REFERENCES

American Academy of Sleep Medicine. (2007). *Manual for the scoring of sleep and associated events: Rules, terminology and technical specifications.* Westchester, IL: Author.

Ancoli-Israel, S., Krystal, A. D., McCall, W. V., Schaefer, K., Wilson, A., Claus, R., et al. (2010). A 12-week, randomized, double-blind, placebocontrolled study evaluating the effect of eszopiclone 2 mg on sleep/wake function in older adults with primary and comorbid insomnia. *Sleep, 33*(2), 225–234.

Boehm, H., & Morast, S. (2009). Quiet time. *American Journal of Nursing, 109*(11 Suppl), 29–33.

Boergers, J., Gable, C. J., & Owens, J. A. (2014). Later school start times is associated with improved sleep and daytime functioning in adolescents. *Journal of Developmental & Behavioral Pediatrics, 35,* 11–17.

Buysse, D. J. (2013). Insomnia. *Journal of American Medical Association, 309*(7), 706–716.

Buysse, D. J. (2014). Sleep health: Can we define it? Does it matter? *Sleep, 37*(1), 9–17.

Calhoun, S. L., Fernandez-Mendoza, J., Vgontzas, A. N., Liao, D., & Bixler, E. O. (2014). Prevalence of insomnia symptoms in a general population sample of young children and preadolescents: gender effects. *Sleep Medicine, 15*(1), 91–95.

Carter, K. A., Hathaway, N. E., & Lettieri, C. F. (2014). Common sleep disorders in children. *American Family Physician, 89*(5), 368–377.

Cirelli, C. (2013). Sleep and synaptic changes. *Current Opinion in Neurobiology, 23,* 841 846.

Dijk, D.-J., Groeger, J. A., Stanley, N., & Deacon, S. (2010). Age-related reduction in daytime sleep propensity and nocturnal slow wave sleep. *Sleep, 33,* 211–233.

Deary, V., Ellis, J. G., Wilson, J. A., Coulter, C., & Barclay, N. L. (2014). Simple snoring: Not quite so simple after all? *Sleep Medicine Reviews,* May 9. pii: S1087-0792(14)00047-1. doi: 10.1016/j.smrv.2014.04.006. [Epub ahead of print]

Drager, L. F., Togeiro, S. M., Polotsky, V. Y., & Lorenzi-Filho, G. (2013). Obstructive sleep apnea: a cardiometabolic risk in obesity and the metabolic syndrome. *Journal of American College of Cardiology, 62*(7), 569–576.

Drouot, X., Cabello, B., d'Ortho, M.-P., & Brochard, L. (2008). Sleep in the intensive care unit. *Sleep Medicine Reviews, 12,* 391–403.

Fernandez-Mendoza, J., Vgontzas, A. N., Calhoun, S. L., Vgontzas, A., Tsaoussouglou, M., Gaines, J., et al. (2014). Insomnia symptoms, objective sleep duration and hypothalamic-pituitary-adrenal activity in children. *European Journal of Clinical Investigation, 44*(5), 493–500.

Finan, P. H., Goodin, B. R., & Smith, M. T. (2013). The association of sleep and pain: An update and a path forward. *The Journal of Pain, 14,* 1539–1552.

Franken, P. (2013). A role for clock genes in sleep homeostasis. *Current Opinion in Neurobiology, 23,* 864–872.

Galland, B. C., Taylor, B. J., Elder, D. E., & Herbison, P. (2012). Normal sleep patterns in infants and children: A systematic review of observational studies. *Sleep Medicine Reviews, 16,* 213–222.

Griffiths, M. F., & Peerson, A. (2005). Risk factors for chronic insomnia following hospitalization. *Journal of Advanced Nursing, 49*(3), 245–253.

Goel, N., Basner, M., Rao, H., & Dinges, D. F. (2013). Circadian rhythms, sleep deprivation, and human performance. *Progress Molecular Biology Translation Science, 119*, 155–190.

Heatley, E. M., Harris, M., Battesby, M., McEvoy, R. D., Chai-Coetzer, C. L., & Antic, N. A. (2013). Obstructive sleep apnoea in adults: A common chronic condition in need of a comprehensive chronic condition management approach. *Sleep Medicine Reviews, 17*(5), 349–355.

Hysing, M., Pallesen, S., Stormark, K. M., Lundervold, A. J., & Sivertsen, B. (2013). Sleep patterns and insomnia among adolescents: A population based study. *Journal or Sleep Research, 22*(5), 549–556.

Institute of Medicine. (2006). *Sleep disorders and sleep deprivation: An unmet public health problem. Institute of Medicine of the National Academies.* Washington, DC: National Academies Press.

Killick, R., Banks, S., & Liu, P. Y. (2012). Implications of sleep restriction and recovery on metabolic outcomes. *Journal of Clinical Metabolism, 97*(11), 3876–3890.

Knutson, K. L. (2013). Sociodemographic and cultural determinants of sleep deficiency: Implications for cardiometabolic disease risk. *Social Science & Medicine, 79*, 7–15.

Knutson K. L., & Orzech, K. M. (2013). Sleep, culture and health: Reflections on the other third of life. *Social Science & Medicine, 79*, 1–6.

Knutson, K. L., Van Couter, E., Rathouz, P. J., DeLeire, T., & Lauderdale, D. S. (2010). Trends in the prevalence of short sleepers in the USA: 1975–2006. *Sleep, 33*, 37–45.

Kravitz, H. M., & Joffe, H. (2011). Sleep during the perimenopause: A SWAN story. *Obstetrics Gynecology Clinics North America, 38*, 567–586

Krueger, P. M., & Friedman, E. M. (2009). Sleep duration in the United States: A cross-sectional population-based study. *American Journal of Epidemiology, 169*, 1052–1063.

Liao, W.-C., Wang, L., Kuo, C.-P., Lo, C., & Chiu, M.-J. (2013). Effect of a warm footbath before bedtime on body temperature and sleep in older adults with good and poor sleep: An experimental crossover trial. *International Journal of Nursing Studies, 50*, 1607–1616.

Liu, J., Zhang, A., & Li, L. (2012). Sleep duration and overweight/obesity in children: Review and implications for pediatric nursing. *Journal for Specialists in Pediatric Nursing, 17*, 193–204.

Liu, Y., Wheaton, A. G., Chapman, D. P., & Croft, J. B. (2013). Sleep duration and chronic diseases among US adults age 45 years and older: Evidence from 2010 Behavioral Risk Factor Surveillance System. *Sleep, 36*(10), 1421–1427.

Luyster, F. S., Strollo, P. J., Zee, P. C., & Walsh, J. K. (2012). Sleep: a health imperative. Sleep, 35(6), 727–734.

Marcus, C. L., Brooks, L. J., Draper, K. A., Gozal, D., Halbower, A. C., Jones, J., et al. (2012). Diagnosis and management of childhood obstructive sleep apnea syndrome. *Pediatrics, 130*, 576–584.

McKnight-Eily, L. R., Eaton, D. K., Lowry, R., Croft, J. B., Presley-Cantrell, L., & Perry, G. S. (2011). Relationships between hours of sleep and health risk behaviors in US adolescent students. *Preventive Medicine, 53*, 271–273.

Montgomery-Downs, H. E., O'Brien, L., Gulliver, T. E., & Gozal, D. (2006). Polysomnographic characteristics in normal preschool and early schoolaged children. *Pediatrics, 117*, 741–753.

Morgan, K., Gregory, P., Tomeny, M., David, B. M., & Gascoigne, C. (2012). Self-help treatment for insomnia symptoms associated with chronic conditions in older adults: a randomized controlled trial. *Journal American Geriatric Society, 60*(10), 1803–1810.

National Sleep Foundation. (2008). *Sleep in America poll 2008.* Retrieved April 15, 2010, www.sleepfoundation.org/sites/default/files/2008%20 POLL%20SOF.PDFblications/2008poll.html

National Institutes of Health State of the Science Conference Statement. (2005). Manifestations and management of chronic insomnia in adults, June 13–15, 2005. *Sleep, 28*, 1049–1057.

NANDA-Association International (NANDA-I). (2014). *Nursing diagnoses: Definitions and classification, 2015–2017.* West Sussex, England: Wiley-Blackwell.

Ohayon, M. M., Carskadon, M. A., Guilleminault, G., & Vitiello, M. V. (2004). Meta-analysis of quantitative sleep parameters from childhood to old age in healthy individuals. *Sleep, 27*, 1255–1273.

Olaithe, M., & Bucks, R. S. (2013). Executive dysfunction in OSA before and after treatment: a meta-analysis. *Sleep, 36*(9), 1297–1305.

Owens, J. A., & Dalzell, V. (2005). Use of the BEARS' sleep screening tool in a pediatric residents' continuity clinic: A pilot study. *Sleep Medicine, 6*, 63–69.

Paiva, T., & Attarian, H. (2014). Obstructive sleep apnea and other sleeprelated syndromes. *Handbook of Clinical Neurology, 119*, 251–271.

Partinen, M., Kornum, B. R., Plazzi, G., Jennum, P., Julkunen, I., & Vaarala, O. (2014). Narcolepsy as an autoimmune disease: the role of H1NI infection and vaccination. *The Lancet Neurology, 13*, 600–613.

Porkka-Heiskanen, T., Zitting, K.-M., & Wigren, H.-K. (2013). Sleep, its regulation and possible mechanisms of sleep disturbances. Acta *Physiology, 208*, 311–328.

Rechtschaffen, A., & Kales, A. (1968). A manual of standardized terminology, techniques, and scoring systems for sleep stages of human subjects. Los Angeles, CA: Brain Information/Brain Research Institute UCLA.

Rimmele, D. L., & Thomalla, G. (2014). Wake-up stroke: clinical characteristics, imaging findings, and treatment – an update. Frontiers in Neurology, 5, 35.

Rondanelli, M., Faliva, M. A., Perna, S., & Antonicello, N. (2013). Update on the role of melatonin in the prevention of cancer tumorigenesis and in the management of cancer correlates, such as sleep-wake and mood disturbances: review and remarks. Aging Clinical Experimental Research, 25, 499–510.

Rye, D., & Trotti, L. M. (2012). Restless legs and periodic leg movements of sleep. Neurology Clinics, 30(4), 1137–1166.

Seicean, S., Newhauser, D., Strohl, K., & Redline, S. (2011). An exploration of differences in sleep characteristics between Mexico-born US immigrants and other Americans to address the Hispanic Paradox. *Sleep, 34*(8), 1021–1031.

Vitiello, M. V., McCurry, S. M., Shortreed, S. M., Baker, L. D., Rybarczyk, B. D., Keefe, F. J., et al. (2014). Short-term improvement in insomnia symptoms predicts long-term improvements in sleep, pain, and fatigue in older adults with co-morbid osteoarthritis and insomnia. *Pain*, doi: http://dx.doi.org/10.1016/j.pain.2014.04.032

Vgontzas, A. N., Fernandez-Mendoza, J., Liao, D., & Bixler, E. O. (2013). Insomnia with objective short sleep duration: the most biologically sever phenotype of the disorder. *Sleep Medicine Reviews, 17*(4), 241–254.

Volpe, L., Ball, H., & McKenna, J. (2013). Nighttime parenting strategies and sleep related risk to infants. *Social Science & Medicine, 79*, 92–100.

Wahlstrom, K., Dretzke, B., Gordon, M., Peterson, K., Edwards, K., & Gdula, J. (2014). *Examining the Impact of Later School Start Times on the Health and Academic Performance of High School Students*: A Multi-Site Study. St Paul, MN: Center for Applied Research and Educational Improvement, University of Minnesota.

Ward, T. E., Archbold, K. H., Lentz, M. J., Ringold, S., Wallace, C. A., & Landis, C. A. (2010). Daytime sleepiness and neurobehavioral performance in children with active and inactive Juvenile Rheumatoid Arthritis. *Sleep, 33*, 232–241.

Weaver, T. E. (2013). Don't start celebrating—CPAP adherence remains a problem. *Journal of Clinical Sleep Medicine, 9*(6), 551–552.

Wennberg, A. M., Canham, S. L., Smith, M. T., & Spria, A. P. (2013). Optimizing sleep in older adults: Treating insomnia. *Maturitas, 76*, 247–252.

Worthman, C. M., & Borwn, R. A. (2013). Sleep budgets in a globalizing world: biocultural interactions influence sleep sufficiency among Egyptian families. *Social Science & Medicine, 79*, 31–39.

Zee, P. C., Attarian, H., & Videnovic, A. (2013). Circadian rhythm abnormalities. *American Academy of Neurology, 19*(1):132–147.

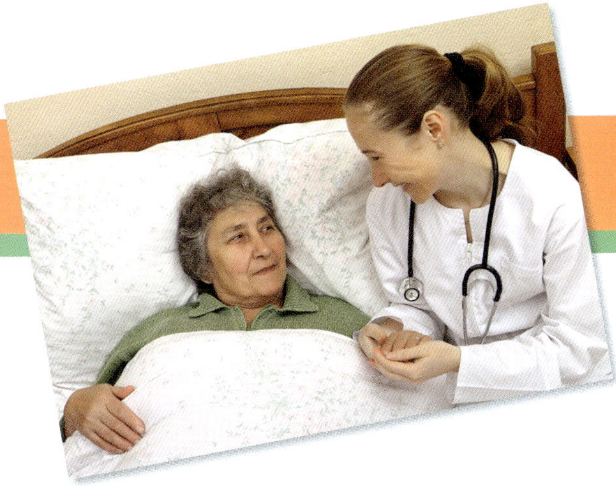

CHAPTER 35

통증관리

Pain Management

Ellen Noel

비판적 사고를 위한 사례

호스피스 간호사인 임 간호사는 3개월 전 폐암을 진단받은 문 씨를 간호하고 있다. 문 씨는 아버지가 폐암으로 사망한 가족력이 있고, 담배를 하루에 2갑씩 50년간 피워왔다. 암은 현재 오른쪽 폐, 양쪽 신장, 6번 경추에 전이된 상태이다. 최근 문 씨는 왼쪽 어깨, 상지와 오른쪽 대퇴 부위의 통증을 호소하였으며, 통증 척도는 0~10점에서 6점 정도로, 둔하면서 쑤시는 특징이 있으나 통증을 기술할 수는 없었다. 어깨의 통증은 특히 움직일 때 지속적이며 증가하는 특징이 있고, 오른쪽 다리의 통증은 움직일 때 나타나고 침대에서 왼쪽으로 돌아누울 때 나타난다. 방사선치료를 시작하면서부터 움직임이 감소되었으며, 치료 전에는 하루에 14~16시간 정도 외출하였으나 현재는 하루에 3~5시간 정도로 감소하였다.

이 장을 학습한 후, 위의 사례를 읽고 다음의 내용에 대하여 비판적 사고를 적용하여 복습한다.

1. 문 씨의 통증과 활동의 어려움에 대하여 서술한다.
2. 문 씨의 건강력과 현재 상태에 대한 간호사로서의 감정을 반영하고, 대상자의 생각과 감정에 대하여 추론한다.
3. 문 씨의 통증을 감소시킬 계획을 개발할 때 필요한 사정자료를 추가로 수집한다.
4. 문 씨의 통증을 감소시키는 데 사용하는 약물요법 또는 비약물적 요법에 대한 이론적 근거를 설명한다.
5. 문 씨의 활동을 도울 수 있는 건강증진 계획을 최소 2가지 계획한다.

주요용어

경피전기신경자극 transcutaneous electrical nerve stimulation
고통 suffering
급성 통증 acute pain
내성 tolerance
내인성 마약 endogenous opioids
내장통 visceral pain
무해자극통증 allodynia
바이오피드백 biofeedback
배척수각 spinal dorsal horn
보소제 adjuvant
신경병성 통증 neuropathic pain
신체적 의존 physical dependence
외인성 마약 exogenous opioids
중다양식 치료 multimodal therapy
중독 addiction
중심 감작 central sensitization
지속적(만성적) 통증 persistent (chronic) pain
체성통 somatic pain
통각과민 hyperalgesia
통각수용기성 통증 nociceptive pain
통각, 아픈감각 nociception
피부분절 dermatome

학습목표

1. 정상적인 통증전달 과정을 설명한다.
2. 통증전달을 촉진하거나 억제하는 방법을 제시한다.
3. 4가지 통증요소를 서술한다.
4. 개인의 요구를 토대로 한 비약물적 통증완화법을 조사한다.
5. 진통제 유형, 작용과 부작용을 서술한다.
6. 통증관리를 위해 사용되는 다양한 약물군을 간호에의 적용(implication)에 제시한다.
7. 통증을 경험하는 대상자를 위한 간호계획을 세운다.

1. 통증인식

통증은 주관적이고 개인적인 현상으로, 사람이 살아가는 동안에 겪으며, 의료기관을 찾아야 하는 기본적인 이유이다. 통증은 우리에게 잠재적인 손상을 경고하고 세포손상을 당한 경우에는 경각심을 일으켜준다. 통증이 일반적인 경험일지라도, 독특한 유전적인 기질과 해석에 따라 매우 개인적이다. 감각적이고 감정적인 통증의 복잡성은 다양한 상황에서 통증 관리를 어렵게 한다. 결과적으로 통증의 기전을 바탕으로 한 통증관리지식, 근거기반의 통증관리 규정과 통증 대상자의 회복, 기능, 삶의 질에 미치는 영향은 전문적인 간호실무에 필수적이다.

1) 구조와 통증 과정

통증 연구를 위한 국제 연합(International Association for the Study of Pain, IASP)은 통증을 "잠재적인 조직손상 또는 그 손상의 단어로서 묘사된 불쾌한 감각과 감정적인 경험"(IASP, 1979, 1994)이라고 정의하였다. 이 정의는 적응이 가능한 통증의 특성과 그와 관련된 방어적인 질을 반영한다. 예를 들면, 통증은 교감신경계를 자극하여 사람으로 하여금 뜨거운 난로에서 손을 떼게 만든다. 외과적 절개, 협심증 또는 췌장암으로 인해 조직 주변에 가해진 압력 때문에 발생한 통증은 대상자의 실제적 또는 잠재적인 손상을 알려준다.

통증 간호전문가인 Margo McCaffery에 의해 개발된 통증의 정의는 통증의 주관적인 성질을 묘사하고 있다. "통증은 겪고 있는 사람이 통증이라고 말하는 바로 그것이며, 그 사람이 통증이 있다고 말할 때마다 통증은 존재한다"(McCaffery & Pasero, 2011). 이 정의로 통증정보의 일차적인 원천은 대상자이며, 대상자의 통증경험에 대한 전문가 또한 대상자라는 것을 알 수 있다. 대상자의 경험을 통증관리에 통합하는 것은 최적의 통증 관리를 위해 필수적이며, 부차적인 통증 치료와 관련된 추가적인 신체적 · 정신적 손상을 피하게 해 준다.

(1) 통증 경로와 과정

통각(nociception)은 고통스러운 자극의 정상적인 과정이며, 급성 통증이 의식적인 사건이 될 때 발생하는 4단계 과정으로 설명된다. 그림 35-1에서 보여주듯이, 통각체계는 말초부터 척수, 뇌간과 시상, 감각을 인지하는 대뇌피질로 확대된다. 통각의 기본적인 원리는 다음과 같다.

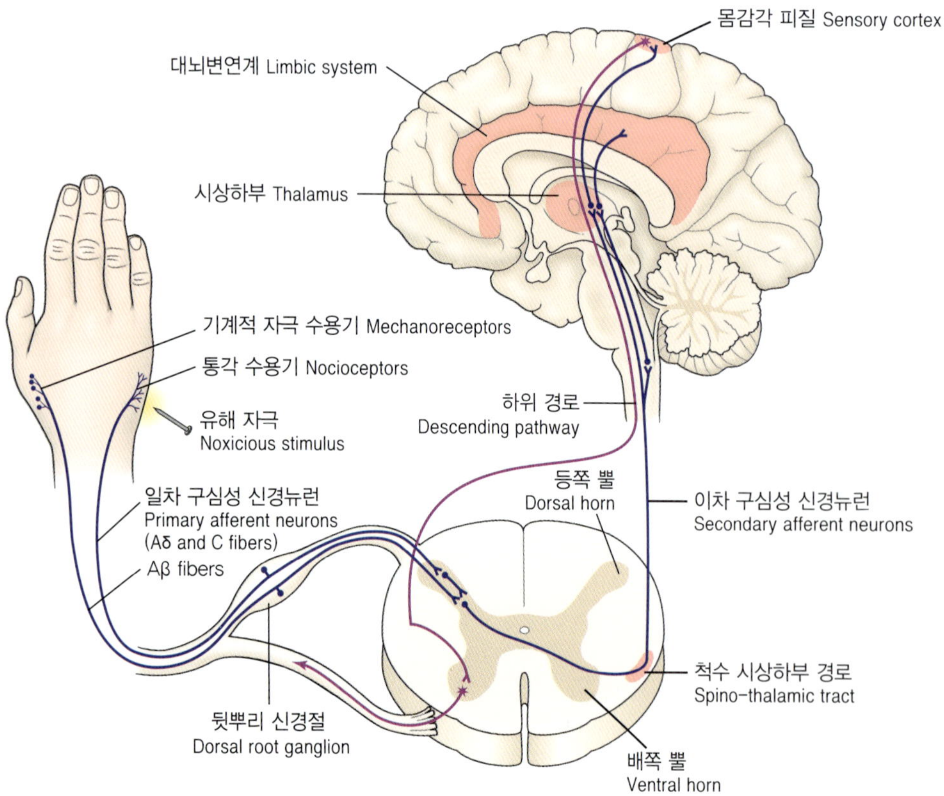

그림 35-1 통증자극은 통각수용기로부터 전달되어 배근신경절 내로 감각신경로를 따라 움직인다. 자극은 척수 내로 들어가서 교차되며 척수시상하부 경로를 거쳐 통증을 인지하는 뇌까지 올라간다.

① 변환

통증자극 전달의 첫 단계는 손상된 부위의 말초에서 발생한다. 에너지는 한 형태에서 다른 형태로 전환되고 손상된 세포는 근처의 통각수용기를 활성화하거나 민감하게 하는 물질을 분비한다. 통각수용기는 위협적인 자극에 민감한 말초신경계 수용체이다. 통각수용기는 체온(체온수용기), 화학물질(화학수용기), 압력 또는 기계적인 손상(기계적인 수용기)과 같은 유해자극에 민감하고 만약 유해자극이 충분히 강하다면 통증신호를 전달한다.

통각수용기는 피부, 혈관, 피하조직, 근육, 근막, 골막, 장막, 관절과 다른 구조에서 발생하는 유해한 자극에 반응한다. 통각수용기는 말초신경계에서 2가지 형태(A-델타 섬유와 C-섬유)로 존재하며 세포에서부터 중추신경계로 통증감각을 전달하는 역할을 한다. A-델타 섬유는 손상과 관련된 즉각적인 강하지 않고 날카롭고, 광범위하게 분포된 통증을 발생시킨다. 느린 전도를 하는 C-섬유는 둔하고 많이 분포되지 않았고, 손상 후에 지속되는 이차성 통증감각을 유발한다.

A-델타 섬유와 C-섬유의 활동으로 인한 통증 간의 차이는 첫째 대 둘째 통증으로 가장 잘 묘사할 수 있다. 예를 들어, 만약 망치로 엄지손가락을 쳤다면, 빠르고 날카로운 통증이 손상을 입었다고 알려줄 것이다. 이 통증은 A-델타 섬유의 자극에 의해 발생한다. 통증신호는 해석을 위해 말초를 통해 중추신경계로 전달되므로 만약 엄지손가락에 망치질이 멈추었다 해도 불타는 듯한, 둔하고 아픈 감각이 몇 분 동안 지속되며, 이는 C-섬유 자극에 의해 발생한다.

② 전달

말초통각섬유에서 뇌를 향한 통증전달은 복잡하다. 신호는 말초세포를 거쳐 척수의 배근을 통해 A-델타 섬유와 C-섬유에 의해 전달되어 척수의 배각에서 소멸된다. 척수 배각은 메시지의 복잡한 과정이 발생하는 곳으로 통증전달의 가장 중요한 영역 중 하나이다. 신호는 교차되거나 교차되지 않는 몇몇 경로를 따라 뇌로 상향되는 흥분성 또는 방해성의 중간 뉴런과 소통한다. 배각 흥분성 중간 뉴런으로의 투입은 P물질과 글루타메이트라는 두 물질을 분비하는데, 이 두 물질은 통증감각을 활성하는 잠재력을 가지고 있다. 척수시상로는 구심성 뉴런을 통해 해석을 담당하는 뇌와 시상으로 이차적인 상향자극을 전달한다. 교차경로는 척수의 전 외측의 사분면의 백질에 위치한다. 통증과 체온 감각, 특히 부분적인 감각을 전달하는 척수시상로는 뇌간으로 들어가고 다른 뉴런은 정보를 감각피질과 변연계로 전달하는 시상에서 주로 소멸된다(그림 35-1).

③ 지각

정보는 감각피질과 변연계에서 형성되므로 통증인지는 의식적인 각성과 고통스러운 경험의 개인적인 해석이다. 감각은 감정적 · 사회적 · 행동적 요소와 병합되고, 통증은 개인적인 의미로 인식된다. 현재의 통증인식은 과거 경험에서 영향을 받을 수 있다. 예를 들면, 제대로 해결되지 않은 과거 사건은 대상자에게 조절할 수 없는 통증을 예상하게 할 수 있다. 이는 불안, 공포의 감각을 유도할 수 있고 궁극적으로는 통증 내성을 감소시키고, 통증에 대한 민감성을 증가시킨다.

④ 조절

조절은 통증자극에 대한 중추신경계의 억제를 말하며, 뇌간에서 형성된 뉴런은 척수의 하향경로를 이용하여 통증감각을 감소해주는 통증 억제물질을 배출한다. 하행신경원에서 억제성 사이신경원으로의 주입은 통증감각에 대한 억제효과가 있는 몇몇 신경화학물질을 분비한다. 이러한 신경화학물질은 여러 종류의 수용기와 결합한다. 예를 들어, 통증인지의 억제를 위한 중요한 마약수용기는 내인성 마약(신체에 의해 형성), 외인성 마약(사람에게 적용되는 것)의 결합이 이루어지는 곳이다. 내인성 마약인 세로토닌과 노르에피네프린은 신경화학물질의 하나로, 통증자극전도를 방해하는 조절 단계에서 분비된다.

표 35-1은 정상적인 통증 자극 전달의 4가지 기본 과정과 각 단계에 대한 약물요법과 비약물요법 중재의 예를 설명하고 있다.

2) 통증의 종류

간호사는 대상자의 통증관리계획을 성공적으로 개발하고 실천하기 위해서 통증 형태와 분류 사이의 차이를 명확하게 인식하고 있어야 하고, 통증관리계획에는 시기 선택과 통증의 기간, 원인, 객관적인 증상을 고려해야 한다. 일부 대상자에게는 급성 통증과 지속적인 만성 통증이 동시에 나타나거나 번갈아 나타날 수 있으며, 중요한 것은 각각의 통증에 대해 특별한 통증관리전략이 필요하다는 것이다.

표 35-1 통각: 정상 통증전달 과정

과정	위치	신경전달물질/신경물질	통증-완화치료
변환	손상부위의 말초신경계	bradykinin, histamine, prostaglandins은 손상된 세포로부터 분비되는 화학물질의 예이다.	• corticosteroids, acetylsalicylic acid(ASA), NSAIDs, 항히스타민제는 손상 부위에서 화학물질의 분비를 억제한다.
전달	중추신경계로 향하는 말초신경계	척수의 배굴에서 분비되는 P물질, glutamate, 다른 물질	• 마약과 ketamine은 통증자극을 전달하는 물질을 억제한다. • benzodiazepines, opioid와 baclofen은 통증감각을 감소시키는 물질을 늘린다. • 국소마취제와 경막외 차단
지각	중추신경계		• 항불안제 • 마약 • benzodiazepines • 주의전환, 이완, 최면, 형상화와 같은 인지전략은 통증경로의 정도를 조절하는 효과적인 통증-유도치료이다. • 전신마취
조절	중추신경계	뇌간의 뉴런은 척수를 하강하고 serotonin, 내인성 마약과 norepinephrine을 분비한다.	• 항우울제 • 마약 • 항경련제

(1) 급성 통증

급성 통증은 국소화된 자극 부위에 위치한 통각신경섬유의 활동과 관련된 잠재적인 또는 실제적인 조직손상의 결과이며, 시간이 제한적이고 외상, 수술 또는 질병 단계 후에 발생한다. 급성 통증의 원인은 대체로 알려져 있고, 치유하면 통증 강도가 감소한다. 또한 관찰할 수 있는 신체 증상(증가된 심박동, 증가된 호흡 또는 증가된 혈압)이 있을 수도 있으며 증상이 행위로 나타날 수도 있는데, 예를 들면 얼굴 찡그림이 보일 수 있고, 복부 수술 후에는 기침과 깊은 호흡을 할 수 없을 수도 있다. 각 대상자는 자신만의 개인적인 통증반응을 보이므로, 신체적이고 행위적인 증상이 없다고 해서 대상자에게 통증이 없음을 의미하는 것은 아니라는 점을 기억해야 한다.

(2) 지속적(만성적) 통증

정상 통각통증 과정을 따르는 급성 통증과는 달리, 지속적(만성적) 통증은 아무런 효용이 없다. 건강관리제공자는 만성 통증이라는 용어 대신 지속적 통증이라는 단어를 사용하고 있다. 이는 만성 통증 대상자와 관련된 부정(negative)과 부정확한 추정을 피하기 위해서이다. 지속적 통증은 비정상적인 통증신호 과정으로, 원인은 말초나 중심에서 또는 둘 다에서 발생하고, 주기적이고 비가역적이며, 일반적으로 3~6개월보다 더 오래 지속된다. 치료되지 않은 또는 제대로 치료되지 않은 급성 통증은 치료가 어려운 만성 통증 증후군이 될 수도 있다(D'Arcy, 2014). 심각한 지속적 통증이 있는 대상자는 무감각을 보일 수도 있고 통증이 없는 듯이 보일 수도 있다. 혈압 상승, 빈맥 또는 얼굴 찡그림과 같은 신체적 통증반응이 보이지 않으며, 스트레스, 우울 또는 불안은 통증인지를 고조시킬 수 있다. 결과적으로, 급성 통증에서 나타나는 신체적 통증반응과 행동이 일반적으로 나타나지 않으므로 지속적 통증이 있는 대상자를 사정할 때 이를 사용할 수 없다.

지속적 통증 증가를 유발하는 기전은 여러 가지가 있으며, 제안된 기전 중 하나는 중심감작 과정과 연관이 있다. 중심감작 과정이 진행되는 동안 통각신경신호는 말초신경에서 중추신경계로 쏟아진다. 장기적이고 지속적인 통증은 중추신경계에 장기적인 변화를 일으켜 약한 통증자극으로도 지속적 통증 증폭을 초래한다(Zacharoff, Pujol, & Corsini, 2010). 류마티스성 관절염은 장기간의 자가면역염증으로 인한 지속적 통증신호 증폭이 발생한 만성질환 과정의 한 예이다.

중심적 감작은 중추신경계에서 통각과민(hyperalgesia)을 일으키는 장기간의 변화를 유도할 수 있으며, 통각과민은 정상적 통증자극에 대해 과장된 반응으로 나타난다. 통각과민은 낮은 통증내성(역치), 자발통, 감각 증가를 초래한다. 대상포진 후 신경통을 앓는 대상자에게는 통증과민이 나타날 수도 있다. 무해자극통증(allodynia)

은 비정상적인 통증신호로 인해 발생하는데, 가볍고 비통증적인 자극으로도 통증을 초래하는 다른 통증반응현상이다. 무해자극통증은 가벼운 접촉, 담요의 무게 또는 하지의 급격한 체온변화만으로도 급작스럽고 통증이 심한 반응을 유발하는 것으로, 당뇨병성 말초신경병증 대상자에게 나타날 수 있다.

(3) 암성 통증

질병과 치료의 모든 단계에서 암 대상자는 치료의 연장선상인 통증관리에 세심한 주의가 필요하다. 통증은 대개 치료의 이유가 되는 첫 번째 증상이다. 질병의 초기에는 통증이 진단 과정, 수술, 암 치료와 관련이 있다. 통증 형태와 증상이 다양한 암 통증은 급성과 지속적 통증 양상이 모두 나타난다. 통증은 암의 유병률과 함께 증가하지만, 통증은 불가피한 산물이 아니라는 것을 명심하고 적절한 중재를 제공해야 한다. 한편, 암 대상자는 통증을 암이 진전된 것으로 받아들여 통증을 보고하는 데 소극적이다(Potter, Wiseman, Dunn, & Boyle, 2003).

(4) 통각수용기성 통증

통증은 두 범주에 따라 병리생리학 용어로 구분한다. 급성 통증과 지속적 통증을 구별하는 확실한 증거는 시간이 지나도 사라지지 않아 오래 지속되고, 재발하는 통증이다. 통각수용기성 통증은 다른 신경계보다는 조직 내에서 발생하고 정상 통증전달 동안 손상되지 않은 통각수용기를 통해 전달된다. 통각수용기성 통증은 열상으로부터 발생하는 것과 같은 급성이 될 수도, 궤양성 대장염을 앓는 대상자에게 나타나는 것과 같이 지속적이 될 수도 있다. 통각수용기성 통증은 두 개의 독특한 통증양상으로 구별하는데, 각각은 구체적인 특징이 있다.

통증의 첫 번째 형태는 체성통(somatic pain)으로 뼈, 피부, 연조직에서 발생하고, 매우 국소적일 수 있으며, 대상자는 체성통을 쑤심 또는 두근거림으로 묘사할 것이다. 통증 부위를 질문하면 어디가 아픈지 구체적으로 가리킬 수도 있다. 늑연골염(갈비뼈를 흉골로 연결하는 연골의 염증) 또는 대퇴경부 골절로 인한 골반골절을 체성통의 예로 들 수 있다. 체성통은 뼈 전이를 초래하는 침습적인 암을 진단받은 대상에게도 생긴다. 발목을 삐어 발생한 타박상과 같은 연조직 손상은 피부조직에 있는 통각수용기는 활성화되어 있어서 발생하는 체성통의 예가 될 수 있다.

통각수용기성 통증의 두 번째 형태는 내장통(visceral pain)으로 스트레칭, 팽창, 염증 또는 속이 빈 장기(hollow organ)와 고형장기(solid organ)가 손상되어 발생하며, 내부적으로 발생한다. 대상자는 내장통을 쑤심, 두근거림, 경련, 압박, 심부 또는 방사통 등으로 묘사한다. 급성 심근경색증으로 인한 흉통은 내장통의 한 예이다. 대상자는 턱 또는 왼쪽 팔로 방사되는 무겁고 쑤시는 느낌과 흉부압박감이 있다고 말한다. 심한 방광팽창을 초래하는 배뇨장애 또한 내장통을 초래할 수 있다.

(5) 신경병성 통증

통각수용기성 통증이 비정상적인 감각주입 때문에 발생하는 것과는 달리 신경병성 통증(neuropathic pain)은 말초신경계 또는 중추신경계의 손상으로 발생한다. 그러나 모든 신경손상 대상자에게 나타나는 것은 아니다. 신경병성 통증은 자극으로 인해 또는 자연스럽게 인지된 것일 수 있다. 신경병성 통증은 자극에 의해 발전된 것이거나 자발적으로 인지되어 시간이 지남에 따라 대상자의 증상이 다양한 형태로 변화하여 발전하기도 한다(Dahl, Gordon, Paice, Stevenson, & Brown, 2008). 신경병성 통증은 당뇨병 신경병증, 뇌졸중 후 통증 또는 환상통과 같은 중추성 통증증후군, 신경 종양, 암과 관련된 통증 상태 등 다양한 증후군으로 발생할 수 있다. 일부 화학요법 약제와 방사선은 신경계에 손상을 줄 수 있고 신경병성 통증을 더 악화시킬 수 있다. 유방절제술 후와 개흉술 후의 대상자는 외과적 과정의 결과로서 신경손상 때문에 후신경성 통증을 경험할 수 있다. 대상자는 신경병성 통증을 쑤심, 가려움, 화끈거림, 차가움, 꺼끌꺼끌함 또는 쇼크와 같은 말로 묘사한다. 대상자마다 표현이 매우 다를 수 있지만 얼얼함, 저림, 정상 접촉 시 통증, 이 3가지 증상은 신경병성 통증의 명확한 예측변수이다. 강도의 감소와 비정상적인 반사 또한 신경병성 통증에 동반할 수 있으므로 통증을 사정하는 동안 이를 고려해야 한다.

3) 생애주기에 따른 고려사항

(1) 신생아와 영아

신생아나 영아는 인지기술이 부족하여 통증을 말로 표현할 수 없지만 고통스러운 자극은 출생부터 인지할 수 있는 것은 분명하다. 영아와 신생아는 통증치료 시 위험그룹에 속하며, 여러 연구에서 통증이 영아에게 단기 · 장기 결과를 모두 유발한다는 증거를 제시하였다. 신생아와 영아에서 반복적이고 오래 지속되는 통증은 생애 후기에 나타나는 통증감각과 통증 과정의 변화와 연관이 있다. 통증 조절을 받지 않고 포경수술을 한 영아는 포경수술을 받지 않은 영아와 비교할 때, 4~6개월 예방접종 시 통증 반응이 증가하는 것으로 나타났다(Taddio & Katz, 2004). 영아와 신생아 통증에 대한 객관적인 증상은 얼굴, 하지 자세, 활동 정도, 울음, 위안의 정도에서 관찰할 수 있다. 통증을 겪고 있는 유아들은 이마 돌출, 눈 쥐어짜기, 입술 오므리기, 턱 떨기 그리고 혀 내밀기를 할 수도 있다(Oaks, 2011).

(2) 유아와 학령전기 아동

어린 유아는 경험하는 통증이나 통증의 원인을 인식할 수 없다. 좀 더 큰 유아와 학령전기 아동은 통증을 서술하고 확인하며 원인을 지적하는 능력이 발달하여, 강도와 심각성을 정의하는 용어를 사용하기 시작한다. 이 연령집단에서 중요한 특성은 기면, 피로, 식욕부진, 퇴행과 같은 통증과 연관된 특성이다.

유아기와 학령전기에는 자율성이 나타난다. 통증은 안전을 위협하거나 두려움을 느끼게 하는 원인일 수 있기 때문에 아동은 울고, 화내고, 신체적 저항 혹은 퇴행으로 반응하는데, 이런 반응을 보이는 아동에게 통증 및 통증의 원인 혹은 관리에 대해 합리적으로 납득시키기는 매우 어렵다. 그러므로 아동은 다시 상처 입을까 두려워서 접촉을 회피하게 된다. 부모는 아동에게 가장 중요한 안위와 지지 제공자이지만, 부모가 아동의 통증에 대해 비난하는 경우, 아동은 부모에 대한 양가감정을 나타내기도 한다. 이러한 경우 부모를 격려하고 지지하여 부모가 아동의 반응을 이해하는 데 도움을 주도록 한다.

(3) 학령기 아동과 청소년

학령기 아동은 자신의 능력에 대한 감각과 독립성이 발달하고, 자신의 생활에서 일어나는 일들을 합리화하기 시작한다. 통증을 주는 상황에 직면할 때 아동은 '용감'해지려고 하고 통증을 합리화한다. 학령기 아동은 어린 아동보다 통증에 대한 설명에 훨씬 잘 반응하며, 통증의 구체적 위치, 강도, 특성 및 일시적 양상을 확인할 수 있다. 만일 통증이 지속된다면 학령기 아동은 상황을 조절하기에 너무 어리기 때문에 일시적으로 퇴행하게 된다. 예를 들면, 어린 학령기 아동은 일시적으로 방광 조절력을 상실할 수 있고, 엄지손가락 빨기, 손톱 물어뜯기, 좋아하는 장난감 가지고 놀기와 같은 방법으로 안위방법을 전환한다.

청소년은 정체성과 독립심이 발달하기 때문에 신체적 외모와 능력을 중요하게 생각한다. 또래 관계에 대한 관심이 증가할 때, 청소년은 조심스럽게 자기조절을 보이고 통증을 인식하는 것을 꺼려한다. 통증을 인정하거나 '마지못해 받아들이는 것'을 연약함의 증상으로 보기도 한다. 예를 들면, 고등학교 축구선수는 무릎이 다친 것을 알지만 팀 구성원이 되고자 하는 노력으로 통증을 부인하는 경향이 있고, 코치나 학교의 기대에 어긋나지 않게 노력하기도 한다.

(4) 성인과 노인

65세 이상 노인 인구가 가장 빠르게 늘고 있으며, 2030년이 되면 전체 인구 중 노인이 차지하는 비율이 24.1% 이상이 될 것으로 예측된다. 노인의 지속적 통증으로 가장 흔한 형태는 근골격계(체성통)이다. 허리, 무릎, 발 및 엉덩이의 골관절염은 노인의 지속적인 통증을 설명하며 기능과 독립성에 큰 영향을 줄 수 있다. 노인에게서 대상포진 후 신경통과 질병-관련 신경장애(신경병성 통증) 발생률이 높고 장애가 될 수 있다. 노인은 통증으로 인해 우울, 사회적 고립과 인지장애의 위험이 높고, 통증은 자기돌봄 능력을 방해하며, 대상자의 집안환경 적응능력에도 장애를 일으킬 수 있다. 특히 통증에 대한 부적절한 이해와 자가관리 통증전략은 대상자를 활동적이고 즐거운 건강연령으로 유지하는 데 장애가 된다. 일부 노인은 나이가 들수록 통증은 피할 수 없는 정상적인 결과라고 잘못 믿고 있을 수 있다. 노화된 신경계는 마약수용기가 감소하고 염증 활동이 증가하여, 일부 유형의 경한 통증에는 덜 민감할 수 있지만, 중등도에서 심한통증에는 덜 민감해지지 않는다(Baumann, 2009). 노인은 상태가 같은 젊은 사람보다 통증으로 인해 장애가 될 가능성이 더 높으며, 통증조절이 어려워지는 위험에 처할 수 있다.

간호는 통증을 자극하고 기능을 저하시키는 환경요소를 노인이 인식하도록 돕고, 안위와 기능성을 촉진하는 중재를 제공한다. 예를 들어, 간호사는 골관절염으로 인한 요통이 있는 노인을 위한 적절한 간호중재로 물리치료 · 작업요법 진료와 가정건강평가를 제안할 수 있다. 적절한 진통제와 함께 이동보조기, 자세변경, 기동력 인식,

가정환경평가는 대상자의 기능을 향상시켜주고 잠재적인 통증을 유발할 수 있는 활동을 감소시켜 줄 것이다. 추가적으로 간호사는 대상자의 기도 또는 명상과 같은 인지적 중재, 비약물적 통증관리전략에 대한 대상자의 인식을 파악해야 한다. 열요법과 냉요법은 통증을 완화할 수 있다. 노인에게 부작용이 가장 적은 전체적 통증관리 전략을 인식 및 선택하는데 도움이 되는 정보와 자원을 제공하는 것은 활동, 대처, 안녕, 삶의 질 향상에 긍정적인 영향을 미칠 것이다(Baunmann, 2009).

4) 문화적 고려사항

문화와 민족은 개인, 가족, 지역사회 수준에서 통증이 어떻게 인식되고 다루어지는지에 영향을 미친다. 따라서 서로 다른 민족 그룹에 대한 문화적으로 역량을 갖춘 간호 접근은 매우 중요하며, 전문직 간호의 틀로서 문화적 민감성에 대한 인식과 헌신은 필수적이다(Purnell & Paulanka, 2014).

백인, 히스패닉, 흑인과 아시아 민족 중에서 문화적이고 민족적인 부분을 중심으로 암성 통증 경험에 대한 최근 연구에서, 민족 그룹에 따른 통증 경험의 공통점과 차이점을 확인했다.

소수민족뿐만 아니라 일반 민족도 성의 차이와 의사소통장애 정도에 따라 통증경험에 영향을 받은 것으로 나타났다. 대상자는 통증에 대해 건강관리제공자와 의사소통의 어려움을 표현했는데, 대상자의 의사소통장애에 대한 구체적인 이유는 의견이 달랐다. 통증의 중증도와 자신이 어떻게 느끼고 있는지, 가끔 불필요한 통증 호소로 인식되는 것을 느꼈다는 것을 이해시키는 것은 어렵다고 소수민족은 언급하였다. 히스패닉과 아시안 참여자는 교육을 잘 받았더라도 자신의 통증 경험을 건강관리제공자에게 영어로 표현하는 부분에서는 외국어 능력이 미흡하여 장애물이 된다고 하였다(Im, Lee, Lim, Guevara, & Chee, 2009).

또한 여성참여자는 성별과 관련된 암성 통증의 경험을 보고하였다. 대상자집단 연구에 따르면 여성참여자의 암성 통증은 남성참여자의 통증과 비교하여 평가절하되었다. 대부분의 여성, 특히 엄마는 남성보다 통증 역치가 더 높고 출산과 생리를 통한 통증을 삶에서 경험하였다. 게다가 여성대상자는 질병이 진전됨에도 불구하고 가정일과 육아에 대한 부담을 지고 있다고 보고하였다(Im et al., 2009).

백인 대상자는 암 통증관리에 대한 확고한 자가결정 행위를 보였고 통증과 통증조절 중재에 강한 욕구를 나타내며, 그들의 통증을 방치하거나 무시하는 건강관리제공자를 대해서는 의견을 강력히 주장하기도 했다. 백인 대상자는 자신이 존중받고 충분한 간호를 받지 않는다고 느낀다면 간호제공자를 변경하기를 원하였다. 금욕, 마약 중독에 대한 우려, 마약 내성 발달은 아프리카계 미국인의 암 통증관리에 영향을 미치는 요인으로 나타났다(Im, 2008). 소수민족은 암 통증에 대해 다르게 생각하는데, 암은 사망과 관련되어 있고, 통증 증가는 암이 더 악화된 것이라는 믿음을 갖고 있어, 결과적으로 통증에 대해 이야기하려 하지 않고 대신 축소하려고 하였다. 아시아인 대상자는 고통스러운 암 경험을 '나쁜 업보(카르마)'와 과거의 죄에 대한 속죄의 결과로서 보기 때문에 자신의 통증을 감추기를 원하였다. 대부분의 소수민족은 종교적 신념, 명상, 기도와 같은 비약물적인 전략에 의지하여 자신의 고통을 최소화하려고 하였다. 신이 치유한다는 신념은 암을 마주하게 하고 고통을 견딜 수 있게 돕는다(Im et al., 2009).

대부분 백인 참여자는 암과 통증을 다양한 서양 약물을 사용하여 치료하기를 원하였다. 인터넷과 지지그룹, 통증클리닉과 다른 자원을 이용하여 정보를 구하고, 자신의 요구에 부합하는 전문건강 간호제공자를 찾았다. 백인 연구대상자 집단에게는 해답을 찾고, 대체요법을 찾고, 질문하고, 유사한 경험을 한 다른 사람과 소통을 하는 것이 일반적이었다.

이와 반대로 소수민족은 정상적인 삶을 유지하는 데 관심을 두었고 통증관리를 위한 자연적인 양식을 더 자주 사용하였다. 소수민족 참여자는 통증을 감소시키기 위해 서양 약물을 이용하여 적극적으로 치료하기보다는 자연적이고, 비관념적인 방법을 사용하였다(Im et al., 2009).

백인 대상자는 개인적인 암 통증 경험이 더 흔했고, 흑인, 아시안, 히스패닉 민족집단에서는 가족적인 관심이 더 강하게 나타나 대조를 보였다. 백인은 더 독립적이고 자율적인 경향이 있었다. 소수민족의 통증 경험에 대한 관점은 가족을 위해 암과 통증과 싸우는 데 초점을 두고, 치료를 받는 동안 가족지지의 수준이 높고, 가족은 의사결정을 하고, 계획하고, 돌봄을 제공하는 것에 광범위하게 관련되어 있었다(Im et al., 2009).

2. 통증인지와 통증반응에 영향을 미치는 요인

다양한 통증의 속성은 통증을 어떻게 인지하는지에 영향을

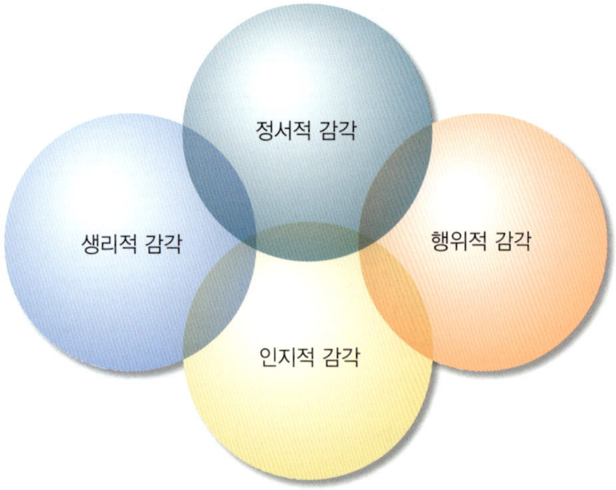

그림 35-2 정서적 · 행위적 · 인지적 · 생리적 감각요소 모두 개인의 통증 인식에 영향을 미친다.

미치는 인지와 행위의 요소이다. 여러 통증경험에는 (a) 정서적, (b) 행위적, (c) 인지적, (d) 생리적 감각의 4가지 요소가 있다(그림 35-2). 이러한 요소는 'ABC' 통증 약어를 이용하여 쉽게 기억할 수 있다(Cancer Pain Symposium Nursing Research Grop, 2004). ABC 통증 약어의 모든 4개의 범위는 전인적이고 효과적인 통증관리계획을 성취하기 위해 사정, 계획, 수행, 평가 동안 고려해야 한다.

1) 정서적 요인

고통(suffering)은 통증 증가와 연관된 정서적 반응이다. 통증과 고통은 동의어가 아니다. 고통은 인간의 본성을 위협하는 사건과 연관이 있는 반면, 통증은 신체 조직을 위협하는 사건과 관련된다. 사람은 통증 없이 고통이 있을 수 있고, 고통 없이 통증이 있거나 통증과 고통이 동시에 있을 수도 있다. 통증과 고통의 사정과 치료는 상당히 다르다.

완화되지 않는 통증이 있는 대상자는 분노, 두려움, 불안, 슬픔이나 우울과 같은 통증지각을 강화시킬 수 있는 정서적 반응이 동시에 나타난다. 즐거움, 기쁨과 같은 정서는 통증지각의 양을 줄여준다. 정서적 요인은 통증지각에 있어서 강력한 역할을 수행할 수 있다. 정서와 통증지각 간의 관계를 이해하도록 대상자를 돕는 것은 모든 상황에서 간호사의 중요한 역할이다.

2) 행위적 요인

통증과 연관이 있는 행동은 여러 가지이다. 행동으로 통증이 악화되기도 하고 완화되기도 한다. 통증 대상자는 어떤 활동이 통증을 일으키거나 증가시킬 수 있다는 것을 알기 때문에 이러한 활동을 피하지만 회피는 장기간 지속할 수 있는 최선의 방법이 아니다. 통증은 즐거움과 만족감을 주는 일상의 행동을 방해한다. 통증이 여러 활동을 막을 때 대상자는 불안과 같은 정서적 문제가 증가하고, 통증조절을 위한 많은 활동(통증 감소, 통증발생 예방, 통증기간 단축과 통증내성)에 참여하게 된다. 예를 들면, TV를 보거나 친구, 직원 및 가족구성원과 대화하는 것은 대상자로 하여금 통증에서 주의를 돌리는 데 도움이 되며, 이를 조절하도록 도와주는 것이 효과적일 것이다. 대상자가 진통제 투여계획을 이행하거나 어떻게 조절할 것인지가 통증행위에서 중요한 측면이다.

두려움, 불안과 같은 통증에 대한 정서적 반응은 통증지각 강도를 증가시키므로 근육긴장이 증가하며, 알 수 없는 것에 대한 두려움은 이러한 상황에 처한 대상자에게 긴장과 불안을 유발하기 때문에 통증이 악화된다. 예를 들어, 주사를 두려워하는 유아는 울고 근육이 긴장되면서 통증이 더 심화될 것이다. 공격적 행동은 통증에 대한 저항방법 중 흔한 것이다. 또 다른 극도의 통증상황에서 환경 및 다른 사람과 최소한의 상호작용을 통해 통증을 피하려고 한다. 초기 발달 단계에서의 퇴행이 일어나는 것이다.

통증은 피로감을 줄 수 있으므로 더 많은 통증을 유발할 가능성이 있다. 충분히 휴식을 취한 사람은 통증에 대해 견딜 수 있지만 피로를 느끼는 사람은 통증을 견딜 수 없다.

3) 인지적 요인

암과 같은 질병 및 통증과 연관된 의미는 대상자의 반응에 영향을 미칠 수 있는 신념, 태도 및 기대에 따라 달라진다. 어떤 문화는 통증을 견디는 것을 미덕으로 보고, 남성이 여성보다 더 자제력 있게 통증을 견디기를 기대하기도 한다. 건강관리제공자는 자신의 판단을 강요하지 말고 대상자의 문화적 신념을 인식해야 한다.

통증에 대한 지식부족은 개인의 통증을 증가시킨다. 치료에 대해 혹은 결정사항에 대해 충분히 알지 못하는 대상자는 통증이 더 악화됨을 느끼며, 대상자의 통증완화에 대한 목표와 기대 및 치료결과는 통증을 이해하는 데 중요하다. 그러나 치료목표는 현실적이고 대상자, 건강관리제공자 및 환경에 맞는 것이어야 한다. 통증완화를 위한 장애물을 인지하고 현실적이고 기능적인 목표를 결정하는 것은 대상자와의 협업을 위한 적절한 통증계획에 필요한 요소이다. 탈진과 수면부족은 만성적인 피로상태를 유발하며, 통증관리를 어렵게 만든다. 의식수준(진정 단계), 치매, 과거 통증에 대한 기억, 동기(내적 대 외적 통제위) 및 통증대처에 대한 인지적 자원은 통증경험에 큰 영향을 미칠 수 있다.

대상자는 통증에 대처하기 위해 인지적 · 행동적 활동을 사용하게 된다. 일반적으로, 대상자가 통증에 대처하기 위해 적극적으로 행동을 취하면, 통증으로 인해 쇠약해질 가능성이 적다. 통증이 얼마나 끔찍한지에 초점을 맞추는 대상자(통증을 재앙으로 대처)는 통증과 관련된 기능적 · 정서적 문제를 가질 가능성이 더 높다.

4) 통증의 징후

생리적 · 행동적 반응은 통증이 있는 대상자에게 발생한다. 관찰자는 통증 적응 반응을 고려해야 하지만 통증 대상자에게서 어떤 반응은 위험한 통증결과를 나타내기도 한다. 이들 반응이 없다면, 통증이 전혀 없거나 대상자가 말한 것보다 통증 강도가 덜 한 것이다. 표 35-2는 치료되지 않은 통증의 생리학적 결과이다.

(1) 생리적 반응

급성 통증 시 관찰할 수 있는 생리적 징후는 혈압, 심박수, 호흡수 및 대사반응의 변화이다. 흔히 급성 통증 시

표 35-2 계속되는 급성통증의 결과

체계	신체적 반응	임상적 결과
내분비/대사	↑스트레스호르몬(ACTH, 코르티솔) ↑항이뇨호르몬 ↑에피네프린, 노르에피네프린 ↑레닌, 알도스테론 당 합성 단백질 이화작용	↑호흡, 심박동, 혈압 ↑체액과다 당 내성 과 혈당 지방 제외 체중의 손실
심혈관	↑심박동, 심박출 ↑말초저항 ↑산소소모 ↑응고	고혈압 불안전 협심증 심근경색증 심부정맥혈전증
호흡	↓1회 호흡량 ↓기침 저산소혈증	무기폐 폐렴
비뇨기	↓소변배출	체액 과다 전해질 불균형 소변정체
위장	↓위와 장 활동	변비 식욕저하 장폐색증
근골격계	근육경련 근육기능저하	부동 쇠약과 피로
신경계	인지기능저하 통증 과정의 변화: ↑유해 자극에 대한 민감성	혼돈 추론과 의사결정장애 ↑지속적 통증의 위험 무해자극통증 통각과민증
면역	↓면역반응	감염 패혈증

ACTH: adrenocorticotropic hormone.
출처: Dahl, J., Gordon, D., Paice, J., Stevenson, K., & Brown, M. (2015). Pain resource nurse curriculum & planning guide. Madison, WI: Resource Center of the Alliance of State Pain Initiatives. Retrieved from http://trc.wisc.edu/items.asp?itemID=114

관찰되는 반응은 보통 적응이 일어나기 때문에 지속적이면서도 만성적인 통증 시에는 생리적 반응이 거의 없다. 통증 적응기간이 얼마나 걸릴지는 분명하지 않으므로, 활력징후의 상승이 없다면 지속적인 통증이 존재하는지 혹은 얼마나 통증이 있는지 보여주는 신뢰할 만한 지표로 사용할 수 없다. 더욱이, 생리적 반응의 변화에 대한 또 다른 근거를 고려해야 한다(예: 심한 통증 시 약물요법의 효과로 혈압 하강).

① 혈압 증가

급성 통증 시 동반되는 혈압상승은 교감신경계의 과잉활동에 기인한 것으로 보고 있다. 인체가 위협을 지각할 때 보이는 적응반응인 말초혈관수축은 말초(피부, 사지)에서 심장과 폐로 혈액을 이동시키며, 혈압상승은 심장의 작업량을 증가시켜 관상동맥 수축 및 잠재적 심근허혈을 유도할 가능성이 있다. 또한 말초순환 감소는 혈류감소 시 치유를 도모하기 위해 혈관이식수술을 받은 사람에게는 위험을 초래할 수 있다.

② 심박동수 증가

심박동수 증가는 손상된 조직의 치유를 증진하기 위해 활용 가능한 산소 및 순환하는 체액량 증가를 위한 인체반응이다. 혈액이 측로를 형성하여 말초에서 중요기관(뇌, 심장, 간, 신장)으로 혈액이 흐르도록 하는 반응은 인체의 생명유지체계를 보존하기 위한 인체의 노력이다.

③ 호흡수 증가

호흡수 증가는 심장과 순환 시 활용 가능한 산소량을 늘리기 위한 노력이며, 보통 완화되지 않는 통증이 있을 때 산소요구량을 충족시킬 수 없는 빠르고 얕은 호흡을 하게 되고, 그 결과 저산소혈증이 초래된다. 빠르고 얕은 호흡은 효과적인 통증완화로 바르게 교정되어야 한다.

④ 신경내분비 및 대사반응

완화되지 않는 통증은 이화작용 상태를 초래한다. 즉, 저장된 에너지는 생명기관과 손상된 조직에 에너지를 공급하기 위해 소모되고, 이 반응은 광범위한 대사효과를 일으킬 수 있는 스트레스 반응으로 알려져 있다. 이러한 효과 중 일부는 전반적으로 대사, 산소소모, 혈당, 유리 지방산, 혈액 내 젖산 및 케톤을 증가시킨다. 조직손상 정도와 기간과 관련된 이들 효과는 며칠간 지속될 수 있다.

(2) 행동적 반응

급성 및 만성 통증 시 관찰 가능한 행동적 징후는 언어적 · 음성적 및 비언어적 반응이다. 생리적 징후와 더불어 행동적 반응은 시간이 지남에 따라 적응하게 된다.

① 언어적 반응

통증에 대한 언어적 행동반응이 주관적이긴 하지만, 언어적으로 의사소통할 수 있는 사람에게는 가장 믿을 만한 통증지표이다. 그러므로 건강관리제공자는 다른 객관적 정보로 인해 이들 보고가 바뀌더라도 무시하지 말고, 언어적 반응에 대한 보고를 믿어야 한다. 언어적 능력이 없는 사람의 경우(예: 말을 배우지 못한 아동, 인지손상 대상자) 음성반응은 어디서, 어떤 종류의, 혹은 어느 정도의 통증이 있는지, 시간이 지날수록 통증이 어떻게 변하는지는 알 수 없지만 통증에 대한 중요한 실마리를 제공한다.

② 비언어적 반응

비언어적 행동은 통증위치에 관한 실마리를 제공하기도 하지만, 언어적 보고는 통증의 위치, 강도, 특성 및 일시적 양상을 더 명확하게 나타낸다. 통증 부위를 긁고, 눈살을 찌푸리며, 근육긴장의 증가와 같은 흔한 비언어적 행동반응이 있으며, 근육긴장의 증가는 방위성 근육긴장(guarding; 근육이 통증에 대해 방어작용을 하는 것으로, 근육이 갑자기 통증이 생기면 길이가 짧아지는 상태가 되는 것) 및 부동과 함께 발생한다. 신체의 공격-회피반응의 일부인 방위성 근육긴장 증가는 통증진행에 대한 보호작용이다. 그러나 장기간의 근육긴장은 근육대사장애, 근육위축 및 중요한 정상 근육기능의 지연을 초래한다.

폐암 때문에 방사선치료를 받고 있는 사례를 다시 생각해 보고 대상자의 통증을 삶의 질과 기능을 향상시키기 위해 이해하고 관리하는 데 도움이 되는 개념지도를 이용한다(그림 35-3).

3. 간호사정

불충분하고 불완전한 통증 사정은 통증의 불충분한 치료의 흔한 이유이다. 2015년 의료평가기구(The Joint Commission) 표준에 따르면, 모든 대상자는 의료환경(병원, 외래, 간호 센터, 가정, 외래 수술 프로그램)에서 자신의 통증을 사정하고 치료받을 권리가 있다. 평가를 통해 통증이 있다는 것이 밝혀지는 경우, 해당 기관이 대상자에게 치료를 제공하

통증관리

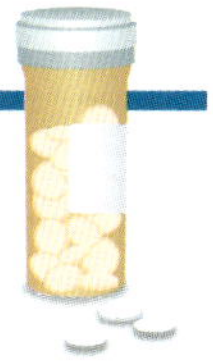

문제 결정

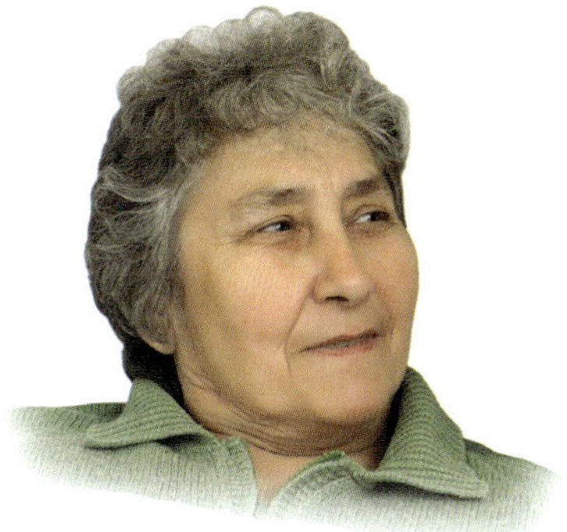

문 씨 부인

암 통증이 있는 노인이 가정 호스피스 간호를 받고 있다.

사정 결과

통증 사정
- 위치: (왼쪽) 어깨, 윗 팔 그리고 (오른쪽) 허벅지 윗쪽
- 심각도: 6/10점
- 질: 무지근하고 쑤시다. 어깨 통증: 항상, 움직이면 더 아프다. 오른쪽 다리 통증: 걸을 때만 그리고 침대에 누워서 왼쪽으로 몸을 돌릴 때만 아프다.

과거력

3개월 전 폐암 진단. 폐암 양성 가족력(아버지). 50년 동안 담배를 하루에 1~2갑 흡연. 오른쪽 폐, 양쪽 신장 그리고 제 6경추 전이 단계

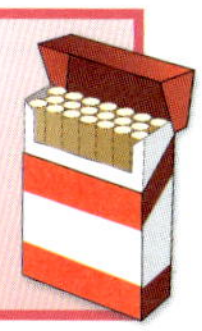

활동 내성

방사선 치료 이후 감소된 활동을 참아낼 능력 치료 전, 대상자는 하루에 14~16시간 정도 침대 밖에 있었으나, 이제는 3~5시간으로 감소함

평소 양상 확인

"집에서 호스피스 간호를 받으면서 어떻게 효과적으로 통증을 관리해 왔는가?"

위험요인 확인

보험 범위, 약값, 가족 부양, 신체 의존성 또는 통증 약물 내성, 그리고 통증 속에서 죽는 것에 대한 두려움

결과 평가하기

기능이상 확인

전이된 암으로 인한 상당한 통증을 지닌 노인. 제한적인 이동성 그리고 임종 시 삶의 질을 극대화시키기 위한 통증 완화 개선 필요성

사정 결과 다음을 나타낸다.

우선순위에 따른 간호진단

1. 급성 통증
2. 관련요인: 폐암 그리고 전이
3. 근거: 통증 및 활동 내구성 감소에 대한 보고서에 의해 증명

다음 단계

계획/기대되는 결과

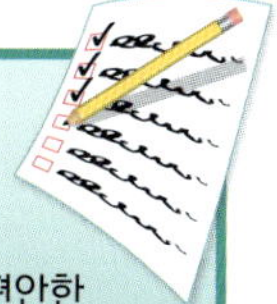

- 통증 강도 감소를 보고할 수 있을 것이다.
- 통증 자가보고에 적극적으로 참가할 수 있을 것이다.
- 기능과 안녕을 극대화시키기 위해 현실적인 편안한 목표들을 세우는 일을 도와줄 수 있을 것이다.
- 보고하기 위해 통증 완화 약물들의 목적과 부작용들을 말할 수 있을 것이다.
- 통증을 촉발시키는 요인들을 확인할 수 있을 것이다.
- 필요시 약물성 및 비약물성 통증 완화 중재를 사용할 수 있을 것이다.

다음과 같은 간호중재를 수행한다.

중재

- 통증 완화 개선을 위해 자가조절진통제의 부족한 부분을 상담한다.
- 대상자에게 종종 통증을 보고하라고 지시한다.
- 통증 약물들과 각각의 부작용들에 관해 교육한다.
- ABC 통증관리 지침을 이용한다(정기적으로 묻는다. 대상자의 자가보고를 믿는다. 평가를 바탕으로 치료를 추가적으로 선택한다. 중재를 전달한다. 그리고 치료 효과성을 평가한다).
- 약물성 및 비약물성 통증 치료 방법을 사용한다.
- 공동체와 가정의 건강 자원들을 사용한다.
- 통증관리 계획을 꾸준하게 재평가한다.
- 개별적 대상자-간호사 상호작용을 격려한다.
- 세심한 의사소통과 긍정적 격려를 이용한다.

Ask
Believe
Choose
Deliver
Evaluate

중재가 성공적인지 확인하고 필요에 따라 수정한다.

평가

- 통증 강도 감소를 보고할 수 있다.
- 통증 자가보고에 적극적으로 참가할 수 있다.
- 기능과 안녕의 극대화를 위해 현실적인 편안한 목표 수립을 도와줄 수 있다.
- 보고하기 위해 통증 완화 약물들의 목적과 부작용에 대해 말을 할 수 있다.
- 통증을 촉발시키는 요인들을 확인할 수 있다.
- 약물성 및 비약물성 통증 치료 방법들을 사용할 수 있다.

성공적으로 문제를 해결한다.

그림 35-3 통증관리 개념지도

거나 대상자를 다른 치료 시설에 의뢰할 책임이 있다(TJC, 2015). 포괄적이고, 조직적인 통증사정을 위해 간호사는 간호계획에 정보를 제공하는 주관적이고 객관적인 자료를 이용해야 한다. (1) 통증의 생리적인 특성과 종류, (2) 어떻게 통증이 회복하는지, 통증이 기능에 대한 능력에 어떤 영향을 미치는지, 통증이 환경과 어떠한 관련이 있는지에 대한 대상자의 자가보고, (3) 현재의 약물 치료와 비약물적인 치료와 중재에 대한 대상자반응과 사정을 완성한다. 사정은 통증에 대한 대상자의 개인적인 반응을 확인하는 중요한 첫 단계이고 간호사로 하여금 통증관리계획에 대한 지속적인 반응을 평가할 수 있게 한다.

1) 통증사정

초기사정은 대상자를 처음 접촉할 때 중요하게 이루어져야 한다. 외래에서 일하는 간호사와 가정 간호사는 방문 시마다 통증을 사정한다. 통증에 대한 주기적인 평가는 통증계획을 성공적으로 할 수 있는 주요 구성요소가 된다. 입원대상자 직원은 근무마다 사정을 꼭 해야 하고 만약 통증이 해결되지 않으면 더 자주 사정해야 한다. 통증사정은 입원 시 이루어지며, 통증이 보고될 때, 예상될 때 또는 의심될 때 이루어져야 한다. 사정은 통증을 유발하는 처치 전 · 중 · 후와 간호의 각 전환 때에 실시해야 한다.

기본적인 질문을 포함한 포괄적이고 조직적인 통증사정이 표 35-3에 제시되었다.

(1) 통증척도

믿을 만하고 가치 있는 통증강도 비율척도는 대상자의 통증 정도를 측정하고 등급을 매기는 데 사용하며, 시간에 따라 통증경향을 관찰하도록 돕는다. 구두서술척도(verbal descriptor scale), 숫자등급척도(numeric rating

표 35-3 통증사정 요소: 대상자 자가보고

통증	질문	고려사항
발생	언제부터 통증이 시작되었는가?	
위치	어디가 아픈지 지적할 수 있는가? 통증이 방사하는가?	체성 통증; 국소화 내장성 통증; 희미한 또는 방사
기간	통증이 지속되는가? 통증이 간간히 있는가?	대상자는 지속적이고 간헐적인 통증이 혼합되어 있을 수 있다.
질	통증을 어떻게 설명할 것인가?	통각수용기성; 쑤심, 날카로움, 깊고, 갉아먹는 신경병적; 쇼크 같은, 불붙는 한, 저림
강도	0~10까지의 통증척도에서 등급을 정할 수 있는가? 0은 통증이 없고 10은 상상할 수 있는 가장 최악의 통증	점수 척도는 나이, 문화와 인지능력에 맞게 적합해야 한다.
악화와 경감요인	무엇이 통증을 경감시키는가? 무엇이 통증을 더 악화시키는가?	통증관리에 도움이 되거나 방해가 되는 중재도 포함된다.
기능할 수 있는 능력과 삶의 질에 대한 통증의 영향	통증이 어떻게 영향을 받는가? 수면 활동수준 관계 일할 수 있는 능력 삶의 질 기분을 어떻게 묘사할 수 있는가? 통증이 회복에 완전하게 참여할 수 있는 능력을 방해하는가?	통증이 지속적인 대상자에게 탐구적인 질문은 기본적인 질문이다. 급성기에, 통증은 종종 기침, 심호흡, 활동에 참여할 능력을 억제한다.
통증 간호목표	0~10점 통증의 정도, 당신의 삶(회복)에 완전히 참여할 것인가?	목표는 현실적이고 성취할 수 있도록 많은 관심을 갖고 토론해야 한다.
약물과 치료	통증조절을 위해 어떤 약을 복용하는가? 통증조절을 위해 어떤 일반의약품 또는 한약을 복용 중인가? 통증조절을 치료하기 위해 어떤 비약물중재를 사용하는가?	마약과 보조약물의 24시간 동안 기억하는 총량(mg)을 계산해야 한다.
근심 또는 걱정	통증관리계획에 관한 어떤 근심 또는 걱정을 갖는가?	중독, 비용에 대한 걱정, 대상자반응에 영향을 줄 수 있는 사회문화적인 영향과 같은 통증계획 참여에 방해요소를 확인하는 것을 도와 준다.

scale, NRS)와 얼굴통증척도(faces pain scale, FPS) 등 가장 흔한 통증등급도구 3가지는 성인에게 사용된다. Wong-Baker FACES 통증등급척도는 아동을 사정하기 위해 유용하며, 8살 정도의 아동에게 0~10 숫자척도를 사용할 수 있다. 대상자에게 통증강도를 의사소통할 수 있는 믿을 만한 도구를 사용하도록 교육하는 것은 조절감각을 유지하고, 간호에 적극적으로 참여할 수 있게 도와준다.

통증강도등급척도는 나이와 문화적으로 적합할 뿐만 아니라 대상자가 이용하기에 쉬워야 한다. 기억해야 하는 것은 대상자의 자가보고를 바탕으로 하기 때문에 강도등급만으로는 아직 통증사정을 완전히 한 것이 아니라는 점이다. 간호사는 대상자에게 직접적으로 휴식 시, 진통제 전과 후 또는 중재와 활동 후에 통증을 점수화하는 것을 질문하여 통증강도를 사정해야 한다. 수면 중에도 대상자에게는 여전히 통증이 있음을 기억해야 하며, 간호사는 수면 중이라고 편안하다고 추측하거나 0점으로 통증등급을 매겨서는 안 되고 통증등급 대신 수면양상을 기록해야 한다.

Box 35-1은 통증척도 점수를 이용한 대상자의 교육과 지지를 위한 방법의 예이다.

(2) 비언어적인 대상자의 사정

대상자의 자가보고는 통증사정의 선호되는 방법이지만, 대상자의 자가보고가 가능하지 않는 상황이 있다. 인공호흡기를 달고 있는 대상자, 심각한 치매를 앓고 있는 대상자는 자신의 통증 정도를 자가보고할 수 없다. 인지 장애가 있는 대상자에게는 항상 먼저 자가보고할 기회가 주어져야 하며, 이것이 성공하지 못한 경우에 검증된 비언어적 통증 사정도구를 사용해야 한다. 그림 35-4는 비언어적인 대상자에 대한 통증의 중증도를 측정하는 비언어적인 사정도구의 한 예이다.

2) 위험요인 확인

적절한 통증사정 및 관리는 대상자의 권리임에도 불구하고, 통증관리는 덜 중요하게 다루어지기도 한다. 건강관리체계, 건강관리 제공자, 대상자와 관련된 통증관리의 장애점들은 부적절한 통증조절의 위험에 기여한다.

(1) 건강관리체계

보험 미적용, 높은 처방비용, 건강관리 자원에의 제한된 접근은 대상자가 적절한 통증관리를 받는 것을 방해할 수 있다. 일부 기관은 대상자에게 필요한 모든 유형의 통증관리 요법을 제공하지 않는다. 예를 들면, 포괄적인 간호기관은 통증이 있는 말기 대상자에게 필요한 아편제의 정맥주입을 지속적으로 허용하지 않는다. 간호사는 체계의 쟁점, 질문을 방해하는 요인을 고려하고 간호계획 시 대체적인 통증관리를 위해 사정해야 한다.

(2) 건강관리전문가

통증에 대한 건강관리전문가의 태도는 통증사정을 정확하게 하지 못하게 할 수 있다. 예를 들면, 대상자가 항상

Box 35-1 대상자 통증 사정과 관리

안녕하세요. 저는 오늘 간호를 담당할 이 간호사입니다. 조금 전에 직원으로부터 절개 부위 통증이 있다고 들었습니다. 통증을 0~10점 척도에서 몇 점으로 매기겠습니까? 이는 통증약물의 정확한 용량을 계산하는 데 도움을 주며, 0점은 통증이 없고 10점은 가장 통증이 심한 상태입니다. 현재 통증에 몇 점을 매기겠습니까?

- 대상자는 10점 중 6점으로 통증 점수를 주었다.
- 10점 중 6점인 통증 강도에 따라 의사 처방을 받은 정맥 모르핀 2mg을 가지고 대상자 방으로 되돌아와서 다음과 같이 대상자 교육을 시행한다.

저는 지금 모르핀 2mg을 가지고 있습니다. 약을 주입할 때 편안하게 천천히 호흡하세요. 이완은 약물이 실제적으로 몸 안에서 빠르게 흡수되도록 돕게 됩니다. 모르핀은 약간 시간이 걸려 작용하기 시작해서 15~30분 정도 지나면 통증이 감소되는 것을 느끼게 될 것입니다. 저는 30분쯤 후에 다시 돌아와 어떻게 느끼는지 확인하겠습니다.

- 이 간호사는 대상자에게 30분 안에 되돌아오고, 대상자는 깨어 있으며 조용히 쉬고 있다.

0~10점 통증 척도에 현재 통증을 점수로 매길 수 있습니까? 0점은 통증이 없고, 10점은 상상할 만큼의 가장 심한 통증입니다.

대상자는 휴식 시 10점 중 1점으로 통증 점수를 주었다.

대상자 분께서 더 편안해져 저도 기쁩니다. 활동하고, 심호흡을 하거나, 움직이는 경우 통증은 약간 더 증가할 수 있습니다. 편히 쉴 수 있을 만큼 충분히 편안하기를 원하기 때문에 만약 통증점수가 3점에 도달하면, 간호사에게 말해주세요. 회복하는 동안 통증 수준을 일정한 수준으로 유지하는 것이 목표입니다. 이제 조금 편해지셨으니 점심이 도착하기 전에 복도를 걸으시겠어요?

비언어적 지침 체크리스트(checklist of non-verbal indicatiors, CNVI)

	움직임 시	휴식 시
비언어적 호소 – 통증의 비언어적 표현은 신음소리, 끙끙 앓는 소리, 울음, 헉하고 숨을 쉼, 한숨 등으로 묘사		
얼굴 찡그린 표정, 움찔하고 놀라는 표정 – 깊은 주름 눈썹, 좁아진 눈, 입술 깨뭄, 턱을 떨어뜨림, 치아를 악물음, 일그러진 표정		
지탱하고 있음 – 침대, 책상, 난간의 난간이나 움직이는 동안 영향 받은 부위를 붙잡고 있음		
안절부절못함 – 체위를 계속적으로 혹은 간헐적으로 바꿈, 간헐적이거나 계속적인 손의 움직임, 가만히 있지 못함		
문지르는 동작 – 영향 받은 부위를 마사지함		
언어적 호소 – 통증의 언어적 표현은 단어를 사용함, "아야", "아파요"; 움직이는 동안 저주하거나 저항하는 감탄사, "그만해", "됐어 충분해"		
총점		

적응증: 숫자 척도, Wong-Baker 안면 통증 척도와 같이 통증의 심각도를 양적으로 표현할 수 없으나, 행동적 표현은 가능한 건강한 성인에서 사용함

지침:

1. 행위가 관찰되지 않을 경우 0점
2. 행위가 활동이나 휴식 시 간단한 경우 1점
3. 0점과 5점 사이 전체 총점으로 결과를 낸다.
4. 대상자와 함께 협력하는 다학제팀은 CNVI 점수와 관련하여 적절한 중재를 결정할 수 있다.

그림 35-4 비언어적 지침 체크리스트

출처: Feldt, KS. (2000). The Checklist of nonverbal pain indicators (CNPI). *Pain Management Nursing,* 1(1): 13-21.

통증을 보고할 것이라고 추측하는 것은 대상자의 실제적인 불편 정도에 대해 건강관리전문가가 잘못 인식하게 할 수 있다. 지속적 통증을 있는 대상자는 "약을 추구하기" 때문에 진통제에 대해 질문을 한다고 추측하는 것은(사실은 부족한 통증계획 때문에 통증이 완화되지 않는 것일 수도 있음), 공감적인 간호를 제공할 수 있는 간호사의 능력을 방해할 수 있다. 간호사가 대상자의 자가보고를 얻고 전반적으로 객관적인 사정을 완성하는 데 실패한다면, 통증계획은 부적절하게 개발되고 통증은 치료되지 않을 위험이 있다.

건강관리제공자와 대상자가 가지고 있는 중독에 대한 걱정은 통증이 제대로 관리되지 못하게 할 수 있다. 건강관리전문가들과 대상자는 통증관리 전략을 계획할 때 중독에 관한 정확한 지식을 알기 위해 내성과 신체적 의존과 중독 간의 차이점을 잘 알고 있어야 한다.

내성은 대상자가 아편계 약물과 같은 마약을 지속적으로, 사용기간을 초과해서 투여할 때 발생한다. 같은 효과(통증완화)를 내기 위해 더 많은 약물이 필요할 때 신경적응적인 반응이 일어난다. 지속적 통증병력이 있는 대상자는 아편계 약물을 사용하지 않는 대상자에 비해 많은 용량이 필요하다. 결과적으로 약물농도가 적절하고 통증이 치료되지 않은 채 남아 있지 않기 위해서는 의사에게 최근 24시간 마약총량(mg)을 이야기하고 가정 약물용량을 신중하게 검토하는 것이 중요하다.

신체의존은 약물이 갑자기 중단되었을 때 발한, 불안, 빈맥 또는 구토와 같은 금단증상이 발달하는 것이 특징인 생리적인 적응이다. 금단증상은 며칠 이상 마약제를 투여받는 대상자에게 생길 수 있으므로 중단하기 전에 점진적으로 용량을 줄여야 한다(Zacharoff et al., 2010). 통증완화에 마약을 이용하는 대상자는 prn(필요시) 마약용량 간의 시간을 늘려나감으로써 대상자 통증이 호전되도록 약물을 자연스럽게 스스로 줄여야 한다.

한편, 중독은 유전적 · 정신적 · 환경적 영향이 있는 만성 신경생물적인 질환이다. 중독경향이 있는 대상자는 약물 사용의 통제, 강박적 사용의 통제, 해로움에도 불구하고 계속적으로 사용하여 통제를 하지 못하게 된다(Zacharoff et al., 2010). 심하게 중독된 대상자는 기분변화와 같은 다른 목적으로, 또는 불편한 상황으로부터 단절하기 위해 마약을 투여받게 된다. 약물 남용 과거력이 있는 환자들도 통증을 완화할 수 있으며, 내성 때문에 통증을 적절하게 관리하기 위해서는 훨씬 더 많은 복용량을 필요로 한다(Jensen, 2015).

3) 신체사정

통증에 대한 생리적 반응은 자율신경계의 활성화의 결과이다. 급성 통증 시 관찰되는 일반적 반응은 빈맥, 혈압상승, 호흡수 증가, 발한이며, 지속적 혹은 만성 통증 시 이러한 반응은 바뀌거나 사라진다. 대상자의 활력징후 경향을 사정하는 것은 통증사정의 주요한 요소이며, 기준이 되는 활력징후와 통증 정도는 모든 외래대상자 또는 가정방문 때마다 정기적으로 확보해야 한다. 입원대상자의 활력징후와 통증 정도는 적어도 매 근무 번이 확인하고, 잠재적으로 통증이 있는 시술 전후에 확인해야 한다. 통증을 표현하는 데 어려움을 갖고 있거나 표현할 수 없는 대상자를 위해서, 활력징후와 통증완화 측정 전과 후의 비언어적인 통증척도 결과는 통증관리 효능을 함께 평가하는 데 도움이 된다.

(1) 시진

통증이 있는 대상자의 간호 시진은 다양한 형태로 이루어질 수 있고, 객관적인 관찰은 통증관리중재 계획과 간호 개별화 계획을 도울 수 있다. 예를 들어, 간호사는 아픈 절개상처를 시진하고 새로운 홍반과 화농배액을 발견하며, 대상자가 폐음의 청진 동안 잦은 기침을 하고 피가 섞인 녹색 객담을 배출하는 것을 관찰하는 경우, 결과적으로 통증과 관련된 중요한 증상이므로 다른 관찰과 함께 보고해야 한다.

시각적인 시진은 대상자가 아픈 움직임과 활동을 줄이기 위해 어떻게 움직여서 적응하는가를 관찰한다. 휴식과 움직임 중에 대상자를 관찰하는 것은 검진의 주요 요소이다. 변화된 걸음, 신체 부위를 보호하려는 것, 움직임의 제한된 범위 또는 특정한 활동을 피하는 것 모두 원인은 통증이며, 통증은 증상을 악화시키는 요인이 된다. 통증을 나타내는 소리와 얼굴표정은 통증 중증도를 측정하는 데 도움이 된다. 대상자의 통증과 관련된 모든 신체적 결과는 묘사되어야 하고 대상자의 차트에서 명확히 문서화되어야 한다.

윤리적 · 법적 쟁점

통증 약물의 의존 가능성

40% 이상의 1~2도 화상을 경험한 34세의 현 씨는 사고 전에는 신체적으로 양호한 상태였으나 현재 광범위한 치료가 필요한 상태이다. 현 씨는 손상으로부터 살아남을 것이지만, 치료과정은 장기적이고 고통스러울 것이다.

현 씨는 치료에 대해 걱정하고 있으며, 투여받을 수 있는 모든 통증 약물을 동원해서라도 가능한 한 통증을 적게 경험할 수 있도록 간호사에게 요구하고 있다. 간호사는 건강관리 팀과 논의하고, 통증완화에 대한 현 씨의 염려와 관련하여 현 씨를 대변하고 있다. 다른 팀 구성원들은 현 씨를 '약물 추구' 행동을 하는 사람으로 묘사하며 반응하고 있으며 통증 약물에 대해 중독성을 지니지 않도록 현 씨를 예방해야 한다고 반응한다.

비판적 사고를 위한 과제

- 현 씨에 대한 간호사의 염려와 통증완화 및 팀 구성원의 반응을 확인한다.
- 건강관리 팀 구성원이 현 씨에 대한 반응을 보이는 이유는 무엇 때문인가? 이 의견에 대한 간호사의 감정은 어떠한가? 현 씨의 요구 혹은 약물을 주지 않는 것과 관련하여 따라오는 윤리적 및 법적 결과는 무엇인가?
- 이런 상황에서 대상자를 위해 대변(옹호)할 수 있는 가능한 접근법을 확인한다.
- 대상자의 손상, 통증에 관한 불안, 팀 구성원의 의견을 인식하며, 윤리적으로 적절한 행동이 무엇인지 설명한다.

(2) 촉진

부드러운 촉진은 내장통과 관련되는 위장관계과 비뇨생식계를 사정할 때 유용하게 추가될 수 있다. 부드러운 촉진은 통증의 위치, 깊이, 방사에 대한 정보를 제공한다. 장기의 구심성 경로를 따라 중개되는 복통은 국소화되는 경향이 있으며 정중선이라고 불리지만, 정중선의 통증 수준은 도움이 될 수 있다. 반동 압통은 복부의 한 부분에서 압력의 이완으로 인해 느껴지는 통증으로 복막염증을 나타낸다. 복부의 반동압통 검사를 위해 대상자를 이완된 앙와위 체위로 똑바로 눕히고 검사 진행 과정을 설명한다. 대상자에게 일반적인 위치를 가리키고 통증을 말하도록 하며, 대상자가 아프지 않도록 아픈 부위 바로 옆쪽에서 한 손의 세 손가락으로 복부의 사분면에 부드럽게 압

치료적 대화: 진통제

사례

복도를 걸어가는 동안 간호사는 조용한 신음소리를 들었다. 병실에 들어와 보니 조 씨가 옆으로 누워서 얼굴은 벽을 향하고 있는 것을 확인하였다. 조 씨는 불안하게 숨을 몰아 쉬었다. 조 씨와 같은 병실에 있는 문 씨는 약간 흥분된 목소리로 10분 정도 되었다고 말하였다. 조 씨는 오늘 정맥류 수술을 받았고 42세이다.

비효율적 대화

신 간호사 저는 병동 책임 간호사입니다. 무슨 일인지 말해 주시겠어요? (침대 옆에 서 있다.)

조 씨 다리를 다쳤어요. (찡그린 얼굴로 헐떡거린다.)

신 간호사 최근에 더 나빠지셨나요?

조 씨 아니요. 움직이지 않으면 괜찮아요. 그래서 움직이지 않아요.

신 간호사 뛰어가서 마지막으로 사용했던 진통제를 차트로 확인할게요. (확인함) 통증을 감소시킬 때까지 약물을 증가시킬 수 있을 거예요. 그러면 조금씩 나아질 거예요.

조 씨 안 돼요. 더 이상 먹기 싫어요.

신 간호사 하지만 통증이 있어 보이는데요. 침대 옆에서 (속삭이듯이) 같은 병실에 있는 문 씨가 걱정스러워하는 것 같은데요.

조 씨 (어리둥절하게 보였다.) 오우, 걱정스러워하는 건 몰랐어요. 내가 먹은 약이 안전한가요? 누군가가 나에게 중독이 될 수 있다고 말했어요. (긴장된 몸짓)

신 간호사 통증이 오래 가는 한 중독이 되지는 않아요. 그것에 대해서 관찰하고 있어요.

조 씨 (하는 수 없이) 알았어요.

신 간호사 좋아요! 당장 가지고 올게요. (서둘러 나간다).

조 씨 (말하면서 같은 병실의 문 씨를 힐끗 보았으나 침묵이 감돌았다. 같은 병실의 대상자는 눈을 마주치지 않았다. 조 씨의 몸은 긴장이 남아 있었다.)

효율적 대화

박 간호사 저는 병동 책임 간호사입니다. 무슨 일인지 말해 주시겠어요? (침대 옆에 서 있다).

조 씨 다리를 다쳤어요. (찡그린 얼굴로 헐떡거린다.)

박 간호사 최근에 더 나빠지셨나요?

조 씨 아니요. 움직이지 않는 한 괜찮아요. 그래서 움직이지 않아요.

박 간호사: 뛰어가서 마지막으로 사용했던 진통제를 차트로 확인할게요. (확인함) 통증을 감소시킬 때까지 약물을 증가시킬 수 있을 거예요. 그러면 조금씩 나아질 거예요.

조 씨 안 돼요. 더 이상 먹기 싫어요.

박 간호사 조 씨의 신음소리를 듣고 놀랐어요. 무슨 일인지 설명을 해 주시겠어요?

조 씨 (아래를 본다.) 약에 너무 의존하는 것은 싫어요.

박 간호사 (조용히 침묵하며 집중한다.)

조 씨 내 정맥이 떨어져나가는 것 같다고 하니 간호사가 4시간마다 진통제를 주었어요. 그러면서 제가 중독될 수 있어 더 이상은 안 된다고 했어요. 그래서 저도 더이상 원하지 않아요. (아래를 본다.) 저도 그렇게 하고 싶어요. (조 씨의 눈은 감겨져 있고 몸은 경직되어 있다.)

박 간호사 어떻게 도울 수 있을까요?

조 씨 (눈을 끄게 뜬다.) 어떻게요?

박 간호사 글쎄요. 다리를 살펴보고 몇 가지 질문을 할게요. 그리고 비마약성진통제를 몇 가지 중복해서 드릴게요. 중독은 예를 들면, 수술 후 아편계 진통제를 사용할 때 12,000명 중 4명 정도만 중독되는 것으로 아주 극소수예요. 그리고 통증을 감소시키고 이완시키는 방법을 가르쳐 드릴게요. 저의 제안이 어떠세요?

조 씨 (고마워한다.) 어쨌든 시험의 결과이니 한번 먹어보죠.

박 간호사 관심이 있어 보이네요. 제가 말한 대로 할게요.

비판적 사고를 위한 과제

- 조 씨의 통증에 대한 신체적 언어를 설명한다.
- 통증과 스트레스의 연관성을 설명한다.
- 신 간호사가 조 씨에게 알려준 것이 무엇인지 찾아보고, 신 간호사와 박 간호사 말을 비교해 본다.
- 조 씨의 통증을 다루는 다른 방법을 제안한다.
- 신 간호사가 조 씨와 대화하면서 조 씨의 긴장을 유발한 것은 무엇인지 설명한다.
- 조 씨에 대한 각 간호사의 대화 태도를 묘사해 본다.

력을 주어 누르면서 대략 5cm 깊이 정도를 사정하며, 매우 빠르게 압력을 이완시킨다. 긍정적인 반동반응은 구심성 장기 경로에 부가적인 자극으로 인해 발생되고 한때 증가된 압력이 이완될 때 발현된다. 통증은 광범위하거나 날카롭고 국소화될 수도 있다. 통증의 새로운 발생 또는 변화는 의사에게 직접적으로 전달되어야 하고 대상자의 차트에 명확히 사정결과를 기술해야 한다.

SAFETY ALERT
갑작스럽고 심한 복부 통증을 호소하고 있는 대상자의 복부는 촉진하지 않는다. 염증이 생긴 맹장이 파열되어 복막염을 일으킬 수 있기 때문이다. 심부 촉진은 보통 전문 의료인들이 하도록 한다.

4. 간호성과 확인과 간호계획

통증관리의 궁극적인 목표는 대상자가 간호에 참여하도록 하며, 안위와 기능 및 삶의 질을 최대화할 수 있도록 문화적으로 적절한 중재에 참여하도록 하는 것이다. 통증 대상자를 위한 세부적인 목표는 다음과 같다.

- 통증 자가보고에 적극적으로 참여
- 기능을 최대화하기 위해 현실적 안위목표 수립에 지원
- 통증-완화 약물의 목적과 보고해야 할 부작용을 말하기
- 적절하게 비약물적인 통증-완화중재를 이용하기

지속적인 통증은 시간이 흘러도 관리가 어렵다. 그 결과, 이러한 속성들이 통증관리 목표를 설정하는 대상자 및 의료제공자의 능력에 영향을 미친다. 대부분 1차 목표는 대상자가 장·단기 통증관리 목표를 다루는 중재들을 통해 대상자가 관리 가능하다고 생각하는 통증 수준에 도달하는 것이다. 의료팀 구성원의 주의를 바탕으로, 지속성 통증을 가지고 있는 대상자들은 시간이 흘러도 자신들의 통증과 함께 사는 방법을 배우고, 기능, 편안함 그리고 삶의 질을 극대화시킬 수 있다. 지속성 통증을 가지고 있는 대상자들은 자신들의 전반적인 안녕을 개선시키기 위해 행위적 중재와 인지적 중재를 자신들의 치료 계획에 반영함으로써 효과를 볼 수도 있다. 만약 대상자가 개인 통증 일기를 작성하고자 하는 경우, 그렇게 하는 것만으로도 감정, 관계, 그리고 환경 영향 등 악화요인들과 경감 요인들을 탐구하는 것을 도와 줄 수 있으며 대상자의 개인 통증 경험에 중요한 통찰력을 줄 수 있다.

5. 간호진단

안위 손상, 급성 통증, 만성 통증을 포함하는 통증과 관련된 NANDA-I 간호진단(NANDA-I, 2014)이 있다. 분만통, 그리고 만성통증증후군. 적절한 간호성과분류체계(NOC) 및 간호중재분류체계(NIC)와 함께, 선정된 통증 진단이 표 35-4에 제시되어 있다.

NANDA **표 35-4 통증과 관련된 NANDA-I 간호진단**

간호진단	관련요인	진단진술	NOC*	NIC†
급성 통증: 실제적이거나 잠재적인 조직 손상으로 초래되는 불쾌한 감각이나 감정의 경험으로서, 약한 수준에서 심한 강도로 갑자기 또는 천천히 나타나며, 6개월 미만의 기간에서 끝이 나는 통증 유형	손상 매체: 생물학적 화학적 신체적 심리적	급성 통증 관련요인: 외과적 절개에서 생긴 염증과 외상 정의적 특성: 0~10점 통증척도에서 6점, 도움으로 움직임, 진통제 없이는 움직일 수 없음	통증 정도, 스트레스 정도, 대상자 만족: 통증관리, 지식: 통증관리	적극적인 경청, 지압, 진통제 투여, 불안 감소, 대처향상, 전환, 열/냉 적용, 자가조절진통제, 단순 마사지, 상상요법
만성 통증: 실제적이거나 잠재적인 조직 손상으로 초래되는 불유쾌한 감각이나 감정의 경험으로서, 약한 수준에서 심한 강도로 갑자기 또는 천천히 지속적으로 반복해서 나타나며, 6개월 이상의 기간이 걸리는, 끝나는 시점이 예상되지 않는 통증 유형	만성적 신체장애 만성적 심리적 장애	만성 통증 관련요인: 오래된 요추의 손상, 척추수술과 불안 정의적 특성: 통증의 구두보고, 도움에 의한 움직임, 우울과 수면장애	통증 정도, 스트레스 정도 대상자 만족: 통증관리, 삶의 질, 대상자 만족: 증상 조절, 삶의 의지	적극적인 경청, 지압, 진통제 투여, 불안 감소, 대처증진, 전환, 열/냉 적용, 자가조절진통제, 단순 마사지, 상상요법,치료적 접촉, 경피전기신경자극

Dx, diagnosis; R/T, related to; AEB, as evidenced by.
*출처: Moorhead, S., Johnson, M., Maas, M., & Swanson, E. (2013). *Iowa Outcomes Project: Nursing Outcomes Classification (NOC)* (5th ed.). St. Louis, MO: C. V. Mosby.
†출처: Bulecheck, G., Butcher, H., Dochterman, J., & Wagner, C. (2013). *Iowa Intervention Project: Nursing Interventions Classification (NIC)* (6th ed.). St. Louis, MO: C. V. Mosby.
출처: NANDA-Association International (NANDA-I). (2014). *Nursing diagnoses: Definitions and classification, 2015-2017*. West Sussex, England: Wiley-Blackwell.

6. 간호수행

대상자의 목표달성을 위해, 필수적인 통증관리 간호과정을 따라야 한다. 치료와 목표에 관하여 간호팀의 모든 구성원(대상자와 가족을 포함)과 시기적절하고 계획적인 의사소통을 하는 것이 성공을 위해 필수적이다. 통증관리계획의 성공적인 수행을 위한 특별한 영역은 아래의 ABC머리글자를 이용하여 나타냈다(Dahl et al., 2008).

A 규칙적으로 질문하고 체계적으로 사정한다(Ask).

B 대상자의 자가보고를 믿는다(Believe).

C 전반적인 사정을 바탕으로 치료를 선택한다(Choose).

D 조화로운 방법으로 중재를 제공한다(Deliver).

E 재사정으로 치료유효성을 평가한다(Evaluate).

회복하는 동안 급성 통증을 완전히 없애는 것이 항상 가능하지는 않지만, 약물요법과 비약물요법 치료를 사용하여 활동에 참여하고 환경과 관계를 맺고 휴식하고 치유할 수 있는 대상자의 능력을 최대화하도록 안위 수준을 제공하는 것은 가능하다. 지속적인 통증이 있는 대상자는 외래에서 통증관리 지지와 추후관리가 계속적으로 필요하다. 이러한 독특한 대상자 집단을 위한 간호의 주요 역할은 통증관리자원이 개별화되고 간호계획이 잘 진행되고 있음을 확신시키는 것이다.

성과기반 교육계획

53세의 최 씨는 만성적 요통이 있다. 최 씨는 치료실에서 약물치료를 받고 있으며, 최 씨는 약물로 통증관리를 어떻게 효율적으로 할 것인가에 관하여 물어본다.

간호성과

대상자는 관찰할 계획을 언어적으로 표현하고 계획을 보고한다.

전략

- 자신의 통증을 표현하는 방법을 최 씨와 토론한다. 최 씨가 사용할 수 있는 통증과 관련된 신체 증상과 언어 증상의 목록을 주기적으로 점검한다.
- 통증을 관찰하는 방법에 대한 계획을 개발하고 다음 요점을 최 씨와 함께 기록한다.
  - 통증의 위치
  - 휴식과 활동 시의 통증 정도(0~10까지)
  - 통증의 느낌(서술적 용어로)
  - 활동할 때와 시간별로 통증의 변화
- 최 씨에게 통증에 대한 정보를 보고하도록 요구한다.
- 통증을 유발하는 사건에 대하여 기록할 것을 교육한다.
- 가능한 한 불쾌한 사건을 예측하고 통증을 예방하거나 최소화하는 행동으로 변화시키는 것을 제안한다.
- 최 씨의 통증에 대한 정보를 건강관리제공자에게 가지고 가서 보고하도록 격려한다.

간호평가

2017/6/17 11:00 - 최 씨는 어떻게 통증척도를 사용해야 하는지를 말하였으며 통증증상, 치료와 완화를 통증일지로 기록하고 있다.
- RN 박영기

간호성과

대상자는 자신의 통증을 적절히 관리하는 방법을 설명한다.

전략

다음의 접근 방법과 효율적인 결정을 내릴 수 있도록 최 씨 부인에게 제안한다.

- 다음을 포함하여 약물 처방을 검토한다.
  - 약물 이름, 용량, 용법
  - 진통제의 원리
  - 부작용, 특히 변비와 같은 부작용을 최소화할 수 있는 방법
- 통증의 본질과 정해진 약물 복용의 간격에 대하여 토론한다.
  - 통증 감소에 대한 대상자의 목표에 근접하여 통증 강도의 정도 유지
  - 지속적인 통증은 규칙적으로 약물 복용
  - 간헐적 통증이 시작하기 전, 지속적 통증 시 정규적으로 약물 복용
- 최 씨가 제공자에게 통증 이완의 부적절함을 보고할 계획에 대하여 토론한다.
- 진통제가 모두 사용되기 전에 미리 약을 준비하도록 격려한다.
- 진통제 사용에 대한 최 씨의 걱정거리를 토론하고 대상자의 잘못된 생각에 대하여 설명해 준다.
- 약물 작용의 반응을 최 씨와 함께 검토한다.
- 최 씨에게 담당 건강관리제공자의 전화번호를 알리고 필요 시 연락하도록 격려한다.
- 건강관리제공자와 약속된 시간에 방문할 때에는 모든 약물의 목록을 가져가라고 격려한다.
- 통증을 조절하는 비약물적 방법을 사용하는 계획을 세운다. 선택한 방법에 대하여 기록하고 말하도록 교육한다.
- 최 씨에게 통증 조절에 대한 효율적인 방법을 결정할 수 있도록 연습시킨다. 비효율적이라면 다른 방법을 사용해 보도록 격려한다.

간호평가

2017/6/17 11:00 - 최 씨는 정확하게 약물요법과 통증완화의 비약물적인 방법을 말로 표현하였다.
- RN 박영기

1) 건강증진

통증이 있는 절차나 상황을 예측하고 아픈 상황을 관리하는 방법을 대상자에게 교육하면 치료되지 않거나 기대하지 않았던 통증과 관련된 불안과 두려움을 감소시키는 데 도움이 된다. 통증관리정보와 함께 대상자에게 힘을 주어 대상자의 간호경험에 적극적인 동반자가 되도록 한다. 예를 들면, 말초에서 피검사와 정맥주사 카테터 삽입과 같은 많은 일상적인 시술은 통증을 유발할 수 있다. 간호사는 통증이 발생할 사건을 예상하고 적절한 약물적 · 비약물적 중재를 사용하여 통증을 피하게 할 수 있다. 예를 들면, 유치도뇨관 삽입을 하는 동안 증가된 통증을 경험하는 대상자에게 국소적인 마취효과가 있는 리도카인(lidocaine) 젤리 사용을 요청하는 것은 적절할 수 있다. 만약 대상자가 복잡한 드레싱 교환과 같은 잠재적으로 고통스러운 과정이 예정되었다면 사전에 이완기법과 간단한 심호흡기법을 시범하고 실천하는 것은 처방된 예방적인 진통제의 효과에 도움이 될 수 있다.

2) 통증관리의 간호중재

통증관리 간호중재에는 신체적 · 인지적 · 행동적 · 약물요법이 있다. 통증관리전략에 익숙해지는 것은 간호수행에 필수적이며, 치료선택의 이해, 완화를 최대하기 위한 전략, 부작용의 최소화, 대상자의 통증 자아-관리를 교육하는 능력이 포함된다.

진통제는 통증관리계획의 중심이고 이러한 약은 다양한 강도를 치료하는 능력과 통증의 종류에 기반하여 구별한다.

- 비아편계 약물: 아세트아미노펜(ASAP)과 비스테로이드성 항염제(NSAIDs)
- 아편계 약물: 모르핀이 주 원형임
- 보조 진통제: 통증이 아닌 다른 일차적 적응증이 있음(항불안제와 항간질제)
- 보조제: 진통제 속성이 없는 약물로 통증을 악화할 수 있는 증상과 관련된 치료를 위해 사용

위의 4가지 약물의 작용과 간호수행은 표 35-5에 제시되어 있다.

통증강도 또는 형태, 통증의 위치에 대한 지식 없이는, 통증완화에 사용되는 하나의 약물 또는 여러 약물을 선택하기 어렵다. 통증완화를 최대화 하기 위해 작용기전이 다양한 둘 또는 그 이상의 진통제를 사용하여 부작용을 감소시키는 다양한 치료를 항상 약물전략으로 고려해야 한다. 예를 들어, 통각과 신경병성 통증의 혼합이 있는 대상자는 처방된 비스테로이드성 항염제 하나만으로는 완벽하게 완화되지 못하는데, NSAIDs가 신경병성 통증을 치료하는 데 효과적이지 못하기 때문이다.

마지막으로 간호사는 효과적인 사정, 수행과 약물 통증관리계획의 평가를 위해 5가지 원칙(Dahl et al., 2008)을 고려해야 한다.

- 통증의 형태와 강도에 따라 최초 약물을 정한다.
- 대상자는 한 부위 이상에서 통증을 경험함을 고려한다.
- 적합한 용량을 준다.
- 적절한 간격으로 투약한다.
- 지속적 통증을 치료할 때는 적절한 용량의 약을 주는 것이 중요하다.

(1) 세계보건기구(WHO) 통증완화단계

WHO 통증완화단계는 약물통증관리에 대한 조화로운 단계적인 접근을 강조하며, 암 통증과 비암 통증 치료를 위한 안내지침으로서 광범위하게 사용된다(그림 35-5). 단계(ladder)는 3개의 치료 수준 또는 단계(step)를 가지며, 이것의 효과는 대상자 통증 강도는 자가보고와 관련이 있고 다양한 통증관리접근을 반영한다.

WHO 단계의 1단계는 통증강도가 경한 대상자를 언급

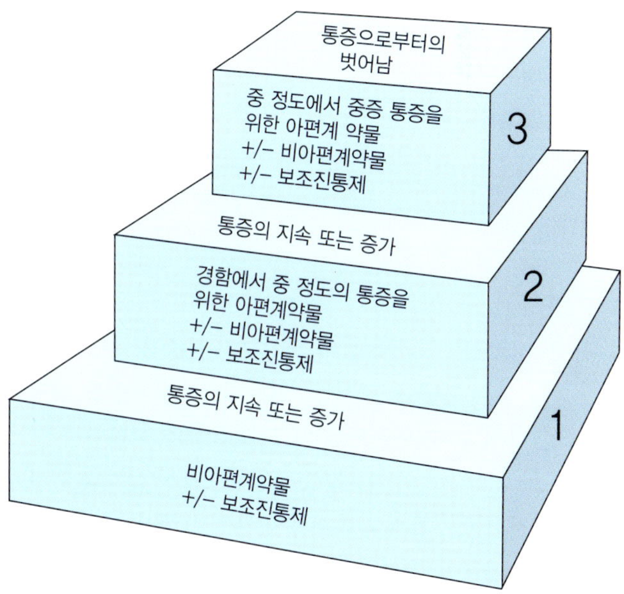

그림 35-5 WHO의 통증완화단계는 통증의 약물적인 관리에 대한 단계적인 접근을 보여준다.
출처: http://www.who.int/cancer/palliative/painladder/en/

표 35-5 약리작용과 간호적용

진통제 분류	간호 적용
비아편계약물	• 통각수용기성 통증에 대해 효과적이다. • 신경병성 통증에 비효과적이다. • 진통제 한계효과(최고용량을 초과하여도 추가적인 완화가 없음)
• 아세트아미노펜(acetaminophen; ApAP) - 해열제, 진통제	• 아세트아미노펜; 간에서 대사. 독성을 초래할 수 있다. 24시간 동안 4g을 초과하지 않는다. 알약 형태에서 아편계 약물과 결합되어 있기도 하다. 아세트아미노펜이 결합약물에서 한 요소일 때는 24시간 대상자를 확인한다.
• 비스테로이드성 항염제(NSAIDs)- 해열제, 진통제, 항염증제	• NSAIDs; 급성과 지속적 통증의 치료를 위해 다양한 방법의 치료에서 효과적으로 사용되었다. 부작용의 가능성을 감소시키기 위해 가장 낮은 효과적인 용량을 사용한다. • 위와 신장을 보호하는 프로스타글란딘(prostaglandin)생산을 방해한다. 또한 혈소판응집을 방해한다. • 위장관 자극, 신장독성, 출혈의 부작용이 있다. 위장관 장애, 신장질환과 출혈성의 경향이 있는 대상자에게는 주의 깊게 사용해야 한다.
아편계 약물	• 중증도 또는 심한 통증의 필수 약물이다. • 선택된 대상자에서 지속적 통증의 치료를 위해 사용한다. • 통각수용기성 통증과 신경병성 통증에 효과적이다. • 다목적의 - 통증경로와 같이 말초적으로 중심적으로 작용하고 많은 형태, 경로, 용량으로 나타난다. • 변비가 가장 흔한 부작용이다. 다른 부작용은 용량과 관련된 그리고 진정, 오심, 구토, 소양증, 호흡억제와 섬망이 있다. 변비를 제외하고는 많은 부작용이 시간이 지날수록 내성이 증가한다. 처방된 아편유사 약물의 장에 대한 관리 중재를 언제나 고려한다.
• full agonist-모르핀(morphine), 하이드로모르폰(hydromorphone), 옥시모르폰(oxymorphone), 메타돈(methadone), 펜타닐(fentanyl)	• 천장 효과가 없으므로 통증이 악화되는 경우 상향 용량 적정에 유용하다.
• 길항제-날록손(naloxone)	• 과용이 되면 아편약물 관련된 진정과 호흡억제를 예방하기 위해 사용된다. 날록손은 수용기 부위에서 아편약물을 대체하고 아편제 약물의 효과를 줄인다. 날록손은 아편제 약물보다 훨씬 반감기가 짧다. 따라서 초기 복용 후 30분마다 필요에 따라 반복 투여할 수 있다. 결과적으로 반동성 진정과 호흡억제를 피하기 위해 대상자를 면밀히 자주 관찰해야 하고 필요하면 통증완화제를 제공한다.
보조 진통제 • 항우울제, 항경련제, 국소마취제, 코르티코스테로이드(corticosteroids)	• 보조 진통제의 초기 사용은 통증관리보다 통증완화 성질을 갖는다. • 대부분 신경병성 통증과 지속적 통증의 치료에 도움이 된다.
다른 보조제 • 근육이완제, 최면제, 불안완화제	• 통증이완 성질이 있지 않지만 악화되는 통증(불면증, 불안, 근육경련)에서 관련되는 증상을 치료하는 데 사용한다. • 아편제 약물과 조합하여 사용하면 진정효과를 악화시킬 수 있다. 안전을 위해 진정 정도를 사정한다.

하며, 1단계와 3단계 간의 대상자의 통증을 등급으로 매긴다. 경한 통증은 24시간 내내 비스테로이스성 항염제 또는 아세트아미노펜으로 치료한다. 통증은 다양한 통증 척도에서 4~6점의 강도등급으로 완화되지 않으면, 2단계로 진전되어 구강으로 아편계 약물을 추가하여 치료한다. 만약 구강섭취가 제한되었다면 낮은 용량의 정맥 아편계 약물을 2단계 동안 사용할 수 있다. 마지막으로 3단계는 통증강도 등급이 7~10점인 심한 통증을 위한 치료선택을 말한다. 치료에는 고용량 정맥 아편계 약물의 추가하고, 안전성이 허용되면 더 빈번하게 투여하는 것이 포함된다. WHO 단계의 각 수준은 잠재적으로 보조약물의 사용을 포함하고 있다. 보조약물은 진통보다는 다른 일차적인 지시를 지닌 약물이지만, 통증경로 단계의 전달, 변환, 통증자극전달을 변화시키는 지각 동안에 작용한다. 표 35-5에 보조약물의 일반적인 분류의 예가 제시되었다.

(2) 동등 진통 투여량

동등 진통 투여량 표는 다양한 아편계 작용제의 대조이며 대상자의 약물을 한 개의 아편계 약물에서 다른 것으로 전환할 때 사용하기 위한 중요한 도구이다. 정맥 모르핀의 10mg 용량에 대한 아편계 약물과 비교하는 것이 전통적이다. 하이드로모르폰과 옥시모르폰은 모르핀보다 더 강하므로 같은 효과를 얻기 위해서는 더 낮은 용량이 요구된다. 표 35-6은 약물에 따른 대략적 동등 진통 투여량을 제시하고 있다.

(3) 아편계 약물의 부작용

아편계 약물은 수술, 외상, 시술과 암으로 인한 중 정도에서부터 심한 통증까지 치료에 필수적인 약이며, 대상자 선택에서 비암성 통증으로 지속적 통증의 치료에도 사용한다. 적절히 공급하거나 관찰하지 않으면 아편계 약물은 호흡억제를 유도할 가능성 있으며, 중추신경계에 작용하는 약물의 작용 때문에 잠재적으로 심각하고 생명을 위협하는 부작용이 있다. 결과적으로 간호사는 대상자가 안전하고 그들이 받아야 할 통증완화를 지속적으로 받기 위해서는 아편계 약물을 제공받는 대상자를 감시할 책임이 있다.

비판적 사고 적용하기

이 씨는 현재 69세로 은퇴한 건설 노동자이며, 2년 전 인공관절수술을 받은 적이 있다. 당신은 이 씨의 담당 간호사로 배정되었으며, 이 씨는 물리치료를 받은 후 오늘 늦게 퇴원할 예정이다. 인수인계 중에 이 씨의 PCA가 아침 6시에 끊어졌고 대상자의 통증은 10점 중 2점이었으며 어떠한 통증 약물도 받지 않았다고 하였다. 이 씨는 다음과 같은 통증 약물 지시서를 가지고 있다. 통증 점수가 10점 중 4~7점으로 중간 통증일 경우, 매 4~6시간마다 Percocet 1~2정; 통증 점수가 10점 중 8~10점으로 심한 통증일 경우, 매 4시간마다 정맥 주사용 모르핀 1~2mg, 매 6시간마다 Tylenol(acetaminophen) 650mg. 현재는 아침 9시이며 10시에 PT를 할 예정이다. 이 씨는 자신의 통증을 10점 중 6점으로 통증 점수를 매겼으며, 의사가 지시한 정맥주사용 모르핀을 좋아한다고 말했다. 여러분은 이 씨의 통증을 관리함에 있어서 어떻게 도울 것인가?

정답은 부록 B를 참고하세요.

① 진정과 호흡 감소

다음의 대상자는 진정과 아편계 약물 주입과 관련하여 호흡억제의 위험군에 포함되지만, 제한되지는 않는다.

- 아편계 약물을 처음 사용하는 대상자
- 다른 진정제를 투여받는 내싱자
- 노인
- 폐쇄적인 수면무호흡이 있는 대상자

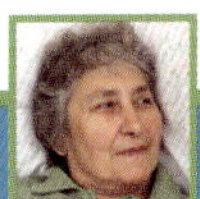

통증관리 PICO

임 간호사는 앞의 사례에 등장하는 대상자를 방문하는 호스피스 간호사이다. 간호사는 펜타닐 비강 스프레이를 꺼내 계속적으로 조절되지 않는 통증을 겪고 있는 문 씨에게 뿌렸다. 머무는 동안에, 문 씨 아들이 임 간호사에게 다가와 새로운 통증약인 펜타닐에 대해서 물었다. 아들은 그 약을 들어본 적이 없었고 그동안 사용했던 다른 통증 약들보다 효과가 더 좋은지 알고 싶어 하였다.

임 간호사는 Cochrane Library에서 자료를 보여 주며 펜타닐의 효과에 대해 문 씨 아들을 가르쳤다. 임 간호사는 다음 질문들을 이용해 검색하였다: 암 환자들의 경우, 경구용 펜타닐이 다른 아편 유사제나 위약에 비해 돌발 통증에 어떻게 도움이 되는가?

P (Population, 대상) = 암 환자들
I (Intervention, 간호중재) = 경구 펜타닐
C (Comparison, 비교) = 아편 유사제 또는 위약
O (Outcome, 성과) = 돌발 통증을 돕는다

임 간호사는 1,699명이 참가한 총 15개의 연구를 분석한 최신의 체계적인 리뷰를 찾았다. 연구들은 경구 및 비강용 펜타닐 투여를 살펴보고 이 약을 위약 및 다른 아편 유사제들과 비교했다. 연구 결과들을 통해 점막흡수(경구 또는 비강) 펜타닐이 돌발 통증 치료에 있어서 위약과 경구 모르핀보다 더 효과적인 것으로 판명되었음이 밝혀졌다. 참가자들은 측정할 때마다 경구 모르핀 또는 위약에 비해 통증완화 점수가 훨씬 높았다고 보고했다. 근거를 이용함으로써, 임 간호사는 경구용 펜타닐이 문 씨에게 더 좋은 치료 계획이라는 것을 아들에게 교육하고 안심시킬 수 있었으며, 임 간호사는 자신이 문 씨의 약물 반응을 세심하게 모니터링할 것이라고 확실하게 말했다.

출처: Zoppetella, G., & Davies, A. N. (2013). Opioids for the management of breakthrough pain in cancer patients. *Cochran Database of Systematic Reviews* Issue 10. Art. No.: CD004311. DOI: 10.1002/14651858.CD004311.pub3

표 35-6 대략적 동등 진통 투여량

약물	구강(mg)	IV(mg)	간격(시간)
모르핀(morphine)	30	10	3~4
하이드로모르폰 (hydromorphone)	7.5	1.5	3~4
옥시모르폰(oxymorphone)	10	1	>4
메타돈(methadone)	2~5	2~5	6~8
코데인(codeine)	200	130	3~4
옥시코돈(oxycodone)	20~30	-	3~4
하이드로콘(hydrocodone)	30	-	3~4
메페리딘(meperidine)	300	100	2~3

참고: 이 동등 진통 투여량 표는 다양한 아편계 작용제를 비교한다. 아편계 약물을 정맥 모르핀 10mg 용량과 비교하는 것이 전통적이다. 하이드로모르폰과 옥시모르폰은 모르핀보다 더 강한데, 이는 더 효과적인 진통제임을 의미하기보다는 모르핀과 동일한 진통 효과를 얻기 위해서는 더 적은 양의 약물이 필요하다는 것을 의미한다. 간에서의 경구 약물 1차대사로 인해 모르핀, 하이트로모르폰과 옥시모르폰은 경구투여보다 정맥으로 투여할 때 진통효과가 더 강력하다. 이러한 종류의 표는 대략적이며, 정확한 동등 진통 투여량을 제공하지 않으므로 사용에 주의를 기울여야 한다. 대부분의 경우 대상자의 약물을 다른 약물로 바꿀 때는 계산된 '새로운' 약물의 복용량의 50%만 제공할 것을 권장한다.

출처: Dahl, J., Gordon, D., Paice, J., Stevenson, K., & Brown, M. (2015) *Pain resource nurse curriculum & planning guide.* Medison, WI: Resource Center of the Alliance of State Pain Initiatives. Retrieved from http://trc.wisc.edu/items.asp?itemID=114

치료 또는 증가된 통증 정도에 따라 약이 변경되었거나 용량이 증가되는 초기에는 대부분의 대상자가 진정을 경험한다. 아편계 약물이 (1) 처음 투여될 때, (2) 아편계 약물투약 전후, (3) 용량의 변화, (4) 아편계 약물 주입을 관찰 동안, 진정 척도를 사정한다. Box 35-2는 아편계 약물을 투여받은 대상자의 진정 정도를 사정하는데 사용되는 4가지 수준을 설명하고 있다. 2단계보다 진정 단계가 높은 대상자는 의사에게 즉시 보고해야 하고, 간호사는 통증계획을 변경하고 의사는 대상자를 확인해야 한다.

SAFETY ALERT

가장 중요한 안전 법칙: 신경학적으로 손상되지 않은 대상자는 언제나 호흡억제의 신호와 증상을 보이기 전에 증가된 진정 수준을 보일 것이다. 호흡의 억제라는 원하지 않은 발생을 피하도록 중추신경계 억압의 지표로서 진정의 정도에 대한 주의를 기울여야 한다.

② 맥박 산소 측정기를 이용해 산소 포화도 모니터링하기

정맥용 아편 유사제 투여 중 산소 포화도 모니터링은 아편 유사제 유발 호흡 억제를 위해 대상자를 모니터링하는 데 사용되는 일반적인 기계식 모니터링 기법이다. 맥박 산소 측정기는 혈액 산소화 수준을 측정하는 데 사용되는 장치이다. 비침습적 탐침을 손가락이나 귀에 끼운 다음 맥박이 뛸 때마다 탐침이 헤모글로빈 최고치와 최저치 간 차이를 산출해서 포화도 수준을 백분율(%)로 알려줄 수 있다. 아편 유사제를 안전하게 투여하기 위해 맥박 산소 측정기가 널리 사용되고 있음에도 불구하고, 간호사들이 알아야 할 몇 가지 단점들이 있다.

맥박 산소 측정기는 직접적인 산소호흡기 상태 표시기가 아니라 순환계에서의 가스 교환을 국소적으로 측정한다. 맥박 산소 측정기 수치는 센서 지역으로의 혈류 변화에 의해 영향을 받는데, 이는 신호를 바꾸어 포화도 수준을 부정확하게 만들어 낼 수 있다는 것을 의미한다. 맥박 산소 측정기의 가장 중요한 단점은 맥박 산소 측정기를 모니터링하면서 보충 산소를 전달할 때 생긴다. 보충 산소 전달은 산소가 풍부한 혈액으로 순환계를 포화시키며 맥박 산소 측정기에 혈중 산소 수준이 적당하다는 신호를 보낸다. 이 장치는 환기의 품질과 효능을 평가하지 않고, 호흡 억제를 측정한다(실습지침서 9장에 나와 있는 맥박 산소 측정기 지침 참조).

Box 35-2 진정 척도

S – 잠을 자고 쉽게 깬다.
1 – 깨어 있고 명료하다.
2 – 약간 졸고 쉽게 깬다.
3 – 주로 졸지만 깰 수 있고 대화 도중에 잠에 빠진다.
4 – 졸리우며, 신체자극에도 반응이 미약하거나 없다.

출처: McCaffery, M., & Pasero, C. (2011). Pain assessment and pharmacological management. St. Louis, MO: Mosby.

③ 호기말 CO_2를 이용한 환기 모니터링

환기는 산소와 CO_2가 폐로 들어가기도 하고 나오기도 하는 운반되는 과정이다. 호기말 CO_2는 호흡의 끝에서 배출되는 이산화탄소의 수준이다. 이 수준은 가스가 정맥 시스템에 의해 심장으로 운반되어서 폐로 펌프될 때의 심박출량과 폐혈류량을 반영한다. 호기말 CO_2는 환기 질을 알려주는 고도로 믿을만한 수치로 간주되며 맥박 산소 측정기와 달리, 임박한 호흡 억제를 알려주는 조기 지표이다(Kopra, Wallace, Reilly, & Binning, 2007).

건강관리팀과의 협력
진통제로부터 과다하게 진정된 대상자 보고

Situation(상황): "안녕하세요. 저는 박 간호사로 나 씨를 돌보고 있습니다. 지난 2시간 동안 나 씨의 진정 정도가 증가하고 있습니다."

Background(배경): 나 씨는 62세로 우측 결장절제술 수술 후 첫째 날로 대상자는 아편계 약물을 사용한 적이 없었다. 나 씨는 현재 절개통증조절을 위해 하이드로모르폰 자가 조절 진통제를 달고 있다. 통증조절이 되지 않는 밤 동안에 8분마다 0.2mg에서 매 6분마다 0.3mg으로 증가시켰다. 지난 4시간 동안 총량의 하이드로모르폰 11.6mg를 주입하였다.

Assessment(사정): 대상자의 진정 척도 점수는 3이다. 호흡수는 10~12회/분이고 동공은 아주 작았다. 대화 동안 깨어 있기가 힘이 들고 대상자의 유발 폐활량 측정기구를 사용할 때는 졸았다. 대상자는 너무 졸려서 침대의 모서리에 앉아 있기도 힘들었고 활동 시에는 0~10점 척도에서 2점 정도의 통증으로 측정되었다.

Recommendation(권고): 박 간호사는 나 씨가 편한 상태이므로 자가조절진통제는 50%까지 감소해야 한다고 권고하였다. 박 간호사는 나 씨를 다음 4시간 동안 면밀히 계속해서 관찰할 것이고 만약 진정 정도가 증가되거나 통증이 더 심하게 되면 전화를 할 것이다.

비판적 사고를 위한 과제

- 대상자의 통증이 잘 조절되고 호흡수도 적합한데도 불구하고 과다 진정에 대해 보고하는 것의 장점은 무엇인가?
- SBAR(상황, 배경, 사정, 권고) 내용에 추가하고 싶은 어떤 부가적인 정보는 있는가?
- 의학 응급팀을 부르기 위해 필요한 사정자료는 무엇인가?

호기말 CO_2는 배출된 CO_2를 측정하는 장치를 이용해 측정된다. 비강 캐뉼라 탐침을 비강 아래에 놓는다. 탐침의 적절한 위치가 정확한 결과에 중요하다. 비강 캐뉼라 위치이탈, 식사하기, 입으로 숨쉬는 것은 수치 오류와 잘못된 알람을 일으키는 요인들이다. 호기 말 CO_2를 모니터링하는 기술이 빠른 속도로 발전하고 있으며 추가 연구와 디자인 개선이 필요하더라도, 호기말 CO_2 모니터링이 맥박 산소 측정기 모니터링을 대체하여 향후 호흡 억제를 탐지하게 될 가능성이 아주 많다(Kopra et at., 2007)(실습지침서 9장 참조).

(4) 자가조절진통제

자가조절진통제(patient-controlled analgesia, PCA)는 대상자가 스스로 구강, 피하, 경막외의 다양한 방법을 통해 약물을 투여하도록 한다. 정맥주입은 급성기에 수술 후 통증을 위한 가장 흔한 자가 조절 진통제 투여방법이다. PCA의 가장 주요한 효과는 대상자가 이미 결정된 용량을 주입하고, 개인적인 통증관리요구를 바탕으로 PCA 용량빈도를 조절할 수 있는 것이다(그림 35-6). 각각의 PCA 용량설정은 주입 기구에 한계가 안전하게 프로그램화되어 있어 (a) 미리 처방된 밀리그램 또는 마이크로그램으로 설정할 수 있고, (b) 용량 간의 최소한의 시간 간격과 (c) 지속 주입이거나 요구된 설정에 따라 혹은 두 개가 혼합되기도 한다. PCA 프로토콜은 간호사-진통제 관리에 있어 처방이 지연되는 것을 도와줄 수 있으며, 대상자가 스스로 조절할 수 있을 정도로 깨어 있을 때 소량의 약물을 적용할 수 있기 때문에 일정한 간격으로 자가 적용하는 자가조절진통 용량은 과진정 가능성을 감소시킨다.

SAFETY ALERT
대상자는 통증을 느낄 때 버튼을 누르는 법을 배우고 가족구성원도 대상자에게 결코 약을 주어서는 안 된다고 교육을 받는다. PCA를 통해 투입된 아편유사제 약물은 과다진정, 잠재적인 호흡억제 또는 정지를 유도할 수 있으므로 일반적으로 표준적인 실무로 고려되지 않는다.

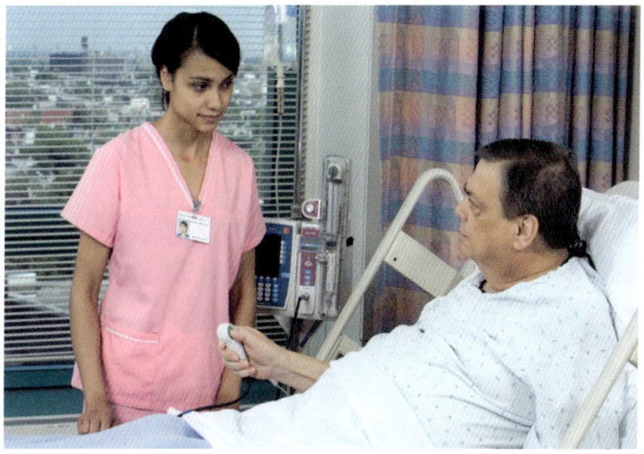

그림 35-6 PCA 적용 대상자는 통증 조절이 필요한 만큼의 양을 스스로 조절할 수 있다.

대상자는 인지적이고 신체적으로 PCA를 안전하게 사용할 능력이 있어야 한다. PCA의 적절한 이용에 대해 대상자와 가족을 교육하는 것은 PCA 간호수행에 있어서 필수적 요소이다. 중환자실에서 인공호흡기에 의존하는 대상자와 같은 경우에서는 드물게, 간호사 또는 적합한 PCA 주입에 대해 교육을 받은 가족구성원이 PCA 사용 대리자로 지정될 수 있다. PCA 경로로 아편계 약물의 투여도 허용되었다.

PCA 치료를 시작하기 전에 상대적으로 편안하다는 것을 확신시키는 것은 중요하다. 예를 들면, PCA를 시작하기에 앞서 임상의가 투여하는 정맥주입요법(IV bolus)으로 안전하고 합당한 통증완화 수준을 보장해 준다. 임상의가 주입 시 반응과 주의 깊은 평가를 기록하는데, 진정 수준, 통증 강도, 호흡상태 관찰 등을 기록한다. 근무시간 동안 주입된 투약량을 기록하여, 의사와 간호사가 통증관리계획의 효율성을 평가하는 데 필요한 정보를 제공하도록 한다(실습지침서 16장 참조).

① 척주내 경로의 주입

척주내 경로의 주입은 척추강내와 경막외 경로를 말한다. 아편계 약물 또는 아편계 약물의 혼합, 국소마취제의 직접적인 경막외 또는 척추강내의 공간으로 주입은 암성 통증, 수술 후 통증과 지속적 비종양 통증을 조절하기 위해 일반적으로 사용하는 기법이었다. 척주내 경로는 일반적으로 종종 'neuraxial 무통증'이라고도 한다. 그림 35-7은 뇌척수액으로 가득 찬 지주막하 공간에 싸인 척수이다. 지주막하 공간은 '척추강내'라고 불린다. 아편유사제의 척주내 주입 효과 중 하나는 아편유사제의 작용 부위-배각에서 아편유사제 수용기와 가깝게 주입된다는 것이다. 주입 부위가 작용 부위와 매우 가깝기 때문에 무통증은 어떤 다른 경로의 주입보다 훨씬 더 적은 양의 아편유사제로 효과가 나타날 수 있다(Dahl et al., 2008).

경막외 카테터는 척주관 벽과 척수의 경질막 사이에 있는 잠재적인 공간인 경막외 공간에 위치한다. 경막외 공간은 지방, 맥관구조와 신경연장의 망으로 가득 차 있다. 경막외 무통증은 약이 작용 부위(배각에 위치한 아편유사제 수용기)와 매우 가깝게 분포되기 때문에 큰 효능이 있다. 요추 부위가 가장 흔한 배치 부위이지만 경막외 카테터는 목, 가슴, 허리 또는 꼬리 부분에 적용할 수 있다. 경막외 무통증은 bolus 주입방법으로도 주입할 수 있지만 대상자 환경에서 지속적인 주입 또는 자가조절 경막외 무통증이라 하는 자가통증조절 경막외장치(patient controlled epidural analgesia, PCEA)이 가장 흔하다. 경막외 약물은 아편유사제가 혼합되어 있을 수 있고 국소 마취제의 농도를 희석한다(Fentanyl 2μg per milliliter/bupivacaine 0.05%). 경막외 주입은 통증강도, 진정 척도, 활력징후가 증가하므로 잦은 관찰이 필요하다.

경막외 주입을 위해서 추가적인 사정이 필요하며, 삽입 부위에 삼출물 또는 염증이 있는지, 혈종이 커지는지 관찰하고, 감각과 운동 기능을 사정한다(표 35-7). 그림 17-20과 같이 척수 피부분절 지도는 희석된 마취제 주입과 관련된 마취제 효과와 감각의 정도를 사정하는 데 도움이 된다(17장 참조). 피부분절은 척수신경 하나의 감각뿌리에 의해 신경이 분포하는 피부의 연결로 정의한다. 피부분절 사정을 위해 알코올 솜과 대상자의 피부를 가만히 만지면서 손상 부위에 가까운 쪽으로 간다. 신체를 두 개의 측면으로 나누어 다리 쪽으로 내려가면서 감각을 비교한다. 대상자에게 언제 감각을 느끼는지 물어본다. 피부분절 지도에 근거하여, 마취 효과의 정도를 기록한다. 일반적으로, 복부 수술 후 자가통증조절기법을 투여받는 대상자의 경우 카테터가 제 위치에 있으며, 잘 기능하면

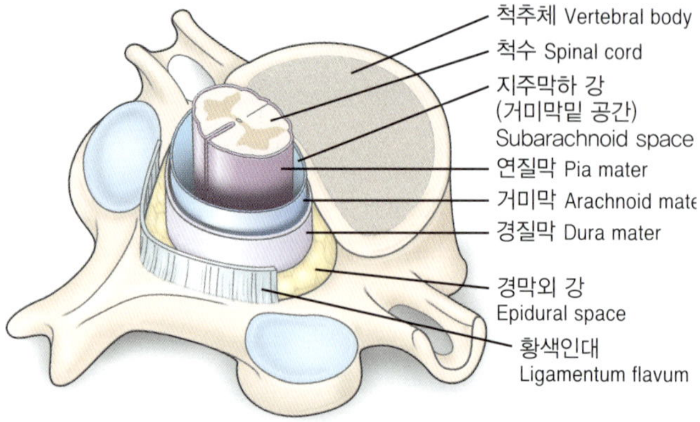

그림 35-7 경막외 공간의 해부학적 위치

SAFETY ALERT

저혈압은 경막외 주입치료로 나타나는 매우 흔한 부작용이다. 결과적으로 대상자가 침상에서 똑바로 앉는 것은 똑바른 자세에 순응하는 것이다. 보행 전에 혈액량을 증가시키는 종아리 운동을 통합하고 저혈압과 감각/운동 변화를 관찰하는 것은 안전한 움직임을 확실하게 하고 낙상을 예방하기 위한 중요한 단계이다.

표 35-7 경막외 무통

운동기능의 사정	• 대상자에게 양발을 발등 쪽으로, 발바닥 쪽으로 움직여보게 한다. • 저항을 주고 앙와위 자세에서 다리를 올린다.	• 만약 비정상이면 의사에게 보고한다. • MRI 결과로 진단한다.
감각기능의 사정	• 쑤심, 저림, 통증, 작열감 또는 사지가 기운이 없는 느낌이 있으면 대상자에게 증상을 즉각 보고하도록 한다. • 불편 또는 요통이 증가한다. • 방광 팽창, 소변장애와 실금 사정 • 피부절의 관찰	• 만약 비정상이면 의사에게 보고한다. • MRI 결과로 진단한다.
홍반 또는 삼출물의 배출 부위	• 근무마다 부위를 확인하고, 인계해 준다. • 감염을 관찰한다. • 손상되지 않은 폐쇄드레싱 부위를 확인한다.	• 만약 비정상이면 의사에게 보고한다. • 분비 부위의 배양을 고려한다. • 만약 배양이 양성이면 체계적으로 항생제를 사용한다.
삽입 부위의 부종	• 감염을 고려한다. • 카테터 이동을 고려한다(피부분절 또는 통증 정도는 변했는지?).	• 만약 비정상이면 의사에게 보고한다. • 만약 감염이 의심되면 흡인배양을 권한다(경막외강의 배양).
경막외 혈종	• 첫 증상은 요통일 수 있다. • 감각결핍(저림, 쑤심, 불완전마비) • 운동결손 • 장 또는 방광 실금	• 만약 비정상이면 의사에게 보고한다. • 헤파린(LMWH), NSAIDs, 혈소판 억제제, 항응고제를 대상자에게 투여한다. • 카테터 삽입; 수술 전 헤파린을 투여받은 대상자는 마지막 SQ용량 후 삽입을 적어도 12시간 연기한다. • 응고예방(thromboprophylaxis)을 시작하기 전에 유치 카테터는 제거한다.

MD, medical doctor; MRI, magnetic resonance imaging; s/s, signs and symptoms; LMWH, low-molecular-weight heparin; SQ, subcutaneous.
출처: Pen, A. (2005). Care and management of epidural catheters. *Journal of Infusion Nursing, 28*(6), 377–381; Stillwell, S. (2000). When you suspect epidural hematoma. *American Journal of Nursing, 100(9)*, 68–74.

배꼽이 위치하는 T10(흉추10)부터 감각이 감소하고 무통을 경험하게 된다(**실습지침서 16장** 참조).

척추강내 주입과(뇌척수액 안으로) 감시의 안내지침은 경막외 투여와 유사하며, 전체 용량이 척수에 도달하기 때문에 더 적은 양을 주입해야 한다(예: 경질과 높은 맥관질의 경막외 공간에 의해 영향을 받지 않음).

(5) 비약물적 통증관리

비약물적 중재는 통증을 감소시키고 안위를 제공하는 데 사용할 수 있는 약제의 대처전략이다. 포괄적인 통증관리 계획은 약물요법과 비약물요법 전략이 모두 포함되는 것으로, 통증조절을 향상시키고, 감정적인 스트레스를 감소시키며, 기능적인 안위를 향상시키고, 경우에 따라서 진통제 사용을 줄여주는 것으로 알려져 왔다. 비약물적 중재는 효과를 증진할 뿐 진통제를 대신하지는 않는다. 3가지 일반적인 비약물적인 전략 범주는 주요 건강관리에서 주로 사용하는 것으로, 기초적인 안위방법, 피부자극기법과 인지적 행동전략이다(Dahl et al., 2008).

① 기초적인 안위방법

기초적인 안위방법은 안위를 증진하고 통증을 감소시키는 데 도움을 주기 위해 주기적으로 제공하는 기본적인 행위이다. 예를 들어, 신체의 가지런함을 유지하기 위한 적절한 체위, 규칙적으로 계획한 체위변경, 부종감소를 위한 사지 상승 등이다. 적절한 조명, 낮은 소음 정도, 편안한 체온, 주름 없는 시트, 비실용적인 가운과 기구와 주의 깊은 위생습관을 갖춘 치료적인 환경을 유지하는 것은 신체적 · 감정적인 긴장을 완화시키는 데 도움이 되고 대상자의 통증경험에 긍정적으로 영향을 미칠 수 있다.

② 피부자극

피부자극은 피부와 내부 조직의 자극으로, 이러한 기법은 통증신호의 전달을 방해한다고 여겨지고 있다. 피부자극은 간호사 측면에서 거의 노력이 요구되지 않으며, 통증자극의 모든 수준에 사용될 수 있다. 자극은 보통 통증 부위 바로 위 또는 근처에 전달되지만, 자극이 통증 부위에 근접하거나, 통증부위에서 먼 위치, 통증부위와 반대쪽(신체 반대쪽)일 때도 효과를 볼 수 있다. 피부자극은 빈도와 기간에서 중간 정도여야 하고 피부자극의 이용은 대상자가 자가보고하는 통증완화의 정도에 의해 결정해야 한다. 언제 어떠한 피부자극치료를 사용할지 시기를 결정하기 위해서 홍반, 창백, 자극, 수포, 또는 발진과 같은 피부 변화 사정과 함께 안위 정도를 자주 사정하는 것이 중요한 간호 기능이다(Dahl et al., 2008).

온열 요법. 온열 적용은 통증에 대한 민감성을 줄여주고 혈관의 국소적인 혈관확장을 통해 혈류량을 증가시킨다. 뜨거운 물병, 전기열패드, 따뜻하고 축축한 수건과 따뜻한 목욕과 샤워는 국소적 열을 전달한다. 습열이 더 깊게 침투하는 것을 알 수 있다. 온열 치료의 범위는 대상자의 안위와 내성을 바탕으로 한 5~30분 동안 40℃와 45℃를 유지해야 한다.

SAFETY ALERT

대상자의 내성과 피부자극의 증상을 자주 관찰해야 하며, 인지적으로 손상된 대상자에게 특별한 안전주의를 주어야 한다. 출혈 부위, 국소적 부위, 연고 도포부위, 화상부위, 방사선조사 부위에 온열 적용은 금기이다. 온열은 순환장애, 감소된 감각 또는 불편하다고 보고할 수 없는 의사소통장애가 있는 대상자에게는 주의하여 사용해야 한다(Dahl et al., 2008).

냉열 요법. 냉열 적용은 통증의 민감성을 줄여주고 근육 경련, 요통, 관절염, 두통, 외상과 외과적 절개통증에 유용한 치료이다(그림 35-8). 또한 온열보다 더 빠르게 작용할 수 있고 완화기간을 더 길게 제공할 수 있다. 아이스팩, 냉동된 젤 팩, 냉동 습수건 또는 얼음을 담은 수건으로 제공한다. 냉열은 점차적으로 적용해야 하고 온도는 대상자 안위와 피부내성을 바탕으로 제공하도록 한다. 15℃의 온도와 20분 이상의 시간을 적용해서는 안 된다.

SAFETY ALERT

냉열 적용은 말초혈관질환이 있는 순환 부족, 레이노 현상을 가진 말초혈관질환, 방사선 조사 부위는 금기이다.

얼음치료의 안전한 적용을 위한 안내지침을 참고한다 (실습지침서 12장 참조).

마사지. 마사지는 신체를 부드럽게 하는 과학적인 조작이다. 이는 치유예술이고, 신체 간호의 한 행위이며 대화 없는 의사소통의 한 방법이다(Fontaine, 2014). 마사지는 촉각을 이용하여 암으로 입원한 대상자의 통증과 증상을 감소시켜주는 것으로 밝혀졌다. 3~5분 동안 지속하

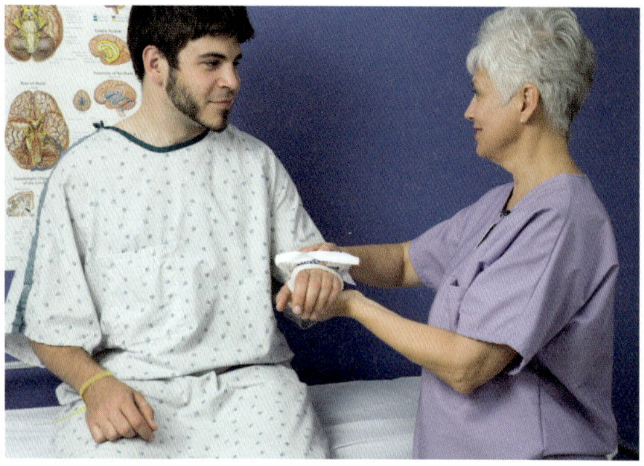

그림 35-8 냉열의 적용은 손상 부위의 통증을 감소시킨다.

는 등 마사지는 다양한 상황에서 대상자에게 정신적·기계적 효과를 제공한다. 등 마사지는 목욕 후에 제공할 수 있으며, 저녁에 제공한다면 수면을 도울 수 있다. 마사지는 느리고 리듬이 있고 순환을 자극하여, 경직을 감소시키고 통증을 편하게 해 준다(Fontaine, 2014)). 마사지치료로 대상자 선호도를 알아내고 안위를 주는 것은 중요하다. 일부 대상자는 완전한 등 마사지보다는 한 손이나 다리 마사지를 선호할 수 있다. Box 35-3은 통증-이완방법의 간호실무로 쉽게 통합할 수 있는 간단한 손 마사지 방법을 보여준다.

경피전기신경자극. 경피전기신경자극(transcutaneous electrical nerve stimulation, TENS)은 급·만성 통증의 전반적 관리 시 부수적인 방법으로 사용한다. 경피전기신

Box 35-3 간단한 손 마사지

1. 대상자는 편안한 자세에서 눕거나 앉는다.
2. 만약 가능하면 대상자와 쉽게 다가가도록 마주할 수 있게 편안히 앉는다.
3. 손에 소량의 로션을 바르고 약간 비빈 후 따뜻한 물 안에 로션통을 놓는다.
4. 손바닥을 밑으로 하고, 피부에 로션을 바른다.
5. 손목에서 손가락까지 양쪽을 바깥쪽으로 부드럽게 늘린다.
6. 손으로 지지하고 양 엄지손가락을 사용하여 손목에서 손가락 관절방향으로 손의 윗부분 너머 타원형으로 마사지한다.
7. 손목에서 손가락관절까지 한 손의 띠를 부드럽게 짜고, 부드럽게 손가락 끝의 '새끼손가락'을 바깥에서 중심으로 당긴다. 각 손가락과 엄지손가락에 반복한다. 또한 각 손가락의 관절가동범위운동을 할 수 있다.
8. 손을 지지하고 부드럽게 손바닥이 위로 가게 돌린다.
   a. 부드럽게 손목에서 손가락관절까지 손바닥을 바깥쪽으로 늘린다.
   b. 모든 손에 작은 타원형으로 마사지한다.

경자극 단위는 중간 정도의 전기충동을 생성하는 손바닥 크기의 가벼운 건전지로 작동하는 자극제로 구성되어 있다. 2~4개 전극을 피부 가까운 곳이나 통증 부위에 접착하여 전극을 출력시켜 대상자가 따끔거리며 저린 상태나 견딜 수 있는 정도로 근육이 잡아당기는 느낌을 생성하도록 조절한다(그림 35-9). 경피전기신경자극은 통증자극 전달을 방해함으로써 통증상실증을 유발할 수 있다고 생각된다.

전압강도, 빈도와 치료기간을 의사가 처방하고 경피전기신경자극은 다른 가격이 덜 비싼 비약물적인 중재로서 경한 통증강도에 효과적이므로 중증 통증치료를 위해서는 보류해야 한다.

SAFETY ALERT

TENS은 주문형 심박조절기를 설치한 대상자들과 전기 장치들을 이식한 대상자들에게는 사용을 금지한다(Dahl et al., 2008).

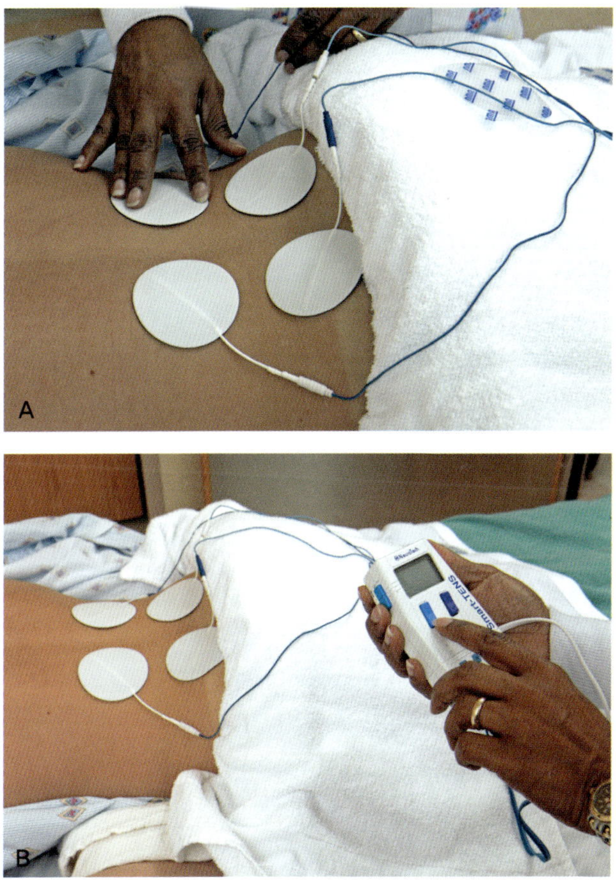

그림 35-9 경피전기신경자극 A: 간호사는 통증 부위 주위에 경피전기신경자극을 적용한다. B: 간호사는 대상자가 편안하도록 병동에서 강도 정도를 조절한다.

③ 인지적 행동전략

통증관리를 위한 간단한 인지적 행동전략은 중간 정도 통증이 있는 대상자에게 부가적인 치료로 간호실무에 통합될 수 있다. 인지적 행동전략은 통증을 해석하고 경험하는 방법을 변화시키는 것으로 통증이 악화되거나 대처노력을 방해하는 사고와 행동을 수정함으로써 경험된다. 인지적 행동 전략을 통증관리에 포함하는 통증 자가관리는 대상자에게 스스로 통증을 조절할 수 있다고 느끼게 하는데, 이는 인지적 · 정신적으로 인지적 행동전략이 수행가능한 대상자에게 고려되어야 한다. 간호사는 항상 인지적이고 행동적 치료에 참여하려는 대상자의 관심과 자발성을 사정해야 하며, 길이와 강도는 항상 대상자의 선호도에 맞게 조절해야 한다.

기분전환. 기분전환은 환경 내에서 다른 자극으로 정신집중을 돌림으로써 통증에서 관심이 멀어지도록 한다. 시술과 관련된 통증과 같이 간단한 통증기간 동안 도움을 줄 수 있다. 통증완화는 일시적인 경향이 있으며, 오락활동을 통해 유지될 수 있다(예: 출산 시 라마즈 방법). 기분전환은 시각적 방법으로 읽기(복잡한 자극)와 그림 보기(간단한 자극), 청각적 방법은 악기 연주(복잡한 자극)와 음악 듣기(간단한 자극), 촉각으로 반려동물 어루만지기(간단한 자극) 등이 있다(그림 35-10). 기분전환은 대상자가 즐기며 대상자 에너지가 잘 맞을 때 효과적이다. 음악 듣기는 많은 연구에서 암성 통증 등의 통증 강도를 줄이는 효과적인 방법으로 보고되고 있다.

이완법. 이완은 불안과 근육긴장으로부터의 자유로운 상태로 조용하고 평온한 상태이다. 이완은 자율신경계활동

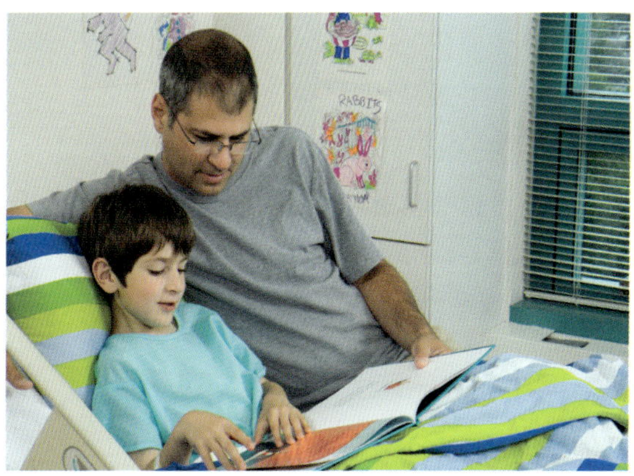

그림 35-10 안위 증진을 위해 기분전환을 해 주는 활동에 참여하도록 아동을 격려한다.

을 감소시키므로 결과적으로 심박동이 느려지고, 혈압이 낮아지고, 산소소모가 적어지며 근긴장을 이완시킨다. 이 완요법은 거의 모든 형태의 통증에 유용하나 근긴장과 관련된 통증(경부통, 요통, 두통)을 치료하는 데 효과가 있으며, 관절염, 시술 관련 통증, 수술 후 통증과 암성 통증의 비약물적 중재로서 도움이 된다. 이완전략은 또한 통증경험의 인지적 · 정서적 요소와 관련된 통증에도 도움이 된다. 단순하고 짧은 이완기법의 종류는 율동적인 호흡, 점진적인 근육이완, 명상과 기도는 다양한 상황의 간호실무에 일반적으로 사용된다. 율동적인 호흡은 위 부위에서 기원하는 느리고 깊은 호흡에 관심을 집중하게 된다. 점진적인 근이완은 율동적인 호흡과 관련이 있는데, 신체의 특정 부위를 이완하고 깊게 숨쉬게 하는 것으로, 머리에서 시작하여 발끝으로 진행한다. 이러한 기법을 몇 분이라도 대상자에게 가르치면 대상자에게 안위를 제공할 뿐 아니라 간호사를 위해서도 이완의 방안이 된다. 명상과 기도는 괴로운 생각의 정신을 맑게 하는 데 도움을 줄 수 있다. 반복되는 구절, 만트라 또는 기도를 사용하는 데 집중하여 이완된 상태에 이르게 된다.

상상유도. 상상유도는 통증경험 자체를 전환 또는 변화하는 감각경험을 창조하는 자신만의 상상력이다. 상상유도는 눈을 감고 좋아하는 장소와 사람을 보는 것, 자기 자신의 마음속에서 감각경험을 통해 걷는 것을 보는 것처럼 단순할 수도 있다. 영상은 효과 있는 개인에게는 의미가 있다. 간호사가 대상자가 좋아하는 바다 또는 산, 계곡을 상상하는 것을 도와줄 때, 감각경험을 통해 대상자와 걸을 수 있다. "좋아하는 장소를 걸으며, 주위의 아름다움에 주목하십시오. 따뜻한 태양 또는 얼굴에 스치는 신선한 바람을 상상해 보십시오.", "발가락 사이의 시원한 물과 따뜻한 모래를 느껴보십시오.", "목초 안에서 쉬기 위해 앉아서 야생화향기를 느껴보십시오." 반대로, 통증에 초점을 둔 상상유도는 통증감각을 변화시킬 수 있는 통증 자체 또는 사물의 정신적 영상을 이용한다. 예를 들면, 대상자는 활활 타오르는 불을 느끼는 것 같은 통증을 상상할 수 있고 불을 끄는 폭풍의 영상을 불타는 감각으로 상상할 수 있다.

바이오피드백. 바이오피드백(biofeedback)을 통해 대상자는 심박동수, 손의 온도, 근육긴장과 같은 자동기능을 수의적으로 조절하는 법을 배운다. 청각이나 시각 회환(예: 조명, 소리, 디지털이나 그래프 판독)에는 전극을 대상자의 인체에 붙이고 근이완, 심박동수, 피부온도를 대상자가 확인할 수 있도록 보여준다. 기초자료를 수집한 후 대상자는 이완 및 심호흡하는 방법을 배운다. 이완은 불안 감소로 통증을 감소시키고, 대상자의 통증 통제력을 높여준다. 실제로, 대상자는 의지대로 기술을 사용하는 법을 학습한다. 이 기법은 고혈압, 근긴장, 긴장성 두통, 편두통, 악관절(턱관절) 증후군, 불면증, 만성통증과 스트레스 관련 질환이 있는 대상자에게 도움이 된다. 이는 포괄적인 훈련이 필요하기 때문에 동기부여가 성공의 중요한 구성요소이다.

3) 가정 · 지역사회 기반 간호

통증관리는 점점 더 다양한 건강관리환경에서 발생하고 있다. 가정에서의 통증관리는 지속적 통증이 있는 대상자의 삶의 질을 향상하는 데 중요하다. 지속적 통증은 대상자를 움직이지 못하게 하고 일상활동, 관계, 수면과 식욕을 방해할 수 있다. 가족구성원은 복잡한 증상을 관리한다. 외래와 가정 간호사는 중재를 사정하고 새로운 중재법을 조사한다.

간호사는 가능하다면 조기에 통증이 어느 정도 지속할 것인지, 간호절차 안에서 가능한 한 빨리 예측할 책임이 있으며, 통증관리에 대한 대상자와 가족교육 및 그들의 역할과 기대를 교육할 책임이 있다. 수술 후 대상자는 가능한 한 낮은 수준의 통증을 유지할 수 있도록, 적절한 영양과 휴식을 취할 수 있도록, 피로를 피할 수 있도록, 움직임이 증가되도록 치유 과정에 대한 정보가 필요하다. 이들 요인은 대상자의 안위에 영향을 미치고 회복을 증진시킨다. 대상자는 합병증이 발생하면 의학적 중재를 받기 위해서 회복하는 데 얼마나 오래 걸리는지 알아야 한다.

진통제 투약 시 정확한 용량 및 흔한 부작용을 피하거나 관리하는 방법을 대상자에게 교육한다. 처음에 진통제의 용량을 늘리면 판단, 지각 및 협조능력에 변화가 발생할 수 있지만 며칠이 지나면 이들 효과는 사라진다는 것을 알려준다. 이들 인지효과가 사라질 때까지는 운전이나 기계를 조작하는 일은 하지 않도록 주의를 준다. 변비가 주요 부작용이며, 특히 장기간 아편계 약물로 통증을 조절한 경우 발생할 수 있다. 모유수유를 하는 산모에게 모유 속에 약물이 남아 있어 영아에게 영향을 미칠 수도 있다는 것을 알려준다. 가정에서 대상자와 가족구성원은 진통제를 아동이나 다른 사람 손이 닿지 않는 곳에 안전하게 보관하도록 한다.

대상자 간호계획
통증을 경험하는 대상자

간호진단

복부 수술 절개 부위에 대한 언어적 보고(9점, 0~10점 척도 중)와 비언어적 의사소통에 의한 임상징후와 관련된 통증

간호목표

대상자는 2점 이하(0~10점 척도 중: 견딜 수 있는 숫자)의 통증 수준을 경험한다.

간호성과 기준

- 대상자는 통증 부위, 강도, 특성, 일시적 양상 및 통증에 대한 적절한 완화방법을 보고한다.
- 대상자는 각각의 통증 발생상황을 즉시 보고한다.
- 대상자는 통증이 진통제 효과로 최소화되었고, 진통제 치료의 적절한 효과로 통증이 완화되었다고 말한다.

간호중재	이론적 근거
1. 수술 전 포괄적인 통증사정을 평가한다.	1. 통증의 가장 중요한 구성요소는 지속적이고, 정확하며, 철저한 통증사정이다.
2. 0~10까지의 자기비율척도로 첫 24시간 동안 2시간마다 통증수준을 사정한다. 만일 초기 사정 때와 비교해서 변화했다면 부위, 특성 및 일시적 양상을 사정한다.	2. 잦은 사정은 통증 강도를 어떻게 보고할 것인지에 대한 자료를 제공하고 치료효과를 결정내리는 데 도움이 된다.
3. 처방된 진통제로 최적의 통증완화를 제공한다. a. 투약처방을 개별화한다. 아편계 진통제 중 수준이 유지되도록 첫 36시간 내에는 필요시보다는 규칙적으로 아편계 진통제를 처방하도록 의사와 함께 협조하고 바람직한 통증완화를 제공한다. b. 흔한 약물의 반작용을 관찰하고 최소화한다.	3. 최적의 통증완화는 통증을 증가시킬 수 있는 불안과 두려움을 감소시킨다. 목표는 심한 통증을 피할 수 있는 예방적 접근법을 사용하는 것이다. a. 투약 전 통증의 심각성 및 투약 후 통증완화에 대한 지속적인 사정은 중요하다. 이는 약물이나 용량이 대상자의 통증을 완화시키기에 충분한지 확인하는 것이다. b. 아편계 진통제는 호흡억제, 변비, 오심, 구토 및 구강건조를 일으킬 수 있다.
4. 이전에 도움이 되었던 기법을 권유한다.	4. 대상자가 과거에 통증완화에 효과가 있었던 개인적 방법을 사용하도록 한다.
5. 신뢰관계를 확립한다.	5. 효과적인 간호사-대상자 관계는 간호와 신뢰가 전달되기 때문에 모든 통증 완화방법을 증진시킨다.
6. 심한 통증이 발생하기 전에 통증완화 방법을 적용할 수 있도록 통증을 정확히 보고하도록 대상자를 교육한다. 예방을 위한 치료적 접근법 사용은 심한 통증을 예방하지는 못한다.	6. 완화방법은 대상자의 언어적 통증보고와 규칙적인 대상자 사정을 토대로 교육한다. 또한 많은 인종적 · 문화적 영향력이 통증표현을 방해하거나 금지시키기 때문에 통증이 있을 때 의사소통하도록 대상자에게 알려준다.
7. 가능하다면 낮 동안 휴식기간 및 밤에 수면을 방해하지 않는 기간을 준다. 조용한 환경을 마련한다.	7. 휴식을 안위와 수면을 촉진하며, 스트레스를 감소시키고, 근육긴장을 완화한다. 피로는 통증 내성을 낮춤으로써 통증을 증가시킨다.
8. 적절한 비침습적 통증완화법을 시작할 때 대상자와 협력한다. a. 기분전환방법을 교육한다. 예: 복부 드레싱 교환 시 대화에 참여시키거나 좋아하는 음악을 튼다. b. 피부자극에 대해 교육한다. 예: 체위변경 후와 취침 전에 등 마사지를 해 준다. c. 이완요법을 교육한다. 예: 체위변경 시 근육을 이완시킨다.	8. 통증에 대한 주의를 다른 곳으로 돌리는 데 중점을 둠으로써 통증내성을 증가시키는 결과를 이끈다. a. 기분전환은 엔돌핀을 자극한다. b. 체위변경과 등 마사지는 순환을 증가시키고 근육긴장을 감소시킨다. c. 이완은 교감신경계 효과를 감소시킨다.

간호평가

2017/5/1 09:30 – 절개 부위 통증 척도 점수 10점 중 7점으로 통증 평가, 찔리는 듯한 느낌 묘사, 바이코딘(vicodin) 5mg 투여, 40분 후 통증 척도 점수 10점 중 3점으로 통증 평가, 복도를 거동할 수 있다.

– RN 김미영

7. 간호평가

통증관리에 있어서 간호사 역할 중 중요한 부분은 질문과 관찰을 통해 통증완화방법의 효과를 정확하게 평가하는 것이다. 간호중재가 성공적이지 않을 수 있다는 것도 생각해야 한다. 결과에 따라, 통증사정방법을 수정하거나 다른 치료방법을 시도하도록 한다. 성과기준의 몇 가지 예를 다음에 제시했지만, 각 대상자에 맞는 개별적 성과기준을 개발하도록 한다.

간호사와 대상자는 같이 대상자의 회복 또는 삶의 질에 중요한 활동을 인식하는 안위기능목표를 설정할 수 있다. 만약 안위기능목표가 맞지 않는다면, 통증관리를 평가하고 조정해야 한다. 안위기능목표의 초점은 대상자의 통증완화를 위한 책임을 유지하도록 간호사와 팀을 지원하고, 기록으로 남겨놓아야 하며 간호교대 인계와 팀을 순회하는 동안 토론해야 한다.

간호목표

대상자는 통증을 유발하는 요인을 파악한다.

간호성과 기준

- 다음 예약까지 대상자는 통증을 유발하는 요인을 서술한다.
- 다음 예약까지 대상자는 통증을 악화시키는 사고와 감정을 서술한다.
- 다음 가정방문 시 대상자는 통증을 악화시키는 행동을 보고한다.

간호목표

대상자는 수술 후 회복을 증진할 활동에 참여할 수 있도록 적절한 통증완화를 경험한다.

간호성과 기준

- 병원에 있는 동안 대상자는 매시간 10회씩 강화폐활량계(incentive spirometer)를 사용하여 수술 후 호흡기계 합병증을 방지한다.
- 퇴원할 때까지 복도를 하루에 3번 걷는다.
- 집에서 첫 주 동안, 대상자는 의사가 계획한 제한 내에서 천천히 정상활동을 재기한다.

간호목표

대상자는 통증감소 기법을 사용한다.

간호성과 기준

- 24시간 내에 대상자는 통증조절에 도움이 되는 행동적 중재를 적어도 한 가지 서술한다.
- 다음 예약까지 대상자는 가장 효과적으로 통증을 조절할 수 있는 약물요법을 확인한다.

주요개념

- 통증은 대상자가 발생했다고 말할 때마다 존재하는 대상자의 주관적 경험이다.
- 처음 발생하는 통증은 손상을 극소화하고, 질병의 경고를 주는 것이다. 지속적인 통증은 유용한 효용이 없다.
- 진정은 항상 통증완화의 지침은 아니다.
- 모든 통증완화 측정은 계속적이고 철저한 사정에 근거한다. 대상자가 통증을 보고하지 않을 수도 있기 때문에, 간호사는 통증상태를 일정하게 사정해야 한다. 통증 표현이 부족한 것이 통증의 부족을 의미하지는 않는다.
- 통증은 생리적 · 언어적 · 비언어적 방법으로 나타날 수 있다.
- 모든 연령의 대상자가 통증을 경험하지만, 표현하는 방법은 나이, 통증의 유형, 통증을 극복하는 능력에 따라 다르다.
- 통증완화의 인식적 · 행동적 방법은 약물적 또는 침습적인 방법의 효과를 증가시킬 수 있다.
- 아편계(opioid; 아편 비슷한 작용을 하는 합성 진통 · 마취제) 투약의 모든 경로는 약하거나 중간 정도거나 심한 통증에 효과적이다. 그러나 직접적인 정맥주사(bolus)가 가장 빠른 완화를 제공한다.
- 통증은 다른 방법을 통해 경감시킬 수 있기 때문에 비아편유사진통약물, 마약제 및 보조진통제는 비약물학적 방법과 결합해서 우수한 진통효과를 나타낸다.
- 통증 경감에 대하여 대상자와 가족을 교육하는 것은 예측가능한 두려움과 불안을 감소시킨다. 불안이 감소하면 대상자의 통증이 감소된다.
- 통증이 심각해질 때까지 기다리기보다 통증을 예방하기 위한 접근법을 사용하는 것이 효율적이다.

REFERENCES

Baumann, S. L. (2009). A nursing approach to pain in order adults. *Medsurg Nursing, 18*(2), 77-83.

Cancer Pain Symposium Nursing Research Group. (2004). *In Toolkit for nursing excellence at end or life transition: CD-ROM Version 1.0.* Funded by the Robert Woods Foundation and sponsored by the University of Washington School of Nursing.

D'Arcy, Y. (2014). *A compact clinical guide to woman's pain management.* New York: Springer Publishing.

Dahl, J., Gordon, D., Paice, J., Stevenson, K., & Brown, M. (2008). *Pain resource nurse curriculum & planning guide.* Madison, WI: Resource Center of the Alliance of State Pain Initiatives.

Fontaine, K. E. (2014). *Complimentary and alternative therapies for nursing practice* (4th ed.). Hammond, IN: Prentice Hall.

Im, E. (2008). The situation specific theory of pain experience for Asian American cancer Patients. ANS. *Advances in Nursing Science, 31*(4), 319-331.

Im, E., Lee, S. H., Lim, H., Guevara, E., & Chee, W. (2009). A national online forum on, ethic differences in cancer pain experience. *Nursing Research, 58*(2), 86-94.

International Association for the Study of Pain Subcommittee on Taxonomy. (1979). Pain terms: A list of definitions and notes and usage. *Pain, 6*(3), 249.

International Association for the Study of Pain Task Force on Taxonomy. (1994). Pain Terms: A current List with definitions and notes on usage. In H. Merskey & N. Bogduk (Eds.). *Classification of chronic pain* (2nd de., pp. 209-214) Seattle: IASP Press.

Jensen, S. (2015). *Nursing Health assessment: A best practice approach* (2nd. Ed.). Philadelphia: Wolters Kluwer Health.

Joint Commission. (2015). Retrieved from http://www.jointcommission.org/assets/1/18/Clarification_of_the_Pain_Management_Standard.pdf

Kopra, A., Wallace, E., Reilly, G.,& Binning, A. (2007). Observational study of perioperative PtcCo2 and SpO2 in non-ventilated patients receiving epidural infusion or patient controlled analgesia using a single earlobe monitor. *British Journal of Anaesthesia, 99*(4), 567-571.

MaCaffery, M., & Pasero, C. (2011). *Pain assessment and pharmaco logical management.* St. Louis, MO: Mosby.

NANDA-International (NANDA-I). (2014). *Nursing diagnoses: Definitions and classification, 2015-2017.* West Sussex, England: Wiley-Blackwell.

Oaks, L. (2011). *Compact clinical guide to infant and child pain management: An evidenced-based approach for nurses.* New York: Springer Publishing.

Potter, V. T., Wiseman, C. E., Dunn, S. M., & Boyle, F. M. (2003). Patient barriers to optimal cancer pain control. *Psychooncology, 12*(2), 153-160.

Purnell, L. D., & Paulanka, B. J. (2014). *Guide to culturally competent care* (3rd ed.). Philadelphia, PAL F. A. Davis.

Taddio, A., & Katz, J. (2004). Pain, opioid tolerance and sensitization to nociception in the neonate. Best Practice & Research. *Clinical Anaesthesiology, 18*(2), 291-302.

Zacharoff, K. L., Pujol, L. & Corsini, E. (2010). *The PainEdu.org manual: A Pocket guide to pain management* (4th ed.). Newton, MA: Inflexxion.

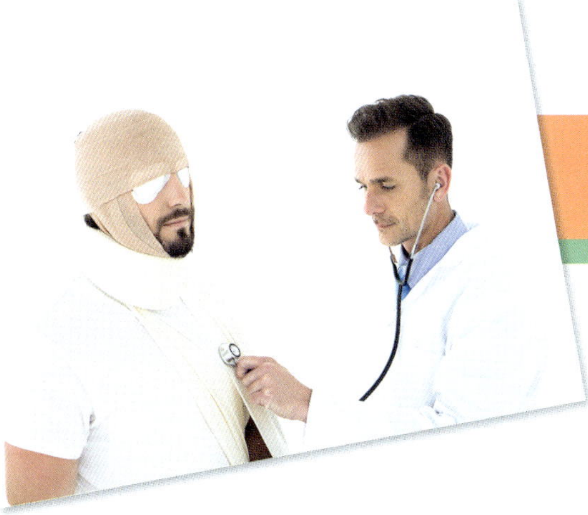

CHAPTER 36

감각지각

Sensory Perception

Jean Yockey

주요용어

감각과잉 sensory overload
감각균형 sensoristasis
감각박탈 sensory deprivation
감각지각 sensory perception
감각정보 sensation(sensory) information
망상 delusion
망상활성계 reticular activating system
지각 perception
환각 hallucinations

비판적 사고를 위한 사례

박 군은 활동적이며 인기가 많은 대학 야구선수이다. 경기 중 야구공에 얼굴을 맞아 응급실에서 치료를 받았다. 주치의는 박 군의 문제에 대해 많은 이야기를 나누었으며 박 군이 어떻게 해야 좋을지에 관해 조언했다. 박 군은 안대를 쓰고 활동을 최소화하라는 처방을 받았다. 그런데 오늘 박 군의 아버지가 박 군을 데리고 병원으로 돌아왔다. 박 군은 대화를 나누거나 친구 만나기를 거절했고, 사고가 난시 이틀째 되던 날 밤에 친구가 말을 거는 환상과 친구가 자신의 밥에 독약을 넣는 망상을 겪었다. 다음 날 아침 고 간호사는 박 군을 간호 대상자로 배정받았다.

이 장을 학습한 후, 위의 사례를 읽고 다음의 내용에 대하여 비판적 사고를 적용하여 복습한다.

1. 추가적으로 필요한 정보를 결정한다.
2. 박 군과 함께 나누어야 할 대화에 대한 특정 주제를 확인한다.
3. 고 간호사의 정보와 관심을 고려하고, 박 군의 간호를 담당해야 하는 감정에 대하여 기술한다.
4. 비판적인 사고로 박 군의 감각지각을 방해하는 원인을 조사한다.
5. 간호를 결정하는 데 언급해야 할 필요가 있는 영역을 우선순위화한다.

학습목표

1. 감각과 지각을 구별한다.
2. 5가지 감각을 서술하고, 이들의 역할을 감각지각 측면에서 생애주기에 따라 서술한다.
3. 감각지각에 영향을 미치는 요인을 요약 · 정리한다.
4. 감각과잉, 감각박탈 및 감각결핍이 어떻게 발생하는지 구체적으로 서술하고 각각의 중재방법을 설명한다.
5. 원인과 관련된 감각기능 변화의 임상징후를 서술한다.
6. 의료기관과 가정(지역사회)에서 감각기능 변화의 위험이 있는 대상자를 확인한다.
7. 안전과 감각기능부전의 관계에 대해 논의한다.

감각지각은 인간이 자신의 환경과 상호작용하는 데 있어 필요한 부분이다. 감각은 코, 눈, 입 등의 감각기관을 통해 자극을 감지할 수 있는 능력을 말한다. 감각 자극은 내적 자원 또는 온도나 빛과 같은 외적 자원을 통해 발생한다. 지각은 우리가 내적·외적 감각을 받아 체계화하고 해석하는 과정을 의미한다. 감각은 의미 있는 정보로 전환되어야 한다. 따라서 감각지각은 감각투입을 수신하고, 의미 있는 정보로 다양한 생리학적 과정을 통해 투입을 변화시킬 수 있는 능력이다.

외부 자극은 일반적으로 5가지 감각 경로 중 하나를 통해 수신된다. 시각, 청각, 촉각, 후각, 미각의 5가지 감각은 의사소통, 대인관계 및 학습을 위한 기반을 형성할 뿐만 아니라, 외부 환경의 위험을 감지하고 대응할 수 있는 수단을 제공한다. 감각경로의 변화는 잠재적으로 중요한 결과를 가져올 수 있다. 실명, 난청이나 마비와 같은 영구적 감각변화가 있는 사람은 완벽하고 생산적인 인생을 이끌어가기 위해 필요한 적응방법을 학습해야 한다. 그러나 새롭거나 일시적인 감각기능의 변화가 발생할 때 대처하지 못한다면 더 심각한 정신적·신체적 건강결핍의 위험이 증가한다.

간호사는 기존의 감각변화가 있는 대상자와 질병 과정 때문에 새로운 변화가 있는 대상자를 만나게 된다. 사람의 적응 능력 또한 감각지각을 변화시킬 수 있다. 감각기능과 감각변화의 위험요인 사정은 특히 변화가 새롭거나 일시적인 경우에 모든 대상자들에게 필수적이다. 노인은 연령변화에 따라 감각이 변하고 지속적으로 시각과 청각 손상이 나타나기 때문에 세심한 사정이 필요하다.

1. 정상 감각지각

감각지각은 감각수용체, 망상활성계 및 기능적 뇌 신경로에 따라 기능한다. 망상활성계는 시각, 청각, 촉각, 후각, 미각의 5가지 감각을 통해 수용되는 자극인지에 영향을 받는다. 운동 및 내장성 감각은 내적으로 자극받는다.

1) 감각인지

망상활성계(reticular activating system, RAS)는 감각기관, 소뇌와 뇌의 다른 부분에서 얻은 정보를 수집하는 역할을 한다. 망상활성계가 인지하는 세계는 뇌간에 있는 연수의 신경중추 사이에 위치한다. 다양한 감각, 내장, 운동 및 인지 투입은 망상활성계를 자극한다(Porth, 2015). 감각에 수용된 다발적 자극은 망상활성계에 도달하고, 여기서 선택된 일부 충격들이 대뇌피질로 전달된다.

신경계가 받은 자극을 수용한다면 망상활성계의 신경원은 정보수용을 촉진하기 위해 뇌를 각성시킨다(Widmaier, Raff, & Strang, 2013). 망상활성계는 상당히 선택적이다. 예를 들면, 밤중에 아이가 침대바닥으로 떨어져 아주 작은 소리만 나도 부모는 잠에서 깨지만 침실 창문 밖에서 자동차 소리가 크게 들려도 잠에서 깨지 않는다. 망상활성계가 파괴되면 혼수상태에 빠지고 뇌전도는 수면특성을 보인다(Widmaier, Raff, & Strang, 2013).

2) 감각투입

감각기능은 감각에 의한 자극수용에서 시작한다. 외적으로 자극은 시각, 청각, 후각, 미각과 촉각이 있다. 각각의 수용체 기관은 눈, 귀, 코의 후각수용체, 혀의 미뢰 및 피부의 신경말단이다. 내적으로도 운동 감각과 내장 감각이 자극을 받는데, 수용체는 피부의 신경말단과 인체조직이다. 운동감각은 위치 및 신체작용 중 일부 인지에 영향을 미친다. 내장 감각은 인체의 큰 내부 장기와 관련된 인지에 미치는 영향에 의해 자극을 받는다. 시각, 청각, 후각과 미각은 특수 감각이라 하고 촉각, 운동 감각, 내장 감각은 체성 감각이라 한다(Widmaier, Raff, & Strang, 2013).

감각은 자극을 받으면 망상활성계의 도움을 받아 지각한다. 감각지각(sensory perception)은 정상적으로 기능하는 감각기관, 신경로 및 뇌에 필요한 감각자극을 선택하고, 조직화하며, 해석하는 의식적 과정이다(37장 인지기능 참조).

3) 감각지각의 특성

정상 감각지각의 특성은 특수 감각과 체성 감각의 질과 양으로 측정한다. 정상 시력은 20/20이거나 이에 가까워야 하고, 정상 시야를 유지하고, 삼색(적색, 녹색, 푸른색)을 인지해야 한다. 만약 20/20 시력을 가지고 있다면, 일반적으로 그 거리에서 보아야 할 것을 20피트에서 명확하게 볼 수 있다. 정상 청력은 0~25dB 강도의 소리를 듣고, 초당 125~8,000 주기의 주파수를 들을 수 있어야 한다(속삭임은 약 30dB). 정상 미각은 시고, 짜고, 달고, 쓴맛을 구분할 수 있어야 한다. 정상 후각은 장뇌향(camphoraceous), 사향(musky), 꽃향(floral), 박하향(peppermint), 에테르(ethereal), 자극성(pungent) 및 부패한(putrid) 냄새를 구분할 수 있어야 한다. 체성 감각은 촉각, 압각, 진동, 위치감각, 간지럼, 온각 및 통각을 구별해야 한다(Widmaier, Raff, & Strang, 2013).

4) 감각양상

(1) 감각균형

사람들은 각각 자신의 안위 수준과 최적 각성 수준이 있다(Hasson, Brown, & Hasson, 2010). 안위 수준은 사람마다 다양하며 최고치에 도달할 때까지의 범위이다. 감각균형(sensoristasis)은 최적 각성 상태로서 너무 많지도 적지도 않다. 일부 이론가들은 망상활성계가 감각균형을 위한 하나의 모니터로 작용한다고 본다.

(2) 적응

감각이 정체되는 지점 다음에는 감각적응이 발생한다. 감각수용체는 반복된 자극에 적응(adaptation)한다. 결국 뇌는 외부에서 들리는 자동차 소리 같은 일정한 자극을 지각하지 못할 것이다. 그러나 다양하고 불규칙한 자극은 여전히 지각할 것이다.

유도(lead)시간과 재연소(afterburn)는 새로운 자극을 받은 사람을 도울 수 있는 중요한 두 가지 필수 시간주기이다(Hasson et al., 2010). 유도시간은 정서적 · 신체적 사건에 대해 준비하는 데 필요한 시간이다. 재연소는 사건이 일어난 후 활동에 대해 생각하고, 평가하고 해석하는 데 필요한 시간이다. 사람마다 유도시간과 재연소의 필요량은 다르다. 또한 유도시간과 재연소는 자극에 대해 적절하게 반응할 수 있도록 돕는다.

5) 생애주기에 따른 고려사항

(1) 신생아와 영아

출생 시의 감각지각은 아직 발달이 완전하지 않은 상태이다. 외부 경험과 감각계의 자극은 뇌의 발달에 필요하다. 신생아와 영아는 대부분의 자극을 접촉에 의해 받아들이므로 잡고, 껴안고, 달래고, 흔들고, 체위를 변경한다. 신생아는 빛과 어둠 또는 밝은 색만 볼 수 있다. 성장에 따라 시력도 발달해 사물을 더 잘 구별할 수 있다. 2주 된 유아는 3mm 간격의 줄무늬가 있는 패턴을 구별할 수 있으며, 6개월이 되면 성인의 시력과 같아진다.

(2) 유아와 학령전기 아동

아동의 성장, 발달과 애착은 감각자극과 직접 연관된다(그림 36-1). 아동은 세상을 충분히 알기 위해서 감각을 통해 탐색한다. 아동이 자라면 인간세계와 물질세계에 반응하게 된다. 의미 있는 자극의 결여는 발달 및 운동지체를 초래할 수 있다(Gesell & Ilg, 1949). 변화에 대한 성공적인 적응은 자극이 너무 많지도 너무 적지도 않을 때 일어난다.

유아들은 탐색가이다. 보고, 듣고, 만지고, 맛을 보고, 냄새를 맡으면서 환경을 조사하고 학습한다. 학령전기 아동은 노래하기와 이야기하기와 같은 더 조직화된 놀이를 이용하여 정보를 얻고 감각을 통한 지각과 반응을 보인다.

(3) 학령기 아동과 청소년

아동과 청소년은 그들의 세계 속에서 빠른 변화를 경험하고 학습속도에도 가속도가 붙는다. 학교 수업을 듣고 배우는 것은 아동의 일상생활에서 가장 중요하다. 학령기 아동과 청소년은 녹색등이 켜지면 길을 건너고 연기냄새가 날 때 화재임을 알리는 것과 같은 감각을 통해 지각된 것을 토대로 독립적 반응에 대해 학습한다.

(4) 성인과 노인

성인이 되면 감각지각 기능은 최고치에 이르게 된다. 그러나 중년이 되면 감각계의 어떠한 변화를 느끼기 시작한다. 시력이 나빠지고 소리에 더 둔해지고 다른 감각계도 퇴보한다. 평균 생애주기가 증가할수록 감각변화를 겪

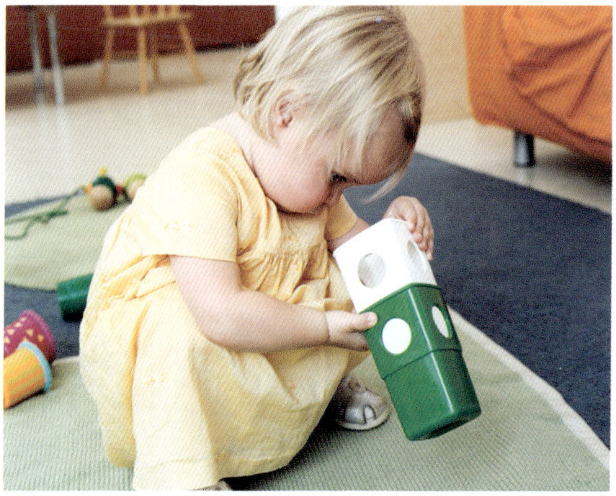

그림 36-1 어린 아동은 시각과 촉각을 이용해 탐색한다. 이러한 탐색은 세상에 대한 지식과 학습을 촉진한다.

는 사람도 증가한다. 문제를 빨리 인식하는 것이 노인으로 하여금 더 건강해지고, 적극적으로 활동하는 데 도움이 된다(Lewis, Dirksen, Bucher, & Camera, 2013).

6) 문화적 고려사항

한 개인의 문화는 개인이 정상이라고 간주하는 자극의 양과 형태를 결정할 수 있다. 예를 들면, 한 가족이 사는 환경에서 성장한 아이는 확대가족이 아이를 책임지는 가정에서 성장한 아이에 비해 다양한 자극 수준에 익숙할 수 있다. 감각투입의 양은 개인의 종교적 소속과 관련이 있다. 종교적 성향은 개인이 의미가 깊다고 믿는 자극의 양에도 영향을 미치기 때문이다. 갑작스러운 문화적인 환경의 변화, 특히 언어, 음식, 행동, 건강기대에서 변화가 있다면 감각지각 문제를 초래할 수 있다.

2. 감각지각에 영향을 미치는 요인

1) 환경

환경 내의 감각자극은 감각지각에 영향을 미친다. 예를 들면, 선생님은 학교식당과 같은 지속적인 소음환경을 인식하지 못한다. 그러나 보통 조용한 가정에서의 시끄러운 TV소리에 대해서는 다르게 지각한다.

2) 과거 경험

과거 경험은 강한 반응을 유발하는 자극에 대상자가 더 민감하게 반응하도록 감각지각에 영향을 미친다. 예를 들면, 어떤 사람은 의식하지 않고도 매일 같은 길로 출근하고, 어떤 사람은 좋아하는 노래가 나올 때까지 집중하지 않고 라디오를 들을 것이다. 입원과 같은 새로운 경험은 위협적인 새로운 자극을 지각하게 한다.

3) 생활양식과 습관

생활양식은 감각지각에 영향을 미친다. 어떤 사람은 풍부한 자극, 많은 사람에 의해 둘러싸이거나, 잦은 변화, 밝은 빛과 소음을 즐긴다. 반면, 또 다른 사람은 많은 사람들과의 접촉을 피하고, 소음이 적고, 천천히 갈 수 있는 길을 선호한다. 생활양식이 서로 다른 사람들은 자극도 다르게 지각한다.

흡연은 미뢰를 위축시키며, 미각을 감소시킨다. 만성적 알코올 남용은 감각손상으로 인해 말초신경계의 기능적 장애인 말초신경병을 초래한다. 코카인이나 암페타민(amphetamines)과 같은 비강 내 약물남용은 후각을 변화시킬 수 있다.

4) 질병

특정 질병(illness)은 감각지각에 영향을 미친다. 당뇨병과 고혈압은 시력장애와 사지의 촉각 감소를 초래하는 소혈관과 신경에 변화를 일으킨다. 뇌혈관장애는 뇌혈류장애를 일으켜 감각지각을 차단한다. 통증, 피로, 스트레스는 자극지각에 영향을 미치는 질병에 의한 것이다. 예를 들면, 입원을 하거나, 관련된 질병이 있거나, 진단 검사, 통증 그리고 새로운 정보와 관련된 사람에게는 단지 선택된 몇몇의 방문만 허용된다.

5) 약물

스트렙토마이신(streptomycin)과 젠타마이신(gentamicin) 같은 일부 항생제는 청신경을 손상시켜 청력장애를 유발할 수 있다. 마약성 진통제와 같은 억제제들은 중추신경계(CNS)에서의 인지감소 및 지각을 손상시킨다.

6) 연령

65~74세의 30%와 75세 이상 노인 중 50%가 난청이 있다. 청력손상으로 인해 우울 수준이 높아지고, 사회적 기능부전, 기능적 장애, 인지기능 감소 및 삶의 질 감소를 보인다(Ignatavicius & Workman, 2013). 피부 신경분포의 감소는 신경퇴행과 관련이 있으며, 궁극적으로 온각과 통각의 감소를 초래한다(Farrell & Gibson, 2007). Eye Disease Prevalence Group에 의하면 시력이 저하된 대부분의 사람들이 65세 이상이므로 마지막 베이비붐 세대가 65세가 되는 2030년까지 약 72%가 증가할 것이다(National Eye Institute, 2013). 시력손상의 결과로 일상생활활동(ADL)의 장애, 우울, 가치 있는 활동 상실과 낙상 위험이 증가하고, 개인의 전반적인 장애가 예측된다(Ignatavicius & Workman, 2013).

7) 자극의 다양성

만일 대상자가 사용했거나 지각한 것보다 더 많은 감각자극을 받는다면 감각이상과 감각과잉이 발생한 것으로 본다. 반대로, 일반적 수준보다 덜하다면 최적의 각성상태에 못 미치게 되어 감각박탈의 위험에 처하게 될 것이다.

감각과잉이나 박탈에 대한 반응은 대상자에게서 흔히 볼 수 있는 것이다. 감각과잉이나 박탈은 지각적 · 인지적 · 결정적 문제들을 유발할 수 있다. 예를 들면, 일정한 시간에 너무 많은 정보를 한꺼번에 보고, 느끼고, 들을 때 정확하게 지각하고, 명확하게 생각하거나 올바른 결정을 내리기 어려워진다.

망상활성계에 투입되는 양이 너무 많을 때에는 감각과잉(sensory overload)과 혼돈, 불안과 구조적 활동능력 결여가 발생하고, 역치 수준 이하인 경우에는 망상활성계가 자극을 인지하지 못한다. 감각박탈(sensory deprivation)은 지루함, 우울, 안절부절못함, 환각 등 강렬한 상상을 하게 한다. 이 2가지 상태는 과잉활동성 섬망, 저활동성 섬망으로 불리며, 상대적으로 3주 안에 해결되어야 한다(Mistraletti, Pelosi, Mantovani, Berardino, & Gregoretti, 2012; Solberg, Plummer, & May, 2013).

(1) 감각과잉

감각과잉(sensory overload, hyperactive delirium)은 들어온 감각자극의 강도나 양을 조정하거나 관리할 수 없을 때 일어난다. 사람들은 환경의 과다한 투입에 의해 조절력을 상실하고 기가 꺾이게 된다. 감각과잉의 임상 증상으로는 불안, 과민성 및 집중력 저하 등이 있다(Box 36-1). 건강관리기관에서의 규칙적인 활동은 대상자에게 감각과잉의 원인이 될 수 있다.

Box 36-1 감각과잉과 감각박탈의 임상증상

감각과잉
- 과민성
- 혼동
- 문제해결능력 저하
- 불면증
- 불안
- 집중력 저하
- 차분하지 못함

감각박탈
- 과민성
- 혼동
- 문제해결능력 저하
- 우울
- 망상(자극의 오해)
- 환각(실제가 아닌 것을 보고, 듣고, 냄새 맡는 것)

감각과잉은 3가지 주요범주인 내적 요인, 정보, 환경에 의해 나타난다.

① 내적 요인

곧 수술을 할 예정이거나 의학적 진단의 의미와 같은 내적 요인들은 부가적 자극에 반응할 수 없는 사람에게 불안과 인지적 과잉을 초래할 수 있다. 통증, 약물, 수면 부족, 걱정, 저산소혈증, 전해질 불균형과 뇌손상 또한 대상자를 감각과잉에 취약하게 만드는 원인이 될 수 있다.

② 정보

대상자에게 전달된 정보가 감각과잉을 초래할 수도 있다. 일부 사례에서 보면, 검사에 대한 교육, 진단에 대한 통보, 대상자의 질문이나 문제해결을 돕는 것 등도 감각과잉을 초래하는 것으로 나타났다.

③ 환경

의료기관의 환경은 평소 감각자극보다 더 많은 자극을 유발한다. 예를 들면, 새로 입원한 대상자는 새로운 병실 친구와 적응하고, 평소보다 더 오랫동안 TV를 보거나 밝은 빛, 호출체계, 예상치 못한 침습적 설차, 많은 직원과의 만남, 조절되지 않는 통증을 비롯하여 누군가의 명령에 따라 침대를 올렸다 내렸다 하고, 비상벨을 누른 후 누군가가 오기를 기다리고, 모르는 사람이 신체 일부를 만지거나 기구를 삽입하는 것에 대처해야 한다. 중환자실에 있는 대상자는 과다한 빛, 소음, 정해진 시간 내의 분주한 활동 때문에 감각과잉의 증상을 보이기도 한다(그림 36-2). 지남력 상실은 일반적 활동이 낮과 밤에 차이가 날 때

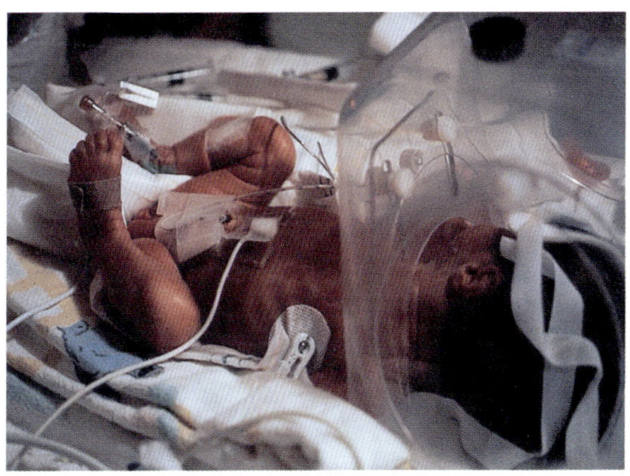

그림 36-2 신생아 집중치료실에 있는 미성숙한 신생아의 경우 조명과 잦은 활동이 감각과잉을 초래할 수 있다.

생길 수 있다. 이러한 지남력 상실을 줄이기 위해서는 하루 중 오전/오후 시간, 날짜를 정확히 구분하도록 시계를 비치해두어야 한다(Bell, 2011; Mistraletti et al., 2012; Van den Boogaard, Schoonhoven, vander Hoeven, van Achterberg, & Pickkers, 2012).

(2) 감각박탈

감각박탈(sensory deprivation, hypoactive delirium)을 단순히 감각과잉의 반대라고 생각할 수도 있지만, 감각박탈에도 많은 요소가 있다. 일반적으로 감각박탈은 의미 있는 감각자극의 감소 또는 결핍, 단조로운 감각투입, 또는 정보전달 과정 방해를 의미한다(Mistraletti et al., 2012).

감각박탈은 감각과잉처럼 매우 위험할 수 있다. 자극이 개인의 최적 자극 수준 이하로 감소하면 인지적 · 정서적 퇴행이 발생할 수 있다(Hasson et al., 2010). 감각박탈의 임상 증상은 감각과잉 증상과 유사하다(Box 36-1). 감각박탈의 일반적인 원인은 급속한 환경에서 느긋한 환경으로 옮겨갔을 때처럼 갑작스러운 자극 감소이다. 감각투입 방해 또는 감소를 경험하는 대상자는 감각박탈의 위험에 노출된다. 건강관리기관에서는 감각수용 변화와 박탈된 환경과 같은 2가지 일반적 범주들이 발생한다.

① 감각수용 변화

감각수용 변화는 척수손상, 뇌손상, 수용체 기관 변화, 수면박탈, 만성질환과 같은 상태에서 발생한다. 이러한 요소는 자극을 수용하고 반응하기 위한 신경계의 능력을 저해하기 때문에 대상자는 적절한 감각투입을 수용하지 못하고, 다음과 같은 이차적 문제를 유발한다. 자동차 사고로 인해 척수손상을 입은 대상자는 왼쪽 하반신 마비로 하지의 감각과 운동능력을 잃었다. 어느 날 아무도 보지 않을 때 담배를 피우기로 했다. 그런데 우연히 실로 짠 슬리퍼 위에 성냥불이 떨어져 슬리퍼가 타 들어갈 때까지 뜨거움을 느끼지 못했기 때문에 발에 화상을 입었다.

특히 노인들은 다음의 예처럼 감각결손의 여지가 많다. 어떤 노인은 노인집단 모임에 참여하기를 중단하면서 대부분의 시간을 혼자서 보내기 시작했다. 이 노인은 점점 더 우울해지고, 덜 먹고, 혼돈증상까지 보이게 됐다. 이런 행동을 관찰한 간호사는 노인의 사회화와 타인과의 의사소통 증진을 위한 중재를 수행할 수 있다.

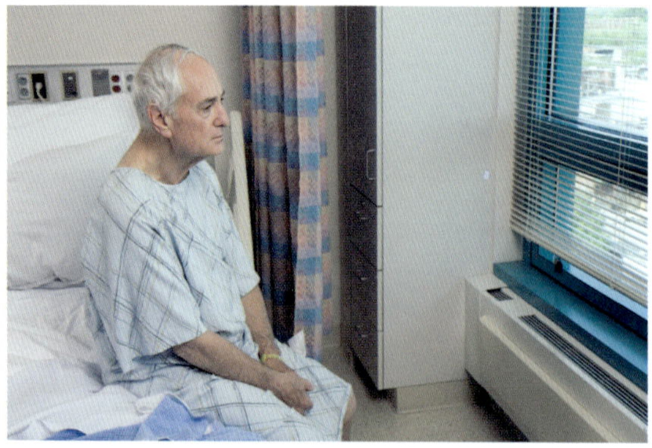

그림 36-3 일상 환경으로부터의 격리는 감각박탈을 초래할 것이다.

② 자극이 박탈된 환경

자극이 박탈된 환경은 개인의 감각적 평형에 부정적 효과를 미칠 수 있다. 부동이나 격리된 사람은 평소의 자극이 박탈되면 감각박탈의 임상징후를 보일 것이다(그림 36-3). 시작 부분의 사례에서 본 박 군의 주위환경을 고려해 보아야 한다. 박 군의 언어적 의사소통은 사고 후 급격히 줄어들었다. 박 군에게 시각상실로 인한 감각인지장애가 발생했기 때문이다. 박 군은 외부 상황에 대해 오해하고 이로 인해 더욱 화내고 의심하게 되었다.

즉, 박 군은 감각박탈의 증상을 보인 것이다. 적극적이었던 박 군은 환경이 갑자기 비자극적이고 조용하게 바뀌었고, 일시적인 시각상실을 대체하기 위해 청각과 미각이 더욱 예민해졌다. 이로 인해 소리와 음식의 맛에 대한 해석이 잘못되어 성격까지 변화시킨 것이다.

또 다른 예로 MRSA(methicillin-resistant *Staphylococcus aures*) 때문에 격리해야 하는 대상자를 고려해 보아야 한다. 보호 조치가 필요하기 때문에 의료진이 착용하는 보호 가운과 장갑이 필요함으로 인해서 촉감이 바뀌게 되며, 방문객도 제한되고 대상자는 병실을 나갈 수가 없다. 의료진과의 상호작용은 보호장구를 착용할 때 여분의 시간이 필요하기 때문에 줄어든다. 간호사는 대상자가 라디오나 TV를 켜지 않고 어두운 방에 누워서 오랜 시간을 보내는 것을 알아차리고 대상자와의 상호작용을 증진하기 위한 계획을 발전시켜야 한다.

3. 감각지각의 기능 변화

1) 불안

감각지각 변화는 흔히 불안을 초래하고, 불안(anxiety)은 더 심각한 감각지각 변화를 유발할 수 있다. 예를 들면, 혼자 사는 청력장애가 있는 여성 노인은 화재경보, 전화벨 소리, 집에 누군가가 들어오는 소리 등을 듣지 못한다고 믿고 있기 때문에 밤에 잠자리에 드는 것을 불안해한다. 불안은 감각결핍으로 인해 환경과 충분히 상호작용할 수 없을 때, 타인과 의사소통이 두려울 때 또는 감각을 통해 지각한 정보를 잘못 해석할 때 발생한다.

2) 인지기능장애

기억, 추론 및 문제해결 장애는 감각과잉과 함께 발생할 수 있다. 인지기능장애가 있으면 의사결정이 비논리적이거나 기능이 잘 이루어지지 않을 것이다. 인지기능장애를 나타내는 또 다른 흔한 증상은 지남력 상실, 불연속적 사고에 대한 언어화, 진행 중인 일이 너무 많은 것에 대한 불만, 불면, 피로, 사고능력 부족, 업무수행능력 부족 등이다(Gordon, 1994). 감각박탈은 정신능력을 감소시키므로 집중력과 논리적 사고에 어려움이 나타난다.

3) 환각과 망상

환각(hallucinations)은 감각표현이 현실이 아닌 내적 자극에 기초한 것이다. 아무도 없을 때 소리를 듣는 것은 전형적인 환청이다. 망상(delusion)은 현실에 근거하지 않는 믿음으로써, 무의식적 요구나 두려움(병원음식에 독이 들었다고 믿음)을 반영한 것이다. 환각과 망상은 감각박탈, 감각과잉 및 청각이나 시력 상실과 같은 감각결핍의 사례에서 볼 수 있다. 안경과 보청기를 착용한 여성 노인이 갑자기 입원한 경우를 예로 들 수 있다. 대상자는 안경은 어디에 둔 지 모르고, 보청기 배터리는 약하고, 이상한 사람들이 왜 자기 방에 들어오는지 이해하지 못한다. 대상자는 보행에 어려움이 있는데 화장실 갈 때 도움을 청하기 위한 비상벨이 어디에 있는지 몰라서 침대에 배설해 버렸다. 또한 자신이 감옥에 갇혀 있고, 간호사가 간수이며, 다른 죄수들이 자신을 이용하려 한다는 망상을 보이고, 죽은 여동생을 천국에서 만나서 이야기하는 환각을 보인다. 이처럼 대상자의 감각결핍은 자극에 대한 잘못된 해석과 현실왜곡으로 인한 것이다.

4) 감각결핍

감각결핍(sensory deficit)은 감각수용이나 지각기능이 손상된 것이다. 녹내장과 같은 안질환으로 발생하는 감각결핍은 실명일 것이다. 이런 경우 수용에도 영향을 미친다. 척수손상과 뇌졸중이 발생한 경우에는 신경로나 뇌의 파괴로 인해 촉각을 상실한다.

감각결핍을 동반한 감각지각을 갑작스럽게 상실했을 경우 보상기전이 바로 발생하지 못하기 때문에 전반적으로 지남력을 상실할 수 있다. 보통 결핍에 대한 보상기전은 기능상실이 점진적일 때 발생한다. 대상자는 말하는 사람의 목소리를 듣기 위해 기능하는 귀 쪽으로 고개를 돌린다거나 온도계로 목욕물의 온도를 측정하는 것(만일 사지의 감각이 감소되었다면)과 같은 감각결핍에 적응하기 위한 행위를 하게 될 것이다. 생리적 보상 또한 더 잘 기능하는 쪽으로 감각이 남아 있을 것이다. 예를 들어, 시각장애자는 후각이나 청각이 더 발달할 것이다.

감각결핍은 질병이나 치료 때문에 일시적으로 나타날 수 있고 영구적일 수도 있다. 눈 수술 후 일시적으로 안대를 착용하는 동안에는 대상자가 스스로를 간호할 수 없다. 코에 패킹을 하게 되면 일시적으로 미각에 영향을 미쳐 식욕부진을 초래할 것이다. 척수손상으로 인한 갑작스러운 하지감각 상실은 하지에 상해 위험을 높일 것이다. 특정한 감각결손은 다음 단락에서 논의된다.

(1) 시력장애

시각장애는 CNS 장애, 당뇨병과 고혈압에서 발생하는 것과 같은 미세혈관 변화, 감염과 같은 눈의 질병 또는 감염이나 뇌졸중과 같은 눈의 손상으로 인해 발생할 수 있다. 연령과 관련된 변화로는 백내장(시력이 흐려지는 렌즈의 흐림), 녹내장(실명을 야기할 수 있는 안구의 압력 증가로 인한 시력상실) 및 황변성(망막 중심부의 손상으로 인한 근시의 점진적 손실)이 있다. 시각의 변화는 다른 사람들과의 상호작용 및 활동 수준을 포함하여 일상 생활의 모든 측면에 영향을 줄 수 있다.

(2) 청력장애

청력장애는 귀의 구조 또는 음파 전달에 필요한 신경 경로의 부상이나 질병 후에 발생할 수 있다. 감염이나 관절염은 소리의 진동을 전달하는 능력을 감소시킬 수 있다. 뇌신경 손상 또는 달팽이관 수용체의 손상은 독성 약물(겐타마이신 등), 바이러스 감염, 시끄러운 소음에 만성 노출된 결과일 수 있다. 단단히 채워진 귀지가 외이도를 막아 청력을 감소시킬 수 있다. 중이염은 바이러스 또는 세균에 의해 유발될 수 있다. 청각 장애인은 의사소통에 부정적인 영향을 미칠 수 있으며, 연기 감지기 또는 차 경고음과 소리를 들을 수 없기 때문에 안전에 대한 위험을 초래할 수 있다.

(3) 미각장애

미각장애는 일반적으로 구강건조증 또는 지나치게 건조한 구강 때문에 발생한다. 이 상태는 약물치료, 수분 섭취 부족, 영양 부족 또는 구강 위생상태 장애로 인해 발생할 수 있다. 다른 원인으로는 코, 입, 부비동 감염, 감기, 흡연 또는 구강 또는 코 부상이 있다.

(4) 후각장애

후각장애 환자는 식욕 저하의 결과로 영양 결핍을 초래할 수도 있다. 종양, 뇌신경 손상, 동맥경화증, 비강내 코카인 사용 및 부비동염 또한 후각 장애의 잠재적 원인이다.

(5) 촉각 인지장애

터치 또는 촉각자극, 외부자극 전달, 손상에 대한 경고(뜨거운 물체), 기분 좋은 촉각감각을 전달한다. 촉각감각 상실은 뇌졸중, 뇌 또는 척추 종양 또는 상해, 또는 당뇨병과 같은 질병으로 인한 말초신경 손상으로 인해 발생할 수 있다.

5) 우울과 퇴행

우울은 감각결핍이나 감각박탈로 인해 발생한다. 대상자가 절망하거나 자존감을 상실했을 때 우울과 퇴행이 있을 수 있다. 격리조치를 받은 대상자는 식욕결핍이나 수면장애를 보이고, 우울해졌을 때 활동에 대한 흥미나 타인과의 상호작용이 부족하면 더 많은 감각박탈을 초래한다.

박 군의 경우를 다시 생각해 보면 2일 후에 수면박탈 증상을 보이기 시작했다. 박 군의 간호계획을 위해 개념지도를 이용하여 그의 상황을 이해하고 관리해 보도록 한다(그림 36-4).

4. 간호사정

대상자, 환경 및 대상자와 상호작용하는 타인에 초점을 두고 객관적 · 주관적 자료수집을 통해 대상자의 감각지각을 탐색한다. 가족과 친구는 감각지각에 문제가 있는 대상자의 행동변화에 대해 유용한 자료를 제공할 것이다. 객관적 자료는

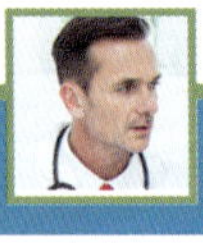

감각지각 PICO

이 장의 사례에서 학생간호사가 대상자의 상황을 파악하여 대상자를 돕는 것을 마치면 담당간호사는 학생간호사에게 다른 대상자의 입원을 도와주도록 요청한다. 새로운 대상자는 탈수, 식욕 감퇴, 영양실조로 입원하였다. 학생간호사는 대상자가 집에서 가져온 약물을 확인하니 아연 보충제를 섭취하고 있음을 확인하였다. 학생간호사가 아연 보충제에 대해 질문하면 가족 구성원은 "입맛을 좋게 개선하기 위해서요."라고 대답한다. 이 사실을 전에 들어 본 적이 없었기 때문에 학생간호사는 다음과 같은 PICO 질문을 사용하여 Cochrane Library에서 검색한다: 성인, 아연 보충제와 보충제가 미각 변화를 어떻게 개선하는가?

P (Population, 대상) = 성인
I (Intervention, 간호중재) = 아연 보충제
C (Comparison, 비교) = 보충제 없음
O (Outcome, 성과) = 미각 변화 개선

학생간호사는 미각장애에 대한 여러 간호중재의 최근 메타분석 자료를 찾았다. 이 연구는 아동, 청소년, 성인을 포함한 566명의 참가자를 대상으로 한 9건의 실험을 조사했다. 특발성 · 아연 결핍성 질환에 아연 보충제를 사용하여 적절한 근거를 보여준 메타분석 연구가 있었다. 그러나 아연 보충제가 미각 지각을 향상시킬 것이라는 점을 감안할 때 전반적으로 질의 근거가 낮다는 것이 입증되었다. 또한 아연 보충제로 인한 습진, 메스꺼움, 복통, 설사, 변비, 혈소판 감소, 알칼리성 인산 가수분해효소 증가, 중성 지방의 소량 증가 등의 부작용이 보고되었다. 연구진은 아연 보충제가 치료 계획이 될 것인지를 완벽하게 결정하기 위해서는 더 많은 연구가 필요하다고 결론지었다. 학생은 담당간호사에게 대상자의 질문과 연구 결과에 대해 알려준다. 연구를 검토한 결과, 담당간호사는 아연 보충제가 대상자에게 최선의 권장사항이 아닐 수도 있다는 학생의 의견에 동의한다. 담당간호사는 적합성과 관련하여 의료제공자와 상담하는 것에 동의한다.

출처: Kumbargere, N.S., Naresh, S., Srinivas, K., Renjith, G. P., Shrestha, A., Levenson, D., et al. (2014). Interventions for the management of taste disturbances. *Cochrane Database of Systematic Reviews, 11*, CD010470. doi: 10.1002/14651858.CD010470.pub2.

감각지각

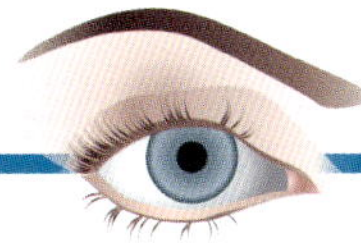

문제 결정

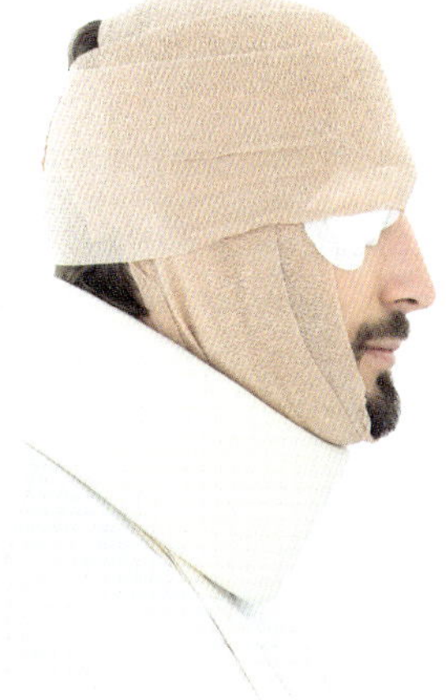

박 군

박 군은 2일 전에 야구공에 얼굴을 맞아 응급실에서 치료 후 귀가했으나 박 군의 아버지가 다시 박 군을 병원에 데리고 왔다.

사정 결과

최근 내과력
- 박 군은 활동적이며 인기가 많은 대학 야구선수이며, 경기 중 야구공에 얼굴을 맞아 응급실에서 치료를 받음
- 주치의는 박 군의 문제에 대해 많은 이야기를 나누었으며 박 군이 어떻게 해야 좋을지에 대해 조언함
- 박 군은 대화를 나누거나 친구 만나기를 거절함

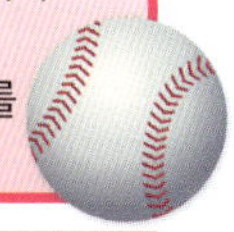

환경사정
- 거주 · 사회적 상황: 부모와 거주, 가족의 역동성 탐구

위험요인 확인
- 야구공에 얼굴을 맞아 머리 손상
- 양쪽 눈에 안대 착용
- 최소한의 활동 유지
- 문화 · 언어 영향
- 의료기관 환경에서의 경험

평소 양상 확인
- 생활양식–"취미와 습관은 무엇인가요?" "하루를 어떻게 보내나요?"

변화에 대한 반응
- "사고 이후 사건에 어떻게 대처했는지 말해 줄 수 있나요?"

결과 평가하기

감각지각 기능이상 확인
- 감각결핍, 불안, 인지기능장애, 우울, 환각과 망상
- 다친 지 이틀째 되던 날 밤에 친구가 말을 거는 환상과 친구가 자신의 밥에 독약을 넣는 망상을 겪고 있음

사정 결과 다음을 나타낸다.

기능이상 확인

우선순위에 따른 간호진단

1. 자아개념/감각지각 장애
2. 관련요인: 손상에 대한 위험
   - 자기돌봄 결핍
   - 사고과정 장애
   - 환경 인지장애 증후군
   - 수면양상 장애

다음 단계

계획/기대되는 결과

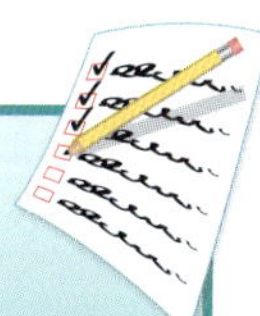

- 안전할 것이다.
- 기존의 감각기능을 유지할 것이다.
- 효과적인 의사소통 기전을 개발할 것이다.
- 감각균형을 유지하기 위한 중재와 이론적 근거에 대한 이해 수준을 설명할 것이다.
- 감각박탈 증상의 감소를 통해 감각균형을 이룰 것이다.

다음과 같은 간호중재를 수행한다.

중재

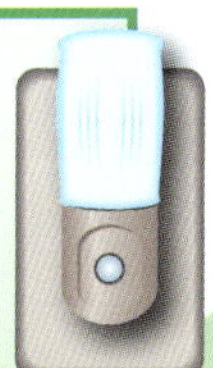

- 감각변화에 대한 감각 기능과 위험 요인을 사정한다.
- 건강을 증진시키고 대상자를 교육한다.
- 개별화된 대상자–간호사 상호작용을 한다.
- 대상자에게 필요한 기초적 자극을 제공한다.
- 대상자의 기능을 최적화하기 위한 감각보조기를 제공한다(안전거동 보조 유지, 침상난간, 야간조명, 전화체계, 낮은 관찰).
- 퇴원계획을 시작한다. 집안 환경을 사정한다.
- 작업치료, 사회적 서비스 등으로 학제 간 협력을 한다.

중재가 성공적인지 확인하고 필요에 따라 수정한다.

평가

- 감각박탈의 증상이 감소하여 감각균형을 이룰 수 있다.
- 안전할 것이다.
- 현존하는 감각의 기능을 유지할 수 있다.
- 효과적인 의사소통 기전을 발달시킬 수 있다.
- 위험요인을 줄일 수 있다.
- 행동에 대한 통찰력을 얻는 방법으로 중재와 이론적 근거를 설명할 수 있다.
- 자기돌봄을 유지할 수 있다.
- 생산적인 삶을 살기 위해 적응할 수 있는 방법을 찾을 수 있다.

성공적으로 문제를 해결한다.

그림 36-4 감각지각 개념지도

신경계 및 특수감각에 대한 신체사정과 진단적 검사를 통해 수집한다.

1) 평소 양상 확인

대상자의 감각지각 양상을 사정하기 위해서 하루를 어떻게 보내는가와 같은 일반적인 질문으로 시작한다. 이 질문으로 대상자가 평소에 매일 경험하는 자극 수준과 이러한 자극으로 나타나는 반응에 관한 정보를 얻을 수 있다.

다음으로, 대상자가 변화에 대해 어떻게 반응하는지 사정한다. 변화와 스트레스는 지각에 영향을 미치기 때문에 이들을 어떻게 다루는지 확인한다. 최근에 생활에 변화가 있었는지 질문함으로써 변화가 얼마나 복잡한지, 대상자의 반응은 어느 정도인지 등 유익한 논의를 이끌어낼 수 있다.

그 다음으로는 대상자의 생활이 얼마나 복잡한지, 어느 정도 독립적인 생활을 하는지 더 자세한 정보를 얻기 위해 대상자의 생활과 사회적 상황 및 이용 가능한 교통수단을 조사한다. 대상자의 일상생활 기능에 대한 중요한 정보를 판단하기 위해 다음과 같은 질문을 한다. "누구와 함께 사나요?", "식사준비는 스스로(혹은 가족이) 하나요?", "언제 그 장소에 가고 싶나요? 거기까지 어떻게 가나요?" 등이다.

마지막으로 개인의 생활양식과 습관에 관한 질문을 한다. 만일 평소 아주 매운 음식을 먹고 있었다면 덜 맵고 덜 자극적인 식단으로 바꿔야 하고, 그렇게 되면 평상시 미각자극보다 부족하기 때문에 식욕에 영향을 미칠 것이다. 매일 혹은 매주 알코올을 얼마나 섭취하는지, 잠을 얼마나 많이 자는지, 평상시 수면과 각성시간을 파악한다. 또한 대상자의 교육 수준, 취미와 흥미 및 과거나 현재 고용 유무를 평가한다. 표 36-1은 환경과의 상호작용에 대한 정보를 유도해내기 위한 일반적인 질문과 구체적인 질문의 예를 제시한 것이다.

2) 위험요인 확인

대상자의 연령, 문화, 언어, 활동 수준, 내과력과 투약에 대한 정보를 유도해낸다. 만일 입원해 있다면 대상자의 경험에 비추어 환경 내의 자극 정도를 사정한다. 병원환경 내에서의 일부 위험요인은 Box 36-2에 나열되어 있다.

노인들은 노화로 인한 정상 생리적 변화 때문에 특히 청각과 시각에 감각결핍 위험이 더 많다. 문화 장벽이나 언어 장벽이 있는 대상자는 감각박탈 위험이 있다.

표 36-1 대상자와 환경에 대한 일반적이고 구체적인 질문

일반적 질문	구체적 질문
하루를 어떻게 보내는가?	학교에 가나요? 직장에 다니나요? TV를 보고, 라디오를 듣고, 신문을 보나요? 친구나 가족과 얼마나 자주 대화를 하나요?
최근 생활의 변화가 있었는가?	실연, 실직, 친구와 헤어짐, 새로운 아이의 탄생과 같은 변화를 경험했나요? 변화에 대해 어떻게 적응하나요?
집안일 중에서 좋아하는 것은 무엇인가요?	같이 사는 사람은 누구인가요? 집의 규모는 어떻게 되나요? 가족구성원을 위해 요리하고 돌보나요? 이웃과 함께 사나요? 쇼핑은 얼마나 편리한가요? 교통수단은 있나요?
취미와 습관은 무엇인가요?	취미가 무엇인가요? 즐기는 운동이 있나요? 담배를 피우나요? 피운다면 얼마나 피나요? 술을 마시나요? 마신다면 얼마나 마시나요? 기분전환약물을 사용하나요? 어느 정도의 수면이 필요한가요? 수입은 어느 정도인가요? 외출을 좋아하나요? 어떤 종류의 음식을 먹나요?

Box 36-2 건강관리 환경에서의 감각지각 기능장애의 위험요인

감각과잉
- 검사 전에 장황한 언어적 설명
- 간호사실과 가까운 병실
- 중환자실
- 밝은 조명
- 인공호흡기 사용
- 심전도 사용
- 산소 사용
- 정맥관 사용
- 다른 장비들
- 병실 내 대상자
- 통증과 불편감
- 인지능력 감소
- 빈번한 치료

감각박탈
- 독방
- 안대
- 침상안정, 견인기구와 같은 기동력 제한
- 정서적 장애(예: 우울)
- 감각보조기를 이용하지 못함(예: 보청기, 안경)
- 격리 주의지침
- 방문객 수 감소, 특히 다른 문화권에서 온 사람인 경우

치료적 대화: 감각기능 장애

사례

62세인 최 씨는 교통사고 후에 중환자실에 입원하였다. 최 씨는 얼굴과 팔에 많은 열상과 내적 손상을 입은 상태이다. 정맥주사, 도뇨관, 심전도, 비위관을 하고 있다. 펌프와 모니터가 제거되면서 부드러운 경고음이 들린다. 최 씨는 바쁘고 소란스러운 중환자실에 입원하였다.

비효율적 대화

이 간호사 안녕하세요? 기분이 어떠세요? (정맥주사와 비위관을 점검한다.)

최 씨 누구세요? 이 기계들은 다 뭐 하는 거죠? (얼떨떨해 하며 침대에서 일어난다. 통증으로 주춤하며 무서워하는 모습을 보였다.)

이 간호사 (대상자를 돌아보며 계속해서 장비를 점검한다.) 저는 대상자분을 담당하는 이 간호사입니다.

최 씨 전 당신을 몰라요. 제 아내는 어디 있죠? 아내과 함께 무엇을 했죠? (무서워하는 모습을 보인다.)

이 간호사 아내 분은 바로 저기 계세요. 보이세요? 진정하기 위해 진정제가 필요할 것 같네요. 지금 바로 가지고 와야겠어요.

최 씨 여보! 여보! 어디 있어요? (몸부림치며 침대에서 일어난다.)

이 간호사 (진정제를 가지고 오고 억제대를 적용하여 최 씨는 비위관을 제거하지 못했다.)

효율적 대화

노 간호사 안녕하세요? 기분이 어떠세요? (정맥주사와 비위관을 점검한다.)

최 씨 누구세요? 이 기계들은 다 뭐 하는 거죠? (얼떨떨해 하며 침대에서 일어난다. 통증으로 주춤하며 무서워하는 모습을 보였다.)

노 간호사 (팔짱을 끼지 않은 상태로 대상자를 돌아보며 서 있다.) 저는 대상자분을 담당하는 노 간호사입니다.

최 씨 전 당신을 몰라요. 제 아내는 어디 있죠? 아내와 함께 무엇을 했죠? (무서워하는 모습을 보인다.)

노 간호사 저기 계세요. 탁자 앞에 서 있는 분 보이시죠?

최 씨 그렇군요. (최 씨의 부인에게 집중한다. 베개에 구부정하게 의지한다.) 미안해요. (울기 시작하였으나 숨기려고 애쓴다.) 제가 정신이 없어요.

노 간호사 네, 그렇네요.

최 씨 음, (걱정스러운 듯이 눈을 감는다.) 잠을 잘 잘 수가 없어요.

노 간호사 알겠어요. 집에 작은 음악재생기가 있다면 가져왔으면 하는데요.

최 씨 왜요?

노 간호사 음악으로 소음을 차단할 수 있어요. 시끄럽지 않은 조용한 음악으로요.

최 씨 좋은 생각이군요. (방향을 바꾸며 주춤한다.)

노 간호사 좀 불편해 보이시네요.

최 씨 네.

노 간호사 진통제를 가지고 와야겠어요. 그리고 부인께 음악재생기를 가져오라고 해야겠어요. 나중에 원하는 곡을 가져다 달라고 하실 수 있어요.

최 씨 좋아요. 고마워요. (눈을 감은 채 여전히 누워 있다.)

비판적 사고를 위한 과제

- 최 씨의 기능장애에 영향을 미치는 요인을 규명하고 설명한다.
- 이러한 기능장애는 감각과잉인지 아니면, 감각박탈인지 결정하고 이유를 설명한다.
- 외상 사건과 통증 및 감각이상 간의 관계를 묘사한다.
- 이 간호사와 노 간호사가 각각 최 씨와 어떻게 관계를 맺었는지 평가하고, 성과를 요약해 본다.

대상자의 평상시 활동 수준에 대해 질문한다. 예를 들면, 신체적 장애로 인해 부동이 있는 대상자는 평상시의 자극도 제한받는다. 또한 현재 질병, 만성질환, 과거 입원, 사고와 수술 등 대상자의 병력을 살펴본다. 시력이나 청력 손상과 같은 감각결핍의 병력은 감각박탈의 위험이 있다. 당뇨, 고혈압, 뇌졸중이나 척수손상과 같은 질병력 또한 감각결핍의 위험을 증가시킨다.

건강관리 환경에서 대상자의 경험으로 대상자에게 미치는 자극의 영향을 알 수 있다. 중환자실이나 격리조치에 대한 경험이 부족하면 입원 중 감각과잉이나 박탈의 위험이 있다. 또한 감각지각에 영향을 미치는 마약성 진통제와 진정제와 같은 중추신경억제제를 포함한 대상자의 투약력을 평가한다. 많은 양의 항생제는 청각에 영향을 미칠 수 있다.

윤리적 · 법적 쟁점

대상자 의사결정

24세의 임 양은 교통사고 후에 중환자실에 입원하였다. 임 양은 흉부와 복부에 다발성 외상을 입었고 다리 골절과 안면 열상의 손상을 입었다. 임 양은 상태가 호전되어 병동으로 이동하였지만, 얼굴은 여전히 붕대로 감겨 있고 그녀의 눈에 대한 손상 원인은 현재까지 알려져 있지 않았다. 다른 손상은 완전히 회복될 것이라고 기대하였지만 한쪽 시야 또는 양쪽 시야가 보이지 않을 가능성이 있다. 임 양은 자신의 시력이 손상되었을 수 있다는 것을 알기 싫다고 하였다. "나는 내 인생에서 시력을 잃는다는 것을 생각해 본 적이 없어요."라고 말하였다. 간호사는 임 양이 시력 손상이 있을 것이라는 의사의 말을 우연히 들었을 수도 있다고 생각하였다. 간호사들 중 한 명은 임 양이 그 사실을 알았을 것이고 가능성을 준비해야 한다고 생각하였다.

비판적 사고를 위한 과제

- 이러한 상호작용에 대한 자신의 감정을 설명한다.
- 이러한 상황에서 개인적인 가치와 신념을 확인한다.
- 이러한 상황에서 임 양에게 반응할 수 있는 방법에 대하여 생각해 본다.
- 다른 간호사가 임 양의 신념에 대하여 반응할 수 있는 또 다른 방법에 대하여 생각해 본다.
- 이러한 상황에서 필요한 접근 방법을 확인한다.

3) 기능장애 확인

간호사정 시 시각, 청각, 후각, 미각과 촉각에 어려움이 있는지 판단하기 위해 실제적인 감각지각 문제에 관한 자료를 수집한다. 문제가 있으면 발생 시기, 심각성, 대상자가 취한 행동, 이들 행동의 영향을 확인한다. 이 정보는 대상자가 환경에 적응하도록 돕는 데 유용하다.

또한 대상자가 불안한지, 우울한지, 사회적 접촉을 기피하는지 혹은 집중력, 의사결정이나 기억력 결여가 있는지 판단한다. 대상자가 환각이나 망상을 경험한 적이 있는가? 이 정보만 가지고는 감각기능 장애 시 발생하는 임상 징후를 모두 확인할 수 없을 것이다.

4) 신체검진

신체검진의 초점은 어떤 감각손상이 있는지 평가하는 것이다. 대상자 문진을 통해 청각, 시각, 미각, 후각, 촉각, 체성 감각과 정신상태, 의식수준, 지남력, 집중 시간, 기억과 인지 기술 등 정신상태 자료를 수집해야 한다. 사정에 대한 더 많은 정보는 17장을 참조한다.

감각체계에 대한 객관적 자료를 체계적으로 수집하기 위해서는 우선 시진을 한 다음, 단순한 검사를 시행한다. 머리를 시진하여 눈, 귀, 코 또는 입의 기형이 있는지 보고, 화상이나 상해를 입은 사지가 있는지 살펴본다. 표 36-2는 감각 사정 시 사용되는 검사를 나열한 것이다.

표 36-2 감각기능의 신체검진

감각	사정기법
시각	시력을 측정하기 위해 Snellen표를 이용한다(대상자에게 신문, 메뉴판이나 활용 가능한 어떤 것이든 읽게 한다). 시야를 검사한다.
청각	한쪽 귀를 막고 다른 쪽 귀를 번갈아가며 속삭인 후 대상자에게 반복하게 한다. Weber와 Rinne 음차검사를 시행한다. 다른 사람과의 대화를 관찰한다.
후각	다른 쪽 코를 막고 있는 동안에 한 번에 한쪽 코씩 눈을 감고 커피, 담배, 정향과 같은 3가지 냄새를 구별하게 한다.
미각	눈을 감고 레몬, 소금, 설탕과 같은 3가지 맛을 구별하도록 한다. 매번 1분씩 기다렸다가 맛을 보게 하고 매번 물로 입을 헹구도록 한다. 모든 검사 시 눈을 감도록 한다.
체성 감각	면봉으로 가볍게 사지의 촉각을 검사한다. 뾰족한 부분과 뭉툭한 부분을 이용하여 예리한 감각과 둔한 감각을 검사한다. 두 개의 핀을 가깝게 잡고 두 점 구분검사를 한다. 온수와 냉수를 검사관에 채워 온감과 냉감을 검사한다. 음차를 이용하여 관절 위의 진동감을 검사한다. 대상자의 손가락이나 발가락을 움직이도록 하여 위치감각을 검사한다. 느낌을 확인하기 위해 흔한 물건(예: 화폐, 종이클립)을 대상자에게 주어 입체감각(stereognosis)을 검사한다.

5) 진단적 검사

전해질 불균형, 혈액학적 변화(암모니아 상승, 혈액요소질소 상승) 및 중추신경계에 영향을 미치는 약물의 독성은 감각정체를 변화시킬 수 있다(Mistraletti et al., 2012). 구체적인 시력과 청력 검사 또한 처방될 것이다. 신경전도검사, 뇌 컴퓨터단층촬영과 뇌혈관촬영술과 같은 신경학적 검사는 감각 결핍의 원인을 파악하기 위해 시행한다.

5. 간호진단

인간 정보 처리 시스템과 관련된 영역 5 지각/인지에 대한 NANDA-I(NANDA-Ⅰ, 2014)은 집중, 지남력, 감각/지각,

인지, 의사소통을 포함한다. 선택된 간호진단은 감각, 운동 반응, 정신적인 표현의 장애이며, 한쪽에 대한 부주의와 반대쪽에 대한 과도한 태도로 특징 지어지는 신체와 공간 환경에 대한 손상이다. 왼쪽 방치는 오른쪽 방치보다 더 심각하고 영구적일 수 있다.

간호성과분류(NOC)와 간호중재분류(NIC)의 진단들은 표 36-3에 분류되어 있다.

6. 간호성과 확인과 간호계획

대상자 목표는 개별적으로 세우며, 달성해야 할 최적의 감각기능에 초점을 맞추도록 한다. 감각지각 장애에 대한 목표는 다음과 같다.

- 대상자는 안전하다.
- 대상자는 감각지각 장애를 감소시키거나 없애는 데 도움이 되는 요인을 이해하고 이를 설명한다.
- 대상자는 기존의 감각기능을 유지한다.
- 내상자는 효과적인 의사소통 기전을 개발한다.
- 대상자는 감각기능을 유지함에 있어서 예측한 대로 정보를 이용하여 중재와 이론적 근거에 대한 이해 수준을 설명한다.
- 감각과잉이나 박탈의 증상 감소를 통해 감각적 평형에 도달한다.
- 대상자는 자가간호를 수행하거나 유지한다.

간호계획은 지각 수준에 따른 대상자의 기능 수행능력에 중점을 둔다. 대상자 교육, 검사 준비, 자극이나 자극 감소의 준비 및 안전이 주요 주제이다. 예를 들어, 감각과잉과 박탈 문제 발생 시 흔히 사용하는 간호중재의 예는 표 36-3에 나열하였으며 다음에 설명하고 있다.

7. 간호수행

1) 건강증진

(1) 대상자 교육

감각의 건강과 기능을 증진하기 위한 대상자 교육은 감각 상실을 막고 전반적인 건강을 유지하기 위한 방법에 중점을 둔다. 교육 주제는 정기적인 눈검사, 당뇨와 같은 만성 질환의 조절 등이다.

대상자들에게는 감각기능의 중요성과 감각수용체의 역할 및 자극을 수용하고 지각하는 중추신경계에 대한 교육이 중요하다. 감각 기능장애를 예방하는 것은 대상자가 최적의 환경과 상호작용 할 수 있는 방법이다. 매년 눈검사(문제가 있으면 더 자주 시행)를 하는 것은 최적의 시각기능을 유지하는 데 도움이 된다. 또한 시각 기능부전을 막기 위한 방법으로 눈의 긴장과 감염 및 손상을 피하는 것이 있다. 난청은 정확한 인지 및 귀의 감염 치료, 홍역과 같은 질병에 걸리지 않기 위한 아동기 예방접종으로 예방할 수 있다.

눈의 손상이나 오염 위험이 있을 때에는 반드시 보안경을 착용해야 한다. 측면가리개가 없는 평면안경은 효과적으로 눈을 보호하지 못한다. 보안경은 특히 직업적 소음과 관련된 난청을 방지하는 데 필수적이다.

NANDA 표 36-3 감각지각과 관련된 NANDA-I 간호진단

간호진단	관련요인	진단진술	NOC*	NIC†
편측성 지각이상: 감각 및 운동 반응, 정신적인 표현의 장애이며, 한쪽에 대한 부주의와 반대쪽에 대한 과도한 태도로 특징 지어지는 신체 및 공간 환경에 대한 손상. 왼쪽 무시는 오른쪽 무시보다 더 심각하고 영구적임	감각통합, 감각수용 및 전달의 변화; 사지의 위치 파악 무지; 환측의 개인위생 과제 실패; 기동성 성능 저하	관련요인: 신체의 한쪽면의 감각인지의 감소된 변화; 균형의 변화; 감각자극의 잘못된 해석	신체 장애에 대한 적응; 환측의 배려; 환측에 대한 인지적 오리엔테이션; 향상된 균형; 낙상 방지 행동 자가관리: 일상생활활동	3가지 주요 유형의 자극에 대한 비정상적인 반응에 대한 모니터링:감각, 시각, 청각; 환측 사지의 안전 확인, 환측 일부에 신체 접촉 격려, 목욕시 환측 신체지지, 환측의 촉각 및 언어 자극, 낙상 예방 및 보행 지지

Dx, diagnosis; R/T, related to.
*출처: Moorhead, S., Johnson, M., Maas, M., & Swanson, E. (2013). *Iowa Outcomes Project: Nursing Outcomes Classification (NOC)* (5th ed.). St. Louis, MO: C. V. Mosby.
†출처: Bulecheck, G., Butcher, H., Dochterman, J., & Wagner, C. (2013). *Iowa Intervention Project: Nursing Interventions Classification (NIC)* (6th ed.). St. Louis, MO: C. V. Mosby.
출처: NANDA-Association International (NANDA-I. 2014) *Nursing diagnoses: Definitions and classification, 2015-2017.* West Sussex, UK: Wiley-Blackwell.

노인의 감각상실 위험은 생리적 노화로 인한 것이다. 특히 감각결핍과 관련된 낙상예방에 관한 교육은 매우 중요하다. 이 대상자에게는 발생한 문제에 주의를 기울이도록 격려한다. 귀세척으로 귀지를 제거하여 청력이 회복될 때, 노인들이 가지고 있는 청력 손실이 불가피하다는 두려움이나 의학적 염려를 지연시킬 수 있다. 당뇨, 고혈압과 같은 만성질환 대상자들에게 혈당과 혈압 조절의 중요성에 대해 교육한다. 혈당과 혈압 조절은 촉각과 시력 장애를 일으키는 병태생리학적 변화를 막을 수 있다. 혈당과 혈압의 자가 모니터링, 약물 투약 이행, 식이 조절, 의학적 추후 관리가 교육의 필수 요소이다.

(2) 검사 준비

일차적인 간호 관심은 대상자의 감각과잉 증상을 막는 것이다. 감각과잉 위험은 낯선 검사를 받을 때 상당히 증가한다. 검사 전에 감각정보(sensation information)라는 기법을 이용한 대상자 준비를 통해 과다자극을 예방할 수 있다. 이 중재의 목적은 위협적인 자극에 대한 억제된 반응을 완화하고, 인지 과정 자극을 통해 대상자의 대처능력을 향상시키기 위한 것이다. 이 기법은 특정 상황(드물거나 비전형적인 사건은 제외하고)에서 보고, 듣고, 냄새 맡고, 맛을 보거나 느낀 것(촉각)에 대해 객관적이고 구체적으로 대상자에게 설명해 주는 것이다. 관찰자가 아닌 대상자의 관점에서 준비가 이루어져야 한다.

검사를 시행하기 전에 이 기법을 확실히 이해해야 한다. 일반적으로 감각정보는 대상자가 절차에 대해 위협을 느낄 때 유용한 것이다. 간호사가 아닌 대상자가 동의해야 한다. 검사 전 불안 수준이 높은 사람이 낮은 사람보다 더 감각정보의 도움을 받을 수 있다. 마지막으로 대상자가 원하는 결과를 확인한다. 감각정보는 새로운 대처기술을 습득하고자 하는 대상자에게는 도움이 되지 않지만 현 대처기전을 증진시킬 것이다.

감각과잉을 막기 위한 다른 중재는 검사를 시행하는 이유, 누가 시행하는지, 얼마나 오래 걸리는지에 대해 대상자에게 알리는 것이다. 감각과잉의 위험을 줄이기 위해 정규적으로 간호계획을 세우고, 달력과 시계를 제공하며, 가능하다면 검사 시행 일자를 선택할 수 있도록 하는 것과 같은 중재를 통해 조절감을 얻도록 돕는다.

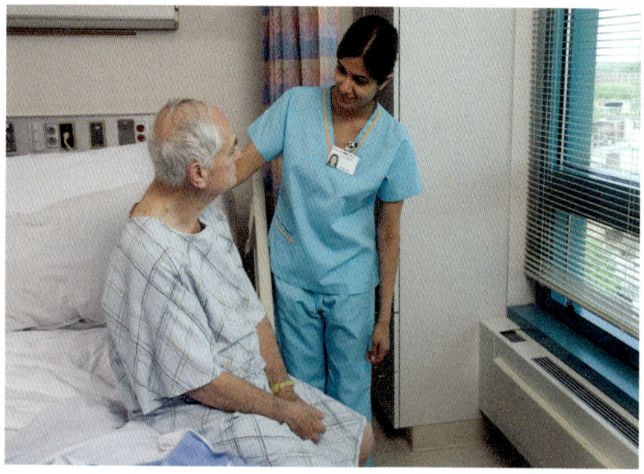

그림 36-5 대상자와의 접촉: 대화하기나 듣는 것과 같은 간단한 행위도 감각자극을 제공할 것이다.

(3) 간호사-대상자 상호작용

개별화된 간호사-대상자 상호작용은 감각 건강 기능을 증진해준다. 감각박탈의 위험에 처한 대상자는 특히 일차적으로 간호사와 더 자주 상호작용해야 한다. 이런 경우 이름을 대상자에게 알려주고, 소개 단계를 거치며, 필요하다면 자신을 소개한 다음, 모든 활동을 설명하고, 상호작용 종료 시기를 알려주며, 간호사와 다시 만날 시기를 알려주는 것과 같은 적절한 자극을 제공한다. 상호작용의 기간, 빈도와 내용은 개개인의 요구에 기초해야 한다. 대상자와 대화할 때 간호 시 사용되는 장비나 자료를 보여주고 제공한 음식의 맛을 보고 냄새를 맡도록 격려하며, 상호작용 동안 적절한 자극을 주기 위해 대상자와 접촉한다(그림 36-5).

SAFETY ALERT

보행이 힘들거나 시력이 손상된 대상자를 도울 때에는 대상자의 약화된 편에서 한 발 앞에 선다. 대상자가 약화된 손으로 간호사의 팔을 잡고 다른 손으로는 장벽이나 경계선을 느낄 수 있도록 한다. 항상 주변 환경을 정리정돈하고, 그 상태를 유지해야 한다.

2) 변화된 감각지각 기능에 대한 간호중재

(1) 자극 준비

의미 있는 외적 자극을 제공하는 것은 대상자가 감각박탈이나 감각결핍을 극복하는 데 도움이 될 수 있다. 자극 제공 방법으로는 TV나 라디오 시청, 짧은 음악 연주, 시계와 달력을 이용한 격려, 생활에 편한 옷 입기 권장, 컬러 그림 붙이기, 방문객 권장, 가족에게 사진과 같은 개인소

성과기반 교육계획

11개월의 영아를 둔 장 씨는 아동진료소에 정기적으로 방문하였으며, 영아가 자신의 말에 주의를 기울이지 않는다고 말하였다. 장 씨는 영아에게 주의를 줄 때 자신을 무시한다고 말하였다. "저는 어떤 종류의 규율이나 처벌을 사용해야 하는지 잘 모르겠어요."라고 진술하였다.

간호성과

장 씨는 영아가 자신의 의도를 무시하는 것인지, 아니면 듣지 못하는 것인지를 판단하는 현실적인 계획을 말로 표현한다.

전략

- 영아가 충분하게 알아들을 수 있는 일반적인 방법을 장 씨와 함께 토론한다.
- 청력 전문의를 소개한다.
- 엄마의 시야에서 멀어질 때, 영아의 소리에 대한 반응을 장 씨가 관찰한다.
- 영아의 소리에 대한 반응과 엄마 얼굴 표정에 대한 반응을 기록하는 것을 장 씨에게 교육시킨다.
- 장 씨에게 영아의 목소리의 억양을 듣는 것과 음성과 말을 녹음하고 기록하도록 격려한다.
- 장 씨는 다음 예약일에 관찰한 것들을 가져오고, 청력 전문의와 자세한 상담을 약속한다.
- 영아의 청력이 완전히 평가될 때까지 영아에게 지속적으로 반응하도록 장 씨에게 격려한다.

간호평가

- 2017/3/29 13:00 – 장 씨는 영아의 청력 정도를 평가하기 위해 자원을 확인할 수 있다.
- 장 씨는 영아에게 청력손실이 있다면, 이를 확인하기 위해 적절한 전략을 활용한다.

– RN 정지영

지품을 가져오도록 장려, 커튼을 열고 불을 켜는 것 등이 있다. 침대나 의자는 다른 사람이 방에 들어올 때 그들의 활동을 보고 들을 수 있는 곳에 둔다. 또한 여러 가지 기호식품이 함유된 식사는 미뢰를 자극할 수 있다.

또한 대상자와 자주 상호작용하는 것도 도움이 된다. 간호계획과 장비의 위치를 논의하고 자기돌봄 활동을 격려하며, 등 마사지를 통해 접촉자극을 제공하고, 대상자의 머리를 빗과 브러시로 빗기(또는 대상자가 그렇게 하도록 격려), 책 읽어주기, 천천히 분명하게 말하기, 이름표를 달고 말로 자기소개를 하는 것도 의미 있는 상호작용이다. 십자말풀이나 게임하기 등을 격려하는 것은 정신기능을 자극한다. 사람, 장소와 시간에 대해서도 재확인시켜야 한다. 대상자는 집중력이 부족하기 때문에 단순한 업무조차도 반복적인 지시가 필요하다.

환경에 대해 확인시키는 것은 잘못된 해석을 피하기 위한 것이다. 대상자를 방문하고, 다음에 다시 방문할 것이라고 알려주면 대상자가 고립감을 극복하는 데 도움이 된다. 규칙적인 시간의 흐름을 알려주고자 달력과 시계를 제공하는 것은 환경 내에서 활동을 유지하도록 돕기 위한 것이다. 감각박탈을 경험하는 대상자의 경우 다인실 병실에 있는 것이 상당히 도움이 될 수 있다. 수술 후 침상안정처럼 신체활동의 제한을 주는 감각박탈을 경험하게 되는 절차에 대해 준비하도록 하는 것은 대상자가 감각자극의 대안을 생각하도록 시간을 주는 것이다.

또한 노래하기, 책읽기, 테이프 녹음기에 대고 말하기, 녹음테이프를 재생하기와 같은 자가자극을 해 보도록 대상자를 격려한다. 대상자가 활용할 수 있는 감각을 최대한 이용하도록 격려하기 위해 다양한 형태의 자극을 제공함으로써 대상자가 변화에 적응하도록 돕는다.

대상자는 신체움직임을 통해 쉬지 않고 에너지를 소비할 수 있고, 감각박탈의 증상을 막을 수 있다. 대상자의 감각을 자극하기 위해 침대 주변에서 움직이고, 병실 주위를 걷고, 의자에 앉고, 가능한 한 독립적으로 일상생활활동(ADLs)을 수행하고, 방이나 침대에서 운동하도록 격려한다.

SAFETY ALERT

자극은 천천히 주어야 대상자가 당황하지 않는다. 다양한 자극을 주고 감각투입의 양은 중간 수준으로 유지해야 한다.

(2) 자극 감소

대상자가 감각과잉이 있다면, 중재는 정보, 환경, 내적 요인을 포함한 자극 감소에 초점을 맞추어야 한다. 외부 소음, 조명, 병실 내 혼란, 간섭, 통증과 스트레스를 제한하면 자극을 줄일 수 있다.

감각과잉이 있는 대상자는 일상생활활동에 도움이 필요하다는 점을 무시하기도 한다. 오히려 감각과잉을 더할 수 있기 때문에 이런 도움은 문제가 될 수 있다. 즉시 필요한 일상생활활동(움직이기, 식사하기, 화장실 가기, 휴식하기)만을 돕고 부수적인 활동은 대상자가 대처할 수 있을 때 추가해야 한다는 점을 명심한다. 과부하로 인해 신체 한쪽이 일방적으로 방치되면, 대상자는 영향을 받은 쪽에 대한 반응을 중단하여 재활이 필요한 쪽에 대한 자가관리, 균형 및 감각인식에 문제를 일으킬 수 있다.

(3) 감각보조기

대상자가 감각결핍이 있다면, 감각보조기(sensory aids)를 사용하여 결핍된 감각, 다른 활용 가능한 감각들이 최적의 기능을 할 수 있도록 돕는다(보청기, 안경, 올바른 구강위생). 실제로 신체적 · 상황적 감각보조기 제공에 덧붙여 가능하면 언제든지 문제를 해결하도록 도울 수 있는 보조도 중요하다. Box 36-3은 감각에 따른 감각보조기를 나열한 것이다.

감각보조기는 주로 건강관리 환경에서 사용되나, 가정에서도 이용할 수 있도록 교육한다. 하나의 감각을 상실했을 때, 감각보조기는 전반적인 자극을 향상시키기 위해 다른 감각을 이용할 수 있게 한다. 예를 들면, 시각장애인의 경우 음식의 향, 맛과 특성을 느끼도록 격려해야 한다.

간호사는 콘택트렌즈나 보청기와 같은 감각보조기를 한 대상자로부터 도움을 요청받을 수 있다(실습지침서 17장 참조).

(4) 안전

안전(safety)에 대한 주의지침 수행은 감각지각 기능장애가 있는 대상자에게 필수적이다. 감각결핍, 감각박탈, 감각과잉의 인지적 결과는 대상자를 환경으로부터 손상 위험에 노출시킨다. 보행을 돕고, 침상난간, 야간등, 비상벨 등을 사용하게 하며, 필요시 자주 혹은 지속적인 관찰을 수행한다.

감각결핍이 있는 대상자에게 가정에서의 안전조치에 대해 교육한다. 예를 들면, 사지에 온각 감퇴를 보이는 대상자는 온수히터의 온도를 좀 더 낮게 조정하고, 목욕 전 온도측정기로 물의 온도를 확인하도록 교육한다. 만일 대

Box 36-3 감각에 따른 감각보조기

시각
- 선명하게 잘 보이도록 하기 위한 적절한 안경 처방
- 적절한 실내조명, 커튼 젖히기
- 눈부심을 막기 위해 선글라스나 커튼 활용
- 글자 크기가 큰 인쇄물
- 혼란스럽지 않은 환경유지, 가구 재배치 금지
- 숫자 크기가 큰 시계
- 전화 다이얼의 숫자가 큰 것
- 돋보기
- 환경은 선명하고 대조적인 색깔
- 색깔이 표시된 다이얼로 된 기구, 약병 등
- 필요시 점자로 된 책, 맹도견 등

청각
- 배터리로 작동하는 보청기
- 대상자가 충분히 볼 수 있도록 천천히 또박또박 말하고, 입을 가리거나 껌을 씹지 않음
- 주변 소음을 피함
- 소리를 증폭할 수 있는 전화기, 현관문 벨, 화재경보기 등을 사용
- 전화를 할 수 있는 마이크가 달린 헤드폰 사용
- 폐쇄회로 TV(청각장애가 있는 사람을 위한) 설치

후각
- 식사 시 신선한 음식 제공
- 방 안에 신선한 꽃이나 방향제 배치
- 향수나 방향제를 약하게 뿌림
- 환경적 냄새 주의

미각
- 신선한 음식과 계절음식을 제공하고, 음식의 특성을 유지하기 위해 지나치게 태우지 말고 적당히 요리
- 적당한 온도의 음식을 정해진 시간에 제공
- 음식의 냄새와 맛 파악
- 맛을 보는 중간 중간에 입을 물로 헹굼
- 음식을 섞지 않음

촉각
- 치료적 접촉
- 마사지(스스로 혹은 간호사)
- 체위변경
- 머리 빗기와 치장하기(스스로 혹은 간호사)
- 환경 내에서의 활동
- 대상자의 안위 수준에 맞는 개별화된 압박의 양
- 다양한 유형의 옷 입기

상자가 온도를 확인할 수 없다면, 가족구성원에게 도움을 요청한다. 또한, 감각을 느낄 수 없는 손상이나 욕창이 있는지 확인하기 위해 하지와 발을 시진하도록 교육한다.

후각감퇴가 있는 대상자에게 가스와 화학물질 사용으로 인한 위험에 대해 교육한다. 예를 들어, 화장실과 같은 밀폐된 공간에서 암모니아로 청소를 하면, 대상자가 암모니아 냄새를 맡기 전에 많은 증기를 흡입할 수 있다. 대상자는 집에서 가스 누출 냄새를 맡을 수 없으므로 가스 누출을 즉시 보고할 수 없을 것이다. 상한 고기나 유제품에 대한 냄새를 맡지 못하므로 음식의 신선도나 색깔과 특성 및 유효기간을 반드시 확인해야 한다. 청각과 시각결핍 대상자 역시 추가적 안전조치가 필요하다. 23장에 안전에 대한 더 많은 정보를 참조한다.

기억해야 하는 개념

보행이 어려우며 시각이 손상된 대상자를 도울때, 대상자는 대상자의 팔을 잡고 있는 간호사를 붙잡기보다는 간호사의 팔을 붙잡아야 한다. 이는 대상자가 보행 중에 더 잘 통제할 수 있게 되어 낙상을 예방하는 데 도움이 된다.

3) 가정 · 지역사회 간호

대상자는 병원비용 증가와 짧은 입원기간 때문에 새로 발생하거나 악화된 감각결핍, 질병이 있는 상태 또는 감각박탈이나 감각과잉을 유발하는 치료를 받는 상태에 적응하는 중에 퇴원하기도 한다. 초기 계획은 대상자가 감각기능 장애에 적응할 수 있도록 되도록 빨리 세운다. 대상자 교육, 가족과 친구의 도움과 협조, 감각보조기와 장비 소개, 가정건강서비스와의 연결, 필요한 추가적인 지지 그룹을 알려주는 것을 포함한다.

대상자의 가정환경을 사정하는 것은 대상자가 감각 기능부전을 적응하는 데 어떤 도움이 필요한지 파악하기 위해 꼭 필요하다. 대상자와 가족이 가정환경에서 상호작용하는 방법, 다른 감각들을 활용하는 방법, 안전을 유지하면서 감각보조기에 적응하는 방법을 교육한다. 대상자는 적응 과정에 많은 도움이 필요할 것이다. 그러나 최종적으로 대상자는 독립적으로 적응해야 한다. 먼저, 대상자는 기본간호와 개인위생 시 도움이 필요할 것이고, 간호사정이 지속되면 더 많은 중재가 필요함을 알 수 있을 것이다.

가족 역할이 갑자기 변화(생계를 이끌었던 사람이 간호를 받게 된다면)할 수 있기 때문에 가족구성원은 자신의 문제처럼 대상자를 돕고 지지할 필요가 있다. 대상자의 감각 기능부전과 관련된 경제적 문제를 해결하는 데에는 사회적 서비스의 도움이 유용하게 될 것이다. 작업 요법은 보조기구를 사용하는 대상자 그리고 대상자가 가정에 적응하는 것을 돕는 데 적절할 수 있다. 간호사는 퇴원 전에 대상자의 요구를 사정하고 퇴원 후 대상자의 간호를 지속할 수 있는 서비스를 조직화할 수 있는 중요한 위치에 있다.

비판적 사고 적용하기

76세인 노 씨는 생활보조시설에서 생활하고 있으며, 때때로 약간의 혼돈 증상이 있다. 노 씨는 새 안경이 쓸모 없다고 말하였고, 안경을 처음 착용했을 때는 괜찮았으나 지금은 시야가 불안정하고 난시가 있다고 하였다. 노 씨는 안경을 깨끗하게 하는 방법과 시야확보에 방해가 되는 것을 없애는 방법을 질문하였다. 간호사는 노 씨의 안경을 닦아주었으나 노 씨는 신문을 더 이상 읽을 수 없었고 노 씨의 서체가 변화된 것을 알게 되었다.

이 관점에서 수집해야 할 사정자료는 무엇인가? 노 씨의 감각지각을 도울 수 있는 방법에 대해 토론한다.

정답은 부록 B를 참고하세요.

8. 간호평가

감각지각 기능장애가 있는 대상자 간호평가는 다음 질문을 토대로 한다.

- 안전하게 했는가?
- 감각정체에 도달했는가?
- 감각 기능장애를 감소시키거나 제거하는 데 도움이 된 요인은 무엇인가?
- 대상자는 유용한 중재와 근거를 설명할 수 있는가? 이러한 정보를 감각 기능장애를 다루는 데 이용할 수 있는가?
- 자기돌봄을 유지했는가?

감각과잉의 위험이 있는 대상자를 위한 긍정적 결과기준의 예들은 다음에 서술하고 있다.

간호목표

대상자는 안전하다.

간호성과 기준

- 대상자는 침상난간, 야간조명, 비상벨과 같은 안전장치를 정확하고 지속적으로 사용한다.
- 대상자는 손상 없음을 보고한다.

건강관리팀과의 협력
대상자의 정신상태 변화 시 의사 지시 요청

77세의 임 씨를 계속 간호해 오던 중, 3시간 이상 지속되는 인지 변화가 있었다. 임 씨는 시간, 장소와 사람에 대한 지남력이 있었지만 어디에 왜 자신이 있는지는 모르는 혼돈 상태였다.

Situation(상황): "임 씨는 짧은 시간 동안 갑자기 인지 변화를 경험했어요. 말투는 약간 어눌해졌고 졸린 상태로, 왼쪽의 근육 약화가 있었어요. 임 씨의 혈압은 155/96, 맥박은 82회였어요."

Background(배경): 77세의 임 씨는 집에서 집 수리 중 사다리에서 떨어져서 입원하였다. 임 씨는 중 정도의 두통이 있고 멍이 많이 들어서 경과를 관찰하기 위해 입원하였다.

Assessment(사정): 대상자의 가족이 함께 머물고 있지만, 임 씨의 변화된 심리상태와 안정성에 대해 걱정하고 있다. 담당 간호사 또한 임 씨의 정신상태의 변화를 나타낼 수 있는 뇌내압 상승과 발생할 수 있는 경막하출혈이나 뇌졸중의 가능성에 대해 걱정하고 있다.

Recommendation(권고): 한 시간 내에 방문하여 임 씨의 상태를 평가하고, 추가적인 조치를 위한 처방을 해 줄 수 있는가?

비판적 사고를 위한 과제

- 의사에게 전화상이나 문자 메시지로 정보를 제공하는 것의 장점과 단점을 고려한다.
- 의사가 전화상으로 지시를 제공하는 것보다 직접 보고 평가하는 것이 적절하다는 것에 대한 근본적인 이유를 토론한다.
- 임 씨의 뇌압이 상승했거나 뇌졸중의 가능성에 대한 수집된 다른 자료가 있는가?
- 만약, 의사가 대상자를 방문하기를 거부하고 여전히 대상자의 신경학적 상태가 저하되고 있다고 걱정되면 어떻게 행동하겠는가?
- 정신상태의 변화가 있는데 의사와의 접촉이 필요하지 않은 상황은 어떠한 경우인가?

간호목표

대상자는 기존의 감각기능을 유지한다.

간호성과 기준

- 대상자는 적절한 감각투입을 수용한다.
- 대상자는 감각기능을 보호하기 위해 만성질환을 조절한다.
- 대상자는 규칙적으로 시력과 청력검사를 받을 것이다.

간호목표

대상자는 효과적인 의사소통 방법을 개발한다.

간호성과 기준

- 대상자는 작업을 할 때 안경과 보청기를 착용한다.
- 대상자는 필요시 종이, 연필이나 컴퓨터를 이용하여 의사소통을 한다.
- 대상자는 버튼이 큰 전화기, 활자가 크게 인쇄된 책이나 스피커폰을 이용한다.
- 대상자는 사회적 상호작용을 유지한다.

간호목표

대상자는 감각지각 장애를 줄이거나 없애는 데 도움이 되는 요인을 이해하고 설명한다.

간호성과 기준

- 대상자는 다음 3일 밤 동안 수면 중에 귀마개와 눈가리개를 사용한다.
- 대상자는 다음 48시간 동안 8시간 중 TV시청과 라디오 청취를 1~3시간으로 제한한다.
- 대상자는 다음 24시간 동안 치료 전과 치료 중 간호에 대해 알맞은 질문을 한다.

간호목표

대상자는 정보를 사용하여 중재 및 근거에 대해 이해하고 있음을 보여줄 수 있다.

간호성과 기준

- 다음 24시간 내에 대상자는 자신들이 보고, 듣고, 느끼고, 냄새를 맡거나 맛을 보는 행위를 수행하기 전에 간호사에게 절차를 설명한다.

• 대상자는 절차에 대한 이론적 근거를 대고 질문을 한다.

간호목표

감각과잉이나 감각박탈 증상의 감소를 통해 감각균형에 도달한다.

간호성과 기준

• 대상자는 다음 24시간 내에 투약설명을 듣고, 그에 대해 적절한 질문을 하고, 투약 시마다 투약시간을 확인하는 데 집중력을 보인다.
• 대상자는 매일 밤에 깨지 않고, 5~7시간 수면을 취한다.
• 대상자는 사람, 장소와 시간에 대한 지남력이 있다.

• 대상자는 도우미가 방을 청소할 때 이어폰을 끼고 이완에 도움이 되는 음악을 듣는다.

간호목표

대상자는 자기돌봄을 유지한다.

간호성과 기준

• 대상자는 매일 목욕을 하고 적절한 구강간호를 수행한다.
• 대상자는 스스로 안전하게 대소변을 가린다.
• 대상자는 하루 3번 복도를 걷는다.
• 대상자는 하루 세 끼 식사시간에 스스로 음식과 물을 마신다.

대상자 간호계획
감각지각 장애가 있는 대상자

간호진단

신체상 변화의 두려움, 불안정, 철회행위 및 감각자극의 잘못된 해석과 같은 임상징후를 보이는 시각 투입에 있어서 일시적 질환과 관련된 시각·지각장애

간호목표

대상자는 감각박탈 경험에 대한 이해수준을 설명한다.

간호성과 기준

• 8시간 내에 대상자는 눈 손상과 기대되는 의학적 결과(완전한 시력회복)를 정확하게 설명한다.
• 입원 중, 문제에 대해 직원과 자유롭게 토의하고 적절한 질문을 한다.
• 퇴원 전, 대상자는 자신의 행동적 변화 및 이들 변화는 일시적 결핍과 관련 있음을 설명한다. 퇴원 전, 대상자는 가족에게 행동변화를 설명한다.

간호중재	이론적 근거
1. 병실에 들어가기 전에 출입구에서 자신을 소개하고, 이곳에 오게 된 이유를 설명한다.	1. 대상자가 놀라지 않도록 하고 잘못 인식하지 않도록 한다.
2. 모든 직원, 방문객 및 가족들이 볼 수 있도록 벽면에 일일 계획표를 붙인다. 대상자와 함께 계획표를 살펴본다.	2. 계획표는 대상자에게 일어난 일에 대해 타인들이 알도록 하고 정보를 주기 위한 것이며, 불안을 경감시킨다.
3. 신뢰감을 형성하려면, 회복에 대한 대상자의 관심을 공유할 수 있도록 대상자를 초대하여 질문에 답하고 잘못된 개념을 고쳐준다.	3. 관심거리에 초점을 두고, 간호사는 대상자로 하여금 현실에 대한 두려움을 완화시키도록 도울 수 있다.
4. 대상자의 일시적인 실명과 관련된 좌절과 감정을 확인하고 격려하며, 대상자의 환경에 대해 질문하도록 요구한다.	4. 재확신과 다양한 감각자극을 제공하는 동안 감정표현은 불안을 완화하는데 도움이 된다.
5. 경험에 대해 상호 논의를 하기 위해 대상자의 가족과 집담회를 연다. 감각박탈에 대해 대상자가 이해하고 있는 것을 가족에게 교육하도록 격려한다.	5. 대상자와 의료진과의 상호논의와 공유는 대상자와 가족에게 출구를 마련해주는 것이며, 감각박탈에 대한 이해를 돕고, 가족의 가정관리에 대한 걱정과 관련된 추가적 교육기회를 제공해 준다.

대상자 간호계획대상자 간호계획(계속)
감각지각 장애가 있는 대상자의 간호계획

간호진단

대상자는 감각과잉이나 박탈 증상의 감소를 통해 감각균형에 도달한다.

간호성과 기준

- 퇴원 전, 대상자는 감각 변화를 증가시키기 위해 다양한 감각경로를 이용한다.
- 퇴원 전, 대상자는 잘못 인식된 감각자극과 관련된 어떠한 어려움도 없음을 보고한다.
- 입원 중, 대상자는 최소 15분 동안 가족과 친구들을 맞이한다.

간호중재	이론적 근거
1. 첫 24시간 동안 대상자가 깨어 있을 때 매시간 5분 동안 대화하도록 계획한다.	1. 정해진 시간에 규칙적인 대화를 하는 것은 점진적으로 인지와 감각자극을 제공한다.
2. 대상자에게 잘못 해석될 수 있는 소음에 대해 주지시킨다(벽면에 부착된 에어컨 온도조절장치, 화재훈련을 알리는 벨, 식사 시마다 바퀴 달린 음식카트를 끄는 소리).	2. 특별한 소리를 인지하는 것은 대상자가 현실성을 가질 수 있도록 도와준다.
3. 첫 24시간 후, 낮과 밤은 한 교대 번당 적어도 2명, 최대 4명을 배정하고, 적어도 10분 동안 대상자와 대화한다. 대상자 기록지 앞에 계획표를 붙이고 이와 같은 사회적 방문 동안 서명하도록 한다.	3. 신뢰감을 형성하도록 돕고 불안을 경감시키며, 인지자극과 감각변화를 제공한다.
4. 일시적으로 시각에 문제가 있을 때 다른 감각경로를 통해(숫자세기, 노래하기, 말한 것을 테이프 녹음기에 녹음하는 것과 같은 자극에 대한 교육, 등척성 운동, 촉각자극, 청력변화, 미각과 후각자극) 점차적으로 자극을 증가시키는 것이 중요함을 대상자에게 교육한다.	4. 대상자는 감각결핍의 관리방법, 점차적으로 감각을 증가시키는 방법, 더 많은 감각박탈이나 과잉을 막는 방법에 대한 정보가 필요하다.

간호평가

2017/5/11 09:30 – 대상자는 자극을 증가시키기 위해 병원과 가정에서 다양한 감각경로의 사용을 시범 보인다.
- 퇴원 전, 대상자는 감각자극을 정확히 해석한다.
- 가족과 친구의 방문을 15분이나 그 이상 같이 있을 수 있고, 같이 있는 동안 대상자는 감각자극에 대한 정확한 해석을 인지한다.

– RN 정지영

주요개념

- 감각에는 시력, 청력, 미각, 후각과 촉각이 있다. 촉각과 관련된 감각은 운동 감각 또는 위치 감각의 체성 감각과 깊은 감각의 내장감각이 있다.
- 망상활성계는 자극에 흥분하고 인식하는 것을 조절한다.
- 감각균형은 자극에 적절한 각성 상태를 말한다. 자극이 일정하고 적응상태일 때 일어난다.
- 감각지각은 일반적으로 60~70세 사이에 감소한다.
- 감각과잉은 사람이 투입되는 자극의 강도나 양을 처리할 수 없을 때 일어난다. 감각박탈은 의미 있는 자극의 결여이다.
- 감각수용이나 지각기능에 장애가 있는 감각결핍이 있으면, 행동에 점차 변화가 생기고 사람이 적응할 수 있도록 다른 감각을 발달시킨다.
- 불안, 인지기능장애, 우울, 환각과 망상은 감각지각 기능장애의 증상이다.
- 감각지각 기능의 간호 사정은 대상자와 대상자의 일상적인 환경에 대한 주관적 정보, 시각, 청각, 미각, 후각과 함께 촉각, 압력, 위치, 진통, 통증, 온도를 포함한 체성감각 사정을 포함한다.
- 변화된 감각지각 기능을 가진 대상자를 위한 목표로는 감각균형 달성하기, 관련 요인 제거하기, 중재와 이론적 근거 설명하기, 자기돌봄하기, 안전 유지하기가 포함된다.

- 대상자에게 정규적인 눈 검사와 귀의 감염을 즉각적으로 치료하는 것은 감각기능을 증진시킬 수 있음을 교육한다. 절차와 관련된 감각 경험을 위해 대상자를 미리 준비시키는 것은 중요한 간호중재이다.
- 간호사는 감각과잉이 있는 대상자에게 과도한 자극이 주어지지 않도록 하고, 감각박탈이 있는 대상자에게는 적절한 자극을 제공해야 한다.
- 감각보조기는 신체적(안경, 보청기, 활자가 큰 책, 소리 증폭기) 또는 상황적(청력이 손상된 대상자는 바로 앞에서 말하기, 음식으로 후각과 미각을 느끼도록 격려하기) 보조기가 있다.
- 감각지각 기능에 변화가 생긴 대상자에게 중요한 안전조치는 보행 돕기와 간호, 침상난간 사용 격려, 야간조명 및 호출시스템 사용 격려 그리고 대상자를 자주 관찰하는 것이다.

REFERENCES

Bell, L. (2011). *Delirium Assessment and Management Practice Alert (with AACN Levels of Evidence and Complete Reference List)* [PDF: 11/2011] Retrieved February 1, 2015 at http://www.aacn.org/WD/practice/docs/practicealerts/delirium-practice-alert-2011.pdf

Gesell, A., & Ilg, F. (1949). Child development. New York, NY: Harper Brothers.

Gordon, M. (1994). Nursing diagnosis: Process and application (3rd ed.). St. Louis, MO: C. V. Mosby.

Hasson, H., Brown, C., & Hasson, D. (2010). Factors associated with high use of a workplace web-based stress management program in a randomized controlled intervention study. *Health Education Research, 25*(4), 596–607.

Ignatavicius, D. D., & Workman, M. L. (2013). Medical-surgical nursing: Patient-centered collaborative care. St. Louis, MO: Saunders.

Lewis, S. L., Dirksen, S. R., Heitkemper, M. M., Bucher, L., & Camera, I. M. (2013). Medical-surgical nursing: Assessment and management of clinical problems. St. Louis, MO: Mosby.

Mistraletti, G., Pelosi, P., Mantovani, E. S., Berardino, M., & Gregoretti, C. (2012). Delirium: Clinical approach and prevention. *Best Practice and Research in Clinical Anaesthesiology, 26*(3), 311–326. doi: 10.1016/j.bpa.2012.07.001

National Eye Institute. (February 1, 2013). New NIH resources help growing number of Americans with vision loss. National Institutes of Health. Retrieved January 29, 2015 from https://www.nei.nih.gov/news/pressreleases/020113

North American Nursing Diagnosis Association International (NANDA-I). (2014). *Nursing Diagnoses: Definitions and Classification, 2015–2017.* West Sussex, UK: Wiley-Blackwell.

Porth, C. M. (2011). Essentials of pathophysiology: Concepts of altered health states. Philadelphia, PA: Lippincott Williams & Wilkins.

Solberg, L.M., Plummer, C.E., May, K.N., & Mion, L.C. (2013). A quality improvement program to increase nurses' detection of delirium on an acute medical unit. *Geriatric Nursing, 34*, 75–79.

Van den Boogaard, M., Schoonhoven, L., vander Hoeven, J. G., van Achterberg, T., & Pickkers, P. (2012). Incidence and short-term consequences of delirium in critically ill patients: A prospective observational cohort study. *International Journal of Nursing Studies, 49*, 775–783.

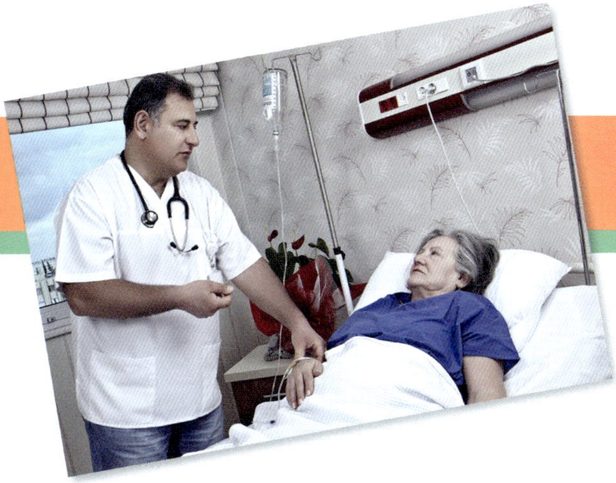

CHAPTER 37

인지과정

Cognitive Processes

Heather A. Martin

비판적 사고를 위한 사례

최 간호사는 일반외과 병동에서 근무한다. 이 씨 부인이 골절된 고관절을 수술받고 병실로 돌아왔다. 이 씨 부인은 모르핀으로 통증을 조절하고 있음에도 심하게 안절부절못하며, 혼란스러워한다. 이 씨 부인의 딸인 김정희는 병실을 방문하여 매우 걱정스러워한다. 김정희는 최 간호사에게 자신의 어머니가 이틀 전 화장실에 가려고 일어나려다 낙상하기 전까지 16개월간 장기요양시설에서 지내고 있었다고 이야기한다. 김정희는 어머니가 간호사를 호출하지 않고는 밤에 절대로 일어나지 않기 때문에 장기요양시설의 간호사가 이 씨 부인의 도움을 청하는 호출벨을 무시했다고 이야기한다. 최 간호사가 김정희와 이야기하는 동안, 이 씨 부인은 신음소리를 냈고, 정맥주사선을 잡아당기며 딸 김정희를 김순희로 부른다.

이 장을 학습한 후, 위의 사례를 읽고 다음의 내용에 대하여 비판적 사고를 적용하여 복습한다.

1. 이 사례에서 느낀점에 대해 설명한다.
2. 이 사례에서 느낀점에 영향을 준 자신의 지식과 가치관이 무엇인지 설명한다.
3. 주어진 상황에서, 간호중재를 위한 계획을 세우고, 우선순위를 정한다.
4. 이 씨 부인의 인지기능을 평가할 계획을 세운다.

주요용어

구음장애 dysarthria
기억 memory
명칭 실어증 anomia
발음 phonation
섬망 delirium
실어증 aphasia
의사소통 communication
의식 consciousness
이해 comprehension
인지 cognition
조현병 schizophrenia
조음 articulation
지각 perceiving
지남력 orientation
집중 attention
치매 dementia
판단력 judgment
학습 learning
현실지남력 reality orientation
혼수 coma

학습목표

1. 인지와 의사소통의 주된 구성요소를 확인한다.
2. 정상인지의 특성을 서술한다.
3. 생애주기와 관련된 인지기능의 영향요인을 서술한다.
4. 인지기능에 영향을 미칠 수 있는 요인에 대해 설명한다.
5. 인지과정 변화의 임상징후를 확인한다.
6. 인지과정 변화를 경험하는 대상자 간호 시 간호과정을 적용한다.
7. 인지변화가 있는 대상자와 그들 가족의 사회화 요구에 대해 논의한다.
8. 인지과정 변화가 있는 대상자와 가족에게 활용 가능한 자원을 제시한다.

실무현장에서 간호사는 일시적 혹은 비가역적 인지기능장애가 있는 대상자를 간호한다. 간호사는 인지장애 위험이 있는 대상자와 인지장애가 있는 대상자를 확인하고, 자기돌봄 및 안전에 영향을 미치는 장애를 지속적으로 사정하는 데 중추적 역할을 한다. 간호중재는 기능에 영향을 미치는 요인을 예방하고 최소화하거나 회복시키고, 결손을 보상함으로써 최적의 기능 증진에 초점을 둔다. 간호계획과 간호평가는 정상인 대상자와 인지장애 위험요인을 지닌 대상자에게 개별적이고 효과적인 간호중재를 위해 필요하다.

1. 정상 인지과정

인지(cognition)는 인간이 생각하고, 추리하며, 언어사용을 통한 체계적인 방법이다. 각 각성 순간은 하나의 사고로 정의될 수 있으며, 각성 그 자체는 의식(consciousness)으로 정의될 수 있다. 집중력(attention)은 특정 감각자극에 집중하는 능력이다. 기억력(memory)은 적어도 한 번 내지 보통은 다시 생각을 회상할 수 있는 능력이다. 학습력(learning)은 기억을 저장하기 위한 신경계의 수용능력이다. 의사소통(communication)은 적어도 두 사람 간의 정보교환이며, 사고내용을 저장, 진행, 전달하기 위해 언어를 사용한다. 대뇌피질은 의식, 사고, 기억, 학습 및 의사소통을 조정한다.

1) 인지와 관련된 해부학적 구조

정보가 전달되기 위해서는 정보를 지각할 수 있어야 한다. 정보지각은 정보가 감각(의식, 사고, 기억, 학습)을 통해 각성될 때 이루어지며, 언어는 정보가 더 잘 전달되도록 하는 역할을 한다. 감각 수용기, 구심성 신경로와 뇌피질의 정상 구조와 기능은 감각을 통해 정보를 수집하고 뇌피질에서 정보를 수용하고 해석하는 데 필수적이다. 부가적으로, 원심성 신경로는 주된 반사와 근육들이 다른 것들과 정보를 교환하는 데 필요하다. 감각지각에 대한 자세한 정보는 36장에 설명되어 있다.

2) 정상 인지기능

(1) 정보지각

정보지각(perception of information)은 내 · 외적 환경으로부터 자극을 느끼고 해석하는 것이다. 지각은 감각수용기 기능, 신경전달 및 중앙처리 과정에 달려있다.

감각수용기는 외수용기, 자기 수용체 및 내수용기의 세 가지로 분류될 수 있다. 감각수용기로 들어온 자극이 신경충격으로 전환될 때 신경전달이 일어나며, 중앙처리 과정 및 해석을 위해 뇌의 특정영역으로 전달된다.

① 외수용기

외수용기는 외부 환경으로부터 오는 자극에 반응한다. 이들은 시각(간상, 추상세포)과 청각(Corti관에 있는 유모세포), 피부의 통각, 압박, 촉각에 대한 체성 수용체가 해당한다. 시각을 통해 사람들은 추상적인 개념을 구체적인 대상과 연결하여 학습과 기억을 할 수 있도록 한다. 또한 출생 시부터 나타난 청각은 소리의 빈도, 강도 및 지속성의 개념과 관련이 있다. 시각과 청각 모두 환경적 인식을 향상시키고 인지발달을 증폭시킨다.

피부에 있는 체성 수용체는 촉각, 압각, 온각, 냉각이나 화학물질에 대한 감각기를 활성화한다. 신경충격이 후주(posterior roots)로부터 척수로 들어간다. 척수로부터 추가정보는 시상을 거쳐 뇌의 두정엽에 있는 체성 감각피질로 전달된다.

미각은 혀의 미뢰의 기능으로 단맛, 신맛, 짠맛, 쓴맛이 포함된다. 미뢰는 50~150개의 화학 수용체군이다. 미각은 제7, 9뇌신경을 거쳐 뇌간으로 전달된다. 상행섬유들은 충격을 미각중추로 전달한다. 후각은 비상부에 위치한 후각세포의 기능이다. 후각세포는 실제로 뇌로부터 투사된 것이다. 미각과 후각은 보통 둘 중 한 가지 기능이 감소하면 다른 기능에 영향을 미치기 때문에 밀접한 관계가 있다(McCance & Heuther, 2013).

② 자기수용체

자기수용체는 내이, 근육, 건과 관절 내에 위치한다. 자기수용체성 감각은 다른 신체부위의 상대적 위치 및 운동감각을 포함한 신체의 물리적 상태를 포함한 몸의 신체적 상태와 관계가 있다. 내이의 자기수용체적인 기능은 36장을 참조한다.

③ 내수용기

내수용기는 신체의 내장 및 뼈와 같은 심부조직 내에 위치하며, 이곳으로부터 오는 자극에 반응한다. 감각은 내부환경 변화와 관계가 있다. 내장 통증 수용체를 제외하고는 내수용기들은 반사 수준을 조정한다(Koeppen & Stanton, 2010).

(2) 의식

의식(consciousness)은 인식상태 및 자극에 대한 충분한 반응상태로서 정상적인 망상활성계와 대뇌피질에 달려 있다. 망상활성계(reticular activating system, RAS)는 시력, 청력, 촉각, 후각, 미각의 5가지 감각을 통해 받는 자극에 대한 인식에 영향을 준다. 또한 각성수준을 조정하며, 대뇌피질은 자극에 대한 지각과 해석을 조정한다. 그리고 망상활성계는 촉진영역과 억제영역으로 분류한다. 촉진영역은 내적으로 활성화시켜 뇌반구로 각성을 제공하고 신체근력을 증가시킨다. 억제영역은 근력감소의 원인이며, 활동감소 및 장기간 각성 후 수면을 유도한다. 촉진과 억제영역이 균형을 이룰 때, 인간은 의식은 있지만 충격이나 억제되지는 않는다.

(3) 사고

사고(thoughts)는 신경계의 많은 부분의 순간자극양상으로 인한 것이다. 이 자극은 대부분 중요한 것으로, 뇌피질, 시상, 변연계와 뇌간의 상부 망상형성과 관련된다. 변연계, 시상과 망상형성의 자극영역은 기쁨, 불쾌감, 통증과 안위와 같은 본성에 대해 사고한다. 피질의 자극영역은 사고의 추상적 특성들(시야에서 보이는 것), 감각의 추상적 양상(물체의 성질)과 다른 세부적 특성이 결정된다(Guyton & Hall, 2011).

(4) 기억

기억(memory)은 정보와 경험을 저장하고, 상기시키는 과정이다. 생리학적으로 이전 신경활동(학습)으로 인해 하나의 신경원에서 다른 신경원으로의 신경전달 변화를 기억하게 된다. 유연성, 즉 활동의 결과로서 시냅스와 신경회로의 변화경향은 새로운 시냅스경로가 형성되도록 한다. 이들 새로운 경로는 기억의 흔적이라 하고, 일단 생성되면 기억을 재생산하는 데 활용할 수 있다(Guyton & Hall, 2011).

기억은 현존하는 자극과 기억상 기간의 시간차를 토대로 3가지 기본 형태로 세분화된다. 단기기억은 몇 초에서 몇 분 전의 것이며, 반향된 신경충격이 국소화된 것이다. 중기기억은 몇 분 혹은 몇 주 전의 것이며, 장기기억으로 전환되지 않으면 사라질 것이다. 생리학적으로 중기기억은 신경전달물질이나 세포 내 화학물질에 변화를 초래하는 시냅스 연결의 강도가 변화된 것이다. 장기기억은 무한적으로 재생할 수 있는 것으로서 중기기억과 같은 곳에 저장되지만, 과거 비활성 유전자의 활동, 새로운 단백질의 합성(세포막 경로의 수는 증가될 것임)을 필요로 한다.

양쪽 측두엽 내에 위치한 변연계의 일부인 해마(hippocampi)는 기억을 장기간 저장하도록 명령하는 결정적인 역할을 한다. 어떤 것을 저장하고 어떤 것을 버리는 능력은 지적 행위에 필수적이다. 경험과 새로운 정보흡수는 기억 관련 과정이다. 해마는 새로운 지식을 저장하고, 정보의 소실을 막는 중요한 역할을 한다.

기억상실은 노인과 젊은 사람 모두에게 중요한 관심사이다. 상황적 · 정서적 스트레스는 일반적으로 장기기억에 거의 영향을 미치지 않는다. 장기기억의 심각한 손상은 보통 중추신경계 장애 또는 심각한 혼란상태를 나타낸다. 단기기억은 스트레스에 훨씬 더 민감한데, 예를 들어서 입원 대상자는 질병 스트레스가 일반적인 기억기능을 방해하기 때문에 보건의료 전문가와 거의 대화를 하지 못할 수 있다.

3) 정상 인지의 특성

(1) 지능

지능(intelligence)은 기억, 이해 및 집중력으로 구성된 측정 가능한 지적 기능의 산물이다. 학습의 일부인 이해(comprehension)는 자극의 의미를 포착하는 것이다. 이해는 배움의 과정으로서 자극의 의미를 확보하는 것과 관련되어 있다. 집중력은 과업에 초점을 두고, 과업에 대한 외적 자극을 여과할 수 있는 능력이다. 사람은 학교, 직장 및 생활환경 내에서 학습하기 위해 지적 기능이 필요하다.

(2) 현실지각

현실지각(reality perception)이나 현실지남력(reality orientation)은 시간, 장소, 상황 및 자신에 대해 아는 것이다. 자신과 환경이 어떻게 상호작용하며, 감각정보를 어떻게 의미로 변화시킬 것인지 아는 것이다. 현실지각은 감각수용기, 신경전달 및 정상적인 중앙처리 과정의 복합적인 기능에 달려 있다. 우울증과 같은 정서장애가 있는 사람은 현실지각에 변화를 경험한다.

(3) 지남력

지남력(orientation)은 시간과 장소 영역 내에서 자신의 위치를 아는 기본 과정이다. 또한 지남력은 자신이 누구이며, 타인과 어떤 관계가 있는지 아는 능력이 여기에 해당된다. 사람들은 착란상태를 경험할 때까지는 지남력을 당연한 것으로 생각하는 경향이 있다. 간단한 예로서 어떤 사람이 새로운 환경(휴가 때)에서 지남력을 상실한 경우 순간적으로 자신이 어디에 있는지 모를 수 있다.

(4) 판단력

판단력(judgment)이나 통찰력(insight)은 추리 과정이다. 들어온 자극을 판단하는 능력이며, 복잡한 의미를 여러 가지 측면에서 상황과 연관시키는 것이다. 예를 들면, 도로에서 운전하는 사람이 길 앞쪽에 트럭이 고장 나 있는 것을 보게 된다. 이때 트럭이 장애물이며, 충돌을 막기 위해서는 피하는 행동이 필요하게 된다. 통찰력이라는 용어는 지각한 것을 행동이나 감정으로 표현할 때 사용한다. 예를 들면, 시험 공부를 할 때 초콜릿을 먹고 싶은 것을 스트레스가 있음으로 인식하는 것이 통찰력이라 할 수 있다.

(5) 회상과 재인식

회상과 재인식(recall and recognition)은 장기와 단기기억에서 정보를 상기할 때 사용한다. 회상은 직접적으로 혹은 다른 정보와 관련이 있을 때(사람을 보고 이름을 정확하게 회상하는 것) 정보를 상기하는 능력이다. 재인식은 기억에 저장된 것(예: 장미를 보고 꽃의 유형 중 이것을 재인식하는 것)과 현재 환경 내의 어떤 것과 정확하게 관련 짓는 능력이다. 사람들은 학교에서, 직장에서, 일상생활 내에서 이들 수행능력에 의존한다. 회상과 재인식은 발달시킬 수 있고, 실무에 적극적으로 활용할 필요가 있는 인지적 특성을 가지고 있다.

(6) 언어

언어(language)는 체계적인 신호사용을 통해 욕구, 관념 및 감정을 전달하는 능력이다. 인간은 상당히 정화된 언어를 통해 추상적 관념을 의사소통할 수 있는데, 이때 신호코드를 이용할 수 있는 유일한 존재이다. 뇌의 신경계와 언어구사기관의 생물학적 상호작용과 통합은 인간이 소리를 생성할 뿐 아니라 과거에 말했던 것, 앞으로 말할 것을 기억하게 한다.

언어는 가족과 지역사회 내에서 타인과 관계를 형성하게 한다. 관계 속에서 그들의 역할을 확인하고 표현하도록 돕는다. 예를 들면, 아버지는 아이를 훈육하고 선생님은 숙제를 내주고, 학생은 명확성을 위해 질문할 수 있다. 각 예에서 사람들은 관계형성 시 의사소통을 위해 언어를 사용한다.

2. 정상 인지양상

인지는 인간이 지식을 얻고, 저장하고, 조작하고 표현하는 것을 통해 이루어지는 다양한 사고과정의 합이다. 인지는 인간이 환경과 의미 있게 목적적으로 상호작용할 수 있도록 한다. 정상 인지양상은 집중, 지각, 사고, 학습, 기억 및 의사소통 과정을 통합한 것이다.

1) 집중력

집중은 부적절한 자극에 의한 주의전환 없이 특정 자극에 집중하는 과정이다. 집중력은 전두엽의 피질기능이다. 집중은 각성과 다른 것이며, 각성은 집중력이 결여된 사람이 환경적인 자극에 반응하는 것이다.

2) 지각력

지각력(perceiving)은 이해하는 것, 아는 것이나 학습을 위해 기초가 되는 기능으로서, 감각자극을 수용하고 해석하는 과정이다. 지각할 때 사람은 이전 경험과 함께 시각, 청각, 촉각, 미각 및 후각을 통해 수집된 정보를 통합한다. 예를 들어 전화벨이 울리는 소리를 듣고, 전화기를 보고, 손을 뻗어 수화기를 들고 의미를 해석하고 적절하게 반응하는 것이다. 전화기를 다루는 데 운동활동, 보고 듣는 감각활동 및 해석을 위한 주요한 지각활동의 통합으로 의미 있는 상호작용이 이루어진다.

3) 사고력

사고는 정신개념이나 지각을 형성하기 위해 정보를 분류 · 조직 · 범주화하는 과정이다. '사고력'은 관념을 형성하거나 결론을 내리는 것이며, '추리'는 결론에 앞서 논리적 사고가 뒤따르는 것이다. 인간은 다양한 유형으로 사고할 수 있는 능력이 있다. 구체적 사고에는 감각에 의해 지각될 수 있는 물체가 포함된다. 구체적 사고의 예는 사과와 같은 물체의 수를 맞추기 위해 '1+1=2'라는 수학 명제를 제시한 것이다. 추상적 사고는 어떤 물체에서 나온 사고나 관념에 대한 더 높은 수준의 과정이다. 예를 들면, 미의 관념은 하나의 가치이다. 미(美)는 꽃으로 비유될 수 있으나, 미 자체가 꽃은 아니다. 추상적 사고는 구체적 물체와 용어를 사용함으로써 숨겨진 혹은 추상적 진실에 대한 해석이 필요하다. 창조성은 존재하는 것 속에서 새로운 어떤 것을 끄집어낼 수 있는 내재된 인간의 속성이다.

4) 학습력

학습력(learning)은 구체적 조작뿐만 아니라 신호, 언어, 분류, 개념에 따른 지식을 습득하는 다차원적 과정이다. 이해력은 이해 및 추리를 위한 능력이다. 유용한 것을 학습하기 위해서는 필요시 회상할 수 있는 기억 내의 정보를 조직화하기 위해 전략을 개발할 필요가 있다(36장 참조).

5) 기억력

기억력(remembering)은 아직도 완전하게 이해되지 않은 복잡한 생화학적 저장체계이다. 경험, 관념과 이미지는 나중에 생각해내기 위해 화학적으로 코드화되고 통합된 것이다(Koeppen & Stanton, 2010). 장기기억의 내용은 과거 사건에 대한 지각된 가치 및 중요도에 달려 있다. 결혼이나 출산과 같은 인생에서 가장 중요한 사건은 잠재적으로 상당히 가치 있는 것으로 기억된다. 단기기억에서 장기기억으로 이동한 어떤 항목은 분명하지는 않지만, 지각된 정보의 가치나 다른 기억과 관련이 있을 수 있다.

6) 의사소통력

의사소통은 서로 다른 의견을 가진 사람이 함께 지낼 수 있도록 한다. 의사소통은 사람만이 가지는 고유한 부분이다. 사람은 구두 혹은 서면을 통해 언어적으로 사고와 관념을 의사소통하고 비언어적으로는 얼굴 표정, 몸짓이나 움직임, 제스처와 접촉을 통해 의사소통한다(6장, 36장 참조). 접촉은 효과적인 비언어적 의사소통방법으로 다양한 의미를 가지고 있지만 진실된 의미를 이해하기에는 인간의 본성 때문에 어려운 면이 있다. 가족, 지역, 학교 및 문화적 영향력은 접촉 표현을 구체화한다. 또한 연령과 성별은 접촉과 밀접한 관계가 있다.

7) 생애주기에 따른 고려사항

생리학적 건강과 사회적 · 물리적 환경의 질은 복잡한 인지발달 과정에 영향을 미친다. 환경은 일반적 인지발달 단계를 통한 진행에 중요한 영향을 미칠 수 있다. 각 발달 단계는 언어 및 의사소통과 관련 있는 독특한 측면을 가지고 있다. 사람이 가장 적합하게 발전하기 위해서는 정서적 안정과 인간 상호작용과 같은 다양한 감각경험이 필요하다. 비록 Erikson(1963)과 Havighurst(1972)와 같은 다른 이론가들의 업적이 인생 전반에 걸쳐 인지발달을 이해하는 데 공헌했지만, Piaget(1969)가 인지발달에 있어서 가장 폭넓게 인지한 이론가이다.

(1) 신생아와 영아

신생아와 영아는 감각경험이 주요 발달과업인 감각운동기이다(Piaget, 1969). 영아는 오감을 통해 환경과 상호작용하고 자극에 대해 반응할 때, 행동을 수정하는 것을 배운다. 언어기술은 발달되지 않았지만 영아는 사고나 욕구를 행동을 통해 표현한다. 결속은 기본적 신뢰발달을 위해 필수적이며, 일차 간호제공자는 영아를 위한 생명선이다. 일관된 관계를 통해 영아는 자신과 타인을 구분하는 법, 타인과 의사소통하는 법 및 관계를 형성하는 법을 배운다.

아이는 환경탐색 및 놀이를 통해 영아의 인지발달과업을 수행한다. 영아는 기대되는 반응과 어떤 행동을 연계하는 법을 배운다. 예를 들면, 어떤 방법으로 장난감을 움직일 때 이러한 과정이 놀이이기 때문에 즐거운 소리를 낸다. 반복과 성숙을 통해 영아는 의지대로 행동을 기억하고 반복하기 시작한다. 유사하게 영아는 언어를 수용하고, '엄마'나 '병'과 같은 의미 있는 물체를 가지고 특정 단어와 소리를 연결하기 시작한다. 다양한 물체, 여러 가지 소리와 1:1 의사소통을 통한 자극을 주었을 때 상호작용은 인지발달을 향상시킨다(Santrock, 2012).

우는 것, 웃는 것, 지적하는 것과 당기는 것은 아동이 사용하는 비언어적 의사소통의 한 종류이다. 언어기술은 '구구구'하는 것으로 시작하여 여러 가지 정서적 상태를 표현하는 발음으로 발전하게 된다(Santrock, 2012). 재잘거리는 시기 동안, 영아들은 언어의 기초가 되는 소리를 만든다. 아동이 되면 언어를 이해하고 의사소통을 위해 단어를 사용하기 시작한다. 대부분의 아동은 생후 1년이 되면 첫 단어를 말할 수 있다.

(2) 유아와 학령전기 아동

이 단계 동안, 어린 아동은 물체영구성 개념을 알게 되고 익숙한 물체에 이름을 붙이기 시작한다. 물체영구성은 물체가 영구적임을 아동이 배운다는 것을 의미하며, 이들은 물체에 이름을 붙이고, 다른 사람과 의사소통할 때, 이 이름을 사용한다(Piaget, 1969). 시각과 청각은 사고의 기초로서 환경을 이해하는 데 필수적이다. 언어와 사고는 점차적으로 발달한다. 학령전기 아동은 구체적인 사고양상을 보이며, 뚜렷하게 자기중심적 혹은 이기적으로 표현한다. 아동은 그들 관점에서만 세상을 바라본다.

자신을 표현할 때, 영아는 발음과 몸짓에 의존하고 유아는 단어로 표현하게 된다. 2세경에는 대부분의 아동이 300단어 이상을 이해하게 되고, 200단어를 말할 수 있다(Santrock, 2012). 아동의 언어 습득률이 다양할지라도 모든 아동이 언어를 습득하는 방법은 획일적이다. 언어는 학습원리 측면에서뿐만 아니라 생물학적 · 환경적 인지요인까지도 습득한다. 이들 요인의 심각한 변화나 간섭은 아동의 언어습득에 영향을 미칠 수 있다. 유기되고 학대받거나 언어를 접하지 못한 아동은 정상적으로 말하는 방법을 잘 배우지 못한다.

추리 과정은 세상에 대해 이해하려고 하는 시기에 시작된다. 두 가지 사건이 동시에 발생할 때, 아동은 한 가지가 다른 한 가지에 원인이 된다고 생각한다(도입적 추리). 이때 학령기 아동은 자신의 생각이 중요하다고 믿는다. 예를 들면, 아이가 우유를 엎지른 후 바닥에 미끄러져 무릎을 다쳤다면, 그 상황을 우유를 엎지른 벌로 인한 찰과상과 연관된 통증이라고 해석하게 된다. 더욱더 중요한 것은 아동은 부모의 이혼을 '나쁜' 생각이나 행동에 대한 처벌로서 해석한다는 것이다. 하지만 어른은 이를 터무니없는 생각이라고 보기 때문에 아동의 생각을 과소평가한다.

인지발달의 일부분으로서 어린 아동은 능력에 대한 확신을 갖고 새로운 영역에 대한 학습 시 부모의 격려를 통해 독립심을 기른다(Erikson, 1963). 초기 지식 강화시기에 긍정적 양육환경은 상상놀이, 상호작용, 질문하기 및 언어와 상징의 사용을 격려하고, 학령전기 아동의 인지발달을 증진시킬 것이다(그림 37-1).

(3) 학령기 아동과 청소년

학령기 아동은 덧셈, 뺄셈, 그룹 짓기, 분류하기 및 순서 매기기와 같은 복잡한 정신적 조작을 수행할 수 있다(Piaget, 1969). 이들은 다차원적인 물체와 상징을 이해하고 정신적으로 묘사할 수 있으며, 나중에 자극을 회상할 수 있도록 암호화할 수 있다. 학령기 아동은 물체가 어떤 형태로 변화될 때조차도 물체의 특성은 동일할 것이라는 생각을 가지고 대화를 이해한다. 예를 들면, 동일한 양의 물을 2개의 다른 용기에 나누었다면 학령전기 아동은 물의 양이 변한 것으로 생각하는 반면, 학령기 아동은 형태는 변했지만 물의 양은 일정하다고 생각할 것이다. 이러한 이해의 변화는 구체적 과정과 추상적 사고를 통합하는 능력이 있다는 것을 뜻한다. 이 시기에 아동은 새로운 학습 및 사고기술로 인해 목표달성에 대한 기쁨을 얻게 된다(Erikson, 1963)(그림 37-2). 학습과 놀이환경은 아동의 성취를 긍정적으로 도울 수 있도록 보상을 주어야 한다.

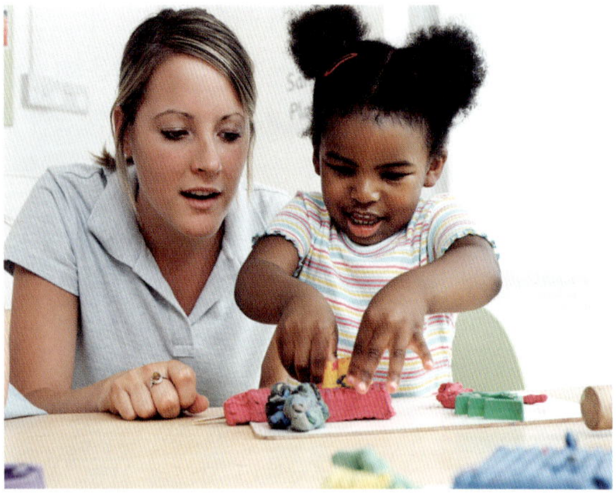

그림 37-1 상상과 창의력을 돕는 놀이활동은 학령전기 아동의 인지능력을 개발하는 데 도움이 된다.

청소년은 가족으로부터 독립, 또래집단과의 정체성 확립을 위한 강한 욕구 등 여러 가지 원인으로 인해 엄청난 정서적 스트레스를 받기 때문에 특히 사고과정의 발달에 어려움이 있는 시기이다(Erikson, 1963). 호르몬 변동 수준은 정서적 스트레스를 더욱 가중시킨다. 추상적 추리와 논리적 판단은 성숙도가 높아짐에 따라 나타나는 두 가지 기능이다.

사춘기 동안 10대는 추상적으로 생각할 수 있고, 복잡한 정신적 과정을 수행할 수 있다. 이들은 추상적 관념을 개념화할 뿐만 아니라 상황과 해결책에 대한 가설을 세울 수 있다(Piaget, 1969). 10대는 인지적 분류능력, 연속화, 공간능력, 언어기술 및 추상적 관계를 발전시킨다. 또래

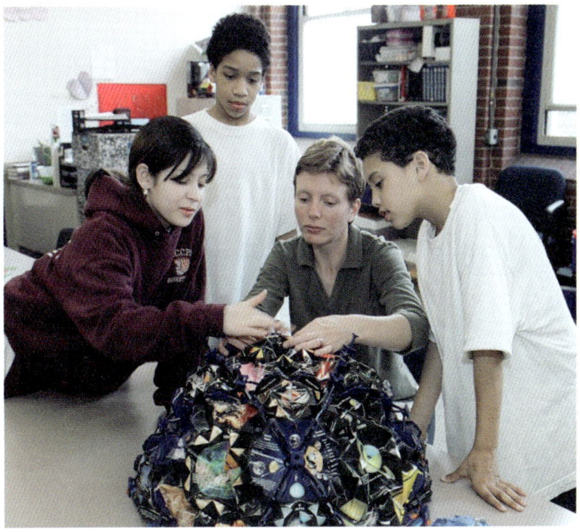

그림 37-2 학령기 아동은 배움을 즐거워하고 모든 경험에서 강한 관심을 보인다.

와의 의사소통을 성인과의 의사소통보다 우선순위에 둔다. 이 시기에 청소년은 성인의 올바른 지도와 보호가 필요하며, 질병 시 또래와의 관계는 지지 및 동료의식을 제공해준다. 독립적 사고 및 의사결정 기회를 제공하면 청소년의 성숙을 격려할 수 있다.

(4) 성인과 노인

초기, 중기 성인기를 거치면서, 인간은 합리적 사고능력, 공식적 · 비공식적 교육기회, 적성개발 및 인생경험 등이 서서히 진보하기 시작한다. 자신의 능력이 더욱 더 발달했을 때 덜 경직되고 더 유연해진다. 의사결정 및 변화에 대한 적응 또한 10대보다는 성인기에 방해를 덜 받기 때문에 창의적이다. 창의성과 생산성은 지속적인 인지발달에 도움이 되며, 혁신적이고 통합된 추상적 · 구체적 사고활용에 도움을 준다(그림 37-3). 성인은 세계를 도구로 바라보며, 직업과 부업을 관리하고, 관계를 유지하며, 다양한 역할을 수행하는 데 있어서 의사소통에 의존한다. 의사소통은 사고, 감정 및 인간 경험의 내면을 전달한다.

성인기에서 노화가 진행되면, 정보처리에 더 많은 시간이 필요하지만 상대적으로 인지기능은 변하지 않는다. 사고과정 및 의사소통의 문제는 젊은 집단보다 노인집단에서 더 흔하지만 대처기능, 외상 또는 특정 조건의 감소와 관계가 있다. 이는 노화의 정상적인 부분은 아니다. 연령 관련 기억장애는 일상생활활동을 방해하지 않는 경미한 기억장애이다. 물건을 잃어버리는 것은 별로 중요치 않다. 약간의 건망증에 대한 보상방법으로 기억향상법을

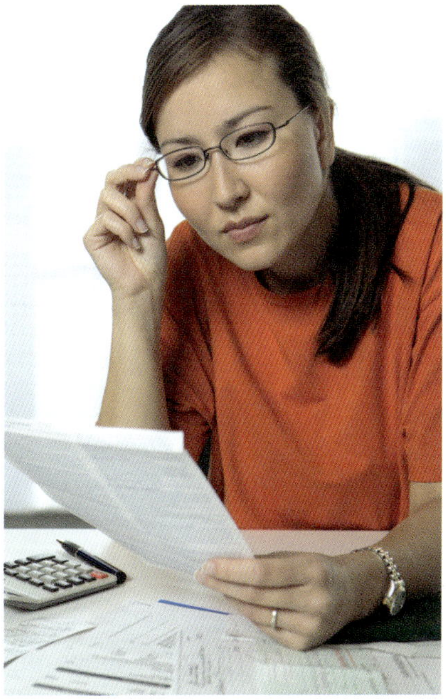

그림 37-3 성인은 교육과 경력, 생의 경험을 통해 지속적인 인지발달이 이루어진다.

사용할 수 있다. 뇌실이 약간 커지고 뇌무게가 감소할 때 약간의 퇴행성 변화가 있지만, 노인에서 인지변화가 나타나면 질병으로 인식한다.

시각과 청각의 감소는 노인에게서 흔하며, 효과적인 의사소통을 방해할 수 있다. 이러한 감각은 보통 점차적으로 감소하기 때문에 노인은 의사소통에 미치는 효과와 변화에 적응하기 위한 보상기전을 개발한다.

8) 문화적 고려사항

이해와 의미는 문화마다 다르며, 그 결과 의사소통이 억제되거나 차단되는 경우가 많다. 단어와 단어가 지니는 의미는 자신의 문화, 가치, 신념, 풍습에 따라 다른 뉘앙스와 중요성을 동반하게 된다. 타인과 상호작용하고 자신을 표현하는 능력은 자신의 문화적인 기틀 내에서 개발하게 된다.

문화가 다르기 때문에 존재하는 언어장벽은 효과적으로 의사소통을 할 수 없는 사람들에게 불안, 두려움, 좌절감을 줄 수 있다. 이해하려는 노력과 이해받으려는 시도 모두 똑같이 좌절된다. 의사소통은 언어적 · 비언어적 언어를 포함하므로, 신체자세가 지니는 의미와 표현은 의사소통을 촉진시키거나 방해할 수 있다.

개인의 풍습, 건강관리, 생활방식에 대한 사고와 감정에 대한 가치는 건강관리 제공자에 대한 이해를 어렵게 할 수

있고, 대상자에게 설명하는 데 어려울 수 있다. 한 종족에 의해 정의된 건강은 간호사에 의해 정의된 건강과 다를 수 있다(Doody & Doody, 2012). 가족 내 역동과 역할은 문화마다 다르기 때문에 건강관리가 제공될 때 이러한 역동은 이해되고 존중되어야 하며, 통합될 필요가 있다(Doody & Doody, 2012).

문화의 개념틀은 다른 방식으로도 영향을 미치는데, 증상에 대한 표현, 질병과정의 빈도·형태, 다양한 치료방법 등을 포함한다. 다양한 인지장애에 대한 증상은 문화집단마다 동일하지만, 증상의 표현과 치료는 대상자의 독특한 문화적 기틀로부터 진화해 나간다. 예를 들어, 양극성 장애를 지닌 사람들은 문화 신념과 가치 내에 기반하여 증상을 경험한다(Doody & Doody, 2012). 일부 질병의 발생률은 특정 인종과 민족에 더 크다(Dillworth-Anderson, Pierre, & Hilliard, 2012). 약리학 연구에서 대사과정은 종종 종족별로 민족별로 개인마다 다르다는 것을 보여주며, 민족약리학은 이런 차이들을 연구하고 있다. 인지장애 치료는 약물과 함께 정서의 균형을 포함하며, 건강관리제공자는 종족별·민족별로 다양한 집단에서 약물에 반응하는 방법의 차이를 알고 있는 것이 중요하다. 또한 치료계획에 대한 준수는 문화적 개념틀이 대상자교육계획에 통합되어야 개선될 수 있다(Doody & Doody, 2012).

3. 인지기능에 영향을 미치는 요인

개인적(생리학적, 정서적)·환경적 요인의 상호작용은 인지과정에 영향을 미칠 수 있다. 문화, 가치 및 신념은 의미와 이해에 영향을 미치는 맥락적 요소들이다.

1) 생리학적 요인

인체 세포환경에 영향을 미치는 생리학적 비정상 상태는 뇌기능을 방해하고 인지에 영향을 미칠 수 있다. 장애의 범위는 가벼운 정신 흐림에서 지남력 상실 및 급성 혼동에서 혼수와 사망으로까지 확대된다(Tabloski, 2013). 생리학적인 비정상상태는 조현병, 우울과 일부 치매의 원인이 된다. 유사하게 감각을 흐트려 놓거나 피질기능을 방해하는 생리학적 비정상상태는 의사소통을 변화시킨다.

의사소통은 후두의 언어구사 부분, 공기 이동능력, 혀와 구인두 사용 및 이들 구조 각각의 신경분포 기능장애에 의해 변화된다. 인두암과 후두암은 발음장애에 주 위험인자이고, 신경학적 장애와 근육기능부전 또한 잠재적으로 의사소통에 영향을 미친다.

근육기능부전은 피질, 소뇌 혹은 대뇌 신경장애나 약물(알코올, 진정수면제 등)의 효과와 관계가 있을 수 있다. 경추 상부 장애가 있는 사람(C2, C3 사지마비)은 영구적 기관절개술과 기계적 환기지지를 한다. 이들은 성대를 통한 공기 유입이 없기 때문에 말할 수 없다. 근위축 측삭경화증, 다발성 경화증과 중증 근무력증과 같은 다른 신경학적 상태는 근기능 상실로 인해 언어구사능력을 상실한다. 이러한 상태는 질병의 심각성에 따라 기관절개술이나 기계적 환기보조가 필요하다.

(1) 혈류

적절하게 기능하기 위해서는 모든 세포에 지속적인 산소공급이 필요하다. 산화는 호흡기와 순환기 기능 및 혈색소 생성에 달려 있다. 호흡 시 산소는 폐포 내로 들어가서 세포막을 통해 폐 정맥계로 확산되며, 혈색소와 결합하고, 이때 산화혈색소는 뇌세포로 이동한다. 총 인체 산소흡수량의 20%는 뇌가 소모하고, 뇌세포의 생명을 유지하기 위해서는 일정한 산소공급이 필요하다.

뇌세포로의 혈류장애는 기능변화로 인해 세포 저산소증을 유발한다. 만성적으로 부적절한 혈액공급은 세포기능부전과 정신 과정 퇴행을 일으킨다(Porth & Matfin, 2013). 폐포 환기, 폐순환, 심장기능, 뇌혈류나 정상 혈색소 생성을 방해하는 질병은 저산소증 및 인지변화를 초래할 수 있다. 뇌혈관사고(CVA)나 뇌졸중 또한 혈전이 뇌혈관을 막아서 혈류가 부적절하기 때문에 생긴다. 모든 뇌졸중 생존자의 약 20%는 의사소통기술을 재습득할 수 있도록 언어병리학자의 전문 서비스가 필요하다. 나머지 80%는 경미한 혹은 일시적 뇌언어중추의 장애를 보인다(Baxter & Wilson, 2012). 장애 위치와 장애 정도는 언어구사력 장애의 양상과 심각성에 영향을 미칠 수 있다.

(2) 영양과 대사

뇌세포는 대사에너지를 위해 포도당뿐만 아니라 적정 기능 수준을 유지하기 위해 다른 영양분이 필요하다. 뇌는 신체에서 사용되는 포도당의 25%를 소비한다. 세포에 전달되는 산소의 효율성은 적절한 철분 섭취를 통한 혈색소 생산과 관계가 있다. 비타민과 무기질은 효과적인 신경학적 기능 및 신경전달물질 활동에 필수적이다.

부적절한 영양상태를 보이는 사람은 보통 혈색소수치가 낮다(빈혈). 비정상 혈색소는 겸상세포빈혈과 같은 특정 유전장애가 있는 사람에게 생길 수 있다. 저온증과 갑상선기능저하증과 같은 대사 과정 및 산소이용 장애가 있는 질환은 인지를 변화시킬 수 있다(Porth & Matfin, 2013). 인체의 부적절한 포도당 섭취 혹은 이용장애로 인해 뇌의 대사요구에 필요한 양에 제한을 받을 것이다.

(3) 수분과 전해질 균형

뇌세포는 적정기능을 유지하기 위해서 세포 외에 일정한 수분과 전해질이 필요하다. 뇌의 세포 과정은 세포막을 통해 물과 하전입자(charged particles)의 능동 · 수동 운동에 의해 이루어진다(28장 참조). 뇌는 뇌혈관장벽에 의해 보호되며, 이 장벽은 혈액이 뇌척수액이나 간질강 내로 어떤 물질의 유입을 막거나 지연시킨다. 뇌혈관장벽은 민감한 신경세포에 장애를 일으킬 수 있는 물질(정상 수분과 전해질과는 다른)로부터 뇌세포를 보호한다. 수분균형과 전해질수치의 역동적 상태 유지는 신경학적 기능을 위해 바람직한 내부환경을 제공한다.

집중력 장애, 세포내액 및 세포외액과 전해질 균형장애는 세포기능장애와 더불어 인지변화를 유발할 수 있다. 이러한 장애는 비정상적인 체액상실, 영양결핍, 급 · 만성 질환과 약물효과 등 여러 가지 원인이 있다. 수분이나 전해질 균형장애는 인지과정을 변화시킬지라도 흔치 않은 장애로서 저나트륨혈증과 고나트륨혈증(혈청 나트륨 수치의 변화), 저칼륨혈증(혈청 칼륨 수치 감소)과 고칼슘혈증(혈청 칼슘 수치 증가), 저혈당증과 고혈당증(비정상 혈당치)이 있다(Porth & Matfin, 2013).

신체에서 배설되지 못한 대사부산물의 축적은 중추신경계(CNS) 기능에 독성작용을 할 수 있다. 신장과 간의 기능장애는 이러한 잠재적 독소의 파괴 및 배설능력에 장애를 일으킬 수 있다. 간은 단백질 대사부산물인 암모니아를 요소로 전환시켜 신장을 통해 배설한다. 간이나 신장 기능장애는 이러한 과정을 방해할 수 있다. 그 결과 암모니아 수치가 높아지고, 간성 뇌병변이라고 하는 섬망을 초래하게 된다.

(4) 수면과 휴식

수면의 회복기능은 인지기능을 위한 에너지 회복을 돕는다(34장 참조). 수면은 단기에서 장기기억으로의 정보변동과 학습강화를 위해 필요하다. REM수면은 특히 효율적인 인지기능 수행을 위해 중요하다. 수면부족(수면박탈)은 불안정, 계산력과 문제해결능력 감소, 집중력 결여 및 기억장애를 일으킬 수 있다. 대부분의 사람은 잠을 못잔 경우, 둔하고 느린 기분을 느낀다. 특히 교대근무는 새로운 수면양상에 적응하는 데 부적절한 시간에 자주 근무가 바뀐다면 유사한 문제를 일으킬 수 있다. 부적절한 REM 수면은 학습과 기억에 장애를 일으키고 주관적으로 쉬었다는 느낌이 줄어든다.

(5) 자아개념

자신에 대해 느끼는 것을 자아개념(self-concept)이라 한다(38장 참조). 의사소통은 환경과 관련해서 자신에 대한 느낌을 전달하는 것이다. 만일 자신이 능력 있고, 성공했으며, 통제력이 있다고 느낀다면 그들의 의사소통 질은 자신감과 안정감을 반영할 것이다.

반면, 자신에게 불만족스럽거나 능력이 부족하다고 느끼는 경우는 그들의 삶에 대한 통제력이 부족하다고 믿게 되고, 이들의 자아개념은 그에 따라 자신감이 떨어지기 쉽다. 만일 주어진 환경 내에서(학교, 직장, 놀이) 자신을 능력이 부족한 사람으로 본다면 그 사람의 의사소통에는 자신감 부족이 반영된다.

일반적으로 사람들은 자신의 의사소통 방식을 가지고 있다. 자신감과 안정감을 가지고 의사소통한다면 다른 사람으로부터 수월하게 반응할 수 있다. 반대로 불안정하고, 통제력이 부족하며, 부적절하게 의사소통한다면 타인으로부터의 반응도 불안정하고 부적절할 것이다.

자아개념과 의사소통 간의 관계는 변화에 민감하며, 사람들은 각자의 개인적인 기술이 다양하다. 어떤 사람은 다른 사람에 비해 장점을 가지고 약점을 보상할 수 있다. 이러한 적응과 조정은 균형 잡힌 자아개념을 형성하고, 더 자신감 있게 의사소통을 하게 한다.

(6) 감염 과정

중추신경계의 감염 과정(infectious processes)에는 뇌염과 뇌농양이 있으며, 일련의 신경세포 염증반응은 인지변화의 명백한 원인이 된다. 인간면역결핍바이러스(HIV)는 중추신경계를 침범하여 급성 감염을 일으키거나 후천성 면역결핍증후군(AIDS)으로 진행될 수 있다. 신체의 어느 부위에 생기는 감염 또한 정신상태의 변화를 초래한다. 순환에 심한 감염이 있는 사람(균혈증, 패혈증)은 기면과 혼동을 포함한 중추신경계 결과가 나타난다. 균혈증이나 패혈증의 흔한 원인은 요로계, 호흡기계와 개방상처이다(Dunne, 2013). 노인에서의 인지기능 변화는 감염 과정의 초기 지표가 된다.

(7) 퇴행 과정

뇌세포의 퇴행을 초래하는 과정은 궁극적으로 인지기능에 영향을 미친다. 퇴행의 원인은 미생물(바이러스나 세균감염), 노화 혹은 알 수 없는 원인과 관련이 있다. 퇴행은 판단력, 직관력, 계획, 기억, 문제해결 및 의사소통에 장애를 유발할 수 있다. 잠재적 장애는 가벼운 무능력에서 정상 인지에 부적합한 심한 기능부전까지 광범위하다.

퇴행 과정과 관련된 인지를 서술하는 데 사용하는 용어를 명확히 하는 것이 중요하다. 글자 그대로 노화 과정을 의미하는 노쇠(senility)는 정상 노화의 일부분으로서, 잘못된 사고를 보이는 인지장애를 설명할 때 사용하는 용어이다. 실제로, 중요한 기억과 문제해결능력 장애는 비정상이며, 오히려 병리적 과정으로 본다(Cummings, Arsland, & Jarvik, 2013). 노인성 치매와 기질적 뇌증후군이라는 용어는 현재 간호실무에서 사용하지 않는다.

(8) 약물학적 제제

중추신경계에 일차적으로 작용하는 약물(항경련제, 항우울제, 항불안제, 항정신증제, 마약성 진통제, 수면제)은 사고장애와 혼동을 초래할 수 있다. 약물사용 초기나 중기에서 과다한 약물사용 시 언어구사능력 조절(느리고, 말더듬) 장애와 이해 및 표현력 부족(정확한 단어를 생각해 내거나 반응하는 능력 부족)을 경험한다. 이들 약물을 중단하거나 용량을 줄이면, 며칠 내로 인지기능이 증진될 것이다. 흥분이나 혼동행위를 조절하기 위해 흔히 처방되는 할로페리돌(haloperidol)과 벤조디아제핀(benzodiazepines)계 약물은 특히 노인에서 오히려 혼동을 더 증가시키기도 한다.

일차적으로 중추신경계에 약물학적 효과가 없는 약물 또한 단독으로 혹은 병행 투여 시 혼동을 초래할 수 있다(Tabloski, 2013). 기전은 다양하며 잘 이해되지 않는 부분도 있다. 강한 이뇨제와 같은 약물투여의 경우, 혼동성 저나트륨혈증의 또 다른 생리학적 원인이 된다. 실무에서는 이 약물이 인지변화를 유발할 수 있는 기여요인이기 때문에 신중하게 고려하여 사용하는 것이 현명하다.

독성은 약물이나 알코올 용량과다로 발생할 수 있으며, 혼동을 유발할 수 있다. 정상적으로 중추신경계에 영향을 미치지 않는 약물의 용량과다는 잠재적으로 중요한 정신상태의 변화를 일으킬 수 있다. 중추신경계에 영향을 미치는 약물의 단독과용 혹은 알코올과 함께 과용 시 사고장애를 일으킬 수 있다.

(9) 두부외상

모든 연령의 대상자가 두부장애를 입을 수 있는데, 주요 요인은 낙상과 자동차사고이다. 많은 경우에서는 술과 약물이 원인이 되고 있다. 두부손상은 아동시기 입원의 흔한 원인이다. 노인의 두부손상 원인은 낙상과 자동차 사고가 흔하며, 젊은 남자는 자동차와 작업 관련 사고 및 신체적 폭력과 관련된 발생빈도가 높다(Bater & Wilson, 2012). 심각한 손상을 입은 환자들은 장기입원, 장기간의 간호, 주요 장애를 위한 재활이 필요하다. 특정 외상 부위가 다양하기 때문에, 뇌손상을 분류하고 결과를 예측하는 것은 어렵다. 두부상해가 더 심각할수록 의사소통에 더 방해가 된다. 두부장애 대상자의 의사소통 문제는 보통 행동, 기억, 지남력과 집중력과 같은 인지기능장애를 동반한다.

2) 환경적 요인

지각, 사고, 학습 및 기억과 같은 인지과정은 자극수용과 조직능력에 달려 있다. 환경 내에서 자극의 양은 증가되거나 감소하는데, 이는 인지에 영향을 미칠 수 있다. 예를 들면, 시끄럽게 떠드는 학생, TV와 음악이 크게 틀어진 곳에서 시험준비를 하는 학생은 효과적으로 공부하기가 어려울 것이다. 또 다른 학생은 주의전환 수준에 따라 어느 정도의 주변 소음을 집중에 도움이 되도록 사용하기도 한다.

인지기능에 영향을 미치는 연령, 지각능력이 인지기능에 영향을 미칠 때 감각기관 기능이 감소하면 인지기능도 감소한다. 예를 들면, 노인이 물체를 보기 위해 보다 더 밝은 조명이 필요한데, 이 경우 눈부심이 더 많은 문제를 초래하게 되며, 근거리 물체에 대한 조절력 상실(노안)이 발생한다. 특히 고주파에 청력이 감소하고 촉각도 감퇴한다. 이러한 정상변화는 자극을 조절하는 능력에 영향을 미친다.

정서적 스트레스나 신체적 불편감은 비조직화된 사고, 기억장애와 판단력 결여를 유발할 수 있다. 사랑하는 사람으로부터 이별의 상처를 입고, 시험에 실패를 경험하거나 결혼을 준비하는 사람은 보편적인 인지 수행수준을 유지하는 데 어려움이 있다. 또한 집중력과 문제해결 능력은 통증이 있거나, 방광이 꽉 찼거나 다른 불편감을 경험할 때도 어려워진다. 때때로 이러한 일상적인 문제가 결합되고 축적되면, 사고장애를 유발하기에 충분한 스트레스가 될 것이다.

우울과 같은 심리학적 질환은 인지기능을 방해하고 사고과정 변화의 원인이 될 수 있다. 심리적 · 정서적 질환은 수면, 휴식 및 영양을 방해할 수 있고, 직접적으로 인지기능에 영향을 미칠 수 있다.

익숙하지 않은 환경으로 인한 스트레스는 들어오는 자극을 수용하고 조직화하는 뇌피질의 능력에 따라 지남력과 각성의 기본 인지과정에 영향을 미칠 수 있다. 수많은 자극은 어떤 경우에는 집중하고, 어떤 경우에는 무시되는 환경에서 발견된다. 복잡한 지각 과정을 통해 습관이나 익숙함은 옷을 입을 때의 느낌과 시계가 똑딱거리는 소리와 같은 규칙적인 기초환경 자극에서 비롯된다. 뇌는 어떤 것도 활용할 수 없을 때 자극을 끌어낸다. 부적절한 감각투입을 경험한 사람은 뇌가 그 자체를 자극하기 때문에 인지기능장애의 위험이 있다(36장 참조).

입원은 대상자를 익숙한 환경과 지남력의 자극을 제공하는 일상생활에서 분리하여 낯선 환경에서의 소음, 광경, 감정과 검사를 제공하는 장소에 놓는다(그림 37-4). 이와 같은 모든 익숙치 않은 자극은 새로운 환경에 적응할 시간이 없기 때문에 집중을 요한다. 감각 과부담 상태는 의미를 추구하는 개인의 능력을 간과할 수 있으며, 지각적 기능장애 상태를 유발할 수 있다.

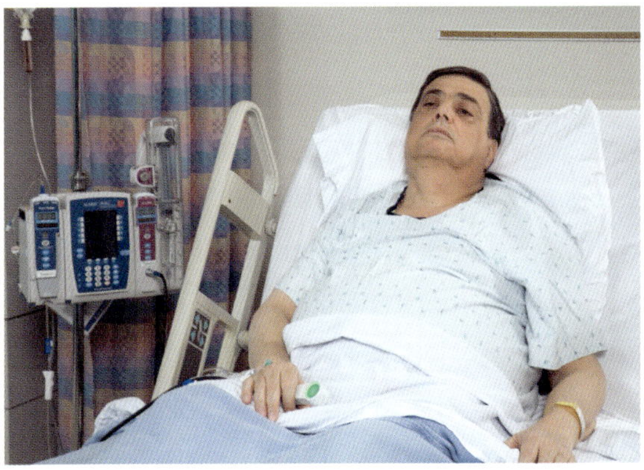

그림 37-4 대상자는 낯선 환경과 절차와 관련된 인지기능장애의 위험이 있을 수 있다.

4. 인지기능의 변화

인지는 복잡한 과정이다. 이러한 복잡한 과정을 방해하는 것은 사고장애로 비정상적 행동 혹은 비정서적 반응을 초래할 수 있다. 복잡한 과정을 방해할 수 있는 어떤 것도 손상된 사고와 비정상적 행동 또는 감정적인 반응을 초래할 수 있다.

1) 비조직화된 사고

인지기능 변화의 임상징후는 급성 혼동(섬망, delirium), 만성 비가역적 혼동(치매), 감각지각변화와 언어기술장애 등이다. 기능부전은 원인에 따라 일시적 혹은 영구적일 수 있다. 사고과정의 장애나 비조직화된 사고(disorganized thinking)를 보이는 사람은 타인이나 환경과 부적절하게 상호작용하고, 현실지각에 변화를 보인다. 사고, 학습, 추리 및 기억은 무질서하게 일어난다. 비조직화된 사고의 징후로 타인과의 부적절한 상호작용과 대화, 혼잣말하기나 몸짓하기, 부적절한 활동수행 또는 이상한 행동을 보이기도 한다. 특히 조현병과 정서장애에서는 타인 기피, 환각 및 망상이 흔하다. 이러한 징후들은 갑작스럽게 혼동양상을 보이지만, 알츠하이머질환에서는 드물게 나타난다.

인지장애는 인생경험, 대인관계 및 환경을 기초로 한 현실지각을 방해한다. 사고과정이 변화될 때, 지각변화와 현실을 정확하게 분리하기가 어렵다. 망상(delusions, 고정된 거짓 신념)과 환각(hallucinations, 자기 자신의 사고에서 비롯된 지각)은 현실에 대한 지각변화의 예이다. 이 두 가지 반응은 스트레스나 인지장애를 일으키는 생리학적 기능부전에 대처하거나 관리하고자 한다.

비조직화된 사고로 인해, 개인의 언어구사 내용은 대화의 맥락에서 이해할 수 없거나 문장에 여러 가지의 관련 없는 개념이 포함되어 있다. 비조직화된 사고를 보이는 사람과의 상호작용은 논리적 이치에 맞지 않거나 합리적 혹은 예측적으로 반응할 수 없기 때문에 어렵다. 식판을 무시하는 사람이 종이상자 위에 숟가락을 올려놓고 식사하려고 하고, 화장실 가겠다고 하는 사람이 침대 밖으로 나오도록 도와주려는 것을 거부하는 것은 추리 과정 장애를 나타내는 것이다.

2) 사고과정 장애

비정상적 각성 수준, 집중시간 결여, 기억장애는 판단력, 통

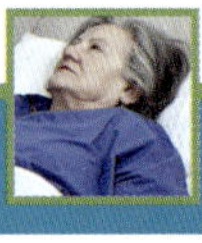

인지과정 PICO

이 장 시작 부분에 제시된 사례의 이 씨 부인은 장기요양시설로 퇴원했다. 김 간호사는 지난 주 동안 이 씨 부인을 돌보고 있으며, 이 씨 부인이 슬퍼보이고 꽤 말이 없음을 관찰했다. 경증 치매로 진단받은 이 씨 부인은 병원에 있는 동안에 병원 직원과 가족들과 대화했다. 이 씨 부인은 김 간호사에게 "집에 있는 모든 사람들은 다 좋은 사람들이야.", 이 씨 부인은 여전히 돌아가는 것에 대해 "불안하고 슬프다."고 느낀다. 김 간호사는 처음으로 이 씨 부인이 퇴원하는 것을 준비하고 있다. 또한 김 간호사는 정신과 상담이 치매로 고통받는 대상자에게 도움이 될지 궁금하다. 그 후 Cochrane Library에서 근거를 찾고 다음과 같이 PICO 질문을 사용하여 적용해 본다. 경증 치매 대상자인 경우, 심리적 중재는 불안과 우울의 감정을 돕는 데 있어 표준치료와 어떤 차이가 있는가?

P (Population, 대상) = 경증 치매 대상자
I (Intervention, 간호중재) = 심리적 중재
C (Comparison, 비교) = 표준 치료 혹은 비심리적 중재
O (Outcome, 성과) = 불안과 우울 감정을 도움

김 간호사는 6개 무작위 실험연구에서 439명의 참여자를 대상으로 하는 메타분석을 찾았다. 연구는 인지행동치료(CBT), 대인관계 치료, 완화 치료, 상담치료가 불안과 우울을 개선하는지를 평가했다. 이런 치료들은 치매 혹은 인지손상으로 고통받는 사람들을 대상으로 수정되었다. 인지행동 치료는 사회적 지지와 태극권 운동뿐만 아니라 도전적이고 부정적인 생각과 맞서기 위한 전략을 결합했다. 상담세션에는 교육 및 치료적 대화를 포함했다. 대인관계 치료는 고통을 야기한 갈등을 식별하고 해결하는 데 중점을 두었다. 전반적으로 이러한 중재가 경증 치매 이 씨 부인의 불안과 우울을 줄이는 데 도움이 된다는 것을 나타냈다. 연구를 검토한 후, 김 간호사는 이 씨 부인의 퇴원 계획의 일부로 외래 환자 정신과 진료 의뢰가 가능한지 의사에게 문의하기로 결정한다.

출처: Orgeta, V., Qazi, A., Spector, A. E., & Orrell, M. (2014). Psychological treatments for depression and anxiety in dementia and mild cognitive impairment. *Cochrane Database of Systematic Reviews,* Issue 1, Art. No.: CD009125. doi: 10.1002/14651858.CD009125.pub2

찰력, 계획 및 문제해결에 영향을 미칠 수 있다. 사고과정 장애를 보이는 대부분의 사람은 앞의 3가지 측면을 보이고, 심각성은 변화될 수 있다.

(1) 섬망

섬망은 정신작용의 급격한 변화이며 대상자에게 높은 위험이고, 의학적 응급 상태로 고려되므로 DSM-IV에서는 "급성 및 변동성 뇌조직 기능 장애로 집중력, 지속력 또는 변화능력이 감소된 의식장애"(APA, 2000)로 정의된다. 섬망은 병원에 입원한 대상자 가운데 꽤 흔하고, 중환자실 대상자의 80% 정도, 급성내외과 병동 대상자의 30%까지 경험하고 있다(Kostas, Zimmerman, & Rudolph, 2013). 여러 연구에 따르면, 섬망이 위험에 노출되는 것으로 나타났으며, 입원하고 있는 동안 그리고 퇴원 시 모두 대상자에게 위험이 되는 것으로 보여진다. 대상자는 사망률과 재원일 증가, 치료비용 증가, 장기적으로 인지장애 증가 등을 나타낸다(Ely et al., 2004).

섬망에는 세 가지 유형이 있다. 과민성(hyperactive) 섬망의 경우 대상자는 흥분하며 종종 병동 내에서 파괴적으로 행동한다(Kostas et al., 2013). 과소(hypoactive) 섬망은 종종 '조용한 섬망'이라고 불리는데 대상자가 위축되고 무기력하며 진정되어 있기 때문이다. 과소 섬망은 가장 흔한 형태로 진단되지 않을 수 있고 사망률이 높다(Kostas et al., 2013). 혼합형(mixed) 섬망은 과소와 과민성이 결합된 섬망으로, 대상자의 행동이 24시간 동안 과다해지거나 약해진다.

간호사는 초기에 섬망을 확인하고 중재를 확립함으로써 진단되지 않은 섬망과 관련된 잠재적인 합병증을 촉진하고 완화시킬 수 있다. 섬망을 확인하는 첫 단계는 기준선이 되는 대상자의 인지상태를 아는 것이다. 기관은 건강관리 제공자가 조기에 변화를 식별할 수 있는 체계적인 도구를 갖추고 있어야 하며, 섬망을 식별하는 데 성공적으로 입증된 다양한 도구들을 이용할 수 있다. 일반적으로 사용되며 검증된 도구는 혼란사정방법(Confusion Assessment Method, CAM)으로 1990년대 처음 설립되었다(Inouye et al., 1990)(http://www.healthcare.uiowa.edu/igec/tools/cognitive/CAM.pdf 참조). CAM-ICU는 중환자실 대상자에 대한 전문적 사정을 위한 CAM 버전이며, 기본적으로 모두 돌봄제공자가 섬망의 핵심적인 측면(급성 발병 · 정신이 오락가락하는 과정과 부주의, 무질서한 사고 또는 의식 수준의 변화)을 확인하도록 지

표 37-1 신경학적 응급상황의 적신호

신경학적 응급상황	적신호
뇌졸중(stroke)	아래로 처진 얼굴 약화된 운동 화내근 변이 운동실조 언어장애
간질(seizure)	쳐다보는 주문 눈의 편차와 무반응성 의식소실 기간 근육 경련 말더듬 기간

원한다(Inouye et al., 1990).

주된 돌봄제공자 역할은 잠재적인 섬망의 원인을 확인하는 것으로, 간호사는 대상자와 함께 많은 시간을 보내고 섬망을 촉진시키는 요소를 잘 확인하도록 한다. 또한 간호사는 다른 제공자와 함께 일해야 하며 섬망을 악화시키는 일반 약물을 확인하도록 한다. 다학제간 접근이 섬망을 예방 및 관리하고 증상을 해결하는 데 도움이 된다. 간호사와 건강관리 제공자는 섬망이 있는 대상자의 급성 신경학적 응급상황을 인식하는 데 중요한 역할을 한다(표 37-1). 의사는 행동을 관리하기 위한 약물을 처방하게 되고, 섬망을 악화시키는 벤조디아제핀을 함유하는 약물을 사용하지 않도록 노력해야 한다.

다양한 간호중재는 섬망 개선을 촉진시킨다. 많은 간호중재가 직접적으로 대상자의 환경과 관련되어 있고 대상자의 감각 욕구, 조기 움직임, 최소한의 억제대 사용, 수면·각성 스케줄 재조정, 대상자 돌봄 환경의 재배치 등을 포함한다(Fong, Tulebaev, & Inouye, 2009). 안경과 보청기의 사용, 성가신 환경의 소음을 제거 등의 감각 전략이 있다.

간호사가 섬망이 진행되는 고위험에 있는 대상자를 재조직하는 또 다른 보호 전략이 있다. 섬망과 유사하게 진행되는 비율이 증가하는 대상자는 뇌졸중, 알코올·약물 남용 기왕력, 치매, 패혈증, 호흡부전, 마취받은 대상자, 격리 등을 경험한 대상자 등이다(Desai, Chau, & George, 2013).

급성 뇌졸중 대상자는 섬망의 13~48% 발생빈도이며, 뇌의 특정 영역에서 뇌졸중은 높은 위험을 차지한다(Kostalova et al., 2012). 중환자실 대상자는 매우 높은 위험범주에 속하며, 인공호흡기 사용 시간에 따라 위험이 증가한다(Kostas et al., 2013).

섬망은 BC 500년경 히포크라테스가 '행동 변화의 급성 발병, 수면 장애, 발열과 관련하여 흔하게 나타나는 인지 결손'으로 서술하며 진단을 내렸다. 두 번째 증상은 무기력증으로 감각의 관성과 둔화를 나타낸다(Field & Wall, 2013, p. 170). 섬망이 있는 대상자 치료에 증상의 초기 확인과 관리에 초점을 두지만, 섬망은 병원 대상자의 유병률과 사망률의 중요한 원인이 된다. 간호사는 계속적으로 섬망과 관련한 사망률을 감소시키기 위한 중요한 역할을 수행하고 있다.

(2) 치매

치매는 지적 기능과 기억력이 점차적으로 손상되는 임상 증후군이다. 의식의 수준 장애와는 연관성이 없지만, 사회적 혹은 직업적 기능을 방해한다. 치매에 걸린 사람들

표 37-2 우울, 섬망, 치매의 특성

	우울	섬망	치매
발병	수주~수개월	수시간~수일	수개월~수년
정서	낮음, 무감동	변동 있음	변동 있음
과정	만성; 치료에 반응	급성; 치료에 반응	만성; 시간이 지남에 따라 악화됨
자아인식	기억장애 있을 수 있음	인지에 인식 변화; 변동 있음	숨길 수 있거나 인지 결손을 인식하지 못함
일상생활활동	기본 자기돌봄의 무시	손상되지 않았거나 손상되었을 수 있음	초기에 손상되지 않을 수 있음, 질병 과정에 따라 손상되었을 수 있음
도구적 일상생활활동	손상되지 않았거나 손상되었을 수 있음	손상되지 않았거나 손상되었을 수 있음	초기에 손상되지 않을 수 있음, 질병 과정에 따라 일상생활활동 전에 손상되었을 수 있음

출처: Gagliardi, J. P. (2008, June). Differentiating among depression, delirium, and dementia in elderly patients. *Virtual Mentor, 10*(6), 383-388. http://virtualmentor.ama-assn.org/2008/06/cprl1-0806.html

은 섬망과 달리 모든 인지과정이 점차적으로 감소하며, 기능이상이 불가역적 양상을 보인다(표 37-2).

① 알츠하이머 치매

알츠하이머는 뇌위축이나 피질이 축소되는 진행성 질병으로, 미국에서 약 5만 명이 알츠하이머이며, 2050년에는 16만 명으로 증가할 것으로 추정된다(Uriri-Glover, McCarthy, & Cesarotti, 2012). 알츠하이머의 일반적인 특성은 기억력 감소, 행동적 측면, 수면 문제이다. 특징적으로 대상자들은 시간이 지남에 따라 더 나빠지는 증상을 보인다. 초기 진단은 대상자와 가족에게 미래에 대한 계획을 세우는 데 도움을 주며, 주로 증상의 진행 정도, 가족력, 부검을 통해 발견된 병리학 소견에 의해 결정된다.

② 혈관성 치매

알츠하이머 질병의 초기 이론 중 하나는 플라그가 형성되어 뇌에 혈류가 부족하다는 것이었다. 신경혈관 영상이 발전함에 따라 혈관의 변화가 진단되고 있으며, 혈관성 치매는 뇌의 동맥혈관이 손상된 인지장애를 말한다. 혈관성 치매는 증상이 뇌에 영향을 받는 영역을 중심으로 진행되기 때문에 이기종(heterogeneous)인 표현이다. 증상은 실어증, 운동 약화, 시각 변화, 간질 등이다. 과거에 뇌졸중이 있는 대상자는 혈관성 치매에 고위험군으로 새로운 허혈성 질환의 발병 없이도 발병할 수 있다(Korczyn, Vakhapova, & Grinberg, 2012).

③ 전측두엽 치매

전측두엽 치매는 신경세포소실의 임상증상과 전두엽과 전측두엽의 손상을 동반한다. 현재 증상이 나타나기 때문에 진단이 어려울 수 있고, 행동적 혹은 언어의 어려움과 본질적인 인지적 어려움이 있다. 발병 연령은 특징적으로 65세 이하이며, 대상자는 증상이 시작된 이후 평균 6~11년 정도 생존한다(Kurz, Kurz, Ellis, & Lautenschlager, 2014). 현재 전측두엽 치매의 진행을 치료하기 위해 사용 가능한 약물 치료는 없다.

④ Lewy body 치매 · 파킨슨 질병 치매

LBD는 시간이 지남에 따른 신경퇴행을 일으키는 단백질 응집 덩어리가 있는 특정 유형의 치매를 말하며, 인지, REM수면장애, 낙상, 기립성 저혈압, 요실금 등의 특징적인 측면이 포함된다(Gealogo, 2013). 진단은 치매 발병이 파킨슨 질병의 진단 후 1년 이내에 일어나게 되며, 파킨슨 질병 후 1년이 지나서 치매가 발생하면, 치매는 파킨슨 치매로 간주하게 된다.

일부 치매 형태는 증상 치료와 질병의 진행과정을 늦추기 위한 약물이 있지만, 가장 효과적인 중재는 환경관리, 치료적 오리엔테이션 제공, 안전 증진, 삶의 질 유지 등이 핵심이다. 간호사는 대상자에게 직접적인 돌봄을 제공할 뿐만 아니라 돌봄제공자의 스트레스를 확인하는 핵심 역할을 한다.

(3) 우울

대상자가 나이가 듦에 따라 다양한 상실, 즉 배우자 혹은 친구의 상실, 신체적 제한, 삶의 상황적 변화, 재정의 어려움 등을 경험하게 된다. 정서 부분에서 빠르게 발생하는 변화는 대상자나 가족이 우울로써 인식하지 못하게 된다. 돌봄제공자와 건강제공자는 우울이 정상 노화과정에서 일어나는 과정의 결과가 아니기 때문에, 대상자와 함께 상호작용할 때 대상자를 스크리닝할 필요가 있다. 또한 우울은 폭넓게 치료가능한 질병이다(Downing, Caprio, & Lyness, 2013).

노인의 우울 증상은 주로 건망증, 증가된 피로, 정서 혹은 행동의 명백한 변화 등이다. 치매 증상과 달리 우울과 관련된 인지장애는 특징적으로 특정 이슈와 관련되어 널리 퍼져 있지 않다. 대상자는 압도당하는 감정과 스트레스가 있을 때 기억력 감퇴 등을 호소한다.

현실적인 문제로 노인 대상자 5~10%가 자살 생각을 하지만, 중증 우울로 진단받은 노인 대상자인 경우 자살 위험이 30% 증가한다(Downing et al., 2013, p. 7). 따라서 간호사는 잠재적 자살 위험에 대해 규칙적으로 대상자를 평가할 필요가 있다. 젊은 대상자의 자살은 약물이나 알코올과 관련된 반면, 노인 대상자의 자살은 자살에 대한 생각과 직접적으로 관련된다. 일부 건강관리제공자의 다중약물요법(polypharmacy) 때문에 항우울제를 시작하는 것을 꺼려하기도 하지만, 항우울제는 노인 대상자에게 효과적인 것으로 나타났다.

(4) 각성 수준 변화

각성은 들어오는 자극에 대한 인간의 반응 수준이다. 각성 수준은 과경계상태(hypervigilant), 명료, 기면, 혼미, 혼수로 범주화된다. 과경계상태는 환경적 자극에 대해 빠르게 인식하는 것을 의미하고, 예기치 못한 소음에 놀라는 것으로, 집중력 감퇴를 수반하기도 한다. 명료는 들어오는 자극에 대해 깨어 있고, 충분히 인식하는 것을 의미한다. 기면은 완전히 깨어있지 못하고 능동적으로 자극을 받지 못하며, 수면에 빠져 있는 경향이 있다. 혼미는 깨어 있기 어려운 상태로, 혼동상태를 말한다. 혼수(coma)는 들어오는 자극에 완전히 무반응인 상태를 말하며, 각성은 집중력을 말하는 것은 아니다.

3) 의사소통장애

실어증은 이해하기, 읽기, 말하기, 쓰기, 계산하기, 무언극을 통한 표현을 포함한 언어능력의 완전 혹은 부분적 상실이다. 후천적 의사소통 기능부전은 뇌장애로 인한 것이지만 지능에는 영향을 미치지 않는다. 실어증은 대부분 좌반구의 뇌피질 언어영역의 장애로 인해 발생한다. 드물게, 외상이 말하기 영역의 독립된 영역에 영향을 미치지만, 외상은 보통 말하기와 언어기능 모두에 영향을 미친다. 대부분 실어증의 원인은 뇌졸중으로 인한 순환장애와 관련이 있다. 말하기 및 의사소통의 증진은 첫 6개월에 나타나며, 실어증 발생 후 18개월까지 지속될 수 있다. 뇌졸중 후 실어증의 예후는 언어장애의 형태에 달려 있다. Bakheit, Shaw, Carrington과 Griffiths(2007)의 연구에 의하면, 언어기능의 향상비율은 뇌졸중 후 첫 4주에 가장 높다고 한다. 실어증의 회복 정도는 언어치료의 강도와 기간에 의해 영향을 받는다.

말하기장애 징후는 장애 부위와 정도에 달려 있다. 실어증은 병변 위치와 언어결핍을 기초로 설명되거나 범주화된다("Merck Manual", 2014). 실어증의 가장 흔한 형태에는 표현성(Broca's 영역), 수용성(Wernicke's 영역) 및 완전 실어증이 있다.

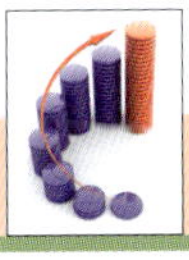

성과기반 교육계획

김 씨 부인은 남편에 대한 걱정 때문에 병원에 왔다. 김 씨는 같은 질문을 계속해서 반복하고, 반복적으로 같은 것을 아내에게 이야기하며, 물건을 둔 장소를 잊는 기억력에 문제를 가지고 있다. 김 씨 역시 이것을 인식하기 시작했다. 아내는 그를 도울 수 있는 방법에 대한 조언을 듣기를 원한다.

간호성과

김 씨 부인은 남편의 시간과 장소에 대한 지남력을 유지하기 위해 남편을 돕는다.

전략

- 김 씨와 함께 기억력과 관련된 요인을 표현하도록 한다.
- 만약 김 씨가 기억력을 향상시키기 위해 동기화되었다면, 시계, 달력, 다른 언어적 메모와 같은 실질적 자료에 대한 단서를 사용한다.
- 김 씨가 명확하고 짧고 간단하게 이야기하도록 격려한다.
- 김 씨를 위해 예측 가능한 일상생활활동과 일정을 유지하기 위한 필요성에 대해 논의한다.
- 가정에서 비슷한 물건의 안전한 사용과 목록 사용을 촉진하여 김 씨가 항상 같은 장소에 물건을 두는 습관을 기를 수 있도록 한다.
- 가족과 친구의 활동, 방문, 의미 있는 상호작용을 격려한다.
- 현실적 지남력이 향상된 작은 행동에도 긍정적 강화를 한다.
- 김 씨가 기억해야 하는 정보에 대해 신중하게 집중(최소한의 스트레스와 산만함을 포함하여)하는 것에 김 씨 부인이 초점을 맞추도록 격려한다.
- 2가지 지각 근원으로부터 나오는 시력과 청력을 모두 사용하도록 제안한다.
- 김 씨가 작업과 정보를 기억하도록 돕기 위해 목록을 작성하고 단어 맞추기 퍼즐을 하는 것과 같이 기억력을 회복할 수 있는 규칙적인 연습을 하도록 격려한다.

간호평가

2017/8/19 15:30 – 대상자

- 낮 동안의 시간과 장소에 대한 지남력을 유지한다.
- 가족과 건강제공자에 대한 대상자의 기억에 대한 걱정을 토론한다.
- 언어적 자극을 줄 수 있는 시계, 달력 및 언어적인 자극제를 이용한다.
- 분명하게 말하고, 짧게 간단히 묘사하며 예상 가능한 일상과 계획에 대해 적절히 반응한다.
- 가정 내에서 목록을 사용하고, 친근한 물건을 항상 같은 곳에 두는 습관을 기른다.
- 활동이나 방문과 같은 가족과 친구들 사이의 의미 있는 상호활동에 적절히 참여한다.
- 현실지남력의 증가와 친절히 반응하는 행동에서의 작은 변화에도 긍정적인 강화를 보인다.
- 기억하는데 필요한 정보에 집중하도록 격려한다.
- 의사소통을 향상시키기 위해 시각적 · 청각적 자극을 수용한다.
- 임무와 정보를 기억하는 데 도움이 되도록 목록을 만드는 데 참여한다.
- 대상자가 당황할 때까지 단어 맞추기 게임과 같은 정보 검색을 시행한다.

– RN 김미영

(1) 표현성 실어증

표현성 실어증(expressive aphasia, Broca, 운동성 · 비유창성 실어증)은 노력을 해도 느리고, 주저주저하며, 문법에 맞지 않고, 음절이 부족한 담화의 제한이 특징이다. 지능은 손상되지 않기 때문에 말하고자 하는 것은 알지만, 필요한 단어를 찾을 수 없다. 명칭 실어증(anomia)은 단어회상에 문제가 있다. 표현성 실어증에서 사람의 말은 독립된 단어나 소그룹의 단어가 포함된 음색이나 억양이 부족한 전보메시지와 같이 들린다. 글쓰기 또한 영향을 받는데, 담화보다 더 심한 장애가 나타날 수 있다.

표현성 실어증은 극도의 좌절과 분노를 초래할 수 있다. 때때로 분노는 물건을 밀거나 던지고 소리치는 것과 같은 물리적 행동으로 나타난다. 대상자는 자신을 간호하는 사람에게 분노를 직접 표현하기도 한다. 이러한 행동은 배우자나 간호하고 있는 타인이 대상자를 이해하기 어렵게 만든다.

(2) 수용성 실어증

수용성 실어증(receptive aphasia, Wernicke, 감각성 · 유창한 실어증)은 잘 구사된 음절, 선율도 좋고, 정상적이거나 약간 빠른 속도의 말이 특징이다. 주된 증후는 청력 및 피드백 장애이다. 수용성 실어증이 있는 사람은 말하거나 쓰인 단어를 이해하지 못한다. 이들은 많은 말을 하지만 이해하지는 못한다. 이들의 말은 구체적인 내용이 부족하다. 읽고, 쓰고, 듣고, 집중하고 지시에 따르는 능력에 장애가 있는 것으로, 심각성의 정도는 보통 담화장애와 함께 지속적으로 나타나거나 더 악화되기도 한다. 실어증이 있는 사람은 언어장애를 알지 못하고 자신의 언어문제와 관련하여 행복감을 보이기도 한다.

또한 수용성 실어증이 있는 사람은 우반구 증후군에서 볼 수 있는 증상이 나타난다. 그들은 실제로 자신의 왼쪽 팔과 다리를 인지하지 못하기 때문에 신체의 마비된 쪽을 방치한다. 행동적으로 이들은 충동적이고, 통찰력이 부족하며 판단력이 흐리다. 실제로 그들의 행동이 상해의 결과로 나타날 때 부적절한 행동을 보인다고 한다. 이러한 증상과 행동은 재활을 어렵게 만든다.

(3) 완전 실어증

완전 실어증(global aphasia)은 심하고 광범위한 장애가 모든 언어영역(Broca와 Wernicke)에서 나타난다. 이들은 기능적인 언어구사기술이 일관되지 못하며 단어를 말하거나 이해할 수 없고, 읽거나 쓸 수도 없다. 어떤 대상자는 말할 때 의미 없고 반복적인 소리를 내기도 한다.

(4) 구음장애

구음장애(dysarthria)는 운동조절장애, 허약, 마비 혹은 구강근육 조화 부족을 보이는 언어구사장애군의 일종으로 중추 혹은 말초신경계 장애로 인해 발생한다. 보통 구음장애가 있는 사람은 청력이 정상이고 단어를 정확하게 선택하고 순서대로 말할 수 있다. 이들은 적절한 강도, 고음, 음의 높이 및 음조절을 하여 단어와 소리를 정확하게 말하기가 어려운 운동성 언어구사장애를 보인다. 그 결과 명료하지 않고, 음이 강하며, 불분명하게 말을 한다. 많은 유형의 구음장애가 있으며, 특정 유형은 신경학적 병변에 의한 것이다.

사례에서 골반 골절에서 회복되어 병동으로 방금 돌아온 나이든 대상자를 기억해 보면, 수술 전보다 더 많이 흥분되었고 혼동스러웠던 것을 기억할 것이다. 대상자의 혼동과 흥분을 이해하고 조절해 주는 데 도움이 되는 내용은 개념지도를 이용한다(그림 37-5).

5. 간호사정

사정은 실제적 혹은 잠재적 인지기능 변화를 보이는 대상자를 간호하는 데 필수적이다. 또한 사정은 인지과정에 변화를 보이는 대상자를 확인하고 환경 내에서 안전하게 기능을 수행할 수 있는 능력의 여부를 기술한다. 대상자가 어떻게 기능해야 하는지와 사회적 · 물리적 환경의 질을 결정하는 것은 대상자의 목표와 간호중재를 확립하는 데 지침이 된다. 간호사는 의사소통의 어려움이 있는 대상자를 사정할 때 집중력을 가져야 하고, 대상자가 말하려고 할 때 인내력을 가지고 지켜봐야 한다. 이렇게 하면 대상자는 말하기가 쉬워지고 말하는 데 도움이 된다. 대상자 중심의 의사소통은 적절한 질문을 위해 시간을 내는 것, 잠시 멈추기, 경청하기, 소통에 관심을 갖는 것 등을 포함한다. 대상자 중심 면담은 간호의 효율성과 효과성을 증진시킬 수 있다(Boscart, 2009; Lein & Wills, 2007).

1) 평소 양상 확인

주관적 정보수집은 인지기능 양상을 확인하는 데 도움이 된

인지과정

문제 결정

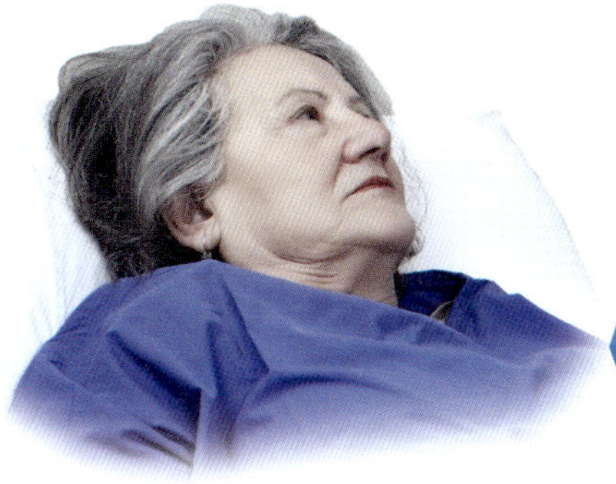

이 씨 부인

급성 · 만성 치매의 징후를 보이는 노인의 수술 후 돌봄대상자는 이틀 전 낙상하기 전까지 장기요양 시설에서 지냈다.

사정 결과

- 신체적 외모: 근력과 대칭적, 뇌신경, 옷입기, 자기돌봄, 언어, 운동, 눈맞춤, 정서 감수성
- 진단 검사 및 절차: 심리적 검사, 동맥혈산소, 혈청 전해질과 혈당, 혈청 암모니아와 요소, 약물 수준, 인지기능검사, 행동 관찰 점수
- 평소 양상 확인: 딸에게 "어머니께서 일상생활활동을 기억하는 데 어떤 어려움이 있나요?"
- 위험요인 확인: 뇌손상, 질병, 사회적 · 심리적 지지체계 부족
- 기능이상 확인: "당신의 이름은 무엇이지요? 우리는 지금 어디에 있지요? 오늘은 며칠이죠?"
- 환경 사정: 생활/사회 상황

사정 결과

- 장기요양시설에서 이틀 전 화장실에 가기 위해 일어나다가 낙상했다.
- 고관절 치환술 후 외과계 중환자실로 돌아와서 통증에 대한 모르핀 사용에도 흥분하고 혼동 상태를 보였다.
- 딸인 김정희를 존재하지 않는 이름인 "김순희"로 부르고 있다.
- 정맥 주사줄을 잡아당긴다.

기능이상 확인

사정 결과 다음을 나타낸다.

우선순위에 따른 간호진단

1. 급성혼동
2. 관련요인(가능성): 급성 상해와 노인의 연령
3. 근거: 관찰된 혼동, 정맥줄 잡아당김, 존재하지 않는 이름을 부름

다음 단계

계획/기대되는 결과

- 초기의 인지상태로 돌아옴을 나타낼 수 있다.
- 사람, 장소, 시간에 대한 지남력을 보일 수 있다.
- 적절한 수면을 취할 수 있다.

다음과 같은 간호중재를 수행한다.

중재

- 안전한 환경을 제공한다.
- 필요하면 대상자에게 주위 환경에 대한 지남력을 제공한다.
- 대상자와 가족에게 건강증진 방법에 대해 교육한다. 급성 및 만성으로 변화된 인지는 뇌손상을 최소화하고 남은 뇌기능을 최대화하여 인지손상을 예방하는 방법을 교육한다.
- 기억 증진방법을 교육한다.
- 급성혼동과 함께 마약성 · 마취제 부작용에 교육한다.
- 수분섭취와 영양을 적절하게 유지한다.
- 개별화된 대상자-간호사 상호작용을 활용한다.
- 치료적 의사소통과 긍정적 격려를 활용한다.
- 가족지지를 제공한다.
- 장기요양시설에 대한 추가적으로 가능한 요구를 평가하기 위해 사회사업가를 포함시킨다.

중재가 성공적인지 확인하고 필요에 따라 수정한다.

평가

- 혼동과 관련된 손상이 사라질 수 있다.
- 안전하고 보호된 환경에 참여할 수 있다.
- 초기의 인지상태로 돌아옴을 나타낼 수 있다.
- 대상자와 가족은 중재에 대해 이해함을 시범 보일 수 있다.

성공적으로 문제를 해결한다.

그림 37-5 인지과정 개념지도

다. 위험요인은 역할, 관계 혹은 기능적 양상의 변화, 실제적 인지기능부전 혹은 의사소통기능부전을 일으키는 요인이 된다. 인지능력에 대한 주관적 자료 수집은 많은 사람들과 함께 다양하면서도 단순하고, 계획적인 상호작용을 수반하므로 다소 시간이 걸린다. 모든 주된 영역에서의 전반적인 사정틀을 염두에 둔다(Box 37-1). 대상자가 입원했을 때 직원이 잘 모르면 상황은 더 복잡해질 수 있다. 일반적으로 간호사, 의사 및 사회복지사는 많은 자원에서 얻은 정보를 함께 공유하기보다는 개별적으로 정보를 수집한다. 간호사는 대상자의 정상 기능양상, 위험영역과 실제적 기능부전 영역과

Box 37-1 간호사정: 인지

인지기능

A. 객관적 도구: Mini-Mental Status or Pfeiffer
B. 주관적 평가
  1. 집중력
  2. 질문에 대답하는 능력
  3. 적절한 정서

인지장애의 병력과 진행시간

A. 이전에 사고, 지각이나 의사소통의 어려움
B. 이전에 두부외상 - 사고나 무의식 기간을 자세히 기술
C. 이전 뇌졸중, 고혈압, 혈청 콜레스테롤 증가
D. 현 증상이 시작된 시기와 어떻게 나타났는지; 가족과 친구로부터 정보 수집

유발요인 존재

A. 만성 혹은 급성 질환
  1. 비정상적인 임상검사결과
  2. 중추신경계 질환
  3. 다체계 질환
B. 약물사용과 남용
  1. 중추신경계에 영향을 미치는 약물
  2. 중추신경계에 부작용을 일으키는 약물
  3. 잠재적 독성이 있는 약물
  4. 기분전환 약물이나 알코올 사용
C. 감각장애
  1. 시각
  2. 청각
D. 환경의 질
  1. 가족지지
  2. 사회적 접촉 빈도와 횟수
  3. 교통수단 활용
  4. 재정적 자원의 적절성
  5. 영양상태
  6. 생활환경
E. 심리적 스트레스 존재
  1. 사별
  2. 중요한 생활 변화
  3. 재정적 자원 부족
  4. 가족위기
  5. 독립성 상실
  6. 심각한 질병
F. 치매, 조현병 또는 정동장애의 가족력

기능상태

A. 언어적 혹은 비언어적 의사소통 능력
B. 구두 및 서면 단어 이해 능력
C. 읽고 쓰는 능력
D. 일상생활활동 수행 능력
E. 현재 가정에서 이용할 수 있는 보조
F. 올바른 판단력과 운동능력
G. 가정환경의 안전
H. 적절한 영양
  1. 단백질, 철분, 염분, 칼슘섭취
  2. 적절한 수분섭취
  3. 과거 영양장애 확인
I. 수면과 휴식
  1. 야간 수면 후 휴식
  2. 생활사건, 양상 혹은 현재 환경 변화
J. 운동활동
  1. 흥분이나 활동에 대한 기피
  2. 최근 운동양상의 증가 혹은 감소
K. 일상생활활동
  1. 위생과 가정 유지면에서 독립 수준
  2. 재정관리, 전화사용 및 필요한 상호작용 서비스와 같은 문제해결능력

신체사정

A. 호흡기능
  1. 정상 호흡수, 리듬과 깊이
  2. 폐음과 호흡음
B. 심혈관 기능
  1. 심박동수, 리듬과 질
  2. 경동맥박과 잡음의 존재
C. 영양과 대사
D. 신장, 체중, 피부탄력성
E. 근골격기능
  1. 근긴장도 및 근력
  2. 걸음걸이
F. 감각기능
  1. 시각
  2. 청각
G. 신경학적 기능
  1. 뇌신경
  2. 불수의적 움직임
  3. 심부건반사

표 37-3 실어증의 주요 유형에 따른 표현력과 이해력

유형	구두 표현	서면 표현	이해력
표현성(Broca, 운동성)	유창하지 않음, 간결	제한됨	보통 양호함
수용성(Wernicke, 감각성)	유창함, 음절은 뚜렷하나 비조직화된 내용을 말함	장애가 있음	장애가 있음
명칭	유창함, 주제를 맴도는 말을 함	다양함(장애 정도: 경미~심함)	다양함(장애 정도: 경미~심함)
완전	말은 잘 못하고, 의미없고 반복되는 소리를 냄	심각한 장애가 있음	심각한 장애가 있음

관련된 자료를 수집하기 좋은 위치에 있다. 모든 건강관리팀은 일관성과 상호협력을 위해 필수적인 주관적 자료를 기록해야 한다.

사고과정 사정 시 대상자의 인지기능에 대한 정보 및 일상생활에 영향을 미치는 요인을 수집한다. 대상자의 의사소통능력은 보통 사정 시 면담을 통해 알 수 있다. 체계적 사정으로 장애 특성과 정도 및 대상자와 가족에게 미치는 영향을 확인할 수 있다. 다른 인지기능 변화는 비특이적이기도 하여, 장애가 있는 사람을 명확히 가려내기 어렵다. 이러한 이유 때문에 대상자뿐 아니라 가족과 친구로부터 정보를 유도해내야 한다.

대상자가 경험한 의사소통 장애유형을 판단하기 위해 언어적 표현, 서면 표현, 이해력과 비언어적 표현을 사정한다. 표 37-3은 4가지 실어증의 주요 유형에 따라 보일 수 있는 표현력과 이해력을 정의한 것이다. Box 37-2는 실어증의 주요 유형별 의사소통능력을 나열한 것이다. 이들 질문에 대한 대답은 대상자의 의사결정기능장애의 정도를 판단하는데 도움이 된다.

다른 인지기능에 대한 정보는 체계적으로 수집한다. 먼저 가장 기본적인 인지과정인 의식수준을 사정한다. 사용된 자극의 강도 및 대상자의 반응특성 측면에서 서술한다. 그 다음 집중력을 평가하고, 이때 집중력은 추론과 문제해결에 기초가 되기 때문에 언어와 기억력을 사용할 수 있는 능력을 사정한다.

Box 37-2 실어증 유형별 의사소통 능력

결국에는 말할 수 있는가?
- 만일 그렇다면, 언어가 상황에 맞는 지적이고 적절한 것인가?
- 의사소통을 하기 위한 노력으로 몸짓이나 포인트를 사용하는가?
- 읽고 쓸 줄 아는가?
- 공식적 교육은 어느 정도 받았는가?
- 또 다른 언어로 말할 수 있는가?
- 단순한 한 가지 명령을 이해하고 따를 수 있는가?
- 가장 최근의 문제 발생 전에 언어 구사에 어려움이 있었는가?
- 과거에 적극적으로 말을 하는 사람이었는가? 아니면 듣는 것을 선호하였는가?

구두 표현 실어증의 주요 유형 사정
- 쉽게 유창하게 말할 수 있는가?
- 전후 관계가 적절한 내용인가?
- 자신들에 대한 것부터 말하기 시작하는가?
- 간결한 말투인가?
- 말은 조직화되었는가?
- 반복음이 포함된 언어적 표현인가?
- 정확하게 사물의 이름을 말하는가?
- 쉽게 단어와 문구를 반복하는가?

서면 표현
- 자신의 이름과 주소를 정확히 쓸 수 있는가?
- 서면 문장을 간단히 이야기할 수 있는가?
- 서면 자료의 적절한 의미를 파악하는가?

이해력
- 청력장애의 적응증을 보이는가?
- 단순한 개방형 질문에 적절하게 대답하는가?
- 적절한 상황에서 질문에 대해 예, 아니오로 대답하는가?
- 정확하게 물건의 이름을 말할 수 있는가?
- 단순한 명령에 적절하게 반응하는가?

비언어적 표현
- 정서유형(정서증후)을 관찰한다.
  무감동 – 어떠한 정서적 증상도 없다.
  불안정 – 정서의 기복이 심하다.
- 상황에 적절한 제스처인지를 관찰한다.
- 음색, 정서 표현, 신체 움직임이 통합적인지를 관찰한다.

인지장애의 중요성은 장애 그 자체가 아니라 일상생활기능과의 관계에 달려 있다. 예를 들면, 노인은 약의 이름과 용량과 목적을 기억하지 못한다고 간호사에게 말할 것이다. 겉보기에는 노인이 투약관리에 문제가 있는 것처럼 보인다. 하지만 더 자세히 질문해 보면, 간호사는 대상자가 색깔로 약을 구분하고 하루 용량만큼 약을 모아두는 약물관리도구를 사용하는 것을 알게 된다. 대상자의 손녀인 간호사는 노인의 약물관리를 감독할 수 있다. 노인과 가족은 가벼운 인지결핍을 보상하기 위해 위와 같은 효과적 체계를 개발한 것이다.

면담이나 가벼운 대화만으로 경한 상태에서 중 정도의 인지장애를 발견하는 것은 어렵다. 기억장애에 대해 스스로 알고 당황해하는 사람은 애매모호한 대답으로 능숙하게 대처하고, '안전'한 내용의 대화로 화제를 전환한다. 인지장애가 의심되면 인지검사를 위한 구조화된 접근법(Folstein, Pfeiffer 정신상태검사)을 활용할 수 있다. 비판하지 않는 온화하고 친근감 있는 태도가 중요하다.

현실지각을 사정하는 것은 시간, 장소, 사람에 대한 지남력을 확인하는 것이다. 시간이 포함된 질문, 즉 년, 요일, 날짜, 현재 시간 등의 질문을 통해 시간에 대한 지남력을 확인한다. 도시나 위치와 관련된 질문을 통해 장소에 대한 지남력을 결정한다. 또한 그들의 이름을 질문함으로써 사람에 대한 지남력을 사정한다. 시간에 대한 지남력은 일반적으로 먼저 장애를 보이며, 기능장애의 마지막으로 가장 심각한 형태로는 정체성에 대한 지남력이 상실된다.

의식 수준과 지남력 수준은 적절한 인지기능 사정만으로 알 수 있는 것이 아니다. 이해력 사정은 정신상태 설문지(Folstein's Mini-Mental State examination) 사용 및 행동비율척도(혼동의 임상사정-A 또는 NEECHAM 혼동척도)를 사용한다(Hattori et al., 2009). 현실사정 시 환경이 비조직화된 사고에 얼마나 영향을 미칠 것인가를 분명히 한다. 예를 들면, 가정간호를 받는 노인은 아들에게 전화해서 아들이 문 앞을 지나가는 것을 보았는데, 왜 자신을 보고 지나쳤는지 이해하지 못하겠다고 말했다. 환경조사 시 간호사는 노인이 안경을 끼지 않았음을 알았고, 아들과 비슷한 옷을 입은 사람이 건물 내로 걸어 들어오는 것을 보았음을 알게 되었다. 결국 대상자가 정보를 잘못 지각했던 것이다. 철저한 사정을 하지 못하면, 잘못된 결론을 내리게 되고, 실제로 지각에 어려움이 있는 대상자에게 '혼동'의 꼬리표를 달게 하는 것이다. 다른 사람의 현실지각을 감시하는 능력이 희석되도록 해서는 안 된다.

2) 위험요인 확인

위험요인 확인은 인지과정 손상의 가능성을 증가시키는 생리적 · 심리적 · 환경적 요인을 사정하는 것이다. 각 범주에 따른 위험 정도는 개개인의 대상자와 환경에 달려 있다.

뇌졸중이나 두부외상으로 인한 뇌손상, 언어기능장애(후두절제술, 기관절개술)와 다른 일시적 기능부전 대상자는 의사소통장애의 위험이 크다. 대뇌, 신경, 호흡이나 청각 손상 및 상기도 감염이나 부종과 같은 병태생리적 요인의 존재는 고위험의 의사소통 변화를 초래한다. 노인을 가정방문하는 지역사회보건 간호사는 생리적 사정뿐만 아니라, 사회적 · 심리적 지지체계를 자세히 사정한다.

약물은 단독 혹은 다른 물질과 병행했을 때, 사고과정 변화의 일차적 위험요인이 될 수 있다. 대상자와 가족은 예상되는 약물의 작용, 잠재적 부작용과 상호작용 및 독성 적응증을 알 필요가 있다. 인지기능이 변화된 많은 예들은 새로운 약물의 추가, 일반적 약물의 독성 수준이나 예기치 못한 다른 물질과의 상호작용 등과 더불어 확인해 볼 수 있다. 대상자와 가족은 약물요법과 관련된 인지 및 정신상태 변화에 대해 알 필요가 있다. 사정 과정의 일부로서, 1차 혹은 2차 자료를 통해 자세한 투약력을 수집한다. 대상자가 복용한 모든 약물(처방약, 처방 없이 약국에서 판매하는 약, 허브제제 등)을 포함시킨다. 특히 최근에 추가하거나 중단한 약을 파악한다. 대상자가 소비한 알코올 양에 대한 정보도 수집한다.

다양한 위험요인은 항상 기능장애를 초래하지는 않는다. 개인의 장점과 자원은 여러 가지 스트레스 요인으로부터 잘 견디게 할 수 있다. 간호사정 중 중요한 부분은 현재 가지고 있거나 잠재적인 대처자원을 확인하는 것이다. 이때 중재는 이들 자원을 지지하고 발전시키도록 설계되어야 한다.

3) 기능이상 확인

기능이상이 특정한 대상자에게 나타나는지 결정하기 위해서 정보를 분석한다. 기능이상 중재를 확인할 때 사정된 자료는 명확한 용어로 기록하여 다른 사람들이 쉽게 이해할 수 있도록 한다. '약간 혼동이 있음'이나 '집중시간이 부족'과 같이 애매모호한 용어사용 대신 적절할 때 예시를 사용하여 분명하게 결핍과 관련된 행위를 서술한다.

'자신에 대해서는 지남력이 있음', '세안을 위해 언어적 단서가 필요'와 '칫솔을 주면 칫솔로 머리를 빗는다'와 같은 문장은 기능장애를 확인하는 데 분명한 정보를 제공한다.

4) 신체검진

생리적 기능사정은 인지과정 변화의 원인에 대한 단서를 제공한다. 왜냐하면 산소, 전해질과 대사부산물의 수준 변화에 대한 가장 초기의 임상징후는 기면, 경한 혼동과 사고장애이며, 이들의 구성요소도 사정한다. 이들 기능을 사정할 때, 신체사정과 진단적 검사는 기술이 요구된다. 사정된 신체기능들은 Box 37-1에 제시되어 있다. 구강, 혀와 안면근육은 형태가 그대로여야 하고, 정확하게 단어를 표현할 수 있어야 한다. 운동기능이나 뇌손상과 관련된 의사소통 변화를 보이는 대상자는 근육과 언어기관의 철저한 검사가 필요하다. 뇌신경에 대한 평가방법은 16장을 참조한다.

관찰은 사고장애에 대한 단서를 확인하는 데 유용하며, 의사소통장애의 가능한 요인을 확인하는 데 유용하다. 특히 이들이 상태변화를 나타낼 때, 헝클어진 외모, 비조직화된 말과 비정상적 움직임은 기능장애의 명백한 지표이다. 눈맞춤을 유지하기 어려움, 같은 이야기를 반복, 스트레스나 자극에 대한 부적절한 반응과 정서적 불안 정도 사고과정의 어려움을 나타낼 수 있다. 이때 이들 행위변화를 포착하기가 어려우므로 반복적인 행동관찰이 필요하다.

혀는 제12뇌신경(설하신경)으로부터 운동신경이 분포되어 있다. 혀의 운동조절은 대상자에게 혀를 내밀도록 함으로써 사정한다. 만일 설하신경에 손상이 있다면 혀는 약한 쪽이 강한 쪽으로 쏠리게 된다.

안면근육은 제5뇌신경(삼차신경)과 제7뇌신경(안면신경)에 의해 신경이 분포되어 있다. 이들 신경의 운동기능은 대상자에게 치아를 보이도록 하고, 입술을 오므리게 하고, 공기를 부풀리게 할 때 안면 움직임의 대칭성을 보고 사정한다. 대상자의 얼굴이 편안할 때, 얼굴 처짐이나 침흘림과 함께 이마나 볼의 비대칭성이 있는지 확인한다.

연하근육과 구개반사는 제9(설인신경), 제10(미주신경), 제11(부속신경) 뇌신경에 의한 것이다. 후두는 제10 뇌신경에 의해서만 영향을 받는다. 연구개의 운동쇠약은 연하곤란을 초래할 수 있다. 연하를 검사하기 위해 대상자에게 얼음조각을 삼켜보라고 한다. 대상자가 잘 삼킬 수 없다면 물만 입안으로 들어가도록 얼음같은 것을 제공한다.

후두기능 손상 시 기관내관이나 기관절개술 혹은 기계적 환기를 즉각 시행해야 한다. 후두를 거쳐 공기가 움직이기 때문에 언어를 통해 의사소통할 수 없다. 제스처, 눈을 깜박이거나 손 또는 노트 등과 같은 다른 의사소통방법을 활용할 수 있는지 사정해 본다.

영아와 소아의 인지기능 사정 시 많은 요인이 관련있다. 이들의 언어기술이 충분히 발달되지 못하고 사고표현에 어려움이 있기 때문에 행동관찰은 일차적인 자료출처가 된다.

5) 진단 검사와 절차

의사소통의 변화를 보이는 대상자는 언어표현, 이해력과 연하능력을 세밀하게 사정하는 언어병리학자의 평가를 받아야 한다. 이 사정결과는 간호계획을 세우고 대상자와 의사소통을 하는 데 도움이 된다. 사고과정 변화를 보이는 대상자는 관련 요인을 파악하기 위해 폭넓은 검사가 필요하다.

(1) 생리학적 검사

혼동의 생리적 원인은 다발적 시스템 장애로 인해 발생한다. 진단과 관리는 단순한 요분석에서부터 상당한 기술을 요하는 스캔까지 여러 가지 검사와 절차가 필요하다. 간호사는 잠재적 유발인자를 확인하기 위해 체중, 활력징후, 혈청 전해질, 전혈구 수, 배양, 산소포화도 측정과 같은 검사를 시행한다. 이러한 매개변수의 관찰은 불균형을 확인하고 합병증 예방을 위한 초기 중재에 초점을 맞추기 위한 것이다.

① 동맥혈 산소

동맥혈 산소치는 동맥혈가스를 측정함으로써 확인할 수 있다. 산소분압이 60mmHg 이상이면 산화가 적절함을 의미한다. 산화도를 사정하기 위한 비침습적 기술은 산소포화도를 측정하는 맥박산소농도계이다. 포화도가 90%이고, 산소분압이 60mmHg이면 헤모글로빈 수치가 정상수준이다. 만일 90%보다 낮으면 산소요법 시행은 물론 더 세밀한 평가가 이루어져야 함을 의미한다.

② 전해질

혈청 나트륨 수치는 135mEq/L 이하이거나 145mEq/L 이상이면 인지장애를 초래한다. 경한 혼동은 흥분이나 심한 혼동으로 진행될 수 있고, 이 상태를 치료하지 않으면, 환각이나 망상이 혼미와 혼수를 수반하게 된다. 뇌세포는 변화에 대해 느리게 적응할 수 있기 때문에 증상의 심각성은 얼마나 빠르게 나트륨 수치를 떨어뜨리는지에 달려있다.

③ **칼슘**

혈청 칼슘 수치의 상승은 기면이나 의식수준 감소와 같은 인지증후를 동반한 신경근육활동에 심한 결함을 일으킬 수 있다. 총 혈청 칼슘이 14mg/dL(정상 범위 8.5~10.5mg/dL) 이상일 때 혼동이 나타나고, 칼슘 농도가 더 증가하면 혼수나 사망을 초래한다.

④ **혈당**

일반적으로 혈당치가 70mg/dL이면, 불안정과 신경증을 유발하지만, 더 악화되면 인지변화의 원인이 될 수 있다. 정맥천자로 혈당치를 측정하는 것이 가장 정확한 측정방법이지만, 말초 모세혈관을 이용하여 혈당을 광범위하게 모니터링하는 것은 가정에서 대상자의 자가평가를 신뢰할만 하고, 병원에서 대상자에 대한 빠른 평가를 촉진하고 있다.

⑤ **암모니아와 요소**

암모니아와 요소는 잠재적으로 독성 단백질 대사부산물이다. 간부전 시 암모니아 수치가 상승할 수 있으며, 높은 혈중 암모니아 수치는 뇌세포에 독작용을 일으킨다. 신부전 시 혈액 요소 질소(BUN) 수치가 상승할 수 있고, 혼동이 나타난다.

⑥ **약물독성 수준**

약물독성 수준은 이들의 대사나 배설능력장애를 초래할 수 있다. 많은 약물의 혈중 농도는 치료 및 독성 수준인지 판단하기 위해 측정할 수 있다. 간이나 신장 기능장애가 있는 사람은 약물독성의 위험이 있으며, 용량 감소가 필요하고 정기적으로 관찰할 필요가 있다. 약물과 독물 선별검사는 약물과용이나 독성물질 노출을 확인하기 위한 것이다.

(2) 인지기능검사

지적기능은 단기 · 장기 기억, 이해력과 집중력으로 구성된다. 지적기능의 간단한 능력은 쉽게 검사할 수 있으며, 표준화도구를 이용하여 객관적으로 측정할 수 있다. 지능이나 IQ검사는 지적기능을 측정하기 위한 것이다. 이 검사는 구조화된 설문지 내에서 언어능력과 어휘력을 측정하는 것이다. 이 검사는 백인이면서 중류층인 미국인의 어휘력과 문화적 경험을 표준화한 것이며, 다른 인종과 사회경제적 집단에서 사용할 때도 질문할 수 있는 타당성을 갖는다. 표준화된 언어능력검사는 사회문화적 차이에 덜 민감하므로 모든 집단에게 보편적으로 사용해서는 안 된다. 일차적으로 유용한 표준화된 검사는 공통정보를 토대로 하거나 비교를 위한 수량화를 위해 유용하다.

아동은 집중할 수 있는 시간이 제한되어 있으므로 지루한 사정절차에 협조하기가 어렵다. 아동을 위한 사정도구는 특히 일련의 표준자극 틀에 의해 발생하는 행동의 관찰에 초점을 둔다.

표준화된 도구는 정신상태를 객관적으로 사정하는데 활용할 수 있다. 두 가지 예는 Pfeiffer Short Portable Mental Status Questionnaire(Pfeiffer, 1975)와 The Mini-Mental State Examination(Folstein, Folstein, & McHugh, 1975)(Box 37-3)이다. Pfeiffer 도구로 측정한 결과, 7점이나 그 이하 혹은 간이 정신상태검사(MMSE)에서 20 또는 그 이하는 중요한 인지장애가 있음을 의미한다. 이들 도구는 외래에서 건강한 사람에게 반복적으로 실시하여 정상 수준에서의 변화를 확인하기 위한 가장 유용한 것이다. 급성 혼동상태 동안 도구를 사용하는 것은 일일 변화를 나타내는 데 도움이 될 수 있다. 질병 전의 기준 없이 생리적 불균형이 존재하는 경우, 기준 기능으로부터 대상자의 변화를 거의 판단할 수가 없다. 특수 종합검사는 치매를 진단하는 데 사용하기도 한다.

Box 37-3 Pfeiffer 정신상태 설문지

1. 오늘이 며칠인가? ______
2. 무슨 요일인가? ______
3. 이곳의 이름은 무엇인가? ______
4. 전화번호는 몇 번인가? ______
   전화가 없다면, 주소는 어떻게 되는가? ______
5. 몇 살인가? ______
6. 어디서 태어났는가? ______
7. 현재 우리나라 대통령은 누구인가? ______
8. 전 대통령은 누구인가? ______
9. 어머니의 성은 무엇인가? ______
10. 20에서 3을 뺀 다음 0까지 계속 세보도록 한다. ______

전체 틀린 수 ______

출처: Pfeiffer, E. (1975). A short portable mental status questionnaire for the assessment of organic brain deficit in elderly patients. *Journal of the American Geriatrics Society, 23*, 433-441.

비판적 사고 적용하기

52세의 조 씨는 술집에서 싸움에 휩쓸려 넘어지면서 머리를 부딪친 후 신경과병동에 입원하였다. 장 간호사가 아침사정을 위해 병실에 들어갔을 때, 조 씨는 매우 흥분하였고 "여기서 나갈거야."라고 소리를 지르기 시작했다. 정맥수액을 맞고 있는 중이었으며 침대에서 내려오려고 하였다.

이 시점에서 어떤 추가적인 사정자료가 필요한가? 장 간호사는 조 씨의 안전 유지를 위해 무엇을 도와줄 수 있는가?

정답은 부록 B를 참고하세요.

(3) 행동관찰 척도

두 가지 도구는 급성 혼동 · 섬망을 보이는 입원 대상자의 행동 측면을 측정하기 위해 고안된 것이다. NEECHAM 혼동척도는 남의 눈에 띄지 않는 급성 혼동의 발현시기에 대한 단서를 확인하고, 회복을 관찰하기 위해 고안된 관찰척도이다(Hattori et al., 2009). 망상척도(DI)는 7가지 척도(주의, 생각, 의식, 지남력, 기억, 인지와 정신운동 활동)의 내싱자 관찰을 바탕으로 망상의 중증도를 측정하기 위함이다. 점수는 0~21까지 측정되며 점수가 높을수록 중증도가 심한 것이다. Mini-Cog는 병원에 입원한 나이 든 대상자에게 추천되는 검사이다. 인지장애 가능성의 높음에서 낮음을 측정하고, 부적절한 결과를 보이는 대상자는 망상이 나타날 가능성이 5배 높음을 예측한다(Sendelbach & Guthrie, 2009).

6. 간호진단

인지지각장애가 있는 대상자에게 일반적으로 수용되는 NANDA-I 간호진단은 급성 혼동, 만성 혼동, 기억장애, 배회, 편측성 지각이상과 언어적 의사소통장애이다(NANDA-I, 2014). 각 진단은 일상생활을 방해하는 인지기능의 변화를 나타낸다. 선택된 간호진단은 표 37-4에서 간호성과분류(NOC)와 간호중재분류(NIC)로 정리되어 있다.

7. 간호성과 확인과 간호계획

간호진단과 관련 요인을 확인한 후, 간호사는 대상자 또는 가족의 간호성과와 중재에 관해 계획한다. 인지장애가 있는

NANDA **표 37-4 인지와 관련된 NANDA-I 간호진단**

간호진단	관련 요인	진단진술	NOC*	NIC†
급성 혼동: 주의력, 인지, 정신운동적인 활동, 의식수준, 수면과 각성주기의 장애 등이 갑작스럽게 발생한 상태	70세 이상의 나이에서 알코올 중독, 남용, 인지장애, 통제가 안 되는 통증, 복합적으로 두 가지 만성질환을 동시에 앓는 상태, 약물, 감염, 감각결손과 일상생활활동의 손상	**급성 혼동** 관련 요인: 투약, 탈수, 감염, 인지력 변화, 수면-각성주기 변화, 의식수준 변화, 흥분 또는 불안 증가	인지적 지남력 왜곡된 자기통제 사고 전해질과 산-염기 균형 낙상예방 행동 수분 균형 신경학적 상태; 자각	인지재구성 신경학적 상태; 자각 망상관리 낙상예방 기억훈련 신경학적 관찰 현실지남력
만성 혼동: 환경적 자극에 대한 판단능력 감소 및 지적 사고처리능력 저하가 특징인 지능과 성격의 비가역적이며 오래 지속하는 지각과 인지능력의 퇴보가 진행, 기억력, 지남력, 행동장애의 징후	많은 뇌경색치매; 코르사코스 정신증, 뇌손상, 알츠하이머 질환과 관련된 치매	**만성 혼동** 관련 요인: 급성 혼동, 이해 또는 자극에 반응하는 판단의 변화되는 알츠하이머 관련 질환, 인격변화, 기억력, 손상(단기, 장기), 환경과의 의미있는 상호능력 감소, 자기돌봄 참여능력 감소	대상자 만족; 안전 인지적 지남력 왜곡된 자기통제 사고 낙상예방 행동 정체성 안전한 가정환경 수면	신경학적 상태; 자각 치매관리 낙상예방 기억훈련 현실지남력

Dx, diagnosis; R/T, related to; AEB, as evidenced by.

*출처: Moorhead, S., Johnson, M., Maas, M., & Swanson, E. (2013). *Iowa Outcomes Project: Nursing Outcomes Classification (NOC)* (5th ed.). St. Louis, MO: C. V. Mosby.

†출처: Bulecheck, G., Butcher, H., Dochterman, J., & Wagner, C. (2013). *Iowa Intervention Project: Nursing Interventions Classification (NIC)* (6th ed.). St. Louis, MO: C. V. Mosby.

출처: NANDA-Association International (NANDA-I). (2014). *Nursing diagnoses: Definitions and classification, 2015-2017*. West Sussex, England: Wiley-Blackwell.

대상자를 위한 간호중재 목적은 예방 및 초기 장애 파악, 관련 요인의 제거에 초점을 두며, 존재하는 장애를 보상할 수 있는 환경 마련, 새로운 장애가 유발되지 않도록 예방하고, 상해로부터 대상자를 보호하는 것이다. 언어적 의사소통장애가 있는 대상자를 위한 간호중재 목표는 대안적 의사소통 방법을 찾고, 외로움이나 역할 변화와 같은 결과를 예방하는 데 초점을 둔다. 목표는 개별화해야 하며, 각 대상자의 병력, 위험영역, 기능이상의 근거 및 관련 객관적 자료를 고려한다.

급성 혼동 대상자를 위한 목표의 예는 다음과 같다.

- 대상자는 정상 수준의 인지상태 회복을 보인다.
- 대상자는 적절한 수면을 취한다.

만성 혼동 대상자를 위한 목표의 예는 다음과 같다.

- 대상자는 최대 인지수준으로 기능한다.
- 대상자는 최대 기능수준의 일상생활활동에 참여한다.

기억장애 대상자를 위한 목표의 예는 다음과 같다.

- 대상자는 건망증이 감소되었음을 보고한다.
- 대상자는 기억상실에 도움이 되는 방법을 논의한다.

사고과정 장애 대상자를 위한 목표의 예는 다음과 같다.

- 대상자는 장소, 시간, 사람에 대한 지남력을 보인다.
- 대상자는 처방된 약물이행의 의도를 말로 표현한다.

언어적 의사소통장애 대상자를 위한 목표의 예는 다음과 같다.

- 대상자는 효과적인 의사소통기술을 사용한다.
- 대상자는 대화한 것을 이해할 수 있는 능력을 보여준다.

계획에 유용한 몇몇 간호중재의 예를 표 37-4에서 보여주었고 다음 장에서 토의할 것이다.

8. 간호수행

적절한 간호중재는 세부적인 간호진단마다 다양하다. 안전과 존중감을 주면서 기능이상 예방, 진행의 가역성, 느린 진행이 간호의 중심목표이다. 인지장애 대상자를 위해 역할과 관계의 변화 예방, 효과적인 관계를 지지하는 것은 간호중재의 중추적 관심이다. 관계는 사고, 감정, 욕구 및 다른 친밀감을 주는 측면을 의사소통할 수 있는 능력에 의해 영향을 받는다. 간호중재는 대상자와의 관계 및 이들의 중요성을 재인식하는 데 필요하다.

1) 건강증진

(1) 건강한 생활양식 격려

인지장애의 1차 예방은 뇌 예비력을 최대화하고 인생 전반에 걸쳐 뇌손상을 최소화하는 것이다. 뇌 예비량의 최대화는 적절한 산전영양, 초기 아동기 영양 및 교육적 경험으로 이룰 수 있다. 뇌손상 예방은 비의도적 상해, 독성물질에의 노출을 막는 것을 의미한다. 뇌혈관질환과 뇌졸중을 유발할 수 있는 심혈관질환 예방을 위해서는 언어적 의사소통장애의 주된 원인을 예방해야 한다(Day, McGuire, & Anderson, 2009).

적절한 영양, 휴식, 규칙적인 운동, 스트레스 관리, 사회적 활동과 같은 생활양식을 유지하기 위해서는 인지기능을 증진시키는 것이 필수적이다. 충분한 단백질, 철분, 다른 영양분이 들어 있는 균형 잡힌 식사는 세포가 최적의 기능을 하는 데 필요하다. 의식감소의 위험성을 저하시키기 위해서는 과일, 채소, 전곡류와 건강한 지방이 풍부한 지중해식 식사를 하는 것이 좋다. 혈액 내 수분, 나트륨, 칼슘과 포도당의 불균형을 예방하기 위해서는 매일 균형 잡힌 식사와 함께 적절한 수분 섭취를 해야 한다. 기능장애를 보이는 사람은 약간의 혈청 불균형(예: 당뇨병)의 위험이 있으므로, 기능장애 조절의 중요성을 교육하고, 불균형의 초기지표를 재인식시키며, 예방적인 식이 혹은 수액요법을 시행한다. 수액과 전해질 균형, 좋은 영양을 향상하는 방법 27장과 28장을 참조한다.

뇌세포의 산소관류는 규칙적인 운동을 통해 향상된다. 또한 규칙적인 운동은 심혈관 상태를 향상시키고 신체 전반에 순환을 증진시켜 인지기능을 기여하고 안녕감을 향상시킨다. 대상자에게 규칙적인 습관을 지키고, 활발한 운동을 하도록 격려한다. 대상자에 따라 운동은 에너지 넘치는 보행에서 능동적인 스포츠까지 다양하다. 무산소 활동에 비해 유산소 활동과 적절한 강도의 활동(하루에 대략 1시간 정도, 적어도 일주일에 3회)을 하는 것이 인지기능에 영향을 미치는 것으로 나타났다(Clarke, Shaw, Villalba, Alli, & Sink, 2013).

영양사와의 상담은 식단계획을 짜는 데 도움이 되고, 조리법의 변화와 음식표시를 읽는 방법을 배우는 데 도움이 된다. 대상자는 저지방식이와 운동 프로그램의 효과를 평가하기 위해 정규적으로 혈청 콜레스테롤 수치를 측정해야 한다. 고혈압 대상자는 처방된 약물요법을 유지하고 정기적으로 혈압을 확인하여 담당의사에게 후속 조치를 하도록 격려한다.

흡연은 심혈관질환과 후두암의 위험을 높이므로 대상자에게 금연하도록 한다. 후두암의 초기 경고징후는 끊이지 않는 기침과 만성 쉰목소리이다. 경고신호를 아는 것은 조기발견이나 예방에 도움이 될 수 있다.

충분한 운동만큼 중요한 것은 적절한 수면과 휴식이다. 수면주기가 부적절하거나 방해를 받으면, 보통 REM 수면 상실이 나타난다. 증상으로 피로, 장기간 지속되는 건망증, 혼동, 지남력 상실이 나타난다. 충분한 수면을 취하고, 깨었을 때 편안함을 느낄 수 있도록 규칙적인 수면 양상을 유지하도록 대상자를 격려한다. 상담을 통해 대상자는 휴식과 수면이 이루어질 수 있는 환경을 마련한다.

스트레스 관리는 주의산만을 최소화하고 휴식을 증가시키며, 집중력을 향상시킴으로써 건강한 인지에 도움이 될 수 있다. 효과적인 대처기술은 생산적으로 스트레스를 새로운 방향으로 돌리고, 긴장을 사라지게 한다. 이전에 논의했던 운동은 대처기술의 한 유형으로서 격려해야 한다. 알코올 섭취는 스트레스를 다루는 조절기전에 부적절하므로 제한해야 한다.

생활 전반에 걸쳐 개발된 인지기술은 규칙적으로 유지하는 것이 중요하다. 사회적 상호작용은 사람과의 접촉, 의사소통의 자극, 인간됨의 확신을 위해 규칙적으로 참여하는 것이 필요하다. 대상자와 1:1로 사회적 상호작용을 하고, 비공식적 집단에서 타인과 상호작용 기회를 격려한다. 이들 상호작용은 현실지남력, 자아개념 및 감각지각과 관련된 피드백을 제공할 수 있다.

감각장애가 있는 사람을 위한 많은 보조기구는 인지기능을 유지하고 증가시키는 데 도움이 될 수 있다. 청력장애가 있는 사람은 잘 맞는 보청기를 사용할 수 있다. 통신회사는 의사소통에 도움이 되는 장비를 제공할 수 있고, TV는 청력장애가 있는 사람에게 인지자극을 주기 위해 자막을 제공한다. 공공도서관의 말하는 책과 기타 서비스는 시각장애가 있는 사람을 위해 투입된 것으로 인지자극을 돕는다.

(2) 기억증진

피로, 스트레스와 질병은 정보를 저장하거나 기억에서 정보를 회상할 수 있는 대상자의 효율성을 일시적으로 감소시킬지도 모른다. 대부분의 상황에서 어떠한 기질적 기초 없이 단순하고 우연한 건망증이 생길 수 있음을 재확인시킨다. 스트레스를 줄이고, 피로를 완화하거나 질병으로부터의 회복은 일시적 어려움을 없애줄 것이다.

경미한 기억문제를 가진 사람을 위한 기억훈련 프로그램과 보조기구는 유익할 것이다. 기억훈련 프로그램은 인지기능을 자극할 수 있는 개인 · 보상능력에 초점을 둔다. 이러한 대상자는 기억훈련에 참여하거나 기억향상의 원리를 이용하도록 격려한다. 기억되어 있는 정보에 신중하게 집중하도록 하는 것은 스트레스를 줄이고, 주의산만을 최소화하는 데 도움이 된다. 시각과 청각 사용은 인지를 위한 시각적 입력의 중요한 자원이다. 후각 감각은 기억 과정에서 중요한 역할을 담당하는 것으로 나타났다. 학습에 더 많은 감각을 사용할수록 뇌의 기억 저장능력이 영향을 받는다. 목록을 만들고, 메모장을 사용하며(기억에 도움이 되는 형식이나 편지양식), 다른 보조기술을 개발하고, 달력(플래너)에 물건을 붙여두거나 기억하고자 하는 것을 반복하고 다른 연관기술을 개발하는 것은 과업이나 정보를 기억하는 데 도움이 된다. 기억으로부터 정보를 상기시키기 위한 규칙적인 행위나 연습은 기술을 유지하는 데 도움이 된다. 예를 들면, 정기적으로 십자단어퍼즐을 하는 경우, 장기기억으로부터 지식과 정보를 도출해내는 기술을 연습하는 데 도움이 된다. 뇌를 사용하는 것은 인지기능을 향상시킨다. 정신적인 노력은 뇌세포를 유지하고 그들 간의 의사소통을 자극하는 데 도움이 되는 과정을 자극해 준다. 이는 언어, 취미생활을 즐기기, 독서, 수업 참여, 음악 또는 해 보지 않았던 예술에 도전하기, 봉사활동 같은 것을 배움으로써 성취될 수 있다(President and Fellows of Harvard, 2010).

(3) 학습기술 유지

학습기술 개발은 실제로 지식 습득만큼이나 중요하다. 학습기술은 아동시기에 발달하며, 인생 전반에 걸쳐 실행되고 강화되며 이용될 필요가 있다. 그 목적은 언제나 배움을 유지하고 생애교육을 우선으로 한다. 학습자의 형태를 파악하고 교육 시 배움기술을 강화해야 한다. 정보의 연관성을 나타낼 때 사람들은 더 잘 배우게 된다. 예를 들어, 약물의 부작용을 경험했던 사람이라면, 다른 약물의 잠재적 영향과 관련된 학습을 통해 추후 발생가능한 문제를 예방하고자 한다.

학습은 의미 있고, 이전학습과 연관이 있을 때 향상된

다. 만일 간호사가 운동의 중요성에 대해 자동차기계로 교육하기를 원한다면 자동차의 유사한 부분과 다양한 인체 부위를 연관시키는 것이 의미를 증가시킨다. 또 다른 예로, 약물에 대해 학습할 필요가 있는 사람의 경우, 약의 분류와 상품명에 대한 학습보다 약의 색깔, 모양, 크기와 투약빈도가 중요하다.

2) 인지기능장애를 위한 간호중재

인지기능장애 진단이 내려졌을 때, 간호사는 관련 요인을 확인하도록 돕고, 인지기능을 회복하거나 개선시키며, 외상으로부터 대상자를 보호하고, 가족의 대처를 돕기 위해 중재할 수 있다. 간호사는 급성 혼동의 위험이 있는 대상자를 확인하고, 독립적 · 협조적 역할을 한다. 환경 변화나 관리 및 적절한 교육 시행 시 대상자와 가장 많이 접촉하는 건강관리전문가인 간호사는 인지기능 변화를 관찰하는 데 중요한 위치에 있다.

인지결핍은 급성이면서 가역적이거나 만성이면서 비가역적일 수 있다. 또한 급성의 경우는 만성 결핍으로 악화될 수 있다. 기능 증진을 위해 계획된 간호중재는 이들 각 결핍을 보이는 대상자 측정방법과 활동이 유사하다. 간호의 주요 초점은 적절한 감각자극, 일상생활활동 시 적절한 도움, 신체적 외상으로부터 보호하는 환경을 마련함으로써 생리적 균형을 회복하는 것이다.

(1) 치료적 의사소통

치료적 의사소통(therapeutic communication)은 간호사가 대상자의 개성을 존중하고 존경심을 표하는 의사소통 형태를 사용한다. 치료적 의사소통은 정확한 정보 수집을 위한 사정 시 사용되지만 간호사와 대상자 간 지속적인 상호작용만큼이나 중요하다. 의사소통기법은 6장에 자세히 기술되어 있다.

치료적 의사소통은 간호사가 가능한 한 정확하게 정보를 사용함으로써 재평가 및 일관된 중재를 할 수 있다. 의사소통기술을 규칙적으로 사용함으로써 인지기능의 변화를 발견할 수 있으며, 개인적인 편견 없이 중재를 할 수 있다.

언어적 · 비언어적 반응의 이해는 만성 혼동 대상자를 간호할 때 중요하다. 예를 들면, 반복해서 '맘마'라고 말하는 대상자는 양육과 애정욕구를 표현한 것이다. 다른 사람의 식판을 가져가는 사람은 여전히 배고프다는 것을 표현한 것이다(Skinner, 2009; Smith, Fortin, Dwamena, & Frankel, 2013). 비언어적 의사소통은 접촉, 안면 표정 및 눈맞춤을 통해 긍정적 관심을 표현할 수 있다. 결국 다른 의사소통방법이 없는 사람은 액체를 흘리거나 주의를 다른 데로 돌리거나 주먹으로 치려고 덤비는 것과 같은 행위를 통해 걱정이나 반감을 표현한다. 다른 인지능력이 감퇴함에 따라 비언어적 의사소통이 증가한다.

만성 혼동을 보이는 대상자와의 치료적 의사소통은 비위협적 위치 선정(대상자와 눈높이 위치에 앉는다)으로 향상될 것이다. 조용하면서도 친근감 있게 하는 일에 대해 설명하도록 하며 명령이나 '왜'라는 질문은 피하도록 한다. 간호사의 요구에 순응하도록 하기 위해 저항하는 대상자에게 논리적으로 설득하려 해서는 안 된다. 또한 논쟁하거나 대상자의 신념을 변화시키려고 하지 않아야 한다. 대신 신념에 대한 대상자의 반응을 조절하도록 한다. 현실을 왜곡하는 대상자를 수용하고 관련 감정에 중점을 둔다.

(2) 환경에 대한 지남력

이해력이 부족한 대상자는 특별한 고려사항이 요구된다. 수용성(Wernicke's) 실어증을 경험하는 대상자는 익숙하지 않은 상태와 관련된 혼동으로 힘들어한다. 구조적 환경을 유지하는 것은 대상자가 인지변화에 적응하도록 돕고, 의사소통을 재확립하도록 돕는다. 대상자에게 영향을 미치는 많은 요인을 최소화시키는 구조화된 환경에 중점을 두어야 한다. 과거 사건, 일관된 일일 계획, 달력과 메모장을 구조화시킨다. 지남력을 갖도록 하기 위해 건강관리기관에 있는 이유나 그들이 있는 곳에 대해 대상자에게 질문하고 틀린 답에 대해서는 세심하게 알려준다. 달력이나 크고 잘 보이는 시계와 같은 지지적인 환경적 단서는 시간에 대한 지남력을 갖도록 돕는다.

SAFETY ALERT
가능하면 산만함을 최소화하고 잠재적인 상해를 최소화하는 예측 가능한 일상의 과정과 체계를 제공한다.

(3) 대안적 의사소통 방법

간호계획은 표현성 실어증 대상자가 효과적이고 효율적인 방법으로 의사소통할 수 있도록 하는 것이 필수적이다. 자신을 통합할 수 있는 방법을 사용하도록 격려한다. 의사소통 방법은 그림을 보고 지적하도록 하고, 제스처를 사용하거나 대상자가 원하는 것을 보여주는 것이 도움이 된다. 쓰고 읽는 기술은 언어구사능력 장애와 동반될 것이므로 이러한 기술은 대안으로써 유용하지 않다.

이야기 내용의 속도와 길이 및 서면 대 구두 의사소통 방법을 포함한 의사소통 유형에 적응하도록 한다. 만일 대상자가 말한 것을 듣고 이해하기 어렵다면, 정직하게 대상자에게 이해하지 못했음을 말한다. 대상자에게 다시 시도하도록 하고, 이해를 돕기 위해 제스처를 사용할 수 있다. 만일 다시 시도했을 때 여전히 이해하지 못하겠다면 잠깐 쉰 후 다시 돌아온다. 대상자를 압박하지 말아야 한다. 만일 대상자가 피로하고, 흥분하거나 불안해한다면 증상이 악화될 수 있다. 대상자의 일일계획을 파악하고 밤에 적절한 휴식을 취하게 하고, 낮 동안 낮잠을 자도록 허용한다.

후두절제술 때문에 소리를 낼 수 없는 대상자는 정교하게 고안된 전기나 컴퓨터 의사소통 보조기구나 전기후두 사용을 통해 의사소통을 회복시킨다. 이런 경우, 간호사는 보조기구 사용법을 알아야 한다. 시각, 기동성, 청각, 학습력, 의사소통 장애와 같은 장애 대상자는 컴퓨터 활용이 유익할 것이다.

① 구음장애가 있는 대상자

구음장애 대상자의 의사소통을 촉진하기 위해 대상자의 입술을 읽을 수 있도록 하고, 제스처, 서면 표현, 의사소통판이나 플래시 카드에 의해 의사소통을 증진시킨다. 대상자에게 천천히, 큰 소리로, 말 사이사이 숨을 쉬어가며 말하는 법을 격려한다. 불명확한 단어는 반복하도록 요구한다. 만일 대상자가 지쳐 보이면, 질문에 대한 대답을 간단하게 하도록 요구하며 특정한 간호계획을 세우고 간호시 간호제공시간을 줄이도록 한다.

(4) 환경적 제약

많은 방문객과 의사소통해야 하는 대상자 중 특히 언어적 의사소통장애가 있는 대상자는 좌절감을 경험하게 된다. 많은 사람과 환경 속의 소음은 인지기능 및 이해력에 장애가 될 수 있으며 조용한 환경은 이해, 대화나 의사소통에 집중하도록 한다.

간호사가 환경적 제약을 파악하는 것은 대상자와의 의사소통을 돕는 데 이점이 된다. 장비, 고음 스피커시스템과 다른 사람으로 인한 과다한 소음 수준을 파악한다. 정해진 시간 내에 방문객 수를 제한한다. 방문자에게 대상자와 효과적으로 의사소통하는 방법을 교육한다.

(5) 수분섭취와 영양

영양분, 전해질과 수분이동이 인지변화를 일으키기 때문에 대상자의 음식과 수분섭취를 관찰한다. 질병이 있는 사람은 대부분 식욕이 없는데, 먹고 싶은 음식이 없을 경우 특히 좋아하는 음식을 선택하도록 한다. 지지와 격려를 제공하고 균형 잡힌 식사를 하는지 관찰한다.

이와 유사하게 대상자는 수분섭취 증가가 필요할 때조차도 갈증을 호소하지 않는다. 대상자가 손쉽게 마실 수 있는 곳에 물을 준비하고, 메모장에 적어둔다. 수분섭취와 배설량 기록은 수분섭취양상을 관찰하는 데 유용하다. 음식 및 수분섭취의 적절성에 대한 가장 정확한 지침은 규칙적인 체중 측정이다. 수분불균형 위험이 있는 경우 정기적인 체중 측정계획을 세울 필요가 있다.

음식과 수분불균형 위험요인에 관해 교육한다. 혈당변동을 보이는 당뇨 대상자는 적절한 식이와 투약관리를 이해해야 한다. 이뇨제를 투여하는 사람은 효과와 부작용을 이해해야 하고, 의사나 간호실무자에 의해 특별히 처방되지 않았다면 수분섭취를 제한할 필요가 없음을 이해해야 한다. 인지기능부전의 발생 위험요인이 확인된 대상자는 지지적 간호와 함께 문제와 관련된 건강교육을 받아야 한다.

만성 혼동이 있는 대상자는 특히 음식과 수분섭취를 세밀하게 관찰할 필요가 있다. 판단력 상실과 더불어 식욕결핍, 갈증이나 포만감이 있을 수 있다. 기억하지 않으면 먹거나 마시지 않고, 혹은 과식하고 부적절한 것을 먹거나 먹는 것을 잊어버린다. 대상자가 식사하는 동안 옆에 앉아서 식사를 상기시키고, 식사를 도울 수 있는 유용한 도구를 사용하도록 한다. 일부 대상자에서는 다른 사람과 식탁에서 식사하는 사회적 기회제공이 바람직한 행동과 활동을 강화하는 데 도움이 되기도 한다. 어떤 사람은 주의산만하지 않은 환경이 바람직하기도 하다.

구음장애가 있는 대상자는 안전하게 삼킬 수 있는지 언어치료사에 의해 평가되고 치료할 필요가 있으며, 열량섭취가 적절한지 관찰해야 한다. 연하곤란이 있는 대상자는 식사할 때 좌위를 취해야 한다. 보통 구음장애가 있는 대상자는 음식의 성질과 경도에 따라 삼키지 못하므로 맑은 유동식보다 끈적끈적한 유동식이 더 나을 수 있으며, 대상자가 적절한 열량을 안전하게 섭취할 수 없다면 위관

영양이 고려되어야 한다.

(6) 기동성

격리되었거나 위축행동을 보이는 대상자에게 움직이도록 격려한다. 신체활동은 환기와 심혈관기능과 뇌의 산소공급을 증진시킨다. 또한 신체적 · 개인적으로 더 나은 기분을 느끼도록 한다. 사회화 증진은 기동성 증가의 중요한 측면이다. 대상자가 병원 내에서조차도 더 많이 돌아다닐 때 다른 사람과 접촉빈도가 증가한다. 타인과의 접촉과 다양한 환경에 노출될 경우, 현실에 대한 자극이 증가한다.

모든 감각 중 선택적으로 감각지각을 제공하는 것은 중요하다. 특히, 만성 혼동이 있는 대상자를 위해 청각, 시각과 더불어 개인적 접촉 및 다양한 종류의 의복을 통한 촉각, 다양한 음식과 음료를 이용한 미각 및 음식과 꽃을 이용한 후각자극을 제공한다. 그러나 만성 혼동 대상자에게는 과다한 자극은 피해야 한다. 과다한 자극은 배회, 흥분, 공격과 같은 목적 없는 행동을 초래할 수 있다. 과다자극 징후(눈을 맞추지 못함, 말이 많거나 적음 또는 상황으로부터 벗어나 움츠려 드려는 것)를 재인식하고 이들 행위를 막기 위해 자극수준을 줄인다.

SAFETY ALERT

보행을 하는 동안, 다른 사람과 활동하는 동안 혼동상태의 대상자를 감독한다. 이러한 대상자는 자신이 있는 곳에 대한 판단력이 변화된다. 낙상의 위험성을 예방하기 위해 환경을 확인하여 불필요한 물건들을 정리하고 알맞은 조명을 제공한다.

(7) 안전

인지기능 변화를 보이는 사람은 상해 위험이 있으므로 안전을 확보하기 위해 간호중재가 필요하다. 예를 들면, 대상자가 입원했거나 질병을 앓고 있을 때 익숙하지 않은 환경 혹은 낯선 규칙에 따라야 할 때 일시적으로 지남력이 상실된다. 노인 대상자는 특히 스트레스, 질병, 익숙하지 않은 환경 및 일상생활 상실 때문에 입원했을 때 혼동의 위험이 높다(Kostas et al., 2013). 더 구체적으로는 질병 · 입원으로 인한 인지 감소는 산소공급, 혈당, 염증 또는 약물부작용과 관련이 있을 수 있다(Kostas et al., 2013). 침대 밖으로 나오려다 혹은 화장실을 가려다 낙상할 위험이 있다. 병실과 간호사 호출시스템에 대해 대상자에게 지남력을 주는 것, 환경에 대한 지남력을 갖도록 야간등 사용법, 가능한 한 가장 낮은 위치에 침대를 두는 것, 보다 더 밀접한 관찰을 위해 간호병동과 가장 가까운 곳에 병실을 배정하는 것과 같은 안전수칙은 사고와 상해를 예방하는 데 도움이 된다.

안전은 진행성 판단장애를 보이는 대상자에게 특히 중요하다. 병원에서의 만성 혼동 대상자를 위한 안전수칙은 자주 대상자를 확인하고 상호작용하는 것, 가장 낮은 위치에 침대를 배치하는 것, 침대에 들어가고 나오는 것을 돕는 것, 배회행동을 감독하고 재지시하는 것, 안전한 사물함 제공이나 승강기와 문의시스템에 대해 알려주는 것, 운동을 할 때 대상자에게 적용할 수 있는 운동탐지기구를 제공하는 것, 흥분한 대상자 옆에 함께 있어주거나 잠재적으로 해를 줄 수 있는 물건을 다른 곳으로 옮겨놓도록 하는 것이다.

물리적 억제대는 치료를 방해하는 대상자를 막고 안전하게 보호하기 위해 사용된다. 침대난간, 조끼 · 가슴 · 재킷 억제대, 손목 또는 발목 묶기, 벨트, 손장갑, 시트로 묶기, lap table, 잠글 수 있는 의자가 억제대로 사용될 수 있다. 대상자의 안전과 관련된 억제대의 사용은 낙상을 방지하는 데 목표가 있다. 낙상은 침대 또는 의자에서 일어나려고 할 때, 의자에서 불안전하게 앉아 있거나, 감정적인 불안정상태를 경험할 때 발생할 수 있다(Burock & Naqvi, 2014). 억제대를 하는 사람 대부분은 나이든 성인이다. 신체적인 억제대의 사용은 실제적으로 성과가 낮아 낙상방지를 예방 · 감소하지는 않는다. 억제대 사용과 관련된 법원에서의 사례는 부적절한 명령, 부정확한 적용, 대상자 감시의 소홀, 억제대의 부정적인 효과의 교정의 실패와 관련이 있음을 보여준다(De Bellis et al., 2011). 일부 간호사는 응급상황에서 억제대 사용의 이해가 부족하기 때문에 보충교육을 통해 억제대 사용에 대한 지식, 태도와 기술을 향상시킬 수 있다(De Bellis et al., 2011). 간호사는 대상자 행동의 이유를 알아야 하고 적절한 사정을 통해 억제 사용의 위험성에 대해 인지해야 한다. 만약 대상자 행동이 신체적인 요소, 감각의 변화, 배변, 통증 또는 기동성 장애(심장, 호흡기, 신경적 상태 또는 약물과 같은 변화된 인지 정도와 같은 생리적인 요소들), 불안 공포와 같은 정신적인 요소(소음, 조명 또는 익숙하지 못함과 같은 환경적인 요소)와 관련이 있다. 간호중재는 행동 변화의 원인, 대상자의 요구 해결하기, 팀원 간의 협조를 통해 치료하거나 감소하는 데 초점을 맞추어야 한다. 억제대를 사용하지 않는 간호는 안전 유지와 비억제적인

치료적 대화: 기억상실

사례

박 양은 정규적으로 혈압을 측정하기 위해 방문하고 있고, 박 양의 할머니인 이 씨 부인 역시 혈압을 측정하기 위해 함께 방문하고 있다. 이 씨 부인은 84세로 간호사를 만나면 항상 간호사의 손을 잡고 웃는 애정이 깊은 사람이다. 박 양은 간호사에게 할머니가 기억에 문제가 생겼다고 이야기하고, 가족은 집에서 안전하지 못해 걱정을 하고 있다. 가스레인지 끄는 것을 잊어버리고, 가정생활에 문제가 있으며, 아이들이 방과 후 떠들면 매우 불안해한다. 이런 문제는 지난 2개월 전부터 발생했다. 이 씨 부인은 혈압이 높고 만성적인 변비가 있는 것을 제외하면 특별한 신체적인 문제는 없다.

비효율적 대화

차 간호사 어르신, 어르신은 저와 손녀딸이 무엇에 대해 이야기하는지 듣고 있죠? (이 씨 부인은 고개를 끄덕이며 가볍게 미소짓는다.) 어떻게 생각하시나요?

이 씨 부인 가끔 내 기억을 잊고는 하지만, 그것 때문에 문제되는 것은 아무것도 없어요. 나는 이제 노인이고, 때때로 기억을 잊는 것에 놀라곤 해요. (계속 웃으면서)

차 간호사 우리가 늙고 있고 기억력을 잃어간다는 것은 사실이에요. (이 씨 부인의 손을 잡으며) 그러나 손녀딸은 어르신이 요리를 하고, 청소를 하는 동안에 안전에 대해 걱정하고 있어요. 저는 할머니가 병원에서 노인전문간호사와 상담을 해 보는 것이 좋을 것 같다고 생각해요. 노인전문간호사가 어르신과 함께 이야기하고, 몇 가지 검사를 해 보고, 어르신의 기억력에 대해 알아볼 거예요. 노인전문간호사는 매우 좋은 사람이고, 다정하고, 어르신과 비슷한 연배의 노인과의 경험이 많아요.

이 씨 부인 내가 어디가 아픈 건가요? 어디가 이상한 건가요? 왜 내기 전문간호사의 도움을 받아야 하는 거죠? (불안한 눈으로 박 양을 바라보며)

박 양 맞아요, 할머니. 우리 다른 간호사와 함께 이야기해 봐요. 전문간호사가 할머니의 기억력에 도움을 줄 수 있을 것이라 확신해요. (나가려고 일어서면서) 얼른요, 가서 예약을 해요.

이 씨 부인 좋아, 네가 원한다면. 그러나 내가 약간 기억을 못한다고 해서 이렇게 해야 하는지 이해할 수 없어요. (불평스럽게 나가면서)

효율적 대화

문 간호사 어르신, 어르신은 저와 손녀딸이 무엇에 대해 이야기하는지 듣고 있죠? (이 씨 부인은 고개를 끄덕이며 가볍게 미소짓는다.) 어떻게 생각하시나요?

이 씨 부인 가끔 내 기억을 잊고는 하지만, 그것 때문에 문제되는 것은 아무것도 없어요. 나는 이제 노인이고, 때때로 기억을 잊는 것에 놀라곤 해요. (계속 웃으면서)

문 간호사 어르신은 나이가 들어감에 따라 기억력이 줄어들 것이라고 생각하고 있군요?

이 씨 부인 그럼요. 제 부모님은 장수하지는 않았어요. 그리고 할머니가 70세가 되었을 때 기억력이 좋지 않았던 게 기억나요. 그러니 나는 괜찮은 거죠. (웃음을 띠며)

문 간호사 만약 어르신이 다른 사람보다 기억력에 문제가 더 있다고 생각하는지 걱정돼요.

이 씨 부인 (약간 망설이며) 집에서 좀 많이 혼란스럽거나 충분한 수면을 취하지 않았을 때 그랬다고 생각해요. 그때마다 잘 기억을 할 수 없었죠. (박 양을 바라보며) 그때 내가 가스레인지를 끄는 것을 잊었고, 단 한 번뿐이었어요. 맞아요. 집안일을 하는 데 많은 어려움이 있을 때였죠.

문 간호사 이해해요. 어르신은 때때로 충분한 수면을 취할 수 없군요. 제게 그것에 대해 조금 더 이야기해 주세요.

이 씨 부인 확실하게, 가끔 수면 중간에 화장실에 가려고 일어나죠. 그때 다시 큰 침대에 돌아와 잠들기가 어려워요. 남편은 2년 전에 죽었고, 그 큰 침대에서 저는 아직도 잠들기가 힘들어요. (웃음을 멈추고)

문 간호사 어르신은 아직도 할아버지를 그리워하는군요. 그렇게 보이네요. 저는 어르신 가족이 그것을 도울 수 있다고 생각하는데요.

이 씨 부인 예, 도울 수 있어요. 내가 가족을 위해 할 수 있는 가장 좋은 일을 하고 싶어요. 가족이 나 때문에 걱정하거나, 나를 멀리 보내지 않았으면 좋겠어요. (눈물을 흘리며 박 양을 바라본다.)

박 양 아니에요, 할머니. 우리는 할머니를 멀리 보내고 싶지 않아요. 할머니가 안전하고 편안하게 지내시길 원해요. 울지 마세요. (할머니의 팔을 잡으며)

문 간호사 만약 우리 셋이 함께 이야기했다면, 어르신이 수면을 잘 취할 수 있는 방법을 알 수 있었을 것이라 생각해요. 그리고 그것이 어르신의 기억력에 도움을 줄 수 있을 것이라 생각해요. 이에 대해 함께 이야기해 보아요. 어떻게 생각하시나요?

이 씨 부인 그러면 좋죠! 너무 고마워요. (웃으며 간호사의 손을 잡고 흔들며)

비판적 사고를 위한 과제

- 비록 이 씨 부인이 두 대화에서 마지막으로 효과적인 간호를 받고 있을지라도, 문 간호사와의 대화에서 대상자의 관점에 의하면 어떤 점이 더 효과적인지 생각해 본다.
- 차 간호사가 알아내지 못한 것이 무엇인지 설명해 본다.
- 불안과 인지과정 사이의 관계에 대해 생각해 본다.

과정이 실패한 경우에만 사용해야 한다(De Bellis et al., 2011).

기억해야 하는 개념

보행하는 동안, 다른 활동을 하는 동안, 혼동이 있는 대상자를 감독한다. 이러한 대상자는 자신이 있는 곳에 대한 판단력이 변화되어 있으므로, 잠재적인 낙상을 예방하기 위해 불필요한 환경을 제거하도록 하며, 적절한 조명을 제공한다.

일상생활과 환경의 변화 또한 만성 혼동 대상자에게 불안과 기능장애를 초래한다. 이런 이유로 간호환경은 예측 가능한 것이어야 하고, 가능한 한 일관되어야 한다. 식사, 목욕, 치료 및 다른 활동은 대상자가 아는 직원이 규칙적으로 시행해야 한다. 병실 내 물건은 제자리에 두어야 한다. 만일 변화가 필요하다면, 만성 혼동 대상자에게 지지와 간호에 대한 재확신이 필요함을 명심한다.

(8) 현실지남력

현실지남력(reality orientation)은 현실에 대해 인식을 회복하도록 대상자를 돕고자 사용하는 간호기술이다(그림 37-6). 입원 대상자에게 현실 강화를 위한 검증방법은 시간, 장소에 대한 자극에 의존하는 사람에게 환경적 단서를 제공하는 것이다. 평일 낮과 밤에 대한 암시를 주기 위해 조명을 변화시키는 것은 도움이 된다. 그러나 창문과 조명이 없는 특수 병동에 있는 대상자는 환경적 단서에 의존하기가 상당히 어렵다.

시계와 달력은 대상자에게 날짜, 일주일 중 무슨 요일인지, 시각을 알게 하며, 현실지남력의 중요한 입력자원이 된다. 추가 중재가 가능하다면 가족과 친구의 방문을 격려하고 수면기간을 방해받지 않도록 한다. 사진, 선호하는 의자, 특별한 책과 같은 익숙한 물건에 접촉하는 것 또한 유용하다.

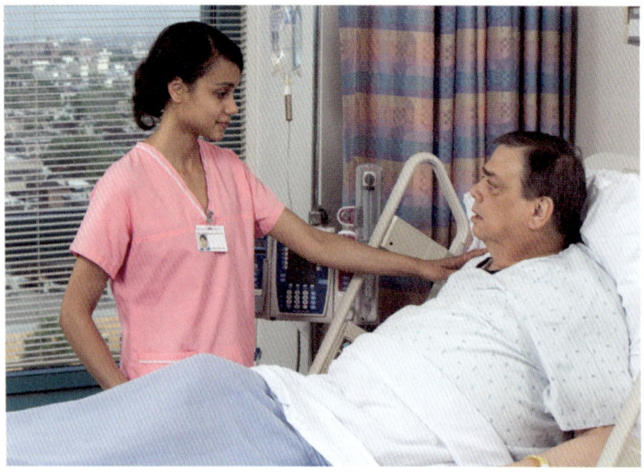

그림 37-6 접촉 및 기타 환경적 단서를 통한 감각자극은 대상자가 현실감각을 유지하는 데 도움이 된다.

감각-지각자료를 사용하여 대상자가 최대한으로 현실을 인식하도록 하는 것도 현실을 강화하는 데 있어 마찬가지로 중요하다. 만일 정상적으로 안경을 끼거나 보청기를 끼었다면 활용 가능할 것이다. 안경은 세척해야 하고, 보청기는 정확하게 조정해야 한다. 가능한 한 정확한 정보를 제공한다면 현실에 대한 해석과 반응이 더 쉬울 것이다.

치매와 같은 비가역적 변화를 보이는 대상자의 인지기능이 이전 수준으로 회복되지 못할지라도 간호사는 가능한 한 오랫동안 기능수준을 유지하는 것을 도울 필요가 있다. 비대면적인 현실적인 지남력은 하나의 적절한 중재이며, 시계, 달력, 조명주기나 개인적 접촉과 같은 다양한 형태를 사용할 수 있다. 그러나 치매가 있는 대상자에게 언어적 지남력을 주려고 하는 것은 아무 효과가 없으며 오히려 행동적 문제를 악화시킬 수 있다. 이러한 유형의 대상자는 지남력을 다시 인지시키는 것, 대상자 사고에 대한 방향을 제시해주는 것은 피하도록 한다. 대상자

윤리적 · 법적 쟁점

간호사에 의한 대상자의 학대

80세 김 씨는 건망증, 배회행동, 자기돌봄 결핍 때문에 장기요양시설에 있다. 김 씨는 신체적으로 건강하나 진행성인 치매의 병력이 있다. 비록 김 씨의 가족은 입원을 내켜하지는 않지만, 그들은 김 씨가 요구하는 끊임없는 돌봄에 지쳐 있다.

장기요양시설에서 김 씨는 흥분해 있고, 배회행동이 더 늘어났으며, 큰 소리로 이야기하고 의료진과 다른 대상자를 방해하고 있다. 조 간호사는 다른 건강관리제공자가 김 씨에게 "만약 할아버지가 계속 앉아 있지 않고 조용히 하지 않는다면, 제가 침대에 할아버지를 묶고, 입을 테이프로 막을 거예요!"라고 이야기하는 것을 듣게 되었다. 조 간호사는 일부 건강관리제공자의 그런 행동이 간호철학이 반영되지 않은 것이라 생각하고 있으나, 이러한 의료진과 함께 일해야 한다.

비판적 사고를 위한 과제

- 김 씨에 대한 조 간호사의 생각을 확인한다. 이런 시설에서 어떻게 움직이고 있고, 김 씨의 인지기능장애가 그의 행동에 어떤 영향을 미치는가?
- 위의 의료진에 대한 조 간호사의 느낌은 어떠한지 설명해 본다. 이 상황에서 조 간호사가 직면한 윤리적 문제는 무엇인가?
- 이런 상황에서 가능한 접근은 무엇인가?
- 대상자의 독립성, 의료진의 행동을 확인하고 조 간호사가 무엇을 느꼈을지 설명하고, 윤리적으로 올바른 행동이 무엇인지 설명해 본다.

와 함께 하는 방법을 이해하도록 가족을 도와준다.

(9) 사회화 요법

사회화 요법(socialization therapies)은 반려견, 음악, 오락, 회상과 같은 많은 유형이 있다. 이들 치료의 목적은 인지 및 감각자극을 증가시키기 위해 사회환경 내에서 다른 사람과 접촉을 늘리도록 대상자를 격려하는 것이다. 일부 사람은 노인복지회관, 자원봉사자 집단, 교회집단이나 오락집단과 같은 일반적인 사회집단과 접촉 시 유익한 자극을 받을 것이다. 또한 반려견과의 상호작용은 대상자가 동물과 함께 보고, 안고, 어루만지고 의사소통을 함으로써 인지 및 감각 자극을 주고받게 된다.

격리될 위험이 있는 대상자나 더 많은 보호적 환경이 필요한 대상자는 현실지남력 집단이나 주간보호센터에서 동일한 형태로 대인 간의 접촉과 자극을 제공한다. 이들 집단직원이나 센터직원과의 지속적인 관계발전은 간호의 지속성 및 인지기능을 위한 일관된 지지를 제공받게 된다.

회상요법 시 대상자는 현재에 대한 의미를 분명히하거나 충돌을 조정하는 데 도움이 되기 위해 과거 회상을 사용한다. 이 요법은 자존감을 유지하고 인지기능을 재강화함으로써 성공적인 노화에 도움이 되기 때문에 특히 노인에게 유용하다. 이는 집단 과정 및 회상요법 시 기술이 있는 간호사나 다른 건강전문가에 의해 촉진될 필요가 있다.

오락요법은 의미 있는 경험 및 다른 사람과의 접촉을 증가시키기 위해 오락이나 취미를 이용한다. 이는 대상자로 하여금 의미를 부여하도록 돕기 위해 익숙한 물건이나 과거능력을 사용하도록 하는 또 다른 방법이다. 오락요법이 처방되고, 다른 건강전문가에 의해 진행될지라도 간호사 역시 인지기능 자극을 위해 적절한 오락이나 취미를 이용하도록 한다. 즐거운 기억을 끄집어내기 위한 활동은 만성적 혼동이나 철회행동을 보이는 대상자를 참여시키는 것이 좋다. 예를 들어, 개인 스크랩북이나 사진앨범을 보도록 하는 것이다.

음악요법은 익숙한 음악을 통해 인지접촉을 향상시킨다. 음악은 운동이나 합창할 때 바탕이 된다. 음악, 사회화 및 뮤지컬에서 유래된 오락은 그들에게 자극을 줄 수 있는 기회이다. 일부 치료사는 독특하면서 관례적인 형태의 음악을 사용한다. 그러나 간호사는 적절하다고 생각될 때 간호의 일부로서 음악을 사용할 수 있다. 비록 선택된 음악이 치료적 인지자극을 제공할지라도 대상자의 선호도에 맞게 개별화하고 과다자극의 위험에 대해 명심하도록 해야 한다.

(10) 가족지지

급성 혼동을 보이는 대상자의 가족은 만성 혼동으로 진행될까 불안해하고 두려워한다. 대부분의 경우 인지기능은 시간이 지남에 따라 호전될 것임을 대상자와 가족에게 재확신시킨다. 또한 계획 및 대상자 간호에 적극적으로 참여하도록 가족을 격려한다. 협력적인 중재목적은 대상자의 사고과정 변화를 막거나 최소화하는 데 있다.

만성 혼동이 있는 많은 대상자는 집에서 살며 가족구성원으로부터 간호를 받는다. 가족 간호제공자는 이러한 어려운 일을 수행하는 데, 적절한 훈련을 받지 못하고 있는 실정이다(Clarke et al., 2013). 만성 혼동의 특성과 진행 과정 및 행동징후에 따라 관리하는 방법에 대해 돌봄제공자를 교육하는 것은 소진을 줄이고 입원을 지연시킨다. 간호사는 간호제공자에 의한 학대나 대상자에 의한 학대 및 폭력의 증거를 사정해야 한다. 간호사는 적절한 시기에 대상자의 수행능력 및 건강관리에 관한 의사결정능력을 판단하도록 가족구성원에게 조언해야 한다. 법적 상담은 법정대리인을 세우거나 변호사의 도움이 필요하다.

또한 간호사는 가족구성원에게 직접 간호 및 지지를 제공한다. 가족은 사랑하는 사람이 죽거나 그들 및 그들과 함께 한 생활에 대한 모든 기억을 잃어버렸다는 사실에 적응하기 어려워한다. 비애 과정은 치매대상자가 사망하기 전에 시작된다. 본질적으로, 가족구성원은 단지 신체적으로는 여전하지만, 더 이상 정신은 존재하지 않음을 알고 상호작용한다. 이에 슬픔에 대한 가족을 돕는 간호중재는 38장과 39장에 서술되어 있다.

3) 가정 · 지역사회 기반 간호

입원기간 단축으로 인해 대상자는 인지기능이 정상으로 돌아오기 전에 퇴원을 한다. 그러므로 주의 깊은 퇴원계획이 불가피하다. 계획에는 대상자와 함께 의사소통하고 대상자를 간호하는 데 돌봄제공자의 효과적인 기술교육을 포함시켜야 한다. 뇌졸중 클럽, 알츠하이머 질환 및 관련 장애 협회, 다발성경화증협회, 전국 척수손상협회, 국제 후두절제술

협회와 같은 지역사회 자조집단이 유익할 수 있다. 이들 집단은 대상자와 가족에게 지지를 제공하고, 역할 조정을 더 쉽게 할 수 있도록 계기를 마련해 주고, 관계의 질을 향상시켜 준다.

(1) 가정간호

직업적 · 물리적 및 언어치료와 같은 가정간호서비스는 대상자가 퇴원하기 전에 배정해야 한다. 가정으로 돌아가는 것은 익숙한 환경과 일상생활로의 복귀로 인해 경한 인지장애 대상자의 기능부전이 회복되도록 돕는다. 더 심한 장애를 보이는 대상자는 간호 및 가사를 위해 더 잦은 가정방문이 필요하다.

만일 인지기능장애가 고도의 기술 수준(투약관리, 가정유지)을 요하는 수행능력에 방해가 된다면 일반적 지지체계는 안전과 독립심을 기르도록 해야 한다. 경미한 기억장애를 보이는 사람을 위한 지지 및 보상방법은 투약목록을 만들고, 그것대로 행하며, 투약용기를 잠그는 것이다. 가정 및 일상생활 내에서 조직 유지는 주의산만 없이 예측 가능한 환경을 마련하고, 더 효과적으로 기능을 기억할 수 있게 한다. 잡일 서비스, 자원봉사자, 보조금을 받고 하는 밴 서비스, 배달급식봉사, 식료품 배달과 같은 자원을 활용할 수 있다.

(2) 주간 간호 및 일시적 위탁 간호

주간 간호와 일시적 위탁 간호는 비가역적인 인지기능장애 대상자와 돌봄제공자를 위한 두 가지 유용한 지지서비스이다. 피로는 진행성 장애를 보이는 가족구성원의 돌봄제공자에게 흔히 볼 수 있는 문제이다. 피로를 관리하는 한 가지 방법은 대상자가 건강과 재활서비스를 받는 동안 간호제공자가 서비스를 활용하는 것이다. 장애가 있는 가족구성원을 둔 돌봄제공자는 대안적 간호로부터 얻는 이익 및 충분한 휴식과 개인시간을 동시에 가질 수 있다는 이점이 있다.

(3) 장기 간호

진행성 인지장애나 치매가 있는 사람은 24시간 감독, 구조화된 환경 및 광범위한 건강서비스를 받는 장기 간호환경으로부터 지속적인 지지가 필요하다. 간호제공자는 장기요양기관에 대상자를 입원시킬 것인가를 결정해야 할 때 건강관리제공자로부터 지지와 재강화가 필요하다. 이들은 결정이 옳은 것인지, 궁극적으로 이 결정이 무엇을 의미하는지에 대한 확신이 필요하다.

건강관리팀과의 협력
대상자의 인지변화와 관련된 협진 요청

67세의 나 씨 부인은 돌보고 있는 동안 3시간 이상 인지변화를 보여왔다. 나 씨 부인은 시간, 장소와 사람에 대해 지남력이 급성적으로 흥분되었고 환각이 있는 상태로 변화하였다.

Situation(상황): "나 씨 부인은 짧은 시간 동안, 빠른 인지변화를 보였어요. '벌레들'이 침대와 벽에서 보인다고 생각하여 급성적인 흥분상태가 되기도 했어요."

Background(배경): 67세의 나 씨 부인은 집에서 전기선에 걸려 넘어지면서 다쳐 어제 입원하였다. 나 씨 부인은 내일 예정된 골반골절의 수술을 위해 입원하였다.

Assessment(사정): 가족은 잠깐 머물다 귀가하였다. 가족은 나 씨 부인이 지난 한 달 이상 알코올을 마셔왔으며, 그것 때문에 넘어졌다고 생각하였다. 간호사는 알코올이 금단증상으로 추측되는 흥분과 환각변화를 보이는 나 씨 부인의 변화에 대해 걱정하고 있다.

Recommendation(권고): 한 시간 이내에 와서 나 씨 부인을 보고 평가하여 흥분, 환각의 변화를 조절하는 것에 대한 처방을 제공하고, 내일 수술실로 가야 하는 것인지에 대해 결정할 수 있는가?

비판적 사고를 위한 과제

- 전화로 처방하기보다는 의사가 직접 와서 나 씨 부인을 평가할 것을 요구하는 합리적 이유에 대해 토론한다.
- 나 씨 부인이 알코올 금단증상을 경험하고 있다는 평가를 지지하기 위해 수집할 다른 자료가 있는가?
- 더 많은 정보수집과 나 씨 부인의 증가된 음주에 대해 나 씨 부인의 가족과 연락을 취하는 시도를 할 것인가?
- 억제대 사용을 고려할 것인가? 어떤 의사결정 과정을 할 것인가?

장기요양기관에의 입원은 자극을 증가시킬 수 있는 사람, 물건 및 환경과 접하는 대상자에게 매우 긍정적일 수 있다. 종일 간호는 일시적일지라도 실제로 인지기능 수준을 증가시키는 구조화되고 예측 가능한 환경을 제공한다. 실제로 환경변화 과정은 스트레스를 줄 수 있지만, 대상자에게 꾸준히 지남력을 제공하고 서두르지 않고 반복함

대상자 간호계획

만성 혼동이 있는 대상자

간호진단

알츠하이머 질환, 뇌혈관계 질환, 코르사코프 정신증, 두부손상 또는 많은 경색증 치매와 관련된 만성 혼동
증상: 단기 또는 장기 기억의 손상, 사회화 장애, 자극에 대한 반응의 변화, 점차적으로 인지장애의 진행

간호목표

대상자는 최대 인지 수준에서 활동한다.
대상자는 손상으로부터 회복한다.

간호성과 기준

- 대상자는 능력이 되는 최대의 범위 내에서 일상생활활동에 참여할 것이다.
- 대상자는 안전한 환경 내에서 손상을 예방할 수 있다.

간호중재	이론적 근거
1. Mini-Mental State Exam과 같은 사정도구를 이용하여 대상자의 인지 수준을 파악한다.	1. 표준 평가도구를 사용하면 대상자의 능력을 파악하고 간호계획에 도움을 줄 수 있다.
2. 만성 혼동의 잠재된 원인과 전기 치매의 사회적 · 신체적 · 정신적인 기능의 수준을 파악한다.	2. 가능한 원인을 아는 것은 치료에 영향을 주어 향상의 가능성에 대한 정보를 제공한다. 전의 기능을 알아야 대상자의 추억담, 망상 또는 환각에 대한 이해를 도울 수 있다.
3. 대상자가 안전한 환경 내에 있는지 확인한다. 상해를 입을 수 있는 잡동사니나 장애물을 제거한다. 피해 또는 손상을 유발할 수 있는 물건, 화학물질을 제거한다.	3. 혼동과 치매를 겪는 대상자는 낙상하기 쉬우며 적절한 판단을 할 수 없어 자신 또는 타인에게 손상을 초래할 수 있다.
4. 익숙하지 않은 환경을 없앤다. 가능하면 고정된 돌봄제공자를 배정한다.	4. 간호제공자의 수를 최소화하는 것은 직원을 재인식하도록 돕고, 대상자 간호에 안위를 느끼도록 하기 위함이다. 일상생활활동(ADL)을 유지하는 것은 불안을 최소화하여 경직된 행동의 증가를 예방한다.
5. 대상자의 능력을 사정하여 가능하면 많이 일상생활활동을 하도록 자극하고 격려한다.	5. 일상생활활동을 수행하는 것은 대상자에게 통제능력을 다시 갖게 하며 간호사는 능력을 사정할 수 있는 기회를 갖는다.
6. 한 번에 한 개의 단순한 지시를 하고 가능하면 반복한다. 언어적으로 신체적으로 정확히 알려준다.	6. 치매와 혼동을 겪는 대상자는 의사소통을 이해하는 데 더 많은 시간이 필요하다. 복잡한 요구를 이해하지 못하며 일상생활활동을 하는 단계를 기억하지 못할 수도 있다.
7. 조용한 환경을 유지하여 대상자가 불안 증상을 보이는 즉각적인 자극을 줄인다.	7. 치매와 혼동을 겪는 대상자에서 감각적인 과잉은 불안행동으로 나타날 수 있다.
8. 음악감상과 같은 조용한 활동과 접기 또는 세탁물 분류와 같은 단순한 활동을 제공한다.	8. 안정된 환경 내에서 조용한 활동을 제공한다. 치매 대상자에게는 반복적인 활동은 긍정적인 에너지와 행동의 배출구가 된다.
9. 가족과 친구가 방문하도록 격려한다. 대상자가 볼 수 있는 곳에 꽃과 카드를 놓는다.	9. 심한 혼동의 상태에서도 가족과 친구를 인지하는 능력은 유지된다. 사랑하는 사람은 대상자를 안심시켜 줄 수 있고 치매경험의 부정적 효과를 최소화할 수 있다.

대상자 간호계획(계속)
만성 혼동이 있는 대상자

간호평가

2017/10/30 10:00 – 대상자: 나 씨 부인

- 2주에 7점의 간이 정신상태검사를 마치는 데 참여한다.
- 알츠하이머의 진단에 앞서 가족이 관련되고 대상자는 신체적으로 왕성하고 일주일 동안 여러 차례 노인센터에 방문한다.
- 직원과 협조하지만 목욕, 드레싱과 같은 일상생활에서 최소한의 도움을 준다.
- 스스로 먹을 수 있다.
- 손상을 입지 않았고 낙상의 병력이 없다.
- 단순한 의사요구에 적절히 반응한다.
- 단순한 게임, 회상과 공예활동에 참여한다.
- 가족구성원을 인지하고 방문한다.

– RN 박미순

으로써 대처하는 데 도움이 될 수 있다. 건강관리전문가의 일원으로서 간호태도가 필수적이다.

9. 간호평가

대상자 목적에 맞는 간호중재의 평가는 결과기준과 관련된 대상자 사정이 포함된다. 간호중재의 연속성, 수정 또는 종료는 사정에 달려 있다. 이 과정은 지속적이다. 사고와 의사소통 변화를 보이는 대상자를 위한 목표와 결과기준 간의 관계의 예는 다음에 제시되어 있다.

간호목표

대상자는 혼동과 관련된 상해가 없다.

가능한 성과기준

- 퇴원 시 인지기능부전과 관련된 어떠한 상해의 보고도 없다(낙상, 찰과상, 화상 등).

간호목표

대상자는 결핍에 대한 보상을 위한 적절한 지지를 경험한다.

가능한 성과기준

- 퇴원 전, 대상자는 적절한 영양, 안전 및 운동을 시범보인다.
- 퇴원 전, 대상자는 인지결핍으로 인해 나타나는 요구를 상쇄할 수 있도록 필요하다면 지지서비스를 받는다.

간호목표

대상자는 안전하고 보호적인 환경에 참여한다.

가능한 성과기준

- 대상자는 환경적 위험으로부터 상해가 없음을 보여준다.
- 대상자는 이완된 행동과 편안한 환경에 대한 또 다른 지표를 보여준다.

간호목표

대상자는 기본 욕구에 대해 의사소통한다.

가능한 성과기준

- 퇴원 시, 대상자는 간호사와 함께 새로운 방법(제스처, 쓰기, 눈 깜박이기, 전기 도구 등)을 이용하여 요구를 표현하는 능력을 보여준다.

간호목표

대상자는 의사소통의 어려움 없이 경험을 말한다.

가능한 성과기준

- 대상자는 의사소통의 문제로 좌절이 감소되었음을 간호사에게 말한다.
- 대상자는 고립감과 우울감이 줄어들었음을 표현한다.

주요개념

- 인지는 지식을 얻는 과정, 생각하는 과정, 학습하는 과정, 의사소통하는 과정이다. 인지는 감각 입력, 과거 경험, 인식, 감정이 통합되고 의미 있게 형성되는 복잡한 정보처리 과정이다. 따라서 의도적으로 환경 내에서 인간이 상호작용할 수 있도록 해준다.
- 포괄적인 간호를 제공하기 위해, 간호사는 신체적 상태, 감염 과정, 투약, 개인적이고 환경적인 스트레스원, 영향요인과 같은 인지기능에 영향을 미칠 수 있는 요인을 알고 있어야 한다.
- 인지손상 증상에는 혼란스러운 생각, 주의력 결핍, 기억장애, 사고과정장애, 의사소통장애가 있다.
- 사고과정장애가 있는 대상자는 일상생활활동이 불가능하고, 생활환경에서 많은 지지가 사정되어야 한다.
- 인지장애는 개인과 가족의 삶의 질을 현저하게 떨어뜨릴 수 있다.
- 간호과정을 위해서, 간호사는 대상자가 사회적 환경과 신체적 환경의 질을 사정하여 인간이 어떻게 기능하는지를 결정할 필요가 있다.
- 사고과정장애에 대한 위험요인을 확인하는 것은 활동장애와 알맞은 중재를 알아낼 수 있도록 도와줄 수 있다.
- 신체적 · 심리적 기능 사정을 통해 인지과정장애가 발생한 이유를 확인하는 것이 중요하다.
- 성인에서 의사소통 장애의 주된 이유는 뇌손상이다. 다른 주요 원인은 암과 신경장애이다.
- 간호계획에는 간호사와 언어치료사 및 다른 전문인력과의 협력이 요구된다.
- 간호목적은 기능을 지지하고, 새로운 장애가 일어나지 않게 하고, 상해로부터 대상자를 보호하는 환경을 제공하는 동안 신체 균형을 복원하는 데 초점을 맞춘다.
- 만약 간호사가 기능장애에 대한 잠재적인 위험성을 발견했다면, 예방적 간호중재는 이런 요인을 최소화하고 대상자와 보호자를 지지해주도록 해야 할 것이다.
- 인지기능장애 대상자를 위한 많은 지지적인 중재 사이에 현실적인 지남력이 있다. 이는 현실감을 익히기 위해 복원하고, 강화함으로써 이루어진다.
- 인지과정이 변화된 대상자는 퇴원교육, 가정간호, 장기요양시설, 데이케어 등을 주의깊게 계획하도록 한다.

REFERENCES

American Psychiatric Association. (2013). Diagnostic and Statistical Manual of Mental Disorders. In *Diagnostic and statistical manual of mental disorders* (5th ed.). Arlington, VA: American Psychiatric Publishing.

American Psychiatric Association. (2013). *Diagnostic Criteria from DSM V TR.* Washington, DC: Author.

Aphasia. (2014). Retrieved from http://www.merckmanuals.com/professional/neurologic_disorders/function_and_dysfunction_of_the_cerebral_lobes/aphasia.html

Bakheit, A. M., Shaw, S., Carrington, S., & Griffiths, S. (2007). The rate and extent of improvement with therapy from the different types of aphasia in the first year after stroke. *Clinical Rehabilitation, 21*(10), 941–949.

Baxter, D., & Wilson, M. (2012). The fundamentals of head injury. *Neurosurgery, 30*(3), 116–121.

Boscart, V. M. (2009). A communication intervention for nursing staff in chronic care. *Journal of Advanced Nursing, 65*, 1823–1832.

Burock, J., & Naqvi, L. (2014, June). Practical management of Alzheimer's dementia. *Rhode Island Medical Journal, 97*, 36–40.

Clarke, P., Shaw, E., Villalba, J., Alli, R., & Sink, K. (2013). Therapeutic interactions to enhance the mental health and wellness of dementia caregivers and patients. *Journal of Gerontological Nursing, 39*(11), 7–10.

Cummings, J. L., Arsland, D., & Jarvik, L. (2013). Dementia. In C. K. Cassel, R. Leipzig, H. J. Cohen, E. B. Larson, & D. Meier (Eds.), *Geriatric Medicine: An evidence based approach* (4th ed.). New York, NY: Springer.

Day, K., McGuire, L., & Anderson, L. (2009). The CDC healthy brain initiative: Public health and cognitive impairment. *Journal of the American Society on Aging, 22*(1), 11–17.

De Bellis, A., Mosel, K., Curren, D., Predergast, J., Harrington, A., & Muir- Cochrane, E. (2011). Education on physical restraint reduction in dementia care: A review of the literature. *Dementia, 12*, 93–110.

Desai, S., Chau, T., & George, L. (2013). Intensive care unit delirium. *Critical Care Nurse Quarterly, 36*, 370–389.

Dillworth-Anderson, P., Pierre, G., & Hilliard, T. (2012, spring). Social justice, health disparities, and culture in the care of the elderly. *Journal of Law Medicine & Ethics, 40*(1), 26–32.

Doody, O., & Doody, C. (2012). Intellectual disability and transcultural care. *British Journal of Nursing, 21*(3), 174–180.

Downing, L. J., Caprio, T. V., & Lyness, J. M. (2013, May 2). Geriatric psychiatry review: Differential diagnosis and treatment of the 3 D's—delirium, dementia, and depression. *Current Psychiatry Report, 15*(365), 1–10. http://dx.doi.org/10.1007/s11920-013-0365-4

Dunne, W. M. (2013). Mechanisms of infectious disease. In C. M. Porth, & G. Matfin (Eds.), *Pathophysiology: concepts of altered health states* (9th ed.). Philadelphia, PA: Lippincott Williams & Wilkins.

Ely, E. W., Shitani, A., Truman, B., Speroff, T., Gordan, S. M., Harrell, F. E., et al. (2004). Delirium as a predictor of mortality in mechanically ventilated patients in the intensive care unit. *Journal of American Medical Association, 29*(14), 1753–1762.

Erikson, E. H. (1963). *Childhood and Society* (2nd ed.). New York, NY: Norton.

Field, R. R., & Wall, M. H. (2013). Delirium: Past, present, and future. *Seminars in Cardiothoracic and Vascular Anesthesia, 17*, 170–179. http://dx.doi.org/10.1177/1089253213476957

Folstein, M. F., Folstein, S. E., & McHugh, P. R. (1975). Mini-mental state: A practical method of grading the cognitive state of patients for the clinician. *Journal of Psychiatric Research, 12*, 189–198.

Fong, T. G., Tulebaev, S. R., & Inouye, S. K. (2009). Delirium in elderly adults: diagnosis, prevention and treatment. *Nature Reviews Neurology, 4*, 210–220. http://dx.doi.org/10.1038/nrneurol.2009.24

Gealogo, G. (2013, December). Dementia with Lewy bodies: A comprehensive review for nurses. *Journal of Neuroscience Nursing, 45*(6), 347–359.

Guyton, A. C., & Hall, J. E. (2011). *Textbook of medical physiology* (12th ed.). Philadelphia, PA: W.B. Saunders.

Hattori, H., et al. (2009). Assessment of the risk of postoperative delirium in elderly patients using E-PASS and the NEECHAM Confusion Scale. *International Journal of Geriatric Psychiatry, 24*(11), 1304–1310.

Havighurst, R. J. (1972). *Developmental tasks and education* (3rd ed.). New York, NY: David McKay.

Inouye, S. K., Van Dyck, C. H., Alessi, C. A., Balkin, S., Siegal, A. P., & Horwitz, R. I. (1990). Clarifying confusion: The confusion assessment method. A new method for detection of delirium. *American College of Physicians, 113*(12), 941–948.

Jablonski, R. (2013). Dementia is not dementia is not dementia. *Journal of Gerontological Nursing, 39*(1), 3–5.

Koeppen, B. M., & Stanton, B. S. (2010). *Berne & Levy physiology* (6th ed.). St. Louis, MO: Mosby.

Korczyn, A., Vakhapova, V., & Grinberg, L. (2012). Vascular dementia. *Journal of Neurological Sciences, 322*, 2–10.

Kostalova, M., Bednarik, J., Mitasova, A., Dusek, L., Michalcakova, R., Kerkovsky, M., et al. (2012). Towards a predictive model for post-stroke delirium. *Brain Injury, 26*, 962–971.

Kostas, T. R., Zimmerman, K. M., & Rudolph, J. L. (2013). Improving delirium care: Prevention, monitoring, and assessment. Neurohospitalist, 3, 194–202. http://dx.doi.org/10.1177/1941874413493185

Kurz, A., Kurz, C., Ellis, K., & Lautenschlager, N. (2014). *What is frontotemporal dementia? Maturitas, 79*, 216–219.

McCance, K. L., & Heuther, S. E. (2013). *Pathophysiology: The biologic basis for disease in adults and children* (7th ed.). St. Louis, MO: Mosby.

North American Nursing Diagnosis Association International. (2014). *Nursing diagnoses: Definitions and classification, 2012–2014.* West Sussex, England: Wiley-Blackwell.

Pfeiffer, E. (1975). A short portable mental status questionnaire for the assessment of organic brain deficit in elderly patients. Journal of the American *Geriatrics Society, 23*, 433–441.

Piaget, J. (1969). *The Psychology of the child.* New York, NY: Basic Books.

Porth, C., & Matfin, G. (2013). *Pathophysiology: Concepts of altered health states* (9th ed.). Philadelphia, PA: Lippincott Williams & Wilkins.

President and Fellows of Harvard. (2010). Preserving and improving memory as we age. *Harvard's Women's Health Watch, 17*(6), 1–3.

Santrock, J. W. (2012). Life-span development (14th ed.). Madison, WI: Brown & Benchmark.

Sendelbach, S., & Guthrie, P. F. (2009). Acute confusion/delirium: Identification, assessment, treatment and prevention. *Journal of Gerontological Nursing, 35*(11), 11–18.

Skinner, K. (2009). Nursing interventions to assist in decreasing stress in caregivers of Alzheimer's patients. *ABNF (Association of Black Nursing FacultyJournal), 20*(1), 22–24.

Smith, R., Fortin, A., Dwamena, F., & Frankel, R. (2013). An evidencedbased patient-centered method makes the biopsychosocial model scientific. *Patient Education and Counseling, 91*, 265–270.

Tabloski, P. A. (2013). *Gerontological nursing* (3rd ed.). Upper Saddle River, NJ: Prentice Hall.

Uriri-Glover, J., McCarthy, M., & Cesarotti, E. (2012, November). Alzheimer's disease: What new evidence shows. *Nursing Management, 26–31.*

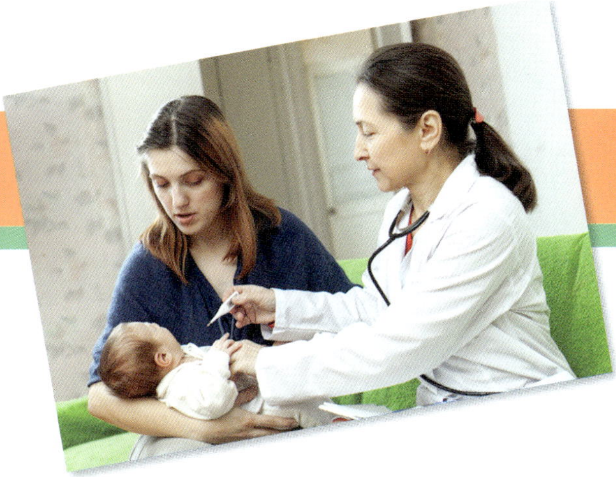

CHAPTER 38

자아개념

Self-Concept

Anne P. Poppe

주요용어

사회적 자아 social self
신체상 body image
역할 role
역할긴장 role strain
역할모호 role ambiguity
역할혼동 role conflict
자가평가 self-evaluation
자기효능 self-efficacy
자아 self
자아개념 self-concept
자아기대 self-expectation
자아존중감 self-esteem
자아지각 self-perception
자아지식 self-knowledge
정체성 identity

비판적 사고를 위한 사례

김 간호사는 육아상담소(well-baby clinic)에서 일하는 간호사이다. 31세의 이 씨 부인은 예약된 시간에 3개월 된 영아를 데리고 왔다. 김 간호사가 아이의 체중을 재는 동안, 이 씨 부인은 피곤하다고 하며, "가슴이 너무 커졌어요."라고 살이 찐 느낌에 대해 이야기한다. 또한 이 씨 부인은 시간제 근무를 하러 갔을 때 아이가 보고 싶었으나, 에어로빅 수업을 갔다 온 지금은 기분이 더 나아졌다고 이야기한다. 김 간호사가 아이에 대해 물었을 때, 이 씨 부인은 웃으면서 아이를 가졌을 때 얼마나 행복했는지, 그러나 조카들을 돌볼 때보다 자신의 아이를 돌보는 것이 얼마나 많이 힘든지를 설명한다. 이 씨 부인은 앞으로 휴식을 취할 수 있을지에 대해 걱정한다.

이 장을 학습한 후, 위의 사례를 읽고 다음의 내용에 대하여 비판적 사고를 적용하여 복습한다.

1. 이 씨 부인의 상황에 대한 간호사로서의 첫 느낌을 표현한다.
2. 자신의 경험, 지식, 신념을 위의 자료에 반영한다. 자신의 감정에 어떻게 영향을 주었는지 생각한다.
3. 엄마와 아이가 어떻게 느낄지 분석한다.
4. 위의 자료를 수집하기 위한 적절한 질문 내용을 개발하고, 추가적으로 수집해야 할 사정자료가 무엇인지 생각한다.
5. 이 가족을 위해 내릴 수 있는 간호진단을 생각하고, 기대되는 결과를 확인한다.
6. 자신의 간호사정, 간호진단, 기대되는 결과, 간호중재가 적절한지 생각한다.

학습목표

1. 자아와 자아개념의 기능을 서술한다.
2. 자아개념, 자아지각, 자아지식, 자아기대, 사회적 자아와 자아평가를 정의한다.
3. 자아개념의 4가지 양상을 확인한다.
4. 생애주기에 따라 자아개념이 어떻게 발전되는지 논의한다.
5. 자아개념에 영향을 미칠 수 있는 요인을 논의한다.
6. 가능한 자아개념 변화의 임상징후를 확인한다.
7. 자아개념 기능을 사정하기 위해 이론을 적용한다.
8. 자아개념 변화를 보이는 사람을 위해 간호를 계획한다.

사람이 삶의 변화에 적응하려면, 신체상, 역할수행, 자아존중감과 개인적 정체성을 발전시켜야 한다. 자아개념은 역동적이며 경험과 기대에 의해 영향을 받는데, 바람직한 자아개념은 정신건강의 선행조건이다. 자아개념과 연관된 간호사의 책임은 자아지식을 포함한 자아개념 사정, 적절한 자아개념기능의 증진, 자아개념에 문제가 있거나 변화된 경우에서의 중재와 관련이 있다. 그러므로 건강한 자아개념을 가지고 있는 간호사일수록 독특하고 다양한 대상자의 요구를 잘 다룰 수 있을 것이다. 반대로, 간호사의 자아개념이 제대로 기능하지 못하고 있다면, 대상자의 요구에 부합할 수 없을 것이다.

1. 자아기능

인간행동을 이해하는 것은 중요한 일이기에 자아개념은 많은 분야에서 연구되었고, 여러 가지 방법으로 정의되었다. 자아(self)는 인간의 독특한 영역, 잠재력과 목적으로 정의하며(Rogers, 1961), 자아개념(self-concept)은 인간을 유일한 자아로 보는 정신적 이미지이다. 이는 인간을 주관적인 '나' 혹은 객관적인 '나'로 보는 것이다. 자아개념은 인간이 상황과 관계를 다루는 방법에 영향을 미치는 준거 틀이 된다. 자아존중감과 자아실현은 매우 중요하며, 이에 따라 Maslow의 단계적 요구 중 최상위에 존재한다.

1) 자아개념과 자아지각의 특성

건강한 자아개념을 지닌 사람은 명확한 자아존중감과 타인에 대한 감정을 나타낸다. 이들은 자신이 속한 세계에 대해 안다. 그들은 강점과 약점을 가진 개별 개체로서 자신을 구별할 수 있다. 이들은 자신의 감정을 알고 있고, 삶의 의미를 부여할 수 있는 구체적인 방법도 알고 있다. 자아개념이 건강한 사람은 현실적으로 타인을 보고, 친밀감과 사랑의 능력이 포함된 만족스러운 태도로 타인과 관계를 맺을 수 있다. 또한, 적절한 대처행위를 통해 삶의 실체와 문제를 다룬다.

Brown(2007)에 의하면 자아개념은 자신들에 대해 생각하는 방법인 반면, 자아지각(self-perception)은 인간이 자아관찰을 토대로 행위를 설명한 것이다. 자신이 스스로를 지각하는 데에는 자아지식, 자아기대, 사회적 자아, 자가평가 등의 영역이 있다.

(1) 자아지식

자아지식(self-knowledge)이나 자기인식(self-awareness)은 기본적으로 자신을 이해하는 것으로 인지적 지각이다. 자신의 능력은 인지적 · 감정적 및 신체적인 것으로 의식한다. 자아지식은 자기 자신과 관련된 기본적 사실(연령, 체중, 성별)과 특성(성실하고, 강건하고, 지적인)이다.

(2) 자아기대

자아기대(self-expectation)는 '이상적' 자아, 즉 되고 싶은 사람과 관련이 있다. 이는 현재와 미래의 목표에 바탕이 되며, 만일 목표가 현실적이라면 목표를 달성할 수 있다. 그러나 비현실적이라면 실패할 수도 있다. 자아기대는 인간의 인식(awareness)의 한계를 기초로 한다. 예를 들면, TV에서 매혹적인 쇼를 보는 사람의 목표는 날씬하고, 아름답고, 이성에게 인기 있는 사람이 되는 것이다. 독서로 시간을 보내는 사람의 목표는 증가된 지식이다. 개인의 자아기대에는 의미 있는 타인이 영향을 미친다. 만일 엄마가 자신의 아들이 의사가 되기를 바란다면 아들은 이 목표를 공유할 수도 있지만, 만약 관심이 없다면 실패감을 느낄 수도 있을 것이다.

(3) 사회적 자아

사회적 자아(social self)는 인간이 자신의 행동이 타인과의 상호작용을 포함한 사회적 상황과 관계가 있다고 보는 것이다. 어떤 사람은 타인이 자신을 어떻게 보는지 전혀 알지 못하고, 단지 추측만 할 수 있다. 추측은 실제와 거리가 멀다. 반대로, 사회적 의무 속에 진실된 모습을 숨기려고 가면을 쓰는 사람도 있다. 교회에서 보이는 '종교적' 자아는 파티에서 보여주는 자아와 다를 것이다. 면접 때에는 공격적 감정을 숨길 수 있지만 나중에 직장 내에서는 공격성을 보이게 된다.

(4) 자가평가

자가평가(self-evaluation)는 자아존중감이나 자아가치를 이끌어내는 의식적 자아사정이다. 나는 내 기대에 부합했는가? 거울 속에 보이는 나를 좋아하는가? 내 행동에 대해 좋아하는가? 자가평가는 앞에 열거한 영역과 자아존중감을 합하여 평가한다.

2) 정상 자아개념 양상

신체상, 자아존중감, 자기정체성과 역할수행은 자아의 정신적 이미지로 이루어져 있다. 총체적인 자아는 4가지 구성요소의 합보다 더 대표성을 띤다. 이들 구성요소의 역동성은 다음을 통해 명확히 할 수 있다. 앞에서 본 3개월 영아와 엄마에 관한 사례를 통해 역동적인 자아개념 양상에 대해 생각해 볼 수 있다. 여성의 신체상과 역할수행은 임신과 엄마가 됨에 따라 확실히 변화한다. 이때 이들 구성요소는 자아존중감에 영향을 미치고, 엄마가 됨에 대한 정체성이 합해져야 한다. 만일 여성의 자아개념이 건전하다면 자아의 역동성에 대처하고 적응하기 위해 필수적인 변화를 시도할 수 있을 것이다.

(1) 긍정적 신체상

인체는 자아의 신체적 임상징후이다. 인간이 자신의 신체를 어떻게 그리고 느끼느냐가 신체상(body image)이다. 신체상은 자신의 신체에 대한 의식적 · 무의식적 경향(disposition)을 반영한다. 즉, 자신의 몸무게, 성별과, 성정체성, 자신이 보여지는 모습, 자신의 신체의 기능, 자신이 정한 목표를 달성하는데 자신의 신체가 도움이 될 수 있는가에 대한 개념이다.

문화적 · 사회적 경험은 신체상에 영향을 미친다. 서양문화에서는 미디어, 미의 가치, 건강, 젊음이 신체상에 영향을 미치며, 다른 문화에서는 체중, 나이 듦이 신체상에 영향을 줄 수 있다. 대부분 사람은 자신의 신체상으로서 보여주고 싶은 이상적인 이미지를 가지고 있다. 또한 사람들은 거울 속의 이미지, 실제로 어떻게 보이는지에 대한 인식도 한다. 실제 이미지가 이상적 이미지와 가까우면 사람은 자아에 대해 긍정적이고, 신체상에 대한 긍정적 감정들은 자아존중감의 일부가 된다.

간호연구에 따르면 아프리카계 미국 여성들은 그들의 체중에 상관없이 긍정적인 신체상을 가지고 있었으며, 신체활동을 사치스러운 것으로 생각했고, 바쁜 일상 속에서 그들은 신체활동을 할 여유가 없었다(Im et al., 2012). 이러한 민족-특징적인 태도는 식이와 운동 상담을 계획할 때 고려해야 하는 중요한 점이다.

(2) 자아존중감

자아개념이 자신에 대해 생각하는 방법이라면 자아존중감(self-esteem)은 자신에 대해 어떻게 생각하는지를 의미한다(Brown, 2007). 존중감의 두 가지 근원은 자신과 타인이다(그림 38-1). 자아존중감은 아동기와 사춘기에 걸쳐 발달하며, 성인기에 더 안정된다. 자신의 신체 사이즈나 외모에 대해 부정적인 의견보다 긍정적인 의견을 더 수용하는 사람들은 자아존중감이 더 높고, 신체에 대한 불만족이 적으며, 더 긍정적인 신체상을 가지는 경향이 있다(Herbozo, Menzel, & Thompson, 2013).

인생 초기에 아동은 자신에 대한 부모의 평가를 수용한다. 이때 아동은 이상적 자아를 형성하기 위해 타인의 평가와 기대를 통합한다. Coopersmith(1967)는 높은 자아존중감의 선행조건으로 부모 역할 수용, 분명한 기대,

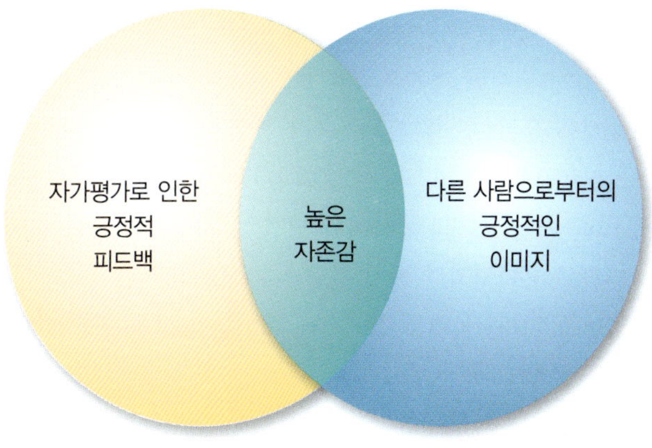

그림 38-1 사람은 자신과 타인으로부터 긍정적 피드백을 받게 될 때 자아존중감이 높아진다.

> **윤리적 · 법적 쟁점**
>
> **거식증**
>
> 14세 최 양은 어머니 최 씨 부인과 함께 병원에 왔다. 최 양은 마지못해 온 것처럼 보였으나, 최 씨 부인은 고집스럽고 걱정스러워 보였다. 최 씨 부인은 최 양이 지난 6개월 동안 계속 체중이 감소하고 있고, 음식을 토하는 것 같다고 했다. 최 씨 부인은 "무언가 하기"를 원하고, 만약 그것이 강제적인 방법이더라도 최 양이 먹기를 원한다고 한다. 최 양은 165cm의 키에 49kg 몸무게로, 단지 배가 고프지 않다고 이야기한다. 최 양은 최 씨 부인의 걱정을 이해하지 못하며, 자신이 뚱뚱하다고 생각하고 몸무게를 줄이고 싶어한다. 박 간호사는 최 양이 엄마와의 충돌로 인해 섭식장애가 있을 수 있다고 생각한다.
>
> **비판적 사고를 위한 과제**
>
> - 박 간호사가 수집해야 할 부가적인 자료를 확인해 본다.
> - 엄마와 딸 사이의 관계를 설명해 보고, 간호사가 개입할 수 있는 잠재적인 윤리적 딜레마를 생각해 본다.
> - 박 간호사가 이 상황을 관리하기 위한 부가적인 수단을 생각해 본다.
> - 이 상황에서 박 간호사의 윤리적 · 법적 책임을 결정해 본다.

한계와 의사표현의 자유를 들었다. 인간의 자기평가에 대한 기본적 기준인 이들 4가지 선행조건들로부터 다음의 명제들이 만들어졌다.

- 능력(power): 사건에 영향을 미칠 수 있는 능력-자신의 생각을 말하고 듣는 것
- 의미(meaning): 가치 있다고 생각하는 것-자신의 존재가 타인에게 중요함
- 자신감(competence): 자신의 목표를 달성할 수 있는 능력-개인적 성공
- 미덕(virtue): 개인적 가치관과 일치하는 행동을 하는 것-도덕적 혹은 윤리적 표준과 연계성이 있음

핵심적 자아존중감은 일관적이고, 자아에 대한 평가이다. 사람은 그들의 자아존중감 수준을 지지하는 경향으로 행동하거나 사건을 지각한다. 핵심적 자아존중감이 상대적으로 안정적일지라도 현 경험을 토대로 한 자아지각은 변하게 된다(Rosenberg, 1979).

적절한 자아존중감이 있는 사람은 성격적 결함에 대처하고, 강점을 최대화하는 점을 배운다. 이러한 사람은 자아수용적이다. 즉, 자아존중감이 높은 사람은 타인을 받아들일 줄 알고, 불안 수준이 낮으며, 사회적 상황에서 효과적으로 대처한다.

(3) 강한 자기정체성

정체성(identity)은 자신은 타인과 다르다는 인식을 조직화한 자아의 원리이다. 강한 정체성을 보이는 사람은 자아존중감, 신체상, 전체 자아개념 속에 들어 있는 다양한 역할을 통합한다. 전체 혹은 '나'는 어떤 한 가지 측면에만 관계된 것이 아니다. 정체성은 시간의 흐름에 따라 지속적으로 나타난다. '나는 어제의 내가 아니지만 유사성과 일관성은 오늘과 미래를 연결해 준다'.

경계에 대한 개념은 정체성의 중심이 된다. 실제로 정체성을 유지하기 위해서는 신체경계(이것은 나의 손이고, 저것은 너의 손)와 자아경계(이것은 나의 생각이나 느낌이며, 저것은 너의 생각이나 느낌)가 긴밀해야 한다. 정신건강을 유지하기 위해서 사람은 자신과 타인을 구분할 수 있어야 한다. 성별은 정체성에 의미를 부여하지만 신체적 기능을 넘는 의미이다. 사람들의 성 정체성은 성 역할의 경계를 정하는 데 도움을 준다(DiDonato & Berenbaum, 2013).

(4) 역할수행

사람의 인생은 많은 역할로 꽉 차 있다. 역할(role)은 사회적 지위로서 개인의 기대되는 특징적 행동으로 정의된다. 역할은 귀속적인 것과 임시적인 것이 있다. 귀속 역할은 선택의 여지가 없는 것으로(예: 딸로 태어나는 것), 여성으로 태어나면 그녀는 딸이 된다. 획득 역할은 사람이 선택하는 것이다(예: 직업과 관계 역할). 간호사가 되겠다고 선택하는 것은 획득 역할이다. 역할은 중복될 수 있지만, 다양한 역할 속에서 적절하게 자신을 지각할 때 자아존중감은 향상된다.

3) 생애주기에 따른 고려사항

각 발달 단계는 긍정적 자아개념 발달을 위해 특정 과업의 완수가 필요하다. 자아개념 발달에 관한 이론들은 Freud, Piaget, Erikson, Havighurst와 Kohlberg의 이론이다. Sullivan은 대인관계 이론을 연구했다. 자아개념 발달과 관계가 있는 Freud, Sullivan, Erikson과 Havighurst의 이론은 표 38-1에 나열되어 있다.

(1) 신생아와 영아

신생아는 자아가 미분화되어 있다. 그들은 타인과 분리된 존재임을 경험하지 못한다. 부모와 다른 돌봄제공자는 그들의 자아개념, 새로운 역할 수행능력과 그들이 신생아에게서 느끼게 될 불안의 양과 강도를 전달한다. 부모가 의식적으로 차분함을 유지하고 신생아에게 따뜻하고 수용적인 말을 하면 아이가 긍정적 자아개념의 기초를 형성하는 데 도움이 된다.

가족과 신생아의 경험 모두는 아이의 자아개념에 잠재적인 영향을 미칠 수 있는 역동적 변화이다. 엄마는 임신한 상태에서 임신하지 않은 상태로 변한다. 예를 들면, 산모가 모유수유를 선택한다면 더 많은 신체상 변화가 나타나고, 모유수유, 여성스러움 및 수행능력에 관심을 갖게 된다. 반면, 모유수유를 선택하지 않는다면 그녀는 죄책감이나 엄마로서의 역할에 대해 자신을 의심하게 된다. 이 기간 동안 엄마는 현존하는 역할이 바뀌고, 새로운 역할이 발생한다. 아버지 또한, 역할 변화 및 새로운 역할의 발생을 경험한다. 그는 자신의 정체성 내에서 새로운 관계를 통합한다. 타인과의 가족관계는 이 시기 동안 변화한다. 확대가족은 역할이행에 도움이 되거나 혼돈을 유발할 수 있다. 친구들은 아이 출산 후 부부를 다르게 대우한

표 38-1 자기돌봄 발달 이론

	Freud: 정신역동(1920/1966)	Sullivan: 대인관계(1953)	Erikson: 자아(1963)	Havighurst: 과업(1972)
신생아/영아	구강기, 0~3개월; 아이는 엄마를 구분하지 못한다.	영아: 자아개념 형성 시작; 안전=좋은 나; 불안=나쁜 나; 불안이나 박탈을 간과한 경우=내가 아니다.	신뢰감/불신감; 적절한 엄마 역할은 영아가 자신이나 타인과의 신뢰감을 확립하는 데 도움이 된다.	과업: 생리적 안정감을 확립한다.
영아	3개월에서 1.5세까지; 아이는 환경 내에 있는 물건(사람과 물건)과 그들의 신체를 구별하기 시작한다.	영아는 돌봄제공자와 떨어지지 못한다.		
유아	항문기; '나'라는 자기정체성이 두드러진다; 가족 내에서 역할수행을 학습한다.	초기 아동기: 분화가 시작된다. 만일 관계가 적절하다면 아이는 자아개념 속에 좋은 나, 나쁜 나와 내가 아님을 통합하기 시작한다.	자율성/수치심; 자아정체성: 신체상과 자아존중감은 세상에 대한 탐색을 통해 자기통제를 경험함으로써 발달한다.	과업: 걷기, 말하기, 대소변 조절을 통해 신체상을 학습한다.
학령전 아동	남근기; 성 역할, 신체상과 자기정체성이 더 분명하게 분화된다.		솔선감/죄책감; 성정체성 발달과 가족관계를 통해 역할 확립이 시작된다.	위의 과업을 통해 자신의 성 역할과 정체성을 학습한다.
학령기 아동	잠재기; 역할수행은 이 단계에서 일차적 과업이다; 신체상 문제는 이전 단계가 성공적으로 해결되지 않을 때 나타나는 징후이다.	유년: 개별화 과정이 또래관계 발달로 생긴다. 개인은 책임완수, 유능함과 협동을 배운다.	근면성/열등감; 사회화와 경쟁심이 발달되고, 지속적인 자아개념의 성장을 돕는다.	과업: 게임을 위한 신체적 기술, 역할(성별, 학생 및 친구), 가치관을 학습한다.
청소년	생식기; 신체상은 자신이 어떤 성 역할을 확립하느냐에 따라 개인마다 다르다; 부모와의 분리는 정체감을 강화시키고, 역할을 선택할 수 있게 한다.	정체성, 신체상과 역할은 개인적 과정으로서 지속적으로 발달하거나 재정의된다.	정체성/역할혼동; 자신을 찾는다.	과업: 신체와 성 역할 수용; 부모로부터 독립; 직업적 준비와 다른 역할(결혼, 시민이 되는 것 등)을 학습한다.
성인	개인은 이전 발달단계에서 생긴 갈등/결핍을 다룬다.		친밀감/고립; 사랑, 성적 충만감과 친밀성의 습득과 관련된 일차 과업의 역할이다. 생산성/자기흡수; 자신이 다음 세대에 대해 관심을 가질 때, 새로운 정체성이 발달하고, 자기안위 증진 및 가치 있는 역할을 통합한다.	과업: 결혼, 부모되기, 직업 과업: 신체적 변화에 적응; 나이 든 부모로서의 역할
노인			통합성/절망; 개인은 개인적 성취를 수용하거나 가치감소를 느낀다; 사람이 노화와 연관된 신체적 변화를 경험할 때 신체상은 변화한다(감각능력 감소 등).	과업: 신체적 능력 감소, 은퇴, 자신이나 배우자의 사망 가능성, 수입 감소에 적응

다. 신생아의 형제자매 역시 역할변화를 경험한다. 이 기간 동안의 변화를 통한 건강한 수용과 활동은 긍정적 자아개념 발달을 위한 단계를 확립해 준다.

영아는 타인과 분리된 자아를 이해하기 시작하며 감정(배고픔 등)을 느끼기 시작한다. 영아가 자신과 타인을 구별하기 시작하면, 자아개념이 발달하기 시작한다. 영아가 의미 있는 타인과 상호작용할 때 타인의 마음을 읽기 시작한다.

예를 들면, 엄마가 웃고, 짝짝꿍 놀이를 할 때 엄마는 아이가 웃고 소리를 지른다면 더 많이 웃게 된다. 그러므로 영아는 사회적 역할기대를 학습하기 시작한다. 영아기 때 아동은 앉고, 서고, 걷는 것을 배우며, 이러한 신체의 조절은 영아로 하여금 여러 가지 방법으로 세계를 경험하게 하고, 신체 경계를 가르친다. 신체 조절은 타인과 분리감을 느끼기 시작할 때 확립시키는 것이 도움이 된다. 영아는 놀이를 통해 환경의 통제 부분을 학습한다. 예를 들면, 이 단계 초기에 색깔 있는 모빌과 같은 물체를 보고 눈을 깜박인다. 나중에는 물건을 잡고, 영아기 말기에는 두 개의 블록을 쌓을 수 있다. 이 놀이는 정체성이 형성되는 초기 단계에 도움이 된다. 사회적 조절(웃는 것 등)은 역할을 시작하는 아동에게 도움이 된다.

영아는 상징을 통해 의사소통하기 시작한다. 예를 들면, 웃는 것은 좋은 것을 의미하며, 우는 것은 나쁜 것을 의미하고, "마마"는 엄마와 연관된다. 영아는 이름에 반응하기 시작하며, 돌봄제공자와의 상호작용과 탐색을 통해 발달과업을 수행한다.

(2) 유아와 학령전기 아동

유아는 아직 발달하지 않은 신체상을 가지고 있다. 그들이 타인과 다르다는 것을 알더라도 신체가 어디에서 끝나는지 정확히 알지 못한다. 예를 들면, 일부 유아는 변이 그들의 일부라고 보기 때문에 배변 후 화장실 물을 내리려 하지 않는다. 유아는 구체적인 영향요인을 알지 못하고 오로지 일반적인 감정이나 사고만을 인식한다. 그러나 이들은 행동에 대한 타인의 반응을 이해한다. 그러므로 과다한 처벌은 나쁜 감정을 갖게 하고 칭찬은 좋은 감정을 갖게 한다. 유아들은 이들 감정을 점차 자아개념 속으로 통합시킨다.

자아개념은 학령전기 동안 능동적으로 발달을 지속한다. 학령전기의 자아감은 그들이 개별적이고 독특한 존재라고 생각한다. 이 발달 단계 동안 아동은 상당한 성적 호기심을 보이고, 타인과 다르다는 것을 알게 된다. 성적 자아감에 더불어 학령전기는 공간적 관계와 신체상 내에 협조능력 증가 둘 다를 병합한다.

타인과의 관계는 이전 단계보다 학령기에 더 잘 정의 내린다. 가족과 세상 속에서 아동의 역할은 형태를 만들기 시작하는 것이다. 종종 학령전기 아동은 성인 역할을 흉내 낸다(그림 38-2). 이 단계 동안 아동은 다른 형제의

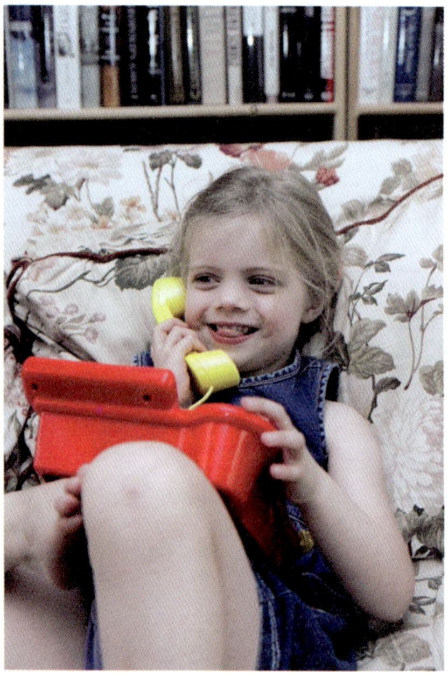

그림 38-2 학령전기 아동은 주변세계에 대한 학습을 통해 성인 역할을 하기를 좋아한다.

업적을 공유하거나 같은 업적을 달성할 수 없기 때문에 그들 스스로를 부족하다고 생각한다. 만일 가족 내에 새 아이가 생긴다면, 학령전기 아동은 화내고 질투하거나 퇴행반응을 보일 것이다. 이때 아이의 행동에 대한 가족의 반응은 역할수행과 자아존중감에 영향을 미칠 것이다.

호기심 때문에 학령전기 아동은 신체와 자아뿐만 아니라 신체의 일부와 그 이름을 배운다. 만일 질문을 이해하지 못하면 불안이 심화되거나 잘못된 대답을 하고, 부정적 자아개념이나 잘못된 신체상이 발달하게 된다.

(3) 학령기 아동과 청소년

학교 경험은 아동의 신체상, 자아감과 정체성을 강화시키거나 변화시킬 수 있다. 이때에는 선생님과 또래가 자아개념에 중요한 영향을 미친다. 기본적으로 아동은 또래와 자신을 비교하고 그들에 대한 외모, 능력, 사회적 자아를 평가한다. 학령기 동안에는 급속한 변화와 성장이 일어나기 때문에 자아개념은 상당히 유연성이 있으며, 변화는 매우 개인적이다. 그림 38-3은 6~12세까지 아동의 자아개념 발달의 흐름을 도표로 나타낸 것이다.

인생 경험을 통해 아동은 가치 있고 감정적인 존재임을 깨닫게 되고, 행동하는 방법에 대해 의사결정을 내린다. 자아는 의미 있는 타인이 아동의 감정표현을 받아줄 때 성장하고 발달하며, 자신은 단순히 존재하는 것 이상

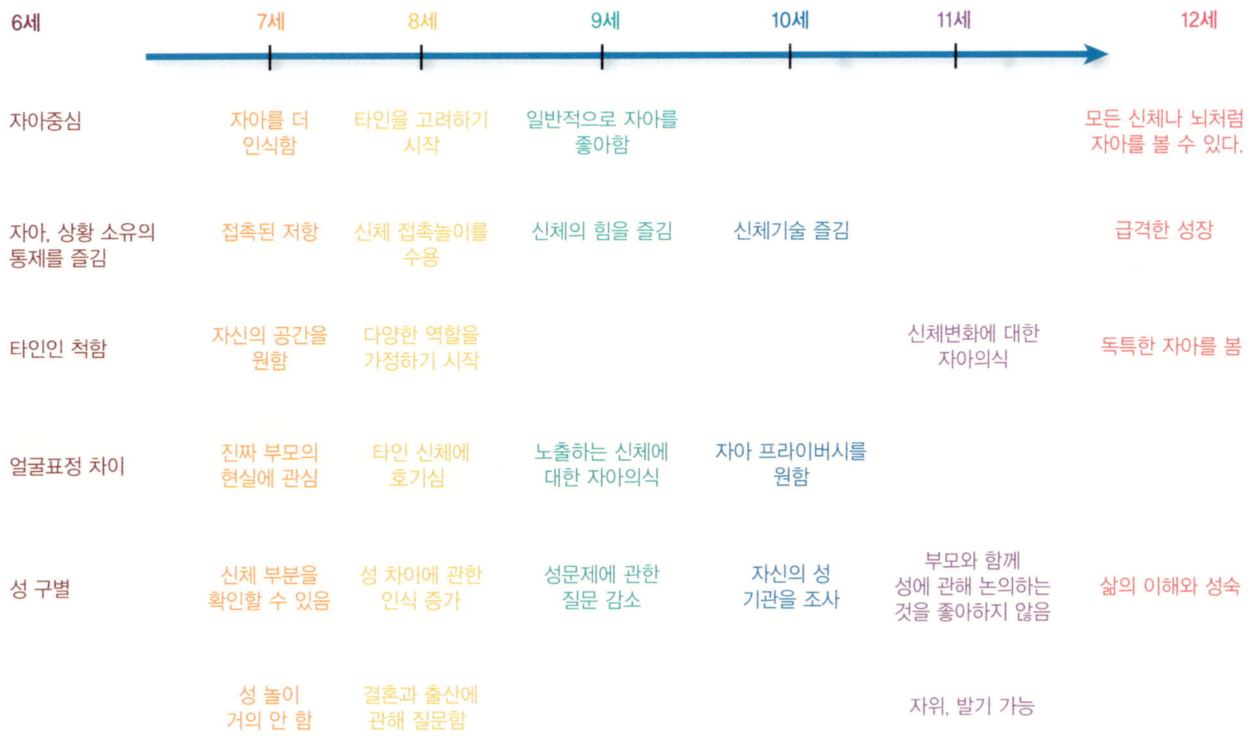
6세
7세
8세
9세
10세
11세
12세
자아중심
자아를 더 인식함
타인을 고려하기 시작
일반적으로 자아를 좋아함
모든 신체나 뇌처럼 자아를 볼 수 있다.
자아, 상황 소유의 통제를 즐김
접촉된 저항
신체 접촉놀이를 수용
신체의 힘을 즐김
신체기술 즐김
급격한 성장
타인인 척함
자신의 공간을 원함
다양한 역할을 가정하기 시작
신체변화에 대한 자아의식
독특한 자아를 봄
얼굴표정 차이
진짜 부모의 현실에 관심
타인 신체에 호기심
노출하는 신체에 대한 자아의식
자아 프라이버시를 원함
성 구별
신체 부분을 확인할 수 있음
성 차이에 관한 인식 증가
성문제에 관한 질문 감소
자신의 성 기관을 조사
부모와 함께 성에 관해 논의하는 것을 좋아하지 않음
삶의 이해와 성숙
성 놀이 거의 안 함
결혼과 출산에 관해 질문함
자위, 발기 가능

그림 38-3 6~12세까지 연속적으로 자아개념 발달을 보여주고 있다. 비록 발날 과징에 있어서 전반적으로 일관될지라도 아동 각각은 특별하다.

의 가치 있고 사랑스러운 존재임을 깨닫는다. 이러한 수용은 내적 감정 이해 및 신체적 특성에 관심을 갖는 청소년기에 특히 더 중요하다(Brown, 2007).

청소년은 두드러진 변화를 경험한다. 이들의 몸은 급속하게 성장하여 이차적 성징이 나타나며, 호르몬 분비가 증가한다. 청소년은 일관된 신체상을 확립하기 위해 이들 변화를 통합해야 한다. 유명 운동선수나 연예인, 또래의 역할모델은 자아개념에 강한 영향을 미친다. 의복, 머리모양과 동작은 또래에 의해 영향을 받는 신체상의 연장선상에 있다. 성적 변화와 성행위에 관한 또래집단의 기대는 성적으로 적극적 역할을 유발하게 한다.

청소년이 또 다른 책임을 요구할 때 부모는 새로운 방법으로 부모 역할을 학습할 필요가 있다. 모든 가족구성원은 혼돈으로서 청소년의 독립에 대한 갈망을 알 수 있다. 청소년은 가족의 가치관이나 기대와 직접적으로 상반된 것처럼 보이는 방법으로 행동할 것이다. 이러한 행위는 청소년의 주된 발달과업이 자기정체성 발달 및 형성이기 때문에 나타나는 것이다.

비판적 사고 적용하기

10세의 민서는 엄마와 함께 소아과 외래를 방문한다. 민서는 체육시간에 항상 아프다고 하는데 특별한 증상은 보이지 않는다. 그리고 엄마와 함께 이 일에 대해 이야기할 때 민서가 있다면 좀 불편할 것이라고 느꼈다. 민서는 체육관에서 아이들과 운동할 때 자신이 뚱뚱하기 때문에 친구들이 놀린다고 말했으며 그래서 그 자리를 피하고 싶었다고 한다. 방문 시 민서의 자존감을 이해하기 위해 어떻게 해야 하는가? 간호사는 이 엄마와 아이의 문제를 해결하기 위해 어떻게 해야 하는가?

정답은 부록 B를 참고하세요.

(4) 성인과 노인

성인은 계속해서 자아개념을 재형성한다. 젊은 성인은 인생 경험을 통해 형성된 자기정체성이 동료집단과 분쟁이 되는 것을 피한다. 획득 역할 형성의 대부분은 성인기 초기에 이루어진다. 성인기 초기의 공통된 인생 경험은 친밀한 관계형성, 직업선택, 가정의 기초확립 및 가족을 꾸미는 것이다.

50대 전후로 성인은 그들이 선택한 정체성과 경험의 적합성에 대해 자문한다. 그들은 자신의 의미를 되새겨보고, 이전에 알지 못했던 자신의 일부를 관찰한다. 이들은 인생에 있어서 더 많은 의미를 찾을 때, 역할을 확인하고 선택하기도 하고 버리기도 한다. Sheehy(1974)는 이 과정을 확실성의 위기라고 하였다. 이 확실성 위기의 결과는 재생 또는 포기이다. 재생 시 사람은 폭넓은 자아감을 강화하게 되고, 포기 시에는 자신의 역할을 축소시키게 된다. 실직은 역할수행 및 자존감에 있어서 예외적인 변화를 발생시킨다. 직업 역할은 그 사람이 누군인지를 말해주는 것이기 때문에 실직한 사람은 자기 자신을 더 이상 가치가 없는 사람으로 생각하므로, 이는 자존감에 큰 영향을 미친다.

은퇴는 역할 수행과 자아존중감에 대단한 변화를 요구한다. 경력은 개인에 대하여 말해주기 때문에, 은퇴한 사람은 자신이 어떤 사람이었는지로 설명되며, 더 이상 가치가 없다는 것을 강조하게 된다. 이것은 자아존중감에 크게 영향을 미친다.

대부분 나이 든 미국인은 자신의 집에서 혼자 산다. 독립심과 자기돌봄은 높은 자존감과 삶의 만족도와 상관관계가 있다(그림 38-4). 스트레스 관리능력과 새로운 환경에 대한 적응능력이 있는 사람들은 독립적으로 잘 기능할 수 있고, 생리적으로 뇌는 삶의 도전들에 견뎌내는 능력을 지속적으로 조절한다(Karatsoreos & McEwen, 2013).

체력 저하, 피부탄력과 감각능력 감소와 같은 신체적 변화는 인생 후반기 신체상에 영향을 미친다. 매스컴과 대중문화에서의 젊음에 대한 가치평가로 인해 일부 노인은 신체상 변화에 대한 낮은 자존감을 보인다. 또한 감각 변화도 자기정체성에 영향을 미친다. 만일 환경이 피드백을 제공하지 않는다면 그 사람은 어떤 것이 자신의 부분인지 판단하기가 어려워진다.

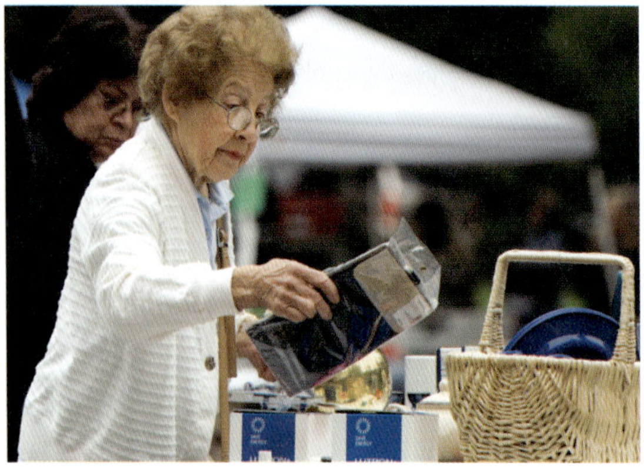

그림 38-4 독립성은 자아개념에 중요하다.

노인은 자신을 받아들일 때 인생의 의미를 찾을 수 있다. 만일 타인, 특히 젊은이가 자신의 업적을 수용한다면, 자존감은 향상되지만, 더 이상 쓸모없는 사람처럼 대접받는다면 자존감에 상처를 받게 된다.

4) 문화적 고려사항

문화는 자아개념 발달을 형성한다. 문화는 인종, 윤리나 국민성을 넘어 정체성 형성을 돕는다. 여기에는 사람들과 사회 전체에 형상화되어 있는 사회적 관행, 전통과 행동이 포함된다. 인류학에서 문화는 사람들이 어떻게 사는지 다음 세대에 삶의 방식을 전해 준다. 또한 문화는 그리스 문화, 멕시칸 문화나 미국 문화와 같이 국민 정체성을 설명한다.

아이들은 노출되는 문화 속에서 가치와 신념을 내면화하여 성장한다. 아이들이 이러한 규범을 받아들이는 정도는 자아개념에 영향을 준다. 미디어는 서구 사회에서의 문화적 규범에 대한 교훈을 제공한다. 식이, 아이 돌봄, 건강, 종교적 활동은 미국과 캐나다의 민족 집단에 따라 달라지는 규범이다. 문화적 활동과 주가 되는 신념의 통합성은 건강한 자아개념을 이끌 수 있다. 예를 들면, 민족 음악과 춤에 관심을 가지고 있으면서, 록 음악을 다른 동료들에게 공유하기를 좋아하는 청소년은 강한 정체성과 높은 자아개념을 가지고 있을 것이다.

사회적 상황은 문화를 경험하는 일반적인 장소이다. 1950년대부터, 소매상점과 비싸지 않은 버거와 밀크셰이크를 판매하는 패스트푸드 식당은 10대들의 사회적 상황이었다. 컴퓨터, 손으로 사용 가능한 기술 장치 및 페이스북, 트위터, 인스타그램과 같은 소셜 미디어의 출현으로 현대 문화에는 개인의 여러 측면, 특히 자존감에 영향을 미치는 새로운 요소들이 있다. 소셜 미디어를 통한 사회적 상호작용의 증가는 자존감을 향상시킬 수 있다. 그러나 많은 연구에서 소셜 미디어는 예상하지 못한 방식으로 개인에게 영향을 줄 수 있는 잠재력을 가지고 있음을 보여주고 있다. 예를 들어, 한 연구에 따르면 페이스북과 같은 소셜 미디어의 빈번한 사용과 성공한 개인의 프로필을 보는 것은 일시적인 자존감 감소를 일으킬 수 있는 것으로 나타났다(Vogel, Rose, Roberts, & Eckles, 2014). 네덜란드에서 수행된 또 다른 연구에 따르면 다른 사춘기 직전의 아동과 소셜 미디어를 통해 상호작용하는 사춘기 직전의 아동은 친구들이 먹는다고 인식되는 음식으로 본인이 먹는 음식(사탕)을 바꾸었다(Bevelander, Anschütz, Creemers, Kleinjan, & Engels, 2013). 한 연구에 따르면 대학생 정도의 젊은 성인에서 빈번한 소셜 미디어의 사용은 의사소통 과부하나 자존감 감소와 관련이 있으며, 이는 심리적인 디스트레스를 초래하는 것으로 나타났다(Chen & Lee, 2013). 간호사정 동안 대상자의 사회적인 참여가 개인과의 상호작용을 통한 것인지 아니면 소셜 미디어를 통한 것인지를 아는 것이 중요하다. 이러한 요인은 개인의 자존감에 다르게 영향을 미칠 수 있기 때문이다.

민족적 자부심은 민족 그리고 문화적 집단과의 관계를 나타낸다. 이것은 또한 소수 민족 집단들 사이에서 민족적 정체성을 표시하는 것이기도 하다. 문화적 집단 내의 가족 가치는 개인의 가치와 신념을 쌓는 전통을 강화한다. 연구에 따르면 민족적 자부심, 가족 가치와 문화적인 축적은 모두 행동에 대한 자기효능감에 영향을 미치는 것으로 나타났다(Savage & Mezuk, 2014; Unger, Schwartz, Huh, Soto, & Baezconde-Garbanati, 2014). 육아와 가족 가치는 민족적 · 국가적 정체성 형성을 위해 필수적이다(Kiang, Supple, Stein, & Gonzalez, 2012; Rivas-Drake et al., 2014).

문화는 자아개념의 행동표현에 영향을 미친다. 예를 들면, 문화 안에서 아동은 나, 내 것이라는 말을 자주 사용하는 개인주의 문화 안에서 살고 있지만 우리, 우리 것이라는 복수형의 대명사를 사용한다. 휴대전화나 비디오게임, 개인용 컴퓨터가 널리 사용되기 시작하면서 자아개념 개발에 한 부분으로 작용하고 있다. 한 연구에서 자아개념과 자아존중감은 정보기술 사용과 인종 및 성별과 관련이 있다고 보고하고 있다(Haferkamp, Eimler, Papadakis, & Kruck, 2012).

유전적인 소인은 민족적 차이점에 기여한다. 미국 노인사회 전문가들은 노인인구와 특징적 민족 문화의 변화가 많아질 것이라 예상한다. 예를 들면, 같은 진단과 치료를 받는 다양한 민족그룹에서 온 노인은 통증에 대해 다르게 표현한다(Laguna, Goldstein, Braun, & Enguidanos, 2014). 대상자의 문화적 신념에 기반을 둔 프로그램은 건강증진행위의 증가를 초래한다(Eschiti et al., 2014).

사회화는 익숙하지 않는 문화를 통해 성장한다. 사회화는 소수그룹이 사회에 잘 적응하는 데 도움을 주고 자아개념발달과 자아효능감에 영향을 미친다. 예로는, 독일 소수청소년의 민족성 개발이나 민족정체성이 문화 안에서 다르게 나타나는 연구에서 볼 수 있다(Eichelsheim et al., 2010). 문화적 가치와 특정 문화 그룹의 관행을 맞춤형 건강증진 프로그램과 통합하면, 해당 문화를 공유한 사람들에게 프로그램이 더 잘 수용될 수 있다(Pan et al., 2013).

2. 자아개념에 영향을 미치는 요인

1) 생물학적 구성

생물학적 구성(biologic makeup)에는 자아개념에 영향을 미치는 많은 특징이 포함되어 있다. 성별, 신장, 체중, 피부색깔과 외모는 자신과 타인들이 자아개념을 형성하는 데 도움이 되는 특징이다(그림 38-5). 또한 이들 요인은 인간이 경험한 것에 영향을 미친다. 예를 들면, 남성은 자아개념을 향상시킬 수 있는 경쟁적인 스포츠에 참여할 기회가 더 많다. 반면, 여성은 특정 스포츠 참여에 제한을 받으며, 운동을 하고 싶어하는 여성은 능력이 열등하다고 생각하기 때문에 자아개념이 손상된다. 최근에 여성의 운동 및 경쟁적 스포츠 참여기회가 증가함에 따라 긍정적 자아개념 향상에 도움이 되고 있다. 마찬가지로, 백인이 우월한 사회에서 흑인은 타인의 인식과 모순된다면 긍정적 자아개념을 형성하기가 어렵다. 키 크고, 날씬하며, 매력적인 경우 이들의 외모가 호감을 주기 때문에 쉽게 긍정적 자아개념이 형성될 것이다.

본성(생물학적)과 양육(환경) 중 어떤 것이 더 중요한가에 대한 계속된 논쟁에서 생물학적인 것이 중요한 역할을 한다는 것이 쌍둥이를 대상으로 한 연구에서 밝혀졌다(Polderman, Hoekstra, Posthuma, & Larsson, 2014). 주장훈련, 행복과 같은 속성 및 스트레스에 대한 취약성조차도 유전적인 것으로 밝혀졌다(Zhao et al., 2013; Cole et al., 2014). 비록 유전이 이러한 속성의 유일한 원인은 아니더라도 본성의 힘을 이해하는 데 상당히 중요하고, 훈육에도 영향을 미

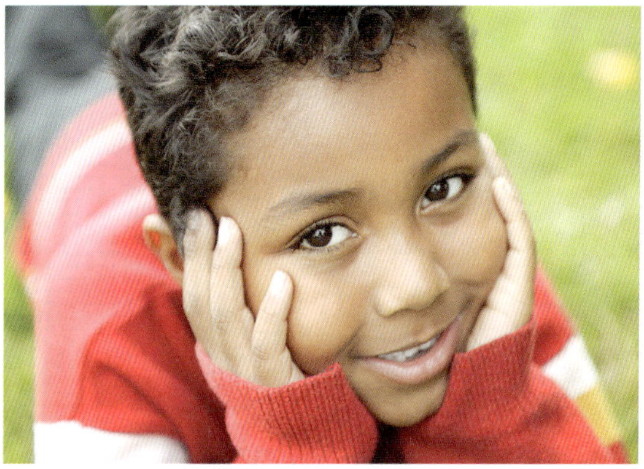

그림 38-5 성별, 피부 색, 머리 색, 눈 색깔은 자기인식에 영향을 미친다.

친다. 생물학적 지식은 자존감과 자아개념을 증진하기 위한 환경적 조건을 만들어 가는 데 필요하며, 이는 유전적 경향을 포함시킨 치료적 간호중재의 명확한 이해를 돕는다.

2) 대처와 스트레스 내성

대처와 스트레스 내성은 자아개념에 영향을 미친다. 스트레스에 대처할 수 있고 대처를 통해 갈등을 해결할 수 있는 사람은 건전한 자아개념이 형성되는 경향이 있다. 유머감각이나 생산성과 같은 내적 자원과 강한 지지집단 같은 외적 자원은 대처능력을 향상시킨다.

강한 가족지지를 가진 편모는 부모 역할, 재정적 제공자 및 여성으로서의 권리를 가진 활동가로서의 자존감이 증진함과 동시에 이러한 역할 수행이 강화된다. 그러나 스트레스를 적절히 풀지 못하는 사람은 위기를 느끼거나 자아개념이 손상된다.

강한 자아개념을 가진 성인은 어려운 상황에서 긍정적인 태도를 더 잘 유지할 수 있다. 예를 들어, 자신의 치료의 연속성에 대처할 수 있는 능력을 가진 정신적 태도는 관절 대체 수술의 회복을 향상시킬 수 있다(Tay Swee Cheng, Klainin-Yobas, Hegney, & Mackey, 2014).

(1) 스트레스를 유발하는 인생사건

대부분의 사람은 동시다발적으로 발생하는 수많은 일상 스트레스에 직면한다. 공통적인 스트레스원은 재정적 어려움, 직업문제, 고용의 변화나 실직, 관계문제, 성적 문제, 이혼, 이사, 친구 사귀기, 사랑하는 사람의 상실, 경쟁 및 중요한 결정 내리기 등이다. 스트레스를 유발하는 사건은 자기정체성과 자존감에 변화를 초래하기도 한다. 어떤 스트레스원은 인간을 마비시키고 자아개념을 손상시킬 정도로 강력할 수도 있다. 또한 스트레스가 쌓이면 자아개념은 사라져버린다(41장 참조). 예를 들면, 젊은 부부가 결혼을 한 후, 남편이 직업을 찾아 다른 도시로 이사를 하게 되었다. 이들은 새로 이사한 곳에서 생활비가 많이 들어 재정적 어려움 때문에 집을 사기가 어렵다. 아내는 아이를 갖기를 원하지만 자신의 능력 이상인 직업을 구해야 한다. 그들은 새로운 친구를 사귀기도 어렵고, 함께 결정해야 할 것이 너무 많다. 남편은 자신이 좋은 배우자가 아니며, 자신이 원하는 생활양식대로 살 여유가 없을 것이라고 느끼기 시작한다. 부부는 이러한 관계 속에서 스트레스를 느끼고, 둘 다 자존감과 정체성이 손상됨을 느끼게 된다.

(2) 부적절한 대처

부적절한 대처(inadequate coping)는 자아개념에 문제를 초래할 수 있다. 앞의 예에 나온 젊은 부부가 자아개념을 유지하기 위해서는 강한 대처기술이 필요하다. 지지체계의 부족과 무능력은 더 많은 문제를 일으키기 때문에 우선적으로 해결해야 할 문제이다. 부적절한 대처를 하는 일부 사람은 방어적 자존감이 형성된다. 방어적 자존감은 부정적 개인정보를 부인하기 위해 높은 자존감을 보이는 사람에게서 나타나는 보호적 기전이다. 이러한 경우에는 부인이나 과장 또는 투사를 통해 상처나 실패 속 불안으로부터 자신을 방어하기 위해 더 많은 사회적 인정을 받으려고 한다.

예를 들어, 신체 변화를 받아들인 심장이식 수여자는 새로운 감각을 개발할 수 있다. 그러나 이런 상황을 받아들일 수 없다면 그 수여자는 다루어야 할 문제를 다루기보다는 정상 생활과 이상에 대해서만 계속 걱정하게 된다(Rudiger & Winstead, 2013).

10대에서, 자살은 2013년 미국 질병관리본부(CDC)에서 집계한 사망의 세 번째 주요 원인이다. 자살 위험에 처한 많은 10대들은 스트레스에 대한 적절한 대처 기술을 배우지 않아 우울증과 자아개념 문제를 일으킬 수 있다. 브라질의 한 연구에 따르면 임신한 10대의 자살 위험이 증가하는 요인을 확인한 결과, 낮은 학력과 낙태, 이전의 주요 우울 증상 및 신체적 학대와 같은 대처 기술의 발달 부족과 관련된 요인이 모두 중요한 기여 요인으로 나타났다(Vitriol et al., 2014). 또한 소셜 미디어의 성장과 같은 사회적 및 문화적 요소가 10대의 자살위험에 영향을 줄 수 있다. 예를 들어, 사이버 괴롭힘을 포함한 괴롭힘은 10대 청소년의 자살 위험 증가와 관련이 있다(Bazelon, 2013). 그러나 이러한 문화를 긍정적으로 이용하여 자살 예방을 할 수도 있다. Whittaker 등(2012)은 문자 메시지를 사용하여 매일 2개의 우울증 예방 메시지를 청소년 그룹에게 전달했다. 그들은 10대들이 친구와 대화하는 것보다 메시지를 읽는 것을 더 좋아한다는 것을 발견했으며, 10대들은 이 메시지가 긍정적인 사고를 증가시키고, 부정적인 사고를 감소시켰다고 말했다.

3) 자기효능

자기효능 이론(Bandura, 1977)은 지각된 자아와 대처행위 간의 연계성에 대한 것이다. 자기효능(self-efficacy)은 특정 활동에 대한 수행능력에 대해 자신이 갖는 확신감의 정도이다(Bandura, 1994). 다르게 말하면, 자기효능감은 자신의 노력이 원하는 결과에 영향을 줄 수 있다고 얼마나 믿는지와 관련이 있다. Bandura의 자기효능감 모델에서 자기효능감이 높은 개인은 자신이 잘 수행할 수 있다고 믿으며, 따라서 어려운 과업을 자신의 능력 내에서 수행해내는 것으로 인지하는 경우가 많다. 반대로, 자기효능감이 낮은 사람들은 자신이 잘 할 수 없다고 생각하고 어려운 과업을 시도하지 않으려 한다. 경험, 모델링, 사회적 설득, 생리적 요인 등 4가지 요소가 자기효능감에 영향을 미친다. 경험은 금연을 위해 노력하는 것과 같이 기술을 습득하는 성공적 또는 성공적이지 않은 실제 시도를 나타낸다. 모델링은 가족, 친구, 미디어를 포함한 많은 출처에서 나올 수 있다. 사회적 설득에는 개인에게 변화의 장점을 확신시키려고 노력하는 것이 포함된다. 마지막으로, 생리적 요인은 새로운 상황에 대한 물리적인 반응이다. 예를 들어, 누군가에게 데이트를 신청할 때 심박수가 빨라지는 것 또는 손바닥에 땀이 나는 것을 경험한 사람은 단순히 스트레스가 많은 새로운 사건에 대한 물리적 반응으로 나타난 결과이지만, 생리적인 정보는 능력이 부족하다고 해석할 수 있다. 이렇게 각 요인이 영향을 미치지만 상황에 따라 조금씩 다를 수는 있다.

자기효능에 대한 지각 정도가 높을수록 특정 활동을 성공적으로 수행하고, 자기효능에 대한 지각 정도가 낮을수록 억압된 증상이 형성된다. 자기효능은 간호사가 건강증진을 위해 사용하는 도구이며, 금연이나 식이 수정과 많은 치료적 처방이행을 위한 대상자 교육 시 사용된다. 예를 들어, 자기효능감이 높은 사람은 웹 기반 금연 중재 연구에 참여한 후 성공적으로 금연할 가능성이 훨씬 높았다(Smit, Hoving, Schelleman-Offermans, West, de Vries, 2014). 당뇨병이 있는 성인에서 자기효능감 수준은 당뇨병 자기관리 및 전반적인 삶의 질 향상을 예측하는 데 중요한 요소였다(Walker, Gebregziabher, Martin-Harris, & Egede, 2014). 심부전 증상을 경험한 대만인 대상자를 대상으로 한 연구에서, 모델링과 사회적 설득 기술을 통해 자가관리기술을 배운 사람들은 자기효능감이 개선되고 증상이 경감되었다(Shao, Chang, Edwards, Shyu, & Chen, 2013).

기억해야 하는 개념

의존적이고 부담감을 느끼는 자아개념을 가진 대상자를 돌보는 경우 대상자의 모든 일상생활활동을 수행해주는 것을 피해야 한다. 성취감과 자기효능감을 증진시키면서 필요한 경우 도움을 제공하는 것이 중요하다.

4) 이전 경험

자아개념은 환경과의 관계에 있어서 개인의 복잡하고 변화무쌍한 개인적 관점이다. 자아개념은 환경과의 이전 경험에 의해 영향을 받는데, 경험은 성공과 실패 모두를 말한다. 사람이 성공하게 되면 자존감과 역할만족이 생기고, 그러면서 성공에 대한 기대가 생기게 된다. 또한 그들이 영향을 미칠 수 있는 것과 대상을 알게 된다.

기대(expectancy)는 자신의 행위가 일정한 반응을 일으킬 것이라는 신념이다. 자신 속에 들어 있는 두 가지 기대는 성공과 내·외적 통제위에 대한 기대이다. 성공에 대한 기대는 자신의 행위가 원하는 대로 이루어질 것이라는 믿음을 의미한다. 외적 통제위(external locus of control)를 가진 사람은 행운, 기회나 힘 있는 사람의 영향력 때문에 결과가 나타난다고 보는 것이다. 내적 통제위(internal locus of control)가 있는 사람은 자신의 행위가 결과에 영향을 미친다고 보는 것이며, 그들이 원하는 결과를 달성할 수 있다고 믿는 것이다. 이러한 기대는 인생 경험을 통해 발전하며 자신에게 영향을 미친다. 예를 들면, 행운이 좋은 결과를 가져올 것이라고 믿는 사람이라면, 그 사람은 결과 때문에 존중감이 증가하지는 않는다. 반면, 내적 통제위가 있는 사람은 존중감이 증가한다. 질병은 강한 내적 통제위가 있는 사람에게도 위협적인 것이다. 그러나 지속적인 건강추구행위가 안녕을 유지시킬 것이라는 자신의 신념에 의해 자아개념을 유지할 수 있다.

또한 경험은 대처전략을 발전시키고 이용하도록 한다. 사는 동안 스트레스를 경험하는 사람은 그들 자신 및 세계관에 맞는 대처기술을 사용한다. 과거에 익혔던 건강한 대처기전을 이용할 수 있는 사람은 앞으로도 성공적인 대처와 함께 자존감이 강화될 것이다.

괴롭힘은 실제 또는 인지된 힘의 차이를 포함하는 학령기 아동들 사이의 원하지 않는 공격적인 행동이다(stopbullying.gov, 2014). 대부분의 개인에게 괴롭힘은 몇 번만 발생하지만, 일부 어린이에게는 괴롭힘이 만연하다. 불행하게도, 괴롭힘은 성인에서도, 가정이나 직장에서도 경험할 수 있다. 괴롭힘은 개인의 자아개념을 바꿀 수 있으며 많은 부정

성과기반 교육계획

16세 윤 양은 '인후통' 때문에 보건실에 왔다. 윤 양의 인후에는 특별한 증상이 없었고, 열도 없었다. 이 상황에 대해 윤 양은 이렇게 이야기하였다. "나는 오늘 수업을 듣기에는 너무 아파요. 게다가 나는 수학을 잘 하지 못하고, 결코 잘 할 수 없을 거예요. 제 생각엔 조퇴를 하는 편이 나을 것 같아요." 간호사는 윤 양의 자아개념에 문제가 있음을 알아챘고, 윤 양이 이 문제를 극복하도록 도움을 주기로 결심하였다.

간호성과

윤 양은 새로운 것에 대한 학습능력에 대해 좀 더 확실하게 표현한다.

전략

- 수학 수업에 대한 윤 양의 수행에 대한 감정을 설명한다.
- 만약, 윤 양이 변화를 위한 노력을 동기화시키려면
  - 윤 양은 개인적으로 선생님이나 다른 상담선생님과 학습능력에 대해 논의한다.
  - 가능한 지지자원에 대해 논의한다(예: 동급생, 특별한 학습영역).
  - 매일 계산을 하는 방법에 대해 논의한다(예: 전화번호 기억, 판매가의 할인율 계산, 시장에 갔을 때 잔돈 바꾸기).
  - 수학 학습능력을 사정하고 숫자를 잘 다룰 수 있는지 사정한다.
- 윤 양과 함께 문제를 해결하여 자신감을 키워주고 동기를 부여한다.
- 사정에 대한 정규적인 확인 기회를 제공하고, 다른 사람으로부터 격려를 받을 수 있도록 한다.

간호평가

17/4/15: 09:00 - 윤 양과 이야기를 나눈 후, 그녀는 선생님과 개인적으로 대화하기로 결심하고 수학에 대한 두려움을 설명하고 튜터링 지원을 요청했다. 윤 양은 수학 수업관리 과정에서 격주로 상담선생님과 대화하는 것에 동의했다.

- RN 정지영

적인 신체적, 정서적, 관계적 및 기타 결과를 초래하는 여러 가지 심리적 요인의 일부가 될 수 있다. 예를 들어, '사이버 괴롭힘'을 포함한 괴롭힘은 홍콩 중학생들을 대상으로 한 연구에서 다른 심리적 문제와 함께 자기효능감 감소와 관련이 있었다(Wong et al., 2014). 그리스에서 수행된 연구에서 Kokkinos와 Kipritsi(2012)는 소녀들보다 소년들에게 괴롭힘이 더 흔했으며, 괴롭힘을 당하는 것은 학업 성취와 공감에서 전반적인 자기효능감의 저하와 관련이 있음을 확인했다. 다른 연구에서는 자기효능감 수준과 괴롭힘 사례에 대한 개인의 반응과의 관계를 설명하였다(Thornberg & Jungert, 2013). 간호사가 안전과 건강을 증진시키기 위한 효과적인 중재를 설계하기 위해 대처와 공감 영역에서 자기효능감 수준을 사정하는 것이 중요하다.

5) 발달 단계

발달 단계(developmental level)는 출생에서 노년에 이르기까지 자아개념에 영향을 미친다. 신생아는 자신을 하나의 개체로 보지 못하고, 어린 아동은 타인과 분리된 정체성을 학습하며, 청소년은 신체상 변화를 겪어야 한다. 각 발달 단계에서 일어나는 독특한 경험은 자아개념을 강화시키거나 변화시킬 수 있다. 발달과업이 완성되지 못하면 자아개념에 문제가 생겨 다음 발달 단계의 과업을 달성하지 못할 가능성이 있다. 다시 말해, 각 단계별 주된 과업 달성은 자아개념을 향상시킨다.

미완성의 발달과업은 자아개념에 문제를 일으킬 수 있다. 특히 청소년은 많은 신체적 · 정서적 · 성적 변화가 일어나기 때문에 어려운 시기이다. 청소년은 미래에 대한 의사결정을 내리고, 부모로부터 독립을 시도하며, 또래집단으로부터 압박감을 느낀다. 신체상과 정체성은 완전하지 않고 타인의 관점에 의해 영향을 받으며, 자존감은 약하다.

역할이나 신체상 변화는 발달이행 동안 자기정체성에 영향을 미칠 수 있다. 만일 자기정체성이 문제가 있다면 자신이 누구인지에 대해 말하기 어려울 것이다. 이 사람은 자신의 생각과 감정을 타인의 감정과 구별할 수 없게 된다. 사회적 상호작용의 양이나 질의 감소는 관계에 영향을 미칠 것이다. 예를 들면, 연령에 상관 없이, 체질량지수와 체지방이 많은 소녀는 자아 가치와 자아존중감 모두 낮았다(Lanza et al., 2013). 또한 섭취장애가 있는 여성은 자아존중감이 낮았다. 긍정적인 피드백을 제공하고 더 관심을 가진다면 이들의 자아존중감은 좋아질 수 있다(Vanderlinden et al., 2014).

6) 역할전환

사람들은 인생 전반에 걸쳐 여러 가지 역할전환을 경험한다. 역할전환의 두 가지 유형에는 발달적 역할전환과 상황적 역

치료적 대화: 자아개념

사례

정 양은 12세 된 아이이다. 정 양은 교내 스포츠 활동을 위해 엄마와 함께 병원에 왔다.

비효율적 대화

김 간호사 안녕, 나는 김미연이라고 해, 오늘 너의 신체상태를 확인할 전문간호사란다. 올해 무슨 운동을 하고 있니?

정 양 뭐든지요. (간호사를 심각하게 바라보며) 저는 의사만 검진한다고 생각하는데요.

김 간호사 사실, 간호사도 검진을 한단다. 어떤 운동에 참여하는 것을 좋아하니? (머리, 눈, 귀, 코, 인후를 확인한다.)

정 양 저는 축구와 소프트볼을 제일 좋아해요. 고등학교에서도 그 운동을 하고 싶어요.

김 간호사 좋구나. (엄마에게 질문하고, 청진기를 통해 계속 검진을 한다.)

정 양 그걸로 내 심장소리를 듣고 있는 건가요? (청진기를 바라보며)

김 간호사 그렇지. (대상자의 환의를 벗기고 심장소리를 들으면서)

정 양 (어깨를 구부려 가슴을 보지 못하게 막으면서)

김 간호사 좋아. 나는 지금 등 뒤에서 너의 호흡음을 들을 거야. 심호흡을 해보렴. (검진을 마침. 정 양은 조용함) 나는 네가 건강한 걸 알 수 있었단다. 유방이 발달된 것을 포함해 모든 것이 정상이야. 만약 네가 월경이나 다른 것에 대한 정보를 얻길 원한다면 병원에서 제공하는 아주 좋은 팸플릿을 줄 거란다. 만약 그렇지 않다면, 우리는 내년 검진 때 또 보게 될 거야. 항상 건강하길 바래. 운동에서도 많이 이기고! (웃으며 방을 나간다.)

정 양 (수줍어하면서) 난 다시는 저 간호사를 만나고 싶지 않아. 엄마, 가자. 운동에 늦을 수도 있겠어.

효율적 대화

이 간호사 안녕, 나는 이선희라고 해, 오늘 너의 신체상태를 확인할 전문간호사란다. 올해 무슨 운동을 하고 있니?

정 양 뭐든지요. (간호사를 심각하게 바라보며) 저는 의사만 검진한다고 생각하는데요.

이 간호사 사실, 간호사도 검진을 한단다. 어떤 운동에 참여하는 것을 좋아하니? (머리, 눈, 귀, 코, 인후를 확인한다.)

정 양 저는 축구와 소프트볼을 제일 좋아해요. 고등학교에서도 그 운동을 하고 싶어요.

이 간호사 훌륭하구나. 너는 정말로 강해 보여, 특히 다리근육이. 오랫동안 운동을 했나 보구나? (심장과 폐를 사정하기 위해 청진기를 따뜻하게 한다.)

정 양 네, 어릴 때부터 했죠. (청진기를 바라본다.) 그걸로 내 심장소리를 들을 건가요?

이 간호사 (멈추고 그녀를 바라본다.) 응, 너의 호흡음도 함께 들어 볼 거야. 문제가 있니?

정 양 (바닥을 바라보며) 옷을 벗어야 하나요?

이 간호사 아니. 나는 이렇게 심음을 들을 수 있고, (환의로 정 양의 흉부를 가린 채) 호흡음은 등 뒤에서 들을 거야. 검진에 대해 또 걱정되는 것이 있니?

정 양 아뇨. (수줍어하면서)

이 간호사 네가 검진하는 것이 부끄러워할까 봐 걱정되는구나. (가운 아래로 심음을 청진하면서)

정 양 네. (부끄러운 표정으로)

이 간호사 이해해. 나는 네 나이 또래의 딸이 있거든. 내 딸 역시 자신의 몸을 다른 사람이 본다면 부끄러워하지. 내 딸은 성장이 너무 빠르기 때문이라고 이야기하고, 그 모든 것을 이해하지 않는단다. (호흡음을 들으면서)

정 양 네. (흥미 있는 얼굴로) 그 애도 역시 운동을 하나요? 운동 후에 샤워하는 것을 어려워하지 않나요? 모든 사람들이 항상 보잖아요. 난 그게 싫어요.

이 간호사 내가 생각해도 편치 않은 시간인 것 같아. 잠깐 누워볼 수 있을까? (복부를 사정한다.)

정 양 (큰 한숨을 짓고) 네, 이제 다 됐나요? (웃으면서) 정말 간지럽네요!

이 간호사 다 됐어. (검진을 마치며) 내가 나갈게, 옷을 입으렴. 너와 네 어머니는 다른 것에 대해 나와 더 이야기해 볼 수 있어. 만약 궁금한 점을 질문한다면 나는 언제든지 대답해 줄 수 있단다. 알겠지?

비판적 사고를 위한 과제

- 신체상과 자아개념 사이의 관계를 설명해 본다.
- 정 양은 자신을 어떻게 설명하는지 해석해 본다.
- 각각의 간호사가 정 양과 어떻게 이야기했는지, 각각의 간호사에 대한 정 양의 반응은 어떠한지 비교하고 대조해 본다.
- 이 간호사가 정 양의 신체노출을 돕기 위해 어떻게 했는지 설명해 본다.
- 김 간호사가 처음 이야기한 내용을 확인하고, 그녀가 왜 비효과적인 대화를 했는지 생각해 본다.

할전환이 있다. 발달적 역할전환은 보통 학생에서 직장인으로의 변화와 같은 성장이나 노화와 관련이 있다. 상황적 역할전환은 결혼이나 배우자의 사망으로 부부에서 미망인으로의 자신의 상태변화와 같은 관계변화와 연관이 있는 것이다. 역할변화의 각 유형은 역할모호, 역할긴장과 역할혼동 등의 역할문제를 유발한다.

역할모호(role ambiguity)는 역할기대에 대한 지식이 부족할 때 생기며, 불안과 혼동을 유발한다. 예를 들면, 기대되는 업무와 책임에 대한 오리엔테이션 없이 새로운 직장을 얻는 경우이다. 그 결과 새로운 역할을 잘 수행할 수 있을 지에 대해 확신을 가지지 못한다.

역할긴장(role strain)은 자신에게 주어진 역할이 부적절하거나 맞지 않다고 생각할 때 발생한다. 이는 한 가지 혹은 수많은 역할 때문에 생길 수 있다. 한 가지 예를 들면, 동시에 아내, 연인, 엄마, 고용인으로서 역할을 수행하지만 전문직업인으로는 자신의 역할을 충분히 수행하지 못한다고 느끼는 경우이다.

역할혼동(role conflict)은 역할에 대한 기대와 관계가 있다. 역할혼동은 개인 내, 대인 간 혹은 역할 내에서 설명할 수 있다. 개인 내 역할혼동은 유산을 비도덕적이라고 믿고 있는 간호사에게 유산을 돕도록 요구하는 것과 같이 개인의 가치와 충돌할 때 존재한다. 대인 간 역할혼동은 개인의 기대와 타인의 기대가 어긋날 때 존재한다. 예를 들면, 청소년은 록밴드에 가입해서 활동하기를 원하지만 그들 부모는 지적 추구에 가치를 둔다. 역할 내 혼동은 두 가지 이상의 역할이 동시에 충족되길 바랄 때 존재한다. 배우자 사망의 경우, 생존한 배우자는 가족, 편부모 및 가장으로서 혼자서 생계비를 벌어야 한다. 그들은 새로운 역할에서 요구되는 기대를 충족시키지 못한다. 생계유지자로서의 역할은 부모로서의 책임과 상충되며, 역할병합을 피할 수 없게 된다. 자아개념은 이러한 역할변화로 인해 손상을 받는다.

7) 질병, 외상 및 수술

긍정적 자아개념은 보통 건전한 자아를 토대로 한다. 급·만성 질환, 외상이나 수술은 스트레스와 역할긴장을 초래해 자존감을 감소시키고, 신체상을 변화시킴으로써 자존감과 신체상에 악영향을 미칠 수 있다. 정상 노화와 연관된 신체적 변화 역시 자아개념을 변화시킨다. 그러나 질병에 대한 성공적 대처는 자존감을 향상시킨다. 예를 들면, 항암요법에 잘 견디는 암 대상자는 직업을 유지할 수 있고, 질병 발생 전보다 가족과 친밀감을 형성함으로써 정서적으로 더 강하고, 풍부하며, 긍정적인 자아개념을 갖는다.

신체상 변화는 신체상 지각에 장애가 초래될 때 발생한다. 실제적으로 신체 일부의 상실이나 기능상실이 있다면, 그들은 변화가 사라질 때까지 신체상 장애를 경험할 것이다. 신체상 장애와 연관된 감정은 무력감, 절망감, 무기력, 타인의 반응에 대한 두려움과 분노로 나타난다.

어린 시절 외상을 경험한 사람은 우울 및 자아개념 변화를 발전시키게 된다. 이러한 어린 시절 외상에 대한 중재는 대상자가 심리적 어려움의 원인을 이해하도록 돕는 것이다. 칠레에서는 어린 시절 외상으로 고통을 겪고 우울을 경험한 여성이 이러한 치료를 받은 후 사회적 역할 기능에서 개선을 보였다(Vitriol et al., 2014).

절단, 유방절제술, 화상과 안면외상은 신체구조와 외모에 있어서 중요한 변화의 원인이다. 심장질환은 활동을 제한하고, 신질환은 투석이 필요하며 결장루술은 모든 신체기능에 영향을 미친다. 질병, 외상과 수술을 경험할 때 본래의 자아개념을 유지할 수 있는 능력은 개인마다 다르다. 그들의 신체 일부나 기능의 변화와 중요성에 대한 개인의 지각은 신체상 기능부전에 의해 영향을 받을 것이다. 예를 들면, 오랫동안 힘 있게 달리는 것이 중요한 마라토너가 신경학적 질환으로 인해 신체가 허약해지게 되고, 휠체어를 타야 한다면 자존감이 감소하고 신체상이 변하게 될 것이다.

3. 자아개념의 변화

1) 자기돌봄 결핍

자아개념 기능부전의 임상징후는 미묘한 정서적·행동적 변화에서부터 완전한 자기파괴적 행동까지 다양하다. 또한 이들의 임상징후는 불안, 우울이나 물질남용과 같은 다른 문제로 나타나므로, 이러한 문제를 정확히 확인하는 것이 필수적이다. 임상징후는 자아개념 기능부전에 즉각적인 반응으로 나타나거나 자아개념 발달에 변화가 생긴 후 몇 년 내에 나타난다. 기능장애적 자아개념을 가진 사람은 자기돌봄 결핍(self-care deficit)을 보인다. 예를 들면, 만성질환자는 특별식이교육을 무시하고, 투약을 거부하며, 약속을 지키지 않는다. 입원 대상자는 의학적·간호적 치료에 참여하지 않는다. 또한, 자기돌봄 결핍은 불량한 개인위생, 건강유지활동 무

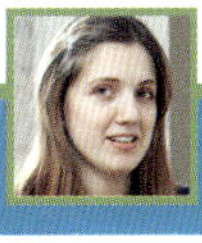

자아개념 PICO

이 장의 시작에서 소개된 시나리오에서 어머니의 의견을 들은 후, 당신에게 육아 프로그램이 출산 후 겪었던 여러 가지 감정에 대한 심리사회적 지원을 제공하는 데 도움이 되는지 궁금하다. 당신은 클리닉을 둘러보고 다양한 유형의 육아 수업을 설명하는 여러 브로셔를 보고 그룹 기반의 치료를 위한 안내를 받았지만 그것이 어떻게 도움이 될지 확신할 수 없다. 당신은 Cochrane Library에서 근거를 찾고 다음 PICO를 검색에 사용하기로 결정했다. 부모에게 그룹 기반 육아프로그램을 제공하는 것은 프로그램을 제공하지 않는 것과 비교하여 심리사회적 안녕을 향상 시켰는가?

P (Population, 대상) = 부모
I (Intervention, 간호중재) = 그룹 기반 육아 프로그램
C (Comparison, 비교) = 프로그램 제공하지 않음
O (Outcome, 성과) = 심리사회적 안녕 향상

당신은 4937명의 참여자를 대상으로 한 48개의 무작위 대조군 실험연구를 검토한 메타분석을 확인한다. 일부 연구에서는 아버지가 포함되었다. 행동, 인지-행동, 복합적인 세 가지 유형의 그룹 기반 프로그램이 평가되었다. 이런 프로그램의 중재들 중 일부는 부모의 권한 강화, 자녀의 행동을 다루는 전략 및 두 부모 간의 양육 스트레스를 줄이고 결혼 관계를 개선하는 것에 중점을 두었다. 연구는 단기적임에도 불구하고 이러한 프로그램에 참여한 부모의 심리사회적 안녕의 통계적 차이를 보여주었다. 우울증, 불안, 스트레스, 화, 죄책감 및 파트너 관계 만족도와 같은 감정은 이러한 프로그램을 통해 향상되었다. 이 연구는 특히 참여하는 개인의 스트레스와 자심감이 최대 5개월 동안 지속적으로 향상되었음을 보여주었다. 당신은 부모의 심리사회적 안녕이 자녀의 발달에 영향을 줄 수 있다는 사실을 알고 있기 때문에 어머니에게 브로셔를 제공하기로 결정한다.

출처: Barlow, J., Smailagic, N., Huband, N., Roloff, V., & Bennett, C. (2014). Group-based parent training programmes for improving parental psychosocial health. *Cochrane Database of Systematic Reviews,* (5), CD002020. doi: 10.1002/14651858.CD002020.pub4

시, 질병에 이환된 신체 일부를 부적당하게 노출시키거나 감추고, 건강추구행위 결핍을 특징으로 한다. 또한, 건강문제에 대해 알기를 거부하거나 특정 간호나 관심이 가치가 없다고 말한다. 예를 들면, 하지를 절단한 중년의 당뇨대상자는 날씨가 더움에도 불구하고 담요로 하지 부위를 덮는다. 머리를 거의 빗지 않거나 화장을 하지 않으며, 자주 약속을 잊어버리고 자신이 무가치하다고 느끼기 때문에 단 음식만 먹는다.

2) 정서적 · 행동적 변화

자아개념 기능부전의 정서적 변화는 비인격화, 절망감, 무력감, 소외감, 거절의 두려움, 분노, 슬픔, 비난, 죄책감, 부적절함, 가치 없음과 타인에 대한 의심 등을 보인다. 정서적 반응은 무디거나 부적절하게 격양될 것이다.

자아개념 기능부전에 따른 행동적 변화로는 활동에 대한 흥미 부족, 의사결정능력 부족, 사회적 상황 철회, 고립, 거울 속 자신의 모습을 보는 것을 거부, 문제 있는 신체 부분을 보는 것을 거부, 한계에 대한 언급, 책임회피, 타인에게 적개심 표현, 눈맞춤 거부 및 자기 자신에 대한 부정적 언어화 등이 있다.

행동은 건강관리제공자를 포함한 타인에게 더 의존적이거나 독립적일 수 있다. 항암치료를 받는 여성은 머리가 빠지고, 체중이 줄어듦에 따라 자아개념 기능부전의 정서적 · 행동적 임상징후를 보인다. 그녀는 거울 보는 것을 거부하고 다른 사람이 자신의 신체를 보는 것을 막기 위해 혼자서 목욕하고 옷을 입으며, 직원과 눈맞춤을 피하고, 지쳐 보이는 모습을 보이지 않기 위해 방문객 맞는 것을 거부하며, 정서적으로 무감동상태를 보인다.

3) 불안과 우울

불안(anxiety)과 우울(depression)은 자아개념 기능부전의 임상징후로서, 일반적으로 나타나는 두 가지 정신적 장애이다. 사람들은 신체상 변화, 역할이나 정체성의 문제 및 자존감 감소가 있을 때마다 위협을 느끼게 된다. 이러한 위협은 불안의 원인이 되기도 하며, 일반적으로 비애 과정이 뒤따른다. 예를 들면, 노인 남성이 최근에 직장을 잃고 부인과는 헤어지고, 건강까지 잃었다면 아마 우울을 보일 것이다.

일시적인 자아개념 장애에 대한 반응으로 짧은 슬픔을 경험할 수 있다. 그러나 적절한 대처능력이나 자기효능감이 부족한 경우 지속적인 슬픔, 수면 장애, 집중력 저하 및 사회적 위축과 같이 2주 이상 지속되는 증상이 특징인 우울증의 징후가 나타날 수 있다. 65세 이상의 노인으로 간주되는 성

인의 비율은 지난 수십 년 동안 급격히 증가했다. 다른 연령대와 마찬가지로 노인 인구도 우울증에 걸리기 쉽다. 65세 이상의 사람들 7명 중 1명은 우울증을 경험하고, 85세 이상의 사람들은 미국에서 자살률이 가장 높다(Geriatric Mental Health Foundation, 2014). 또한 심장질환, 폐 질환, 암, 관절염 및 알츠하이머 질환과 같은 만성질환을 가지고 있는 사람들의 25%가 우울증을 겪을 가능성이 있다. 만성질환이 많았고 사회적 고립이 많으며 노인의 활동 수준이 낮아짐에 따라 자아개념 장애의 원인을 파악하고, 대처 기술을 구축하며 상황에 따른 자기효능감을 높이기 위한 간호중재를 적용하는 것이 중요하다.

부모가 우울이나 불안이 있을 때, 당뇨를 앓고 있는 청소년 자녀에게 낮은 자기효능감을 보일 것이다. 이로 인해 당뇨를 앓고 있는 자녀는 당뇨치료에 대한 자신감이 낮다. 그러므로 가족 개개인에게 초점을 둔 가족 중재가 필요하고 이는 당뇨청소년에게만 초점을 두고 중재하는 것보다 훨씬 효과적일 것이다(Berg et al., 2013).

4) 자기파괴적 행위

물질남용(약물, 알코올), 성적 문란, 도박과 과식은 자아개념 기능부전의 임상징후이다. Brown(2007)은 중독자가 자신을 잘 인지하지 못하는 것부터 판단력 장애와 비전형적인 행동을 보이는 것까지 다양한 진행 과정을 보인다고 하였다. 이러한 자기파괴적 행위는 탐닉적이고, 즉각적인 희열만을 느끼게 한다. 낮은 자존감과 부정적 자아상을 보이는 사람은 그들 자신을 긍정적으로 생각하는 것이 어렵기 때문에 자기파괴적 행위를 바꾸기가 어렵다. 알코올 중독자인 40세 남성은 직업 상실, 재정적 불안정, 자동차 사고로 인한 상해가 운이 나빠서라고 생각한다. 이는 자기파괴적 행위와 자아개념 기능장애를 보이는 사람의 예가 될 수 있다.

앞서 사례적용을 다시 생각해 볼 때, 만약 그 여성이 엄마가 되는 것을 행복해 한다면 신체상의 문제에 대한 어떤 경험을 할 것이다. 그림 38-6의 개념지도가 이해를 도울 것이다.

4. 간호사정

1) 평소 양상 확인

대상자의 자아개념을 사정하는 간호사는 간호과정을 수행하기 위해 준비한 후 대상자의 자아개념이 강화되도록 돕는다. 이때 다른 간호진단에 따른 중재를 증진시키기 위해, 간호사가 이용할 수 있는 대상자의 자아개념의 강점을 확인한다.

자아개념에 대한 다음의 질문을 대상자에게 요구한다.

- 자신을 어떻게 설명할 수 있습니까?
- 평소에 자신에 대해 어떻게 느끼십니까?
- 신체의 변화나 하고 싶은 것에 있어서 변화를 경험하고 있습니까?
- 신체의 변화나 어떤 일을 하는 능력에 문제가 있습니까?
- 자신이나 신체에 대한 느낌에 변화를 경험한 적이 있거나 경험하고 있습니까?
- 자주 화내고, 불안해하고, 좌절하고, 두려워하고, 슬퍼하거나 괴롭게 만드는 것이 있습니까?
- 만일 그렇다면 무엇이 도움이 됩니까?
- 희망이 없다고 느낀 적이 있습니까?
- 삶 속에서 통제할 수 없는 것이 있다고 느낀 적이 있습니까?
- 절망감을 느낄 때나, 당신 삶을 조절할 수 없음을 느낄 때 도움이 되는 것이 무엇입니까?

39장을 참고하여 역할과 관계에 대한 추가사정을 한다.

2) 위험요인 확인

자아개념 기능장애의 위험에 처한 사람을 사정할 때 대상자의 발달 단계, 과거 경험, 스트레스원이나 위협의 강도 및 자기기대를 고려한다. 어떤 발달 단계는 다른 것보다 더 많은 위험에 노출된다. 만일 대상자가 영아라면 부모의 자아개념이 무엇인지? 대상자가 청소년기에 신체상의 변화를 경험했는지? 변화가 성행위에 영향을 미쳤는지? 과거 경험의 사정 시 과거의 자아개념 문제, 대처기전 실패경험, 자원과 지지 부족 등을 포함시켜야 한다. 스트레스원의 강도는 위험을 확인하는 데 도움이 된다. 대상자는 역할에 의해 위협을 받는가? 질병이나 신체상의 변화가 있는가? 바람직한 건강이나 역할수행에 중요한 것은 어떤 것인가? 질병이나 신체기능변화가 얼마나 심각한가?

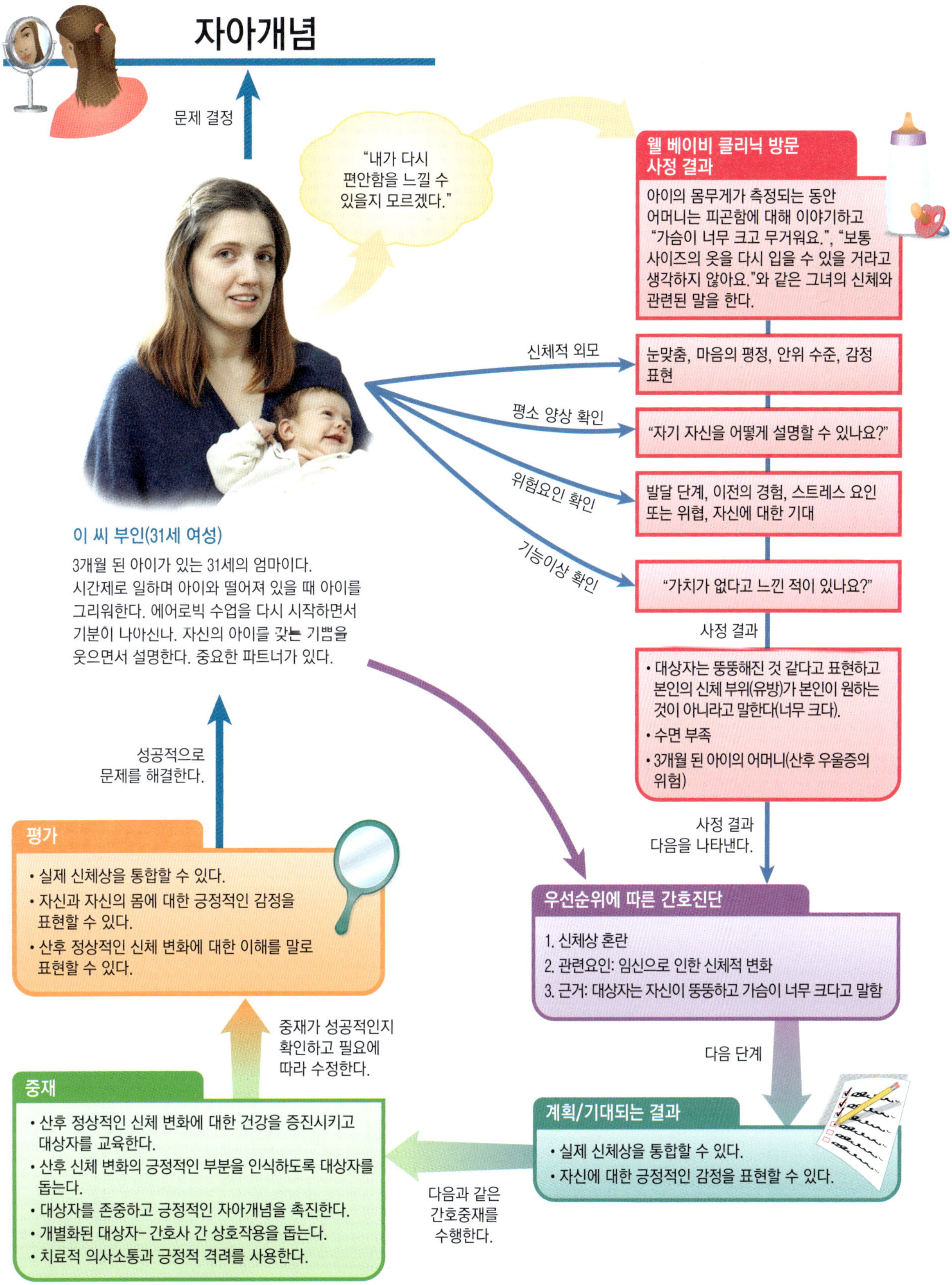
자아개념
문제 결정
"내가 다시 편안함을 느낄 수 있을지 모르겠다."
웰 베이비 클리닉 방문 사정 결과
아이의 몸무게가 측정되는 동안 어머니는 피곤함에 대해 이야기하고 "가슴이 너무 크고 무거워요.", "보통 사이즈의 옷을 다시 입을 수 있을 거라고 생각하지 않아요."와 같은 그녀의 신체와 관련된 말을 한다.
신체적 외모
눈맞춤, 마음의 평정, 안위 수준, 감정 표현
평소 양상 확인
"자기 자신을 어떻게 설명할 수 있나요?"
위험요인 확인
발달 단계, 이전의 경험, 스트레스 요인 또는 위협, 자신에 대한 기대
기능이상 확인
"가치가 없다고 느낀 적이 있나요?"
사정 결과
• 대상자는 뚱뚱해진 것 같다고 표현하고 본인의 신체 부위(유방)가 본인이 원하는 것이 아니라고 말한다(너무 크다).
• 수면 부족
• 3개월 된 아이의 어머니(산후 우울증의 위험)
이 씨 부인(31세 여성)
3개월 된 아이가 있는 31세의 엄마이다. 시간제로 일하며 아이와 떨어져 있을 때 아이를 그리워한다. 에어로빅 수업을 다시 시작하면서 기분이 나아진다. 자신의 아이를 갖는 기쁨을 웃으면서 설명한다. 중요한 파트너가 있다.
성공적으로 문제를 해결한다.
사정 결과 다음을 나타낸다.
평가
• 실제 신체상을 통합할 수 있다.
• 자신과 자신의 몸에 대한 긍정적인 감정을 표현할 수 있다.
• 산후 정상적인 신체 변화에 대한 이해를 말로 표현할 수 있다.
우선순위에 따른 간호진단
1. 신체상 혼란
2. 관련요인: 임신으로 인한 신체적 변화
3. 근거: 대상자는 자신이 뚱뚱하고 가슴이 너무 크다고 말함
중재가 성공적인지 확인하고 필요에 따라 수정한다.
다음 단계
중재
• 산후 정상적인 신체 변화에 대한 건강을 증진시키고 대상자를 교육한다.
• 산후 신체 변화의 긍정적인 부분을 인식하도록 대상자를 돕는다.
• 대상자를 존중하고 긍정적인 자아개념을 촉진한다.
• 개별화된 대상자-간호사 간 상호작용을 돕는다.
• 치료적 의사소통과 긍정적 격려를 사용한다.
계획/기대되는 결과
• 실제 신체상을 통합할 수 있다.
• 자신에 대한 긍정적인 감정을 표현할 수 있다.
다음과 같은 간호중재를 수행한다.

그림 38-6 자아개념 개념지도

또한 실제 자아와 이상적 자아 간의 차이 사정 시 위험을 확인할 수 있다. 대상자의 기대는 무엇인가? 이들 기대충족과 거리가 얼마나 먼가? 기대가 비현실적인가?

3) 기능이상 확인

기능이상을 확인하기 위해서는 대상자의 생각과 느낌을 사정한다. 건전한 자아개념을 갖고 있지 않은 사람은 삶에 대해 잘 대처하지 못하고, 열등감, 자기의심, 자기혐오감을 표현한다. '나는 자신을 좋아하지 않는다', '나는 지금 매우 형편없어 보인다', '나는 가치가 없다' 또는 '나는 엄마를 싫어한다'와 같이 부정적 감정을 말로 표현하는가? 왜 이런 식으로 느끼는가? 자존감, 역할기능, 자기정체성이나 신체상 중 어떤 영역에 문제가 있는 것인가?

4) 객관적 자료

대상자의 자아개념에 대한 객관적 자료는 직접 관찰을 통해 수집한다. 이러한 자료로는 눈맞춤 부족과 같은 행동적 임상 징후와 일부 혹은 기능상실과 같은 신체적 관찰내용 등이 있다. 예를 들면 화상치료 후 화상 흔적이 남은 팔을 붕대로 감아서 신체 일부를 감추려고 한다. 손을 흔들고, 얕은 호흡과 같은 불안행동과 눈물을 닦는 등의 행동을 보인다.

어떤 행위는 쉽게 관찰되지만, 이들 행위의 의미를 사정하기는 더 어렵다. 예를 들어 신체 일부를 가린다면, 이는 신체상 장애의 징후를 보이는 것이거나 사생활보장에 대한 요구가 높은 것이다. 이들 자료는 중요하며, 실제 자아개념이 위험상태인지 장애상태인지 결정하기 위해 주관적 자료로 판단해야 한다. 대상자의 행동을 지속적으로 관찰함으로써 자아개념의 변화를 확인하도록 돕는다.

5. 간호진단

자아개념 손상과 관련된 진단을 내릴 때, 간호사는 진단과 관련된 특징을 정의하고 고려해야 한다. 이는 가끔 비기능적인 자아개념을 받아 들인다. 여기에는 불안, 비효과적 대처, 손상된 가족대처, 방어적 대처, 두려움, 가족과정 손상, 예견된 슬픔, 절망감, 무력감, 사회적 고립과 사고 과정의 방해 등이 포함된다(NANDA-I, 2014). 선택된 NANDA-I과 NOC과 NIC의 고려점을 표 38-2에 나타냈다.

6. 간호성과 확인과 간호계획

간호성과 확인과 계획은 건전한 자아개념 증진 혹은 자아개념 변화에 초점을 맞춘다. 다음의 전반적 영역은 대상자 목표에 포함될 수 있다.

- 대상자는 현실적으로 신체상을 통합한다.
- 대상자는 자신이나 자기능력에 관해 긍정적으로 감정을 표현한다.
- 대상자는 자신과 타인을 구분한다.
- 대상자는 능력에 따라 수행한다.

대상자 목표는 각 대상자에게 알맞게 정의된 특징에 따라 다를 것이다. 대상자와 간호사는 목표와 중재를 확인하고 함께 계획한다(표 38-2).

7. 간호수행

1) 건강증진

(1) 강점 확인

간호사는 강점 확인(identification of strengths)을 통해 이들에게 도움이 되는 긍정적 자아개념을 증진할 수 있다. 지속적인 내 · 외적 자원 활용은 정체성, 역할수행, 자존감과 신체상을 강화하는 데 도움이 된다. 여러 가지 개인적 강점으로는 건전한 유머감각, 건전한 의사소통기술, 건전한 문제해결능력, 밝은 미소, 강한 건강유지양상들, 강한 가치관, 취미, 강한 사회적 지지체계(예: 가족관계), 안정된 결혼, 직장에서의 즐거움과 올바른 교육(그림 38-7) 등이 있다. 질병이나 사랑하는 사람의 상실과 같

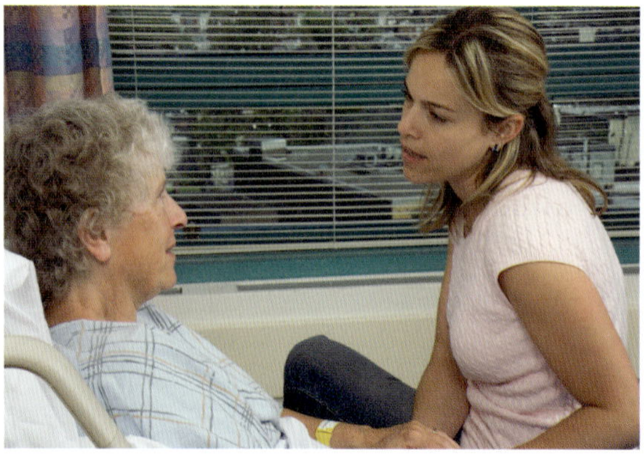

그림 38-7 가족은 변화가 있을 때 안정과 힘을 제공할 수 있다. 힘은 세대 간의 관계에서 올 수 있다.

NANDA **표 38-2 자아개념과 관련된 NANDA-I 간호진단**

간호진단	관련요인	진단진술	NOC*	NIC†
신체상 혼란: 자신의 신체에 대한 심상의 혼돈	신체지각 변화를 초래하는 수술, 결장루술, 요로전환, 선천적 기형, 식이장애, 비만, 신체 일부 구조나 기능의 변화를 초래하는 외상, 구조적·기능적 변화를 초래하는 만성질환, 신체틀/지각장애, 생활양식 변화, 우울. 외상(예: 강간), 문화적 혹은 영적 차이, 발달 혹은 노화와 관련된 요인 등	신체상 혼란 관련요인: 하지절단에 대한 수용성 부족 정의적 특성: 변화된 자신의 외모, 구조, 기능에 대한 수용을 말로 표현. 회피 행동, 관찰(모니터), 자신의 신체에 대해 인정	건강상태: 수용 신체불구 적응 신체상 대처 의사결정 절망 해소 건강신념: 수행할 능력을 받아들임 개인의 안녕 역할 수행 자존감	적극적인 경청 불안 감소 신체상 증진 자기인식 증진 자존감 증진 자아수정 협조
만성적 자존감 저하: 자신과 자신의 능력에 대해 지속적인 부정적 자기 평가나 느낌	지속적이거나 만성적인 자아부정의 표현(축소, 자아비평, 아이디어나 성취 등에 대해) 수치감이나 죄책감을 표현, 사건을 다루지 못하는 자신을 평가, 긍적적인 피드백을 거부, 부정적인 피드백을 과장 또는 새로운 시도에 대해 머뭇거림(새로운 경험에 대해 '할 수 없다'라고 함)	만성적 자존감 저하 관련요인: 수치심 진술. 음식 섭취 과다 정의적 특성: 부정적인 자아 피드백, "나는 할 수 없다" 또는 "나는 별로다"라고 하는 진술	수용: 건강상태 신체상 대처 의사결정 개인의 안녕 자존감	적극적인 경청 기대적 안내 불안 감소 신체상 증진 의사결정 보조 자존감 증진 자아수정 협조 사회화 증진

Dx, diagnosis; R/T, related to; AEB, as evidenced by.
*출처: Moorhead, S., Johnson, M., Maas, M., & Swanson, E. (2013). *Iowa Outcomes Project: Nursing Outcomes Classification (NOC)* (5th ed.). St. Louis, MO: C. V. Mosby.
†출처: Bulecheck, G., Butcher, H., Dochterman, J., & Wagner, C. (2013). *Iowa Intervention Project: Nursing Interventions Classification (NIC)* (6th ed.). St. Louis, MO: C. V. Mosby.
출처: NANDA-Association International (NANDA-I). (2014). *Nursing diagnoses: Definitions and classification, 2015-2017.* West Sussex, England: Wiley-Blackwell.

은 스트레스원이 존재하는 경우 자아개념을 강화하기 위해 대상자의 강점을 부각시킨다. 이들 강점을 개발하도록 하고 위협에 처했을 때 대처 과정에 강점을 활용하도록 대상자를 격려한다.

(2) 자신감

대상자를 대할 때는 항상 그들이 자신감(sense of self)을 유지할 수 있도록 존경심을 갖고 인격적으로 대한다. 각 대상자의 개성을 존중함으로써 간호사는 긍정적 자아개념들을 증진시킨다. 언어적 · 비언어적 상호작용에 특히 주의를 기울이도록 한다. 대상자에게 자기 자신을 소개하게 하고, 이름을 말하도록 하며, 존경심을 가지고 말하고, 항상 대상자의 사생활을 보장한다. 모든 절차와 간호활동을 설명하고 대상자의 정서적 반응에 주의를 기울인다.

(3) 자아개념 발달

대상자의 자아개념 발달(development of self-concept)은 발달 단계와 관계가 있다. 표 38-3은 특정 연령집단에서의 자아개념 발달을 위한 간호중재를 나열한 것이다.

① 신생아

신생아기 동안, 예상되는 지침은 가족구성원이 새로운 역할 및 역할과 관련된 자아개념에 적응하도록 돕는 것이다. 대부분의 경우 기대탐색을 허용하고 불안을 다루도록 지지를 제공하는 치료적 관계를 통해 수행된다. 부모 역할, 신체변화, 정서적 변화 및 가족 역할 기대에 대하여 가족을 교육한다. 초기에는 신생아를 포함한 모든 가족구성원을 위해 자아개념장애를 최소화할 수 있는 간호를 제공한다.

② 영아

움직임, 자극 및 안전에 대한 영아의 욕구에 대해 부모에게 교육한다. 만일 아동이 이 시기에 급 · 만성 질환을 앓고 있다면, 지속적인 발달을 촉진할 수 있는 환경을 마련

표 38-3 자아개념 증진을 위한 발달적 중재

발달적 관계	특성
신생아	가족이 치료적 관계확립 및 구성원들의 교육을 통해 새로운 역할에 적응하도록 돕는다.
영아	움직임, 자극과 안전에 대한 영아의 욕구에 관해 가족을 교육한다. 부모들이 입원 환아의 신체적 간호와 안전을 보장하도록 격려한다.
유아기	유아는 탐색을 통해 기술을 발달시키도록 한다. 가족을 지지하고 유아가 자아통제를 유지하도록 돕는다.
학령전기	학령전기 아동과 가족의 건강유지행위를 교육한다. 아이가 입원 시 가족이 함께 머물도록 격려하고 간호에 대한 어떤 결정도 아이가 하도록 한다.
학령기 아동	사생활을 보장한다. 부모에게 사회화와 소속감에 대한 욕구를 교육한다. 입원 중이라면 자유로운 방문과 연령에 맞는 활동들을 허용한다.
청소년	성적 건강, 약물과 알코올 섭취에 관해 청소년에게 교육한다. 정체성과 신체상의 변화에 대해 가족을 교육한다. 만일 청소년이 입원 중이라며 자율성을 유지하기 위해 간호에 대한 선택권을 제공한다.
성인	성인과 의미 있는 타인을 지지하기 위해 치료적 관계를 이용한다. 관계 및 역할수행 시 성인이 의사결정을 하도록 지지한다.
노인	존경심을 가지고 노인을 대하고 독립심과 개별성을 인정한다. 배우자, 직업, 사회적 지지망, 건강과 좋아하는 것들의 상실을 통합할 수 있도록 노인을 돕는다.

하는 것이 중요하다. 활동은 연령 및 건강에 적절한 것이어야 하며, 안전과 안정을 제공해야 한다. 입원한 환아를 위해 부모는 가능한 한 극진한 간호를 제공할 필요가 있다. 불안(입원에 대처할 수 있도록)하지 않도록 부모를 돕는다. 이로써 영아가 더 안정감을 느끼도록 돕고, 신뢰감을 기르며, 지속적인 자아개념 발달을 증진시키도록 한다.

③ 유아

유아는 신체상과 자존감을 긍정적으로 발전시키기 위해 새롭게 개발된 기술, 특히 운동 관련 기술을 익힐 수 있는 환경이 필요하다. 반복적으로 긍정적인 투입 및 알맞은 자아개념 발달을 위한 지지를 제공하도록 가족을 교육한다. 유아기 동안 입원이나 질병은 자아개념 발달에 영향을 미치므로 유아가 자아통제력을 유지할 수 있도록 유아와 가족을 지지한다.

④ 학령전기 아동

학령전기 동안, 정상 발달에 대해 가족을 교육하고, 성장을 촉진하는 효과적인 환경을 마련하도록 가족을 지지한다. 아동은 감각이 증가하기 때문에 신체손상에 대한 두려움이 있다. 그러므로 개인위생과 건강관리기관 방문과 같은 건강유지행위에 관한 지지와 교육이 필요하다. 이는 다른 가족구성원과 함께 건강관리제공자의 방문을 통해 혹은 정규적인 검사 동안 지지적인 치료를 통해 이루어질 수 있다. 학령전기에 입원이나 심각한 질병은 특히 문제가 된다. 학령전기 아동은 처벌, 포기나 신체적 손상에 대한 많은 환상을 갖는다. 결정을 내리는 데 있어서 학령전기 아동이 가능한 한 많이 참여할 수 있도록 하여 환상을 깨도록 한다. 덧붙여 입원한 학령전기 아동의 가족에게 가능한 한 많은 시간을 그 아동과 함께 지내도록 격려한다. 간호사는 가족이 입원 환아에 대해 죄책감, 무력감과 불안을 가지고 있음을 알아야 한다. 그러므로 아동을 돕기 위해서는 가족이 이러한 감정을 조절할 수 있도록 돕는다.

⑤ 학령기 아동

사회화와 소속감에 대한 아동의 욕구를 부모가 이해하도록 지속적으로 교육하고 돕는다. 흔히 보건교사는 학교에서 생식과 건강에 관해 교육한다. 만일 아동이 이 시기에 입원하였다면 사생활 보장을 위한 욕구변화를 인식하게 되고, 여전히 가족과 또래집단에 소속되기를 바란다는 것을 알 필요가 있다. 덧붙여, 학령기 아동은 질병과 치료에 대한 정보를 필요로 한다. 또한 부모는 자신의 두려움과 불안을 다룰 수 있도록 지지와 도움이 필요하다.

⑥ 청소년

역할 획득 및 독립심을 기르는 과정을 통해 청소년과 가족을 지지한다. 사생활 보장에 대한 욕구는 10대의 주된 관심사이다. 발달적 과정 및 각 가족구성원이 왜 이 시기에 강한 관심을 가져야 하는지에 대해 가족을 교육한다. 청소년은 정체성 확립을 위한 선택을 해야 할 때이다. 피임, AIDS와 성병에 관한 정보를 포함한 건강교육을 제공한다. 더 관심을 보여야 할 것은 약물과 알코올 남용이다. 청소년은 대처유형으로서 선택한 약물이나 알코올이 끼치는 영향에 대해 알 필요가 있으며, 이들은 대안적 대처행위를 학습하고 익힐 수 있도록 도울 필요가 있다.

많은 청소년은 소아과 병동에 입원한다. 그러나 이것은 그들 자신을 독립된 존재, 성인으로 보는 10대의 관점과 상충될 것이다. 간호에 관한 선택권을 제공함으로써 어느 정도의 자율성을 유지할 수 있도록 돕는다. 청소년의 장점과 약점에 대한 피드백을 주는 것은 현실적인 자아개념을 확립하는 데 도움이 된다.

⑦ 성인

일차적으로 치료적 관계 활용을 통한 친밀한 관계형성 및 직업에 대한 역할만족을 보이도록 돕는다. 성공을 위한 환경을 만들고 인생의 의미를 탐색할 시간과 지지를 제공한다. 생산성은 자아개념을 향상시킨다. 의미 있는 타인에게 지속적으로 지지를 제공하도록 한다.

⑧ 노인

나이 든 사람은 욕구를 가진 사람으로서 대접받고 싶어하는 반면, '노인'으로 여겨지기를 원하지 않는다. 노화와 연관된 독립심 상실은 자존감 상실을 초래하게 된다. 이때 노인에세 독립심과 자기돌봄을 지지하면 자아개념이 향상된다. 노인이 직업을 갖는 것은 자아개념 내로 변화를 통합하도록 돕는다. 존경심과 개성 또한 자아개념을 향상시킨다. 노인에게 적용된 중재들은 건강관리환경 내에서 개인 소지품을 보관하도록 하고, 그들의 이야기를 들어주고, 절차를 설명해 주며, 과업을 수행하도록 추가시간을 제공하는 것 등이 포함된다(그림 38-8).

2) 자아개념 변화에 대한 간호중재

(1) 치료적 관계

간호사는 치료적 관계(therapeutic relationship)를 통해 자아개념 변화를 보이는 대상자를 중재한다. 치료적 관계 개발을 위해서 간호사는 자기인식 및 효과적 의사소통을 시범보여야 한다. 우정과 신뢰를 전달하는 것은 대상자와의 신뢰감을 형성하는 데 도움이 된다. 감정이입을 보일 때 대상자는 간호사가 그들의 감정을 이해하고, 그들의 요구를 들어줄 것이라고 믿는다. 일단 관계가 형성되면 적극적 경청, 반영과 현실을 기반으로 한 피드백과 같은 치료적 의사소통 기법을 사용한다. 치료적 의사소통은 대상자가 자아개념 문제를 정의하도록 돕고, 문제해결을 시도하도록 도울 수 있다.

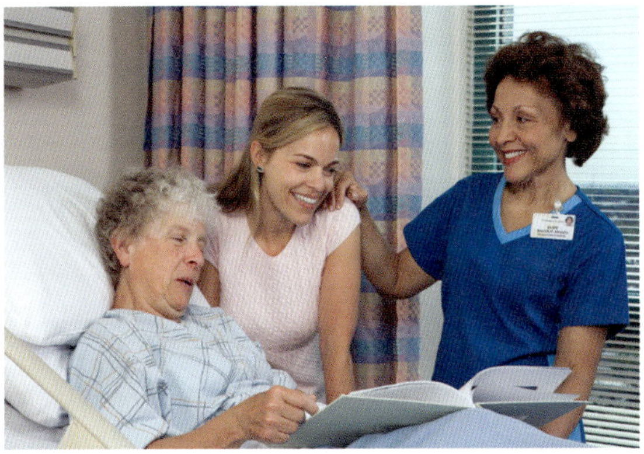

그림 38-8 노인은 가족사진과 기념품을 가지고 자신의 이야기를 설명한다.

(2) 자가평가

긍정적 자가평가(self-evaluation)를 하는 대상자를 돕기 위한 간호중재는 부적절한 자아개념을 변화시키도록 도울 수 있다. 자존감이 낮은 사람은 흔히 부정적 자가평가를 영구화하는 방향으로 행동하고 자신을 폄하한다. 이러한 감정을 극복하기 위해서는 현실적으로 자신을 평가하고, 자신에 대한 생각과 감정을 보다 더 긍정적으로 발전시킬 필요가 있다. 부정적 행위보다는 긍정적인 면을 강조한다. 긍정적 피드백을 받을 만한 가치가 있는 업무나 업적을 언급하도록 돕는다. 정직하게 칭찬을 해 주고, 긍정적 자기진술을 하도록 격려한다. 또한 확신하는 행동, 긍정적 진술을 하고, 칭찬을 수용함으로써 대상자를 위한 하나의 모델이 되도록 한다.

(3) 행동적 변화

행동적 변화를 목적으로 한 간호중재는 자아개념 문제가 있는 대상자를 돕는다. 행동적 변화를 유발할 수 있는 일반적인 방법은 자신에게 주어진 책임을 수용하고, 현실적인 목표를 정하며, 변화를 위한 자원을 활용하고, 긍정적 결과에 대한 보상을 하는 것이다. 사고와 감정을 반영한 진술을 하도록 함으로써 대상자 자신에게 주어진 책임을 수용하도록 돕는다. 예를 들면, 역할수행 문제가 있는 대상자를 위해 '어떤 것도 옳은 것이 없다'라고 말하는 대신에 '나는 내게 주어진 새로운 일을 터득할 수 없다'처럼 보다 더 적극적인 말을 하도록 한다. 이것은 대상자가 행동 변화를 보이는 첫 번째 단계이다.

현실적 목표를 정하도록 대상자를 돕고, 기대를 평가하도록 돕는다. 만일 기대가 비현실적이거나 현실적 자아와 이상적 자아 간에 불일치가 너무 크면 행동은 변하지 않을 것이다. 목표는 '나는 새로운 컴퓨터시스템을 익히기 위해 2주 훈련 과정이 필요함을 사장에게 요구할 것이다'와 같이 구체적이어야 한다. 예를 들면, 사무실 내에 컴퓨터 교육부서, 야간학교 과정이나 대상자가 일시적으로 직장에서 더 많은 시간을 보낼 수 있도록 주위에 도움을 줄 수 있는 사람이 있는지 찾아보는 것 등을 포함한 목표달성을 위한 자원을 확인하도록 돕는다.

만일 더 긍정적 행위에 따른 보상이 주어진다고 믿는다면 대상자는 행동을 변화시키고자 할 것이다. 탁월한 능력, 사무실에서 보내는 시간을 줄이는 것, 보다 더 생산적임, 타인으로부터 칭찬을 받는 것과 같은 보상을 확인하도록 한다. 대상자가 문제를 해결할 수 있도록 돕고, 역할 수행을 증진함으로써 자아개념을 강화시킨다.

3) 가정 · 지역사회 기반 간호

보통 자아개념 장애를 보이는 대상자는 정규적인 간호범위 안에서 정신사회적 도움이 요구된다. 이러한 대상자가 문제를 인지하도록 돕고 부수적인 치료를 받아들이도록 돕는다. 그 후에 추가적 간호계획을 세울 때 대상자가 참여하도록 한다. 퇴원계획의 목표는 효과적인 교육과 의뢰이다.

교육계획은 지지집단이나 상실단계에 관한 개인교육과 지역사회 자원이용기관 및 방법을 포함한다. 의뢰는 유방절제술 대상자를 위한 전문 지지집단이거나 정신 전문간호사, 심리학자나 정신과 의사를 통해 치료받을 수 있어야 한다. 통원 의뢰 시에는 건강관리제공자와 상담한다. 만일 대상자가 가정-건강서비스를 받고자 한다면, 간호계획 시 가정간호사와 의사소통한다. 예를 들면, 유방절제술 후 대상자를 위한 가정간호 시 신체상 변화를 받아들일 수 있도록 하는 중재가 포함되어야 하고, 만일 이들의 문제영역이 입원 동안 확인된 것이라면 자존감을 강화할 수 있는 중재가 필요하다.

8. 간호평가

명확한 결과기준은 자아개념에 대한 목표달성 여부를 평가하기 위해 사용한다. 선택된 간호중재가 효과적인지를 대상자에게 질문한다면, 목표의 본질은 행동일 것이다. 이때 간호사는 대상자가 어떤 환경일 때 내지는 언제 그러한 행동을 보이는지에 대해 질문한다. 이러한 목표들은 측정가능해야 한다. 간호사와 대상자(대부분의 경우)가 목표와 결과기준을 세우기 때문에 이들 기준에 부합하는지 그렇지 않은지를 논의할 수 있다. 대상자 목표에 대한 결과기준은 다음과 같다.

간호목표

대상자는 현실적으로 신체상을 통합한다.

간호성과 기준

- 대상자는 수술 후 2일 내에 신체에 관해 말한다.
- 대상자는 수술 후 3일 내에 거울 속의 자신을 본다.
- 대상자는 수술 후 4일 내에 드레싱 교환하는 것을 돕는다.

간호목표

대상자는 자신이나 자기능력에 관해 긍정적으로 감정을 표현한다.

간호성과 기준

- 대상자는 2일 내에 대화 도중 간호사와 눈맞춤을 시도한다.
- 대상자는 퇴원으로 인해 자신에게 미치는 부정적 태도와 영향에 대해 나열한다.
- 대상자는 퇴원 시 자기돌봄 활동을 성공적으로 수행한 느낌을 말로 표현한다.
- 대상자는 자기돌봄을 지지하는 전략과 자신과 관련된 긍정적 감정을 말로 표현한다.

간호목표

대상자는 자신과 타인을 구분한다.

간호성과 기준

- 대상자는 2일 내에 질병과 관련된 비인격화의 감정을 확인한다.
- 대상자는 5일 내에 퇴원에 대한 실질적 기대를 진술한다.
- 대상자는 7일 내에 자신의 삶의 희망과 힘이 생김을 표현한다.

간호목표

대상자는 능력에 따라 수행한다.

간호성과 기준

- 대상자는 1일 내에 신생아 돌봄에 대한 흥미를 표현한다.
- 대상자는 2주 내에 새로운 역할획득을 돕기 위한 3가지 대처전략을 확인한다.

대상자 간호계획
신체상 혼란이 있는 대상자

간호진단

몸을 쳐다보지 않으려는 대상자의 신체적 외모 변화와 관련된 신체상 손상

간호목표

대상자는 향상된 신체적 외모지각을 표현한다.

간호성과 기준

- 대상자는 수술 2일 내에 신체적 변화를 논의한다.
- 3일 내에 일상생활활동(ADLs)에 참여한다.
- 대상자는 3일 내에 신체적 외모변화에 대한 준비로서 대처기술을 사용한다.
- 대상자는 수술 1주일 내에 수술받은 신체부분을 본다.

간호중재	이론적 근거
1. 가족관계와 같이 대상자의 신체상에 긍정적인 영향을 미칠 수 있는 강점에 대해 사정한다.	1. 신체상을 향상시키는 요인들을 사정하는 것은 대상자의 강점을 부각시키는 것이다.
2. 변화된 외모와 자기가치를 논의할 수 있는 기회를 제공한다.	2. 언어적으로 감정을 말하는 것은 대상자가 생각을 분명히 하는 데 도움이 된다.
3. 몸치장을 도와준다.	3. 대상자가 신체적으로나 정서적으로 자신을 꾸밀 수 없을 때 간호사의 간호활동은 대상자의 안녕에 관심을 보이는 것이며, 이는 신뢰감 형성에 도움이 된다.
4. 스스로 몸치장하도록 하고, 독립심을 기르도록 대상자를 격려한다.	4. 자기돌봄에 참여하도록 격려하는 것은 대상자에게 조절력을 제공하게 된다.
5. 주체성과 긍정적 대처전략을 사용하도록 격려한다.	5. 신체상의 성공적 대처를 위해 보조기구를 효과적으로 사용할 수 있도록 대처전략을 활용한다.
6. 긍정적 대처전략을 키우도록 격려한다.	6. 내 · 외적 자원활용은 자아존중감과 신체상을 강화시키는 데 도움이 된다.
7. 대상자가 자기 자신을 볼 수 있도록 거울을 제공한다. 대상자는 혼자 있을 때에도 거울을 보고 싶어한다.	7. 대상자가 신체상에 본인의 신체 변화를 통합하기 전에 대상자는 신체적 변화를 먼저 보아야 한다.
8. 외모변화, 지지집단과 다른 자원들에 관한 정보와 교육을 제공한다.	8. 개별화된 교육과 정보는 대상자의 독특한 요구를 충족시킨다.

간호평가

2017/5/11 09:30 – 대상자는 자극을 증가시키기 위해 병원과 가정에서 다양한 감각경로의 사용을 시범 보인다.

- 퇴원 전, 대상자는 감각자극을 정확히 해석한다.
- 가족과 친구의 방문을 15분이나 그 이상 같이 있을 수 있고, 같이 있는 동안 대상자는 감각자극에 대한 정확한 해석을 인지한다.

– RN 정지영

- 대상자는 24시간 내에 성공적으로 신생아의 기본 간호를 수행하고 2주 내에 보다 더 복잡한 간호를 성공적으로 수행한다.
- 퇴원 전 대상자는 가정에서 사회적 지지를 제공할 사람을 접촉할 것임을 말로 표현한다.

주요개념

- 자아개념은 개인이 가진 자신에 대한 정신적인 이미지이다.
- 정상 자아개념의 특징은 자기인식의 차원을 포함한다: 자아지식, 자아기대, 사회적 자아, 자가평가의 영역이 있다.
- 긍정적인 신체상, 자존감, 강한 자아의식과 역할수행은 자아개념의 정상적인 형태이다.
- 자아개념에 영향을 미치는 요인에는 문화, 가치, 신념; 대처기전과 스트레스 적응; 자기효능감; 과거의 경험; 발달단계와 발달과업의 성취; 질병; 외상과 수술 등의 생물학적 요소가 있다.
- 변형된 자아개념의 표현에는 자기돌봄 결핍, 감정과 행동의 변화, 불안과 우울, 자기파괴적 행동(예: 알코올 중독, 약물남용, 문란한 성행위)이 있다.
- 대상자의 긍정적인 자아 개념을 촉진할 수 있는 개인적인 강화에는 유머 감각, 의사소통 기술, 강력한 건강 유지 패턴, 습관, 사회적 지지 체계, 즐겁게 일하기, 교육이 있다.
- 간호사는 자존감이 낮은 대상자가 자신의 현실적인 자아를 평가하고, 부정적인 자신보다 긍정적인 면을 더 강조하여 그들 자신에 대한 긍정적인 생각과 감정을 더 발달시키도록 지지함으로써 대상자를 도울 수 있다.
- 또한 간호사는 자신의 책임감을 받아들이고, 현실적인 목표를 세워주며, 변화의 원인을 규정하고, 긍정적인 결과에 대한 보상을 해줌으로써 변화된 자아개념을 가진 대상자의 행동을 변화시킬 수 있다.

REFERENCES

Bazelon, E. (2013). Sticks and stones: *Defeating the culture of bullying and rediscovering the power of character and empathy.* New York, NY: Random House.

Berg, C. A., Butner, J. E., Butler, J. M., King, P. S., Hughes, A. E., & Wiebe, D. J. (2013). Parental persuasive strategies in the face of daily problems in adolescent type 1 diabetes management. *Health Psychology, 32*(7), 719–728.

Bevelander, K. E., Anschütz, D. J., Creemers, D. H. M., Kleinjan, M., & Engels, R. C. M. E. (2013). The role of explicit and implicit self-esteem in peer modeling of palatable food intake: A study on social media interaction among youngsters. *PLoS ONE, 8*(8), e72481. doi: 10.1371/journal.pone.0072481

Bandura, A. (1977). Self-efficacy: Toward a unifying theory of behavior change. *Psychological Review, 84,* 191–215.

Bandura, A. (1994). Self-efficacy. In V. S. Ramachaudran (Ed.), *Encyclopedia of human behavior* (Vol. 4, pp. 71–81). New York, NY: Academic Press. (Reprinted in H. Friedman [Ed.], *Encyclopedia of mental health.* San Diego, CA: Academic Press, 1998). Retrieved April 25, 2010, from http://www.des.emory.edu/mfp/BanEncy.html

Brown, J. (2007). *The self.* London, England: Psychology Press.

Bulecheck, G., Butcher, H., Dochterman, J., & Wagner, C. (2013). *Iowa Intervention Project: Nursing Interventions Classification (NIC)* (6th ed.). St. Louis, MO: C.V. Mosby.

Centers for Disease Control and Prevention, National Center for Injury Prevention and Control. 10 Leading Causes of Death by Age Group, United States, 2013. Available from http://www.cdc.gov/injury/wisqars/leadingcauses.html

Chen, W., & Lee, K. (2013). Sharing, liking, commenting, and distressed? The pathway between Facebook interaction and psychological distress. *Cyberpsychology, Behavior and Social Networking, 16*(10), 728–734. doi:10.1089/cyber.2012.0272

Cole, D. A., Dukewich, T. L., Roeder, K., Sinclair, K. R., McMillan, J., Will, E., et al. (2014). Linking peer victimization to the development of depressive self-schemas in children and adolescents. *Journal of Abnormal Child Psychology, 42*(1), 149–160.

Coopersmith, S. (1967). *Antecedents of self esteem.* San Francisco, CA: Freeman.

DiDonato, M. D., & Berenbaum, S. A. (2013). Predictors and consequences of gender typicality: The mediating role of communality. *Archives of Sexual Behavior, 42*(3), 429–436.

Eschiti, V., Lauderdale, J., Burhansstipanov, L., Weryackwe-Sanford, S., Weryackwe, L., & Flores, Y. (2014). Developing cancer-related educational content and goals tailored to the Comanche Nation. *Clinical Journal of Oncology Nursing, 18*(2), E26–E31.

Eichelsheim, V., Buist, K., Deković, M., Wissink, I., Frijns, T., van Lier, P. A., et al. (2010). Associations among the parent–adolescent relationship, aggression and delinquency in different ethnic groups: A replication across two Dutch samples. *Social Psychiatry and Psychiatric Epidemiology, 45*(3), 293–300.

Erikson, E. (1963). *Childhood and society* (2nd ed.). New York, NY: W. W. Norton.

Freud, S. (1920/1966). *Lectures on psychoanalysis* (J. Strachey, Ed. and Trans.). New York, NY: W.W. Norton.

Herbozo, S., Menzel, J. E., & Thompson, J. K. (2013). Differences in appearance- related commentary, body dissatisfaction, and eating disturbance among college women of varying weight groups. *Eating Behaviours, 14*(2), 204–206.

Geriatric Mental Health Foundation (2014). Consumer patient information sheet: Late life depression. Retrieved September 10, 2014 from http://www.gmhfonline.org/gmhf/consumer/factsheets/depression_factsheet.html

Haferkamp, N., Eimler, S. C., Papadakis, A. M., & Kruck, J. V. (2012). Men are from Mars, women are from Venus? Examining gender differences in self-presentation on social networking sites. *Cyberpsychology, Behaviour, and Social Networking, 15*(2), 91–98.

Havighurst, R. (1972). *Developmental tasks and education* (3rd ed.). New York, NY: David McKay.

Im, E. O., Ko, Y., Hwang, H., Yoo, K. H., Chee, W., Stuifbergen, A., et al. (2012). "Physical Activity as a Luxury": African American Women's Attitudes Toward Physical Activity. *Western Journal of Nursing Research, 34*(3), 317–339. First published on March 14, 2011. doi: 10.1177/0193945911400637

Karatsoreos, I. N., & McEwen, B. S. (2013). Annual Research Review: The neurobiology and physiology of resilience and adaptation across the life course. *Journal of Child Psychology and Psychiatry, 54*(4), 337–347.

Kiang, L., Supple, A. J., Stein, G. L., & Gonzalez, L. M. (2012). Gendered academic adjustment among Asian American adolescents in an emerging immigrant community. *Journal of Youth and Adolescence, 41*(3), 283–294.

Kohlberg, L. (1969). Stage and sequence: The cognitive developmental approach to socialization. In D. A. Goslin (Ed.), *Handbook of socialization: Theory and research.* Chicago, IL: Rand McNally.

Kokkinos, C. M., & Kipritsi, E. (2012). The relationship between bullying, victimization, trait emotional intelligence, self-efficacy and empathy among preadolescents. *Social Psychology of Education, 15*(1), 41–58. doi: 10.1007/s11218-011-9168-9

Laguna, J., Goldstein, R., Braun, W., & Enguidanos, S. (2014). Racial and ethnic variation in pain following inpatient palliative care consultations. *Journal of the American Geriatrics Society, 62*(3), 546–552.

Lanza, H., Echols, L., & Graham, S. (2013). Deviating from the norm: Body mass index (BMI) differences and psychosocial adjustment among early adolescent girls. *Journal of Pediatric Psychology, 38*(4), 376–386. doi: 10.1093/jpepsy/jss130

Moorhead, S., Johnson, M., Maas, M., & Swanson, E. (2013). *Iowa Outcomes Project: Nursing Outcomes Classification (NOC)* (5th ed.). St. Louis, MO: C.V. Mosby.

NANDA-Association International (NANDA-I). (2014). *Nursing diagnoses: Definitions and classification, 2015–2017.* West Sussex, England: Wiley-Blackwell.

O'Connor, R. C., Rasmussen, S., & Hawton, K. (2014). Adolescent self-harm: A school-based study in Northern Ireland. *Journal of Affective Disorders, 159,* 46–52. doi: 10.1016/j.jad.2014.02.015

Pan, S. C., Tien, K. L., Hung, I. C., Lin, Y. J., Yang, Y. L., Yang, M. C., et al. (2013). Patient empowerment in a hand hygiene program: Differing points of view between patients/family members and health care workers in Asian culture. *American Journal of Infectious Control, 41*(11), 979–983.

Pavlickova, H., Turnbull, O. H., & Bentall, R. P. (2014). Discrepancies between explicit and implicit self−esteem and their relationship to symptoms of depression and mania. *Psychology and Psychotherapy: Theory, Research and Practice, 87*(3), 311–323. doi: 10.1111/papt.12015

Piaget, J. (1969). *The psychology of the child.* New York, NY: Basic Books.

Polderman, T. J., Hoekstra, R. A., Posthuma, D., & Larsson, H. (2014). The co-occurrence of autistic and ADHD dimensions in adults: An etiological study in 17,770 twins. *Translational Psychiatry, 4,* e435.

Rivas-Drake, D., Syed, M., Umana-Taylor, A., Markstrom, C., French, S., Schwartz, S. J., et al. (2014). Feeling good, happy, and proud: A meta- analysis of positive ethnic-racial affect and adjustment. *Child Development, 85*(1), 77–102.

Rogers, C. R. (1961). *On becoming a person.* Boston, MA: Houghton Mifflin.

Rosenberg, M. (1979). Conceiving the self. New York, NY: Basic Books.

Rudiger, J. A., & Winstead, B. A. (2013). Body talk and body-related co-rumination: Associations with body image, eating attitudes, and psychological adjustment. *Body Image, 10*(4), 462–471.

Savage, J. E., & Mezuk, B. (2014). Psychosocial and contextual determinants of alcohol and drug use disorders in the National Latino and Asian American Study. *Drug and Alcohol Dependence, 139,* 71–78.

Shao, J., Chang, A. M., Edwards, H., Shyu, Y., & Chen, S. (2013). A randomized controlled trial of self-management programme improves healthrelated outcomes of older people with heart failure. *Journal of Advanced Nursing, 69*(11), 2458–2469.

Sheehy, G. (1974). *Passages.* New York, NY: E. P. Dutton.

Slovinec D'Angelo, M. E., Pelletier, L. G., Reid, R. D., & Huta, V. (2014). The roles of self-efficacy and motivation in the prediction of short- and long-term adherence to exercise among patients with coronary heart disease. *Health Psychology, 33*(11), 1344–1353. doi: 10.1037/hea0000094

Smit, E., Hoving, C., Schelleman-Offermans, K., West, R., & de Vries, H. (2014). Predictors of successful and unsuccessful quit attempts among smokers motivated to quit. *Addictive Behaviors, 39*(9), 1318–1324. doi: 10.1016/j.addbeh.2014.04.017

Sullivan, H. (1953). *The interpersonal theory of psychiatry.* New York, NY: W.W. Norton.

Tay Swee Cheng, R., Klainin-Yobas, P., Hegney, D., & Mackey, S. (2015). Factors relating to perioperative experience of older persons undergoing joint replacement surgery: An integrative literature review. *Disability and Rehabilitation, 37*(1), 9–24.

Thornberg, R., & Jungert, T. (2013). Bystander behavior in bullying situations: Basic moral sensitivity, moral disengagement and defender self-efficacy. *Journal of Adolescence, 36*(3), 475–483. doi: 10.1016/j. adolescence.2013.02.003

Unger, J. B., Schwartz, S. J., Huh, J., Soto, D. W., & Baezconde-Garbanati, L. (2014). Acculturation and perceived discrimination: Predictors of substance use trajectories from adolescence to emerging adulthood among Hispanics. *Addictive Behaviours, 39*(9), 1293–1296.

Vancampfort, D., De Herdt, A., Vanderlinden, J., Lannoo, M., Soundy, A., Pieters, G., et al. (2014). Health related quality of life, physical fitness and physical activity participation in treatment-seeking obese persons with and without binge eating disorder. *Psychiatry Research, 216*(1), 97–102.

Vitriol, V., Cancino, A., Weil, K., Salgado, C., Asenjo, M. A., & Potthoff, S. (2014). Depression and psychological trauma: An overview integrating current research and specific evidence of studies in the treatment of depression in public mental health services in Chile. *Depression Research and Treatment, 2014*(2014), 608671.

Vogel, E. A., Rose, J. P., Roberts, L. R., & Eckles, K. (2014). Social comparison, social media, and self-esteem. *Psychology of Popular Media Culture, 3*(4), 206–222. doi: 10.1037/ppm0000047

Walker, R. J., Gebregziabher, M., Martin-Harris, B., & Egede, L. E. (2014). Independent effects of socioeconomic and psychological social determinants of health on self-care and outcomes in type 2 diabetes. *General Hospital Psychiatry, 36*(6), 662–668. doi: 10.1016/j.genhosppsych. 2014.06.011

Whittaker, R., Merry, S., Stasiak, K., McDowell, H., Doherty, I., Shepherd, M., et al. (2012). MEMO—A mobile phone depression prevention intervention for adolescents: Development process and postprogram findings on acceptability from a randomized controlled trial. *Journal of Medical Internet Research, 14*(1), 169–179. doi: 10.2196/jmir.1857

Wong, D. W., Chan, H., & Cheng, C. K. (2014). Cyberbullying perpetration and victimization among adolescents in Hong Kong. *Children and Youth Services Review, 36*, 133–140. doi: 10.1016/j.childyouth.2013.11.006

Zhao, X., Li, J., Huang, Y., Jin, Q., Ma, H., Wang, Y., et al. (2013). Genetic variation of FYN contributes to the molecular mechanisms of coping styles in healthy Chinese-Han participants. *Psychiatric Genetics, 23*(5), 214–216.

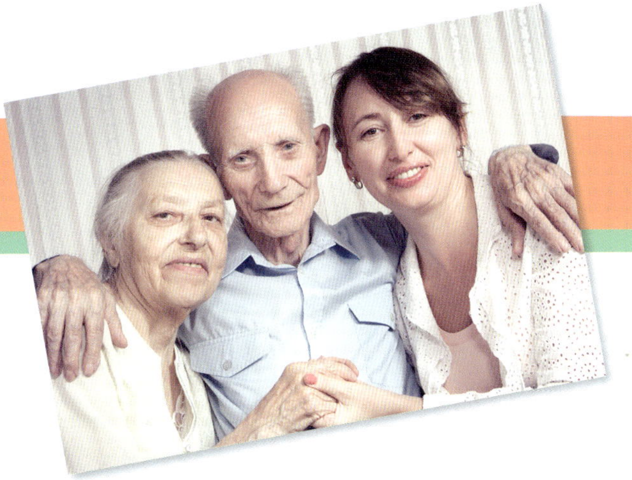

CHAPTER 39

가족관계

Families and Their Relationships

Georgia L. Narsavage

비판적 사고를 위한 사례

이 간호사는 가정 간호 코디네이터로 처음 근무하게 되었을 때, 김 씨 할머니와 할아버지 그리고 손녀 최양(23세)을 만났다. 이 가족의 가족담당 전문간호사(family nursing practitioner)가 신경과 의사와 상담 후 처방을 받았고, 이를 위해 이 간호사가 방문하였다. 김 씨 할머니는 78세로, 82세의 남편이 건망증이 심해졌다면서 집에서 한 정거장만 걸어가도 길을 잃어 집을 찾지 못한다고 했다. 할아버지는 최근 들어 '화분에 용변을 보는 등'의 부적절한 행동이 잦아진 것으로 나타났다. 할머니는 돌아가신 자신의 아버지처럼 남편이 치매가 아닌가 하고 의심하고 있다. 밤에 할아버지가 쉬지 않고 돌아다니기 때문에 손녀에게 잠시 동안만 자신과 함께 살며 할아버지를 돌보는 것을 부탁했다. 손녀는 할머니를 바라보지 않고 조용히 앉아만 있었다. 김 씨 할머니에게 간호사가 손녀가 종일 머물 수가 있겠느냐고 물었을 때 할머니는 즉시 그렇다고 말했다. 계속해서 할머니는 "그렇지만 저는 손녀가 우리와 계속 함께 살 수 있을 거라 생각하지 않아요. 왜냐하면 그렇게 되면 저 아이는 잠도 제대로 못 자서 직장에 제대로 다닐 수 없게 될지도 몰라요. 너무 늦기 전에 결혼도 해야 하고요."라고 말했다. 이 간호사는 손녀 최양의 어머니가 56세의 사회복지사이며, 심장기능에 이상이 있는 최양의 남동생을 돌보면서 직장을 다니면서 무척 힘들게 일하고 있다는 것을 알았다. 최양은 그의 아버지가 누군지도 모른다. 가족구성원은 서로에 대해 매우 걱정하고는 있지만, 상황이 악화된다면 어떻게 대처해야 하는지 잘 알지 못하는 것 같았다.

이 장을 학습한 후, 위의 사례를 읽고 다음의 내용에 대하여 비판적 사고를 적용하여 복습한다.

1. 할아버지를 돌보기 위한 가족의 능력에 대한 첫 느낌을 파악한다.
2. 욕구, 목표, 결과에 대한 가족의 지각을 어떻게 도출해낼 것인지 계획을 세운다.
3. 이 상황에서 할머니, 딸, 손녀는 각각 어떻게 지각하고 있다고 생각하는지 서술한다. 그리고 간호사의 감정과 그들의 감정을 비교 또는 대조한다.
4. 의뢰 후 48시간 내에 가족을 다시 방문했을 때, 사정해야 할 중요한 사항이 무엇인지 요약한다.
5. 가족구성원에 대한 스트레스의 잠재적 영향을 확인한다.
6. 가정 간호계획에 대해 이견이 도출되었다면, 가족중심의 간호를 촉진시키기 위한 방법을 이야기한다.

주요용어

가족중심 간호 family-centered care
공동체 가족 communal family
다세대 가족 multigenerational family
동거가족 cohabitated family
변화된 가족기능 altered family function
비전통가족 nontraditional families
사회적 고립 social isolation
샌드위치 세대 sandwich generation
역할긴장 role strain
예견된 지침 anticipatory guidance
지역사회 community
학대 abuse
한부모 가족 single-parent families
핵가족 nuclear family
혼합가족 blended family
확대가족 extended family

학습목표

1. 가족구조와 기능의 다양성을 서술한다.
2. 가족관계에 영향을 미치는 인구학적 · 사회문화적 · 경제적 요인을 확인한다.
3. 가족기능 변화의 임상징후들을 서술한다.
4. 일상생활활동에 영향을 미치는 가족기능 변화 가능성을 평가한다.
5. 가족기능 사정에 필요한 주관적 · 객관적 자료를 세분화한다.
6. 가족기능 변화와 연관된 간호진단과 관련 요인을 확인한다.
7. 가족건강과 기능 증진을 위해 근거중심 간호중재를 논의한다.
8. 가족기능 변화에 대한 근거중심 간호중재를 논의한다.
9. 지역사회 내에서 가족중심 건강관리서비스를 제시한다.

200여 년 전 아이들은 여러 세대의 가족구성원으로 이루어진 확대가족이 가까이 살면서 그 안에서 양육되었다. 대가족 내에서, 구성원은 상호의존하며 한 세대에서 다음 세대로의 전통을 이어감으로써 사회화가 성취되었다. 그러나 가족의 삶은 고등교육 기회의 확대, 다양한 고용영역과 여성의 경제적 독립 등의 사회변화와 더불어 역동적 공공정책과 사회적 변화에 따라 발전하였다(Cruz, 2013). 21세기에는 가족구조가 과거보다 더 다양해졌다. 핵가족(nuclear family)이라는 작은 전통적 가족단위가 2012년에는 20%로 감소했다. 전 가족단위의 9%에서 자녀들이 한부모와 살고 있으며, 게다가 9%의 자녀들은 미혼자와 함께 살고 있다(U.S. Census Bureau, 2013). 혼합가족, 확대가족, 동거가족 및 공동체 가족과 같은 많은 다른 변화도 나타났다. 자녀가 없는 결혼부부가 29%로 증가하였고, 이는 가임기 출산의 지연이나 인구 고령화와 관련이 있을 것으로 보인다. 1970년에서 2012년 사이에 1인 가구 전체가 17%에서 27%로 증가했다(U.S. Census Bureau, 2013). 생활양식의 변화로 인해 간호사는 이러한 변화에 개인과 가족이 적응하도록 돕는 데 초점을 두게 되었으며, 새로운 가족 규범을 수립하게 되었다.

간호사가 개인에게 간호를 제공한다고 하더라도, 개개인은 통합된 가족의 일부분이다. 그들은 다른 사람들과 환경에 영향을 주고 받는다. 개개인은 독립적으로 몇 가지 기본욕구를 충족할 수 있지만, 다른 욕구의 충족을 위해 가족 및 지역사회와의 상호작용이 요구된다.

위 사례에서 노인부부, 직장을 중요하게 생각하는 딸 그리고 손녀를 생각해 보자. 이 예에서 전체 가족이 그 구성원의 건강지각과 실제에 어떻게 영향을 주고 있는지 알 수 있을 것이다. 간호사는 각 개인의 건강상태에 긍정적으로 영향을 주는 가족기능의 중요성을 이해해야 한다. 하나의 단위로서 대상자와 가족을 돌보는 것을 의미하는 가족중심 간호(family-centered care)를 수행하는 간호사는 가족의 다양성의 긍정적 국면들을 인식하고 다중의 환경 내에서 대상자와 간호제공자 그리고 전문가 간의 협력을 촉진한다(Kuo et al., 2012; Donahue et al., 2013).

1. 가족관계의 구성

전통적으로 가족은 인간사회의 기본 단위로 여겨지며, 사회관계의 조직 내에서 중심 역할을 해왔다. 가족은 공통의 가치관을 공유하고, 특정 지위를 가지며, 세대를 거쳐 상호작용하는, 여러 가지 장점과 욕구를 가지고 있는 사회적 집단이다. 가족은 성, 생산, 경제, 양육, 교육, 사회화, 돌봄, 상태, 정치 등과 같은 욕구를 제공한다. 이들 욕구 모두 또는 여러 욕구들이 한 가족집단을 형성하는 데 필요하다. 가족구성원은 아이를 출산하고 양육하며, 정치 · 경제적으로 협력하고, 질병에 걸렸거나 허약한 사람을 돌봐준다.

1) 가족구조

가족구조(family structure)는 구성원이 누구이고, 서로 어떤 관계인지를 나타낸다. 가족구조는 시간이 지남에 따라 각 가족 내뿐 아니라 가족들 간에서 변화한다. 미국에서의 전통적 가족구조는 핵가족이지만 오늘날에는 다른 많은 가족구조도 보편적으로 존재한다. 가족구성원은 항상 한 집에 함께 사는 것은 아니지만 관계의 연계성은 있다. 그들 자신이 가족에 속하는 사람이 누군가를 정의한다.

(1) 핵가족

핵가족(nuclear family)은 전통적으로 한 쌍의 부부와 그 자녀로 구성된 가족을 말하며(그림 39-1), 보통 자녀가 독립을 위해 떠나거나 대학에 들어갈 때까지 같은 집에서 생활한다. 2011년에 18세 미만 자녀를 둔 결혼부부는 미국의 1억 1천 5백만 가구 중 20.1%이었다(Vespa et al., 2013). 핵가족의 변화는 자녀를 두지 않는 부부 또는 독립 후(예: 대학졸업) 집으로 돌아오는 나이든 자녀를 둔 부부가 있다. 2012년에 성인 자녀(18세 이상)와 함께 사는 부모는 2007년 11%에서 늘어나 36%에 이른다(Fry, 2013).

1970년대 핵가족의 전통적 역할은 남자가 밖에서 돈

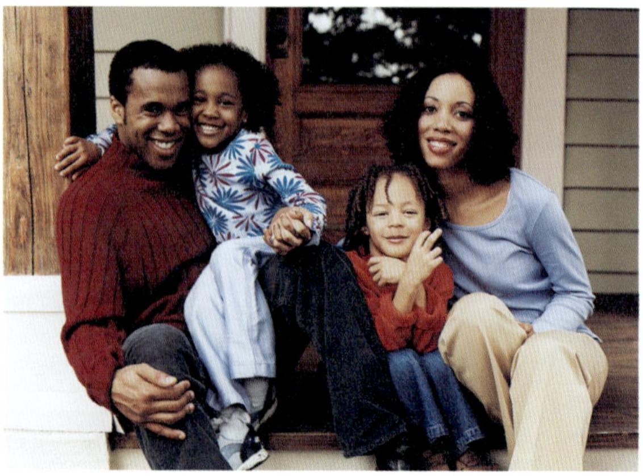

그림 39-1 핵가족은 한 집에서 결혼한 남녀와 한두 명의 자녀로 구성된다.

을 벌어오고, 여자는 가정과 자녀의 물리적 여건을 책임지는 것이었다. 자녀를 둔 핵가족 세대는 1970년 40%에서 2012년 20%로 감소하였다(Vespa et al., 2013). 그러나 18세 이하 자녀를 둔 일을 하는 어머니의 수는 1975년 47%에서 2012년 70%로 급격히 증가하였다(Bureau of Labor Statistics, 2014). 더욱이 부인이 가장 역할을 하므로 자녀를 돌보기 위해 직장을 떠나는 남성의 수는 증가하고 있다.

(2) 한부모 가족

한쪽 부모와 한 명 이상의 자녀로 구성되는 한부모 가족은 지난 50년간 2배 이상 증가하였다. 2010년 인구 조사에 따르면 미국 어린이의 1/3인 1천 5백만 명을 아버지 없이 키우고 있고, 거의 500만 명의 어린이가 어머니 없이 살고 있다. 3:1의 비율로 여성이 남성보다 한부모 가정을 더 많이 차지하고 있다(Vespa et al., 2013). 배우자의 사망이나 학대가 한부모 가정이 되는 근간이 되고 있다. 이들 가족은 2013년에 최소 한명의 실업자를 가진 7천 7백만 가족들과 함께 부적절한 지지체계와 실직으로 인해 재정적 압박과 부모 역할의 스트레스를 더 느끼게 된다(Bureau of Labor Statistics, 2014).

(3) 혼합가족

혼합(의붓)가족(blended family)이란 재혼부부와 과거의 결혼에서 얻은 자녀로 구성되는 가족을 말한다. 각 구성원은 새로운 단위의 일부가 아닌 생물학적 가족구성원에 대한 결속과 충성심의 유지 가능성과 더불어 새로운 가족구성원과의 관계형성 문제에 직면한다. 2000년에 전체 결혼의 43%가 배우자 1명 또는 양쪽이 재혼을 하였으며, 2010년에는 재혼이 전체 결혼의 30%를 차지했다(Cruz, 2012). 혼합가족은 구성원들이 이전의 결혼 생활과 유대관계를 유지하거나 단절하고 가족 관계가 확대되는지에 대해 의문을 제기함으로써 가족 기능이 변화될 위험이 있다.

(4) 동거가족

동거가족(cohabitated family)의 구조는 결혼이라는 공식적 혹은 법적 결속력 없이 함께 사는 것을 의미한다. 이러한 커플은 시험적으로 혹은 결혼의 대안으로 함께 사는 남녀와 동성애자 커플이 있다. 동거가족 속에 자녀가 포함되기도 한다.

(5) 확대가족과 다세대 가족

확대가족(extended family)의 구조는 이전에 제시된 가족유형에 조부모, 숙모, 숙부와 사촌이 추가되어 확대된 것이다(그림 39-2). 구성원은 같은 지붕 아래 살거나 같이 살지 않으면서도 각 구성원에게 다양한 영향을 미치게 된다. 확대가족은 몇 세대들이 한 거주지에서 함께 사는 세대간 가족(intergenerational family)으로 범주화되기도 한다. 2012년에는 다세대 가족 단위가 가구의 5%를 차지하였다(Vespa et al., 2013; U.S. Census Bureau, 2013).

(6) 공동체 가족

공동체 가족(communal family)은 혈연이 아닌 여러 사람이 모여서 공동체를 형성하는 것으로 종교연합체나 사상, 경제적 욕구가 같은 사람들끼리 공통 결속을 공유하는 가족을 말한다. 또 다른 예는 젊은 성인이 대학재학 시 생활공간을 공유하며 사는 것이다. 이러한 상황에서의 멤버십은 불안정해져 단기적이기 쉽고 협동농장과 같이 장기적일 수도 있다.

(7) 비전통가족 및 기타 다른 유형의 가족

비전통가족은 다른 가족에 대한 설명과 맞지 않는다. 가정을 가진 동성부모가 다른 관계에서 자녀를 가질 수 있

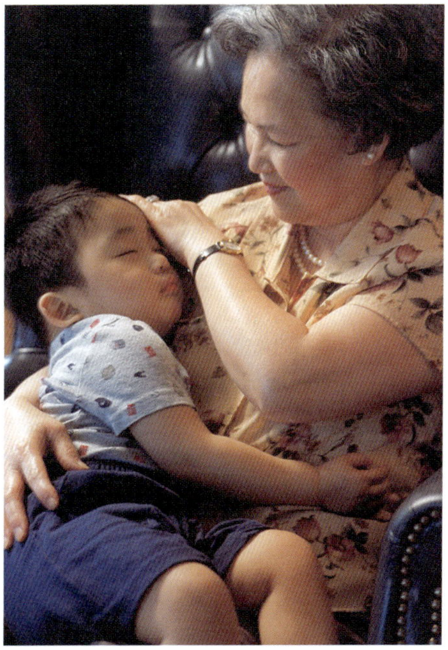

그림 39-2 확대가족의 일부로서 조부모는 어린 자녀양육에 기여한다.

고 혹은 자녀를 입양하거나 의료시술을 통해 자녀를 가질 수도 있다. 동성부모들은 동성결혼을 통해 그들의 관계에 대한 법적 해결책을 찾고 있다. 아직도 가족구조는 변화하고 있으며, 다양한 유형의 가족이 계속 양산되고 있다. 직장이나 통학을 위해 가족과 잠시 떨어져 사는 주말부부(commuter marriage)나, 자녀를 입양하여 돌보는 가족도 있다. 또한 많은 가족이 그들과 다른 민족의 아동을 입양하고 있는데, 주로 동남아시아, 남아메리카, 동유럽 출신의 고아들이다. 결혼이나 사별, 별거, 혹은 이혼도 해보지 않은 혼자 사는 독신 성인을 인구통계자료에서 '비가족세대(nonfamily household)'라고 기술하고 있지만, 아직은 광범위한 확대가족에 포함시킨다. 2012년도 인구통계에서 3,200만 명(27%)이 혼자 살고 있다(Vespa et al., 2013; U.S. Census Bureau, 2013). 미국 인구의 변화정보는 미국 통계청(www.census.gov)에서 볼 수 있다.

2. 가족의 기능

각 가족마다 그 기능이 다르더라도 모든 가족은 몇 가지 공동목표를 이루기 위해 존재한다. 가족사정에는 가족과 사회집단의 6가지 지지기능들이 있다(Kaakinen et al., 2015). 보통 가족의 기능은 신체적 · 경제적 돌봄에 대한 준비, 성적 친밀감의 표현, 생식의 기능, 교육의 기능, 가족의 사회화(의사소통 포함)와 양육의 기능 및 문제해결을 위한 지지 및 목표설정 기능이 있다. 가족관계의 신체적 결속 외에도 구성원에게 지지와 안정감을 제공하는 정서적 결속을 경험함으로써 성장과 발달을 돕는다. 가족구조와 마찬가지로 가족기능도 각 가족 내에서 시간이 경과함에 따라 발전한다.

1) 신체적 준비

신체적 돌봄 준비는 모든 가족구성원의 공통된 욕구이지만 연령 또는 질병으로 인해 의존성이 있는 사람은 그 욕구가 더 크다. 신체적 돌봄은 음식, 의복, 쉼터와 건강관리를 말한다. 대부분의 가족구성원은 다른 구성원을 위해 편안함과 안정감을 제공한다. 다른 구성원을 위해 요리하고, 청소하고, 음식과 의복을 사러 가고, 먹여주고 목욕을 시켜주기도 한다. 신체적 돌봄을 제공하는 사람과 제공받는 사람은 질병 또는 새로운 가족구조와 같은 상황으로 인해 역할이 변할 수도 있다.

(1) 경제적 준비

가족은 보통 한두 명의 가족구성원이 벌어온 자금을 공유하며, 자녀의 대학 등록금과 같은 미래의 준비뿐만 아니라 음식 및 의복과 같은 기본생필품을 마련하기 위해 돈을 소비한다. 오늘날 경제적 분위기와 생활수준의 증가로 인해 맞벌이 가족이 점차적으로 증가하는 추세이다. 미국 여성의 약 60%가 전체 노동력의 50%를 담당하고 있다(U.S. Department of Labor, 2014). 지난 20년간 정책과 법제화 특히 가족의료 휴가법이 연간 12주의 '직업보호' 휴가를 보장하고 있어 노동력 평등의 문제를 발전시켜 왔다(Workplace Flexibility, 2010).

(2) 성적 친밀감

대부분의 부부에게는 성적 친밀감(sexual intimacy)이 중요하다. 부부는 성적 욕구를 충족시키는 데 있어서 능동적 역할을 하며, 기본적 욕구와 발달에 대한 관심이 가족 내에서 충족된다. 인간의 성에 대한 논의는 42장을 참조한다. 가족계획 방법은 계획하지 않은 임신에 대한 걱정을 없애주고, 부부의 성적 표현능력에 영향을 미친다.

(3) 생식

생식(reproduction)이 모든 가족의 기능은 아니다. 이는 가족의 삶에 내재된 것이라기보다는 오히려 하나의 선택이다. 부부는 임신할 수 없을 수도 있고, 임신을 미루거나 임신능력을 없애는 선택을 할 수 있다. 입양으로 인한 양부모 되기, 공여된 정자의 사용 및 대리모 프로그램과 같은 자녀를 갖는 대안적 방법들은 가족 모두가 자녀를 간절히 원할 때 선택할 수 있는 방법이다.

(4) 교육

공식적이든 비공식적이든 교육은 모든 가족의 기능이며 부모와 어른은 자녀를 올바르게 키우고 자신을 돌보는 방법을 가르치며 성숙하도록 돕고 공식적 학습을 위해 학교에 보낸다. 나이 든 구성원은 젊은 구성원에게 경험에서 얻은 정보를 공유하고, 젊은 구성원은 변화하는 세상에 대해 나이 든 구성원을 교육함으로써 가정 내 비공식적인 교육이 이루어진다. 정보교류뿐만 아니라 문제해결기술, 대처, 태도와 가치관에 대해서도 교육이 이루어지므로 대부분의 가족들이 지속해야 하는 것이다.

(5) 사회화

사회화(socialization)는 모든 가족의 기능이다. 특히 친밀한 확대가족 내에서 저녁식사를 위해 식탁에 모두 모이고, 공휴일을 함께 즐기는 것은 사회화를 위한 최적의 기회들이다. 이러한 시간을 통해 가족구성원은 함께 하는 것을 배우고, 다양한 상황에서 적절히 행동하는 것, 문화적 전통 및 종교적 신념을 표현하는 것을 배우게 된다.

(6) 양육 및 지지

가족들은 출생 시 가족 간의 초기 결속의 생성에서 시작하여 나이 들어 죽을 때까지 구성원들에게 양육과 지지를 제공한다. 양육과 지지는 성장을 위한 안전뿐만 아니라 사랑, 소속감, 애정의 정서적 과업을 통해 제공된다.

3. 기능적 가족양상

정상적으로 기능하는 가족은 발달과업을 달성하고 연령 및 발달수준에 맞는 적절한 개인과업을 달성하도록 구성원들을 지도한다. 지지적 가족을 발달시키는 사정과 계획의 형태는 다양하다. 예를 들어, 생태도, 가계도, 15분의 면담, 발달 단계와 과업이 있는 사회적 역사는 가족을 안내하는 데 사용될 수 있는 형태이다(Holtslander et al., 2013). 모든 공식적 사정은 능력, 욕구 그리고 각 가족구성원과 가족 전체의 특별한 관심사항을 검토하기 위해서 매우 융통성이 있어야 한다(Wright & Leahey, 2013).

1) 생애주기 고려사항

인생주기별 발달의 변화를 이해하면 가족을 이해하는 데 도움이 된다. 중요한 변화는 세 가지 유형으로 나누어 볼 수 있다. 첫째 가족구성원 수의 변화, 둘째 가족구성원의 연령 및 관계의 변화, 셋째 은퇴와 같은 지위의 변화이다(Kail & Cavanaugh, 2013). Erikson의 발달이론은 인생주기 변화를 이해하는 데 유용한 자료로서, 영아에서 성인에 이르는 과정을 살펴볼 수 있다. 이 이론은 역사적 · 생물학적 · 심리학적 · 사회문화적 차원을 통합하였기 때문에 인생주기 고려사항들을 조직하는 데 선정되었다(Kail & Cavanaugh, 2013). Erikson의 심리 사회적 단계 요약 차트는 http://psychology.about.com/od/psychosocialtheories/fl/Psychosocial-Stages-Summary-Chart.htm에서 온라인으로 볼 수 있다(Cherry, 2015).

(1) 신생아와 영아

출생 후 영아-부모애착이나 결속 과정은 가족발달에 중요하다. 결속에 영향을 미치는 요인은 출산계획의 유무, 출산에 대한 감정, 부모 역할을 하는 데 있어서 안정감, 아이와 부모의 정서적 책임감, 재정적 안정 및 다른 자녀 돌봄과 같은 요구와 지지적 타인의 존재 등이다.

대부분의 8개월 된 영아는 일차 돌봄제공자에게 애착을 갖고, '신뢰감'을 형성한다. 상호작용적 가족환경은 사회화 과정을 지지할 수 있고, 분리가 필요한 영아의 환경변화(일차 돌봄제공자나 영아의 입원과 같은)는 영아의 발달을 방해한다. 따라서 신생아 집중 간호를 위해 입원한 미숙아와 엄마에게는 가족중심 간호의 필요성을 강화해야 하며, 이때 간호사는 스트레스를 받고 있는 가족에게 성장과 긍정적 발달에 중요한 역할을 해야 한다(Faber, 2013; Lee, Carter, Stevenson, & Harrison, 2014).

(2) 유아와 학령전기 아동

유아기에는 보행을 시작해 기동성이 생기며, 인지의 발달은 호기심을 자극한다. 유아와 학령전기 아동을 위해로부터 보호하는 것은 간호제공자에게 중요하다. 이 시기에 자기조절력 발달에 대한 아동의 욕구는 가족 상호작용에 긴장을 초래하며, 흔히 짜증을 수반한다. 아이가 '자율성'을 발전시키도록 정해진 범위 내에서 아동의 독립심을 증진시키도록 돌봄제공자를 격려한다. 형제자매 간 경쟁은 자기중심적 유아들이 큰 아이의 지배나 작은 아이에게 쏠리는 관심에 화가 나면 심해질 수 있다. 이러한 힘의 대결에도 불구하고, 유아는 돌봄제공자에게 애착을 갖게 되고, 18~24개월째에 아동은 일차 돌봄제공자가 떠날 때 심한 분리불안을 느낀다. 이 시기에 입원이나 다른 유형의 이별은 아동에게 상처가 되고, 가정에서 장애가 있는 가족구성원을 돌보기 위해 필요한 역할 변화는 부모와 유아가 접촉할 시간을 축소시켜 유아를 이전 발달 단계로 퇴행하게 만든다.

사회심리적 발달은 학령전기 동안 가속화된다. 학령전기 아동은 그들의 부모나 일차 돌봄제공자와는 다르게 상호작용하면서 남자 혹은 여자의 역할을 확인한다. 아동은 이성의 돌봄제공자에 대해서는 사랑에 초점을 두는 반면, 동성의 성인에게는 직접적인 공격성을 보인다. 동성과 이성의 사람들과의 일관성 있는 관계는 학령전기 아동의 발

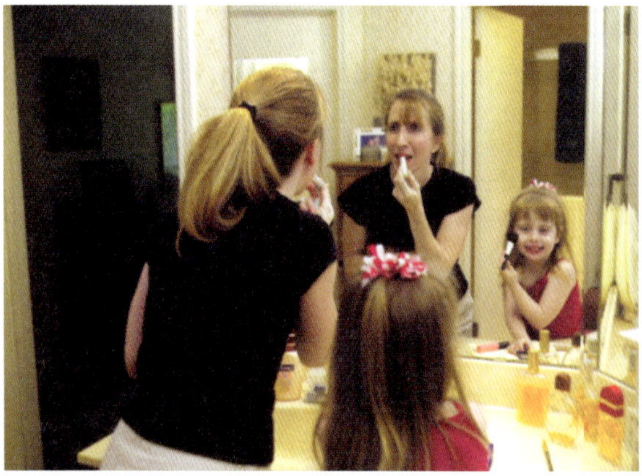

그림 39-3 학령전기 아동은 동성의 부모를 관찰하면서 배운다.

달을 강화시킨다.

조직적이지 않지만 상호작용을 하는 연합놀이는 학령기 아동의 협동에 대한 인식을 발달시킨다. 일반적으로 협동놀이와 사회기술 증가는 형제 간에 계속되는 경쟁의식에도 불구하고 상호호혜적 지지 역할을 발전시킨다(그림 39-3).

학령전기는 독립적으로 활동을 시작할 수 있는 능력인 '솔선감'의 발달에 중요하다. 안정된 가족관계는 창조성의 발달을 향상시킬 수 있다. 성인들은 학령전기 아동이 감정을 표현하고, 이 시기에 생길 수 있는 사건에 집중하도록 하여 수술과 같은 변화를 위해 준비시킬 수 있다. 가족 구성원은 아이에게 죽음과 같은 변화가 그들의 잘못이 아니라는 것을 재확인시켜야 한다.

중요한 타인은 학령전기 아동이 집과 가족으로부터 떨어질 수 있는 능력을 키워줌으로써 사회화 과정을 확대시킬 수 있다. 학령전기 아동은 독립심과 안정감이 필요하다. 분리불안을 느낄 수 있고, 부모의 불안은 분리불안을 강화시킨다. 학령전기 아동과의 상호작용 유형은 다른 기술들을 발전시킬 수 있다(Hetherington, Hendrickson, & Koenig, 2014). 주간 돌봄교사들의 상호작용에 대한 연구에 따르면 책 읽어주기는 언어 발달에 도움을 주고, 진흙으로 모양 만들기는 독립심과 대화를 발전시키는 데 도움이 된다(Wasik, 2012).

(3) 학령기 아동과 청소년

학령기는 아동과 그 보호자에게 있어 변화의 시기이다. 이 시기에는 보통 동성 또래집단과의 협력욕구가 증진되어 '가장 좋은 친구'의 역할이 중요하다. 가족 분위기는 자녀들이 부모에게 의존하는 상태에서 벗어날 수 있도록 지속적으로 안정감을 제공해야 한다. 여전히 형제 간의 경쟁은 존재하지만 어른이 자녀 간 능력의 차이를 비교하지 않는다면 별 문제가 되지 않는다.

아동 자신의 능력에 대한 지각은 '근면성'의 과업을 달성하고 열등감에서 벗어나는 데 중요하다. 이 발달 단계에서는 질병, 상해, 처벌 및 자신이나 중요한 타인의 죽음에 대한 두려움이 드러난다. 아동은 적응기전으로서 공포심과 행운을 비는 의식적 행위를 이용한다. 중요한 어른은 부정이 아니라, 그러한 행동을 이해하는 것이 중요하다(Browning, 2011; Peterson, Wellman, & Slaughter, 2012). 죽어가는 아이들은 연구 결과와 임상경험에 기초한 죽음에 관한 열린 의사소통으로 도울 수 있다(Smith, 2014).

어떤 문화에서는 사춘기 때 '관습'을 끝내면 성인 역할을 수행할 수 있는 징표로 본다. 가족은 정서적 · 행동적 문제를 예방하고 청소년기의 극복력(resilience)을 증진시키는 데 중요한 역할을 한다(Melnyk et al., 2013). 서양문화에서는 성인기로의 전환 단계가 분명하게 정의되어 있지 않다. 바람직한 독립을 위해서 사춘기에 가족과 사회적 관계의 변화는 정상이며, 피할 수 없다. 사회심리적 발달은 신체적 발달에 있어서의 변화와 밀접한 관계가 있다. 또래집단의 정체성을 강하게 원하는데, 청소년들은 서로 비슷하게 보이고 행동하려 한다. 동료들에게 받아들여지지 않는다는 수치심과 낙인은 청소년과 부모 모두에게 물질남용, 불안 및 우울증의 위험을 증가시킬 수 있다. 가정의 안정성과 다른 사람들과의 지지적인 관계는 청소년들의 자신과 정체성의 발달에서 '역할 혼란'을 피하는 데 도움이 될 수 있다. 임상전문가의 관계적 접근은 청소년이 결정을 내릴 때 수행할 수 있는 역할에 대한 존중을 보여줄 수 있다(Walter & Ross, 2014).

(4) 성인과 노인

성인기의 주된 발달과업은 생산에 초점을 두는 '생산성(generativity)'과 다른 사람에게 헌신하는 '친밀감'이다. 사회적 관심 및 직업과 관련한 관심은 성인기의 발달에 강한 영향을 미치며, 인생에 있어 중요한 사안들(동거, 결혼, 출산, 승진, 이사 등)은 친밀감과 생산성의 발달에 영향을 미친다(Wright, Pincus, & Lenzenweger, 2012).

독신으로 살겠다는 결정을 했다고 친밀관계 발전에서 배제되는 것은 아니다. 보통의 젊은 성인은 원래의 가족을 떠나 출산을 통해 가족을 형성한다. 동료와의 사회적 관계는 정체성 형성을 위해 중요하며, 동료집단의 지지는 물질 남용, 인간면역결핍 바이러스/후천성 면역결핍증후군(HIV/AIDS)과 같은 질병, 원치 않는 임신과 유산과 같은 심각한 문제들이 있을 때 필요하다. 가족의 수용도 이들 심각한 건강문제를 다루는 데 도움을 주기 위해 필요하다(Wellings et al., 2013; Wouters, Masquillier, Ponnet, & le Roux Booysen, 2014).

중년기에는 자녀의 독립에 의해 자녀와의 관계가 변하고, 부부관계는 각자의 성숙에 의해 변화한다. 여성의 폐경과 남성의 갱년기는 역할조정이 필요한 가족위기를 유발할 수 있지만, 생활양식의 긍정적 변화의 기회가 될 수도 있다(McCloskey, 2012; Magon,Chauhan, Malik, & Shah, 2012). 노부모와의 관계는 갈등, 좌절 혹은 더 의존적으로 되는 것에 대한 분노를 유발할 수 있다. 가정에서 임종을 맞이하는 부모를 돌보는 것은 개인 · 가족 · 간호사 관계에 영향을 미칠 수 있는 법적 · 윤리적 문제를 안고 있다(Herber & Johnston, 2013).

최근 인구동향에 따르면 65세 이상 노인의 수가 증가하고 있고, 85세 이상 집단이 빠르게 증가하고 있다. 거의 모든 가족은 적어도 1명 이상의 노인에 대해 걱정하고 있다. 가족구성원이 개인적 · 직업적 의무와 균형을 맞추려는 노력을 하기 때문에 노인을 모신 가족은 굉장히 많은 과업에 직면하게 되며, 가족의 지지는 노인이 '자아통합성'을 성취하고 '절망감'에서 벗어나도록 도울 수 있다. 가족구조는 자녀들이 집을 떠날 때(종종 돌아올 때), 가족구성원이 죽었을 때, 새로운 관계가 형성되었을 때 변화가 발생한다. 또 다른 실질적인 변화는 오늘날 조부모들의 손자를 양육하고 돌봄을 제공하는 역할을 함으로 인해 발생한다. 1970~2011년까지 조부모와 함께 살거나 조부모가 가장인 집에 사는 아동의 수는 220만 명에서 770만 명으로 증가하였다(Livingston, 2013). 손자와 배우자 돌봄, 은퇴, 사망과 사회적 접촉 감소와 관련된 변화들은 구성원이 그들의 평상시 역할을 재정의해야 하기 때문에 가족 및 사회적 구조를 변화시키며, 간호사는 노인이 변화에 잘 대처하도록 돕는 중요한 역할을 할 수 있다(Zauszniewski, Au, & Musil, 2012).

2) 문화적 고려사항

발달단계 사정을 위한 문화적 고려사항에는 민족적 양태, 언어, 음식문화, 의사소통 형식, 역할기대, 건강관리 믿음, 아동돌봄 실무, 확대가족 지지 그리고 종교적 믿음과 실제 등이 있다. 간호사는 다양한 문화 속에서 가족구조와 기능도 다양하다는 것을 알게 된다. 각각의 변화는 대상자의 건강상태와 관련이 있을 수 있다. 예를 들면, 미국 원주민사회의 기본인 확대가족은 아동과 노인에게 비중을 두며 아동돌봄은 집단의 책임이다(Karanja et al., 2012). 다른 연구에서는 다른 민족집단 내의 건강식이 양상을 수용하는 것이 가족구성원의 역할을 정의하는 데 도움을 주었다(Rawlins, Baker, Maynard, & Harding, 2013). 확대가족은 질병 발생과 같은 스트레스에 가족들이 대처하는 데 도움을 주는 핵심적 지지체계로 작동하며, 문화적 전후관계 내에 함께 포함되어야 한다.

문화적 전통은 서구사회에서 기능하듯이 가족에 영향을 미친다. 변화는 문화 내에서도 발생하는데 아시아인과 아시아계 미국인들 사이에서 볼 수 있듯이 돌봄제공자와 대상자와의 관계에서 돌봄제공자에게 부담과 압박으로, 아시아계 미국인에게서는 낮은 수준으로 영향을 미쳐왔다(Chae, Lee, Lincoln, & Ihara, 2012).

확대가족 지지가 어려울 때 직장에 다니는 부모는 자녀와 떨어져 있는 시간 동안 걱정을 하게 될 것이다. 연구에 따르면, 직장을 둔 어머니의 자녀들 또한 잘 발전해나갈 수 있고 아동에게 필요한 적절한 아동돌봄이 충족된다(Bianchi, 2012; Coley, McPherran, & Lombardi, 2013). 미국에서 공공정책의 변화에 대한 대응 부족으로 인해 부적절한 아동의 돌봄과 소수문화는 주요 관심사로 남아 있다(Hillemeier, Morgan, Farkas, & Maczuga, 2013).

종교적 관습과 영적 표현 또한 아동이 가족 내에서 성장하는 데 영향을 미친다. 유대교는 성년식과 같은 '통과의례'를 한다(Hilton, 2014)(그림 39-4). 몰몬교도는 자기원칙과 강한 가족 결속을 강조하는 데, 특별욕구가 있는 아동의 훈육에 긍정적으로 나타났으며, 제7일안식일 교인은 휴일을 엄격히 지키며 가족과 병원에서조차도 예배를 드린다. 무슬림 가족은 죽음 중에도 신성한 기도를 할 수 있는 생의 마지막에서의 진정성을 보인다(Koenig, King, & Carson, 2012). 이슬람 율법에서는 영양섭취와 수분공급을 중단하여 죽음을 재촉하는 것이 금지되어 있기 때문에 무슬림 대상자

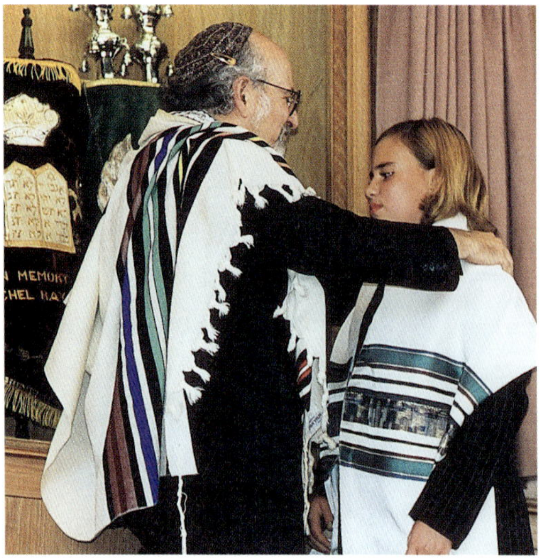

그림 39-4 성년식과 같은 문화 및 종교적 전통은 구성원에게 '통과의례'로서의 역할을 할 수 있고, 더 나아가 가족결속력을 키울 수 있다.

들의 생의 마감은 가족 및 종교학자와 함께 결정한다(Alsolamy, 2014). 그러나 삶의 의미와 목적을 주는 영성-행위는 특정 종교집단과 관계가 있을 수도 있고 없을 수도 있다. 어떤 라틴문화에서는 죽음이 삶을 연장한다는 믿음이 슬픔의 긍정적 국면을 제공해 주며 라틴계 부모에게 그들 문화적 방법으로 반응하도록 허락해 주면 가족관계를 강화시킬 수 있다(Adames et al., 2014).

영적 영향 이외에 가족은 남녀 역할 및 세대를 통한 양육에 대한 태도를 전수하고, 건강, 질병과 건강관리에 대한 신념과 행위를 전수한다. 미국에서 태어나 자란 사람들이라도 다양한 문화적 신념에 의한 행위가 존재한다(Spector, 2012).

4. 가족기능에 영향을 미치는 요인

연령 외에 가족관계에 영향을 미치는 요인으로는 지역사회, 문화적 신념, 경제상태, 생활양식과 이전 인생경험 등이 있다. 급·만성질환, 외상 경험과 물질 남용은 가족기능에 영향을 미치는 또 다른 요인들이며, 어린이의 문제행동의 예측인자가 된다(Sieh, Dikkers, Visser-Meily, & Meijer, 2012). 가족의 낮은 사회 경제적 상태와 부모의 부정성은 어린이의 문제행동의 예측인자가 된다(Alemany, Rijsdijk, Haworth, Fañyanás, & Plomin, 2013). 이러한 영향들은 단지 몇 명의 구성원에게 영향을 미치는 정도의 가벼운 상태일 수도 있지만, 가족 전체를 장기간의 위기에 빠뜨리기도 한다. 그러나 실제 위기는 구성원이 가족 공통의 목표에 잘 따르게 되면 가족결속력을 강화시킨다(Schappin, Wijnroks, Uniken Venema, & Jongmans, 2013). 표 39-1은 보편적인 가족 스트레스원을 나열한 것이다.

1) 지역사회

모든 환경에 있는 간호사는 지역사회 내에서 지역사회와 이루어지는 대상자의 상호작용을 인식해야 하며, 대상자를 한 지역사회에 있는 한 가족 내의 개인으로 바라보아야 한다. 적절한 간호돌봄은 어느 욕구수준에서나(개인, 가족 혹은 지역사회) 이들 수준 안에서의 관계를 잃어버리지 않으면서 대상자와 가족구성원 그리고 지역사회기관(고용주, 종교기관, 학교, 기타 사회단체)과의 상호작용과 조합된다.

2) 지역사회의 정의

이 장에서는 지역사회(community)란, 구성원들이 공통된 지리적 경계를 공유하거나 하지 않고 하나의 큰 사회 내에서 욕구를 충족하기 위해 공통의 이득 혹은 공유가치 때문에 상호작용하는 하나의 사회적 단체라고 정의한다.

표 39-1 가족갈등의 원인

원천	문제 영역
재정	낮은 사회경제적 수준; 욕구를 충족하기에 부족한 수입; 재정 관리에 대한 의견불일치
직업	실업; 숙련되지 않은 상태, 맞벌이를 할 때 업무 분할
문화·종교	종교나 문화적 배경의 혼합; 사돈; 양육행위에 관한 의견불일치
교육	입학시험에 실패한 경우, 교육수준이 맞지 않는 경우
거주지	도시·농촌배경의 혼합; 한 명의 가족구성원을 위한 이주; 고립
성	불만족스러운 친밀감; 가족계획에 관한 의견불일치
물질남용	가치관의 차이; 약물중독으로 인한 신체적·심리적 변화
사회적 결속력	전혀 다른 친구 선택; 한두 명의 친구에게 치중하는 친근관계
상황	피로; 상실; 질병; 별거, 외상, 재난
발달	가족구성원의 수, 연령대 혹은 지위의 변화

3) 경제적 자원

수입이 빠듯한 사람이 생존을 위해 힘들어할 때 가족과 사회적 관계에 미치는 경제적 영향을 명확하게 볼 수 있다. 이혼 또는 고용의 변화 또는 두 사람이 벌다가 한 사람으로 바뀐 이후 경제적 제한이 가족의 생활양식 유지에 문제를 일으킬 수 있다(Lavelle & Smock, 2012).

표준 이하의 생활방식을 강요하는 사회 또는 다른 가족 구성원에 대한 원한이 발생할 수도 있다. 한부모 가족 내의 기능은 제한된 경제적 지지와 역할 스트레스의 만성적 문제가 발생하는 어려움이 있지만 심리적 압박의 감소, 가족 결속력의 증대, 가족 활기, 창조적 대응전략의 사용 등과 같은 긍정적인 면으로 균형을 잡을 수가 있다(Luhmann, Hofmann, Eid, & Lucas, 2012).

4) 생활양식

성인이 직업을 바꾸거나 은퇴하고, 아동이 학교를 옮길 때 기족외 유동성에 영향을 끼칠 수 있다. 지지하는 사람과 친구도 바뀐다. 개인의 휴식, 이완, 영양, 흡연, 약물과 알코올 이용 및 운동 측면에서의 가족의 생활양식(lifestyle)은 모든 구성원의 건강상태에 영향을 미친다. 이사 후 지리적인 거리로 인해 확대가족의 지지가 결여되어 개개인과 가족에게 부담감을 증가시킬 수 있다. 또한 가족의 수입에 따라 부모의 건강과 발달 및 아이의 건강상태가 달라질 수도 있다(Rosland, Heisler, & Piette, 2012). 부모의 맞벌이는 방과 후 아동이 자신의 돌봄과 감독을 책임지는 '열쇠소지아동(latch-key kid; 부모가 모두 일을 하러 나가서 아무도 없는 빈집에 문을 열쇠로 열고 들어가는 아동)'을 만들었다. 노인이 쇠약하여 간호를 제공하기 어려운 가족은 가정간호 및 지역사회중심 서비스가 더 절실히 필요하다.

5) 인생경험

이전의 인생경험(previous life experience)은 가족의 기능에 큰 영향을 미친다. 아동은 원래 가족에게서 거의 독점적으로 관계를 학습한다. 가족은 아동에게 관계형성, 의사결정, 문제해결, 역할수행, 자녀양육, 자원이용 및 애정표현에 관한 신념을 전달한다. 정신적 고통과 스트레스를 경감시키기 위한 알코올 섭취와 같은 일부 대처전략은 개인의 이전 인생경험에서 수용되었던 것이었으나, 현재의 관계를 파괴시키기도 한다. 문제중심 대처행동(problem-focused coping)은 긍정적인 결과와 관련되고 정서중심 대처행동(emotion-focused coping)은 만성질환에 대한 문제적 적응에 가깝다. 하지만 상황이 바뀌지 않는다면 정서중심 대처행동 또한 유용한 접근이다(Compas, Jaser, Dunn, & Rodriguez, 2012).

6) 대처 및 스트레스 내성

개인의 스트레스는 가족 전체의 기능에 영향을 미칠 수 있다. 예를 들면, 샌드위치 세대(sandwich generation; 중간에 낀 세대)라는 용어는 노인세대(부모)와 자녀세대를 돕느라 그들 자신의 생산성에 대한 욕구충족이 딜레마에 직면한 '성인아동(adult children; 정신적으로 어른이 되지 못한 사람')을 묘사하는 데 사용되어 왔다(Fingerman, Pillemer, Silverstein, & Jill Suitor, 2012). 심리적 디스트레스의 기준이 다양하더라도 사이에 낀 세대의 돌봄제공자들은 다른 가족구성원의 요구 증가에 대처하는 것으로 나타났다(Hoffman, Lee, & Mendez-Luck, 2012). 가족구성원의 사망, 자연 혹은 인공적 재난, 실직과 같은 스트레스도 또한 가족관계를 변화시킬 수 있다.

7) 사회적 고립

사회적 고립(social isolation)은 가족구성원이 나누어졌을 때, 가족 내 의사소통이 부족할 때, 또는 다른 사람들이 가족 혹은 그 구성원을 받아주지 않을 때 나타날 수 있다. 고립은 신체적일 수도 있고 심리적일 수도 있다. 별거는 입원, 직업 또는 대학입학 등으로 인해 생긴다. 오늘날 많은 핵가족, 독신자, 노인들이 확대가족에서 분리되는데, 이는 젊은이가 직장을 찾아 떠나기 때문이다. 일반적인 가족지지를 얻지 못하는 사람들은 새로운 마을에서 고립된 기분을 느낄 수 있다. 일상의 직업적 일, 부모 모시기, 집수리, 대학공부, 재정, 질환 등이 사람들에게 짐이 될 수 있다. 과거에 가족에 의존했던 사람들은 지지의 전환점을 모를 수도 있다. 간호사-가족 관계는 병원과 가정환경에서 스트레스와 질병을 조절하도록 가족을 돕는 데 매우 중요해졌다(Gottlieb, 2013). 노인들은 자녀와 손자로부터 떨어져 말년을 맞고 있으며, 배우자의 죽음 후에 홀로 살고 있다. 그들은 젊은세대에 가치를 두는 사회로 인해 고립감을 느낄 수 있다.

가족 내의 의사소통 부족도 개별 구성원들을 고립시킬 수 있다. 가족이 사회적으로 받아들여지지 않거나 이러한 거부

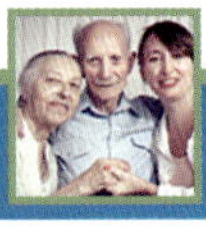

가족관계 PICO

가정간호사인 이 간호사는 3개월 동안 최 씨 할아버지에게 가정간호를 제공하고 있다. 그녀는 가족들이 최 씨 할아버지의 상황을 다루기 위해 노력하고 있다는 사실에 주목하고 있다. 그들은 지지 모임에 참석하고 서로에게 휴식시간을 주고 있다. 그러나 이 간호사는 최 씨 할아버지의 부인이 방문을 조금씩 미루는 것을 알았다. 이 간호사는 최근 지역사회에서 가족 돌봄제공자를 위한 전화 상담을 제공한다고 들었다. 그녀는 이것이 최 씨 할아버지의 부인에게 좋은 선택사항이 될지 궁금하다. 그녀는 근거를 찾기 위해 Cochrane Library를 검색한다. 이 간호사는 다음 PICO를 사용하여 검색을 한다. 치매 대상자의 돌봄제공자에게 전화 상담을 제공하는 것과 제공하지 않는 것 중 어떤 것이 지지를 제공할 수 있는가?

P (Population, 대상) = 치매 대상자의 돌봄제공자

I (Intervention, 간호중재) = 전화 상담

C (Comparison, 비교) = 전화 상담을 하지 않는 것

O (Outcome, 성과) = 지지

이 간호사는 치매 대상자를 돌보는 가족을 위한 전화상담 서비스를 검토한 메타 분석을 확인한다. 이 연구는 9개의 무작위 대조 실험연구와 2개의 질적 연구를 평가했다. 연구는 중간정도의 질로 생각되며 후속연구가 필요했다. 그러나 전화 상담이 돌봄을 제공한 가족들에게 즉각적인 지지를 제공했다는 근거가 있었다. 이 간호사는 다음 방문 시 최 씨 할아버지 부인에게 정보를 제공하기로 결정한다.

출처: Lin, S., Hayder-Beichel, D., Rücker, G., Motschall, E., Antes, G., Meyer, G., et al. (2014). Efficacy and experiences of telephone counselling for informal carers of people with dementia. *Cochrane Database of Systematic Reviews*, (9), CD009126. doi: 10.1002/14651858.CD009126.pub2

를 두려워할 때도 다른 형태의 고립이 나타난다. 종족, 피부색, 종교, 민족 출신 또는 AIDS와 같은 질병과 관련된 낙인 때문에 구성원들이 구별될 수도 있다(Betancourt, Meyers-Ohki, Charrow, & Hansen, 2013). 직장 내에서 혹은 다른 사람으로부터의 고립, 지역사회에 의한 고립의 두려움은 가족 내 긴장을 더한다.

8) 역할긴장

역할긴장(role strain)은 사건 및 가족발전이 역할변화를 강요할 때 가족기능에 나타나는 하나의 현상이다. 예를 들면, 남편이 만성적 질환을 앓게 되어 일을 할 수 없을 때 부인이 가족의 1차적 경제 제공자가 된다. 이때 부인은 역할긴장을 경험하게 되는데 부인의 역할, 어머니와 피고용자 그리고 돌봄제공자의 역할을 함께 해야 하기 때문이다. 남편은 경제제공자로서의 그의 역할을 포기하고 집에서 시간을 보내야 하는 스트레스를 경험하게 된다. 아동은 아버지를 위한 신체적 돌봄 등 부가적인 과업을 배정받게 될 것이다.

익숙한 역할을 포기하고 새 역할을 맡는 것은 아이 돌봄을 위해 한쪽 부모의 직장을 연기 또는 일시적으로 포기하기로 결정한 맞벌이 가족의 경우와 같이 선택될 수 있다. 가족발전 단계들은 정기적으로 역할변경을 요구한다. 그러나 역할긴장은 가족구성원이 그들의 욕구를 수용할 수 없고 충족할 수 없을 때 나타난다(Scott, Whitehead, Bergeman, & Pitzer, 2013). 고유한 의사결정 능력은 역할부담을 증가시키거나 감소시킬 수 있다(Lawn, Delany, Sweet, Battersby, & Skinner, 2013).

9) 급성질환

가족구성원에게 급성질환(acute illness)이 발생하면 나머지 가족구성원은 갑작스러운 요구를 받게 된다. 대상자는 그들이 아프다는 것을 타인에게 보이려 할 수 있고, 건강관리기관을 찾게 된다. 또한 신체적 간호, 영양공급, 경제적 안정을 위해 다른 구성원에게 의존하기 때문에 역할이 변화하며, 스스로 가치 없는 사람이라 느끼게 되고, 자존감이 떨어지게 된다.

다른 구성원은 대상자의 욕구를 충족시키기 위해 일시적으로 자신의 욕구를 포기할 수 있다. 심각한 여성노인 대상자 가족의 경우, 남성 노인이 일차 돌봄제공자가 되어 자신의 건강은 신경 쓰지 않게 되며, 성적 친밀감과 같은 욕구가 충족되지 않는다. 구성원이 새로운 역할을 조절할 수 없을 때나 욕구가 충족되지 못하고 남아 있을 때에는 문제가 생긴다. 어떤 상황에서는 예측하지 못하고 불균등하게 배분된 간호의 부담이 돌봄제공자의 역할에 추가되기도 하고(Bradley & Dahman, 2013), 간호부담이 주어져서 특정 구성원이 과부담을 느끼는 경우도 있다. 예를 들면, 건설현장의 노동자가 척추골절 치료를 받는 동안 실직상태에 있다

면 그의 배우자는 경제적으로 가족을 책임지기 위해 더 많은 시간을 일해야 한다. 이로 인해 자녀는 스스로 더 많은 책임을 져야 하고, 숙제를 하지 못하게 되기도 한다. 가족은 모든 관심을 가급적 대상자 지지에 맞추고, 식사준비 및 작업일정의 변동에 따라 바쁘게 움직인다. 자녀에 대한 지지 감소를 어떻게 조절해야 하는지뿐만 아니라 질병에 대해서도 불안이 증가한다. 결국 가족의 양육 욕구뿐만 아니라 수면과 영양에 관한 돌봄제공자 자신의 신체적 욕구도 충족되지 못한다. 질병의 심각성 및 얼마나 갑자기 발생했느냐에 따라 가족은 이 시기에 집중력을 높일 필요가 있다. 한두 사람 이상의 구성원이 없거나 수행능력이 없을 때에는 가족구조의 안정이 필수적이다. 경제적 준비나 신체적 간호와 같은 욕구를 충족시키는 데 있어 역할을 공유하기 위한 약간의 융통성이 필요하다.

SAFETY ALERT

부모나 일차 돌봄제공자가 입원했을 때 자녀양육이나 재정문제, 기타 기본적인 욕구에 대한 자원을 가족이 찾을 수 있도록 돕는다.

10) 만성질환

만성질환(chronic illness)은 급성질환보다 더 오래 지속되기 때문에 가족에게 미치는 영향이 더 크다. 만성질환은 생활양식과 역할변화에 대한 개인 및 가족적응이 필요하고, 대상자가 타인에 더 의존하게 한다. 만성질환 아동을 돌보는 가족의 기능은 전문가에 의해 제공되는 지지 정도와 돌봄제공자의 역할적응 모두의 영향을 받게 된다(Lawn et al., 2013). 가족이나 중요한 타인의 활동은 지지적일 수 있지만, 과보호와 같은 행위는 문제가 될 수 있다.

아동과 허약한 노인의 경우 의존성이 크기 때문에 만성질환은 다른 가족을 조정하게 된다. 선천적 결함이나 만성질환 진단을 받은 신생아 또는 외상장애 노인은 가족관계에 심각한 스트레스원이 될 수 있다. 가족의 능력은 발전하고 극복하려는 질환자의 능력에 영향을 미치고 질병 또는 장애의 과정에도 영향을 미친다(Tschanz et al., 2013). 초기부터 스트레스를 주지만 궁극적으로 교정이 가능한 선천성 결함은 만성질환이나 발전적 장애처럼 장기간 치료가 필요한 질환보다 가족기능에 영향을 덜 주는 것으로 보인다(Lemacks, Fowles, Mateus, & Thomas, 2013).

만성질환의 공통적 스트레스원은 지침, 근심, 친지나 친구의 도움 욕구, 사회적 접촉이나 여행 능력의 변화, 형제들 욕구에 대한 관심, 특히 한부모를 위한 재정적 문제 등이다(Granek et al., 2014). 가족 역할, 책임감과 사회적 관계는 환아나 아픈 성인뿐만 아니라 가족 전체의 욕구를 충족시키기 위해 변화한다.

만성적인 환아를 둔 부모나 다른 가족구성원은 그들 자신에 대해 죄책감, 실패감, 거부나 무기력과 같은 부정적 감정을 표현하게 된다(Whittemore, Sarah, Chao, Jang, & Grey, 2012). 처음에는 가족구성원이 질병의 충격으로 인해 다툼이 생겨 부정적으로 반응하지만, 나중에는 문제를 인식하고 가능한 한 '정상'에 가깝도록 단순한 기능목표를 달성하려고 한다(Toly, Musil, & Carl, 2012).

11) 외상경험

외상은 스트레스를 동반하며, 정상적인 상호작용을 방해하기 때문에 가족관계를 변화시킬 수 있다. 외상경험(traumatic experiences)은 신체적(예: 총상)일 수도 있고, 정서적(예: 강도)일 수도 있다. 또한 한 사람만 관련되어 있을 수도, 많은 사람과 관련되어 있을 수도 있으며, 인공적인 것(예: 수술)이나 자연적인 것(예: 홍수)에 의해 생길 수 있다. 개인 또는 가족구성원이나 중요한 타인의 재난과의 관련(예: 심한 화재, 홍수, 허리케인이나 자동차, 기차나 비행기 사고)은 통제력 상실 및 역할변화를 발생시킬 수 있다(Pfefferbaum, Noffsinger, & Wind, 2012). '생존자'의 역할은 갈등과 직면하게 된다. 가족구성원은 책임졌어야 한다거나 또는 그들이 희생자였어야 한다는 죄책감을 경험하기도 하고, 어떤 가족구성원은 사건을 일으킨 또 다른 구성원을 비난하기도 한다. 희생자는 자신이 그 사건을 회상할 때, 집중의 어려움을 경험하고 둔감에서 인지로 바뀌는 경험을 할 수도 있다.

별거 또는 이혼은 정신적 충격이 될 수 있으며 가족단위가 해체되어 가족문제를 유발하는 변화된 가족기능(altered family function)의 긍정적 해법도 될 수 있다. 일가족이 양육과 구성원 지지체계를 만들어내고 유지할 수 없는 경우에 중재가 필요하다. 별거나 이혼으로 가족단위가 깨졌을 때 주요 가족전환이 발생하는데, 각 구성원은 신뢰와 자존감으로 그 전환을 조심스럽게 다룸으로써 강해져야 한다(그림 39-5). 많은 가족이 이러한 영향을 받는다. 가장 일반적인 형태는 어머니와 아이가 새로운 단위를 형성하고 아버지는 구분된 환경으로 이동하는 것이다. 가족 기능이 추가로 바뀔 수 있는 문제는 양육 부모에 대한 과부하이다. 공동 양육권은 한 부모의 부담을 줄이는 데 도움이 될 수 있지만, 모

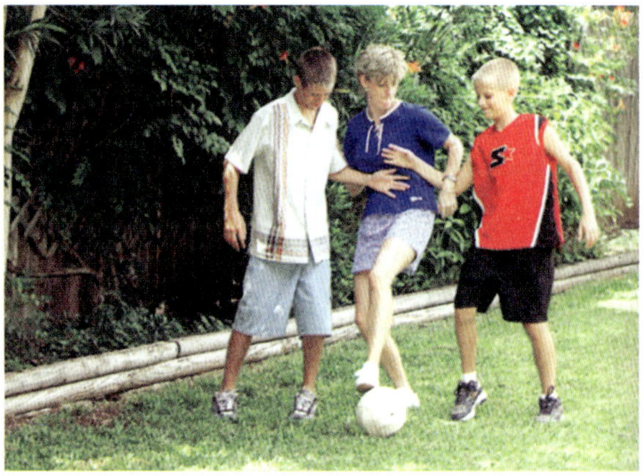

그림 39-5 이혼가정에서 자란 아동은 엄마와 함께 하는 시간을 통해 안정과 신뢰를 얻으면서 삶의 전환을 조정해간다.

든 가족에게 최선이 되지는 못한다.

(1) 감성적 문제

가족의 감성적 · 발달적 기능이 변화할 때마다 부모의 육아 역할은 상처를 받는다. 밀착과 애착의 문제가 일어나고 자녀들은 감성적 발달에 어려움을 겪게 된다. 가족문제가 발생하면 심리사회적 발달이 멈추게 된다. 가족관계 패턴은 바람직한 청소년 적응, 문제 있는 청소년 적응과 관련이 있다(Jager, Yuen, Bornstein, Putnick, & Hendricks, 2014). 예를 들면, 청소년이 긴장을 일으켰을 때 가족의 반응이 부족하면 혼돈, 우유부단, 장래계획의 불능에 빠질 수 있다.

여러 발달 모델에 따르면 가족의 자녀에 대한 가르침, 양육, 교육, 사회화의 능력이 중요하다(Wasik, 2012; Gottlieb, 2013). 아동은 보통 감성적 문제들을 연령이나 상황에 맞지 않게 행동함으로써 나타낸다. 충동적 행동은 발끈 화내기, 학교성적 저하 또는 성적 일탈의 형태로 나타난다.

노인이 은퇴할 때 특히 가족이 이런 변화에 적극적으로 대처를 하지 않는 경우 우울증을 경험할 수 있다. 다른 가족구성원과의 가치 있는 의사소통이 없을 때 은퇴에 대한 잘못된 적응이 발견된다(Tanabe, Tsuji, & Izumi, 2012). 노인의 자살 원인이 되는 우울증은 하나의 사회문제로 대두되고 있다(Lapierre al., 2011; Bekhet, & Zauszniewsk, 2012).

(2) 학대

가족 학대와 폭행은 증가하고 있는 중대한 사회적 문제이다. 학대는 신체적 · 성적 · 감성적 또는 경제적일 수 있다. 배우자 또는 파트너, 자녀, 노부모 또는 조부모를 향하는 학대이다.

가족 학대를 유발하는 요인에는 실업, 경제적 어려움, 약물 남용, 만성질환, 부적절한 주거, 교육 및 기타 자원의 부족이 있다(Hardaway & Cornelius, 2014). 학대는 하나의 사회경제 수준에 한정되는 것이 아니라, 세대를 내려가며 나타난다. 즉, 학대받은 많은 아동은 다시 학대 가족구성원으로 성장한다(Nunes, Hermann, Renee Malcom, & Lavoie, 2013). 2012년 미국에서 아동학대 및 무시의 경우는 300만 건 이상이었다(Moyer, 2013; US Department of Health and Human Services, 2013). 2010년 폭행 또는 근친 파트너 폭행건은 여성과 남성 1,200만 건에 이른다(Walters, Chen, & Breiding, 2013). 학대자는 보통 오랜 관계에 있었던 가족구성원이다(Walters et al., 2013). 학대행위 패턴은 변화하기가 어렵다(Sanders-McDonagh, 2013). 감춰진 행위의 단서를 찾아내는 간호사의 능력은 학대가 의심될 때 중요한데, 희생자가 자신의 피해를 감추려 하기 때문이다. 또한 임신 중 그리고 자녀를 출산할 때의 관계 변화로 인해 폭행이 증가한다(Kramer, Nosbusch, & Rice, 2012).

가족 내 학대는 자주 부모 역할 행위에서 조작되기도 한다(Lereya, Samara, & Wolke, 2013). 애착심의 부족은 자녀의 신체적 · 감성적 욕구에 대한 어른의 관리 실패, 언어적 분개 혹은 부모 역할에 대한 무관심으로 알 수 있다. 무시 또는 신체적 학대는 '목표달성의 실패'로 나타날 수 있다. 부모의 역할기대가 크면 부모는 엄격해질 수 있고, 그 결과는 자녀의 욕구 충족에서의 융통성을 가로막는다.

특히 아동에 대한 성적 학대는 다른 부분의 문제이다(Walthen et al., 2012; Trindade et al., 2014). 가족구성원이 성적 학대를 보고하지 못하거나 가족의 부끄러움을 피하기 위해 무시하면 감성적 폭발이 촉진된다. 아동은 학대자의 행위에 대한 적절성에 혼돈스러워지고 자신이 벌받는 느낌을 가지게 된다.

노인 10명 중 1명은 희생자이거나 노인학대로 추정되며, 노인학대 문제는 점차 커지고 있는 추세이다(Dong, 2013; National Center on Elder Abuse, 2014). 노인이 신체적으로 의존적이 되어감에 따른 신체적 학대 이외에 무시당하거나 언어적 · 재정적 학대를 자녀 또는 다른 돌봄제공자로부터 받게 된다. 움직이기가 어렵거나 감각적 장애가 있으면 도움을 요청하기가 어렵고, 노인들 또한 가족에 대한 유대감 때문에 고발하기를 꺼린다. 노인학대의 징후는 미국의 노인들과 함께 일하는 전문가들이 학대 감지에 대한 훈련이 부족하여 놓칠 수도 있으며 거의 모든 주가 의무 신고 요건을 법제화했음에도 불구하고 오직 작은 비율의 사례만 보고되고 있다. 또한 점점 더 다양한 사람들과 함께 간호사들은 노인학대와 관련된 윤리적 · 문화적 문제를 더 이해해야 할 필요가 있다(Dong, 2013).

12) 물질 남용

가족의 물질 남용(substance abuse)에 대한 대처결과는 다양하다(Bröning et al., 2012). 알코올에 중독된 사람으로 인해 가족구성원이 사회적 · 정서적 문제로 고통받는다. 알코올 중독자와 그럴 가능성이 있는 가족구성원은 알코올 중독이 문제라는 것을 부정할 것이다. 보통 배우자나 자녀는 상황이 달라지더라도 가족기능을 유지하기 위해 알코올 중독을 '용인하는 자'가 된다. 그러나 이러한 행위는 알코올 중독자로 하여금 계속 술을 마시도록 하는 것이며, 가족단위의 붕괴를 초래한다.

SAFETY ALERT

알코올이나 약물 남용자와 그의 가족에게 알코올이나 약물의 해로운 측면에 대해 이야기해주고 물질중독자 치료 프로그램에 의뢰해야 한다.

또한 약물 남용은 가족기능을 변화시킨다(Norman et al., 2012). 불법약물은 비용이 많이 들기 때문에 알코올 중독자보다 약물 남용자의 가족이 경제적으로 더 어렵다. 약물 남용은 알코올 섭취보다 사회적으로 더 수용되지 않기 때문에 약물 남용자와 가족은 지역사회에서 더 고립되게 된다. 직장에서 시행하는 약물검사로 인해 약물 남용자는 직업을 유지하지 못하게 되므로 가족은 경제적으로 안정하기가 힘들다. 또한 체포와 구금은 가족단위를 완전히 파괴하게 된다. 특히 법적 약물 또한 만성질환으로 고통받거나 여러 가지 약물을 복용하는 사람에게서 남용될 수 있다. 알코올과 약물 남용은 중독 시 발생하는 외상뿐만 아니라, 물질효과로 인한 신체적 문제를 초래하여, 알코올 중독자의 경우 영양불량, 만성 간질환 및 말기 간부전의 가능성이 있으며, 주사약물 남용자들은 잦은 감염, 간염과 AIDS가 발생할 가능성이 있다. 이들

성과기반 교육계획

46세 장 씨 부인이 '두통'으로 1차 의료기관에 왔다. 사정에 의하면 장 씨 부인은 팔과 어깨에 옷을 벗지 않으면 볼 수 없는 타박상이 있는 것으로 나타났다. 머리 또는 신체의 어느 곳에도 외상은 없었다. 상황을 조사하고 있을 때 장 씨 부인은 "남편은 직업을 잃었고 옛날보다 술을 더 많이 마시는 것이 정말 걱정돼요. 그는 알코올 중독자는 아니지만, 한 번에 많이 마시지 않는 요즘 더 자주 화를 내요."라고 말한다. 장 씨 부인이 알코올 중독의 희생자일 수도 있고, 문제대처 중이라는 것을 알게 되었다. 문제점을 인지하고 장 씨 부인과 남편을 돕기 위한 자원을 확인하여 장 씨 부인을 돕기로 결정한다.

간호성과

장 씨 부인은 알코올 사용, 학대, 알코올 중독 간의 차이를 설명하게 되고 자신과 남편을 도울 수 있는 자원들의 명단을 만들어낸다.

전략

- 알코올 사용, 학대 그리고 알코올 중독에 관한 장 씨 부인의 지식을 조사한다.
- 장 씨 부인이 도움 받기를 원한다면
  - 남편이 술을 마시고 화를 낼 때 그녀의 고통을 설명하게 한다.
  - 가능한 지지 기전에 대해 논의한다(예: AA, Al-Anon, 기타 가족구성원).
  - 상해의 재발을 방지할 수 있는 방법에 대해 논의한다(예: 가족이나 친구 전화번호를 부호화해 지니고 있는다. 남편이 술을 마시기 시작하면 집을 나온다. 문제가 악화되면 법적 제지 명령을 얻어낸다).
- 장 씨 부인에게 가장 가까운 Al-Anon 단체를 찾아보고 회의에 참석하도록 제안한다.
- 남편이 문제점을 부정하고 도움을 받는 일을 거부한다면 장 씨 부인이 사용할 수 있는 계획으로 문제를 해결한다.

간호평가

- 1주에 장 씨 부인은 알코올 사용, 학대, 알코올 중독 사이의 차이점을 말한다.
- 2주에 장 씨 부인은 자신의 남편을 도와줄 수 있는 자원리스트를 알아낸다.
- 1개월에 장 씨 부인은 지난 달에 자신과 남편이 이용해 온 자원에 대해 보고한다.

치료적 대화: 가족

사례

노형철 씨 가족(노형철 씨와 부인 임 씨는 50세, 아들인 민규 18세, 딸 다희 14세)은 그들과 함께 살고 있는 할아버지를 위해 병원에 방문하였다. 노형철 씨의 아버지 노상현 씨는 맥박조정장치(pacemaker)의 교체를 위해 입원하였고, 이틀 후 퇴원할 예정이다. 노형철 씨와 가족 그리고 김 간호사는 햇빛이 비치는 병동에 앉아서 이야기를 나누고 있다.

비효율적 대화

노형철 씨 아버지 좋아 보이시네요? (아버지의 어깨를 톡톡 치면서)

김 간호사 노상현 님이 수술 후 회복이 잘되고 있는 듯 합니다. 오늘은 기분이 어떠세요? (휠체어 옆에 앉으면서)

노상현 씨 좋아요. 아주 좋아요. 왜 모두들 나를 어린아이 취급하는 거지? (심술이 난 듯이)

김 간호사 예… 예… 가족이 노상현 님을 사랑해서 여기에 모두 모여 있어요. 노상현 님은 오늘 아침 가족을 보기 위해 기다리셨잖아요? 그렇지요? (그의 손을 잡고 안심시키듯이 두드리면서)

민규 엄마! 다희와 나는 음료수 마시러 갈래요. (여동생과 함께 떠나려 하며)

노형철 씨 지금은 안 돼. 민규야! 우리가 온 지 5분밖에 되지 않았잖니. (단호하게)

노상현 씨 형철아! 괜찮단다. 민규와 다희가 음료수 먹으러 가게 두렴. 나중에 또 보면 되지. 민규야 내게도 음료수를 좀 사다 주렴. (민규의 손에 지폐를 쥐어주며, 아이들은 빨리 떠난다.)

김 간호사 정말 보기 좋군요. 노상현 님. 아이들이 정말 노상현 님께 감사하는 것 같군요. (노형철 씨와 부인에게 미소를 보인다. 그들도 희미하게 웃는다.)

노상현 씨 간호사 선생님. 나를 병실로 데려다주세요. 피곤하군요.

김 간호사 그럼요. (노형철 씨와 부인을 향해) 곧 돌아오겠습니다.

노상현 씨 내 가족과 무슨 이야기를 할 예정이죠? (의심스러운 듯)

김 간호사 노상현 님께서 내일 집으로 돌아가셨을 때 가족들이 어떻게 도울 수 있는지에 대해서요. 걱정 마세요. 저희는 최선을 다해 노상현 님을 돌보아 드릴 거예요. (휠체어로 노상현 씨를 병실로 옮긴다. 노형철 씨와 부인이 말없이 그들은 지켜본다.)

효율적 대화

노형철 씨 아버지 좋아 보이시네요? (아버지의 어깨를 톡톡 치면서)

이 간호사 노상현 님이 수술 후 회복이 잘되고 있는 듯 합니다. 오늘은 기분이 어떠세요? (휠체어 옆에 앉으면서)

노상현 씨 좋아요. 아주 좋아요. 왜 모두들 나를 어린아이 취급하는 거지? (심술이 난 듯이)

임 씨 예… 아버님. 그만 하셔요. 우리는 모두 아버님을 걱정해요. (웃으면서 남편에게 의미 있는 시선을 던진다.)

민규 엄마! 다희와 나는 음료수 마시러 갈래요. (여동생과 함께 떠나려 하며)

노형철 씨 지금은 안 돼. 민규야! 우리가 온 지 5분밖에 되지 않았잖니. (단호하게)

노상현 씨 형철아! 괜찮단다. 민규와 다희가 음료수 먹으러 가게 두렴. 나중에 또 보면 되지. 민규야 내게도 음료수를 좀 사다 주렴. (민규의 손에 지폐를 쥐어주며, 아이들은 빨리 떠난다.)

노형철 씨 아버지가 아이들의 성격을 버리고 있어요. (화가 난 듯한)

노상현 씨 왜? 아이들은 유일한 내 손자, 손녀야. 그렇게 하면 아이들은 나를 친근하게 생각할 거야. (슬퍼 보이고 시비를 거는 듯하며 화나 보임) 간호사 선생님. 나를 병실로 데려다 주세요. 피곤하군요.

이 간호사 그럼요. 노상현 님이 쉬시는 동안 가족분과 대화를 나누어도 괜찮을까요? (계속해서 노상현 씨 옆에 앉아 있다.)

노상현 씨 내 가족과 무슨 이야기를 할 예정이죠? (의심스러운 듯)

이 간호사 노상현 님께서 내일 집으로 돌아가셨을 때 가족이 어떻게 도울 수 있는지에 대해서요. 대화에 참여하실래요? 아니면 쉬실 수 있게 노상현 님 침대 옆에서 대화를 나눌까요?

노상현 씨 (생각한다.) 나는 침대에서 쉬고 그 옆에서 대화를 나누는 것이 좋겠군요. 나는 피곤해요.

이 간호사 좋은 생각이네요. 침대로 가요. (휠체어로 노상현 씨를 병실로 옮긴다. 노상현 씨는 피곤하지만 편안해 보인다. 노형철 씨와 임 씨는 쉽게 의사결정을 내린 것에 놀라워한다. 그들은 집으로 돌아가서 아버지에게 그 방법을 시도해 보겠다고 마음 속에 새긴다.)

비판적 사고를 위한 과제

- 노 씨의 질병이 그의 가족에게 준 영향(개별적 및 선별적)을 분석한다.
- 대화에서 스트레스가 어떻게 표출되었는지를 찾아내고 조사한다.
- 가족이 가정에서 함께 하는 모형을 만든다.
- 이 가족의 기능장애 패턴에 대한 표현에 대해 평가한다.
- 가족대처를 방해 또는 촉진한 두 간호사의 방법을 비교하고 대조한다.

질환은 가족역동성을 더 크게 변화시킨다.

이 장 앞부분에 있는 사례에서 김 씨 할머니 가족을 생각해 보자. 딸과 손녀가 이들을 도울 수 있는 방법과 어떤 다른 대안이 있을지를 찾고 있다. 개념지도를 사용하여 김씨 할머니의 남편 간호 및 가족의 역할에 관한 고민을 이해하고 관리하는 데 도움이 되도록 해 보자(그림 39-6).

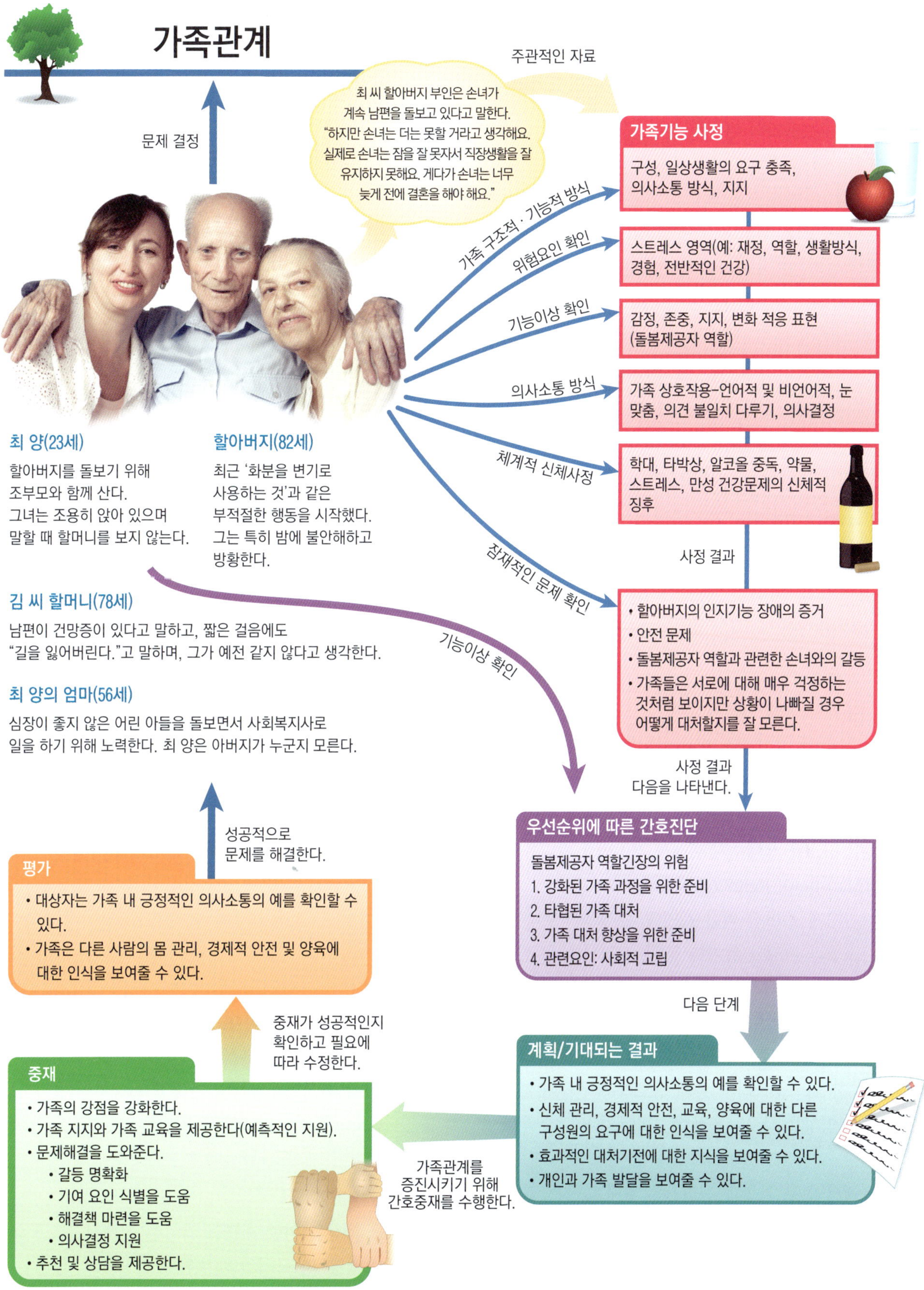

그림 39-6 가족관계 개념지도

5. 간호사정

가족기능 사정은 구조, 기능, 의사소통 및 지지 측면에서 이루어지며, 주관적 · 객관적인 두 가지 자료는 모두 중요하다. 대상자와 가족구성원과의 면담을 통한 장점과 욕구를 조사하기 위한 주관적 자료 수집방법이 있고, 가족 상호작용 관찰 및 신체검진 수행에 의한 객관적 자료 수집방법이 있다. 간호사정은 기능양상, 위험 및 기능부전을 확인하는 데 도움이 된다. 사정결과는 간호진단을 내리고 구체적인 중재를 계획하기 위한 기초를 제공한다.

비판적 사고 적용하기

이 간호사가 일하는 병원에 어떤 여성이 자신의 남자친구와 함께 넘어져 팔을 다친 3세 아동을 데리고 병원에 왔다. 그 아동은 매우 냉정하고 무감정적으로 보였다. 분명히 통증이 있을 텐데도 울지 않았다. 대화를 시도했을 때에는 눈맞춤을 피했다. 신체상태를 조사하기 위해 옷을 벗겼을 때 아동의 팔에 움직이기도 어려운 오래된 타박상과 새로운 타박상을 발견하였다. 사정 결과는 무엇을 나타내며 어떻게 처리해야 하는가?

정답은 부록 B를 참고하세요.

1) 가족관계 양상 확인

구조적 · 기능적 사정은 가족의 구성, 일상생활 욕구충족 능력(음식, 거처, 건강유지 등), 의사소통 양상 및 지지에 대한 자료를 통합한 것이다. 사랑과 소속, 정서적 안정감과 사회문화적 욕구, 가족과 지역사회의 상호작용과 같은 영역을 조사한다. 발달 사정은 생애주기 내에서 가족변화 방식을 고려한 것이다(Mansfield, Keitner, & Dealy, 2014).

각 구성원에게 주어진 역할 측면에서 가족 상호작용 내 기능, 의사소통과 지지를 알아야 한다. 사정 시에는 남편과 아내의 관계 또는 부모자식 간의 관계에 대한 조사를 해야 하지만 여기에 제한을 두어서는 안 된다. 이 조사에는 동거하는 구성원들의 역할관계를 확인하기 위해 개인 및 집단 욕구충족을 위한 가족구조와 기능의 상호작용 연구가 필요하다. 의사소통 양상은 상호작용적 접근법에 매우 중요한 포인트이다.

현 상황에서 업무 역할과 책임감은 실재 및 지각된 가족구성원의 역할과 관련된 주관적 사정요인들이다. 가족, 직장이나 사회관계 내에서의 만족감이나 장애에 대한 대상자의 정체성을 사정하고, 이들 역할과 관련된 책임감을 사정한다. 가족기능에 대한 사정지침 요약은 Box 39-1을 참조한다.

2) 위험요인 확인

위험 영역 또는 잠재적 문제를 확인하기 위한 건강력 조사에는 개방적이고 초점 중심적인 질문이 필요하다. 역할, 재정, 생활양식, 이전 경험과 일반적 건강영역 내에서 잠재적인 스트레스원과 관련된 질문이 중요하다. 다음의 일반적 질문 중 가족 내에 잠재하는 스트레스원은 무엇인가와 같은 특정 질문이 Box 39-2에 제시되어 있다.

가족구성원의 수, 연령대 및 상태가 변할 때 스트레스원이 드러나게 되므로 기능변화의 위험성을 사정할 때 가족의 발달 단계를 고려해야 한다.

가족 과정에서 변화를 유발하는 특징적 잠재 위험요인에는 자신이나 타인에 대한 비현실적 기대, 적절한 역할모델 부족, 학대 병력, 타인과의 결속력 부족, 부적절한 지지체계, 스트레스, 기술이나 지식 부족, 급성이나 만성질환, 아동이나 성인의 사회심리적 욕구 미충족 등이 있다(Dever, Schulenberg, Dworkin, O'Malley, Kloska, et al., 2012; Kuo et al., 2012; Gottlieb, 2013).

3) 기능장애 확인

가족기능 변화는 효과적 기능양상과 유의한 차이를 보일 때 확인할 수 있다. 감정표현이나 수용력 부족, 다른 가족구성원에 대한 존경심이나 지지부족 및 변화에 대한 적응력 부족 등이 영향을 미치는 요인들이다(Nanni, Biancosino, Grassi, et al., 2014).

대상자의 가족구성원이 변화를 경험할 때, 돌봄제공자의 역할 역시 변화한다. 이는 부적절성, 죄책감, 불안, 실패, 무력감과 무기력을 말로 표현할 때 확인할 수 있다. 부모는 아이의 질병이 다른 자녀 및 가정경제에 미치는 영향에 대해 걱정한다. 치료불이행은 문제가 있다는 것 자체를 부정하거나 알기를 거부하는 것이다. 부정은 '정상' 가족생활을 유지하거나 회복하기 위한 하나의 기전으로 쓰일 수 있지만 만일 이것이 가족의 상황대처를 막는다면 기능부전이 나타날 수도 있다(Dennis & Halberstadt, 2013).

4) 객관적 자료

가족기능 사정을 위한 객관적 자료는 신체검진뿐만 아니라 가족 상호작용 및 구성원의 행위를 관찰하는 것이다. 가족기능부전의 행동적 징후는 무감정, 철회, 불안정, 수면과 식사 부족, 집중력 결여와 의존성 등이다(Dever et al., 2012;

Box 39-1 가족 기능 사정

건강 지각과 건강관리
- 건강에 있어 가족의 상태에 대해 자신이 생각하는 것은 무엇인가?
- 자신은 가족의 건강문제를 처리할 수 있는가?
- 자신과 가족 각 구성원을 위해 장려하고 있는 건강한 생활방식을 설명한다.

활동과 운동
- 가족에게서 어떻게 자신의 활동수준을 특징지을 것인가?
- 가족은 그룹으로서 어떤 양상의 활동을 하고 있는가?
- 가족이 가장 좋아하는 여가시간 활동은 무엇인가?

영양과 대사
- 가족의 식사양상에 대해 설명한다.
- 전형적인 식사는 무엇이고, 먹는 시기는 언제인가?
- 가족의 음식을 준비하는데 어떤 특별한 방법이 있는가?
- 집에서 누가 가장 요리를 가장 잘 하는가? 그 이유는?

배설
- 쓰레기 처분은 누가 하는가?
- 쓰레기, 특히 배설물은 어떻게 제거하는가?
- 화장실을 사용하고 난 후에 가족들은 어떤 위생적인 행동을 하는가?

수면과 휴식
- 가족의 일반적인 수면양상은 무엇인가?
- 수면양상이 흩어졌을 때 어떤 일이 발생하는가?

인지와 지각
- 가족 내에서 의사결정은 어떻게 이루어지는가?
- 자신의 결정이 과거, 현재, 미래와 더 관련 있고, 더 탄탄하고 더 이론적인가?

자아지각과 자아개념
- 각 구성원은 가족의 부분적인 요소에 대해 무엇을 좋아하고, 무엇을 싫어하는가?
- 각 구성원은 가족을 어떻게 묘사하는가?

역할과 관계
- 자신은 가족구성원의 건강과 지지 사이에서 어떻게 관계를 유지하고 있는지 설명한다.

스트레스와 대처
- 가족 내에서 스트레스가 쌓이는 일에 대해 말해 보고, 그 일에 대한 각 구성원의 인식은 어떠한가? 각 구성원은 어떻게 그것에 대처했는가?

성과 생식
- 성적인 문제를 이야기하는 것이 가족 내에서 개방적으로 받아들여지는가?
- 자녀가 언제, 어떻게, 무슨 성적인 것에 대해 이야기했는가?
- 가족 내에서 자신이 성적인 것에 대해 얘기할 때 표현에 만족하는가?
- 가족 내에 성에 관한 어떤 문제가 있는지 설명한다.

가치와 신념
- 가족이 가지고 있는 중요한 믿음은 무엇인가? 그러한 믿음을 이행하기 위해 각 구성원은 어떻게 하고 있는가?
- 약속된 가족구성원의 활동은 얼마나 가치 있는가?

Box 39-2 가족의 사회적 관계 사정

가족구조와 기능
- 대상자의 연령, 성별 등의 가족단위를 서술한다.
- 가정 내에서의 대상자에 대한 책임은 누구에게 있는가?
- 대상자의 가정 내에서 의사결정을 담당하는 사람은 누구인가?
- 재정관리는 누가 담당하는가?
- 가족책임을 분배하는 방법이 있는가?
- 식사, 수면 및 건강행위의 양상은 어떠한가?

가족 · 사회 상호작용
- 대상자 인생에서 가장 중요한 사람은 누구인가?
- 대상자에게 중요한 타인의 활용은 이루어지고 있는가?
- 필요 시에 대상자를 변화시킬 수 있는 타인은 누구인가?
- 친구들의 수는 몇 명쯤 되는가?
- 친구, 이웃, 친척 간의 사회화는 잘 이루어지고 있는가?
- 대상자는 이웃을 인식하고 있는가?

변화 지표
- 대상자의 역할이나 책임감에 있어서 주된 변화는 무엇인가?
- 다가올 미래에 대상자의 기대되는 변화는 무엇인가?
- 이들 변화를 위한 준비는 하고 있는가?
- 스트레스를 줄 수 있는 가족-어떻게 이 가족을 다룰 것인가?

부모 역할기능(만일 부모라면)
- 자녀와의 관계, 부모와의 관계, 친구와의 관계는 어떠한가?
- 가족을 늘리기 위한 계획이 있는가?
- 부모됨 패턴을 조부모의 부모됨 패턴(예: 규율)과 비교하고 설명한다.

직업적 역할요인
- 대상자의 직업(직업 역할과 책임감 포함)
- 1주일에 몇 시간 일하는가? 직업 자체가 대상자의 생활양식의 다른 면들을 방해하는가?
- 대상자의 생활양식을 관리하기 위한 대상자의 재정적 능력은 어떠한가?

여가시간관리
- 평상시 활동양상과 활동들의 연관성이 있는가?
- 휴가가 있는지, 있다면 횟수는?
- 은퇴 후 대상자의 계획은 있는가(은퇴하였다면, 계획대로 즐기고 있는가)?

문화적 요인
- 인종 · 종교적 배경에 대해 설명한다.
- 가족 가치관의 유사성이 있는가?
- 가족의 양육 실제에 대해 서술한다.

출처: University of Scranton, Department of Nursing. (1994). *University of Scranton guide to care plan assessment.* Scranton, PA: Author.

Keeton, Ginsburg, Drake, Sakolsky, Kendall et al., 2013). 가족의 의사소통 양상을 관찰한다. 구성원이 또 다른 구성원과 어떻게 관계를 형성하는지, 그들은 어떻게 효과적으로 의사소통하는지, 말하는 사람은 누구이고 말을 듣는 사람은 누구인지, 반대의견을 어떻게 조절하는지, 어떻게 의사결정을 하는지, 비언어적 의사소통법은 어떤 것인지를 관찰한다. 가족구성원이 대상자를 방문하는지, 방문한다면, 얼마나 자주 방문하는지, 가족사정 시 대상자 반응이 어떻게 실마리를 제공하는지에 대해 관찰한다.

신체사정은 시진, 촉진, 청진 및 타진을 체계적으로 수행하는 것이다. 신체사정 시 가족기능부전의 실마리를 찾아본다. 신체적 학대를 의미하는 상해나 멍, 간 비대와 다른 만성 알코올 중독 징후, 정맥 내 약물주입을 의미하는 흔적, 코카인 중독의 비염 증상, 스트레스 징후(체중감소, 피로와 인지기능 손상 등)와 다발적인 급·만성적인 신체적 문제 등을 유심히 관찰한다(Dong, 2013; Trindade et al., 2014; Dinis-Oliveira, Carvalho, Duarte, Proença, Santos, et al., 2012).

6. 간호진단

각 구성원과 가족 전체에 대한 주의 깊은 사정은 실제 혹은 잠재적 문제들을 확인하는 데 필요하다. 사례 시나리오에서 제안한 바와 같이 간호사는 가족과 함께 각 구성원의 욕구, 목표 및 기대를 지각하도록 진단을 구체화한다. NANDA(NANDA-I, 2014)는 가족 문제에서 다음과 같은 간호진단을 인정했다: 분류 1, 돌봄제공자의 역할긴장, 부모역할 장애와 부모역할 강화를 위한 준비; 분류 2, 애착 장애의 위험, 가족과정 기능장애, 가족 과정 중단, 가족 과정 강화를 위한 준비; 분류 3, 비효과적 관계, 부모 역할갈등, 사회적 상호작용 장애 선택된 간호진단은 선택된 간호결과분류(NOC) 및 간호중재분류(NIC)와 함께 표 39-2에서 확인할 수 있다.

NANDA **표 39-2 가족과 관련된 NANDA-I 간호진단**

간호진단	관련요인	진단진술	NOC*	NIC†
돌봄제공자 역할긴장: 역할 수행에서 제공자의 느낌과 어려움	질병의 심각성, 중독 또는 의존성, 기타 건강상의 불안정성 심리사회적 또는 인지적 문제점 상황적 요소	돌봄제공자의 역할긴장 관련 요인: 특정 돌봄 활동 수행 시의 어려움 정의적 특성: 특정 가족관계 기능장애	돌봄제공자 스트레스원 돌봄제공자 안녕상태 돌봄제공자 대상자 관계 지식: 부모 역할	돌봄제공자 역할 부담감 종합적 관계 구축 갈등완화 가족참여 향상 가족치료
가족과정 기능장애: 갈등, 부정, 변화행위에 대한 저항, 비효율적 문제해결, 지속적인 위기를 초래하는 행위	염려, 스트레스, 우울, 직업 손실, 슬픔	가족 과정기능 이상 관련 요인: 알코올 중독 정의적 특성: 부정, 변화 거부, 지속적 위기	학대 중지, 학대 보호 지지: 내부 파트너 학대보호 지지: 노인 돌봄제공자 스트레스원 돌봄제공자 안녕복지 돌봄제공자 대상자 관계	학대 보호 지지: 아동 학대 보호 지지: 내부 파트너 학대 보호 지지: 노인
부모 역할장애: 양육자가 다른 사람의 최적 성장과 발달을 향상시킬 수 있는 환경을 만들고, 지속하고, 획득할 수 있는 능력으로 변화 또는 변형을 경험하는 상태	부모의 학대, 중요한 다른 사람들 간의 지지 부족, 욕구 불충족, 지식 부족, 비현실적인 기대감	영아돌봄에 대한 지식 부족 관련 요인: 초산부, 이전에 아동을 돌본 경험이 없음 정의적 특성: 퇴원 후 아이를 돌볼 능력에 대한 공포와 지식 부족을 구두로 표현	부모-유아 애착 부모됨 부모됨 수행 역할 수행 자녀 병원입원 자녀 발달 지식: 자녀의 신체적 안전	자녀출산 준비 발달 강화: 자녀 가족 참여 증진 가족치료 교육: 영아 안전 교육: 영아 자극 교육: 유아 영양 교육: 유아 안전

Dx, diagnosis; R/T, related to; AEB, as evidenced by.
*출처: Moorhead, S., Johnson, M., Maas, M., & Swanson, E. (2013). *Iowa Outcomes Project: Nursing Outcomes Classification (NOC)* (5th ed.). St. Louis, MO: C. V. Mosby.
†출처: Bulecheck, G., Butcher, H., Dochterman, J., & Wagner, C. (2013). *Iowa Intervention Project: Nursing Interventions Classification (NIC)* (6th ed.). St. Louis, MO: C. V. Mosby.
출처: NANDA-Association International (NANDA-I). (2014). *Nursing diagnoses: Definitions and classification, 2015-2017.* West Sussex, England: Wiley-Blackwell.

7. 간호성과 확인과 간호계획

간호진단과 관련 요인을 확인한 후, 대상자 목표와 간호중재를 계획한다. 목표는 대상자와 가족이 생각하기에 상황이 개선되었음을 설명할 일반적이고 구체적 변화를 확인하기 위하여 설계한다. 대상자와 가족중심 간호목표는 기여요인을 확인함으로써 유도되며, 구체적인 행위를 나타낼 수 있도록 설계한다. 일반 목표는 가족기능을 확인할 수 있고 각 상황을 개별화할 수 있어야 한다. 문제를 경험하고 있는 가족을 위한 공통된 대상자와 가족중심 목표는 다음과 같다.

- 대상자와 가족은 가족 내의 의사소통을 달성한 사례를 확인한다(Wittenberg-Lyles, Washington, Demiris, Shaunfield, 2014).
- 대상자와 가족은 다른 구성원의 신체적 간호, 경제적 안정, 교육과 양육의 욕구에 대한 인식을 설명한다(Williams, 2014).
- 대상자와 가족은 효과적인 대처기전의 지식을 설명한다(Stamataki, Ellis, Costello, Fielding, Burns et al., 2014).
- 대상자와 가족은 개인 및 가족 발달의 성취를 설명한다(Williams & Bakitas, 2012).

가족중심 간호 이용 시, 본 장 사례에서의 간호사는 중재 시행 전에 돌봄제공자와 확대가족 모두의 기대를 검토하고 명확하게 할 필요가 있다. 간호수행은 대상자, 가족 및 간호사가 목표설정 및 중재개발에 협력할 때 가장 효과적이다(Kuo et al., 2012).

간호사가 대상자, 가족 혹은 모두와 함께 건강한 가족양상과 기능을 증진시키고 또는 기능이 변화한 가족의 욕구충족을 직접적으로 도울 수 있도록 계획을 세운다. 가족 간호에서 보편적으로 쓰이는 간호중재의 예를 표 39-2에 열거하였다.

8. 간호수행

가족기능을 증진시키기 위해 간호사는 지지, 강화 및 교육을 한다. 가족기능 변화에 대한 중재의 핵심은 의뢰, 상담 및 문제해결을 돕는 것이다. 간호사가 관여할 수 있는 가족구성원이 많을수록 더욱 가족중심적인 간호가 이루어지며 잠재적인 영향력도 커질 것이다(Kuo et al., 2012)(그림 39-7).

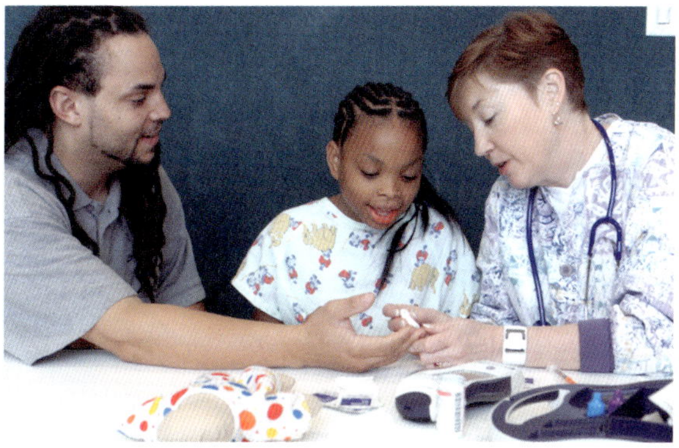

그림 39-7 대상자 치료 시 가족구성원을 포함시키면 질병에 대한 극복에 도움이 되며, 치료 과정에서 가족의 역할을 이해할 수 있다.

1) 건강증진

가족의 강점을 발견하고 긍정적 행위를 강화하며, 예견된 지침과 자원제공을 통해 가족을 지지할 수 있다(Toly et al., 2012). 이들 가족의 강점과 자원들은 가족을 처음 방문할 때부터 사정할 수 있는 주요영역이다.

(1) 가족 강점의 강화

사정기간 동안 수집된 정보로부터 대상자와 가족이 자신들의 강점을 확인하도록 돕는다(그림 39-8). 강점이 될 수 있는 사항은 효과적 의사소통, 구성원 상호 간의 지지, 융통성 있는 역할, 전반적인 안정성, 건전한 대처기전 및 바람직한 지지체계 등이다. 강점 확인은 위기발생 시뿐 아니라, 일상적 기능으로부터 목표자원들을 끌어올 수 있도록 가족은 도와줄 것이다. 가족의 약점보다는 강점에 초점을 둔다(Wright & Leahey, 2013). 일차 돌봄제공자의 안위를 제공하기 위해 대상자 간호로부터 벗어날 수 있도록 해주는 가족구성원의 능력과 같은 장점의 예 혹은 목회자나 영적 상담제공자가 제공하는 영적 지지를 지적한다. 대상자와 가족이 과거에 문제해결을 위해 사용한 장점의 예들을 생각하도록 돕고, 필요하다면 이들 장점을 어떻게 끄집어낼 수 있는지 격려한다. 개인 및 가족 장점 모두를 확인한다.

(2) 지지와 교육

가족기능 증진을 위해서 경청 및 교육을 통해 대상자와 가족의 행위를 지지한다. 심각한 혹은 만성질환 동안, 많은 간호사는 대상자 및 대상자의 가족과 밀접한 결속을 다지며, 대상자와 그 가족들은 정서적 지지를 얻기 위해

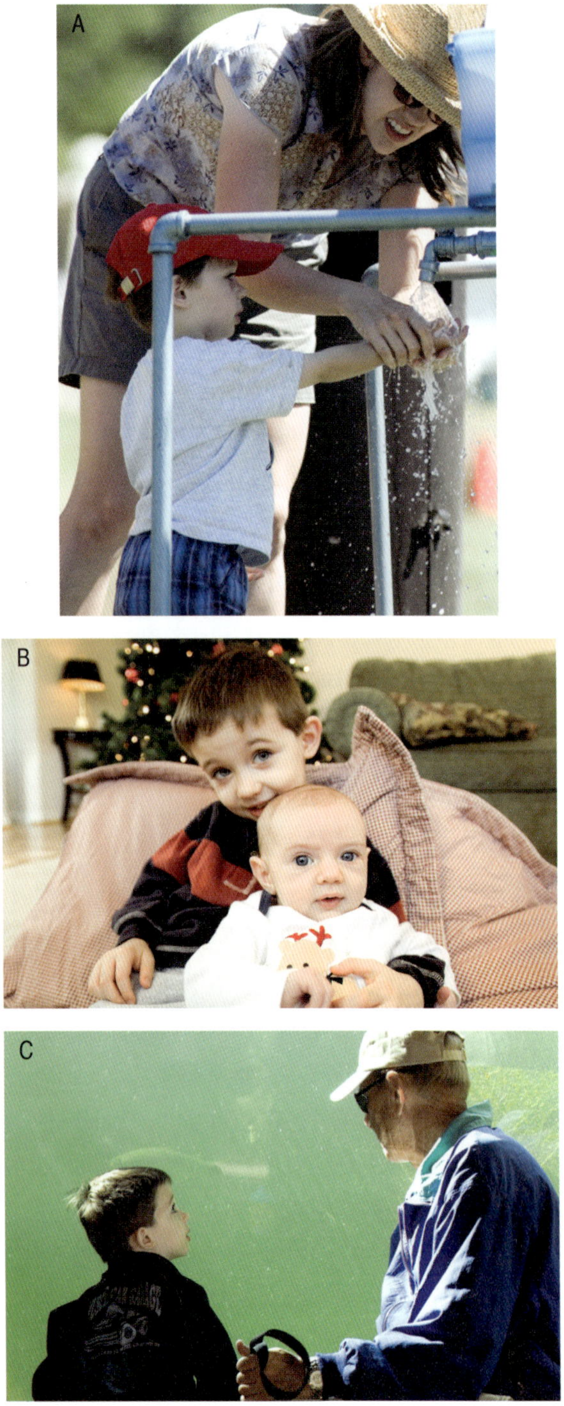

그림 39-8 A: 엄마와 아들 사이, B: 형제 자매, C: 손자와 할아버지와 같은 다양한 가족관계에 힘과 지지의 원천이 있다.

간호사를 찾는다. 확대가족, 종교적 결속, 직장집단, 동료 및 지역사회 집단뿐만 아니라 다른 지지원을 확인하도록 가족을 돕는다(Kuo et al., 2012; Magon et al., et al., 2012; Wright & Leahey, 2013). 이때 지지집단과의 접촉을 강화할 수 있다. 지지체계를 이용하는 가족은 약점보다 강점을 확인하게 될 것이다. 예견된 지침(anticipatory guidance)은 교육과 지지를 위한 일종의 기술로서, 대상자와 가족에게 다음에 일어날 일과 왜 일어나는지에 대한 준비 시에 이용한다(Garfield, Lee, Kim et al., 2014).

2) 가족기능 변화에 대한 간호중재

만일 가족기능 변화가 확인되었다면, 행위에 중점을 둔 중재가 가족에게 긍정적 결과를 나타내고, 문제를 개선하고 가족관계를 지지할 것이다(Kuo et al., 2012; Donahue, Kazer, Smith, & Fitzpatrick, 2013). 필요하다면 문제해결을 돕고, 의뢰를 요청하며, 가족상담을 촉진하도록 한다.

(1) 문제해결

가족기능 변화를 경험하는 가족들은 문제해결(problem solving) 시 간호중재의 도움을 통해 목표를 달성한다. 먼저 문제에 대한 인식, 의사소통 능력을 활용하려는 참여자의 의지를 확인함으로써 중재의 목표를 가족갈등의 해결에 둔다. 효과적 의사소통법을 강조하여, 각 구성원은 사실뿐만 아니라 말하고, 듣고, 감정을 표현하도록 한다(White, Cua, Walk, Pollice, Weissfeld et al., 2012; Holtslander et al., 2013; Haslam et al., 2015). 문제해결을 돕는 간호중재는 다음과 같다.

- 참여자와의 갈등을 명확히 한다.
- 참여자가 기여요인을 확인하도록 한다.
- 잘못된 개념을 바로 잡는다.
- 간호관찰을 통해 구체적인 피드백을 제공한다.
- 참여자가 해결책을 발견하도록 돕는다.
- 참여자들 간의 의사결정을 지지한다.

참여자들이 자기인식을 개발하도록 돕고, 문제해결을 위한 방법을 확인하도록 돕는 데 중점을 둔다(Law, Fisher, Fales, Noel, Eccleston, 2014). 가족이 스스로 과정을 처리하는 방법을 학습함으로써 문제해결을 하도록 유도한다. 먼저 작은 문제부터 해결하도록 지도하고, 더 큰 문제 역시 다룰 수 있도록 확신을 제공한다.

간호사는 의사소통과 문제해결 향상과 함께 가족이 대처기전을 강화하도록 도와야 한다(41장 참조). 과거에 어떤 대처기전을 활용하였고, 부적절한 대처기전은 어떤 것이었는지를 확인하도록 가족을 돕는다.

(2) 의뢰 및 가족상담

간호사는 기능변화를 보이는 가족을 다른 자원으로 의뢰할 수 있다(Kevern, 2012; Polivka, Chaudry, Mac Crawford, et al., 2012). 사회사업가나 성직자는 재정적 혹은 영적 욕구가 있는 가족을 도울 수 있고, 임상 간호전문가, 영양사, 물리 및 작업치료사는 신체적 간호요구가 있는 대상자와 그 가족구성원에게 정보와 훈련을 제공할 수도 있다.

전문가 의뢰 및 동료 지지집단은 부모 역할에 어려움을 느끼는 사람들을 돕는 자원이 된다(Sarrami-Foroushani, Travaglia, Debono, & Braithwaite, 2014). 부모를 위한 자조집단으로는 파트너 없는 부모(parent without partner, PWP), 국제 모유수유 단체(la leche league international, LLLI), 효과적인 부모 역할 훈련(parent effectiveness training, PET) 등이 있다. 전화번호부에 열거된 많은 지지단체들이 의미있는 의뢰자원들이다. Maryland Bethesda에 위치한 국제기구인 아동건강간호협회가 지지단체, 그들의 활동, 자원에 대한 정보와 종합적 명단을 제공해줄 수 있다. 미국은퇴자협회(American Association of Retired Persons, AARP)와 The Area Agency on aging은 노인과 관련된 훌륭한 자원이다.

또 다른 의뢰로는 정신과 프로그램, 경찰, 약물 및 알코올 치료 프로그램, 사회사업가의 보호적 서비스와 학대받는 여성을 위한 보호시설 등이 있다. 위기에 처한 가족을 도울 때, 적절한 집단에 알리고 의뢰함으로써 개별 구성원의 안전이 확보될 수 있도록 하는 것은 간호사의 의무이다(Schappin et al., 2013). 아동학대가 의심되는 경우 경찰에 알리고 적절한 기관에 의뢰해야 한다.

지속적 상담이 만성질환, 물질남용, 가족구성원 상실, 역할 부담감, 별거 또는 이혼과 같은 만성 스트레스원이 있는 가족을 위해 필요하다(Schappin et al., 2013). 가족 또는 결혼상담은 어떤 한 사람에게 중점을 두는 것이 아니고, 구성원의 상호작용에 중점을 둔다. 역할과 관계를 조사하고, 의사소통과 문제해결력을 키우며, 결속력을 강화한다. 간호사는 구성원이 외부 도움 없이 기능변화를 극복할 수 없다면, 상담을 받도록 유도하기 위해 가족을 교육시킬 수 있다.

SAFETY ALERT

만약 아동대상자의 물질남용이 의심된다면, 경찰이나 지역 내 아동보호서비스 기관에 알려야 한다. 아동대상자를 위한 옹호자로서 활동하고 있고 의심 내용을 보고할 법적 책임이 있음을 가족에게 말해야 하고, 이와 유사하게 의심되는 노인 학대 또한 보고해야 한다.

3) 건강관리계획 및 가정 · 지역사회 기반 간호

보통 가족관계의 변화는 가족구성원에게 스트레스와 부가적 책임을 두고 가정환경 내에서 다루어져야 한다. 질병이 변화의 원인적 요인일 때, 적절한 간호와 삶의 질을 제공하는 데 있어 지지요인 혹은 방해요인에 대한 가정을 사정한다(Mansfield et al., 2014). 가족구성원은 새롭거나 추가된 책임이 주어질 때 그들의 의지가 다를 수 있다. 적절한 지지를 확보하기 위해 가정 건강관리제공자와 같은 사회기관에 의뢰하는 것이 필요하다.

건강관리 계획 시 특정 욕구, 도움의 유형과 필요한 장비, 학습욕구 및 대안적 지지활용 등을 검토해야 한다(Toly et al., 2012). 돌봄제공자의 역할에 적응하도록 돕고, 대상자의 신체적 욕구를 충족시키기 위해 가족구성원에게 간호기술을 가르친다. 가정에서 대상자 간호를 증진시키기 위해 합병증 위험인자의 징후를 교육한다. 불안 완화를 위해 문의하고자 할 때 연락할 수 있는 사람의 이름과 전화번호를 가족에게 알려준다. 다학제간 접근법에는 사회사업가, 상담가, 영적 조언자, 지역사회 자원센터 및 자조 지지단체로의 의뢰를 포함해야 한다.

지역사회 중심의 자조 및 지지단체의 예로는 알코올중독자 모임(Alcoholics Anonymous, AA), 알코올 중독자 자조치료협회(Al-Anon), 알코올 중독자 10대 자녀들의 모임(Alateen), 마약중독자 모임(Narcotics Anonymous), 암 지지집단(cancer support groups), 동정적인 친구모임(Compassionate Friends), 뇌졸중 지지집단(stroke support groups)과 치매지지집단(Alzheimer support groups) 등이 있다. 이들 집단들은 정보 및 정서적 지지를 제공하여 가족이 문제를 해결하도록 도울 수 있다(Herber & Johnston, 2013). 동료 프로그램과 소셜 미디어도 가족을 지원하기 위해 사용되어져 왔다(Wouters et al., 2014).

사례관리는 간호조정 및 지속적 평가의 수단으로서, 복잡한 건강관리체계를 다루는 대상자와 가족에게 도움을 주기

윤리적 · 법적 쟁점

노인을 요양시설에 모시기

정 씨 부인은 만성 폐질환, 골다공증 그리고 당뇨 등의 합병증을 가진 혼자 사는 75세 여성이다. 정 씨 부인은 가정 간호사와 이웃의 방문과 도움으로 자신의 아파트에 지금까지 머물 수 있었다. 그녀의 가족은 500km 떨어져 살고 있고 가끔 방문하곤 했다. 최근에 정 씨 부인은 고관절 골절로 입원하였다. 담당 의사는 24시간 정 씨 부인을 간호할 사람이 없기 때문에 가정으로의 퇴원을 권고할 수가 없어서 가장 합리적인 대안은 요양시설에 입소하는 것이라고 말한다. 정 씨 부인은 그녀의 딸이 주간에 집에 없기는 하지만 딸에게로 가기를 원한다. 정 씨 부인과 그 가족은 요양시설에 입소하는 것과 다른 대안에 대해 간호사의 생각을 묻는다. 일주일 내에 정씨 부인은 퇴원해야 한다.

비판적 사고를 위한 과제

- 이전에 독립적이었던 정 씨 부인이 요양시설으로 들어가는 데 대해 가족이 도움을 요청할 때 간호사의 느낌을 반영한다.
- 병원에서 요양시설과 같은 시설로의 퇴원에 대한 윤리성에 관한 간호사의 가정을 확인한다.
- 대상자권리 청원 제6장이 이 상황에 어떻게 적용되는지 반영한다. 가족이 알고 의사결정을 하는 데 필요한 정보는 무엇인가?
- 가족의 도움요청에 응답하는 적어도 3가지 다른 방법을 생각해둔다. 정 씨 부인의 지속적 지지욕구와 함께 독립 권리를 지지했음을 정 씨 부인의 가족이 느끼게 할 수 있는 가능성 있는 접근법을 확인한다. 대상자의 삶의 질이 어떻게 유지될 수 있는가?

위한 것이다. 사례관리는 비용, 질, 지속성과 같은 서비스 조건을 확인하고 조정하며 평가하는 것을 포함한다(Kramer et al., 2012; Jensen, 2014). 사람은 외부자원과 지지체계와 연결되어야 하고, 대상자의 가정간호 시 그들 자신의 장점을 극대화하도록 도움을 받아야 한다. 가족구성원, 이웃과 지역사회 단체들은 간호를 위한 '가족중심'망을 형성할 수 있다(Kuoet al., 2012). 이들 목표는 간호사례관리자 및 다른 전문 건강관리제공자와 함께 활동하는 대상자와 가족에게 가능한 한 '정상적' 생활양식을 제공하는 것이다. 만일 돌봄제공자, 대상자와 가족구성원이 반대한다면 사례관리자는 무비판적으로 반응하면서 차이를 수용하는 모습을 보여줄 필요가 있다. 모든 사람의 적극적 참여를 격려하면 가족중심간호가 활성화된다. 각 가족구성원의 지식과 미래에 대한 기대뿐만 아니라, 과거 및 현재 상황에 대한 이해에 대해 질문을 던지는 것은 문제를 확인하고 해결책을 제시하는 데 도움이 된다(Donahue et al., 2013; Garfield et al., 2014). 사례 시나리오의 경우 배우자, 딸 그리고 손녀에게 주어진 질문이 최적의 대상자 가정간호를 촉진시킬 수 있었다.

9. 간호평가

평가는 성과확인 단계에서 정해진 목표를 달성하기 위해 진행되는 지속적인 과정이다. 가족기능 변화에 있어서 기대결과 기준은 대상자와 가족의 의사소통, 가족의 욕구, 대처기전의 사용 및 가족발달에 중점을 둔다. 다음은 일반적 목표에 대한 가능한 결과기준의 예이다.

건강관리팀과의 협력

가정 내에서 돌봄과 관련된 주제에 대해 가정간호사에게 요청

하 씨는 78세 알츠하이머 질환으로 때때로 밤에 배회한다.

Situation(상황): "하 씨의 부인이 잠을 자기 위해 하 씨를 밤 동안 침대에 묶어두고 있어요."

Background(배경): 부인은 74세로 남편을 간호하고, 낮 동안에는 경제적인 이유 때문에 파트타임으로 아이를 돌보고 있다. 부인의 피로는 점점 커져가고 있으나 근처에는 다른 가족이 없다.

Assessment(사정): 부인은 자신의 상황을 사정하고 하 씨의 간호뿐만 아니라 자신의 안녕감을 위한 가정간호사가 필요하다.

Recommendation(권고): 가능한 한 빨리 하 씨의 부인과 대화를 나누고 돌봄 제공에 지지를 줄 수 있는가? 부인의 정신적 · 신체적 상태가 매우 걱정스럽다.

비판적 사고

- 다른 건강관리전문가를 대신해 가정간호사를 요청한 합리적 근거에 대해 토의한다.
- 다른 조언을 얻기 위해서는 어떤 협력팀에게 요청해야 하는가?
- 이 상황에서 하 씨와 부인에게 필요한 지지는 무엇인가?

대상자 간호계획
돌봄제공자 역할긴장 대상자

간호진단

불안, 지식부족, 경제적 · 정서적 지지(예: 수면양상이 변하고, 자주 눈물이 나고, 지식과 재정이 부족하거나 남편의 언어적 표현이 부족해서 나타나는 임상징후)와 관련된 돌봄제공자와 역할긴장

간호목표

돌봄제공자는 가족과 지역사회로부터의 지지를 포함한 현실적인 간호계획을 개발한다.

간호성과 기준

- 돌봄제공자는 한 달 내에 간호행위에 대한 확신이 증가하고 불안이 감소했다고 말한다.
- 돌봄제공자는 한 달 내에 가족과 지역사회로부터 지지를 받아 수용한다.
- 돌봄은 2주 내에 외부자원을 찾는다.

간호중재	이론적 근거
1. 질문과 관찰을 통해 치매질환의 특성에 대한 간호제공자의 지식을 사정한다. 무비판적으로 감정표현을 격려한다.	1. 객관적 자료는 언어적 반응을 검증하고 문제가 생기지 않도록 지식을 확인하는 것이 필요하다.
2. 긍정적인 돌봄을 강화하고, 부정적 감정표현을 수용하며, 긍정적 행위에 중점을 둔다.	2. 간호제공자를 격려하고, 불안 감소를 촉진시킨다.
3. 효과적 의사소통 방법의 역할모델은 노인과 직접 대화하고 눈맞춤을 유지하는 것이다.	3. 의사소통은 대처기술을 개발하는 데 중요하다.
4. 노인의 욕구를 지속적으로 안전하게 충족시키기 위해 모든 가족구성원이 참여할 수 있는 방법을 조사한다.	4. 부정을 줄임으로써 현실적인 계획이 가능해진다. 만일 모든 구성원이 참여한다면 이행 가능성은 증가한다.
5. 아내-가족과의 상호작용에 대해서 피드백을 포함하여 정보와 기회를 제공함으로써 돌봄기술을 개발하도록 계획을 세운다.	5. 현실적 기대와 해결책에 관한 정보는 효과적 대처를 증진할 수 있다. 이들 방법을 강화하는 중재를 수행한다.
6. 활용가능한 지지원을 탐색하기 위해 먼저 접촉기회를 만든다. 권위에의 두려움은 행동의 시작을 어렵게 한다.	6. 지지는 지속적인 변화를 유지하기 위해 필요하다.
7. 돌봄제공자의 안위를 돕기 위해 노인을 위한 지역기관에 의뢰한다. 알츠하이머 지지집단에 의뢰한다.	7. 간호의 연속성은 사정과 지지를 포함한다.

간호평가

- 1개월째에 간호받는 행위에 대한 신뢰감이 증대하고 염려가 감소했음을 나타낸다.
- 지난 4주간 가족과 지역사회로부터의 지지가 증가했음을 돌봄제공자가 보고한다.
- 지난 2주간 이용해온 지역사회와 건강관리 자원을 가족이 확인한다.

간호목표

대상자는 가족 내에서 의사소통을 잘하고 있다는 사례를 확인한다(Toly et al., 2012).

간호성과 기준

- 가정간호로 퇴원 시 간호사가 관찰한 바와 같이 각 가족구성원이 방문하는 동안 대화에 참여한다.
- 가정간호로 퇴원 시 간호사가 관찰한 바와 같이 다른 구성원은 한 명의 가족구성원이 말할 때 경청한다.
- 가족구성원은 48시간 내의 감정이 담긴 대화를 한다.
- 돌봄제공자는 거리 또는 시간적 제약으로 개인적 방문이 불가능할 때 전화 및 편지쓰기와 같은 대안을 사용함을 표현한다.

간호목표

가족구성원은 다른 구성원의 신체적 간호, 경제적 안정, 학습욕구 및 양육에 대한 인지사항에 대해 설명한다(Schappin et al., 2013).

간호성과 기준

- 48시간 내에 치료비용이 지불되었다고 가족이 말하며, 가족 구성원은 사회적 기능에 참여한다.
- 48시간 내에 간호사가 관찰한 바와 같이 가족구성원이 서로에 대한 애정표현을 한다.

간호목표

대상자는 효과적 대처기전에 대한 지식을 설명한다(Wright & Leahey, 2013).

간호성과 기준

- 첫 상담 과정 동안, 돌봄제공자는 과거에 사용한 가족 대처기전을 논의한다.
- 첫 상담 과정 동안, 돌봄제공자는 과거에 부적절했던 대처기전에 대해 말한다.
- 퇴원 시, 대상자는 그가 앞으로 사용할 대처기전을 말로 표현한다.

주요개념

- 가족구조는 핵가족, 한부모 가족, 혼합가족, 동거가족, 확대/다세대 가족, 공동체 가족, 비전통가족 등으로 다양하게 분류된다.
- 각 가족마다 기능은 유일하지만, 모든 가족은 몇 가지 공통의 목표를 가진다. 가족이 그 구성원에 대해 가지는 욕구에는 돌봄에 대한 신체적 · 경제적 준비, 성적 친밀감, 재생산, 교육, 사회화, 양육, 지지 등이 있다.
- 문화, 가치와 신념, 경제적 자원, 생활유형 이전 삶의 경험, 스트레스, 사회적 고립, 역할부담감, 질병 외상경험 등이 가족기능에 영향을 미치는 요소들이다.
- 가족과 그들의 관계는 급 · 만성질환뿐만 아니라, 매일 혹은 상황적 스트레스에 대한 반응에 의해 변화한다. 개인적 혹은 가족의 욕구를 충족하기 위해 역할은 재정립된다.
- 공통적인 가족기능 변화는 별거, 이혼, 역할과부하, 물질남용, 사회적 고립과 학대/폭력, 정서적 문제로 인해 나타난다.
- 주관적이고 객관적인 자료가 변화된 가족기능을 사정하는 데 유용하다. 사정은 정상적인 양상, 위험에 처한 가족, 가족기능 장애의 확인을 추구한다.
- 성과확인과 계획은 대상자와 가족구성원 및 가족 전체에 초점을 둔다. 가족중심 간호제공의 목표는 의사소통의 향상과 대처기전, 가족 욕구의 충족, 발달성취 등이다.
- 변화된 가족기능의 중재에 다학제적 접근법이 유용하다. 건강한 가족기능을 향상시키기 위한 중재에는 가족의 장점과 지지의 강화, 예측한 안내의 활용 등이 있다. 변화된 기능을 가진 가족을 위한 중재에는 의뢰, 문제 해결, 가족상담 등이 포함된다.
- 간호평가는 성과확인 단계에서 설정된 목표의 진전을 결정하는 진행 중인 하나의 과정이다.

REFERENCES

Adames, H.Y., Chavez-Dueñas, N. Y., Fuentes, M. A., Salas, S. P., & Perez- Chavez, J. G. (2014). Integration of Latino/a cultural values into palliative health care: A culture centered model. *Palliative & Supportive Care, 12*(2), 149–157. doi: 10.1017/S147895151300028X

Wright, A. G., Pincus, A. L., & Lenzenweger, M. F. (2012). Interpersonal development, stability, and change in early adulthood. *Journal of Personality, 80*(5), 1339–1372. doi: 10.1111/j.1467-6494.2012.00761.x

Alemany, S., Rijsdijk, F. V., Haworth, C. M. A., Fañanás, L., & Plomin, R. (2013). Genetic origin of the relationship between parental negativity and behavior problems from early childhood to adolescence: A longitudinal genetically sensitive study. *Development and Psychopathology, 25*(2), doi: 10.1017/S0954579412001198

Alsolamy, S. (2014). Islamic views on artificial nutrition and hydration in terminally ill patients. *Bioethics, 28*(2), 96–99. doi: 10.1111/j.1467-8519. 2012.01996.x

Bekhet, A. K., & Zauszniewsk, J. A. (2012). Mental health of elders in retirement communities: Is loneliness a key factor? Archives of Psychiatric *Nursing, 26*(3), 214–224. doi: 10.1016/j.apnu.2011.09.007

Betancourt, B. S., Meyers-Ohki, S. E., Charrow, A., & Hansen, N. (2013). Mental health and resilience in HIV/AIDS-affected children: A review of the literature and recommendations for future research. *Journal of Child Psychology and Psychiatry, 54*(4), 423–444. doi: 10.1111/j.1469-7610. 2012.02613.x

Bianchi, S. M. (2012). Family change and time allocation in American families. *Work and Family Commons (WFC): Alfred P. Sloan Foundation.* pp. 1–29. https://workfamily.sas.upenn.edu/wfrn-repo/object/1tu90df23ih550x4

Bradley, C. J., & Bassam Dahman. (2013). Time away from work: Employed husbands of women treated for breast cancer.. *Journal of Cancer Survivorship, 7*(2), 227–236. doi: 10.1007/s11764-012-0263-5

Bröning, S., Kumpfer, K., Kruse, K., Sack, P.-M., Schaunig-Busch, I., Ruths, S., et al. (2012). Selective prevention programs for children from substanceaffected families: A comprehensive systematic review. *Substance Abuse Treatment, Prevention, and Policy, 7*, 23. doi: 10.1186/1747-597X-7-23

Browning, D. L. (2011). Testing reality during adolescence: The contribution of Erikson's concepts of fidelity and developmental actuality. *The Psychoanalytic Quarterly, 80*(3), 555–593.

Bureau of Labor Statistics, US Department of Labor. (2014). *Employment Characteristics of Families —2013*. Washington, DC. http://www.bls.gov/news.release/famee.nr0.htm

Chae, D. H., Lee, S., Lincoln, K. D., & Ihara, E. S. (2012). Discrimination, family relationships, and major depression among Asian Americans. *Journal of Immigrant and Minority Health, 14*(3), 361–370. doi: 10.1007/s10903-011-9548-4

Cherry, K. (2015). Erikson's psychosocial stages summary chart. *Erikson's Stages of Psychosocial Development*. Retrieved September 11, 2015. http://psychology.about.com/od/psychosocialtheories/fl/Psychosocial-Stages-Summary-Chart.htm

Coley, R. L., McPherran, C., & Lombardi, B. (2013). Does maternal employment following childbirth support or inhibit low-income children's longterm development? *Child Development, 84*(1), 178–197. doi: 10.1111/j.1467-8624.2012.01840.x

Compas, B. E., Jaser, S. S., Dunn, M. J., & Rodriguez, E. M. (2012). Coping with chronic illness in childhood and adolescence. *Annual Review of Clinical Psychology, 8*, 455–480. doi: 10.1146/annurev-clinpsy-032511-143108

Cruz, J. (2012). Remarriage Rate in the U.S., 2010. (FP-12-14). National Center for Family & Marriage Research. Retrieved from http://ncfmr. bgsu.edu/pdf/family_profiles/file114853.pdf

Cruz, J. (2013). *Marriage: More than a Century of Change (FP-13-13)*. National Center for Family & Marriage Research. Retrieved from http://www.bgsu.edu/content/dam/BGSU/college-of-arts-and-sciences/NCFMR/documents/FP/FP-13-13.pdf

Dennis, P. A., & Halberstadt, A. G. (2013). Is believing seeing? The role of emotion-related beliefs in selective attention to affective cues. *Cognition & Emotion, 27*(1), 3–20. doi: 10.1080/02699931.2012.680578

Kuo, D. Z., Houtrow, A. J., Arango, P., Kuhlthau, K. A., Simmons, J. M., & Neff, J. M. (2012). Family-centered care: Current applications and future directions in pediatric healthcare. *Maternal and Child Health Journal, 16*(2), 297–305. http://www.ncbi.nlm.nih.gov/pmc/articles/PMC3262132/

Dever, B. V., Schulenberg, J. E., Dworkin, J. B., O'Malley, P. M., Kloska, D. D., & Bachman, J. G. (2012). Predicting risk-taking with and without substance use: The effects of parental monitoring, school bonding, and sports participation. *Prevention Science, 13*(6), 605–615. doi: 10.1007/s11121-012-0288-z

Dinis-Oliveira, R. J., Carvalho, F., Duarte, J. A., Proença, J. B., Santos, A., & Magalhães, T. (2012). Clinical and forensic signs related to cocaine abuse. *Current Drug Abuse Reviews, 5*(1), 64–83.

Donahue, M., Kazer, M. W., Smith, L., & Fitzpatrick, J. J. (2013). A geriatric family-centered care model for hospitalized elders. *American Nurse Today, 8*(4), 3 pages. Retrieved September 11, 2015. http://www.americannursetoday.com/a-geriatric-family-centered-care-model-for-hospitalized-elders/

Dong, X. (2013). Elder abuse: Research, practice, and health policy. *Gerontologist*. doi:10.1093/geront/gnt139, 1–10. http://gerontologist.oxfordjournals.org/content/early/2013/11/18/geront.gnt139.full.pdf+html

Faber, K. (2013). Relationship-based care in the neonatal intensive care unit. *Creative Nursing, 19*(4), 214–218.

Fingerman, K. L., Pillemer, K. A., Silverstein, M., & Jill Suitor, J. (2012). The baby boomers' intergenerational relationships. *Gerontologist, 52*(2), 199–209. doi: 10.1093/geront/gnr139

Fry, D. (2013). *A rising share of young adults live in their parents' home*. Washington, DC: Pew Research Center Social & Demographic Trends Project, March. http://www.pewsocialtrends.org/files/2013/07/SDTmillennials-living-with-parents-07-2013.pdf

Garfield, C. F., Lee, Y., & Kim, H. N. (2014). Paternal and maternal concerns for their very low-birth-weight infants transitioning from the NICU to home. *The Journal of Perinatal & Neonatal Nursing, 28*(4), 305–312.

Gottlieb, L. N. (2013). *Strengths-based nursing care: Health and healing for person and family*. New York, NY: Springer Publishing Co.

Granek, L., Rosenberg-Yunger, Z. R., Dix, D., Klaassen, R. J., Sung, L., Cairney, J., et al. (2014). Caregiving, single parents and cumulative stresses when caring for a child with cancer. *Child: Care, Health and Development 40*(2), 184–194. doi: 10.1111/cch.12008. Epub 2012 Nov 2.

Haslam, D., Filus, A., Morawska, A., Sanders, M. R., & Fletcher, R. (2015). The Work-Family Conflict Scale (WAFCS): Development and initial validation of a self-report measure of work-family conflict for use with parents. *Child Psychiatry & Human Development, 46*(3), 346–357. doi: 10.1007/s10578-014-0476-0.

Hardaway, C. R., & Cornelius, M. D. (2014). Economic hardship and adolescent problem drinking: Family processes as mediating influences. *Journal of Youth and Adolescence, 43*(7), 1191–1202. doi: 10.1007/s10964-013-0063-x

Herber, O. R., & Johnston, B. M. (2013). The role of healthcare support workers in providing palliative and end-of-life care in the community: A systematic literature review. *Health & Social Care in the Community, 21*(3), 225–235. doi: 10.1111/j.1365-2524.2012.01092.x

Hetherington, C., Hendrickson, C., & Koenig, M. (2014). Reducing an in-group bias in preschool children: The impact of moral behavior. *Developmental Science, 17*(6), 1042–1049. doi: 10.1111/desc.12192

Hillemeier, M. M., Morgan, P. L., Farkas, G., & Maczuga, S. A. (2013). Quality disparities in child care for at-risk children: Comparing head start and non-head start settings. *Maternal and Child Health Journal, 17*(1), 180–188. doi: 10.1007/s10995-012-0961-7

Hilton, M. (2014). Bar Mitzvah: A history, Lincoln, NE: University of Nebraska Press Hoffman, G. J., Lee, J., & Mendez-Luck, C. A. (2012). Health behaviors among baby boomer informal caregivers. *Gerontologist, 52*(2), 219–230. doi: 10.1093/geront/gns003

Holtslander, L., Sola, J., & Smith, N. R. (2013). The 15-minute family interview as a learning strategy for senior undergraduate nursing students. *Journal of Family Nursing, 19*(2), 230–248. doi: 10.1177/1074840712472554.

Jager, J., Yuen, C. X., Bornstein, M. H., Putnick, D. L., & Hendricks, C. (2014). The relations of family members' unique and shared perspectives of family dysfunction to dyad adjustment. *Journal of Family Psychology, 28*(3), 407–414. doi: 10.1037/a0036809.

Jensen, S. L. (2014). A valuable education: Teaching case management to tomorrow's clinicians. *Professional Case Management, 19*(4), 94–195. doi: 10.1097/NCM.0000000000000046

Kaakinen, J. R., Coehlo, D. P., Steele, R., Tabacco, A., & Hanson, S. M. (2015). *Family health care nursing: Theory, practice, and research* (5th ed.). Philadelphia, PA: F. A. Davis. ISBN-13: 978-0803639218.

Karanja, N., Aickin, M., Lutz, T., Mist, S., Jobe, J. B., Maupomé, G., et al. (2012). A community-based intervention to prevent obesity beginning at birth among American Indian Children: Study design and Rationale for the PTOTS study. *Journal of Primary Prevention, 33*(4), 161–174. doi: 10.1007/s10935-012-0278-8.

Kail, R. V., & Cavanaugh, J. C. (2013). *Human development: A life-span view* (6th ed.). Belmont, CA: Cengage Learning.

Keeton, C. P., Ginsburg, G. S., Drake, K. L., Sakolsky, D., Kendall, P. C., Birmaher, B., et al. (2013). Benefits of child-focused anxiety treatments for parents and family functioning. *Depression and Anxiety, 30*(9), 865–872. doi: 10.1002/da.22055

Kevern, P. (2012). Who can give 'spiritual care'? The management of spiritually sensitive interactions between nurses and patients. *Journal of Nursing Management, 20*(8), 981–989. doi: 10.1111/j.1365-2834.2012.01428.x

Koenig, H., King, D., & Carson, V. B. (2012). *Handbook of religion and health*. New York, NY: Oxford University Press.

Kramer, A., Nosbusch, J. M., & Rice, J. (2012). Safe mom, safe baby: A collaborative model of care for pregnant women experiencing intimate partner violence. *The Journal of Perinatal & Neonatal Nursing, 26*(4), 307–316; quiz p. 317–318. doi: 10.1097/JPN.0b013e31824356dd

Krista Lynn, M. (2012). Family structure, gender, and the work–family interface: Work-to-family conflict among single and partnered parents. *Journal of Family and Economic, 33*(1), 95–107.

Lapierre, S., Erlangsen, A., Waern, M., De Leo, D., Oyama, H., Scocco, P., et al.; International Research Group for Suicide among the Elderly. (2011). *A systematic review of elderly suicide prevention programs. Crisis, 32*(2), 88–98. doi: 10.1027/0227-5910/a000076

Lavelle, B., & Smock, P. J. (2012). Divorce and women's risk of health insurance loss. *Journal of Health and Social Behavior, 53*(4), 413–431. doi: 10.1177/0022146512465758

Law, E. F., Fisher, E., Fales, J., Noel, M., & Eccleston, C. (2014). Systematic review and meta-analysis: Parent and family-based interventions for children and adolescents with chronic medical conditions. *Journal of Pediatric Psychology, 39*(8), 866–886.

Lawn, S., Delany, T., Sweet, L., Battersby, M. C., & Skinner, T. (2013). Control in chronic condition self-care management: How it occurs in the health worker-client relationship and implications for client empowerment. *Journal of Advanced Nursing, 70*(2), 383–394.

Lee, L. A., Carter, M., Stevenson, S. B., & Harrison, H. A. (2014). Improving family-centered care practices in the NICU. *Neonatal Network, 33*(3), 125–132. doi: 10.1891/0730-0832.33.3.125.

Lemacks, J., Fowles, K., Mateus, A., and Thomas, K. (2013). Insights from parents about caring for a child with birth defects. *International Journal of Environmental Research and Public Health, 10*(8), 3465–3482. doi: 10.3390/ijerph10083465

Lereya, S. T., Samara, M., & Wolke, D. (2013). Parenting behavior and the risk of becoming a victim and a bully/victim: A meta-analysis study. *Child Abuse & Neglect, 37*(12), 1091–1108. doi: 10.1016/j.chiabu.2013.03.001

Livingston, G. (2013). *At grandmother's house we stay: One-in-ten children are living with a grandparent*. Washington, DC: PEW Research Center. http://www.pewsocialtrends.org/files/2013/09/grandparents_report_final_2013.pdf

Luhmann, M., Hofmann, W., Eid, M., & Lucas, R. E. (2012). Subjective well-being and adaptation to life events: A meta-analysis on differences between cognitive and affective well-being. *Journal of Personality and Social Psychology, 102*(3), 592–615. doi: 10.1037/a0025948

Magon, N., Chauhan, M., Malik, S., & Shah, D. (2012). Sexuality in midlife: Where the passion goes? *Journal of Midlife Health, 3*(2), 61–65. doi: 10.4103/0976-7800.104452

Mansfield, A. K., Keitner, G. I., & Dealy, J. (2014). The family assessment device: An update. *Family Process, 54*(1), 82–93. doi: 10.1111/famp.12080

McCloskey, C. R. (2012). Changing focus: women's perimenopausal journey. *Health Care for Women International, 33*(6), 540–559. doi: 10.1080/07399332.2011.610542

Melnyk, B. M., Jacobson, D., Kelly, S., Belyea, M., Shaibi, G., Small, L., et al. (2013). Promoting healthy lifestyles in high school adolescents: A randomized controlled trial. *American Journal of Preventive Medicine, 45*(4), 407–415. doi: 10.1016/j.amepre.2013.05.013

Donahue, M., Kazer, M. W., Smith, L., & Fitzpatrick, J. J. (2013). A geriatric family- centered care model for hospitalized elders. *American Nurse Today, 8*(4) http://www.americannursetoday.com/article.aspx?id=10152&fid=10122

Moyer VA; U.S. Preventive Services Task Force. (2013). Primary care interventions to prevent child maltreatment: U.S. Preventive Services Task Force recommendation statement. *Annals of Internal Medicine, 159*(4), 289– 295. doi: 10.7326/0003-4819-159-4-201308200-00667

Nanni, M. G., Biancosino, B., & Grassi, L. (2014). Pre-loss symptoms related to risk of complicated grief in caregivers of terminally ill cancer patients. *Journal of Affective Disorders, 160*, 87–91. doi: 10.1016/j.jad.2013.12.023.

National Center for Elder Abuse. (2014). *The elder justice roadmap*. Washington, DC: National Center on Elder Abuse. Retrieved September 11, 2015. http://www.ncea.acl.gov/Library/Gov_Report/docs/EJRP_Roadmap_and_Appendices.pdf

Norman, R. E., Byambaa, M., De, R., Butchart, A., Scott, J., and Vos, T. (2012). The long-term health consequences of child physical abuse, emotional abuse, and neglect: A systematic review and meta-analysis. *Public Library of Science Medicine, 9*(11), e1001349. doi: 10.1371/journal. pmed.1001349

NANDA-Association International (NANDA-I). (2014). *Nursing diagnoses: Definitions and classification, 2015–2017.* West Sussex, England: Wiley-Blackwell.

Nunes, K. L., Hermann, C. A., Renee Malcom, J., & Lavoie, K. (2013). Childhood sexual victimization, pedophilic interest, and sexual recidivism. *Child Abuse & Neglect, 37*(9), 703–711. doi: 10.1016/j.chiabu.2013.01.008.

Peterson, C. C., Wellman, H. M., & Slaughter, V. (2012). The mind behind the message: Advancing theory-of-mind scales for typically developing children, and those with deafness, autism, or Asperger syndrome. *Child Development, 83*(2), 469–485. doi: 10.1111/j.1467-8624.2011.01728.x

Pfefferbaum, B, Noffsinger, M. A., & Wind, L. H. (2012). Issues in the assessment of children's coping in the context of mass trauma. *Prehospital and Disaster Medicine, 27*(3), 272–279. doi: 10.1017/S1049023X12000702

Polivka, B. J., Chaudry, R. V., & Mac Crawford, J. (2012). Home environmental hazard education for undergraduate and prelicensure nursing students. *Journal of Nursing Education, 51*(10), 577–581. doi: 10.3928/01484834-20120820-07

Rawlins, E., Baker, G., Maynard, M., & Harding, S. (2013). Perceptions of healthy eating and physical activity in an ethnically diverse sample of young children and their parents: The DEAL prevention of obesity study. *Journal of Human Nutrition and Dietetics, 26*(2), 132–144. doi: 10.1111/j.1365-277X.2012.01280.x

Rosland, A. M., Heisler, M., & Piette, J. D. (2012). The impact of family behaviors and communication patterns on chronic illness outcomes: A systematic review. *Journal of Behavioral Medicine, 35*(2), 221–239. doi: 10.1007/s10865-011-9354-4

Sanders-McDonagh. (2013). Rebuilding lives after domestic violence: Understanding long-term outcomes A Book Review of Abraham–women back into society Community, *Work & Family, 16, Number* 4, 1, 435-436(2).

Sanders-McDonagh. (2013). A book review: Rebuilding lives after domestic violence: Understanding long-term outcomes by H. Abrahams (2010). *Community, Work & Family, 16*(4), 435–436.

Sarrami-Foroushani, P., Travaglia, J., Debono, D., & Braithwaite, J. (2014). Key concepts in consumer and community engagement: A scoping metareview. *BMC Health Services Research, 14*(1), 250.

Schappin, R., Wijnroks, L., Uniken Venema, M. M., & Jongmans, M. J. (2013). Rethinking stress in parents of preterm infants: A meta-analysis. *PLoS One, 8*(2), e54992. doi: 10.1371/journal.pone.0054992

Scott, S. B., Whitehead, B. R., Bergeman, C. S., & Pitzer, L. (2013) Combinations of stressors in midlife: Examining role and domain sressors using regression trees and random forests. Journals of Gerontology. *Series B, Psychological Sciences and Social Sciences, 68*(3), 464–475. doi: 10.1093/geronb/gbs166

Sieh, D. S., Dikkers, A. L. C., Visser-Meily, J. M. A., and Meijer, A. M. (2012). Stress in adolescents with a chronically Ill parent: Inspiration from Rolland's Family Systems-Illness Model. *Journal of Developmental and Physical Disabilities, 24*(6), 591–606. doi: 10.1007/s10882-012-9291-3

Smith, H. (2014). Giving hope to families in palliative care and implications for practice. *Nursing Children and Young People, 26*(5), 21–25. doi: 10.7748/ncyp.26.5.21.e412

Spector, R. E. (2012). Cultural Diversity in Health and Illness (8th ed.). Upper Saddle River, NJ: Prentice-Hall.

Stamataki, Z., Ellis, J. E., Costello, J., Fielding, J., Burns, M., & Molassiotis, A. (2014). Chronicles of informal caregiving in cancer: Using 'The Cancer Family Caregiving Experience' model as an explanatory framework. *Support Care Cancer, 22*(2), 435–444. doi: 10.1007/s00520-013-1994-1

Tanabe, M., Suzukamo, Y., Tsuji, I., & Izumi, S.-I. (2012). Communication training improves sense of performance expectancy of public health nurses engaged in long-term elderly prevention care program. International Scholarly Research Notices Nursing, 2012, 430560. doi: 10.5402/2012/430560

Toly, V. B., Musil, C. M., & Carl, J. C. (2012). Families with children who are technology-dependent: Normalization and family functioning. *Western Journal of Nursing Research, 34*(1), 52–71. doi: 10.1177/0193945910389623

Trindade, L. C., Linhares, S. M., Vanrell, J., Godoy, D., Martins, J. C., & Barbas, S. M. (2014). Sexual violence against children and vulnerability. *Revista Da Associacao Medica Brasileira, 60*(1), 70–74.

Tschanz, J. A. T., Piercy, K., Corcoran, C. D., Fauth, E., Norton, M. C., Rabins, P. V., et al. (2013). Caregiver coping strategies predict cognitive and functional decline in dementia: The Cache County Dementia Progression Study. *The American Journal of Geriatric Psychiatry, 21*(1), 57–66. doi: 10.1016/j.jagp.2012.10.005

U.S. Department of Health and Human Services, Administration for Children and Families, Administration on Children, Youth and Families, Children's Bureau. (2013). *Child Maltreatment 2012*. Available from http://www.acf.hhs.gov/programs/cb/research-data-technology/statistics-research/childmaltreatment and http://www.childhelp.org/pages/statistics

Vespa, J., Lewis, J. M., & Kreider, R. M. (2013). America's families and living arrangements: 2012. *Current Population Reports,* P20-570, U.S. Census Bureau, Washington, DC.

Walter, J. K., & Ross, L. F. (2014). Relational autonomy: Moving beyond the limits of isolated individualism. *Pediatrics, 133*(Suppl 1):S16–S23. doi: 10.1542/peds.2013-3608D.

Walters, M. L., Chen, J., & Breiding, M. J. (2013). *The National Intimate Partner and Sexual Violence Survey (NISVS)*: 2010 Findings on Victimization by Sexual Orientation. Atlanta, GA: National Center for Injury Prevention and Control, Centers for Disease Control and Prevention.

Wasik, B. H. (2012). *Handbook of Family Literacy*. 2nd ed. New York, NY: Routledge.

Wathen, C. N., MacGregor, J. C., Hammerton, J., Coben, J. H., Herrman, H., Stewart, D. E., et al.; PreVAiL Research Network. (2012). Priorities for research in child maltreatment, intimate partner violence and resilience to violence exposures: Results of an international Delphi consensus development process. *BMC Public Health, 12,* 684, 1–12. http://www.ncbi.nlm.nih.gov/pmc/articles/PMC3490760/pdf/1471-2458-12-684.pdf

Wellings, K., Jones, K. G., Mercer, C. H., Tanton, C., Clifton, S., Datta, J., et al. (2013). The prevalence of unplanned pregnancy and associated factors in Britain: Findings from the third National Survey of Sexual Attitudes and Lifestyles (Natsal-3). *Lancet, 382*(9907), 1807–1816. doi: 10.1016/S0140-6736(13)62071-1

White, D. B., Cua, S. M., Walk, R., Pollice, L., Weissfeld, L., Hong, S., et al (2012). Nurse-led intervention to improve surrogate decision making for patients with advanced critical illness. American Journal of Critical Care, 21(6), 396–409. doi: 10.4037/ajcc2012223

Whittemore, R., Sarah, J., Chao, A., Jang, M., & Grey, M. (2012). Psychological experience of parents of children with type 1 diabetes: A systematic mixed-studies review. *The Diabetes Educator, 38*(4), 562–579. doi: 10.1177/0145721712445216

Williams, A. L. (2014). Psychosocial burden of family caregivers to adults with cancer. *Recent Results in Cancer Research, 197,* 73–85. doi: 10.1007/978-3-642-40187-9_6

Williams, A. L., & Bakitas, M. (2012). Cancer family caregivers: A new direction for interventions. *Journal of Palliative Medicine, 15*(7), 775–783. doi: 10.1089/jpm.2012.0046.

Wittenberg-Lyles, E., Washington, K., Demiris, G., Oliver, D. P., & Shaunfield, S. (2014). Understanding social support burden among family caregivers. *Health Communication, 29*(9), 901–910. doi: 10.1080/10410236.2013.815111.

Workplace Flexibility 2010, Georgetown University Law Center, "Different Types of FMLA Leave". (2007). *Memos and Fact Sheets*. Paper 38. Retrieved September 11, 2015. http://scholarship.law.georgetown.edu/legal/38

Wouters, E., Masquillier, C., Ponnet, K., & le Roux Booysen, F. (2014). A peer adherence support intervention to improve the antiretroviral treatment outcomes of HIV patients in South Africa: The moderating role of family dynamics. *Social Science & Medicine, 113*, 145–153. doi: 1 0.1016/j.socscimed.2014.05.020

Wright, A. G., Pincus, A. L., & Lenzenweger, M. F. (2012). Interpersonal development, stability, and change in early adulthood. *ournal of Personality, 80*(5), 1339–1372. doi: 10.1111/j.1467-6494.2012.00761.x.

Wright, L. M., & Leahey, M. (2013). *Nurses and families: A guide to family assessment and intervention* (6th ed.). Philadelphia, PA: F.A. Davis.

Zauszniewski, J. A., Au, T.-Y., & Musil, C. M. (2012). Resourcefulness training for grandmothers raising grandchildren: Is there a need? *Issues in Mental Health Nursing, 33*(10), 680–686. doi: 10.3109/01612840.2012.684424

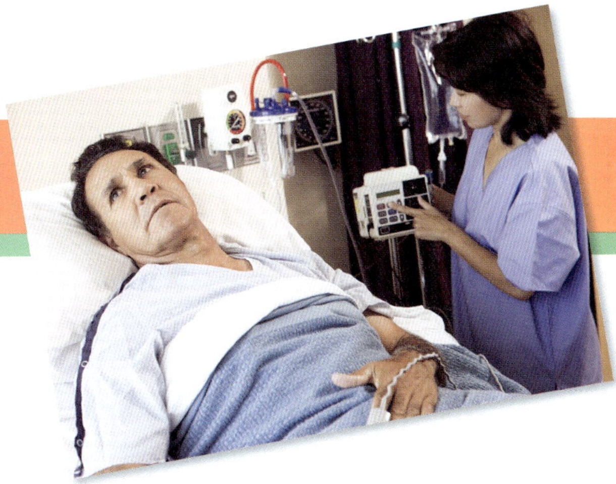

CHAPTER **40**

상실과 슬픔

Loss and Grieving

Craig R. Sellers

주요용어

기능이상을 유발하는 슬픔 dysfunctional grief
사별 bereavement
상실 loss
슬픔 grief
애도 mourning
예견된 슬픔 anticipatory grief
임종 dying
죽음 death
호스피스 hospice

비판적 사고를 위한 사례

안 간호사는 외래 간호사이다. 중년의 남성 김 씨가 위 내시경을 받으려고 내원했다. 안 간호사는 입원 시 사정을 통해 김 씨가 14개월 동안 HIV 양성을 보였으며, 김 씨와 15년 동안 함께 살았던 부인은 오랫동안 입원해 있다가 6개월 전에 사망했다는 것을 알게 되었다. 김 씨는 부인이 죽기 전 느꼈던 것과 같은 고통인 복통을 호소하였다. 김 씨는 현재 혼자 살고 있으며 가까운 친구도 거의 없고, 가족과도 소원한 사이이다. 검진하는 동안 김 씨는 울면서 "나는 무엇이 잘못되어 가고 있는지 모르겠어요. 함께 해왔던 일을 혼자 할 수가 없어요."라고 하였다.

이 장을 학습한 후, 위의 사례를 읽고 다음의 내용에 대하여 비판적 사고를 적용하여 복습한다.

1. 제공된 정보로부터 가능한 간호진단을 설명한다.
2. 김 씨의 전반적인 사정을 하기 위해 그의 사회적 지지체계와 필요한 부가적인 정보에 대해 규명한다.
3. 김 씨를 도울 수 있는 간호를 계획한다.
4. 김 씨를 돕는 데 동원할 수 있는 전문적 · 비전문적인 자원에 대해 설명한다.
5. 대상자가 전문적 혹은 비전문적 자원과 같은 최선책을 어떻게 사용할 수 있을지에 대해 제안한다.

학습목표

1. 상실, 죽음, 슬픔과 관련된 용어를 정의한다.
2. 정상적인 슬픔의 기능을 확인한다.
3. 사별과 관련된 슬픔, 임종과 관련된 슬픔의 모델을 비교한다.
4. 슬픔의 공통된 증상과 징후를 확인한다.
5. 생애주기별 슬픔 반응을 평가한다.
6. 슬픔에 영향을 미치는 변수를 확인한다.
7. 다각적 상실이 슬픔 과정에 미치는 영향을 논의한다.
8. 슬퍼하는 대상자에게 간호과정을 적용한다.
9. 정상적 · 비정상적 슬픔 과정 간의 차이를 구별한다.
10. 호스피스 간호의 원리를 확인한다.
11. 임종의 신체적 · 정서적 징후와 증상을 인식한다.
12. 임종환자와 그 가족을 위한 간호중재를 확인한다.

상실과 슬픔은 출생한 후부터 죽을 때까지 인간이 경험하는 보편적인 경험이다. 상실은 가벼우면서도 단순한 슬픔을 주는 별로 중요치 않은 상실에서부터 강렬하면서도 오래 지속되는 주요한 상실까지 다양하다.

일부 상실은 정상 발달 과정의 결과인 반면, 어떤 상실들은 예기치 못한 사건의 결과이기도 하다. 상실의 근원과 무관하게 슬픔은 필요하면서도 정상적인 반응이며, 애착을 갖는 사람, 대상물, 신념에 대한 대가를 지불하는 과정이다. 슬픔의 과정을 통해 사람이나 대상의 상실에 대한 애착을 끊을 수 있으며, 다른 사람이나 대상에 애착을 갖게 된다.

1. 정상 슬픔

슬픔은 인간이 중요한 사람, 대상, 신념 또는 관계의 상실 이후 경험하게 되는 정신적·생리적 반응의 특징적인 양상이다. 슬픔에는 다음과 같은 몇 가지 중요한 기능이 있다.

- 내적으로 현실을 수용하도록 상실의 외적 현실을 형성한다.
- 상실한 사람이나 사물과 정서적 애착을 끊는다.
- 다른 사람이나 대상물에 애착을 가질 수 있게 한다.

1) 상실과 슬픔의 특성

(1) 상실 유형

상실(loss)은 대상물, 사람, 신념이나 가치 있는 관계와의 분리를 경험하는 것이라고 정의된다. 또한 상실은 사람의 인생 중 한 가지 이상의 측면에서 재조정이 필요하다. 사소한 일로부터의 상실은 경미한 조정만이 필요하지만, 중요한 일의 상실 시에는 더 많은 조정이 필요하다.

상실은 정상 발달주기 중 일부로서, 출생 시 신생아는 엄마 자궁의 따뜻함과 안전을 상실하며, 영아는 엄마 유방의 안위감과 만족감을, 형제가 태어날 때 아이는 가족 내에서 막내로서의 그들의 위치를 상실한다. 각 상실은 부정적·긍정적 양상을 가진다. 예를 들면, 가족 내에서 더 이상 막내가 아니라는 것은 아이에게 어떤 권리와 책임감이 부여되는 긍정적 측면이 있지만 가족의 관심을 잃게 되고 막내로서의 특정 이득들을 상실하게 되는 부정적 측면이 있다.

물질적 상실은 어떤 유형의 물건이나 소유물의 상실이고 심리적 상실은 형태가 없는 어떤 것을 상실하는 것이지만 중요한 상징적 의미를 갖는다. 많은 상실은 물질적·심리적 구성요소를 가지고 있다. 예를 들면, 직업상실은 수입이라는 물질적 상실을 초래하지만 이것은 지위, 자신감, 동료와의 관계 및 삶의 의미 상실과 같은 수많은 심리적 상실을 초래하기도 한다.

예견된 상실은 사전경고와 함께 발생하는 반면, 예기치 않은 상실은 경고 없이 발생한다. 말기질환의 경우 예견된 상실일 때 이것에 대해 준비할 시간을 갖게 되므로 상실과 관련된 고통은 줄어든다. 반대로, 예기치 못한 상실 시에는 준비할 시간이 부족하므로, 더 많은 고통을 경험할 가능성이 있다. 가족구성원이 말기질환자일 때 남겨질 사람은 그들의 사랑을 표현할 시간을 갖고, 잘못을 바로 잡고 법적·재정적 정리를 하게 된다. 사고로 갑자기 사망하는 것과 같은 예기치 못한 상실이 있는 경우에는 이 같은 정리는 거의 불가능하다.

(2) 슬픔과 관련된 용어

슬픔(grief)은 인간 중심으로 상실에 대한 신체적·정신적·인지적·행동적 반응이다. 중세 영어와 프랑스 단어인 'heavy' 혹은 'grave'에서 유래되었다.

사별(bereavement)은 고대 영어 단어인 'berefit'에서 유래하였으며, '떠나다 혹은 빼앗기다'라는 의미이다. 사별은 특히 중요한 사람의 죽음과 같은 상실의 결과로 나타나는 해리상태이다. 사별의 임상징후는 상실에 대한 정서적·신체적·사회적·인지적 반응 등 개인의 전체적인 반응이다.

애도(mourning)는 중요한 사람의 사망 후 사회적으로 통용되는 행위를 말하며, 문화마다 다양하다. 애도행위는 사회적으로 보편적인 사별행위가 선행되며 슬픔이 있거나 없을 수 있다. 애도는 '돌보기'를 의미하는 그리스어에서 유래되었으며, 상실에 대한 외부적·사회적 표현이다.

예견된 슬픔(anticipatory grief)은 중요한 사람, 사물, 신념이나 관계의 상실이 임박할 때 심리적·생리적 반응의 특징적 양상이다(Potter & Wynne, 2015). 일반적으로 예견된 슬픔은 실제로 상실이 발생할 때 상실에 대한 대처를 촉진시킨다고 믿는다.

(3) 슬픔모델

많은 연구가와 이론가들은 정상 슬픔 과정의 특성을 설

표 40-1 슬픔모델

Engel의 모델	Parkes의 모델	Demi의 슬픔주기모델	Kübler-Ross의 임종단계
1. 쇼크와 불신	1. 무감각	1. 쇼크	1. 부정
2. 인식발달	2. 동경	2. 항의	2. 분노
3. 회복	3. 해체	3. 해체	3. 협상
4. 상실해결	4. 재편	4. 재편	4. 우울
5. 이상화			5. 수용
6. 극복			

명하려고 노력했다. 일부는 슬픔모델 단계를, 어떤 이는 과업모델을, 그리고 다른 어떤 이는 사별 죄책감 같은 하위개념모델을 제안했다. 이 모델들이 상실을 경험하는 대상자에 대한 간호제공 시 유용하다 할지라도 슬픔의 단계는 분명하지 않다는 점, 정확한 시간계획표는 없다는 점 등을 기억해야 한다. 모든 대상자가 특정 모델에 대한 확신을 갖기는 힘들다. 표 40-1은 몇 가지 슬픔모델을 제시하고 있다. 또한 슬픔의 단계에 대한 Kübler-Ross(1969)의 이론은 이 장의 뒷부분에서 더 자세히 설명한다.

많이 활용되는 두 가지 슬픔모델은 Engel(1964)와 Parkes(1986)이 제안한 것이다. 세 번째 제시된 모델 그림 40-1(Demi, 1981)은 슬픔주기 모델로서 Parkes의 슬픔이론에서 유도된 것이다. 이것은 다른 유형의 상실을 경험한 사람과 사별 대상자와의 행위를 제시하는 데 유용할 수 있다. 네 번째 제시된 모델은 Hogan(2002)이 제시한 슬픔 시 개인성장모델이다.

① Engel의 모델

처음으로 슬픔연구를 한 연구자 중 한 사람인 Engel(1964)은 슬픔을 6단계로 제시하였는데, (1) 쇼크와 불신(shock & disbelief), (2) 인식발달(developing awareness), (3) 회복(restitution), (4) 상실해결(resolving the loss), (5) 이상화(idealization), (6) 극복(outcome)이다. 쇼크와 불신 단계에서 생존자는 상실을 받아들이는 것을 거부하거나 상실에 대한 지적 수용을 보여주지만, 정서적인 영향을 부정한다. 인식발달은 실제 인간의 의식을 통한 상실의 실제와 의미를 생각한다. 첫 단계의 무감각은 강한 심리적 통감으로 대체되며, 종종 울음과 분노를 통해 표출된다. 다음 단계인 회복은 다양한 장례의식 및 종교적 의식을 포함한 애도작업으로 구성된다. 다음 단계인 상실해결은 슬픔에 빠진 사람이 내면적으로 죽음에 대한 생각에 에너지를 쏟을 때 발생한다. 이상화 단계에서는 먼저, 죽음에 대한 모든 부정적 감정을 억제시키고, 정체성 규명을 통해 대상자는 그들의 성격과 죽음의 특성을 조합한다. 극복 단계에서는 점차적으로 죽음에 대한 슬픔에 빠져 있는 사람의 심리적 의존도가 줄어들고, 새로운 관계회복에 관심을 갖게 된다. Engel에 의하면 슬픔해결은 1년 혹은 그 이상 걸린다고 한다.

② Parkes의 모델

Parkes(1986)는 4가지 슬픔 단계를 제시하였는데, (1) 무감각(numbness), (2) 동경(yearning), (3) 해체(disorga-

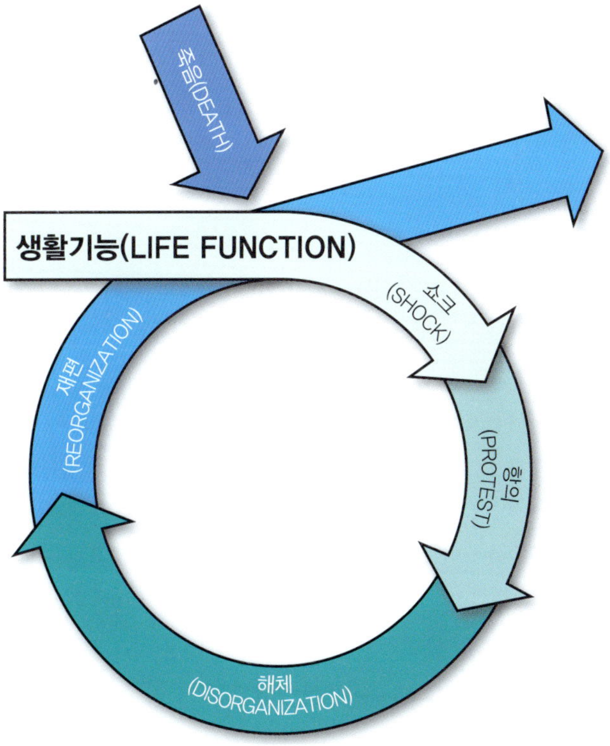

그림 40-1 슬픔주기 바퀴

출처: Demi, A. (1981). Bereavement support group: Leadership manual. Littleton, CT: Grief Education Institute.

표 40-2 슬픔주기모델의 각 단계별 임상징후

	슬픔의 단계			
영역	쇼크	항의	해체	재편
인지적	느리고, 분열된 사고 사고의 차단 죽은 사람과 만나기를 바람 자살에 대한 생각 상실의 중요성을 부정	죽은 사람에 대한 생각에 빠져 있음 죽은 사람을 찾음 꿈이나 악몽 환각 타인의 건강과 안전에 대한 걱정 계속 죽기를 바람	의사결정의 어려움 목적이 없음 사람, 일, 일상활동에 대한 흥미상실 삶이 의미 없다고 지각 죽은 사람에 대한 기억과 회상에 빠져 있음	죽은 사람에 대한 현실적 기억 죽은 사람을 기억할 때 편안해함 이전 활동수준으로 회복
정서적	감정 차단 감정 폭발 영향을 받지 않은 것처럼 보임 감정적으로 무감각 비현실감	슬픔 분노 죄책감 위안 불안 죽은 사람을 동경 죽은 사람이 살아 있는 것으로 느낌	우울 외로움 의미 없음 자존감 감소 무감동	삶의 의미를 느낌 기쁨을 경험할 수 있음
신체적	신체적으로 무감각을 느낌 과잉 활동 · 활동 저하, 부동	심장 통증 수면이나 식욕문제 체중감소 외모에 대한 무관심 피로 기면 위생불량	지속적인 수면과 식욕문제 발생 안절부절못함 성적 흥미와 만족감 감소 목적 없는 활동 질병에 대한 저항 감소 사고에 노출되기 쉬움 알코올 섭취 증가 약물사용 증가 담배사용 증가	활력을 되찾음 이전 건강수준으로의 회복 건강습관 증진 성적 에너지 재충전
사회적	수동적 타인을 알지 못함	타인에게 의존 타인에게 도움과 충고를 구함	사람과 일에 대한 흥미상실	사회적 관계 생성 혹은 재생성 활동시작 혹은 재개 적어도 한 사람과의 밀접한 관계형성

nization), (4) 재편(reorganization)이다. 무감각 단계에서, 그들은 심리적 방어로서 부정을 사용하여 이것 자체를 단순한 외상으로 간과한다. 다음 단계인 동경은 보통 몇 달이 지난 후 강한 심리적 고통을 특징으로 하여 모든 생각을 없애는 데 초점을 둔다. 해체단계는 심한 우울, 사회적 철회 및 사람과 활동에 대한 흥미 결여를 특징으로 한다. 마지막 단계인 재편은 보통 상실 후 6~9개월이 되면 시작된다. 점차적으로 사람과 활동에 대한 흥미가 다시 생기고, 삶의 의미를 회복하는 것을 특징으로 한다. Parkes는 정상 슬픔단계는 2년이나 그 이상이 지나야 한다고 제안하였다.

③ 슬픔주기모델

슬픔주기모델(Demi, 1981)은 중요한 상실이 발생하기 전, 사람은 비교적 변하지 않는 수준에서 기능한다. 표 40-2는 슬픔주기모델의 각 단계별 임상징후를 서술한 것으로 쇼크, 항의, 해체와 재편으로 나뉜다. 상실이 일어나면 첫 번째 반응은 쇼크로, 기능수준이 더 낮게 떨어진다. 이 단계는 몇 시간에서 며칠간 지속된다. 두 번째 슬픔 단계는 항의로서, 보통 상실 후 첫 1주일 동안 시작되며, 3개월 정도 지속된다. 이때 이들의 기능수준은 계속 떨어진다. 강한 신체적 · 심리적 고통이 이 단계에서 두드러진다. 해체 단계는 3개월쯤 시작되며 3~6개월간 지속된다. 기능수준은 가장 낮게 떨어진다. 우울감과 사회적 철회가 이 단계의 특징이다. 재편 단계는 대략 6개월쯤 시작되며 보통, 적어도 1년 정도 지속되지만 그 이상 지속될 수도 있다. 이 기간 동안 충분한 자원을 가진 사람은 기능

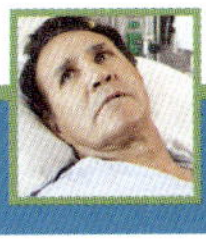

상실과 슬픔 PICO

이 장의 도입 부분에서 언급된 사례의 대상자는 자신의 일차 의료서비스기관을 방문하여 받은 모든 진단 검사와 혈액 검사의 결과가 좋지 않게 나타났다. 간호사는 대상자의 증상이 우울과 관련된 신체화 증상이라고 설명하였다. 처방된 항우울제 복용에 관심이 없고 세인트존스 허브약물의 효능에 대해 더 알고 싶어한다. 간호사는 Cochrane Library에서 그 근거를 찾으려고 한다. 간호사는 다음과 같은 PICO질문을 검색에 사용하고자 한다. 성인의 경우 세인트존스 허브약물이 항우울제와 비교했을 때 어떻게 신체화 증상을 완화시키는가?

P (Population, 대상) = 성인
I (Intervention, 간호중재) = 세인트존스 허브약물
C (Comparison, 비교) = 항우울제
O (Outcome, 성과) = 신체화 증상 완화

간호사는 신체화 증상 완화를 위한 허브약물과 항우울제를 조사한 최근의 메타분석 자료를 발견하였다. 연구는 2,159명의 참가자를 대상으로 한 26개의 무작위 대조군 시험연구를 분석한 결과 다양한 삼환계항우울제, 세로토닌 재흡수 억제제, 세로토닌 및 노르아드레날린재흡수억제제, 항정신병제 및 천연약물(예: 세인트존스 허브약물)과 같은 신세대 항우울제를 포함하고 있었고, 천연약물은 단지 위약효과를 위해 비교만을 하였다(항우울제가 아닌). 근거에 의하면 세인트존스 오트밀의 신체화 증상 완화에 대해서는 의학적으로 설명할 수는 없지만 중요하고 강력하다고 하였다. 그러나 연구자들은 이러한 연구들이 편향의 위험성이 높은 질이 낮은 연구라는 점은 언급하지 않았다. 간호사는 연구자의 결과를 대상자와 공유한 후 세인트존스 허브약물을 조금씩 시도하기로 결정하였다. 또한 대상자의 슬픔을 극복하도록 상담사와 치료사를 연계해 주었다.

출처: Kleinstäuber, M., Witthöft, M., Steffanowski, A., van Marwijk, H., Hiller, W., & Lambert, M. J. (2014). Pharmacological interventions for somatoform disorders in adults, *Cochrane Database of Systematic Reviews*, Issue 11. Art. No.: CD010628. doi: 10.1002/14651858.CD010628.pub2.

수준이 지속적으로 증가하고, 상실 전보다 더 높은 기능수준을 보이는 슬픔주기가 나타난다. 스트레스원이 많고 자원이 적은 경우에는 슬픔경험으로부터 완전히 회복될 수 없으므로 상실 전보다 더 기능수준이 낮아진다.

실제로 각 단계는 슬픔주기모델에서 제시한 것처럼 명확히 구별되지 않는다. 대부분 상실에 대한 인간의 반응은 다양하지만, 정상 범위 내에서 반응한다는 것을 명심한다면 일반적 지침으로서 모델을 이용하는 것은 도움이 된다. 슬픔에 빠진 사람은 다양하게 단계를 거치고 단계의 앞, 뒤 순서가 바뀌기도 하고, 단계를 건너뛰기도 한다.

④ 슬픔 시 개인성장 모델

Hogan(2002)은 슬픔 시 개인성장 모델(grief to personal growth model)에서 슬픔에는 두 가지 경로가 있다고 제안했는데, 슬픔에 대한 성장경로와 슬픔경로의 수렁에 빠지는 것이다. 사회적 지지는 사별을 경험한 사람이 개인적 성장을 통해 그들의 고통에서 벗어나도록 도울 수 있다고 제안하였다.

2) 생애주기에 따른 고려사항

인간의 발달단계는 상실에 대한 반응사정 및 중재를 계획할 때 고려되어야 한다. 외상성 사건의 영향과 이것에 대한 인간의 반응은 외상성 사건이 발생한 시기의 개인적 발달단계에 달려 있다. 예를 들어, Blank와 Werner-Lin(2011)은 어린 시절 부모의 상실이 아동이 성인이 될 때까지 해결될 수 없는 문제임을 논의했다. '가족 과정'으로서 슬픔에 관한 Shapiro(1994)의 고전 작품은 훌륭한 자료이다.

(1) 신생아와 영아

신생아는 삶과 죽음의 개념을 알지 못한다(Favazza & Munson, 2010). 영아는 '존재하는 것'과 '존재하지 않는 것'의 상태를 이해하기 시작하며, 각성과 수면주기 동안 변화에 대한 감각능력을 갖게 된다. 죽음이나 상실에 대한 영아의 개념은 부모나 다른 돌봄제공자가 보이지 않을 때의 분리불안과 관련이 있다. '까꿍(peekaboo)' 놀이는 죽음과 관련된 부재의 개념을 아동에게 소개하는 것이다. 까꿍 놀이에서 다른 사람의 재출현에 대한 아동의 놀람 반응은 분리두려움으로부터 해방됨을 의미한다.

(2) 유아와 학령전기 아동

인지력은 18~24개월에 나타나며, 유아의 발달과업은 자율감을 획득하는 것이다. 이 과업성취는 엄마나 다른 일

차 돌봄자와의 결속을 깨는 데 도움이 된다. 그러나 유아는 독립과 애착 간의 흔들림으로 여전히 돌봄제공자에 의한 유기의 두려움을 가지고 있다(Favazza & Munson, 2010).

학령전기 아동은 죽음에 대해 돌이킬 수 있는, 피할 수 있는, 생길 수 있는 것으로 지각한다. 이들은 그들 자신의 인식증가로 인해 신체적 · 정서적으로 분리될 수 있는 존재로 발전해 나간다. 이러한 자신에 대한 인식은 자신이 죽을 수 있다는 애매모호한 현실에 깊이 빠지기도 한다. 학령 전기 아동이 그들 자신의 취약성을 느끼고, 사는 것과 죽는 것에 대해 구별하기 시작할지라도 여전히 죽음의 보편성, 불가피성 및 최후성을 깨닫지 못한다. 학령 전기 아동은 실제 삶 속에서 그들 경험으로부터 죽음의 개념을 발전시키고 책과 대중매체를 통해 죽음이 묘사됨을 깨닫는다. TV 시청 중 죽은 동물과 사람은 같은 프로그램 내에서 죽었다가 다시 살아서 튀어나오기도 하고, 다른 프로그램에 또 다시 살아서 튀어나오기 때문에 죽음이 가역적이라는 생각을 더욱 강화시킨다. 학령 전기 아동은 죽음을 오래 자는 것으로 생각하며, 그들의 인지능력으로는 명확히 이해하지 못할지라도 애완동물이나 가족구성원의 죽음은 아동의 죽음에 대한 개념발달에 있어 중요한 부분을 차지한다.

(3) 학령기 아동과 청소년

학령 초기의 아동은 죽음을 초자연적, 가역적, 피할 수 있는 것으로 지각하고 죽음을 개별화한다(한 사람 또는 한 동물이 죽는 것으로 지각). 9세경에는 죽음에 대한 개념이 성숙하여 현실적으로 죽음이란 비가역적이고, 보편적이며, 피할 수 없는 자연적인 것으로 지각한다.

사회는 삶과 죽음의 개념을 강화시킨다. 학령기 아동은 보통 어떤 경로로든 죽음을 접하게 된다(가족구성원, 학급생, 친구의 가족구성원, 애완동물, 뉴스 등). 폭력적 이웃 옆에 사는 일부 아동에겐 죽음은 익숙한 것이다. 학교 교과 과정은 현실의 죽음 및 뉴스에서 나오는 죽음이나 외상성 사건 및 지역에서 생기는 것들을 포함한다. 종교기관은 죽음과 사후 삶에 대한 다양한 믿음에 대해 교육한다. 학령기 아동은 점차적으로 죽음이 어떤 사람도 피할 수 없는 사건임을 인식하게 된다.

연령이 증가하면 죽음에 대한 이해는 더 현실적이 된다. 인지발달 수준이 높은 청소년은 성인이 이해한 것과 같이 삶과 죽음을 보게 되면서 삶과 죽음의 철학을 발전시키기 시작한다. 그럼에도 불구하고 자기 자신의 죽음에 대한 생각은 간과하게 되고, 발달위기의 중간단계에 있어 전반적으로 충분한 애도능력이 있지만, 수많은 스트레스원과 인생주기 중 이 단계 동안 그들이 경험한 발달적 변화로 인해 성인보다 더 잘 극복하지 못할 위험이 크다.

(4) 성인과 노인

아동과 반대로, 성인은 더 심하게 슬퍼하고 더 지속적으로 슬퍼하지만 비교적 그 시간은 짧은 편이다. 더욱이, 보통 성인은 사랑하는 사람을 상실했을 때 즉시 빈자리를 채우려 하지 않고, 오히려 슬픔이 해결된 후에 그러한 행위를 한다.

특히 젊은 성인은 짧은 기간에 많은 상실을 경험하기도 하기 때문에 나쁜 결과를 초래할 위험이 있다. 그들은 가족의 죽음, 학업을 마치면서 친구들과 헤어지는 것, 관계 단절, 만족스러운 직업을 구하지 못하는 것을 경험할 수 있다. 이와 같은 다각적 상실은 슬픔에 대한 무경험과 맞물려 이들을 위험에 처하게 한다.

중년은 비교적 안정된 생활양식과 적절한 지지체계를 가지고 있어 상실에 대해 잘 대처하지만, 자식이나 배우자 사망과 같은 예기치 못한 상실은 정상적 사건의 결과에서 벗어난다고 생각하기 때문에 심한 스트레스가 된다. 아이들이 집을 떠나면 ('빈 둥지 증후군') 중년 성인도 대처에 어려움을 겪을 수 있다.

노인 또한 상실과 관련된 위험에 처해 있다. 노인은 은퇴, 정기적인 소득의 상실, 배우자나 동료 및 친척의 죽음, 의도치 않은 이사를 경험할 수 있다. 일부 노인은 나이가 들어감에 따라 신체 기능과 인지 기능이 저하되는 것과 관련하여 상실을 경험한다. 또한 많은 사람들은 독립적인 능력을 상실하기 때문에 상황에 따라 생활 보조를 받거나 장기적으로 간호를 받아야 할 수 있다. 치매가 있는 노인은 인지 기능장애로 인해 상실에 대처하기가 어려울 수 있어 돌봄제공자의 맞춤형 개입이 이루어져야 한다(Johansson & Grimby, 2013).

노인은 연속적 혹은 동시다발적으로 수많은 상실을 경험하므로 이들은 주된 상실 후 잘 극복하지 못하는 다른 성인보다 더 위험하다. 이러한 시기의 스트레스원이 가장 높을 때 자원은 가장 불충분하다. 친척과 친구의 죽음, 은퇴, 자신이나 가족구성원의 건강손상 및 경제적 자원 감소는 노인에게 가장 흔한 스트레스원이다. 사회적 지지망인 가족과 친구는 죽음과 질병 때문에 거의 활용되지 못한다. 따라서 건강관리제공자의 도움이 절실히 필요할 수 있다.

3) 문화적 고려사항

문화적 신념과 전통에 의해 개인이 어떻게 임종을 맞이하고 가족이 어떻게 상실에 대한 반응을 보이는지, 슬픔이 어

치료적 대화: 상실과 슬픔

사례

48세 이 씨 부인은 2달 전에 단순 유방절제술(simple mastectomy)을 받았다. 이 씨 부인은 결혼하여 두 명의 장성한 자녀가 있고 사업체를 운영하고 있다. 이 씨 부인은 수술 부위를 검진받기 위해 병원에 왔다. 이 씨 부인은 옷을 잘 입고 화장을 잘 했음에도 불구하고 창백하고 피곤해 보인다.

비효율적 대화

최 간호사 안녕하세요. 저는 임상전문간호사인 최 간호사라고 해요. 오늘 어떠세요?

이 씨 부인 좋아요.

최 간호사 수술절개 부위에 통증이나 그 아래 부위에 근육통은 없으세요? (대상자가 고개를 끄덕였다.) 그럼 일반적인 건강상태는요? 수술 부위에 다른 문제점은 없어요? (대상자와 차트를 들여다보며)

이 씨 부인 예, 수술 후로 잘 자지도 먹지도 못해요. (손을 내려다보며)

최 간호사 정말요? 검사결과는 괜찮은데요. 뭐가 문제인지 모르겠네요. 다른 의견은 없으세요?

이 씨 부인 예, 뭐….

최 간호사 예. 그럼 편하게 잠들 수 있도록 수면제를 처방받을 수 있도록 하죠. 일반적으로 잠을 충분히 자면 좀 나아질 거에요. 괜찮죠? (차트에 적고 방을 나선다. 대상자는 한숨을 쉰다.)

효율적 대화

김 간호사 안녕하세요. 저는 임상전문간호사인 김 간호사입니다. 오늘은 수술받은 부위를 한번 보구요. 일반적으로 어떤지 검사를 해보겠습니다.

이 씨 부인 좋아요. (정중하게 미소지으며)

김 간호사 자, 어때요? (관심 어린 눈맞춤을 하며)

이 씨 부인 제가 사실 잘 모르겠어요. 통증은 없고 팔을 움직이는 느낌도 괜찮구요. 상처도 괜찮은데 예전 같지가 않아요. 남편이 잠자리를 가지지 않는 것에 대해서 불만을 표현해요. (혼돈스럽고 예민하며, 우울한 모습을 보인다.)

김 간호사 제가 차트를 볼게요. 출혈량도 괜찮고… 잠자는 것이나 먹는 것은 어떠세요? (슬픔의 신체적인 징후를 사정한다.)

이 씨 부인 그다지 좋지 못해요. 쉽게 잠들지 못하구요, 기억하지 못하는 꿈 때문에 밤에 자꾸 깨요. 식욕도 없구요.

김 간호사 힘든 시간을 보내고 있는 것 같네요. 요즘 꿈으로 인한 불면, 피곤, 식욕상실, 줄어든 잠자리, 자신에 대한 좋지 않은 느낌으로 인해 문제가 있군요. 또 다른 것은 없나요? (요약하고, 개방형 질문을 한다.)

이 씨 부인 음… 예, 그리고 바보 같아지는 것 같아요. (혼란스러워보임)

김 간호사 예? (계속 관심 있는 눈길을 보낸다.)

이 씨 부인 음…지난주에는 벽으로 차를 몰아버릴까 하는 생각이 들었는데 재빨리 그러면 안 된다고 생각을 바꿨죠. 하지만 그것을 생각했을 때 걱정이 됐어요. 게다가 피곤한 느낌이 계속 드는 것은 왜일까요?

김 간호사 제 생각에는 유방의 상실에 대한 슬픔을 계속 느끼고 있는 것 같아요.

이 씨 부인 (잠시 침묵 후에) 아… 그러면 제가 우울하다는 말인가요? 유방을 상실한 것을 받아들이지 못해서요?

김 간호사 그에 대해서 좀 더 이야기해요. 저는 좀 더 나아지게 할 수 있는 몇 가지 방법을 알고 있거든요. 어때요?

이 씨 부인 예, 좋아요.

비판적 사고를 위한 과제

- 김 간호사가 주의를 기울인 것에 반해 최 간호사가 하지 못한 것을 비교하고 대조해 본다.
- 대상자의 슬픔의 단계를 말하고 이유를 설명한다.
- 대상자의 잠재적인 지지체계를 분석한다.
- 대상자에게서 고려할 수 있는 다른 사정요인을 구체화한다.
- 당신이 김 간호사라고 생각하고 사용할 중재를 선택한다.

떤 영향을 미치는지에 관한 간호사의 이해는 중요하다. 간호사는 대상자의 일반적인 문화와 종교 행위에 대해 이해할 수 있다. 하지만 그 전에, 간호사는 본인의 신념과 행위를 대상자에게 강요하는 것을 피하기 위해서 간호사 본인의 신념과 전통을 사려깊게 생각해 보아야 한다.

Matzo와 동료(2002)는 사람들이 경험하는 슬픔과 상실에 대해 문화적으로 민감한 간호와 관련하여 3가지 주된 주제를 확인했다. (1) 종족, 민족, 성별, 성적기호, 능력 차이, 종교적 및 영적 신념, 사회계층과 같은 다양한 요소를 고려하고, (2) 대상자 가족과 의사소통은 문화에 많은 영향을 받고, (3) 다학제 간 팀으로 제공한 간호가 가장 적절하다. 다른 문화에 대한 학습과 슬픔 과정이 어떤 영향을 미치는지에 관한 자원은 인터넷을 통해 이용 가능하다. 그러나 중요한 주의사항은 고유한 개인의 행동과 문화적 고정관념을 혼동하지 않아야 한다는 것이다. 이용 가능한 추가 정보가 많이 있다(D'Avanzo, 2008; Dayer-Berenson, 2011; National Cancer Institute, 2014).

2. 슬픔에 영향을 미치는 요인

개별적 상실의 의미, 상실환경, 종교적 신념과 문화적 관습, 인적 자원과 스트레스원, 사회문화적 자원과 스트레스원을 포함한 많은 요인이 슬픔 과정에 영향을 미친다(Field & Filanosky, 2010).

1) 상실의 의미

사람은 상실의 의미를 사정하지 않고 특정 상실이 있거나 특정인에게 외상이 없다는 이유로 부정확하게 상실이 있다 혹은 없다를 가정하는 경향이 있다. 손가락 상실은 악기 연주자와 육체노동자에게 매우 다른 의미가 있다. 이혼은 당사자에게 극도로 원치 않는 강한 슬픔을 주지만, 또 다른 사람에게는 기꺼이 맞이하는 재결합의 원인이 된다. 이와 같이 개인마다 상실의 의미가 다르므로 정확하게 사정해야 한다.

2) 상실환경

상실이 예측된 것이든 아니든, 폭력적인 것이든 평화로운 것이든, 예정된 것이든 예정되지 않았던 것이든, 자연적이든 초자연적인 것이든, 모두 슬픔 과정에 영향을 미친다. 폭력이나 폭행 상태에서 일어난 상실은 평화로운 상태에서 발생한 상실보다 대처하는 데 어려움이 더 많다. 자살의 결과로 인해 생기는 죽음은 보통 자연사보다 더 스트레스가 된다. 중년기에 아이를 임신할 수 있는 능력의 상실을 예기치 못한 경우에는 스트레스가 되지만, 예정된 것이라면 스트레스가 되지 않는다.

3) 종교적 신념과 문화적 관습

개인의 종교적 신념은 슬픔 과정에 영향을 미친다. 어떤 사람은 종교적 신념을 통해 상실을 극복하려고 하는 반면, 다른 사람은 종교적 신념으로 인해 더 많은 고통을 경험한다. 일부는 죽음이 끝이라고 믿는데, 다른 사람은 죽음이 천국이나 지옥으로의 삶의 시작이라고 믿는다. 그리고 어떤 사람은 또 다른 형태의 환생을 믿기도 하고 상실이란 과거의 죄에 대한 처벌이라고 생각한다. 간호사가 대상자의 문화적·종교적 신념 및 관습과 일치하는 태도로 상실을 다루기 위해서는 대상자의 특정 문화와 종교적 신념에 대한 지식을 수집해야 한다.

4) 인적 자원과 스트레스원

사람마다 인적 자원과 스트레스원의 병합으로 상실상황을 인지하고, 한 사람에게는 자원인 것이 다른 사람에게는 스트레스원이 될 수 있다. 예를 들면, 건강상태는 자원일 수도 스트레스원일 수도 있다. 바람직한 건강습관을 가지고 있고 다양한 대처전략 및 전반적으로 안녕수준이 높은 사람은 불량한 건강습관을 가지고 있고, 대처기술이 제한되며, 만성 혹은 급성질환과 정서적 불안정 병력이 있는 사람보다 월등히 이점이 많다.

대처기술, 이전 상실에 대한 경험, 정서적 안정, 영적 신념, 신체적 건강, 개인적 발달단계와 사회경제적 상태를 포함한 인적자원과 스트레스원은 상실에 대한 반응에 영향을 미친다(Choi & Jun, 2009). 또 교육수준이 높고, 수입이 많으며, 직급이 높은 사람은 중요한 상실 후 더 잘 극복하는 경향이 있다.

5) 사회문화적 자원과 스트레스원

사회문화적 자원은 가족, 친구, 동료와 공식적 기관으로부터 활용할 수 있는 사회적 지지를 포함한다(Lin, Simeone, Ensel, & Kuo, 1979). 이들 사회적 지지의 결여는 슬픔에 빠진 사람에게 또 다른 스트레스원이 된다. 때로는 슬픔을 경험하는 사람과 중요한 의미를 지닌 사람 간에 감정이입이 실패할 때, 이와 같은 지지의 존재가 오히려 스트레스원이 될 수도 있다. 더욱이 지역사회가 상실을 다룰 수 있고, 남아 있는 사람에게 합리적인 기대를 하는 경우에는 스트레스를 줄여주지만, 지역사회가 그들의 어려운 입장(후천성면역결핍증, AIDS 등)을 비난하거나 혹은 지역사회가 비현실적 기대를 한다면, 슬픔에 빠진 사람은 상실에 대처하기가 더 많이 어려워질 것이다.

3. 슬픔의 변화

기능이상을 유발하는 슬픔(dysfunctional grief)은 정상반응 범위에서 벗어난 슬픔으로, 과장된 슬픔, 장기간 슬픔이나 슬픔이 없는 것으로 나타난다(Maccallum & Bryant, 2013; Stroebe, Hansson, Schut, & Stroebe, 2008). 기능이상을 유발하는 슬픔 시 슬퍼하는 사람은 종종 슬픔과정의 한 단계에 머무르고 다음 단계로 진행할 수 없다. 더욱이 슬퍼하는 사람은 슬픔을 억제하거나 비효과적으로 대처하느라 너무 많은 에너지를 소비함으로써 정상적인 성장과 발달을 위한 시간과 에너지가 부족해지게 된다.

1) 변화된 슬픔의 임상징후

'정상척도에서 벗어난 슬픔'에 대한 사별 전문가의 지각 연구에서 Demi와 Miles(1987)는 기능이상을 유발하는 슬픔에 명명된 용어가 30개 이상인 것을 발견했다. 기능이상을 유발하는 슬픔에 대해 가장 흔히 사용되는 용어는 병적 슬픔, 해결되지 않은 슬픔, 기능이상을 유발하는 슬픔, 만성슬픔 등이다. 비정상 또는 기능이상으로 여겨지는 많은 증상이 정상 슬픔 과정의 구성요소로서 확인되었다. 대부분의 전문가는 Box 40-1에 나열된 슬픔의 임상징후가 사별 후 1년까지는 나타나면 정상에 속한 것이라고 생각한다.

전문가는 거의 모든 사별의 임상징후가 슬픔의 초기단계 동안은 정상으로 생각되지만, 사별 후 3년이 지나서도 나타나면 비정상인 것으로 보고하였다(Demi & Miles, 1987). Box 40-1에서는 사별 3년 후에 나타나는 비정상적 증상을 나열한 것이다.

이 장 도입 부분의 사례에 기술된 대상자를 회상하고 개념지도를 사용하여 대상자의 슬픔을 관리하고 이해한다(그림 40-2).

Box 40-1 정상과 비정상 슬픔의 임상징후

사별 후 1년째의 정상적 슬픔
- 과다하거나 지속적인 애정표현
- 기쁨을 경험하지 못함
- 우울의 임상증상
- 새로운 관계형성의 어려움
- 격한 감정 없이 죽은 사람을 말할 수 없음
- 죽은 사람의 목소리를 듣거나 봄
- 공허감이나 무의미함을 느낌

사별 후 3년째의 비정상적 슬픔
- 죽은 사람의 방과 소지품을 그대로 놔둠
- 죽은 사람이 전에 그랬던 것과 같은 신체적 증상들을 보고함
- 마치 지금 무슨 일이 일어난 것처럼 상실에 대해 이야기함
- 죽은 사람에 대한 기억이나 대화를 할 수 없음
- 죽은 사람의 생각에 빠져 있음
- 마치 죽은 사람이 살아 있는 것처럼 말하거나 행동함
- 상실과 관련된 것으로 보이는 신체적 질환을 경험하는 것

4. 간호사정

상실에 대한 질문은 모든 대상자 사정 시 포함시켜서 신체적 질환이 실제적 혹은 예견된 상실의 결과 인지 솔직히 말하도록 한다. 그러나 현재 나타나는 증상과 상실 간에 연계성이 없기도 하고 신체적 질환이나 사고가 실제와 예견된 상실로 인한 것이기도 하다. 간호사는 건강상태와 상실 간의 관계를 인식하고 대상자가 이 연계성을 인식하고 깨닫도록 돕는다.

1) 평소 양상 확인

과거에 비정상이라고 생각된 많은 행동이 정상적인 슬픔의 요소로 인식되고 있다. 한 시점에 대상자의 슬픔을 사정하고 관찰하는 것은 정상적인 슬픔 반응을 사정하는 좋은 방법이 아니다. 정상 및 변화된 슬픔 반응을 구별하기 위해 시간을 두고 변화 양상과 증후의 심각성을 사정해야 한다. 관계를 형성하는 것(rapport)이 의사소통에 중요하다. 상실에 대한 질문을 하기 전 일반적이면서도 비위협적인 질문을 통해 대상자와의 면담을 시작하는 것이 좋다. 대상자의 상실반응을 이해하는 데 중요한 것은 상실한 사람이나 물건과의 관계를 사정하고 상실을 둘러싼 특정상황을 사정하는 것이다. 중요한 고려사항은 다음과 같다.

- 상실한 사람이나 사물의 신체적 · 심리적 중요성은 무엇인가?

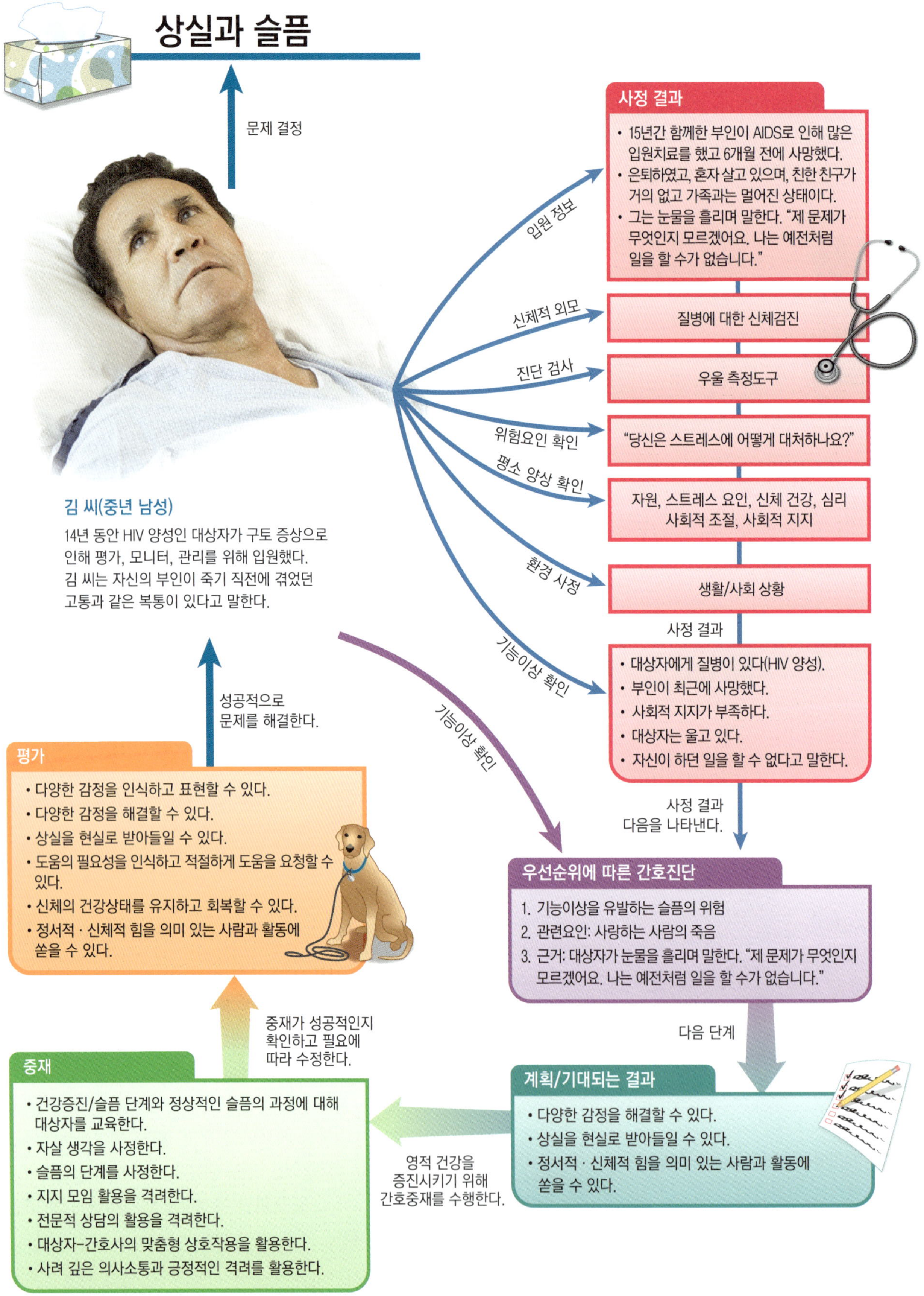

그림 40-2 상실과 슬픔 개념지도

- 상실이 예기치 않은 것인지 아니면 예견된 것인지?
- 생존자가 상실에 기여하였는지?

대상자의 인적 자원과 인적 스트레스원에 대한 사정은 필수적인 요소로, 인적 자원은 건전한 슬픔 양상을 유도하는 데 도움이 된다. 인적 스트레스원은 성격, 대처기술, 의사소통기술, 신체적 건강상태, 영성 및 상실에 대한 이전 경험이 포함된다. 인적 스트레스원과 자원을 사정하기 위해서는 다음과 같은 질문한다.

- 정서적 질환병력이 있는가?
- 보통 스트레스에 대해 어떻게 대처하는가?
- 다른 사람과 의사소통을 잘 하는가?
- 이전 상실에 대한 경험이 있는가?
- 이전 상실 시 어떻게 대처했는가?
- 이전 상실 중 일부가 아직도 해결되지 않았는가?
- 신체적 건강문제가 있는가?
- 영적 신념은 무엇인가?
- 특별한 믿음(종교적)과 전통을 따르는가?
- 영적 신념은 당신이 상실에 대처하는 데 도움이 되는기 아니면 도움이 되지 않는가?
- 당신이 경험하고 있는 다른 개인적 스트레스가 있는가?

또한 사회문화적 자원과 스트레스원을 사정한다. 사회문화적 자원은 인간과 환경 속에서 대상자가 활용할 수 있는 자산으로 사회적 지지, 물질적 지지(재정적 보조, 업무보조), 문화적 전통과 관습 등이 있다. 사회문화적 스트레스원은 사회와 문화적 체계가 대상자에게 주는 부담감과 긴장이다. 가족구성원, 또래집단, 친구, 동료와 고용인은 자원 내지는 스트레스원으로서 기능할 수 있다. 문화적 전통 역시 자원이거나 스트레스원일 수 있다. 예를 들면, 문화적 전통이 장기간의 애도기간을 필요로 하고 애도하는 사람은 슬픔의 재편단계로 진행될 준비가 되었다면, 이는 갈등을 일으키게 된다. 그러나 이러한 사회문화적 기대는 애도자에게 슬픔을 멈추고 '정상으로 돌아오도록' 할 가능성이 있다. 사회문화적 스트레스원과 자원을 사정하기 위해서 다음과 같은 질문을 한다.

- 슬퍼하는 사람에게 활용되는 사회적 지지들은 무엇인가?
- 슬퍼하는 사람은 이들 지지가 도움이 된다고 생각하는가?
- 상실 유형을 다루는 전통적 의식은 무엇인가?
- 슬퍼하는 사람이 참여할 수 있는 사회문화적 의식은 어느 것인가?
- 슬픔에 빠진 사람은 사회문화적 의식에 대해 얼마나 만족하는가?
- 사회적 · 문화적 전통 중 어떤 것이 슬픔에 빠진 사람의 요구와 충돌하는가?

(1) 위험요인 확인

기능이상 슬픔의 위험은 대상자가 경험하는 자원과 스트레스원의 분석을 통해 확인할 수 있다. 스트레스원이 많고 자원이 적은 대상자는 아주 높은 수준의 위험에 처해 있다.

신체적 건강과 심리적 적응은 서로 관계가 있다(Field & Filanosky, 2010). 유족은 그렇지 않은 사람에 비해 사망률과 질병 이환률의 위험이 높다. 애도로 인한 사망 위험 증가는 상실 후 첫 1개월째 가장 높고 1년 동안 상승된 다음 2년째 말에 정상범위로 돌아온다.

2) 기능이상 확인

정상 슬픔 대상자의 다양하고 부적절한 기능이상을 유발하는 슬픔을 성상 과정치럼 다루는 것을 피해야 한다. 일반적으로, 기능이상은 많은 시간 동안 대상자와 여러 번에 걸쳐 접촉을 한 후에만 확인할 수 있다. 슬픔 임상징후의 빈도와 강도는 시간이 지남에 따라 감소되며, 장기간 심한 슬픔은 기능이상의 지표가 된다. 죽기를 원해 한 번쯤 자살생각을 하는 것은 일반적으로 정상 범위라 할지라도 지속적인 자살생각, 특히 마음 속에 구체적인 계획을 세웠을 때는 기능이상의 징후로 볼 수 있다. 또한 알코올이나 약물남용도 기능이상의 징후이다.

SAFETY ALERT

죽기를 원하거나 자살에 대해 생각할 수 있지만, 자살에 대해 계속적으로 생각하는 것은 특히 구체적인 계획을 세웠을 때는 심각한 기능 장애의 징후이므로 보건의료 제공자의 긴급한 개입이 필요하다. 알코올이나 약물 남용은 평가와 중재가 필요한 기능장애의 징후이다.

슬픔은 직접 관찰이 가능한 많은 다양한 생리적 · 심리적 징후로 그 자체가 임상징후이다. 이들 징후 중 대다수는 우울 징후로 확인되었고, 결과적으로 정상슬픔과 우울을 구별하기가 매우 어렵다. 최근 슬픔을 사정하기 위한 임상 검사는 없지만 텍사스 슬픔 사정도구(Texas Inventory of Grief)(Faschingbauer, DeVaul, & Zisook, 1977), 슬픔 경험 사정도구(Grief Experience Inventory)(Sanders & Mauger, 1979), 슬픔의 경험 질문지(Grief Experience Questionnaire)(Barrett & Scott, 1989), 사건의 영향 측정도구(the Impact of Event Scale)(Zilberg, Weiss, & Horowitz, 1982), 사별 경험 질문지(Bereavement Experience Questionnaire)(Guarnaccia & Hayslip, 1998), 호건 슬픔 반응 체크리스트(Hogan Grief Reaction Checklist)(Hogan, Greenfield, & Schmidt, 2001)와 같은 슬픔의 징후 사정을 돕는 몇 개의 검사지(타당도, 신뢰도가 있는 정신과 사정도구)가 있다.

자주 보고되는 슬픔의 주관적 증상(신체적 · 정서적)은 다음을 포함한다:

- 슬픔
- 과민
- 마비
- 쓰라림
- 분리
- 상실에 대한 집착
- 기쁜 감정을 나타내거나 경험할 수 없음
- 소화 문제
- 피로
- 두통
- 흉통
- 근육통
- 고인이 경험한 것과 유사한 통증

슬픔의 주관적 임상징후의 대다수는 객관적 임상징후를 동반한다.

- 신체적 외모에 대한 낙담
- 느린 운동기능
- 한탄
- 분노표출
- 정서적 둔감
- 단정치 못한 외모
- 수면장애
- 식욕장애(과다한 체중감소나 체중증가)

NANDA 표 40-3 상실 및 슬픔과 관련된 NANDA-I 간호진단

간호진단	관련요인	진단진술	NOC*	NIC†
슬픔: 개인, 가족, 지역사회가 상실에 대한 인지에 기초하여 자기개념을 수정하는 과정을 통해 일어나는 지적 · 정서적 반응과 행동	중요한 대상의 잠재적인 상실; 잠재적 상실에 대한 스트레스 표현; 잠재적 상실의 부정; 죄책감, 분노, 비애; 식습관의 변화; 수면 양상 혹은 활동 수준의 변화; 성욕 변화; 의사소통의 변화	슬픔 관련요인: 중요한 사람의 잠재적인 상실 정의적 특성: 상실에 대한 부정, 죄책감의 표현 혹은 해결되지 못한 주제의 언급; 분노, 슬픔 혹은 울음; 상실에 대한 표현의 어려움; 식습관과 수면양상의 변화	수용: 건강상태 극복 가족극복 정신사회적 적응: 삶의 변화	적극적 경청 분노 조절 대처능력 강화 상담 위기 관리 정서적 지지 가족 지지 슬픔 해결 촉진 영적 성장 촉진
기능이상을 유발하는 슬픔: 개인, 가족, 지역사회가 상실에 대한 인지에 기초하여 자기개념을 수정하는 과정을 통해 일어나는 지적 · 정서적 반응과 행동의 연장된, 성공적이지 못한 사용	정상 슬픔과 다른 기능이상적 슬픔은 상실의 시간과 사정의 시간과의 간격을 고려. 기능이상적 슬픔으로 여겨지기 위해서는 일반적으로 슬픔이 지연되고 변화의 폭이 커야 함 주요한 원인은 인지된 대상의 상실('대상의 상실'은 가장 광범위한 의미로 사용된다)이 포함됨, 대상은 사람, 소유물, 직업, 지위, 가정, 생각 혹은 신체의 부분이 포함	기능이상을 유발하는 슬픔 관련요인: 스트레스, 삶을 이어나갈 수 없음 정의적 특성: 일상생활활동에서의 기능이상	대처 우울감의 자기조절 가족 대처 슬픔 해결 영적 지지	적극적 경청 분노 조절 대처능력 강화 상담 가족 지지 슬픔 해결 촉진

Dx, diagnosis; R/T, related to; AEB, as evidenced by.
*출처: Moorhead, S., Johnson, M., Maas, M., & Swanson, E. (2013). *Iowa Outcomes Project: Nursing Outcomes Classification (NOC)* (5th ed.). St. Louis, MO: C. V. Mosby.
†출처: Bulecheck, G., Butcher, H., Dochterman, J., & Wagner, C. (2013). *Iowa Intervention Project: Nursing Interventions Classification (NIC)* (6th ed.). St. Louis, MO: C. V. Mosby.
출처: NANDA-Association International (NANDA-I). (2014). *Nursing diagnoses: Definitions and classification, 2015–2017*. West Sussex, England: Wiley-Blackwell.

5. 간호진단

슬픔과 기능이상을 유발하는 슬픔은 상실과 슬픔과 관련된 간호진단이다(Moorhead, Johnson, Bulechek, Maas, & Swanson, 2013). 많은 간호사는 정상 슬픔도 진단적 범주에 추가되어야 한다고 생각한다(Carpenito-Moyet, 2012). 간호진단의 추가 이유는 정상 슬픔으로 인한 신체적 · 정서적 · 사회적 문제를 간호중재를 통해 개선시킬 수 있기 때문이다. 표 40-3에 제시되어 있는 NANDA-I 간호진단, 간호성과 분류(NOC), 간호중재분류(NIC)를 참조한다(NANDA-I, 2014).

6. 간호성과 확인과 간호계획

간호진단과 관련 요인이 확인된 후 대상자 목표와 간호중재를 계획한다. 대상자의 슬픔단계 및 슬픔이 정상인지, 예견된 것인지, 아니면 기능이상 인지를 중심으로 간호목표를 개발해야 한다. 대상자의 요구가 무엇인지를 확인하고, 단기 · 장기목표를 설정한다. 다음은 대상자 목표의 예이다.

- 대상자는 다양한 감정을 해결하는 방향으로 움직일 것이다.
- 대상자는 상실의 현실을 수용할 것이다.
- 대상자는 의미 있는 사람과의 활동 시 정서적 · 신체적으로 에너지를 몰입할 것이다.

대상자가 처한 단계에 맞게 정서적 지지에서 상담 및 지지집단을 찾는 것까지 다양한 계획을 세우도록 한다.

7. 간호수행

간호사는 자주 상실을 예측한 혹은 경험한 사람과 접촉한다. 그러므로 슬픔에 빠진 사람을 위한 간호제공 기회를 많이 갖게 된다. 슬픔이 곤혹스럽고 장기간 지속되기 때문에 중재 기회는 전체 슬픔 과정에서 이루어져야 한다.

1) 건강증진

예견된 슬픔과 기능이상을 유발하는 슬픔에 덧붙여 큰 상실을 경험한 대상자에게는 표 40-4에서 제시된 기능적 건강에 기초하여 간호진단을 내릴 수 있다. 정상적인 슬픔을 증진시키기 위한 간호중재는 상실 발생 전에 이루어져야 한다.

표 40-4 슬픔과 관련되는 기능적 건강을 바탕으로 한 표준 간호진단

기능적 건강영역	간호진단
건강지각 및 건강관리	비효과적 건강유지 상해의 위험 성장 발달지연 불이행
활동과 운동	활동지속성 장애 전환활동 결핍 가정유지/관리장애
영양과 대사	영양 불균형: 신체 요구량보다 적음
수면과 휴식	수면양상 장애
인지 및 지각	사고 과정 장애 지식 부족 급성 혼돈 의사결정 갈등
자각	불안 두려움 절망감 무력감 신체상 손상 상황적 자존감 저하
역할과 관계	가족 과정 손상 외로움의 위험 부모 역할 장애 사회적 고립
대처와 스트레스 내성	비효율적 개인대처 적응장애 비효율적 가족대처 자살의 위험
성행위와 생식	성 기능장애
가치와 신념	영적 고뇌

(1) 대상자 교육

상실교육은 초기 아동기에 시작해야 한다. 학령전기 아동은 자연스럽게 발생한 사건에의 노출을 통해 정상 상실과 슬픔에 대해 학습해야 한다. 먼 친척의 죽음으로 인한 가정방문, 애완동물의 죽음이나 친구와의 이별 등에서 오는 상실에 대해 논의해 본다. 아이가 이해할 수 있는 용어로 상실에 대해 정직하게 개방적으로 말할 수 있어야 하고, 부모 및 다른 간호제공자나 친척은 아이가 상실에 대한 건전한 태도를 확립하도록 도와야 하며, 역할모델을 제공해야 한다(Favazza & Munson, 2010).

상실교육은 아동기와 사춘기를 걸쳐 지속되어야 한다. 자녀들을 애도의식에 참여시키도록 부모를 격려해야 하지만 결코 자녀에게 이러한 의식에 참여하도록 강요해서는 안 된다. 또한 자녀가 다양한 상실에 대해 여러 가지 감정을 표현할 수 있도록 부모를 격려한다(Box 40-2). 적절한 준비와 지지가 된 상태에서의 상실과 주요사항에 대한 점진적 노출은 아이가 인생 후반기에 경험하게 될 상실에 대처하는 데 도움이 될 것이다.

간호사는 슬픔과 상실에 대한 아동교육에 직접 참여해야 한다. 학교, 병원, 진료실이나 의원과 같은 여러 가지 건강관리기관에 있는 아동과 자연스러운 접촉을 통해 슬픔교육을 실시한다.

(2) 슬픔 단계를 통한 활동

다음은 대상자의 현 슬픔 단계에 따른 간호중재를 논의한 것이다. Box 40-3은 추가정보를 제시하고 있다.

쇼크주기 동안의 간호중재는 신체적 상해로부터 대상자를 보호하고 상실의 현실을 수용하도록 돕는 데 초점을 두어야 하며, 이 단계 동안, 대상자가 정상 지지체계를 운용하도록 돕는다. 예를 들면, 대상자가 가족구성원과 만나서 상실에 대해 말할 수 있도록 도우면 대상자의 충동적인 행동이 줄어들게 된다. 그러므로 자해와 사고로부터 대상자를 보호하도록 노력해야 한다. 대상자에게 상실이나 예견된 상실을 알릴 때 가족구성원이 표현하고 대상자

Box 40-2 죽음에 대한 아동 준비

다음을 부모에게 교육한다.

해야 할 것

- 자기 자신의 감정과 신념을 알아야 한다.
- 정직해야 한다.
- 아동의 수준에서 교육을 시작한다.
- 죽음 및 애도와 관련된 가족의식에 아동을 참여시킨다.
- 감정표현을 격려한다.
- 안전과 안정감을 제공해야 한다.
- 죽은 사람을 기억하도록 격려한다.
- 슬픔에 있어서 아동은 성인과 다르다는 것을 인식해야 한다.
- 아동은 슬픔과 정상 기능이 서로 교대하면서 나타날 수 있음을 인지한다.
- 죽음과 그로 인해 생기는 감정에 대해 개방적 대화를 시도한다.
- 자연스러운 대화를 통해 죽음의 개념을 알려준다.

하지 말아야 할 것

- 극기를 칭찬하는 것
- 죽은 사람을 잊어버리도록 격려하는 것
- 아동이 슬픔 및 애도의식에 참여하도록 강요하는 것
- 죽은 사람이 아동과 닮았다고 강조하는 것
- 죽은 사람과 아동을 비교하는 것
- 완곡한 표현을 사용하는 것
- 죽음에 대한 경험노출로부터 지나치게 아동을 보호하는 것

Box 40-3 슬픔을 통한 변화에 도움을 주기 위해 이용하는 간호중재의 예

쇼크주기 동안의 중재

- 대상자가 지지체계를 활용하도록 돕는다.
- 신체적 손상으로부터 대상자를 보호한다.
- 대상자에게 상실에 대해 알릴 때 가족구성원이 있어야 한다.
- 누군가가 대상자를 집으로 모시고 가야 한다.
- 대상자가 과거에 사용했던 대처행위를 활용하도록 돕는다.
- 대상자가 애도의식에 참여하도록 격려한다.

항의주기 동안의 중재

- 다양한 감정을 표현하도록 격려한다(슬픔, 외로움, 분노, 죄책감, 분개, 안심 등).
- 상실한 것에 관해 기억하고 말하도록 격려한다.
- 정상 슬픔 과정에 관한 예견된 지침을 제공한다.
- 유사한 상실에 성공적으로 대처한 사람의 역할모델을 제시한다.
- 현존하는 지지체계를 이용하도록 대상자를 격려한다.
- 새로운 지지체계를 확인한다.
- 알코올, 약물과 카페인 사용을 억제한다.
- 적절한 수면습관을 증진시킨다.
- 바람직한 영양을 증진시킨다.
- 철저한 신체검진을 의뢰한다.
- 종교적 의식에 참여하도록 격려한다.
- 이전 건강대처행위를 이용하도록 격려한다.
- 새로운 대처행위를 소개한다.

해체주기 동안의 중재

- 쇼크단계에서 시작했던 중재를 계속한다.
- 대상자를 자조집단에 의뢰한다.
- 대상자를 개인이나 집단상담에 의뢰한다.

재편주기 동안의 중재

- 대상자를 직업상담에 의뢰한다.
- 대상자를 교육적 프로그램에 의뢰한다.
- 대상자를 사회적 활동 프로그램에 의뢰한다.

집으로 데리고 가는 것은 도움이 된다. 종교활동에 참여하거나 친구, 친척 혹은 성직자와의 대화 같이 과거에 도움이 된 대처행위를 사용하도록 대상자를 격려한다. 상실이 죽음인 경우 대상자가 장례식과 애도의식에 참여하도록 격려한다.

항의 주기 동안의 간호중재는 상실에 대한 생각과 감정을 표현하도록 대상자를 돕고, 대상자의 정상 건강상태를 유지하도록 하는 데 초점을 맞춰야 한다.

해체주기 동안에는 상실의 현실을 수용하도록 돕고 그들 인생을 재편하도록 강조한다. 쇼크 단계에는 교육된 중재를 계속한다.

재편주기 동안에는 그들이 인생의 의미를 새롭게 혹은 다시 찾을 수 있도록 지속적으로 행동양상을 변화시키도록 돕는 데 중점을 둔다. 배우자 사망, 척수손상이나 실명과 같은 상실의 경우에는 인생활동 전반에 걸쳐 많은 재편이 필요하지만 불임이나 손가락 절단과 같은 다른 상실은 특정 분야만 재편할 필요가 있다. 인생재편의 정도가 크게 느껴지면 부가적인 중재가 필요하다.

(3) 지지집단 격려하기

심한 정서적 고통이나 지지집단 부족을 완화하고 장기간 슬픔을 예방 및 개선하기 위해서는 사별한 사람에게 지지집단에 참여하도록 격려한다(그림 40-3). Widow-to-Widow, 유방절제술 대상자를 위한 Reach-to-Recovery, 자살 기도자와 사별을 경험한 부모를 위한 친구되기 등의 프로그램은 유사한 상실을 경험한 후, 상실을 극복한 일반인들에 의한 지지를 제공해준다. 이들 프로그램은 역할모델, 교육과 정서적 지지를 제공한다. 최근에 인터넷을 통한 지지 프로그램이 많지만 이 프로그램의 효과는 검증되지 않았다(Oliveri, 2003).

일부 사별경험 대상자는 자조집단이 제공할 수 있는 것보다 더 구체적인 도움을 필요로 하므로 전문적으로 도움을 줄 수 있는 지지집단이나 개별 상담이 필요하다.

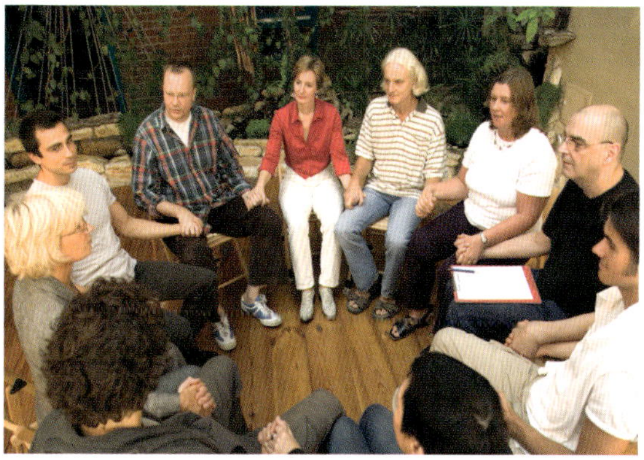

그림 40-3 지지집단은 대상자가 유사한 경험을 한 타인과 감정을 공유함으로써 자신의 역할을 수행할 수 있도록 도울 수 있다.

성과기반 교육계획

공 씨는 88세로 오랜 투병 끝에 최근 사망했다. 그의 딸 공 씨 부인은 두 명의 손자, 9세 된 현수와 6세 된 지영이가 있다. 공 씨 부인은 자녀가 증조할아버지의 장례식에 참여하기를 바란다. 그러나 공 씨 부인은 손자들과 죽음에 대해서 말하고 싶어하지 않고 단지 "돌아가셨다."라고만 이야기하는 게 더 좋다고 말하였다. 공 씨 부인은 간호사에게 와서 조언을 구한다.

간호성과

가족은 아이들의 감정과 이해를 돕기 위해서 장례식과 죽음에 대한 감정을 표현한다.

전략

- 공 씨 부인은 자신의 감정과 신념을 발견해낼 수 있도록 격려해 준다.
- 아이들은 이 사건을 이해하고 있는지를 평가한다.
- 사건에 대해서 아이들의 감정을 표현하도록 지지해 준다.
- 어른들과 다른 아이들의 슬픔을 지각하도록 가족을 도와준다.
- 슬픔과 정상적인 기능 사이에서 아이들이 변화할 수 있도록 죽음과 그에 대한 감정에 대해서 열린 대화를 시도해 본다.
- 다가올 장례식에 대해 그들이 의사결정을 내릴 수 있도록 하기 위해 다른 가족구성원에게 그들의 의도를 전달하고, 돌아가신 분에 대한 기억과 그들의 바람에 대해서 아이들과 가족과 의논할 수 있도록 지지해 준다.

간호평가

공 씨 부인은 죽음에 대한 느낌과 아이들의 반응에 대한 두려움을 효과적으로 표현하였다. 공 씨 부인은 이미 자신의 할아버지의 죽음에 대한 슬픔을 경험하였다. 그러나 공 씨 부인 자녀의 요구에 초점을 맞추기는 어려움이 있었다.

- 아이들에게 할아버지의 장례식에 참여할 수 있는 기회가 주어졌다. 현수는 부모님과 함께 장례식에 참석하기로 결정하였고, 지영이는 이웃과 함께 집에 남아 있기를 선택하였다.
- 장례식 후, 현수와 지영이는 할아버지와 함께 지냈던 유년기의 이야기를 회상했다.

건강관리팀과의 협력
아동의 죽음에 대한 원내 목사 요청

이 군은 3살된 아동으로 소아과 병실에서 한 시간 전 예기치 않게 사망하였다.

Situation(상황): 이 군의 엄마는 흔들의자에 앉아 이 군을 흔들면서 조용히 노래를 불러주고 있다. 다가서자 "쉿! 우리 아이가 자고 있어요. 아기가 깨지 않았으면 좋겠네요."라고 말한다. 이 군의 아빠는 도시에서 멀리 있으며 가까이에 다른 가족은 없다.

Background(배경): 병원에서 이 군은 장 치료를 받던 중 갑자기 폐색전증으로 사망하였다.

Assessment(사정): 이 군의 엄마는 목사와 함께 시간을 보내며 무슨 일이 있어났는지 이해하고, 어떤 결정을 해야 하는지에 대한 도움이 필요하다.

Recommendation(권고): 가능한 한 빨리 이 군의 엄마와 대화를 나누고 그녀에게 지지를 줄 수 있는가? 이 군 엄마의 정신적 상태가 매우 걱정스럽다.

비판적 사고를 위한 과제

- 이 군의 엄마와 목사가 함께 시간을 보내며 대화하기를 요청한 합리적 근거에 대해 토의한다.
- 다른 위안을 얻기 위해서는 어떤 협력팀에게 요청해야 하는가?
- 이 상황에 간호사로서 제공할 수 있는 도움은 무엇인가?

2) 슬픔변화에 대한 간호중재

기능이상을 유발하는 슬픔을 경험하는 대상자는 문제해결을 위해 전문가의 도움을 필요로 하며 일반적으로 개별요법이나 전문가 지지집단의 두 가지 형태로 제공된다. 전문가 지지는 특히 대상자가 부적절한 지지체계를 가지고 있는 경우 중요하다. 많은 간호사-심리치료사는 슬픔치료 시 전문가 역할을 할 수 있다.

3) 가정 · 지역사회 기반 간호

중요한 상실을 경험했거나 이러한 상실을 예측할 때 적절한 퇴원계획과 추후 간호는 필수적이다. 슬픔 과정은 장기간 지속되기 때문에 대상자의 슬픔의 심각성은 입원 동안 분명치 않다. 간호사는 대상자 쇼크와 부정을 잘못 인식하여 대상자가 '상실로 인한 영향을 받지 않는다'라고 결론 내릴 수 있다. 그러나 실제로는 상실로 인한 영향을 받지 않은 것처럼 보이는 대상자는 그들의 슬픔반응이 지연된 것이기 때문에 특히 추후 간호가 필요하다.

4) 의뢰

퇴원계획은 연계 프로그램, 자조집단, 전문가에 의한 지지집단, 공중보건 간호사나 호스피스 프로그램, 대상자의 특정요구와 자원에 따라 지역사회 내에서 활용할 수 있는 곳에 의뢰해야 한다. 미망인과 홀아버지 그룹은 대상자가 이런 프로그램에 참여할 준비가 될 때 도움이 된다. 목회 상담자와 다른 성직자는 많은 사람에게 도움이 되는 자원이다. 슬픔 과정은 질병에 대한 저항력을 떨어뜨리기도 하고, 기존 질병을 악화시키기도 하기 때문에 대상자에게 일차 건강관리제공자와 계속 접촉하도록 격려한다.

8. 간호평가

여기에서는 슬픔 대상자의 평가를 위한 지침으로 사용할 수 있는 일반적인 결과기준을 제시하였으나 평가는 대상자의 특정요구와 목표를 토대로 개별화해야 한다는 것을 명심해야 한다. 여기에 제시한 항목은 특정 대상자에 대한 지식을 기본적으로 수정하기 위해 제시한 것이다.

평가는 간호성과 기준에 따른 대상자의 상태를 비교하는 지속적인 과정이다. 이 과정 동안 슬픔이 장기적이라는 특성을 기억해야 하고, 결과 쪽으로의 진행은 매우 느리지만 이는 정상범위 내에 있는 것으로 보아야 한다. 대상자가 만족스러운 과정을 거치는지를 평가하기 위해 빈틈 없는 임상적 판단을 적용하고, 적절할 때 간호계획을 수정한다.

비판적 사고 적용하기

한 간호사가 응급실에서 근무하고 있을 때 18세의 영호라는 아이가 사고로 실려왔다. 그의 부모는 영호가 죽기 1시간 전에 도착했다. 그들은 영호가 의식이 없어 마지막 인사도 못했다. 영호가 죽은 뒤 그의 엄마는 주저앉아 울기 시작했고 계속 어떻게 이런 일이 일어났느냐고 중얼거렸다. 영호 엄마의 슬픔은 어느 단계인가? 가장 도움이 되는 중재는 무엇인가?

정답은 부록 B를 참고하세요.

간호목표

대상자는 여러 가지 감정을 인식하고 표현한다.

간호성과 기준

- 7일 내에 대상자는 슬픔, 분노, 죄책감, 외로움이나 안위와 같은 여러 가지 감정을 표현한다.
- 14일 내에 대상자는 경험한 감정이 슬픔 과정의 정상 구성요소임을 말한다.

간호목표

대상자는 여러 가지 감정을 해결하는 쪽으로 행동한다.

간호성과 기준

- 6개월 내에 대상자는 고통스런 감정의 빈도와 강도가 줄어들었다고 보고한다.
- 9개월 내에 대상자는 사랑하는 사람이나 대상물 상실의 생각에 몰입하는 빈도가 줄어들었다고 보고한다.

간호목표

대상자는 상실의 현실을 인식한다.

간호성과 기준

- 4주 내에 대상자는 상실과 그에 대한 의미를 논의한다.
- 4주 내에 대상자는 상실 때문에 잠재적인 생활의 변화를 이야기한다.
- 6개월 내에 대상자는 자신에게 더 이상 필요치 않는 물건을 처분한다(예: 사지마비 대상자는 스키 장비를 처분하고, 미망인은 배우자의 의복을 처분한다).
- 12개월 내에 대상자는 상실에 적응하기 위해 중요한 생활변화를 계획한다(예: 집을 파는 것, 새로운 직업을 찾는 것).

간호목표

대상자는 도움이 필요함을 인식하고 적절한 도움을 청한다.

간호성과 기준

- 24시간 내에 대상자는 정서적 · 실질적 도움을 얻기 위해 가족과 친구에게 연락을 취한다.
- 2개월 내에 대상자는 사회적 지지를 위해 가족과 친구를 이용한다.
- 6개월 내에 대상자는 지지를 위한 지역사회 자원을 이용한다.
- 12개월 내에 대상자는 자신을 위한 중요한 책임을 완수한다.

간호목표

대상자는 신체적 건강상태를 유지하거나 회복한다.

간호성과 기준

- 대상자는 통증을 쉽게 조절할 수 있는 수면제, 알코올, 카페인, 담배나 신경안정제 등을 사용하지 않는다.
- 3개월 내에 대상자는 그들에게 처방된 의학적 처방을 따르고 건강을 위해 행위를 수행한다.
- 12개월 내에 대상자는 그들이 정상 식사, 수면과 운동습관을 회복하였다고 말한다.

간호목표

대상자는 의미 있는 사람과의 활동에 정서적 · 신체적 에너지를 활용한다.

간호성과 기준

- 9개월 내에 대상자는 새로운 활동에 참여한다.
- 12개월 내에 대상자는 사회적 · 오락적 · 직업적 환경의 변화가 필요하다고 보고한다.
- 12개월 내에 대상자는 오랜 친구와 우정을 다시 확인하고, 새로운 우정을 발전시킨다.
- 24개월 내에 대상자는 삶에 대한 만족감과 삶의 의미를 표현한다.

9. 임종환자를 위한 돌봄

1) 죽음의 정의

죽음(death)은 세 가지로 정의되는데, 심폐기능 정지나 고위 뇌기능 정지 또는 전체 뇌기능 정지이다. 첫째, 심폐정지(심박동과 호흡 정지)는 임상적 사망을 정의할 때 폭넓게 사용된다. 둘째, 식물인간상태를 초래하는 고위 뇌사는 대상자의 의식, 언어, 감정이 전혀 없다. 반면, 순환과 호흡유지 능력이 없는 하위 뇌사는 호흡과 순환을 위한 기계적 환기에 의존하는 대상자이다. 셋째, 순환과 호흡기능의 비가역적 정지나 뇌간을 포함한 모든 전체 뇌기능의 비가역적 정지를 사망으로 정의한다. 사망의 결정은 의학적 기준에 맞게 내려져야 하며 고위 또는 하위 뇌사가 있다면, 그들이 임상적으로 살아 있는 동안 장기를 기증할 수 있다. 만약 병원이나 다른 건강관리기관에서 생긴 사망의 경우 의사에 의한 진단이 필요하다.

2) 임종과 죽음에 대한 반응

Kübler-Ross(1969)의 슬픔 단계는 어떤 사람이 임종을 앞두고 있을 때 간호학을 비롯한 많은 타 학문에서 폭넓게 수용하고 있는 이론이다. 그녀는 슬픔을 5단계로 제안하였는데, 그것은 (1) 부정(denial), (2) 분노(anger), (3) 협상(bargaining), (4) 우울(depression), (5) 수용(acceptance)이다. 부정은 질병과 임박한 죽음의 부정부터 임종이 자신과 타인에게 미치는 영향에 대한 부정까지를 포함한다. 두 번째 단계인 분노는 운명, 신, 가족구성원, 건강관리제공자나 그 밖의 다른 탓으로 돌리는 것이다. 세 번째 단계인 협상은 괴로운 사건을 지연시킬 방법을 찾는 것으로 대상자는 시간을 더 달라고 신과 협상하게 된다. 네 번째 단계인 우울은 임박한 죽음이 현실이고 돌이킬 수 없는 것을 깨닫게 되는 때이다. 마지막 단계인 수용은 지지적인 사람들과 헤어질 준비를 시작하고 일상적인 활동에의 참여에 대한 흥미를 잃게 된다.

Kübler-Ross의 이론이 임종에 대한 반응을 이해할 수 있는 일반적 지침을 제시할지라도 많은 대상자는 진행 단계를 따르지 않는다. 대부분의 사람은 한 단계에서 다른 단계로 왔다갔다하며, 어떤 사람은 죽을 때까지 한 단계에 머물기도 한다. 간호사는 임종에 대한 반응에 어떤 정답도 없다는 것을 알아야 한다. 간호사는 대상자의 반응과 요구를 토대로 간호를 적용해야 하고, 항상 정해진 단계를 거칠 것이라고 기대하지 않도록 해야 한다.

윤리적 · 법적 쟁점

건강관리 및 진보를 위한 영향력 있는 대리인으로서의 간호사

유 간호사는 신경외과에 근무하는 간호사이다. 2주 전에 45세의 내과 의사 한 씨가 심한 두통과 단기 기억상실을 호소하며 신경학적 검사를 받았다. 그때 한 씨는 수술 가능한 뇌종양이라고 진단받았다. 지금 한 씨가 할 수 있는 선택은 1) 사망의 위험이 최소한이지만 몇몇 뇌실질 기능을 상실할 수 있는 방법과 2) 뇌실질에는 영향을 미치지 않지만 사망 위험이 높은 수술방법이 있다. 한 씨는 후자를 선택하였다. 오늘 한 씨와 그의 부인은 수술 전 준비와 교육을 받기 위해 방문하였다. 한 씨의 부인은 유 간호사에게 질병의 예후와 회복의 잠재성 등에 대해서 극단적인 걱정을 많이 호소하였다.

비판적 사고를 위한 과제

- 여러분이 이 대상자였다면 어떤 유형의 수술을 선택하였을지 생각해 본다.
- 여러분이 이 상황에 대처할 수 있는 다른 방법과 그 여러 가지 방법의 대응에 대한 결과를 생각해 본다.
- 임박한 수술을 준비하도록 부부를 돕기 위해 필요한 부가적인 정보는 무엇인지 생각해 본다.
- 앞으로의 방향에 대해 이 부부에게 제공해야 하는 정보는 무엇이며, 영향력 있는 건강관리 대리인에 대해 부부에게 어떤 정보를 제공해야 하는지, 어떻게 이 주제에 대해서 논의할지 생각해 본다.

3) 임종의 신체적 징후

대상자가 사망하면, 폐의 가스 확산과 산소화 효율이 떨어진다. 혈압과 심박수가 감소함에 따라, 혈액 순환과 조직 관류가 감소하며, 뇌의 생명에 필수적인 기능이 중단된다(Norlander, 2008). 다음과 같은 신체적 징후(Hui et al., 2014; Matzo & Hill, 2015)가 나타난다.

- 피부가 매우 창백해지고, 청색증, 황달이 나타나며, 얼룩덜룩해지고 차가워짐
- 심박수가 불규칙하고 맥박이 약하고 빠르며 불규칙함
- 호흡이 변화하며, 얇아지고, 힘들어지며, 빠르거나 느리거나 불규칙해짐[예: Cheyne-Stokes 호흡, 죽어가는 사람의 목에서 나는 소리(death rattle), 무호흡]
- 신장 기능 약화 및 액체 섭취 제한으로 인한 소변 배출량 감소
- 위장관 운동 감소로 인한 대변 보유 또는 매복
- 괄약근의 이완으로 인한 실금
- 연하곤란, 식욕부진
- 전반적인 허약
- 피로 증가, 졸림, 안절부절못함, 증가된 불안
- 외부 자극에 대한 반응 감소

Hui 등(2014)에 따르면 비록 대부분의 대상자가 한두 가지 정도의 증상을 보였지만 무호흡 기간, Cheyne-Stokes 호흡, 죽어가는 사람의 목에서 나는 소리(death rattle), 말초 청색증, 요골 동맥 맥박 소실, 하악을 사용한 호흡 및 소변 배출 감소는 암환자의 사망 전 3일 동안 가장 빈번하게 나타났다고 하였다.

불행히도, 죽어가는 사람들에게 통증이 항상 감소하는 것

은 아니다. 대상자가 자신의 통증에 대해 이야기할 수 없는 경우 비언어적인 통증 징후에 대해 관찰하는 것이 매우 중요하다. 죽음이 다가옴에 따라 죽음에 임박했다는 징후가 증가하고 더욱 두드러지게 나타난다.

4) 호스피스와 완화의료

호스피스(hospice) 간호는 임종환자와 그들 가족을 위한 실용적인 대안이다(Hanks et al., 2010).

처음 가정 내 호스피스는 미국에서 1974년에 시행되었고, 그 이후 미국 건강관리체계의 일부가 되었다(Matzo & Sherman, 2015). 1990년 이후 완화의료는 WHO가 '완화의료'란 더 이상 치료할 수 없는 질병 대상자를 위한 능동적 총체적 간호이며, 대상자와 그 가족을 위한 가능한 한 최선의 간호의 질을 성취하도록 치료에 중점을 두는 것'이라고 정의한 후 미국 건강관리체계의 일부가 되기 시작했다.

호스피스와 완화의료기관은 생명연장보다 오히려 삶의 질에 중점을 둔 간호를 제공한다. 호스피스의 철학은 대상자와 가족이 가능한 한 그들 삶을 충분히 통제할 수 있도록 힘을 북돋아주는 것이다(Sherman, Bookbinder, & McHugh, 2015). 호스피스 형태의 간호는 병원, 공공의료기관, 비영리 호스피스 및 대상자의 가정에서 제공될 수 있다. 완화의료는 질병의 초기단계에서 이 유형이 필요한 더 많은 대중에게 호스피스 간호의 원리를 확대하고자 한 것이다(National Hospice and Palliative Care Organization, NHPCO). 호스피스와 완화의료 프로그램은 통증과 오심 조절과 같은 안위 간호를 제공하고 대상자와 가족이 그들 바람에 따라 죽음에 대한 정신적 · 영적 준비수준에 도달하도록 돕는다. 호스피스와 완화의료는 건강관리전문가팀과 자원봉사자를 통해 신체적 · 사회적 · 심리적 · 영적 지지를 제공한다(Holley, Gorawara-Bhat, Dale, Hemmerich, & Cox-Hayley, 2009). 호스피스 간호를 받지 않은 사람보다 받은 사람이 심리적 고통이 더 낮다는 연구가 있다(McCorkle, 2006).

5) 간호진단과 간호수행

임종환자의 궁극적 결과는 바람직한 임종 간호와 죽음을 맞이하는 것이다. 죽음을 알고 받아들이며 준비하고 신체적 · 정서적 통증 및 고통을 조절한다면 죽음은 '좋은' 것으로 정의된다. 대상자들은 통증이 없을 때 고귀하게 죽을 수 있고, 자는 것같이 죽을 수 있을 때 '좋은 죽음'이라고 정의한다(DeJong & Clark, 2009; Matzo & Sherman, 2015). '좋은 죽음'은 대상자의 문화적 · 건강 신념에 따라 다르게 정의된다(Pattison, 2008). DeJong과 Clark은 '나쁜 죽음'을 독립과 조절이 없는 상태에서 통증 관리가 부실한 것으로써 묘사했다. 대상자 요구를 충족하는 간호는 대상자의 신념체계에 따라 다양하다(D'Avanzo, 2008).

간호사는 임종환자와 가족의 신체적 · 정서적 · 사회적 · 영적 · 문화적 요구를 알 필요가 있으며, 이들 요구들은 임종단계에 따라 다양함을 인식할 필요가 있다. 간호사에게는 세 가지 핵심 능력이 필요한 데, 임종에 대해 대상자와 가족과의 대화능력, 통증조절기술 및 안위 간호중재 능력이다(Ferrell & Coyle, 2010). 건강관리팀은 임종환자와 가족의 복잡한 요구를 충분히 충족시키는 것이 필요하다. 다학제 간 팀접근은 이들 스트레스원에 대처하도록 간호제공자를 돕기 위해 필요한 지지를 제공한다. 간호사는 이런 욕구를 단독으로 충족시킬 수 없다. 임종대상자를 위한 간호는 돌봄제공자에게 상당한 스트레스가 될 수 있다. 팀으로 함께 일하며 이런 스트에스에 내서하도록 돌봄제공자를 돕기 위해 필요한 지지를 제공한다. 임종 대상자를 위한 일반적 간호진단은 다음과 같다. 통증, 피로, 체액 부족, 영양불균형(신체요구량보다 적음), 가스교환장애, 가족 과정 중단의 장애. 표 40-3에서 슬픔과 관련된 간호진단이 제시되었다.

6) 사후 간호

간호는 대상자 사망 후까지 지속된다. 간호사는 간호 시 인간 존엄성을 존중하고 죽은 사람의 가족 요구에 민감하게 관심을 보여야 한다. 대상자의 사망을 즉시 확인하고, 가족구성원만이 대상자의 시신과 함께할 시간을 갖게 한다. 장비 및 의료물품이 시야를 방해하는 것을 막기 위해 간호사는 가능하면 불필요한 물품을 제거하고, 환자를 깨끗하게 하며, 자세를 유지하고, 덮어 놓아야 한다. 일부 상황(예: 예상지 못한 사망)에서는 부검이 필요할 수 있으므로 정맥 및 기타 라인과 튜브를 제거해서는 안된다. 가족 중 중요한 사람만이 대상자와 함께 있도록 하는 반면, 다른 사람들은 간호사, 영적 지도자나 친구의 입회 하에 애도를 표하도록 한다. 종교적 · 인종적 신념과 관습에 대해 가능한 한 많이 관찰하도록 한다.

대상자 간호계획
슬픔을 겪고 있는 대상자

간호진단

실제로 중요한 사람의 상실로 인해 나타나는 임상징후로서의 슬픔

쇼크 단계

간호목표

대상자는 다양한 감정을 해결하는 쪽으로 전환된다.

간호성과 기준

- 대상자는 1주 내에 죽음에 대한 현실을 인지적으로 수용한다.
- 대상자는 1주 내에 장례 및 애도의식에 참여한다.
- 대상자는 72시간 내에 정서적 감정을 논의하고, 얼굴표정이나 반응으로 감정을 표현한다.
- 대상자는 1주 내에 정서적 반응을 해결함에 있어서 가족이나 친구로부터 사회적 지지를 얻는다.

간호중재	이론적 근거
1. 애도자가 죽은 사람을 지켜볼 수 있도록 격려하고, 원한다면 죽은 사람을 만질 수 있도록 한다.	1. 죽음의 현실에 대한 인식은 죽음을 수용하도록 하기 전에 필요하다.
2. a. 죽은 사람의 신체적 외모에 관한 예견된 지침을 제공한다. b. 그들의 사회문화적 및 영적/종교적 신념과 일치하는 슬픔과 애도 활동에 참여하도록 격려한다.	2. 죽음에 대한 인지적 수용은 장례 및 애도 의식에의 참여를 촉진한다.
3. 가능하다면 언제라도 사생활이 보장된 곳에서 대상자의 죽음에 대해 가족구성원에게 알린다.	3. 사망통지로 인한 정신적 충격은 가족구성원의 요구에 민감하게 귀 기울임으로써 해결될 수 있다.
4. 다양한 감정을 표현하도록 격려한다(예: 죄책감, 슬픔, 안위, 무감각, 분노).	4. 감정을 개방적으로 표현하는 것은 이들 감정을 점차적으로 해결하도록 촉진하며, 일부 감정들은 사회적으로 수용될 수 없는 것으로 생각된다.
5. 죽음에 대한 질문에 답하도록 하고, 죽은 사람에 대해 말하도록 격려한다.	5. 죽은 사람에 대한 생각에 빠져 있는 것은 슬픔 과정의 정상부분이며, 죽은 사람의 삶과 죽음에 대해 이야기함으로써 죽은 사람과의 감정적 결속력을 풀기 시작한다.
6. 공통된 사고, 감정, 행위를 포함한 슬픔 과정에 관한 예견된 지침을 제공하고, 슬픔에 대한 올바른 대처방법은 없음을 강조한다.	6. 대부분의 사람은 정상 슬픔 과정을 잘 알지 못한다. 그러므로 그들이 경험하는 것이 정상이라는 것을 알려주어 재확신시킨다.
7. 애도자가 사후책임에 관한 의사결정을 하도록 돕고, 애도자가 가족구성원과 다른 지지원들을 접촉하도록 돕는다.	7. 사별한 사람은 종종 위기에 처하고, 가족과 다른 지지체계로부터의 정서적·실질적 지지를 필요로 한다.
8. 쇠약 또는 비의도적 위해로부터 애도자를 보호한다(예: 자살생각에 대해 알아보고, 죽음에 대한 교육직후 애도자가 차를 운전하지 않도록 격려한다).	8. 특히 사고와 자살로 인한 사별을 경험한 경우, 사망률과 유병률의 위험이 더 크다.

대상자 간호계획(계속)
슬픔을 겪고 있는 대상자

항의주기

간호목표

대상자는 죽은 사람이 없는 생활의 변화를 수용하기 시작한다.

간호성과 기준

- 대상자는 2주 내에 수용 가능한 정서적 감정을 인식하고 받아들인다.
- 대상자는 2주 내에 새로운 역할변화를 시작한다.
- 대상자는 사랑하는 사람의 죽음 후 첫 3개월 동안 최소한의 신체적 건강의 악화를 경험한다.

간호중재	이론적 근거
1. 죽은 사람에 대한 부정적 · 긍정적 추억을 기억하고 말하도록 격려한다. 감정이입, 온정 및 긍정적 호의의 상담기술들을 사용한다. 실질적인 검사를 하기도 하고 수많은 스트레스를 가진 개인이나 가족의 요구를 사정한다.	1. 죽은 사람과의 결속력을 깨는 과정은 많은 시간이 지나야 한다. 상담기술이 인식하지 못한 사고와 감정을 도출해내는 데 이용될 수 있다. 사별한 사람은 수많은 스트레스원과 부족한 자원을 가지고 있으므로 전문적인 치료법이 도움이 된다.
2. 사별한 사람의 정서적 요구에 대해 지지하도록 교육한다.	2. 적절하게 준비된 지지자는 전문적인 서비스를 증대시킬 수 있고, 필요한 중재를 해 줄 수 있다.
3. 슬픔 과정에 관한 읽을거리를 제공한다.	3. 사별한 다른 사람을 확인하는 것은 치료적일 수 있다.
4. 건전한 대처기술을 사용하도록 지지한다.	4. 위기 중에 있는 사람들은 너무 간과하여 그들의 평상시 대처기술을 사용할 수 없게 된다. 그러므로 간호사는 이들 기술을 기억하도록 도와주어야 한다.
5. 자살생각에 대해 사정한다.	5. 새로운 역할로의 전이는 사별한 사람에게는 상당한 스트레스원이므로 새로운 역할에 관한 역할모델과 교육이 역할전이가 쉽도록 도와준다.
6. 다른 역할을 뒤로 미루고, 몇 가지 새로운 역할을 수행하도록 대상자를 격려하고, 죽은 사람의 역할 중 일부를 수행하도록 지지한다. 새로운 역할들의 역할모델을 제시한다(예: Widow-to-Widow befriender). 자조집단이나 상호보조 지지집단에의 참여를 권장한다.	6. 중요한 타인의 죽음은 역할변화를 유발한다. 종종 대상자는 새로운 역할을 모르지만 역할모델이 있다면 방법을 제시해 줄 수 있다.
7. 새로운 역할과 관련된 문제해결기술을 교육한다.	7. 새로운 역할은 다양한 문제해결기술을 요구한다.
8. 역할변화의 실질적 측면에 관한 적절한 읽을거리를 제공한다(예: 재정관리, 자동차 유지, 육아, 가사유지).	8. 서면 형식을 읽는 것은 개념과 지식을 강화하는 데 도움이 되며, 책들은 참고문헌이 된다.
9. 철저한 신체사정을 격려한다.	9. 사망률과 유병률의 증가 위험은 애도 초기에 가장 높지만 사별 후 첫 1년 동안 지속된다.
10. 바람직한 건강습관을 증진시킨다(예: 영양, 휴식, 알코올과 담배 피하기).	10. 바람직한 건강습관과 조기 건강문제 확인은 심각한 질병을 예방하게 된다.

대상자 간호계획(계속)
슬픔을 겪고 있는 대상자

해체주기

간호목표

대상자는 의미 있는 사람과의 활동에 정서적 · 신체적 에너지를 활용한다.

간호성과 기준

- 대상자는 9개월 내에 정서적으로 상실을 수용한다.
- 대상자는 9개월 내에 새로운 역할에 대한 기능증진을 표현한다.
- 대상자는 9개월 내에 인생의 새로운 의미를 찾기 위해 간호사와 논의한다.
- 대상자/가족은 9개월 내에 가족응집력이 증가되었음을 말로 표현한다.

간호중재	이론적 근거
1. 죽은 사람의 소지품에 관한 의사결정 시 대상자를 돕는다.	1. 해체 상태 동안, 대상자가 정서적 상실의 중요성을 인식하게 되면 상실의 의미를 수용하기 시작한다.
2. 대상자의 슬픔표현을 지지한다(예: 묘지 방문, 추도식, 죽은 사람과 특별한 의미가 있는 장소 방문).	2. 미해결된 슬픔에 초점을 두는 활동은 상실의 해결을 촉진할 수 있다.
3. 사고와 감정이 정상으로 돌아온다.	3. 위와 동일
4. 해결되지 않은 문제를 위해 역할극을 한다.	4. 위와 동일
5. 서면으로 사고와 감정을 표현하도록 대상자를 격려한다.	5. 위와 동일
6. 이전 대처기술을 향상시킨다.	6. 새로운 역할은 지속적인 스트레스가 된다. 사별의 개인 내 및 대인간 능력을 강화하는 방향으로 노력을 기울여야 한다.
7. 추가적인 대처기술을 소개한다.	7. 위와 동일
8. 독자적인 문제해결기술을 지지한다.	8. 위와 동일
9. 활용했던 지지체계를 유지한다.	9. 위와 동일
10. 급성 슬픔에서 벗어날 때까지 중요한 의사결정을 뒤로 미루도록 대상자를 격려한다.	10. 위와 동일
11. 그들의 삶의 의미를 재평가하도록 지지한다.	11. 사랑하는 사람의 죽음은 사별자로 하여금 삶의 의미에 의문을 갖게 한다.
12. 영적 · 종교적 활동에의 참여를 격려한다.	12. 위와 동일
13. 사회적 · 오락적 활동에 참여하도록 대상자를 격려한다.	13. 위와 동일
14. 각각 다르게 슬픔을 표현하고, 서로 다른 속도로 슬픔을 해결하는 가족구성원을 교육한다.	14. 가족은 하나의 체계로서 기능한다. 가족구성원의 죽음은 체계의 모든 부분에 영향을 미친다.
15. 일어난 상실과 감정에 대해 가족구성원과 개방적인 의사소통을 격려한다.	15. 각 하부체계는 또 다른 하부체계와 전체로서의 체계에 영향을 미친다.
16. 각 가족구성원의 장점을 확인하고 강화한다.	16. 체계의 일부를 강화하는 것은 또 다른 하부체계 및 전체로서의 체계에 긍정적인 영향을 미친다.
17. 서로 지지를 제공하도록 가족구성원을 격려한다.	17. 위와 동일
18. 가족 외에 다른 지지체계를 활용한다.	18. 친구, 동료와 다른 사람들은 가족구성원에게 보완적 지지를 해줄 수 있다.

대상자 간호계획(계속)
슬픔을 겪고 있는 대상자

재편주기

간호목표

대상자의 신체적 · 정서적 · 사회적 · 영적 기능이 이전 수준이나 더 높은 수준으로 향상된다.

간호성과 기준

- 대상자는 2년 내에 상실에 대한 정서적 반응을 해결한다.
- 대상자는 2년 내에 새로운 역할에 만족한다고 말한다.
- 대상자는 2년 내에 새로운 삶의 의미를 발견하였다고 말한다.
- 대상자는 2년 내에 개인적 성장을 달성하였다고 말한다.
- 대상자는 2년 내에 대처기술이 증진되었다고 말한다.

간호중재	이론적 근거
1. 애도자가 빠르게 회복되는 비현실적인 기대를 버리도록 한다.	1. 중요한 사람의 죽음 후 슬픔의 해결은 종종 2~5년 정도 걸린다. 첫 해 말쯤에 애도자는 그들의 슬픔이 차지하는 주된 부분을 해결해야 하지만 기념일마다 슬픔을 재경험하게 될 것이다.
2. 휴가 및 기념일과 같은 사건을 재연시켜 슬픔이 정상반응임을 상기시킨다.	2. 위와 동일
3. 오랜 우정/흥미와 새로운 우성/흥미 형성을 다시 일깨우도록 지지한다.	3. 친구들과 만나고 새로운 활동을 찾는 것은 정서적 상실을 잊게 하고 새로운 의미를 제공한다.
4. 죽은 사람을 향한 해결되지 않은 감정을 다루기 위해 부드럽게 대면법을 사용한다.	4. 슬픔주기가 끝나기 전에 모든 감정을 다루는 것이 중요하다.
5. 대상자 자신의 장점과 한계점의 인식을 촉진시킨다.	5. 받아들일 수 있는 기능수준에서 자신의 목표를 알아야 한다.
6. 지지집단에의 지속적인 참여를 격려한다.	6. 지지는 유사한 문제를 안고 있는 사람에게 여전히 필요하다.
7. 종교적 · 사회적 및 오락적 활동에의 지속적 참여를 지지한다.	7. 2년째 말에 애도자는 만족스러운 건강 및 기능수준을 달성해야 한다.
8. 대상자가 만족스런 역할을 성취했을 때 칭찬한다.	8. 2년째 말에 애도자는 주어진 역할을 만족스럽게 수행해야 한다.
9. 여러 가지 삶의 의미를 재평가하도록 격려한다.	9. 슬픔의 다른 측면이 해결된 후에도 장기간 동안 삶의 의미에 대한 연구를 계속한다.
10. 대상자의 행동과 생활양식에 있어서 변화를 지지한다.	10. 사별의 위기는 종종 심오한 개인성장을 야기한다.
11. 다양한 대처기술 이용을 강화한다.	11. 기술과 보조기구를 사용하는 것이 가장 좋은 방법이다. 치료계획 수립 시 대상자를 대변한다.

간호평가

2017/10/1 09:30 – 대상자는 슬픔의 쇼크, 항의, 해체 단계에서의 목표와 성과기준을 충족한다.
- 대상자는 사별 12개월 후 현재, 죽음의 현실을 수용할 수 있으며 위안을 받고 있다고 보고한다.

– RN 김성실

주요개념

- 상실은 보편적인 경험이며, 슬픔은 상실에 대한 정상적인 반응이다.
- 슬픔 과정의 모델은 간호사정을 위한 방향을 제시해준다.
- 슬픔 과정은 상실경험의 유형과 관계없이 유사하다.
- 주요상실은 오랜 시간 동안 삶의 변화를 유발한다.
- 상실에 대한 반응은 인간발달 과정에 의해 영향을 받는다.
- 상실의 특성, 개인적 자원과 스트레스원, 사회문화적 자원과 스트레스원은 슬픔 과정에 영향을 미친다.
- 상실경험의 결과는 미리 결정되는 것이 아니라, 스트레스원의 균형과 슬픔 과정 동안의 자원에 의해 결정된다.
- 기능이상을 유발하는 슬픔의 위험은 대상자가 경험하는 스트레스원과 자원의 분석을 통해서 규명될 수 있다.
- 슬픔 과정 동안, 신체적 건강과 사회심리학적 조정을 하는 것은 복잡하게 얽혀 있다.
- 간호 중재는 장기간 동안 일어나는 슬픔 과정의 특성에 대한 지식에 기초한다.
- 역기능으로 문헌에 제시된 많은 슬픔의 표명은 정상적인 슬픔 과정의 구성요소로 여겨진다.
- 기능이상을 유발하는 슬픔을 가진 대상자에게는 주의를 요한다.
- 퇴원계획은 슬픔 과정의 장기적인 특성으로 여겨져야 한다.
- 임종 간호는 안위 간호측정과 개방적 의사소통을 통해 삶의 질을 증진시켜야 한다.
- 심각하거나 생명을 위협하는 질병을 앓고 있는 모든 대상자에게 완화의료를 제공해야 한다.
- 호스피스 간호는 죽어가는 대상자와 그들의 가족을 위해 실행가능한 선택사항이다.

REFERENCES

Barrett, T. W., & Scott, T. B. (1989). Development of the grief experience questionnaire. *Suicide & Life Threatening Behavior, 19*(2), 201–215.

Blank, N. M., & Werner-Lin, A. (2011). Growing up with grief: Revisiting the death of a parent over the life course. *Omega: Journal of Death and Dying, 63*(3), 271–290.

Bulecheck, G., Butcher, H., Dochterman, J., & Wagner, C. (2013). *Iowa intervention project: Nursing Interventions Classification* (6th ed.). St. Louis, MO: Mosby.

Carpenito-Moyet, L. (2012). *Nursing diagnosis: Application to clinical practice* (14th ed.). Philadelphia, PA: Lippincott Williams & Wilkins.

D'Avanzo,, C. E. (2008). *Pocket guide to cultural health assessment* (4th ed.). St. Louis, MO: Mosby/Elsevier.

Dayer-Berenson, L. (2011). *Cultural competencies for nurses: Impact on health and illness.* Sudbury, MA: Jones & Bartlett.

De Jong, J. D., & Clarke, L. E. (2009). What is a good death? Stories from palliative care. *Journal of Palliative Care, 25*(1), 61–67.

Demi, A. (1981). *Bereavement support group: Leadership manual.* Littleton, CO: Grief Education Institute.

Demi, A., & Miles, M. (1987). Parameters of normal grief: A Delphi study. *Death Studies, 11*, 397–412.

Engel, G. (1964). Grief and grieving. *American Journal of Nursing, 64*(9), 88–100.

Faschingbauer, T., DeVaul, R., & Zisook, S. (1977). Development of the Texas Inventory of Grief. *American Journal of Psychiatry, 134*, 696–698.

Favazza, P. C., & Munson, L. J. (2010). Loss and grief in young children. *Young Exceptional Children, 13*(2), 86–99.

Ferrell, B. R., & Coyle, N. (Eds.). (2010). *Oxford textbook of palliative nursing* (3rd ed.). New York, NY: Oxford University Press.

Field, N. P., & Filanosky, C. (2010). Continuing bonds, risk factors for complicated grief, and adjustment to bereavement. *Death Studies, 34*(1), 1–29.

Guarnaccia, C. A., & Hayslip, B. (1998). Factor structure of the bereavement experience questionnaire: The BEQ-24, a revised short-form. *Omega: Journal of Death and Dying, 37*(4), 303–316.

Hogan, N. S. (2002). Testing the grief to growth model using structural equation modeling. *Death Studies, 26*(8), 615–634.

Hogan, N. S., Greenfield, D. B., & Schmidt, L. A. (2001). Development and validation of the Hogan Grief Reaction Checklist. *Death Studies, 25*(1), 1–32.

Hui, D., dos Santos, R., Chisholm, G., Bansal, S., Silva, T. B., Kilgore, K., et al. (2014). Clinical signs of impending death in cancer patients. *Oncologist, 19*(6), 681–687.

Johansson, A. K., & Grimby, A. (2013). Grief among demented elderly individuals: A pilot study. *American Journal of Hospice and Palliative Care, 30*(5), 445–449.

Johnson, M., Bulechek, G., McCloskey-Dochterman, J., Maas, M., & Moorhead, S. (2013). *Nursing diagnoses, outcomes and interventions.* St. Louis, MO: Mosby.

Kübler-Ross, E. (1969). On death and dying. New York, NY: Macmillan.

Levetown, M. (2008). Communicating with children and families: From everyday interactions to skill in conveying distressing information. *Pediatrics, 121*, 1441–1460.

Lin, N., Simeone, R. S., Ensel, W. M., & Kuo, W. (1979). Social support, stressful life events, and illness: A model and an empirical test. *Journal of Health & Social Behavior, 20*, 108–119.

Maccallum, F., & Bryant, R. A. (2013). A Cognitive Attachment Model of prolonged grief: Integrating attachments, memory, and identity. *Clinical Psychology Review, 33*(6), 713–727.

Matzo, M., & Hill, J. A. (2015). Peri-death nursing care. In M. Matzo & D. W. Sherman (Eds.), *Palliative care nursing: Quality care to the end of life* (4th ed.; pp. 649–674). New York, NY: Springer.

Matzo, M., & Sherman, D. W. (Eds.). (2015). Palliative care nursing: Quality care to the end of life (4th ed.). New York, NY: Springer.

McCorkle, R. (2006). A program of research on patient and family caregiver outcomes: Three phases of evolution. *Oncology Nursing Forum, 33*(1), 25–31.

NANDA-Association International (NANDA-I). (2014). *Nursing diagnoses: Definitions and classification, 2015–2017*. West Sussex, England: Wiley-Blackwell.

National Cancer Institute. (2014). Grief, bereavement, and coping with loss-for health professionals. Retrieved from http://www.cancer.gov/about-cancer/advanced-cancer/caregivers/planning/bereavement-hp-pdq#section/all

National Hospice and Palliative Care Organization. (n.d.). Retrieved from http://www.nhpco.org/

Norlander, L. (2008). *To comfort always: A nurse's guide to end-of-life care*. Indianapolis, IN: Sigma Theta Tau International.

North American Nursing Diagnosis Association International (NANDA-I). (2014). *Nursing diagnoses: Definitions and classification, 2015–2017*. West Sussex, England: Wiley-Blackwell.

Oliveri, T. (2003). Grief groups on the Internet. *Bereavement Care, 22*(3), 39–40.

Parkes, C. M. (1986). *Bereavement: Studies of grief in adult life* (2nd ed.). New York, NY: International Universities Press.

Pattison, N. (2008). Caring of patients after death. *Nursing Standard, 22*(1), 48–58.

Potter, M. L., & Wynne, B. P. (2015). Loss, suffering, bereavement, and grief. In M. Matzo & D. W. Sherman (Eds.), *Palliative care nursing: Quality care to the end of life* (4th ed.; pp. 205–234). New York, NY: Springer.

President's Commission for the Study of Ethical Problems in Medicine and Biomedical and Behavioral Research. (1983). *Deciding to forego life-sustaining treatment: A report on the ethical, medical, and legal issues in treatment decisions*. Washington, DC: U.S. Government Printing Office.

President's Council on Bioethics. (2008, December). *Controversies in the determination of death: A white paper by the President's Council on Bioethics*. Washington, DC: White House. Retrieved from http://bioethics.georgetown. edu/pcbe/reports/death/index.html

Price, B. (2002). Laddered questions and qualitative data research interviews. *Journal of Advanced Nursing, 37*(3), 273–281.

Sanders, C., & Mauger, P. (1979). A *manual for the Grief Experience Inventory*. Tampa, FL: University of Florida.

Shapiro, E. R. (1994). *Grief as a family process: A developmental approach to clinical practice*. New York, NY: Guilford Press.

Sherman, D. W., Bookbinder, M., & McHugh, M. (2015). Palliative care: Responsive to the need for health care reform in the United States. In M. Matzo & D. W. Sherman (Eds.), *Palliative care nursing: Quality care to the end of life* (4th ed.; pp. 21–31. New York, NY: Springer.

Stroebe, M. S., Hansson, R. O., Schut, H., & Stroebe, W. (Eds.). (2008). *Handbook of bereavement research and practice: Advances in theory and intervention*. Washington, DC: American Psychological Association.

Temel, J. S., Greer, J. A., Muzikansky, A., Gallagher, E. R., Adamane, S., Jackson, V. A., ... Lynch, T. J. (2010). Early palliative care for patients with metastatic non–small-cell lung cancer. *New England Journal of Medicine, 363*, 733–742.

World Health Organization. (2015). *WHO definition of palliative care*. Retrieved from www.who.int/cancer/palliative/definition/en/

Zalenski, R., Gillum, R. F., Quest, T. E., & Griffith, J. L. (2006). Care for the adult family members of victims of unexpected cardiac death. *Academy Emergency Medicine, 13*, 1333–1338.

Zilberg, N., Weiss, D., & Horowitz, M. (1982). Impact of event scale: A cross validational study and some empirical evidence supporting a conceptual model of stress response syndromes. *Journal of Consulting and Clinical Psychology, 50*(3), 407–414.

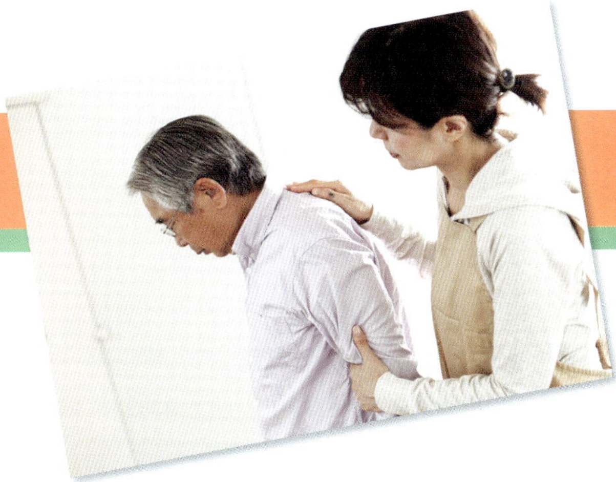

CHAPTER 41

스트레스, 대처와 적응

Stress, Coping, and Adaptation

Marilyn J. Hammer

비판적 사고를 위한 사례

82세 노인대상자 이 씨는 제2형 당뇨병 질환을 20년 이상 앓고 있는데, 2년 전에 알츠하이머 진단을 받았으며 최근에는 폐렴으로 입원하였다. 이 씨의 맏딸은 이 씨와 같이 있고, 이 씨가 자신의 가족과 함께 살 예정이며 본인이 아빠를 돌볼 것이라고 한다. 그녀의 엄마는 5년 전에 돌아가셨으며, 그 이후로 아빠는 혼자 살고 있었다. 그러나 아빠의 알츠하이머 질환이 진행되면서 혈당을 주의 깊게 측정해야 하는 것도 소홀히 하고 있어 도움이 필요하다고 한다. 또한 재정적으로나 정서적으로나 아빠를 시설에 모시는 것은 어렵다고 한다. 이 씨의 딸은 엄마가 돌아가시기 전에 아빠를 돌보겠다고 약속했다고 한다. 아빠가 54년이나 살아왔던 집에서 자신의 집으로 이사해야 하는 것 외에도 자신의 가정생활에 어떠한 부담이 있을지에 대해 매우 스트레스를 받고 있다.

이 장을 학습한 후, 위의 사례를 읽고 다음의 내용에 대하여 비판적 사고를 적용하여 복습한다.

1. 위 사정을 어떻게 계속해 나갈지를 설명한다.
2. 위 사례에 등장하는 인물들의 잠재적인 스트레스원을 규명한다.
3. 이 씨의 딸의 대처행동에 영향을 미치는 요인을 규명한다.
4. 위 사례에 등장하는 가족의 대처기능부전 위험요인을 탐색한다.
5. 위 사례에서 가능한 대처변화양상을 기술한다.
6. 이상의 정보에 기초하여 적절한 간호중재를 계획한다.

주요용어

적응 adaptation
생체 적응 allostasis, allostatic load
평가 appraisal
대처 coping
대처기전 coping mechanism
항상성 homeostasis
시상하부-뇌하수체-부신 축 hypothalamic-pituitary-adrenal axis
염증 inflammation
가소성 plasticity
저항 resistance
회복력 resilience
취약성 vulnerability

학습목표

1. 스트레스의 생리적 징후와 증상을 확인한다.
2. 스트레스에 대한 심리적 반응을 확인한다.
3. 스트레스의 병태생리학적 과정을 논의한다.
4. 생물학적 · 심리사회적 스트레스원의 사례를 제시한다.
5. 개인의 스트레스 대처능력에 영향을 미치는 요인을 제시한다.
6. 여러 유형의 전형적인 스트레스 대처양상을 기술한다.
7. 대상자가 스트레스에 대처하는 데 간호사가 사용할 수 있는 스트레스관리법을 확인한다.

스트레스란 무엇인가? 1936년 Hans Selye는 '변화요구에 대처하는 신체의 비특이적 반응'(American Institute of stress, 2010)이라 정의하였다. 스트레스는 신체적 · 정신적인 복합과정이다. 더 나아가 실제적이거나 잠재적으로 항상성에 위협(Chrousos, 2009)을 주는 것이며, 특정범위나 '목표치' 내에 신체균형 유지를 위한 과정이다(McEwen & Wingfield, 2010). 본질적으로 스트레스는 태아 시기부터 죽음에 이르기까지의 삶의 일부로 신체적 · 사회적 환경을 반영한다. 입학, 취직, 결혼 등 일생을 통한 성장 과정에서 비롯되거나 외상처럼 예상치 못한 사건에서 비롯된 스트레스는 심리적으로 인지되고 신체적으로 발현된다.

또한 개인의 경험에 따라 각각 다르게 인식되며 다양한 모습으로 표출된다. 스트레스는 부정적인 면이 대부분이나 긍정적으로 작용하기도 하는데, 긍정적인 스트레스는 제한된 시간 안에 장애물을 극복했을 때 느끼는 성취감이나 기쁨(McEwen, 2007)으로, 예를 들어 운동이나 공부를 잘했을 때 느끼는 감정이다. 이와는 반대로 해결하기 어려운 난관에 오래 노출되면 질병에 걸리거나 심지어 죽음에 이를 수도 있다(Chrousos, 2009).

스트레스를 받는 상황에 대한 우선적 반응은 평가(appraisal)이다. 평가란 그 상황이 스트레스 상황인지, 아닌지 결정하는 과정이다(Bacon, Miline, Sheikh, & Freeston, 2009). 일단 스트레스를 받으면 신체적 혹은 감정적으로 대처(coping)해야 하는데, 이는 스트레스원을 직접 해결하려 하거나 스트레스로 인한 근심과 불안을 해소하려는 행동과 감정을 말한다(Bacon et al., 2009). 성공적인 적응(adaptation)이란 스트레스에 대한 긍정적인 대처로 건강과 안녕을 도모하는 데 반해, 적응하는 데 실패하면 병리적인 징후가 나타날 수 있다.

1. 정상 스트레스, 대처와 적응

생명은 역동적이다. 매우 미세한 세포 구성물질에서부터 거대한 지구에 이르는 끊임없이 변화하는 주위 환경 속에서 스트레스가 나타나며 이러한 변화된 환경에 성공적으로 적응해야만 생존할 수 있다.

스트레스는 급성일 수도 있고 만성일 수도 있다. 역사적으로 스트레스는 공격 혹은 회피(fight or flight)를 유발하는 위험에 직면할 때 나타났다. 고대 수렵, 채집 시대에는 자연 속에서 의식주를 해결해야 했기 때문에 항상 덩치가 큰 위험한 동물과 마주쳐야 했다. 이들은 생존을 위해 도망치거나 싸워서 이겨야만 했으므로 이런 면에서 스트레스는 일상적인 사건이었다. 우리는 다른 차량을 피하려는 경우처럼 이러한 급성 스트레스 반응을 자주 경험한다. 그러나 만성 스트레스는 대처를 방해하는 지속적인 반응이나 반복적인 사건이다(Sierra, Beccari, Diaz-Aparicio, Encinas, & Comeau, 2014). 스트레스는 개인의 다양한 상황하에서 여러 수준으로 인생 전반에 걸쳐 끊임없이 발생한다. 변화와 이러한 변화에 대한 적응을 위해서는 잠재의식 수준 정도의 최소한의 노력에서부터 의식적인 많은 노력까지 요구된다. 평가, 스트레스, 대처와 적응의 과정은 이러한 변화를 다루는 요소들이다.

1) 스트레스, 대처, 적응과 관련된 생리적 기능

(1) 항상성

1932년 하버드대 생리학자 Walter B. Cannon은 1800년대 후반 Claude Bernard의 연구에 기초하여 항상성(homeostasis)이라는 용어를 위급한 상황하에 인체가 생존하기 위해 유지해야 하는 생리적 매개변수라고 정의하였다(McEwen & Wingfield, 2010). Cannon은 이러한 상황에서는 교감신경에 의해 에피네프린이 분비되어 심박동수, 혈액응고 및 혈당이 상승하고 소화가 잘 되지 않으며, 근육에서 세포 노폐물이 배출된다고 하였다.

항상성은 pH, 산소포화도, 혈압, 심박동수, 혈당, 체액과 전해질, 체온유지 등 모든 신체의 조화를 위해 필요한 복잡한 조절 과정이다. 다시 말해서 항상성은 Cannon이 주장한 것처럼 단지 위급한 상태에서만 나타나는 것이 아니라 끊임 없이 신체에서 진행되는 과정이다(McEwen & Wingfield, 2010).

항상성은 불균형을 감지하고 특정 분자를 생성하거나 억제하는 작은 신호 분자를 내보내 다른 세포, 기관 및 조직에 반응하도록 유도하는 다양한 조직과 장기의 센서를 포함한다(Chovatiya & Medzhitove, 2014). 본질적으로 항상성은 전체 장기의 생화학적 체계를 유지한다. 항상성의 구성요소와 이러한 균형을 유지하고 포함하는 여러 생물학적 요인 간의 상호작용은 복잡하다.

예를 들어, 본 사례에서 82세 노인대상자는 만성 스트레스인 제2형 당뇨병으로 20년 이상 살아왔다. 내생적으로 혈당을 조절하는 정상 항상성 과정은 손상되었다. 진단은 20년 전이지만 세포조절기능은 수년 더 일찍 손상되기 시작했다. 신체적 활동이 없는 생활습관, 지방과 설탕이 많은 식이 등과 더불어 유전적 경향과 인슐린 생성, 포도당신생합성, 해당(당분해)과정, 포도당의 세포유입, 글루코스 활용이 궁극적으로 만성 손상에 이르기까지 불균형이 초래되었다. 대상자는 혈당을 조절하기 위해 외부적으로 약물의 도움으로 삶을 유지해왔다. 대상자는 이러한 도움 없이는 알츠하이머질환을 겪을 만큼 오래 살지 못했을 것이다. 실제로 제2형 당뇨병 과거력은 알츠하이머, 인지장애 및 치매의 위험 요인이다(Bornstein, Brainin, Guekht, Skoog, & Korczyn, 2014; Cheng, Huang, Deng, & Wang, 2012). 더 이상 항상성을 유지할 수 없을 때 눈덩이 효과는 엄청나다.

(2) 생체적응

생체적응은 스트레스에 반응하는 항상성을 재구축하고 유지하는 과정이다(Chrousos, 2009; McEwen & Wingfield, 2010). 또한 생체적응은 환경의 변화나 스트레스를 받았을 때 생존을 위해 작동하는 생리조절기전(Bellar, Kunkler, & Burkett, 2009)으로, 1980년대 후반 Sterling과 Eyer는 (a) 외적 요구와 내적 자원 사이의 차이 조절, (b) 예견되는 사건에 대한 생리적 조절, (c) 시간 차를 둔 적응이라고 했다.

생체적응은 항상성보다 넓은 의미로 일주기적(일상적인)이고, 연주기적(일년 동안 혹은 계절별)인 생리적 변화내용이 포함된다(McEwen & Wingfield, 2010). 예를 들면 인간의 체온은 수면 시보다 깨어 있을 때 더 높다. 생체적응 반응은 시상하부, 뇌하수체전엽, 부신과 신경 및 면역체계를 포함하는 생리적 매개체를 통하여 조절된다(Bellar et al., 2009; Bilkei-Gorzo, Racz et al., 2008; Charmandari et al., 2005; McEwen, 2007).

스트레스나 환경적 변화에 대한 대처능력은 유전이나 경험으로 인해 개인마다 다르다. 대처능력이 효과적이면 개인은 안정을 찾으나 대처능력이 부족하면 안정을 되찾기 위해 지속적으로 생체적응유지를 위한 부하가 나타나고, 이는 결국 질병을 초래한다(Bellar et al., 2009; Mcewen, 2007).

(3) 생체적응의 생리적 매개체

생체적응(allostasis)이란 항상성을 유지하거나 발휘하기 위한 통합적인 과정으로 대뇌는 스트레스 정보를 받아들여 뇌하수체나 연수에 이를 전달한다. 이러한 뇌의 활동은 자율신경계, 신경내분비계, 면역계 반응을 조절한다(McEwen, 2007).

① 중추신경계

뇌와 척수로 이루어진 중추신경계(CNS)는 신체활동을 통제한다. 신경내분비계, 자율신경계 및 면역계(McEwen, 2007)뿐만 아니라 감각, 통합, 운동 기능과 스트레스 상황에서 스트레스의 지각과 반응을 통합적으로 조절한다(Bilkei-Gorzo, Racz et al., 2008; McEwen, 2009). 좀 더 구체적으로 말하면, 변연계는 스트레스원에 대한 정보와 신경학적인 반응을 수용하고 통합한다(Bilkei-Gorzo, Racz, et al., 2008). 해마, 편도, 시상하부, 변연계의 피질은 인지된 감각 자극에 대한 반응을 담당하는 변연계의 주요 구성요소이다. 예를 들어 편도체(amygdala)는 스트레스가 인지되면 호흡기능의 변화를 조절한다(Bondarenko, Hodgson, & Nalivaiko, 2014). 불안을 유발하는 상황에서 호흡수는 빠르게 증가하다가 자극이 제거되면 감소하게 된다(Bondarenko et al., 2014).

후각(냄새), 정서, 행동 및 장기 기억 등에 대한 정보가 이 시스템을 통해 처리된다. 후각 경로는 매우 가소성이 높은데 이 뉴런의 구조와 기능은 서로 다른 냄새나 향기에 대한 경험을 통해서 변경될 수 있다(Claudianos et al., 2014). 이러한 가소성은 어떠한 특정 향기가 때로 그 기억에 포함된 정서와 함께 기억을 유발할 수 있다는 점에서 높이 평가될 수 있다.

개인마다 정보를 어떻게 해석하는지에 따라 변연계의 동화과정(assimilation)은 달라지는데, 각 개인의 유전적 경험과 초기 환경 경험에 따라 다양할 수 있다. 반복적·부정적으로 해석되는 스트레스 요인은 만성스트레스로 변화될 수 있으며, 신경성 부적응적 가소성을 유발한다. 긍정적 측면으로는 스트레스 요인이 제거되면 비정상적 적응은 가역적일 수 있다(McEwen, 2009). 본질적으로 뇌는 심리적·생리적 측면을 가교시킨다(McEwen, 2009).

② 신경내분비계

세포를 변화시키는 내분비샘은 뇌하수체, 송과체, 가슴선, 갑상선, 부신, 췌장뿐만 아니라 정소와 난소에서 신경전달물질과 호르몬을 합성 · 분비하고, 이들 호르몬은 혈류를 따라 다른 호르몬의 분비를 자극, 결국에는 세포가 성장, 발달, 대사, 스트레스를 조절하도록 한다. 호르몬은 표적기관에 작용하고 과다한 분비는 음성되먹임기전을 통해 원래 호르몬의 방출을 저해한다(Holsboer & Ising, 2010).

스트레스에 대한 신경내분비 조절은 '시상하부-뇌하수체-부신(HPA)'의 활성화로 이루어진다. 대뇌에서 스트레스를 인식하면, 이 신호는 연쇄적으로 시상하부의 부신피질자극방출호르몬(CRH), 뇌하수체전엽의 부신피질자극호르몬(ACTH), 부신의 부신피질호르몬을 방출하게 한다(Holsboer & Ising, 2010)(그림 41-1). 부신피질호르몬에는 혈당을 높이는 글루코코르티코이드, 전해질을 조절하는 알데스테론과 같은 미네랄코르티코이드가 있다(Holsboer & Ising, 2010).

글루코코르티코이드(이하 코르티솔)는 보통 이른 아침에 분비량이 많지만(Di, Maxson, franco, & Tasker, 2009), 스트레스 상황하에서는 언제든지 방출된다(Di et al., 2009). 코르티솔은 부신피질에서 주로 분비되며, 당, 지질, 단백질 대사와 면역(항염증반응과 면역억제반응), 신경계, 근육계, 소화기계, 심혈관계, 비뇨생식기계를 주관하는 호르몬이지만 신체 행동, 감정, 인지 기능을 지배하기도 한다. 코르티솔의 영향으로 스트레스가 만성적이면 우울감이나 걱정을 느끼게 되고, 급성이면 오히려 반대 현상이 나타난다.

③ 자율신경계

자율신경계(ANS)는 심혈관계, 호흡기계, 소화기계, 신장계, 내분비계를 자동적이고 통합적으로 조절한다. 자율신

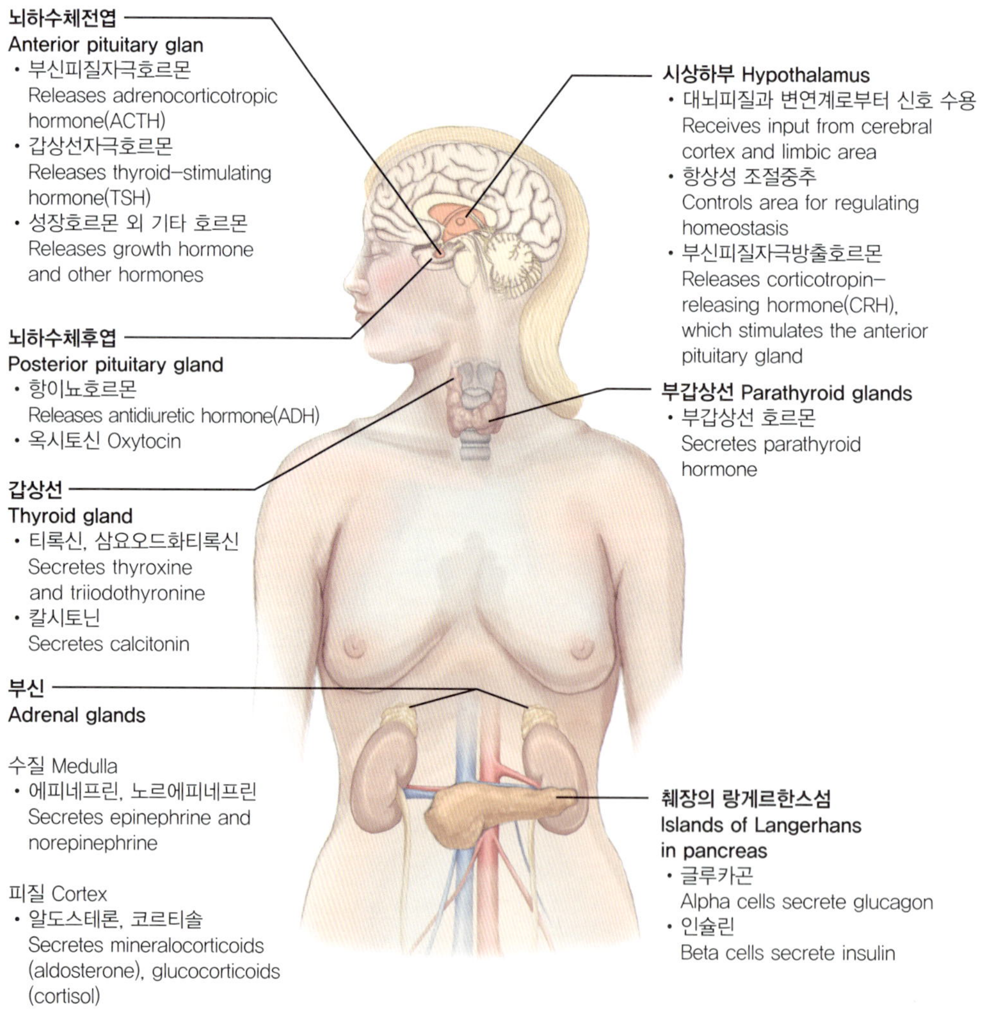

그림 41-1 내분비선과 스트레스조절 호르몬의 위치

경계는 교감신경과 부교감신경으로 구분하고 각각 표적 기관에 작용한다. 교감신경은 척추에서 신경전달물질인 노르에피네프린를 분비하고 자율신경계가 활성화되면 부신수질을 자극하여 아드레날린을 혈액으로 방출시켜 신체 전반에 영향을 미치게 된다. 자율신경계는 스트레스 상황에서 동공확대, 심박률 증가, 심장 수축, 기관지 확장, 혈당 상승, 소화와 인슐린 분비 및 소변 배출을 저지시킨다. 주로 척추에 분포한 부교감신경은 신경전달물질인 이제탈콜린을 분비하고 동공 축소, 타액 분비, 소변배출 증가, 기관지 위축, 소화기능과 인슐린 분비의 활성화로 신체가 원래대로 회복하게 한다. 많은 자율신경계 역할 가운데 스트레스 조절기능이 가장 두드러진다(Holsboer & Ising, 2010).

기억해야 하는 개념

스트레스가 있을 때, 노르에피네프린과 에피네프린은 반대되는 것이 아니라 유사한 생리학적 기능을 가진다. 이는 심박수 및 수축성 증가, 기관지 확장, 인식 향상 및 동공 확장이 포함된다. 노르에피네프린과 에피네프린은 교감신경계와 부교감신경계처럼 대소를 이루는 것은 아니다.

④ 면역계

면역계는 복잡한 방어기전으로 신체의 항상성을 유지하는 데 중요하다. 신체 내로 해로운 병원체가 침투하는 것을 막아주는 피부와 점막 같은 기계적 장벽부터 골수에서 만들어지는 특정 세포까지 면역기능은 감염과 비정상적인 세포의 생성을 방지한다. 면역계는 외상, 감염, 자가면역질환과 같이 위급한 상황에서 활성화된다. 특히 염증반응이 활성화되면 염증전의 사이토킨의 하나인 인터루킨-6(IL-6)는 '시상하부-뇌하수체-부신(HPA) 축' 활성화를 자극한다.

지속적 염증은 신경염증으로 불리는 만성스트레스를 유발할 수 있다(Sierra et al., 2014). 신경염증과 더불어 HPA 축은 글루코코르티코이드의 과분비를 유발하여 인지 손상을 유발하는 부적응 가소성을 초래할 수 있다(Sierra et al., 2014). 이 장의 사례에서 제시된 이 씨의 경우, 이러한 경로는 조절되지 않는 고혈당의 지표인 제2형 당뇨병에서 두드러진다. 고혈당은 산화 스트레스를 유발하여 결국 정상 면역 세포기능을 손상시킨다(Buchholz & Stephens, 2008). 또한 근육조직의 미토콘드리아(세포의 에너지원)가 손상될 수 있으며(Iqbal & Hood, 2014), 추후 급성 스트레스에 적절하게 반응할 수 있는 능력을 잠재적으로 방해할 수 있다. 이 씨의 사례에서 제2형 당뇨병의 생리적 스트레스는 손상된 면역체계 기능과 연계되므로 알츠하이머 질환과 관련성이 매우 높다.

일반적으로 만성 스트레스로부터의 면역체계 억제는 감염, 알레르기, 자가면역장애 및 심혈관 질환 위험을 증가시킬 수 있다. 따라서 면역 수준에서의 스트레스는 다양한 건강관련 문제로 이어질 수 있다.

2) 스트레스, 대처, 적응의 특성

스트레스란 사람, 장소 기타 원인에 따라 여러 가지로 정의할 수 있다. 스트레스에 대한 기계적 정의는 부담이나 힘으로 설명되지만, 심리감정적 정의는 찾기 힘들다. 불안, 불편감, 두려움을 야기하는 사건이나 상황(스트레스원이나 자극)으로 생각하기도 하며, 스트레스는 대부분 부정적이고 피할 수 없다. 불안과 슬픔 감정의 결과는 괴로움(distress)으로 명명된다. 스트레스의 평가, 대처, 반응은 종합적으로 이해해야 한다.

(1) 자극제로서 스트레스

1984년 전통적인 스트레스 모델을 개발한 Lazarus와 Folkman은 평가부터 대처기전까지의 스트레스 과정을 설명하였다(Bacon et al., 2009). 환경과 일상생활에 변화나 예상치 못한 외상이나 안 좋은 사건 등과 같은 스트레스 유발요인이 생기면, 순차적으로 스트레스가 발생한다(Bellar et al., 2009). 그러므로 스트레스원은 스트레스의 자극제이다.

Selye와 Fortier(1950)는 일반적응증후군(general adaptation syndrome, GAS) 모형을 통해 스트레스를 3단계로 설명하였다. 1단계는 스트레스원이 생리적인 반응을 유발하는 단계(경고 반응), 2단계는 저항 단계(항상성을 유지하기 위한 반응), 3단계는 소진 단계(스트레스의 결과로 회복이나 질병을 의미)로, 여기서 스트레스원이라 함은 자연재해나 사고, 사랑하는 사람의 죽음과 같은 물리적 · 정신적인 충격을 포함하여 업무나 인간 관계와 같은 심리사회적인 것을 의미한다. 예를 들어, 사회적 스트레스는 신경 기능을 변화시키고 부정적 경험을 초래한다. 역학 연구에서 소수 민족들 사이의 사회적 소외에 대한 영향을 조사하였고, 인지된 차별과 뇌 활동 변화 사이의 상관관계를 발견하였다(Akdeniz et al., 2014). 이 연구자들은 이러한 사회적 스트레스와 정신 질환 사이에 연관성이 있다고 믿는다(Akdeniz et al., 2014).

스트레스는 일반적으로 부정적 반응을 일으키지만 Selye가 좋은 스트레스(eutress: 그리스어로 eu는 'well'이나 'good'을 의미함)라고 말했던 것처럼 재미있는 운동, 게임, 목욕 등을 할 때 느낄 수 있는 긍정적인 반응이기도 하다. 또한 스트레스는 개인마다 다르게 해석되기 때문에 스트레스를 측정하기가 어렵다.

스트레스에 대한 연구로 유명한 Lazarus는 일상에서 유쾌하거나 불쾌한 스트레스 유발 사건을 분류하고, 순위를 매긴 Everyday Hassel Scale을 개발하였다(Lazarus, 1981)(Box 41-1). 이 도구는 삶, 죽음과 직접 관련된 일생의 대사건과 관련된 도구와는 달리 괴로움(hassle)과 안녕과 기쁨을 일으키는 스트레스원이 모두 포함(Kanner, Coyne, Schaefer & Lazarus, 1981)되어 있으며, 스트레스와 관련된 연구의 기본자료이다. 스트레스는 가변적이고 개인적 경험이기에 스트레스 측정도구를 사용하여 개인의 신체적 반응과 감정 정도 및 스트레스원을 확인할 수 있다. 측정도구는 알로스타부하의 질병 위험을 수량화한다.

Box 41-1 Lazarus의 Everyday Hassle Scale

다음의 순위 척도는 스트레스를 일으키는 '괴로움'과 긍정적인 스트레스 관리에 관여하는 '감정고조'를 순차적으로 제시한 것으로 중년 대상자에 의해 검증된 척도이다. 간호사는 이 척도를 이용하여 대상자의 괴로움과 감정고조를 파악하여 예견된 지침을 제공할 수 있다. 대상자가 인지하는 괴로움과 감정고조는 Lazarus의 연구결과와 다를 수 있다.

괴로움(순위에 따라 순서적으로)

1. 체중에 대한 걱정
2. 가족구성원의 건강에 대한 걱정
3. 생활비 상승과 관련된 걱정
4. 가사업무 조정
5. 해야 할 일이 너무 많음
6. 물건을 잘못 두거나 잃어버림
7. 마당 일이나 바깥 일을 하는 것
8. 재산, 투자나 세금에 관한 걱정
9. 범죄에 대한 걱정
10. 신체적 외모에 관한 걱정

감정고조(순위에 따라 순서적으로)

1. 배우자나 애인과 좋은 관계를 유지
2. 친구들과 좋은 관계를 유지
3. 업무완성
4. 건강함을 느낌
5. 충분한 수면을 취함
6. 외식
7. 책임감을 가짐
8. 누군가를 방문하거나 전화하고 편지쓰기
9. 가족과 함께 시간을 보냄
10. 가정을 화목하게 함

출처: Lazarus, R. S. (1981). Little hazards can be hazardous to your health. *Psychology Today, 15*(7), 58-62.

유전적 소인과 생활 사건은 개인의 스트레스와 질병 위험성에 어떻게 동화되는지를 규정짓게 하며, 사건, 성별, 문화적 신념, 가치 등 수많은 요소가 결과에 영향을 미친다. Gillespie와 동료(2009)는 우울과 외상후스트레스증후군과 관련하여 스트레스 반응의 발달에 유전과 환경이 영향을 미치는지를 발견했다. 불안이나 우울과 같은 장기결과와 관련된 초기 노출에서 HPA(시상하부-뇌하수체-부신)축이 중심 구성요소가 되는 것을 발견했다(Gillespie et al., 2009).

(2) 반응으로서 스트레스

1932년 Cannon의 스트레스 정의에 기초를 두고 이루어진 초기연구에 의하면 스트레스란 유발요인에 의한 교감신경의 반응을 의미한다(Selye, 1950). 앞서 언급한 공격 혹은 회피 반응은 스트레스 발생 시 일어나는 생리적 반응으로 심박동수 상승, 기관지 확장, 혈당의 분비와 합성의 활성화 및 위협적인 상황에 맞서 이겨내거나 도망치는 것을 말한다.

이 부분에 대한 끊임없는 연구를 통해, 이질평형상태 부하 모형, 항상성, 스트레스 및 이질평형상태를 포함한 Reactive Scope Model 모형을 개발하였다(Romero, Dickens, & Cyr, 2009). 이 모형을 통해 스트레스를 통합적인 면에서 각 계통별 매개체와 반응을 고려하고 결과를 예견할 수 있게 되었다.

연구에 따르면, 스트레스의 반응은 성별에 따라 다르게 나타났다. 뇌구조상 남성의 뇌는 용량이 크고 백질이 많지만, 여성의 뇌는 회백질이 더 많고 피질이 더 복잡하다. 그래서 일반적으로 여성은 언어구사력이, 남성은 공간감각능력이 더 뛰어나다(Darnall & Suarez, 2009). 여성의 에스트로겐은 스트레스에 대한 감수성을 증가시키고, 남성의 테스토스테론은 공격적 성향을 상승시킨다(Darnall & Suarez, 2009). 따라서 스트레스에 대해 여성은 공격 혹은 회피 반응뿐만 아니라, 배려와 친교(tend & befriend)의 특성도 보인다.

스트레스 반응만큼이나 스트레스 해석도 개인마다 다르지만 생리적 반응경로는 동일하다. 그러나 스트레스에 대한 대처는 개인의 유전적 소인과 초기 경험에 따라 다르다. 효과적인 적응기전이 있으면 문제해결을 잘하게 되고, 앞으로 생겨날 스트레스에 대한 긍정적 강화가 이루어진다.

① 생리적 스트레스 반응

스트레스에 대한 생리적 반응은 뇌에서 시작된다. 대뇌 변연계에서 스트레스 자극을 수용하고 해마, 기저핵, 편도체, 시상하부와 연결하여 신경을 소통한다(McEwen, 2009). 그 가운데 대부분의 신경연결은 대뇌 변연계와 감정적인 정보를 조절하고, HPA 축의 중추기관인 시상하부 사이에서 이루어진다.

스트레스원의 일차적 수용은 자율신경계로 교감신경이 자극을 받아 카테콜아민(에피네프린과 노르에피네프린)을 분비하고, 심박동수의 상승과 동공, 기관지, 혈관의 확대를 일으킨다. 이와 함께 긴장감, 흥분, 과도한 자각증상도 발생한다.

자율신경계에서 HPA축으로 내려온 신호는 시상하부를 자극하여 부신피질자극호르몬방출호르몬(CRH)과 아르기닌 바소프레신(AVP)이 방출된다(Kyrou & Tsigod, 2007). 특히 CRH은 부신피질자극호르몬을 분비시키고, AVP는 CRH 분비를 자극한다(Holsboer & Ising, 2010). 부신피질자극호르몬은 혈류를 타고 부신피질을 자극하여 코르티솔을 합성 방출한다(Fietta & Delsante, 2009; Holsboer & Ising, 2010). 코르티솔은 중추신경계와 근육 등 신체 각 기관에 에너지를 제공하도록 하며 항염증, 면역억제, 혈당상승, 각성과 지각능력을 활성화시킨다.

HPA 축은 음성되먹임기전에 의해 조절된다. 코르티솔이 많아지면 시상하부의 표적세포에서 스트레스 반응이 종결된다. 코르티솔은 신체 전반적인 조직과 기관의 기능 조절을 담당하므로 극심한 스트레스 상황에서 이 기능이 발휘되지 못하면 많은 문제가 발생한다.

이러한 스트레스 인식 · 스트레스 반응체계 조절은 정신생물학적 생체적응 또는 개인이 가진 저항성이나 회복력 정도에 의해 영향을 받을 수 있다. 회복력은 부정적 사건으로부터 회복할 수 있는 능력으로 기술되는 반면, 저항은 역경에 대한 적응력이다(Karatsoreos & McEwen, 2011). 그 반대는 취약성 또는 부작용에 대한 부적응이다(Karatsoreos & McEwen, 2011). 취약성은 주요 부정적 사건이나 다양한 부작용에 이어 나타나게 되고, 미래 부정적 상황에서의 저항력과 회복력은 감소하게 된다. 많은 분자들이 뇌의 적응 가소성에 포함되는데, 더 큰 저항과 회복력 또는 취약성을 향해 이동하게 된다. 특히 뇌유래 신경성장인자(brain-derived neurotrophic factor, BDNF)는 스트레스와 함께 뇌 리모델링에 크게 관여한다(Gray, Milner, & McEwen, 2013). 만성 스트레스와 더불어 BDNF 수준은 감소하게 되어 인지적 변화와 불안이 증가하게 된다(Karatsoreos & McEwen, 2011). 다시 말하면, 사례연구에서의 대상자는 이러한 병태생리학적 과정을 반영한다.

만성 스트레스 상황에서는 이질평형상태 부하로 인해 많은 질환이 나타날 수 있다. 교감신경과 코르티솔 등의 스트레스 반응 매개체가 과다하게 활성화되면 세포가 손상을 입고 결국 질환을 일으키게 된다(McEwen, 2007). 그 예로 우울, 심혈관질환, 후천성면역결핍증(HIV/AIDS)이 있다. 이 밖에도 연구에 의하면 스트레스성 호흡기질환, 감염, 자가면역질환, 상처치유의 지연 등이 있다. 생리적으로 스트레스는 암도 유발할 수 있다. 스트레스 상황에서 분비되는 코르티솔은 면역활동을 저해하고 결국 암을 유발하므로 앞으로 스트레스 유발률, 유발 스트레스 종류, 치료법, 생존율 등에 대한 연구가 더 필요하다.

② 스트레스에 대한 인지적 · 사회심리학적 반응

암시하는 바와 같이 심리학적 스트레스는 인지수준에서 시작된다. 실제적이든 아니든 당면한 도전, 위협 또는 장애물을 만나면 실제적인 것으로 인식하게 되고 생리학적 반응이 이어진다. 변연계의 다양한 부분이 정보와 동화됨에 따라 자율신경계는 생리학적 반응을 시작하게 되고 위에서 언급한 HPA 활성화가 이어진다. 그러나 생리학적 구성요소는 인지적 반응의 부분이다. 글루코코르티코이드의 정상 기저 수준(스트레스 또는 다른 사건의 영향 없이 정상 생리적 기능의 일부로서 낮과 밤 내내 방출되는 소량)은 정상적 인지 기능의 일부이다. 스트레스와 함께 글루코코르티코이드 수준이 증가함에 따라 임박한 상황에 대한 인식을 높이는 동시에 장기 기억력은 일시적으로 떨어뜨린다. 급성 스트레스 반응은 기분을 향상시킨다. 그

표 41-1 스트레스원 제거를 위한 방어기전

보상(compensation)	능력 부족으로 목표달성이 안 될 때 다른 성취행위를 통해 인정받고자 하는 시도
부정(denial)	믿기를 거부하거나, 있는 그대로가 아닌 본인이 원하는 대로 받아들이는 것
전위(displacement)	어떤 감정을 부적당한 상황이나 사람에게 전가시키는 것
투입(introjections)	타인의 특성을 자신의 성격에 포함시키는 것
투사(projection)	자신의 생각, 감정, 성격, 동기를 타인의 것으로 돌리는 것
합리화(rationalization)	사회적으로 수용 가능한 이유를 제시하여 행위의 동기를 숨기는 것
퇴행(regression)	초기 성장발달 단계에 더 어울리는 행위를 하는 것
억압(repression)	무의식이나 잠재의식 속에 가두어두는 것
승화(sublimation)	성적 만족을 얻기 위해 사회적으로 수용 가능한 행위를 통해 성충동을 방출시키는 것
억제(suppression)	의식적으로 잊어버리는 것

러나 만성 스트레스에서는 우울 및 불안이 나타날 수 있다.

평가(appraisal)란 어떤 상황이 스트레스인지, 아닌지를 판단하는 과정이며, 일단 스트레스라고 확정되면 대처기전을 사용하여 스트레스를 사정하는 2차 평가 단계에 들어간다(Bacon et al., 2009). 대처기전은 때에 따라 득이 될 수도 있고 해가 될 수도 있으나, 문제를 해결하고 안정을 찾기 위해 타인의 도움을 요청하는 사회적 방어기전은 스트레스 해소에 효과적이다(Hennessy, Kaiser, & Sachser, 2009).

공상, 환상, 수면은 일시적으로 스트레스원을 제거해 주는 방어기전이다. 대표적인 방어기전이 표 41-1에 제시되어 있다. 이 밖에도 알코올과 약물을 사용하는 회피기전이 있지만, 이는 일시적으로 걱정이나 근심만 완화시켜 줄 뿐 문제를 해결하지는 못한다. 또 계속해서 방어기전에만 의존할 경우 이질평형상태 부하를 일으켜 앞으로 닥쳐 올 스트레스에 대처하고 적응하지 못할 뿐 아니라 질병에 노출되기 쉬워진다.

3) 정상적인 대처양상

대처(coping)란 사고와 행위를 통해 스트레스를 다루는 과정으로 다양한 기전이 있다. 장 · 단기적이고 때에 따라 해로운 행위가 포함되어 있을 수도 있는 대처전략은 문제중심과 감정중심으로 나뉜다(Box 41-2). 문제중심 대처는 스트레스 상황을 직접적으로 다루며, 성공적인 경우 결과로 심리사회적 안녕을 얻을 수 있다. 한편 감정중심 대처는 직접적으로 스트레스를 해결할 수 없는 경우, 그 스트레스로 인한 감정을 조절하는 것이다(Bacon et al., 2009). 대처와 평가는 스트레스가 있는 동안 계속 이루어지고 그 도중에 또 다른 스트레스가 나타나면 대처와 평가의 내용도 달라진다. 사랑하는 사람이 병원에 입원했다고 가정했을 때 대상자의 상태가 변화할 때마다 평가와 대처내용이 달라진다. 이러한 경우 현재 상황에 초점을 두어 앞으로 나타날 수 있는 부정적인 감정이나 행위를 방지하는 인지적 재평가(cognitive reappraisal)를 사용하면 효과적이다. 이 사례에서 보면 대상자가 당시 상황만을 평가하고 대처하면 죽음이라는 최악의 시나리오에 대해 걱정하기보다 자신의 상태를 좀 더 희망적으로 생각할 수 있고 만약 대상자가 생존할 수 없는 상황에 처해 있다면 죽음이라는 스트레스에 대한 평가와 대처기전을 고려하는 것이 적절하다.

Box 41-2 스트레스 대처기전의 예

문제중심 대처기전의 예
- 학습계획표를 작성한 후 계획표대로 행함
- 과도한 업무량으로 이직함
- 당뇨병과 같은 질병을 효율적으로 관리하기 위해 질병에 대해 알아봄

감정중심 대처기전의 예
- 가족구성원 상실 시 친구로부터 동정과 이해를 구함
- 명상, 울기 또는 산책 등으로 퇴근 후 힘든 하루의 긴장을 해소함
- 스트레스 상황을 유발한 타인을 비난함(예: 선생님이나 배우자)

장기 대처기전의 예
- 신체운동으로 스트레스를 해소함
- 스트레스에 대해 타인과 이야기함(예: 친구, 상담자)
- 절대자에 대한 믿음에 의존함
- 스트레스 상황에 대한 추가정보를 수집함
- 과거 경험에 의지함
- 스트레스 상황을 통제할 수 있는 대안을 개발함

단기 대처기전의 예
- 흡연
- 알코올 섭취
- 과식
- 약물복용
- 카페인 과다 섭취

현재 상황에서의 적응 기전은 이전의 부정적 사건을 통해 형성된 개인의 저항, 회복력 및 취약성에 달려 있다. HPA 축은 스트레스 회복력 및 취약 반응에 크게 관여한다(Franklin, Saab, & Mansuy, 2012). HPA 활성화에 통합되는 것은 글루코코르티코이드의 주요 조절기관인 해마이다. 해마의 자극은 글루코코르티코이드 수준을 낮추고 반대로, 스트레스와 함께 이 수준은 억제되어 HPA 축 활성화를 유발시켜 글루코코르티코이드 수치가 더 높아진다(Franklin et al., 2012). 결국, 글루코코르티코이드는 해마기능을 조절할 수 있다(Franklin et al., 2012). 만성 스트레스 유발 글루코코르티코이드 노출은 BDNF를 억제하여 감소된 시냅스 가소성을 감소시킨다(Wosiski-Kuhn, Erion, Gomez-Sanchez, Gomez-Sanchez, & Stranahan, 2014). 당뇨병 스트레스는 이러한 손상된 시스템에 기여한다(Wosiski-Kuhn et al., 2014).

따라서 사례 대상자는 대상자의 생리학적 조건으로 인해 대처능력이 떨어지는 위험이 증가한다. 심리사회적 수준에서 동반되는 상태에 의해 영향받는 대상자의 딸과 다른 가족 구성원도 적응 결핍, 저항성과 회복력 감소 및 취약성 증가 위험이 있다. 질병이 없는 경우에도 만성 스트레스는 건강한 신경 적응을 손상시킨다(Wosiski-Kuhn et al., 2014). 그러나 유전적 연관성이 밝혀짐에 따라(Verhoog et al., 2013) 이들 가족 구성원에게 제2형 당뇨병의 잠재적 위험이 증가할 가능성이 있다. 부양가족에게 스트레스가 가중되어 이로 인해 더 악화될 수밖에 없어 그들의 비정상적인 HPA 반응을 유발할 수 있다.

비판적 사고 적용하기

간호학생인 최 양은 두 번째 병태생리학 시험을 앞두고 있다. 최 양은 첫 번째 시험에서 낮은 점수를 받아서 이번 시험에서는 좋은 성적을 내기 위해 밤새 공부를 하였지만, 시험 당일 아침에 속이 좋지 않아 식사를 거른 채 급하게 학교에 왔다. 최 양은 지금 시험을 치르기 위해 앉아 있는데, 심장이 뛰고 손은 차고 축축하며, 집중을 못하고 있다. 최 양에게 이런 증상을 유발하는 생리적 요인은 무엇인가? 이 스트레스 상황에서 긍정적인 대처법은 무엇인가?

정답은 부록 B를 참고하세요.

4) 생애주기별 고려사항

유전적 소인, 환경, 과거의 스트레스 경험 때문에 개인마다 스트레스 강도가 다르고 실제로 스트레스에 대한 반응과 적응력은 시간이 흐르면서 누적된다(McEwen, 2007). 게다가 엄마가 임신 중 받은 스트레스는 나중에 태어난 아이가 성장하면서 스트레스를 대처하는 데 영향을 미친다. 미숙아 중에 엄마가 임신 중 코르티솔 치료를 받은 아이에게는 HPA 축에 문제가 발생하여 결국 적절한 스트레스 반응을 하지 못한다. 임신부터 노년기에 이르기까지 각 단계의 삶은 스트레스에 영향을 미치며, 반대로 모든 연령대의 스트레스는 현재와 미래의 삶에 영향을 미친다(Wagner et al., 2014). 그러나 일부 부모의 스트레스는 자손에게 도움이 될 수 있다. 대규모의 역사연구에 따르면, 1700년대 질병 전염병이 발병했을 시기에 임신된 아이들의 생존율이 높은 것을 발견하였다(Willfuhr & Myrskyla, 2014). 더 강한 생존가능성에 대한 후생적 초세대적 표현형 발현에 대한 생각(Willfuhr & Myrskyla, 2014)은 정상 스트레스의 개념과 일치하는 것이다(Selye, 1950). 따라서 각 삶의 단계에서 다양한 영향을 평가하는 것이 중요하다.

(1) 신생아와 영아

신생아와 영아는 누군가가 돌봐주어야 살아남으며, 스트레스에 대한 이들의 최초 반응은 내적 반사반응이다. 일반적으로 스트레스원이라 할 수 있는 배고픔, 접촉 등은 보모나 엄마의 주의 깊은 보살핌으로 완화될 수 있다. 그러므로 유아의 성장발달에는 접촉, 결속, 애착이 필수적이다. Figueiredo와 Costa(2009)는 신생아와 영아의 애착을 엄마, 출생 3개월 전 태아, 3개월 된 신생아를 대상으로 연구하였다. 출산 전부터 산욕기까지는 코르티솔 등으로 측정한 결과, 엄마에게 코르티솔과 걱정 수준이 높으면 태아에 대한 정서적 관심이 낮아지고 출산 후에도 신생아에게 같은 영향을 미친다.

신생아 집중치료실에 있는 신생아들은 빛, 소음, 진단검사와 치료, 시술로 인한 통증 등의 스트레스 상황에 노출된다. 건강한 신생아 역시 필요한 욕구가 충족되지 않으면 성장하면서 건강에 문제가 생길 수 있다. 부모나 돌봄제공자가 어떻게 보호하고 건강한 애착을 주고, 즉각적인 반응을 하며 모유수유를 하는지에 따라 뇌 발달이 좌우된다(Bryanton & Beck, 2010). 신생아와 영아는 모유수유를 하지 않아도 별 문제 없이 성장하기는 하지만 뇌 발달과 전 생애를 통해 나타나는 스트레스 상황에 적절히 대처하는 능력을 고려해 볼 때 모유수유에 관심을 가질 필요가 있다.

(2) 유아와 학령전기 아동

아동이 성장함에 따라 스트레스 대처전략도 진화한다. 아동이 스트레스 상황에 있을 때, 즉 당장 어떤 물건이나 행위를 원할 때, 이 아동의 대처방법은 부모형제를 비롯한 돌봄제공자가 그 욕구에 어떻게 반응하느냐에 달려 있다. 즉각적으로 만족을 얻는 아동은 성인이 되어도 항상 같은 대처방법을 사용한다.

부상과 같은 스트레스 상황은 아동에게 심각한 영향을 끼치므로 어른이 아동의 안전과 보호에 힘써야 한다. 사소한 스트레스원도 이 시기의 아동에게는 크게 작용할 수 있으므로 가족들은 각자 제한된 범위 내에서 스트레스 상황에 놓인 이들을 도와주어야 한다(그림 41-2).

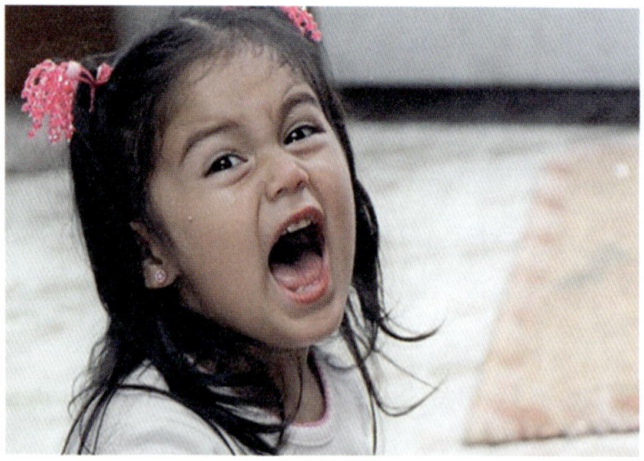

그림 41-2 분노발작은 유아가 독립심을 고집할 때 경험하는 좌절감이라는 자연스러운 모습이다. 이때 부모는 아이를 안심시키고 보호하기 위해 근처에 있어야 한다.

(3) 학령기 아동과 청소년

이 시기는 가족, 학교 및 단체에서 활동을 하므로 스트레스원도 다양하다. 스트레스 대부분은 익숙하지 않고 부자연스러운, 예상치 못한, 불확실한, 유쾌하지 못한 사건이나 실패로 인한 것이다(Washington, 2009). 게다가 학교성적과 교우관계, 부모와 형제의 기대감으로 스트레스에 처하게 된다.

나이, 성 역할, 월경의 시작, 2차성징의 발달, 가족관계, 감정 기복, 부모의 모습 등이 학령기 아동과 청소년이 스트레스를 대처하는 데 영향을 끼친다(Washington, 2009). 초기 학령기 아동은 인지력, 운동기술, 정서상태, 친교력, 자존감을 이용하여 스트레스에 대처한다. 이성을 경험과 통합시키기는 하지만 합리화시키는 능력은 부족하다. 형제가 아픈 경우 자신이 한 '나쁜' 행동 때문이라고 생각하는 것처럼 마술적 사고가 그 예가 될 수 있다. 고집을 부리거나 상징적 놀이를 하고 안정을 찾기 위해 부모를 찾는 것도 이 시기의 대처 방법이다(Washington, 2009).

청소년기에 이르면 스트레스 대처능력이 발전하고 복잡해진다. 추리력은 성숙해지고 상황을 이성적으로 파악하며 감정중심 대처기전을 효과적으로 사용하여 문제를 해결한다. 게다가 인지 재구조화와 자기대화(self-talk)을 통해 스트레스 상황에 대처하기도 한다(Washington, 2009). 모델로 다른 가족구성원을 사용하기도 하며, 일부

건강관리팀과의 협력
대상자의 이동 불안(relocation anxiety)

85세의 박 씨 할머니는 시각과 청각에 심각한 문제가 있으며, 보행과 이동에 어려움이 있다.

Situation(상황): "박 씨 할머니의 자녀는 할머니의 안전과 자신의 마음의 안녕을 위해 언제든지 도움을 받을 수 있는 노인요양시설로 할머니를 모시기로 결정하였습니다."

Background(배경): 박 씨 할머니는 자신이 독립적으로 생활한다는 사실을 매우 자랑으로 여기고 있었기 때문에, 요양시설에 들어간다는 것이 자신이 이루어 놓은 모든 것을 부정하고 패배한 것이라고 생각한다.

Assessment(사정): 이 가족에게는 함께 시간을 보내면서 문제를 명확히 파악하고 타협안을 제시할 수 있는 사회사업가가 필요하다.

Recommendation(권고): 간호사가 사회사업가로서 이 가족 모두의 입장을 고려하여 적절한 거처를 찾을 수 있는가?

비판적 사고를 위한 과제

- 박 씨 할머니와 가족을 위해 사회사업가가 건강팀구성원으로 필요한 근거를 토론한다.
- 사회사업가 이외에 도움을 줄 수 있는 협력팀 내 다른 구성원이 있는지 알아본다.
- 가족 모두와 협상을 해야 한다면, 가장 먼저 고려해야 할 사항은 무엇인지 알아본다.

청소년에게는 대처기술발달이 어려울 수 있다. 이사와 전학으로 인해 새로운 학교나 친구들과 같은 급격한 상황변화에 적응을 못하는 경우도 있다. 그 결과, 흡연, 음주, 약물 사용, 과식, 사람들과 만나지 않고 혼자 있는 것 등으로 대처하는 모습도 흔히 볼 수 있다.

또한 외로움은 청소년의 알코올 및 불법 약물사용과 같은 위험한 행동에 관여하는 것과 관련이 있는 것으로 밝혀졌다. 이러한 적응 기전은 삶에서 계속 일어날 수 있다(Stickley, Koyanagi, Koposov, Schwab-Stone, & Ruchkin, 2014). 이에 따라 또 다른 연구는 높은 생리적 스트레스를 가진 청소년들이 효과적인 대처기술을 가지고 있을 때 그러한 영향을 완화시킬 수 있음을 발견했다(Paysnick & Burt, 2014).

대처전략은 연령대별로 다양하다는 점에 유의해야 한다. 초기 청소년기에는 메타인식(자신의 지식과 능력에 대한 인지) 대처에 의존할 수 있고, 중기 청소년기에는 개인의 가치를 이용하는 경향이 있으며, 후기 청소년은 장기적 목표에 초점을 둔 대처기전을 사용할 수 있다. 성별의 차이도 뚜렷해진다.

여학생은 가족, 자신의 외모와 건강, 또래집단에 관심이 있고 남학생은 스포츠와 게임 활동에 더 관심이 있다(Washington, 2009). 그러나 이들 모두 운동과 공상을 주의력 분산기전으로 주로 사용하고, 가족의 안전을 가장 우선으로 생각한다.

(4) 성인과 노인

태아에서 사춘기에 이르는 동안 경험한 스트레스는 성인이 되어 스트레스에 적응하는 데 영향을 미친다. 성인이 되어 느끼는 책임감은 이 시기의 새로운 스트레스원이 된다. 연애, 결혼, 가족, 진급, 좋은 집으로의 이사 등과 같은 행복한 상황 속에서도 스트레스는 있기 마련이다. 어렸을 때 스트레스에 성공적으로 대처하면 성인이 되어 겪는 위와 같은 일상적인 삶의 변화인 스트레스 상황에 잘 대처할 수 있다(그림 41-3).

어른이 되고 부모 역할을 한다는 것, 아동에게 스트레스를 대처하는 본보기가 된다는 것, 이사와 직장생활을 새로 시작하는 것 등은 성인에게 스트레스로 작용한다. 특히 부모의 죽음이나 이혼은 가장 큰 스트레스가 된다. 노부모를 부양하고 일과 가정을 돌본다는 것은 복합적인 스트레스이므로 고차원적 대처전략이 필요하다.

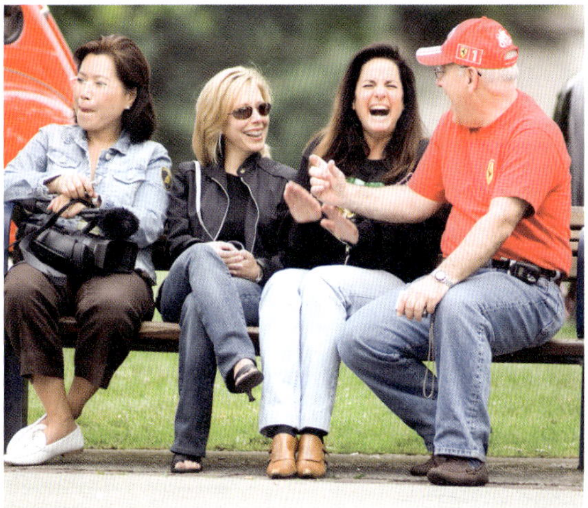

그림 41-3 은퇴 후 노인은 새로운 인간관계와 사회적 참여를 통해 변화된 삶에 적응할 수 있다.

성인의 뇌는 새로운 신경이 발달하는 신경발생 과정을 거쳐 스트레스에 대한 대처와 적응을 더 잘하도록 하지만 역으로 스트레스가 이러한 신경발생을 저해시키고 우울을 초래하기도 한다. 노년기에 접어 들면 신경발생도 현저히 감소한다. 그러나 성인에서 대뇌피질 신경접합부는 양방향 수정을 수행할 수 있으며(Verhoog et al., 2013), 대처전략을 강화할 수 있다. 그러나 스트레스는 실제로 우울증에 기여하는 성인 신경발생을 억제한다. 더구나 초기 생애에서의 스트레스는 HPA 축의 기능을 변화시켜 이후의 우울증을 유발할 수 있다(Juruena, 2013).

또한 노인에 있어 신경발생의 퇴화는 새로운 스트레스 사건들을 복합적으로 유발할 수 있다. 아이가 성장하여 성인이 되어 가족을 꾸리고 주위 친구들이 죽음을 맞이하며 신체와 인지능력이 떨어지게 되고 은퇴와 동시에 자존감이 낮아진다. 여성의 경우 폐경이 찾아오면 호르몬의 변화로 신체의 이상증상(안면홍조, 밤 동안 발한, 기분변화, 현기증, 집중불능 등)이 나타나고, HPA 축이 교란되어 젊은 시절보다 스트레스에 대한 대처기전이 본래 기능을 잘 발휘하지 못한다. 남성과 여성 모두에게서 스트레스 반응과 관련된 생애지표는 달라졌다.

5) 문화적 고려사항

개인이나 집단의 문화적 가치와 믿음은 스트레스 및 대처와 적응에 큰 영향을 미친다. 미국은 자아를 독립적인 실체로 보고 개인의 가치와 목표를 우선으로 하는 개인주의적인 문화가 우세하다(Sherman, Kim, & Taylor, 2009). 개인의 역

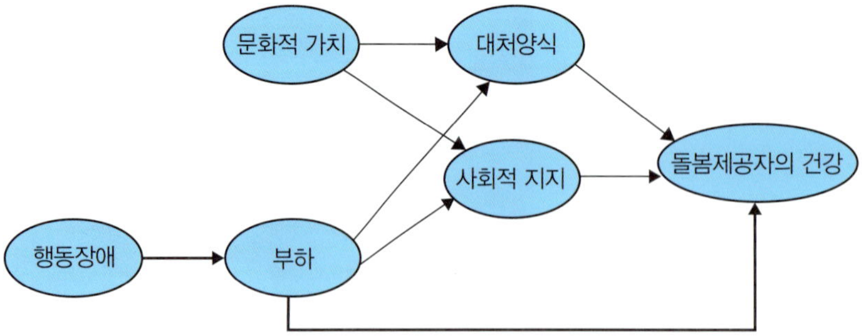

그림 41-4 수정된 사회문화적 스트레스와 적응 모델

출처: © The Author. 2009. Published by Oxford University Press on behalf of The Gerontological Society of America. All rights reserved.

할이나 감정 등을 집단이라는 맥락 속에서 해석함으로써 스트레스에 대한 반응도 사회적인 문화를 이루는 한편, 아시아인들에게서는 집단주의 문화가 더 강하다(Sherman et al., 2009). 감정, 기대 및 역할표현도 스트레스에 대한 개인 반응을 가져오기도 한다. 예를 들어, 통증을 표현하는 것을 반대하는 문화에서는 통증이 나약함의 표시가 될 수 있어, 통증을 경험하는 대상자가 문화 규범을 어기지 않기 위해 통증 약물을 요청하는 것을 주저할 수도 있다.

그림 41-4에서 제시한 개정된 사회문화적 스트레스와 대처모형은 스트레스 대처에 관한 문화적 차이를 설명해 준다. 예를 들어, 만성질환이 있는 노인을 간호하는 상황에서 경험하는 스트레스를 이 모형으로 해석해 본다면, 돌봄은 돌봄제공자가 겪는 주된 스트레스로, 가족의 가치와 사회적 지지 등이 스트레스를 대처하는 데 영향을 미친다(Knight & Sayegh, 2010). 아시아인들은 공경이라는 문화적 배경이 있어서 아픈 부모를 자녀가 돌본다는 것을 당연히 여긴다. 반면, 개인적 문화를 중시하는 서양인들은 이 상황에서 자녀가 부양을 맡게 되는 경우 스트레스를 더 경험하게 된다.

대처기전도 문화마다 다르다. 인도 티벳인을 대상으로 스트레스와 이질평형상태에 대한 자기치료법을 조사한 결과, 인지분석을 통한 마음치료 등이 효과가 있는 것으로 나타났다. 다양한 요법은 개인 차이와 기질에 따라 다르지만 유사한 결과를 나타낸다.

2. 대처양상에 영향을 미치는 요인

스트레스에 대한 대처기전은 각기 다른 유전, 가족과 문화적 환경, 과거 스트레스에 노출되었던 경험 등에 따라 사람마다 다양하다. 같은 스트레스원도 개인마다 해석과 정도를 다르게 받아들인다. 예를 들면 교실 내에서 다른 학생 앞에 서서 발표를 하는 경우, 발표 후 성취감과 들뜬 기분을 느끼는 학생이 있는가 하면 사람들 앞에서 발표해야 한다는 걱정으로 잠도 못 자고 집중도 못하는 학생도 있다. 이들은 발표가 끝난 뒤 완전히 지치던가 발표 결과를 떠나 상황이 종료되었다는 점에 대해 안도감을 느낄 것이다. 자연재해, 테러, 갑작스러운 입원, 사랑하는 사람의 죽음 등 예상치 못한 사건들도 크건 작건 간에 스트레스 대처양상에 영향을 미친다.

개인에 의한 이러한 다양한 경험의 바탕에는 자기효능감이 있다. 1970년대 Albert Bandura(1977)는 자기효능감이 대처행동의 시작과 수준을 결정한다는 가설을 세웠다. 실제로 삶에 대한 여러 가지 영향들은 자극에 대해 반응을 강화하고 행동반응을 형성한다(Bandura, 1977). 긍정적 경험은 자신감을 형성할 수 있고, 이는 유사하거나 증가된 수준의 스트레스와 함께 더 나은 대처 기술을 이끌어 낼 수 있다. 그 반대로 일부 사람들에게 스트레스 요인이 제거되거나 감소된 후에도 스트레스에 대해 지속적으로 비효과적 행동 반응이 남아 미래 스트레스 요인에 부적응으로 이어진다(McEwen, Eiland, Hunter, & Miller, 2012).

1) 생활양식

식습관, 운동, 수면 양상, 직업의 종류와 인간관계를 포함한 개인의 생활양식은 심리정서적이고 생리적으로 스트레스에 대한 대처와 적응에 영향을 미친다. 영양과 운동이 부족하고 건강하지 않은 생활습관을 가진 사람은 건강한 사람에 비해 스트레스에 더욱 민감하고 이질평형상태를 유지하기가 더 힘들며, 스트레스뿐만 아니라 질병에 걸리기도 쉽다.

(1) 식이

충분한 영양은 세포가 정상 기능을 하는 데 필요하며 주로 음식을 통해 얻는다. 영양이 부족하거나 과다하면 효과적인 스트레스 대처가 어려우므로 균형 잡힌 영양으로 신체가 스트레스 상황에 적절히 대처하도록 준비해야 한다.

(2) 신체적 활동과 운동

흡연과 음주를 절제하고 약물사용을 하지 않는 건강한 생활습관 및 균형 잡힌 식사와 더불어 신체활동과 운동은 스트레스를 잘 대처하게 해 준다. 운동을 하면 심혈관계 기능이 좋아지고 체중도 조절되며 근육과 뼈가 튼튼해질 뿐만 아니라 걱정을 줄여주는 등 정신건강에도 이롭다. 한편 운동이 부족하면 건강이 나빠질 뿐만 아니라, 스트레스에 대처하는 데도 비효과적이 된다.

(3) 수면

스트레스 호르몬이자 수면에 영향을 주는 코르티솔은 원래 밤과 낮에 분비되는 양이 다르다. 그러나 일단 스트레스 상황에 놓이면 일상적인 분비기전에 무리가 생겨서 수면에도 이상이 발생한다. 수면은 건강을 유지하는 데 중요한 기능을 하며 잠이 부족해지면 신체기능이 정상적으로 작동하지 않는다. 만성적인 수면부족은 이질평형상태 부하를 증가시켜 안절부절못하고 사소한 일상에서도 스트레스에 대한 역치가 낮아지며, 결국 병리적인 문제를 일으킨다.

(4) 안전과 보안

안전은 스트레스를 유발하는 상황에 따라 다르게 받아들여진다. 만약 늦은 밤 골목길에서 괴한을 만났을 경우에 보안이 되지 않는 불안한 상황에서 느끼는 스트레스 정도는 매우 높다. 그러나 가족과 친구들이 응원하는 가운데, 즉 정서적 안전을 느낄 수 있는 상황에서 운동경기에 임할 경우 스트레스에 잘 대처할 것이다. 그러므로 안전과 보안은 스트레스를 효과적으로 대처하는 데 도움이 된다.

2) 과거의 경험

과거 스트레스를 겪었던 경험은 앞으로 경험할 스트레스를 극복하는 데 영향을 미친다(McEwen & Wingfield, 2010). 과거에 경험했던 스트레스와 비슷한 상황에 놓이게 되면, 이전보다는 반응의 정도가 덜해진다. 예를 들면 연극배우는 공연 첫 날 극심한 스트레스를 받지만, 공연이 성공적으로 끝났다면 다음번 공연에서는 자신감을 얻어 공연도 잘하고 스트레스도 덜 받게 된다. 이때 느낄 수 있는 성취감을 긍정적인 스트레스(eutress)라고 한다.

타인의 경험도 스트레스에 대한 대처와 적응에 영향을 미친다. 경제적으로 스트레스를 받는 부모 밑에서 자란 아이의 경우 성인이 되었을 때 비슷한 스트레스 대처양상을 보인다.

3) 강제 거주지 이동

새로운 장소로 거주지를 이동하는 것은 함께 이주할 사람들이 좋아한다 하더라도 본인에게는 익숙했던 환경과 가족, 이웃들과 헤어지고 낯선 환경과 새로운 사람들과 관계를 다시 맺어야 한다는 점에서 스트레스가 된다. 특히 직업군인을 부모로 둔 아동은 자주 전학을 하게 되어 새로운 학교와 친구를 사귀는 데 극심한 스트레스를 겪는다.

노인도 혼자 일상생활이 힘든 경우 지금까지 살아왔던 집을 떠나야 한다면 위와 같은 상황에 처하게 된다. 또한 배우자의 죽음으로 인해 이주를 해야 하는 경우라면 스트레스는 더욱 커질 것이다. 그러나 이주 후에 돌봄제공자가 상주하고 사회적 참여활동도 많아지고 식사나 빨래 등과 같은 일을 하지 않아도 된다면 오히려 이주가 긍정적인 결과를 낳을 수도 있다. 거주지 이동에 대한 개인의 느낌이 어떠하든 간에 새로운 환경에 적응하는 데에는 적절한 대처기전이 필요하다. 질병으로 입원을 해도 질병 때문이 아니라 병원이라는 새로운 환경을 스트레스로 받아들일 수 있다. 이러한 경우 적극적인 보살핌이 필요하고 때에 따라서는 퇴원할 때도 환경의 변화로 인해 스트레스를 겪기도 한다.

이 장 앞부분 사례에 제시된 이 씨는 퇴원 후 딸의 집으로 강제로 이동되는 다른 수준의 스트레스를 견뎌야 할 것이다. 또한 이 씨가 앓고 있는 진행성 알츠하이머 질환은 이 씨의 적응 및 대처기전을 훨씬 더 방해할 것이다. 이로 인해 딸과 가족의 가정생활이 방해받을 수 있다. 각 가족구성원이 변화하는 삶의 상황에 얼마나 잘 적응하고 대처할 수 있는지는 공유된 그리고 개인적 · 유전적 · 후생적 요인에 따라 달라질 것이다(McEwen et al., 2012).

4) 사회적 상호작용

별거나 이혼, 죽음, 장애아의 탄생, 노인의 부양 등 갑작스러운 가족 내의 변화가 스트레스 유발 원인으로 작용할 수 있다. 특히 이혼가정 아동의 경우, 시간을 나누어서 양쪽 부모와 지내야 하는 등 이전까지와는 다른 가족생활에 노출되므로 이러한 스트레스에 대해 부적절한 행위를 한다든지, 비행청소년들과 어울릴 수도 있다.

어른의 경우 약물뿐만 아니라 신체적 · 성적 남용과 역할

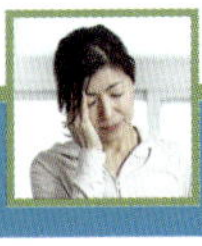

스트레스, 대처와 적응 PICO

김 간호사는 치매클리닉에서 근무하는 선별간호사이다. 이 장의 도입 부분에 언급된 시나리오에서 이 씨의 딸이 이 씨가 모든 변화에 더 우울해 하는 것에 대해 걱정스런 마음에 전화를 하였다. 그녀는 김 간호사에게 이 씨가 오랫동안 우울증을 진단받았다고 말하였다. 현재 아버지의 알츠하이머병으로 인해 생활 방식이 바뀌면서 아버지가 정말 고심하고 있는 것 같다고 하였으나, 딸은 아버지를 위해 더 많은 약물을 사용하는 것에는 관심이 없었다. 딸은 우울증을 치료하기 위한 다른 치료법에 대해 문의를 하였다. 김 간호사는 몇몇 우울증과 불안에 대한 심리적 치료법에 익숙했지만, 딸과 치료성공률에 관해 논의하는 것은 쉽지 않았다. 김 간호사는 Cochrane Library에서 문헌검색을 하기로 하였다. 김 간호사는 다음과 같은 PICO 질문을 사용하여 문헌을 검색하고자 한다. 알츠하이머 환자의 경우 심리적 치료와 비심리적 치료를 비교하였을 때 우울증에 어떠한 영향을 미치는가?

P (Population, 대상) = 알츠하이머 환자
I (Intervention, 간호중재) = 심리적 치료법
C (Comparison, 비교) = 비심리적 치료
O (Outcome, 성과) = 우울증 영향

김 간호사는 치매 환자를 대상으로 메타 분석을 시행한 연구를 발견하였는데, 이 연구는 심리적 치료법을 일상적 치료(사회적 접촉)를 받는 비교군 439명의 대상자가 참여한 6개의 무작위 대조군 실험연구를 포함하고 있었으며, 심리적 치료에는 인지적 행동치료, 상담, 대인관계 정신역동 치료로 구성되어져 있었다. 연구의 결과는 심리적 치료에서 치매를 앓고 있는 환자의 우울증을 호전시킨 것은 사회적 접촉뿐이었다. 불행하게도 이 연구는 한 가지 유형의 심리 치료법이 다른 유형보다 유의하게 나타났으나, 치료 성공률에 대해서는 논의하지 않았다. 김 간호사는 이 씨의 딸에게 이 씨를 도울 수 있는 추가적인 방법을 찾도록 요청하였다.

출처: Orgeta, V., Qazi, A., Spector, A. E., & Orrell, M. (2014). Psychological treatments for depression and anxiety in dementia and mild cognitive impairment. *Cochrane Database of Systematic Reviews*, Issue 1, Art. No.: CD009125. DOI: 10.1002/14651858.CD009125.pub2.

태만으로 일생을 보내기도 한다. 이런 가정환경에서 자라는 아이는 상상 속의 친구와 대화하기, 자신의 감정을 차단시키는 등 불건전한 회피기전을 사용하여 자신을 보호하려는 행동을 한다. 이런 경우 스트레스 반응과 관련된 신경내분비와 자율신경계가 특히 활성화된다(McEwen, 2008). 이들을 위한 사회적 지지그룹과 지원단체가 증가하고 있다.

5) 감각기능의 저하

시력과 청력이 떨어지거나 다른 감각능력이 원할하지 못하면 스트레스를 인식하고 대처하며 적응하는 데 어려움이 많아진다. 즉 스트레스를 잘못 인식하여 걱정을 더 하게 되고 생리적인 스트레스 반응도 과다해지면서 더 큰 문제가 발생하기도 한다.

3. 대처양상의 변화

1) 중독 행위

스트레스 적응에 취약한 사람이 스트레스를 적절히 대처하지 못하는 예로는 물질남용, 흡연, 수면 증가, 과식이나 거식, 과도한 운동, 지나친 공상 및 환상 등이 있다. 이 밖에도 다른 예가 Box 41-3에 제시되어 있다.

스트레스 대처기술이 부족한 사람은 감정적 회피기전으로 알코올과 약물사용이 흔하다. "못 견디겠어요. 모든 것을 잊어 버리고 싶어요."라는 말도 흔히 들을 수 있다. 술은 불

윤리적 · 법적 쟁점

대상자 이주시키기

85세 박 씨 할머니는 5년 동안 장기요양센터에서 지내고 있다. 이 건물은 구조적인 결함이 있어 거주자들은 새로운 시설로 옮기게 되었다. 정부보조를 받는 할머니는 정부보조를 받지 않는 센터 사람들과는 달리 공립기관으로 이주해야 한다고 담당 시공무원이 나와 설명해 주었다. 그래서 그동안 정들었던 사람들과 헤어져야 한다. 담당 간호사인 정 간호사는 이 상황이 할머니에게 미칠 영향과 스트레스가 걱정스럽지만 담당자는 계속 할머니를 공립기관으로 보내려고 한다.

비판적 사고를 위한 과제

- 박 씨 할머니의 이주와 이로 인한 스트레스의 정도를 규명한다.
- 이 상황에서 할머니가 겪는 스트레스와 안전에 대해 정 간호사의 감정을 진술한다.
- 이 상황을 해결할 다른 접근법을 파악한다.
- 할머니가 정부보조를 받고 있는 것을 고려할 때, 윤리적 행동으로 정 간호사가 할 수 있는 것은 무엇인지 규명한다.

법이 아니고 어디서든지 구입할 수 있으므로 남용되기 쉽다. 알코올, 니코틴, 카페인은 혈류를 타고 인지, 기억, 운동 영역에 영향을 끼치고 대뇌 변연계에서 일어나는 스트레스 반응을 교란시킨다. 과도한 약물복용도 이와 비슷한 과정을 통해 기분을 좋게 하고 순간적으로 상황을 피하도록 해 준다. 스트레스 상황을 회피하기 위해 반복적으로 알코올과 약물을 사용하거나 약물자체의 효과로 탐닉과 중독이 시작되면서 의존, 정신적인 문제, 더 나아가 정신질환을 일으킨다. 스트레스 상황을 회피하면 할수록 대처능력은 더 떨어진다. 청소년은 발달 단계 특성상 또래집단의 수용과 압력 때문에 물질남용에 특히 더 취약하다.

흡연과 카페인 역시 뇌혈류장벽을 통과하여 중독되기 쉽다. 카페인은 자극제로서 알코올과는 달리 감정을 회피하도록 하지 않고, 피곤할 때 각성제 역할을 한다.

흡연은 보통 청소년기에 또래집단의 압박이나 집단에 어울리기 위해 시작한다. 예전에 비해 흡연광고가 줄어들었지만 여전히 흡연은 세련되고 멋있어 보인다고 말하는 사람도 있다. 스트레스 상황에서 흡연의 양은 더욱 증가하고 결과적으로 폐와 심혈관계를 포함한 여러 장기에 치명적인 손상을 입히고 이 손상이 더 큰 스트레스원이 된다.

과식 역시 중독성이 있다. 다른 신경계에 영향을 주지는 않지만 혈당수치를 높여 스트레스 반응에 영향을 끼친다. 음식을 먹으면 부정적인 감정이 사라지고 위안과 일시적인 즐거움을 느낄 수도 있다. 그러나 비만한 사람을 대상으로 연구한 결과 스트레스가 이들에게 부적절한 식습관을 초래한다는 것이 밝혀졌다. 과식은 제2형 당뇨병을 일으켜 신체 전반에 해를 끼친다. 사례에서 제2형 당뇨병에 대한 영향에 대해 생각해보자. 알츠하이머질환 외에도 그는 다양한 합병증에 걸릴 위험에 처해 있다. 과식으로 인한 높은 체질량지수와 관련이 있는 제2형 당뇨병의 비율은 미국 인구의 8.3%, 20세 이상 성인의 11% 이상, 65세 이상 노인의 23% 이상이 당뇨병을 앓고 있으며 계속 증가하고 있다(National Institute of Diabetes and Digestive and Kidney Diseases, 2014). 제2형 당뇨병의 유병률은 2030년까지 전 세계적으로 두 배가 될 것으로 예상된다(WHO, 2014).

소식도 스트레스와 관련하여 나타나는 부적절한 대처행위이다. 일반적으로 스트레스 상황에서는 단기적으로 식욕과 소화기능이 저하(Holsboer & Ising, 2010)되기도 하지만 곧 정상으로 돌아 온다. 때로는 잦은 물질남용이나 음식 대신 알코올과 약물사용을 하는 사람들이 소식을 한다.

스트레스에 대해 알코올과 약물사용, 과식처럼 비적절한 대처를 하는 사람들에게 올바른 대처와 적응을 위한 종합적인 치료가 필요하다.

2) 신체질환

스트레스가 지속되면 이질평형상태를 위한 부하가 커져 생리적 기능장애와 병리적 질환이 나타난다. 만성질환으로 인해 면역계가 손상되어 감기, 감염, 상처회복 지연, 자가면역질환 등의 신체에 이상이 생긴다. 정신신경면역학(psychoneuroimmunology, PNI) 분야의 연구 결과, HPA 축을 교란시키는 정신적 스트레스 상황이 면역계 기능의 손상과 연

Box 41-3 스트레스에 대한 심리사회적 · 생리적 표현

심리사회적 표현

행동
울기
동기 감소
자존감 저하
지적 과정(intellectual process) 저하
건망증
충동적 행동
의사결정능력 부족
학습장애
집중력 결여
불면

감정
분노, 불안
신경증
변덕스러움, 우울증
정서적 불안정
과민성
두려움, 공포감
통제불능감
좌절감
무가치

생리적 표현
등, 목, 어깨 통증
불규칙한 호흡
혈압상승
식욕변화
말더듬, 전율
턱긴장
성기능장애
변비나 설사
불규칙한 심박수
근 경련, 경직
위/소화기장애
발한, 피부문제
긴장성 두통
피로

성과기반 교육계획

이 간호사는 조울증을 앓고 있는 할머니를 돌보고 있다. 할머니에게는 46세 된 딸이 있다. 딸인 김 씨에 의하면 할머니는 남편과 51년간 결혼생활을 해오고 있으며, 할아버지는 심장우회술 및 신장암과 방광암의 재발로 여러 차례 수술을 받았고, 현재는 금주를 하지만 알코올중독자였다고 한다. 세 아이를 둔 직장 여성인 김 씨는 식사를 가져다주고 검진을 위해 병원으로 모시고 다니는 등 경제적인 면을 포함하여 전반적으로 노부모를 돌보고 있다. 김 씨는 노부모의 부양과 자신의 가정생활에 대한 책임으로 자주 기진맥진된다고 한다. 이 간호사는 김 씨가 노부모에 대한 돌봄제공자로서 스트레스와 관련된 문제가 있고, 이 간호사의 관심이 필요하다는 것을 알고 김 씨를 도와주기로 한다.

간호성과

김 씨는 2가지 역할을 성공적으로 수행할 수 있다는 자신감을 표현한다.

전략

- 2가지 역할에 대한 김 씨의 감정을 파악한다.
- 김 씨가 변화를 시도하고자 한다면
  - 김 씨가 걱정하는 문제를 상담사와 토의하게 한다.
  - 가능한 지지자원(예: 식사, 병원에 모셔다 주기, 책임감 있는 자원봉사자 알선)에 대해 이야기한다.
  - 김 씨의 시간과 노력을 적절히 최대한 활용할 수 있는 방법(제한된 시간 동안 다양한 음식을 만드는 법)에 대해 이야기한다.
  - 김 씨 자신만의 시간을 만들어서 대처기술(이완요법)을 배우도록 한다.
- 김 씨가 하고 싶은 마음이 드는 계획을 세우도록 돕는다.
- 간호사나 다른 건강관리종사자가 정기적으로 방문하여 격려해준다.

간호평가

2017/10/16 08:00 – 김 씨는 스트레스와 관련하여 자신의 감정을 나타내기 시작했다.

- 김 씨는 이러한 문제를 토의하기 위해 상담사와 만났다.
- 김 씨는 이완 훈련을 위한 계획표를 작성했다.
- 김 씨는 정기적으로 간호사나 상담사를 만나고 있다.

– RN 이수진

관이 있음이 밝혀졌다. 뇌는 정서적 스트레스로 인식되는 자극을 해석할 뿐만 아니라, 생리적 스트레스를 견디는 기관이다(McEwen & Getz, 2013). 생물생리학적 반응은 면역수준과 거의 모든 신체의 시스템에서 실제로 질병을 유발할 수 있다. 대처기전 및 이완과 안녕을 증진하는 감각 등을 돕는 일부 기술이 면역기능 강화에 초점을 둔다. 따라서 면역기능을 강화시킴과 동시에 HPA 축의 정상화를 위한 적절한 스트레스 대처전략과 이완 등의 기술이 필요하다.

3) 불안과 우울

불안은 실제적이거나 공상적인 위협에 대한 주관적인 스트레스 반응으로, 태아기에 신경세포의 기본 단위인 뉴런이 생성되면서부터 시작된다. 스트레스로 인하여 불안한 산모가 낳은 아이는 일생 동안 스트레스에 대한 불안이 두드러지게 나타난다(Bilkeri–Gorzo, Otto, & Zimmer, 2008). 불안의 정도는 격차가 크며, 수면 부족, 영양결핍, 과도한 카페인 섭취나 흡연, 신체 질환 등으로 심화된다.

지속된 스트레스에 대한 극단적인 반응은 우울과 자살이다. 대처기전이 취약하고 지지가 부적절한 사람들은 자살이 스트레스와 우울을 멈추게 할 가장 바람직한 방법이라고 생각할 수 있다. 여러 종류의 스트레스를 경험하는 청소년의 경우 자살 이행율이 높다.

4) 폭력행위

충동조절이 잘 안 되거나 부적절한 대처기전을 가진 사람들은 스트레스에 대해 폭력적으로 반응한다. 예를 들어, 직장에서 스트레스를 받은 남자가 집에 돌아와 아이와 아내에게 스트레스를 폭력으로 해소하는 경우가 그러하다.

이 장 초반에서 언급한 사례에 나오는 대상자의 딸을 생각해 보자. 그녀는 알츠하이머병을 앓고 있는 아버지를 돌봐야 하고 자신의 집으로 아버지를 모셔야 하는 스트레스를 겪고 있다. 개념지도를 사용하여 딸의 스트레스를 이해하고 해소하는 방법을 찾아보자(그림 41–5).

4. 간호사정

질병이 있는 개인의 경우 스트레스원도 많지만 대처방법도 다양하다. 간호사는 최상의 개별 간호를 위해 대상자의 스트레스 대처전략과 방법을 이해해야 한다.

치료적 대화: 스트레스

사례

김 간호사는 아침에 매우 슬픈 표정을 한 채 휴게실에 혼자 앉아 있다. 동료 간호사인 이 간호사가 커피를 들고 휴게실에 들어왔다.

비효율적 대화

이 간호사 안녕, 김 선생. 오늘 어때?
김 간호사 좋아. (눈을 마주치지 않고 바닥만 바라본다.)
이 간호사 (옆에 앉으면서) 안 좋아 보이는데, 무슨 일 있어?
김 간호사 (난처한 웃음을 지으며) 그냥 기운이 없어서 그래.
이 간호사 그렇구나. 최근에 매우 바빴지? 나도 그렇고… 우리 모두 지쳤어. 바빠서 충분히 쉬지 못했지? (걱정스러운 어조로)
김 간호사 어. 좀 있으면 학교 기말시험이 있어서 공부하느라고. (눈을 마주치지 않음)
이 간호사 응. 내가 도울 일이 있으면 말 해줘. 난 지금 모임에 가봐야 해. 다음에 봐.
김 간호사 응. 고마워. (일어나서 다음 대상자 준비를 위해 책상 쪽으로 걸어간다.)

효율적 대화

이 간호사 안녕, 김 선생. 오늘 어때?
김 간호사 좋아. (눈을 마주치지 않고 바닥만 바라본다.)
이 간호사 (옆에 앉으면서) 안 좋아 보이는데, 무슨 일 있어?
김 간호사 (난처한 웃음을 지으며) 그냥 기운이 없어. 그게 다야.
이 간호사 약간 피곤해 보이는데, 무슨 일이야?
김 간호사 내 생각엔 스트레스가 많아서 그런 것 같아. (바닥만 계속 쳐다봄)
이 간호사 요즘 스트레스가 많았지? 아이들과 남편은 잘 있어?
김 간호사 응. 신경 써줘서 고마워.
이 간호사 학교는 어때? 저녁에 수업도 듣지?
김 간호사 응. 밤새 공부해.
이 간호사 (미소를 지음)
김 간호사 (한숨을 쉬며) 우리 오빠 때문에 그런가 봐. 지난 주에 악성 뇌종양 진단을 받았거든. 암이 간에 전이되어 버렸대. (눈물을 흘림) 도와줄 수도 없네. 다른 가족들은 내가 오빠와 오빠네 가족을 위해 뭐라도 해 줄 거라고 기대하는데 말이야… 그것 때문에도 스트레스를 받는 것 같아.
이 간호사 그럴 수도 있겠다. 그럼 누가 너를 도와주니? (김 간호사의 손을 잡으며)
김 간호사 남편이 많이 도와줘. (동료의 손을 꼭 잡으며) 나는 숙제도 해야 하고 오빠 때문에 여기저기 전화도 해야 해서 시간이 정말 없어. 한 주가 금방 가 버리는 것 같아. (다시 한숨)
이 간호사 어떻게 도와줄까?
김 간호사 고마워. 그냥 이렇게 이야기하는 것만으로도 많이 도움이 되었어.
이 간호사 쉬는 날이 필요하면 말해. 내가 바꿔줄게. 언제든지 이야기해.
김 간호사 응. 정말 고마워.

비판적 사고를 위한 과제

- 김 간호사가 제시한 스트레스의 심리적 표현 방법을 조사한다.
- 김 간호사의 모든 스트레스원에 대처 가능한 방법은 무엇인지 설명한다.
- 누가 자원이고 무슨 자원이 있는지 목록을 나열하고 이유를 제시한다.
- 당신이 김 간호사라면, 스트레스 수준을 줄일 수 있는 방안을 제시해 본다.

1) 평소 양상 확인

대상자의 스트레스 대처양상을 사정하기 위해서는 주제에 맞는 질문, 면담, 관찰, 자세나 얼굴 표정, 목소리, 말투와 같은 비언어적 의사소통을 통한 주관적 자료수집이 필요하다. 간호력을 가장 먼저 조사한 후, 지속적인 상호작용을 통해 특정 사항에 초점을 두고 대상자를 사정한다.

주관적 자료수집을 통해 정상적인 스트레스 대처전략을 규명하고, 비효과적 스트레스 대처요인을 파악하며 실제로 대처기능에 장애가 있는지 알아본다. 다음은 주관적 자료수집에 사용하는 질문의 예이다(Weber & Kelley, 2014).

- 지금 불안하거나 스트레스를 받거나 무서운가요?
- 얼마전에 주변 생활에 변화나 돌아가신 분이 있었나요?

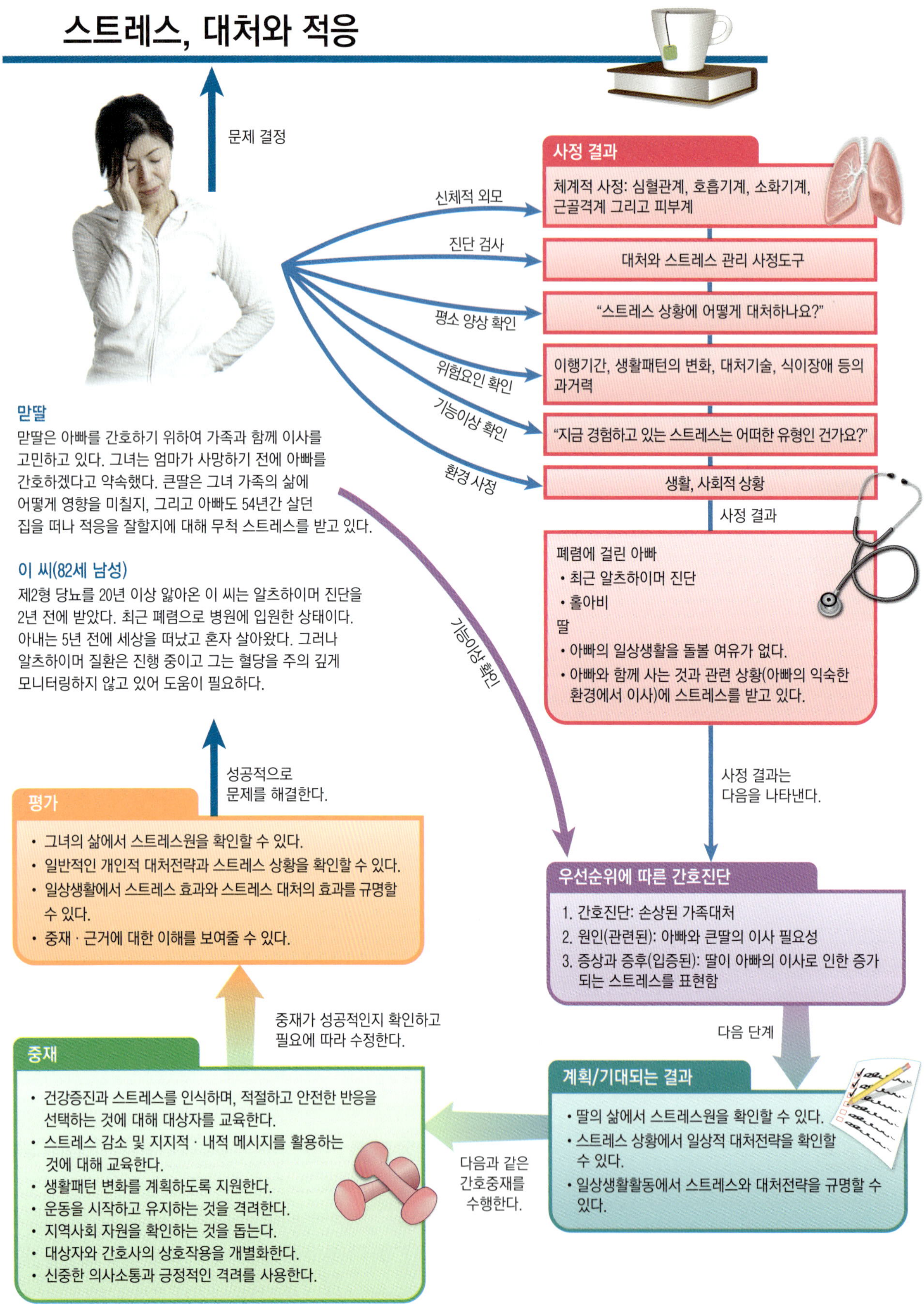

그림 41-5 스트레스, 대처와 적응 개념지도

- 현재 무엇 때문에 스트레스를 받나요?
- 스트레스 상황에 어떻게 대처하나요?
- 스트레스를 받으면, 정신적 · 신체적으로 어떤 증상이 나타나나요?
- 스트레스를 해결하기 위해 어떤 지지체계를 사용하나요?
- 대부분의 문제를 해결하나요?
- 스트레스를 완화시키기 위해 간호사가 할 수 있는 것이 있나요?

정상적인 스트레스 대처양상을 알아 보기 위해서는 먼저 대상자 및 가족구성원, 중요한 타인, 건강관리제공자로부터 정보를 수집한다. 대상자가 겪는 스트레스원에 대처할 수 있는 방법이 있으므로 잠재적인 스트레스원과 일반적인 대처 전략을 알아보는 것도 도움이 된다(Weber & Kelley, 2014). 스트레스가 되는 문제와 그때의 감정을 명확히 하기 위해, 간호중재 목표 수립 시 대상자를 참여시킨다.

(1) 생리적 스트레스

스드레스에 대한 생리적인 반응은 식욕, 배변, 수면을 포함한 일상생활활동에 영향을 미치는 교감신경계의 활성화에서 시작하므로 대상자를 사정할 때 피로, 수면, 신체활동 정도, 배변양상에 대한 질문이 중요하다. 생리적 활동에 변화가 있다는 것은 스트레스에 대한 대처가 비효과적이라는 것을 의미한다.

(2) 심리적 스트레스

개인의 생각과 감정에서 비롯되는 심리적 스트레스는 부정, 양가감정, 의심, 적개심, 퇴행, 우울, 철회와 같은 행동반응을 일으킨다. 예를 들면, 갑자기 몸이 아파서 입원을 하게 되면 자기통제 상실이나 무기력과 관련된 스트레스를 겪는다. 대상자가 걱정하는 것을 표출하고, 문제를 파악하며 이와 관련된 감정을 표현하도록 하여 정보를 수집한다.

(3) 환경적 스트레스

주로 낯선 환경과 관련된 환경적 스트레스는 대상자가 익숙하지 않은 소리, 냄새, 환경에 노출될 때 나타난다. 예를 들어 병원이나 장기요양기관에 머무르게 되면 사생활, 일상생활, 감각자극 수준의 변화를 경험한다. 새로운 환경으로 유발되는 스트레스원이 무엇인지 파악하고 간호사와 대상자가 함께 스트레스에 대처할 수 있는 방법을 알아본다.

(4) 사회문화적 스트레스

사회문화적 스트레스는 가족, 경제적 상태, 직업, 종교 등과 관련된다. 대상자가 스트레스를 겪고 있다면, 이 스트레스로 인해 가족관계와 직장생활에 변화가 생기는지, 어떤 경제적 지지나 문제가 있는지 알아보고 해결을 위해 계획하고 협력해야 한다.

2) 위험요인 확인

간호력에는 대상자를 비효과적 대처 위험에 놓이게 하는 요인을 파악할 수 있는 자료가 포함된다. 예를 들면, 이사나 거주지 이동 등의 이동요인, 이혼, 아동양육, 투옥, 입원과 같은 분리요인, 피로, 영양불량, 질병과 같은 생활양식 요인이 있다.

이 요인들은 장기적으로 보면 긍정적인 결과를 낳을 수도 있지만 단기적으로는 문제가 될 수도 있다. 예를 들어, 학대 받는 결혼생활을 하던 여성이 이혼을 하면 학대에서 벗어나는 긍정적인 결과를 얻기는 하지만, 새로운 상황과 스스로 자립하는 동안 비효과적 대처 위험에 놓일 수 있다.

위험요인은 건강문제를 일으키는 요인과도 관련이 있다. 만일 대상자가 식욕상실이나 거식증과 같은 영양장애가 있다면, 영양실조와 같은 건강문제를 유발한다. 그러므로 대상자를 간호할 때, 특정 위험이 있는지 확인해야 한다.

3) 기능이상 확인

스트레스로 인한 기능이상을 확인하기 위해서는 대상자가 느끼는 스트레스의 수준과 일반적인 대처 행위와 전략을 사정해야 한다. 사람마다 느끼는 스트레스의 수준은 다양하다. 어떤 사람은 스트레스에 대한 내성이 높아 다른 사람이 느끼기에 정도가 심한 스트레스에도 잘 적응하기도 한다. 그러나 이들은 이질평형상태 부하가 커서 오히려 더 큰 위험에 놓일 수 있다는 것을 명심해야 한다. 정확한 사정을 위해서는 개인적인 편견이나 기대감을 배제하고 객관적으로 대상자의 상태를 파악해야 한다.

일반적인 스트레스 대처행위를 사용하는 대상자는 그 대처행위로 기능 장애를 겪을 수도 있다. 예를 들면, 직장에서 받는 스트레스를 운동으로 대처하는 사람이 오히려 피곤과 과도한 수면을 호소하는 경우이다.

4) 신체사정

스트레스반응은 자율신경계와 HPA 축의 활성화로 시작되며 신체검진을 통해 관찰할 수 있다. 생리적 반응의 요인은 다양할 수 있으므로 신체검진 결과의 원인이 단지 스트레스만은 아니라는 것을 명심해야 한다.

(1) 심혈관계

심혈관계는 심박동수 증가, 말초조직의 혈관수축, 심장에 의한 산소소비량 증가 등을 초래하는 에피네프린과 노르에피네프린의 표적장기이다. 이 호르몬의 자극이 계속되면 다음과 같은 증상이 나타난다.

- 직접적인 심근자극과 관련된 휴식 시 심박동수 증가: 대상자는 "가슴이 쿵쾅쿵쾅 뛴다." 혹은 "심계항진이 있다."고 호소할 수 있다.
- 말초혈관 수축과 관련된 수축기 또는 이완기 혈압의 상승
- 허혈과 관련된 부정맥(에너지요구 증가에 따른 조직의 산소 박탈), 불규칙적인 심박수나 리듬 변화에 주의
- 협심증이나 흉통 및 심전도상 허혈 관련 변화
- 혈관수축과 관련된 두통

(2) 호흡기계

노르에피네프린은 호흡수 증가와 기관지 확장을 일으켜 호흡기계에 영향을 미친다. 과다환기, 산소 부족감, 어지럼증과 손발저림은 가장 흔한 신체적 징후이다.

(3) 위장계

위장계는 스트레스에 영향을 받는 주요 표적장기이다. 에피네프린과 노르에피네프린은 보통 위장운동을 느리게 만들기 때문에, 스트레스를 받으면 식욕상실, 오심, 구토와 연동운동이 증가한다. 연동운동이 증가되면 장음, 위산분비 및 장운동이 증가된다. 또한 염산분비가 증가하여 오심, 구토 및 위궤양이나 위염을 유발한다.

(4) 근골격계

근골격계는 스트레스에 대해 대근육(large muscle)의 긴장도 증가와 소근육(small muscle)의 흔들림과 진전으로 반응한다. 근긴장은 '공격 혹은 회피' 반응과 관련이 있으며, 장기간의 긴장은 등, 어깨, 목의 근경련을 초래한다.

(5) 피부계

피부의 발한과 냉감, 평활근의 긴장(예: 머리카락이 쭈뼛쭈뼛 서는 것)은 말초혈관에 작용하는 노르에피네프린과 에피네프린의 징후이다.

5) 진단 검사와 절차

생리적 반응만으로 스트레스를 임상적으로 측정하기 어렵다. 비록 스트레스 관련 호르몬(에피네프린, 노르에피네프린, 코르티솔)을 진단 검사로 확인할 수 있고, 이를 기초로 스트레스 상태를 추론할 수는 있지만, 스트레스 관련 호르몬은 임상실무보다 오히려 연구에서 주로 측정한다. 스트레스의 대처와 적응에 관한 객관적 자료는 구조화된 면담법과 Everyday Hasseles Scale(Lazarus, 1981)과 자기효능감 측정도구(Self Efficacy Scale)(Chesney, Neilands, Chambers, Taylor, & Folkman, 2006)와 같은 스트레스 사정도구를 통해 수집한다(그림 41-6). 이 측정도구를 통해 스트레스원과 스트레스의 양, 스트레스의 수준을 파악하여 결과를 예측할 수 있다. 즉, 스트레스의 양과 관련된 행위와 감정뿐만 아니라 질병이나 신체기능 이상에 대한 취약함을 알아낼 수 있다. 간호사는 이 사정도구로 주관적인 사정결과를 객관적으로 측정할 수 있고 임상전문간호사, 심리학자 및 기타 정신건강제공자도 이 사정도구를 사용할 수 있다.

5. 간호진단

NANDA-International(NANDA-I, 2015–2017)은 대처 및 스트레스내성과 관련된 여러 범주의 간호진단을 승인하였다. 현재 진단에는 외상후 반응, 적응 반응, 신경행동적 스트레스 등을 포함한다. '비효율적 대처' 간호진단은 간호결과분류(NOC) 및 간호중재분류(NIC)와 함께 표 41-2에 제시되어 있다.

6. 간호성과 확인과 간호계획

간호진단과 관련 요인을 파악한 후 간호사는 대상자와 함께 목표와 중재를 확인한다. 비효율적 대처를 보인 대상자를 위한 간호목표를 규명할 때 과거력, 위험영역, 기능장애의 근거 및 관련된 객관적 자료를 고려할 필요가 있다. 간호목표의 예는 다음과 같다.

- 대상자는 일상생활에서 스트레스원을 규명할 것이다.
- 대상자는 스트레스 상황에서 평상시 개인의 대처전략을 규명할 것이다.

원하는 일이 잘 안 되고 자신에게 문제가 있을 때, 당신은 얼마나 자신감 있게 다음의 일을 할 수 있습니까?

전혀 할 수 없다. / 적당히 할 수 있다. / 분명히 할 수 있다.

0 1 2 3 4 5 6 7 8 9 10

다음 각 항목에 대하여, 위의 측정도구를 사용하여 숫자로 나타내시오.
원하는 일의 진행이 잘 안 될 때, 당신은 얼마나 자신감 있게 다음을 할 수 있습니까?

항목		
1. 우울해 하지 않는다.	____	99
2. 스스로에게 긍정적으로 말한다.	____	99
3. 변경할 수 있는 것과 없는 것을 가려낸다.	____	99
4. 친구나 가족으로부터 정서적 지지를 얻는다.	____	99
5. 가장 힘들다고 생각하는 문제의 해결책을 찾아본다.	____	99
6. 해결 안 되는 문제를 조목조목 알아본다.	____	99
7. 스트레스 상황에서 한 발 물러난다.	____	99
8. 활동계획을 짜서 문제가 발생하면 시행한다.	____	99
9. 다른 취미활동을 가져본다.	____	99
10. 불쾌한 생각을 하지 않는다.	____	99
11. 부정적인 상황에서 좋은 것을 찾아본다.	____	99
12. 슬퍼하지 않는다.	____	99
13. 논쟁이 격해질 때 제3자의 입장에서 사물을 바라본다.	____	99
14. 문제해결이 안 되면 차선책을 시도해 본다.	____	99
15. 불쾌한 생각으로 화내지 않는다.	____	99
16. 새로운 친구를 사귄다.	____	99
17. 친구의 도움을 구한다.	____	99
18. 낙심할 때 스스로를 위해 긍정적인 일을 한다.	____	99
19. 불쾌한 생각을 날려버린다.	____	99
20. 한 번에 한 가지 문제만을 생각한다.	____	99
21. 즐거운 활동이나 장소를 그려본다.	____	99
22. 외롭다는 생각을 하지 않는다.	____	99
23. 기도하거나 명상한다.	____	99
24. 지역사회 기관으로부터 정서적 지지를 구한다.	____	99
25. 당당히 원하는 것을 구한다.	____	99
26. 압박감을 느낄 때 급히 행동하려는 충동을 억제한다.	____	99

그림 41-6 자기효능감 측정도구(Coping Self-Efficacy Scale)

출처: Chesney, M. A., Neilands, T. B., Chambers, D. B., Taylor, J. M., & Folkman, S. (2006). A validity and reliability study of the coping self-efficacy scale. *British Journal of Health Psychology, 11*(Pt 3), 421–437. Retrieved August 18, 2011, from www.ncbi.nlm.nih.gov/pubmed/16870053

- 대상자는 스트레스와 대처전략이 일상생활활동(ADL) 수행능력에 미치는 효과를 정의할 것이다.

스트레스, 대처, 적응 등 복잡한 문제와 관련된 간호진단의 경우 목표는 대상자가 인식할 수 있는 틀을 따라 조정되어져야 한다. 표 41-2에서 몇 가지 중재와 간호계획을 제시하고 있다.

7. 간호수행

간호사는 기능회복을 위해 독자적 혹은 협력적으로 중재할 수 있다. 대상자와 함께 중재 활동을 하면서 대상자가 스트레스의 증상과 징후, 스트레스의 원천을 확인한 후 적절하고 안전한 반응을 선택하도록 도와주어야 한다. 대상자는 근긴장이나 우울과 불안이 스트레스로 인한 것임을 인식하지 못

NANDA

표 41-2 대처와 관련된 NANDA-I 간호진단

간호진단	관련요인	진단진술	NOC*	NIC†
비효과적 대처: 스트레스원에 대한 타당한 평가능력 부족, 실질적 반응의 부적절한 선택 혹은 활용 가능한 자원이용능력 부족	대처전략에 대한 성별 차이, 대처능력에 대한 부적절한 확신, 불확실성, 부적절한 자원활용, 스트레스원에 대한 대처 준비의 부적당한 기회, 적응 에너지 보존능력 부족, 위협 평가양상의 장애	비효율적 대처 관련요인: 부적절한 통제지각 수준 정의적 특성: 적응 행위를 지연시키는 다처형태 사용, 집중력 저하, 피로, 부적절한 문제해결능력	신체상태의 수용 신체적 장애의 적응 대처 위험조절: 약물사용 자존감 사회적 대인관계 기술 사회적 지지	대처강화 상담 의사결정 지지 가족지지 위험성 인식 자기인식 강화 자존감 강화 수면 증진 지지모임

Dx, diagnosis; R/T, related to; AEB, as evidenced by.
*출처: Moorhead, S., Johnson, M., Maas, M., & Swanson, E. (2013). *Iowa Outcomes Project: Nursing Outcomes Classification (NOC)* (5th ed.). St. Louis, MO: C. V. Mosby.
†출처: Bulecheck, G., Butcher, H., Dochterman, J., & Wagner, C. (2013). *Iowa Intervention Project: Nursing Interventions Classification (NIC)* (6th ed.). St. Louis, MO: C. V. Mosby.
출처: NANDA-Association International (NANDA-I). (2014). *Nursing diagnoses: Definitions and classification, 2015-2017*. West Sussex, England: Wiley-Blackwell.

할 수 있다. 스트레스 반응이 상당히 복잡하고 개인마다 다르기 때문에 관리 또한 개별화되어야 한다. 어떤 사람에게 효과적인 스트레스 관리기술이 다른 사람에게도 도움이 되는 것은 아니므로, 같은 유형의 중재도 다르게 사용하거나 대상자에게 가장 효과적인 기술을 찾도록 도와주어야 한다.

1) 건강증진

대상자에게 스트레스를 규명하고 관리하도록 도와주는 것은 건강증진 및 질병예방 측면에서 중요하다. 효과적인 스트레스 대처방법을 학습하기 위해서는 대상자뿐만 아니라 간호사도 자기인지 및 스트레스 징후를 파악할 필요가 있다(Box 41-4).

(1) 스트레스원 줄이기

간호사는 주의 깊은 관찰을 통해 대상자의 스트레스와 스트레스원을 파악하고 스트레스원을 줄이거나 완전히 없애는 방법을 모색해야 한다. 스트레스의 원인을 파악하는 건강교육을 통해서 대상자는 대처와 적응을 위한 전략을 발달시킬 수 있다. 대상자는 안녕과 생존을 위해 그들의 증상을 계속 평가하여 이에 적응할 수 있게 된다. 예를 들면, 초과근무로 지쳐 있는 직장여성이 가족과 함께 시간을 보내려고 고군분투하다 보면 분노와 피로감을 느껴 자신이나 자녀에게 화를 낼 수 있다. 이 경우 자신의 기분변화가 스트레스를 유발하였다는 것을 인지하도록 돕고, 자신과 가족의 욕구를 모두 충족시킬 수 있는 직업으로 전직하거나 배우자에게 도움을 요청하거나 또는 시간제 근무와 같은 대처전략을 제시한다.

(2) 완벽 지양하기

완벽 추구는 스트레스를 과중시킨다. 실수 없이 일을 해야 하고 일을 완수해야 한다는 완벽함은 문제를 유발할 수 있고, '해야 한다(should, ought, must)'는 스트레스에 대해 부정적 반응을 일으킬 수 있다. 한 예로, "나는 결코 실수해서는 안 된다." 또는 "나는 항상 출근 전에 집을 치워야 한다."라고 스스로에게 말하는 사람이 있다. 이런 대상자에게는 완벽을 추구하는 것이 스트레스를 불러 일으킨다는 것을 인식시켜야 한다. 실제로 자신이 어느 정도 일을 할 수 있고 일할 필요가 있는지를 인지하도록 격려하고 일보다 더 중요한 것이 인간관계라는 것을 인식하도록 도와주어야 한다.

(3) 지지적인 내부 메시지 이용하기

긍정적인 자기 대화를 통한 자기 지지는 스트레스 관리 전략 중 중요한 부분이다(Esch & Stefano, 2010). 내부 메시지란 자신을 둘러싼 환경을 서술하고 해석하는 자기와의 대화로 일상생활과 자아개념을 형성하는 데 지대한 영향을 끼친다. 끊임 없는 부정적인 내부 메시지는 열등감과 자기 의심을 낳는다. 반대로 대상자가 지지하는 내부 메시지를 사용하면 스트레스에 효과적으로 대처할 수 있다. 내부 메시지를 변경하기 위해서는 다음의 3단계를 사용한다.

Box 41-4

간호사를 위한 스트레스 관리

간호사는 스트레스가 많은 환경과 소음이 많은 환경에서 대상자를 간호하고, 우울한 상황에 노출된 가정이나 기관을 방문하거나, 근무인원이 부족한 상황에서 다양한 교대근무를 한다. 관련 문헌에서는 간호사의 대표적인 스트레스로 소진과 지루함(tedium)을 든다.

소진은 필요한 것이 많고 요구가 지나친 사람과 일하는 것에서 기인하며, 간호사 사이에서 갈등을 일으키고 에너지 고갈이나 도덕적 해이를 초래할 수 있다. 지루함은 간호사에게 갈등을 일으키거나 요구하는 환경에 의해 생긴다. 신체적 · 정서적 고갈, 부정적 자아개념, 부정적 태도와 무력감, 절망감은 소진과 싫증의 공통점이다.

자신의 스트레스 수준을 파악하고 각각의 스트레스와 그에 따른 임상 징후를 규명한다. 첫 번째 단계는 피로 증가, 분노, 해리 및 다른 변화된 행동이 스트레스 수준의 증가와 관련이 있는지 깨닫는 것이다. 흡연, 식습관, 알코올이나 물질의 남용과 같은 생활양식 요인의 변화는 개인이 스트레스를 겪고 있다는 또 다른 근거가 될 수 있다.

일단 자신이 스트레스에 반응하는 방법을 인식하면, 스트레스가 최고로 치닫는 때와 상황을 파악한다. 이를 통해 스트레스를 예방, 관리, 완화하기 위한 효과적인 대처전략을 실시할 수 있게 된다.

스트레스 관리를 위한 제안

- 에너지 소비에 중점을 두고 규칙적인 운동 및 활동 프로그램을 계획한다.
- 스트레스 대처수단이었던 알코올, 카페인과 기타 기분전환제의 양을 제한하거나 끊는다.
- 실패(자신의 실패와 다른 사람의 실패)를 받아들이고 이를 건설적인 경험으로 전환한다.
- 자기통제감을 갖기 위해 자기주장기술을 개발한다.
- 인적자원을 보강하기 위해 동료나 친구라는 지지체계를 형성한다.
- 낙관적인 세계관을 가지며, 대부분의 사람들은 최선을 다한다고 생각한다.

- 어떤 상황이 발생할 때, 무엇을 이야기하는지(혼잣말) 확인한다.
- 내면 메시지의 합리성 정도를 평가한다.
- 부정적 메시지를 지지적인 대처 메시지로 바꾸고 일상생활에 적용한다.

예를 들어, 어떤 사람이 직장을 구하기 위해 면접을 봤지만 채용되지 못했다면, "나는 기회를 놓쳤다. 나는 실패자다. 나는 결코 원하는 직장을 잡지 못할 것이다."라고 말하는 대신 "나는 직장을 구하지 못해 실망은 했으나, 면접에서 내가 나를 잘 표현했다고 생각한다. 나는 내가 원하는 직장에 취직할 수 있다."와 같은 지지적 말을 스스로 해서 부정적 사고를 재구성하는 방법을 배운다. 내면 메시지를 평가하여 부정적 혹은 비합리적인 것은 다시 문장을 재구성하도록 격려한다.

자기 패배적 생각을 뛰어넘을 수 있는 또 다른 유용한 행동적 전략은 '생각정지'이다. 생각정지는 다음 기술을 사용한다.

- 부정적이거나 자기패배적 생각(예: 나는 절대 직업을 구할 수 없을 것이다)이 마음에 떠오를 때, 마음속으로 '정지'라고 말하거나 큰 소리로 외친다.
- 부정적인 생각을 긍정적 · 자기주장적 문장으로 바꾼다(예: 나는 내가 원하는 직장에 취직하는 데 필요한 기술이 있다).
- 만일 '정지'라는 단어 사용이 비효과적이라면, 고무줄을 손목에 두르고, 부정적이거나 원하지 않는 생각이 날 때마다 고무줄을 튕기도록 한다.

(4) 자기주장하기

스트레스에 대한 반응으로 행동변화를 꾀하고자 할 때 또 다른 유용한 기술은 자기주장이다. 주장행위를 통해 스스로를 옹호할 수 있으며, 감정을 개방적이고 정직하게 표현하고, 타인의 권리를 침해하지 않으면서 자신의 권리를 행사할 수 있다. 자기주장은 학습이 필요한 기술이므로, 감정표현이 어렵고 욕구가 충족되지 않은 대상자의 경우 주장훈련 관련 강의나 워크숍에 참여하도록 한다

(5) 생활양식 바꾸기

적절한 휴식과 영양은 스트레스 관리 및 효과적 대처를 위해 중요하다. 만일 충분한 휴식을 취하고 영양상태가 좋다면 일상적인 스트레스원에 더 잘 대처할 수 있다. 대상자가 적절한 수면과 영양을 취하고, 흡연을 줄이거나 금연을 하고, 카페인 섭취를 줄이고, 약물(예: 아스피린, 정온제)에 의존하지 않도록 격려한다. 이러한 방법으로 스트레스를 건강하게 관리할 수 있다.

(6) 운동

신체활동이나 운동은 스트레스 반응을 조절해 줄 수 있다. 활발한 신체활동은 근육긴장을 이완시키고, 몸이 공격 혹은 회피의 각성상태에 있을 때 배출구 역할을 해준다. 여러 운동 가운데 주로 유산소운동과 중 · 저강도 운동이 추천된다. 유산소운동을 하면 대근육이 지속적으로 움직여서 심폐기능이 증가한다. 유산소운동의 예로 달리기, 자전거타기, 수영하기, 크로스컨트리스키(cross-country skiing), 빨리 걷기 등이 있다. 만보계의 사용이 건강과 안녕을 증진시키는 데 효과가 있다는 연구

Box 41-5 운동의 효과

- 근강도, 지구력 및 유연성을 증진시킨다.
- 심혈관계의 효율성을 증진시킨다.
- 안정 시 심박수가 낮아진다.
- 혈중 콜레스테롤 수치가 낮아진다.
- 일반으로 불안과 우울이 감소한다.
- 만성적 피로와 불면이 감소한다.
- 열량소모 및 식욕억제로 체중이 더 감소된다.
- 영양분 흡수와 사용이 증가한다.
- 외모와 자아상이 증진된다.

결과도 있다(Tudor-Locke, 2009). 중 · 저강도 운동은 유산소운동보다 격렬하지 않지만, 근강도와 유연성 증가에 도움이 된다. 저강도 운동은 특히 좌식생활을 하는 사람에게 유산소운동을 하기 전 준비운동으로 적절하다. 미용체조, 정원 가꾸기, 집청소하기 등이 저강도 운동의 예이다.

규칙적이고 강도가 중 정도인 운동이나 신체활동은 건강에 상당히 유익하며, 수동적 혹은 능동적 관절범위운동이 이러한 형태에 해당한다. Box 41-5에서 운동의 효과를 나열하였다.

(7) 이완요법 활용하기

생리적 각성을 줄이는 또 다른 방법은 이완요법이다. 생리적 각성반응이 일어나면 신체는 활성화되는데, 근육이 긴장되고 각성이 일어나서 이완상태와 경쟁하기 시작한다. 갑작스러운 스트레스 상황에 직면하면 신체는 생리적 · 생화학적인 각성반응에 맞서 이완반응을 나타낸다. 예를 들면 명상과 같은 이완요법은 산소 소비, 호흡수, 심박수, 대사활동을 저하시켜 스트레스 반응을 저지시킬 수 있다(Dusek & Benson, 2009).

Dr. Herbert Benson은 1970년대 처음으로 이완반응을 소개하였다. 이완반응을 이끌어낼 수 있는 기법으로는 심호흡하기, 점진적인 이완법, 자율훈련법, 시각화, 명상, 요가 및 바이오피드백 등이 있다(www.massgeneral.org/bhi/). 표 41-3은 상급 스트레스 관리기술의 몇 가지 예를 든 것이다.

① 심호흡법

호흡은 이완반응의 중요한 요소이다. 낮 동안 스트레스와 긴장이 고조되면 호흡은 얕아지고 불규칙해지며 심박동수는 상승한다. 그 결과 혈액 속의 산소 농도가 떨어지면서 기면, 긴장, 우울이 나타나게 된다. 그러나 이완을 하게 되면, 호흡은 느리고 깊어지며, 심박동수는 정상으로 돌아온다. 호흡은 가장 우선적인 생리적 조절체계이기 때문에 느리고 깊은 호흡은 이완반응을 촉진하게 된다. 실제로 대부분의 이완기술은 처음 몇 분 동안 천천히 숨을 마시고 내쉬는 것으로부터 시작한다.

스트레스 상황이 있기 전, 몇 번의 심호흡을 함으로써 두려움과 불안을 잠재우고 마음을 이완시킬 수 있다.

② 명상

심리적 번영이라는 용어로도 불리는 명상은 긍정적인 감정을 상승시키는 기술(Epel, Daubenmier, Moskowitz, Folkman, & Blackburn, 2009)로 위협을 단지 변화라고 생각을 바꾸거나 스트레스 각성을 줄이는 데 유용하다

표 41-3 스트레스 관리 및 이완요법

자율훈련	언어적 명령에 대해 신체와 정신이 반응하도록 하는 체계적인 기술교육으로, 자기지시(자기최면)를 통해 깊은 이완상태에 머물도록 하는 것이다.
시각화와 상상	의식적인 제안이나 원하는 변화를 위해 정신적 그림을 이용하여 무의식적 과정에 영향을 끼치려고 하는 것이다.
확언	강력하고, 긍정적이며, 감정이 풍부한 말로 시각화의 효과를 증가시켜 바람직한 변화를 불러온다. 때로는 조용하게, 소리 내어 읽을 수도 있고, 글로 쓰거나 노래할 수도 있다. 예를 들면, 시간에 대해 강한 스트레스가 있는 사람은 다음과 같이 맹세할 수 있다. "나는 긴장하지 않은 채 집중하고 있다. 나는 모든 것을 할 수 있는 충분한 시간이 있다."
명상	정신적 · 신체적 이완을 위한 전통적인 동양의 종교기법이다. 조용한 장소, 편안한 자세, 단어나 상징과 같이 차분히 생각할 수 있는 대상물, 수동적 태도 등의 4가지 요소가 필요하다.
바이오피드백	대상자가 생리적 과정을 관찰, 다시 피드백을 주고 자율기능을 조절할 수 있는 기술로 심박동수, 근긴장과 손가락의 온도와 같은 정보는 청각이나 시각 신호로 전환되어 이들 신호를 통해 긴장과 이완을 구별할 수 있다.
치료적 접촉	접촉을 통해 불안과 스트레스를 줄이고, 통증을 완화하며 안위를 제공한다.
마사지	연조직을 주로 손으로 자극하여 이완시키고, 스트레스와 불안을 감소시킨다.
요가	이완이나 정신적 민첩함과 건강을 기르기 위한 운동의 일종으로 보통 명상과 같이 한다.

Box 41-6
명상의 요소

조용한 장소: 명상 집중할 수 있는 조용한 곳에서 한다. 특히 명상을 시작하는 사람들에게 도움이 된다.

편안한 자세: 하고자 하는 명상에 따라 앉거나 누운 자세 혹은 걷거나 다른 특정한 자세로 명상을 한다.

집중: 집중은 명상의 주된 부분을 차지한다. 의식을 지배하는 기도문이나 어떤 물체 혹은 호흡에 집중하면서 명상을 한다.

개방적 태도: 정신집중에 방해가 되는 것들이 비판 없이 자연스럽게 의식을 넘나들도록 개방적인 태도를 취한다. 정신을 산란하게 하는 것을 억제하는 대신 명상에 더욱 집중하도록 한다. 그래서 명상을 하는 중 생각과 감정을 밀어내지 않고 관조하는 것도 있다.

출처: National Institutes of Health, National Center for Complementary and Alternative *Medicine*. Meditation. Retrieved August 18, 2011, from http://nccam.nih.gov/health/meditation/

(Epel et al., 2009). 정신 충만한 명상을 하면 자각의 상태에 이르러 스트레스에 더 잘 적응할 수 있다(Garland, Gaylord, & Park, 2009). Box 41-6에 명상의 요소가 나와 있다.

2) 기능변화에 대한 간호중재

간호사는 비효과적 대처 위험에 처한 대상자를 찾아내고 최적의 건강증진을 위해 적절한 교육을 시행하는 데 중요한 역할을 한다. 건강한 대처를 증진시키는 많은 기술 또한 스트레스에 대한 대처가 적절하지 못할 때 사용될 수 있다. 대상자가 건강할 때 스트레스 통제기법 사용 및 효과적 대처 증진을 위한 훈련을 해놓으면 기능에 이상이 생길 때 유용하다.

(1) 이완 훈련

간호사는 대상자에게 이완기법을 상기시키거나 교육해야 하는 여러 스트레스 상황에 직면할 수 있다. 예를 들어 다음과 같다.

- 진단 검사 전후
- 출산 동안
- 수술 후 통증 관리를 위해
- 심근경색의 회복기 동안
- 항암치료나 방사선치료를 하는 동안
- 불안해하거나 흥분한 사람을 안정시키는 동안
- 근육 내 주사나 정맥주입과 같은 침습적 치료 전

공공시설과 지역사회에는 이완 훈련 내용을 담은 DVD를 비치해두고 대상자가 사용할 수 있도록 하고 있다. 검사를 시작하기 전에 심호흡을 몇 번 하면 불안을 감소시킬 수 있어서 통증을 가져오는 시술 전이나 근육 내 주사 전 두세 번 느리고 깊은 호흡을 하도록 한다. 대상자는 심신 모두 불편감을 덜 느끼고 안정하게 된다.

(2) 환경조절

간호사는 항상 환경적 스트레스원을 파악하고 조치를 취하여 가능한 대상자가 스트레스에 잘 대처하고 적응하도록 해 주어야 한다. 대상자가 입원한 경우라면 낯선 환경과 사생활이 노출된 병원 환경이 스트레스원이 될 수도 있다.

또한 간호사는 대상자가 상황적 스트레스를 조절하고 효과적으로 대처할 수 있는 환경을 조성할 수 있도록 도와야 한다. 예를 들어 대상자에게 방해가 되는 것을 제거하고, 가능한 한 조명을 줄이고, 복도에서 대화할 때 목소리를 낮추는 것과 같은 병동 간호와 가정 내에서는 대상자기 소음과 자극을 통제할 수 있는 방 또는 공간을 마련하도록 한다(Boehm & Morast, 2009).

(3) 위기중재

갑작스러운 건강상의 문제, 질병, 상실이나 외상은 대상자의 삶에 위기를 촉발한다. 위기는 평상시 대처전략이 비효과적인 결과를 낳을 때로서, 적절한 문제해결능력이 손상되거나 부족해진다. 위기를 해결하려면 가족, 친구, 종교 지도자 및 간호사를 포함한 건강관리제공자의 도움이 필요하다. 적절한 지지 및 해결방법은 대상자가 현실적으로 문제나 스트레스를 인식하도록 하고 대처전략을 재학습 혹은 재교육받도록 할 수 있다.

적절한 대처기전이 없는 상태에서 스트레스를 받는 사람은 기능적 또는 비기능적 상태에 도달할 수 있다. 그렇지 않으면 심각하지 않은 상황이 대상자와 주변사람들에게 위험한 상황으로 확대될 수 있다. 어려운 상황을 완화시키는 효과적 기전 중 하나는 경청(Listen), 공감(Empathize), 동의(Affirm), 파트너(Partner) 접근법이다. L.E.A.P. 접근법의 핵심은 개인과 신뢰를 쌓고 상황을 분산시키거나 완화시키는 단계를 따르는 것이다. 정서적 스트레스가 생리적 반응을 유발한다는 것을 기억하는 것이 중요하다(Bilkei-Gorzo, Racz et al., 2008; McEwen,

2009). 고조된 상황에서 대처하지 않는 사람이 경험하는 감정적 · 생리적 반응뿐만 아니라, 그 사람과 직접적으로 관여하는 사람들도 마찬가지이다. 의료서비스제공자로서 가장 효과적으로 치료를 제공할 수 있도록 상황에 대한 자신의 반응을 이해하는 것이 필수적이다.

다음은 L.E.A.P.의 예로서 이 장의 도입 부분에 있는 사례 연구와 관련된 행동에서의 예이다.

당신은 내외과 병동에 배정된 간호사로, 82세의 폐렴 대상자 이 씨가 배정되었다. 이 씨의 맏딸은 그와 함께 있고, 제2형 당뇨병과 알츠하이머 질환을 새로 진단받은 과거력을 가지고 있다. 그는 폐렴 치료를 시작했으며 병원에서 평화로운 첫날을 보내고 있다. 이 씨에게 배정된 두 번째 날 중반, 그는 정맥주사를 놓은 팔에서 피를 흘리면서 복도를 돌아다니는 것을 발견하였다. 당신은 그에게 친근한 태도로 다가갔지만, 그는 마치 처음 본 것처럼 당신을 바라보고 있다. 그는 당신에게서 멀어지라고 소리치기 시작한다. 그는 "그들이 나를 해하려고 하고 있다."고 반복하기 시작한다. 당신의 심장은 뛰기 시작하고, 무엇을 먼저 해야 할지 확실하지 않다. 심호흡을 하고 L.E.A.P. 단계를 기억해 보도록 한다.

첫 번째 단계는 **경청**이다. 경청에는 대상자에게 전적으로 주의를 기울이고 왜 화가 나는지 차분히 물어보고 이해하는 방식으로 고개를 끄덕이는 것이 포함된다. 당신의 비언어적 신호는 개방적이고 위협적이지 않다. 대상자는 자신이 위협을 느낀다고 반복하지만, 그의 목소리톤이 부드러워지고 확신이 덜 든다는 것을 알게 된다. 당신은 대상자를 돕고 싶을 뿐이라고 안심시킨다. 또한 당신은 대상자와 **공감**한다. 대상자가 불편하고 안전하지 않음을 느끼고 있다는 것을 언급함으로써 대상자의 정서를 공감한다. 대상자가 겪고 있는 것을 이해한다고 강조하면서 대상자가 사용하는 말을 되풀이한다. 당신은 그에게 앉는 것이 더 편한지를 묻고 의자를 제공한다. 당신은 주변에 있는 사람들에게 대상자의 안전을 위해 자리를 피해 줄 것을 당부한다. 대상자가 앉음에 따라 대상자의 감정에 대해 **동의**한다. 당신은 대상자가 그들이 당신을 해치려고 하는 감정을 느낀다고 다시 말해 본다. 당신은 대상자에게 아무도 당신에게 해를 끼치지 않을 것이라고 말함으로써 지지를 제공한다. 다른 의자를 가지고 그와 마주하며 대상자와 눈높이를 같이 한다. 대상자에게 정맥주사가 뽑힌 주변에 마른 피가 있는 팔을 볼 수 있는지 물어본다. 대상자는 팔을 뻗게 되고 장갑을 착용해서 따뜻한 손길로 멸균거즈를 적용한다. 이제 당신은 대상자와 **파트너**가 되기 시작한다. 당신은 다음 단계를 계획하고 문제를 해결하는 데 관여한다. 대상자가 자신이 누구며, 어디에 있는지에 대한 당신의 질문에 올바르게 대답한 후 대상자의 방으로 돌아갈 수 있는지 물어본다. 당신은 대상자와 회복단계와 퇴원목표에 대해 이야기를 한다. 대상자는 당신을 신뢰하게 된다.

의료 및 정신적 건강 이슈가 충돌하는 이러한 상황은 흔하다. 특히 알츠하이머질환(Stone, Johnstone, Mitrofanis, & O'Rourke, 2014)과 같은 경우, 정신상태를 낮추는 것이 그 과정이다. 건강관리제공자는 이러한 상황을 알아야 하고 준비해야 한다. L.E.A.P.를 사용하는 것이 잠재적으로 위험한 상황을 감소시키는 데 이상적이다.

3) 가정 · 지역사회 기반 간호

스트레스 유발상황에 노출된 경험이 있는 대상자는 또 다른 스트레스에 취약해지고 비효과적인 대처를 하게 된다. 따라서 적절한 대처와 적응을 위한 지속적인 지지가 특히 중요하며 지지집단이 있으면 더욱 효과적일 수 있다(그림 41-7). 지지집단은 비공식적이거나 공식적일 수도 있는데, 가족과 친구 및 종교 지도자 등이 비공식적 집단이라면, 알츠하이머질환 대상자의 가족구성원으로 구성된 알츠하이머질환협회는 공식적인 지지집단이다. 또한 미국암환자협회를 통하면 암 관련 지지그룹에 쉽게 접근할 수 있다. 이와 같은 집단은 돌봄과 관련된 스트레스를 경험하는 가족에게 도움이 되며 대처전략과 효과적인 적응을 위한 유용한 자료를 제공받을 수 있어서 특정한 문제나 요구를 충족시킬 수 있다.

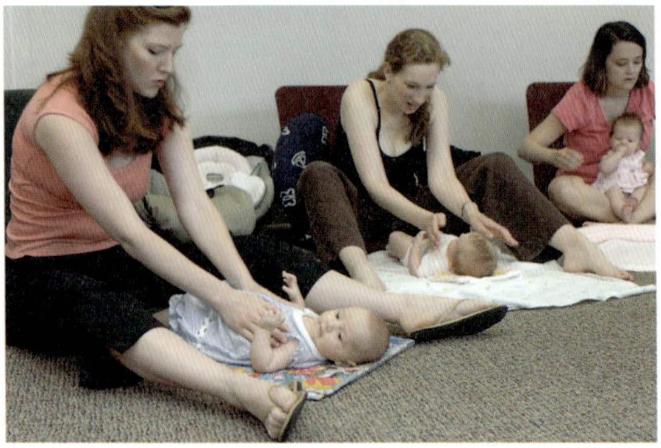

그림 41-7 비슷한 요구를 가진 사람을 위한 가치 있는 감정배출구가 되는 지지모임

대상자 간호계획
자기돌봄 결핍 대상자

간호진단

스트레스원 관리능력 부족으로 인한 상황적 위기 · 임상징후와 관련된 비효과적 대처

간호목표

대상자는 현 문제의 원인 및 스트레스 발생 시 평소의 개인적 대처전략을 확인한다.

간호성과 기준

- 대상자는 24~48시간 내에 현 정서적 상태와 관련된 감정을 말로 표현한다.
- 대상자는 첫 1주 동안 최근에 스트레스를 주는 생활사건이나 스트레스원을 확인한다.
- 대상자는 현 스트레스의 징후와 증상을 확인한다.
- 1주 내에 대상자는 현 대처양상 및 이러한 행동의 결과를 확인한다.

간호중재	이론적 근거
1. 대상자와 의논하여 스트레스의 원인 및 기여요인을 사정한다(예: 상실, 비애, 부적당한 지지, 최근 생활 변화).	1. 원인요인의 사정은 치료계획을 개발하는 데 있어 정보를 제공한다.
2. 개인의 현 대처상태를 사정한다. 최근 생활변화의 증상 발현 및 상관관계를 파악한다. 자해 위험성을 사정한다.	2. 현 대처기술의 확인은 대처의 적절성과 부적절성을 사정하는 데 도움이 된다.
3. 현 대처기술의 효과를 평가하도록 대상자를 격려한다.	3. 대처기술 및 결과에 대한 개인적 이해를 통해 수용 가능한 대처사용을 강화하거나 대상자가 대처 시 대안을 찾도록 격려한다.

간호진단

대상자는 적절한 대처전략을 설명한다.

간호성과 기준

- 대상자는 1~3개월 내에 스트레스를 감소시키기 위해 환경을 변화시킨다.
- 대상자는 몇 가지 새로운 대처기술을 실천하고(예: 이완기술, 자기주장, 운동, 감정을 말하기, 생각정지, 긍정), 꾸준히 실천할 수 있는 기술을 적어도 한 가지 선택한다.
- 대상자는 사회적 지지망의 효과를 사정한다.

간호중재	이론적 근거
1. 적극적인 태도로 대상자가 문제를 해결하도록 돕는다.	1. 건전한 대처전략의 개발은 스트레스를 제거하거나 감소시키는 데 도움이 되며, 만성질환의 발생가능성을 감소시킨다.
2. 대상자가 스트레스를 주는 환경 내 문제를 확인하도록 돕고, 가능하다면 환경 내 문제들을 변화시키는 방법을 논의한다.	2. 대상자는 필요한 변화를 유도할 수 있는 방법을 알아야 한다.
3. 발생한 문제를 대상자가 조절할 수 없을 때 활용할 수 있는 스트레스 감소 기술을 찾도록 돕는다.	3. 기법의 확인과 더불어, 대상자는 이를 이해할 필요가 있으며, 이들의 유용성을 위해 적당한 기술을 학습할 필요가 있다.
4. 대상자가 사회적 지지망을 확인하도록 지원한다. a. 사회적 지지망을 활성화시킨다. b. 대상자가 지지집단을 찾을 수 있도록 돕는다.	4. 내적 대처자원뿐만 아니라 외적 대처자원이 필요하다.

간호평가

2017/10/17 15:00 – 대상자는 첫 일주일 동안 겪은 스트레스에 대한 현 감정을 말로 표현한다.
- 대상자는 현 스트레스의 증상 및 징후와 첫 일주일 동안 효과적인 대처양상을 규명한다.
- 대상자는 한 달 내에 스트레스를 줄이기 위해 환경적 변화가 있어야 한다고 말한다.
- 대상자는 이완기술과 확언 등의 대처기술을 사용하기 시작한다.
- 대상자는 한 달 내에 사회 · 가족적 지지의 효율성을 평가한다.

– RN 김수경

평소에 이러한 지지집단이 있음을 염두에 두고, 이들을 적절히 연계시켜 다른 건강관리전문가들과의 지지망을 개발한다.

8. 간호평가

구체적인 성과기준은 대상자의 목표달성 측정도구이며 간호중재는 목표달성의 수단이다. 성과평가기준은 대상자의 목표달성을 측정하기 위해 개별적으로 작성되어야 한다.

간호목표

대상자는 일상생활에서 스트레스원을 확인한다.

간호성과 기준

- 기대되는 성과 대상자는 간호사와 다음 모임이 있기 전에 자신에게 스트레스를 주는 사건이 무엇인지 파악한다.
- 대상자는 스트레스 상황이 발생하기 전에 간호사와 상의하여 예견된 스트레스 상황을 서술한다.
- 대상자는 간호사와 논의한 다음, 긍정적 · 부정적 스트레스원 사이의 차이를 확인한다.

간호목표

대상자는 스트레스 상황에 대한 평상시 자신의 대처전략을 규명한다.

간호성과 기준

- 대상자는 자신의 대처양상을 최소한 10개 명명한다.
- 대상자는 자신이 이전반응을 강화하는 데 사용한 기술이나 새로운 반응을 확립하는 데 사용할 기술들을 서술한다.
- 간호사가 보는 가운데, 대상자는 스트레스를 받는 동안 효과적인 스트레스 관리기법을 의식적으로 시행한다.

간호목표

대상자는 스트레스와 대처전략이 일상생활활동 수행능력에 미치는 영향을 말로 표현한다.

간호성과 기준

- 처음 가정 방문 시, 대상자는 간호사에게 스트레스 반응 결과를 말하고 스트레스를 일으키는 특정한 일상생활 수행능력에 이상이 있는지를 규명한다.
- 다음 과정을 교육받은 후 대상자는 특정 대처전략이 어떻게 일상생활활동을 방해하거나 증진시키는지 서술한다.
- 다음 번 가정 방문 시, 대상자는 방문간호사에게 스트레스관리 및 일상생활활동 수행능력을 돕는 데 효과적인 새로운 대처기술을 설명한다.

주요개념

- 스트레스는 삶의 일부로서 긍정적이거나 부정적인 효과를 미친다.
- 스트레스에 대한 성공적인 대처는 스트레스 반응으로서 변화 혹은 지속적인 적응이 필요하다.
- 항상성은 안정적인 기능을 유지하기 위한 통합적인 생리적 과정으로 구성된다.
- 이질평형상태는 지속적인 변화의 측면에서 안정성을 유지하고 새로운 수준의 기능에 적응하는 신체능력을 말한다.
- 이질평형의 가중은 만성적 스트레스원이 누적된 결과이고 병리적 과정을 일으킬 수 있다.
- 시상하부–뇌하수체–부신 축(HPA–axis) 체계와 자율신경계는 스트레스에 대한 생리적 반응을 중개한다.
- 대처는 개인이 마주치는 스트레스나 사건을 조절하는 개별적인 과정을 말한다.
- 부적절한 대처는 알코올, 약물, 과도흡연, 수면의 증가, 철회, 질병 등의 형태로 나타날 수 있다.
- 부적절한 대처는 개인의 일상생활활동 수행능력의 효과적인 관리를 방해할 수 있다.
- 대처와 적응의 사정은 대처방법의 과거력을 포함하며 비효과적인 대처의 위험, 대처와 적응부전을 규명하는 것이다.
- 간호중재는 일상적인 스트레스 상황에서 대상자가 스스로의 전략을 사용할 때 대상자를 지지해 주고, 건강한 대처전략을 개발하도록 해 준다.
- 지역사회기반 간호는 효과적인 대처전략을 유지하기 위해 개인과 집단 모두를 지지하는 것이다.

REFERENCES

Akdeniz, C., Tost, H., Streit, F., Haddad, L., Wust, S., Schafer, A., et al. (2014). Neuroimaging evidence for a role of neural social stress processing in ethnic minority-associated environmental risk. *JAMA Psychiatry*. DOI: 10.1001/jamapsychiatry.2014.35.

American Institute of Stress. (2010). *Stress, definition of stress, stressor, what is stress? eustress?* Retrieved February 17, 2010, from www.stress.org/topicdefinition-stress.htm

Amador, X. (2001). *I am not sick I dont't need help - How to help someone with mental illness accept treatment*. New York: Vida Press.

Bacon, E., Milne, D. L., Sheikh, A. I., & Freeston, M. H. (2009). Positive experiences in caregivers: An exploratory case series. *Behavioural and Cognitive Psychotherapy, 37*(1), 95–114.

Bandura, A. (1977). Self-efficacy: Toward a unifying theory of behavioral change. *Psychological Review, 84*(2), 191–215.

Bellar, A., Kunkler, K., & Burkett, M. (2009). Understanding, recognizing, and managing chronic critical illness syndrome. *Journal of the American Academy of Nurse Practitioners, 21*(11), 571–578.

Bilkei-Gorzo, A., Otto, M., & Zimmer, A. (2008). Environmental modulation of anxiety-related neuronal activity and behaviors. *Behavioural Brain Research, 186*(2), 289–292.

Bilkei-Gorzo, A., Racz, I., Michel, K., Mauer, D., Zimmer, A., & Klingmuller, D. (2008). Control of hormonal stress reactivity by the endogenous opioid system. *Psychoneuroendocrinology, 33*(4), 425–436.

Boehm, H., & Morast, S. (2009). Quiet time: A daily period without distractions benefits both patients and nurses. *American Journal of Nursing, 109*(11 Suppl), 29–32.

Bondarenko, E., Hodgson, D. M., & Nalivaiko, E. (2014). Amygdala mediates respiratory responses to sudden arousing stimuli and to restraint stress in rats. *American Journal of Physiology Regulatory, Integrative and Comparative Physiology*. DOI: 10.1152/ajpregu.00528.2013.

Bornstein, N. M., Brainin, M., Guekht, A., Skoog, I., & Korczyn, A. D. (2014). Diabetes and the brain: Issues and unmet needs. *Neurological Science*. DOI: 10.1007/s10072-014-1797-2.

Bryanton, J., & Beck, C. T. (2010). Postnatal parental education for optimizing infant general health and parent-infant relationships. *Cochrane Database of Systematic Reviews, Issue 1*, Art No. CD00468. DOI: 10.1002/14651858.CD004068.pub3.

Buchholz, K. R., & Stephens, R. S. (2008). The cytosolic pattern recognition receptor NOD1 induces inflammatory interleukin-8 during Chlamydia trachomatis infection. *Infection & Immunity, 76*(7), 3150–3155. DOI: 10.1128/iai.00104-08.

Cheng, G., Huang, C., Deng, H., & Wang, H. (2012). Diabetes as a risk factor for dementia and mild cognitive impairment: A meta-analysis of longitudinal studies. *Internal Medicine Journal, 42*(5), 484–491. DOI: 10.1111/j.1445-5994.2012.02758.x.

Chesney, M. A., Neilands, T. B., Chambers, D. B., Taylor, J. M., & Folkman, S. (2006). A validity and reliability study of the coping self-efficacy scale. *British Journal of Health Psychology, 11*(Part 3), 421–437.

Chovatiya, R., & Medzhitov, R. (2014). Stress, inflammation, and defense of homeostasis. *Molecular Cell, 54*(2), 281–288. DOI: 10.1016/j.molcel.2014.03.030.

Chrousos, G. P. (2009). Stress and disorders of the stress system. *Nature Reviews Endocrinology, 5*(7), 374–381.

Claudianos, C., Lim, J., Young, M., Yan, S., Cristino, A. S., Newcomb, R. D., et al. (2014). Odor memories regulate olfactory receptor expression in the sensory periphery. *European Journal of Neuroscience*. DOI: 10.1111/ejn.12539.

Darnall, B. D., & Suarez, E. C. (2009). Sex and gender in psychoneuroimmunology research: Past, present and future. *Brain, Behavior, and Immunity, 23*(5), 595–604.

Di, S., Maxson, M. M., Franco, A., & Tasker, J. G. (2009). Glucocorticoids regulate glutamate and GABA synapse-specific retrograde transmission via divergent nongenomic signaling pathways. *Journal of Neuroscience, 29*(2), 393–401.

Dusek, J. A., & Benson, H. (2009). Mind-body medicine: A model of the comparative clinical impact of the acute stress and relaxation responses. *Minnesota Medicine, 92*(5), 47–50.

Epel, E., Daubenmier, J., Moskowitz, J. T., Folkman, S., & Blackburn, E. (2009). Can meditation slow rate of cellular aging? Cognitive stress, mindfulness, and telomeres. *Annals of the New York Academy of Sciences, 1172*, 34–53.

Esch, T., & Stefano, G. B. (2010). The neurobiology of stress management. *Neuro Endocrinology Letters, 31*(1), 30.

Franklin, T. B., Saab, B. J., & Mansuy, I. M. (2012). Neural mechanisms of stress resilience and vulnerability. *Neuron, 75*(5), 747–761. DOI: 10.1016/j.neuron.2012.08.016.

Garland, E., Gaylord, S., & Park, J. (2009). *The role of mindfulness in positive reappraisal. Explore* (New York, N.Y.), 5(1), 37–44.

Gillespie, C. F., Phifer, J., Bradley, B., & Ressler, K. J. (2009). Risk and resilience: Genetic and environmental influences on development of the stress response. *Depression and Anxiety, 26*(11), 984–992.

Gray, J. D., Milner, T. A., & McEwen, B. S. (2013). Dynamic plasticity: The role of glucocorticoids, brain-derived neurotrophic factor and other trophic factors. *Neuroscience, 239*, 214–227. DOI: 10.1016/j.neuroscience.2012.08.034.

Holsboer, F., & Ising, M. (2010). Stress hormone regulation: Biological role and translation into therapy. *Annual Review of Psychology, 61*, 81–109, C101–111.

Iqbal, S., & Hood, D. A. (2014). Oxidative stress-induced mitochondrial fragmentation and movement in skeletal muscle cells. *American Journal of Physiology: Cell Physiology*. DOI: 10.1152/ajpcell.00017.2014.

Juruena, M. F. (2013). Early-life stress and HPA axis trigger recurrent adulthood depression. *Epilepsy and Behavior*. DOI: 10.1016/j.yebeh.2013.10.020.

Kanner, A. D., Coyne, J. C., Schaefer, C., & Lazarus, R. S. (1981). Comparison of two modes of stress measurement: Daily hassles and uplifts versus major life events. *Journal of Behavioral Medicine, 4*(1), 1–39.

Karatsoreos, I. N., & McEwen, B. S. (2011). Psychobiological allostasis: Resistance, resilience and vulnerability. *Trends in Cognitive Sciences, 15*(12), 576–584. DOI: 10.1016/j.tics.2011.10.005.

Knight, B. G., & Sayegh, P. (2010). Cultural values and caregiving: The updated sociocultural stress and coping model. Journals of Gerontology. *Series B, Psychological Sciences and Social Sciences, 65B*(1), 5–13.

Lazarus, R. S. (1981). Little hazards can be hazardous to your health. *Psychology Today, 15*(7), 11–31.

McEwen, B. S. (2008). Central effects of stress hormones in health and disease: Understanding the protective and damaging effects of stress and stress mediators. *European Journal of Pharmacology, 583*, 174–185.

McEwen, B. S. (2007). Physiology and neurobiology of stress and adaptation: Central role of the brain. *Physiological Reviews, 87*(3), 873–904.

McEwen, B. S. (2009). The brain is the central organ of stress and adaptation. *NeuroImage, 47*(3), 911–913.

McEwen, B. S., Eiland, L., Hunter, R. G., & Miller, M. M. (2012). Stress and anxiety: Structural plasticity and epigenetic regulation as a consequence of stress. *Neuropharmacology, 62*(1), 3–12. DOI: 10.1016/j.neuropharm.2011.07.014.

McEwen, B. S., & Getz, L. (2013). Lifetime experiences, the brain and personalized medicine: An integrative perspective. *Metabolism, 62*(Suppl 1), S20–S26. DOI: 10.1016/j.metabol.2012.08.020.

McEwen, B. S., & Wingfield, J. C. (2010). What is in a name? Integrating homeostasis, allostasis and stress. *Hormones and Behavior, 57*(2), 105–111.

NAMI. (2014). *National Alliance on Mental Illness.* Retrieved October 26, 2014, from http://www.nami.org/

NANDA-Association International (NANDA-I). (2014). *Nursing diagnoses: Definitions and classification, 2015–2017.* West Sussex, England: Wiley-Blackwell.

National Institute of Diabetes and Digestive and Kidney Diseases. (2014). *National Institute of Health Statistics.* Retrieved September 7, 2011, from http://diabetes.niddk.nih.gov/DM/PUBS/statistics/#i_people

Paysnick, A. A., & Burt, K. B. (2014). Moderating effects of coping on associations between autonomic arousal and adolescent internalizing and externalizing problems. *Journal of Clinical Child and Adolescent Psychology, 34*(10), 1–13. DOI: 10.1080/15374416.2014.891224.

Raineki, C., Hellemans, K. G., Bodnar, T., Lavigne, K. M., Ellis, L., Woodward, T. S., et al. (2014). Neurocircuitry underlying stress and emotional regulation in animals prenatally exposed to alcohol and subjected to chronic mild stress in adulthood. *Front Endocrinol (Lausanne), 5,* 5. DOI: 10.3389/fendo.2014.00005.

Romero, L. M., Dickens, M. J., & Cyr, N. E. (2009). The Reactive Scope Model—a new model integrating homeostasis, allostasis, and stress. *Hormones and Behavior, 55*(3), 375–389.

Selye, H. (1950). Stress and the general adaptation syndrome. British Medical Journal, 1(4667), 1383–1392.

Selye, H., & Fortier, C. (1950). Adaptive reaction to stress. *Psychosomatic Medicine, 12*(3), 149–157.

Sherman, D. K., Kim, H. S., & Taylor, S. E. (2009). Culture and social support: Neural bases and biological impact. *Progress in Brain Research, 178,* 227–237.

Sierra, A., Beccari, S., Diaz-Aparicio, I., Encinas, J. M., Comeau, S., & Tremblay, M. E. (2014). Surveillance, phagocytosis, and inflammation: How neverresting microglia influence adult hippocampal neurogenesis. *Neural Plasticity, 2014,* Article No. 610343. DOI: 10.1155/2014/610343.

Stickley, A., Koyanagi, A., Koposov, R., Schwab-Stone, M., & Ruchkin, V. (2014). Loneliness and health risk behaviours among Russian and U.S. adolescents: A cross-sectional study. *BMC Public Health, 14*(1), 366. DOI: 10.1186/1471-2458-14-366.

Stone, J., Johnstone, D. M., Mitrofanis, J., & O'Rourke, M. (2014). The mechanical cause of age-related dementia (Alzheimer's Disease): The brain is destroyed by the pulse. *Journal of Alzheimers Disease.* DOI: 10.3233/jad-141884.

Timmermans, W., Xiong, H., Hoogenraad, C. C., & Krugers, H. J. (2013). Stress and excitatory synapses: From health to disease. *Neuroscience, 248,* 626–636. DOI: 10.1016/j.neuroscience.2013.05.043.

Tudor-Locke, C. (2009). Promoting lifestyle physical activity: Experiences with the First Step Program. A*merican Journal of Lifestyle Medicine, 3*(1 Suppl), 50S–54S.

Vaughan, V. C., Martin, P., & Lewandowski, P. A. (2013). Cancer cachexia: Impact, mechanisms and emerging treatments. *J Cachexia Sarcopenia Muscle, 4*(2), 95–109. DOI: 10.1007/s13539-012-0087-1.

Verhoog, M. B., Goriounova, N. A., Obermayer, J., Stroeder, J., Hjorth, J. J., Testa-Silva, G., et al. (2013). Mechanisms underlying the rules for associative plasticity at adult human neocortical synapses. *Journal of Neuroscience, 33*(43), 17197–17208. DOI: 10.1523/jneurosci.3158-13.2013.

Wagner, R., Staiger, H., Ullrich, S., Stefan, N., Fritsche, A., & Haring, H. U. (2014). Untangling the interplay of genetic and metabolic influences on beta-cell function: Examples of potential therapeutic implications involving TCF7L2 and FFAR1. *Molecular Metabolism, 3*(3), 261–267. DOI: 10.1016/j.molmet.2014.01.001.

Washington, T. D. (2009). Psychological stress and anxiety in middle to late childhood and early adolescence: Manifestations and management. *Journal of Pediatric Nursing, 24*(4), 302–313.

Weber, J., & Kelley, J. (2014). *Health assessment in nursing* (5th ed.). Philadelphia, PA: Lippincott Williams & Wilkins.

Willfuhr, K., & Myrskyla, M. (2014). Disease load at conception predicts survival in later epidemics in a historical French-canadian cohort, suggesting functional trans-generational effects in humans. *PLoS One, 9*(4), e93868. DOI: 10.1371/journal.pone.0093868.

World Health Organization. (2014). *Diabetes Facts. Retrieved April 25,* 2014, from http://www.who.int/diabetes/facts/world_figures/en/

Wosiski-Kuhn, M., Erion, J. R., Gomez-Sanchez, E. P., Gomez-Sanchez, C. E., & Stranahan, A. M. (2014). Glucocorticoid receptor activation impairs hippocampal plasticity by suppressing BDNF expression in obese mice. *Psychoneuroendocrinology, 42,* 165–177. DOI: 10.1016/j.psyneuen.2014.01.020.

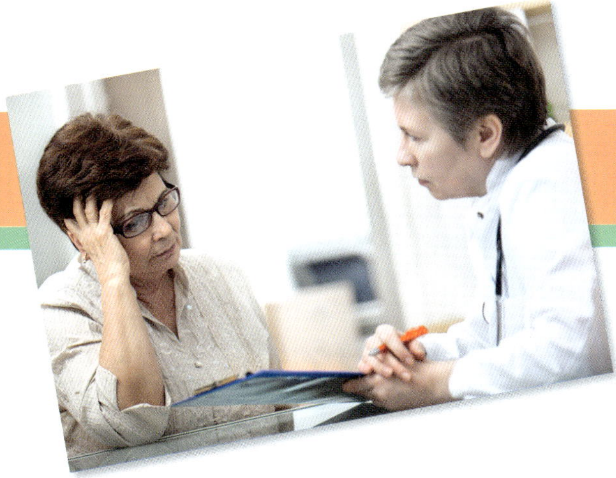

CHAPTER 42

성

Human Sexuality

Nancy Westvang

비판적 사고를 위한 사례

김 간호사는 여성병원에서 근무하고 있다. 한 이혼 여성이 2개월 동안 월경을 하지 않아서 건강검진을 하기 위하여 병원에 왔다. 여성은 김 간호사에게 현재 콘돔 사용을 거부하는 새로운 남성과 성생활을 하고 있으며, 본인은 어떤 피임도 하고 있지 않다고 말했다.

이 장을 학습한 후, 위의 사례를 읽고 다음의 내용에 대하여 비판적 사고를 적용하여 복습한다.

1. 위 상황에서 김 간호사의 느낌과 감정을 확인한다. 김 간호사의 반응에 대한 가능한 설명을 추측한다.
2. 김 간호사가 대상자로부터 얻지 못한 불충분한 정보를 확인하고, 왜 그러한 정보가 더 필요한지 이론적 근거를 제시한다.
3. 김 간호사가 대상자에게 어떻게 접근하였을 때, 가능한 한 자세한 정보를 더 잘 얻어낼 수 있는지를 생각한다.
4. 대상자를 위한 향후 계획에 대해 설명한다.

주요용어

갱년기 climacteric
독신 celibacy
동성애 homosexual
발기부전 erectile dysfunction
성 sexuality
성교통 dyspareunia
성전환자 transsexual
성적 극치감 orgasm
성전환자 transgender
양성애 bisexual
월경 menstruation
음위, 발기불능 impotence
음핵 clitoris
이성애 heterosexual
자위(수음) masturbation
전희 foreplay
조기사정 premature ejaculation
중성 intersex
질경련 vaginismus
초경 menarche
폐경 menopause
포피 foreskin, prepuce

학습목표

1. 남성과 여성의 생식기계의 구조를 서술한다.
2. 성적 표현, 월경 및 인간의 성기능으로서 생식을 논의한다.
3. 남성과 여성의 성 반응주기를 비교한다.
4. 모든 인생주기와 성을 관련짓는다.
5. 성기능에 영향을 미치는 요인을 확인한다.
6. 성에 있어서 흔한 위험과 변화를 서술한다.
7. 성기능과 관련 있는 간호과정을 이해한다.
8. 유방이나 고환 자가검진을 수행할 수 있도록 대상자에게 교육한다.

오늘날 매스컴은 성문제를 상당히 개방적으로 다루지만, 일부에서는 여전히 인간의 성과 성문제에 관해 언급하는 것을 주저한다. 오늘날의 개방적인 성적 표현과 더불어 성매개질환에 대한 두려움 또한 고조되고 있다.

대부분의 간호사는 직접적으로 성과 관련이 없는 환경에서 대상자와 함께 근무하지만, 어떤 환경의 대상자는 성적 관심을 가지고 간호사를 대하기도 한다. 또한 대상자가 성문제를 갖고 있지만 간호사나 다른 건강관리제공자에게 알리는 것을 주저하는 경우도 있다. 그러므로 성문제는 대상자 문진의 한 부분으로 이루어져야 한다. 일부 흔한 문제는 건강관리기관에서 다룰 수 있을지라도 더 진행된 문제는 전문적으로 훈련된 인력의 관리가 필요하다. 간호사는 그들의 인성, 전문성 및 한계성을 인식해야 하지만, 이것이 대상자의 간호를 방해해서는 안 된다. 일반적 건강관리행위 중 인간의 성문제를 다루는 것은 아무리 강조해도 지나치지 않을 만큼 중요하다.

최근에 신중하면서도 진취적인 방향으로 The Surgeon General's Call to Action To Promote Sexual Health and Responsible Sexual Behavior(2001)이 'U.S. Office of the Surgeon General'에서 발간되었다. 이 문서는 공중보건 측면에서 성에 접근하여, 우리 사회의 건강과 안녕을 증진시키기 위해서는 건전한 성행위를 장려해야 한다고 강조하고 있다. 책임 있는 성행위는 2000년 이래 미국 내 상위 10위권 지표 중 하나였으며 앞으로도 2020년까지 Healthy People (HealthyPeople.Gov)에 지속적으로 중요성이 다루어지게 될 것이다. 일상적인 의료 행위에서 인간의 성에 관한 문제를 다루는 것이 지나치게 강조될 수는 없다. 세계보건기구(WHO)에서는 성행위 및 생식 보건에의 쉬운 접근은 기본적인 인권 실현을 촉진하는 것으로 본다(WHO, 2014).

1. 성의 구조와 기능

성(sexuality)에는 성기관의 기능 및 그들 자신의 기능지각, 성적 표현 및 선호도가 포함된다. 인간의 성적 반응은 다양하며, 많은 요인에 의해 영향을 받는다(WHO, 2011). 이러한 요인은 심리적 · 정서적 · 문화적 문제이며, 가치관과 도덕적 관점 및 신체적인 안락함과 성관계의 질이 포함된다(National Institutes of Health, 2009). 성관계가 없는 사람이라도 성정체성은 가지고 있다. 대상자는 당혹감, 죄책감, 분노, 슬픔 또는 좌절감과 같은 성기능 장애와 관련된 다양한 감정을 경험할 수 있다(Latif & Diamond, 2013). 성관계에 관계되지 않은 사람 또한 성적 정체성을 가진 성적 존재로 보아야 한다.

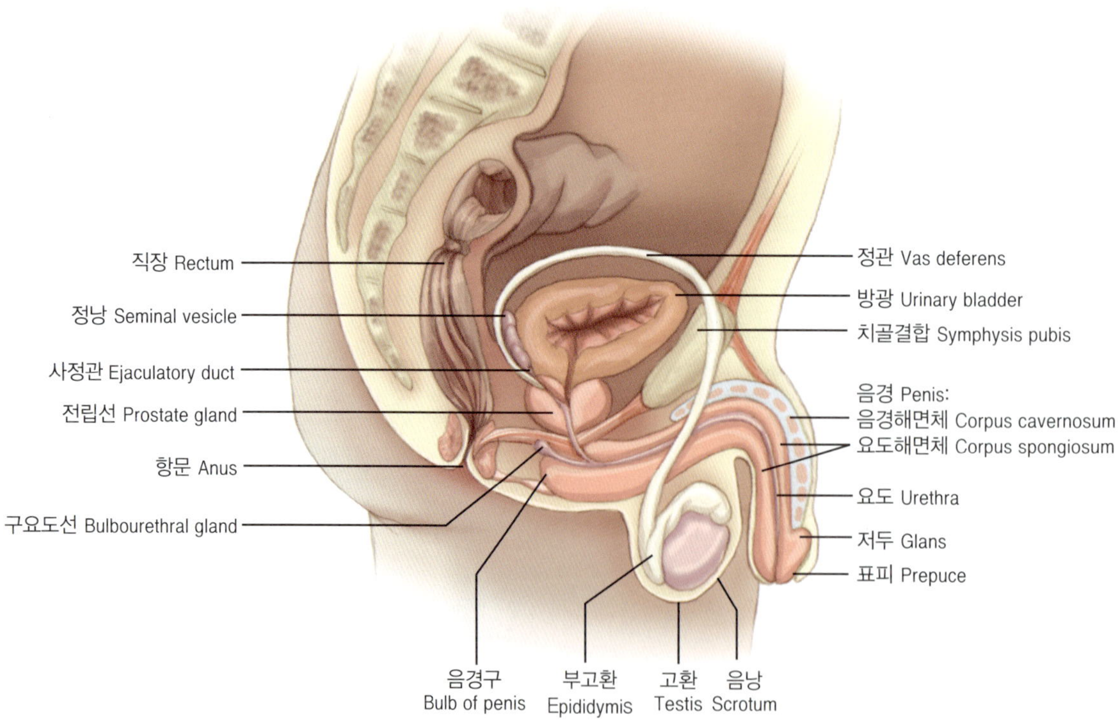

그림 42-1 남성 생식기계의 외부기관과 내부기관

1) 생식기계의 구조

성은 생식과 동의어가 아니지만, 인간의 성적 반응에 관여한다. 명확성을 위해 남성과 여성의 생식기계를 나누어서 논의하고자 한다.

(1) 남성 생식기계

남성 생식기계(male reproductive system)(그림 42-1)는 외부 및 내부기관으로 구성되어 있다. 외부기관은 음경과 음낭이다. 음경은 음경간부와 귀두로 이루어진 원통형으로 매달려 있는 발기기관이다. 음경간부에는 방광에서 나온 소변의 출구인 요도가 있다. 귀두는 뿔 모양의 음경두부로서, 포피(prepuce, foreskin)라고 하는 느슨한 피부로 덮여 있다. 포경수술을 하지 않은 남성은 성교 및 청결을 위해 귀두를 뒤로 잡아당길 수 있다. 포경수술을 한 남성은 포피를 수술로 제거했기 때문에 귀두가 노출되어 있다. 음낭은 고환을 포함한 느슨한 주머니 모양의 낭이다. 고환은 남성세포(정자)와 테스토스테론(testosterone, 남성 호르몬)을 생성하는 남성 생식선이다.

내부기관으로는 전립선과 정낭이 있다. 이들 선은 대부분의 정액을 만들고 저장한다. 정액(seminal fluid)과 정자가 결합된 것이 정액(semen)이며, 성적 극치감 시

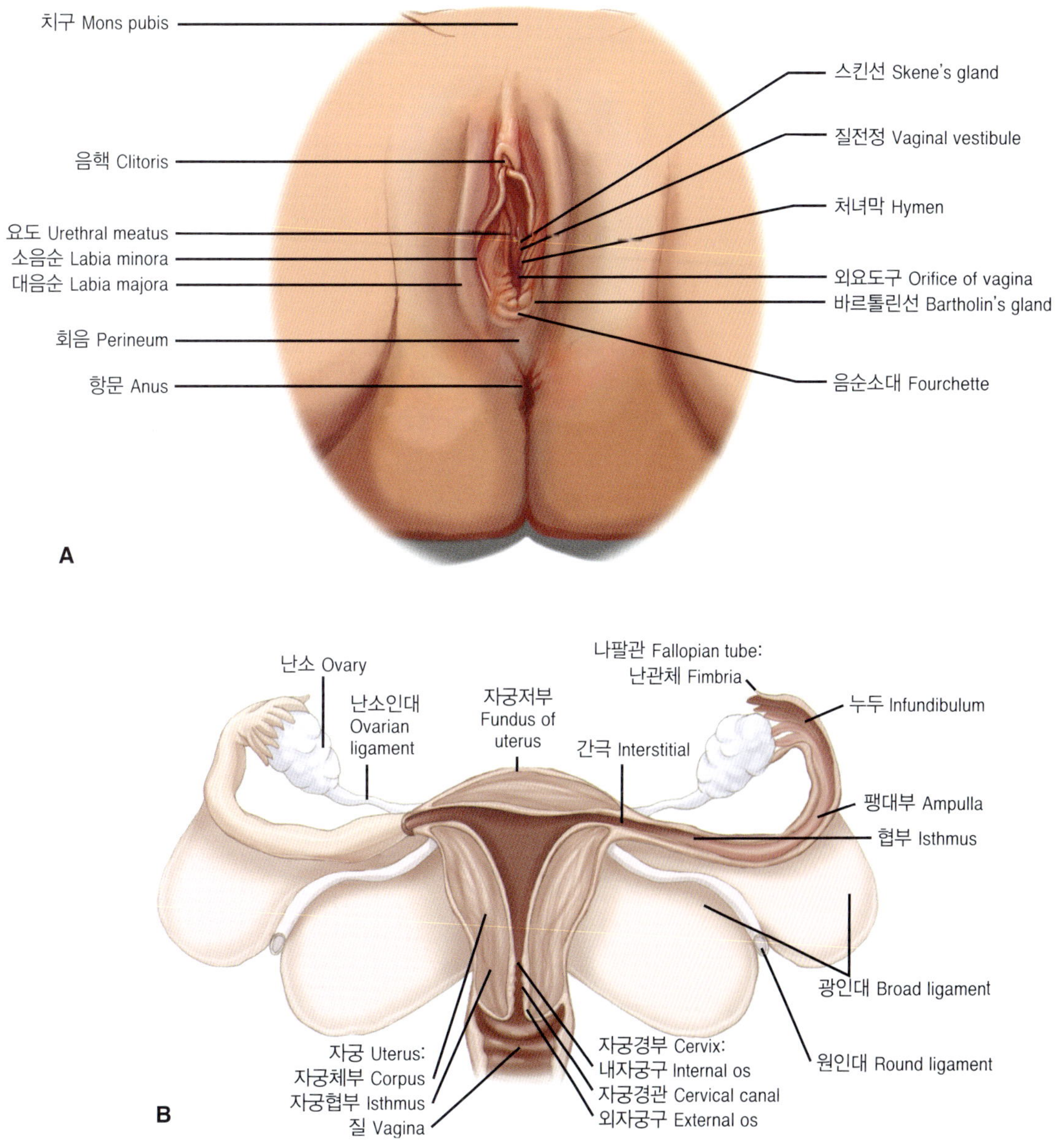

그림 42-2 여성 생식기계 A: 외부생식기, B: 내부생식기

요도를 통해 분비된다.

(2) 여성 생식기계

여성 생식기계(female reproductive system) 또한, 외부 및 내부 기관으로 이루어져 있다.

① 외부생식기

외부생식기(external genitalia)는 치구, 대음순, 소음순, 음핵, 요도구, Skene선과 Bartholin선과 질구이다(그림 42-2A). 합해서 이들 대부분을 회음부라고 한다.

치구는 지방조직대로서 치골결합이라는 뼈 돌출부를 덮고 있다. 음순은 외부생식기의 경계이다. 대음순은 질입구 측면에 위치하여 외측 경계를 형성하고 소음순은 대음순 내면에 있는 얇은 주름이다.

음핵(clitoris)은 남성의 음경과 같은 기관으로 성감극을 유발할 수 있는 자극에 대해 반응한다. Skene선은 요도구 내측과 후면에 위치하며, Bartholin선은 질전정의 외측면에 있는 작은 점액선이다. Skene와 Bartholin선은 소량의 윤활제를 생성한다. 이들 선이 성적 흥분 동안에 충분한 양의 질 윤활제를 생성한다고 알려져 있지만, 이들은 매우 소량만을 생성한다.

② 내부생식기

내부생식기(internal genitalia)는 난소, 난관, 자궁과 질(그림 42-2B)이다. 난소는 골반강 양측면에 있는 아몬드 모양의 조직체이다. 여기에는 난자(여성 성세포)와 여성호르몬, 특히 에스트로겐과 프로게스테론이 들어 있다. 난관은 길이가 11.4cm(4.5inch)인 좁은 관이다. 이는 자궁 양측면 외측으로 펼쳐져 있고, 손가락 같은 돌출부에서 끝나지만 난소와 닿지는 않는다.

자궁은 근육으로 이루어진 배 모양의 기관으로 팽창할 수 있으며, 천골과 치골 상부 사이에 위치한다. 자궁은 세 부분으로 구성되어 있는데, 저부와 상부, 비어 있는 체부 및 하부인 자궁이 질과 연결되는 경부이다.

질은 근막관이며, 자궁에서 회음부까지의 통로를 형성한다. 이것은 방광과 직장 사이에 위치한다. 질은 정상적으로 성관계나 태아분만 시 신장되는 잠재적 공간이다.

③ 유방

여성 유방(breasts, 유선이라고도 함)은 생식호르몬인 에스트로겐과 프로게스테론으로부터 직접적으로 영향을 받으며, 수유관이기 때문에 생식기관으로 본다. 유방은 지방과 선조직 및 15~20개의 엽으로 구성되어 있다(그림 42-3). 각 엽에 모인 모유는 유두 끝에 개구되는 유액관을 통해 배액된다. 윤상 색소침착 부위인 유륜은 유두 주위를 둘러싸고 있다. 유륜의 색깔은 밝은 피부인 경우 연한 분홍에서 짙은 분홍이며, 어두운 피부인 경우 연한 갈색에서 짙은 갈색을 띤다. 유방 크기는 여성마다 다르며, 각 여성의 인생주기에 따라 다르다.

2) 성 및 생식기계의 기능

인간은 성관계를 하고, 생식 없이도 성적 표현을 할 수 있다. 남성 생식기계는 정자생성, 성숙, 사정을 담당한다. 여성 생식기계는 주기적으로 난자의 성숙 및 배출을 담당하고, 수정이 일어나면 수정란의 착상을 위해 자궁을 준비한다. 월경, 배란 및 수유경험은 여성의 생식 과정과 관계가 있다.

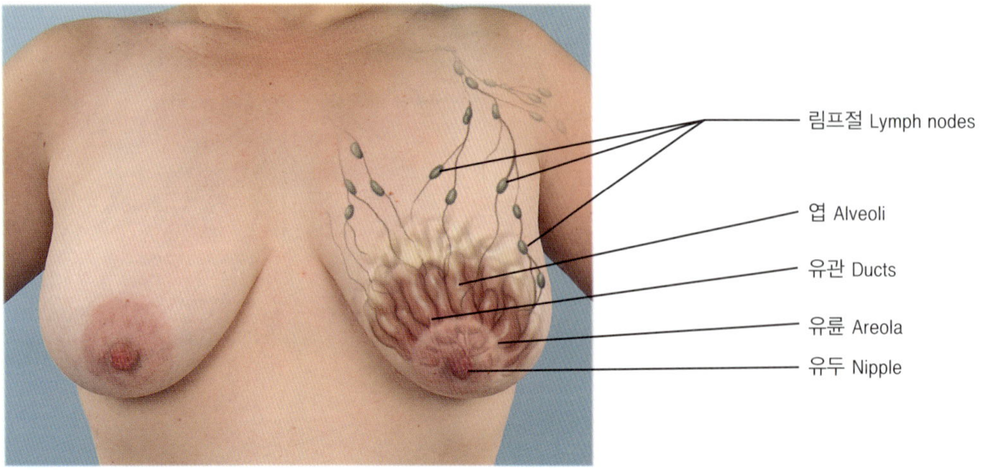

그림 42-3 유방의 구조

(1) 성적 표현

성적 표현(sexual expression)은 다양하다. 성행위에 대한 자신의 생각을 외부로 보여주는 사람도 있고, '정상'이라고 보기 어려운 다양한 성교체위와 자극을 이용하기도 한다. 성적 표현의 횟수는 다양하므로 어떤 것이 '정상'이라고 판단할 수는 없다. 또한 전희(성관계 전 행위)의 양과 종류는 상당히 다양하다. 일부 사람은 파트너와 함께 혹은 혼자서 수음을 한다. 다른 사람은 자신이 성적인 존재라고 생각하지만 금욕(celibacy, 성관계를 금함)을 선택하기도 한다.

(2) 월경 및 배란

월경은 여성에게서 일어나는 생리적 과정이며, 생식기능을 위해 필수적이다. 성적 표현은 월경이 없을 때도[예: 유전적 장애로 태어날 때 난소가 없어서 월경이 없는 여성(터너증후군), 폐경기를 거친 여성] 생길 수 있다. 월경은 여성의 가임기 동안 자궁으로부터 질을 통해 주기적으로 혈성 체액이 배출되는 것이다. 월경주기의 길이는 여성에 따라 다양하게 나타나며, 각 여성의 인생주기는 다양하다. 정상 범위는 21~35일로 다양하나, 평균 주기는 약 28일마다 반복된다.

월경은 여러 호르몬의 상호작용에 달려 있다(그림 42-4). 시상하부는 뇌하수체가 난포자극 호르몬과 황체형성 호르몬을 분비하도록 자극하는 성선자극방출 호르몬을 분비한다. 이들 호르몬은 난소가 임신가능한 상태로 준비시키기 위한 표적기관(질, 유방, 자궁)의 자극을 위해 필요한 에스트로겐과 프로게스테론을 생성하도록 자극한다. 만일 임신이 안 되면, 에스트로겐과 프로게스테론의 수치가 떨어지고, 이때 월경이 일어나며, 회환기전은 새 월경주기로 다시 시작한다.

배란주기는 여포기, 난포기, 황체기로 구성된다. 여포기는 에스트로겐이 증가되고, 완전히 성숙할 때까지 여포가 성숙한다. 여포 또는 난모세포는 난소에서 터져 나와 난포기가 되고, 프로게스테론은 황체기 동안 주된 호르몬으로 수정된 난의 착상 및 유지가 가능하도록 자궁을 준비한다.

자궁내막이나 자궁주기는 증식 및 분비기로 나뉜다. 증식기는 자궁내막이나 자궁선의 증식을 말하는데, 증식기 동안에는 에스트로겐이 증가한다. 분비기 동안에는 프로게스테론이 지배적이며, 내막선은 계속 성장하여 비후되고 조밀해져서 수정란이 착상과 유지되도록 준비한다.

또한 호르몬은 경부 수준에서 자궁에 영향을 미친다. 에스트로겐의 영향을 받은 경부점액은 더 물 같아지고, 알칼리성이 되며, 길게 늘어나는 달걀 흰자위의 특성과 유사하다. 이들 특성은 정자의 생존을 도움으로써 수태가능성을 높이기 위한 준비를 한다.

(3) 수정, 임신 및 출산

수정과 생식이 일어나기 위해서는 몇 가지 복잡한 요인이 작용해야 한다. 먼저, 남성은 충분한 수의 성숙한 정자를 생성해야 하고, 정자는 여성의 경부를 관통하여 자궁과 난관을 관통할 수 있을 정도의 운동력이 있어야 한다. 이러한 이동능력은 경부점액이 알칼리성이 되면 정자를 수용하게 된다. 정자가 난관에 도착하면 난자를 관통할 수

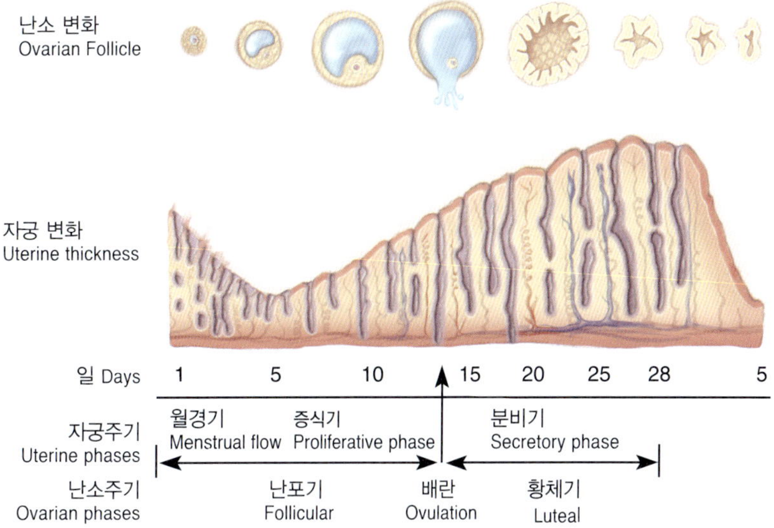

그림 42-4 배란주기와 자궁내막 증식 시 변화를 함께 보여주는 대표적 틀. 배란주기는 황체와 여포 내의 변화를 말한다. 자궁내막의 변화들은 월경 직전의 자궁내막 증식과 월경 직후 자궁내막이 얇아지는 것을 볼 수 있다.

있는 능력을 증가시키는 효소가 방출되어 정자의 표면 특성이 변화하고 수정능력이 생긴다.

임신 가능한 여성에서의 배란발생은 수일이 소요되는 일이기 때문에 앞에서 서술된 과정과 일치해야 한다. 배란 시 난소는 성숙 여포를 한쪽 난관에 내보낸다. 각 난관의 끝에 나팔 혹은 손가락 모양 같은 돌출부는 난소로부터 난자가 빠져 나오도록 돕고, 이를 난관 내로 이동시킨다.

정상적으로 하나의 난자와 정자의 수정은 난관 외측 1/3 지점에서 일어난다(그림 42-2). 수정 후 수정된 수정체는 몇 번의 세포분열을 거쳐 자궁으로 이동하고 자궁벽에 착상한다. 수정 후 첫 2주가 가장 중요하다. 많은 임신이 결함이 있는 난자나 정자 또는 호르몬 불균형 때문에 이 시기에 중단된다. 만일 이와 같은 복잡한 요인과 잠재적 위험에도 불구하고 임신이 지속된다면, 수정란은 배아가 되고 빠르게 성장한다. 평균 임신기간은 수정된 시기로부터 계산하여 약 267일로 38주이며 2주 정도 짧거나 길 수 있다.

출산은 분만3기에 일어나는 정상 과정이며, 진통은 자궁수축을 초래하는 호르몬에 의한 자극이다. 몇 시간 후 산도를 통해 태아가 밖으로 나오게 된다.

(4) 모유생성

임신 시 여성의 유방은 해부학적 · 생리적 변화를 겪는다(그림 42-5). 유방은 커지고 더 민감해진다. 유두는 팽창되며 짙어지고, 유륜의 피지선이 비대해진다. 임신 2기 중반에 유륜세포는 초유를 분비하기 시작하는데, 초유는 노란 액체로서 실제 모유의 전구물질이며, 신생아기에 필요한 중요한 영양분들이 들어 있다.

모유생성은 프로락틴(prolactin), 당류코르티코이드(glucocorticoids), 인슐린과 부갑상선호르몬의 영향에 의해 이루어진다. 에스트로겐과 프로게스테론은 실제로 모유생성을 억제하므로 태반반출과 더불어 에스트로겐과 프로게스테론 수치는 급격히 감소한다.

3) 성의 특성

(1) 성 지남력

성 지남력은 특정 성을 가진 사람에 대한 로맨틱, 감정적 · 핵심적인 내적 · 신체적 이끌림이다(Fenway Institute, 2010). 다양한 형태의 성 지남력(sexual orientation)이 존재한다. 앞에서 언급된 것처럼 성과 성 지남력에서 '정상'인 것은 없다. 어떤 사람은 다른 성의 구성원과 성관계를 하는 이성애(heterosexual)가 있는 반면, 남성과 여성 둘 다 성관계를 하는 양성애(bisexual), 같은 성(性) 구성원과 성관계를 하는 동성애(homosexual)도 있다. 개인의 의료 불균형 문제를 해결하기 위해 2013년 국민건강조사(NHIS)에서 레즈비언, 게이, 양성애자, 트랜스젠더(LGBT)와 같은 성적 지향에 관한 질문이 처음으로 포함되었다. 미국 성인들 가운데 97%가 이성애자이며 1.6%는 게이 또는 레즈비언, 0.7%는 양성애자로 알려져 있다(CDC, 2014a). 미국이 보다 개방적으로 변해가고 있지만 동성애자나 양성애자로 간주되는 사람들은 가족으로부터의 거절과 모욕, 구두 및 신체적 학대의 희생자가 되는 경우가 많다. 성적 취향이 성행위 또는 파트너 선택과 항상 일치하는 것은 아니다. 또한 영구적 혹은 일시적으로 금욕하는 사람도 있다.

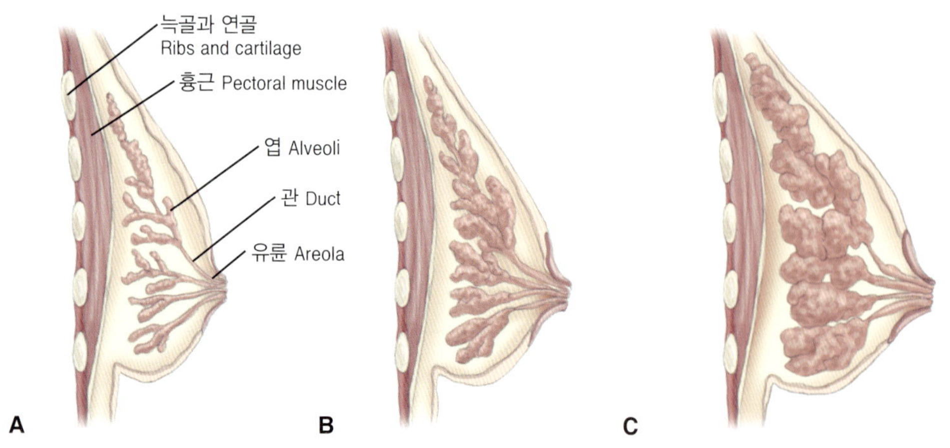

그림 42-5 유방의 구조는 여성마다 다양하며 여성의 인생 전반에 걸쳐 변화한다. A: 임신하지 않은 여성, B: 임신한 여성, C: 수유 여성

(2) 성별 정체성 및 역할

성정체성은 여성, 남성 또는 다른 성에 대한 인간의 심리적 정체성이다(Fenway Institute, 2010). 성별 표현은 사람이 외모와 목소리로 어떤 성별을 나타낼지를 선택하는 방식이다. 반대 성별을 가진 사람들은 성적 지향의 표현에서 여전히 이성애자, 양성애자 또는 동성애자일 수 있다(APA, 2011). 성 역할은 성에 따라 문화가 기대하는 규범적 행동이며, 성 정체성과 그에 상응하는 역할은 성에 영향을 미치므로 다양한 성 정체성과 역할의 복잡성을 이해하는 것이 중요하다(Green, 2009). 간호사는 대상자 확인과 역할 측면에서 성별에 대한 각 대상자의 인식과 해당 성별의 의미를 이해해야 한다. 질병관리본부는 LGBT 건강문제(CDC Resources for LGBT Patients)의 특정 문제를 다루는 건강관리서비스 제공자가 이용할 수 있는 우수한 온라인 자료들을 많이 제공하고 있다.

때때로 성전환(transgender reassignment) 수술을 받았거나 자신과 다른 성이 되기를 바라는 사람처럼 인간의 생물학적 성이 그들의 성별 정체성과 일치하지 않는 경우도 있다. 성전환을 한 남성은 자신을 남성의 신체에 갇힌 여성으로 보며, 여성 성전환자도 자신을 여성의 신체에 갇힌 남성이라고 본다. 보통 성전환자는 사회적 역할이 혼동되지만, 일부는 결혼도 하고 가족을 이루기도 한다. 하지만 그렇지 않은 사람도 있다. 일부 사람은 신체적 성을 바꾸기 위해 호르몬 및 수술 같은 의학적 중재를 하려고 시도한다. 성전환자(transsexual)는 생물학적 성과 일치하는 외모를 유지한다. 이들은 자신의 생물학적 성과 다른 성처럼 보이기 위해 의복을 선택(이성의 복장을 입은 성전환자)하지만, 그들 스스로는 자신의 성을 생물학적 성으로 본다. 중성(intersex)인 사람은 '모호한 생식기'를 가지고 태어나 성별을 구분하지 못한다. 이러한 사람은 결국 수술을 하여 성별을 선택하게 된다.

4) 정상 성양상

기억해야 하는 개념

생물학적 성은 유전적 요인의 결과이며, 성 정체성은 보다 복잡하고 다양한 심리 사회적 구성이다. 그러나 성 정체성이 특정 발달시기에 의식적으로 '선택'된 것이라고 하는 것은 단순한 주장이다.

(1) 성반응

Masters와 Johnson(1966)은 처음으로 인간의 성반응을 과학적으로 연구하였다. 인간의 성반응은 흥분기, 고조기, 극치기, 해소기 등 4단계(sexual response)를 거친다. 흥분기는 여러 가지 생리적·심리적 자극의 결과이다. 주의를 전환시키는 어떠한 자극도 없다면 이 단계는 성적 긴장이 증가되는 고조기에 도달할 때까지 지속적으로 강화되며, 이러한 상태가 지속된다면 성적 극치기나 불수의적 클라이맥스가 일어나게 된다. 극치기 동안에는 불수의적 수축과 앞선 단계에서 진행된 울혈된 혈액의 방출을 경험한다. 해소기는 성감극기 이후로서 인체가 흥분 전 상태로 되돌아가도록 생리적 변화가 생긴다. 이 단계들은 남성과 여성의 경험을 통해 더 구체적으로 논의될 것이다. 그러나 다른 연구자들은 성반응양상을 약간 다르게 정의하였는데(Lauver & Welch, 1990), 예를 들면, Kaplan(1979)은 성반응주기가 성욕구기, 흥분기, 성감극기로 나뉜다고 하였다. 미국 정신과협회(1994)는 식욕기, 흥분기, 극치기와 해소기의 4단계로 성반응을 약간 다르게 서술하였다. 최근 Basson(2001)은 성반응을 이끄는 데 있어서 성파트너와의 상호작용 및 대인관계의 중요성에 중점을 둔 성반응주기를 제시하고 있다. 이는 남성의 성욕이 항상 자극에 선행된다는 주장과는 다른 견해이다(Neuroscience Education Institute, 2010).

Masters와 Johnson의 업적은 '전통적'이고, 이후 많은 연구들이 이들의 업적을 기초로 하였기 때문에 이 모델에 기초하여 논의하고자 한다.

① 남성 성반응

Masters와 Johnson(1966)은 남성에 있어서 한 가지 성반응의 양상을 발견하였다. 사실 남성과 여성의 심리생리적 반응인 성반응에 영향을 미치는 요인은 많다(Sadock, 2009). 주된 양상은 빠른 흥분기, 짧은 고조기와 더불어 즉각적으로 발생하는 극치기와 의무적 무반응기를 포함한 해소기이다.

흥분기. 흥분기는 빠른 음경발기 및 음낭피부가 단단하고 두꺼워지면서 음낭이 올라가는 것이 특징이다. 정관은 짧아져 회음부 쪽으로 양쪽 고환이 부분적 상승을 일으킨다. 이 단계 동안 혈관울혈은 음경발기, 음낭피부를 두껍게 하고 음낭상승에 관여한다. 고환은 크기가 증가하고, 유두가 발기한다. 부분적으로 음경발기가 안 되고 원래대로 돌아가는 현상은 이상한 것이 아니며, 주의산만은 흥분을 방해한다.

고조기. 고조기에서는 관상 능선의 음경둘레가 두꺼워지며, 약 50%에서는 고환의 크기가 증가한다(Hacker, Gambone, & Hobel, 2010). 몇 방울의 액체가 요도구에서 보이는데, 이 액체는 쿠퍼선(Cowper glands)에서 만들어진 것으로 윤활제 역할을 하며, 약간의 활동성 정자가 들어 있다. 남성은 이 단계 후기에 유두발기 및 상부 위장 부위에서 구진성 홍반을 특징으로 하는 성적 홍반이 나타난다. 수의적 · 불수의적 근수축과 환기, 심박수 및 혈압이 증가한다.

극치기. 극치기(orgasm)는 고조기의 최절정이며, 전체 요도길이의 구축력 있는 수축이 나타난다. 초기 3~4회 수축은 아주 강하나, 그 이후에는 감소한다. 동시에 사정력은 첫 몇 번의 수축기에 가장 세고, 그 이후에는 감소한다. 사정은 두 단계로 구성되는데, 첫 단계는 정낭에서 전립선요도로 정액기질 배출이 이루어지고, 두 번째 단계는 전립선요도에서 요도관으로 정액이 배출된다.

해소기. 해소기는 4단계 및 마지막 단계로, 극치기 직후에 발생하고 음경 크기 감소를 동반한 빠른 혈관울혈 상실이 일어난다. 음낭은 덜 울혈되고 고환은 음낭 내로 내려가고, 흥분 전 크기로 감소한다. 성적 홍반과 유두발기가 사라진다. 남성은 발기를 재자극할 수 없는 의무적 무반응기가 나타나는데, 이 기간의 길이는 개인마다 다양하다.

② 여성 성반응

Masters와 Johnson(1966)에 의하면 남성에 있어서 성반응양상은 한 가지로 나타나지만, 여성은 성반응양상이 다양하다. 일부 여성은 실제로 극치기 경험 없이 몇 번의 절정을 동반한 고조기를 경험하고, 어떤 여성은 제한된 성적 극치기를 경험한다. 여러 번의 극치기를 경험하는 여성도 있다. Masters와 Johnson은 다양한 양상이 여성의 성반응에 존재한다고 믿고 있다.

흥분기 · 자극기. 여성의 흥분기 또는 자극기는 혈관울혈에 의한 반응으로 음핵 비대와 질 윤활작용으로 이루어진다. 질 윤활은 모세혈관의 압력 증가로 발생한 모세혈관 울혈과 질 벽의 체액 분비로 일어난다. 질강은 내측 1/3 부위가 팽창하고 자궁은 올라간다. 질구는 대음순과 소음순이 약간 벌어지거나 물러나 있게 되어 개방된다. 또한 여성은 유두발기와 유방비대를 경험한다. 여성은 남성과 유사한 성적 홍반을 나타낸다.

고조기. 고조기는 음핵덮개 아래로 음핵이 퇴축된다. 소음순의 크기가 증가하고 질은 깊고 넓어진다. 경부상승과 더불어 완전한 자궁상승이 일어난다. 유두발기는 지속되며, 성적 홍반은 확산된다. 수의적 · 불수의적 근수축은 증가하고 환기, 심박수 및 혈압 또한 상승한다.

극치기. 질과 소음순의 외측 1/3 지점인 성감극대는 극치기 동안 일차적으로 반응하는 위치이다. 이 부위에 매우 빠르고 강하게 수축한다. 처음 3~6번의 수축 후 강도와 빈도가 줄어든다. 여성은 호흡수, 심박수와 혈압이 증가한다. 최근에는 극치기에 대한 여성의 주관적 경험의 차

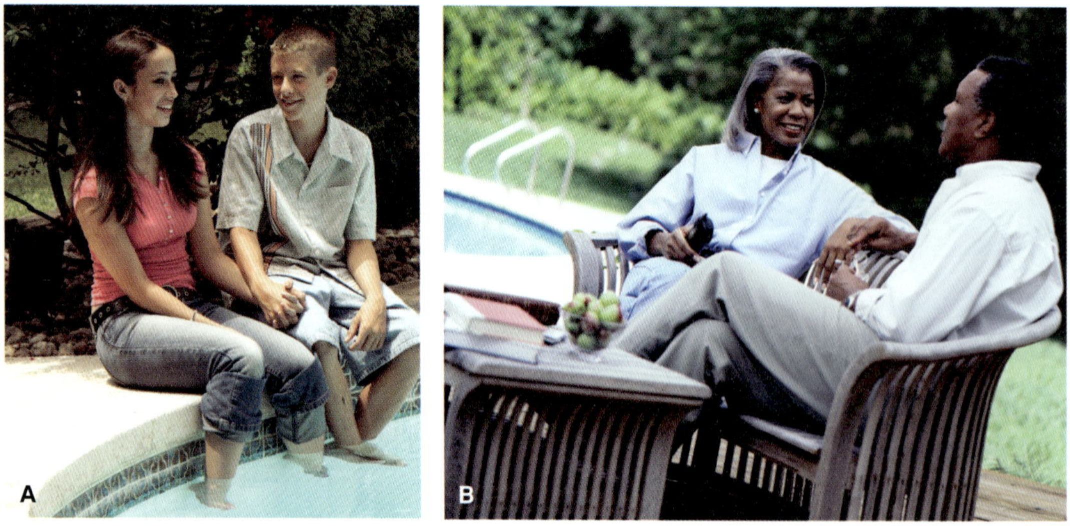

그림 42-6 생주기별 2가지 측면의 성 표현 A: 청소년 발달의 주된 측면은 관계형성을 학습하는 것이다. B: 중년기에는 온화함, 친밀감과 동료의식이 안정된 성의 측면이다.

이에 중점을 두고 있다.

해소기. 해소기는 음핵이 정상 크기와 위치로 회복되는 것을 말한다. 혈관울혈은 성감극대 크기 감소와 질 이완으로 사라진다. 여성은 의무적인 무반응기가 없고 단기간 동안 여러 번의 성감극을 경험한다.

5) 생애주기에 따른 고려사항

성은 한 사람의 삶 전체에 걸쳐 지속된다. 여기에서는 각 발달 단계별 성적 관심을 조사하여 생리적 · 정서적 및 사회적 측면들을 강조한다고 한다. 그림 42-6는 남성과 여성의 관계에 대한 2가지 사진으로 제시하고 있다.

(1) 태생기

새로운 유기체의 염색체 형성은 난자와 정자가 수정되어 하나가 될 때 결정된다. 정자는 X 또는 Y염색체를 운반하고 난자의 X염색체와 결합한다. 태생기 5~6주에 XX는 여성이 되며, XY는 남성이 된다. 또한 호르몬은 성 결정에 중요한 부분을 차지한다. XY접합자의 존재와 더불어 안드로겐(androgen)이 있어야 하고, 세포는 남성 생식기 형성을 위해 안드로겐에 민감해야 한다. XY유전자 형태가 존재할지라도 안드로겐에 대한 민감성 결여는 여성 생식기로 발달하게 된다.

유전적 오류가 생겨 모호한 생식기가 발생하게 되면, 부모는 신생아의 성 결정에 어려움을 겪게 된다. 정상 환경에서 부모는 자동적으로 아이의 성에 따라 아이와 상호작용한다. 모호한 생식기나 특정 성 호르몬 부족은 심각한 문제를 초래하게 된다.

(2) 신생아와 영아

모든 존재는 성적이다. 남성태아는 초음파 시 발기가 관찰되며, 알려진 대로 출생 시부터 성은 존재한다. 남녀 신생아는 발기 및 질 윤활 등의 성적 반응을 나타낸다(Grey, 2013). 건강하고 정상적인 정신성적(psychosexual) 발달은 아기를 껴안고, 진정시키고, 만지는 부모 및 양육하는 사람으로부터 형성된다. 신뢰감 발달은 이 단계에서 일어나며, 미래의 건전한 대인관계의 기본이 된다. 영아들은 접촉에 매우 민감하기 때문에 생식기를 포함한 자신의 모든 신체를 탐색한다. 부모와 다른 간호제공자는 이러한 발달 과정이 정상임을 인식해야 한다.

(3) 유아와 학령전기 아동

유아기 때, 걷기와 독립심을 기르는 것을 배운다. 성정체성을 포함한 신체상이 더욱 발달함에도 불구하고, 자신의 몸을 탐색하게 된다. 유아는 자위를 하게 되고, 부모들은 이들이 발달 과정상 정상이며, 건전한 행동임에 확신을 가져야 한다.

학령전기 아동이 되면, 더 많이 신체를 탐색하기 시작한다. 친구와의 놀이 및 자신의 몸을 탐색하는 것은 정상이다. 이 시기에 아동은 신체 일부에 대해 호기심을 갖고 아이가 어디서 나오는지, 모유수유, 남성과 여성, 소년과 소녀의 신체적 차이와 같은 질문을 한다.

(4) 학령기 아동과 청소년

학령기 아동은 지속적으로 어떠한 성 역할 행위를 선택한다. 일반적으로 동성과의 우정을 유지한다. 아동은 특히 생식기에 관한 해부학적 구조를 배우고, 자위행위를 한다. 학령기 아동은 공공장소에서의 자위행위가 사회적 행동으로 받아 들여지지 않는다는 사실을 알게 되면서 사적인 상황에서 자위를 하며, 이는 정상적이다(APA, 2013). 이성과 동성 역할 실험은 아동기 및 청소년기의 정상적인 부분이다.

청소년은 성심리 발달의 혼란시기이다. 청소년은 정체성 발달 및 부모로부터 독립하고 사춘기의 심리적 변화를 일으키는 호르몬 변화의 격동을 경험한다. 남녀 청소년은 정기적으로 자위하고 성적 표현의 즐거움을 찾는다(APA, 2013). 청소년은 아직은 성행위를 하지 않을지라도 성에 관한 호기심에 의해 성적 존재임을 이해하면서, 청소년과 개방적 태도로 성문제를 다루는 것이 중요하다. 청소년 사이에서 흔한 사회적 현상은 휴대전화를 통해 성적으로 문란한 내용의 문자 메시지나 사진을 전송하는 것이다. 이러한 행동은 성적 표현으로 보이지만, 특정 관할지역에서는 아동 성범죄로 간주되어 유포자가 기소되기도 한다(Fortenberry, 2013).

외적인 신체변화는 주로 9~10세에 시작하여 18세까지 성적 성숙이 발달하며 5단계의 Tanner 단계로 설명할 수 있다. 1단계는 발달 전 단계(predevelopment), 2~5단계는 단계에 따라 여성에게서 조기 치모 발달, 유방 발달 및 소년의 고환과 음낭 성숙 및 음경의 발달이 해당한다(Slough, Hennrikus, & Chang, 2013). 사춘기 소녀의 발달의 주된 점은 월경의 시작이다. 첫 월경을 초경(menarche)이라고 한다. 미국의 평균 초경 연령은 12.5세이다(CDC, 2006~2010). 유방과 음모는 사춘기에 발달한다. 사춘기 소녀는 성정체성뿐만 아니라 수용, 확신 및 유행과 같은 수준의 신체적 변화에 관심을 갖는다.

사춘기 소년은 몽정을 경험하기 시작한다. 그들은 역할모델 및 개인적 기대를 기초로 한 남자다움의 성정체성과 행위를 나타낸다. 10대 소년은 특히 성행위를 포함한 모든 분야에서 경쟁적인 모습을 보인다.

청소년기의 성적경험은 매우 중요하다. 질병관리본부의 2013년 청소년 위험행동감시 보고서에 따르면, 고등학생의 46.8%는 성관계경험이 있으며, 5.6%는 13세 미만에 첫 번째 성경험이 있고, 15%는 4명 이상의 성 파트너가 있었다. 34%는 현재 성적 활동을 하고 있으며, 성적 활동이 있는 청소년의 거의 40%는 마지막 성관계 시 콘돔을 사용하지 않았다(CDC MMWR, 2013). 2009년 미국 출생증명서 자료에 따르면, 15~19세 사이의 10대 임신율은 역사적 최저치인 1,000명당 39.1명으로 1991년의 1,000명당 61.8명의 출생율에 비해 가장 낮은 수치이다. 그러나 1,000명당 39.1명의 출생률은 캐나다의 3배이며, 독일에서의 십대 임신 비율의 4배에 해당한다. 같은 기간 이탈리아의 십대 임신율은 1,000명당 7명이었다(Vital and Health Statistics, 2011). 대인 관계의 갈등, 성병(STIs) 및 임신은 청소년기의 일반적인 문제이다.

성적 지향에 대한 인식은 보통 십대 초반에 형성된다. 2006~2008년까지 조사에 따르면 18~19세 여성의 8%, 남성의 3%가 동성애 또는 양성애자에 대해 알고 있다고 보고하였다(Guttmacher Institute, 2014c). 동성애 감정을 인식하지만, 사회적 압박으로 이러한 감정을 표현할 수없는 청소년은 우울증 발병률이 높고 자존감이 낮으며 알코올 및 약물 남용과 폭력이 빈번한 경향을 나타낸다. 또한 연구에서 동성애 청소년의 자살율이 높다고 보고하고 있다. 이러한 현상을 이해하는 것은 10대들을 간호하는 간호사에게 매우 중요하다.

(5) 성인과 노인

격동적 변화를 겪는 청소년기와 갱년기(climacteric) 사이에는 약 35년의 기간이 있다. 친밀한 관계를 갖고, 자녀를 양육하며, 자녀 진학 및 노화와 같은 많은 변화가 성인기에 발생한다. 성인은 성에 대해 자녀를 교육할 책임이 있고, 자녀의 성격을 형성하는 데 많은 영향을 미친다. 성인의 성에 대한 연구에서 남성이 유사 연령대의 여성보다 더 자주 자위하며, 남녀 모두 연령이 감소함에 따라 자위 횟수가 감소하였다. 또한 남성의 54%가 하루에 적어도 한 번 이상 성관계에 대해 생각한다고 보고 한 반면, 여성은 19%에 그쳤다(Gray, 2013). 성인은 과거에 자신의 성이 충분히 높은 수준으로 발달되지 못했다면 성과 성행위에 관한 자신의 견해를 지속적으로 파악해야 할 것이다. 많은 미신과 고정관념이 지속적으로 성과 성행위를 둘러싸고 있다. 일부는 동성애 감정이나 동성애 행위와 같은 특정 양상을 숨기려 한다. 이 때문에 이러한 특성을 가진 성인은 건강관리전문가의 지도가 필요하다.

성인기 동안 많은 여성은 성과 관련된 발달적 문제를 내포한 채 임신을 경험한다. 부가적으로 임신 중 성교의 두려움이나 고위험상태로 인한 성교금지는 파트너 간에 성적 문제를 유발할 수 있다. 임신을 원하지만, 수태에 문제가 있는 부부들은 정해진 일정에 따라 성관계를 해야 할 필요성으로 인해 다른 문제에 직면한다.

갱년기(climacteric)는 중요한 성 변화기간인 중년에서 노년으로 이행하는 시기를 말한다. 이 용어는 생식기능 상실이 시작되고 월경주기가 정지될 때 경험하는 여성의 변화를 일컬을 때 사용한다. 폐경(menopause)은 영구적인 월경활동 정지이다. 이는 정상적으로 51~56세 사이에 일어나지만, 수술로 인해 조기에 생길 수도 있다. 여성의 75%가 경험하는 가장 흔한 폐경의 증상은 홍조(hot flushes)이다(ACOG, 2013). 리비도의 감소라고 불리는 성적 욕망의 감소는 모든 폐경기 여성의 거의 절반에서 관찰할 수 있으며, 이는 특히 수술 후 폐경과 같이 급격한 호르몬 감소의 경우 발생한다(Kingsberg & Rezaee, 2013).

어떤 생리적 변화는 갱년기 동안 여성의 에스트로겐 양을 감소시킨다. 이 시기의 여성들은 질 및 외음부 조직이 얇아지고 이로 인한 질 건조, 자극, 가려움증 및 성교통으로 인한 비뇨생식기 위축이 유발될 수 있다(Pinkerton & Stanczyk, 2013). 때때로, 윤활제는 질 건조를 막는 데 유용하다. 국소 또는 전신 에스트로겐은 질 건조를 위해 사용될 수 있다. 장기간의 전신적인 에스트로겐 대체요법의 사용은 에스트로겐이 악성 종양을 촉진할 수 있다는 우려 때문에 논란의 여지가 있다. 낮 운동과 수면을 방해 할 수 있는 혈관운동(Vasomotor) 증상은 피로감을 높일 수 있다. 언어 유창성과 기억력 감소, 우울증 증후 및 주요 우울증 진단과 같은 폐경기와 관련된 인식 변화도 나타날 수 있다(Weber, Maki, & McDermott, 2014). 생리적 변화는 남성 노인에게도 일어난다. 성반응주기와 관련된 특별한 결과는 Masters, Johnson과 Kolodny(1988)에 의해 확인되었다. 흥분기는 여성 노인에서 더 느리게 시작되고, 윤활제의 양도 감소하며, 남성 노인의 흥분기는 더 느리고 발기의 정도도 감소한다. 여성 노인의 경우 음핵은 더 작아진다. 남성 노인은 흥분기 동안 더 직접적인 생식기 자극이 필요하다. 고조기 동안 질관은 전처럼 많이 증가하지 않고 자궁 역시 전과 같이 상승하지 않는다. 남성 노인은 쿠퍼선 분비량이 감소하고 사정전에 더 오랫동안 발기상태를 유지할 수 있으며, 고환 상승은 감소한다. 여성 노인의 성적 극치감은 짧아지고 사정욕구가 감소함에 따라 남성 노인에게 성적 극치감이 일어나지 않을 수 있다. 남성 노인의 사정력이나 사정량은 감소하며(Wylie & Kenney, 2010), 남성 노인은 더 오래 무반응기를 경험한다.

또한 발기 부전(ED) 및 질 위축에 사용할 수 있는 최신 약물 및 장치로 인해 노인들은 종종 80대에 성적으로 활발하게 생활하기도 한다(Stewart & Graham, 2013). 그러나 많은 사람들이 성적 활동이 거의 없거나 전혀 없다. 그럼에도 불구하고 그들은 언론과 제약 업계의 영향으로 성장한 사회적 신념에 대해 걱정하거나 압박감을 느끼게 된다. 고령자는 성관계를 가지는 젊은 대상자 만큼이나 건강관리제공자에게 성에 대해 이야기하기를 주저한다. 그러나 제공자가 성적인 문제에 대해 질문하면(Corona et al., 2013) 노인들도 마음을 열게 된다. 남녀 노인은 성과 관련된 문제에 대해 질문하고 싶어하며, 성 관련 문제와 개인의 요구에 따라 논의할 기회가 있어야 한다.

2. 성에 영향을 미치는 요인

모든 사람은 사랑받고 싶은 것이 인간의 기본욕구이다. WHO(2006, 2010)에서는 성 건강을 '성생활과 관련된 신체적 · 정서적 · 정신적 · 사회적으로 안녕한 상태이며 질병이나 기능장애, 병약이 없는 상태'라고 정의하였다.

성생활은 인간 삶 전반에서 인간 존재의 핵심 부분이다(WHO, 2010).

- 성생활에는 물리적 신체의 성별과 성별 정체성의 내부 감각을 포함하며 성적 역할뿐만 아니라 성적 정체감, 즐거움, 친밀감 및 출산이 포함된다.
- 성생활은 사고, 행위, 역할, 관계 및 다른 방법으로 경험하고 표현된다.
- '생리적 · 심리적 · 사회적 · 경제적 · 정치적 · 문화적 · 윤리적 · 법적 · 역사적 · 종교적 · 영적 요인'에 의해 영향을 받는다.

앞서 서술된 바와 같이 모든 사람들이 성관계를 하는 것은 아니지만 여전히 성적 존재이며, 스스로도 자신을 성적 존재로 생각한다. 성적 관심 혹은 성경험은 다른 분야에도 영향을 미칠 수 있다. 성 건강을 다루는 것은 건강관리를 위한 포괄적인 접근법 중에서 중요한 부분을 차지한다.

1) 관계

인간관계의 본질은 그들의 성경험의 본질에 강하게 영향을 미칠 수 있다. 사랑과 신뢰는 성적 관심 및 성관계 시 안정감을 줄 수 있는 주된 요인이다.

2) 인식과 지각

심리적 요인으로는 마음속에서 촉발된 정신 이미지와 같은 성적 각성을 유도하는 양상 등을 들 수 있다. 정서적 상태는 성적 반응에 상당히 큰 영향을 미친다. 예를 들면, 우울한 사람은 행복하거나 만족해하는 사람보다 성에 대한 관심이 덜하다. 또한 성에 대한 지식 정도나 오해는 성기능에 영향을 미칠 수 있다.

3) 문화가치관 및 신념

문화적 요인은 사회적으로 우세한 성 관점과 이것을 경험하는 사람 간의 사회적 관계를 말한다. 가치관과 도덕은 부가적인 영향요인이다. 종교적 신념과 혹은 개인적 가치관은 피임, 유산, 성교육 및 성관계 없는 결혼(sex outside marriage)에 관한 관점을 형성한다.

4) 자아개념

자신을 성적 존재로 생각하는 사람은 성관계가 기쁘고 편안함을 느낄 가능성이 있다. 자존감과 자신감이 낮은 사람은 성기능에 부정적 효과를 경험한다. 부정적 자아개념을 가진 사람은 성욕구가 감소하거나 성관계에 지나치게 관여하여 부정적 자아개념을 보상하려고 한다.

5) 과거 경험

성행위에 관한 관심이나 관념에 대한 과거 경험(previous experience)은 현재 성기능에 영향을 미친다. 예를 들어, 과거에 성적으로 학대를 받은 사람은 현재 성기능에 부정적 영향을 받을 수 있다. 성과 관련된 많은 문화적 금기 속에서 자란 남성이나 여성의 경험이 예가 될 수 있는데, 그들은 건전한 성관계에 어려움이 있음을 알게 된다. 원치 않는 임신경험이 있는 여성은 또 다른 원치 않는 임신의 두려움이나 유산의 가능성 때문에 성관계에 대해 불안을 느끼게 된다.

6) 임신

임신(pregnancy)은 성기능에 영향을 미치는 명백한 요인이다. 정상이거나 저 위험 임신 중에는 성관계가 금기는 아니더라도 임신은 성욕구에 영향을 미친다. 많은 여성은 피곤해하고 오심을 느끼게 되는 임신1기에 성욕구가 감소함을 느낀다. 또한 임신1기 동안 자연유산에 대해 걱정하게 되므로 성교를 두려워 한다. 성욕, 자극, 윤활 및 성적 극치감에 대한 문제는 임신 중 63~90%에서 보고되고 있으며 재태기간이 증가함에 따라 성교통은 흔하게 발생한다(Ribeiro et al., 2014). 임신2기에 많은 여성은 에너지가 넘치는 것을 경험하고 동시에 성욕구가 증가한다. 임신3기에는 여성의 복부 증가 때문에 성관계가 불편해져 다시 성욕이 감소하게 된다. 또한 남성의 경우도 임신과 관련된 성욕구가 다양하게 나타난다. 일부 남성은 임신한 여성이 성적으로 매력이 있다고 하는 반면, 다른 사람은 여성이나 태아에게 해가 될 것을 우려하여 임신 중 성관계에 대해 불안해한다.

불임은 부부의 성관계에 스트레스를 유발한다. 임신을 시도하는 부부는 여성이 배란에 맞추어 성행위를 해야 하기 때문에 성행위를 계획된 것이고 자연스럽지 못하다고 느낀다. 관계에서 가장 사적이고 친밀한 부분을 공유하면 심리적인 스트레스를 유발할 수 있다. 덧붙여, 부부는 즐거움과 상호 만족을 위해서 하기보다는 오히려 특정 목적을 가지고 성행위를 갖는다고 느낀다. 그들 스스로가 임신은 '성공'을 상징하고, 불임은 '실패'를 상징하는 것으로 판단하며 믿는다. 임신한 적이 없는 아이에 대해 슬퍼하는 것은 성적인 문제를 일으킬 수 있다. 그러나 많은 부부는 시기가 지나거나 불임 치료 중단 후 정상 성관계로 회복되었다고 보고된 바 있다.

7) 환경

환경(environment)은 성기능에 크게 영향을 미칠 수 있다. 특히 장기치료를 받기 위해 입원한 대상자는 파트너와의 성관계가 억제되거나 병실 문을 잠그고 자위행위를 하는 것이

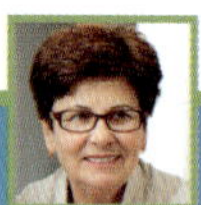

성 PICO

김 간호사는 여성 클리닉에서 일하는 간호사이다. 이 장의 도입 부분의 시나리오에서 그녀는 대상자로부터 전화를 받았다. 대상자는 김 간호사에게 그녀가 임신한 사실을 알게 되었고, 유산에 대해 걱정하고 있다고 말한다. 또한 대상자는 유산 과거력이 있으며 인터넷에서 이에 대해 많이 찾아보았다고 한다. 대상자는 프로게스테론 치료가 유산을 예방하고, 이를 위해 산부인과 전문의에게 치료를 위해 진료가 필요하다고 요청한다. 김 간호사는 대상자에게 의사에게 말할 필요가 있다고 말하고 대상자에게 다시 전화한다. 김 간호사는 대상자 및 의사와 이야기하기 전에 Cochrane Library에서 근거를 찾는다. 김 간호사는 다음과 같은 PICO 진술문을 검색에 사용한다. 가임여성에게 프로게스테론 요법이 비프로게스테론 요법과 비교하여 유산을 예방하는가?

P (Population, 대상) = 가임기 여성
I (Intervention, 간호중재) = 프로게스테론 요법
C (Comparison, 비교) = 비프로게스테론 요법
O (Outcome, 성과) = 유산 예방

김 간호사는 2,158명의 참가자가 참여한 14개 연구를 검토한 메타분석 연구를 찾는다. 이 연구는 프로게스테론 요법이 유산을 예방할 것이라는 통계적 근거를 보여주지 못하였다. 그러나 3~4회의 연속적인 유산으로 고통받는 여성이 프로게스테론 치료법이 유익하다는 것을 발견한 것으로 보이는 하위집단 내에서 일부 근거가 있는 것을 발견하였다. 연구자들은 이러한 결과가 소규모 시험 그룹 및 방법론적 요인으로 인한 연구의 질이 낮음을 보고하였다. 김 간호사는 부인과 의사에게 대상자의 요청과 함께 이러한 결과를 제시한다. 의사는 김 간호사에게 대상자의 의료기록을 가져오고 대상자의 다음 방문을 통해 프로게스테론 수치에 대한 검사예약을 하도록 요청한다.

출처: Haas, D. M., & Ramsey, P. S. (2013). Progestogen for preventing miscarriage. *Cochrane Database of Systematic Reviews*, Issue 10. Art. No.: CD003511. doi: 10.1002/14651858.CD003511.pub3.

억제된다. 사생활의 결여는 주된 문제가 되는데, 요양시설에 있는 사람도 마찬가지이다. 여러 사람이 함께 생활하는 상태에서는 사생활이 배제된다. 수정에 영향을 미치는 환경적 오염에 대한 두려움은 성행위에 영향을 미칠 수 있다.

3. 질병과 장애

질병은 정상 성기능을 위협한다. 심장문제가 있는 사람은 성관계 시 과로를 두려워 한다. 이 두려움은 생리적 원리에 기초를 두지 않아도 성행위를 방해할 수 있다. 또한 성병에 걸린 사람은 파트너에게 질병을 옮길까 두려워하고, 성병에 걸리지 않은 사람은 파트너로 인해 성병에 걸릴 것을 두려워한다. 안전한 성지침을 따라도 두려움은 성관계를 방해할 수 있다. 통증과 관절장애는 정상 성관계 시 불편감을 동반한다. 자동차 사고는 척수손상(예: 하지마비, 사지마비)으로 좌식생활을 하게 만든다. 이와 같은 경우는 성기능의 대안적 방법을 개발해야 한다.

1) 투약

일부 약물은 성행위 능력에 영향을 미친다. Rogers(1990)에 의하면 처방약물의 범주, 처방 없는 약물과 사회적 상황에 따른 약물을 논의하였다. 보편적으로 많은 치료약이 성기능에 역효과를 보였다. 예를 들어, 항고혈압제, 항정신성 약물, 항우울제, 신경전달물질과 호르몬 등이다(Neuro-science Education Institute, 2010). 알코올, 아편, 마리화나, 코카인, 진정 수면제, 암페타민, 아밀 나이트레이트(amyl nitrate), LSD, cantharide와 yohimbine 등 사회적으로 문제가 되는 약물은 성행위와 성반응에 영향을 미칠 수 있다. 특히 최근에 남성 성기능(예: Viagra, Galis)을 향상시키는 특정 약이 개발되었다.

2) 수술

제왕절개 분만, 자궁절제술과 유방절제술은 성행위에 영향을 미치는 수술이다. 제왕절개 분만을 한 여성은 질분만을 한 여성보다 회복기간이 더 길기 때문에 성관계에 대한 욕구도 덜하다. 질분만을 하지 않은 여성은 진통과 출산 과정에 '실패'했다고 믿는다. 이러한 사고는 비합리적이지만 추후 성기능에 영향을 미친다.

자궁절제술을 받은 여성은 여성성에 악영향을 미친다고 믿는다. 그러나 자궁절제술을 한 여성도 성교와 성감극을 느낄 수 있기 때문에, 이러한 믿음은 잘못된 것이다. 자궁절제술의 의미를 너무 부정적으로 보는 경우도 성기능에 악영향을 미친다.

특히 성적 상징물로서 유방을 상당히 강조하는 사회에서 유방절제술을 한 여성은 여성성에 악영향을 미친다고 믿는다. 유방절제술을 여성 스스로 부정적으로 보기 때문에 성기능에 부정적 영향을 미치게 된다.

전립선 암 수술은 발기 유지와 관련된 문제 또는 요실금 문제를 유발할 수 있기 때문에 남성의 성에 많은 영향을 줄 수 있다.

4. 성의 변화

성과 직접적으로 관계가 있는 환경은 상호 만족스러운 성관계를 할 수 있는 개인의 능력에 영향을 미친다. 이 장에서 언급된 것 이외의 조건들 또한 성에 영향을 줄 수 있다. 성욕에 반응하는 것은 성적인 자극에 따른 욕구를 증가시킨다. DSM-5의 가장 중요한 변화 중 하나는 성욕과 자극 진단을 병합한 여성 성적관심 및 자극장애(FSIAD)이다. 이 단일 진단은 Basson에 의해 정의된 성욕에 반응 없는 여성뿐만 아니라, 성욕장애(HSDD)와 여성 모두를 고려하고 있다(Sungur & Gunduz, 2014).

1) 성변화의 징후

정상 성양상의 변화는 성적 학대, 성적 욕구 억제, 발기부전, 조기사정, 성적 극치감 장애, 성교통과 질 경련 등의 징후를 보인다. 간호사는 성변화를 사정하고, 문제해결을 돕고 현존하는 문제에 대해 대상자가 대처하도록 돕는 데 주된 역할을 할 수 있다. 성기능 장애의 유형은 정확하게 파악하기 어렵다. 1999년 미국에서 실시된 설문 조사에 따르면, 43%의 여성과 13%의 남성이 성적 상태가 변경된 것으로 나타났다. 성욕의 어려움은 성기능 장애를 보고하는 여성에게 가장 보편적이며 오르가즘 문제, 자극 문제 및 성교통이 보고되고 있다(Latif & Diamond, 2013). 간호사는 성행위의 변화를 평가하고, 문제 예방에 도움을 주며, 대상자가 기존의 문제에 대처하도록 돕는 데 핵심적인 역할을 할 수 있다.

(1) 성적 학대

일부는 자녀, 배우자, 지인이나 타인에 대한 성적 학대를 통해 성기능 변화의 징후를 보인다. 성적 학대는 학대

받는 사람 역시 성문제를 경험하게 된다. 어린 시절의 성적 학대와 관련하여 여아가 남아보다 희생자인 경우가 많다. 그러나 아동 성적 학대의 정확한 발생률을 아는 것은 어렵다. 우울증, 불안, 수면 장애, 외상 후 스트레스 장애, 자살 시도와 같은 정신적 문제는 모두 아동 성적 학대에서 기인한다(Martin & Silverstone, 2013).

(2) 성욕구 억제

성욕 부족이나 억제는 주관적이고 성관계의 '정상' 횟수도 없기 때문에 성욕 억제를 알 수 있는 횟수를 결정하기는 어렵다. 주된 특성은 파트너의 불만족과 성관계 횟수이다. 그러므로 관계는 이 시점에서 중요한 역할을 한다. 때때로 파트너 중 한 사람의 성욕 억제는 다른 파트너의 성욕 억제를 동반한다. 각 파트너의 욕구가 불일치하므로 문제가 된다. 많은 요인이 성욕 억제의 원인이 될 수 있다. 신체적 요인은 어떤 약물사용, 신경학적 문제와 호르몬 불균형 등이 있다. 심리적 요인은 우울과 대인관계의 어려움이다. 우울이 성욕 억제로 인해 발생했거나, 이로 인해 결혼생활에 문제가 생기는지 여부는 판단하기 어렵다. 다른 가능한 원인으로는 성적 학대 및 GPPD 병력이 있다.

(3) 발기부전

발기부전은 만족스러운 성 관계를 위해 오랫동안 발기를 유지할 수 없는 것을 말한다. 40세 이상의 남성에서 흔히 발생하고, 70세 이상의 남성에서는 유병률이 50~100%까지 높아질 수 있다. 전 세계의 인구 고령화에 따라 2025년까지 예상되는 발기부전 발생률은 3억 3천 2백만 명에 이를 것으로 추정된다. 대부분의 문화권에서는 남자의 '활력'을 높이 평가하며, 발기부전은 '실패'를 나타내는 것으로 생각한다. 일차 발기부전은 성 관계 시 발기를 할 수 없는 사람을 말하고, 이차 발기부전은 발기를 한 번 한 이후에 발기에 어려움이 있는 것이다.

발기부전은 당뇨병, 고혈압, 고지혈증, 우울증 및 하부요로계 상태와 같은 생리적인 문제에 의해 발생한다. 발기부전은 관상동맥질환과 밀접한 관련이 있으며, 발기부전이 있는 남성은 심장문제를 해결하는 것이 좋다. 생활습관 요인으로는 비만, 흡연, 운동부족이 발기부전을 일으킬 수 있다(Shamloul & Ghanem, 2013). 발기부전이 없는 500명 이상의 남성을 대상으로 하여 8년간 이루어진 연구에 따르면, 체질량지수(BMI)에 상관없이 규칙적인 신체운동은 발기부전을 30% 감소시킨 것으로 나타났다. 발기부전의 위험이 가장 높은 사람들은 앉아있는 시간이 많은 경우이다. 파킨슨 병, 다발성 경화증, 측두엽 간질, 척수손상과 같은 다양한 신경학적 상태가 발기부전과 관련 있을 수 있다. 근치 전립선 절제술로 인한 신경 손상은 발기부전의 흔한 원인이다. 어떤 증상은 발기 실패에 대한 두려움과 같은 심리적 요인에 의해 이차적으로 발기부전이 나타났을 가능성이 있다. 예를 들어, 다른 사람과의 성관계에서는 발기할 수 없지만, 특정 상황에서는 발기할 수 있는 경우, 수면 중에 발기하는 경우, 발기부전이 없는 기간이 있는 경우에는 심리적인 문제로 인한 것일 수 있다. 그러나 모든 상황에서 발기가 불가능한 경우는 생리적인 문제일 수 있다.

발기부전의 1차 치료에는 체중 감량, 운동, 금연과 같은 생활습관 변화를 방해할 수 있는 약물을 조절하는 것이 포함된다(Glina, Sharlip, & Hellstrom, 2013). Viagra, Cialis 및 Levitra와 같은 PDE5(Phosphodiesterase type 5) 억제제는 척수 손상, 당뇨병, 항우울요법과 같은 신체적 문제로 인한 발기부전 치료에 효과적인 경구약이다(Heidelbaugh, 2010). 마약은 성욕을 증가시키는데 효과가 없다.

(4) 사정장애

① 조기사정

남성의 성기능장애 중 가장 흔한 것은 조기사정(PE)이다. 최근까지는 조기사정에 대한 이해가 부족하였으며 명확한 정의도 없었다. 그러나 PDE5억제제의 마케팅과 발기부전 연구결과에 따라 조기사정에 대한 관심이 증가하였으며, 이해를 위한 기회도 많아졌다. 현재까지는 신경생리학적 이상이 주요 원인으로 알려져 있다. 이제는 주로 신경생리학 장애로 간주되며(Keel et al., 2010), International Society of Sexual Medicine에서는 사정이 삽입 전에 거의 항상 발생하거나 질 삽입 1분 이내에 발생하는 경우, 거의 항상 사정을 지연시킬 수 없으며 부정적인 결과를 초래하는 경우 일반적으로 조기사정으로 진단한다(Althof et al., 2014).

일부 남성은 정상적인 성적 기능을 조기사정으로 잘못 나타낼 수 있기 때문에 성 병력에 대한 신중한 평가가 필수적이다(McMahon et al., 2013). 치료법에는 행동요법과 인지적 개입을 동시에 적용하는 정신요법이 포함된다. 약물에는 사정을 지연시키는 것으로 알려진 단기 작용성 선택적 세로토닌 재흡수억제제(SSRIs)의 사용뿐만 아니라 감각을 감소시키는 국소 약물이 포함된다. 강력한 SSRI인 Dapoxetine은 특별히 조기사정의 치료를 위해 판매된 최초의 약물이다. 이 약물은 성관계 몇 시간 전에 복용시 사정 연기에 효과가 있는 것으로 나타났다(McMahon et al., 2013).

② 사정불능

실제로 대부분의 남성은 질 삽입 후 4~10분 내에 사정한다. 사정지연은 질내 사정을 할 수 있는 능력이 제한된 것부터 사정을 완전히 할 수 없는 능력까지 포함한다(Corona et al., 2013). 사정불능은 질 내로 사정할 수 없는 것으로 조기사정보다 흔하지 않다. 사정불능의 주요 원인에는 심리적 문제가 포함된다. 이차 원인은 성 파트너와의 대인 관계 또는 요추 교감신경절제술이나 guanethidine 또는 methyldopa 등 항아드레날린성 약물과 같은 유기적 원인과 관련이 있을 수 있다.

(5) 성적 극치감 장애

여성의 성적 극치감을 발생시키는 신경경로는 다양하다. 여성들은 종종 남성보다 성적 극치감을 경험하는 데 4배의 시간이 소요된다. 성적 극치감을 경험하지 않은 여성도 있지만, 그 외 여성들은 정기적인 성적 극치감을 가지고 있다. 일부 여성들은 환상적인 생각이나 유두 자극을 사용하여 직접 생식기 자극 없는 성적 극치감을 느낄 수 있다(Albaugh, 2014).

성적 극치감 장애는 20~30%의 여성에서 발생하는 것으로 보고되고 있으며 많은 원인이 규명되었다. 정보 부족, 적절한 자극 부족이나 친밀한 관계의 문제는 성적 극치감 도달을 어렵게 한다. 때때로, 여성은 파트너를 즐겁게 하기 위해 성감극이 있다고 하도록 강요받고, 일부 파트너는 성공적인 성행위가 되도록 하기 위해 여성에게 성적 극치감을 강요한다. 이러한 강요는 성적 극치감에 도달할 수 있는 여성의 능력을 억제한다.

(6) 성교통

DSM-IV-TR에서는 성교통과 질경련의 2가지 진단을 구별하고 있다. 두 질환 모두 표면 질 통증에서부터 깊은 삽입에 이르는 통증에 이르기까지의 고통스러운 성관계를 의미하며 삽입으로 인한 통증의 두려움을 진단에 필요한 핵심 감정적 요소로 고려한다(Sungur & Gunduz, 2014).

성교통 또는 성교 시 통증은 신체적 또는 구조적 문제가 직접적인 원인이 되어 생리적인 손상이나 문제점이 발생하는 것을 말한다(Van Lankveld et al., 2010). 이는 젊은 여성의 14~34%에서, 나이 든 여성에서 45% 이상 발생한다. 성교통은 삽입 시 발생하는 것으로 알려져 있으며, 질 개구부 또는 첨부의 통증으로 보고 있다(Schorge et al., 2008). 부적당한 성 각성약물(예: 항히스타민제, 일부 정온제, 마리화나, 알코올)이나 에스트로겐 부족은 윤활작용을 억제하고, 질 감염은 성교 시 통증을 초래한다. 피임을 위한 방법은 질을 자극하여 성교통을 일으킨다. 골반 내 염증질환 역시 통증을 유발한다.

질경련(vaginismus)은 질구 주변 근육의 불수의적 수축으로 인해 삽입이 불가능해지고 통증을 일으킨다. 질경련 여성은 높은 불안장애증상을 보이며 자가자극 및 성욕구의 감소를 보고하고 있다(Van Lankveld et al., 2010). 보통 해부학적 기형은 없으며, 드물게 생리적 비정상이 있다. 질경련은 보통 강간, 성학대나 성관계의 두려움과 같은 부정적 연상으로 인한 통과의 두려움을 의미하는 심리적 문제에서 비롯된다(Lahaie et al, 2010). 여성은 불수의적으로 질 근육 수축을 초래하는 어떤 상황(예: 성관계 시도, 골반검사)에 대해 조건반사가 생긴다(Sungur & Gunduz, 2014).

대상자의 사례는 이 장의 도입 부분에서 언급하였다. 그림 42-7의 개념지도는 대상자의 상황을 이해하고 관리하는 데 도움이 될 것이다.

5. 간호사정

많은 대상자들이 건강관리제공자와 성적인 문제를 논의하지만, 대부분은 의료진이 대화를 시작하면 문제를 의논하려는 경향을 보인다. 다른 신체시스템과 마찬가지로 성적 이슈에 대한 논의는 철저한 사정과정이 포함되어야 한다(Jensen, 2012; Lamont, 2012). 사정은 정상 성기능, 성기능장애의 위험요인과 현 성기능장애에 관한 주관적 · 객관적 자료수집을 포함한다. 사정은 직접면담, 비언어적 행위관찰과 신체사정, 진단 검사 및 임상병리검사를 통해 수집된 정보가 포함된다.

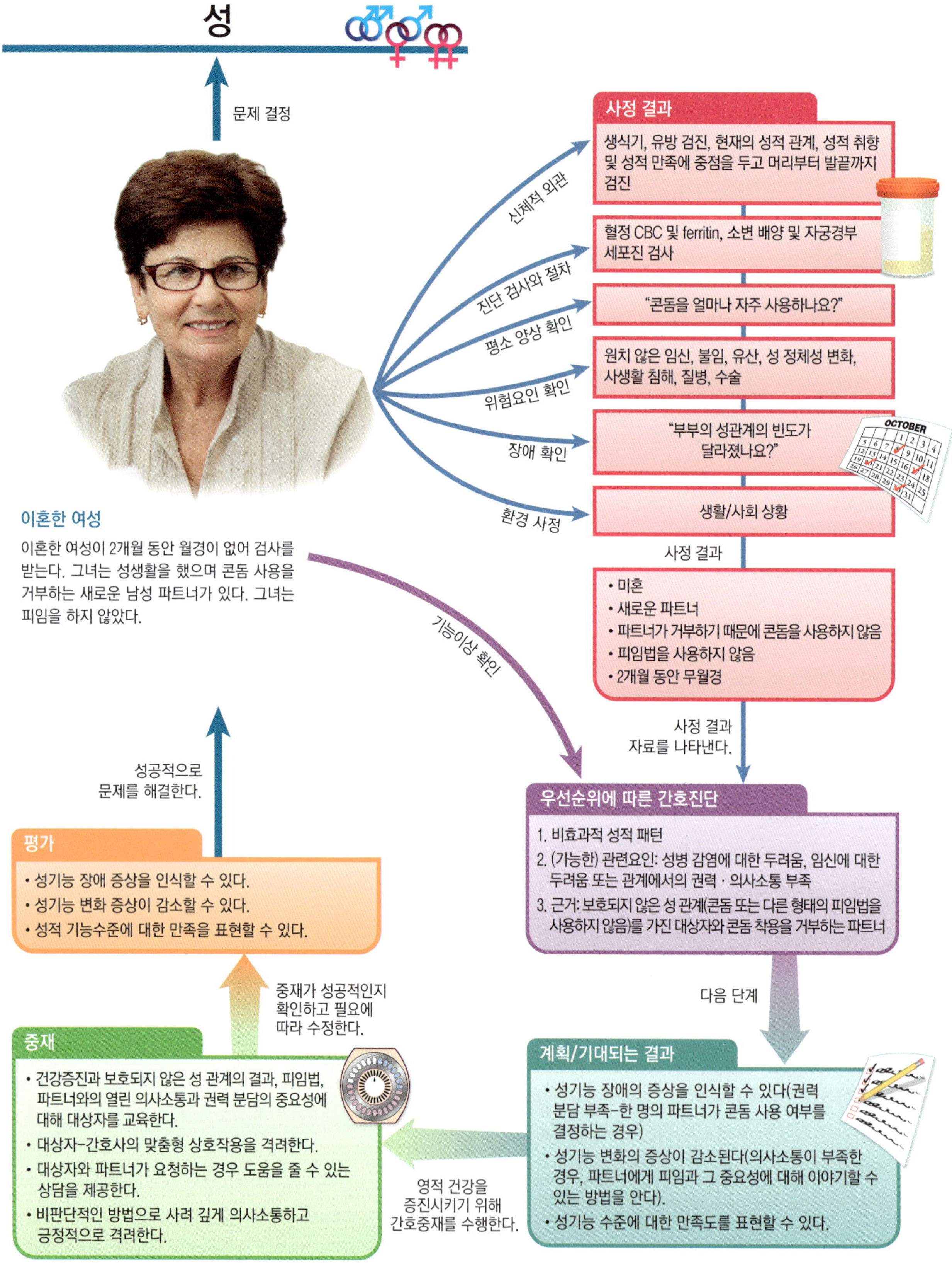
성
문제 결정
이혼한 여성
이혼한 여성이 2개월 동안 월경이 없어 검사를 받는다. 그녀는 성생활을 했으며 콘돔 사용을 거부하는 새로운 남성 파트너가 있다. 그녀는 피임을 하지 않았다.
신체적 외관
진단 검사와 절차
평소 양상 확인
위험요인 확인
장애 확인
환경 사정
사정 결과
생식기, 유방 검진, 현재의 성적 관계, 성적 취향 및 성적 만족에 중점을 두고 머리부터 발끝까지 검진
혈청 CBC 및 ferritin, 소변 배양 및 자궁경부 세포진 검사
"콘돔을 얼마나 자주 사용하나요?"
원치 않은 임신, 불임, 유산, 성 정체성 변화, 사생활 침해, 질병, 수술
"부부의 성관계의 빈도가 달라졌나요?"
OCTOBER
생활/사회 상황
사정 결과
• 미혼
• 새로운 파트너
• 파트너가 거부하기 때문에 콘돔을 사용하지 않음
• 피임법을 사용하지 않음
• 2개월 동안 무월경
기능이상 확인
사정 결과 자료를 나타낸다.
우선순위에 따른 간호진단
1. 비효과적 성적 패턴
2. (가능한) 관련요인: 성병 감염에 대한 두려움, 임신에 대한 두려움 또는 관계에서의 권력 · 의사소통 부족
3. 근거: 보호되지 않은 성 관계(콘돔 또는 다른 형태의 피임법을 사용하지 않음)를 가진 대상자와 콘돔 착용을 거부하는 파트너
다음 단계
계획/기대되는 결과
• 성기능 장애의 증상을 인식할 수 있다(권력 분담 부족-한 명의 파트너가 콘돔 사용 여부를 결정하는 경우)
• 성기능 변화의 증상이 감소된다(의사소통이 부족한 경우, 파트너에게 피임과 그 중요성에 대해 이야기할 수 있는 방법을 안다).
• 성기능 수준에 대한 만족도를 표현할 수 있다.
영적 건강을 증진시키기 위해 간호중재를 수행한다.
중재
• 건강증진과 보호되지 않은 성 관계의 결과, 피임법, 파트너와의 열린 의사소통과 권력 분담의 중요성에 대해 대상자를 교육한다.
• 대상자-간호사의 맞춤형 상호작용을 격려한다.
• 대상자와 파트너가 요청하는 경우 도움을 줄 수 있는 상담을 제공한다.
• 비판단적인 방법으로 사려 깊게 의사소통하고 긍정적으로 격려한다.
중재가 성공적인지 확인하고 필요에 따라 수정한다.
평가
• 성기능 장애 증상을 인식할 수 있다.
• 성기능 변화 증상이 감소할 수 있다.
• 성적 기능수준에 대한 만족을 표현할 수 있다.
성공적으로 문제를 해결한다.

그림 42-7 성 개념지도

Box 42-1 간호력에 포함되는 자료

정확한 성 과거력은 대상자의 건강과 건강행동에 관한 핵심정보를 제공할 것이다. 민감한 질문이므로 성 과거력은 면담 시 주로 나중에 질문한다. 간호사는 질문, 면담 내용과 예상반응에 자연스럽게 대응할 필요가 있다. 질문은 대상자의 특수한 간호에 한정되어야 한다. 이 부분의 자료수집을 할 때에는 "이제 저는 당신의 성건강에 관해 몇 가지 질문을 할 것입니다."와 같은 전환질문을 하는 것이 좋다.

성 과거력

성활동

- 성생활을 하나요?
- 당신은 남성, 여성 또는 모두와 성관계를 가지나요?
- 지난 6개월간 몇 명의 파트너와 관계를 가졌나요?
- 처음 성관계를 가진 때는 몇 살이었나요? 당신의 선택이었나요?
- 가족계획 혹은 성병 클리닉이라면, 간호사는 다음과 같은 특수 성활동 질문을 할 수 있다.
  - 당신은 질, 항문, 구강 성교를 하나요?

성병 보호

- 당신은 성 전염 질병에 걸린 적이 있나요? 있다면 어떤 것인가요?
- 성병 예방을 위해 당신은 어떤 보호방법을 사용하나요?
  - 성활동 시 콘돔을 사용하나요?
  - 최근 5번의 성활동에서 콘돔을 몇 번 사용했나요?
- Pap 검사에서 비정상이 나왔던 적이 있나요? 만약 있다면 결과는 무엇인가요?

임신

- 여성: 임신한 적이 있나요?
- 미래에 임신을 계획하나요?
  - 아니라면: 피임을 위해 어떤 활동을 하나요?
  - 피임을 하십니까? 어떤 종류의 피임을 하나요?
- 남성: 누군가를 임신하게 한 적이 있나요?

성기능

- 성활동에 만족하나요? 성기능에 관해 어떤 고민이라도 있나요? 어떤 문제라도?
- 여성: 성교 시 골반이나 질의 불편감이 있나요? 윤활액, 건조, 자극 또는 분비물에 문제가 있나요? 박테리아나 이스트 감염으로 인한 문제인가요? 요도감염과 관련된 문제인가요?
- 남성: 성교 시 통증이나 배뇨 시 문제점이나 발기 시 또는 유지 시 문제점이 있었던 적이 있나요? 음경에 문제가 있거나, 고환 또는 분비물의 문제가 있나요?

성범죄의 잠재적 노출

- 당신이 원하지 않았는데 누군가 성적 행동을 시도한 적이 있나요?
- 당신의 성적 파트너에게 안도감을 느끼나요?

사정기술 및 접근방법이 수집된 내용에 영향을 미쳐도 문진내용은 중요하다. Narrigan(2006)과 Association of Reproductive Health Professionals(2008)에 의하면, 성 병력을 도출해내기 위해서는 중요한 내용에 대해 철저한 윤곽을 제시해야만 한다. 이 윤곽은 간호력에 포함되는 자료(Box 42-1)에서 볼 수 있다. 그러나 모든 대상자에게 모든 영역에 대한 질문을 할 필요는 없다. 각 대상자에게 적절한 영역을 사정한다.

1) 평소 양상 확인

대상자의 정상 성기능 상태에 관한 구체적인 질문을 통해 정보를 도출할 수 있다. 대상자에게 접근 시 개방적 · 무비판적 질문을 통해 대답하도록 요청한다. 예를 들어, "당신은 자위행위를 한 적이 있나요?" 대신에 "당신은 얼마나 자주 자위행위를 하나요?"라고 묻는다. 두 번째 질문은 그들이 당연히 자위행위를 한다는 것을 말할 수 있게 하는 반면, 첫 번째 질문은 '예' 대답에 대해 더 판단적 반응을 암시하는 것이다.

대상자의 심리사회적 상태 사정은 성 병력의 일부분이지만 이러한 사정의 중요성을 강조하기 위해 따로 따로 토의해야 한다. 성문제 사정은 대상자의 관점에 의존하기 때문에 상당히 주관적이다. 예를 들면, 부적절한 성관계 횟수의 사정은 대상자가 생각하는 적절한 성관계 횟수에 대한 배경 없이는 의미가 없다. 심리사회적 사정 시에는 그들의 성에 대한 관점도 사정한다. 덧붙여, 도출된 자료를 토대로 한 심리사회적 기능에는 건강관리제공자의 사정도 포함된다. 삶, 사회적 지지, 역할관계 및 가족기능에 대한 조망 역시 심리사회적 사정의 모든 측면이다.

2) 위험요인 확인

(1) 임신, 불임 및 유산

임신은 보통 예측된 일이지만 항상 좋은 것만은 아니다. 원치 않는 임신은 많은 문제를 일으킬 수 있다. 임신이 대상자에게 어떤 의미가 있는지, 임신에 대해 그녀는 어떻게 느끼는지, 파트너는 어떻게 느끼는지, 그녀의 계획은 무엇인지를 결정하기 위해 질문을 한다.

자연유산이나 임신중절에 의해 대상자가 임신을 상실했을 때, 상실의 결과를 사정한다. 의도적 혹은 비의도적 유산 시에는 일반적으로 상실감이 존재한다. 세심한 사정

치료적 대화: 성

사례

최 씨와 최 씨의 부인은 60년 동안 함께 살았고, 건강하고 활동적이다. 부부는 3주 전에 교통사고가 났다. 그때, 남편은 오른쪽 대퇴부가 골절되어 수술을 받아야만 했다. 남편은 아직 보행을 하기 위해 보조기가 필요하고, 때때로 오른쪽 다리의 통증을 호소한다. 가정전문간호사인 김 간호사는 남편이 병원에서 퇴원한 후 가정방문을 하고 있다.

비효율적 대화

김 간호사 안녕하세요. 오늘은 어떤가요? (식탁에 앉은 후)

최 씨 잘 오셨어요. 부러진 다리 때문에 너무 힘들어요. (약간 웃으며)

김 간호사 그래요. 당신도 알다시피 단지 다리가 부러진 것만은 아니죠. 약간 심각해요. 무엇이 가장 걱정이죠? (눈을 마주치고 미소를 지으며)

최 씨 나는 아직도 집 주변을 돌아다닐 때면 문제가 있죠. 당신이 우리와 함께 가구와 위험한 물건을 옮겨준다고 해도 그것들은 여전히 내가 가는 길에 있죠. (한숨을 쉬며) 나는 목발로 걸을 때 아직도 힘들어요.

김 간호사 (대상자의 이동능력을 사정한 후, 제안을 한다.) 저기, 더 좋아진 것 같은데, 아닌가요?

최 씨 네, 좋죠. 그 밖에 어떤 것에 대해 물어봐도 되나요? (걱정스러워 보이나 결심한 듯)

김 간호사 그럼요. (조용히 앉으며)

최 씨 음. 나는 부부생활에 문제가 있다고 생각해요.

김 간호사 어떤 종류의 문제이죠? (그 주제를 미심쩍어하며)

최 씨 이 다친 다리의 자세에요. 아내와 내가 가까워지려고 할 땐 다리가 아파요. 그러면 아내는 그것을 걱정하게 되고 그러면 나는 괴롭죠. 모두 좋지 않아요! (풀이 죽은 목소리로)

김 간호사 오, 알겠어요. 성관계를 할 때 통증을 완화시키는 방법에 대해 조금 더 이야기해 보세요. (교육을 위해 자리를 잡는다.)

최 씨 나는 새로운 시도를 위한 방법을 알지 못해요. 우리는 우리가 하는 그 방법으로도 행복하죠. (의심 많은 얼굴로 바라본다.)

김 간호사 걱정하지 말아요. 좋아질 거예요. 다른 정형외과 대상자는 그 방법으로 관계를 할 때 행복하다고 이야기하죠. (성관계 동안 남편의 다리 압력과 통증을 경감시키는 방법에 대해 그에게 이야기한다.) 어떻게 생각하나요? (그를 보고 밝게 웃으며)

최 씨 글쎄요, 노력해 볼게요. 지금, 만약 당신이 나의 무게를 느낀다면 걱정할 거예요. (그들은 다른 이야기를 하고, 둘 다 끝내지 못한 느낌을 받는다.)

효율적 대화

김 간호사 안녕하세요. 오늘은 어떤가요? (식탁에 앉은 후)

최 씨 잘 오셨어요. 부러진 다리 때문에 너무 힘들어요. (약간 웃으며)

김 간호사 무슨 문제가 있나요? (눈을 바라본다. 웃으나 주의집중을 위해 소리내지 않는다.)

최 씨 나는 아직도 집 주변을 돌아다닐 때면 문제가 있죠. 당신이 우리와 함께 가구와 위험한 물건을 옮겨준다고 해도 그것들은 여전히 내가 가는 길에 있죠. (한숨을 쉬며) 나는 목발로 걸을 때 아직도 힘들어요.

김 간호사 (대상자의 이동능력을 사정한 후, 제안을 한다.) 문제가 되는 다른 것은 없나요?

최 씨 음… (그의 아내가 있는 곳을 바라보며) 나는 부부생활에 약간 문제가 있어요. (걱정스러워 보이나 결심한 듯)

김 간호사 좋아요. 제게 좀 더 말씀해 보시겠어요? (조용히 앉으며)

최 씨 이 다친 다리의 자세에요. 아내와 내가 가까워지려고 할 때 다리가 아파요. 그러면 아내는 그것을 걱정하게 되고 그러면 나는 괴롭죠. 모두 좋지 않아요! (풀이 죽은 목소리로)

김 간호사 잘 되지 않나요? (그는 고개를 끄덕인다.) 제게 좀 더 이야기해 주세요. 그러면 저는 당신이 어떤 방법을 사용하는지를 알 수 있고, 방법을 바꾸면 좀 더 수월해질 거예요. (체위와 진통제 사용의 효과 등 성적 행동과 습관에 대해 사정한다. 그때 두 가지 다른 체위를 제안하고 다친 다리에 통증이 심해지지 않도록 편안함을 준다.)

최 씨 정말 해 볼 만하네요. 내일 저녁에 외식할 예정이에요. 아들에게 전화를 걸어서 내일 저녁예약을 대신 해 줄 수 있는지 알아봐야겠어요. 아내는 지난주에 열심히 일하면서 할 만하다고 했어요. 아내와 함께 즐거운 식사를 하려고 해요. 그 후에 좋은 시간을 가질 예정입니다. (윙크를 하며, 계획을 좀 더 설명한다.)

김 간호사 너무 로맨틱해요. 훌륭한 저녁시간을 보낼 것 같군요. 우리가 이에 대해 이야기해서 기뻐요.

최 씨 나 역시 기뻐요. (환하게 웃으며)

비판적 사고를 위한 과제

- 두 대화에서 대상자는 같은 정보를 받았다. 두 번째 대화가 어떤 점이 더 효율적이었는지 생각해 본다.
- 김 간호사가 두 번째 대화에서 어떻게 대상자의 성적 요구에 효과적으로 대처했는지 생각해 본다.
- 60대, 70대, 80대를 함께 보내는 부부의 성관계에 대한 본인의 생각을 분석해 본다.
- 성적욕구를 가지고 있는 사람에게 통증의 영향은 무엇인지 생각해 본다.

윤리적 · 법적 쟁점

유산

박 간호사는 매년 정기검진을 위해 1차 의료기관에 오는 35세의 여성을 간호하고 있다. 박 간호사는 대상자에게 걱정이 있는지 물었다. 대상자는 3년 전에 유산을 한 후 성적 욕구가 점점 감소하고 있다고 이야기한다. 대상자는 이전 의료진이 만약 임신을 한다면 또 다시 유산할 것이고, 골반기관이 손상될 것이라고 이야기했다고 한다. 대상자는 피임약 복용을 원치 않았고, 다른 피임방법을 신뢰하지 않는다.

비판적 사고를 위한 과제

- 이전 의료진이 위의 대상자에게 이야기한 것과 관련된 박 간호사의 생각을 확인한다.
- 이 상황에 대한 박 간호사의 느낌을 생각해 본다. 박 간호사의 관점이 사정에 어떤 영향을 주었는가?
- 간호사가 이 여성의 걱정을 어떻게 접근해야 할지 설명해 본다.
- 이전 의료진에 의해 제공된 정보에 접근하기 위한 방법을 생각해 본다.

은 대상자가 가장 큰 이득을 얻을 수 있는 쪽으로 지지를 계획하여 대상자를 도울 수 있어야 한다.

특히 불임부부가 갖는 스트레스에 민감해야 한다. 죄책감, 자기비난이나 상황 및 관계에 영향을 미치는 다른 감정들이 있을 수 있으므로 이 두 파트너의 감정을 사정하는 것이 필수적이다. 과거 질병, 생식기계 감염 및 이전 유산에 대한 조사를 통해 유용한 사정과 상담정보를 수집해야 한다.

(2) 성 전파성 질환

콘돔을 사용하지 않으면 이성 및 동성의 성적 관계로 감염된 체액이 전파될 수 있다. 그러나 콘돔은 완전하지 않고, 대상자 교육에서 '더 안전한 성관계'라는 용어 대신 '안전한 성관계'라는 용어가 사용되고 있다. 클라미디아, 임질, 매독, 헤르페스 및 HPV에 대한 내용은 다음과 같다.

① 클라미디아

클라미디아(chlamydia)는 미국에서 가장 자주 보고되는 성 전파성 질환이며, 15~24세 사이의 여성들에서 유병률이 가장 높다. 클라미디아 사례는 미국 남동부에서 가장 높고 북동부에서 가장 낮다(CDC, 2014b). 클라미디아는 증상이 없지만, 치료하지 않으면 골반 내 염증질환을 유발할 수 있으며, 나팔관의 흉터, 만성 골반 통증, 불임으로 이어질 수 있다. 클라미디아 및 기타 성 전파성 질환으로 인한 국소 염증은 인간면역결핍바이러스(HIV)의 확산을 촉진할 수 있다. 클라미디아가 확인되면, 항생제로 쉽게 치료할 수 있다. 재감염을 방지하려면, 두 파트너를 모두 치료해야 한다.

② 임질

미국에서 두 번째로 흔한 성 전파성 질환(STI)은 임질(gonorrhea)이다. 임질 발병률은 1975년 이후, 2009년까지 계속 감소했지만, 2009년부터 다시 증가하고 있다. 유병률은 흑인에서 높고 남성이 여성보다 높으며, 약물 내성에 의한 임질 사례가 증가하고 있다. 현재 권장되는 치료법은 ceftriaxone과 azithromycin 또는 doxycycline을 이용한 이중요법이다(미국 CDC, 2014b). 클라미디아처럼 임질은 골반 내 염증질환과 불임을 유발할 수 있다.

③ 매독

세 번째 성 전파성 질환은 매독(syphilis)이다. 생식기 궤양으로 시작하지만, 만약 치료하지 않을 경우, 임신 중 출산 전후 감염 및 사산과 같은 합병증뿐만 아니라 성인에서 신경학적 합병증을 유발할 수 있다. 남성과 성관계를 가진 남성들 사이에서 유병률이 증가하고 있다(CDC, 2014b). 매독 진단은 1차와 2차로 나뉜다. 1차 매독은 통증이 없고 눈에 잘 띄지 않는 궤양이다. 만일 치료되지 않으면 2차 매독으로 진행된다. 2차 매독은 전신 발진, 림프절 팽대, 전신권태 증상이 나타난다. 2차 이후 치료되지 않은 매독은 잠복 매독이라 부르는데, 초기 잠재성, 후기, 후기 잠재성으로 추가 분류된다. 후기 매독은 초기 감염 후 10~30년 후에 마비, 치매 및 사망을 초래할 수 있다. 어머니에서 태아로 전달되는 매독을 선천성 매독이라고 한다. 클라미디아, 임질과 마찬가지로 항생제로 치료가능하며 재감염을 예방하기 위해 파트너도 치료해야 한다.

④ 단순 헤르페스 바이러스

단순 헤르페스 바이러스(HSV) type I과 type II는 생식기 헤르페스가 원인이다. 세균성 감염과 달리 HSV는 잘 치료되지 않는다. HSV는 오랜 기간 휴면 상태일 수 있지만, 항상 신체에 존재한다. 감염된 첫해에는 헤르페스가 여러 번 발생한다. 발생을 줄이기 위해 항바이러스 약물을 처방할 수 있다. 생식기 헤르페스는 증상이 없다. HSV는 구강, 생식기, 항문 성관계를 통해 전파된다. HSV는 잘 보고되지 않기 때문에 미국에서 발병률은 분명하지 않다. 유병률은 20% 정도로 높을 것으로 추정된다(CDC, 2014b). 콘돔이 전파의 위험을 줄일 수 있지만 HSV가 음경 이외에 다른 곳에서 나타날 수 있기 때문에 콘돔은 HSV의 확산을 확실하게 줄이지는 못한다. 초기 발병 시에 통증, 림프절병증, 열, 전신권태 증상이 더 많이 나타난다. 분만 중 HSV 발생은 출산 중에 신생아에게 HSV 전염 위험을 증가시키기 때문에 선택적 제왕절개의 적응증이 된다.

⑤ 인유두종바이러스

인유두종바이러스(HPV)는 가장 흔하게 전염되는 성 전파성 질환이다. 성 활동을 하는 사람들의 50%는 HPV와 접촉할 것으로 추정된다. 일부 HPV 감염은 저절로 낫지만, 심각한 상태로 진행될 수도 있다. HPV 예방 백신은 2006년 9세에서 26세 사이의 여성에게 사용하도록 승인되었으며, 2009년에 같은 연령대의 남성에게 추가로 승인되었다. 성적 활동을 시작하기 전인 11~12세의 청소년 시기에 시작하여 총 3회의 접종이 추천된다. 이 백신은 4가지 아형에 대해 보호해 준다. 아형의 6, 11은 생식기 사마귀의 90%의 원인을 차지하고, 아형의 16, 18은 자궁경부암의 70%의 원인을 차지한다. 여성 예방접종 비율은 낮은 편으로, 18~26세 사이의 여성 중 25%만이 예방접종을 받는다. 남학생의 경우 1년 전체 접종률은 백신 접종을 시작한 비율이 2%에 불과하고 3번의 접종을 완료한 비율은 0.5%에 불과한 것으로 나타났다(Printz, 2013). 또한 HPV 감염은 구강성관계를 통해 전염될 수 있어 젊은 성인에서 구강인두암 증가에 기여하고 있다.

(3) 성 정체성의 변화

신규 간호사는 대상자와 함께 할 기회가 많지 않지만, 자신에 대한 대상자의 감정, 다른 사람들이 대상자를 어떻게 생각하는지, 치료 및 약물과 다른 감정경험을 포함한 사정의 필요성을 인식하는 것이 유용하다.

(4) 환경

특히 급성 및 장기요양기관에서의 사생활 부족은 성과 관련된 주요 문제이다. 환경에 대한 대상자의 반응을 민감하게 사정해야 한다. 특히 장기요양기관에 있는 간호사는 환경이 성에 미치는 영향을 파악할 필요가 있으며, 대상자의 사생활 욕구 사정은 요양시설과 다른 장기요양기관에서도 필수적이다.

(5) 질병

현 병력, 과거력, 만성상태와 약물사정을 통합시켜야 한다. 질병은 성관계나 성행위를 억제시킨다. 이전에 언급했던 관심거리를 주의 깊게 사정한다. 어떤 대상자는 성관계에 대해 잘못 인식하고 있으므로 주의 깊은 사정으로 밝혀낸다. 이 정보수집은 앞으로의 사정이나 상담계획 시 도움이 된다.

만일 관심 있는 질환이 성병이라면 진단에 관한 개인의 감정, 결과와 관련된 두려움 및 앞으로의 성관계에 대한 불안을 중점으로 사정한다. 무비판적 접근방법은 가장 관심 있는 측면을 명확히 하는 데 도움이 된다.

(6) 수술

생식기관과 관련된 외과적 처치는 성적 관심을 형성한다. 전립선절제술, 유방절제술과 자궁절제술과 같은 처치는 성, 욕구, 기형 및 미래 성관계에 관한 불안을 초래한다. 사정의 일부로서 질문하고 경청하는 것은 불안영역에 중점을 두고, 잘못된 이해를 바로잡기 위한 것이다.

3) 기능이상 확인

문제가 될 수 있는 성관계 횟수 차이, 흥미 부족이나 분노와 같은 기능이상 양상은 대상자나 부부의 정상 양상과 유의한 차이가 있음을 확인할 수 있다. Annon(1976)은 문제에 관한 중요한 자료를 찾기 위한 접근방법을 제안하였다. 이 접근방법에는 현재 문제진술, 문제발생 시기와 과정, 문제의 원인과 문제의 악화를 막는 것에 대한 대상자의 지각, 과거 치료법과 치료결과, 치료가 의학적인지, 전문적인지 또는 자가치료인지 등 대상자의 현 기대와 치료목적 등 몇 가지 영역에서 도출된 정보가 포함된다.

4) 신체사정

철저한 신체사정(physical assessment)은 생식기관을 완전하고 체계적으로 머리에서 발끝까지 검진하며 성활동장애를 초래하는 감염 과정에 특히 중점을 둔다. 사생활을 보호하기 위해 방포를 조심스럽게 사용하고, 기구는 따뜻하게 해야 한다. 신체사정 중 장갑을 착용하도록 한다.

신체사정을 위해 대상자 생식기의 시진과 촉진을 한다. 생식기 검진 시 간호사의 역할은 간호준비 및 건강관리기관의 유형에 따라 다양하다. 간호사는 직접적으로 사정을 수행하거나 의사를 보조한다.

(1) 남성 생식기 검진

음경, 음낭과 고환 검진을 위한 체위를 취하도록 남성 대상자를 돕는다. 검사를 위해 생식기가 노출되도록 무릎을 굽히고 서거나 등 뒤로 기댄다. 생식기를 시진하고 촉진한다. 그 부위의 체모분포를 관찰한다.

피부량, 피부병소, 음경으로부터의 분비물이나 항문, 직장에 비정상이 있는지 주의 깊게 살펴본다. 고환이 없거나 위축이 되었는지, 포피가 있는지 혹은 포경했는지 알아본다. 요도의 위치로 요도하열을 확인할 수 있는데, 요도하열은 요도구의 선천적 비정상으로 귀두의 중심부보다 오히려 음경 아래쪽에 쏠려 있는 것이다. 남성 유방이 정상에서 벗어나는지 관찰한다. 드물지만 남성에게도 유방암이 생길 수 있다.

(2) 여성 생식기 검진

여성 대상자가 쇄석위를 취하도록 돕는다. 대상자가 편안함을 느끼도록 한다. 체모분포와 생식기 발달을 포함한 외부 생식기에 정상과 비정상 특성을 시진한다.

완전한 골반검사가 필요하며, 골반압통, 질 분비물, 다른 감염증후와 질 또는 외음부 병소가 있는지 확인한다. 골반검사는 골반경검사와 두 손 촉진법으로 나뉜다. 골반경검사는 질과 자궁경부를 시각화한다. 질경은 두 개의 입이 달린 기구를 질 내에 삽입한 후, 이를 보기 위해 확대시킨다. 불편감을 최소화하기 위해 대상자를 충분히 이완시키는 것이 도움이 된다. 질경은 삽입 전에 따뜻하게 해야 한다. 배양을 위한 표본과 도말은 질경삽입 시 시행한다. 질경을 제거할 때 의사는 질벽을 시진한다.

두 손 촉진 시 검진자는 다른 손은 하복부에 올려 놓고 한 손은 질 내에 시지와 중지를 넣는다. 경부, 난소와 자궁은 이 방법으로 촉진한다.

SAFETY ALERT

질 내로 세균의 침입을 예방하기 위해 부인과적 검진 시 멸균된 기구를 사용한다.

SAFETY ALERT

회음부 부위에서 위생 상태를 사정하거나 검사를 할 때 항상 손을 씻고 장갑을 낀다. 적용할 기구나 드레싱은 회음부 부위 가까이에서 사용한다. 신체 분비물의 접촉에 의한 전파를 제한한다.

(3) 유방검진

유방검진은 생식기관 사정에 포함된다. 의사는 크기, 대칭성, 만곡도, 색깔, 병소와 유두 분비물을 확인한다. 유방검진은 26장을 참조한다. 임상전문가는 크기, 동질성, 윤곽, 색, 병변 및 유두분비물을 확인해야 한다. 이 장의 다음에서 다루겠지만, 이 시기가 유방 자가검진에 대해 교육하기 적절한 시기이다.

5) 진단 검사와 절차

진단 검사는 신체검진과 함께 수행한다. 빈혈이나 감염을 발견하기 위한 혈액검사는 정기적으로 시행하고, 임균이나 클라미디아와 같은 성병을 발견하기 위해서는 배양을 한다. 자궁경부도말검사(Pap smear)는 연령과 지난 Pap 검사 이력에 따라 좌우된다. 자궁경부도말검사는 21세 이하의 여성에게는 권유되지 않는다. 21~29세 여성은 3년마다 액체기반 세포진(Liquid based cytology) Pap 검사 또는 기존의 Pap 도말검사가 필요하다. 정상 자궁경부세포진검사 결과가 있는 30~65세 여성의 권고사항은 매 3년마다 액체기반 세포진 검사 또는 세포학 검사와 5년마다 HPV 검사를 받는 것이다. 3회 연속 검사에서 정상 자궁경부세포진검사력이 있는 65세 이상 여성의 경우, 자궁경부세포진검사가 중단된다

표 42-1 생식기계의 진단 검사와 절차

검사	설명
VDRL (성병 임상병리 검사)	매독을 발견하기 위한 혈액검사(남성, 여성)
클라미디아 배양	의료인 또는 대상자가 직접 여성을 위한 NAAT 면봉을 이용한 질내 채취, 남성의 경우 소변검사, 자궁 경부 배양, 직장 면봉 또는 클라미디아 검출 위한 ThinPrep Pap 검사
임질 배양	의료인 또는 대상자가 직접 여성을 위한 NAAT 면봉을 이용한 질내 채취, 남성의 경우 소변검사, 자궁 경부 배양, 직장 면봉 또는 임질 검출을 위한 ThinPrep Pap 검사
HPV	HPV검사는 특정 자궁이상을 위한 ThinPrep Pap 검사에서 수집한 표본으로 검사
Wet preparation (KOH, 수산화칼륨) (NS, 생리식염수)	질 분비물에서 칸디다(모닐리아), Gardnerella, 트리코모나스(여성)를 발견하기 위한 슬라이드 준비
Pap smear (자궁경부도말검사)	자궁내막 분비물에서 경부(여성)의 세포변화 자궁경부암을 발견하기 위한 슬라이드 준비

(Burd, 2014). 실재 혹은 잠재적 문제의 특성에 따라 다른 검사가 수행된다. 여러 가지 임상병리검사와 절차의 요약은 표 42-1에 제시되어 있다.

6. 간호진단

NANDA-I은 성기능장애와 비효율적 성적 양상을 성영역의 간호진단으로 승인하였다(NANDA-I, 2014). 이 장에서는 논의되지 않았지만, 강간상해증후군 역시 포함되어 있다. 성에 대한 간호진단과 관련된 간호결과분류(NOC), 간호중재분류(NIC)는 표 42-2와 같다.

7. 간호성과 확인과 간호계획

간호진단과 관련된 요인을 확인한 후, 대상자 목표와 간호중재를 계획한다. 성기능부전 대상자나 부부의 공통된 목표는 사정결과에 따라 개별화한다. 대부분의 대상자를 위한 일반적인 목표들은 다음과 같다.

- 대상자(부부)는 성기능부전의 증상을 인식할 것이다.
- 대상자(부부)는 성기능변화의 증상이 감소할 것이다.
- 대상자(부부)는 성기능 수준에 만족한다고 말로 표현할 것이다.

계획은 건강한 쪽으로 대상자의 동기를 유발시킨다. 자기돌봄과 책임져야 할 성에 대해 대상자 교육을 위한 중재가 이루어져야 한다.

8. 간호수행

앞에서 제시된 진단이 내려진 대상자를 돕는 데 주된 역할을 한다. 예를 들어, 중대한 성기능부전이 있다면, 다른 건강관리제공자에게 대상자를 의뢰해야 한다.

1) 건강증진

성문제에 대한 관심은 명백하거나 그렇지 않을 수 있다. 성행위와 무관한 일차적 문제 때문에 건강관리기관을 찾기도 한다. 대상자가 편안함을 느낄 수 있도록 한 다음 관심문제를 논의한다.

(1) 대상자 교육

예방적 지도는 주된 간호 역할이다. 대상자가 결과를 예측하고, 이러한 결과에 대처하거나 관리할 수 있는 계획을 짜도록 돕는다.

NANDA 표 42-2 성과 관련된 NANDA-I 간호진단

간호진단	관련요인	진단진술	NOC*	NIC†
성기능 장애: 성기능이 변화하여 불만족스럽고 충족이 안 되거나 부적절하다고 느끼는 상태	생물학적 · 심리학적 또는 사회적으로 성기능장애를 유발하는 성적 변화, 사회심리적 학대(해로운 관계), 사생활 부족, 중요한 타인의 부재, 잘못된 정보 혹은 지식 부족	**성기능 장애** 관련 요인: 유방근치절제술 정의적 특성: 질병이나 치료로 발생한 제한에 대해 인지한 것을 말로 표현, 성적 만족감 달성의 변화, 성적 가치의 갈등, 중요한 타인과의 관계에서 원하는 만족감을 달성하는 데 무능력하거나 관계 변화	신체상 자아존중감 성정체성	행동 관리: 성적 신체상 향상 자아존중감 향상 성적 상담
비효과적 성적 양상: 자신의 성에 대해 우려를 표현함	건강관련 이행으로 인해 변화된 반응과 관련된 지식이나 기술의 부족, 신체 기능, 구조, 질병 또는 특정 의학진단의 변화가 건강관련 이행을 가져올 수 있음	**비효과적 성적 양상** 관련 요인: 유방절제 정의적 특성: 성적 만족감을 성취하는 데 어려움을 보고한 것	신체상 자아존중감 성정체성 지식: 성기능	신체상 향상 자아존중감 향상 자가책임 촉진 성적 상담

Dx, diagnosis; R/T, related to; AEB, as evidenced by.
*출처: Moorhead, S., Johnson, M., Maas, M., & Swanson, E. (2013). *Iowa Outcomes Project: Nursing Outcomes Classification (NOC)* (5th ed.). St. Louis, MO: C. V. Mosby.
†출처: Bulecheck, G., Butcher, H., Dochterman, J., & Wagner, C. (2013). *Iowa Intervention Project: Nursing Interventions Classification (NIC)* (6th ed.). St. Louis, MO: C. V. Mosby.
출처: NANDA-Association International (NANDA-I). (2014). *Nursing diagnoses: Definitions and classification, 2015-2017.* West Sussex, England: Wiley-Blackwell.

① 자기인식

인체 및 인체기능에 대해 보다 잘 인식하도록 돕는다. 건강한 성관계를 형성하려는 남성과 여성을 돕기 위해서는 인체를 탐색하고 이해하는 것이 필수적이다. 여성이 인체의 해부학적 구조를 이해하도록 하기 위해서는 도움이 필요하다. 골반검진 시 거울을 이용하여 대상자 자신이 검진하도록 격려하는 방법을 사용할 수 있다. 생식기의 해부학적 구조에 대한 이해는 인체가 성자극에 대해 어떻게 반응하는지, 성감극에 도달하기 위해 어떤 것이 필요한지 이해하는 데 도움이 된다. 여성은 월경, 임신 및 폐경 시 인체에 어떤 변화가 일어나는지 이해해야 한다.

남성 또한 자신의 신체를 더 잘 알도록 도울 필요가 있다. 해부학적 구조를 알고 특히, 발기를 일으키는 자극의 종류가 건강한 성관계 발전을 위해 얼마나 도움이 되는지 알도록 이해시킨다.

② 자가검진

남성과 여성은 자가검진 기술학습과 같은 자신의 신체에 대한 지식을 증가시키는 것으로써 도움을 받을 수 있다. 남성은 고환 자가검진을 수행할 수 있어야 한다(Box 42-2). 그러나 여성의 유방자가검진(BSE)은 논란의 여지가 있다. 1950년대부터 추진되었지만 유방자가검진의 효과에 대해 과학적으로 연구된 것은 최근의 일이다. 2002년에 시작된 여러 대규모 연구에서 유방암 사망률은 유방자가검진에 영향을 받지 않는 것으로 밝혀졌다. 또한 한 대규모 연구에서 유방자가검진을 수행한 여성의 경우 암의 진단과 관계없이 유방생검 횟수의 2배로 나타났다. 경제적으로나 감정적으로나 부정적인 생검은 고려해 보아야 할 문제이다. 2009년 미국 예방 Task Force에서는 유방자가검진 교육에 반대하였다(Grade D). 또한 미국 산부인과의학회(ACOG)와 미국 암협회(ACS)는 유방자가검진에 대해 현재까지 권장하지 않고 있다. 미국 암협회는 유방자가검진을 '선택 사항'으로 제시하고 있으며, 미국 산부인과의학회(ACOG)는 유방자기인식이라는 용어로 변경하였다(Mark, Tempkin, & Terplan, 2014). 유방자가검진에 대해 관심이 있고 지속하고자 하는 여성에게는 검사 수행 방법을 제공하고 있다(ACS, 2014).

③ 운동

여성의 자기인식에는 골반저 근육조절이 포함된다. 사정하는 동안이나 교육 과정 동안 필요하다면 간단한 단계로 필요한 교육을 제공한다. Kegel 운동은 요흐름이나 장운동을 막기 위해 수축하는 골반 미골근육을 수축하고 이완하는 것이다(Neilson, 2009). 근육은 항상 더 나은 쪽으로 작용하기 때문에 규칙적인 Kegel 운동을 6주간 시행하면 근력을 회복할 수 있다. Kegel 운동의 이점은 성 각성, 성흥분 향상, 음경저부의 강한 수축, 골반저근육의 빠른 산후회복, 회음절제술 상처의 유연성 증가 및 변비를 완화시킨다(May & Mahlmeister, 1994). Kegel 운동은 방광훈련 시 이용되기도 한다(Dumoulin & Hay-Smith, 2010). Box 42-3은 Kegel 운동의 단계를 제시한 것이다.

Box 42-2 고환 자가검진

내가 무엇을 할 수 있나?

고환암을 조기발견하기 위해 가장 바람직한 것은 매달 한 번 3분간 자가검진하는 것이다. 가장 적당한 시간은 따뜻한 물 목욕이나 샤워 후 음낭피부가 가장 잘 이완되었을 때이다.

양손의 엄지와 손가락 사이에서 부드럽게 각 고환을 굴린다. 만일 딱딱한 덩어리나 결절이 만져지면 바로 의사의 진료를 받아야 하며, 의사에게 악성 여부를 진단받는다.

철저한 신체검진 후, 의사는 가장 정확한 진단을 내리기 위해 방사선검사를 시행하기도 한다.

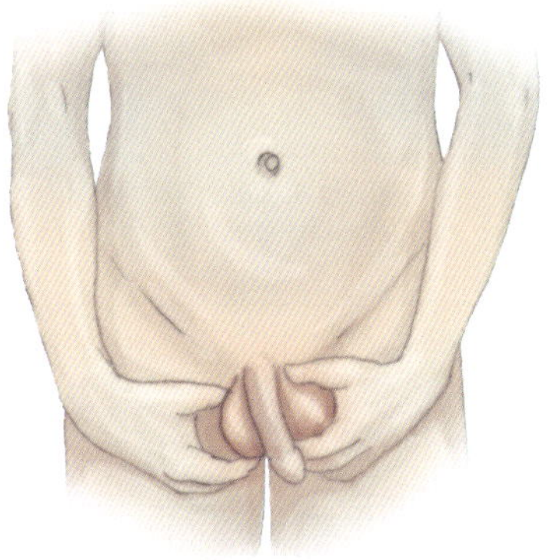

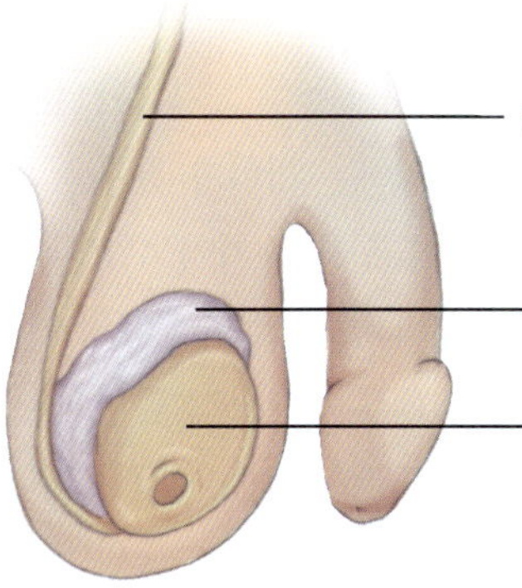

Box 42-3 Kegel 운동

1. 변기에 앉아서 질 주변 근육을 알아내어 소변을 배출했다가 멈췄다가 한다.
2. 질 입구에 손가락을 넣어 기본적인 근육의 강도와 수축력을 검사한다.
3. 운동 A-근육을 꽉 조인 다음, 3초 동안 조인 상태로 있는다. 근육을 이완한다. 반복한다.
4. 운동 B-가능하면 10~25회 정도 근육을 빠르게 수축하고 이완한다. 반복한다.
5. 운동 C-물이 담긴 그릇에 앉아 있으면서 질 내로 물을 빨아들인다고 상상해본다. 3초 동안 그 상태로 있는다.
6. 운동 D-질만 가지고 장운동을 할 때처럼 밀어낸다. 3초 동안 그 상태로 있는다.
7. A, C와 D운동을 각각 10번 반복하고, B운동은 한 번만 한다. 하루에 세 번 전체적으로 반복한다.

출처: May, K. A., & Mahlmeister, L. R. (1994). *Comprehensive maternity nursing: Nursing process and the childbearing family* (3rd ed.). Philadelphia, PA: J. B. Lippincott.

④ 성교육

학령전기 아동의 부모와 간호제공자는 아동이 직접적으로 요구하지 않더라도 자발적으로 정보를 제공할 뿐 아니라, 편안하게 질문에 대답할 수 있도록 지도할 필요가 있다. 청소년기인 십대 및 가족도 지도할 필요가 있다. 청소년의 혼동 및 갈등이 정상이라는 것을 확신시킬 필요가 있고, 청소년을 돌보기 원하는 성인과 독립을 원하는 청소년 사이의 갈등에 대해 인내를 가지고 10대를 대하는 것이 필요하다. 기분 변화 및 불예측적인 청소년을 대하는 부모를 돕는다. 자녀에 대한 부모접근법에 관한 재확신과 지지를 제공한다. 또한 부모들은 그들 자신의 노화에 관심을 갖고 혼란을 일으키는 시기 동안 부부 사이의 친밀한 관계를 유지하도록 도울 필요가 있다.

⑤ 책임져야 할 성

책임져야 할 성에 참여하도록 남녀를 교육하는 것은 중요하다. 특히 성파트너의 수를 제한하는 것과 성파트너가 여러 명일 때 콘돔을 사용하는 것은 매우 중요하다. 무비판적 태도를 가지고 제한해야 할 성접촉의 중요성을 제시한다. 그러나 이러한 논의가 상담이나 교육 과정의 목적에 어긋난다면, 위생 및 콘돔 사용의 중요성을 강조한다. 콘돔은 여러 이성과의 성관계 및 동성관계, AIDS 감염 가능성이 있는 또 다른 관계 시 항상 사용해야 한다. 많은 대중매체에서 '안전한 성'에 관해 말하고 있으며, 간호사는 기본원리를 배워야 한다. 성파트너들은 안전하게 성행위를 하는 방법을 다른 사람과 개방적으로 이야기하고, AIDS 병력이 있음을 다른 사람에게 솔직하게 말하도록 격려한다.

책임져야 할 성교육의 일부로서 성병 예방에 대해 대상자에게 교육한다. 일부 성병은 쉽게 치료할 수 있는 반면, 그렇지 않은 성병도 있다(예: 포진). 현재 AIDS는 불치병이며 치명적이다. 성병 예방교육의 중요성은 아무리 강조해도 지나치지 않는다.

(2) 피임법 이용

최근 통계에 따르면, 미국의 전형적인 여성은 가족을 두 자녀로 제한하려고 한다. 이는 대상 여성이 약 30년 동안 어떤 형태로든 피임 수단을 사용해야 한다는 것을 의미한다(Guttmacher Institute, 2014a). 가족구성원 및 출산간격에 관한 결정은 다양한 출산조절법을 활용할 수 있기 때문에 계획대로 이행될 가능성이 높다. 가임기 연령의 미국 여성은 6천 2백만 명이며, 성적 활동을 하는 여성 중 70%는 임신을 원하지 않는다(Guttmacher Institute, 2014a). 자녀간 터울, 자녀 수 제한, 첫 출산시기 결정은 피임법이 성공해야 가능하며, 이는 제한적인 예방적 건강척도이다. 임신을 원치 않는 여성의 약 90%는 어떤 형태로든 피임법을 사용하고 있다. 12세 미만의 청소년 중 2% 미만만이 성관계를 가지며, 15세까지는 성관계를 보고하는 사람이 16%에 불과하다. 중년 및 십대 후반에 성관계가 더 많은 것으로 나타났으며, 17세 이전에 첫 성관계를 가졌다고 보고한 비율은 절반 이상이다. 십대들 사이에서 성행위에 비율은 남녀 모두에게 유사하게 보고되고 있다(Guttmacher Institute, 2014c). 대부분의 십대는 성관계 시 피임법으로 콘돔을 사용한다(Guttmacher Institute, 2011). 이러한 피임 도구 사용으로 인해 1991~2012년까지 십대의 임신율은 감소하였다. 그러나 여전히 미국에서는 매년 70만 명의 청소년이 임신하고, 30만 명의 15~19세의 청소년이 출산을 하는데, 이는 선진국 중 가장 높은 비율이다(MMWR, 2014).

남성과 여성, 10대는 활용 가능한 피임법에 대한 정보가 필요하다. 간호사는 피임법의 단점과 장점, 금기, 효과, 안전성 및 비용을 포함한 다양한 피임법에 대한 충분한 지식이 있어야 한다. 효과가 높은 방법은 불임시술, 피하이식, IUDs, 주입식 Depo-Provera이다. 중간 효과 방

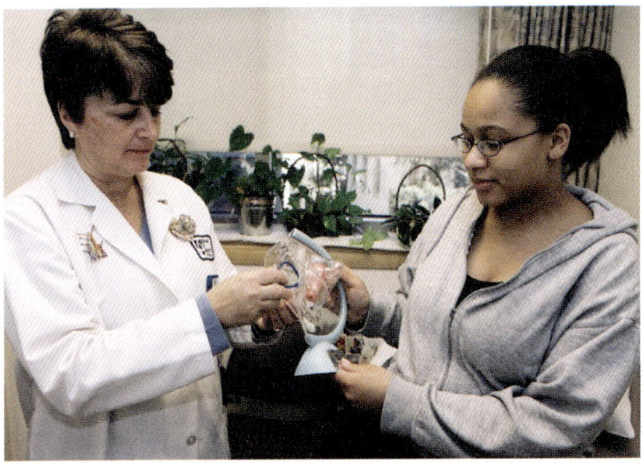

그림 42-8 피임방법에 대한 정보제공은 대상자의 생식기계 건강의 중요한 요소이다.

법은 경구피임약, vaginal ring, 피내 패치이다. 수유 시 무월경은 모유수유 기간일 경우, 중간 정도의 효과를 보인다. 가장 효과가 낮은 차단 방법으로 콘돔, diaphragm, 경부 캡 등이 있다(Trusell, 2008). 가장 효과적인 방법은 대상자나 부부가 결정하는 것으로 사용하기에 가장 편하고 지속적으로 사용할 수 있는 것이다(그림 42-8).

비판적 사고 적용하기

2명의 고등학생이 건강관리실에 방문하여 논쟁 중인 문제를 간호학생이 정리해 주길 바라고 있다. 한 학생은 생리 중 성관계는 절대 임신될 수 없다고 하며 다른 학생은 가능성이 있다고 한다. 간호학생은 이 질문에 대해 앞으로 성에 대한 개방적 토의를 유지하기 위해 어떻게 답할 것인가?

정답은 부록 B를 참고하세요.

점차적으로 근거기반실무에 중점을 둠으로써 간호사와 대상자는 다양한 피임법의 안전성과 효과를 지지하는 근거들이 증가하거나 변화하는지를 지속적으로 파악하는 것이 필요하다.

각 피임법마다 장점과 단점이 있어 완벽한 피임법은 존재하지 않지만, 사용할 수 있는 몇 가지 유익한 방법이 표 42-3에 요약되어 있다.

① 자연 가족계획

FAM은 여성의 임신가능 시기가 언제인지 결정하기 위해 커플이 생물학적 지표를 이해하도록 돕는다. 수태인식은 자연가족계획 사용 시 임신을 막거나 임신을 유도하기 위해 사용된다. 현재 여러 가지 방법이 사용되고 있는데, 모두 금욕기 또는 차단 방법이 필요하다. 월경주기에 따라 3단계가 있다. 배란 전 5~7일의 잠재적 수정일이 있으며 이후 다음 수정 단계로 간다. 자연가족계획은 규칙적 생리주기를 보이고 배란일을 예측할 수 있는 여성에게 가능하다.

달력 리듬법은 월경주기를 계산하여 수태와 비수태기를 이용한다. 체온법은 배란기인지 아닌지 알기 위해 기초체온이 올라갈 때를 이용한다. 점액법은 질구가 건조한지 촉촉하면서 젖어 있는지를 여러 가지 점액 유형으로 구별하도록 여성에게 교육한다(Zieman et al., 2010). 2일 방법은 자궁경부 분비물을 사용하지만 특징이 아닌 존재 여부에 근거하기 때문에 보다 간단하다. 당일 혹은 전날 아무 분비물이 없다면, 임신 가능성이 낮으며 관계해도 좋다는 의미이다. Symptothermal법은 여러 기술을 결합한 것이다(Smoley & Robinson, 2012).

② 호르몬법

호르몬법은 사용하기 쉽고, 수술을 제외하고 가장 효과적인 출산 조절방법이다. 보다 새로운 호르몬 피임법은 계속 개발되고 있다. 각종 병합방법으로 에스트로겐과 프로게스테론을 사용하며, 여성 체내에 여러 가지 방법으로 주입한다. 일부 호르몬 피임제제는 에스트로겐이 포함되어 있지 않으며, 대신 progestin-only(또는 progestin-like)가 들어 있다. 에스트로겐 비포함 호르몬 피임제제는 progestin-only pill(POPs), 주사형(Depo-Provera), 피하형(Implanon), Mirena IUD가 있다. 임신예방과 함께 호르몬 피임제제는 여러 건강 이점이 있는데, 난소암, 자궁내막암의 위험 감소와 월경 전 불편감 및 혈액손실, 빈혈의 감소, 자궁내막증 증상의 감소 등 여러 건강 관련 장점이 있다(Cleland et al., 2012).

또한 호르몬 피임제제는 단점도 있다. 경구피임약은 배란 예방 측면에서 매일 복용해야 한다. 경구피임약은 성병을 예방해주지 않기 때문에 대상자는 여전히 성병예방을 위해 콘돔과 같은 성전파 질환 예방법을 사용해야 한다. 역사적으로 높은 용량의 에스트로겐이 복합 경구피임약(COCs)으로 사용되었으며, 일부 여성은 높은 용량으로 인해 심근경색이나 혈전과 같은 심혈관계 질환에 이환되었다. 최근의 낮은 용량의 에스트로겐은 위험도를 낮춘다. 에스트로겐은 심부정맥혈전증(DVT)의 위험을 약간 증가시키며 특정 위험요인에 있는 여성에게 혈전 생성을 증가시키는 것으로 보고되고 있다. 질병관리본부에서

표 42-3 임신조절법의 효과 비교

방법	첫 1년간 사용 후 의도치 않은 임신을 한 여성의 비율		1년 동안 지속 사용한 여성의 비율
	전형적 사용	철저한 사용	
비보호적 방법	85.0	85.0	
살정제	28.0	18.0	42.0
배란 인식 방법	24.0		47.0
표준일(배란일 기준 8일간 금욕)		5.0	
2일방법(점액관찰 여부)		4.0	
배란법		3.0	
증상 및 체온조절법		0.4	
중단(성관계 중)	22.0	4.0	46.0
스펀지			36.0
경산부	24.0	20.0	
미산부	12.0	9.0	
콘돔			
여성	21.0	5.0	41.0
남성	18.0	2.0	43.0
다이아프람	12.0	6.0	57.0
경구피임약+프로게스틴 제제	9.0	0.3	67.0
Evra patch	9.0	0.3	67.0
Nuva ring	9.0	0.3	67.0
Depo-Provera	6.0	0.2	56.0
IU 피임			
ParaGard (copper T)	0.8	0.6	78.0
Mirena(LNG)	0.2	0.2	80.0
Implanon	0.05	0.05	84.0
여성 불임술	0.5	0.5	100.0
남성 불임술	0.15	0.1	100.0

출처: Adapted from Trussell, J. (2011). Contraceptive efficacy. In R. A. Hatcher, J. Trussell, A. L. Nelson, W. Cates, D. Kowal, & M. Policar (Eds.), *Contraceptive technology* (20th revised ed.). New York, NY: Ardent Media.

는 경구피임약에 대해 WHO의 의학적 적부 기준을 인정하였다(Curtis, 2010). 질병관리본부 보고서에는 임신의 위험과 관련된 부작용이 피임약으로 인해 발생하는 질병의 위험보다 높다는 것을 강조하고 있다. 그러나 고혈압, 편두통, 심부정맥혈전증 병력이 있는 여성이나, V Leiden factor와 같은 응고질환이 있거나 혈관질환이 있는 당뇨병을 앓고 있는 여성, 35세 이상의 흡연자, 장기간 부동인 여성의 경우 COCs 또는 다른 형태의 에스트로겐 복합 호르몬제제를 사용하지 않도록 하고 있다. 모유수유 여성 또한 COCs 사용을 권하지 않지만 POP 제제는 안전하다. Curtis(2010)는 저서에서 의학적 적부에 대한 모든 논의를 제공하고 있다.

경구피임약은 크게 2개로 분류할 수 있다. COCs와 POPs 또는 progestin만 포함하고 있는 mini-pill이다. COC와 POP는 모두 배란을 억제하며, 경부점막을 두껍게 하고, 나팔관의 운동성을 느리게 하며 정자가 난자에

도달하기 어렵게 한다. 또한 일시적인 자궁위축을 유발하며, 이로 인해 월경의 양을 감소시킨다. 피임약 복용을 잊어버리는 것은 갑작스럽게 호르몬을 중단시킨다. 오늘날 피임약은 호르몬 용량이 적어서 1회 복용하지 않으면 배란을 유도하고 잠재적 임신 가능성을 유발한다는 점에서 엄격하다. 대상자가 복용을 건너뛰게 되면 즉시 2개의 피임약을 복용해야 하므로 절대 약 복용을 건너뛰어서는 안 된다. 현재 이용 가능한 에스트로겐과 프로게스틴을 병용하는 유일한 경피 제형은 Evra® 패치이다. 장점은 7일 동안 착용함으로써 매일 먹는 피임약을 잊을 위험을 없애는 것이며, 3주 연속 착용하고 출혈이 생길 경우 제거한다. 단점으로는 이 패치는 순환 에스트로겐 혈중 농도가 높기 때문에 VTE의 위험이 증가한다. 많은 추가 경피 피임약 패치가 테스트 단계에 있으며, 이 중 하나는 프로제스틴 전용 패치로 모유수유 여성이나 에스트로겐에 대한 금기증이 있는 여성에게 부착 가능하다. 경피 피임 젤 또는 스프레이 테스트도 실시 중이다(Bahamondes & Bahamondes, 2014). 경구피임약은 여러 논란에도 불구하고 가장 일반적으로 사용되고 있다. 질내 고리(vaginal ring)은 매일 피임약을 기억하여 복용하지 않아도 호르몬 피임법을 적용할 수 있는 대안이다.

응급사후 피임방법(emergency postcoital contraception, EC)은 40년 가까이 사용되어 왔으며 올바르게 사용하면 임신 예방에 매우 효과적인 방법이다. 응급사후 피임법의 가장 효과적인 방법은 성관계 후 첫 120시간 이내에 copper IUD를 삽입하는 것이다. 이 방법의 임신율은 0.14%에 불과하다(Koyama, Hagopian, & Linden, 2013). copper IUD의 또 다른 장점은 금기가 없는 여성의 가역적인 피임 방법으로 최대 12년 동안 사용할 수 있다는 점이다. IUD 삽입에 능숙한 건강관리 제공자는 모든 지역에 있는 것은 아니기 때문에 접근이 제한되는 점이 있다. 또한 비용이 IUD 사용의 또다른 요인이 될 수 있다. 가장 오래된 EC 형태인 Yuzpe 방법은 에스트로겐·프로게스테론 복합제를 평소보다 많이 복용하는 것이다. 이것은 처방전을 받아야 가능하며 의사 또는 약사의 지시 및 상담이 동반되어야 한다. 그 외에도 여성은 www.not-2-late.com에서 경구피임약의 혼합 투약을 위한 응급사후 피임법을 찾을 수 있다. 그러나 이 방법은 프로제스틴 단독 방법만큼 효과적이지는 않다(ACOG, 2013). 미국에서 가장 흔하게 사용되는 응급사후 피임방법은 처방전 없이 사용 가능한 프로제스틴 단독제제이다.

논란과 혼돈이 존재하지만, 응급피임법은 대부분의 미국 여성이 이용할 수 있다. 개인의 요구에 따라 사용하는 피임방법은 모두 오류의 가능성이 존재한다. 매일 약물을 복용하는 것은 3개월에 한 번 주사를 맞는 것보다 힘든 일이다. 따라서 새로운 피임법의 접근은 사용 오류를 최소화하는 데 중점을 두고 있다. 최근 경구피임약과 함께 사용하는 경피 패치는 1달 중 3주간 여성이 스스로 복부에 부착하여 사용한다. 질내 고리는 35세 이상 여성에게 적용하는데, 질을 통해 삽입하여 3주간 보유하게 된다. 이러한 병합 용법은 여성에게 중요한 선택사항이다.

에스트로겐을 사용할 수 없는 여성이거나 장기간의 피임을 원하는 경우 이용하는 DMPA(depot medroxyprogeste-rone acetate)는 프로게스테론 형태로 3개월마다 주사하도록 만들어졌다. Progestin implant인 Norplant는 미국에서 1991년에 소개되었다. 이 방법은 피하삽입을 위해 5개의 작은 막대(rods)가 필요하다. 그러나 피임에 성공적이지 않다는 것이 증명되어 시장에서 퇴출되었다. 이는 캡슐 1개로 피하에 이식하는 Implanon으로 대치되었다. 이 제품은 최소 3년의 효과가 있으며 널리 이용되고 있다.

이들 방법도 부작용이 있다. 이들을 장기간 사용하면 비용이 많이 들 수 있다. 피임을 위한 건강보험혜택은 모순적이다. 일부 보험회사는 이러한 비용을 치르고 있지만 이와 같은 혜택제공의 장점과 단점에 관한 많은 논쟁 및 논의가 계속되고 있다.

③ 자궁 내 장치(IUD)

IUD는 과거 원치 않는 부정적 효과에 관해(특히 골반염증성 질환) 많은 논란이 일어난 방법이다. 결국 일부 IUD는 1970년과 80년 내에 Progestasert와 ParaGard(Copper T)의 2가지가 시장에서 사라졌다. 새로운 IUD는 이러한 문제점이 없고, 안전하여 점유율이 높아지고 있다. 미국에서는 2가지 IUD를 사용할 수 있는데, nonhomonal copper T-380A(ParaGard)와 levonorgestrel(Mirena)이다. 효과는 매우 좋은 편이다(Cleland et al., 2012). 이 피임방법은 작고 부드러운 'T' 모양의 기구(길이 1인치, 직경 1cm)를 자궁경부를 통해 자궁강 내로 삽입하며, 건강관리전문가가 제거하기 전까지 유지하게 된다. Copper 'T'는 호르몬제제를 피해야 하거나 원하지 않는 여성에게 유용하며 피임법을 되돌릴 수 있는 최적의 방법이다. Mirena는 지속적으로 적은 양의 levonorgestrel을 자궁으로 흘려보낸다. 이로 인해 자궁경부 점막이 두꺼워지고 경부를 막게 된다. 그 결과, 정자와 난자가 만나서 수태되는 것을 예방할 수 있다. Mirena의 한 가지 부작용은 서서히 생리혈이 감소되어 비치는 정도이거나 없게 만드는 것이다. 이 방법은 중년 여성의 과다월경에도 효과적이며 폐경이라는 영구적 해결책이 제공되기 전까지 자궁적출술에 대한 필요성을 감소시킨다. Mirena는 경산부와 미산부 모두에게 사용할 수 있으며 5년의 피임효과가 있다.

④ 방해방법(Barrier 법)

화학적 · 물리적 방해물은 pill이나 IUD를 사용할 수 없거나 사용하고 싶지 않은 여성에게 인기가 있다. 이러한 방법은 쉽게 활용할 수 있고, 일부는 약국에서 처방 없이 구입할 수 있다. 물리적 방해방법에는 다이어프램(diaphragms), 경부캡(cervical caps)과 콘돔이 있다. 다이어프램과 경부캡은 전문의에 의한 처방이 있어야 하며, 여성의 경부에 맞아야 한다. 다이어프램은 살정제와 함께 사용해야 한다. 다이어프램은 성관계 후 8시간까지 빼지 말아야 하며 FemCap은 48시간까지 유지할 수 있다.

남성 출산 조절의 주요 방법은 콘돔이다. 남성 콘돔은 라텍스, 폴리우레탄, 자연막 등으로 만들어져 있다. 남성 라텍스 콘돔은 정확한 사용법에 한해 피임과 성 전파성 질환 예방에 효과적이지만, 비라텍스(자연막)는 성 전파성 질환 예방에 효과적이지 않다. 여성 콘돔은 1990년대 초반에 소개되었다. 이는 비라텍스 폴리우레탄 재질이며 최근에는 폴리우레탄의 대안으로 저렴한 nitrile이 사용되고 있다. 여성 콘돔은 남성이 콘돔을 사용할 수 없을 때 여성에게 콘돔을 사용할 수 있는 기회를 제공한다. 남성과 여성 콘돔은 함께 사용할 수 없다. 여성 콘돔은 성행위의 방해를 피하기 위해 성관계 8시간 이전에 삽입한다. 이 방법은 HIV 등의 성 전파성질환을 예방한다.

거품, 크림, 젤리, 좌약은 화학적 방해법이다. 질 살정제는 2가지 방법으로 정자를 차단하여 죽이는 방법이지만, 이 방법은 실패율이 높다. 화학적 방해법은 처방전 없이 구매할 수 있다. 미국에서 사용 가능한 살정제인 Nonoxycol-9(N-9)은 HIV를 예방하지 못하며 잦은 사용은 질 벽의 자극을 유발하며 감염 위험을 증가시킨다.

⑤ 선택유산

매년 미국에서의 임신 중 거의 절반이 계획되지 않은 상태이며 선택유산으로 인해 전체 임신의 4~10%의 인공유산이 이루어진다. 2011년에는 106만 건의 인공유산 수술건수가 보고되었다.

매년 약 1.7%의 가임여성이 선택유산을 선택하며 이중 50% 이상이 20대이며 18%가 십대이다. 유산을 경험한 여성의 절반 이상은 임신할 당시 출산조절 중이었으나 많은 대상자가 정확하지 않고 변덕스러운 방법으로 피임법을 사용하고 있었다. 인공유산 여성의 61%는 최소한 1명의 자녀를 출산하였으며, 20~24세 사이의 여성이 가장 많은 인공유산을 하였고, 25~29세가 그 다음이었다. 청소년은 전체 인공유산의 18%를 차지하고 있다. 인공유산 비율은 비히스패닉계 백인 여성이 가장 높았고, 비히스패닉계 흑인 여성과 히스패닉계 여성이 그 다음으로 높게 나타났다. 인공유산을 한 여성들 중 절반 이상이 임신 시 어떤 형태로든 피임을 하고 있었다(Guttmacher Institute, 2014b).

가족 계획 자원 및 피임 방법에 익숙한 간호사는 효과적인 사용자 친화적 피임방법, 대상자 교육 및 대상자 중심의 가족 계획에 대한 접근성을 향상시킬 수 있다. 인공유산을 수행하는 방법에는 여러 가지가 있으며, 감염, 출혈, 자궁 또는 자궁경부 외상과 같은 합병증의 비율은 불법적인 인공유산에서 매우 높을 수 있다. 그러나 특히 임신 첫 3개월 동안에 합법적으로 유도된 유산에 대한 합병증의 위험은 극히 낮으며, 인공유산의 0.05% 미만은 병원 치료가 필요한 합병증으로 종료된다.

⑥ 성교 중단

사람은 몇 세기 동안 사정 직전에 음경을 빼는 질외사정을 하였다. 이 방법은 비용이 들지 않고 부작용도 없지만 방법이용에 어려움이 있기 때문에 많이 사용되지 않는다.

⑦ 수술적 불임

외과적 불임은 남녀 모두에게 시행된다. 여성 불임술로는 난자가 통과하지 못하도록 난관결찰(난관을 자르고 묶는 것)과 난관 전기응고술(난관을 전기로 응고시키거나 태우는 것)이 있고, 남성의 외과적 불임방법으로는 정관절제술이 있다. 정관절제술은 정관을 자르는 것으로, 정액이 사정될 때 정자유출을 막는다. 남녀 불임술이 영구적일지라도, 원래대로 복귀할 수 없다는 단점이 있다.

2) 기능변화에 따른 간호중재

전인적 접근법은 성기능부전과 관련된 신체적 · 심리적 쟁점에서 다루어야 한다. 각 대상자는 기능부전이 있더라도 가능한 한 만족스러운 생활을 하기 위한 도움이 필요하다. 적절하다면 특정 문제영역, 특정 문제의 치료, ADL 증진, 적당한 자원에의 의뢰 및 가정관리를 돕는데, 상담과 교육을 통해 이루어지도록 한다.

(1) 일상생활활동 수준

간호사의 책임 중 하나는 그들의 잠재력을 최대화하여 일상생활 수준을 달성하고 유지하도록 대상자를 돕는 것이다. 간호사는 성기능부전에도 불구하고 대상자의 일상생활활동(ADL) 수준을 향상시키는 방법을 제안하도록 교육해야 한다. 예를 들면, 간호사는 성행위 및 적극적인 성생활을 유지할 수 있는 능력에 관해 노인과 상담하는 주된 역할을 담당한다. 여성의 윤활작용 감소를 보상하기 위해 윤활세를 사용한다거나, 남성이 더 쉽게 발기할 수 있도록 더 많은 전희행위를 하는 것과 같은 수정안을 지도한다. 성교와 더불어 신체적 밀착, 애무와 같은 성적 표현의 대안적 유형을 발견하도록 노인을 돕는다.

(2) 상담

성기능부전의 간호진단을 받은 사람을 치료할 때, 직접적으로 대상자와 그들 파트너에게 다양한 인간의 성반응 양상에 관한 교육과 상담을 통한 중재를 한다. 그들의 감정을 표현하도록 함께 대화하고 대상자에게 말할 수 있는 기회를 준다면 성기능부전에 대한 대상자의 생각을 더 분명히 알 수 있다. 기능부전이 대상자에게 어떤 의미가 있으며, 이에 대해 대상자가 어떻게 반응하는지 알 수 있고, 이러한 관점들은 개별 중재를 개발할 수 있게 한다.

① PLISSIT 모델

성기능 변화가 있는 대상자와 함께하는 간호사가 사용할 수 있는 특정 기술 중 하나로서 Annon(1976)의 학습원리에 따라 개발된 PLISSIT 모델이다. P = 허용제공, LI = 정보제한, SS = 구체적인 제안, IT = 집중치료이다(Association of Reproductive Health Professionals, 2008).

이 접근법을 사용한 간호사는 비위협적 행위로 시작하여, 허용을 제공하고 정보를 제한한다. 만일 대상자가 더 많은 치료가 필요하거나 심각한 문제가 있다면 구체적인 제안을 제시하고, 가능하다면 집중치료를 한다. 이 모델에 의하면 많은 성문제는 교육 부족에 기인한다고 믿고 있으며, 따라서 학습원리 적용은 많은 성문제를 해결하는 데 도움이 된다. 표 42-4는 이것을 어떻게 사용할 것인지에 대한 예시와 더불어 PLISSIT 모델 원리가 제시되어 있다.

(3) 의뢰

간호사는 필요하다면 더 많은 상담을 받을 수 있도록 의뢰한다. 덧붙여 간호사는 성에 관해 교육하고 지지를 제공하는 기관에 의뢰한다.

3) 가정 · 지역사회 기반 간호

많은 간호사는 외래에서 성기능부전을 경험하는 대상자나 퇴원을 앞둔 입원 대상자를 간호한다. 성기능은 모든 사람에게 중요하기 때문에 건강관리기관에 입원한 대상자와는 상관없이 모든 대상자를 위한 성기능부전의 가능성을 고려해야 한다. 많은 대상자는 생활보조가 필요한 곳으로 퇴원하거나 주간보호기관에서 돌봄을 받는다. 사례관리 시에는 건강관리환경을 포괄하는 것에 중점을 둔다. 특히 포괄적인 사례관리 접근법에는 성을 포함시키는 것이 필수적이다.

(1) 퇴원계획

성기능에 관한 질문은 가정으로 돌아갈 준비를 하는 대상자들에게 일반적인 질문이다. 이러한 질문은 출산, 제왕절개술, 자궁절제술이나 다른 수술 후에 흔히 하는 것으로, 이와 관련된 지침을 제공할 준비를 해야 한다. 필요하다면 집단요법을 의뢰한다.

가정방문은 대상자가 잘 지내는지 사정하는 방법으로 적절하다. 간호사는 대상자를 위해 처방된 특정 치료 프로토콜을 강화할 수 있다. 덧붙여, 대상자에게 치료 프로토콜을 제공한 후, 이를 어떻게 잘 이해하는지 사정할 수 있고, 치료에 관한 대상자의 질문에 대답할 수 있다. 간호사가 대상자와 신뢰관계를 형성하여 대상자를 지지하는 것이 매우 중요하다. 대상자가 성문제를 접할 때 많은 개인적 문제 역시 도출되므로 간호사의 지지는 대상자의 안녕에 중요한 영향을 미칠 수 있다.

(2) 통원 환경

교육은 성에 대한 주제와 관련된 중요한 간호 역할이다. 이러한 교육은 다양한 환경 속에서 이루어질 수 있는데, 학교, 이동 진료소, 가족계획 사무소와 대형 슈퍼가 그 예

표 42-4 PLISSIT모델의 원리*

약어	정의	예
P	허용을 하는 것(간호사는 의사소통 시 가치 판단없이 마음을 말하도록 허용한다.)	대상자는 출산조절행위의 필요성을 말한다. 너무 잦은 임신은 신체적 · 정서적으로 지치게 한다. 그러나 나는 출산조절이 옳은 것이라고 확신하지는 않는다. 간호사는 "어떤 사람은 출산조절을 하지 않지만, 일부 사람은 출산조절을 한다. 이것은 개인이 선택하는 것이다."라고 대답한다.
LI	정보를 제한함(정보가 너무 많으면 간과할 수 있으므로 적절히 정보를 주고/제공한다.)	더 많은 질문 후에, 간호사는 "다양한 피임방법이 있으며, 각각 장점과 단점이 있다. 사람은 자신의 상황에 가장 잘 맞는 피임법을 선택한다."라고 말한다.
SS	구체적인 제안(대상자의 문제해결이나 관심/걱정을 완화하기 위해 구체적인 조언을 해 준다.)	간호사는 장점, 단점, 금기증, 부작용, 효과, 비용 및 각각의 시행방법 등 다양한 피임법에 관한 구체적인 정보를 제공한다.
IT	집중치료(문제가 구체적인 제안으로도 해결되지 않는다면 보다 더 심도 있는 장기간의 치료를 제공한다.)	대상자가 몇 번의 유산(계획된 혹은 자연적으로) 경험이 있으면, 비애, 죄책감, 자기비난이나 다른 정서적 결과를 다루기 위한 특정 방법들에 적응하기 위해 특정 피임법 사용과 관련된 집중적이고 전문적인 도움이 필요할 것이다.

*The PLISSIT model provides an organized approach to the patient, based on teaching－learning principles.

이다. 교육은 간단히 벽 포스터를 만들어서 할 수도 있고, 1:1 상담을 통해 비공식적으로 하거나, 비디오 시현을 통해 공식적으로 행할 수도 있다.

간호사는 예견된 지침 영역 내에서 독자적으로 기능해야 한다. 무비판적으로 대상자의 감정, 걱정, 두려움을 표현하도록 하고, 신뢰관계(rapport), 신뢰감 및 존경심 등이 교육의 특성이 되도록 해야 한다. 간호사는 대상자의 성관계를 방해하거나 그들의 성적 관심 수용에 방해를 하는 오해와 믿음을 말끔히 없앨 수 있다.

대상자는 가족계획에 관한 정보 및 상담을 하기 위해 간호사를 찾는다. 그러므로 간호사는 가족계획 및 피임에 대한 지식을 연구할 필요가 있다. 일부 간호사는 가족계획 및 피임방법을 돕는 역할을 하는 가족계획사무소에서 근무하기도 한다. 청소년은 상담을 위해 보건교사를 찾는다. 성교육을 격려하는 것 또한 간호사가 지역사회에 참여할 수 있는 것 중 하나이다. 학교에서 성교육을 제공하고 격려함으로써 간호사는 대상자의 신체와 성에 관해 교육을 지원할 수 있다.

9. 간호평가

결과기준이 구체적이면 성 관련 대상자 목표달성을 평가하는 데 도움이 된다. 이들 기준은 간호사가 많은 생리적 문제에 의해 기인된 것으로 볼 수 있고, 다른 심리적 문제와 관련된 기준과는 다르다. 성 관련 목표달성을 평가하기 위해 간호사는 대상자(부부)의 목표달성 보고에 의존해야 한다. 성적 관심에 대한 가능한 결과기준의 예는 다음에 제시되어 있다. 기준은 일부 목표가 중복되기 때문에 비슷할 것이다.

간호목표

대상자(부부)는 성기능장애의 증상을 인지한다.

간호성과 기준

- 대상자는 간호사와의 다음 교육 과정 후 남성과 여성의 생식기 구조를 설명한다.
- 6개월 내에 대상자(부부)는 교육 과정에서 학습한 대로 간호사에게 정상 성기능을 설명한다.
- 대상자는 다음 6개월 내에 간호사와 논의를 통해 원인, 치료를 포함한 구체적인 증상경험을 규명한다.

간호목표

대상자는 성기능 변화의 증상이 감소한다.

간호성과 기준

- 6개월 내에 대상자는 증상이 감소되었다고 간호사에게 말한다.
- 1년 이내에 대상자와 파트너는 성관계 시 만족한다고 보고한다.

간호목표

대상자(부부)는 성기능 수준의 만족감을 표현할 것이다.

대상자 간호계획
성기능 장애 대상자

간호진단

성 만족 변화에 의한 임상징후로서 임신능력 부족과 관련된 성기능 장애

간호목표

대상자(부부)는 정상 성기능을 회복한다.

간호성과 기준

- 대상자(부부)는 자가평가를 통해 치료받은 지 3개월 내에 성관계에 있어서 만족감이 증가되었음을 말로 표현한다.
- 대상자(부부)는 6개월 내에 더 많이 이완되고 더 나아졌음을 건강관리제공자에게 말로 표현한다.

간호중재	이론적 근거
1. 대상자의 불평을 이해할 수 있는 간호사와 함께 부부의 현 성행위양상에 대해 논의하도록 격려한다.	1. 만일 파트너가 현 성행위양상에 대해 논의할 수 있고, 간호사가 파악하기에 이들 부부의 임상양상이 정상이라면, 부부는 더 편안함을 느낄 것이고, 새로운 성 양상에 대해 덜 걱정하게 된다.
2. 이것이 불편하게 느껴진다면 성교 없이도 친밀한 신체적 관계를 갖고 유지할 수 있도록 부부에게 가능한 방법을 제안한다.	2. 만일 성교 없이 친밀한 신체적 접촉이 주어진다면, 부부는 더 이완되고 부자연스러운 성교에의 압력을 덜 느끼게 된다.
3. 이전 성관계 회복을 위한 노력의 일환으로 불임으로부터 '벗어나도록' 해준다.	3. 불임에서 벗어나도록 해주는 것은 성관계에 있어서 자연스러움을 회복하도록 돕는 것이다.

간호평가

2017/11/5 14:00 – 부부는 다시 클리닉으로 돌아와서 제공받은 중재가 성적 관계 향상에 성공적이었다고 보고한다.
- 그들 관계에서 긴장이 감소되었다고 표현한다.

– RN 김민지

간호성과 기준

- 6개월 내에 대상자는 대안적 성기능 방법 활용이 성공적이라고 말한다.
- 6개월 내에 대상자는 성기능 수준이 만족스럽다고 보고한다.
- 1년 이내에 대상자의 파트너는 성기능 수준이 만족스럽다고 보고한다.

주요개념

- 간호사는 성적 건강은 의료기관에서 전인적인 접근의 한 부분이기 때문에 생식기계, 성, 성적 기호에 대해 이해해야 한다.
- 성기관의 성적 완성기능에는 기능의 개념, 성적 표현, 선호함이 있다.
- 임신은 여성의 생리주기의 완성과 남성의 정자 생산능력과 정자의 운동성에 달려 있다.
- 성적 기호에는 이성애, 동성애, 양성애가 있다.
- 성기능에 영향을 미치는 요인에는 인지와 지각, 문화가치, 신념, 자아개념, 과거의 경험, 임신, 성 정체성, 질병, 수술, 투약이 있다.
- 변화된 성에는 성적 남용, 부적절한 성욕구, 발기장애, 사정장애, 성적 극치감 장애, 성교통, 질경이 있다.
- 성에 대한 교육에는 자아인식, 자가검진, 케겔(Kegel) 운동, 성교육, 책임 있는(안전한) 성교, 피임도구 사용이 있다.
- 변화된 기능에 대한 간호중재는 일상생활수행 능력 상승, 프라이버시 지켜주기, 상담, 필요시 병원으로 보내기 등이 있다.
- 간호사의 독립적인 기능은 교육과 예측 가능한 안내이며, 성기능장애가 있는 대상자를 전문가에게 보내는 것이다.

REFERENCES

Albaugh, J. (2014). Female sexual dysfunction. *The International Journal of Urological Nursing, 8*(1), 38–43.

Althof, S., McMahon, C. G., Waldinger, M. D., Serefoglu, E. C., Shindel, A. W., Adaikan, P. G., et al. (2014). An update of the International Society of Sexual Medicine's Guidelines for the diagnosis and treatment of premature ejaculation (PE). *Sexual Medicine, 2*(2), 60–90.

Bahamondes, L., & Bahamondes, M. V. (2014). New and emerging contraceptives: A state-of the-art review. *International Journal of Women's Health, 6*, 221–234.

Burd, E. (2014). Updated guidelines for cervical cancer screening. *Clinical Microbiology Newsletter, 36*(13), 95–103.

American Cancer Society. (2014). Breast Awareness and Self-Exam. Retrieved May 26, 2015 from http://www.cancer.org/cancer/breastcancer/moreinformation/breastcancerearlydetection/breast-cancer-early-detectionacs-recs-bse

American College of Obstetricians and Gynecologists. (2013). FAQ114, Emergency Contraception. Retrieved August 17, 2014 from http://www.acog.org/Patients/FAQs/Emergency-Contraception

American Psychiatric Association. (1994). *Diagnostic criteria from DSM-IV*. Washington, DC: Author.

American Psychiatric Association. (2011). Answers to your Questions about Transgender People, Gender Identity and Gender Expression. Retrieved on July 28, 2014 from http://www.apa.org/topics/lgbt/transgender.pdf

American Psychiatric Association. (2013). Masturbation. Retrieved on July 28, 2014 from http://www.healthychildren.org/English/ages-stages/gradeschool/puberty/Pages/Masturbation.aspx

Annon, J. S. (1976). *The behavioral treatment of sexual problems, Vol. 1. Brief therapy*. Philadelphia, PA: J. B. Lippincott.

Association of Reproductive Health Professionals. (2008). Talking to patients about sexuality and sexual health. Retrieved August 19, 2010, from www.arhp.org/publications-and-resources/clinical-fact-sheets/sexuality-and-sexual-health

Basson, R. (2001). Human sexual response cycles. *Journal of Marital and Sexual Therapy, 11*, 361–376.

Centers for Disease Control and Prevention. (2008). A guide to taking a sexual history. (CDC Publication: 99–8445). Retrieved August 18, 2011, from www.cdc.gov/std/see/HealthCareProviders/SexualHistory.pdf

Centers for Disease Control and Prevention. (2006–2010). Key Statistics from the National Survey of Family Growth (data are for 2006–2010). Retrieved on July 28, 2014 from http://www.cdc.gov/nchs/fastats/reproductive-health.htm

Centers for Disease Control and Prevention. (2013). Morbidity and Mortality Weekly Report (MMWR), Published June 13, 2014 Youth Risk Behavior Surveillance, United States—2013. Retrieved on July 28, 2014 from http://www.cdc.gov/mmwr/pdf/ss/ss6304.pdf

Centers for Disease Control and Prevention Resources for Serving LGBT patients. Retrieved on July 28, 2014 from http://www.cdcnpin.org/stdawareness/LGBTResources.aspx

Centers for Disease Control and Prevention. (2014a). Sexual Orientation and Health Among U.S. Adults: National Health Interview Survey, 2013. *National Health Statistics Report, 77*, July 15, 2014 Retrieved on August 11, 2014 from http://www.cdc.gov/nchs/data/nhsr/nhsr077.pdf

Centers for Disease Control and Prevention. (2014b). 2012 Sexually Transmitted Disease Surveillance. Retrieved August 25, 2014 from http:// www.cdc.gov/std/stats12/default.htm

Cleland, J., Conde-Agudelo, A., Peterson, H., Hoss, J., & Tsui, A. (2012). Contraception and Health. *The Lancet, 380*, 149–156.

Corona, G., Rastrelli, G., Maseroli, E., Forti, G., & Maggi, M. (2013). Sexual function of the ageing male. *Best Practice & Research Clinical Endocrinology & Metabolism, 27*, 581–601.

Curtis, K. M. (2010). U.S. medical eligibility criteria for contraceptive use, 2010. Retrieved August 18, 2011, from www.cdc.gov/mmwr/preview/mmwrhtml/rr59e0528a1.htm

Denny, D. (2004). A chorus of transgender voice. *Journal of Sex Research, 41*(4), 410–411.

Dumoulin, C., & Hay-Smith, J. (2010). Pelvic floor muscle training versus no treatment, or inactive control treatments, for urinary incontinence in women. *Cochrane Database of Systematic Reviews*, Issue 1, Art. No.: CD005654. doi: 10.1002/14651858.CD005654.pub2

Fenway Institute. (2010). *Glossary of gender and transgender terms*. Retrieved August 18, 2011, from www.fenwayhealth.org/site/PageServer?pagename=FCHC_ins_fenway_EducPro_modules#7

Fortenberry, J. D. (2013). Puberty and adolescent sexuality. *Hormones and Behavior, 64*(2), 280–287.

Garcia, J. R., Reiber, C., Massey, S. G., & Merriwether, A. M. (2012). Hookup culture: a review. *Review of General Psychology, 16*, 161–176.

Glina, S., Sharlip, I. D., & Hellstrom, J. G. (2013). Modifying risk factors to prevent and treat erectile dysfunction. *Journal of Sexual Medicine, 10*, 115–119.

Gray, P. B. (2013). Evolution and human sexuality. *American Journal of Physical Anthropology, 57*, 94–118.

Green, R. (2009). Gender identity disorders. In B. J. Sadock, V. A. Sadock, & P. Ruiz (Eds.), *Kaplan and Sadock's comprehensive textbook of psychiatry* (9th ed.). Philadelphia, PA: Lippincott Williams & Wilkins.

Guttmacher Institute. (2011, August). *Facts on American Teens' Sexual and Reproductive Health*. In Brief. Retrieved September 3, 2011, from www.guttmacher.org/pubs/FB-ATSRH.html

Guttmacher Institute. (2014a). *Contraceptive Use in the United States*. Retrieved July 17, 2014 from http://www.guttmacherinstitute.org/pubs/fb_contr_use.pdf

Guttmacher Institute. (2014b). *Induced Abortion in the United States. July, 2014*. Retrieved on August 24, 2014 from http://www.guttmacher.org/pubs/fb_induced_abortion.html

Guttmacher Institute. (2014c). American Teens' Sexual and Reproductive Health Fact Sheet. Retrieved on August 9, 2014 from http://www.guttmacher.org/pubs/FB-ATSRH.html

Hacker, N. F., Gambone, J. C., & Hobel, C. J. (2010). *Hacker and Moore's essentials of obstetrics and gynecology*. Philadelphia, PA: Saunders/Elsevier.

Healthy People 2020. Retrieved August 25, 2014 from http://www.healthypeople.gov/2020/topicsobjectives2020/overview.aspx?topicid=37

Heidelbaugh, J. J. (2010). Management of erectile dysfunction. *American Family Physician, 81*(3), 305–312.

Institute for Reproductive Health. (2010). CycleBeads®. Retrieved October 4, 2010, from www.cyclebeads.com/

Jensen, S. (2014). *Nursing health assessment: A best practice approach* (2nd ed.). Philadelphia, PA: Lippincott Williams & Wilkins.

Kaplan, H. S. (1979). *Disorders of sexual desire.* New York, NY: Simon & Schuster.

Keel, C. E., Dorsey, P. J., Acker, W., & Hellstrom, W. J. (2010). New concepts in the diagnosis and treatment of premature ejaculation. *Current Urology Reports, 11*(6), 414–420.

Kingsberg, S., & Rezaee, R. (2013). Hypoactive sexual desire in women. *Menopause: The Journal of The North American Menopause Society, 20*(12), 1284–1300.

Koyama, A., Hagopian, L., & Linden, J. (2013). Emerging options for emergency contraception. *Clinical Medicine Insights: Reproductive Health, 7,* 23–35).

Lahaie, M. A., Boyer, S. C., Amsel, R., Khalife, S., & Binik, Y. M. (2010). Vaginismus: A review of the literature on the classification/diagnosis, etiology and treatment. *Women's Health (London, England), 6*(5), 705–719.

Lamont, J. (2012). SOGC Clinical Practice Guideline. Female Sexual Health Consensus Clinical Guidelines. *Journal of Obstetrics and Gynaecology Canada, 34*(8), S1–S56.

Latif, E., & Diamond, M. (2013). Arriving at the diagnosis of female sexual dysfunction. *Fertility and Sterility, 100*(4), 898–904.

Lauver, D., & Welch, M. B. (1990). Sexual response cycle. In C. I. Fogel & D. Lauver (Eds.), *Sexual health promotion. Philadelphia,* PA: W. B. Saunders.

Mark, K., Temkin, S., & Terplan, M. (2014). Breast self-awareness – the evidence behind the euphemism. *Obstetrics and Gynecology, 123*(4), 734–736.

Martin, E., & Silverstone, P. (2013). How Much Child Sexual Abuse is "Below the Surface," and Can We Help Adults Identify it Early? *Frontiers in Psychiatry, 4,* 58. Published online Jul 15, 2013. Prepublished online May 24, 2013. doi: 10.3389/fpsyt.2013.00058.

Masters, W., & Johnson, V. (1966). *Human sexual response.* Boston, MA: Little, Brown & Co.

Masters, W., Johnson, V., & Kolodny, R. (1988). *Human sexuality* (3rd ed.). Boston, MA: Little, Brown & Co.

May, K. A., & Mahlmeister, L. R. (1994). *Comprehensive maternity nursing: Nursing process and the childbearing family* (3rd ed.). Philadelphia, PA: J. B. Lippincott.

McMahon, C. G., Jannini, E., Waldinger, M., & Rowland, D. (2013). Standard operating procedures in the disorders of orgasm and ejaculation. *Journal of Sexual Medicine, 10,* 204–229.

Narrigan, D. (2006). Gynecologic history and physical examination. In K. D. Schuiling & F. E. Likis (Eds.), *Women's gynecologic health* (pp. 101–134). Sudbury, MA: Jones & Bartlett.

National Institutes of Health. (2009). *Sexual health (general).* Retrieved October 20, 2010, from http://health.nih.gov/topic/SexualHealthGeneral/ReproductionandSexualHealth

Neilson, J. P. (2009). Pelvic floor muscle training for prevention and treatment of urinary and faecal incontinence in antenatal and postnatal women. *Obstetrics and Gynecology, 113*(3), 733–735.

Neuroscience Education Institute. (2010). HSDD: *Having the sexual dysfunction discussion.* Carlsbad, CA: NEI Press.

NANDA-Association International (NANDA-I). (2014). *Nursing diagnoses: Definitions and classification, 2015–2017.* West Sussex, England: Wiley-Blackwell.

Obamacarefacts (2014). Retrieved on August 31, 2014 from http://obamacarefacts. com/obamacare-facts.php

Ogas, O., & Gaddam, S. (2011). *A Billion Wicked Thoughts.* New York: Dutton.

Pinkerton, J., & Stanczyk, F. (2013). Clinical effects of selective estrogen receptive modulators on vulvar and vaginal atrophy. *Menopause: The Journal of the North American Menopause Society, 21*(3), 309–319.

Printz, C. (2013). HPV vaccine uptake remains low: Why some adolescents are not receiving the vaccine and what can be done about it. *Cancer, 119*(6), 2947–2948.

Ribeiro, M., Nakamura, M., Torloni, M., Scanavino, M., Sant'Ana do Amaral, M., dos Santos Puga, M. E., et al. (2014). Treatments of female sexual dysfunction symptoms during pregnancy: a systematic review of the literature. *Sexual Medicine Reviews 2,* 1–9.

Sadock, V. A. (2009). Normal human sexuality and sexual dysfunctions. In B. J. Sadock, V. A. Sadock, & P. Ruiz (Eds.), *Kaplan and Sadock's comprehensive textbook of psychiatry* (9th ed.). Philadelphia, PA: Lippincott Williams & Wilkins.

Schorge, J. O., Schaffer, J. I., Halvorson, L. M., Hoffman, B. L., Bradshaw, K. D., & Cunningham, F. G. (Eds.). (2008). *Williams gynecology.* New York, NY: McGraw-Hill Medical.

Shamloul, R., & Ghanem, H. (2013). Erectile dysfunction. *The Lancet, 381,* 153–165.

Slough, J., Hennrikus, W., & Chang, Y. (2013). Reliability of tanner staging performed by orthopedic sports medicine surgeons. *Medicine and Science in Sports and Exercise, 45*(7), 1229–1234.

Smoley, B., & Robinson, C. (2012). Natural family planning. *American Family Physician, 86*(10), 924–928.

Stewart, A., & Graham, S. (2013). Sexual risk behavior among older adults. *The Clinical Advisor, 16*(4), 28–38.

Sungur, M. Z., & Gunduz, A. (2014). A Comparison of DSM-IV-TR and DSM-5 definitions for sexual dysfunctions: Critiques and challenges. *The Journal of Sexual Medicine, 11*(2), 364–373.

U.S. Office of the Surgeon General. (2001). *The Surgeon General's call to action to promote sexual health and responsible sexual behavior.* Washington, DC: U.S. Department of Health & Human Services.

Van Lankveld, J. J., Granot, M., Schultz, W. W., Binik, Y. M., Wesselmann U., Pukall, C. F., et al. (2010). Women's sexual pain disorders. *Journal of Sex Medicine,* 7(1 Pt 2), 615–631.

Vital and Health Statistics. (2011). Teenagers in the United States: Sexual Activity, Contraceptive Use, and Childbearing, 2006–2010 National Survey of Family Growth. Series 23, Number 31. Retrieved on July 28, 2014 from http://www.cdc.gov/nchs/data/series/sr_23/sr23_031.pdf

Weber, M., Maki, M., & McDermott, M. (2014). Cognition and mood in perimenopause: A Systematic Review and Meta-Analysis. *Journal of Steroid Biochemistry and Molecular Biology, 142,* 90–98.

World Health Organization. (2006). *Defining sexual health: Report of a technical consultation on sexual health 28–31 January 2002, Geneva.* Geneva, Switzerland: Author.

World Health Organization. (2010). *Measuring sexual health: Conceptual and practical considerations and related indicators.* Geneva, Switzerland: Author.

World Health Organization. (2011). Sexual and reproductive health: Core competencies in primary care. Retrieved August 9, 2014 from http://www.who.int/reproductivehealth/publications/health_systems/9789241501002/en/

World Health Organization. (2015). Sexual health, human rights and the law. Retrieved Sep 30, 2015 from http://www.who.int/reproductivehealth/publications/sexual_health/sexual-health-human-rights-law/en/

Wylie, K., & Kenney, G. (2010). Sexual dysfunction and the ageing male. *Maturitas, 65*(1), 23–27.

Yoost, J. (2014). Understanding benefits and addressing misperceptions and barriers to intrauterine device access among populations in the United States. *Patient Preference and Adherence, 8, 947–957.* Retrieved on August 18, 2014 from http://dx.doi.org/10.2147/PPA.S45710

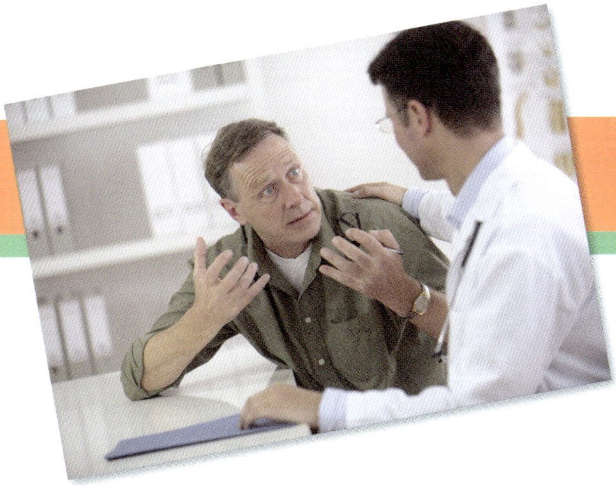

CHAPTER 43

영적 건강

Spiritual Health

Patricia Lisk

주요용어

무신론 atheism
불가지론 agnosticism
신앙 faith
영성 spirituality
영적 간호 spiritual care
영적 안녕 spiritual well-being
영적 욕구 spiritual need
영적 위기 spiritual crisis
영적 차원 spiritual dimension
유신론 theism
총체론 holism

비판적 사고를 위한 사례

박 간호사는 낮 병동에서 재활 프로그램을 담당하는 간호사이다. 코카인 복용자인 김 씨가 박 간호사에게 자신의 남동생이 건물에서 뛰어내려 자살시도를 했다고 이야기했다. 김 씨는 동생이 자살을 시도하기 전날 밤에 자신을 불러 스키를 타러 가자고 했으나, 김 씨는 싫다고 했으며, 이후 동생의 자살시도는 실패했고, 현재 척추골절로 마비가 되어 위독한 상태라고 한다. 김 씨 남동생은 같은 달에 두 번 자살시도를 하였다. 김 씨의 가족은 김 씨가 당시에 마약으로 몽롱해져 있어서 남동생이 자살시도한 것을 이야기하지 않았다. 김 씨는 지난 밤 남동생을 방문했을 때 "나는 기도하고 있어. 하지만 아무것도 되는 것이 없어."라고 이야기했음을 털어놓았다.

이 장을 학습한 후, 위의 사례를 읽고 다음의 내용에 대하여 비판적 사고를 적용하여 복습한다.

1. 김 씨의 관점, 가족의 관점, 다친 남동생의 관점으로부터 위의 사례에서 이해할 수 있는 정신적인 쟁점에 대해 생각한다.
2. 박 간호사의 영성을 반영한다. 박 간호사 자신이 위의 주제에 어떤 반응을 보일지에 대해 생각한다.
3. 박 간호사가 김 씨에게 어떻게 반응할지에 대해 생각한다.

학습목표

1. 삶에 관한 철학적 의문을 탐색한다.
2. 개개인의 영적 여정을 논의한다.
3. 자신과 타인의 영적 욕구를 확인한다.
4. 주된 종교적 신념과 전통을 확인한다.
5. 간호사정 시 연령에 맞는 영적 사정 문제를 통합한다.
6. 영적 문제를 가진 대상자를 위한 간호계획을 수립할 때 적절한 간호진단을 사용한다.
7. 영적 지지 시 자신을 이용하는 방법을 계획한다.

영성은 간호실무에 영향을 미치기 시작한 이래 오늘날까지 간호의 중심 개념이다. 영성은 플로렌스 나이팅게일의 간호에 대한 사고(thought), 돌봄, 간호실무의 중심이 된다. 나이팅게일의 초기 기록과 주석들은 나이팅게일의 간호실무와 개인적 삶에서의 영성의 중요성을 증명하고 있다(Nightingale, 1860). 간호사는 영적 안녕 증진 및 영적 치유 분위기 조성을 통해 대상자의 영적 건강에 기여하고 참여할 기회가 있다. 모든 사람은 그들이 발전시킬 수 있는 영적 요소나 영역을 가지고 있지만, 영성을 표현하는 방법은 배경, 가족, 사회, 문화 및 특정 종교에 따라 다르다.

영적 간호란 간호사 자신의 배경, 가족, 문화 및 종교가 대상자와 상호작용하는 통합적 부분이다. 그러므로 간호사 자신의 영성, 가치관 및 신념을 회고하고 조사해야 한다. 이 과정은 심오한 철학적 질문을 반영하기도 한다. 나는 누구인가? 내가 왜 여기 있는가? 나는 무엇을 하고 있는가? 왜 내가 이것을 하고 있는가? 나는 이 일을 얼마나 정당화할 수 있는가? 등의 질문에 대한 대답은 간호와 건강에 대한 보다 분명한 생각을 가지게 하고 철학적 배경을 키워가는 데 도움이 된다. 예를 들면, 영적 차원이란 타인과의 관계를 반영하는 것이라고 믿는 것이다.

1. 정상 영적 기능

영적 차원(spiritual dimension)은 신을 믿지 않는 사람조차도 영감, 숭배, 경외, 의미와 목적을 간절히 구하는 종교적 관계를 뛰어넘는 특성이다. 영적 차원은 우주와의 조화를 이루려 하고, 무한함에 대해 답을 구하고 정서적 스트레스, 신체적 질환이나 죽음에 직면할 때 그것에 중점을 두려고 하는 것이다(Murray & Zentner, 2001). 영적 차원은 많은 사람들이 각 개인에 대한 존재의 근본을 이루는 것으로 생각한다.

모든 사람이 영적 차원을 가지고 있으나 깊이나 강도는 모두 같지 않다. 영성(spirituality)은 자신의 생리적 · 심리적 · 사회적 본성에 고루 영향을 미치며, 통합하고 초월하는 특성과 본질을 가지고 있다.

보다 구체적으로 영성은 '사람이 추구하는 궁극적인 의미, 목적, 초월을 통한 인성의 역동적이고 본질적인 측면'으로 정의된다(Puchalski, Vitillo, Hull, & Reller, 2014, p. 646). 초월은 자아의 내부 또는 자아 너머가 되는 것일 수도 있다. 자아초월은 자신의 독특한 가치에 따라 생활하기로 결정한 깊은 자기점검과 반영을 포함하는 과정이다. 이 과정은 개인이 일관성, 목적, 삶의 의미와 사건을 받아들이는 데 도움이 된다. 자신을 넘어선 초월은 높은 존재 또는 절대자와의 관계를 예로 들 수 있다. 이 관계는 삶의 의미 또는 사건을 제공하는 높은 존재에 대한 믿음과 신념으로 특징지을 수 있다. 또한 이 관계는 현재 삶 또는 사후 연속성의 삶에서 긍정적인 결과에 대한 희망을 제공한다. 영성과 종교라는 용어는 동일하게 사용할 수 있다. 사실, 영성이 종교와 종교나 실무와 관련되어 있는지 알 수 없다. 일부에서는 소속 종교가 가치, 관습, 의식이나 신 또는 높은 존재를 통해 영성을 강화할 것이다. 일부에서는 영성이 종교에 기반하지 않는다. 이들의 영성은 삶의 목적과 의미를 찾는 개인의 탐색 과정과 관련되어 있을 것이다.

1) 영성의 특징

영성의 주요 특징은 총체성과 자기 자신, 타인, 신과의 조화 등이다. 발달 수준에 따라 사람은 개인적 안전, 강한 정체성 및 희망을 경험하고 계획한다. 이는 개별적으로 인생에 전반적인 만족감을 주거나 모든 것에 대한 해답을 제시해 주는 것은 아니다. 정상적인 자신의 삶을 마주할 때 그 상황들이 불안, 무기력이나 혼동을 초래한다. 영적 노력을 계속하는 대상자를 돕는 것은 건강유지 및 건강관리 제공면에서 타당하며 중요하다.

(1) 총체론

총체론(holism)의 개념은 각 인간이 마음과 몸과 영혼 등 여러 부분을 구성한다는 개념이다. 이러한 영혼 또는 영성 같은 부분들은 그 자체, 다른 존재 및 우주와 상호작용하는 분리될 수 없는 통합적 존재이다. 건강과 안녕의 모든 부분이 다른 존재 및 우주와 균형과 조화 속에서 작용할 때 존재한다. 이 부분들 또는 상호작용 중 하나의 불균형은 인간의 안녕과 건강을 방해한다(Erickson, 2007).

따라서 간호의 총체적 접근에서는 건강과 건강관리의 기본적 측면을 영적 몸부림으로 인식한다(그림 43-1).

(2) 영적 욕구

영적 욕구(spiritual need)의 정의는 저자의 신념체계에 따라 다양하다. 여러 가지 정의들을 요약해 보면, 영적 욕구는 인간의 내적 존재의 정상 표현으로서 모든 경험

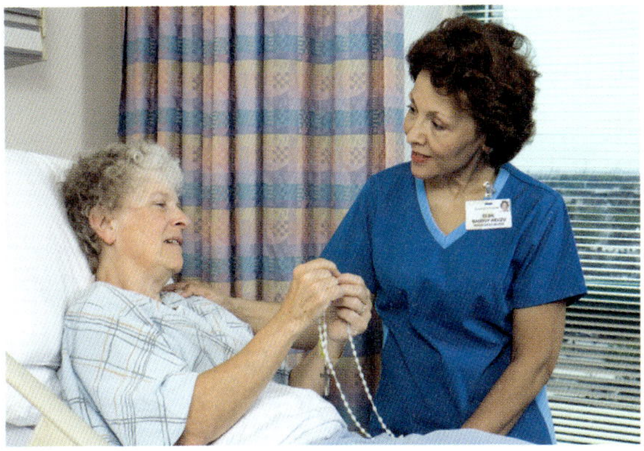

그림 43-1 영적 간호 시, 간호사는 대상자의 신체적 · 영적 요구 모두에 중점을 둔다.

에 대해 의미를 찾고, 자신이나 타인 및 절대자와의 역동적 관계를 형성하고자 하는 것으로 설명된다. 영적 욕구는 신앙심, 희망, 사랑의 정서적 경험 및 합성과 의미의 촉매가 되는 긍정적 경험을 통해 유도된다. 예를 들어, 완화치료를 받는 진행성 암환자에 대한 최근의 연구에서 대상자의 두 가지 주요 영적 요구를 밝혀냈다. 첫째, 대상자는 질병기간 동안, 심지어 사망할 때까지 인간으로서 치료받고 인정받기를 원한다. 각 대상자를 친절하고 배려하며 가치 있는 사람으로 치료함으로써 간호사는 이러한 영적 요구를 충족시킬 수 있다. 다음으로, 대상자는 지속적으로 정보를 얻고 자신의 질병에 관한 진실을 듣기를 원한다. 대상자들은 자신의 질병과 삶에 대한 통제력을 키우는 데 도움이 되었다고 표현했다(Vilalta, Valls, Porta, & Viñas, 2014). 간호사는 대상자가 다양한 삶의 경험을 탐구하고 의미를 찾도록 돕는 독특한 위치에 있다.

(3) 영적 탐구

삶은 철학적 의문에 대한 대답일 뿐만 아니라 높은 수준의 의식을 추구하거나 보다 깊은 영적 삶을 추구하는 영적 탐구 또는 여행이라고 할 수 있다. 예를 들면, 알코올 중독자를 위한 단주모임(AA)의 12단계 프로그램은 하나의 영적 여행으로써 회복을 돕고, 집단구성원은 날마다 보다 의미 있게 살아갈 수 있도록 영적 훈련을 행한다. 회복은 사람들이 기도와 명상에 참여함으로써 시작되고, 더 높은 수준의 영성으로 이끈다. 고도의 영성은 고도의 인간 성장으로 이어지며 이로 인해 심신을 약화시키는 중독으로부터 회복될 가능성을 향상시킨다(Streifel & Servanty-Seib, 2009). 유사하게, Ben-Arye 등(2012)은 대체의학을 사용한 유대인 종양 환자 연구에서 영적 탐구가 더 높은 사람들은 매일의 기능 향상, 암 치료 및 화학요법 부작용 감소에 대한 기대가 높았다고 지적했다.

(4) 영적 안녕

영적 안녕(spiritual well-being)은 생, 평화, 조화의 관계, 신, 자신, 지역사회 및 훈육환경과의 상호연계감 및 전체를 긍정하는 두드러진 상태이다(John-Roger & Kaye, 2010). 인간욕구 단계에서 영적 안녕은 자아실현 단계를 뛰어 넘는 욕구충족을 의미하는 것으로 보인다. Dalmida 등(2009)의 HIV 양성 여성에 대한 연구는 영성과 면역상태의 관계를 보여주는 첫 번째 연구 중 하나이다. 결과는 이들 여성의 영적 안녕과 높아진 면역상태의 연결성에 대해 제언하고 있다. Hirsch, Webb와 Kaslow(2014)의 아프리카계 미국인 여성에 대한 연구에 따르면, 영적 안녕 수준이 더 높은 사람들에서 자살 충동과 자살성 사고가 감소했으며, 영적 안녕은 정신질환으로부터의 회복에도 긍정적인 역할을 하는 것으로 나타났다(Unterrainer, Lewis, & Fink, 2014).

2) 정상 영적 양상

인간의 영적 양상의 일부는 그들의 가치관, 믿음 그리고 신앙심과 관계가 있다. 믿음은 무신론(atheism, 신의 존재를 부정)에서 불가지론(agnosticism, 신의 존재를 알지 못하거나 알 수 없다고 믿는 것)이나 유신론(theism, 신의 실체는 몸은 없으나 인간이며, 모든 것이 온전하며, 우주를 만들고 유지시키는 자)까지 다양하다. 예를 들면, 기독교인, 유대인과 이슬람인은 비록 각 집단이 신의 본성과 활동에 대한 믿음(faith)이 다를지라도 모두 유신론자이다. 그러나 신앙심은 믿음 그 이상으로 그들의 삶 속에서 믿음을 밖으로 표출하는 방법이며, '자신의 역동적 의미부여 방법'과 관련이 있다고 한다(Fowler, 1995). 이는 삶 속에서 자신의 영적 양상을 개인적으로 표현하는 것이다. 그러므로 자신의 마음 안에 정해진 것, 마음 안에서 믿는 것이나 삶 속에서 자신의 가치가 함축되어 있기 때문에 믿음, 신앙심과 가치관은 상호 연결되어 있다. 신앙심은 인간이 의미를 부여하는 데 중추적인 역할을 한다.

영성 표현은 특정 종교집단을 통해 이루어지기도 하며, 보통은 일련의 정해진 행위에 따른다. 행위는 단순한 명상과 이완에서부터 예배나 성당에서의 미사와 같은 보다 더 공식적인 숭배까지 다양하다. 많은 의식은 가정 내에서 개인적으로 혹은 가족과 함께 이루어진다. 일부에서는 특별히 신성한 날의 축하행사의 하나로 특별한 음식이나 의식을 행하는 전통이 있다. 성찬은 상징적 의미가 있으며, 종교를 믿는 사람에게 심오한 기적을 느끼게 한다.

어떤 사람은 매일 영성을 실천하고 일부 사람은 공식적으로 한두 번의 신성한 날에 의식에 참여하며 그 밖에 다른 사람은 특정 종교집단 안에서 종일 봉사를 한다. 영적 · 종교적 믿음이 무엇이든 간에 믿음은 다음의 욕구를 충족시킨다.

- 삶, 질병, 위기와 죽음에 대한 의미를 제공한다.
- 현재와 미래에 대한 안정감에 기여한다.
- 일상생활습관을 안내한다.
- 다른 사람의 수용 혹은 거절을 조절한다.
- 같은 생각을 가진 사람들 집단 내에서 심리사회적 지지를 제공한다.
- 삶의 위기에 직면했을 때 이겨낼 힘을 제공한다.
- 치유력과 지지를 제공한다.

오늘날 미국에 거주하는 성인의 73%는 기독교 신앙과의 연관성을 보고하고 있고 약 6%는 다른 종교와의 연관성을, 약 19.6%는 특정 종교가 없는 것으로 보고되고 있다. 기독교 신앙과의 관계를 보고한 사람의 약 48%가 프로테스탄트이고, 22%가 가톨릭 신자였다. 미국에서 남아 있는 주요 신앙에는 유대교, 불교, 이슬람교, 힌두교가 있다(Pew Forum on Religion and Public Life, 2012).

대부분의 종교집단에는 영적 지도자가 있다. 그 사람은

표 43-1 건강과 관련된 주요 종교집단의 행위

종파	식이규칙	출산조절과 유산	장기이식	죽음과 임종
유대교	정통파 유대인은 Kosher 식이법을 지키는 반면, 개혁파 유대인은 보통 식이제한을 지키지 않는다.	정통파 유대교인들은 출산조절을 못하게 하며, 유산은 산모의 생명을 구하기 위해서만 수행될 수 있다.	정통 및 개혁파 유대교인들은 랍비의 동의서 없이는 일반적으로 장기이식을 허용하지 않는다.	최후의 조치 없이 삶의 지지를 활용하도록 옹호한다. 가족이나 친구들은 임종 대상자 곁에 있어야 한다고 믿는다. 사후 사체 간호를 위한 특별한 절차가 필요하다.
로마 가톨릭	어떤 축일에는 금식과 금욕을 지킨다. 입원한 대상자는 식이요법이 제한되지 않는다.	출산 조절은 금욕과 자연 가족계획을 제외하고 금지한다. 임신중절은 금지한다.	장기기증 및 장기이식을 수용한다.	로마 카톨릭은 사망 직전 신부에 의한 성찬식과 고해성사뿐만 아니라 대상자의 머리에 기름 부음을 해야 한다고 믿는다.
주류 신교도 (Mainline Protestants) (예: 침례교, 나사렛 교도, 루터교, 감리교, 장로교, 감독파)	알코올 섭취와 흡연은 많은 종파에서 금지한다. 감독파는 특정한 날에 금식과 금욕을 지킨다.	출산 조절은 일반적으로 개인의 선택 문제이다. 일반적으로 임신중절은 반대하지만 약간의 예외는 있다.	장기기증 및 장기이식을 수용한다.	목사에게 알리고, 성경낭독과 기도를 적절히 해야 한다고 믿는다.
이슬람교(Muslims)	돼지고기와 알코올을 금지한다.	피임은 이슬람율법에 따라 허용한다. 임신중절은 금지한다.	신체의 일부 또는 장기 기증은 일반적으로 허용되지 않는다. 장기의 오용을 방지하기 위한 경계태도를 보인다.	가족은 임종 시 그들에게 코란을 읽어주고 기도를 하기 위해 곁에 있어야 한다고 믿는다. 사후 사체 간호를 위해 특별한 절차, 즉 남자는 죽은 남자의 몸을 씻고, 여자는 죽은 여자의 몸을 씻으며, 다양한 다른 의식을 수행한다.
다른 서양 신앙				
크리스천 사이언스	알코올 섭취와 흡연을 금지한다.	개인의 선택 문제이다.	장기이식은 드문 일이다.	크리스천 사이언스 신자를 부르기를 요구한다.
특별한 관심사: 일반적으로 의료서비스를 찾지 않는다.				
여호와의 증인	알코올 섭취와 흡연을 반대한다.		장기이식은 개인의 선택이나 비혈액제제로 세척되어야 한다(장기이식). 피임은 개인의 선택문제이다. 임신중절은 반대입장이다.	특별한 행위는 없다.

표 43-1 건강과 관련된 주요 종교집단의 행위(계속)

종파	식이규칙	출산조절과 유산	장기이식	죽음과 임종
예수교(Christ of Latter) 몰몬교(Mormons)	담배, 알코올과 카페인이 함유된 음료, 즉 커피, 홍차와 콜라를 금지한다.	출산조절은 개인의 선택 문제이다. 임신중절은 반대다.		교회 장로에게 알린다.
특별한 관심사: 항상 신성한 속옷을 입어야만 한다.				
제7일안식교	알코올, 담배, 커피와 홍차는 금지한다. 대부분의 신자가 채식주의자이다.	생명이 있는 모든 것은 신성하며, 그렇기 때문에 일반적으로 출산조절을 해서는 안 된다. 그러나 남아를 선호하며 여아를 제물로 바치는 경향이 있다는 것을 알 수 있다. 양수천자는 남아선호에 따라 이용될 수 있다. 인도는 인구문제가 있기 때문에 출산조절과 유산은 허용되지만 일반적으로 시행하지 않는다. 유산은 1972년부터 법으로 정해졌다.	개인의 선택이다.	특별한 행위는 없다. 목사에게 알린다.
기타 동양 신앙				
힌두교는 5000년의 전통을 대표한다. 이것은 믿음과는 다르며, 문화와 부족단위에 의한 관습이다. 의료전통 중 한 가지는 질병과 건강이 균형상태로 간주되는 관점인 아유르베다(Ayurveda) 체계이다. 이 세계관에서 인간은 환경의 연속이라고 본다.	완전 채식주의에서 가금류와 유제품과 같은 특정 음식을 먹지 않는 사람까지 다양하다. 전통적 음식에는 여러 가지 콩류, 요구르트와 향신료 등이 들어 있다. 또한 음과 양 음식에 대해 신체에 어떻게 반응하는지에 따르는 하나의 신념체계이다. 균형 잡힌 입맛 또한 중요하다(예: 신맛, 쓴맛). 일부에서는 음식을 거부한다는 것은 화가 났다거나 상처받았음을 의미한다.	생명이 시작되는 시기에 대한 모호함이 있어 임신중절에 대한 명확한 견해는 없다. 인간과 동물을 죽이거나 다치게 하는 것에 반대한다. 출산 조절, 임신중절 모두 알려져 있고 시행되어져 왔다. 시행은 최근의 사회적 · 정치적 정책만큼 믿음을 반영하지 않을 수 있다.	힌두교 전통에서는 고대신화가 현재의 상황에 맞추어 자주 대변된다 현재는 장기이식 절차에 적용시킬 만한 근거가 없지만 부유한 사람은 외국에서 의료서비스를 받고 있다.	환생을 믿는다. 그러므로 삶은 영속적이라고 믿는다. 궁극적으로 죽음은 두려움과 슬픔을 동반한다. 가족은 임종 전후에 애노의식에 참여한다. 사망 시 영혼의 여행을 촉진하기 위해 바닥이나 땅 위에 시신을 놔둔다. 화장은 흔한 행위로서 불은 신체를 정화하고 가족은 재에 성수를 뿌린다.
불교는 기원전 6세기에 동북 인도에서 시작하여 남쪽, 동남아시아, 중국과 일본으로 여행길을 따라 확산되었고, 19세기 반에 서양으로 확산되었다. 행해지는 의료체계는 아유르베다 삶의 지혜체계이다. 건강경로는 올바르게 살고 생각하는 것이다. 다른 지도자를 따르는 많은 여러 종류의 불교 종파들이 있다.	식이는 힌두교와 유사하게 균형에 쟁점을 둔다. 알코올과 다른 약물들은 도덕적 문제를 유발하기 때문에 금지한다. 평신도는 맘껏 먹을 수 있으나 최근에는 심하게 제한하지 않도록 재조정하려고 한다.	개인의 선택 문제이다.	현재 장기이식과 관련된 시각은 언급된 바 없다. 이와 같은 결정을 안내하는 원칙은 '모든 것은 상호의존적이며(가족, 공여자, 의료인, 사회) 고통받는다.'이다.	생명은 신체와 정신요소가 하나로 합병된 것으로서 일시적 상태라고 믿는다. 그러므로 죽음은 일시적이며, 환생을 위해 필요하다고 믿는다. 가족은 같이 있을 필요가 있다. 특정 기도는 승려에 의해 행해질 필요가 있다. 흰색은 죽음을 의미하므로 건강관리 제공자가 입는 흰옷은 일부 대상자와 가족에게는 불안을 증가시키는 원인이 된다. 승려는 죽은 사람을 매장할 때까지 기도를 하기 위해 매일 가정을 방문한다. 기도는 특정 횟수로 행하고 사후 1년 이상, 그 이후에는 매년 한다.
특별한 관심사: 대부분의 불교신자는 비불교신자인 의사들로부터 치료나 조언을 받는 것을 꺼려하지 않는다. 따라서 장기이식과 같은 기술적 쟁점도 의학적 중재로 본다.				

출처: Anles, P. (1989). Medicine and living tradition of Islam. In L. E. Sullivan (Ed.), *Healing and restoring, health and medicine in the world's religious traditions* (p. 189). New York, NY: Macmillan; Carson, V. B., & Koenig, H. G. (2008). *Spiritual dimensions of nursing practice.* West Conshohocken, PA: Templeton Press; Desai, P. N. (1989). *Health and medicine in the Hindu tradition*. New York, NY: Crossroad Publishing Company; Kitagawa, J. M. (1989). Buddhist medical history. In L. E. Sullivan (Ed.), *Healing and restoring, health and medicine in the world's religious traditions* (pp. 9–32). New York, NY: Macmillan.

영적 지시나 성직자 상담교육을 받은 성직자, 목사 혹은 랍비, 고대문화의 전통에 대한 교육을 받은 샤먼이나 영적 치유자이다. 샤먼과 영적 치유자는 미국 원주민과 많은 동남아시아 집단에서 찾아볼 수 있다. 이들 지도자는 종종 숭배, 교육과 치유를 유도하는 영적 혹은 종교적 공동체의 중심이 된다(표 43-1).

3) 생애주기에 따른 고려사항

인간의 성장과 발달 단계는 그들의 영적 표현에 영향을 미친다. Erikson과 Piaget의 이론을 토대로 한 Fowler(1995)에 의하면, 인간은 통합된 가치중추로서 신앙심 발달이론을 구체화하였다. Fowler의 이론은 구체적인 종교신념 체계와 같은 개인의 신앙심 정도를 설명할 뿐만 아니라 신앙심을 세계에 대한 또 다른 인식방법, 특정한 심리적 · 인지적 발달 단계에 기초를 둔 영적 지식으로 보았다. 신앙심 인식단계는 Piaget의 인지발달 단계와 Erikson의 심리사회적 발달 단계와 같다. 표 43-2는 인간발달 단계에 따른 신앙심의 단계를 적용한 것이다(Fowler, 1995). 다음 논의에서 성장, 발달과 더불어 신앙심 단계개념을 통합하고 이들 단계에서 나온 영적 욕구를 확인한다.

(1) 신생아와 영아

간호제공자에 대한 신뢰감은 세계 안에서 자신의 안정감, 안전감 및 대인단계 발달뿐만 아니라 신앙심 발달에 기초가 된다. 세상에 대한 인간의 기본지식은 관계를 통해서 이루어진다. 만일 부모가 기본적인 신뢰욕구를 충족시킨다면, 영아들은 이를 운동감각적으로 느낄 수 있고, 내면세계의 감정과 통합시킨다. 이 신뢰감은 세상, 우주 및 절대자에 대한 신뢰를 통해 이후에 더 넓고 깊어질 것이다.

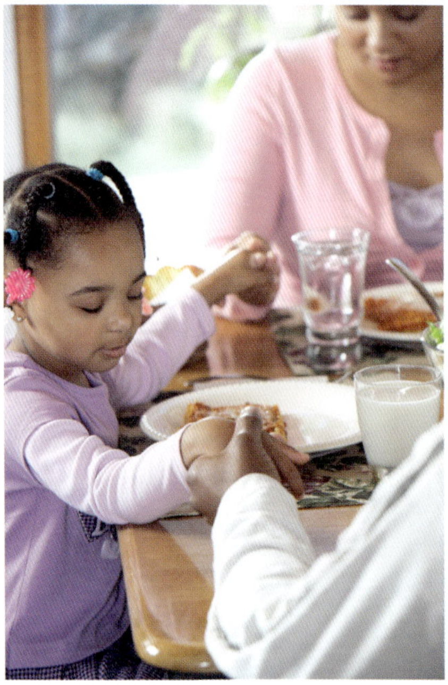

그림 43-2 학령전기 아동은 종교의식의 의미에 대한 완전한 이해 없이 참여하기도 한다.

(2) 유아와 학령전기 아동

신앙심 발달의 첫 단계인 직관적-투사적 신앙심은 지속적으로 자신과 타인을 구분하고 의식과 기억의 각성을 특징으로 한다. 언어와 제스처의 사용은 가족의 종교의식에 참여하도록 아동의 능력을 촉진한다. 그들이 가족생활을 일반적 · 자연적 부분으로 받아들인다면, 아동은 식사

표 43-2 인간발달 단계에 따른 신앙심의 단계

단계(세)	Erikson	Piaget	Fowler
영아(0~1.5)	신뢰감(희망) 자율성(의지)	감각운동	미분화된-원시적
학령전기 아동(2~6)	솔선감(목적)	직관, 전조작기	직관적-투사적
학령기 아동(7~12)	근면성(경쟁)	구체적 조작기	가공적-문자로 표현된 신앙심
청소년(13~21)	정체성(충실)	공식적 조작기	합성-관습적
성인 초기(21~35)	친밀감(사랑)	-	개별적-신앙심 반영
성인(35~60)	생산성(돌봄)	-	신앙심과 결합
노인(60~)	통합(지혜)	-	일반화된 신앙심

출처: Fowler, J. W. (1995). *Stages of faith* (2nd ed.). San Francisco, CA: Harper.

전 감사기도, 잠자기 전 기도, 특별한 찬양, 축일과 규율에 반응할 것이다. 또한 아동은 세계, 삶 및 죽음에 대한 의문을 세심하게 다루는 사람에게 긍정적으로 반응한다. 비록 아동이 이러한 문제에 대해 잘 알지 못할지라도 이들은 직관적으로 영적 존재의 의문을 더 심오하게 느낀다(그림 43-2).

(3) 학령기 아동과 청소년

아동은 유사집단이나 다른 집단 내에서의 개인과 타인 간의 차이를 안다. 아직까지 일차적으로는 부모의 권위에 따르지만 아동은 그들 자신의 집단 내 소속감과 수용에 가치를 둔다. 그들은 좋은 것-나쁜 것의 쟁점에 민감해하며, 구체적이고 사실적인 방법으로 잘못된 것을 '바로 잡으려고' 한다.

아동은 역사적 관점을 생각하고 그들 스스로를 가계의 일부로 본다. '이야기'의 이용은 경험한 것에 대한 의미를 부여하는 주된 전략이다. 아동기에는 특정 종교집단의 지식, 전설, 언어와 상징이 가장 좋은 추천방법이다. 소망, 욕구, 사실과 환상은 혼동되어 나타나지만 아동은 세상을 이해하려고 한다. 이 시기는 가공적-문자로 표현된 신앙기이다.

청소년기의 주된 변화는 추상적으로 생각하고 개념화하고 합성화하는 능력이다. 청소년은 더욱더 현학적이고 철학적인 질문을 하고, 진실을 검증하며, 타인의 행동을 평가하고 부조화에 주의한다. 그들은 그들의 신념, 태도 및 가치관을 기준으로 자신의 스타일을 개발한다. 청소년이 개인적으로 자신의 정체성 형성에 관여한다 하더라도 대부분 또래집단 내에서 이 기능을 수행한다. 결과는 주로 상호호혜적 대인관계이며, 개인적 및 보편적 개발 과정을 거친다. 영적 요구가 동일하더라도 신앙심은 또래집단 내에서 중심이 되며, 부모와 다르게 형성된다. 권위는 부모에서 또래집단으로 이동한다. 이 단계는 합성-보편기이다.

(4) 성인과 노인

개인적-반영적 단계이며, 젊은이는 또래집단의 준거를 벗어나 자기 자신과 책임의 한계를 분명히 한다. 이전 단계에서 제공된 지지보다 다른 사람이나 집단에 의한 지지로의 변화를 유발한다. 가치, 신념과 태도는 좀 더 다양하고 다원적 환경에서의 상호작용의 결과로 변화되며, 이것이 스트레스가 되거나 위협이 될 수도 있다. 변화를 유발하는 상황으로는 새로운 직업, 해외여행, 공부나 교육 혹은 친밀한 관계형성으로 인해 생길 수 있는 새로운 종교소속, 직업선택과 가족형성 등이 있다. 이 단계에서의 도전과제는 자신의 신앙심, 개인적 경험과 삶의 의미 반영을 바탕으로 한 책임을 확립하는 것이다(Fowler, 1995).

중년은 생산적 활동을 통해 생산성을 충족한다. 이 시기는 청소년기와 매우 유사한 방식으로 성장하고 반복적으로 의문을 제기하는 시기이다. 그러나 성인은 집단준거보다 오히려 세상을 더 폭넓게 바라본다. 노인은 인생에 있어서 젊음과 늙음, 부와 가난, 남성다움과 여성다움, 전쟁과 평화, 구조적인 것과 파괴적인 것, 자기인식과 자기부정 같은 양극화 내지는 극단적인 것으로 알고 있다. 인적 및 환경적 상황에 의해 향상되거나 유발될 수 있는 이들 긴장은 통합과 해결을 요구한다. 이것을 결합된 신앙심으로 본다(Fowler, 1995). 대부분 사람은 최종 신앙단계에 도달하지 못한다. 보통 마하트마 간디(Mahatma Gandhi), 마틴 루터 킹(Martin Luther King), 마더 테레사(Mother Theresa)와 같은 위대한 지도자만이 세계관을 이룰 수 있다고 본다. 정의, 사랑, 열정과 같은 용어는 보편화 단계에 있는 사람의 목표이다.

비판적 사고 적용하기

김 간호사는 장기요양시설에 근무한다. 86세의 김 씨 부인은 본인이 생의 마지막에 가까이 왔다고 김 간호사에게 말한다. 김 씨 부인은 가끔 교회에 나갔었지만 신앙에 대해 간호사와 이야기하고 싶다는 느낌을 받았다고 말한다. 김 간호사에게 높은 존재에 대해 무엇을 믿는지 그리고 사후의 삶에 대해 질문한다. 간호사는 어떻게 대답해야 하는가? 간호사는 어떤 행동을 해야 하는가?

정답은 부록 B를 참고하세요.

4) 문화에 따른 고려사항

개인의 문화는 대대로 유지되고 전달되는 구체적인 신념, 가치 및 가정이다. 유명한 간호 이론가인 Madeleine Leininger(1991)는 "문화는 패턴화된 방식으로 사고, 판단 및 행동을 안내하는 특정 집단의 학습되고 공유되고 전달된 가치, 신념, 규범 및 생활 방식을 나타낸다."라고 했다(over a span of time, p. 47). 이러한 신념과 생활 가운데 개인의 고유한 종교적 신념과 영적 전통이 있다.

태도, 신념과 가치는 자신의 사회문화적 배경에서 비롯된다. 항상 그렇지는 않으나 사람은 그들 가족의 영적 · 종교적 전통에 따른다. 아이는 가족관계 및 종교행사에 참여함으로써 도덕적 가치관을 포함한 종교활동의 중요성에 대해 알게 된다. 종교가 다른 두 집안의 자녀가 결혼할 때 한쪽 부모의 종교를 따를 수 있다. 일부 부모는 그들 자녀에게 2가지 종교의 장점을 느끼게 해 주고자 한다.

문화와 영성은 개인이 어떻게 다른 사람들과 상호작용하는지를 보는 관점에서 중요한 역할을 한다. 또한 이러한 개념은 개인의 건강, 건강신념 및 건강수칙과 관련이 있다. 문화와 영성은 개인이 질병과 죽음을 어떻게 이해하는지에 영향을 미치며, 개인이 이러한 결정을 내리는 데 중요한 역할을 한다(Weiner, McConnell, Latella, & Ludi, 2013).

대부분 종교적 선호도는 인종적 배경과 연관이 있다. 예를 들어, 많은 이탈리아인과 아일랜드인은 로마 카톨릭을, 많은 스칸디나비아인과 독일인들은 루터교를, 그리고 많은 동인도인들은 힌두교를 믿는다. 종교적 전통이나 신념체계가 어떤 것이든 문제가 되지 않으며, 내부 영적 경험은 개인마다 독특하다. 문화적으로 영적으로 능숙한 보살핌을 제공하기 위해 간호사는 자신의 문화와 영성에 대한 개인적인 자각이 있어야 한다. 간호사는 대상자의 독특한 문화적 · 정신적 요구 사항을 탐구하고 인식할 수 있어야 하며, 개인의 고유한 요구를 존중하고 가치있게 여기는 간호사는 총체적이고 대상자 중심적인 보살핌을 제공할 준비가 되어 있는 것이다.

2. 영적 건강에 영향을 미치는 요인

영적 욕구의 표현에 영향을 미치는 요인은 문화, 성별, 이전 경험 등이다. 개인적 반응은 인성 및 과거 대처전략에 따라 다양하다. 영적 건강에 영향을 미치는 다른 요인으로는 적절한 종교 교육, 확고한 영적 정체성, 역동적이고 적응 가능한 신념체계, 역경기에 신념체계 유지, 필요시 영적 도움의 인식, 타인의 신념과 가치관 및 영적 충족감에 대한 감정이입 등이 있다.

위기, 도덕적 문제, 이별과 같은 다른 요인은 영적 건강과 안녕에 변화를 줄 수 있다. 인간은 영적 기능변화의 위험에 빠질 수 있다. 그러나 이들 요인들은 주관적이며, 사람마다 다른 의미를 가지고 있다. 예를 들어, 직업변화가 어떤 사람에게는 도전의 기회가 되는 반면, 다른 사람에게는 인간관계의 박탈로 다가온다.

1) 성별

영적 표현 또한 사회 및 종교 집단의 신념에 달려 있으며, 성별에 대한 교육이나 남성과 여성에게서 기대되는 행위에 따라 다르다. 예를 들어, 일부 종교에서는 식이조절을 해야 한다. 여성은 이 법에 따라 가족을 돌볼 책임이 있다. 어떤 종교는 성별에 따라 입는 옷이 다르고 머리를 덮는 옷을 입도록 명시하기도 한다. 어떤 경우에는 영적 지도자가 항상 남성이다. 일부 종교는 여성이 목사 지위를 갖도록 격려한다. 그러나 이러한 변화는 특히 권리평등 운동으로 인한 정치적 과정에서 비롯된 것이다.

2) 과거 경험

Fowler(1995) 등은 많은 사람이 다소 무비판적인 가치관을 기본으로 살아가는 것을 보았다. 만일 파괴적인 어떤 일이 일어날 때, 인간의 '의미 있는 삶의 가정'에 의문이 생기게 되고, 때때로 이것을 신앙검증이라고 한다. 만일 어떤 사람의 신앙과 가치관이 대조적이라면 이로 인해 더 깊은 영적 욕구가 생기게 된다. 위기 중 과거 대처형식이나 학습했던 상황조절법은 근거가 될 수 있다. 이들 대처양상은 건전하고 적응적일 수 있으나 부적응적일 수도 있다. 일반적으로 인생경험은 영향력이 있다. 이러한 경험은 연령과 관계가 있을 수도 없을 수도 있다.

3) 위기와 변화

위기와 변화는 대상자의 영성에 영향을 미칠 수 있다. 갑작스러운 급성질환이나 사랑하는 사람을 상실한 것과 같은 개인이 건강상태의 변화에 대해 경험하는 것은 영성 또는 영적 위기의 갈림길에 놓이게 한다. Agrimon과 Taft(2009)는 영적 위기에 대해 삶과 그 의미에 대한 심오한 질문과 동반되는 상실이나 슬픔의 고유한 형태라고 정의하였다. 이러한 위기는 치료가 필요한 병리 · 생리학적 변화 또는 인간이 처한 어려운 상황과 관련되어 있다. 허약하고 외모의 변화를 일으키는 또는 말기질환으로 진단받는 것은 개인의 신념체계에 의문을 가지게 할 수 있다. 갑작스러운 외상, 유산 또는 사산은 대상자가 높은 존재에 대한 존재를 의심하거나 신념이 흔들릴 수 있다. 외상이나 질병에 대한 여러 치료법은 고립감이나 불확실성을 초래한다. 또한 절단, 수술, 투약, 식이제한 및 다른 처치와 같은 많은 치료는 부가적 문제를 발생시킨다. 사랑하는 사람의 죽음이나 질병, 중요한 타인의 종교적 신념

치료적 대화: 내세

사례

17세의 김 군은 백혈병 치료를 위해 세 번째 항암치료를 받으러 병원에 입원한 대상자이다. 김 군은 간호사가 아침에 정규 순회를 하는 동안에 침대에 누워 있으며, 매우 조용해 보인다.

비효율적 대화

이 간호사 안녕하세요? 오늘 아침 기분은 어때요? (중심정맥관과 투약속도를 확인한다.)

김 군 나는 죽음에 대해 생각하고 있었어요. (공허하게 바라보며)

이 간호사 (놀라서 그를 바라보고 멈춘 후, IV 속도를 계속 확인하며) 어떤 생각이 드나요?

김 군 뭐냐하면…, 나는 백혈병 때문에 그런 생각을 한 건 아니에요.

이 간호사 나는 우리가 어떻게 하면 김 군이 더 좋아질지에 대해 이야기했다고 생각해요.

김 군 (마음 약해 보이며) 네, 알아요. 하지만 가끔 모든 항암제를 얼마나 오랫동안 투여받아야 하는지, 통증을 느끼죠, 미안해요.

이 간호사 사과할 거 없어요. 기운이 없어 보여요. 하지만 김 군이 어떠한 사람인지를 알고 있으며, (강조하며) 자신을 바라보고 자신을 위해 힘을 내세요. 나는 김 군이 좀 더 강해졌다고 느껴요. 그래서 이제 죽음에 대해 걱정하지 않았음 좋겠어요. (눈물이 흐르자 김 군을 바라보지 않고)

김 군 좋아요. (또 다시 허공을 바라보며)

이 간호사 그래, 이제 조금 쉬어요. 좋은 생각만 하고, 이번 치료가 끝날 때까지 조금만 기다리세요. (방을 나가며)

효율적 대화

최 간호사 안녕하세요? 김철수 씨 오늘 아침 기분이 어떤가요? (중심정맥관과 투약속도를 확인한다.)

김 군 나는 죽음에 대해 생각하고 있었어요. (공허하게 바라보며)

최 간호사 (놀라서 그를 바라보고 멈춘 후, IV 속도를 계속 확인하며) 어떤 생각이 드나요?

김 군 뭐냐하면…, 나는 백혈병 때문에 그런 생각을 한 건 아니에요.

최 간호사 죽음에 대해 김 군은 어떻게 생각하나요? (옆 침대에 앉으며)

김 군 아빠가 심장마비로 거의 죽어가고 있을 때, 응급실 테이블 위에 누워 있는 자신을 여러 사람이 돌보는 것을 볼 수 있었다고 말씀하셨어요. 아빠는 그 상황이 무섭지 않았고, 그저 운명이라고 하셨죠.

최 간호사 김 군의 아버지와 함께 그에 대해 이야기를 해 보았군요.

김 군 네, 몇 년 전에요. 하지만 우리 가족은 모두 종교가 없어요. 그래서 나는 밝은 빛이나 천사, 뭐 그 밖의 것을 믿지는 않죠. (걱정스러운 목소리로)

최 간호사 그에 관해 걱정하고 있군요.

김 군 네, 나는 아무것도 없다는 것을 생각하는 것이 싫어요.

최 간호사 그래서, 김 군이 죽은 후에 아무것도 없다고 생각하니 걱정이 되는군요. 그렇죠?

김 군 네.

최 간호사 김 군도 알다시피, 우리는 통증, 항암제, 백혈병에 대한 것만 이야기했어요. 그렇지만, 나는 그에 대해서만 이야기했다고 생각하지 않아요. 지금, 김 군을 어떻게 도와주면 좋을까요?

비판적 사고를 위한 과제

- 간호사와의 대화로부터, 간호사가 누구를 안심시켰고, 어떻게 대상자에게 반응했는지 설명한다.
- 간호사가 어떻게 대상자를 도왔는지 분석한다.
- 내세에 대한 자신의 생각을 확인하고, 간호사의 삶이 어떻게 영향을 미칠지 생각해 본다.
- 대상자를 위해 간호하는 방법이 자신의 사고에 어떻게 영향을 미칠지 분석한다.

과 상이 또는 개인적 지위 변화로 생기는 인적 변화는 또 다른 영적 고통이 될 수 있다. 입원하는 것은 그들이 가장 필요로 할 때 일상적인 종교적 행위를 방해받을 수 있으므로 영적 고통이 더해질 수 있다.

이와 같은 경험은 개인의 영성을 강화시키거나 악영향을 끼칠 수 있다. 영적 위기 결과는 긍정적으로도 부정적으로도 나타날 수 있다. 성과는 개인의 특성, 대처기전, 위기 동안에 받은 지지에 따라 달라진다(Burke et al., 2014). 영적 위기의 극단적인 부정적 결과의 예로 자살이 있다. 반대로 영적 위기는 개인의 삶에 긍정적인 효과를 낼 수도 있다. 이 위기는 자신의 삶의 불확실성을 다시 생각하고 평가하는 기회가 될 수 있으며, 위기와 불확실성이 삶의 자연스러운 한 부분이라고 인식할 수 있다. 위기는 개인의 영적 믿음과 높은 존재에 대한 헌신을 갱신하고 자기성찰로 이어질 수 있다.

4) 영적 결속으로부터 분리

입원이나 은퇴 혹은 요양시설에서의 거주경험은 처음에는 혼란스러울 수 있다. 이러한 사람들은 어느 정도의 개인적 자유, 개인적 특권이나 사회적 지지체계로부터 고립된다. 이들은 낯선 환경 속에서 혼자 지내고, 불안정감을 느끼게 되며, 생활습관이 변하게 된다. 어떤 사람은 공식적 서비스에 참여할 수 없고, 신앙적 평가를 받거나 친숙한 집단으로부터 지지를 받을 수 없다. 이러한 영적 결속력의 분리는 사람에게 영적 기능변화의 위험에 처하게 한다.

5) 치료에 관한 도덕적 쟁점

많은 종교를 치유자로 보고, 치유 과정은 신의 증거로서 본다. 그러나 어떤 종교집단은 현대 의학적 중재에 반대한다. 예를 들면, 여호와의 증인은 수혈을 허용하지 않는다. 일부 기독교인은 인공유산을 반대한다. 이유는 수태 시 태아에게 영혼이 있다고 믿기 때문이다. 아만파(Amish)는 각 구성원을 위한 비싼 치료를 거부한다. 고가의 비용은 심한 재정적 어려움을 안고 있는 전 지역사회에 영향을 미치기 때문이다.

종교 교육은 안락사 결정, 장기이식, 포경, 출산 조절, 불임, 부검 및 죽은 사람을 다루는 것과 같은 많은 의학적 절차에 영향을 미친다. 기독과학자들과 아만파와 같은 일부 집단은 예방접종을 하지 않는다. 그러나 많은 의학적 의사결정은 대상자의 연령과 죽음의 긴박성에 기초를 두고 판단한다. 치료를 선택해야 할 때, 종교적 신념이 '아니오'라고 말하고 건강관리체계가 '예'라고 말한다면 결정을 내리기가 어려울 것이다. 많은 건강관리기관은 이러한 상황을 명확히 하고 재조사하도록 윤리위원회를 둔다. 그렇게 함으로써 보다 더 적절하고 공적인 결정을 내리게 된다.

6) 부적당한 혹은 부적절한 간호

영적인 보살핌을 제공할 때 간호사는 대상자를 돕는 것을 피하거나, 원하지 않는 대상자를 영적 간호에 포함시켜서도 안 되며 대상자가 주는 단서에 근거하여 의사결정하도록 주의해야 한다. 단서는 대상자가 언어적 · 비언어적으로 깊은 영적 교감을 나누기 위해 간호사를 청할 때 나타나는데, 직접적으로 요청할 수도 있고 종교적인 성가를 부르거나, 성서낭송 또는 기도가 포함될 수 있으며, 교회에 가거나 금식할 계획이 있다고 말하는 것일 수도 있다. 추가적으로 성경 또는 성경 읽기를 요구하거나, 혼자 기도할 시간을 요청하거나, 목사나 영적 지도자를 만날 수 있도록 요청할 수 있다. 이러한 언어적 · 비언어적 단서의 신중한 사정은 간호사가 영적인 문제를 발견하고 분석할 수 있도록 이끌어준다(Tokpah & Middleton, 2013).

일반적으로 건강관리를 받는 사람은 간호사와 건강관리팀에게 의존한다. 간호사는 대상자의 옹호자로서, 상호 목표설정 및 간호계획 시 가능한 한 대상자를 많이 참여시킴으로써 의존심을 극복하도록 할 수 있다. 그러나 아무것도 하지

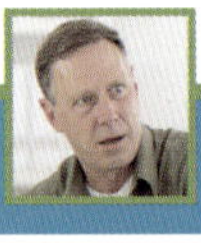

영적 건강 PICO

김 간호사는 담당환자인 박 씨와 이야기하는 동안, 외상 후 스트레스 장애(PTSD)로 고통받고 있음을 알게 되었다. 박 씨는 전쟁에서 돌아온 직후 코카인 사용이 시작되었으나, 동생과의 사건 이후에 도움을 받기를 원하고 있다. 김 간호사는 자기반영이 대상자가 자신의 감정을 해결하는 데 도움이 되는 유용한 도구가 될지 궁금해 Cochrane Library에서 문헌검색을 시작했다: 외상 후 스트레스 장애를 앓고 있는 환자들에서, 성찰저널 또는 성찰일기를 사용하는 것이 성찰저널 또는 성찰일기를 사용하지 않는 것과 비교하여 심리적 고통을 완화시키는 데 어떤 영향을 주는가?

P (Population, 대상) = 외상 후 스트레스 장애를 앓고 있는 환자
I (Intervention, 간호중재) = 성찰저널 또는 성찰일기
C (Comparison, 비교) = 성찰저널 또는 성찰일기를 사용하지 않는 것
O (Outcome, 성과) = 심리적 고통의 완화

김 간호사가 발견한 최근 논문은 중환자실(ICU) 환경에서 성찰저널의 효율성을 분석한 체계적인 문헌고찰은 한 편뿐이었다. 이 연구는 대상자와 그 가족이 입원기간 동안 일기를 사용하는 방법을 평가했다. 이 문헌고찰에는 358명의 참가자를 대상으로 실시한 3건의 무작위 대조군 연구가 포함되었으며, 불행히도 성찰저널이 심리적 고통을 향상시킬 수 있다는 어떠한 근거도 찾지 못했다. 연구의 표본크기는 전체 효과를 판단하기에는 너무 작았으며 더 많은 연구가 필요했다.

연구를 읽은 후 김 간호사는 자신이 제공할 수 있는 것보다 더 많은 도움이 필요하다고 결정해, 재활의사에게 연락하여 정신과 진료의뢰를 고려할 수 있는지 확인하고 박 씨에게 병원 원목과 상담을 원하는지 물어본다.

출처: Ullman, A. J., Aitken, L. M., Rattray, J., Kenardy, J., Le Brocque, R., MacGillivray, S., et al. (2014). Diaries for recovery from critical illness. *Cochrane Database of Systematic Reviews,* (12), CD010468. doi: 10.1002/14651858.CD010468.pub2.

윤리적 · 법적 쟁점

종교적 신념과 수혈

병동에 한 대상자가 입원하였다. 그는 업무와 관련된 사고로 인해 생명을 위협하는 혈액 손실을 동반한 심각한 손상을 입었다. 대상자의 종교적 신념 때문에 대상자는 수혈을 거부하고 있다. 김 간호사는 우연히 담당의사와 수간호사가 논의하는 것을 듣게 되었다. 그들은 반드시 종교적 신념을 포기시켜 수혈을 받아들이도록 하기로 결정하였다.

비판적 사고를 위한 과제

- 이 상황에서 김 간호사의 느낌을 생각해 본다. 김 간호사라면 그들의 계획에 동의하겠는가?
- 이 상황에 대응할 수 있는 3가지의 다른 방법을 생각해 보고, 각 방법에 따른 결과에 대해서도 생각해 본다.
- 어떠한 부가정보가 대상자 간호에 도움이 되기 위해 필요한가?

않거나 제공해야 할 간호를 너무 빨리 건너뛰는 것은 부적절하거나 부적당한 영적 간호가 될 수 있다.

간호사는 여러 가지 이유로 영적 간호를 제공하는 것을 꺼려한다. Rushton(2014)은 영싱에 대한 구체적인 정의와 개념이 없기 때문에 종종 영성과 종교가 혼동될 수 있을 것이라고 했다. 또한 간호사가 영적 간호를 제공함에 있어 그들의 역할에 대해 혼란스러워하고 있으며, 일부 간호사는 영적 간호에 대한 교육과 훈련이 제한되어 있음을 지적했다.

간호사는 자신의 영적인 삶과 영적 필요에 확신이 없을 수 있기 때문에 영적 필요를 가진 대상자를 도울 준비가 되어 있지 않다고 생각할 수 있으며, 대상자의 영적 필요는 병원의 원목이나 종교적인 조언가가 가장 잘 도울 수 있다고 생각하거나, 환경이 영적 간호를 수행하기에 적합하지 않다고 생각할 수 있다. 마지막으로, 일부 간호사는 영적 간호에 가치와 중요성을 부여하지 않으며, 우선시되는 생리적 욕구에 대한 간호를 하기에도 시간이 부족함을 이유로 듣고 있다(Rushton, 2014). Granstrom(1985)은 영적 간호 제공에 영향을 미치는 간호사와 대상자 사이의 복잡한 가치 쟁점 5가지를 다음과 같이 설명했다.

- 다원론(pluralism)은 간호사와 대상자가 광범위한 신념과 교의를 받아들이는 것이다.
- 두려움: 개인의 사생활을 침해하거나 자기 자신의 신념과 가치체계를 혼동시키는 상황을 다룰 수 없는 것과 관계가 있다.
- 자신의 영적 질문: 자기 자신의 인생에 있어서 의미, 목적, 희망과 사랑이 주는 것은 무엇인가를 인식하는 것이다.
- 혼돈: 종교와 영적 개념 간의 차이 그 이상이다.
- 기본 태도: 질병, 노화 및 고통과 관계가 있다.

간호사가 영적 간호를 제공할 때 마주하게 되는 이러한 주제에 간호사는 자신의 철학과 신념체계를 반영하여 효과적으로 대상자를 돕고 적절한 간호를 제공해야 한다. 다음은 영적 표현과 반영을 도와줄 유용한 질문이다(King & Koenig, 2009, p.116).

- 당신은 어떤 측면에서든 영적인 사람인가요?
- 당신은 종교의식을 지키나요?
- 자신의 영성은 주로 자신에 관한 것인가요? 또는 다른 사람과의 관계에 관한 것인가요?
- 영성이 삶의 어려운 순간에 대처하는 데 도움이 되나요?
- 영성이 질병이나 불가능에 대처하는 데 도움이 되나요?
- 영성의 존재와 영역에 대해 경외감을 느낀 적이 있나요?
- 삶이나 우주, 세계 안에서 새로운 의미를 깊게 느끼는 아주 강렬한 경험(마약이나 술과 관련된 것 이외에)을 한 적이 있나요?(만약 신을 믿는다면 신의 체험과 같은 느낌일 것이다.)

대상자의 신념체계를 명확히 함으로써 간호사는 대상자의 영적 요구를 효과적으로 도와줄 수 있다.

3. 영적 기능의 변화

1) 고통의 언어적 표현

여러 가지 행동과 표현은 대상자가 영적 문제를 경험하고 있다는 경고징후이다. 표 43-3은 대상자에게 나타나는 잠재적인 영적 고통을 조사하도록 돕거나 지지자나 가족에게서 나타나는 영적 요구의 적응 및 부적응적 표현에 관해 범주화하여 제시하고 있다.

영적 기능장애가 있는 사람은 이러한 고통을 말로 표현하거나 도움을 요청한다. 임상징후는 "나는 그가 예전에 심장발작이 있었다는 것을 알았기 때문에 죄책감을 느낀다."라고 말할 수 있다. 그들은 일요일에 교회에 가는 것, 성가대의 아름다운 음악을 듣지 못했다고 말하거나 "나는 20년 동안 한 번도 교회에 가는 것을 빼먹은 적이 없다."고 말한다. 삶, 죽음과 가치에 대한 대상자의 이야기가 산만할 경우에 임상징후는 더 주관적일 수 있다. 대상자는 간호사에게 그들을 위해 기도해주기를 요구하거나, 영적 지도자에게 그들의 질병을 알리기를 요구한다.

표 43-3 영적 요구의 적응 및 부적응적 표현

요구	적응 행위/양상	부적응 행위/양상
신뢰감	자신과 타인의 인내에 대한 신뢰 다른 사람들이 요구를 충족시켜줄 수 있다는 것을 수용 삶에 대한 신뢰 삶의 목표를 수용 신에 대한 개방적 태도	자기인식에 대한 불편감을 보임 죄책감을 가짐 어떤 사람과 장소에 대해서만 안정감을 느낌 사람들은 불친절하고 신뢰할 수 없다고 생각함 참을성이 없음 신의 의도에 대한 두려움
용서	자신과 타인의 숙명을 수용 무비판적 현실적인 질병관 자기용서의 경험 타인을 용서 신의 용서를 수용 과거에 대한 현실적 관점을 가짐	질병을 처벌로 보는 관점 신은 비판적이라고 믿음 용서는 행동에 달려 있다고 생각함 자신을 수용할 수 없음 자신을 비난하거나 비난을 투사함
사랑과 관계성	신과 타인으로부터 사랑을 받고 있음을 표현 도움을 수용 자신에게 수용적임 타인의 좋은 점을 찾으려고 함	다른 사람들이 그들을 판단한다고 느낌 자기파괴적 행동 타인에게 의존하는 것에 대한 두려움 건강처방에 협력하는 것을 거부 사랑하는 사람과의 분리불안 자기거부 또는 거짓된 자부심과 이기심을 보임 신과의 사랑관계 결핍 신으로부터 거리감과 분리감을 느낌
신앙심	성직자나 신의 지혜에 의존 성장을 향한 동기화 사후 생에 대한 설명과 더불어 만족표현 인간이야기를 다룬 더 많은 드라마를 보거나 혹은 이해할 필요성이 있음을 표현 상징적인 의식의 필요성을 표현 신앙심과 공동체와의 공유감의 필요성을 표현	신에 대한 양가감정을 표현 절대자 · 신에 대한 신앙심 부족 신앙공동체와의 고립감 괴로움, 좌절감과 혹은 신에 대한 분노 가치관, 신념 및 목표가 불분명함 가치충돌을 보임 수행력 부족
창조성과 희망	상태에 대한 정보를 요청 현실적으로 상태에 대해 대화 질병을 앓는 동안 건설적으로 시간을 활용 자기표현 방식을 찾음 신체적 자아 또는 보편적인 기준보다 오히려 내면의 자아에서 안위를 찾음 미래에 대한 희망을 표현 평화의 가능성에 개방적임	통제력 상실에 대한 두려움 표현 지루함을 표현 가능한 대안 부족 치료에 대한 두려움 절망감 자신을 도울 수도 수용할 수도 없음 어떤 것을 즐길 수 없음 삶, 주된 결정을 뒤로 미룸
의미와 목적	삶에 대한 만족감을 표현 가치체계에 부합된 삶 자신을 이해하기 위해 고통을 수용하거나 이용 삶 · 죽음의 의미를 표현 수행 및 목표의식을 표현 중요한 것에 대한 감정이 분명함	살아가는 이유가 없다고 표현 고통에 대한 어떤 의미도 찾지 못함 고통의 의미에 대해 의문 제기 질병의 목적에 대해 의문 제기 목표를 세울 수 없거나 달성할 수 없는 목표를 세움 약물 · 알코올 남용 사후 생에 대해 농담을 함
은총	삶은 순간이라고 느낌 축복과 풍요로움 자신은 신으로부터 자비를 얻었다고 느낌 조화 · 전체성을 느낌	과거 · 미래에 대한 불안 성취 · 생산 지향적 유감 · 후회에 중점을 둠 괴로움이나 더 열심히 노력하려고 하는 것에 대해 이야기함 완벽주의적 경향

2) 행동변화

행동변화(altered behavior)는 영적 기능장애의 임상징후가 될 수 있다. 진단 검사결과에 대해 신경질적 반응을 보이는 대상자나 결과를 듣고 화내는 사람은 영적 고뇌로 힘들어하는 것이다. 어떤 사람은 더 내성적이 되고, 어떤 사람은 상황을 이해하려고 노력하거나 활용가능한 문헌을 통해 사실을 확인하려고 조사한다. 일부는 정서적으로 반응하고, 정보를 찾고 친구와 가족으로부터 지지를 구하려고 한다. 여전히 다른 사람은 불면증이나 집중력 결여로 표현되는 문제인식의 외적 증후에 대해 듣거나 보려고 하지 않는다. 죄책감, 두려움, 우울과 불안 또한 영적 기능변화를 의미한다(그림 43-3).

4. 간호사정

2001년 이래 의료평가기구(The Joint Commission, TJC)는 종교적 선호와 신념, 영적 수행을 포함하는 영적 사정을 위한 최소 표준을 정하고 있다. 최근 개정된 지침(2008)에서는 건강관리조직은 개인의 최초 영적 사성 사료의 질을 확인하도록 요구하고 있다(TJC, 2014). 간호사는 대상자와 최초로 접촉하고 교육을 제공하기 때문에 이러한 자료를 모으기에 가장 적절한 위치에 있다. Faull, de Caestecker, Nicholson과 Black(2012)은 대상자 사정 전에 간호사는 자신의 영적 상태를 확인해야 한다고 제안하고 있다. 개인적으로 선택한 영적 신념을 인지하고 인정한다면, 간호사는 대상자의 특정 요구사항을 파악하고 집중할 수 있다. 영적 사정은 형식적 설문지를 사용하여 계획할 수도 있고 대상자가 제공하는 영성과 관련된 단서를 통해 자연스럽게 이루어질 수도 있다. 모든 경우에서 영적 사정 수행은 총체적이고 민감한 간호를 제공해야 하고, 건강 유지 측면에서도 필수적이다. 사정을 통해 대상자에게 영성과 관련된 추가질문이나 고려사항이 있다면 간호사는 필요에 따라 성직자와의 추후관리를 제안할 수 있다.

1) 영성의 확인

일부 간호사가 영적 사정도구를 개발하였다. Stoll(1979)의 영적 사정지침은 가장 폭넓게 알려진 도구이다. 4가지 영역으로 구분되어 있고, 각각에 대한 질문을 제시하고 있다. (1) 신이나 조물주의 개념, (2) 희망과 힘의 원천, (3) 종교적 행위와 의식, (4) 영적 신념과 건강상태간의 관계이다. 몇 가지 질문들은 다음에 제시되어 있다.

- 당신에게 종교나 신은 중요한가요?
- 본인에게 도움이 필요할 때 누가 지지해 주는가요?
- 신앙심이 도움이 된다고 생각하나요? 그렇다면 얼마나 도움이 되는지 말해줄 수 있나요?
- 아플 때(혹은 당신에게 무슨 일이 생겼을 때) 신이나 신앙생활에 대한 감정이 다른가요?

최근의 영적 사정도구는 대상자에게 선호하는 특정 종교에 대한 질문과 같은 영성의 광범위한 정의와 관련되어 개발되었으며, 일부 대상자에게는 불편감을 유발할 수 있다(Timmins & Kelly, 2008). Delgado(2007)는 예로 영적 사정에서 유용한 질문을 제시하고 있다.

- 당신은 당신이 영적 또는 종교적인 사람이라고 생각하나요?
- 당신에게 중요한 영적 또는 종교적 신념에 대해 말씀해 주세요.
- 현재 상태(또는 질환)가 당신의 영적 또는 종교적 활동을 방해하는 것이 당신에게 중요한가요?
- 어떤 영적 또는 종교적 행위가 가장 편안하다고 느끼나요?
- 대화를 나누거나 보고 싶은 누군가가 있나요? 제가 방문 주선을 도와드릴까요?
- 당신의 감정을 저와 나눌 수 있나요?
- 지금 제가 무엇을 도울 수 있을까요?

또한 의료평가기구(The Joint Commission, 2014)는 영적 사정에서 고려할 수 있는 질문을 제시하고 있다. 예로 "대상자의 강점이나 희망을 강화시키는 것은 무엇(누구)인가요?", "대상자의 성직자(랍비, 목사, 신부 등) 이름은 무엇인가요?", "대상자에게 고통의 의미는 무엇인가요?", "대상자가 질병에 대처하는 데 신념은 어떠한 도움을 주나요?", "건강관리경험을 통해 대상자에게 도움을 주는 것은 무엇인가요?"

사정도구는 여러 인구집단에 맞게 수정되어 왔다. 예로 Tanyi(2006)는 가족의 영적 요구를 사정하기 위한 다양한 질문을 제시하고 있으며, 일부 질문은 다음과 같다.

- 일상에서 가족이 주는 의미는 무엇인가요?
- 가족의 강점이 주는 것은 무엇인가요?
- 가족이 위기를 대처하는 데 도움을 주는 것은 무엇인가요?
- 가족은 신/높은 존재, 우주 혹은 다른 존재와 관계가 있나요?

영적 건강

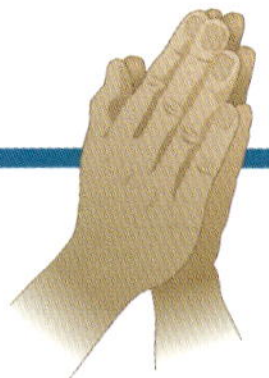

문제 결정

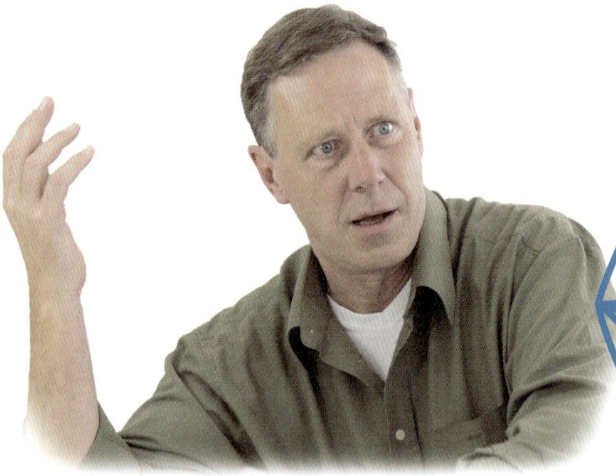

박 씨

주간 마약 재활 프로그램에서, 코카인 중독인 대상자는 그의 동생이 막 자살을 시도하고 마비 상태에 빠졌기 때문에 영적 건강에 어려움을 겪고 있다. 이 대상자가 마지막으로 동생과 이야기했을 때 대상자는 흥분한 상태였다.

신체적 외모

사정 결과

- 동생이 방금 건물에서 뛰어 내려 자살을 시도했으며 지금은 마비된 상태임
- 자살 시도가 있기 전날, 동생이 전화를 걸어 스키타러 가자고 했지만 대상자는 거절함
- 자살 시도는 성공하지 못했고, 동생은 현재 마비 상태임. 대상자는 한달만에 두 번째 자살시도라는 사실을 알게됨. 대상자의 가족은 동생이 항상 "취해있었기"때문에 이전의 자살시도에 대해 대상자에게 말하지 않았음

평소 양상 확인

외모: 자기 관리, 일반적인 외모, 표정, 눈맞춤, 자세와 움직임, 에너지 수준, 감정의 징후

위험요인 확인

"종교가 당신에게 중요한가요?"

기능이상 확인

분노, 우울증, 불안이 있다는 것은 삶의 의미를 찾고 있거나 사람들과 어울리지 않고 자신 안으로만 침잠하고 있는 것이다.

환경사정

"종교에 대해 물어보고 싶은 질문이나 걱정이 있습니까?"

사정 결과

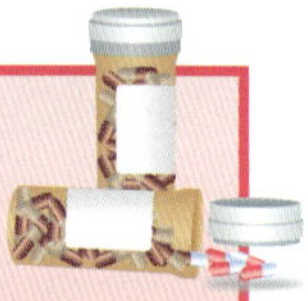

- 변화된 자가간호 가능성 (마약 중독으로 인해)
- 동생의 한 번 이상의 자살 시도
- 동생은 대상자에게 다가가려고 했지만, 대상자는 그에 응답하지 못함
- 동생은 심각한 상태임
- 대상자는 "나는 기도하려고 했지만, 아무것도 돌아오는 것이 없어요."라고 말함

사정 결과 자료를 나타낸다.

기능이상 확인

우선순위에 따른 간호진단

1. 영적 고뇌(위험에 대한)
2. 관련요인: 마약 중독과 동생의 심각한 상태
3. 근거: 대상자는 "나는 기도하려고 했지만, 아무것도 돌아오는 것이 없어요"라고 말함

다음 단계

계획/기대되는 결과

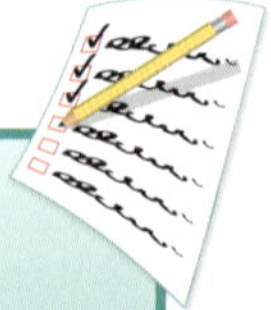

- 스스로 유대감을 표현할 수 있을 것이다.
- 인생의 의미와 목적을 표현할 수 있을 것이다.
- 미래에 낙관과 희망을 가질수 있을 것이다.
- 대처방안을 설명할 수 있을 것이다.
- 영적 지도자, 친구, 가족과의 상호 작용에 대해 말할 수 있을 것이다.

다음과 같은 간호중재를 수행한다.

중재

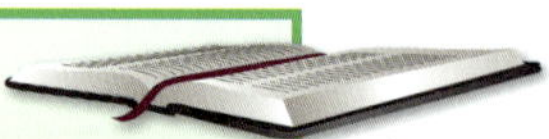

- 영적 간호에 대한 건강증진/대상자 교육을 실시한다.
- 영적 지지를 제공한다.
- 경청한다.
- 개별화된 대상자-간호사 간 상호작용을 유도한다.
- 주의 깊은 의사소통과 적극적인 격려를 사용한다.
- 필요에 따른 자원을 제공한다(종교 서적, 병원 원목 상담의뢰)

중재가 성공적인지 확인하고 필요에 따라 수정한다.

평가

- 대상자는 자신, 타인, 예술 또는 자신보다 더 큰 힘과의 연결성을 표현할 것이다.
- 대상자는 인생의 의미와 목적을 표현할 것이다.
- 대상자는 앞으로 낙관주의와 희망을 갖게 될 것이다.
- 대상자는 대처방안에 대해 말할 것이다.
- 대상자는 영적 지도자, 친구, 가족과의 상호작용에 대해 말할 것이다.

성공적으로 문제를 해결한다.

그림 43-3 영적 건강 개념지도

• 가족의 신념은 무엇인가요? 이 신념은 건강에 어떤 의미가 있나요?

간호사는 사정도구를 사용하면서 세세한 관찰과 경청을 통해 다른 대상자의 영적 건강에 대한 단서를 제공받을 수 있다. Bull과 Gillies(2007)는 이는 특히 아동에게 중요하다고 하였다. 아동의 독특한 영적 요구를 이해하는 것은 가정환경과 가족구성원에 대한 이해를 얻는 경우와 마찬가지로 아동의 지지체계 규명과 관련되어 있다. McSherry와 Smith(2007)는 아동은 삶의 사건과 위기를 겪을 때 이전의 영적 경험에 의존한다고 하였다. 아동에 대한 경청, 주의 깊은 행동관찰과 단계적으로 적절한 사정 기법 및 도구는 아동의 영성에 대한 발전된 시각을 제공할 것이다.

다른 영성 사정도구의 예는 Box 43-1에 제시되어 있으며, FICA와 HOPE의 약어를 사용하였다.

2) 위험요인 확인

어떤 면에서 질병을 앓고 있는 모든 대상자는 영적 고뇌의 위험이 있다. 이들은 관계를 유지하고 경건한 의식을 수행하는 신앙공동체와 같은 일반적 영적 도움의 자원과 물리적으로 거리가 있다. 이들은 특히 자기관찰이 부족한 경우, 정서적으로도 거리감을 느낀다. 그러나 영적 힘을 가진 사람조차도 질병이 있고, 위기를 동반한 경우 불안이 증가한다. 죽음에 직면하거나 다른 중증 신체적 변화를 보이는 심각한 말기 대상자는 궁극적으로 삶의 의미에 대한 의문을 갖게 된다.

Lackey(2009)는 대상자가 영적 고통의 위험에 처해 있는지 알 수 있는 단서를 확인하였다. 이러한 단서는 명시적일 수도 있고 미묘할 수 있다. 분노하거나 우울하거나 상호작용에서 위축되어 있는 대상자는 삶에서 의미를 찾는 데 어려움을 겪을 수 있다. 나아가 영적 고통은 대상자에게 예상되지 않는 질문으로 표현될 수 있다. 예로 대상자는 왜 자신이 특정 질병에 걸렸는지, 왜 고통받아야 하는지 질문할 것이다.

3) 기능이상 확인

실재적인 영적 고뇌의 회복은 간호력 면담에 대한 대상자의 언어적·비언어적 반응의 관찰에 달려 있다. 그들의 간호력은 전인적 관점에서 이해하도록 돕는 것이며, 이 질문들은 신체적·정서적 건강뿐만 아니라 영적 건강까지 포함하는 광범위한 것이다. 영적 질문을 했을 때, 분노, 불안, 우울이나 방어적 태도를 보이는 대상자인 경우 '대상자의 반응을 보고 대상자가 이 질문을 예상하지 못했음을 알 수 있다. 그

Box 43-1 영성 사정도구의 예

대상자 이름 ______________ 날짜 ______________
치료시작일 ______________ 종교 ______________
결혼상태 ______________ 자녀수 ______________
연령 ______________

영성 사정

FICA

F 신앙심에 대한 질문에 관한 것. 질문할 내용의 몇 가지 예는 다음과 같다. 당신은 당신 자신이 영적인 존재라고 생각하는가? 당신의 삶의 의미는 무엇인가?
I 대상자의 삶 속에 이 자원의 중요성에 대한 것. 사정해야 할 질문들은 얼마나 자주 예배에 참여하는가? 당신의 신념은 당신의 의료행위에 관한 결정을 내리는 데 많은 영향을 미치는가? 등이다.
C 공동체에 대한 것. 교회 공동체 활동에 적극적으로 참여하는가? 그 활동을 하나의 지지로서 활용하는가?
A 질문에 대한 답을 요구하는 것과 같은 대상자와 함께 문제를 논의하는 실무자에 관한 것. 당신은 건강관리 시 이러한 쟁점들을 나에게 어떻게 소개하겠는가?

HOPE

H 직접적으로 종교나 영성에 중점을 두면서 희망과 같은 영적 자원을 소개
O 그들의 삶속에서 조직화된 종교의 중요성을 확인, 영적 문은 활짝 열려 있음
P 개인적 행위에 관한 질문
E 사전 유언과 같은 임종 관련 쟁점들을 논의하기 위해 대상자와 함께 하는 실무자에게 상기시키는 것

출처: George Washington Institute for Spirituality and Health. (2002). *GWish*. Retrieved February 1, 2015, from htt p://www.gwumc.edu/gwish/clinical/ficaspiritual/fica-spiritual-history/index.cfm; *HOPE information from*: Anandarajh, G., & Hight, E. (2001). Spirituality and medical practice: Using the HOPE questions as a practical tool for spiritual assessment. *American Family Physician, 63*(1), 81–89. Retrieved January. 29, 2015, from http://www.aafp.org/afp/2001/0101/p81.html

러나 간호사는 대상자가 현재 어떤 상황을 경험하고 있는지에 관심이 있다는 것을 알려주고, 이러한 측면에 대해 질문이나 관심이 있나요?'라는 질문을 통해 대답을 들을 필요가 있다. 일부 대상자는 영적 측면이 간호사의 관심에 가치를 둔다고 믿고 있다. 다른 사람들도 영적 관심이 있지만, 그들 방식으로 다루려고 한다.

영적 욕구가 부족함을 확인하는 것은 간호사의 능력과 관련이 있다. 비언어적 행위와 함께 면담의 내용이나 사실은 불신, 편견, 고립이나 괴로움과 같은 주제나 논조에서 나온다. 신뢰, 용서, 사랑과 관계형성 및 신앙심과 같은 이러한 주제들은 영적 요구와 연관이 있다.

4) 객관적 자료

객관적 자료는 영적 건강을 사정하는 데 도움이 될 수 있다. 영적 자료의 특성 때문에 객관적 사정은 주관적 사정에 비해 타당성을 제시할 수 있다. 때때로 이러한 이유로 말하기를 꺼리는 대상자의 경우, 객관적 자료는 유일한 실마리가 된다.

전신적 외모, 얼굴표정, 눈맞춤, 체위와 운동, 불면, 불안, 우는 것과 부적절한 정서로부터 대상자에 관한 정보를 수집한다. 종교 관련 기사, 책, 카드나 그림과 같은 재료들은 영적 자원이 되기도 한다. 불안이나 고통과 같은 신체적 징후와 증상을 관찰하여 추가적 증거를 제시하도록 한다.

5. 간호진단

영적 간호진단은 분류II에 있는 삶의 원칙 영역 내에서 NANDA에 의해 소개되었다(NANDA-I, 2014). 삶의 원칙은 '진실 혹은 본능적 가치로서 행위, 관습이나 제도를 바라보는 기본적인 행위, 사고와 행동의 원리'로 서술되어 있다. 이 영역 내에는 3가지 분류군이 있는데, 그것은 가치관, 신념과 가치 · 신념 · 행동의 일치성이다. 신념 분류군은 영적 안녕향상을 위한 준비라는 진단과 함께 영적 안녕개념에 속한다. 세 번째 분류군인 가치관 · 신념 · 행동의 일치성은 영적 고뇌, 영적 고뇌의 위험성, 의사결정 갈등과 불이행이라는 4가지 간호진단이 포함된다. 이 중 일부는 별도 표로 간호성과 확인(NOC), 간호중재분류(NIC)로 제시하였다(표 43-4).

기억해야 하는 개념

광적인 신앙 장애와 영적 디스트레스를 구별하는 것이 중요하다. 영적 디스트레스는 개인의 신념 체계에 장애가 있는 것이 특징이다. 그러나 광적인 신앙 장애는 개인이 선택한 신앙 공동체의 신념을 행사하는 데 어려움이 있는 것이다.

NANDA **표 43-4 영적 건강과 관련된 NANDA-I 간호진단**

간호진단	관련요인	진단진술	NOC*	NIC†
영적 고뇌: 자신, 타인, 예술, 음악, 문헌, 자연이나 절대자와 연계를 통해 삶의 의미와 목적을 통합하고 경험할 수 있는 능력의 손상	자기소외, 외로움, 사회적 고립, 불안, 사회문화적 박탈, 자신이나 타인의 죽음에 대한 생각, 통증, 생활변화, 자신이나 타인의 만성질환	**영적 고뇌** 관련 요인: 타인과의 연결 단절 정의적 특성: 영적 지도자와의 상호작용을 거부, 지지체계로부터의 분리를 말로 표현, 외로움을 표현	대처 슬픔 해결 희망 개인의 안녕 영적 건강	예상지침 용서 촉진 희망 부여 의뢰 영적 성장 촉진 영적 지지 가치명료화
영적 안녕 향상을 위한 준비: 개인이 자신이나 타인, 예술, 음악, 문학, 자연 또는 자신보다 우월한 존재와의 연결을 통해 인생의 목적과 의미를 통합하고 경험하는 능력	건강추구행위, 감정이입, 자기돌봄, 자기인식, 연계 간의 조화에 대한 욕구, 의미와 목적을 추구하고자 하는 욕구	**영적 안녕 향상을 위한 준비** 관련 요인: 타인과의 연계성 정의적 특성: 타인에게 봉사, 영적 지도자, 친구, 가족과 상호작용을 요구, 타인에 대한 용서 요구	대상자 만족: 문화적 요구 충족 대처 희망 개인의 안녕 영적 건강	희망 부여 의뢰 영적 성장 촉진 영적 지지

Dx, diagnosis; R/T, related to; AEB, as evidenced by.
*출처: Moorhead, S., Johnson, M., Maas, M., & Swanson, E. (2014). *Iowa Outcomes Project: Nursing Outcomes Classification (NOC)* (5th ed.). St. Louis, MO: C. V. Mosby.
†출처: Bulecheck, G., Butcher, H., Dochterman, J., & Wagner, C. (2014). *Iowa Intervention Project: Nursing Interventions Classification (NIC)* (4th ed.). St. Louis, MO: C. V. Mosby.
출처: NANDA-International (NANDA-I). (2014). *Nursing diagnoses: Definitions and classification, 2015-2017*. West Sussex, UK: Wiley-Blackwell.

성과기반 교육계획

7세인 다빈이는 뇌종양을 진단받았다. 부모는 비완치 치료계획에 참여하기를 요청받았다. 이들은 심하게 괴롭고 혼란스러운 상태이다. 또한 아들에게 가장 최선의 방법, 종교적 신념에 따르기, 지식이 충분한 상태로 의사결정에 참여하기를 원한다. 다빈이의 부모는 아동병동의 간호사인 당신에게 조언을 바라고 있다.

간호성과

가족은 아들의 상황과 종교적 신념을 어떻게 적용시켜야 하는지에 대한 감정을 언어로 표현한다.

전략

- 부모의 고유한 감정과 신념을 표현할 수 있도록 격려한다.
- 부모와 함께 다빈이의 질병에 대한 이해의 수준을 평가한다.
- 단계적으로 적절한 방법을 사용하면서 다빈이의 건강에 대한 감정을 표현하도록 격려한다.
- 다빈이의 상황과 발생하는 감정, 특히 종교적 신념과 관련되어 개방적으로 가족이 대화할 수 있도록 격려한다.
- 다빈이와 부모에게 성직자와 상의할 수 있도록 격려한다.
- 건강관리제공자와 다빈이의 치료계획에 대한 요구사항을 언어로 표현할 수 있도록 도와준다.

간호평가

2017/10/5 13:00 – 다빈이의 부모는 성직자와 함께 다빈이의 상황에 대한 감정을 구두로 표현한다.

- 다빈이와 부모는 계속 불안해하고 있으며, 건강관리제공자, 성직자와 함께 의사결정을 하기를 원한다.

– RN 박지민

6. 간호성과 확인과 간호계획

간호진단과 관련 요인을 확인한 후, 대상자와 간호사는 간호성과와 중재를 계획한다. 영적 고뇌가 있는 대상자를 위한 목표는 평상시 종교행위와 신념을 지지하는 환경을 제공하는 데 중점을 두어야 한다. 목표는 대상자의 병력, 위험영역, 기능부전의 근거 및 관련 객관적 자료를 고려하여 개별화할 필요가 있다. 영적 고뇌의 위험이 있거나 가능성이 있는 대상자를 위한 간호성과의 예로는 다음과 같은 것이 있다.

- 대상자는 자신, 타인, 예술이나 절대자와의 연계감을 표현한다.
- 대상자는 삶의 의미와 목적을 표현한다.
- 대상자는 미래에 대한 낙관과 희망을 갖는다.
- 대상자는 죽음에 대한 개인적 반응을 논의한다.
- 대상자는 생활환경에 대한 만족감을 표현한다.

영적 안녕을 향상시키는 목표들은 영적 고뇌가 있는 대상자의 목표와 유사하다. 즉, 대상자의 장점을 지지하는 데 중점을 둔다. 통증과 고뇌를 다루는 창의적 방법을 탐색함으로써 영적 성장을 위한 기회가 생기게 된다. 몇 가지 결과는 다음과 같다.

- 대상자는 희망, 의미감과 목적을 표현한다.
- 대상자는 대처능력이 있음을 서술한다.
- 대상자는 영적 지도자, 친구와 가족과의 상호작용을 서술한다.

7. 간호수행

영적 간호수행 시 필수적인 것은 간호사–대상자 관계이행, 바람직한 의사소통기술, 신뢰, 감정이입, 자기인식과 광의의 영성 수용이다.

영적 측면이 간호수행에 상당 부분을 차지할지라도 수행 또한 지속적인 자료수집, 현 기록유지 및 건강관리팀과의 협력을 포함한다. 이들 단계들은 대상자 간호의 일관성과 연속성을 유지하는 데 중요하다. 영적 간호는 각 간호사에게만 한정된 것이 아니다.

과정은 개인 대상자를 확인하는 것이다. 효과적인 의사소통은 그들 자신의 영적 자원을 이용하도록 촉진하거나 대상자를 도울 수 있는 그 밖의 것을 찾아내도록 돕는다.

1) 건강증진

영적 간호(spiritual care)는 역동적이며 간호의 기본 원리 중 일부를 포함하고 있다. 간호사의 존재감 사용, 간호사 자신의 치료적 사용, 대상자 중심, 직관적인 감각, 영적인 양육환경 조성은 영적 간호를 제공하는 데 필수적이다. 이러한 간호는 치유와 심리적 · 영적 안녕증진을 포함하여 대상자에게 긍정적인 효과를 준다(Ramezani, Ahmadi, Mohammadi, & Kazemnejad, 2014).

신앙공동체에의 참여를 연구한 Koenig(2009)는 "모든 수준의 종교활동은 바람직한 신체적 건강과 관계가 있다고 하였다. 자주 교회에 가는 사람은 그렇지 않은 사람보다 신체적으로 더 건강하고 덜 우울하다."고 하였다. 또한 신앙공동체 참여가 정신건강, 사회적 지지와 긍정적 건강습관을 증진시키는 예방적 모델을 탐색하게 된다고 언급하였다. Koenig가 연구한 쟁점들은 자살, 감염, 암, 위장질환, 건강문제, 고혈압과 뇌졸중, 간과 폐질환 및 사고와 성병 등이 포함된다.

(1) 자기 자신을 활용

영적 간호는 간호사와 대상자의 관계에서 일어난다. 이 관계는 대상자와 대화하는 것만 포함되는 것이 아니고, 현실을 직시하고 잠재적 문제해결책을 발견할 수 있는 능력을 키우도록 돕기 위해 자신을 의도적으로 이용하는 것이다. 영적 간호는 간호사가 가치 있는 치료의 일부로서 지각되는 관계이다.

신뢰와 감정이입과 같은 특성들은 부분적으로 바람직한 의사소통기술을 확립하고, 간호사와 대상자의 관계를 이해하게 만든다. 예를 들어, 대상자에게 자신과 자신의 시간을 할애하려면, 첫 번째 관계에서 신뢰감을 형성하는 것이 필수적이다. 첫 단계에서 신뢰감과 감정이입이 확립되지 않는다면 간호사는 의미와 목적과 같은 보다 더 심도 있는 관심거리를 논의할 수 없을 것이다.

대상자의 인생에 끼어들 수 있는 것은 특권이며, 책임이다(그림 43-4). 그러므로 영적 요구 측면에의 관여는 간호사와 대상자에게 있어 매우 인간적인 것이다.

(2) 영적 지지

간호사는 다른 사람의 영성에 대해 논의해야 하기 때문에 광의의 영성을 가져야 할 필요가 있다. 이것은 그들 자신의 영적 전통에 달려 있으며, 다른 사람의 영적 · 종교적

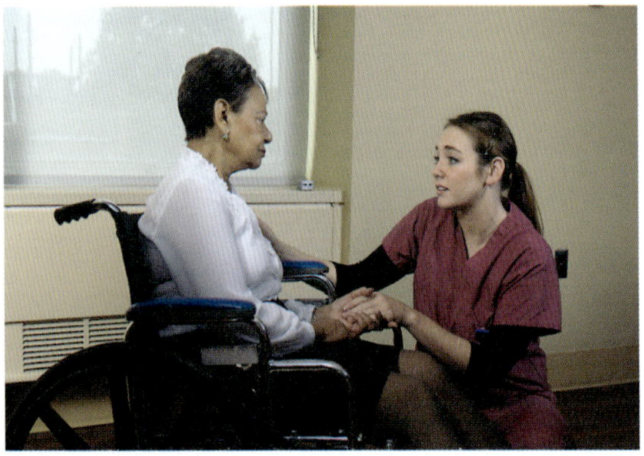

그림 43-4 대상자에게 누군가가 필요할 때 함께 있어 주는 것은 영적 간호의 중요한 측면이다.

표현에 대해 아는 것이 도움이 된다. 각 대상자는 영적 요구의 표현 및 영적 간호의 수준이나 깊이가 다양하다. 그러므로 이 다양성에 대해 민감해야 하고, 적절한 간호제공이 필수적이다.

Faull 등(2012)은 치료적 의사소통의 사용이 영적 사정과 간호에 필수적이라고 하였다. 이 의사소통기술은 대상자와의 관계와 신뢰감 형성에 도움을 준다. 적극적 경청은 대상자가 말하려고 하는 것이 무엇인지에 중점을 두는 데 도움을 준다. 영적 고뇌 동안, 대상자의 독특한 영성에 중심을 두고, 증인이나 전도를 피함으로써 간호사는 대상자의 개인적인 신념과 영적 요구를 존중하고 지지한다. 간호사는 대상자가 이미 가지고 있는 종교적 신념을 변화시키려고 해서는 안 된다. 대신 대상자의 신앙을 굳건하게 해 주어야 한다. 만약 신앙이 사라지면 대상자는 희망을 잃어버리게 된다. 삶에서 의지와 희망이 없으면 많은 사람들은 가장 유력한 의료적 도움도 더 이상 필요치 않게 된다. 대상자의 관념, 대상자의 요구 및 종교적 용어 사용단계가 어느 정도인지 그리고 대상자가 이용하기를 바라는 준거 틀이 무엇인지에 대해 토의가 이루어져야 한다. 대상자와 간호사가 서로 편안한 관계에서 대화를 한 직후라도 간호사는 개인적인 목격자가 되어야 한다.

(3) 영적 행위 지지

대상자의 영적 욕구와 종교적 선호도에 관한 정보는 사정단계에서 수집된다. 구체적인 종교적 행위를 통한 영적 요구의 충족을 도모하기 위해서 지역사회 내 다양한 종교 집단들과 친숙해야 한다. 출생, 사망, 세례, 식이, 축일과 성물에 대한 믿음과 같은 구체적인 종교적 고려사항에 주의를 기울여야 한다. 예를 들면, 식이관습은 금식이나 성찬을 통한 축일의 기념뿐만 아니라 식이법(예: 돼지고기나 소고기를 먹지 않는 것)을 반영한 것이다. 만일 요구되는 음식이 너무 특별하여 건강관리기관에서 대상자의 요구를 충족시키지 못한다면, 가족이 가져오도록 요청할 수 있다. 표 43-1은 건강과 관련된 주요 종교집단의 관습을 간략히 정리한 것이다.

일반적으로 대상자는 병원에 있는 동안 성서 읽기, 기도하기나 명상을 하는 것과 같은 개인의 영적 표현을 수행할 권리가 있다. 대상자가 검사, 치료 또는 수술 시 노출되는 부위에 특별한 부적이나 의복을 입었다면, 간호사가 그것을 벗겨내는 것보다 오히려 가족이나 영적 지도자

건강관리팀과의 협력
수혈과 관련된 대상자 고려사항에 대한 영적 간호 의뢰

김 간호사는 외과병동 간호사로서 혈액제제를 자주 다룬다. 대상자인 28세의 강 씨는 헤마토크리트 수치가 22이며, 담당의사는 수혈을 권유한다. 대상자는 "다른 사람의 혈액과 내 혈액이 섞이는 것은 나빠보여요."라고 하며 거부하고 있다. 의료진과 간호진은 대상자의 상황에서 수혈의 위험과 장점을 설명하였다. 그러나 대상자는 어떻게 해야할지 아직 결정하지 못하고 있다. 이전 근무교대 간호사가 대상자의 영적 간호를 위한 의뢰를 요청하였다. 그들은 병동에 도착해서 대상자를 만나기 전에 보다 구체적인 정보획득을 위해 김 간호사를 만나고 있다.

Situation(상황): "강 씨는 혈구수치가 낮고, 주치의가 적혈구 수혈을 권유하고 있어요."

Background(배경): 대상자는 6일 전 입원하였고 수술을 위해 처음으로 입원하였다. 대상자는 "다른 사람의 혈액과 내 혈액이 섞이는 것은 나빠보여요."라고 표현했기 때문에 권고대로 수혈 과정을 진행하는 것에 대해 불확실해하고 있다. 대상자는 자신을 영적 존재로 규명하였으나 종교적인 사람은 아니며, 입원 시 특정 종교에 대한 선호를 밝히지 않았다. 의료 및 간호팀은 수혈의 위험과 혜택에 대해 논의하였으나, 대상자는 결정내리는 것에 대해 '압도된' 느낌이라고 말한다.

Assessment(사정): 대상자의 보고에 의하면, 지금 이 시점에 대상자는 입원상황에 압도되어 있으며 결정하는 것이 가능하다고 느끼지 않는다. 이 문제에 대해 자세히 말하지 않았지만 다른 사람의 혈액과 섞이는 것이 "나빠보인다."라고 언급하였다.

Recommendation(권고): 대상자와 이야기해 볼 것과 대상자의 감정을 정리하고 결정과 관련된 정보를 제공하며 지지하기를 요청한다.

비판적 사고를 위한 과제

- 영적 간호 컨설트가 얼마나 대상자 대(vs) 의사 및 간호사와의 논의에 도움이 될것인가?
- 영적 간호 컨설트 동안 어떠한 주제로 논의가 이루어질 것인가?

와 구체적으로 상의하는 것이 적절하다.

만일 영적 지도자나 치유자가 방문할 계획이라면 대상자의 방과 종교서적을 적절하게 준비한다. 만일 세례나 다른 의식들이 행해진다면 침상가나 탁자를 깨끗하게 해 둔다.

2) 영성 변화에 대한 간호중재

영적 간호수행 시 응급 대상자에 우선순위를 둘 필요가 있다. 예를 들면, 기도유지와 같은 기본생존 욕구는 자아실현과 관계가 있는 성장욕구보다 우선적으로 시행한다. 그러나 대상자가 절망을 경험함으로써 고뇌 때문에 의미를 찾지 못하거나 그들의 신앙공동체에 참여할 수 없다면 영적 차원이 중요한 욕구가 될 수 있다. 대상자는 신체적 힘을 되찾을 수 있으나 영성은 충족되지 않는다. 중재로는 예견된 지침 제공, 상담, 위기중재, 정서적 지지, 용서촉진, 비애, 상상유도, 이완과 희망부여 등이 있다(NANDA-I, 2009).

(1) 경청과 지지하기

적극적인 경청과 공감, 세심함은 가장 중요한 간호중재 중 하나이다. 목적 있는 경청을 통해 대상자는 개인의 영적 질문과 가장 유용한 형태의 지지에 대한 방향을 확인한다. De Silva와 Henricson(2013)는 터치(touch) 또는 신체적 접촉은 대상자와의 연계성을 발전시키고 돌봄을 표현할 수 있다고 하였다. 터치는 고뇌하는 대상자의 손을 가볍게 만지거나 가볍게 잡는 것을 말한다. 일부 경우에서의 연결이나 지지는 대상자의 신체적 영역에서 영적 영역으로 넘어서는 단계가 필요할 수 있다.

Frye와 Long(1985)이 인용한 상황은 영적 돌봄의 통합부분의 하나로서 경청과 지지중재를 보여준 것이다.

의사의 아들이자 4형제 중 장남인 민수는 의대 3학년생이었다. 멋있고 명민하며 유머감각이 있는 인기가 많은 젊은이였다. 민수는 가정의학과 전문의가 되려고 계획하였으나 이루지 못하였다. 고속도로에서 심각한 교통사고가 있어 민수는 트럭과 차를 실은 대형 화물차 사이에 끼었고, 인접 차선으로 비껴 나와 대형 트럭의 후면으로 빠져 나오려고 하다가 자신의 오토바이 밑에 깔려 일시적인 무의식 상태가 되었다. 응급실에 도착했을 때의 모습은 심각해 보였다.

민수는 5개월 동안 투병생활을 했다. 합병증으로 불규칙적인 뇌내압 상승, 우울 및 자살생각이 자신을 괴롭혔다. 신앙심이 깊은 부모 밑에서 강한 종교적 교육배경을 가지고 자란 민수는 그의 깊은 외로움과 의심이 표면화될 때까지는 이 위기를 다루기 위한 영적 힘을 가진 것으로 보였다.

담당 간호사가 다가갔을 때, 민수는 이전에 자신이 가졌던 신념을 의심하였고, 신은 그가 필요로 할 때 어디 있었는가? 신은 왜 나를 그냥 내버려두었는가?하는 의문이 쏟아져 나왔다.

민수의 엄마, 간호사, 의사, 치료사, 목사와 함께 많은 대화를 하였다. 가족, 친구 및 간호인력은 민수의 질문을 지지하였다. 민수는 직업에 대한 이야기를 듣고 희망을 이야기하기 시작했다.

이전 신념에 대한 부정의 일부분으로서 민수는 수면을 위해 자주 진통제를 요구했다. "나는 지금 깨어 있는 상태를 원치 않는다."라고 하였다. 이때 간호사는 민수가 진짜로 통증이 있는 것인지, 아니면 그의 상황적 현실로부터 도피하고자 하는 것인지를 질문한다. 간호사는 민수에게 다른 방법으로 함께 노력하기를 권했다.

(2) 의뢰

대상자의 영적 요구를 편안하게 경청하고 종교적 요구를 듣는 것은 중요하다. 만일 대상자나 가족구성원이 기도나 성서 낭독을 요청하고 그렇게 하는 게 편안하다면 시작하기 전에 구체적인 제목이나 주제를 확인하도록 해야 한다. 대상자와 가족이 어떠한 종교적 전통을 가지고 있지 않을 때 조용히 반성하는 시간을 줄 것을 요구한다. 또한 원목의 방문 요청에 반응하거나 어떤 다른 사람을 만나도록 의뢰한다. 간호사는 대상자의 영적 요구를 파악하기 위해 모든 노력을 다한다. 그러나 오늘날 건강관리체계에서는 간호사에게 수많은 요구와 책임을 원하기 때문에 간호사는 자주 대상자의 영적 요구에 포괄적으로 접할 기회를 방해받게 된다(Ronaldson, Hayes, Aggar, Green, & Carey, 2012). 따라서 성직자에게 의뢰하는 것이 대상자의 영적 요구 수용을 위한 적합한 방법이 될 수 있다.

간호사는 대상자와 그 가족을 여러 이유로 성직자에게 의뢰한다. Wienberger-Litman과 동료들(2010)은 간호사가 건강관리환경에 대한 여러 어려운 문제해결이 필요한 대상자에게 이에 대한 감정과 느낌을 이야기할 수 있도록 자주 성직자에게 의뢰한다고 하였다. 간호사는 삶의 마지막에서 영적 간호의 필요성이 있는 임종기 대상자도 의뢰한다. 또한 가족 또는 대상자가 사랑하는 사람의 죽음 또는 주변의 죽음은 영적 간호의 필요에 의해 자주 의뢰되는 상황이다. 대상자와 가족은 이러한 어려운 시기에 영적·감정적 지지가 필요한데, 이러한 종교적 행위로 편안함을 찾기 때문에 성직자는 임종기 종교의식을 수행한다. 교구 간호 부서는 가족들과 대상자가 필요한 경우, 지지를 제공할 수 있는 종교적 모임을 찾는 데 자원이 될 것이다.

(3) 생애주기에 따른 간호중재

① 신생아와 영아

입원과 질병은 잠재적으로 부모와 영아의 기본 신뢰감을 방해한다. 부모는 영아와 신생아의 삶에서 중요한 역할을 하므로 부모의 필요를 인식하는 데 주의를 기울이면, 유아의 필요를 충족시키는 데 도움이 될 수 있다. 간호사는 아기와 그 가족 모두의 필요를 충족시켜야 할 책임이 있다. 경청, 편안함과 격려 제공, 안정감 증진을 통해 부모의 영적 요구를 지원함으로써 영아의 필요를 충족시킬 수 있다. 간호사는 부모가 영아를 돌보는 과정에 참여하도록 지지하고 격려해야 한다.

② 유아와 학령전기 아동

Ferrell과 Coyle(2010)에 따르면, 학령전기 아동과 유아는 영성에 대해 대화할 때 매우 사실적인 단어를 사용한다. 이러한 사실적 질문에 반응하고 의견을 제시하는 것은 학령전기 아동과 유아를 간호할 때 중요한 고려사항이다. 이들이 신앙의 절차를 수행할 때, 가족의 지지는 영적 간호에서 중요한 측면이다. 만약 가족이 불가능하면, 간호사는 이러한 의식을 대상자에게 제공할 수 있다. 예로, 이 연령대 아동에서 취침시간은 잠들기 어려운 과정이다. 특히 입원한 아동은 더욱 어렵다. 아동이 가족 신앙 전통, 의식 또는 기도하는 것을 도와주는 것은 편안하고 지지적인 것이다.

어린 아동은 좋은 것과 나쁜 것에 대해 매우 민감하다. 통증이 있거나 상처가 생기는 치료들은 처벌로 생각하므로 그들에게 말해서는 안 된다. 질병으로 입원했을지라도 아이에게 부모, 간호사, 신, 하느님 또는 가족의 신앙에 따른 적절한 누군가의 사랑을 받고 있다는 확신을 주어야 한다.

③ 학령기 아동과 청소년

Bull과 Gillies(2007)는 아동은 자신의 영적 요구의 중요성을 인식하고 강화하고 편안함을 느끼는 지지적인 관계에 가치를 둔다고 말했다. 간호사는 건강관리환경에서 익숙한 종교의식을 수행함으로써 가족에게 주된 지지를 지속적으로 제공한다. 아동을 위해 모든 의학적 중재와 절차를 제공받을 때 사실과 환상을 명확히 한다. 보통 유사한 상황에 대한 '이야기'는 어린이를 위한 현실중심 과정에 도움이 될 것이다. 보통 지방도서관에는 진료실이나 병원에 입원한 아동의 경험에 관한 많은 책들이 있다. 아동에게 질병과 입원을 잘못된 행위에 대한 처벌과 연관시켜서는 안 되며, 이것은 불안과 두려움을 증가시킨다. 경험을 수용하고 명확히 하는 것은 아동에게 의미를 제공할 수 있는 효과적인 방법이다.

많은 포괄적 사고의 발달과 성숙의 결과로 어린이들은 청소년기에 들어서면서 종교적 신념이 바뀐다. 청소년은 아동기의 신념에서 삶과 영성의 정체성을 탐색하는 단계로 넘어간다(Haley, 2014). 아동기와는 달리 청소년들은 성경을 순수한 문자적 해석으로 믿지는 않을 것이다. 아동은 부모가 말하는대로 하나님을 믿는 경향이 있는 반면, 청소년들은 자신의 신앙을 결정할 때 근거와 논리적인 사고에 더 의존한다. 청소년은 하나님과의 개인적인 관계를 개념화할 수 있으며, 질병기에 성인처럼 경험의 의미에 대하여 의문을 제기하고, 자신의 삶에 의미를 통합하려고 노력할 수 있다. 이러한 문제는 간호력 수집과 간호사정에서 주로 파악되며, 청소년들이 구두 또는 서면으로 자신의 감정을 표현하도록 격려하는 것은 이 시기의 청소년들에게 도움이 될 수 있다. 청소년은 어려운 시기에 생각을 탐구하고 통합하는 방법으로 하나님, 부모님 또는 그들의 삶에 중요한 어떤 사람에게 편지를 쓰고 싶을 수 있다(Haley, 2014). 추가적인 자료조사나 병원 원목 또는 청소년의 영적 카운슬러의 참여가 도움이 될 수 있다.

청소년을 위해 개인적 스타일 형성 및 또래와의 상호작용은 질병 동안이라도 우선순위를 둔다. 방문, 편지 또는 전화를 통해 청소년의 또래 참여를 격려한다. 만일 만성질환, 사고나 어떤 다른 중한 상태에 있다면, 학교나 교회와 같은 다른 지지망이 유용할 것이다. 예를 들어, 청소년 그룹은 입원한 청소년들을 위한 통신 전달망 역할을 할 수 있다. 또한 또래들은 삶에 대한 자신의 감정을 통해 질병에 대한 자신의 반응을 탐색할 기회가 필요하다. 청소년 지도자 또는 병원 원목은 이런 종류의 경험을 위한 자원이 될 수 있다.

④ 성인과 노인

젊은 성인은 개인적 신념을 명백히 하고, 행위는 경험과의 관계에 기초를 둔다. 이들에게는 개인적 신앙과 삶의 의미를 확립하고 반영하는 것이 신앙적 과제이다. 간호사는 많은 대상자와 멘토 관계를 유지할 수 없을 것이다. 그러나 장기적 관계에서 간호사는 경청, 지지 및 삶과 죽음의 의미를 탐색하도록 촉진할 수 있는 감정과 경험을 확인한다. 모든 간호사는 젊은이들이 영적 멘토 요구를 가지고 있음을 이해해야 한다. 이 역할을 충족시킬 수 있는 사람을 개방적으로 찾아본다. 각 대상자의 가족과 사회적 지지망의 지속적 지지가 있어야 한다. 왜냐하면 이들 관계는 대상자의 삶에서 의미를 부여하기 때문이다.

중년기 동안 성인은 광범위한 세계관과 양극성에 더 관심을 갖게 된다. 이러한 양극성의 해결은 역설을 갖고 살아갈 수 있는 능력에 달려 있으며, 개방적 태도로 이것을 위협이 아닌 다양성으로 보는 능력에 달려 있다. 이러한 사람은 '현명하다'고 한다. 어떤 면에서 이들은 다른 사람에게 많은 것을 제공한다. 예를 들면, 젊은 간호사는 건강과 질병의 역설을 가진 성인과 함께 시간을 보냄으로써 개인적으로 얻는 것이 있다. 대상자와 함께 경청, 지지 및 숙고함으로써 간호사는 대상자의 노력을 더 잘 이해할 수 있다. 상호관계의 가능성을 수용함으로써 간호사는 대상자에게 새로운 의미와 희망을 줄 기회를 주게 된다(Fowler, 1995).

다른 연령집단을 간호할 때, 경청과 지지는 필수적이다. 인생 회고전략을 사용함으로써 과거 영성 자원을 탐색하도록 돕고 대상자가 그들을 이해하도록 하기 위해 주목할만한 경험을 확인시키는 데 도움이 된다. 만일 이들의 경험, 전통이나 의식이 의미가 있다면, 이것이 부족했던 사람과 다시 연계하도록 격려한다. Lawler-Row와 Elliot(2009)는 기도는 치료적 중재로서 노인에게 신체적 · 정신적으로 긍정적인 결과를 가져올 수 있으며, 노인은 종교와 상관없이 이 양식을 더욱 더 활용하게 된다고 하였다. 기도는 신체적 능력에 달려 있지 않다. 그러나 병이 심해지면, 노인은 신앙공동체에 참여했던 이전 해보다 참여 정도가 낮아질 수 있다. 이러한 점에서 지역사회 내 사람이나 집단은 연계성을 도모하여 규칙적으로 방문하도록 하거나 교통수단의 이용을 도와주도록 할 수 있다. 이러한 연계는 신앙의식이 집단환경 내에서만 만족스럽게 수행되기 때문에 노인에게 의미와 희망을 제공한다.

많은 노인이 가족이나 친구들의 사망을 경험한다. 노인은 더 젊은 세대와의 새로운 관계를 형성할 필요가 없다고 느낄 뿐만 아니라, 그들 자신이 죽을 차례가 돌아오길 원하기도 한다. 대답을 해 주는 것은 중요하지 않다. 오히려 중요한 것은 죽음을 논의할 기회를 주고 상황에 어떻게 대처해야 하는지에 대해 스스로 선택하도록 하는 것이다.

(4) 특정 인구

앞서 일반적 영적 간호를 인생주기 연속선상에 따라 고찰하였으나, 구체적인 요구를 가진 특정 대상자집단들은 질병유형, 질병단계나 간호환경에 따라 달라진다. 급성 질환자, 만성 질환자, 통증 대상자나 수술을 앞둔 사람의 영적 관심에는 차이가 있다(Faull et al., 2012; Magyar-Russell et al., 2014; Unterrainer et al., 2014; White, 2013). 예를 들어, 정신질환을 갖고 사는 사람은 정신질환이 종교적 망상이나 환각으로 표현되는 형태일 수 있기 때문에 영적 의문을 갖는다. 간호사를 포함한 건강관리제공자는 정신질환의 증상을 지지해야 한다는 두려움 때문에 영적 쟁점을 회피한다. 경우에 따라서 이는 영적 요구사정 및 영적 간호부족을 초래한다. Bonelli와 Koenig(2013)은 우울증과 약물 남용으로 고통받는 개인에 대한 종교적 개입과 정신적 개입이 정신 건강과 관련이 있으며, 더 나아가 모든 개인에 대한 영적 간호의 중요성을 강조하는 것과 관련이 있다고 말한다.

3) 가정 · 지역사회 기반 간호

영성에 대한 간호사정 및 계획은 지속적인 과정이다. 이 과정을 가장 일관되게 격려한 상황에서 간호사와 대상자가 오랫동안 관계를 확립할 수 있게 된다. 병원에서는 사례관리자로서, 장기요양기관에서는 팀 지도자로서 또는 지역사회 호스피스 프로그램에서는 정규적인 방문을 하는 간호사로서 활동한다. 급성 간호환경에서 간호사는 대상자의 영적 요구를 알고 이것을 설명할 수 있어야 한다. 그러나 가장 중요한 부분은 영적 고통의 영역을 확인하는 간호계획 및 퇴원의 요약이다. 이러한 측면에서 추후 간호는 더욱더 전인적이어야 한다.

Box 43-2 교구 간호

학습 목표

사역 팀과 협력하여 신앙 공동체와 공동체의 건강을 증진시키기 위해

모델

(Hickman, 2011)

- 회중 기반, 자원봉사 · 부상
- 회중 기반, 유료
- 기관
- 컨소시엄 모델, 유료

프로그램 개발

(Hickman, 2011)

회중 간호 실무자, 교구 간호사, 신앙 공동체 간호사 또는 회중 돌봄 간호사는 전체적 · 영적 기반 돌봄을 제공하기 위해 다음과 같은 역할을 수행한다.

- 신앙과 건강의 모델 통합
  - 회중의 요구와 자산을 사정
  - 신앙과 건강의 통합에 대한 회중 지식을 증진시킬 수 있는 기회를 나타냄
- 개인 건강 상담사로 역할
  - 영적 지지와 함께 건강상담 및 건강교육 제공
  - 고통 또는 위기의 시기에 신념과 지지를 표현하도록 격려
  - 건강증진 교육 및 건강관련 활동을 계획하기 위해 교회 직원과 협력
- 건강 교육자로 역할
  - 회중 요구 사항 평가를 기반으로 교육 기회 계획
  - 회중 요구를 해결하는 교육 기회를 준비하고 제공
  - 회중 성과와 출석에 관한 훈련의 효과를 사정
  - 회중과 목회 직원에게 건강 자원 인가
- 자원 봉사 훈련 제공
  - 회중 내에서 자격을 갖춘 전문가와 회원들에게 교육 제공
  - 적절한 경우, 회중의 건강 요구를 충족시키기 위해 자원 봉사자들을 격려하고 도움
- 지지 모임 개발 지원
  - 지지 모임에 대한 회중의 요구 사정
  - 자원 봉사 단체를 이끌거나 지원
  - 지역사회 지원에 적절하게 의뢰
- 추천 대리인 역할
  - 교구민을 위한 적절한 지역사회 자원을 확인
  - 서류 추천
  - 교구 간호사와 네트워크
- 건강 옹호자 역할
  - 의료 서비스 및 건강관리 요구에 관한 결정을 내릴 때 개인과 가족을 교육하고 지원
  - 건강, 복지 및 전반적인 건강상태를 증진시키는 활동에 교구민의 참여 증진

대상자 간호계획
영적 고뇌가 있는 대상자의 간호계획

간호진단

삶의 의미 상실, 자살 생각과 진통제 과용을 증거로 한 질병위기와 관련된 영적 고뇌

간호목표

대상자는 현 생활환경에 대한 이해와 수용이 증가되었음을 표현한다.

간호성과 기준

- 대상자는 3주 후에 절망, 분노와 두려운 감정들을 말로 표현한다.
- 대상자는 5주 후에 의문 및 절망 단계 동안 직원, 가족, 친구에 의해 제공되는 지지를 확인한다.
- 대상자는 10주 후에 진통제를 요구하기보다 다른 대안적 대처기술을 확인한다.

간호중재	이론적 근거
1. 간호사와 대상자의 일대일 관계를 긴밀하게 맺을 기회를 대상자에게 제공한다. 대상자의 말을 적극적으로 경청한다. 부정적 감정을 표현하도록 허용한다.	1. 일대일 관계를 형성하는 것은 수용분위기를 확립하고, 신뢰감과 안정감을 형성한다.
2. 목사를 포함한 다학문 간 팀 집담회를 계획하고 협력한다. 가족과 친구를 포함한 사회 지지망이 참여한 간호계획 집담회를 촉진한다.	2. 집담회를 통해 다학문 간 사회망을 형성하는 것은 수용감, 사랑 및 소속감을 촉진한다.
3. 음악, 성서, 기도와 이완기법을 포함한 과거 대처기전을 탐색한다. 대상자는 다양한 이들 대안적 전략을 이용할 시기를 확인하도록 돕는다.	3. 과거 긍정적 대처기전을 구축하는 것은 자아통제감과 자존감을 향상시킨다.
4. 신앙심 · 영성 발달에 중점을 둔 회상법을 이용한다. 집단 의대생 또는 다른 건강관리 전문 학생과의 공유와 같은 독특한 것으로 경험을 활용할 방법을 탐색하도록 돕는다.	4. 개인적 신앙심 · 영성에 중점을 둠으로써 대상자는 신과의 관계를 통해 새로운 통찰력을 얻을 수 있으며, 창조성이나 자아실현을 위한 잠재성과 희망을 느낄 수 있다.

* '경청과 지지하기' 부분에 기술된 '민수'의 상황을 떠올려본다.

간호평가

2017/12/12 12:00 – 대상자는 절망, 분노와 공포를 3주 후 표현한다.
- 대상자는 질문하고 절망한 기간 5주 후에 의료진, 가족 및 친구가 제공한 지지를 확인한다.
- 대상자는 10주 후 대안적인 대처기전을 확인하고 사용함으로써 통증 약물의 양을 감소시킨다.

– RN 김민지

일부 대상자는 그들이 퇴원하거나 다른 건강관리기관으로 의뢰될 때 성직자, 목사나 종교적 공동체의 다른 구성원들의 방문을 간호사가 미리 주선해 주길 원한다. 미국의 어느 지역에서는 신앙 공동체들이 다양한 의료선교를 위해 개발되었다. 이들 중 하나는 집회 간호, 선교 간호 또는 신앙 공동체라고 하는 미국간호협회에서 인정하는 전문실무 분야이다. 교구간호사는 지역사회의 개인에게 건강증진 및 건강검진 활동을 제공하는 전국의 교회에서 일하며, 신앙 공동체에서 개인에게 발생하는 건강 문제뿐만 아니라 영적 문제를 지니고 있는 대상자를 돌본다. 의료비용과 건강관리 비용이 증가하는 시기에 미국 전역의 교회 교구간호사들이 대상자의 필요를 충족시키고 채우고 있다(Yeaworth & Sailors, 2014)(Box 43-2). 대상자가 신앙 공동체 간호에 참여하고 있는 교회신도일 필요는 없다. 예를 들면, 지역사회기관, 건강관리전문가와 퇴원계획자와의 관계를 확립함으로써 대상자는 그들이 살고 있는 지리적 영역 내에 있는 기관에 의뢰될 수 있다. 그러나 의뢰는 대상자의 동의 하에 이루어져야 한다.

일부 대상자는 스스로 영적 요구를 충족시킬 수 있는 방법을 알기 때문에 많은 치유 및 영적 성장이 전문가 도움 없

이도 일어날 수 있다. 그러므로 민감하고 비침습적인 간호사의 태도가 매우 중요하다. 간호사는 영적 쟁점을 다루도록 혹은 종교적 신념을 갖도록 강요할 수 없다. 영적 건강은 특별한 지도나 궤도에 끼워 맞출 수 없는 하나의 분야이다. 그러나 신앙공동체에 재연계하도록 대상자를 돕거나 신앙공동체의 자원을 활용하도록 돕는 것은 부가적인 건강이득이 된다.

8. 간호평가

구체적인 간호성과 기준은 영적 고통이 있는 대상자의 목표 달성여부를 측정하기 위한 평가도구이다. 간호성과 기준의 예는 다음에 제시되어 있다. 간호성과 기준은 대상자의 목표 달성을 측정하기 위해 각 대상자의 상황에 맞도록 구체적으로 제시할 필요가 있다.

간호목표

대상자는 현 생활환경의 수용과 질병의 고통 및 죽음의 의미와 목적에 대한 만족감을 표현한다.

간호성과 기준

- 대상자는 첫 몇일간 절망, 분노와 두려움의 감정을 보인다.
- 대상자는 의문 및 절망 단계 동안 직원, 가족과 친구들에 의해 제공되는 지지를 확인한다.

간호목표

대상자는 개인적으로 지지가 되는 영적 행위에 참여하고, 영적 상태에 대한 만족감을 표현한다.

간호성과 기준

- 첫 1개월 내에 대상자는 영적 조언자와 대화를 요청한다.
- 대상자는 2개월 내에 기도나 종교적 · 영적인 서적 낭독과 같은 영적행위를 보인다.
- 대상자는 2개월 내에 그들의 신앙공동체와의 관계를 유지할 수 있음에 대한 만족감을 표현한다.

주요개념

- 철학의 역할과 같은 영성은 질문을 하고 대답을 하는 것보다 정확한 질문과 삶의 관점 개발을 물어봄으로써 도울 수 있다.
- 영적 범위는 사람의 필수적인 부분이고, 삶을 통해 경험의 의미를 발견하고 영적 여정을 위해 필요한 표시이다.
- 영적 안녕은 사람이 신, 자기 자신, 사회, 환경과 함께 평화롭게 살아가는 환경이다.
- 신앙에 대한 Fowler의 단계는 Piaget의 인지 발달 단계와 Erikson의 정신 발달 단계와 유사하다.
- 간호사는 만약 그들 자신의 영성이 건강하지 않고, 간호사가 대상자 개인의 영성에 대해 이야기하도록 격려하는 것을 망설인다면, 부적절하고 불충분한 간호를 제공할 수 있다.
- 영적 기능 변화는 말로서 표현될 수 있거나, 변화된 행동을 통해 표현될 수 있다.
- 모든 대상자는 개인 선호도에 따라 자신의 영성을 표현할 권리가 있다. 간호사는 판단을 해서는 안 되지만, 대상자가 요구를 충족할 수 있도록 보조해야 한다.
- 간호중재에는 자신의 사용, 영적 지지, 종교적 의식 지지, 들어주기와 지지해 주기, 의뢰 등이 있다.

REFERENCES

Agrimson, L., & Taft, L. (2009). Spiritual crisis: A concept analysis. *Journal of Advanced Nursing, 65*(2), 454–461.

American Nursing Diagnosis Association International (NANDA-I). (2014). *Nursing diagnoses: Definitions and classification, 2015–2017.* West Sussex, UK: Wiley-Blackwell.

Anandarajh, G., & Hight, E. (2001). Spirituality and medical practice: Using the HOPE questions as a practical tool for spiritual assessment. *American Family Physician, 63*(1), 81–89. Retrieved January 29, 2015, from http://www.aafp.org/afp/2001/0101/p81.html

Anles, P. (1989). Medicine and living tradition of Islam. In L. E. Sullivan (Ed.), *Healing and restoring, health and medicine in the world's religious traditions* (p. 189). New York, NY: Macmillan.

Bonelli, R., & Koenig, H. (2013). Mental disorders, religion and spirituality 1990–2010: A systematic evidenced-based review. *Journal of Religious and Health, 52,* 657–673. doi 10.1007/s10943-013-9691-4

Bull, A., & Gillies, M. (2007). Spiritual needs of children with complex healthcare needs in hospital. *Paediatric Nursing, 19*(9), 34–38.

Burke, L., Neimeyer, R., Holland, J., Dennard, S.,Olliver, L., & Shear, K. (2014). Inventory of complicated spiritual grief: Development and validation of a new measure. *Death Studies,* (38), 239–250. doi: 10.1080/07481187.2013.810098

Caldeira, S., Carvalho, E., & Vieira, M. (2013). Spiritual distress-proposing a new definition and defining characteristics. *International Journal of Nursing Knowledge, 24*(2), 77–84.

Dalmida, S., Holstad, M., Diiorio, C., & Laderman, G. (2009). Spiritual wellbeing, depressive symptoms, and immune status among women living with HIV/AIDS. *Women & Health, 49*(2), 119–143.

Delgado, C. (2007). Meeting client's spiritual needs. *Nursing Clinics of North America, 42,* 279–293.

Desai, P. N. (1989). Health and medicine in the Hindu tradition. New York, NY: Crossroad Publishing Company.

de Silva, J., & Henricson, M. (2013). Promotion of hope in patients cared for in an intensive care unit in Indonesia. *Nordic Journal of Nursing Research & Clinical Studies, 33*(1), 4–8.

Erickson, H. (2007). Philosophy and theory of holism. *Nursing Clinics of North America, 42*(2), 139–163.

Faull, C., de Caestecker, S., Nicholson, A., & Black, F., Eds. (2012). *Handbook of palliative care* (3rd ed.). Hoboken, NJ: John Wiley & Sons, Inc.

Ferrell, B., & Coyle, N. (2010). *Textbook of palliative nursing* (3rd ed.). New York, NY: Oxford University Press.

Fowler, J. W. (1995). *Stages of faith* (2nd ed.). San Francisco, CA: Harper.

Frye, B., & Long, L. (1985). Spiritual counseling approaches following brain injury. *Rehabilitation Nursing, 10,* 14–16.

George Washington Institute for Spirituality and Health. (2002). *GWish* (2), 100–102. Retrieved February 1, 2015, from http://www.gwumc.edu/gwish/clinical/fica-spiritual/fica-spiritual-history/index.cfm

Granstrom, S. L. (1985). Spiritual care of oncology client. *Topics in Clinical Nursing, 7*(1), 39–45.

Griffin, M., Salman, A., Lee, Y., & Fitzpatrick, J. (2008). A beginning look at spiritual practices of older adults. *Gerontologic Care, 25*(2), 100–102.

Haley, J. (2014). How do adolescents develop faith and how can nurses/nurse practitioners help? *Journal of Christian Nursing, 31*(2), 120–126.

Hickman, S. (2011) *Fast facts for the faith community nurse: Implementing fcn/parish in a nutshell.* New York, NY: Springer Publishing Company, LLC.

Hirsch, J., Webb, J., & Kaslow, N. (2014). Daily hassles and suicide ideation in African-American female suicide attempters: Moderating effect of spiritual wellbeing, *Mental Health, Religion & Culture, 17*:5, 529–541, doi: 10.1080/13674676.2013.858682

John-Roger, & Kaye, P. (2010). Living the spiritual principles of health and well-being. Los Angeles, CA: Mandeville Press.

Joint Commission. (2014). *Spiritual assessment* (revised November 24, 2008). Retrieved July 15, 2014, from www.jointcommission.org/standards_information/jcfaqdetails.aspx?StandardsFaqId=290&ProgramId=1

King, M., & Koenig, H. (2009). *Conceptualizing spirituality for medical research and health service provision.* BMC Health Services Research, 9:116, doi: 10.1186/1472-6963-9-116

Kitagawa, J. M. (1989). Buddhist medical history. In L. E. Sullivan (Ed.), *Healing and restoring, health and medicine in the world's religious traditions* (pp. 9–32). New York, NY: Macmillan.

Koenig, H. G. (1999). *The healing power of faith.* New York, NY: Simon & Schuster.

Koenig, H. G. (2009). Research on religion, spirituality, and mental health: A review. *Canadian Journal of Psychiatry, 54*(5), 283–291.

Leininger, M. (1991). *Culture care diversity and universality: A theory of nursing.* New York, NY: National League for Nursing Press.

Magyar-Russell, G., Brown, I., Edara, I., Smith, T., Marine, J., & Ziegelstein, R. (2014). In search of serenity: religious struggle among patients hospitalized for suspected acute coronary syndrome. *Journal of Religious and Health, 53,* 562–578. doi: 10.1007/s10943-013-9713-2

McSherry, W., & Smith, J. (2007). How do children express their spiritual needs? *Paediatric Nursing, 39*(3), 17–20.

Murray, R. B., & Zentner, J. P. (2001). *Health promotion strategies throughout the lifespan* (7th ed.). Englewood Cliffs, NJ: Prentice Hall.

Nightingale, F. (1860). *Notes on nursing: What it is and what it is not.* New York, NY: D. Appleton & Co. Retrieved from http://digital.library.upenn.edu/women/nightingale/nursing/nursing.htmlNorth

Pew Forum on Religion and Public Life. (2012). Nones on the rise: One-infive adults have no religious affiliation. Retrieved July 6, 2014, from http://www.pewforum.org/files/2012/10/NonesOnTheRise-full.pdf

Park, N., Lee, B., Sun, F., Klemmack, D., Roff, L., & Koenig, H. (2013). Typologies of religiousness/spirituality: Implications for health and wellbeing. *Journal of Religion and Health, 52*(3), 828–839.

Puchalski, C., Vitillo, R., Hull, S., & Reller, N. (2014). Improving the spiritual dimension of whole person care: Reaching national and international consensus. *Journal of Palliative Medicine, 17*(6), 642–656.

Ramezani, M., Ahmadi, F., Mohammadi, E., & Kazemnejad, A. (2014). Spiritual care in nursing: A concept analysis. *International Nursing Review, 61*(2), 211–219.

Ronaldson, S., Hayes, L., Aggar, C., Green, J., & Carey, M. (2012). Spirituality and spiritual caring: Nurses' perspectives and practice in palliative and acute care environments. *Journal of Clinical Nursing, 21,* 2126–2135. doi: 10.1111/j.1365-2702.2012.04180.x

Rushton, L. (2014). What are the barriers to spiritual care in a hospital setting? *British Journal of Nursing, 23*(7), 370–374.

Stoll, R. I. (1979). Guidelines for spiritual assessment. *American Journal of Nursing, 79,* 1574–1577.

Streifel, C., & Servanty-Seib, H. (2009). Recovering from alcohol and other drug dependency: Loss and spirituality in a 12-step context. *Alcoholism Treatment Quarterly, 27,* 184–198. DOI: 10.1080/07347320902785558

Tanyi, R. A. (2006). Spirituality and family nursing: Spiritual assessment and interventions for families. *Journal of Advanced Nursing, 53*(3), 287–294.

Timmins, F., & Kelly, J. (2008). Spiritual assessment in intensive and cardiac care nursing. *Nursing in Critical Care, 13*(3), 124–131.

Tokpah, M., & Middleton, L. (2013). Psychiatric nurses' understanding of the spiritual dimension of holistic psychiatric nursing practice in South Africa: A phenomenological study. *African Journal of Nursing and Midwifery, 15*(1)81–94.

Unterrainer, H., Lewis, A., & Fink, A. (2014). Religious/spiritual well-being, personality and mental health: A review of results and conceptual issues. *Journal of Religious and Health, 53.* doi: 10.1007/s10943-012-9642-5

Vilalta, A, Valls, J., Porta, J., & Viñas, J. (2014).Evaluation of spiritual needs of patients with advanced cancer in a palliative care unit. *Journal of Palliative Medicine, 17*(5), 592–600.

Weinberger-Litman, S., Muncie, M., Flannelly, L., & Flannelly, K. (2010). When do nurses refer patients to professional chaplains? *Holistic Nursing Practice, 24*(1), 44–48.

Weiner, L., McConnell, D., Latella, L., & Ludi, E. (2013). Cultural and religious considerations in pediatric palliative care. *Palliative and Supportive Care, 11*, 47–67.

White, M. (2013). Spirituality self-care effects on quality of life for patients diagnosed with chronic illness. *Self-Care, Dependent-Care and Nursing, 20*(1), 23.

Yeaworth, R. & Sailors, R. (2014). Faith community nursing: Real cost savings. *Journal of Christian Nursing, 31*(3), 178–183.

Glossary

ㄱ

가능한 간호진단(possible nursing diagnosis) 간호중재가 필요한 건강문제로 추가적인 자료수집이나 확인 후에 간호진단으로 확정되는 간호진단의 전 단계

가설(hypothesis) 연구에서 변수들 사이의 관계를 예측

가정건강관리(home healthcare) 가정에서 제공되는 건강관리서비스

가족(family) 기본적인 인간사회 단위로 공동의 참여, 유전, 법적 결합에 기초한 구성원

가족기능 변화(altered family function) 가족의 구조적인 · 기능적인 · 발달적인 체계 변화

가족 대체 불능(disabled family coping) 자신이 스스로 할 수 없는 중요한 사람(가족구성원 혹은 다른 최초의 사람)의 행동, 건강 위협에 또 다른 사람의 필수적인 적응에 대상자의 능력을 효율적으로 이끌기 위한 대상자의 능력

가족 대처 향상(enhanced family coping) 대상자의 건강문제에 반응하는 적응행동을 사용하기 위한 가족구성원의 바람과 준비

가족중심 간호(family-centered care) 한 단위로서 대상자와 가족을 간호함

가치체계(values system) 개인적인 원리와 원칙의 체계

가치(values) 의사결정에 대한 개인적 기준

간성(intersex) 성 결정이 어려운 "모호한 생식기관(ambiguous genitalia)"으로 태어난 사람

간질액(interstitial fluid) 세포 사이의 액

간헐성 파행증(intermittent claudication) 혈액흐름 장애로 인해 유발되는 사지 통증

간헐적 도뇨(intermittent catheterization) 대상자에게 계획된 스케줄대로 수행되는 단순도뇨

간호(nursing) 전문간호사에 의해 대상자의 실질적이거나 잠재적인 건강문제를 진단하고 간호

간호계획(plan of care) 대상자의 상태에 변화에 따른 간호계획

간호계획 모임(care plan conference) 간호계획과 조정을 논의를 위한 회의

간호과정(nursing process) 간호사정, 진단, 결과 확인, 계획, 중재, 평가를 통한 체계적인 간호접근

간호관리자(nurse administrator) 안전과 질을 전체적으로 책임지는 간호직을 감독하는 간호사

간호관찰(nursing monitor) 대상자의 간호를 재검토 또는 간호와 간호기록의 표준을 결정하기 위한 기록

간호교육자(nurse educator) 다양한 기관에서에서 간호와 건강교육에 책임이 있는 간호사

간호기록지점(point of care documentation) 간호가 수행한 장소에서 기록

간호성과 기준(outcome criteria) 목표성취를 확인할 수 있는 구체적이고, 측정 가능한 실질적인 진술

간호성과 확인(outcome identification) 목표달성 정도를 확인할 수 있고 성과를 측정할 수 있는 평가 기준

간호수행(implementation) 간호를 제공하는 간호과정의 수행 단계

간호연구(nursing research) 간호실무의 과학적 근거를 확인하기 위한 연구

간호연구자(nurse researcher) 연구를 통해 간호지식의 지속적인 개발과 임상실무 개선에 책임이 있는 간호사

간호이론(nursing theory) 간호현상을 묘사, 설명, 예측, 통제하기 위한 개념의 구조화된 틀

간호전문가(nurse practitioner) 전문적 교육과 자격을 갖춘 간호사로 다양한 기관에서 독립적으로 간호를 할 수 있음

간호정보학(nursing informatics) 간호수행과 간호제공의 관리를 돕기 위해 컴퓨터 과학, 정보과학, 간호과학을 결합시킨 것

간호중재(nursing interventions) 임상적 판단과 지식에 기초하여 대상자의 결과를 향상시키기 위해 간호사가 수행하는 간호

간호진단(nursing diagnosis) 간호 재를 수행하기 위해 간호사가 확인한 실제적이거나 잠재적인 대상자의 건강문제

간호판단(nursing judgment) 지식, 경험, 비판적 사고, 임상적 근거를 통한 판단

간호행정가(nurse executive) 조직에서 가장 높은 간호관리 직책

간호사 실무 조례(nurse practice acts) 전문적 간호의 실무를 관리하는 기준

간호의 연속성(continuity of care) 대상자가 요양기관을 이동하더라도 지속적으로 간호서비스 제공

감각과잉(sensory overload) 들어온 감각자극의 강도나 질을 관리할 수 없는 상태

감각균형(sensoristasis) 최적의 감각수용상태로 사람마다 다름

감각박탈(sensory deprivation) 의미 있는 감각자극의 약화나 정보유입 과정의 방해로 정신장애나 행동변화를 일으킨다.

감각정보(sensation information) 대상자가 상황에 대해서 보고, 듣고, 냄새 맡고, 맛보고, 느끼는 것

감사(audit) 기록을 조사함

감염(infections) 질병을 일으키는 병원균으로부터 오염

감염성 질환(infectious disease) 감염으로 인한 질병으로 인한 백혈구 증가증, 염증, 조직손상과 같은 증상이 나타남

감염원(agent) 질병을 일으킬 수 있는 요인(내적, 외적)

감전(electrical shock) 전기적 흐름으로 인한 신체기능의 정지

감정이입(empathy) 객관성을 유지하면서 또 다른 사람이 상황을 어떻게 보는지 이해하는 능력

강간(assault) 동의 없이 신체를 접촉하고 위협

개구(stoma) 혹은 누, 인공적으로 복부 피부 표면에 장을 개방함

개념 틀(conceptual framework) 개성의 관계를 강조하는 이론적인 설명

개인건강정보(personal health information, phi) 대상자의 간호에 관련된 문서와 기록

개인요구(human needs) 건강유지를 위해 필요한 신체적 · 심리적 · 사회적 요구

객관적 자료(objective data) 객관적으로 입증할 수 있고 확인할 수 있는 객관적이고 측정가능한 정보

갱년기(climacteric) 폐경기

거식증(anorexia nervosa) 이상적인 체중보다 체중이 적거나 정상 체중이지만 비만이 두려워 먹는 것을 거부하는 식이장애

건강결정(health determinants) 지역사회 내에서 긍정적인 건강관리를 증진시키기 위해 할 수 있는 사회적 · 경제적 · 정책적 · 교육적 건강요인과 성향

건강(health) (1) 안녕과 최적의 기능 상태 (2) 사람과 내적 · 외적 환경과 상호과정

건강관리개선을 위한 연구 묶음(institute for healthcare improvement ihi bundles) 총체적이고 안정적으로 수행할 때, 대상자의 결과를 개선하기 위해 입증되어진 하나의 묶음으로 작고, 사례의 간단한 집합(대개 3~5개).

건강관리의 단계(levels of healthcare) 1차(건강촉진, 교육, 보호, 조사), 2차(응급의료, 급성과 임상 의료, 진단, 치료), 3차(응급의료, 급성과 임상 의료, 진단, 치료)

건강관리에 대한 영속적 대리 위임권(durable power of attorney for health care) 만약 대상자가 무능력해지고, 독립적인 의사결정을 할 수 없다면, 의사결정을 하기 위해 다른 사람을 지적하여 결정을 하도록 함

건강력 혹은 면담(health history, interview) 간호사와 대상자 사이의 목적이 있는 대화

건강보험의 양도 및 책임에 관한 법률(health insurance portability accountability act, hippa) 개인의 건강 정보(phi)를 보호하기 위한 조치

건강보호행위(health protection activities) 지역사회 건강을 보호하기 위해 환경적 조절

건강유지행위(health-maintenance activities) 건강이 안정된 상황에서 시간을 들여 건강을 유지하고 증진하기 위한 행위

건강증진행위(health promotion activities) 더 건강해지기 위해 건강행위를 강화하는 것

건강한 공동체/건강한 도시(healthy communities/healthy cities) 건강관리체계를 통합한 건강 프로그램으로 간호사가 관리하기도 함

건망성 실어증, 명칭 실어증(anomia) 단어 표현에 문제를 나타내는 실어증

검안경(ophthalmoscope) 눈의 안쪽을 관찰하기 위한 기구

검이경(otoscope) 귀를 검진하기 위한 기구

격리(isolation) 감염의 전파를 예방하기 위해 대상자를 다른 사람들로부터 분리하는 것

결장루술(colostomy) 결장의 일부를 절개하여 복부 표면으로 끌어와 복부벽에 인공적인 항문을 외과적으로 만드는 것

결정적 시기(critical period) 특별한 환경적이나 생물학적 사건이 정상적으로 발달하기 위한 시간

결정질(crystalloid) 액체의 결정체

경색(infarction) 순환 부족으로 조직허혈로 인한 조직괴사

경직(spasticity) 중추신경계 손상 때문에 불수의적으로 근육긴장도와 수축이 증가된 상태

경피적 약물투약(transdermal medication) 피부를 통해 흡수되어 전신순환계로 들어가는 투약

경피적 전기 신경자극(transcutaneous electrical nerve stimulation, TENS) 전극을 통해 낮은 전압의 전기자극으로 피부나 깊숙한 조직에 전기적 자극을 가함

계획(planning) 무엇을 하고, 언제, 어디서, 어떻게, 누가 하는지, 어떤 근거인지를 결정하기 위한 관리기능

고도 불포화지방산(polyunsaturated fatty acid, PUFA) 불포화된 지방이 두 개의 탄소분자 각각에서 하나의 산소분자를 잃었을 때의 둘 혹은 그 이상의 산소가 이중연결된 것

고도의 안녕상태(high-level wellness) 사람이 신체적 · 정신적 · 정서적 · 영적 건강의 가장 높은 단계

고삼투성(hyperosmolar) 용해된 물질의 농도가 높음(고삼투압)

고압증기멸균(autoclaving) 높은 압력과 수증기를 이용하여 멸균

고유감각(proprioception) 고유수용기를 통하여 이루어지는 감각. 이 감각에 의하여 자기 몸의 위치와 자세, 운동 상태를 알 수 있음

고장액(hypertonic) 체액보다 농도가 더 높음

고정관념(stereotype) 다른 사람에 대한 미리 형성된 고착 관념

고통(suffering) 통증에 증가될 때 나타나는 반응으로, 개인을 힘들게 하는 사건과 관련됨

고혈압(hypertension) 비정상적으로 높은 혈압

고혈압 전단계(prehypertension) 성인에서 120/80에서 139/89 사이의 혈압

곤봉형(clubbing) 180° 혹은 그 이하로 측면 각이 편평해진 손톱의 종창

공기색전(air embolus) 혈액순환을 막을 수 있는 혈관 내의 공기방울

공동체(community) 구성원이 공동의 지리적 경계선을 공유하기도 하고 공유하지 않기도 하는 사회집단으로, 공통의 흥미 때문에 상호작용하거나 더 큰 사회 내에서 그들의 필요를 충족시키기 위한 가치를 공유함

공동체 가족(communal family) 공통의 목표와 신뢰로 함께 생활하는 가족

공동체적 소생술금지지시(community-based no code order) 의사나 전문 간호사의 처방이 필요한 문서로 대상자나 법적 대리인은 응급의료 요청 시 심폐소생술 없이 가족과 대상자에게 간호와 지지 제공

공명음(resonance) 신체검사를 하는 동안 몸의 강 또는 기관을 타진할 때 나는 메아리 또는 반사음

과대환기(hyperventilation) 혈액에서 너무 많은 양의 이산화탄소가 제거되어 대사요구보다 과도한 호흡; $PaCO_2$가 떨어짐으로써 발생함

과립성 백혈구(granulocytes) 다핵형 백혈구, 호중구(neutrophils), 호산구(eosinophils), 호염기구(basophils)

과소환기(hypoventilation) 혈액으로부터 충분하지 않은 양의 이산화탄소의 제거로 대사요구보다 불충분한 호흡; $PaCO_2$가 상승됨으로써 발생함

과실 추론법칙(res ipsa loquitur) '사물 자체가 스스로를 증명하고 있다'는 뜻으로 많은 의료소송에서 중요한 법률 용어이며, 사고는 부주의하지 않으면 일어날 수 없는 상황에서 적용됨. 사고의 원인이 의료진의 과실에서 기인한 것이 아니라는 입증을 하지 못하면 그 추정이 인정됨

과체중(overweight) 신체질량지수(bmi)가 25~29.9kg/m^2

과학적 근거(scientific rationale) 임상연구에 의해 지지된 간호중재의 근거

과다활동성 방광(overactive bladder) 빈뇨와 긴급뇨가 함께 발생함

관리(management) 계획, 조직, 적용, 통제의 기능을 통해 목표를 성취하고 작업을 함

관리의료(managed care) 표준을 지키고 비용을 최소화하며 간호의 질을 보장하기 위해 입원부터 퇴원 시까지 주의 깊게 계획하고 통제하는 간호전달체계

관습(ritual) 문화에서 일반적으로 관찰될 수 있는 표현

관장(enema) 직장과 대장 내에 용액을 주입함

관절경검사(arthroscopy) 내시경을 삽입하여 관절을 직접 관찰함

관찰(observation) 대상자 증상을 주목하는 행동

괴사조직제거술(debridement) 상처의 이물질이나 마른 조직의 제거

교수법(pedagogy) 어린이나 청소년 학습자에게 적용되는 교육

교질(colloid) 단백질이나 전분이 포함된 액체

구음장애(dysarthria) 하나 혹은 둘 이상의 말하는 근육의 운동조절에 영향을 받는 질환

구축(contracture) 관절의 조직 주변에서 섬유성 변화가 발생하여 관절의 운동성이 감소하고 근육이 짧아짐

구취(halitosis) 입냄새

구타(battery) 동의 없이 사람의 신체를 불법적으로 폭력을 가함

국소 마취(local anesthetic) 부분적으로 신경을 억압하고 통증물질을 차단함

국제간호연맹(national league of nursing) 간호교육 프로그램을 위한 연대 조직

군집화(colonization) 면역반응이나 조직의 손상 없이 미생물이 존재

군집화, 집단화(clustering) 의미 있는 양상으로 대상자에 대한 자료를 조합함

귀지(cerumen) 귀지

규제약물(controlled substance) 남용이나 중독에 대한 잠재성이 높거나 약물사용이 제한된 약물

균혈증(bacteremia) 혈액 내에 세균이 있음

근거기반실무(evidence-based practice) 병태생리적 근거와 개인의 경험을 필요로 하는 실제 임상에서 실무 접근

근무태만(negligence) 신중하게 처리해야 하는 일을 실수하거나 해서는 안 되는 일을 함

근무교대 보고서(change-of-shift report) 대상자의 상태와 간호계획에 대해 근무교대 시 간호사들이 주고 받는 정보

근육 내(intramuscular) 피부와 피하조직 아래에 위치한 근육으로 근육주사 부위가 됨

근접함(approximated) 거의 가까이 다가섬

글래스고 혼수척도(glasgow coma scale) 고위험 환자(예: 뇌종양, 뇌수술 후, 뇌혈관질환 후)의 사정 시 사용되는 표준화된 사정도구

글리코겐 합성(glycogenesis) 동화작용 혹은 글리코겐 저장; 당원으로부터 글리코겐의 합성

금욕(celibacy) 성적 생활의 절제

급성 통증(acute pain) 6개월 이하로 지속된 통증

기(qi) 생명 에너지의 근원이나 삶의 힘

기관절개술(tracheostomy) 후두 아래 경부에서 기관을 절개하여 기도를 개방

기관지연축(bronchospasm) 기도 내의 평활근의 수축으로 유발되는 세기관지의 협착

기관지 호흡음(bronchial breath sounds) 비정상적인 폐음, 파이프를 통해 바람이 보내지는 공기의 소리와 비슷한 높은 음의 소리

기능이상을 유발하는 슬픔(dysfunctional grief) 정상적인 범위에서 일어나는 비탄: 부재, 지연, 과장, 지연된 비탄이 나타남

기능장애(dysfunction) 기대되는 기준에 이르지 않는 행동

기능적 건강사정(functional health assessment) 대상자의 일상생활의 수행능력과 관련된 정신, 신체, 환경의 영향을 평가하는 사정

기능 건강 양상(functional health patterns) 대상자의 힘 혹은 실질적 · 잠재적 역기능 형태를 확인하기 위한 간호 사정자료를 수집하고 조직화하는 틀

기록(documentation) 대상자의 정보와 간호의 서면화된 의사소통

기립성 저혈압(orthostatic hypotension) 자세의 변화와 관련된 저혈압(예: 누워 있다가 앉거나 설 때)

기밀유지(confidentiality) 대상자의 프라이버시에 관계된 정보를 유지하는 기술

기본 가치(foundation value) 생각하지 않고 행하는 습관적 가치

기분(mood) 정서적 상태

기술의 단계(hierarchy of skills) 기계적 · 개인적 · 심상적 · 체계적 기술로 조직화

기억(memory) 적어도 한 번, 보통 반복적으로 상기할 수 있는 능력

기이맥(paradoxical blood pressure) 호기 시 수축기 혈압이 유의하게 감소함

기절(asphyxiation) 산소가 부족하여 세포 죽음을 유발

기초대사율(basal metabolic rate) 깬 상태에서 완전한 휴식을 취하고 있는 동안 신체가 사용하는 에너지의 총량

기회 감염균(opportunistic organisms) 신체의 방어기전이 저하되었을 때 조직에 침범하는 세균

길항작용(antagonism) 약 효과가 감소되는 화학적 상호작용

길항제(antagonist) 수용체와 결합하거나 약물을 차단하여 약물의 효과를 막음

ㄴ

낙상(fall) 아래로 떨어짐, 쓰러짐

내과적 무균술(medical asepsis) 병원균의 수를 줄이고 통제하기 위한 방법으로 '청결술'이라고도 한다. 미생물의 성장을 예방하기 위해 손씻기, 장갑 끼기, 가운 입기, 소독하기 등이 포함된 방법

내인성(endogenous, autogenous) 대상자 내부의 원인으로 인함

내장적출(evisceration) 개방 상처를 통한 장내 기관의 적출

네트워킹(networking) 공동의 흥미를 공유하기 위해 모임을 만들고 연결하는 것

노인통계(demographics of aging) 세부적인 노인 인구의 수와 백분율 통계

노화(aging) 나이가 들어감

농뇨(pyuria) 소변에 고름이 있음

뇌사(brain death) 심장과 폐 기능의 비가역적인 정지 혹은 뇌의 모든 기능의 비가역적인 상실

뇌졸중(stroke) 뇌혈관질환(cva) 뇌의 출혈, 혈액응고, 혈관손상 등으로 인한 뇌의 손상

누공(fistula) 조직과 체표면 사이 혹은 조직 사이의 비정상적인 구멍, 종종 상처회복이 잘 되지 않은 결과임

능동수송(active transport) 전기화학적 차이로 세포막을 통과하여 물질이 이동

ㄷ

다뇨증(polyuria) 수분섭취 증가 없이 많은 양의 소변이 형성되고 배설됨

다당류(polysaccharides) 복합당

다리 늘어뜨리기(dangling) 혼자 걸을 수 없는 대상자의 보행의 초기 단계로 다리를 침대 옆으로 늘어뜨리고 앉는 자세

단당류(monosaccharides) 단순당

단백질(protein) 조직을 구성하는 성분으로 펩티드 연결에 의해 결합된 아미노산의 복합체

단서(cue) 대상자에 대한 객관적 또는 주관적 자료의 조각

단일불포화지방산(monounsaturated fatty acid) 포화되지 않은 지방이 두 개의 탄소원자 각각에서 하나의 수소분자를 잃을 때 두 개의 양쪽 탄소분자 사이에 형성된 "포화되지 않은" 두 개의 연결

대리인 지침[proxy directive(durable power of attorney for healthcare)] 본인이 아닌 다른 사람이 서명자를 대리하여 결정을 내릴 수 있음을 인증하는 문서로 만약 대상자가 독립적으로 의사결정을 할 수 없다면, 다른 사람이 대신 의사결정을 하도록 허락한 지시

대변잠혈검사(guaiac) 대변에 혈액이 있는지 평가하기 위한 검사

대사(metabolism) (1) 재생산으로서 열을 생산하는 세포 내의 화학적 반응 (2) 활동 형성을 위해 약이 분해됨(보통 간에서)

대상자(client) 건강관리제공자의 서비스를 필요로 하는 사람

대상자 교육(patient education) 대상자의 건강을 지키고 자가간호를 수행할 수 있도록 하는 과정으로 간호사와 대상자 사이의 협력적이고 상호적인 과정

대처(coping) 스트레스를 관리하기 위해 사용하는 문제해결 과정

대처기전(coping mechanism) 스트레스를 관리하기 위해 사용되는 노력

독(poison) 상해를 입히거나 죽음에 이르게 할 수 있는 물질이나 가스

독립변수(independent variable) 종속변수에 원인이 되거나 영향을 주는 변수

독성(virulence) 병원체가 숙주 체내에서 질병을 유발하는 수적인 능력의 정도

동거 가족(cohabitated family) 결혼으로 인한 법적인 연결이나 형식이 없이 함께 살고 있는 가족

동기화(motivation) 의도 혹은 동기를 제공하는 어떤 것

동료 평가(peer review) 다른 간호사의 간호수행에 대한 평가와 판단

동성애(homosexual) 같은 성의 사람과 성관계

동의서(informed consent) 대상자나 법적 대리인이 사인한 수술이나 진단 절차에 대한 법적 효력이 있는 승낙서로 사인을 하기 전에, 의사는 절차와 위험 요소 등 모든 것을 설명해야 함

등장액(isotonic) 체액과 같은 삼투질 농도

등장성 운동(isotonic exercise) 지속적인 근육긴장, 근육수축, 활동적인 움직임이 동적인 형태의 운동

등척성 운동(isometric exercise) 근육긴장, 근육수축을 증가시키는 운동

ㄹ

리더십(leadership) 통찰력이나 목표를 위해 나아가거나 변화하도록 다른 사람에게 영향을 미치는 능력

ㅁ

마비성 장폐색(paralytic ileus) 장이 일시적으로 마비되고 팽창된 상태

매슬로우의 욕구계층(maslow hierarchy of human needs) 기본욕구에 대한 계층을 분류, 모든 인간은 본능적 욕구를 가지고 태어나며 신체적 생존에 필수적인 것으로부터 인간의 잠재성을 개발하기 위해 필요한 욕구까지 중요한 순서대로 배열하고 있음. 생리적 욕구, 안전과 보호의 욕구, 사랑과 소속의 욕구, 자아존중의 욕구, 자아실현을 욕구의 5단계로 분류함

마찰음(crepitus) 턱관절장애로 인해 발생하는 문제로 삐걱거리는 느낌과 통증

마취과 의사(anesthesiologist) 마취과 전문의사

마취전문간호사(certified registered nurse anesthetist) 수술이나 다른 시술 동안 대상자를 관찰하고, 국부마취제나 전신마취제의 투약에 대한 교육을 받아 전문적인 기술을 가진 간호사

마취회복실(postanesthesia care unit) 수술 후 간호가 즉각적으로 제공되는 회복실

만성질환(chronic illness) 신체적 · 정신적 질병이 지속

만성 통증(chronic pain) 6개월 이상 지속된 통증

말기 통증치료(terminal sedation) 말기 대상자의 반응을 그대로 유지하고, 통증과 고통을 전달하지 않는 방법으로 통증관리로 자주 사용되지는 않으며, 안락사술은 아님

말초삽입 중심정맥카테터(peripherally inserted central catheter) 말초혈관을 통해 부드러운 실리콘이나 실라스틱 물질로 만들어진 카테터로 중심정맥까지 삽입하여 중심정맥에 약물과 용액을 공급함

말초혈관 재충전 시간(capillary refill time) 손톱을 눌러 혈액순환을 차단하고 다시 혈액이 순환되는 시간으로 혈액순환상태를 검사

망상(delusion) 실제에 기초하지 않고, 무의식적인 필요나 두려움을 반영한 신념

망상활성계(reticular activating system, RAS) 각성상태, 주의, 집중, 내성기능에 필수적인 기능적 뇌신경계로 감각기관, 소뇌, 다른 뇌의 부분에서 얻은 정보를 전달하기 위한 뇌의 반응 부분

매복(impaction) 직장 내에 단단한 변이 축적됨

맥박결손(pulse deficit) 심첨 맥박과 요골 맥박 사이의 차이

맥박 산소측정기(pulse oximetry) 혈액의 산소 농도를 비침습적 방법으로 측정하는 도구로, 산소와 결합된 헤모글로빈의 비율을 측정하기 위해 귓불이나 손가락에 센서를 부착하여 측정함

맥압(pulse pressure) 이완기 혈압과 수축기 혈압 사이의 차이

메타-분석(meta-analyses) 비슷한 주제(가설)에 대한 여러 연구(주로 실험연구들)를 종합하고 비교하여 그 주제(가설)에 대한 종합적 결론을 내기 위해 사용하는 통계적 방법

면담(interview) 간호사가 대상자에게 질문하는 목적 지향적 대화

면역(immunity) 세균 혹은 질병으로부터 보호됨

명상(meditation) 깊은 사고와 반영

명예훼손(slander) 언어적인 잘못된 의사소통으로 사람의 명성에 상해를 입히는 것

목표(goal) 간호사와 대상자가 함께 추구하는 목적 혹은 기대되는 결과

몽유병(somnambulism) 자면서 걸어다님

무과립백혈구(agranulocytes) 세포질 속에 과립이 없는 백혈구

무균(asepsis) 질병을 일으키는 미생물이 없음

무기폐(atelectasis) 폐포의 허탈

무뇨증(anuria) 24시간 동안 소변이 100mL 이하로 생성되고 배설됨

무력(incapacity) 건강관리에 대한 의사결정을 할 수 없는 정신적 · 신체적 상태

무산소 운동(anaerobic exercise) 근육에 충분한 산소공급이 요구되지 않는 운동으로 지구력 훈련에 유용함

무신론(atheism) 신의 존재를 부정함

무용(futility) 계획한 중재 결과가 나타나지 않음

무호흡(apnea) 호흡이 없음

문맹(low literacy) 글을 읽을 수 없음

문서비방죄(libel) 잘못된 의사소통이나 문서로 다른 사람의 명성에 손상을 주는 것

문제진술(problem statement) 문제를 규명하는 연구 과정의 중요한 단계

문제해결(problem solving) 문제의 확인과 분석, 가능한 해결책의 결정, 해결책의 선택과 이행, 결과의 평가 등이 포함된 체계적인 과정

문헌고찰(literature review) 연구 개념에 대한 자료를 선택하는 과정

문화변화(culture change) 새로운 신념과 이상으로 접근된 사람들로써 문화를 발전시키는 역동성

문화충격(culture shock) 개인의 삶에서 문화를 이해하는 데 실패함

문화(culture) 사회의 행동과 제도

문화적 가치 지향(cultural value orientation) 네 가지 일반적인 지향(자연, 시간, 활동, 관계)으로, 그리고 반응의 세 가지 형태(정복, 추가, 조화)로 세계를 바라보는 부분 집합

문화적 능력(cultural competence) 요구를 제공하기 위해 확인되고 수반되어 공동체를 포함하여 공동체 전체에 적용되는 프로그램

문화적 다양성(cultural diversity) 사회의 형태와 복잡성이 부과되어 사람들이 표현하는 행동에 대한 여러 생각과 의견

문화적 상대성(cultural relativity) 문화적 특별성이 있는 개인의 문화와 믿음으로써 창조된 의미의 원리이며, 동일한 경험은 다른 문화의 사람들에게 다른 의미를 가져올 수 있음

미국간호협회(american nurses association) 전문직 간호사의 조직; 전문직에 대한 리더쉽과 표준을 제공함

미래 가치(future values) 사람이 유지하고 싶어하는 가치

미세원소(trace elements) 미량으로 생물학적 작용을 일으킬 수 있는 원소

미학/영적(aesthetics/spirituality) 보완대체요법을 탐구하고 대상자가 자아인식, 신념, 희망, 사랑을 경험하도록 예술을 통하여 건강에 대한 지식을 성취하게 함

민족 또는 민족정체성(ethnicity or ethnic identity) 대부분의 집단을 상징하는 공유된 문화적 특성

민족중심주의(ethnocentrism) 다른 문화의 사람들의 신념, 행동, 태도, 가치를 판단하는 데 개인 자신의 문화 사용

milliequivalent(meq) 용액 내에 전해질의 농도를 측정하기 위해 사용되는 단위; 보통 meq/l로 나타냄

ㅂ

바늘이 필요 없는 유도관(needleless systems adaptors) 체액이나 혈액채취, 약물주입 시 바늘을 사용하지 않고 그전에 개방된 혈관을 사용하는 것

바인더(binder) 신체 일부분을 지지하거나 한 부위의 상처치료를 유지하기 위해 사용되는 커다란 밴드

박리(desquamation) 표피의 얇은 가장 바깥층(각질층)을 계속적으로 벗겨내는 과정

반대측 자극(contralateral stimulation) 통증의 반대편의 자극을 말하며 일반적으로 압력, 마사지, 냉감, 온감을 적용하는 방법

반영(reflection) 대화와 지시에 포함된 주요한 감정적인 주제를 확인하기 위해 느낌을 다시 확인하는 것

반영적 명상(reflective meditation) 철학적이거나 영적인 것과 관련한 중요한 개념과 질문을 알아내기 위하여 사람이 주제, 질문, 반영의 내용을 선택하는 행동으로 의문에 초점을 맞추고 집중함

반응소실증, 사건수면(parasomnias) 몽유병과 야뇨증과 같이 수면과 관련된 장애

발기부전(erectile dysfunction) 발기부전

발달과업(developmental tasks) 한 특정 문화권 또는 하위문화권에 있는 각 아동이 발달과정에서 반드시 이루어야 하는 과업

발달 단계(developmental stages) 오래된 반응이 없어지고 새로운 반응이 나타날 때의 삶의 지점

발달(development) 인간의 삶을 통한 계속적인 변화 과정

발성(phonation) 음성을 만드는 과정

방귀(flatus) 위장관계의 가스

방법(method) 자료 수집과 분석을 위해 연구자가 따르는 절차

배뇨(diuresis) 소변의 형성과 배출

배뇨곤란(dysuria) 배뇨 시 통증

배뇨근(detrusor) 방광의 평활근

배변반사(defecation reflex) 무의식적인 장 수축에 대한 반응으로, 직장의 팽창으로 인한 괄약근의 이완

배설(elimination) 장으로부터 배설물을 배출하는 행동

배설(excretion) 체내로부터 약이나 소변이 배출되는 과정

배임행위(malpractice) 업무를 수행함에 있어서 업무상 필요한 주의의무를 게을리하고, 그 결과 대상자의 권리를 침해하고 손해를 끼치는 것

배척수각(spinal dorsal horn) 복잡한 메시지의 과정이 발생하는 척수코드의 부분; 통증을 조정하는 가장 중요한 부분 중에 하나임

백혈구 증가증(leukocytosis) 백혈구 생산이 증가된 상태

범죄(crime) 주에서 법적으로 처벌할 수 있는 위반

법률(laws) 정부에 의해 조직화된 사회의 권위에 의해 제정되고 강화된 규칙의 표준

법적 자격(capacity) 건강관리에 관한 의사결정을 할 수 있는 신체적 · 정신적 능력

변비(constipation) 단단하고 마른 변이 통증을 유발하며 배변됨

변수(variable) 변화하는 성질이 있어 여러 값을 갖게 되는 것

병원감염(nosocomial infection) 건강관리기관에 입원해 있는 동안 획득된 감염

병원균(pathogen) 인간에게 해를 줄 수 있는 세균

보고(reporting) 둘 이상의 건강전문가가 대상자 정보를 공유함

보균자(carrier) 질병의 증상은 보이지 않으나 병원체를 보유하고 있는 대상자

보완대체의학(complementary or alternative medicine, CAM) 건강이나 질병을 관리하기 위하여 현재 통용되는 전통적인 서양의학 치료체계를 따르지 않고 다른 방법을 사용

보조적 자살(assisted suicide) 대상자에게 생을 마감하도록 제공하나, 죽음을 유발하는 직접적인 행동은 아님

보체계(complement system) 혈관 내에 단백물질로 미생물의 세균작용을 강화하고, 세균의 세포벽을 녹이도록 돕고, 염증반응이 일어나도록 함

보행(gait) 걸음걸이

복명음(borborygmi) 장운동의 증가로 장 속의 가스가 이동하면서 나는 소리

복수(ascites) 복강 내에 장액의 축적

본성과 양성(nature and nurture) 성장과 발달을 유발하는 유전과 환경

볼의(buccal) 뺨 안쪽의 기관

봉합(suture) 외상이나 수술로 인한 상처를 꿰매는 것

부분마취(regional anesthetic) 선택된 신체 일부의 감각을 없애기 위해 사용되는 마취

부분적 완전단백질(partially complete proteins) 성장을 촉진하지는 않지만 생명을 유지하기 위해 충분한 아미노산이 포함된 단백질

부속근(accessory muscles) 목과 어깨의 사각근과 흉쇄유돌근

부정맥(dysrhythmia) 비정상적인 심장리듬

부종(edema) 간질 조직 내에 수액의 축적

부호화(encoding) 보내어질 수 있는 메시지 안에 의사소통의 목적이 되는 해석과정

분류학(taxonomy) 정보를 조직하기 위한 분류 체계

분열(splitting) "나쁜 간호사" 또는 "좋은 간호사"로 분리되는 것

분포(distribution) 특별한 조직에 세포막을 통과하는 혈액계와 림프계의 순환으로부터 약이 통과되는 과정

불가지론(agnosticism) 신의 본체를 알 수 없다는 믿음

불면증(insomnia) 잠들기 어려움; 너무 일찍 깸으로써 혹은 무수면 상태 지속 혹은 수면에 빠지기 어려움의 특성이 있을 수 있음

불법행위(tort) 민사상 불법행위로 법적인 책임 있음

불완전 단백질(incomplete protein) 생명 유지, 조직 생성, 성장 촉진에 충분하지 않은 아미노산을 포함한 단백질

불이행(noncompliance) 추천된 계획을 수행하지 않음

불포화지방(unsaturated fat) 탄소사슬에서 1개 또는 그 이상의 이중결합을 갖고 있는 지방산을 함유하고 있는 지방

비경구영양(parenteral nutrition) 영양물질을 정맥주사, 보통 중심 정맥을 통해 공급함

비경구(parenteral) 주사로 투약

비만(obesity) 이상적 체중보다 20% 이상 더 나감

비언어적 의사소통(nonverbal communication) 언어를 사용하지 않고 메시지를 전달함(예: 몸짓, 얼굴 표정, 자세, 침묵)

비타민(vitamins) 에너지로 사용되지는 않으나 성장, 발달, 유지, 생식에 필수적인 물질로 인체에 소량 필요한 영양소

비판적 사고(critical thinking) 목적이 있는 과정으로 훈련, 활동, 다차원적이고 이유가 있고 근거가 있고 생각이 깊은 인식의 과정으로 결론을 이끌어냄

빈맥(tachycardia) 비정상적으로 빠른 심장박동, 보통 성인의 경우 1분당 100회 이상

빈호흡(tachypnea) 비정상적으로 빠른 호흡, 보통 성인의 경우 1분당 20회 이상임

ㅅ

사고(incident) 예견되지 않은 사건이나 사고

사람(person) 인간, 간호의 수혜자

사생활(privacy) 대상자의 비밀

사례관리(case management) 대상자에게 제공되는 간호를 조정하기 위한 전문적인 접근방법

사전의사결정서(advance directive) 의학적인 치료결정을 할 수 없는 상태(예: 무의식)에 대비하여 대상자의 바람을 쓴 문서(예: 유언)로 심폐소

생술 거부와 같은 결정은 할 수 없다.

사정(assessment) 간호과정의 첫 번째 단계로 실제적인 건강문제와 잠재적인 건강문제에 대한 자료를 수집하는 과정

사춘기(puberty) 성기관이 성숙하고 이차 성징이 나타나며, 생식이 가능하게 되는 시기

사회적 고립(social isolation) 다른 사람과 관계를 맺고 싶어 하지만 관계를 형성할 수 없고 혼자라는 부정적인 느낌

사회적 자아(social self) 사회적 상황에서 다른 사람과 함께 행동하고 상호작용하는 것

사회화(socialization) 특별한 문화나 집단과 비슷해지는 과정

산성(acid) 액체 상태에서 방출된 수소이온이 강한 물질

산소 포화도(oxygen saturation) 혈액 내 산소 농도

살균(sterilization) (1) 열, 화학적 물질, 가스로 세균, 아포, 곰팡이, 바이러스를 파괴함 (2) 생물학적 재생을 불가능하게 하게 함

살균제(bactericidal) 세균을 없앰

삼투성(osmosis) 농도가 낮은 곳에서 높은 곳으로 반투막을 통한 용액의 이동

삼투압(osmolality) 용액 내에 용매의 농도로 kg당 miliosmol로 표현함

삼투질 농도(osmolarity) 용액 내에 용매의 농도로 리터당 miliosmol로 표현함

삼투압(osmotic pressure) 일정 크기 이하의 물질은 통과시키고 그 이상의 크기를 가진 물질은 통과시키지 못하게 하는 막(반투막)을 사이에 두고 양쪽에 그 막을 투과하지 못하는 물질의 농도가 차이가 날 때 발생하는 것으로, 막을 통과할 수 있는 물질이 막 양쪽의 통과할 수 없는 물질의 농도를 같게 하는 방향으로 움직이는 것

상례기록지(flow sheet) 일상적인 간호절차에 대한 기록 틀

상승작용(synergism) 약의 효과를 상승시키는 약물의 상호 작용

상실(bereavement) 의미 있는 사람의 죽음에 대한 반응

상실/슬픔(loss/grief) 가치가 있는 물건, 사람, 신념, 관계를 상실

상피화(epithelialization) 표피 세포가 분홍색이 되고 부분 상처의 표면을 가로지르는 재생성과 이동 과정

샌드위치 세대(sandwich generation) 노인 세대(부모)를 부양하고 어린 세대(자녀)를 양육할 책임을 지고 있는 중년세대

생전 유언장(living will) 대상자가 치료 선택에 대해 작성한 문서

생체 되먹임(biofeedback) 자율적인 기능을 스스로 통제하도록 대상자가 조절하는 기술

생체적응(allostasis) 변화를 통해 안전성을 유지하는 생리체계의 능력(allostasis를 통해서 내적 · 외적 스트레스에 반응함으로써 신체를 보호)

서맥(bradycardia) 비정상적으로 심박동이 느림(보통 성인에서 1분당 60회 이하)

서면 의사소통(written communication) 서류와 글로 정보전달

서호흡(bradypnea) 비정상적으로 호흡수가 느림(보통 성인에서 1분당 10회 이하)

선행(beneficence) 선함을 추구하거나 행동함, 모든 건강관리의 기본

설사(diarrhea) 수분함량이 많은 변을 배설

설하(sublingual) 혀 아래

섬유소(fiber) 음식물의 용적을 늘리는 음식의 구성물, 소화에 의해 분해되지 않음

성교통(dyspareunia) 성행위 시의 통증

성별(sexuality) 성적 표현과 관계된 사람의 특성과 인식

성실(fidelity) 개인의 수행과 약속에 믿음이 있음

성인교육학(andragogy) 성인교육 이론

성장(growth) 신체적 · 사회정서적 발달이 증가되는 과정

성적 극치감(orgasm) 남성은 요도의 전체 길이의 추진력 있는 수축을 경험함; 여성은 요도수축뿐만 아니라 소음순과 질의 세 번째 바깥 부위에 수축을 경험함

성적 무능력(impotence) 성행위 시 만족감을 얻기 위해 충분한 시간 동안 발기가 유지되거나 지속되지 못함

성전환자(transgender) 성전환에 강한 욕망을 가진 사람으로 수술로 성을 전환한 사람

성전환증(transsexual) 동성애자는 아니지만 심리적으로 자기를 이성과 동일시하는 것

세계관(world view) 인생관을 통해 형성된 총괄적인 견해

세균배양검사(culture) 정확한 상황하에서 특별한 매개물 내에 세균의 성장

세기관지(bronchioles) 폐포관과 폐포 내에 좁은 공기의 통로

세대간 가족(intergenerational families) 한 거주지에 여러 세대가 함께 살고 있음

세포외액 구성물[extracellular fluid (ecf) compartment] 세포 밖의 체액의 부분; 주로, 장액과 혈장액

세포내액 구성물[intracellular fluid (icf) compartment] 세포 안에 포함된 체액의 부분

소독간호사(scrub person) 멸균된 가운, 마스크, 모자, 장갑, 일회용 신발커버, 눈 보호구를 착용한 사람으로 집도의에게 기계, 스펀지, 배액 등 수술물품을 제공하고, 수술 동안 필요한 것을 도와줌

소독(disinfectant) 세균을 죽이기 위해 사용하는 화학물

소독제(antiseptic) 미생물의 성장을 멈추게 하거나 느리게 하는 물질로 보통 손씻기, 피부준비, 상처소독에 사용됨

소변 정체(urinary retention) 방광을 완전히 비울 수 없음

소변기(urinal) 소변을 받을 수 있는 용기

소생술 금지(no code order) 심폐정지 시 심폐소생술을 금지하는 처방

소수(minority) 사회의 가장 작은 부분

소화(digestion) 흡수 단계로 음식물을 변환하기 위해 필요한 기계적 · 화학적 과정

손상된 가족 대처(compromised family coping) 일반적으로 지지적인 최초의 사람이 불충분하거나, 비효율적이거나 지지, 안락감, 보조, 격려가 한정되어 대상자가 건강문제와 관련된 적합한 과업을 이루거나 관리할 필요성이 있는 단계

손위생(hand hygiene) 세균의 전파를 예방하기 위해 물과 비누로 손을 씻는 것과 알코올이 함유된 세정제를 뿌리는 것

쇼크(shock) 심한 순환혈류량의 부족

수단적 기술(instrumental skills) 외부 환경을 활용하는 신체적이고 지적인 유능함과 관련된 기술

수면다원검사(polysomnogram) 수면 중에 뇌의 파동(뇌파), 안구 움직임(안전도), 근육(근전도)의 전기생리적 변화를 검사하여 기록

수면무호흡(sleep apnea) 수면 동안 한 시간에 5번 이상 또는 10초 이상 호흡이 멈춤

수면발작(narcolepsy) 갑작스럽게 발생하는 수면 증상으로 일상생활에 지장을 초래, 통제할 수 없는 수면 에피소드가 있음

수면잠복기(sleep latency) 침대에 누운 후 수면에 들기까지의 시간

수면(sleep) 의식저하, 골격근 활동 감소, 환경에 대한 인식과 반응이 감소된 상태로 의식을 쉽게 되돌릴 수 있음

수면제(hypnotic) 수면을 유도하거나 유지하기 위한 약물

수술 전 간호단위(preoperative care unit) 수술실에 들어갈 때까지 환자가 머무는 장소

수술 전 단계 혹은 수술 전 기간(preoperative phase or period) 수술이 결정되기 시작해서 수술실 침대로 이동되기까지 기간

수술 후 단계 혹은 수술 후 기간(postoperative phase or period) 수술이 끝나고 회복실에 옮겨져서 회복될 때까지의 기간

수술기(intraoperative period or phase) 대상자가 수술실로 들어가서부터 회복실에 들어가기 전까지의 기간

수식자(qualifier) 목표달성을 위한 매개변수의 설명

수용성 실어증(receptive aphasia) 언어를 이해하는 데 장애가 있는 감각성 실어증

수용적 명상(receptive meditation) 정신과 신체의 깊은 상호작용에 초점을 맞춘 행동

수음(masturbation) 성기를 스스로 자극

수축기 혈압(systolic blood pressure) 심실수축 동안 혈관의 압력

수축기(systole) 심실의 수축기간

수축력(contractility) 수축하는 힘

수포음(crackle) 우발성 호흡음

수혈(transfusion) 전혈이나 혈액 성분(적혈구, 혈장, 혈소판)을 혈류 속으로 주입하는 것

숙련된(proficient) 전문가가 되는 5단계 중 4번째 단계로 개인적인 근원보다 사건, 문맥, 대상자 상황에 대한 전문적인 지식이 많이 증가되어 있는 상태

순응(compliance) (1) 요구된 계획을 고수함 (2) 폐의 늘어남을 측정함

순환, 운동, 감각(circulation, movement, and sensation, CMS) 사지에 급성적인 문제가 발생했을 때 그 부위에 대한 평가

순환성(cycling) 시간의 기간 동안 정맥주입의 중지

순환 간호사(circulating nurse) 수술실에서 대상자 간호를 맡고 있고, 대상자의 안전과 건강 요구를 보호하는 간호사

스트레스(stress) 정신적 · 신체적 · 사회적 · 경제적 인자에 대한 반응이나 변화가 유발되어 정신과 신체가 각성된 상태

스트레스원(stressor) 대처 혹은 적응이 요구되는 자극이나 사건

슬픔(grief) 중요한 사람, 물건, 신념, 관계의 상실 후의 신체적 · 심리적 반응

슬픔의 기대반응(anticipatory grief) 의미 있는 사람, 물건, 신념, 관계를 상실할 가능성에 대하여 나타나는 신체적 · 심리적 반응, 슬픔반응

시진(inspection) 대상자를 체계적으로 시각적 검진

식물성 약품[botanicals(herbs] 의학적으로 효과 있는 식물

식물성 약품(herb, botanical) 약리적 특성이 있는 식물의 종

식욕부진(anorexia) 식욕을 잃음

신경 형성성(neural plasticity) 통증 후 신경계의 적응

신경병변성 통증(neuropathic pain) 신경손상으로 인해 유발되는 통증

신념(beliefs) 사람이 진실로 받아들이는 생각

신앙(faith) 믿음을 갖는 것

신참자(advanced beginner) 전문가가 되는 5단계 중 2번째 단계로, 임상 상황에서 더 많은 경험을 한 후, 더 많은 정보와 복잡한 규칙을 다루는 방법을 학습하게 됨

신체검진(physical examination) 시진, 촉진, 타진, 청진의 기술을 사용하여 신체의 기능과 구조에 대한 정보를 획득함

신체역학(body mechanics) 움직임이나 부동과 관련된 문제를 예방하고 올바르게 하기 위한 신체의 자세와 움직임

신체상(body image) 자신의 신체에 대한 느낌

실무 간호사(licensed practical nurse) 면허등록 간호사의 직접적인 감독하에 실시하는 환자간호와 기본간호술을 훈련받은 사람

실어증(aphasia) 말하기, 읽기, 쓰기에 영향을 미치는 의사소통장애

실재적 간호진단(actual nursing diagnosis) 간호중재를 적용할 수 있고 간호사가 확인한 대상자의 건강문제

심근경색증, 심장마비(myocardial infarction, heart attack) 관상동맥에 혈류장애로 인해 심장근육의 일부분이 기능이 멈추고 심장근육의 저산소화

심근(myocardium) 심장의 벽을 형성하는 심장근육의 층

심니스 간호(seamless care) 통합된 간호를 제공할 수 있는 체계

심부 체온(core temperature) 인체 내의 온도

심부정맥 혈전(deep vein thrombosis) 혈류의 느린 흐름 때문에 다리의 큰 정맥에 혈전이 생김

심상(imagery) 자아인식, 휴식, 치유를 위해 연속된 이미지를 마음 속에 초점을 맞춤

심상요법(imaginal skills) 마음속에 상상으로 형상을 만들어 시각적 이미지를 통해 신체적 · 정서적 반응을 얻어내고 증상을 치료하는 방법

심폐소생술(resuscitation) 무의식상태의 대상자를 소생시키는 기술

심폐소생술 거부 지시(do not resuscitate order) 심혈관 정지 시 심폐소생술을 하지 않도록 하는 처방

ㅇ

악성 고열증(malignant hyperthermia) 마취제 투여 후 심각한 신체 체온 상승

악성 통증(malignant pain) 재발된 통증, 심각한 에피소드, 연속적이거나 만성적인 통증, 급성 · 만성 통증은 진전되는 악성 통증과 관련이 있음

악행금지(nonmaleficence) 해악을 하지 않도록 하는 원칙

안녕 간호진단(wellness nursing diagnosis) 더 높은 수준으로 강화하기 위한 잠재성을 가지고 있는 개인, 가족, 지역사회 안녕의 반응을 기술하는 진단

안녕(wellness) 사람의 삶에 신체적 · 정신적 · 사회적 · 영적 부분 사이의 역동적 조화

압수용체(baroreceptors) 주동맥과 주정맥에 위치한 신장수용체로 중추 반사기전을 자극하여 맥박수, 혈관확장, 혈관수축의 변화를 통해 혈압 변화에 생리적으로 적응 · 조절하도록 한다.

애도(mourning) 의미 있는 사람의 죽음 후에 나타나는 행동으로, 문화적 다양성이 있음

야뇨증(nocturia) 밤 동안의 과다한 배뇨

약(drug) 잠재적으로 건강에 영향을 줄 수 있도록 신체적 기능을 변화시키는 물질

약동학(pharmacokinetics) 인체에서 약이 어떻게 변화되고 흡수되고 분포되고 대사되고 배설되는지에 대한 연구

약력학(pharmacodynamics) 인체 내에서 약의 생리적 · 생화학적 영향에 대한 연구

약초(herbal medications) 질병이나 질환을 치료하기 위해 사용하는 약리적 특성이 있는 식물의 종

양(yang) 활동적이고 역동적이며 전형적으로 남성에너지를 상징

양성(bisexual) 남성과 여성의 성적 기호를 모두 가지고 있음

양이온(cation) 양성으로 변환된 이온

양적 연구(quantitative research) 수치화된 정보의 체계적인 수집, 보통 고려할 수 있는 통제, 통계적 절차를 사용한 결과의 분석하에 이루어지는 연구방법

어려운 대상자(difficult clients) 간호사의 확신을 흔들 수 있고, 간호사의 권위에 도전할 수 있고, 간호사의 노력을 감소시킬 수 있는 대상자

억제대(restraint) 신체의 움직임을 제한하는 장치

언어적 의사소통(verbal communication) 단어를 말하고 언어를 사용하여 정보를 교환

SBAR(situation-backgroung-assessment-recommendation) 상황-배경-사정-요청사항 기술. 대상자의 상태에 대한 건강관리팀 구성원 간의 의사소통을 위한 프레임워크를 제공하는 기술

SOAP 기록(soap note) 주관적 자료, 객관적 자료, 사정, 계획의 정보를 기록하는 간호기록 방법

S상결장(sigmoidoscopy) 직장과 s상결장의 진단적 검사

여과(filtration) 높은 압력에서 낮은 압력으로 반투과성 막을 통해 용액이 투과됨

역량 있는(competence) 전문가가 되는 5단계 중 3번째 단계로, 새로운 규칙, 이론적 절차, 결과에 대한 책임감, 문제 규칙, 능력을 얻음, 경험을 받아들일 수 있음

역할갈등(role conflict) 사람의 기대가 실제 그 사람의 역할과 다를 때 발생함

역할긴장(role strain) 자신이 기대되는 역할이 불충분하다고 느낄 때 나타남

역할모호(role ambiguity) 역할기대에 대한 지식이 부족했을 때 발생하며 불안과 혼동이 나타남

역할(role) 기대되는 기능과 행동

역할과 관계(roles and relationships) 다른 사람과의 관계형성에서 기대되는 역할과 행동

연구설계(research design) 자료 수집과 분석을 위한 전반적인 계획

연동운동(peristalsis) 장운동

연하곤란(dysphagia) 연하불능

열개, 피열(dehiscence) 상처 절개부위 특히 수술 상처의 사고로 인한 절개

열량(calorie, kilocalorie) 열의 단위로, 보통 음식의 에너지값을 설명하기 위해 사용됨

열상(laceration) 신체조직이 찢겨짐으로써 유발된 상처

염기(base) 용액에 수소이온이 다른 물질과 결합되어 감소된 상태로 알칼리라고도 함

영성(spirituality) 신이나 교회와 관련된 신령한 품성이나 성질

영양(nutrition) 음식물을 섭취하고 사용하는 과정

영양소(nutrients) 정상 신체구조를 유지하기 위해 필요한 음식에 포함된 요소

영적 간호(spiritual care) 대상자의 영적 요구가 충족되는 간호

영적 안녕(spiritual well-being) 내적 강건함과 조화로운 결속력과 관련 있으며 자기, 타인, 신, 환경과 조화가 있다.

영적 요구(spiritual need) 자신, 타인, 절대자와 모든 경험과 역동적인 관계를 형성하여 의미를 찾는 인간 내면의 정상적인 표현

영적 차원(spiritual dimension) 종교를 초월해서 영감, 존경, 경외, 의미, 목적을 구하는 초종교적인 특성

예상된 안내(anticipatory guidance) 상황이 발생하기 전에 대상자에게 제공된 정보로, 대상자가 문제해결과 대처기전을 개발할 수 있음

오염(pollution) 건강에 해를 주는 공기, 물, 토질

옹호(advocacy) 의료기관 내의 대상자의 복지를 위해서 의사소통하고 활동함; 치료와 간호에 대해 대상자에게 정보를 제공함

요점체계(focus system) 자료(d), 행동(a), 반응(r)에 대한 기록체계

용혈성 수혈반응(hemolytic transfusion reaction) 기증자의 혈액이 수혜자의 혈액과 맞지 않을 때, 용혈이 발생하여 수혜자의 혈액 내 항체가 기증자의 혈액 세포에 빠르게 반응함; 증상은 즉각적으로 나타나며, 얼굴 홍조, 열, 오한, 두통, 요통, 빈맥, 호흡곤란, 저혈압, 혈뇨 등의 증상이 나타남

완전단백질(complete protein) 몸의 조직을 유지하고 몸의 성장을 촉진하는 필수아미노산이 충분히 포함된 단백질

완충(buffer) 산이나 염기를 더하여 중화함으로써 용액의 산도를 안정화시키도록 돕는 물질

외과적 무균술(surgical asepsis) '무균술법'이라고도 하며, 모든 세균이 없는 상태로 대상자에게 환경으로부터 병원균의 전파를 예방함; 인체의 점막손상을 유발할 수 있는 침습적 시술과 수술, 면역이 억제된 대상자에게 적용

외로움(loneliness) 중요한 관계를 상실하거나 약화된 것

외인성(exogenous) 대상자 밖의 원인에 의한 것

요실금(urinary incontinence) 방광으로부터 소변의 무의식적인 배출

욕창(pressure ulcer, bedsore) 조직이나 피부의 말초혈액순환 장애로 인한 괴사

용혈(hemolysis) 적혈구 파괴

우선순위(priority) 우선적으로 해결해야 하는 간호문제의 순서

운동가동범위(range of motion, ROM) 관절과 근육을 움직일 수 있는 범위

운동성(mobility) 걷기, 운전하기, 시장 보기, 운동하기와 같은 움직임, 행동

위관영양(gavage) 비위관 튜브를 통해 위 내로 액체화된 음식물을 주입함. 또는 비위관영양이라고 함

위생(hygiene) 자기돌봄활동(목욕, 옷 입기, 식사, 용변)과 관련된 건강 습관의 관찰

위세척(gastric lavage) 위의 세척

위임(delegation) 선택된 상황에서 선택된 간호업무를 수행하기 위한 유능한 전문가에게 전임함

위축(atrophy) 기관, 근육, 신체조직이 원래의 크기보다 줄어듦

위험 간호진단(risk nursing diagnosis) 간호중재의 책임이 있는 건강문제로 발전될 위험이 있는 상태

유뇨증(enuresis) 보통 방광 훈련이 끝난 연령 이후에 병태생리적 원인으로 인한 무의식적 배뇨

유산소 운동(aerobic exercise) 운동기간 동안 심박동수가 증가하고 에너지 생산을 위해 산소가 필요한 운동

유신론(theism) 신에 대한 믿음

유전학(genetics) 생물학적으로 부모로부터 유전되는 dna 코드에 의해 결정되는 특성

유해수용기(nociceptors) 잠재적으로 유해한 열적 · 전기적 · 물리적 · 화학적 자극에 반응하는 자율신경의 말단

유해효과(adverse effect) 약물치료 시 치료효과 및 치료목적에 부합하지 않는 효과

유효삼투질 농도(tonicity=effective osmolality) 수액의 세포 크기에 대한 영향

육아조직(granulation tissue) 상처 재생으로 형성된 부드럽고, 분홍빛이고, 혈관 분포가 풍부한 조직

윤리(ethics) 옳고 그른 것과 관련된 전문적 행동의 기준

윤리적 가치(moral values) 인간의 삶과 건강에 통합되어 있는 인간관계와 올바른 행동을 하도록 하는 가치

윤리적(moral) 올바른 행동

음(yin) 지구의 기를 나타내고 여성의 에너지를 상징

음이온(anion) 음전하를 가진 이온

음핵(clitoris) 여성의 요도관 위에 위치한 발기성 기관으로 여성이 오르가즘을 느끼는 부위

의뢰(consult) 대상자를 위해 특별한 간호 혹은 전문가의 의견이 요구되는 의료진 혹은 전문 의사에 의한 처방

의사결정 대리인(surrogate decision maker) 대상자가 건강관리에 대한 의사결정능력이 없는 영아, 어린이, 정신적으로 문제, 식물인간의 상태, 무의식상태일 때 대상자를 대신하여 의사결정을 할 수 있는 사람

의사소통(communication) 정보의 교환

의사소통 채널(communication channel) 메시지를 보낼 수 있는 매개물(예: TV, 쓰기, 말하기)

의식진정(conscious sedation) 진정제를 사용함으로써 쉽게 이완되도록 함

의식(consciousness) 자극에 대해 충분히 반응하고 자극을 아는 단계

의원병(iatrogenic illness) 검사, 진찰 또는 치료과정 중에 의료인에 의해 발생한 질환

의학적 진단(medical diagnosis) 질병 혹은 병리적 과정을 규명; 신체의 병인을 예방하거나 치료

이 감염증(pediculosis) 이에 감염됨

이당류(disaccharides) 2개의 단당류가 결합된 것

이동용 변기(commode) 욕실에 걸어갈 수 없는 대상자가 이용할 수 있는 실내용 변기

이성애(heterosexual) 반대 성의 사람과 성관계

이온(ion) 전자의 소실이나 보충을 통해 전기적인 성질을 띠게 된 원자

이완(flaccidity) 근육 긴장도와 저항이 없음; 감소된 근육 긴장도

이완기(diastole) 심장주기의 휴식기간으로, 심실이 수축하기 않고 관상동맥이 혈액으로 가득 차 있는 기간

이완기 혈압(diastolic blood pressure) 심실이완기 동안 혈관의 압력

이중효과(double effect) 동시에 두 가지 결과, 즉 한 가지 도움과 하나의 해로움을 유발할 수 있는 행동

이증요법, 대증요법(allopathic medicine) 전통적인 서양의학, 질병이나 비정상적인 상태에 길항하는 환경을 설정해줌으로써 병을 치료하는 의학적 치료요법의 하나(예: 감염에 대해 병원성 유기체에 항생제 투여)

이질통, 무해자극통증(allodynia) 정상적으로는 통증을 유발하지 않는 자극으로 인한 통증

이차적 자료(secondary data sources) 대상자 외에 다른 사람이나 차트에 의해 수집된 자료

이해(comprehension) 이해와 이유에 대한 능력

익명(anonymity) 연구에 정보를 제공하는 피험자의 보호를 위한 방법

인간관계기술(interpersonal skills) 다른 긍정적인 관계를 형성하는 기술

인식(perceiving) 이해, 깨달음, 학습에 기초하여 감각자극을 받아들이고 통합하는 과정

인식(perceptions) 문화, 종교, 가족, 경험, 기대, 지식에 영향을 받아 형성된 자기 자신에 대한 관점과 세계관

인적 자원 관리(human resources management) 조직의 일을 하는 사람들의 가치를 최대화

인종(race) 생물학적 특성에 의해 정의된 집단

인종주의(racism) 피부색이나 민족적 근원이 다른 사람을 억압하고 착취

인지(cognition) 사고와 깨달음; 감각, 이전의 경험, 감정이 통합되고 의미 있게 만들어지는 체계

인터페론(interferon) 바이러스 복제를 늦추기 위해 인체에서 생성된 단백질

일시적 허혈발작(transient ischemic attack, TIA) 혈액공급의 장애로 인한 뇌의 일시적 허혈

일몰증후군(sundown syndrome) 낮 동안 지남력이 있는 대상자가 밤이 되면 지남력이 없어지고 동요되는 상태

일반병력조사(general survey) 대상자의 건강상태, 의식수준, 증상을 사정

일반체계이론(general systems theory) 직접적인 목적이 되어야 하는 모든 체계의 기능적 체계로 체계는 부분의 합보다 크다; 체계는 계속 변화하고 한 부분의 변화는 전체에 영향을 준다는 이론. 경계는 불명확

하고, 인간 체계는 개방적이고 역동적이라는 가정

일주기성 리듬(circadian rhythm) 24시간을 주기로 현상이 규칙적으로 발생함

일차 간호(primary nursing) 1명의 환자를 1명의 간호사가 24시간 동안 관리하는 간호관리 전달체계로, 간호사와 다른 건강관리전문가가 대상자의 모든 건강관리계획을 통합

일차 자료(primary source) 대상자에게 직접 얻은 자료

1회 복용용량(unit dose) 간호사가 처방스케줄에 따라서 투여할 수 있도록 환자에게 투여할 1회 분량씩의 양을 약국에서 준비해 이것을 개별적으로 이름을 붙인 묶음으로 만들어서 각각의 병동으로 배달하는 조제방법

1회 심박출량(stroke volume) 1번의 심장수축으로 심실에서 방출되는 혈액의 총량

1차 자료(primary data) 대상자의 초기사정으로 대상자의 전반적인 관찰을 통해 얻어진 활력징후, 키, 몸무게가 포함된 정보

1회 호흡량(tidal volume) 호흡 시 들어오고 나가는 공기이동의 총량

임상경로(clinical pathway) 간호의 질을 보장하기 위한 모델로, 특수한 상황에서 수행되는 주요한 간호중재에 대한 지침

임상경험(clinical experience) 문제해결을 위해 지식과 비판적 사고와 과거의 수행경험을 활용

임상전문간호사(clinical nurse specialist) 전문간호에 대한 석사과정의 교육과정을 이수한 전문간호사로, 전문적인 임상경험을 가지고 있음

임상추론(clinical reasoning) 대상자가 비정상적인 결과를 가지고 있는 것에 대한 의문에 비판적인 사고를 사용함

임종(dying) 폐가 가스확산과 산소화가 떨어지고, 관류가 힘들어지고, 뇌가 생명중추의 기능을 멈추는 삶의 마지막 과정

ㅈ

자격이 있는(competency) 권리와 책임을 이해할 수 있는 능력

자격취득간호사(licensed practical nurse) 등록된 간호사의 직접감독하에 기술적 간호를 제공하는 국가 승인 간호 프로그램을 완료한 후 정부의 허가를 받은 사람

자가평가(self-evaluation) 자신이 의식하고 있는 자신에 대한 평가

자기돌봄(self-care) 다른 사람의 도움 없이 스스로 목욕하기, 음식 섭취하기, 용변 보기, 옷 입기의 네 영역의 기능을 수행할 수 있는 능력

자기인식(self-awareness) 자기 자신을 알아가는 것; 자기 자신의 강점과 제한점을 인식함

자동성(automaticity) 심장의 전기적 자극이 자동적으로 유발되는 것으로 전도섬유를 통해 전도됨

자아개념(self-concept) 자기 자신의 정신적 이미지

자아기대(self-expectation) 자기가 원하고 되고 싶어 하는 사람

자아지각(self-perception) 자신에 대한 인식; 사건을 자신이 걸러서 평가하고 잠재의식 내에 들어가는 자신이 걸러지는 과정

자아(self) 자기 자신, 다른 사람과 구분되는 유일한 측면

자아실현(self-actualization) 자신의 최대한 잠재능력을 개발하고 자기가 본래 가지고 있는 절대적인 자아를 실현하는 일

자아지식(self-knowledge) 자기 자신에 대한 기본적인 이해

자아효능감(self-efficacy) 자신이 어떤 일을 수행할 수 있다는 개인적 신념

자연사 인정 지시[allow natural death (and) orders] 대상자에게 심장마비가 발생했을 때는 즉시 심폐소생술을 실시해야 하나 심폐소생술 불가 처방이 있는 경우 심폐소생술을 멈춤

자원관리(resource management) 이용가능한 자원 내에서 일을 성취함

자율성(autonomy) 의료진이 가지고 있는 독립성과 판단력의 정도

자존감(self-esteem) 자신의 가치에 대한 평가와 판단

잡음(bruits) 동맥의 부분적인 폐색이나 확장으로 혈액흐름의 방해를 받을 때 혈관에서 나는 소리

잡음(murmur) 생리적 또는 병적인 청진음으로서 특히 심장 또는 혈관에 기인한 짧은 주기성의 소리

장액성(serous) 얇고, 묽으며 혈장 같음

재시범(return demonstration) 새로운 기술에 대한 대상자의 수행을 관찰함; 이 도구는 정신운동학습을 평가하기에 유용함

재동결(refreezing) 새로운 행동양상이 오랜 기간 굳어진 것

재정적 자원(financial resources) 돈의 배당과 지출

재진술(restatement) 간호사가 대상자의 말을 경청하고, 대상자의 대화 내용 중 중요한 내용을 간호사가 반복함으로써 간호사가 이해하고 있다는 것을 확인시켜줌.

저산소증(hypoxia) 조직에 이용할 수 있는 산소의 양이 감소됨

저산소혈증(hypoxemia) 혈액 내에 산소의 양이 정상보다 낮음

저삼투성(hypoosmolar) 용해된 물질의 농도가 낮음(저삼투압)

저장액(hypotonic) 체액보다 농도가 낮은 용액

저혈압(hypotension) 비정상적으로 낮은 혈압

적신호 사건(sentinel event) 병원이 관리협회와 주의 의료협회에 안전사건을 보고할 필요가 있는 안전과실

적응(adaptation) 환경에 순응하기 위해 변화하는 과정

적정(titration) 약물의 효과와 부작용의 균형을 유지하기 위하여 대상자의 반응을 고려한 적정한 투약용량

전문가(expert) 전문가가 되는 5단계의 마지막 단계로 학생이 그 목표를 알고 있고, 목적을 반영하고 알맞은 행동을 결정하기 위해 이론적 사고를 사용하고 목표성취를 위해 자신의 견지와 이론, 수기, 직관력을 사용

전문간호사(professional nurse) 전문간호사 자격을 가진 간호사

전문간호사(advanced practice nurse) 전문간호사 면허를 받은 간호사(예: 임상전문간호사)

전산화된 대상자 기록(computer-based personal record) 컴퓨터 시스템을 통해 쉽게 접근하고 대상자의 건강기록을 보존함

전신마취제(general anesthetic) 감각과 의식을 완전히 없애기 위해 사용되는 약물

전염성 질환(communicable disease) 전염이 가능한 질환

전인적 건강관리(holistic healthcare) 인간애, 선택, 자가간호활동 및 건강관리제공자와 대상자간 동반자적 관계를 강조하는 개념

전인적 중재(holistic interventions) 신체, 정신, 감정, 영적인 부분을 통합한 중재

전자주입장치(electronic infusion device, EID) 수액주입기

전체론(holism) 부분적인 합보다는 전체적인 존재로 대상자를 인식

전통적 중의학(traditional chinese medicine, TCM) 완전한 치유체계로 침술, 마사지, 약초 치료, 영양, 뜸, 기의 이동, 명상 등이 있다.

전해질(electrolyte) 화학적 구성물로 용액 내에 분포되어 있는 이온으로 보통 세포 밖의 나트륨, 칼륨, 클로라이드를 지칭함

전후직경[anterior–posterior (ap) diameter] 흉골과 척추 사이의 거리로, 똑바로 선 자세에서 흉곽의 길이를 잼

전희(foreplay) 성교 전의 성적 행위

접지(ground) 전기적 전도체와 지면 또는 지구

정맥요법(intravenous therapy) 수분과 전해질 불균형을 치료하고 예방하기 위해 정맥 내에 용액을 주입함; 약물과 혈액 물질은 투입할 때 사용되기도 함

정맥천자(venipuncture) 정맥 내로 바늘이나 카테터를 삽입

정맥내(intravenous, iv) 정맥 내에 용액이나 약물 투입

정맥내 용액(intravascular fluid) 혈관과 임파선 내의 용액

정맥염(phlebitis) 정맥의 염증이나 감염으로, 정맥에 발적, 종창, 압통이 나타남

정맥주사 체위잡기(positional iv) 정맥 벽에 대항하여 바늘의 사면이나 카테터의 적절한 위치를 잡는 것

정보 근원(information resources) 자료의 모든 형태의 자원

정상세균층(normal flora) 인체에 질병을 유발하지 않고 신체에 상주하는 세균

정서적인(affective) 감정적인 반응이나 느낌에 따른 반응

정신착란(delirium) 인지의 되돌릴 수 없는 장애, 혼돈

정신 · 신체적(psychosomatic) 여러 가지 정신적인 원인에 의한 신체 증상을 특징으로 하는 정신질환과 신체 질환의 혼합형을 이르는 말로, 정신 질환의 여러 가지 증상이 신체 증상으로 발현되는 질환

정신운동성(psychomotor) 정신적 과정으로부터 유발된 근육 운동

정의(justice) 공평함의 원칙; 대상자를 동등하고 공평하게 치료하기 위한 기본적 의무

정체성(identity) 다른 사람과 구별되는 자신에 대한 인식

제한된 환경(limit setting) 행동의 경계선

조기종결(premature closure) 타당한 정보분석 전에 진단을 선택함

조루(premature ejaculation) 남성이 여성이 성적 극치감에 이르도록 또는 성교에 만족할 정도의 충분한 발기가 유지되지 않는 상황

조산사(nurse midwife) 임산과 출산 여성의 간호에 전문적인 교육을 받고 자격을 갖춘 간호사

조음(articulation) (1) 유음절, 명료한 발음 (2) 관절

조작(manipulation) 자신의 이익을 위해 도리를 벗어난 행위를 하는 것

조절(accommodation) 가까운 물체를 보기 위해 동공이 수축되고 먼 물체를 보기 위해 동공이 확장되는지 확인하기 위하여 동공을 확인하는 검사

조정(coordination) 안전한 환경에서 대상자의 능력을 유지하도록 최소화하는 간호의 계획에 대한 개발이 필요로 되는 대상자와 가족을 위한 간호

조직관류(perfusion) 혈액의 흐름

조현병(schizophrenia) 심각한 현실인식의 파괴와 정보화 과정에 어려움이 있는 뇌 질환

족저굴곡(foot drop) 허약 혹은 마비로 인한 일시적 혹은 영구적 족저굴곡

졸림(sleepiness) 곧 잠자리에 들어야 할 전구증상

종속변수(dependent variable) 결과로 나타나는 변수(다양한 흥미 있는 항목); 종속적인 가설이 되거나 또 다른 변수에 의해 발생

좌약(suppository) 직장이나 질 안으로 삽입하는 약물

주관적 자료(subjective data) 대상자가 자신의 건강에 대한 느낌을 진술한 것으로, 질병의 증상이나 문제의 원인에 대한 중요한 자료가 될 수 있음

주마음(gallop) 일정한 속도의 심박에서 때때로 말의 걸음처럼 들리는 세 번째 또는 네 번째 심장박동음

주요 정보제공자(key informant) 대상자의 문화에 대해 알고 있고, 논의할 수 있는 사람

주의(attention) 집중하는 능력과 특별한 감각 자극을 수용함

주임 간호사(charge nurse) 병동에서 업무에 책임이 있는 간호사

죽음(death) 심폐기능, 전체 뇌기능, 고도의 뇌기능의 정지

중독(poisoning) 위험한 물질을 섭취하여 독작용이 일어난 상태

중심정맥 카테터(central venous catheter) 카테터의 끝을 상대정맥이나 우심방 입구에 삽입하는 카테터

지구력(endurance) 오랜 시간 동안 신체적 혹은 다른 스트레스원으로부터 견디어내는 능력

지방(fats) 탄소, 수소, 산소로 구성된 지질의 기본이 되는 물질

지식기반(knowledge base) 학생이 대상자와 함께 일할 수 있도록 준비하는 교육적 · 학문적 정보

지역사회기반 간호(community–based nursing care) 공동체 내에 특별한 그룹이나 인구를 향한 간호제공; 개인 혹은 그룹을 위해 제공될 수 있음

지역사회기반 간호를 위한 간호역량(nursing competencies for community–based care) 지역사회의 역학과 인구학적 간호요구를 바탕으로 간호사가 지역사회를 감시, 치료, 교육, 우선순위 결정, 중재, 계획하는 기술

지역사회기반 건강관리(community–based healthcare) 공동체 내에 특수한 그룹을 향한 의료 제공

지역사회자원(community resources) 경제적 안정성, 사회와 건강 지지, 문화적 기준

지향적 리더십(directive leadership) 리더가 모든 의사결정을 하고 무엇을 해야 할지 구성원에게 이야기하는 리더십의 형태

직관(intuition) 판단을 하기 위해 인식, 본능, 임상적 경험의 사용

진단적 추론과정(diagnostic reasoning process) 간호진단을 내리기 위해 사용되는 기술

진실성(veracity) 진실을 이야기하는 것으로 대상자와 치료자의 관계 형성에 필수적

진피(dermis) 표피 아래의 피부

질 보장 매모(quality assurance memos) 오류와 절차를 변화시킬 요구도를 사정하기 위해 사용되는 기록

질경련(vaginismus) 질구 주변의 불수의적인 근육수축으로 성교 시 통증

이나 성교불능이 유발됨

질병예방행위(disease-prevention activities) 특별한 질병이나 상황을 예방하기 위해 하는 회피행동

질병(disease) 정신, 신체, 감정, 영성의 부조화 단계

질식(suffocation) 산소결핍

질적 연구(qualitative research) 주관적 자료를 체계적으로 수집하고 분석하는 연구방법으로, 연구자 개입을 최소화시켜야 함

질 향상 프로그램(quality improvement programs) 간호를 개선하기 위한 건강관리 기관의 체계

집중적 명상(concentrative meditation) 정신수양을 위해 또 매일의 삶을 더 효율적으로 하기기 위해 특별한 내적 물질 혹은 외적 물질에 개인이 초점을 맞춘 활동

ㅊ

찰과상(abrasion) 피부나 점막이 벗겨지거나 찢어짐

참여적 지도력(participative leadership) 목표설정, 문제해결, 의사결정 시 부하직원과 함께 하는 리더십의 형태

창백(pallor) 저산소증과 빈혈로 인해 피부색깔이 창백해짐

책임(liability) 사람의 행동에 대한 책임

처방(prescription) 의사나 법적으로 처방권이 허락된(예: 전문간호사) 사람에 의해 내려진 치료지시

척추전만증(lordosis) 척추만곡이 앞으로 굽어 있고 천골만곡이 뒤쪽으로 굽어 있는 것, 척추만곡증이라고 함

척추측만증(scoliosis) 척추의 위치가 측면으로 휨

척추후만증(kyphosis) 척추의 만곡이 비정상적으로 돌출된 상태

천명음(wheeze) 우발 호흡음

청력계(audiometer) 청력을 측정하는 기계로 헤드폰을 사용하여 다른 주파수의 소리를 구분

청색증(cyanosis) 피부 색이 회색빛, 청색빛, 보랏빛임

청진(auscultation) 청진기로 신체의 소리를 듣는 것

청진상 간극(auscultatory gap) 청진기로 혈압을 측정할 때 수축기 혈압을 측정하고 혈압음이 사라졌다가 이완기 혈압을 듣기 시작한 지점

청진기(stethoscope) 외부음을 걸러서 소리를 모으고 전달하는 기구

체계적 기술(systems skills) 전체적인 그림과 부분 사이의 관계를 보도록 돕는 기술

체계적 재조사(systematic reviews) 확인하고, 선발하고, 비판적으로 관련 연구를 평가하는 명확한 방법

초경(menarche) 첫 번째 월경

초보자(novice) 전문가가 되는 5단계 중 1번째 단계로 실무 입문서를 학습하는 단계

초의사소통(metacommunication) 의사소통이 이루어지는 곳에서의 의사소통자의 역할과 내용과 같이 의사소통의 수준을 넘어선 의미

초점 가치(focus value) 선택의 기준 행동

초점건강사정(focused health assessment) 대상자의 문제에 기초한 사정; 문제와 관련된 일반적인 조사, 활력징후 측정, 특별한 부분의 사정이 포함됨

촉각진탕음(tactile fremitus) 말하는 동안 진동이 유발되는 신체의 한 부분(보통 흉부)에 손을 얹고 흉벽의 진동을 느낌

촉진(facilitation) 용이하게 함. 간편하게 함

촉진(palpation) 신체구조 확인을 위해 만지는 감각을 이용해 크기, 모양, 형태를 사정

총비경구영양(total parenteral nutrition, TPN) 결핍된 영양분을 공급하기 위해 포도당, 단백질, 비타민, 무기질이 포함된 고장성 용액을 현관으로 투입

최대심박지점(point of maximal impulse) 심실수축이 일어나는 전흉벽의 심장의 왼쪽 박동이 가장 잘 관찰할 수 있는 맥박지점

충치(caries) 치아의 에나멜 부위의 동공이 형성된 것

치료적 상호작용 모델(rogerian (therapeutic) model of interaction) 대상자 중심 모델로, 건강전문인과 대상자 사이의 관계를 강조하고, 대상자와 가족을 도와 질병에 긍정적으로 대응하고, 건강과 안녕상태로 회복할 수 있도록 도와줌

치료적 의사소통(therapeutic communication) 상호작용을 통해 대상자의 느낌을 표현하도록 돕고, 문제를 해결하도록 돕는 것

치료적 접촉(therapeutic touch) 전문가가 사정하고 대상자의 에너지 영역을 치료하는 치료적 명상으로, 열이나 손을 사용하여 자신의 내부 에너지를 직접 다른 사람에게 전해주는 것

치료효과(therapeutic effect) 약물로써 기대되고 계획된 효과

치석(tartar) 치아에 남아있고 단단해진 플라크로, 간단한 칫솔질로 제거할 수 없음

침술(acupuncture) 전통적인 중국의술의 하나로 매우 얇은 바늘을 신체의 여러 부위에 삽입하여 경락을 자극하고 신체조화를 촉진

침연, 짓무름(maceration) 과도한 수분에 의한 조직의 연화

침윤(infiltration) 조직의 구성 물질의 비정상적 침투나 침전; 바늘이나 카테터가 정맥으로부터 빠져 나왔을 때 일어나는 피하조직 내 정맥 주입용액의 침투

ㅋ

카덱스(kardex) 간호계획의 기록체계에 사용되는 명칭

코로트코프음(Korotkoff sounds) 혈압계와 청진기로 혈압을 측정할 때 들리는 소리로 커프의 공기가 나오면서 상완동맥에 가해지는 압력이 낮아져 혈관 내 피가 빠른 속도로 흐르기 시작할 때 나는 소리

코크란 데이터베이스(cochrane database of systematic reviews, CDSR) 건강 간호중재의 효과에 대한 체계적인 조사와 지침이 포함된 데이터베이스

콘돔 카테터[condom catheter(**외적**; external, **텍사스**; texas)] 요실금이 있는 남성 환자를 위한 비침습적 소변수집장치; 얇고, 유연하게 구성되어 있어 음경에 잘 부착되고 튜브로 되어 있고 용기에 소변이 모아짐

ㅌ

타당화(validation) 정보의 정확도를 확인하기 위한 재검사

타진(percussion) 손가락 끝으로 신체 표면을 두드려서 나는 소리를 평

가함

탄수화물(carbohydrates) 탄소, 수소, 산소로 구성된 단당이나 복합당으로 구성된 음식

탈모증(alopecia) 머리카락이 빠짐

탐구(inquiry) 생각 깊은 질문과 결론 이끌기

태도(attitudes) 물질이나 상황을 대한 생각; 정신적이거나 감정적 마음이 될 수 있고 긍정적이거나 부정적일 수 있음

태변(meconium) 신생아의 첫 대변

통각과민(hyperalgesia) 유해한 자극에 의해 통증감각이 증가된 것

통증관리(pain management) 통증을 관리하는 능력과 방법

통합적 건강관리(integrative healthcare, IHC) 다학문적인 통합간호 제공

통합의학(integrative medicine) 건강과 질병 관리를 위해 보완대체요법을 사용하는 것

퇴원계획(discharge planning) 또 다른 의료기관으로부터 전원하는 동안의 조정, 계획, 배치의 과정

퇴축(retraction) 기관 혹은 부분의 움직임이 후퇴함

투약조정(medication reconciliation, medication verification) 새롭고 간헐적 병원 방문, 응급실 방문, 병원 입원, 병원 사이의 전원, 의료기관에서 다른 의료기관 혹은 가정으로의 퇴원, 의료진 혹은 의료기관의 퇴원 등을 포함한 대상자 전환 동안 안전하도록 하는 절차

투약(medication) 치료적 효과를 내기 위해 약물을 주입함

트랜스지방산(trans fatty acids) 수소원자가 이중결합의 반대쪽에 위치한 트랜스 이중결합을 하나 이상을 갖는 지방 입자

특이사항 기록(charting by exception) 표준 간호와 기준에 제외된 것을 발견했을 때 간호기록

특이성(specificity) 미생물에 반응하는 숙주

팀간호(team nursing) 대상자 간호가 한 집단의 협조로 이루어지도록 하는 간호방법으로 책임 간호사, 간호사, 간호보조인력이 한 팀을 이루어 대상자를 간호

팀리더(team leader) 팀간호 모델에서 팀을 관리하는 간호사

ㅍ

판단력(judgment) 논리적 사고의 과정

패혈증(sepsis) 혈액이 미생물의 감염이나 독소 증식으로 인한 신체조직의 중독

편차(variance) 수집한 자료가 평균값을 기준으로 하여 어떻게 흩어져 있는지를 나타내는 데 사용되는 값

평가(evaluation) 대상자의 목표 성취에 대한 효과적인 간호중재에 대한 판단

폐경(menopause) 생리의 영구적인 중지

폐포음(vesicular breath sounds) 부드럽고 산들산들함으로써 표현되는 소리로 흡기 시보다 호기 시에 더 현저하게 들리고, 정상적으로 폐의 대부분에서 들림

폐포(alveoli) 가스교환이 발생하는 폐의 둥근 주머니 모양의 상피구조

포괄적 건강사정(comprehensive health assessment) 신체, 정신, 사회, 영적 부분을 포함한 사정

포피(foreskin) 음경 두부의 늘어진 피부, 포경수술 동안 제거됨(prepuce)

포피(prepuce) 음경의 두부의 느슨한 피부

포화지방(saturated fats) 화학적으로 두 개의 수소원자가 탄소원자 체인에 탄소원자의 각각에 부착되어 있음

표준 주의지침(standard precautions) 질병통제본부(cdc)에서 권장하는 지침으로 병원에서의 혈액매개 또는 다른 병원체에 의한 전염의 위험을 줄이기 위한 것이다. 혈액과 체액을 포함한 광범위한 예방지침과 감염상태나 진단에 관계없이 병원에서 치료받는 모든 환자에게 해당되는 것을 의미

표준(standards) 양질의 간호수행을 확립하고자 하는 지침 제공에 쓰이는 준거

표피(epidermis) 얇고, 혈관이 없는 가장 바깥의 피부층

표현적 명상(expressive meditation) 빙글빙글 돌고, 흔들고, 춤을 추면서 하는 명상

표현성 실어증(expressive aphasia) 대상자가 말하는 것을 이해하지만 표현할 수 없는 의사소통장애로 간호사와 함께 언어적으로, 효율적으로 의사소통할 수 없음

플라그(plaque) 치아에 형성된 단단해진 물체로, 세균과 침으로 구성됨

피내(intradermal) 피부 표면 아래에 위치한 피부로, 피내주사 부위가 됨

피드백(feedback) 의사소통에서, 수신자와 송신자가 더 나은 메시지를 생성하기 위해 서로 상호작용

피로(fatigue) 지쳐 있음, 에너지가 부족함 등의 주관적 느낌

피부 스테이플(skin staples) 스테인리스 철로 만들어진 상처 치유기기의 한 형태로 상처봉합을 신속하게 하므로 조직이 움직이는 것을 줄이고 감염의 위험을 감소시킴

피부탄력(skin turgor) 피부의 긴장도나 단단함

피부통합성(skin integrity) 피부의 완전함

PIE기록(pie charting) 문제(p), 중재(i), 평가(e)로 구성되어 있으며 간호진행기록을 간호계획에 통합한 기록체계

피하(subcutaneous) 진피 아래의 조직층

핍뇨(oliguria) 24시간 동안 500mL 이하의 소변이 형성되고 배설됨

ㅎ

하위문화(subculture) 큰 인구집단의 작은 조직(예: 직업적 집단, 연령집단)으로 조직의 신념이 유지하고 있음

학습(learning) 상징, 언어, 조직화, 개념 등을 통하여 지식을 획득하는 다차원적인 과정

학습유형(learning style) 학생이 가장 잘 배울 수 있는 방법

한부모 가족(single-parent family) 한 명의 부모와 자녀들로 구성된 가족

항상성(homeostasis) 체액의 균형, 화학적 구성물의 균형을 포함한 인체의 균형 상태

항원(antigen) 신체조직에 상해나 자극을 일으키는 물질로 항체를 생성

핵가족(nuclear family) 한 쌍의 부부와 그 미혼자녀로 구성된 가족. 21세기에 시작되어 사회조직의 가장 기본적이고 일반적인 형태를 나타내는 개념으로 폭넓게 받아들여짐

행동(behaviors) 관찰할 수 있는 행동

허혈(ischemia) 순환의 폐쇄로 신체 부분에 혈액공급이 불충분한 상태

현실 지남력(reality orientation) 현실에 대한 인식을 회복하도록 돕는 간호기술

혈뇨(hematuria) 소변에 혈액이 있음

혈압(blood pressure) 혈관 벽에 대항하는 혈액흐름의 힘

혈액성(sanguineous) 혈액이 포함된 분비물

혈액장액성(serosanguineous) 혈액과 장액을 포함함

혈전(thrombus) 혈관 내의 혈액 응고

혈전성 정맥염(thrombophlebitis) 혈전으로 인한 정맥 염증

혈종(hematoma) 혈관손상으로 신체 조직, 기관, 강 내의 혈액의 축적

협력(collaboration) 다른 전문인들과 함께 조정하여 행동함

협력 건강문제(collaborative health problem) 의학적 진단, 의학적으로 처방된 치료와 같이 다른 건강전문가들과 상호의존적인 건강문제

협심증(angina) 심근허혈로 인한 전흉부, 어깨, 왼쪽 팔, 목, 턱까지 전달되는 심한 통증이 특징적인 심장질환

호스피스(hospice) 말기 질병 환자에게 간호를 제공하기 위한 가족중심의 건강서비스

호중구감소증(neutropenia) 혈액 내에 감염원 파괴를 위해 빠르게 반응해야 하는 백혈구인 호중구 감소

호흡(respiration) 폐와 조직에서 산소와 이산화탄소의 교환

호흡저하(hypopnea) 얕은 호흡

호흡곤란(dyspnea) 노력이 요구되는 호흡

혼수(coma) 질병 혹은 상해로 인한 깊은 무의식 상태로 외부자극으로도 대상자를 깨울 수 없음

혼합가족(blended family) 서로 관련 없는 아이와 부모가 함께 살고 있는 가족

홍반(erythema) 자극과 염증으로 인한 발적

화농성(purulent) 농을 생산하거나 농을 포함하고 있음

화상(burn) 열, 화학물질, 전기 혹은 방사성 에너지에 노출됨으로써 발생하는 상해

확대가족(extended family) 할아버지와 할머니, 고모(이모), 삼촌, 조카가 포함된 가족구조

확산(diffusion) 농도가 높은 곳에서 낮은 곳으로 분자의 이동

환각(hallucination) 잘못 받아들여진 감각으로 존재하지 않는 물체에 대한 시각, 청각, 후각, 느낌, 맛

환경(environment) 사람이 살고 있는 배경으로 사회와 무생물체를 포함

환기(ventilation) 폐의 안과 밖으로 공기의 이동, 호흡

활동 지속성 장애(activity intolerance) 일상생활을 수행하거나 지속하는 데 필요한 생리적 · 심리적 에너지가 불충분한 상태

황달(jaundice) 간질환 시 나타나며, 피부가 황색으로 변화됨

회장루술(ileostomy) 회장을 복부 표면으로 개방하여 장루를 형성함

횡문화 간호(transcultural nursing) 대상자에게 건강과 질병에 대해 영향을 주고 결정을 하는 배경인 문화에 대해 이해하고 여러 다른 문화환경에서 간호를 수행하기 위해 문화적 부분을 고려한 간호

횡격막 운동(diaphragmatic excursion) 완전한 호기와 흡기 사이의 후부 횡격막의 타진과 차이 측정

휴식(rest) 근육활동과 인지활동이 감소된 신체적 · 정서적 상태

흡수(absorption) 혈액 내로 약물이 흡수되는 과정

비판적 사고 적용하기 정답

1장

간호전문기관들은 간호사들이 더 큰 규모의 변화를 만들어낼 기회를 제공한다. 많은 조직들이 해당 분야의 간호사 업무 수행을 위한 표준을 수립한다. 회원이 되면 그 표준에 대한 발언권을 갖게 된다. 간호저널, 회의, 교육 기회 및 네트워킹 같은 추가적인 혜택도 있다. 또한 회원권 유지를 위해서는 비용이 들며, 대부분의 기관들에서 학생이 많은 비율을 차지하고 있다. 미국간호협회(American Nurses Association, ANA)는 모든 간호사를 위한 기관이다. 수많은 전문기관은 종양학, 중환자, 응급, 소아과 같은 특정 분야 간호의 요구를 해결한다. 이에 기관의 웹사이트를 확인하고 필요에 맞는 기관을 찾노록 한다. 정회원은 전문적이고 개인적인 보람을 느끼며 직업의 기회를 제공받을 수 있다.

2장

간호사는 대증요법과 보완대체요법에 대한 심 씨 부인의 관점을 이해해야 한다. 가장 도움이 될 수 있는 보완대체요법을 심 씨 부인에게 알려주는 것이 중요하다. 종양학 전문의가 항암치료를 보완대체요법과 함께 실시한다면, 종양전문의는 심 씨에게는 주요 정보원이 될 것이다. 심 씨 부인과 비판단적이지만 명확하고 정확하게 계속 소통하는 것이 중요하다.

3장

퇴원을 계획할 때에는 입원 중인 대상자와 조속히 협조하여 퇴원 계획을 세워야 한다. 퇴원 계획에는 김 씨의 집으로 돌아가거나, 자녀와 함께 살거나, 단기간 동안 요양시설에 들어가는 것이 포함될 수 있다. 지역사회 자원에는 노인센터, 가정 식사 배달 서비스 및 간호사가 제공할 수 있는 가정간호가 포함될 수 있다. 강력한 지원 시스템, 손잡이가 있는 욕실 등이 있어 김 씨는 이미 많은 자원을 보유하고 있다. 김 씨의 정신 상태, 건강한 식욕 그리고 물리치료의 수행은 김 씨가 육체적으로 잘하고 있음을 시사하고 있다. 그녀의 건망증과 제한된 재원은 우려의 대상이 될 수 있으며, 노인들에게 처방약의 조달을 보조하는 프로그램을 마련할 수 있다. 김 씨가 자신의 집으로 돌아가서 독립을 유지하는 데 지지자원으로 교회의 지원을 연계하는 것도 충분하다고 볼 수 있다.

4장

대상자의 안전이 최우선이다. 대상자가 피해를 입지 않은 것 같아 보여도 몇몇 이유로 사건보고서를 제출해야 한다. 첫 번째, 부작용이 추후에 나타날 수 있으며, 사건보고서는 발생한 사건을 판단하는 데 도움이 될 수 있다. 두 번째, 오류는 향후 유사한 오류를 방지하기 위해 수정이 요구되는 시스템 문제일 수 있다. 아마도 가장 중요한 것은 전문가로서 간호사가 자신의 행동에 책임을 져야 한다는 것이다. 실수를 감추는 것은 직업 윤리의 심각한 위반이다. 대상자에게 해가 없었다 하더라도 실수를 감추게 되면 실직 혹은 면허취소 등 징계 조치를 받을 수 있다. 간호사가 정직하고 성실하지 않으면 간호직은 위험하게 된다.

5장

1. 문화의 정의를 참조한다. "문화(culture)는 개인들의 한 지역사회가 수용한 명백한 믿음, 태도, 가치, 관습, 규율, 터부, 예술 및 생활방식 등이 함축된 시간을 두고 얻어진 하나의 학습되고 패턴화된 행위적 반응이다. 문화는 가족과 다른 사회조직 내에서 먼저 학습되고 전달되며, 그 그룹의 다수가 공유한다. 또한 개별화된 세계관이 포함되어 있으며, 의사결정을 유도하고, 자기가치인 자기존중감을 만들어낸다." 이렇게 생각해 보면, 이 가족의 믿음, 천식에 대한 태도와 가치, 이유와 영향 요인, 약물, 건강전문가와의 상호작용 그리고 다른 중요사항들은 내재적(implicit)이라고 할 수 있다. 내재적이라는 말은 그들이 자신의 관점과 그 관점이 건강전문가와 어떻게 다른지 의식하지 못하고 있을 것이라는 의미를 담고 있다. 그러므로 "건강에 영향

을 미치는 문화적 믿음이 있습니까?"와 같은 질문은 도움이 되지 않는다. 다음과 같은 질문을 할 수 있다.

- "무엇이 천식을 좋아지게 하거나 악화시킨다고 생각하나요?"
- "당신의 나라에서는 아이가 천식에 걸리면 어떻게 치료하나요? 당신이 어렸을 때 그 방법으로 효과를 보았나요?"
- "난민캠프에서는 어떻게 천식을 치료했고, 어떤 방법이 효과가 있었나요?
- "그런 상태를 뭐라고 부르고, 원인에 대해 의견이 있나요?"
- "집에서 살 때나 난민캠프에 있을 때 천식이 어떤 영향을 미쳤나요? 지금 생활에는 어떤 영향을 미치나요?"
- "살던 지역에서는 천식에 대해 뭐라고 말하고, 어떻게 하면 좋아진다고 하나요?"
- "건강에 관하여 기대하는 점은 무엇인가요?"

2. 전쟁으로 인해 난민이 되어서 난민캠프에 거주하는 외국어를 쓰는 대상자에 대한 간호사의 가정에 대해 작성해 본다. 이 부부를 처음 만났을 때 간호사가 보이는 신체적 외모에 따른 무의식적인 반응과 가정을 어떻게 표현했는지 써본다. 대상자가 눈을 마주치지 않으려고 할 때, 간호사의 무의식적인 반응은 무엇인가? 통역을 통해 천식과 같은 복잡한 질병을 설명한다는 생각에 대한 무의식적 반응을 설명한다.
3. 면담에 앞서, 그 나라의 문화그룹, 전통, 종교, 경제, 기본건강자료, 최근 역사에 대해 알아보기 위해 온라인 자료를 사용한다. 이러한 문화적 · 역사적 정보에 대해 통역 등의 주요 정보제공자에게 물어본다.
4. 그 다음의 개방형 질문은 이 대답에 바탕을 두고, 대상자가 자신의 단어를 사용하고 대상자의 생각을 기반으로 하여 대답하도록 격려한다.
5. 대상자의 답변은 개인의 문화적 관점에 기초하고, 질병의 원인, 건강과 치유에 대한 접근, 식이, 종교, 의사결정, 건강전문가, 전통 등과 관계가 있는 반응일 수 있다.

6장

다른 의료진으로부터 무엇이 그들에게 도움이 되었는지 정보를 수집한다. 이 상황은 간호사로서 당신에게 좌절감을 줄 수 있다. 가족이 박 씨와 의사소통을 할 때 효과적이었던 행위에 대해 그 가족과 이야기한다. 여러분은 대상자가 시선 응시, 고개를 끄덕임, 미소 짓기, 몸을 앞으로 기울이기, 정서적 접촉 등이 효과적인 의사소통에 있어 자주 사용되는 행위임을 기억해야 한다. 언어 표현을 촉진하기 위해 그림보드와 같이 그들이 내놓을지도 모르는 어떤 계획이나 언어치료도 같이한다. 간호사로서, 여러분은 정서적 접근을 위해 자신만의 기법을 개발해야 한다. 이 비언어적 의사소통 효과를 결정하는 지표에는 환자의 시선, 긍정적 · 부정적으로 고개를 끄덕이는 것 그리고 미소를 포함할 수 있다. 박 씨를 효과적으로 돌볼 수 있도록 하기 위해서는 특히 효과적인 행동을 팀원과 공유해야 한다.

7장

진실성, 기밀유지, 사생활 보호는 김 씨와 관련된 윤리적인 문제이다. 대상자들은 치료 권유를 거부할 권리가 있지만, 그에 따른 위험이 있다. 산소 탱크가 있는 상태에서 흡연하는 것은 위험하다. 대상자가 자신의 행동에 대한 결과를 이해하고 있는지를 평가할 필요가 있다. 이 딜레마는 대상자의 안전과 관련이 있을 수 있다. 그의 지식 정도를 평가하면 접근방식을 개별화하는데 도움이 될 것이다. 만약 대상자가 위험한 상황을 개선할 필요성을 부인한다면, 당신은 결정을 내리기가 어렵다. 간호사로서 복지를 향상시키는 방식으로 개입할 수 있는 실무범위와 역량을 이해해야 한다. 김 씨에게 솔직하게 말하는 것이 가장 좋은데, 그의 흡연을 비밀로 하겠다고 약속할 수는 없다고 설명한다. 의사와 그의 딸에게 솔직하게 말하라고 제안한다.

8장

질문에 더 구체적으로 집중하면 검색하려는 정보를 정의하는데 도움이 된다.

다음은 도움이 되는 몇 가지 예이다.

- 검색에 사용할 수 있는 PICO 질문의 주요 주제 및 대체 용어를 열거한다.
- 포함 기준 목록(성별, 연령, 출판 연도, 언어)
- 검색에서 제외할 수 있는 용어 나열
- 검색 대상 목록(EBM Reviews, Medline, CINAHL, PubMed)

발견한 정보를 강사와 공유할 수 있으며 강사와 상의한 후 결과를 환자와 효과적으로 공유하는 방법을 계획할 수 있다.

9장

박 씨 부인은 학습동기는 부여되어 보이지만 약물에 대한 그녀의 기본 지식, 약물복용에 대한 태도, 일상생활, 인지능력, 문해력 수준, 읽고 듣을 수 있는 능력(약물표기를 읽는 능력) 및 약 용기에서 약물을 제거하는 운동신경능력을 평가해야 한다.

가능한 빨리 가르치기 시작해야 한다. 박 씨 부인에게 약을 줄 때, 각 약명을 말해 주고 기능을 설명한다. 퇴원 하루나 이틀 전에, 박 씨 부인과 가까운 가족 구성원과 함께 각 약물에 관한 서면 및 구두 정보를 제공한다.

약물요법이 복잡한 경우 혼란이 생길 수 있다. 박 씨 부인과 가족 모두 각 약물, 복용량, 목적 및 특별한 고려사항을 다시 말하도록 하고, 정답을 말할 경우 긍정적 강화를 제공한다. 퇴원 후 약물투여 계획에 대해 질문한다(예: 약물투여 세트 사용, 서면 일정 확인). 박 씨 부인이 퇴원 전까지 숙달되지 않았다면 일차의료제공자 또는 가정간호사의 후속 조치가 지시될 수 있다.

10장

방광감염의 병력을 사정한다. 예를 들어, 방광염이 치료된 기간, 이 씨 부인이 복용하고 있던 약물, 식이요법을 포함하여 사정하고 설사가 지속되는 시간과 하루 중에 얼마나 자주 발생하는지 확인한다. 또한 회음부의 염증 유무, 염증의 정도 및 피부가 손상 여부를 사정한다. 대상자에게 방광감염을 치료하는 데 사용되는 항생제는 장의 정상 상주균을 죽이고 yeast spores의 과다 성장시킬 수 있다는 사실과 이 씨 부인이 호소하는 증상은 yeast spores 감염일지도 모르며, 그것은 설사와 염증을 유발할 수 있다는 설명이 필요하다.

장의 정상적인 상주균을 교체하면 yeast spores의 과증식이 해소될 것이다. 이 씨 부인이 호소하는 것은 설사와 염증을 일으킬 수 있는 yeast spores 감염일 수 있다. 이는 요구르트 및 기타 생균제(probiotic) 식품을 섭취함으로써 향상될 수 있다. 정상적인 장의 유기체가 재생성되면 yeast spores가 다시 균형을 이루게 되고 정상적인 장 기능이 회복된다. 그 동안 배변 후 회음부 피부를 깨끗하게 유지하고 보호 완화제를 사용하여 회음부 피부를 보호가 필요하다. 의료제공자는 또한 국소와 구두로 복용이 가능한 yeast 감염 약물을 처방할 수도 있으며 적절한 구강섭취를 권장해야 한다. 간호의 목표는 정상적인 영양과 체액 균형을 유지하고 회음부 피부를 보호하는 것이다.

12장

일차적 자료수집은 대상자로부터 직접 얻는 것으로 불편감, 과거의 투약력 등을 포함한 건강력, 신체사정 내용, 스트레스에 대응하는 대상자의 인지능력 등을 수집해야 한다. 이차적 자료수집은 CBC, 흉부방사선 필름과 같은 임상검사, 가족구성원에게 얻은 자료, 의사의 진료기록을 통해 수집한다.

13장

특히, 신규간호사라면 비효과적 역할수행과 같은 복잡한 간호진단을 관리하는데 자신감이 떨어지는 것이 일반적이다. 첫단계는 간호진단을 확인하고 문 씨의 감정을 사정하는 것이다. 교대가 시작될 때 대상자를 만나서 "더 잘 이해하기 위해 어제 있었던 내용의 의무기록을 읽었어요. 환자분에게 맞도록 간호를 할 수 있어요. 사고 이후로 분명히 많은 일이 있었어요. 아마도 집을 관리하기 위해 환자분과 그리고 아내분과 함께 약간의 조정이 필요한 것 같습니다. 어떻게 지내셨어요?" 문 씨는 이점에 대해 논의하고 싶거나 그렇지 않을 수도 있다. 문 씨는 현재 자신의 감정을 적극적으로 다룰 준비가 되어 있지 않다. 많은 복잡한 간호진단은 사회사업이나 정신건강과 같은 다른 건강관리팀원과 함께 협력할 필요가 있다. 문 씨의 말을 듣고 문제를 해결하고 적절한 의뢰를 하도록 한다.

14장

이 대상자의 우선순위는 신체 기동성 장애이다. 전 씨는 고관절 치환술 후에 기동성을 위해 장기요양시설에 있고, 기동성 회복은 집으로 돌아가기 전에 회복되어야 할 성과이다. 변비는 기동성 감소로 인한 부작용으로, 더 적극적으로 움직이면서 변비와 관련된 문제가 해결되기를 희망하고 있다. 통증 수준과 통증 약물의 사용에 대한 추가적인 정보를 수집한다. 적절한 통증관리는 문 씨가 적극적으로 물리치료에 참여하는데 필수적이다. 추가로, 수술 후 기간 동안 아편제 약물 사용은 변비를 일으킬 수 있는 요인이 된다. 회복에 영향을 미치기 때문에 정서적 상태도 사정하도록 한다. 전 씨는 딸이 자신을 돌보는 것을 원하지 않는다고 이야기하며 스스로를 돌볼 수 없다는 것에 좌절된다고 이야기한다. 추가할 또 다른 간호진단은 대처이다.

15장

감사는 병동이 성과의 충족 여부를 평가하는 도구이다. 표준은 의료평가기구(The Joint Comission)와 같은 외부기관에 의해 마련될 수 있다. 이런 표준에 맞는 회의와 기록이 인증이나 수가상환을 받는데 필요하다. 감사에 참여하는 것은 전문직 개발의 기회이며, 간호사가 대상자가 받는 치료에 영향을 미치는 많은 요인을 인식하도록 도와준다.

16장

대상자의 비밀유지를 보호하는 모든 노력이 유지되어야 한다. 그렇지 않으면 HIPAA를 위반하는 것이며 간호사와 의료기관에 심각한 결과를 가져온다. 임 간호사는 남자친구에게 이야기하고, 그가 사전에 말하지 않으면 사촌에게 그의 건강상태에 대한 정보를 공유할 수 있음을 촉구한다. 또한 임 간호사는 이 문제를 어떻게 다룰지에 대한 전략을 상급자와 논의할 수 있다.

17장

지난 7개월 동안의 요통, 심한 통증, TV를 보고 독서하는 것 이외에는 아무 것도 못함, 7점(10점 만점)으로 측정된 통증 등이 주관적 자료이다.

이 상황에서는 객관적 자료보다 주관적 자료가 더욱 중요하다. 활력징후는 정상이지만 일상생활활동의 제한으로 인한 통증이 문제가 되고 있다. 박 간호사는 다른 객관적 자료가 정상이더라도 대상자의 통증을 수용하고 치료를 위해 노력해야 한다.

18장

혈압은 대상자 사정의 정확한 자료로 이용된다. 스트레스와 활동 증가, 불안 등은 혈압을 증가시킨다. 의료진은 김 씨 부인이 편안해질 때까지 기다린 후에 혈압을 측정해야 한다. 김씨 부인의 옷 위에 커프를 감아서는 안 되며, 옷 위에 청진기를 놓고 혈압을 측정해서도 안 되고, 정맥주입요법을 실시하고 있는 팔에서의 혈압측정도 피해야 한다. 혈압을 측정하는 팔을 지지하여 혈압이 높게 측정되는 오류를 방지하여야 하며 의료진은 김 씨 부인에게 가까이 다가가 혈압계 눈금을 정확하게 읽어야 한다. 사진에서 보이는 의료진은 커프를 느슨하게 감은 것처럼 보이며, 청진기는 상완동맥 위에 위치해 있지 않아 보인다.

19장

인플루엔자는 공기를 통해 전파되기 때문에 다른 아동을 포함한 가족구성원은 독감에 잘 감염된다. 특히 아동은 독감 증상이 더 오래가는 독감에 감염된다. 김 씨 부인에게 아동을 학교나 놀이방에서 집으로 데려오도록 지시해야 하고, 감염기간 동안 친구들로부터 격리해야 한다. 또한 손씻기의 중요성을 지속적으로 교육할 필요가 있다. 위생관리에 대한 재강화는 조직 혹은 분비물의 적절한 처리를 포함해야 하며, 그 아동과 다른 가족구성원이 접시나 개별적인 간호물품을 함께 쓰지 않도록 해서 전파의 위험을 감소시켜야 한다. 현재 독감 백신이 이용되고 있는데, 특히 고위험 대상자(예: 노인, 호흡기계 질환이 있는 아동 등)는 반드시 접종하도록 한다.

20장

다음 공식을 사용하여 투약 용량을 계산한다.

$$\frac{\text{사용할 수 있는 1회 약물 용량}}{\text{사용할 수 있는 1회 약물 수량(분량)}} = \frac{\text{처방된 1회 용량}}{X}$$

$$\frac{10{,}000\text{단위}}{1\text{mL}} = \frac{7{,}500\text{단위}}{X}$$

$$10{,}000X = 7{,}500$$

$$X = 0.75\text{mL}$$

헤파린은 피하로 투여하므로, 바늘의 길이는 1/2인치, 바늘의 굵기는 25G~27G 정도로, 길이는 짧고 굵기는 가는 바늘을 사용하여 피하로 쉽게 삽입할 수 있도록 한다. 1mL 크기의 주사기를 사용하여 0.75mL의 용량을 정확하게 측정할 수 있도록 한다. 이를 위해 투베르쿨린 주사기가 사용된다.

대부분의 건강관리기관에서는 헤파린을 혈관분포가 비교적 적은 복부에 투여하도록 권장하고 있지만 복부에 투여했을 경우 주사부위에 멍이 드는 경우가 더 많이 발생할 수 있다. 그러나 어떤 연구에서는 헤파린 주사부위의 멍이 주사부위에 따라 차이가 없다고 보고하고 있으므로 반복연구를 통하여 재확인해 볼 필요성이 있다. 헤파린 주사부위에 멍이 드는 것을 예방하기 위해서는 바늘을 피하로 삽입한 후 흡인을 하지 않도록 하고 투여 후에는 주사부위를 문지르지 않도록 한다.

21장

정맥주입속도 계산: mL/hr를 계산하기 위해, 투약 총 시간으로 총 용량을 나눈다(3,000/24 = 125mL/hr).

중력을 이용한 주입−macrodrip: 1분당 주입 방울수를 구하기 위하여 공식을 사용한다. macrodrip 1mL = 20gtt(drop factor = 20)

$$방울수/분 = \frac{총\ 주입량 \times 방울계수(drop\ factor)}{주입시간(분)}$$

$$\frac{3000 \times 20}{24시간 \times 60분} = \frac{60,000}{1440} \fallingdotseq 41.7\ 또는\ 42drops/min$$

쉬운 계산방법은 우선 총용량을 시간으로 나누는 것이다(3,000mL/24hr = 125mL/60min). 더 작은 숫자로 계산하는 것이 쉽다.

$$\frac{125mL \times 20drops/mL}{60min} = 41.7$$

가장 작은 용량으로 나눔으로써, 125를 3으로 나누어 분당 약 41.7drops이라는 같은 답을 얻을 수 있다.

중력을 이용한 주입-microdrip: microdrip에서의 drop factor는 60이며 60drops/mL이고, 한 시간은 60분이기 때문에, 같은 숫자로 곱하고 나누게 된다. microdrip을 이용할 때 분당 방울수(drop/min)는 시간당 mL(mL/hr)의 값과 같아서 간단하게 주입속도를 계산할 수 있다. microdrip 1mL = 60microgtt (drop factor = 60)

22장

수술 후 활력징후를 나타낼 때, 혈압 감소, 맥박 증가와 같은 경향을 평가하여 쇼크를 신속하게 발견한다. 김 씨의 활력징후는 변화가 있으나, 정상치와 비슷하게 유지되고 있다. 증가한 혈압과 맥박수는 만약 이러한 경향이 계속 된다면 통증에 의한 반응일 것이다.

규칙적으로 관찰해야 할 다른 중요한 사정자료는 기도 유지와 호흡의 질, 의식수준과 마취제로부터의 회복, 수술부위 상처배액의 양과 양상, 소변배설량과 통증 수준 등이다.

23장

억제대가 항상 대상자의 안전을 위한 최상의 방법은 아니다. 응급치료기관에서 억제대는 적용될 수 있으나 의사의 처방은 기관의 정책에 따라 받아야 한다. 손상을 예방하기 위한 억제대의 적절한 사용과 모니터링을 위한 프로토콜이 준비되어야 한다. 순환 상태와 신경혈관 상태를 자주 사정한다. 가족이 환자와 함께 앉아 있거나 가족이 없는 경우에는 간병인을 사용하는 것과 같은 다른 선택들을 고려한다. 근본적인 원인을 해결하는 과정에서 직접적인 치료에 대한 김 씨의 혼란의 원인을 찾기 위해 노력한다.

24장

87세인 임 씨는 운동성과 인지 능력의 저하로 인해 목욕할 때 도움이 필요하다. 특히 임 씨의 낙상 경험 때문에 샤워의자를 사용하여 샤워할 수 있도록 해야 한다. 먼저, 임 씨에게 화장실에서 소변과 배변을 하도록 격려한다. 때때로, 의식혼돈이 있는 대상자는 방광이나 장이 가득 찼을 때 조절을 할 수 없고 즉시 제거해야 할 필요가 있는 것처럼 보일 수 있다.

간호사는 임 씨에게 어떤 간호를 제공하고 있는지에 대해 말해주고 가능하면 더욱 많이 참여하도록 격려한다. 자기돌봄에 대해 참여하도록 하기 위해 긍정적인 회환을 제공한다. 노인은 쉽게 저체온이 될 수 있기 때문에 목욕 담요를 빨리 감싸주어 따뜻하게 해주어야 한다. 순한 비누와 린스를 사용하여 피부 표면의 문제나 상해가 있는지를 관찰해야 한다. 임 씨의 머리가 엉겨 있거나 윤기가 없다면 린스를 사용하도록 한다. 피부가 접히는 부분은 수분 축적이 잘 되어 특히 잘 말려야 하는데, 이는 피부 연화, 진균감염을 유발할 수 있기 때문이다.

간호사는 임 씨의 방에 가서 머리를 건조시키고 빗질을 해주며 구강간호를 제공하도록 한다.

25장

82세 김 씨가 일어서기 전에 더 중요한 것은 체액 결핍이 있는가를 관찰하는 것이다. 이러한 개념을 지지하는 자료는 혈압과 최소한의 소변 배설량이다(30mL/hr 이하). 체액 결핍은 체위성 저혈압의 원인이 될 수 있어서 현기증을 일으킬 수 있고, 일어설 때 기절하게 만들 수도 있다. 통증과 오심 증상으로 복용하는 약물은 저혈압을 일으킬 수 있다. 김 씨가 일어서기 전에 체위성 혈압을 측정하고 맥박을 측정한다. 만일 김 씨에게 기립성 저혈압이 있다면 침대에서 일어나 앉았을 때 혈압은 떨어지고, 맥박은 상승할 것이다. 또한 김 씨는 현기증, 발한, 일반적인 허약감을 호소할 수도 있다. 만일 체위성 저혈압이 특징적이라면(수축기 혈압이 25mmHg 이상 감소 또는 맥박의 현저한 증가), 간호사는 수액을 더 제공할 필요가 있다. 만일 김 씨에게 기립성 저혈압이 없다면 천천히 일으키고 김 씨의 절개부위에 압력이 가해지는 것을 예방하기 위해 침대머리를 올린다. 보행 전에는 PCA를 사용하여 통증을 조절할 수 있도록 한다.

김 씨에게는 보조기가 필요할 수 있다. 이동벨트는 보통 기동에 문제가 없는 수술 후 대상자에게는 적용하지 않는다.

정맥수액주입, PCA, 도뇨관 등을 확인하여 보행하는 동안 방해받지 않도록 한다. 보행하는 동안 더 자주 김 씨를 사정하여 활동 지속성 장애를 빨리 발견해야 한다.

26장

수술 후 간호기간 동안 김 씨의 무기폐를 예방하기 위해 지속적인 호흡에 대한 중재가 필요하다. 무기폐 발생 시 얕은 호흡, 악설음을 동반한 호흡음 감소, 체온상승의 증상이 나타날 수 있다. 수술 후 제한된 기동성, 통증, 심호흡 시 나타나는 통증의 두려움을 관리하기 위해 사용하는 마약성 진통제 복용으로 인해 나타나는 호흡 감소 등은 모두 수술 후 무기폐의 원인이 된다. 무기폐를 감소시키고 적절한 산소화를 촉진하기 위해 김 씨를 일으키고 움직이게 하는 것이 중요하다. 심호흡을 격려하고, 만일 강화폐활량계 사용이 가능하다면 사용할 수 있는 방법을 교육해야 한다. 산소 공급은 보통 산소포화도가 93% 이하일 경우에만 적용하도록 한다.

27장

고 간호사는 가정방문간호사로서 심장마비가 발생했던 대상자의 회복을 평가하는 역할을 담당해야 한다. 수술로부터 불편감을 경험하는 대상자는 정상적이다. 상처의 발적, 배액, 종창 등을 사정하여 감염 증상을 발견하도록 한다.

손 씨의 활력징후를 측정하고 체온 상승을 기록한다. 필요 시 진통제 복용을 격려하고 통증이 증가되면 보고하도록 한다. 통증은 시간이 경과됨에 따라 완화되어야 한다.

손 씨는 심장마비나 협심증의 지표가 될 수 있는 흉통 발생 시 즉각적으로 보고해야 한다. 고 간호사는 가정간호의 초점을 위험 감소에 두어야 한다. 음식 조절과 걷기 등을 잘하면 긍정적인 회환을 제공한다. 심장마비의 위험을 감소시키고 혈압을 조절하기 위한 약의 적절한 사용과 같은 건강을 증진할 수 있는 다른 활동도 격려한다. 절개부위의 감염예방을 재강화한다. 스트레스의 원인에 대하여 논의하고, 음악 듣기, 대화, 휴식과 같은 방법으로 스트레스를 통제할 수 있도록 한다. 가정간호를 마칠 때 고 간호사는 손 씨 부부가 한 것들, 증상 기록, 건강증진을 위한 기회를 적용한 것에 대해 모두 칭찬하도록 한다.

28장

박 양의 불편감에 대한 걱정스러움을 표현하고, 수분제한에 대한 이유를 설명한다. 그 다음 설탕이 없는 캔디나 껌을 제공한다. 박 양이 물 한 모금으로 입을 헹구도록 하고, 물을 입안 여기저기 움직인 다음 삼키기 전에 뱉으라고 말한다. 또한 자주 구강간호를 수행한다. 박 양이 구강청결제를 사용할 수도 있지만, 알코올은 입안을 건조시킬 수 있으므로 알코올이 없는 구강청결제를 사용하도록 설명한다. 박 양의 입술이 건조하고 갈라지는 것을 막기 위해 수용성 윤활제로 입술을 촉촉하게 한다.

29장

Isocal은 반강성 용액(halfstrength solution)을 만들기 위해 물로 희석해야 한다. 간호사는 Isocal 240mL 한 캔만을 준비한다. 간호사는 장시간 동안 영양 주입관에 다량의 유동식을 주입해서는 안 된다. 그 이유는 따뜻한 유동식은 미생물의 배지가 되기 때문이다. 영양주입을 하기 전에 관 위치를 사정하는 것이 중요하다. 빠르게 관 내에 공기를 주입하고, 위 부근에서 '휙' 하는 소리를 청진하거나 관에서 위장관 배액물을 흡인해 보도록 한다. Semi Fowler's 체위나 High Fowler's 체위는 위장관 역류와 흡인 가능성을 예방하기 위한 체위이다.

30장

윤 씨 부인의 발을 사정하고, 수포, 베인 상처, 찰과상과 같은 외상이 있는지 살펴본 후 염증, 감염, 화상, 부종 혹은 다른 문제가 있는지도 사정한다. 윤 씨 부인이 발 간호에 대해 이해하고 있는지 확인하고, 발 간호를 어떻게 수행하는지 설명해 보도록 한다. 피부통합성을 유지하기 위해 주의 깊은 발 간호의 필요성을 대상자에게 주지시킨다.

피부통합성을 유지하기 위해 주의 깊은 발 관리의 필요성을 대상자에게 주지시킨다. 상처를 예방하기 위해 항상 잘 맞는 신발과 양말을 착용하는 것이 중요하다는 것을 설명한다.

감각 저하 때문에 자신도 모르는 사이에 상해가 발생할 수 있기 때문에, 피부에 손톱 연마용 줄을 사용하면 치료가 어려운 외상이 생길 수 있음을 설명한다. 발의 외상이나 상처를 예방하기 위한 간호중재에 윤 씨 부인을 적극적으로 참여시켜 대상자의 협조를 구하는 것은 필수적이며, 불량한 발 관리의 부정적인 결과를 알려주는 것이 도움이 될 수 있다. 필요할 경우 전문적인 치료를 받도록 격려하고, 발 관리와 피부에 관한 문의가 생길 때는 언제든지 병원을 방문하도록 한다.

31장

감염의 위험을 높이는 위험요인에는 복부 수술로 인한 파괴된 피부통합성, 복부 절개와 통증 수준의 증가로 인한 얕은 호흡과 무기폐 가능성의 증가(호흡기계 감염의 원인이 될 수 있는), 천식의 과거력으로 인한 만성 호흡기계 문제, 감염에 대한 방어기전이 감소된 연령 등이 있다.

감염의 존재를 나타내는 가장 중요한 요인은 고체온(38℃)이다. 미열은 수술 후 스트레스나 염증에 때문에 나타날 수 있으나 고열은 감염이 있음을 의미한다. 특히 김 씨의 경우 호흡기계 감염의 위험요인인 호흡 증가와 얕은 호흡, 분비물이 있는 기침이 감염을 나타낸다. 대사율이 증가하여 맥박수가 증가하며, 감소된 호흡음은 무기폐를, 악설음은 기관지 내의 분비물이 있음을 의미한다. 이와 같은 증상은 폐렴과 같은 호흡기계 감염과 함께 발생할 수 있다.

김 씨에게 우선적으로 제공해야 할 치료는 전혈구수 검사 처방을 통해 증가된 백혈구수와 감염을 확인하는 것이다. 객담배양과 민감도 검사는 항생제 투약 전 미생물을 확인하기 위해 행해지며, 배양검사는 48시간 후 결과를 알 수 있기 때문에, Gram Stain이 조기 항생제치료를 결정하는 데 도움이 된다. 또한 흉부 X-ray가 처방될 것이다.

32장

a. 100mL의 소변은 적절한 양이 아니다. 일반적으로 방광에 250~400mL의 소변이 찼을 경우 배뇨의 욕구를 느낀다. 이러한 용량은 배뇨근을 이완시켜 부교감신경을 자극하고 대뇌가 방광이 가득 찼음을 인지하도록 한다. 대상자가 유치도뇨관을 장기간 삽입하게 되면 방광 근육의 긴장도가 감소하여 소변정체의 원인이 된다. 대상자의 소변색이 옅은 노란색임을 고려할 때 소변이 모두 배뇨되지 않았음을 알 수 있다. 만약 6시간 동안 대상자가 100mL(시간당 20mL 이하)만을 배뇨했다면, 방광이 완벽하게 비워지지 않아 요로감염을 일으킬 수 있다. 방광초음파 혹은 도뇨관을 삽입하여 배뇨 후 잔뇨량을 확인할 수 있다.

b. 성 씨의 상태변화를 주치의에게 보고한다. 노인에게 급성 혼돈의 원인의 다양하지만 일반적으로 요로감염이 원인일 수 있다. 유치도뇨관의 존재와 미열(노인은 보통 감염되었을 때 고열이 나타나지 않는다), 소변 배설량 감소, 탁한 소변 등의 사정결과가 요로감염이라는 가설적인 진단을 내리게 한다. 요로감염이 의심될 경우 의사의 처방을 확인하고 소변 미생물 배양과 민감도 검사를 한다.

33장

정 간호사는 의사의 처방에 따라 생리식염수로 박 씨의 비위관을 세척한다. 수술 후 2일 동안 장음이 청진되지 않은 것은 정상이나, 복부 팽만을 막기 위해 비위관의 위치를 유지해야 한다는 것을 시사하고 있다. 박 씨의 비위관을 통해 배액되는 것이 없는 것은 관이 막힌 것을 의미하며, 특히 비위관을 통해 배액되는 것이 점성이고 점액이 있을 경우에 발생할 수 있다. 오심의 불편감 역시 비위관이 제 기능을 하지 못하기 때문일 수 있다. 비위관을 세척한 후에도 여전히 배액되는 것이 없으면 관을 약 1인치 더 삽입한 후 고정한다. 하지만 위 수술을 받은 대상자에게는 위와 같은 중재는 금기임을 기억하도록 한다. 비위관의 위치를 다시 고정한 후에도 여전히 배액되는 것이 없으면 의사에게 보고한다.

34장

비록 장 씨 부인이 잠을 자기가 어려워 도움을 요청하였을지라도, 오히려 장 씨 부인의 남편이 더 심각한 문제를 가지고 있을 수도 있다. 큰 소리로 코를 고는 것은 수면 중 무호흡을 의미하여, 의학적인 정밀검사가 필요하나. 장 씨 부인에게 남편이 검사를 받을 의사가 있는지 묻고, 가능한 한 수면클리닉에 가보도록 한다. 최면제는 수면을 유도하기 위한 단기간의 방법으로 사용할 수 있고, 보통 수면의 질을 증가시켜주는 의약품은 여러 가지가 있다. 우선적으로 수면을 개선하기 위해서 비약물적인 요법을 적용하도록 노력하는 것이 더 좋은 방법이다.

35장

우선 지난 24시간 동안 어떤 진통제를 받았는지 확인하는 등 종합적인 통증 사정을 해야 한다. 안전하게 퇴원할 수 있는 충분한 이동성을 회복하기 위해 물리 치료에 적극적으로 참여할 수 있도록 통증을 잘 관리할 필요가 있다. 또한 정맥 주사용 모르핀 형태는 집에 갈 수 없기 때문에 경구 치료제로 통증을 다스리는 것이 중요하다. 자가조절진통제(PCA)가 중단되기 전 Percocet을 처방받았어야 했다. 만약 그가 그렇게 하지 않았다면, 통증은 조절되지 못하였을 것이고, 정맥 주사용 모르핀을 필요로 할지도 모른다. Percocet의 효과 시점은 투약 15분에서 30분이며 약의 최고 효과는 1시간 이내이므로, 가장 좋은 선택은 현재 2 percocet을 처방하고 물리치료 15분 전의 통증을 재사정해야 한다. 퇴원 전 경구용 치료에 대한 그의 통증을 조절하는 것이 중요할 것이라고 설명해야 한다. 또한 24시간 동안 PRN 처방의 Percocet, Tylenol과 acetaminophen을 포함하여 acetaminophengen의 총 양을 감시하는 것이 중요하다. 간 독성을 피하기 위해 24시간 동안 acetaminophengen의 사용량을 4g으로 제한해야 한다.

36장

노 씨와 함께 노 씨의 중심 시력이 흐려짐을 첫 번째로 발견했을 때가 언제인지 논의한다. 노 씨의 주변 시력이 어떠한지를 확인하고 안전하게 이동하도록 할 수 있다. 노 씨가 혼돈상태에 있다고 추측해서는 안 된다. 노 씨의 망막에 얼룩진 부위에 일부 퇴화적인 변화가 있을 수 있어서 노 씨의 감각지각이 왜곡될 수 있다. 노 씨가 자신의 제한된 시력과 의식혼돈에 대해 명확히 구분하도록 돕는다. 노 씨의 시력에 대한 재확인과 재사정이 더욱 도움이 될 수 있다.

37장

특히 조 씨가 사람, 장소, 시간에 대한 지남력이 있는지 사정한다. 신경계 사정(LOC, 반사, 감각, 운동 기능)을 구체적으로 평가하고, 이전의 기록과 다른 특징적인 변화를 기록한다. 간단한 지시(예: “침대에 계세요.”)와 이런 요청에 따르려는 의지를 이해하는 능력이 있는지 사정한다. 알코올 금단이 섬망의 원인이 될 수 있기 때문에 조 씨의 정상적인 음주량을 사정한다.

조 씨에게 침착하게 말하고, 조 씨의 생각을 듣도록 노력한다. 접촉과 좋은 의사소통 기술을 사용한다. 만약 조 씨가 지남력이 없다면, 그가 어디에 있고, 무슨 일이 일어났는지, 왜 필요한지를 설명한다. 정맥주입이 되는 이유를 설명한다. 조 씨가 닿을 수 있는 가까운 곳에 호출기를 두고, 가능하면 간호사가 지속적으로 관찰할 수 있도록 간호사실에서 가까운 병실에 있게 한다. 조 씨에게 옆에 있을 수 있는 가족이 있는지를 묻는다. 만약 의식혼돈이 계속되고, 조 씨가 자신 혹은 다른 사람을 해칠 위험이 있다면 머무를 수 있는 돌봄제공자가 필요할 수 있다. 투약은 두부외상 때문에 이 상황에서는 부적당하다.

38장

우선, 민서의 키와 몸무게를 사정하여 연령 기준에서의 비율을 확인한다. 연령 기준에 맞는지 확인하고 영양사에게 의뢰할지 여부를 결정한다. 민서와 함께 체육관과 다른 아이들에 대한 감정이 무엇이며 어떻게 관리할 수 있을지를 살펴본다. 그의 아빠가 상황에 관여하게 하는 것은 민서가 그의 아빠가 자신의 감정을 이해하고 있으며 자신을 돕는다는 것을 이해할 수 있게 하는 것이 도움이 될 수 있다. 부모님 모두가 민서를 지지하게 하는 것은 그의 외로움을 덜 수 있다. 민서와 그의 부모는 체육관 코치와 학교 상담사와 상황에 대해 이야기하고 싶을 수 있다. 체육관 출석 문제는 중학생과 고등학생에게 흔하므로 체육관에서 무슨 일이 일어나는지와 다른 반 친구와의 상호작용에 대한 통찰력을 제공할 수 있다.

39장

어린 아동은 높은 곳에서 떨어지거나 스스로 상해를 입기도 한다. 그러나 이 같은 간호사의 사정은 아동학대를 의미할 수 있는(아동의 태연함, 눈맞춤을 피함, 여러 군데의 외상 등) 상황을 드러낼 수 있다. 따라서 엄마로부터 가능한 한 많은 정보를 얻기 위해 노력해야 하고, 어떻게 그 사건이 발생했는지에 대해 전반적으로 묻도록 한다. 그 사건에 대해 당사자들을 따로 면담하여 개개인의 언행일치에 대한 설명을 비교한다. 또 가깝게 면담하는 동안 그들의 비언어적인 행동을 관찰한다. 면담 후, 아동학대가 의심된다면, 아동을 보호하는 전문가에게 간호사가 의심한 내용을 보고해야 하고, 이때 법적인 절차가 필요해질 수 있다. 이러한 법적 내용은 의심되는 아동학대의 사건을 보고하기 위해, 또 지속적인 연구를 계속하기 위해 모든 건강관리제공자에 요구된다.

40장

영호 엄마는 쇼크상태에 빠졌다. 아들의 죽음은 예기치 못한 일이었고, 우발적으로 발생했다. 영호의 부모를 위해 지지체계의 동원이 필요하지만, 모든 것이 잘될 것이라고 안심시키는 것은 옳지 않다. 슬픔에 대한 어떤 표현도 인지하고 받아들이도록 하고, 영호의 부모가 병원에서 집으로 안전하게 돌아갈 수 있도록 차량 등을 확인하는 노력이 필요하다.

41장

최 양의 증상은 스트레스에 대한 교감신경계의 자극반응 때문에 발생하는 것으로, 스트레스 반응은 개개인의 자극에 대한 해석방법에 영향을 받는다. 시험에 대한 최 양의 스트레스는 첫 번째 시험에서 낮은 점수를 받았다는 사실에서 시작하여 이번 시험에서는 바라는 정도를 획득하기 위해 잘해야 한다는 강박적 관념으로 더욱 악화되었다. 이때 일부 이완기술(느린 호흡, 초점 맞추기 등)을 사용하여 긴장을 감소시킬 수 있다. 종합적으로, 대상자에게 알맞은 간호를 제공해야 한다. 시험 전 적당한 수면과 음식 섭취는 기억을 명확히 하도록 도와주기 때문에 이를 통해 시험문제에 올바른 대답을 할 수 있도록 한다. 만약 시험불안이 계속되는 것이 문제라면, 학습센터, 상담센터와 같은 가능한 방법을 사용하는 것도 도움이 될 것이다.

42장

일단 학생들에게 좋은 질문을 했다고 격려하면서 학생들이 편안하게 느낄 수 있도록 한다. 각각의 학생에게 왜 생리기간 동안 임신이 될 수 있거나 되지 않을 수 있다고 생각하는지에 대해 논의해 보도록 한다. 그 후 그들에게 정확한 대답을 해주어 왜 그것이 옳은지를 설명하도록 한다. 부가적인 성에 대한 정보의 필요성에 대해 사정하고, 홍보물을 제공하고, 다른 학생이 성에 대한 정보 제공토론에 참여하고 싶어 하는지를 관찰한다. 만약 학생들이 수용한다면 간호사는 그들에게 계획된 과정에 참여하도록 격려한다. 만약 학생들이 혹은 그 친구들이 질문이 있다면 간호사가 언제 보건실에 있는지 알려준다.

43장

믿음은 매우 개인적이기 때문에, 김 간호사는 개인 경험에 대해 대답하는 대신 대상자에게 다시 질문을 반영할 필요가 있다. 김 씨 부인은 간호사에 대한 세부 사항을 알고 싶어 하기보다는, 자신의 문제를 경청해 줄 누군가를 찾고 있는 것이다. 김 간호사는 김 씨 부인을 도울 수 있는 방법을 모색해야 한다. 건강관리기관에 종교지도자가 있다면, 김 씨 부인에게 종교지도자의 방문을 원하는지 물어본다. 김 씨 부인이 선호하는 특정 교회나 종교단체가 있다면 접촉을 주선할 수 있다.

부록 C

기록 시 일반적으로 사용하는 약어

약어	의미
$\bar{a}$	before
abd	abdomen
ac	before meals
ADLs	activities of daily living
amp.	ampule
ant.	anterior
AP	anterior – posterior
ax.	axillary
b.i.d.	twice a day
BP	blood pressure
BR	bed rest; bathroom
BRP	bathroom privileges
C	Centigrade
$\bar{c}$	with
caps	capsule
CVP	central venous pressure
c/o	complains of
drsg	dressing
ext	external
F	Fahrenheit
fx.	fracture, fractional
gm	gram
gtt	Drop; drip
h	hour
HOB	head of bed
hx	history
I & O	intake and output
IM	intramuscular

약어	의미
IV	intravenous
kg	kilogram
KVO	keep vein open
L	left; liter
lat	lateral
MAE	moves all extremities
mg	milligram
ml, mL	milliliter
NAD	no apparent distress
NG	nasogastric
noc	night
NPO	nothing by mouth
OOB	out of bed
oz	ounce
$\bar{p}$	after
p.c.	after meals
post	Posterior; after
prep	preparation
prn	when necessary
q	every
q. 2 (3, 4, etc.) hours	every 2 (3, 4, etc.) hours
R/O	rule out
ROM	range of motion
$\bar{s}$	without
SBA	stand by assistance
SL	sublingual
SOB	shortness of breath
sol, soln	solution

약어	의미
spec	specimen
S/P	status post
sp. gr.	specific gravity
stat	immediately
tab	tablet
t.i.d.	three times a day
TKO	to keep open
TO	telephone order
TPN	total parenteral nutrition
TPR	temperature, pulse, respiration
tsp	teaspoon
TWE	tap water enema
VO	verbal order
VS	vital signs
VSS	vital signs stable
W/C	wheelchair
WNL	within normal limits
특성 설명 시 사용하는 약어	
AKA	above-knee amputation
ASCVD	arteriosclerotic cardiovascular disease
ASHD	arteriosclerotic heart disease
BKA	below-knee amputation
ca	cancer
CCU	critical care unit
chest clear to A & P	chest clear to auscultation and percussion
CMS	circulation movement sensation
CNS	central nervous system; clinical nurse specialist
D5W	5% dextrose in water
DJD	degenerative joint disease
DOE	dyspnea on exertion
DTs	delirium tremens
ED	Emergency department
FUO	fever of unknown origin

약어	의미
GB	gallbladder
GI	gastrointestinal
GYN	gynecology
H_2O_2	hydrogen peroxide
HA	hyperalimentation; headache
HEENT	head, ear, eye, nose, throat
HVD	hypertensive vascular disease
HF	heart failure (also CHF, congestive heart failure)
HPI	history of present illness
ICU	intensive care unit
I & D	incision and drainage
L & D	labor and delivery
LLE	left lower extremity
LLQ	left lower quadrant
LOC	level of consciousness
LMP	last menstrual period
LUE	left upper extremity
LUQ	left upper quadrant
MI	myocardial infarction
Neuro	neurology; neurosurgery
NS	normal saline
NWB	non-weight bearing
O.D.	overdose
O.S.*	left eye
ORIF	open reduction internal fixation
Ortho	orthopedics
OT	occupational therapy
PACU	postanesthesia care unit
PE	physical examination; pulmonary embolism; pulmonary edema
PERRLA	pupils equal, round, and react to light and accommodation
PID	pelvic inflammatory disease
PM & R	physical medicine and rehabilitation
Psych	psychology; psychiatric

약어	의미
PT	physical therapy
RL (or LR)	Ringer's lactate; lactated Ringer's
RLE	right lower extremity
RLQ	right lower quadrant
RT	respiratory therapy
RUE	right upper extremity
RUQ	right upper quadrant
Rx	prescription
STSG	split-thickness skin graft
Surg	surgery, surgical
T & A	tonsillectomy and adenoidectomy
THR, TJR, TKR	total hip replacement; total joint replacement; total knee replacement
URI	upper respiratory infection
UTI	urinary tract infection
vag	vaginal
VD	venereal disease
WNWD	well nourished, well developed
일반적 진단검사와 관련된 약어	
BE	barium enema
B.M.R.	basal metabolism rate
CA^{++}	calcium
CT	computed tomography
CBC	complete blood count
Cl^-	chloride
C & S	culture and sensitivity
Dx	diagnosis
ECG, EKG	electrocardiogram
EEG	electroencephalogram
FBS	fasting blood sugar
hct	hematocrit
Hgb	hemoglobin
IVP	intravenous pyelogram
K^+	potassium
LP	lumbar puncture

약어	의미
MRI	magnetic resonance imaging
Na^+	sodium
RBC	red blood cell
UA	urinalysis
UGI	upper gastrointestinal x-ray
WBC	white blood cell
일반적으로 사용하는 부호	
$>$	greater than
$<$	less than
=	equal to
≈	approximately equal to
≤	less than or equal to
≥	equal to or greater than
↑	increased
↓	decreased
♀	female
♂	male
°	degree
#	number or pound
×	times
@	at
+	positive
−	negative
±	positive or negative
F_1	first filial generation
F_2	second filial generation
PaO_2	partial pressure of arterial oxygen
$PaCO_2$	partial pressure of arterial carbon dioxide
:	ratio
∴	therefore
%	percent
2°	secondary/due to
Δ	change

찾아보기

ㄱ

가능한 간호진단 244
가소성 1121
가스교환 624
가스운반 625
가족관계 1066
가족구조 1066
가족의 기능 1068
간접 접촉전파 383
간헐성 파행증 678
간헐적 도뇨 874
간호 감사 275
간호계획 210
간호과정 209
간호사를 위한 질 향상 및 안전교육 65
간호사정 210
간호성과 210, 254
간호성과 평가 272
간호수행 210
간호연구위원회 145
간호진단 210
간호판단 209
간호평가 210
간호학 교육위원회 10
감각결핍 987
감각과잉 985
감각균형 983
감각박탈 986
감각보조기 996
감각성 1021
감각인지 982
감각적응 983
감각투입 982
감사 279
감수성 638
감시 62
감염성 질환 380
감염예방 811
강화폐활량계 645
개인보호장구 394
객관적 자료 223, 231
객담 생성 630
객혈 631
거대이론 146
건강관리추구자 155
건강기능 양상 234
건강력 305
건강문해력 측정도구 170
건강사정 300
건강정보보호 154
건강증진 간호진단 244
건강 코칭 26
건선 777
검안경 320
검이경 321
격리 396
결장경 881
결장루술 881, 888
결정질 450
경구투약 428
경구투여 428
경마외 약물 972
경제적 준비 1068
경피전기신경자극 974
경피투여 430
계량용량 흡입기 649
고막체온 359
고상지두 318
고수 168
고장성 탈수 719
고장액 451
고창 881
고혈압 374
골반저운동 906
곰팡이 818
공개적 영역 102
공기매개 주의지침 397
공기색전증 467
공기전파 384
공동체 가족 1067
공동체적 소생술금지지시 136
공명 314
공정문화 63
과다활동성 방광 855
과도신전 583
과실방지 69
과정평가 272
과탄산혈증 634
관계망 151
관념유전성 삼투압 719
관련 요인 241
관장 881
관찰 226
광범위 베타락탐계 항생제 분해효소 380
교대근무 928
교육 1068
교질 451
구강 체온 359
구음장애 1003
구조평가 272
국립간호연구소 145
국소마취 501
국소투약 430
군집화 820
굴곡 583
귀점적 430
규제 약물 413
근거기반실무 65
근본 원인 분석 63
근육주사 439
글래스고 혼수 척도 316
글리코겐 분해 745
글리코겐 합성 745
급성 통증 952
긍정적 신체상 1041
긍정적인 자기 이야기 103
기관절개술 655
기관지연축 629
기관지 폐포음 326
기관지호흡음 325
기능성 요실금 857
기립성 저혈압 374
기생충 818
기술능력 266
기이맥 373
기형유발 418
기흉 467
긴박뇨 855
길항작용 416

ㄴ

낮잠 922
내과적 무균술 391
내번 583
내성 415
내장통 953

내전 583
내호흡 366
내회전 583
농뇨 855
뇌신경 320
눈깜박반사 320
늑막 마찰음 326
능동면역 815
능숙함 152

ㄷ

다뇨 855
다세대가족 1067
다약제 내성균 381
다양한 치료 967
단서 212, 223
단서 묶음 243
단순 헤르페스 바이러스 1167
단위용량 408
대리배상책임 135
대리인 지침 124
대립 583
대사 415
대사성 증후군 674
대인관계능력 266
대처 1126
대처기전 547
대퇴직근 442
도뇨 869
독성 416
동거가족 1067
동결침전제제 474
동공반사 320
동정심의 피로 103
둔부의 배면 443
둔부의 복면 442
등장액 450

ㄹ

린네 검사 322

ㅁ

마비성 장폐색 881
마비성 장폐색증 485
마찰음 318
마취전문 간호사 500
말초 허혈성 통증 694
망상척도 1025
망상활성계 982
매독 1167
맥박 362
맥박결손 366
맹목의 영역 102
머리 위 손잡이 585
메디케어 및 메디케이드 서비스센터 70
면담 223
면대면 구두처방 296
면역 814
면역능력검사 758
멸균 394
명칭 실어증 1003
모세혈관 충혈 시간 333
모유생성 1154
무기폐 629
무작위 소변 860
물리적인 병원매개체 384
물 제한 730
물질 남용 1077
미각장애 988
미국 간호자격센터 8
미국 건강증진연구소 70
미국국립보건원 145
미국국립의학연구소 145
미국노인학회 531
미국독극물통제협회 534
미국보건의료연구소 155
미국심장협회 673
미국의료연구 및 의료품질관리국 155
미국의료정보보호법 154
미국의학연구소 65
미국의학연구소 질적 보건의료 위원회 62
미국 화재행정처 516
미지의 영역 102
밀리이퀴밸런트 706

ㅂ

바이러스 818
반사성 요실금 857
발기부전 1162
발목 억제대 532
발살바법 881
발열기 823
발열반응 476
발 펌프 자극하기 690
발포제 464
방광경검사 863
방광류 854
방광절제술 858
방광초음파 860
방부제 394, 399
방진마스크 394
배뇨곤란 854
배뇨반사 847, 852
배란 1153
배변반사 881
배설 415
백혈구 813
벨트억제대 531
변비 881
변실금 892
변환 951
병원감염 384
병원성 383
병원 인수 조건 155
병원체 383
보균자 383
보호격리 398
복명음 331
복부초음파 863
복수 330
볼점막투여 429
부위마취 501
부작용 415
부적절한 대처 1048
부화기간 822
분말흡입기 649
분변매복 881
분변잠혈검사 896
불면증 931
불연속음 636
비강 샘플링 기구 639
비경구투약 434
비말전파 383
비말 주의지침 397
비밀보장 277
비약물적 통증관리 973
비언어적 통증 사정도구 961
비위관 삽입 908
비전통가족 1067
비정상적 호흡음 637
비판의식 156
비판적 사고 209
빈곤 근처 190
빈뇨 855
빈맥 365
빈호흡 367
빨기반사 546

ㅅ

사건수면 936
사별 1094
사전의사결정서 493
사정불능 1163
사정장애 1162

사회적 자아 1040
사회화 1069
사후 간호 1111
산소분압 628
산소 포화도 970
삼각근 440
삼투압 670
삼투압 농도 450
삼투질 농도 706
상례기록지 277
상승작용 416
상실 1094
상처 봉합 502
상처장루실금 간호사 795
상피화 782
생물학적 구성 1047
생물학적 병원매개체 384
생식 1068
생체적응 1121
서맥 365
서호흡 367
석사학위 154
설사 881
설하투여 429
섬망 1003
성 1150
성과지불방식 71
성교통 1163
성반응 1155
성별 정체성 및 역할 1155
성욕구 억제 1162
성인 문자해독의 빠른 평가 169
성적 극치감 장애 1163
성적 친밀감 1068
성적 표현 1153
성적 학대 1161
성 전파성 질환 1167
성 지남력 1154
세계경제포럼 26
세균 817
세균배양검사 827
세포내액량 705
소독 394
소독제 391
소변검사 861
소변량 848
소변배양과 민감도 검사 862
소변색 848
속명 406
손위생 391
손잡이형 분무기 649
수가 279
수면기간 922
수면다원검사 919
수면리듬 920
수면발작 934
수면위생 941
수면의식 941
수면일지 939
수면잠재기 922
수면호흡장애 933
수술간호사 497
수술 확인 499
수신증 851
수용성 1021
수정 1153
수축기 혈압 368
수혈 473
수혈 관련 급성 폐손상 476
숙련된 간호사 단계 220
순목 반사 320
순응 320
순환 간호사 497
순환혈량 과다 477
술통형 흉곽 324
숨겨진 영역 102
숨이 참 631
스넬렌 시력표 319
스마트 펌프 460
스테이플 503
스트레스성 요실금 856
스트레처 카나 531
슬픔 1094
슬픔 단계 1110
슬픔모델 1094
시각 226
시력장애 987
시상하부-뇌하수체-부신 축 1123
시진 313
시청각 보조교재 173
식물성 약제 410
신경병성 통증 953
신뢰관계 139
신선동결혈장 474
신장 846
신장루관 875
신장투석 876
신전 583
신체검진 313
신체체계 모형 235
실무 간호사 155
실어증 1003
실제 간호진단 244
실제적 오류 62
심각성 22
심박출량 368
심부건반사 334
심율동전환 522
심잡음 329
심폐소생술팀 696

ㅇ

아나필락시스 반응 416
아편계 약물 967
아편계 약물의 부작용 969
악설음 326
악성 고열 484
안구진탕증 320
안약 430
안전 66
안전 과학 62
안전약물 실무연구소 68
알레르기 반응 476
알부민 474
암성 통증 953
애도 1094
액와체온 359
야긴 기상 922
야뇨 855
약동학 415
약물 남용 413
약물 배합금기 416
약물 상호작용 416
약역학 415
약초제제 445
양육 및 지지 1069
여과 847
역류 관장 904
역류성 요정체 855
역할긴장 1074
역할수행 1042
역할전환 1050
역효과 415
연구 개발자 145
연구 검토 156
연구 사용자 145
연동운동 881
연속음 636
연하반사 546
영성 1184
영적 건강 1184
영적 안녕 1185
영적 욕구 1184
영적 지지 1200
영적 탐구 1185
영적 행위 지지 1200

예견된 슬픔 1094
예견된 지침 1084
오류 분류법 62
오염물 제거 545
오한기 823
온도조절능력 518
옴니버스 예산조정법 531
완전한 뇌사 136
완화의료 1111
외과적 무균술 391
외번 583
외안운동 320
외전 583
외측광근 442
외호흡 366
외회전 583
요검사 862
요검사 시험지 861
요관 846
요도 847
요로감염 851
요로전환 858
요로폐쇄 851
요실금 856
요역동검사 863
요점체계 277
요정체 855
요흔성 부종 722
용해성 샴푸 563
용혈반응 476
우선순위 결정 252, 265
운동성 1021
운반체전파 383
월경 1153
웨버 검사 322
웰니스 코칭 26
위감압 908
위내시경 898
위세척 881, 908
위임 267
위험 간호진단 244
유뇨증 858
유치도뇨 카테터 871
응급사정 224
의뢰 277, 296
의료 관련 감염 384
의사결정 대리인 123
의식 1003
의식 수준 316
이관 545
이뇨제 854
이동용 변기 571
이상호흡음 326
24-hour recall 755
24시간 기억법 755
24시간 소변검체물 861
이완기 혈압 368
2차 자료 302
이차적 출처 231
이해 1003
익명성 153
인공기도 654
인공루 881
인수인계 277
인유두종바이러스 1168
인지 1003
인지능력 316
인지적 능력 266
인지적 요인 956
일련의 간호행위 70
1차 자료 302
일반적 조사 313
일시적 허혈성 발작 679
일주기성 리듬 923
일주기성 리듬 수면장애 936
일차적 출처 231
일회심박출량 362
일회처방 411
일회 호흡량 366
임상경로 176
임상시험심사위원회 151
임상 추론 209
임상 판단 220
임신 1153
임종의 신체적 징후 1110
임질 1167
입원사정 224

ㅈ

자가조절진통제 971
자가통증조절장치 639
자가평가 1040
자극 감소 995
자극 준비 994
자기돌봄 결핍 1052
자기 자신을 활용 1200
자기정체성 1042
자기파괴적 행위 1054
자기효능 1049
자기효능감 22
자아개념 1040
자아기능 1040
자아기대 1040
자아존중감 1041
자아지각 1040
자아지식 1040
자율신경성 방광 852
자켓 또는 조끼 억제대 531
잠재적 오류 62
잠혈분변검사 881
잡음 319
장루 관리 906
재교육 178
재수화 용액 729
재흡수 847
저산소혈증 634
저유량 기침 646
저장액 450
저항 1123
저혈압 374
적신호 사건 64
적혈구 473
전달 951
전문가 단계 220
전문심장소생술 695
전신마취 500
전신 억제대 532
전신염증성 반응 821
전요실금 858
전자의무기록 280
전자주입장치 459
전혈 473
전화보고 295
전환 연구 146
전후직경 324
절박성 요실금 856
점액전색 646
접지 523
접촉전파 383
접촉 주의지침 398
정규처방 411
정균제 394
정맥 내 434
정맥염 465
정맥요법 450
정맥천자 451
정맥투약 443
정보학 66
정상적인 수면-각성주기 확인 937
정상호흡 367
정상 호흡음 325
정서적 요인 956
정신상태 설문지 1022
정의 22
정의적 특성 241
조기사정 1162

조절 951
조직산소화 675
조하리의 창 101
좌약 881, 902
주관적인 자료 231
주기적 사지운동장애 935
주마음 329
주호소 304
죽음의 정의 1109
중간뇨 검체물 860
중대한 노출 388
중독 963
중등도 진정 502
중심정맥카테터 관련 혈액감염 454
즉시처방 411
지각 951
지각된 유익성 22, 1226
지각된 장애성 22
지남력 317, 1003
지속적(만성적) 통증 952
직업안전위생관리국 64, 519
직장체온 359
직징투여 432
직접 접촉전파 383
진동 호기양압 요법 647
진전된 초보자 220
진통제 967
질소균형 737
질 투여 433
질 향상 66
집락화 545
집중 1003

ㅊ

창백 317
척주내 경로 972
척주내 경로의 주입 972
척추전만증 306
척추측만증 306
척추후만증 306
천명음 326, 367
철야 928
청각 227
청력계 321
청력장애 987
청색증 317
청진 315
청진기 315
청진상 간극 374
체성통 953
체액성 면역 815
체위성 저혈압 613
체크리스트 137
초보자 220
초점 건강사정 300
촉각 227
촉각 인지 장애 988
촉각진탕음 325
촉진 313
총비경구영양 451
총체론 1184
최고 유량 642
최대심박동지점 327
추정 139
출산 1153
취약성 1125
치골상 카테터 874
치료계획 집담회 297
치료적 간호실무의 기준 160
치료적 효과 415
치매 1003
치석 833
치실 사용하기 545
치아 헹구기 545
치은염 545
치조골 545
치주염 545
치주인대 545
치질 881
치태 545
친환경 팀 69
침대난간 532
침윤 464

ㅋ

카테터관련요로감염 852
케어번들 70
코점적 431
크레아티닌 청소율 863
클라미디아 1167
클로스트리디움 디피실리균 881

ㅌ

타임아웃 69, 499
타진 314
탈모 563
태변 881
통각 950
통각수용기성 통증 953
통증 경로와 과정 950
통증관리 967
통증의 징후 957
통증인지 955
통증척도 960
통합건강 26
퇴축 325
퇴행 547
투약과실 424
특이사항 기록 287
특이성 383
팀워크 및 협업 65

ㅍ

패혈반응 477
패혈증 380, 828
평균 배뇨량 848
평활근 847
폐렴 826
폐쇄성 수면무호흡 933
폐포음 325
포괄적인 학업테스트 169
포도당 신생 745
포유반사 546
표면 지지 794
표준 임상지침 262, 290
표준 주의지침 396
표현성 1021
프리온 381
플라크 833
피내주사 437
피부 강도 318
피부자극 973
피임법 1172
피하주사 437
필요시 처방 411
핍뇨 855

ㅎ

하제 902
하지불안증후군 935
학대 1076
한부모 가족 1067
항상성 1120
항이뇨호르몬 706
핵가족 1066
행동의 계기 22
행동적 요인 956
혈뇨 855
혈소판 수혈 474
혈압 368
혈액형 474
혈전 678
혈전성 정맥염 465
혈청 크레아티닌 863

협착음 367
호기말 CO_2 970
호기말 이산화탄소 분압 639
호스피스 1111
호중구감소증 836
호흡 366
호흡곤란 367
호흡기계 624, 625
호흡기능 624
호흡 부속근 325
혼합가족 1067
홍반 317
화학명 406
확대가족 1067
확산 624
환자보호 및 부담적정보험법 71
환자 중심 간호 65
활력징후 356
황달 317
회내 583
회복력 1125
회복실 503
회외 583
회장루술 881, 888
횡격막 운동 325
횡행결장루 888
후각 227
후각장애 988
흉곽확장 325
흉통 631
흡수 415
흡입투약 434

A

AAPCC 534
abduction 583
Accreditation Commission for Education in Nursing 10
ACEN 10
ACLS 695
active errors 62
active immunity 815
adduction 583
adherence 168
Administration on Aging(AOA) 188
ADN 7
advanced beginner 220
advance directives 123
Affordable Care Act 190
Agency for Health Care Policy and Research 155
Agency for Healthcare Research and Quality, AHRQ 70, 150, 155
AGS 531
AHA 673
AHCPR 155
alopecia 563
alveolar bone 545
American Association of Poison Control Centers 534
American Geriatrics Society 531
American Heart Association 673
ANCC 8
anomia 1003
aphasia 1003
Asordable Care Act 160
assessment 277
atelectasis 629
atrial kick 668
attention 1003
audit 279

B

bacground 277
bacteria 817
Bacterial colonization 545
BHLS 170
Biot's 호흡 367
blind area 102
Brief Health Literacy Screen 170
Broca 1021
bronchospasm 629
BUN 검사 863

C

Cabinet on Nursing Research 145
cardioversion 522
care bundles 70
care plan conference 297
CBE 287
Centers for Medicare and Medicaid Services 70
charting by exception 287
check list 137
chest pain 631
Cheyne–Stokes 호흡 367
chill phase 823
circumduction 583
clinical pathway 290
clinical reasoning 209
Clostridium 881
CMS 70
CNEA 10
cognition 1003
colonization 820
colonoscopy 881
colostomy 881, 888
Commission for Nursing Education Accreditation 10
Committee on Quality of Health Care in America 62
commode 571
community–based no code order 136
compassion fatigue 103
comprehension 1003
confidentiality 277
consciousness 1003
constipation 881
consult 277, 296
coping mechanism 547
critical pathway 177
critical thinking 209
cues 223
culture 827
Cumulative Index to Nursing and Allied Health Literature(CINAHL) 149

D

DARN–CAT 168
decontamination 545
defecation reflex 881
delegation 267
delirium 1003
dementia 1003
DI 1025
diarrhea 881
diffusion 624
DNP 8
Doctoral Degree in Nursing 154
doctor of nursing practice 7
dysarthria 1003

E

ear canal 545
EBP 65
EGD 898
electrical shock 522
electronic medication administration record 280
ELNEC(End–of–Life Nursing Education Consortium) 206
eMAR 280
end–tidal CO_2 639

enema 881
Environmental Protection Agency 518
epithelialization 782
Equianalgesic dosing 969
esophagogastroduodenoscopy 898
ETCO2 639
eversion 583
evidence+based practice 65
expert 220
extension 583
external 583

F

fecal impaction 881
fecal incontinence 892
fecal occult blood test 881
fever phase 823
finger food 546
flatus 881
flexion 583
flossing 545
flow sheets 277
FOBT 881, 896
FOCUS system 277
Folstein's Mini-Mental State examination 1022
free water restriction 730
fungi 818

G

gastric decompression 908
gastric lavage 881, 908
gingivitis 545
gluconeogenesis 745
glycogenesis 745
glycogenolysis 745
Gordon 234
green teams 69
ground 523
grounded theory 146

H

HAC 155
handoff 277
healthcare purchasers 155
Health Insurance Portability and Accountability Act 154
hemoptysis 631
hemorrhoid 881
hidden area 102
HIPAA 154
hospital acquired conditions 155
humoral immunity 815
Hurwitz 628
hypercapnia 634
hyperextension 583
hypertonic dehydration 719
hypoxemia 634

I

ideogenic osmole 719
IHI 70
ileostomy 881, 888

incentive spirometry 645
incubation period 822
informatics 66
Institute for Healthcare Improvement 70
Institute for Safe Medication Practices 68
Institute of Medicine 62, 65, 145
Institutional Review Boards 151
intermittent claudication 678
internal 583
interviewing 223
inversion 583
IOM 65, 145
IRB 151
ISMP 68

J

just culture 63

K

keratolytic shampoo 563
Kolcaba's comfort theory 144
Korotkoff음 373
Kussmaul 호흡 367

L

latent errors 62
laxatives 902
low-flow 646

M

MARSI (Medical Adhesive-Related Skin Injury 802
Master' Degree in Nursing 154
meconium 881
miliequivalent 706
mistake-proofing 69
mucociliary elevator 626
mucous plugging 646

N

nasal sampling device 639
nasogastric intubation 908
National Center for Nursing Research 145
National Institutes of Health 145
National Patient Safety Foundation 180
National Patient Safety Goals 528
near poor 190
NEECHAM 혼동척도 1025
networking 151
neutropenia 836
NIH 145
NINR 145
nitrogen balance 737
NOC 527
novice 220
NREM 수면 919
nursing audit 275
nursing judgement 209
Nursing Outcome Classification 527
nursing process 209

O

objective data 223, 231
OBRA 531
Occupational Safety and Health Administration 64, 519
Omnibus Budget Reconciliation Act 531
open area 102
opposition 583
oral rehydration solution 729
orientation 1003
oscillatory positive expiratory pressure therapy 647
OSHA 64, 519
outcome 254
outcome evaluation 272
overhead trapezes 585

P

paralytic ileus 881
parasite 818
patient-centered care 65
patient controlled analgesia 639

Patient Protection and Affordable Care Act 71
PCA 639
peak flow 642
pelvic floor exercise 906
PEP therapy 647
periodontal ligament 545
periodontitis 545
peristalsis 881
PERRLA 320
PHI 154
pitting edema 722
plaque 545, 833
pneumonia 826
positive self-talk 103
postural hypotension 613
PPACA 71
practicing nurses 155
presumption 139
process evaluation 272
proficiency 152
proficient 220
pronation 583
protected health information 154
proxy directive 124
psoriasis 777

Q

QI 66
Quality and Safety Education for Nurses, QSEN 65
quality improvement 66

R

Rapid estimate of adult literacy in medicine 169
rapport 139
RCA 63
REALM 169
recommendation 277
regression 547
reimbursement 279
REM(빠른 안구운동)수면 920
research creators 145
research review 156
research users 145
return-flow enema 904
review 156
RH 인자 475
Rinne 322
rinse-free formulation 558
rinsing 545
root cause analysis 63
rooting reflex 546
rotation 583

S

safety 66
safety science 62
SBAR 67, 277
scrub nurse 497
sensitivity 638
sentinel events 64
shortness of breath 631
Sigmoid colostomy 888
sigmoidoscopy 881
SIRD 821
situation, bacground, assessment, recommendation 277
skepticism 156
sputum production 630
Standards of Clinical Nursing Practice 160
stoma 881
stoma management 906
structure evaluation 272
sucking reflex 546
supination 583
support surface 794
suppository 881, 902
surrogate decision maker 123
surveillance 62
swallowing reflex 546
systemic imflammatory response syndrome 821
S상결장경 881
S상결장루 888

T

tartar 833
taxonomy 62
teach-back 178
TeamSTEPPS 70
Team Strategies and Tools to Enhance Performance and Patient Safety 70
teamwork and collaboration 65
The Food and Nutrition Board of the Institute of Medicine(IOM) 741
The Johari Window 101
thrombus 678
time out 69
tracheostomy 655
transient ischemic attack 679
translational research 146
Transverse (loop) colostomy 888

U

unknown area 102
USFA 516

V

Valsalva's maneuver 881
value-based purchasing program 71
VBP 71
vicarious liability 135
Virginia Mason Medical Center 177
virus 818

W

Weber 322
WEF 26
Wernicke 1021
Western Institute of Nursing(WIN) 151
whole brain death 136
WHO 통증완화단계 967
Wide Range Achievement Test 169
WOCN 795
World Economic Forum 26
wound ostomy continence nurse 795
WRAT 169

X

X증후군 674